JN420752

Textbook of Guideposts to Antimicrobials

항생제의 길잡이

Fifth Edition

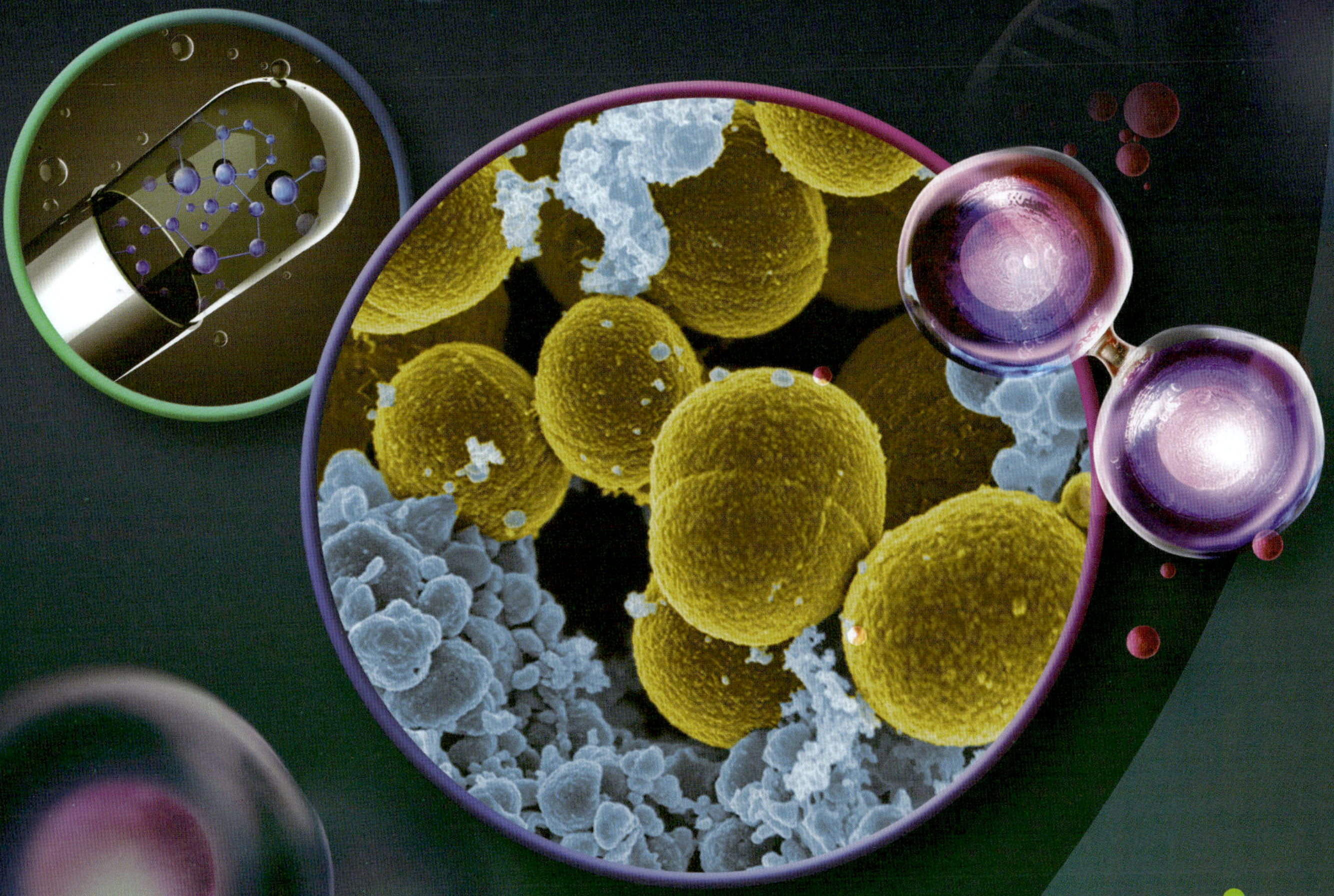

대한감염학회 편

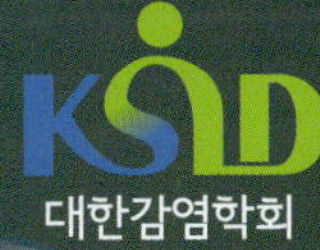

Textbook of Guideposts to Antimicrobials

항생제의 길잡이

Fifth Edition

4판 1쇄 발행 | 2016년 04월 27일
5판 1쇄 인쇄 | 2025년 10월 13일
5판 1쇄 발행 | 2025년 10월 31일

지 은 이 대한감염학회
발 행 인 장주연
출판기획 김도성
출판편집 이민지, 이은혜
편집디자인 김영준
표지디자인 김재욱
일러스트 김명곤
마 케 팅 박예진
발 행 처 군자출판사(주)
등록 제4-139호(1991. 6. 24)
본사 (10881) 파주출판단지 경기도 파주시 회동길 338(서패동 474-1)
전화 (031) 943-1888 팩스 (031) 955-9545
홈페이지 | www.koonja.co.kr

ISBN 979-11-7068-364-3
정가 120,000원

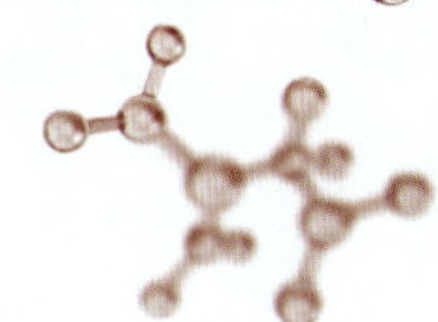

편찬위원회

〈가나다 순〉

편찬위원장

송준영 고려대학교 의과대학 내과학교실

편찬위원

김시현 가톨릭대학교 의과대학 내과학교실

김영근 연세대학교 원주의과대학 내과학교실

서유빈 한림대학교 의과대학 내과학교실

송경호 서울대학교 의과대학 내과학교실

윤영경 고려대학교 의과대학 내과학교실

이은정 순천향대학교 의과대학 내과학교실

이진서 한림대학교 의과대학 내과학교실

정수진 연세대학교 의과대학 내과학교실

정용필 울산대학교 의과대학 내과학교실

정혜숙 성균관대학교 의과대학 내과학교실

진범식 국립중앙의료원 감염내과

최영준 고려대학교 의과대학 소아청소년과학교실

집필진

〈가나다 순〉

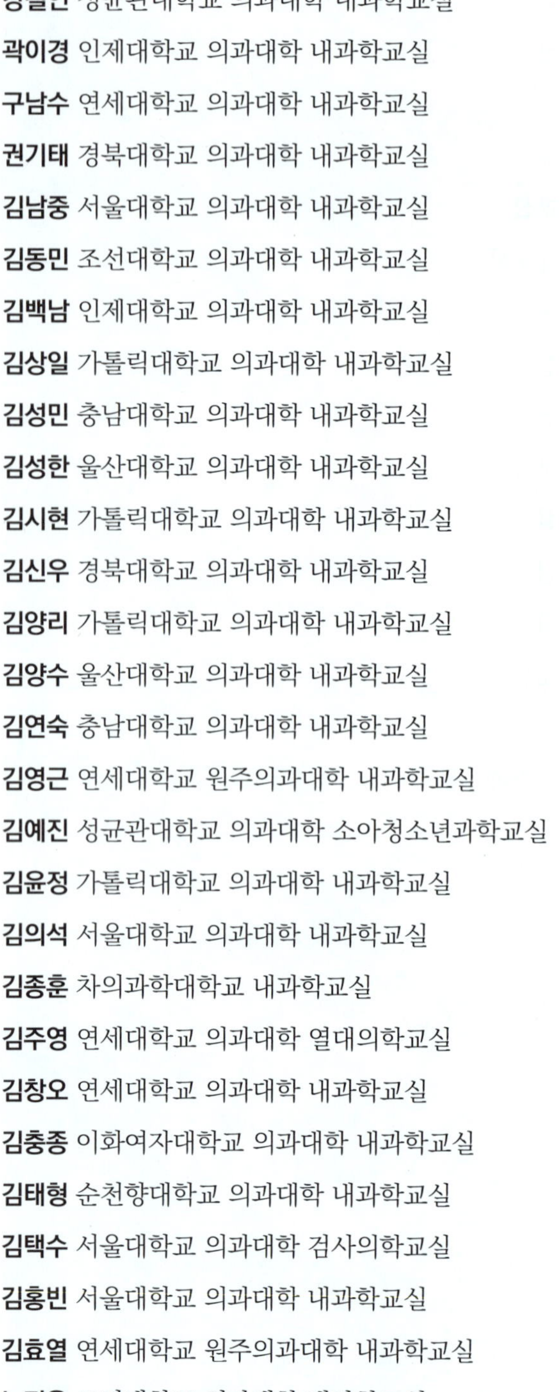

강철인 성균관대학교 의과대학 내과학교실
곽이경 인제대학교 의과대학 내과학교실
구남수 연세대학교 의과대학 내과학교실
권기태 경북대학교 의과대학 내과학교실
김남중 서울대학교 의과대학 내과학교실
김동민 조선대학교 의과대학 내과학교실
김백남 인제대학교 의과대학 내과학교실
김상일 가톨릭대학교 의과대학 내과학교실
김성민 충남대학교 의과대학 내과학교실
김성한 울산대학교 의과대학 내과학교실
김시현 가톨릭대학교 의과대학 내과학교실
김신우 경북대학교 의과대학 내과학교실
김양리 가톨릭대학교 의과대학 내과학교실
김양수 울산대학교 의과대학 내과학교실
김연숙 충남대학교 의과대학 내과학교실
김영근 연세대학교 원주의과대학 내과학교실
김예진 성균관대학교 의과대학 소아청소년과학교실
김윤정 가톨릭대학교 의과대학 내과학교실
김의석 서울대학교 의과대학 내과학교실
김종훈 차의과학대학교 내과학교실
김주영 연세대학교 의과대학 열대의학교실
김창오 연세대학교 의과대학 내과학교실
김충종 이화여자대학교 의과대학 내과학교실
김태형 순천향대학교 의과대학 내과학교실
김택수 서울대학교 의과대학 검사의학교실
김홍빈 서울대학교 의과대학 내과학교실
김효열 연세대학교 원주의과대학 내과학교실
노지윤 고려대학교 의과대학 내과학교실

문송미 서울대학교 의과대학 내과학교실
박경화 전남대학교 의과대학 감염내과학교실
박기호 경희대학교 의과대학 내과학교실
박대원 고려대학교 의과대학 내과학교실
박상원 서울대학교 의과대학 내과학교실
박선희 가톨릭대학교 의과대학 내과학교실
박소연 한림대학교 의과대학 내과학교실
박완범 서울대학교 의과대학 내과학교실
박윤선 가천대학교 의과대학 내과학교실
박정수 서울대학교 의과대학 검사의학교실
박 진 전북대학교 의과대학 피부과학교실
방지환 전주 대자인병원 감염내과
배인규 경상국립대학교 의과대학 내과학교실
배현주 한양대학교 의과대학 내과학교실
백경란 성균관대학교 의과대학 내과학교실
서유빈 한림대학교 의과대학 내과학교실
손장욱 고려대학교 의과대학 내과학교실
손준성 경희대학교 의과대학 내과학교실
송경호 서울대학교 의과대학 내과학교실
송영구 연세대학교 의과대학 내과학교실
송준영 고려대학교 의과대학 내과학교실
신소연 가톨릭관동대학교 의과대학 내과학교실
신형식 을지대학교 의과대학 내과학교실
엄중식 가천대학교 의과대학 내과학교실
염준섭 연세대학교 의과대학 내과학교실
위성헌 가톨릭대학교 의과대학 내과학교실
위유미 성균관대학교 의과대학 내과학교실
유경상 서울대학교 의과대학 임상약리학교실

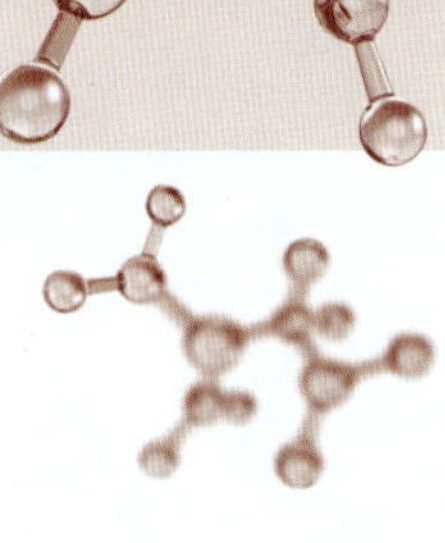

유시내 순천향대학교 의과대학 내과학교실
유진홍 가톨릭대학교 의과대학 내과학교실
윤기욱 서울대학교 의과대학 소아과학교실
윤영경 고려대학교 의과대학 내과학교실
이기덕 명지병원 감염내과
이동건 가톨릭대학교 의과대학 내과학교실
이미숙 경희대학교 의과대학 내과학교실
이상오 울산대학교 의과대학 내과학교실
이선희 부산대학교 의과대학 내과학교실
이은정 순천향대학교 의과대학 내과학교실
이재갑 한림대학교 의과대학 내과학교실
이지영 단국대학교 의과대학 내과학교실
이진서 한림대학교 의과대학 내과학교실
이진아 울산대학교 의과대학 소아청소년과학교실
이창섭 전북대학교 의과대학 내과학교실
이현주 서울대학교 의과대학 소아과학교실
이효진 가톨릭대학교 의과대학 내과학교실
장현하 경북대학교 의과대학 내과학교실
전민혁 순천향대학교 의과대학 내과학교실
정두련 성균관대학교 의과대학 내과학교실
정수진 연세대학교 의과대학 내과학교실
정숙인 전남대학교 의과대학 감염내과학교실
정용필 울산대학교 의과대학 내과학교실
정진원 중앙대학교 의과대학 내과학교실
정혜숙 성균관대학교 의과대학 내과학교실
정희진 고려대학교 의과대학 내과학교실
조성연 가톨릭대학교 의과대학 내과학교실
조은영 충남대학교 의과대학 소아과학교실
주은정 성균관대학교 의과대학 내과학교실
진범식 국립중앙의료원 감염내과
최민주 고려대학교 의과대학 내과학교실
최상호 울산대학교 의과대학 내과학교실
최수미 가톨릭대학교 의과대학 내과학교실
최수한 부산대학교 의과대학 소아청소년과학교실
최영주 국립암센터 감염내과
최영준 고려대학교 의과대학 소아청소년과학교실
최영화 아주대학교 의과대학 감염내과학교실
최원석 고려대학교 의과대학 내과학교실
최재필 서울의료원 감염내과
최정현 가톨릭대학교 의과대학 내과학교실
최준용 연세대학교 의과대학 내과학교실
최희정 이화여자대학교 의과대학 내과학교실
추은주 순천향대학교 의과대학 내과학교실
한상훈 연세대학교 의과대학 내과학교실
한승범 가톨릭대학교 의과대학 소아청소년과학교실
허중연 아주대학교 의과대학 감염내과학교실
허지안 영남대학교 의과대학 내과학교실
홍경욱 경상국립대학교 의과대학 내과학교실
홍성관 차의과학대학교 내과학교실

머리말 제5판

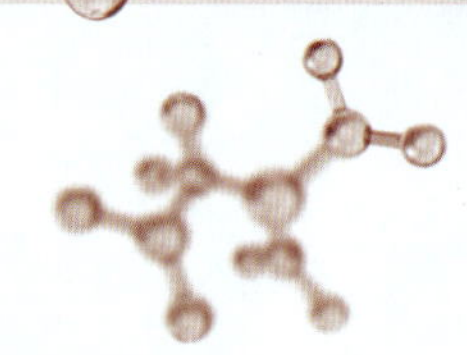

『항생제의 길잡이』는 1983년 고 정희영 교수님이 처음 집필하셨습니다. 그 후 17년이 지나서 교수님의 승낙을 받아 대한감염학회가 2000년 2판을 같은 이름으로 출판하였고, 2008년 3판, 2016년 4판이 나왔습니다. 4판을 세상에 선보이면서 5년에 한 번은 개정판을 내보자는 의견들이 있었는데, 코로나19 대유행 등으로 늦어졌고, 2025년 가을에 5판을 출판하게 되었습니다.

우리가 전공하고 있는 감염질환을 진단하고 치료하는 데 많은 발전이 있었음에도 불구하고 지난 1961년 11월 고 전종휘 교수님이 말씀하신 대한감염학회 창립 취지서에서처럼 "아직도 급성 감염질환의 대유행이 일어나고, 감염질환이 차지하는 비중에 비하여 그 연구는 너무나 미미합니다." 과거와는 다른 양상이긴 하지만 여전히 감염질환 유행은 반복되고 있고, 각종 세균/진균/바이러스 등의 미생물에 대한 이해와 진단, 치료제는 부족한 상태에서 대한감염학회는 지난 60년간 꾸준히 감염과 관련된 학문적 소통과 그 역할을 대표해 오고 있습니다. 이는 2023년 가을 제가 대한감염학회 이사장이 되면서 학회 회원님들께 드리는 인사말 중 일부입니다. 이때 "학회의 출판사업을 중단 없이 진행하겠다"라고 말씀드린 바 있고, 제 임기가 끝나가는 즈음에 항생제의 길잡이 5판을 출판하게 되어 매우 기쁘게 생각합니다.

세상이 많이 바뀌어 궁금한 항생제가 있으면 컴퓨터 앞에 앉아 검색을 하면 바로 알게 되는 시대에 살고 있습니다. 올해의 키워드 중 하나는 인공지능 AI인데, 조만간 컴퓨터에서 검색할 필요도 없이 환자의 증상과 의심되는 미생물을 물어보면 어떤 항생제를 어떻게 사용하라고 알려주는 AI를 옆에 두고 진료를 하는 의료현장을 상상해 봅니다. 이렇게 급변하는 세상에서 『항생제의 길잡이』가 과연 필요할까? 누가 이 책을 읽을까? 하는 생각이 있지만, 항생제의 역사를 포함한 사용 원칙, 항생제를 사용하면서 알아야 할 주의사항과 이상반응, 항생제의 작용기전과 분류 등 가장 기본적인 것들을 알고 이해하면서 진료현장에서 항생제를 처방하는 것이 가장 이상적이고, 이런 길잡이를 하는 것이 전문 학술단체의 역할이라고 생각합니다.

힘든 일을 기꺼이 맡아 준 송준영 편찬위원장님을 비롯해, 같이 수고해 주신 편찬위원님들, 집필에 참여한 모든 저자들, 출판을 도와준 군자출판사에게 감사의 말씀을 드립니다. 또한 어려운 환경에도 '감염학'을 전공하고, 앞으로 전공하려고 하는 모든 선후배님들에게 이 책이 유용하게 쓰이길 바랍니다. 이 책이 환자들에게 항생제를 처방하는 모든 분들에게 더 올바른 선택을 할 수 있는 길잡이가 될 수 있기를 진심으로 바랍니다. 앞으로 적절한 시기에

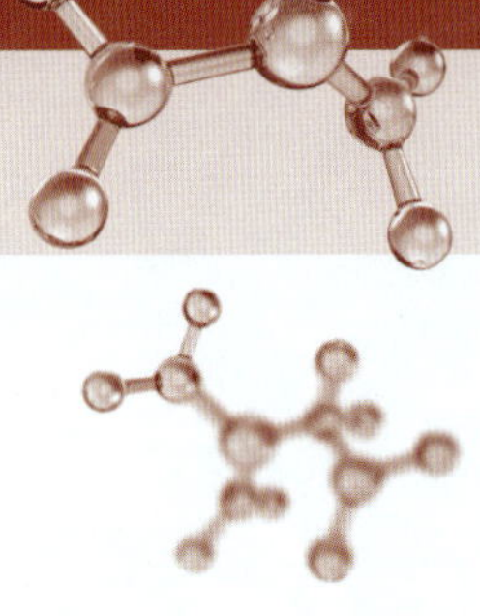

더 나은 모습으로 개정판이 나올 수 있길 기대합니다. 감사합니다.

2025년 10월

대한감염학회 이사장 **이동건**

머리말 제4판

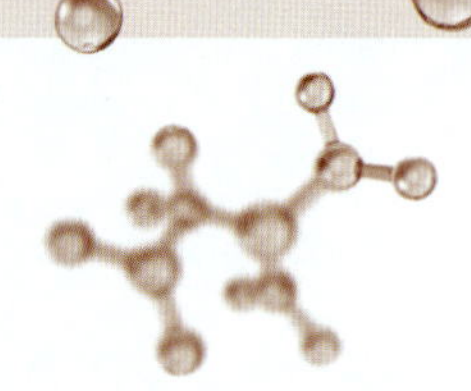

『항생제의 길잡이 제4판 개정판』 발간을 축하드리면서, 유진홍 편찬위원장님과 100여 편찬위원님들의 노고에 심심한 감사를 드립니다.

항생제의 길잡이는 1983년 정희영 명예회장님이 처음 발간한 이후 어느 덧 33년, 성년의 나이가 되었습니다. 감염병의 역사에서 항생제는 매우 중요한 역할을 했으며, 미생물의 도전에 응전하는 인류에게는 비장의 무기였습니다. 그러나 항생제는 감염병으로부터 인류를 구한 "기적의 약"에서 이제 항생제 내성균의 발호와 효과적으로 사용할 수 있는 항생제의 수가 줄어 고심하면서 선택해야 될 "아껴써야 하는 약"이 됐습니다. 지난 제3판이 발간된 2008년과 비교해봐도 이제는 다제내성균이 병원내에서 뿐만 아니라 지역사회에 까지 넘쳐 확산되어 선택가능한 항생제가 없는 슈퍼박테리아까지 출현한 실정입니다. 그에 반하여 인류는 일찌기 미생물과의 싸움은 이겼다며 한동안 항생제 개발을 등한시한 결과, 새로운 작용기전의 항생제를 보기란 소위 하늘의 별따기와 같아 졌습니다. 항생제 내성균은 넘쳐나고 새로운 항생제는 제한적인 현 상황에서 항생제를 꼭 필요한 경우에 효과적인 약제를 "적재적소"에 사용하는 의사의 지혜가 필요한 상황입니다. 『항생제의 길잡이』는 항생제 내성균 시대에 어려움을 겪는 임상의사에게 적절한 항생제 선택의 나침반입니다. 항생제 내성은 일부 항생제 남용 또는 오용의 결과이므로 항생제를 필요한 상황에 유효한 용량으로 정해진 기간 투약하는 것으로써 극복할 수 있습니다. 아이러니하게도 항생제 내성균은 항생제를 사용하지 않으므로 써 출현이 예방됩니다. 따라서 항생제의 길잡이는 항생제 투여가 필요하지 않은 경우의 길잡이가 되기도 합니다. 『항생제의 길잡이』가 지역사회 개원의부터, 종합병원의 봉직의, 전공의에 이르기까지 널리 활용되어 많은 인명을 살리고, 항생제 내성을 극복하는데 공헌할 수 있기를 바랍니다. 2015년 메르스 유행 당시 임상현장에서 불철주야 노심초사하면서 귀중한 시간을 내어 옥고를 써주신 편집위원님들과 뛰어난 리더십으로 『항생제의 길잡이 제4판 개정판』을 마무리한 유종지미를 보여주신 편집위원장님께 다시 한번 감사드립니다. 마지막으로 책 편집을 실무적으로 뒷바라지하신 군자출판사 담당자들께도 감사드립니다.

2016년 4월

전 대한감염학회 이사장 **김우주**

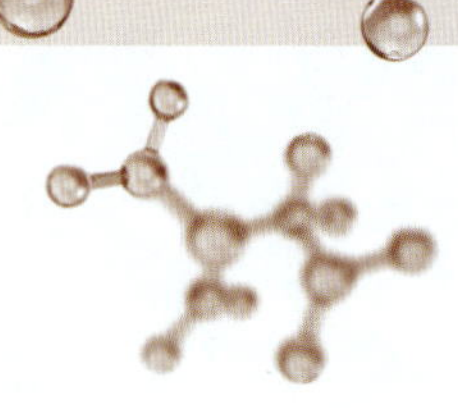

머리말 제3판

대한감염학회는 학회 명예회장이신 정희영 교수님께서 1983년에 저술하신 『항생제의 길잡이』를 교수님의 허락을 받아 2000년에 학회 주관으로 개정판을 발행한 바 있습니다. 개정판의 발간 이후에 새로운 항생제들이 다수 개발되었고, 다제내성균의 종류가 많이 늘어나고 있습니다. 또한 최근 항생제 내성기전에 대한 국내의 연구수준이 크게 향상되어 우리나라에 독특한 내성세균도 발견되고 있습니다. 따라서 현 시점에서 감염증을 치료하기 위하여 항생제의 적절한 사용에 도움이 될 수 있도록 새롭게 보완하고 국내 실정에 맞는 지침서를 발간하게 되었습니다.

대한감염학회는 고 전종휘 교수님을 비롯한 감염관련 교수님들이 1961년 11월에 창립한 이래 감염학의 발전은 물론 우리나라 감염병 치료와 전염병 퇴치에 큰 기여를 하고 있습니다. 감염내과뿐만 아니라 소아청소년과, 진단검사의학과를 비롯하여 감염병에 관심이 있는 의사, 감염관련 정부기관과 산업체 등 다양한 회원으로 구성된 대한감염학회는 다학제가 공동으로 발전할 수 있는 국내에서 유일한 학회라고 할 수 있습니다. 항생제의 길잡이 제3판의 발간을 위하여 원고를 집필하고, 편집하는 과정을 통하여 이 사업이 회원들을 서로 단합하게 하는 계기가 되었다고 생각합니다.

『항생제의 길잡이 제3판』은 주로 학생, 전공의, 개원의들이 항생제에 대해 궁금할 때 쉽게 찾아볼 수 있도록 집필하였습니다. 제1부 항생제의 사용원칙에서는 예방적 항균요법과 특수한 환자에서의 항생제사용에 관한 내용을 추가하였으며, 제2부 항생제 각론에서는 새로운 항균제, 항바이러스제 및 항진균제를 다수 추가하였습니다. 또한 쉽게 찾아볼 수 있도록 원인균주에 따른 항생제 선택, 신기능 감소시 항생제 용량, 임산부 항생제 위험도 분류, 국내에서 사용 중인 항생제 목록과 희귀약품 리스트를 부록으로 추가하였습니다.

바쁘신 일정에도 불구하고 귀중한 원고를 집필해주신 모든 저자들에게 감사를 드립니다. 또한 『항생제의 길잡이 제3판』이 나오기까지 헌신적으로 수고하신 편찬실무위원회 최영화 위원장과 이혁 위원장을 비롯한 편찬실무위원들에게 진심으로 감사를 드립니다.

2008년 11월

대한감염학회 회장 **김의종**

이사장 **우준희**

전 이사장 **김준명**

머리말 제2판

국내에서 항생제 생산액이 이미 1조원을 넘었으며, 그 종류도 150여 가지나 됩니다. 사용 목적에 따라 다르겠지만 그 많은 항생제 중에서 어느 항생제를 사용하느냐 하는 것은 감염 전문의라 하여도 쉬운 일이 아닐 것이며, 하물며 일반 임상의에게는 더욱 힘든 일로서 자신이 잘 아는 몇 가지 항생제만을 사용하는 경우도 있을 것입니다. 그러나 국내에서는 항생제의 선택에 관하여 도움이 될만한 책이 별로 없어 감염을전공하는 사람으로 매우 안타까운 일이라 생각합니다.

1983년에 학회 명예회장이신 정희영 교수께서 『항생제의 길잡이』라는 책자를 발간하시어 당시 임상의사들은 물론이고, 의과대학생을 비롯한 많은 사람들에게 호평을 받은 것으로 알고 있습니다. 그러나 벌써 17년이란 세월이 흘러 그 동안 많은 변화가 있었으며, 새로운 약도 많이 선을 보였습니다. 정희영 교수의 정년퇴임 후 그 사업을 지속시켜야겠다는 생각으로 개정판을 발간하려고 몇 사람이 시도하였으나 역부족이었으며, 학회장이 된 후 학회 차원에서 발간을 하면 좋겠다는 생각을 하여 이에 대한 승낙을 받은 것이 약 2년 전입니다. 1998년 10월에 첫 모임을 가졌고, 책이름도 전과 같은 『항생제의 길잡이』로 정하였으며, 책의 골격도 그대로 유지하는 것을 원칙으로 하였습니다. 많은 회원들의 도움과 편찬실무위원들의 헌신적인 노력으로 그 후 몇 차례 철야작업을 하기도 하였고 금년 들어서는 아침부터 밤까지 작업을 여러 차례 실시한 결과 이제야 빛을 보게 되었습니다. 이 책이 많은 의료인들의 책상 위에서 사랑받은 책이 되고, 항생제가 올바르게 사용되는 데 많은 참고가 된다면 더 이상 바랄 나위가 없습니다.

모든 약제를 소개하려고 하였으나 본의 아니게 누락된 약제도 일부 있으며, 또한 국내의 자료만으로 책을 구성하였으면 더욱 좋았겠지만 아직 우리 나라의 여건상 그러한 자료가 많지 않다는 문제점이 있어 부득이 외국의 자료가 많이 포함된 것을 아쉽게 생각합니다. 앞으로 새로운 개정판을 발간할 때마다 부분적으로 수정하도록 노력하겠습니다.

끝으로 그 동안 1년 6개월이라는 장시간을 책 발간을 위하여 혼신의 힘을 기울여주신 김준명 위원장을 비롯한 편찬실무위원들과 뒷바라지를 위하여 많은 고생을 하신 강진한 총무에게 진심으로 감사를 드립니다.

2000년 6월

대한감염학회 회장 **강문원**

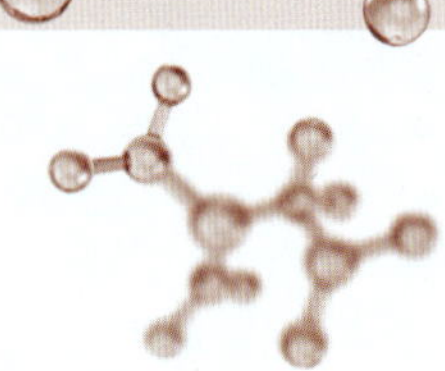

머리말 제1판

환자를 앞에 두고 어떤 항생제를 사용할 것인지를 생각한다. 병원균, 감염부위에 따라서 또는 외래환자인지 입원환자인지에 따라서 사용할 항생제가 달라지고 이밖에도 고려되어야 할 문제가 한두 가지가 아니다.

좋은 항생제도 많고 새로운 항생제도 많지만 최선의 항생제는 한 가지뿐일 터이니 항생제의 선택이란 그리 쉽지가 않다. 선택의 첫째 조건이 되는 병원체가 무엇인지도 모르면서 최선의 항생제를 찾는다는 자체가 생각하기에 따라서는 의사의 욕심 같기도 하다.

그러나 이러한 무리를 피하지 못하는 것이 의사이고 보니 적중되지는 않더라도 그리 빗나가지 않는 항생제를 쉽게 선택할 수 있는 지름길이 없을까 하고 생각하게 된다. 이러한 생각을 정리한 것이 이 책이라고 할 수 있다.

이러한 목적으로 쓰다 보니 자연히 전문의보다는 모든 환자를 다루는 의사들과 새로 항생제를 다루기 시작하는 젊은 의사들을 대상으로 생각하게 되었고 이분들이 바쁜 시간에 이 책 저 책을 뒤적거려야 하는 번거로움을 덜기 위하여 저자와는 거리가 있는 분야의 감염질환까지도 다루는 무리를 저지르게 되었다. 따라서 옳지 못한 부분도 없지 않으리라고 생각하지만 이러한 과오는 앞으로 시정하여 갈 생각이다.

불충분한 내용으로 선을 보이게 되어 부끄러운 생각이 앞서지만 독자 여러분의 진료에 조금이라 도움이 된다면 이보다 큰 기쁨이 없겠다.

1990년 1월

의학박사 **정희영**

목차

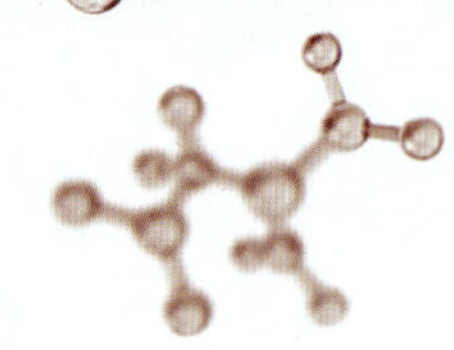

제1장 항생제의 사용원칙

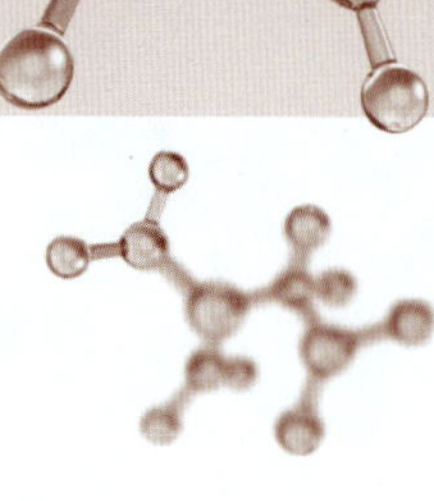

제2장 항생제 각론

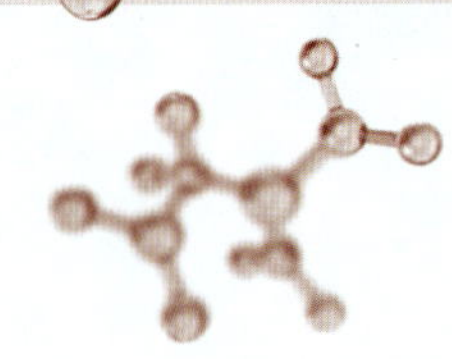

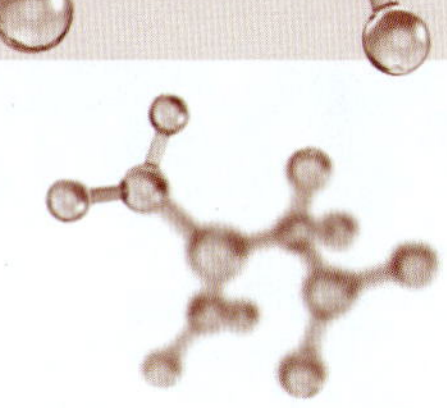

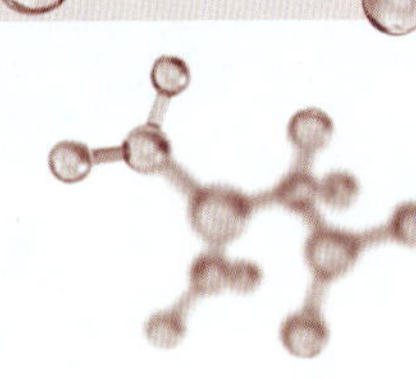

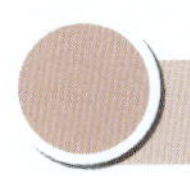

부록

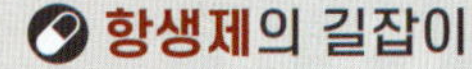

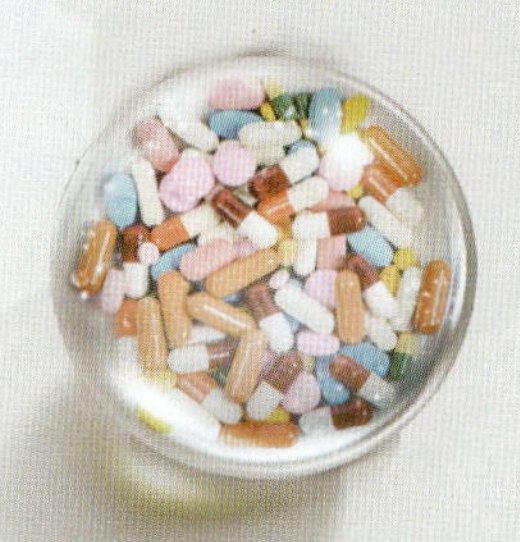

제1장

항생제의 사용원칙

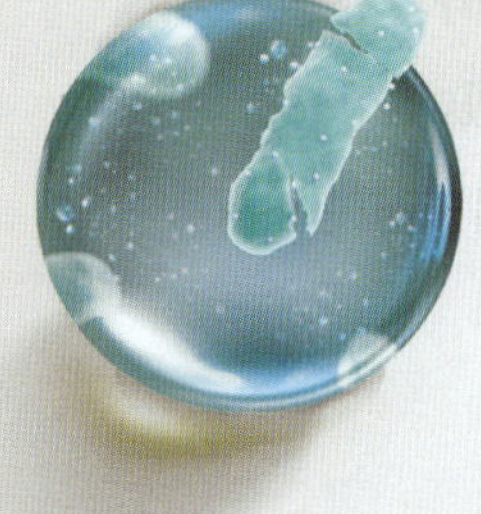

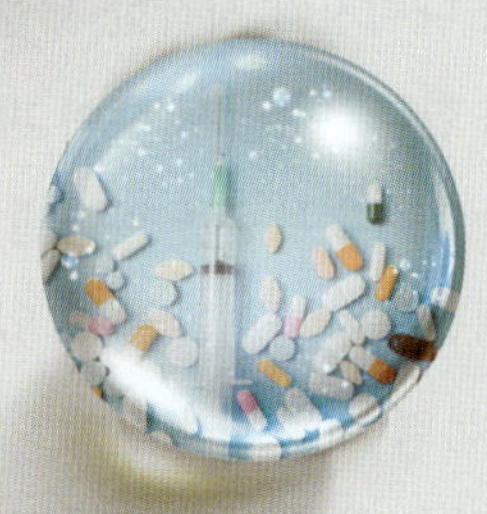

Textbook of Guideposts to Antimicrobials

01 CHAPTER

항생제의 역사

유진홍 가톨릭대학교 의과대학 내과학교실

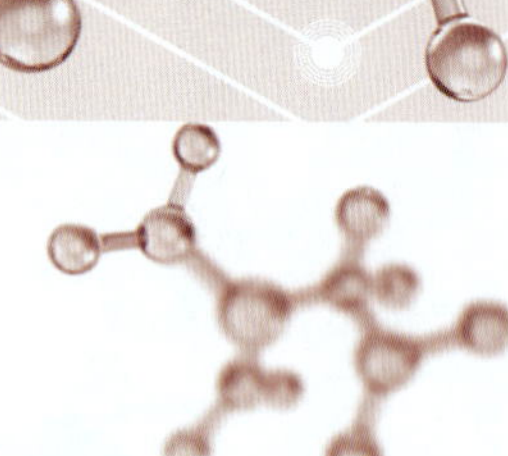

1. 항생제 관련 용어들의 정의와 유래

항생제, 즉 antibiotics는 항생(antibiosis)에서 유래된 용어로, 1942년 왁스먼에 의해 처음 사용되었다. 이는 미생물이 내는 물질로, 다른 미생물의 성장을 억제하거나 죽이는 기능을 보이는 것을 통칭하였다. 그러나 넓은 의미에서 보면 미생물이 만들어 내는 물질에 추가해서 화학적으로 합성된 약물, 혹은 기존 항생제 구조를 일부 변형해서 다시 만든 반합성 약물 등도 항생제에 포함시킨다. 항생제는 세균을 겨냥한 개념이며, 항바이러스제, 항진균제와의 구별을 위해 항균제라는 용어가 더 정확하다고 할 수 있다. 항균제, 항바이러스제, 항진균제, 항기생충제 등을 통틀어서 항미생물제제(antimicrobial agents)라고 한다.

2. 항생제 이전 시대

항생제 이전 시대(pre-antibiotic era)를 보다 자세하게 풀어서 말하자면 '인류가 항생제를 보유하게 되기 이전까지의 시대'라고 할 수 있다. 여기서 항생제를 '발명'한 것이 아닌 '보유'하게 된 것으로 표현한 것에 주목하시기 바란다. 항생제 또는 항생물질은 만들어진 게 아니고 '찾아낸' 것이기 때문이다. 항생물질은 미생물이 지구상에 나타난 시점부터 이미 존재하고 있었다. 수없이 많은 미생물들이 각자의 세력을 구축하게 되고 생존 경쟁을 하게 되면서 상호 간에 온갖 견제 수단을 작동시켰고, 항생물질은 이런 수단 중 하나였다. 수없이 많은 항생물질에 대항하는 수단들도 자연스럽게 나오게 되었는데, 이것이 바로 내성이다. 항생제의 '발견'과 마찬가지로, 내성기전 또한 항생제 사용 시대에 새로이 '만들어진' 것이 아닌 '발견'된 것이다.

인류는 항생제를 본격적으로 보유하기 위해 20세기 초까지 기다려야 했다. 그 직전까지의 세월이 항생제 이전 시대라 할 수 있는데, 지금으로 보자면 과학적 근거가 부족한 온갖 민간요법으로 감염질환에 대항했으며, 당연히 결과는 참담할 수밖에 없었다. 물론 오늘날 항말라리아제로 쓰이는 quinine 같은 약제도 있으나 대부분은 현대 과학적 근거가 희박한 민간요법의 한계를 극복하지 못했다.

항생제의 역사가 본격 시작된 것은 19세기 말경부터 다시금 재평가 받으면서 본격적으로 다뤄지기 시작한 세균설(germ theory)과 그 궤적을 같이 한다. 이 당시 루이 파스퇴르는 세균들끼리 주고받는 길항작용의 본질을 알아낼 수 있다면 세균질환 치료에 대단한 해결책을 마련할 수도 있다는 의견을 피력하였다. 항생제가 본격 대두하기 전에 이미 항생 개념의 실제 응용에 대해 혜안을 갖고 있었던 셈이다. 1877년 파스퇴르와 코흐는 어떤 공기매개성 세균이 탄저균을 억제하는 현상을 보고하였으며, 서두에서 언급했다시피 1942년 왁스먼은 이를 antibiotics라 명명하였다.

이렇게 미생물이 내는 물질로 다른 미생물을 잡는다는 개념을 바탕으로 한 연구가 시작되는 한편, 다른 연구진들은 화학물질 합성을 통하여 항생제를 개발하는 방향을 이끌고 있었다. 대표적으로 19세기 말부터 독일의 에를리히는 일부 아닐린 염료 물질이 생물 종을 가려 가면서 착색되는 결합선택성이 있다는 점에 착안해서, 세균에게 착색되긴 하되, 사람의 세포에는 결합하지 않는 화학물질을 합성 개발하면 항생제로 쓸 수 있겠다는 가설을 세우고 개발을 시작하였다. 이러한 제반 연구들의 성과물들이 축적됨과 동시에 상품화 노력이 합쳐지면서 20세기 들어 드디어 항생제의 시대가 시작되었다.

3. 처음으로 선보이게 된 항생제들 (1907년부터 제2차 세계대전 전후)

1) Arsphenamine (Salvarsan 606)

에를리히는 비소 화합물 수백 가지를 만들어 놓고 일일이 전수 검토를 하였고, 결국 1907년에 606번째 물질로 최종 결정하였다. 이것이 최초의 항생제인 arsphenamine이며 'Salvarsan 606'으로 불리기도 하고, '마법의 탄환'이라는 별명으로 부르기도 하였다. 1910년 들어 본격적으로 치료에 사용되기 시작하였다. 개발 초기의 용도는 매독을 치료하는 것이었고, 기존의 매독 치료제이던 수은은 더 이상 쓰이지 않게 된다. 또한 파동편모충증(trypanosomiasis)에도 사용되었다. 그러나 비소 자체가 가지고 있는 독성과 여러 가지 부작용으로 인해 제품 개선이 불가피하였으며 마침내 1912년에 개선된 약인 neoarsphenamine을 개발하게 되지만 여전히 부작용 문제는 남아 있어서, 결국 1940년대 들어 매독 치료는 penicillin이 대신하게 된다.

2) Sulfonamide

1932년부터 독일 바이엘에서는 역시 염료에서 비롯된 화학물질인 sulfonamide 제제를 개발하기 시작하는데, 마침내 1935년 도막이 prontosil을 선보이게 된다. 이 약은 특히 단독 등의 사슬알균 치료에 유용하게 사용된다. 이 항생제는 penicillin이 본격적으로 사용되는 제2차 세계대전 즈음까지도 널리 쓰이며 많은 치료 성과를 낸다. 당시 sulfonamide 제제로 목숨을 건진 이들 중에 유명인으로 영국의 윈스턴 처칠 경도 있었다. 도막은 이 공로로 1939년 노벨상을 수상한다.

3) Gramicidin

1939년 르네 뒤보는 *Bacillus brevis*에서 나온 물질인 tyrothricin (gramicidin+tyrocidine)이 다른 세균의 억제에 효과가 있음을 발견하였다. 이는 미생물에서 유래한 물질을 항생제로 만든 최초의 사례이며(penicillin이 최초가 아니다), 때마침 발발한 제2차 세계대전에서 특히 창상 치료에 유용하게 쓰인다. 그러나 심한 독성으로 인해 전신투여는 불가능하였다. 그리고 이 약제는 전쟁 당시 소련군에서만 쓰였으며, 유럽이나 미국 동맹국과는 공유를 하지 않았다.

4) Penicillin

Penicillin이 본격적으로 사용된 것은 1942년부터이다. 그러나 플레밍이 *Penicillium* 곰팡이에서 우연히 발견했을 때는 1928년이었는데, 실제 임상에서 쓰일 약제로 완성되는 데에 15년 가까운 세월이 필요하였다. 1942년 플로리와 체인이 처음으로 순수 penicillin인 penicillin G를 분리 정제하는 데 성공하였고, 1945년 들어 널리 사용된다. 앞서 개발된 sulfonamide나 gramicidin 같은 제제들과 비교하여 전례 없이 월등한 치료성공률을 보여 단숨에 최고의 항생제로 떠올랐다. 플레밍, 플로리, 그리고 체인은 penicillin

개발 공로를 인정받아 1945년 노벨상을 수상한다. 이는 50년대의 procaine penicillin, benzathine penicillin으로 개발이 계속된다.

5) Streptomycin

1943년에는 왁스먼 연구소에서 일하던 앨버트 샤츠에 의해 streptomycin이 처음 발견되는데, 이는 aminoglycoside의 시초임과 동시에 당시로서는 난치병이었던 결핵의 치료에 최초로 시도된 항생제라는 점에서 의미가 있다. 제2차 세계대전 말기부터 미국 군부대에서 치료제로 시도를 하게 되며 첫 번째와 두 번째 환자는 치료에 실패하지만, 1946년 세 번째 환자부터 성공을 거두게 되며, 이 세 번째 환자가 훗날 미 상원의장과 세 차례나 미 대통령에 대권 도전을 했던 밥 돌이다.

1946년부터 1947년까지 streptomycin의 결핵 치료효과에 대한 최초의 양자맹검 임상시험이 치러지며, 성공적인 성과를 얻어서 결핵 치료제로 본격 사용되기 시작한다.

6) Quinine

원래 페루에서 키니네 껍질로 치료를 하던 데서 비롯되어 17세기경부터 유럽에서도 말라리아 치료제로 사용되었으나, 한정된 생산지와 생산량의 문제가 있었다. 그러나 1944년 들어 미국에서 quinine을 화학적으로 합성 생산하는 데 성공함으로써 저변화의 물꼬를 트게 된다. 이후 말라리아 치료제로 1947년에 chloroquine이 개발되어 추가된다.

7) Chlortetracycline

1948년에 *Streptomyces aureofaciens*에서 chlortetracycline을 추출함으로써 최초의 tetracycline이 나오게 된다. 이어서 곧장 다음 해에는 *Streptomyces rimosus*에서 oxytetracycline이 추출되고, 이를 토대로 tetracycline의 구조식이 확립되면서 다양한 종류의 tetracycline을 생산하는 시발점이 된다.

8) Chloramphenicol

Chloramphenicol은 *Streptomyces venezuelae*에서 분리되어 1949년에 시판되었다. 이는 대량 생산으로 공급되게 된 첫 사례가 된다.

4. 1950년대: 첫 macrolide, isoniazid, 개발 이후 수십 년간의 잊혀짐 (vancomycin, colistin), 그리고 첫 항진균제

1) Erythromycin

1952년 *Saccharopolyspora erythraea*로부터 추출한 erythromycin이 나오면서 첫 macrolide가 세상에 나오게 된다. 이 약제는 산에 약하다는 단점이 문제였으며, 이를 극복하기 위한 노력에 의하여 70년대에 clarithromycin의 개발로 결실을 맺게 되고 이후 차세대 macrolide 개발이 현재까지 활발하게 이뤄진다.

2) Isoniazid

같은 해에 isonicotinylhydrazine (INH), 즉 isoniazid가 시중에 선을 보인다.

이 약은 이미 20세기 초에 합성되었으나, 항결핵제로서의 용도를 알게 된 것은 50년대 초에 들어서이다. 당시 심각한 결핵 문제를 안고 있었던 나바호 원주민 사회에 항결핵제로서 처음 시도되었고 성공적으로 치료 성과를 거둠으로써 streptomycin에 이은 두 번째 항결핵제로 인정을 받게 된다.

3) Vancomycin

1953년, 보르네오 정글에서 얻은 흙 검체에 포함된

*Amycolatopsis orientalis*의 추출물을 재료로 하여 vancomycin이 처음으로 분리된다. 원래는 penicillin 내성 포도알균의 치료 목적으로 사용되었고(정복한다는 의미를 가진 영어 단어 'vanquish'에서 이름이 유래하였다) 1958년에 미 식품의약품안전처의 승인을 받아 시판되었다. 그러나 곧장 이어서 개발된 methicillin, nafcillin, cloxacillin이 더 우수한 치료효과를 보이고(methicillin 내성 포도알균, MRSA가 아직 출현하기 전이었다), 정제 면에서 완벽하지 못하여(별명이 '미시시피 진흙'이었을 정도로) 유발되는 각종 부작용들 때문에 경쟁에서 밀렸다. 그러나 결국 MRSA가 주요 내성 문제로 대두하면서 다시 재평가 및 각광을 받기 시작한다.

4) Amphotericin B와 flucytosine

1955년 본격적으로 전신투여가 가능한 항진균제인 amphotericin B가 나온다. 이는 베네주엘라의 오리노코강 유역에서 얻은 흙 속에 있던 *Streptomyces nodosus*에서 추출되었다. 이름의 유래는 화학 구조상 산으로도, 또한 염기로도 반응할 수 있는 양성 이온성(amphoteric) 구조라는 데서 나왔다. 이후 1957년에 또 다른 항진균제인 flucytosine이 처음 합성되었으나, 항진균 작용이 있다는 것을 알게 되기까지는 1964년까지 기다려야 했다.

5) Colistin (Polymyxin E)

1949년에 일본에서 처음 만들어졌고 1958년부터 임상에 사용된다. 그러나 심각한 신독성의 문제로 거의 쓰이지 않게 되며, carbapenem을 비롯한 다약제 내성 그람음성균들이 대두되는 최근에 와서야 재조명받고 있다.

5. 1960년대: 다양한 penicillin 제제, cephalosporin의 출현, 항혐기균 제제, rifampin, 그리고 첫 quinolone의 등장

1) 다양한 penicillin들

1960년에 접어들어 methicillin을 필두로 oxacillin, flucloxacillin, dicloxacillin 등이 나온다. 1961년에는 ampicillin이 나오게 되는데, 당시까지 그람양성균에만 듣던 penicillin계에 처음으로 그람음성균에도 듣는 첫 제제로서의 의미가 컸다.

2) 항혐기제제: metronidazole, clindamycin

역시 1960년에 metronidazole이 나와서 원충과 혐기균 치료에 쓰이게 된다. 1968년에는 lincosamide계열로 clindamycin이 선보인다. 원래는 그람양성균의 치료 목적이었고, 혐기균에도 효과가 있음이 밝혀져서 metronidazole과 더불어 대표적인 항혐기균 항생제로 인정받게 되었다.

3) Gentamicin-aminoglycoside의 발전

1963년 *Micromonospora purpurea*에서 gentamicin이 만들어진다.

4) Cephalosporin의 시작

그리고 1964년에 cefalotin이 나온다. 원래 1948년 사르디니아의 하수구에 사는 *Cephalosporium acremonium*에서 추출되었는데, penicillin 구조인 6-aminopenicillanic acid와 유사한 구조인 7-aminocephalosporanic acid 구조를 가지고 있었고 여기에 달린 가지 구조물들에 변형을 가하여 살균작용을 강화한 결과 cefalotin이 1964년에 시판된다.

5) Rifampicin

Rifampicin 또는 rifamycin은 1957년 French Riviera 해변에서 채취한 흙에서 배양된 *Amycolatopsis rifamycinica*에서 추출되었다. 이름의 유래는 당시 프랑스에서 인기 있던 범죄소설 및 영화인 'Rififi'에서 따 왔다. 이 물질은 더욱 잘 합성 및 정제되어 1959년 rifampicin이 만들어졌고, 1967년에 항결핵제의 대열에 본격적으로 합류하였다.

6) 첫 번째 quinolone인 nalidixic acid

Quinolone은 원래 60년대 초에 chloroquine을 제조하던 와중에 부산물로서 발견되었으며 1967년에 nalidixic acid가 임상에 처음으로 쓰이게 되어 향후 현재까지 널리 쓰이는 quinolone의 효시가 되었다.

6. 1970년대: 말라리아약제, aminoglycoside, 1-2세대 cephalosporin, 그리고 항바이러스제의 신기원

1) Artemisia 혹은 qing hao su

1972년 중국에서는 말라리아 약제 역사상 최대의 사건이자 성과가 벌어진다. 오늘날 열대열 말라리아의 1순위 선택약제인 artemisin이 처음 추출된 것이다.

말라리아는 베트남 전쟁이 한창이던 60년대에 미국과 베트남 양쪽 모두의 해결 과제였다. 이에 베트남 정부가 중국에 말라리아 문제 해결의 도움을 요청하였고, 마오쩌둥의 지시에 의해 중국 전역의 말라리아 치료 약제나 방법들을 전수 검증하는 사업을 시작하였는데, 이를 '523 프로젝트'라 하였다. 당시 수십만 종의 처방들이 검토되었다고 하며, 결국 고대부터 말라리아 치료 비법으로 쓰이던 개똥쑥(qing hao su)이 최종 선택되었다. 그리하여 1971년 말라리아 원충 억제 물질을 추출하였고, 이듬해 artemisinin을 분리하는 데 성공한다.

이후 연구가 거듭되어 오늘날 열대열 말라리아의 첫 번째 치료 선택약제로 정립된다.

2) Mefloquine

한편 말라리아로 유명한 월터 리드 군병원에서는 월남전이 끝난 직후인 1975년에 mefloquine을 개발해 낸다. 미 식품의약품안전처에서 3상 임상연구를 생략하며 이례적으로 신속하게 승인을 받는다.

3) Aminoglycoside의 추가 개발

1975년에 tobramycin이, 그다음 해에 amikacin이 개발되었다.

4) 1-2세대 cephalosporin의 개발

1971년 cefazolin이 나왔으며, 1977년 들어 cefamandole, cefoxitin, cefuroxime 등의 2세대 cephalosporin 들이 개발되었다.

5) Acyclovir

1979년에 개발된 acyclovir는 항바이러스 치료에 신기원을 열었다. 카리브해에서 접한 해면에서 분리한 nucleosides가 acyclovir 합성의 토대가 되었다. 이 약제의 개발로 헤르페스 바이러스 과(Herpesviridae) 감염에 대한 선택적인 치료가 본격적으로 시작된다.

7. 1980년대: 3세대 cephalosporin, carbapenem과 β-lactamase 억제제, 2세대 fluoroquinolone, 새로운 macrolide, 그리고 첫 항HIV 약제 zidovudine

1) 3세대 cephalosporin

1980년 첫 3세대 cephalosporin인 cefotaxime이 시중에 첫 선을 보인다. 이듬해에 cefoperazone이 나오고, 1982년에 ceftriaxone이 시판된다.

2) Carbapenem과 β-lactamase 억제제

Carbapenem과 β-lactamase 억제제는 개발의 역사를 같이 한다. β-lactam 항생제 내성이 증가하는 추세에 대한 대처로 β-lactamase 억제제의 개발 연구가 활발히 진행되었는데, 1976년에 *Streptomyces clavuligerus*에서 첫 β-lactamase 억제제인 olivanic acids가 추출된다. 이 물질은 carbapenem을 주요 뼈대로 구성되었으며 광범위 β-lactam 항생제의 성질을 보유했다. 그러나 화학적으로 불안정하고 살균작용이 미흡하여 더 이상의 진전을 보지 못했다. 이후 지속된 연구에서 두 가지 중요한 β-lactamase 억제제가 추가 개발되는데, 하나가 clavulanic acid이고 나머지 하나가 Streptomyces cattleya에서 추출된 thienamycin이며, 1980년에 imipenem-cilastatin이 시판되어 carbapenem 항생제의 시조가 된다. Clavulanic acid는 amoxicillin과 결합하여 1981년에 출시되며 1986년에는 ticarcillin-clavulanic acid가 나오고, 1987년에 새로운 β-lactamase 억제제인 sulbactam이 결합된 ampicillin-sulbactam이 시판된다.

3) Ofloxacin과 ciprofloxacin

1982년 ofloxacin이 개발되고 1990년에 미 식품의약품안전처의 승인을 받는다. 이 항생제에서 비롯된 이성체(isomer)인 levofloxacin이 후속 개발되어 1987년 특허를 취득하고 90년대에 시판이 된다.

한편, 1979년에 기존 quinolone 구조에 불소 원자를 붙이면(norfloxacin) 항균력이 월등하게 높아진다는 보고가 기폭제가 되어 fluoroquinolone의 개발이 활발하게 진행된다. 그리하여, 기존 norfloxacin 구조에 일부 변경을 가한 ciprofloxacin이 1983년에 처음 소개가 되고 1987년에 시판이 되어 2세대 quinolone 시대가 시작된다.

4) Zidovudine-본격적인 AIDS 치료의 시작

Zidovudine은 원래 1964년에 이미 만들어진 약제였으나 동물실험에서 만족스러운 성과를 거두지 못하여 20년 가까이 방치되었었다. 1981년 첫 AIDS 환례가 보고되고 이어서 역전사 바이러스인 HIV가 원인으로 밝혀지면서, 역전사효소 억제제들을 중심으로 치료 약제를 강구하게 되었다. 그 결과 1987년 zidovudine이 첫 번째 치료제로서 승인된다. 이후 didanosine, zalcitabine, stavudine, lamivudine, abacavir, emtricitabine, 그리고 tenofovir가 차례로 나오게 되었다.

5) 새로운 macrolide

1987년에 roxithromycin, 1988년에 azithromycin이 나온다.

6) Teicoplanin

1988년에는 반합성 glycopeptide인 teicoplanin이 유럽에서 시판된다.

8. 1990년대: 1세대 triazole, 3-4세대 fluoroquinolone, 4세대 cephalosporin, 활발한 AIDS 치료제 개발, AmBisome, neuraminidase 억제제

1) Fluconazole

1990년에 fluconazole이 시판되는데, 첫 번째 triazole 항진균제라는 점에서 중요한 의의를 가진다. 기존 azole 항진균제들은 imidazole 환 구조였는데, 이는 국소 도포용으로만 사용되었다. 반면에 triazole 환 구조를 지닌 항진균제는 전신투여가 가능하기 때문에 항진균제에 있어서 혁신을 가져온 것이라 할 수 있다.

2) Levofloxacin, trovafloxacin, moxifloxacin

Levofloxacin은 1987년에 제조되어 1996년에 시판되기 시작한다. 광범위 fluoroquinolone으로 주목을 받았던 trovafloxacin은 급성 간부전 등의 부작용과 1996년 나이지리아에서 시행된 소아 뇌수막염에의 임상시험에서 발생한 사망례들 등의 문제 때문에 판금되었다. 또 다른 4세대 fluoroquinolone인 moxifloxacin은 1997년 특허 취득 후 1999년 시판 허가를 받는다.

3) 4세대 cephalosporin

1992년에 cefpirome이, 1994년에 cefepime이 시판된다.

4) AIDS 치료제들

(1) Saquinavir: 단백분해효소 억제제의 시작

Nucleoside (혹은 nucleotide) 역전사효소 억제제 (NRTI) 종류만 있던 AIDS 치료제들에 드디어 새로운 기전의 약제들이 추가되기 시작한다. 1995년에 최초의 단백분해효소 억제제(protease inhibitor, PI)인 saquinavir가 정식 승인되고, 이듬해 ritonavir까지 허가를 취득한다. 이 약들이 사용되면서부터 AIDS의 사망률이 감소하기 시작하였다.

특히 ritonavir는 2020년대 접어들어 코로나19 치료제인 Paxlovid (nirmatrelvir-ritonavir)로도 쓰인다.

(2) Nevirapine: 비nucleoside 역전사효소 억제제의 시작

이어서 세 번째 치료 기전인 비nucleotide 역전사효소 억제제(NNRTI)인 nevirapine이 1996년에 승인된다. 이후 1997년에 delavirdine, 1998년에 efavirenz, 2011년에 rilpirivirine이 속속 승인된다. 이렇게 다양한 기전의 치료제들이 개발됨에 따라 병합요법이 시도되는 계기를 마련하게 된다.

5) Liposomal amphotericin B (AmBisome)

기존 amphoteric B의 제한 요소인 신독성 등의 부작용을 감안하여, 지질 구조에 약제를 넣는 시도들이 활발히 수행되었고, 그 결과 liposomal amphotericin B가 1999년에 도입되었다.

6) Oseltamivir와 zanamivir

Oseltamivir는 중국 붓순나무의 열매인 팔각회향에서 추출한 성분으로 제조되었으며, 1999년에 influenza 치료제로 허가를 받았다. 같은 해에 흡입제제인 zanamivir도 허가를 취득한다.

9. 2000년대: oxazolidinone, ketolide, 국내 첫 개발 항생제 gemifloxacin, glycylcycline, integrase 억제제, lipoglycopeptide

1) Linezolid

Linezolid의 기본형인 oxazolidinone은 이미 50년대에 있었으나, 항생물질로서의 가능성은 70년대 들어서야 인지되기 시작했다. 이후 꾸준히 항생제로서의 개발이 시도되었으나, 초벌로 만든 물질들은 심각한 간독성을 보여서 더 이상의 개발을 못하고 중단되었다. 90년대 들어 다시 개발이 시도되었는데, 결국 eperezolid와 linezolid의 두 가지 제제를 만드는 데까지 성공하였고, 제1상 임상시험에 들어간다. 그 결과 linezolid가 항생제 약동학 면에서 더 나음이 증명되어 최종 선택되고 2000년 들어 시판이 허가되었다.

2) Telithromycin

Macrolide의 일종인 ketolide는 erythromycin의 구조 일부를 변형하여 항균범위를 넓힌 약제다. 2001년에 telithromycin이 시판 허가를 받았다. 그러나 허가를 받는 과정과 이후의 검증에서 안전성 면에서의 문제와 임상시험 과정에서 적지 않은 의혹들이 제기되는 등 많은 문제점을 보였다. 현재 폐렴 치료 약제로 허가를 유지하고는 있으나, 미 식품의약품안전처에서는 이 약의 안전성에 대하여 가장 강한 경고문을 붙이고 있다(자세한 사항은 각론을 참조하기 바람).

3) Gemifloxacin

광범위 quinolone 항생제 gemifloxacin은 2003년에 시판을 허가받는다. 이 약제는 우리나라에서 처음 개발하여 해외에 시판하게 된 첫 사례로서의 의의가 있다.

4) Tigecycline

Tetracycline 내성 극복을 위해 개발되기 시작한 glycylcycline 제제는 결국 minocycline의 구조 변형을 통하여 tigecycline으로 만들어지게 된다. 이는 2005년에 시판 허가를 받았으며, 최근 문제가 되고 있는 다약제 내성 그람음성균의 치료에 일익을 담당하게 된다.

5) Raltegravir

새로운 기전의 AIDS 치료제로서 integrase 억제제가 개발되었으며, 2007년에 raltegravir가 승인을 받아, 후속으로 elvitegravir와 dolutegravir가 개발되는 시발점이 되었다.

6) Telavancin

새로운 종류의 항생제인 lipoglycopeptide로 telavancin이 2009년에 승인을 받았으며, 5년 후 dalbavancin, oritavancin이 추가로 허가를 받는다.

10. 2010년대-현재: 5세대 cephalosporin, fidaxomicin, bedaquiline, 항HIV 단일복합제제, 국내 두 번째 개발 항생제 tedizolid, 그리고 carbapenem 내성균과 싸울 신무기들

1) Ceftaroline

Ceftaroline이 2010년 미 식품의약품안전처에서 승인되면서 5세대 cephalosporin 시대가 열린다.

2) Fidaxomicin

2011년 *Dactylosporangium aurantiacum* subspecies *hamdenensis*에서 추출된 macrocyclic 항생제인 fidaxomicin이 승인되었다. 장에서 흡수가 거의 되지 않으

며 *Clostridioides difficile* 감염의 치료제로 우수한 성적을 거두고 있다.

3) Bedaquiline

새로운 항결핵제인 bedaquiline이 2012년에 승인되었다. 이는 항결핵제로서는 거의 반 세기 만에 새로 개발된 것으로 다약제 내성결핵의 치료제로 사용되고 있다.

4) 항HIV 단일복합제

AIDS의 치료에 있어서 걸림돌 중 하나가 복용하는 알약의 수가 너무 많다는 것이었다. 이 문제를 해결하기 위하여 복합제들이 여럿 시도되어 왔으며, 특히 약동학적으로 하루 한 번만 복용하면 되는 방향으로의 개선에 주안점을 두었다. 그 결과 2012년에 tenofovir disoproxil fumarate, emtricitabine, elvitegravir, cobicistat 가 한 알에 집약된 stribild가 승인된다. 이 약제를 기점으로 보다 다양한 단일복합제들이 개발되어 Genvoya (tenofovir alafenamide+emtricitabine+elvitegravir+cobicistat), Triumeq (dolutegravir+lamivudine+abacavir), Dovato (dolutegravir+lamivudine), Biktarvy (tenofovir alafenamide+emtricitabine+bictegravir) 등이 속속 출시되었다.

최근에는 두 달에 한 번씩 근육 주사를 맞는 cabotegravir-rilpivirine 복합제(Cabenuva)가 출시되어 편의성이 더욱 개선되었다.

5) Tedizolid

Tedizolid는 oxazolidinone계 약제로, 2000년대의 gemifloxacin에 이어 국내 기술로 항생제를 개발한 두 번째 성과 사례이다. 2014년에 시판 허가를 취득하였다.

6) Carbapenem 내성균과 싸울 신무기들

현재 가장 큰 내성 문제인 carbapenem 내성균과의 싸울 신무기로서 기존의 항생제인 colistin과 tigecycline 이외에 다양한 종류의 항생제들이 개발 및 출시되고 있다. 먼저, 새로운 β-lactamase 억제제인 avibactam과 다양한 항생제들의 조합제로 ceftazidime-avibactam이 나왔으며, vaborbactam-meropenem, relebactam-imipenem-cilastatin 등이 있다. 그 밖에 Aminoglycoside계통인 plazomicin, 트로이 목마라는 별명을 가진 cefiderocol도 새로이 우리들의 무기고로 추가되고 있다.

참고문헌

1. 유진홍. 항생제 열전. 파주: 군자출판사; 2019.
2. 유진홍. 항생제의 역사. In: 대한감염학회. 항생제의 길잡이. 제4판. 파주: 군자출판사; 2016. 3-10쪽.
3. Zaffiri L, Gardner J, Toledo-Pereyra LH. History of antibiotics. From salvarsan to cephalosporins. J Invest Surg. 2012;25(2):67-77.
4. Yoo JH. Antimicrobial Resistance – The 'Real' Pandemic We Are Unaware Of, Yet Nearby. J Korean Med Sci. 2025 May;40(19):e161.

02 CHAPTER

항생제의 약동학/약력학

유경상 서울대학교 의과대학 임상약리학교실 / **김성민** 충남대학교 의과대학 내과학교실

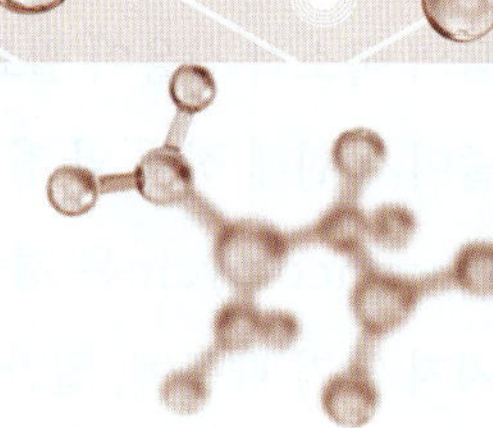

1. 약동학

항생제 치료의 목적은 감염부위에서 미생물을 박멸하는 것이다. 이 목적을 달성하기 위해서는 적절한 항생제를 선택하여야 하며, 용량용법을 올바르게 설정하여 최대의 효과를 얻으면서 독성을 피하여야 한다. 특정 감염증에 대하여 적절한 항생제를 고르는 데는 원인균, 항생제에 대한 원인균의 감수성, 감염부위 및 그 부위로의 유리(free) 항생제 침투, 국소 요소(산소의 존재 여부, pH, 균 접종 수 등), 내성발현의 가능성, 숙주 요소(면역 상태, 병발 질환, 장기 기능, 병용 약물 등), 그리고 잠재적인 부작용 등 많은 요소들을 고려해야 한다. 일단 항생제를 선택하면 약동학 및 약력학적 특성에 따라 최적의 용량용법을 결정할 수 있다.

약동학은 체내 약물동태의 특성을 일컫는 것이다. 약동학은 약물의 흡수, 생체이용률, 단백결합, 대사, 그리고 배설 등의 중요한 개념들을 포함한다. 약동학의 원리들은 감염질환의 분야에서 널리 이용되어 왔으며 가장 대표적인 것은 aminoglycoside 같은 항생제의 적절한 농도를 유지하는 데 이용하는 것이 그 예이다. 약력학은 약물의 효과 및 작용기전과 관련된 것으로, 항생제에서의 약력학은 약물이 미생물을 어떻게 죽이거나 성장을 억제하는지를 설명하는 개념으로 볼 수 있다.

1) 흡수

약물의 급속 정맥주사 후의 흡수는 빠르고 완전한 것으로 간주된다. 반면, 경구 또는 근육주사 제제 등 혈관외 투여 후의 흡수는 상대적으로 느리기 때문에 최고혈중농도 도달시간에 지연이 일어나며(대개 1-2시간), 흡수가 되는 동안에도 약물의 소실이 일어나므로 최고혈중농도도 정맥주사 시보다 낮다. 또한 일부 환자에서 경구 또는 근육주사 제제의 흡수는 불규칙하거나 불완전할 수 있다. 초회통과효과(first-pass effect)는 약물이 장내 흡수 후 간을 통과하면서 전신순환에 도달하기 전에 그 일부가 대사되는 것을 일컫는 용어이며, 경구투여 된 약물의 혈중농도를 낮추는 원인이 될 수 있다. 따라서, 경구투여 시의 생체이용률(bioavailability; 투여량 대비 전신순환에 도달하는 활성 약물의 분율)은 흔히 정맥주사 시의 생체이용률보다 낮다.

많은 경구투여 약물들은 중증의 감염증에 효과적인 수준의 충분한 농도에 도달하지 못하기 때문에 이 경우 약물요법은 흔히 정맥주사로 시작한다. 그러나 fluoroquinolone, fluconazole, rifampicin, metronidazole, doxycycline, chloramphenicol, co-trimoxazole 등의 약물들은 뛰어난 흡수를 보여 경구투여 시 정맥주사 시와 비슷한 혈중농도를 보인다. 이들의 경구용 제제는 비용이 적게 들고, 카테터관련감염 및 정맥염 등 주사요법과 관련된 위험성을

피할 수 있으며, 환자들이 선호하기 때문에 많은 의료기관에서 가능한 경우에 높은 생체이용률을 보이는 경구용 제제의 사용을 권장하고 있다. 그러나 이러한 방법은 장폐색, 단장증후군, 장허혈, 구토, 설사 등 경구흡수를 저해할 수 있는 요소를 지닌 일부 환자에서는 부적절할 수 있다. 한편, 약물의 국소적 작용이 필요하거나 전신 노출로 인한 부작용을 줄이기 위해 정맥 외 경로로 투여하는 경우도 있다. 예를 들어, vancomycin은 경구투여 시 체내 흡수가 거의 이루어지지 않기 때문에, 일반적으로 전신 감염 조절을 위해 정맥주사로 사용된다. 그러나 *Clostridioides difficile* 감염과 같은 작은창자큰창자염에서는 약물이 장내에서 국소적으로 작용하여 감염을 치료할 수 있으므로 경구투여가 권장된다.

또한 위장관 내에서의 약물상호작용이 일부 약물의 경구흡수를 감소시킬 수 있다. 예를 들어 제산제, 철분제, 일부 복합비타민-미네랄 제제, sucralfate에 함유된 2가 또는 3가 양이온(cation)의 투여는 chelation을 통하여 경구투여된 quinolone 또는 tetracycline의 흡수를 상당히 저해할 수 있다. 위장관 pH의 변화도 일부 항생제의 흡수에 영향을 줄 수 있다. Itraconazole, ketoconazole, cefuroxime axetil, cefpodoxime proxetil 등은 최대 흡수를 위하여 위 산도, 즉 낮은 위액의 pH가 요구된다. 중환자, 면역억제환자, 또는 노인환자에서는 위액의 pH가 증가할 수 있으므로 이들 제제의 흡수가 저하될 수 있다. 또한 위액의 pH를 증가시키는 약물(H_2 길항제, 양성자펌프 억제제, 제산제 등)의 투여도 이들 약물의 흡수를 감소시킬 수 있다. 일부 항생제에서는 위내 음식물의 존재 여부, 심지어는 지방 및 단백질 함량 등 음식물의 종류까지도 경구흡수에 영향을 미친다. 약물 흡수에 영향을 미칠 수 있는 상호작용을 피하기 위해서는 경구용 항생제를 처방하기 전에 해당 약물의 정보를 참조하여 음식물 및 다른 약물과 관련하여 알맞은 투약 시간을 결정하여야 한다.

2) 분포

약물의 체내 분포는 여러 요인에 의해 영향을 받는다. 약물을 조직에 분포시키기보다는 혈장 내에 머무르게 하는 요소로는 낮은 지용성, 단백결합의 증가, 낮은 조직결합 등이 있다. 약물을 조직에 보다 많이 분포시켜 혈중농도를 낮추는 요소로는 높은 지용성, 단백결합의 감소, 그리고 높은 조직결합 등이 있다.

분포용적(volume of distribution, Vd)은 약물의 분포를 나타내는 약동학적 지표이다. 분포용적은 약물이 체내 전체에 혈중농도와 같은 농도로 존재한다고 가정하였을 때 체내 약물의 총량을 함유하는 데 필요한 용적의 크기를 의미한다. 분포용적은 실질적인 체내 구획이 아닌 가상적인 용적이므로 '겉보기' 분포용적('apparent' Vd)이라고 칭하는 것이 보다 정확하다. 분포용적은 일종의 비례상수로 생각할 수 있고, 체내 약물의 양을 알고 혈중농도를 예측할 때, 혹은 원하는 혈중농도에 도달하기 위한 투여용량을 산출할 때 유용하며, 정맥투여의 경우 다음 식으로 표현된다.

$$\text{Vd}=\frac{\text{체내 약물의 양}}{\text{측정된 Cp}}=\frac{\text{투여용량}}{\text{투약 직후 Cp}-\text{투약 직전 Cp}}$$

(Cp=혈장 또는 혈중농도)

세포외액 또는 혈장에 주로 분포하는 약물은 세포외액 구획과 비슷한 작은 분포용적을 가질 것이고 특정 용량에 대하여 상대적으로 높은 혈중농도를 나타낼 것이다. Aminoglycoside는 이러한 약물의 예로서 분포용적이 약 0.3 L/kg이다. 이와는 반대로 조직, 세포, 또는 혈장외 체액에 넓게 분포하는 약물은 큰 분포용적과 상대적으로 낮은 혈중농도를 나타낼 것이다. 예를 들어, azithromycin은 세포 내 농도 및 조직 농도가 상당히 높고 혈중농도는 상대적으로 낮으며, 분포용적은 약 30 L/kg로 매우 크다.

분포용적의 중요한 임상적 응용은 부하용량(loading

dose)과 유지용량(maintenance dose)의 결정이다. 부하용량은 항정상태(steady state)에 도달할 때까지 기다리지 않고 항생제의 치료적 농도를 즉시 얻기 위하여 투여되는 초기 용량이며, 유지용량은 약물이 항정상태를 유지하는 데 필요한 용량이다. 부하용량은 중증의 감염증, 신부전 환자, 그리고 반감기가 긴 약물들에 흔히 이용된다. 정맥주사 부하용량은 유지용량보다 많으며 각각 다음의 식으로부터 계산될 수 있다.

생체이용률×부하용량=분포용적(Vd)×원하는 최고혈중농도

유지용량=생체이용률×부하용량×투약 간격 사이 소실률

부하용량 식에 근거하여 볼 때, 콩팥 또는 간기능장애 등 약물 소실 특성의 변화가 부하용량에는 영향을 미치지 않음을 볼 수 있다. 그러므로 신기능 또는 간기능과 관련하여 부하용량을 변경할 필요는 없다. 그러나 이후의 유지용량에는 신기능 및 간기능을 고려하여야 한다. 위 식에서는 또한 분포용적이 클수록 원하는 혈중농도를 얻기 위하여 보다 큰 부하용량이 필요함을 보여주고 있다. 특정 질환은 일부 약물의 분포용적에 영향을 줄 수 있으며, 원하는 혈중농도를 얻기 위한 부하용량에도 영향을 미친다. 예를 들어 aminoglycoside는 주로 세포외액에 분포하기 때문에 세포외액 용적을 변화시킬 수 있는 요소는 부하용량에 영향을 미칠 수 있다. 심부전, 체액과다, 심한 화상, 비만, 패혈증, 중환에서는 흔히 분포용적이 크므로, 원하는 혈중농도를 얻기 위해서는 일반 환자보다 더 많은 aminoglycoside 부하용량을 필요로 할 것이다.

항생제 치료가 시작된 다음 현재 혈중농도보다 높은 농도를 빠르게 얻고자 할 때에는 증분 부하용량(incremental loading dose)을 이용할 수 있다. 측정된 혈중농도가 원하는 농도보다 낮을 때, 다음 식에 의하여 정맥주사 증분 부하용량을 결정할 수 있다.

증분 부하용량=분포용적(Vd)×(원하는 혈중농도-이전 혈중농도)

분포용적이 약물의 조직분포 정도에 대한 정보를 주기는 하지만, 약물이 어디에 분포하는가를 알려주지는 않는다. 예를 들어, 약물이 큰 분포용적을 가진다고 해서 그 약물이 뇌척수액 또는 전립선액에 어느 정도로 분포하는가를 알려주지는 않는다. 그러므로 감염부위 및 그 약물이 감염부위에 얼마나 잘 침투하는가에 대한 세부 정보를 아는 것이 중요하다.

약물이 감염부위에 얼마나 잘 침투하는가에 따라 항생제의 용량을 변경하는 것이 필요할 수 있다. 예를 들어, aminoglycoside는 기관지 분비물에 잘 침투하지 못하므로 폐 감염증에는 보다 높은 용량이 사용되어야 한다. 마찬가지로 많은 항생제들은 중추신경계에 잘 침투하지 못하므로 뇌수막염을 치료하는 데에는 보다 높은 용량의 적절한 항생제(penicillin, 3세대 cephalosporin, vancomycin 등)가 사용된다. 대조적으로 소변 등 배설부위에서는 혈중에 비하여 약물농도가 상당히 높을 수 있으며, 보다 낮은 용량을 사용하는 것이 적절할 수 있다. 덧붙여 *Chlamydia*, *Legionella*, *Brucella* 등은 세포 내에 존재하는 경향을 보이므로, 약물이 세포 내에 침투하여 활성을 보이는 항생제(macrolide, tetracycline, fluoroquinolone 등)로 치료해야 하는데, 항생제의 세포 내 농도가 분포용적으로부터 예측될 수는 없다.

감염부위의 혈류공급은 항생제의 분포 및 효능에 영향을 주는 또 다른 요소가 될 수 있다. 예를 들어 당뇨병 환자에서 족부가 감염된 경우처럼, 심한 혈관질환을 가진 환자는 말초 감염부위에 충분한 양의 약물을 운반하기에는 혈류공급이 충분하지 않을 수 있다. 또한 많은 항생제들이 눈, 뇌, 전립선 등 투과장벽이 있는 격리 부위의 감염에 잘 침투하지 못하기 때문에 치료가 어려울 수 있다. 이러한 종류의 감염에서는 약물의 지용성, 분자량, pKa, 각 체액 pH에서의 이온전하, 능동수송펌프 등이 중요한 고려사항이다. 따

라서 감염을 치료하기 위해서는 원인균의 종류, 감염부위, 그리고 약물이 그 부위에 분포하여 활성을 나타내는가 등에 대한 지식을 가지고 있어야 한다.

3) 배설 및 대사

약물의 소실은 배설 또는 대사를 통하여 일어난다. 배설 과정은 대부분 콩팥에서 일어나며, 일부 약물들은 쓸개즙 등 분비물을 통하여 배설되고 다른 일부 약물, 특히 휘발성 물질은 호흡을 통하여 배설될 수 있다.

대사는 일반적으로 체내 약물 소실의 주된 기전이며 대부분 간에서 일어나나, 약물에 따라 콩팥, 피부, 폐, 혈액, 위장관 벽 등 다른 조직에서도 대사가 일어날 수 있다. 일부 약물들은 대사 없이 전적으로 콩팥에서 소실되나, 약물 전체로 볼 때 그러한 약물들은 상대적으로 적은 편이다.

여기에서는 항생제들의 소실을 크게 콩팥 배설 및 비콩팥 소실(주로 대사)로 나누어 살펴보고자 한다.

(1) 콩팥 배설

대부분의 β-lactam, vancomycin, aminoglycoside 등 많은 항생제들의 소실은 주로 콩팥에서 사구체여과, 세뇨관 분비, 또는 두 가지 모두에 의하여 일어난다. 이러한 항생제들의 경우 신기능이 감소한 환자에서는 유지용량의 조정이 필요하다. 신기능장애에 대한 용량 조정은 투여간격을 늘리거나, 용량을 줄이거나, 또는 두 가지를 혼합한 방법을 사용할 수 있다. 용량을 일정하게 유지하면서 투여간격을 늘리는 방법은 최고농도와 최저농도 간의 차이를 증가시키며, aminoglycoside 등 약물의 효능이 높은 최고농도에 의존하는 경우에 선호될 수 있다. 투여간격을 그대로 유지하면서 용량을 줄이는 방법은 보다 일정한 약물농도(즉 최고농도와 최저농도 간의 기복이 적어짐)를 나타내고, 이러한 투여방법은 투여간격의 대부분 기간 동안 약물농도를 원인균의 최소억제농도 이상으로 유지하는 것이 중요한 β-lactam 같은 경우 이에 해당할 수 있다.

어떠한 경우이든 환자의 콩팥 청소율에 대한 추정이 필요한데, 계산된 크레아티닌청소율(creatinine clearance, Ccr)은 사구체여과율의 추정이며 여러 가지 식으로부터 구할 수 있으나, 실질적으로 가장 널리 쓰이는 Cockcroft-Gault 식은 다음과 같다.

$$\text{Ccr (남자)}=\frac{(140-\text{연령})\times\text{체중[kg]}}{72\times\text{혈청 크레아티닌[mg/dL]}}$$

$$\text{Ccr (여자)}=(\text{남자 값})\times 0.85$$

크레아티닌은 근육량에 의존하기 때문에, 대부분의 경우 위 식에 제지방체중(lean body mass)을 사용한다. 그러나 만약 심한 영양실조나 근육 위축으로 인해서 실제체중이 제지방체중보다 적다면 실제체중을 사용하여야 한다.

용량용법을 설계하는 데 있어서 흔한 오류 중의 하나는 단순히 혈청 크레아티닌값이 '정상'이기 때문에 용량 조정이 필요하지 않다고 생각하는 것이다. 크레아티닌청소율은 환자의 연령, 체중, 성별을 함께 고려하기 때문에 단순한 혈청 크레아티닌값의 결과보다는 신기능 예측에 있어서 상당히 정확하다. 예를 들어 노인환자들은 '정상' 혈청 크레아티닌값을 가지고도 대개 크레아티닌청소율이 감소해 있으며 흔히 콩팥으로 소실되는 약물들의 용량 조정이 필요하다. 경우에 따라서는 크레아티닌청소율도 오해를 일으킬 수 있는데, 크레아티닌은 근육에서 생산되기 때문에 악액질, 영양실조, 적은 근육량, 수족절단 환자, 일부 노인의 경우 혈청 크레아티닌값이 매우 낮다. 이러한 낮은 혈청 크레아티닌값을 위 식에 대입하여 얻은 콩팥 청소율은 인위적으로 높은 값을 가지게 된다. 이러한 환자들에서 콩팥 청소율을 추정하는 최적의 방법에 대해서는 논란이 있다. 혈청 크레아티닌값이 인위적으로 낮다고 생각될 때, 일부 임상가들은 그 값을 1 mg/dL 또는 그 환자의 성별 및 연령에서의 '정상범위'의 값으로 올림하여 사용하는 방법을 제안하였다. 직접 크레아티닌청소율을 측정하는 것도 도움이 될 수 있다. 또한 신기능이 빠르게 변하는 환자들에서는 위의 크레아티닌청소율 계산식이 별로 유용하지 못하다는 것을 유념하여야 한다.

(2) 비콩팥 소실

어떤 항생제들은 주로 비콩팥 기전을 통하여 소실(non-renal elimination)된다. 예를 들어 macrolide, clindamycin, chloramphenicol, protease inhibitor 등은 주로 간을 통하여 소실된다. 약물이 간질환 환자에서 어떻게 영향을 받는가를 결정하는 요소는 많다. 간질환의 종류 및 정도, 그리고 대사 과정의 종류가 약물 청소율에 영향을 줄 수 있다. 예를 들어, 간경화에서는 간염보다 약물 소실이 더욱 더 감소될 수 있고, 산화성 대사(oxidative metabolism)가 glucuronide 결합(conjugation)보다 더 감소될 수 있다. 더군다나, 간경화에서 CYP (cytochrome P-450)의 서로 다른 동종효소(isoenzyme)들은 다양한 정도로 영향을 받는 것으로 보이고, 같은 동종효소에 의하여 대사되는 약물이라도 다르게 영향을 받을 수 있다. 간내 및 간외 혈류 단락에 의한 간혈류의 감소는 간제거율(extraction ratio)이 높은 약물들의 혈중농도를 높일 수 있다(혈류-의존성 청소율). 간질환에서 흔히 볼 수 있는 알부민 농도의 감소는 일부 약물들의 단백결합을 감소시켜 활성 유리약물의 농도 및 잠재적인 독성을 증가시킬 수 있다. 간경화와 연관된 적응 생리반응 및 약물에 대한 조직 반응성의 증가에 의하여 약물들의 치료적 반응 또한 달라질 수 있다. 유의할 것은 간질환이 있는 환자에서 혈청 크레아티닌값이 정상이더라도 흔히 신기능의 변화가 있다는 점이다. 따라서 간질환 환자에서도 콩팥으로 소실되는 약물들의 용량 감량이 필요할 수 있다.

현재 간기능 손상의 정도를 판정하는 민감하고 특이한 기준은 확립되어 있지 않다. 그러므로 간기능장애가 있는 환자에서 필요한 용량 변경을 추정하기 위한 간단한 공식은 없는 실정이다. 이들 환자에서는 가능한 경우 치료약물농도감시(therapeutic drug monitoring, TDM)이 권장된다.

간을 통하여 소실되는 약물들에 있어서 몇몇 중요한 약물상호작용이 일어날 수 있으며, CYP계에 의하여 대사되는 경우 더욱 그러하다. 예를 들어 erythromycin, clarithromycin, ketoconazole, itraconazole, protease inhibitor 등의 약물들은 같은 동종효소(CYP3A계열)를 통하여 대사되는 다른 약물들의 혈중농도를 증가시킬 수 있는데, 이들과 중요한 상호작용을 일으키는 약물에는 cisapride, astemizole, terfenadine 등이 있다. 이 상호작용은 간 대사 억제로 인하여 cisapride, astemizole, terfenadine의 혈중농도가 증가하여 torsade de pointes 등 잠재적으로 치명적인 심부정맥을 유발할 수 있다. 반대로 rifampicin, rifabutin, efavirenz, nevirapine 등의 항생제, 항바이러스제 등은 같은 동종효소의 기질인 다른 약물들의 간 대사를 유도하여 잠재적으로 혈중농도를 치료농도 이하로 감소시킬 수 있다. 간에서 대사되는 약물을 처방할 때는 반드시 환자가 투약 중인 병용 약물들을 검토하여 가능한 약물상호작용을 피하여야 한다.

약물을 대사하는 CYP 동종효소 중 CYP2C19, CYP2D6, CYP2C9 등은 유전적인 다형성을 보인다. CYP2C19의 *CYP2C19*2*, *CYP2C19*3*와 같은 유전형은 단일뉴클레오티드다형태(single nucleotide polymorphism, SNP)에 의해 전사 과정 중 잘라이음(splicing) 오류를 일으키거나 stop codon이 생겨 기능이 없는 mRNA가 생기고 결과적으로 효소의 활성이 없는 동형 변형접합체(homovariant), 즉 빈약대사집단(poor metabolizer, PM)이 생긴다. 반면 정상적인 효소능을 가진 군을 광범위대사집단(extensive metabolizer, EM)이라 하고 효소능이 결핍된 유전자와 정상 유전자의 이형 접합체(heterozygous)는 중등도대사집단(intermediate metabolizer, IM 또는

heterozygous EM)이라 한다. CYP2C19의 다형성은 처음 mephenytoin의 수산화(hydroxylation)에서 발견되었으며, omeprazole, proguanil, diazepam, citalopram과 같은 약물의 주요 대사 경로를 담당한다. CYP2C19의 다형성에 의한 임상효과는 유전형에 따른 omeprazole 치료효과로부터 알려졌다. Omeprazole (amoxicillin과 함께 20 mg을 투여 시)의 *Helicobacter pylori* 치료효과를 보면 EM 유전형의 경우에는 완치율이 29%로서 PM의 100% 완치에 비해 치료효과가 크게 줄어든다. 이것은 omeprazole의 표준용량(20 mg)에서 CYP2C19 EM의 경우 위산 분비 억제와 궤양 치료효과가 상대적으로 적은 것을 반영한다. Mephenytoin의 수산화 결핍 빈도로 본 PM 표현형의 빈도는 백인의 경우 3-5%인 반면, 한국인, 일본인 및 중국인의 경우에는 15-20% 정도이다. 이런 PM 빈도의 차이에 따라 인구집단의 평균 대사능에서도 인종간의 큰 차이를 보인다. 항진균제 voriconazole의 대사 과정이 CYP2C19에 의해 크게 영향을 받으며 백인과 일본인에서 연구결과에 의하면 PM의 경우 EM과 비교 시 평균 4배의 혈중농도를 보인다. 이형 접합체인 IM은 2배 높은 농도를 보인다. 이러한 유전형에 따른 약동학 특성의 차이는 치료효과나 부작용, 약물상호작용의 개인차의 중요한 원인이 된다.

기타 소실 경로에는 쓸개즙 배설이 있고, 예로는 penicillinase resistant penicillin, mezlocillin, piperacillin 등이 있으며, doxycycline은 쓸개즙을 통한 대변으로의 소실이 주 경로가 될 수 있다. 최근 연구에 의하면 이런 항생제의 배설 과정이나 소화관 흡수 그리고 조직분포 과정에 중요한 역할을 하는 것이 세포막에 존재하는 P-glycoprotein (MDR2)을 포함한 많은 다양한 수송체이다. 이들 수송체의 SNP에 의한 유전적인 다형성이나 약물상호작용에 의한 활성의 변화가 항생제의 약동학/약력학 특성의 개인차를 야기하는 원인 중 하나로 작용한다.

(3) 소실 반감기

소실경로와는 관계없이, 소실속도(rate of elimination)는 흔히 약물의 반감기(half life)에 의하여 표현된다. 반감기는 혈중약물농도가 반으로 감소하는 데 걸리는 시간으로 정의된다.

반감기는 여러 가지 중요한 사항에 응용할 수 있다. 예를 들어 반감기를 알면 항정상태에 언제 도달할지 예측할 수 있다. 약물을 반복투여 시 체내 약물의 양은 평형이 일어날 때까지 축적이 일어나고, 이 평형상태에서는 각 투약간격 동안에 투여된 용량이 투약간격 동안에 소실된 약물의 양과 같으며 이러한 상태를 항정상태라고 한다. 항정상태에 도달하는 시간은 전적으로 약물의 반감기에만 의존한다. 대부분의 임상적인 상황에서는 약물 반감기의 4-5배가 지난 후 항정상태에 도달하였다고 생각할 수 있다. 약물농도는 항정상태에서 측정하는 것이 대개 바람직한데, 그 이유는 용량용법 또는 약동학적 지표가 변하지 않는 한, 이후 투약에 의한 해당 시간의 약물농도가 변하지 않는다고 볼 수 있기 때문이다. 또한 항정상태에서 최고혈중농도 및 최저혈중농도를 측정하면 두 농도로부터 반감기 및 분포용적 등 환자의 개별 약동학적 지표를 산출할 수 있다. 이 정보는 특정한 용량용법 변화에 의한 혈중농도 변화를 예측하는 데 이용될 수 있다. 대조적으로, 항정상태 이전에 최고혈중농도 및 최저혈중농도를 측정하면 다음 투약에 의하여 농도가 계속적으로 변하기 때문에 경시적인 농도변화 중 특정 투약에 대한 단면적인 정보만을 얻게 된다(그림 1). 비항정상태 농도로부터 약동학적 정보를 산출할 수 있으나, 그러한 방법은 대개 추가 농도 측정을 필요로 한다. 예를 들어, 그림 1에서 항정상태 이전(A)에 측정한 최고 및 최저 혈중농도는 특정 투약에 관련된 약물농도 정보만을 제공하며, 이후 투약에서 최고 및 최저농도는 변하는 것을 관찰할 수 있다. 그러나 항정상태(B)에서 측정한 최고 및 최저농도는 용량용법 또는 약동학적 지표가 변하지 않는 한, 이후 투약에 의한 해당시간의 약물농도가 같다고 볼 수 있다.

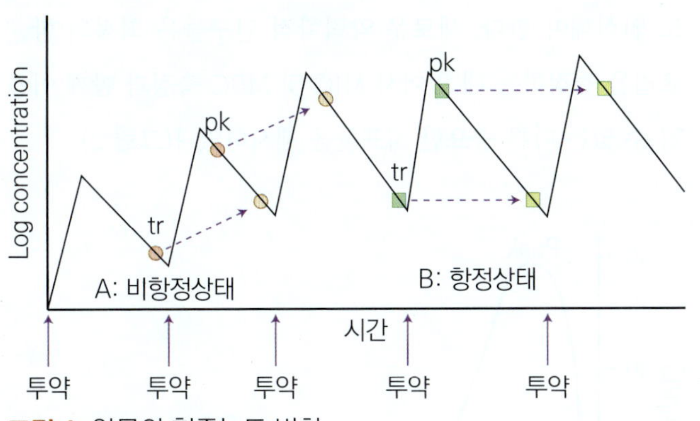

그림 1. 약물의 혈중농도 변화
pk, peak; tr, trough.

4) 혈중농도의 해석

혈중농도를 해석하기 위해서는 여러 요소들을 고려하여야 한다. 독성 및 유효 농도범위 등 치료적 농도범위를 알아야 하는데, 많은 약물들에 있어서 혈중농도와 효능 또는 독성 간의 관계를 밝힌 연구가 많지 않다. 예를 들어 vancomycin의 최고혈중농도 및 최저혈중농도는 흔히 측정되고 있으나, 최고혈중농도와 효능 또는 독성 간의 관계를 잘 규명한 연구결과는 보고된 바 없다. 약물의 혈중농도가 항정상태에서 측정되었는가도 위에서 언급한 바와 같이 중요하다. 부가적으로, 혈중농도는 혈중의 농도만을 측정할 뿐이며 꼭 작용부위에서의 농도를 대변하는 것은 아니라는 사실을 기억하여야 한다. 혈중농도가 적절한지 평가하기 위해서는 약물이 어디에 어떻게 분포하는가, 혈중농도와 감염부위 약물농도 간의 관계는 어떠한가, 감염부위에서의 약물의 활성이 어떠한가 등에 대한 지식이 필요하다. 마지막으로, 대개 혈중농도 측정에서는 총 약물농도가 측정되는데, 항균작용을 가지고 있는 것은 유리약물뿐이다. 이것은 단백결합이 큰 약물들에 있어서 중요한 요소가 될 수 있다.

만약 혈중농도가 예상보다 높게 또는 낮게 보고되었다면, 여러 가능한 원인들을 검토하여야 한다. 예상치 못한 약물농도의 원인 중 하나는 그 환자에서의 약물 청소율이 예상보다 높거나 낮은 경우이다.

혈중농도가 예상보다 낮을 때는 특정질환, pH 변화, 약물상호작용에 의한 경구흡수의 변화뿐 아니라 비순응(non-compliance) 또는 투약 누락 등의 상황을 고려하여야 한다. 또한, 혈액투석을 할 경우 혈액투석 종료 직후 조직 내 약물농도와 혈중 약물농도의 차이가 인해 약물이 조직에서 혈액으로 재분포(redistribution)할 수 있는데, 이는 투석 직후 약물농도가 급격히 감소하였다가 서서히 회복되는 약물 반동(rebound)현상으로 이어질 수 있다. 따라서 투석환자에서 투석이 끝난 직후 검체를 채취하게 되면 혈중농도가 낮게 관찰될 수 있으며, 이러한 경우 투석 전 또는 투석이 끝나고 일정 시간 지난 후에 검체를 채취하는 것이 권장된다. 정맥투여한 약물의 투약 후 농도가 예상외로 높을 때는 약물이 주입된 관으로부터 검체가 채취되지 않았나 확인하여야 한다. 카테터에 남아 있는 약물은 혈중약물농도를 인위적으로 증가시킬 수 있다. 투약시간과 관련된 검체채취 시간도 자세히 조사하여야 한다. 검체를 계획보다 빨리, 또는 늦게 채취하게 되는 경우가 많기 때문에, 농도측정이 계획된 시간에 정확하게 채취되었을 것으로 생각해서는 안 된다. 그러므로 측정된 농도와 관련된 정보를 가지고 용량에 관한 결정을 내리기 전에, 언제 약물이 투여되었으며 정확히 언제 검체가 채취되었는가 확인하여야 한다. 경구투여된 약물의 완전한 흡수가 이루어지기 전이나 초기 분포기에 채취된 검체에 근거한 혈중농도는 결론을 내리는 데 있어 오류를 일으킬 수 있다.

마지막으로, 약국에서의 조제 오류, 약물의 부적절한 처리 또는 보관, 검사실에서의 측정 오류 등은 예상외로 높거나 낮은 혈중농도의 가능한 원인이 된다. 예상외 농도의 원인 파악 또는 설명이 불가능하다면, 가장 현명한 행동은 용량용법 결정에 앞서 농도 측정을 반복해 보는 것이다.

2. 약력학

최소억제농도(minimum inhibitory concentration, MIC) 및 최소살균농도(minimum bactericidal concentration, MBC)는 항생제를 선택하는 데 있어서 오래전부터 임상적으로 이용되어 왔다. 이들은 유용한 정보를 제공하기는 하지만, 몇몇 제한점이 존재한다. MIC 및 MBC는 정적인 약물농도를 이용하는 데 반하여, 생체에서 약물농도는 시간에 따라 변화한다. 또한 MIC와 혈중농도 관계를 이용하는 것은 감염부위에서의 유리약물농도를 대변하지 못할 수 있기 때문에 유효하지 않을 수 있다. 예를 들어, 콩팥으로 소실되는 약물의 요중 농도는 혈중농도보다 훨씬 높을 수 있고, 중추신경계, 농양, 전립선 등 격리된 부위의 약물농도는 혈중농도보다 상당히 낮을 수 있다.

감염부위의 국소 요소들도 MIC를 결정하는 시험 조건과 상당히 다를 수 있다. MIC나 MBC를 정하는 데 사용하는 표준 접종수(inoculum size)는 실제 감염부위의 접종수와 차이가 있을 수 있어 약물 작용부위에서의 항균력을 대변하지 못할 수 있다. 이것은 항균력을 예측하고자 할 때 중요한 문제가 될 수 있다. 예를 들어, 감염부위에서 접종수가 예상보다 높은 경우 항생제의 선택적 압력하에서 내성균들이 우위를 차지할 수 있다. 또한 미생물의 밀집된 집락은 β-lactamase 등의 효소를 다량으로 생산할 수 있어 항생제를 불활성화시킬 수 있다. 부가적으로, 접종수가 높은 미생물은 MIC의 측정에 이용되는 것보다 증식이 느릴 수 있다. 증식이 느린 균은 β-lactam과 같이 활발히 증식하는 개체에 효과적인 항생제의 약물효과를 저하시킨다. MIC 및 MBC 측정은 pH, 산소 농도, 양이온 농도 등의 시험 조건에 의하여 또한 영향받을 수 있으며, 이들이 감염부위에서의 국소 조건을 대변하지 못할 때 결과는 잘못 해석될 수 있다. 예를 들어, 일부 항생제들은 특정 pH에서 효과가 더 좋거나 나쁠 수 있다. 또한, aminoglycoside 등의 항생제는 산소 함량이 적은 농양 등의 환경에서는 좋은 반응을 나타내지 않는다.

MIC와 MBC가 유용한 정보를 제공하지만 그 제한점들도 인식해야 한다. 새로운 약력학적 연구들은 최적의 항균요법을 결정하는 데 있어서 MIC 및 MBC 측정과 함께 이용될 수 있는 다른 중요한 지표들을 제시하였다(그림 2).

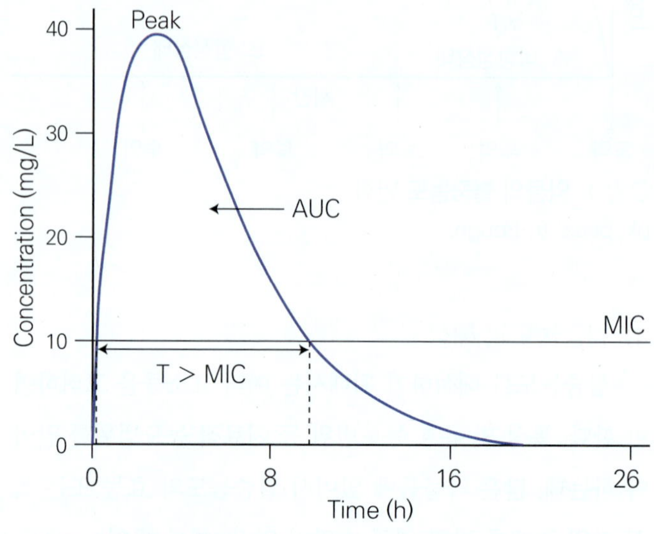

그림 2. 약력학적 지표

AUC, area under the plasma concentration time curve; MIC, minimum inhibitory concentration; T>MIC, time that the serum concentration exceeds the MIC.

1) 항균작용에 대한 약물농도의 영향

시험관내(*in vitro*) 실험에서 어떤 항생제들은 농도의존적인 활성을 보이는 반면, 어떤 약물들은 농도가 MIC의 4-5배까지 도달하면 항균작용이 더 이상 농도 증가에 영향받지 않는다. 이러한 시험관 내 실험과 동물실험을 근거로 3가지의 항생제 효능과 관련된 지표, 즉 ① 항생제 농도가 MIC를 초과하여 유지되는 시간(time over MIC, T>MIC), ② 최고혈중농도와 MIC의 비(peak/MIC 혹은 C_{max}/MIC), ③ 혈중농도-시간곡선하면적(area under the concentration time curve, AUC)과 MIC의 비(AUC/MIC)가 제시되었다. 그리고 전통적으로는 각 항생제를 이 세 가지 유형으로 분류해 왔다.

한편, 인체에서 반감기의 3-4배 이내의 간격으로 투여하는 경우에는 이러한 구분이 뚜렷하지 않으며, 모든 항생제의 효능은 AUC/MIC를 공통 지표로 하여 설명할 수 있다는 주장도 있었다. 예를 들어, vancomycin의 경우, 일반적인 용법용량으로 투여하면 혈중농도가 항상 치료 대상 세균의 MIC보다 높기 마련이다. 그러나 실제 임상에서는 vancomycin으로 치료에 실패하는 경우가 많은데, 24시간 AUC/MIC가 400 이상인지 그 미만인지를 기점으로 치료 성공과 치료실패가 결정된다는 임상연구가 있었다. 이를 토대로, vancomycin은 AUC/MIC 의존 항생제로 재분류되었다. 최근에는 β-lactam와 aminoglycoside만 각각 T>MIC 의존 항생제, peak/MIC 의존 항생제로 남아 있고, 나머지 항생제는 대부분 AUC/MIC 의존 항생제로 분류된다.

항생제 효능관련 지표의 목표치에 대해서도 논란이 있어 왔다. 최근엔 이전보다 높은 목표치를 제시하는 추세이다(표 1). 이런 변화는 과거에는 비임상실험에서 얻어진 정균효과를 기준으로 지표 목표치를 제시해 왔지만, 빠른 치료효과를 거두고 내성발현을 억제하기 위해서는 살균효과를 목표로 해야 한다는 반성에서 비롯되었다.

2) 약력학적 요소에 근거한 용법용량 설계

Aminoglycoside는 peak/MIC 의존적인 항균제이며, 또한 여러 미생물에 대하여 postantibiotic effect를 나타낸다. Postantibiotic effect란 항생제에 잠시 노출된 뒤에 균의 재증식이 금방 일어나지 않고 한동안 억제되는 것을 의미한다.

이러한 약력학적 특징 때문에 aminoglycoside를 1일 1회 투여하는 용법이 시도되었다. 하루에 여러 번 적은 양을 투여하는 것보다 한꺼번에 많은 양을 투여하면, 최고농도를 높여 항균효과를 높일 수 있는 반면, 혈중농도가 MIC 이하로 떨어져도 postantibiotic effect 때문에 세균의 재증식이 곧 일어나지는 않을 것이기 때문이다. 한편 aminogly-

표 1. 항생제 약동력학 지표의 목표치*

항생제 분류	항생제 종류	살균 특성	약동력학 지표와 목표치[a]
Aminoglycosides	amikacin, gentamicin, tobramycin	농도의존적	fC_{max}/MIC>10-12 (그람음성균)
β-lactams	carbapenems	시간의존적	40% fT>MIC (살균작용, 그람음성균)
	cephalosporins		50-70% fT>MIC (살균작용, 그람음성균)
	penicillins		50% fT>MIC (살균작용, 그람음성균)
Fluoroquinolones	ciprofloxacin, levofloxacin	농도의존적	AUC/MIC>125 (그람음성균)[b]
	moxifloxacin		fAUC/MIC>30-50 (그람양성균)
Glycopeptides	vancomycin	농도 및 시간의존적	AUC/MIC>400[b]
Glycylcycline	tigecycline	시간의존적	
Polymyxins	polymyxin B, colistin	농도의존적	fAUC/MIC>12-48 (Pseudomonas 및 Acinetobacter)

* Kuti JL, 2016.
a 특별히 명시되지 않은 경우, 자유 약물농도(f)를 기준으로 한 일반적인 노출을 나타냄.
b 약물의 총 노출 목표를 의미함.

coside의 부작용은 최소농도가 낮게 오랫동안 유지될수록 적게 발생할 것이라 예상되므로, 이 점에서도 aminoglycoside의 1일 1회 투여는 유리할 수 있다.

실제 임상에서 시도된 여러 자료를 메타분석(meta-analysis)한 결과, aminoglycoside 1일 1회 투여법은 기존의 투여 방법과 비교하여 효과가 적어도 같으면서, 신독성은 비슷하거나 더 낮은 빈도로 나타난다는 것이 밝혀졌다. 그러나 중증감염이나 면역억제환자에서는 아직 aminoglycoside 1일 1회 요법이 권고되지 않으며, 그람양성균 감염증 등 일부 종류의 감염증 및 간기능장애, 복수, 체액격리, 심한 화상, 또는 청소율이 큰 환자 등 일부 환자 집단에 대한 자료는 제한되어 있다.

β-lactam은 T>MIC 의존적인 항생제이며 많은 미생물에 대하여 postantibiotic effect가 짧거나 없다. 이러한 약력학적 원리를 근거로, penicillin이나 일부 cephalosporin처럼 짧은 반감기를 가지는 항생제의 경우, 보다 자주 투약하거나 지속주입하는 방법이 시도되고 있는데, 아직 그 우월성에 대해선 더 많은 임상연구가 필요하다.

3) 항생제 약동력학의 미해결 논제

항생제 중 유리된 형태만이 세포외액으로 투과하여 세균에 항균작용을 발휘할 수 있다는 이론적 근거하에, 항생제의 약동력학 지표치를 산출할 때 단백결합 비율을 감산해야 한다고 일반적으로 여겨진다. 그리고 항생제의 유리농도를 계산할 때, 보통 총 혈중농도에 단백결합률을 일률적으로 곱셈하여 그 부분만큼 감산한다. 하지만 약물의 단백결합은 고정적이 아니라 농도에 따라 지속적으로 변하는데, 같은 약물이라도 혈중농도가 높을수록 단백결합률이 낮고, 낮은 혈중농도에서는 상대적으로 높기 마련이다. 그리고 혈관외액의 완충효과 때문에, 분포용적이 높은 항생제의 경우 단백결합률이 아주 높지 않다면, 총 혈중농도와 유리농도는 크게 차이나지 않을 수 있다. 또한 단백결합 상태에서도 항생제가 항균작용을 나타내는 경우도 보고되고 있다. 따라서 약물의 총 혈중농도 및 분포용적과 상관없이 고정 단백결합률을 일률적으로 적용하여 계산하면, 그 수치는 항생제의 유리농도와 항균작용을 나타내는 농도를 실제적으로 반영하지 못할 가능성이 크다. 항생제의 단백결합에 대한 문제는 더 많은 연구와 논의가 필요하다.

국소 조직에서의 항생제 약동학에 대해서도 논란이 있다. 조직을 분쇄하여 균질액을 만들어 농도를 측정하는 경우, 항생제의 세포 내 투과율에 따라, 조직 균질액의 농도가 항균작용을 나타내는 부위인 세포외액의 실제 농도와는 크게 다를 수 있다. 폐조직의 항생제 농도를 대변한다고 생각하고 측정하고 있는 폐포의 상피피막액(epithelial lining fluid, ELF) 농도도 비슷한 오류를 범할 가능성이 있다. ELF 내에 존재하는 세포의 오염, 검체채취 및 처리과정에서의 오차 등으로 인해, 기관지폐포세척(bronchoalveolar lavage)을 통해 측정한 ELF 농도는 실제 ELF 농도를 반영하지 못할 가능성이 있다. 그리고 폐렴이 발생하는 경우 폐포가 많이 파괴되기 때문에, 건강한 사람에서 측정한 ELF 농도가 폐렴환자에서 항생제가 작용하는 폐조직의 농도를 반영한다고 생각하기도 어렵다.

항생제의 항균작용에 관계하는 인체방어기전의 영향도 아직 잘 규명되지 않았다. 비임상실험은 이런 면역체계가 없거나(시험관내 실험), 혹은 억제된 상황(호중구감소를 발생시킨 동물실험)에서 시행되기 때문에, 이 요인을 파악하지 못한다. 앞으로 더 연구되어야 할 부분이다.

표 2에는 흔히 사용되는 항생제들의 약동학적 지표가 요약되어 있다.

4) 항생제 약동력학의 가치와 응용

지난 30여 년간 연구되어 온 항생제 약동력학의 개념은, 항생제 내성이 증가하는 반면 사용할 수 있는 효과적인 항생제의 수는 제한된 현 상황에서, 항생제를 보다 합리적으

표 2. 항생제의 약동학적 지표

	경구 생체이용률 (%)	요중배설 (%)	혈중 단백결합 (%)	청소율 (mL/min/kg)	분포용적 (L/kg)	반감기 (hr)
Amikacin	–	98	4±8	1.3±0.6 CL=0.6Ccr+0.14	0.27±0.06	2.3±0.4
Amoxicillin	93±10	86±8	18	2.6±0.4	0.21±0.03	1.7±0.3
Amphotericin B	–	2–5	>90	0.46±0.20	0.76±0.52	18±7
Ampicillin	62±17	82±10	18±2	CL=1.7Ccr+0.21	0.28±0.07	1.3±0.2
Azithromycin	37	12	7–50	9	31	40
Cefaclor	–	52±17	25	6.1±1.5	0.36	0.67±0.33
Cefazolin	>90	80±16	89±2	0.95±0.17	0.14±0.04	1.8±0.4
Cefotaxime	–	55±10	36±3	3.7±0.6	0.23±0.06	1.1±0.3
Cefotetan	–	67±11	85±4	CL=0.23Ccr+0.14	0.14±0.03	3.6±1.0
Ceftazidime	–	84±4	21±6	CL=1.05Ccr+0.12	0.23±0.02	1.6±0.1
Ceftriaxone	–	49±13	90–95	0.24±0.06	0.16±0.03	7.3±1.6
Cefuroxime	68	96±10	33±6	CL=0.94Ccr+0.28	0.20±0.04	1.7±0.6
Ciprofloxacin	60±12	65±12	40	6.0±1.2	1.8±0.4	4.1±0.9
Clarithromycin	55±8	36±7	42–50	7.3±1.9	2.6±0.5	3.3±0.5
Clindamycin	~87	13	93.6±0.2	4.7±1.3	1.1±0.3	2.9±0.7
Doxycycline	93	41±19	88±5	0.53±0.18	0.75±0.32	16±6
Enoxacin	87±16	45±11	–	5.0±1.2	1.6±0.4	4.5±1.0
Erythromycin	35±25	12±7	84±3	9.1±4.1	0.78±0.44	1.6±0.7
Fluconazole	>90	75±9	11±1	0.27±0.07	0.60±0.11	32±5
Gentamicin	–	>90	<10	CL=0.82Ccr+0.11	0.31±0.10	2–3
Imipenem	–	69±15	<20	2.9±0.3	0.23±0.05	0.9±0.1
Itraconazole	55	<1	99.8	23±10	14±5	21±6
Ketoconazole	–	<1	99.0±0.1	8.4±4.1	2.4±1.6	3–8
Lomefloxacin	97±2	65±9	10	3.3±0.5	2.3±0.3	8.0±1.4
Metronidazole	99±8	10±2	11±3	1.3±0.3	0.74±0.10	8.5±2.9
Netilmicin	–	80–90	<10	1.3±0.2	0.20±0.02	2.3±0.7
Norfloxacin	30–40	26–32	15–20	7.2±3.0	3.2±1.4	5.0±0.7
Ofloxacin	100	64±16	25±6	3.5±0.7	1.8±0.3	5.7±1.0
Piperacillin	–	71±14	30	2.6±0.7	0.18±0.03	0.93±0.12
Rifampicin	–	7±3	89±1	3.5±1.6	0.97±0.36	3.5±0.8
Sulfamethoxazole	~100	14±2	62±5	0.32±0.04	0.21±0.02	10.1±4.6

	경구 생체이용률 (%)	요중배설 (%)	혈중 단백결합 (%)	청소율 (mL/min/kg)	분포용적 (L/kg)	반감기 (hr)
Tetracycline	77	58±8	65±3	1.67±0.24	1.5±0.08	10.6±1.5
Tobramycin	–	90	<10	CL=0.98Ccr±0.32	0.33±0.08	2.2±0.1
Trimethoprim	~100	63±10	37±5	1.9±0.3	1.6±0.2	10±2
Vancomycin	–	79±11	30±	1.4±0.1 CL=0.79Ccr+0.22	0.39±0.06	5.6±1.8

CL, 청소율; Ccr, 크레아티닌청소율[mL/min/kg].

로 사용할 수 있는 기초를 마련하였다.

또한 항생제 약동력학은 항생제 감수성 기준을 보다 과학적으로 결정하는 데 기여하였다. 이전의 항생제 감수성의 기준은 대상 세균의 MIC 분포와 제한된 임상효과 자료를 토대로 몇 명의 전문가들이 토의하여 결정하여 왔다. 하지만 이제는 대부분의 감수성 기준이 항생제 약동력학을 기초로 정해지고 있다. 즉 대상 세균을 제어하는 데 필요한 각 항생제의 약동력학적 지표의 목표치를 설정하고, 이를 만족시킬 수 있는 MIC를 감수성의 기준으로 결정하는 것이다.

항생제 약동력학은 임상시험을 시행하지 않고도, 특정 집단에서의 항생제 효과를 추정해 볼 수 있는 방법도 제시하였다. 어떤 집단의 약동학과 관련된 자료(콩팥 청소율 등)와 대상 세균의 MIC 분포 자료가 있으면, Monte Carlo 시뮬레이션 등 컴퓨터 시뮬레이션을 통해, 해당 항생제가 그 집단에서 어느 정도 효과를 발휘할지 추정해 볼 수 있다.

앞으로 항생제 약동력학의 개념을 통해 항생제의 개인 맞춤요법이 가능하리라 예상된다. 현재의 항생제 용량용법은 대략적으로만 구분되어 제시된다. 가령 신배설되는 항생제의 경우, 콩팥 청소율에 따라 두세 범주로 분류한 후, 이에 해당하는 용법용량을 권하고 있다. 하지만 콩팥 청소율은 어떤 범주로 나누어지기보다, 혈청 크레아티닌치와 선형의 관계를 이룬다. 따라서 현재의 권고를 따르면, 콩팥 청소율의 같은 범주 내에서도 항생제 용량이 과할 수도 있고 부족할 수도 있다. 또한 같은 콩팥 청소율을 가진 사람이라도 인종, 지방 분포 등의 요인에 따라 항생제의 청소율이 다를 수 있으므로 이런 요인도 고려해야 한다. 항생제를 투여받을 사람의 항생제 청소율을 추정할 수 있다면, 항생제 약동력학 지표 목표치를 만족시킬 수 있는 항생제 투여량을 구할 수 있다. AUC는 약물의 투여량을 청소율로 나눈 값과 같다(AUC=생체이용률×투여량/청소율). 따라서, 특정 청소율을 지닌 투여량을 계산할 수 있다. 이 방법은 초기 항생제의 투여량을 결정하거나 치료약물농도감시(therapeutic drug monitoring, TDM)가 가능하지 않은 경우 유용하게 사용될 수 있을 것이다. TDM이 가능한 경우, 주요 항생제의 용량용법을 TDM 결과에 따라서 조절한다면, 보다 효과적인 항생제의 개인 맞춤요법이 가능할 것이다.

이를 위해 아직 해결되지 않은 항생제 약동력학의 난제에 대한 연구가 더 진행되고 기존의 항생제 약동력학 지식도 보다 정교하게 다듬어가야 할 필요가 있다.

참고문헌

1. Andes D, Craig WA. Pharmacokinetics and pharmacodynamics of outpatient intravenous antimicrobial therapy. Infect Dis Clin North Am. 1998;12(4):849-60, vi.
2. Benet LZ, Oie S, Schwartz JB: Appendix II. Design and optimization of dosage regimens; Pharmacokinetic data, In: Hardman JG et al (editors). Goodman and Gilman's The Pharmacological Basis of Therapeutics. 9th ed. NY: McGraw-Hill; 1996.

3. Derendorf H, Schmidt S. Rowland and tozer's clinical pharmacokinetics and pharmacodynamics: Concepts and applications. 5th ed. Philadelphia, PA: Lippincott Williams and Wilkins; 2019.
4. Hyatt JM, McKinnon PS, Zimmer GS, Schentag JJ. The importance of pharmacokinetic/pharmacodynamic surrogate markers to outcome. Focus on antibacterial agents. Clin Pharmacokinet. 1995;28(2):143-60.
5. Jumbe N, Louie A, Leary R, Liu W, Deziel MR, Tam VH, et al. Application of a mathematical model to prevent in vivo amplification of antibiotic-resistant bacterial populations during therapy. J Clin Invest. 2003;112(2):275-85.
6. Kiem S, Schentag JJ. Interpretation of antibiotic concentration ratios measured in epithelial lining fluid. Antimicrob Agents Chemother. 2008;52(1):24-36.
7. Kuti JL. OPTIMIZING ANTIMICROBIAL PHARMACODYNAMICS: A GUIDE FOR YOUR STEWARDSHIP PROGRAM. Revista Médica Clínica Las Condes. 2016;27(5):615-24.
8. Mattie H. The importance of pharmacokinetics and pharmacodynamics for effective treatment of infections. Clin Investig. 1993;71(6):480-2.
9. Tsuji A. Impact of transporter-mediated drug absorption, distribution, elimination and drug interactions in antimicrobial chemotherapy. J Infect Chemother. 2006;12(5):241-50.
10. Wise R. Protein binding of beta-lactams: the effects on activity and pharmacology particularly tissue penetration. II. Studies in man. J Antimicrob Chemother. 1983;12(2):105-18.

03 CHAPTER

항생제 내성

박정수 서울대학교 의과대학 검사의학교실

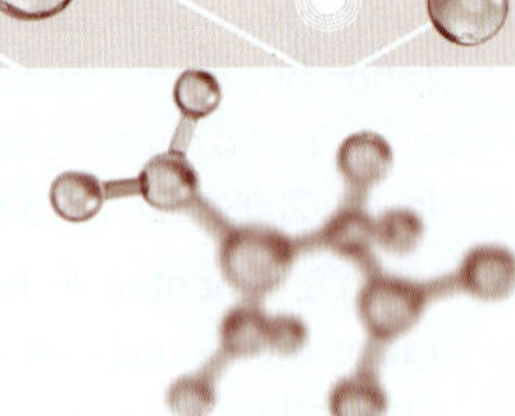

항생제 내성은 세균을 비롯하여 진균, 바이러스, 기생충에서 모두 발생할 수 있다. 본 장에서는 항균제(antibacterial agents)에 대한 내성만을 다루며 그 외 항바이러스제, 항진균제, 항기생충제에 대한 내성은 각 약제에 대해서 기술한 각론에서 다룬다.

항균제 개발과 내성균의 출현

20세기 초까지만 해도 인간의 주요 사망 원인은 감염증이었다. 그러나 최초의 합성항균제인 sulfa제가 개발되면서 현대적 화학요법이 시작되었다. 이후 penicillin과 streptomycin이 개발되면서 1950년대까지 감염증에 의한 사망률은 현저히 감소하였다. 그러나 항균제의 사용 증가와 동시에 내성균 역시 등장하기 시작했다. 1950년대에 penicillin 내성 *Staphylococcus aureus*가 등장했고, 이에 대응하여 penicillin 구조의 측쇄를 변경한 methicillin이 개발되었으며, 이어 cephem 항균제가 개발되며 *S. aureus*의 항균제 내성을 극복할 수 있었다. 그람음성막대균에 대해서는 penicillin에 amino기를 도입하여 항균력이 넓어졌고, 선천적 내성(intrinsic resistance)이 흔한 *Pseudomonas aeruginosa*에 대해서는 carboxyl기의 도입으로 항균력이 높아졌다. 또한 cephem에 aminothiazole기를 도입한 3, 4세대 cephalosporin이 개발되어 항균력이 높아졌으며, cephamycin의 발견과 methoxyimino기의 도입으로 β-lactamase에 대한 안정성도 향상되었다. 그러나 *S. aureus*의 β-lactamase 생산이 흔해지면서 cephem의 항균력이 약해지고, 1980년대부터는 세포벽 구조가 변화된 methicillin 내성 *S. aureus* (MRSA)까지 흔해지게 되었다. 또한 *vanA* 등 내성유전자를 획득한 glycopeptide 내성 그람양성알균 역시 크게 증가하였다. 최근에는 그람음성막대균에서 광범위 β-lactam 항균제에 내성을 보이는 extended-spectrum β-lactamase (ESBL) 생성과 carbapenem에도 내성을 보이는 carbapenemase 생성이 항균제 치료에 큰 장애를 초래하고 있다.

주요 세균의 항균제 내성 경향

Staphylococcus, Enterococcus, Enterobacterales 및 포도당 비발효 그람음성막대균에서는 항균제 내성이 매우 흔하다. 반면, *Haemophilus, Neisseria, Streptococcus*에서는 상대적으로 항균제 내성이 덜하지만 근래에 일부 항균제에 대한 내성이 문제가 되고 있다.

같은 균종이라 해도 감염의 경로에 따라 내성균의 비율에 차이가 있다. 즉, 입원환자에서 분리된 균주는 외래환자에서 분리된 균주보다 내성률이 높다. 이는 의료기관이 많은 항균제에 노출되어 내성균이 지역사회보다 더 많이 분포하기 때문이다. 그림 1은 1997년부터 2016년까지 우리나라 12개 대학병원에서 수집한 균종별 주요 항균제 내성률 추이다. Penicillinase-producing *N. gonorrhoeae* (PPNG) 자료는 전국 각 의료기관과 임상검사센터에서 수집된 임균에 대한 연구 보고서를 인용했다.

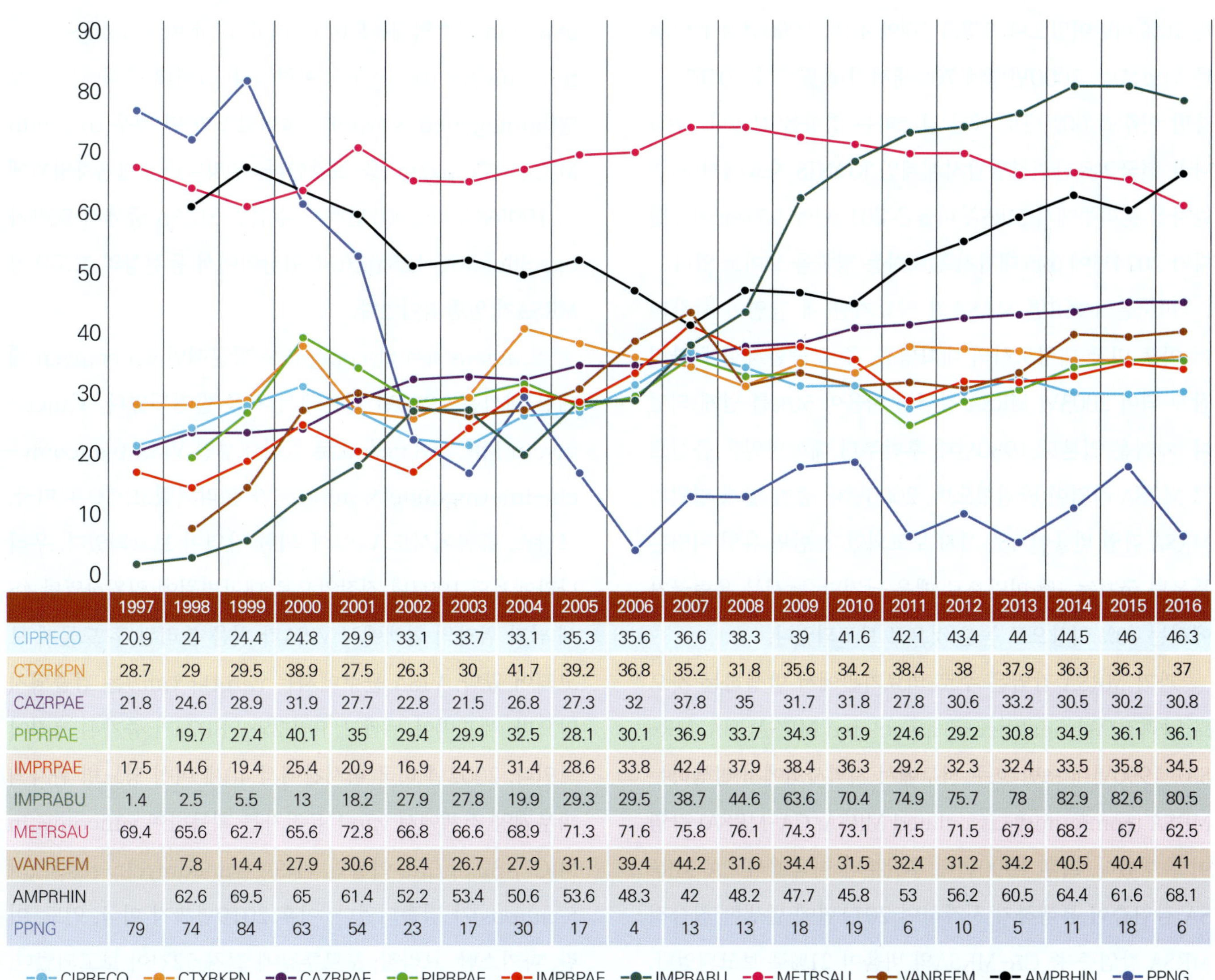

	1997	1998	1999	2000	2001	2002	2003	2004	2005	2006	2007	2008	2009	2010	2011	2012	2013	2014	2015	2016
CIPRECO	20.9	24	24.4	24.8	29.9	33.1	33.7	33.1	35.3	35.6	36.6	38.3	39	41.6	42.1	43.4	44	44.5	46	46.3
CTXRKPN	28.7	29	29.5	38.9	27.5	26.3	30	41.7	39.2	36.8	35.2	31.8	35.6	34.2	38.4	38	37.9	36.3	36.3	37
CAZRPAE	21.8	24.6	28.9	31.9	27.7	22.8	21.5	26.8	27.3	32	37.8	35	31.7	31.8	27.8	30.6	33.2	30.5	30.2	30.8
PIPRPAE		19.7	27.4	40.1	35	29.4	29.9	32.5	28.1	30.1	36.9	33.7	34.3	31.9	24.6	29.2	30.8	34.9	36.1	36.1
IMPRPAE	17.5	14.6	19.4	25.4	20.9	16.9	24.7	31.4	28.6	33.8	42.4	37.9	38.4	36.3	29.2	32.3	32.4	33.5	35.8	34.5
IMPRABU	1.4	2.5	5.5	13	18.2	27.9	27.8	19.9	29.3	29.5	38.7	44.6	63.6	70.4	74.9	75.7	78	82.9	82.6	80.5
METRSAU	69.4	65.6	62.7	65.6	72.8	66.8	66.6	68.9	71.3	71.6	75.8	76.1	74.3	73.1	71.5	71.5	67.9	68.2	67	62.5
VANREFM		7.8	14.4	27.9	30.6	28.4	26.7	27.9	31.1	39.4	44.2	31.6	34.4	31.5	32.4	31.2	34.2	40.5	40.4	41
AMPRHIN		62.6	69.5	65	61.4	52.2	53.4	50.6	53.6	48.3	42	48.2	47.7	45.8	53	56.2	60.5	64.4	61.6	68.1
PPNG	79	74	84	63	54	23	17	30	17	4	13	13	18	19	6	10	5	11	18	6

그림 1. 주요 균종의 항균제 내성률 추이

CIPRECO, ciprofloxacin-resistant *E. coli*; CTXRKPN, cefotaxime-resistant *K. pneumoniae*; CAZRPAE, ceftazidime-resistant *P. aeruginosa*; PIPRPAE, piperacillin-tazobactam-resistant *P. aeruginosa*; IMPRPAE, imipenem-resistant *P. aeruginosa*; IMPRABU, imipenem-resistant *A. baumannii*; METRSAU, methicillin-resistant *S. aureus*; VANREFM, vancomycin-resistant *E. faecium*; AMPRHIN, ampicillin-resistant *H. influenzae*; PPNG, penicillinase-producing *N. gonorrhoeae*.

1. *Staphylococcus*

Staphylcoccus 속에서 임상적으로 사람에게 감염이 흔하고 내성이 문제가 되는 균종은 *S. aureus*이다. 임상분리주에서 penicillin에 감수성인 균주는 거의 없으며, 현재는 다제내성균인 methicillin 내성균(MRSA)의 증가가 문제이다. 우리나라의 임상분리주 중에 MRSA의 비율은 1970년대에는 10% 미만이었으나, 1980년대에 40%, 1990년대에 50%를 넘었으며, 2000년대에 70%대까지 올랐다가 2010년대 중반 이후에 60%대로 약간 감소하는 경향을 보인다. 우리나라 전국의료관련감염감시체계인 KONIS 자료에서도 중환자실 분리주에서 MRSA 비율은 2010년에 90%에 이르렀다가 2024년에 60%대까지 감소하는 경향을 보이고 있다.

미국은 1968년 MRSA의 의료기관 내 감염이 시작되어 이후 미국 대형도시의 대학병원, 주로 중환자실에 자리잡게 되어 2003년 MRSA 감염의 비율이 50%를 넘게 되었다. 가까운 일본도 1980년대 후반부터 대학병원을 중심으로 MRSA 감염이 만연했으며, 2000년대 중반 일개 병원의 MRSA 감염 비율이 45%까지 보고되었다. 반면 유럽 지역은 북유럽 국가는 1% 미만으로 매우 낮지만, 남서부 유럽국가에서는 40% 이상으로 높은 것으로 보고되었다.

과거 MRSA 감염은 주로 의료기관에서 발생하는 것으로 알려졌으나(healthcare-associated MRSA, HA-MRSA), 1990년대 초반 호주 서부에서 지역사회에서 발생하는 MRSA (community-associated MRSA, CA-MRSA) 감염이 유행했다. 이후 1990년대 후반부터 미국에서 CA-MRSA 감염증이 유행하기 시작하여 2011년에 발생한 침습적 MRSA 감염증 중 CA-MRSA의 비율이 21%로 보고되었다. CA-MRSA는 분자역학적으로 HA-MRSA와 차이를 보이며, 미국에서 발생한 USA300 클론은 전 세계적으로 확산되었다. 이 클론은 독성이 강한 Panton-Valentine (PVL) 독소를 생성하고, sequence type 8 (ST8), SCC*mec* IV에 속하는 특징을 가진다. 반면 국내에서 가장 흔한 CA-MRSA는 ST72-SCC*mec* IVa로 알려져 있다. 유럽의 경우 2015년 남서부 7개 국가의 3차 병원 응급실에서 피부연조직감염에서 분리된 MRSA의 24.9%에서 PVL 양성이었으나 USA300 클론은 없었다.

MRSA 임상분리주의 methicillin 내성은 흔히 이질형(heterogeneous type)으로 알려져 있으며 이 경우 보통 oxacillin 최소억제농도(minimal inhibitory concentration, MIC)는 100 μg/mL 이하이다. 그런데 근래에는 동질형(homogeneous type)이 늘어났으며 이 경우 oxacillin MIC는 100 μg/mL을 초과한다. 우리나라 8개 3차병원에서 1999년부터 2001년까지 수집한 MRSA 중에서 96%가 oxacillin MIC 128 μg/mL 이상이어서 동질형의 고도내성 MRSA가 일반적이었다.

*S. aureus*에서 glycopeptide 항균제인 vancomycin에 대한 내성은 1996년 일본에서 처음 발견되었다. Vancomycin MIC가 8 μg/mL로 중간내성인 VISA (vancomycin-intermediate *S. aureus*)가 분리되었고, 그 후 미국, 프랑스, 홍콩에서도 VISA에 의한 감염이 보고되었다. 우리나라에서도 1997년 직장암으로 대학병원에 입원하였던 45세 남자 환자의 혈액에서 VISA가 처음 분리된 후 드물게 보고되어 왔다. VISA 균주에서는 *vanA*나 *vanB*는 검출되지 않으며, 세포벽이 두껍고, PBP2와 PBP2a가 증가된 특징이 보인다. 2002년 미국 미시간에서 40세 여성 당뇨병 환자의 피부궤양 검체에서 *vanA* 유전자를 획득하여 vancomycin MIC가 32 μg/mL 이상인 VRSA (vancomycin-resistant *S. aureus*)가 검출되었다. 이후 2019년까지 미국, 인도, 이란, 파키스탄, 브라질, 포르투갈에 걸쳐 52건이 보고되었다. 국내에서는 2023년 기준으로 아직 VRSA 검출이 보고되지 않았다.

2006년 미국의 국제진단검사표준(Clinical and Laboratory Standards Institute, CLSI)은 vancomycin 감수성

기준을 MIC 4 μg/mL 이하에서 2 μg/mL 이하로 변경하였다. 이를 통해 기존에 감수성으로 판정하던 MIC 4 μg/mL인 균주를 중간내성으로 정의하였다. Vancomycin MIC는 MRSA 혈류감염에서 더 높은 사망률과 연관된다는 보고가 있다. 우리나라 질병관리청 감시체계에 2014년에서 2016년 사이에 보고된 자료에서 66건의 vancomycin 감수성 저하 균주(vancomycin MIC 2 μg/mL 초과)가 있었고, 14건이 VISA였다.

2. *Streptococcus*

*Streptococcus pyogenes*는 소아 세균성 인두염의 가장 흔한 원인균이다. 이 세균이 penicillin 내성을 획득한 예는 아직 보고되지 않았다. 우리나라에서 세균성인두염 치료에 흔히 사용되는 erythromycin에 대한 남부 지역에서의 내성률은 2000년대 초에는 45% 가까이 되었지만 2009년에 4.6%로 감소하여 2017년까지 3.2%로 유지되는 것으로 보고되었다. 이는 macrolide 사용의 감소와 유행 clone의 변화 때문으로 보인다. *Streptococcus agalactiae* 역시 penicillin에 대한 내성획득에 대한 보고는 없으나, 국내에서 2018년에서 2020년 사이에 임신부의 질도말 검체에서 분리된 균에서 erythromycin과 clindamycin에 대한 내성률이 35% 정도로 보고되었다.

*Streptococcus pneumoniae*는 주로 지역사회감염을 일으킨다. 제2기 국가항균제내성균조사(Kor-GLASS)의 자료를 보면 2020년에서 2022년 사이에 전국 권역별 9개 종합병원에서 수집한 혈액분리주에서 *S. pneumoniae*는 penicillin 내성률이 5.0-18.5%, erythromycin 내성률은 78.6%로 미국보다 현저히 높은 수준이었다. 내성의 기전은 *erm* (B) 유전자나 *mef* (A) 유전자의 보유이며 두 유전자를 동시에 가지는 비율이 36%로 보고되었다. 그 외 cefuroxime, tetracycline에 대한 내성률이 각각 71.4-90%, 71.4-81.5%까지 높게 보고되었다. Fluoroquinolone 항균제인 levofloxacin에 대한 내성률은 10.7-18.5%로 보고되었는데 이 역시 미국의 1% 이하 내성률보다 현저히 높았다.

*Streptococcus*에서 공통적으로 PBP2x 유전자에 돌연변이가 발생할 때, β-lactam 항균제에 대한 내성이 발생함이 보고되었다. 2017년에 미국에서 해당 돌연변이가 있는 *S. pyogenes* 균에서 대조군에 비해 ampicillin과 amoxicillin의 MIC가 8배 높아지고, cefotaxime MIC는 3배 더 높아짐을 보고하였다. 이에 해당 균주의 유행에 대해서 주의할 필요가 있겠다.

3. *Enterococcus*

*Enterococcus*는 장내상재균으로 기회감염을 일으킨다. 근래에는 광범위항생제의 사용, 면역저하환자, 고령환자가 많아지며 감염이 증가하였다. KONIS의 2023년과 2024년 자료에서 의료관련감염에서 분리된 그람양성알균 1,958주 중에서 *Enterococcus faecium*은 1,450주, *Enterococcus faecalis*는 488주로 가장 많은 비율을 차지했다. 분리된 검체는 소변과 혈액이 2 대 1 정도의 비율을 보였다.

*Enterococcus*는 *Streptococcus*에 비해 여러 항균제에 선천적 내성을 가지며, β-lactam 항균제에 대한 내성 정도도 높다. 또한 다른 균종에 비해 *E. faecium*의 내성률이 전반적으로 높다. Kor-GLASS 2022년 자료에서 혈액에서 분리한 *E. faecium*의 ampicillin 내성률은 89.2%에 이른 반면 *E. faecalis*의 내성률은 0%였다. *Enterococcus*는 저농도 aminoglycoside에 내성이고 β-lactam 항균제에도 감수성이 낮지만, 두 약제를 병합할 때 상승작용이 나타나서 심내막염 치료 시에 두 약제의 병합요법을 사용할 수 있다. 그러나 β-lactam이나 고농도 aminoglycoside에 내성인 균주에 대해서는 상승효과가 없다.

Vancomycin 내성 장알균(vancomycin-resistant

Enterococcus, VRE)은 우리나라에서 1990년대 중반부터 소수의 분리 예들이 보고되었으며, 2000년대 들어 분리수가 크게 증가하였다. Kor-GLASS 2022년 자료에서 혈액에서 분리된 *E. faecium* 중에서 VRE가 35.1%, teicoplanin 내성률은 24.1%였으며, *E. faecalis* 중에서는 VRE가 1.2%, teicoplanin 내성률은 0.8%였다. VRE가 가장 많이 분리되는 검체는 요검체이며, 주로 원내감염으로 확산되는 것으로 생각된다. 장알균의 vancomycin 내성은 주로 *vanA*, *vanB*, *vanC* 유전자에 의해 나타나며, 이 중 임상적으로 중요한 *vanA*와 *vanB*는 다른 균주로 수평적 전달이 될 수 있다. 염색체성 *vanC* 유전자를 선천적으로 가지고 있는 *Enterococcus gallinarum*, *Enterococcus casseliflavus* 등은 glycopeptide에 대해 저농도 내성이고, 전달성이 없어서 감염관리의 대상이 아니다. 국내에서 분리되는 VRE 대부분은 *vanA* 유전자를 가진다. Kor-GLASS에서 2019년에 혈액에서 분리된 VRE 중에는 ST1421이 43%, ST17이 30%로 큰 비중을 차지하고 *vanA* 유전자가 위치한 transposon (Tn)1546의 구조가 유사했다. 따라서 VRE의 병원 내 확산은 특정 클론에 의한 내성유전자의 수평적 확산이 원인일 것으로 추정된다.

4. Enterobacterales

그람음성균에서 Enterobacterales에 속하는 균주들이 임상검체에서 가장 흔히 분리된다. 2022년에 Kor-GLASS에서 수집된 혈액분리주에서 *E. coli*의 ampicillin 내성률은 66.9%로 높다. 이뿐 아니라 plasmid성 extended-spectrum β-lactamase (ESBL) 혹은 ampC β-lactamase 생성에 의해 광범위 cephalosporin에 대한 내성을 획득한 균주도 많이 확산되었다. 최근에는 carbapenem 내성을 획득하는 KPC β-lactamase, metallo-β-lactamase (MBL) 등의 carbapenemase 생성균주들이 확산되고 있다.

*E. coli*와 *K. pneumoniae*의 ESBL 생성률은 1990년대 5%와 20%, 2003년에 9%와 23%, 2007년에 16%와 39%, 2014년에 30%와 38%로 꾸준히 증가 양상을 보였다. 2022년 국가항균제내성균조사 연보를 보면 3세대 cephalosporin에 대한 *E. coli*와 *K. pneumoniae*의 내성률이 의료기관별로 차이를 보이며 중소병원에서는 cefotaxime 내성률이 각각 35.1%, 48.8%였고, 요양병원에서는 각각 76.8%, 84.5%로 훨씬 높았다. 과거 국내에서 흔했던 ESBL은 SHV-2a, SHV-12, TEM-52 등이었으나 최근에는 CTX-M-1군(CTX-M-15, CTX-M-55, CTX-M-3)과 CTX-M-9군(CTX-M-14, CTX-M-27) 등이 흔해졌다.

과거에는 AmpC β-lactamase 유전자가 염색체에만 존재한다고 알려졌으나, 1989년 plasmid 매개 AmpC β-lactamase (PABL) CMY-1 생성 *K. pneumoniae*가 처음 보고된 후, MIR-1, BIL-1, MOX-1, FOX-1 등 다양한 PABL 생성균주가 확산되고 있다. 2010년 우리나라 장기요양병원에서 수집된 *E. coli*와 *K. pneumoniae*에서 cefoxitin의 내성률은 각각 9.4%, 40.2%였고, PABL 양성률은 각각 3.1%, 39.3%였다. *E. coli*는 DHA-1, CMY-2, CMY-6을 가지고 있었고, *K. pneumoniae*는 DHA-1만 가지고 있었다. 비교적 근래 데이터로 2007년에서 2016년까지 광주 12개 병원에서 수집된 *E. coli*에서 검출된 PABL은 CMY-2와 DHA-1이었다. 2022년 Kor-GLASS에서 수집된 *E. coli*와 *K. pneumoniae*의 cefoxitin 내성률은 각각 5.3%, 10.1%였다.

Citrobacter freundii, *E. cloacae*, *Serratia marcescens*는 주요한 원내감염균이며, 여러 가지 항균제에 대한 내성률이 높다. 이들은 염색체성 AmpC β-lactamase를 생성하는데, 항균제에 노출되는 동안 유도(induction)에 의해 다량의 효소를 생성하고, 특히 변이가 생기면 항균제 노출과 관계없이 영구히 다량의 효소를 생성하는 탈억제(derepression)가 일어난다. 이들 탈억제된 세균은 3세

대 cephalosporin에 내성을 보이지만 cefepime에는 감수성이다. 2022년 국내 중소병원에서 분리된 *E. cloacae* 중 29.5%가 cefotaxime에 내성이어서 탈억제된 세균이 흔하며, cefepime 내성률도 8.9%로 낮지 않아서 ESBL 생성균주도 드물지 않음을 시사한다.

최근에 Enterobacterales 감염증 치료의 마지막 보루라 할 수 있는 carbapenem에 대한 내성을 획득한 균의 확산이 큰 문제가 되고 있다. Enterobacterales가 carbapenem 내성을 획득하는 기전은 ① ESBL 혹은 PABL 생성균주가 세포외막 porin을 소실하거나 유출펌프(efflux pump)를 과다 생성하는 경우, ② carbapenemase를 생성하는 경우로 임상 및 감염 관리 측면에서 후자가 중요하다. Enterobacterales가 생성하는 carbapenemase는 ① class A의 KPC (*Klebsiella pneumoniae* carbapenemase)와 GES (Greece extended-spectrum β-lactamase), ② class B의 MBL (IMP, VIM, NDM 등), ③ class D의 OXA-48과 그 변이효소가 있다. 국내에서는 2005년 GES-5를 생성하는 *K. pneumoniae*가 처음 검출되었고, 2010년에 KPC-2를 생성하는 *K. pneumoniae*가 등장했다. VIM-2 MBL은 2002년 *S. marcescens*에서 처음 검출되었다. 2012년에는 NDM-1 생성 *K. pneumoniae*의 출현이 보고되었고, 2014년에는 OXA-48 변이효소인 OXA-232를 생성하는 *K. pneumoniae*에 의한 화상 중환자실 환자의 대규모 집단감염이 발생했다. 2022년 국가항균제내성균조사 자료에서 종합병원의 *E. coli*와 *K. pneumoniae*의 carbapenem 내성률은 각각 1% 미만, 6% 정도였다. Carbapenemase 생성 *K. pneumoniae*가 국내 CRE (carbapenem-resistant Enterobacterales) 확산의 주요인으로 ertapenem 내성 *K. pneumoniae* 67주 중 61주가 KPC-2 생성균주였다. 중소병원과 요양병원의 호흡기 검체에서 분리된 *E. coli*의 imipenem 내성률이 각각 5.4%, 8.5%인 반면, *K. pneumoniae*는 각각 14.0%, 26.6%로 매우 높아서, CRE의 확산이 이미 심각한 수준임을 나타냈다. 최근에 이런 CRE 감염증 치료를 위해 ceftazidime-avibactam (CZA), meropenem-vaborbactam (MEV), imipenem-relebactam (IMR), cefiderocol 등의 신약이 개발되었다. 2020년에서 2023년 사이에 국내에서 수집된 KPC-2 생성 Enterobacterales 186 균주에서 CZA, MEV, IMR 내성률은 각각 1.1%, 7.0%, 1.1%였다.

2011년 *E. coli*와 *K. pneumoniae*의 fluoroquinolone 내성률은 36%와 27%였으며, 2022년 종합병원에서 수집된 해당 균종에서의 내성률은 41.3%와 21.7%, 중소병원에서 수집된 균의 내성률은 52.0%와 50.9%, 요양병원에서 수집된 균의 내성률은 86.5%와 86.9%로 지역 사회에서 fluoroquinolone 내성균이 크게 확산된 상태임을 시사했다. 2006년에서 2008년 사이 우리나라 3차 병원 한 곳에서 수집된 ciprofloxacin 비감수성 ESBL 생성 *E. coli* 51주를 분석한 결과 ST131이 64.7%로 가장 큰 비중을 차지했고, 대부분이 *gyrA*와 *parC* 유전자에 변이를 가지고 있었다. 가장 빈번한 plasmid 매개 quinolone 내성유전자는 *aac* (6')-*Ib-cr*로 37.3%였다. 2011년에서 2012년 사이 전남 지역 2개 병원의 임상검체에서 분리된 *E. coli* 42주 중에서 10주(23.8%)에서 plasmid 매개 quinolone 내성(plasmid-mediated quinolone resistance, PMQR) 유전자인 *qnr* 유전자가 검출되었다. Fluoroquinolone 내성 Enterobacterales의 국내 확산은 *qnr*과 *aac (6')-Ib-cr* 유전자의 수평적 확산과 연관되었을 가능성이 높다.

Aminoglycoside 항균제 내성에서 aminoglycoside 변형효소(aminoglycoside modification enzymes, AMEs)와 16s rRNA methyltransferase가 integron, plasmid, transposon 등을 매개로 다른 세균으로 확산이 가능하다. 이런 유전자들은 plazomicin을 포함한 모든 aminoglycoside에 대한 내성과 관련되어 있다. 16s rRNA methyltransferase에는 G1405 위치를 메틸화하는 ArmA,

표 1. 2022년 국가항균제내성균조사의 의료기관별 주요 호기성 그람음성막대균의 내성률

항균제	내성률(%)											
	ECO			KPN			PSA			ACI		
	종합	중소	요양	종합	중소	요양	종합	중소	요양	종합	중소	요양
Ampicillin	66.9	68.7	90.6	-	-	-	-	-	-	-	-	-
Piperacillin	53.2	-	-	29.4	-	-	23.0	40.7	52.8	85.1	77.4	91.6
PIP-TAZ*	-	-	-	-	-	-	18.3	-	-	85.1	-	-
SAM*	21.0	-	-	26.6	-	-	-	-	-	60.3	-	-
Cefazolin	46.6	-	-	28.9	-	-	-	-	-	-	-	-
Cefotaxime	38.8	35.1	76.8	27.3	48.8	84.5	-	-	-	-	-	-
Ceftazidime	9.6	16.2	51.9	21.7	44.1	80.6	17.0	31.7	35.5	81.8	73.6	88.1
Cefepime	22.1	9.5	35.2	21.9	32.6	60.3	17.4	31.2	36.4	82.9	76.4	90.4
Aztreonam	20.6	21.8	62.3	24.1	43.1	82.1	13.9	26.6	27.3	-	-	-
Cefoxitin	5.3	9.1	22.7	10.1	24.0	51.9	-	-	-	-	-	-
Imipenem	0.13	2.0	18.2	5.8	18.8	46.7	34.8	43.7	55.3	85.7	75.6	90.2
Meropenem	0.09	-	-	6.2	-	-	32.6	40.1	50.6	86.0	75.8	90.6
Ertapenem	0.3	-	-	6.7	-	-	-	-	-	-	-	-
Amikacin	0.8	0.7	3.0	1.5	1.7	3.9	20.9	25.9	33.2	73.6	33.2	44.2
Gentamicin	23.3	26.0	41.3	12.9	23.0	42.3	23.5	30.9	43.5	76.3	58.3	72.7
Tobramycin	-	-	-	-	-	-	23.0	-	-	73.6	-	-
Ciprofloxacin	41.3	52.0	86.5	21.7	50.9	86.9	32.2	50.0	70.7	86.0	78.2	93.6
SXT*	32.4	35.4	49.1	22.0	35.3	63.3	-	-	-	-	-	-
Tigecycline	0.04	-	-	2.3	-	-	-	-	-	12.1	-	-
Colistin	0.1	-	-	1.1	-	-	3.9	0.8	1.0	4.1	0.5	0.4
Chloramphenicol	6.4	-	-	10.0	-	-	-	-	-	-	-	-
Tetracycline	35.9	-	-	20.3	-	-	-	-	-	-	-	-

* PIP-TAZ, piperacillin-tazobactam; SAM, ampicillin-sulbactam; SXT, trimethoprim-sulfamethoxazole; ECO, *E. coli*; KPN; *K. pneumoniae*; PSA, *P. aeruginosa*; ACI, *A. baumannii*.

RmtA - RmtH와 매우 드물지만 A1408 위치를 메틸화하는 NpmA가 있다. 국내의 *C. freundii*, *E. cloacae*, *S. marcescens* 등에는 ArmA가 흔하다. 2022년 국내에서 분리된 *E. coli*와 *K. pneumoniae*의 amikacin 내성률은 1-3% 수준이었다.

대표적인 수인성 및 식품매개성 감염병으로 장티푸스를 일으키는 *Salmonella* Typhi 감염은 우리나라에서 지난 10년간 지속적으로 줄어서 근래에는 연 20-30건 내외로 보고된다. 또한 *Shigella*에 의해 발생하는 세균성이질도 연 30-40건 정도로 보고된다. 그러나 외식이나 배달음식 소비가 증가하면서 non-typhoidal *Salmonella*에 의한 장염이나 집단급식을 통한 세균성이질의 발생도 지속적으로 일어

나고 있다. *Salmonella* 및 *Shigella*에 의한 장염 치료에는 ciprofloxacin, ceftriaxone, azithromycin, trimethoprim-sulfamethoxazole, amoxicillin이 선택될 수 있다. 단, 소아에서는 연골판 성장장애 유발로 quinolone 사용은 금기이다. 2022년 국가항균제내성균조사에서 수집된 *Salmonella* 균은 ciprofloxacin, ampicillin, ceftriaxone, azithromycin, trimethoprim-sulfamethoxazole에 대한 내성률이 각각 1.8%(비감수성률 포함하면 40.2%), 38.8%, 11.9%, 0%, 11%였다. Quinolone 비감수성인 *Salmonella*에서는 대부분 *gyrA*에서 D87N 변이나 D87Y 변이를 가지고 있었고, *parC*에서는 변이가 없거나 T57C 변이가 대부분이었다. 3세대 cephalosporin에 내성을 보이는 *Salmonella* 대부분은 CTX-M ESBL을 생성했고, CTX-M-1군의 CTX-M-15, CTX-M-55나 CTX-M-9군의 CTX-M-65였다. 2016년에서 2019년 사이 경기도에서 발생한 non-typhoidal *Salmonella* 감염증의 병원체 208 주에서 34주의 quinolone 비감수성 균주가 있었고 이 중 22주는 plasmid 매개 quinolone 내성유전자인 *qnrA*, *qnrB*, *qnrS* 중 하나를 가지고 있었고, 3주는 *qnrS*와 *aac (6')-Ib-cr*나 *qnrA*와 *qnrB*를 동시에 가지고 있었다. 이 중 *qnrS*가 가장 흔한 PMQR 유전자였다. *qnrS*는 식품으로 가공되는 닭에서 분리된 *Salmonella* 균에서도 발견되는 유전자로서 식품을 매개로 한 인수공통감염의 형태로 quinolone 내성 *Salmonella* 균이 확산되고 있을 가능성이 있어서 원헬스적인 감시와 감염관리 대책이 필요하다고 보인다.

감염 발생률이 낮기는 하지만 *Shigella*의 내성획득도 문제가 될 수 있다. 우리나라에서 세균성이질은 1998년부터 학교급식이 시작되면서 2004년까지 큰 유행이 있었다. 그러나 2005년 이후로는 감소하여 근래에는 동남아시아에서 유입되는 다제내성 *Shigella* 감염이 문제가 되고 있다. 2015년에 베트남에서 유입된 ciprofloxacin 내성 CTX-M-15 ESBL 생성 *S. sonnei*에 의한 집단감염이 보고되었다. 2023년에는 캄보디아에서 유입된 *S. sonnei* 집단감염이 보고되었는데 분리된 균이 ampicillin, azithromycin, ceftriaxone, ciprofloxacin, trimethoprim-sulfamethoxazole에 모두 내성을 보여 해당 지역에서의 감염 감시와 치료에 유의할 필요가 있다.

5. *P. aeruginosa*와 *A. baumannii*

*P. aeruginosa*와 *A. baumannii*는 병원감염에서 가장 주요한 다제내성균들이다. 2022년 국가항균제내성균조사 연보의 종합병원 수집주에서 *P. aeruginosa*의 ceftazidime, imipenem, amikacin, ciprofloxacin 내성률은 각각 17.0%, 34.8%, 20.9%, 32.2%, *A. baumannii*의 경우 81.8%, 85.7%, 73.6%, 86.0%였다. 이는 10년 전 과거에 국내에서 분리된 해당 균주들의 내성률에 비해 크게 증가한 수치라 할 수 있다. 기존 항균제에 모두 내성인 균주도 계속 증가함에 따라 최근에는 colistin을 치료제로 사용하고 있으나, 그 내성률도 *P. aeruginosa*에서 3.9%, *A. baumannii*에서 4.1%였다.

국내 *P. aeruginosa*가 carbapenem에 내성을 획득하는 주요 기전은 porin 소실 및 MBL 생성이다. 국내 *P. aeruginosa*가 가장 흔히 생성하는 MBL은 IMP-6이며, VIM-2, NDM-1을 생성하는 경우도 드물지 않다. 국내에서 분리되는 MBL 생성 *P. aeruginosa*의 유전형은 ST235가 제일 흔하다. 최근에는 carbapenemase 비생성 다제내성 *P. aeruginosa* 감염증의 치료에 ceftolozane-tazobactam을 사용한다. 후향적으로 국내 10개 병원에서 2006년에서 2007년 사이에 수집된 carbapenemase 비생성 다제내성 *P. aeruginosa* 42주를 분석해봤을 때, 2주가 ceftolozane-tazobactam 내성이었으며, AmpC, AmpR, 유출펌프, porin 단백질 관련 유전자에서 다수의 돌연변이가 관찰되었다.

국내 *A. baumannii*가 carbapenem 내성을 획득하는 주요 기전은 class D의 OXA-23 carbapenemase를 생성하는 것이다. 또한 2000년대 중반 이후 염색체성 OXA-51이 ISAba1과 연관하여 과량생성에 의한 저농도 내성을 획득하는 경우도 드물지 않다. 과거 IMP-1, VIM-2, SIM-1 MBL 생성으로 carbapenem 내성을 획득하는 균주들도 반복적으로 보고되었으나, 최근에는 드물어졌다. 최근 Kor-GLASS에서 수집한 *A. baumannii* 균주에서 OXA-23을 생성하지 않는 carbapenem 내성 *A. baumannii*를 분석할 때, OXA-66, OXA-51, OXA-182, NDM-1 생성을 확인하였으며, 중국에서 최근 확산한 NDM-1 생성 *A. baumannii*를 국내에서 처음 발견하여 해당 클론의 확산을 감시할 필요가 있겠다. 국내에서 분리되는 carbapenem 내성 *A. baumannii*의 대부분은 clonal complex 92 (CC92)에 속하는 것으로 보고되었다.

6. *Haemophilus influenzae*

Ampicillin은 *H. influenzae* 감염증에 유효한 항균제였으나, 근래에 β-lactamase 생성 세균이 증가하여 내성인 균주가 많아졌다. 국내 10개 3차병원과 2개 2차병원에서 1997-2016년간에 수집된 *H. influenzae*의 ampicillin 내성률은 90년대 후반에서 2000년대에 걸쳐 30%대에서 50%까지 높아졌다가 2010년대 들어 감소 경향을 보여 2016년에는 31.9%였다. 국내에서 분리되는 ampicillin 내성 *H. influenzae* 대부분은 β-lactamase를 생성하는 것으로 알려졌으나, 일본에서는 2000년대 중반부터 type b β-lactamase negative ampicillin resistant *H. influenzae* (BLNAR)가 증가하였으나 근래에는 비율이 감소했다는 보고가 있다. 국내에서 한 3차병원에서 2014년 소아의 비인두검체에서 분리된 non-typeable *H. influenzae* 53주 중에서 BLNAR 비율은 60.3%였다. 또한 β-lactamase positive amoxicillin/clavulanate resistant *H. influenzae* (BLPACR) 비율은 32.1%였다. 또한 이런 균주는 β-lactamase positive ampicillin resistant *H. influenzae* (BLPAR) 균주보다 amoxicillin-clavulanate, cefaclor, cefuroxime, cefpodoxime, cefixime에 대한 MIC_{50}이 8-20배 더 높았다. 국내에서는 type b *H. influenzae* 백신이 소아 예방접종 스케줄에 포함되어 접종되면서 최근에 이런 non-typeable *H. influenzae*에 의한 침습성감염이 늘어나고 있으므로 항생제 선택에 주의가 필요하다.

7. *Neisseria gonorhoeae*

β-lactamase를 생산하는 penicillinase-producing *N. gonorrhoeae* (PPNG)는 1979년 처음 국내에 보고되었는데, 그 비율은 점차 증가하여 1998년 74%에 이르렀다. 그러나 이후 지속적으로 감소하여 2014년에는 11%로 낮아졌으나, 2022년 국가항균제내성균조사 연보에 따르면 28%로 다시 높아지는 경향을 보인다. 경구 cephalosporin인 cefixime 내성률은 5.7%, ceftriaxone 내성률은 0%였다. Ceftriaxone 내성이 과거에는 없었지만 2010년대 들어 내성균이 증가하며 내성률이 3%까지도 보고된 바가 있다. Fluoroquinolone 내성률은 2011년에서 2013년 사이에 수집된 균주 중에서 97%에 달했으며 2022년 국가항균제내성균조사 연보에 따르면 내성률 98.2%였다. Tetracycline의 내성률은 99.1%였고, spectinomycin 내성률은 0%였다. 수집한 223주 중에서 cephalosporin 내성과 관련된 penicillin-binding protein (PBP) 2를 인코딩하는 *penA* 유전자의 변이가 62.4%의 균주에서 발견된다. 특히 모자이크형 *penA*-10.001이 22.9%로 가장 흔했으며 이는 2010년대 초중반 국내에서 급격히 확산되었으며 다제내성과 관련된다는 보고가 있다. Ciprofloxacin 비감수성 균주를 분석하면 *gyrA*의 S91F, D95A 변이, *pacR*의 S87R 변이가 가

장 흔하다. 세 가지 계열 이상 내성을 보이는 다제내성균의 비율도 27.3%였고, penicillin, tetracycline, ciprofloxacin을 포함한 세 가지 계열 항생제에 내성을 보이는 균주가 가장 많았다.

8. Anaerobic bacteria

혐기균 중에서 비교적 자주 분리되고 내성이 문제되는 균종은 *Bacteroides fragilis*이다. 2012년 국내 4개 대학병원에서 분리된 *B. fragilis* 균주의 내성률은 piperacillin 48%, clindamycin 52%, cefoxitin 4%, imipenem 4%, moxifloxacin 12%였다. 2022-2023년 사이에 1개 대학병원과 1개 수탁기관에서 수집한 *B. fragilis* 균주의 내성률은 penicillin 100%, clindamycin 51.7%, cefoxitin 6.7%, imipenem 2.7%, moxifloxacin 21.5%였다. 혐기성 세균 감염의 선택적 치료제라고 할 수 있는 clindamycin의 내성률은 일부 국가에서 높은데 우리나라도 그러하다. 특히 clindamycin 내성은 염색체에 있는 내성유전자가 전달시험에 의해 전달됨이 보고된 바 있다. Carbapenem 내성균주는 상류(upstream)에 삽입서열(insertion sequence, IS)을 동반하여 MBL을 코딩하는 *cfiA* 유전자를 가지고 있었다. Chloramphenicol과 metronidazole에 내성인 균주는 없었다.

세균의 항균제 내성기전

세균의 항균제내성에는 균종의 특성으로 가지는 선천적 내성(intrinsic resistance)과 원래는 감수성이었으나 변이 또는 다른 세균에서의 유전자획득으로 내성이 나타나는 획

표 2. 내성유전자의 확산에 관여하는 여러 인자의 성상

	성상	내성유전자 확산에서의 역할
Self-transmissible plasmid (자가전달성 플라스미드)	고리모양. 접합을 통해 다른 세균으로 직접 전파될 수 있음. 스스로 복제할 수 있음. 전이유전자를 포함.	다수의 내성유전자 포함. 내성유전자의 전이. 내성유전자를 가진 다른 인자를 이동시킴.
Mobilized plasmid (이동성 플라스미드)	고리모양. 스스로 복제. 자체적으로 전이를 유도할 수 없지만 다른 self-transmissible plasmid의 전이 시스템을 이용하는 유전자 보유.	다수의 내성유전자 포함. 내성유전자의 전이.
Transposon (전이인자)	한 세포의 유전체 내에서 이동할 수 있는 DNA 조각.	다양한 항생제 내성유전자 포함. 내성유전자를 plasmid 및 염색체 사이에서 이동시킴.
Conjugative transposon (접합성 전이인자)	유전체에 통합(integration)된 형태의 전이인자. 절단되었을 때 고리모양의 전이중간체를 형성. 복제 안됨. 접합에 필요한 유전자 보유.	Self-transmissible plasmid와 같음. vancomycin 내성(VRE), 테트라사이클린내성(Tn916) 같은 주요 내성유전자 확산에 기여함.
Non-replicating Bacteroides unit (비복제성 박테로이데스 단위)	통합된 인자이지만 절단되지 않아서 스스로 전이되지 못함. 접합성 전이인자에 의해 절단 및 전이가 이루어짐. 전이중간체는 복제가 안 되는 고리모양임.	내성유전자의 전이.
Integron (인테그론)	유전자카세트를 삽입하고 발현할 수 있는 DNA 서열. Integrase, promoter, gene cassette 삽입 부위로 이루어짐.	다양한 내성유전자카세트를 포함하여 다제내성 확산 촉진.
Gene cassette (유전자카세트)	고리모양. 복제 안되는 DNA 조각으로 open-reading frame 만으로 보유. Integron에 삽입되어 발현됨.	내성유전자의 보유.

득내성이 있다. 획득내성의 경우 내성유전자는 염색체나 plasmid 등에 존재하며, 형질전환, 형질도입, 접합을 통해서 감수성세균으로 전달된다. 내성세균이 확산하는 주된 이유는 감수성세균이 내성세균으로부터 내성유전자를 획득하기 때문으로 이에 관여하는 인자는 표 2와 같다.

1. 내성인자의 위치

1) 플라스미드

플라스미드(plasmid)는 염색체와는 별개로 세포질 안에 있는 DNA로서 그 크기와 수 및 종류는 다양하며, 세균의 생존에 필수적인 것은 아니다. Plasmid 중에는 내성유전자를 가진 것이 있으며 이를 R plasmid라고 한다. Tetracycline, chloramphenicol, streptomycin, sulfonamide, ampicillin 등 초기의 항균제에 대한 그람음성막대균의 내성유전자는 거의 모두가 plasmid에 있다. Plasmid 중에는 다른 세균으로 스스로 전이할 수 있는 것(self-transmissible plasmid), 스스로 전이하지 못하지만 다른 plasmid의 도움으로 전이되는 것(mobilized plasmid), 스스로 전이하지 못하는 plasmid의 전이를 도와주는 plasmid가 있다.

2) 전이인자

여러 가지 항균제 내성유전자가 전이인자(transposon)에 위치한다. Transposon은 내성유전자의 양측에 삽입서열(insertion sequence, IS)이라고 하는 일반적으로 700에서 2,500 bp의 염기서열을 끼고 있는 구조가 특징이다. Transposon은 한 단위로 염색체나 plasmid에서 다른 염색체나 plasmid로 전이될 수 있어서 jumping gene이라고도 한다. Transposon의 전달범위는 plasmid보다 더 넓어서 그람양성과 음성세균 사이에도 전이된다.

장내세균의 TEM β-lactamase는 T3 transposon에 의해 *H. influenzae*와 *N. gonorrhoeae*로 전이되었고, Tn7은 trimethoprim 내성과 관련되어 *P. aeruginosa*로 확산되었으며, 그람양성균에서 tetM은 *S. pneumoniae*에서 처음 발견되어 Tn916을 통해 *Enterococcus*, *N. gonorrhoeae*, *H. influenzae* 등에 확산되어 tetracycline 내성을 증가시켰다.

Common region element는 과거에 'orf513'으로 불렸으나 현재는 'insertion sequence CR (ISCR)'로 표기된다. 이것은 주로 그람음성균에서 항균제 내성유전자의 이동과 확산을 돕는 특정 DNA 서열로서, rolling-circle transposition이라는 기전에 의해 주변의 DNA sequence를 이동시키며 대부분의 주요 항균제 내성유전자의 이동에 관여한다. ISCR은 integron이나 plasmid에 삽입되어 다제내성유전자의 수평적 이동에 중요한 역할을 한다. 관련된 내성으로 ESBL (특히 CTX-M), ampC β-lactamase (CMY, DHA), carbapenemase (MBL), 광범위 aminoglycoside 내성(methylase 유전자), chloramphenicol 내성, trimethoprim 내성(*dfr* 유전자), quinolone 내성(*qnr* 유전자) 등이 있다.

3) 인테그론

인테그론(integron)은 plasmid나 transposon에 삽입되어 있는 유전자 단위이다. Integron에는 내성유전자 단위인 cassette가 한 개 이상 들어있다. Cassette는 스스로 이동할 수 있는 유전자를 가지고 있지 않지만, integron에 있는 integrase의 작용으로 이동이 가능하며, 여러 개의 cassette가 연이어 배열될 수 있다. Integron 중의 cassette 배열의 순서는 쉽게 바뀔 수 있어서 노출되는 항균제에 대한 내성유전자를 가진 cassette가 promoter 가까이로 이동되어 가장 강한 발현을 하게 된다.

Integron 내에 있는 유전자로는 β-lactamase (OXA, PSE, CARB, MBL), aminoglycoside 변형효소(*aacA4, aacC1, aadB* 등), trimethoprim 내성(*dhfrI, dhfrIIa* 등),

chloramphenicol 내성(*cat*), fluoroquinolone 내성[*aac(6')-Ib-cr*] 등이다. 세균은 주변의 내성유전자를 세포질 내로 받아들여서 gene cassette나 integron을 통해 R plasmid나 transposon에 삽입하여 보유하고 내성을 나타낸다. 내성세균은 증식하면서 다른 균종이나 균속의 세균에 내성유전자를 전달하여 내성을 확산시킨다.

2. 내성기전

1) 항균제 투과성의 감소와 능동적 유출

(1) 막투과성 감소

세균의 외막에는 투과공(porin channel)이 있어서 세균 내로 영양물질이 들어오고 대사산물은 방출되는 기능이 있다고 생각된다. 특히 그람음성균은 외막을 가지고 있어서 그람양성균보다 항균제 감수성이 낮다고 보인다. Porin은 투과공을 형성하는 단백질로서 대장균에는 OmpF, OmpC, PhoE라는 porin이 잘 알려져 있다. 이들은 공통적으로 친수성 물질을 잘 통과시킨다. OmpF와 OmpC는 모두 양이온 선택성을 가지는데 상대적으로 OmpC가 OmpF보다 수 배 내지 수십 배 높다. β-lactam은 보통 음전하를 띠기 때문에 OmpC를 통한 투과량이 OmpF보다 현저히 적다. Cephem 내성인 대장균은 외막의 변화로 OmpF 결손이 대부분 있다. PhoE porin은 음전하를 띠는 분자를 선택적으로 투과시키는데 인산염 결핍 시에 발현이 증가된다. Porin을 통해 투과되는 항균제로는 β-lactam 항균제 외에도 tetracycline, chloramphenicol, quinolone, aminoglycoside가 있으며, 이들은 투과공을 통해서 높은 효율로 세균 내로 들어간다.

대장균 등의 porin은 외막단백질의 약 50% 정도를 차지한다. 따라서 이런 세균은 여러 가지 항균제가 투과공을 통해 비교적 효율적으로 세균 내로 들어갈 수 있다. 그러나 원래부터 porin 생산이 적고 투과공의 크기도 작은 *P. aeruginosa, Stenotrophomonas maltophilia, Acinetobacter baumannii, Burkholderia cepacia* 등은 여러 약제에 선천적 내성(intrinsic resistance)을 보일 수 있다. *P. aeruginosa*의 porin은 OprC, OprD, OprE가 대표적인데 투과공의 크기가 대장균보다 현저히 작아서 여러 가지 항균제의 투과율이 극히 낮다. 그러나 imipenem 등의 carbapenem은 OprD를 통해서 높은 효율로 투과될 수 있다.

Porin이 감소하거나 변이로 구조 변화가 일어나면 투과율의 감소로 항균제 내성이 당연히 나타날 수 있다. *K. pneumoniae*에서 imipenem 내성은 *ompK35*나 *ompK36*이 결핍된 균주에서 처음 보고되었다. *P. aeruginosa*의 imipenem 내성도 OprD의 돌연변이나 발현감소와 함께 AmpC β-lactamase 생성으로 발생하는 경우가 많다. Porin이 전혀 없는 세균은 영양 흡수도 안 되기 때문에 존재할 수 없으므로 porin이 소량이라도 생산될 수밖에 없다. 따라서 porin 생산 감소만으로는 고도내성을 나타내기는 어렵기 때문에 항균제의 투여량을 높이면 이런 내성은 극복할 수도 있다. 그러나 이런 내성이 다른 기전의 내성과 공존하면서 고도내성을 나타낼 수 있다.

(2) 유출

항균제가 세균 내부로 들어올 때 밖으로 내보냄으로써 세포 내의 항균제 농도를 낮추어서 내성을 나타내는 기전을 유출(efflux)이라고 한다. 이런 내성기전이 잘 알려진 항균제로 tetracycline이 있으며, 유출 시에 Mg^{2+} 등의 2가 양이온과 결합하여 배출되는데 proton과 1:1로 역수송되며, 이는 pH 기울기(gradient)라는 에너지에 의해 작동된다. Tetracycline 유출계 외에도 다항균제유출계도 존재하며, 세균의 유출과 관련해서 5가지 시스템이 알려져 있다. ① ATP-binding cassette (ABC) transporter는 ATP를 가수분해하여 에너지를 얻으며, ② proton motive force (pmf)를 이용하는 secondary multidrug transporter는 4가지

superfamily로 나뉜다: major facilitator superfamily (MFS), small multidrug resistance (SMR) family, multidrug and toxic compound extrusion (MATE) family, resistance-nodulation-cell division (RND) superfamily이다. 다항균제유출단백을 발현하는 유전자는 plasmid나 염색체에 있으며, 이들은 tetracycline 외에도 fluoroquinolone, chloramphenicol, erythromycin, β-lactam 등의 여러 항균제를 유출시킨다. 또한 이들 단백 중 일부는 소독제인 4급 암모늄에도 내성을 나타낸다.

2) 항균제 불활성화

임상분리주에서 가장 흔히 관찰되는 내성기전으로, β-lactam, aminoglycoside, chloramphenicol 제제에 대한 내성의 가장 중요한 기전이다.

(1) β-lactamase

β-lactam 제제에 대한 가장 흔한 내성기전은 β-lactamase에 의한 분해이다. β-lactamase은 그 종류에 따라 아미노산 서열이 매우 다르다. β-lactamase의 유전자 염기서열 중 하나의 변이에 의해서도 β-lactamase의 기질특이성이 달라질 수 있다. 이런 내성유전자의 단계적인 점 돌연변이로 인해 β-lactamase의 기질 범위가 점점 확대되어 새로운 β-lactam에 대한 내성이 나타났다. 이러한 변화는 특히 Enterobacterales 균종에서 흔하다. β-lactamase가 변이에 의해서 효소활성을 잃지 않고 기질특이성만 달라질 수 있는 이유는 활성부위가 한 곳이며 다른 cofactor를 필요로 하지 않기 때문이다. 이와 달리 β-lactam 이외 항균제를 변형하는 효소는 두 개의 활성부위를 가지고 있다. β-lactamase와 관련된 다른 기전으로는 β-lactam의 지속적인 사용으로 인한 up-promoter의 변이나 전사 조절의 변화로 인한 염색체매개 β-lactamase 유전자의 과다 발현이 있다.

β-lactamase를 아미노산 서열에서 class A, B, C, D로 분류할 수 있으며, Bush 등의 기능에 의한 분류와 항균제 분해능 및 clavulanic acid에 의한 저해를 요약하면 표 3과 같다. Class A, C, D 효소의 활성부위에 serine이 있어서 핵심적인 촉매 역할을 하기 때문에 이들을 serine β-lactamase라고 한다. 이 serine 잔기와 β-lactam이 일시적으로 공유결합을 형성하고 acyl 중간체를 거쳐 β-lactam 고리 가수분해가 진행된다. Class B metallo-β-lactamase (MBL)는 활성부위에 histidine, cysteine 등의 잔기와 배위결합된 아연(Zn)과 glutamate 혹은 aspartate 잔기의 공동작용으로 β-lactam 고리를 가수분해한다.

Class A β-lactamase의 생성은 대부분이 plasmid에 의해 조절되고, 그람양성균에서는 유도효소로서, 그람음성균에서는 구성효소로서 생산된다. *S. aureus*의 penicillinase 및 그람음성막대균의 carbenicillinase는 전형적인 penicillinase형 기질특이성이 있으며, cephalosporin을 거의 분해하지 않는다. 그러나 그람음성장내세균에 널리 분포된 TEM, SHV, CTX-M, PER, VEB 등의 ESBL은 가수분해 활성범위가 넓어서 penicillin, 좁은 범위와 광범위 cephalosporin, aztreonam 등도 분해한다. 일부 PER이나 GES ESBL이 약한 carbapenem 분해능을 보일 수 있다. 기능군 2f는 carbapenem을 분해하며 KPC-2 등이 그람음성장내세균에서 확산되고 있다. 2009년에 class A β-lactamase로 추가된 기능군으로 2ber (ESBL 활성을 보이지만 clavulanate에 억제 안 됨, TEM-50 등), 2ce (carbenicillin, cefepime에 활성, RTG-4 등)가 있다.

Class C β-lactamase는 그람음성균이 생산하며 모두 염색체성인 균종특이성 β-lactamase이다. 원래는 유도효소이지만 쉽게 구성형으로 변이된다. 따라서 임상분리주 중에서는 유도형과 구성형의 두 가지가 관찰되며, 구성형 균주의 내성 정도가 더 높다. Class C 효소는 전형적인 cephalosporinase형으로 cephalosporin을 더 잘 분해한다. Class A 효소의 기질특이성은 극히 다양한데 반해, class C

표 3. β-lactamase의 분류*

분자구조에 의한 class (subclass)	기능군 (Bush)	활성†							Clavulanate에 의한 억제	대표 효소
		PEN	CAR	OXA	CEP	CTX	AZT	IMP		
Serine β-lactamase										
A	2a	+++	+	−	+/−	−	−	−	++	그람양성균의 penicillinase
	2b	+++	+	+	++	−	−	−	++	TEM-1, TEM-2, SHV-1
	2be	+++	+	+	++	++	++	−	++	TEM-3, SHV-2, CTX-M-15, PER-1, VEB-1
	2br	+++	+	+	+	−	−	−	−	TEM-30, SHV-10
	2c	++	+++	+	+	−	−	−	+	PSE-1, CARB-3
	2e	++	++	−	++	++	++	−	++	CepA
	2f	++	+	?	+	+	++	++	+	KPC-2, IMI-1, SME-1
C	1	++	+/−	저해	+++	+	저해	−	−	*E. coli*의 AmpC, P99, ACT-1, CMY-2, FOX-1, MIR-1
D	2d	++	+	+++	+	−	−	−	+/−	OXA-1, OXA-10
미정	4	++	++	++	v	v	−	−	−	
Zinc β-lactamase										
B	3	++	++	++	++	++	−	++	−	IMP-1, VIM-1, CcrA, IND-1, L1, CAU-1, GOB-1, CphA

* Livermore, 1995.

† 성상 및 가수분해정도: +++, 가장 잘됨; ++, 잘됨; +, 됨; +/−, 약간 됨; −, 안됨; v, 일정치 않음; ?, 불확실.

PEN, penicillin; CAR, carbenicillin; OXA, oxacillin; CEP, cephaloridine; CTX, cefotaxime; AZT, aztreonam; IMP, imipenem.

효소의 기질특이성은 장내세균과 녹농균 같이 분류학적으로 거리가 먼 종 사이에서도 유사하다. 2009년 class C β-lactamase에서 추가된 기능군은 1e로 cephalosporin을 분해한다(GC1, CMY-37 등).

Class D β-lactamase는 그람음성장내세균에서 생산하는 plasmid 매개 β-lactamase이지만 일부는 염색체에 존재하며 구성적으로 생산된다. 이전에는 기질특이성을 근거로 class A penicillinase로 분류되었는데, 기질특이성이 전형적인 penicillinase형이지만 oxacillin계 penicillin을 쉽게 분해하므로 oxacillin 분해형 β-lactamase라고 하고, 아미노산 서열이 다르기 때문에 class D로 분류되었다. 광범위 cephalosporin을 가수분해하는 OXA-1, OXA-10계열 등의 효소가 있다. Carbapenem을 가수분해하는 OXA형 β-lactamase는 2009년 추가된 기능군으로 2df로 분류되었으며 *A. baumannii*의 OXA-23, OXA-24, OXA-58과 Enterobacterales의 OXA-48과 그 변이체인 OXA-181, OXA-232, OXA-244 등이 있다.

Class B β-lactamase는 과거 *Bacillus cereus*, *S. maltophilia*, *B. fragilis* 등의 일부 균종에서만 관찰되었지만, 현재는 *A. baumannii*, *P. aeruginosa* 등에 확산되었으며, *K. pneumoniae*, *E. cloacae* 등 Enterobacterales 중에도 plasmid 매개 MBL 생성에 의해 carbapenem 내

성을 획득한 균주가 증가하고 있다. MBL 생성균주에 의한 감염증은 적절한 치료제의 선택이 어려우며, 최근에는 cefiderocol이나 ceftazidime-avibactam 등의 신약과 aztreonam 병합요법을 선택하고 있다.

(2) Aminoglycoside 변형효소

Aminoglycoside는 1960년대 이후에 여러 가지가 사용되기 시작하였는데, 그 후 aminoglycoside 내성유전자를 가진 세균이 나타났다. 임상분리주의 aminoglycoside 내성기전은 aminoglycoside 변형효소에 의한 약제의 불활성화가 대부분이며, ribosome 등 작용대상의 변화나 약제투과성의 저하로 인한 것은 드물다. β-lactam 항균제를 분해하는 효소는 β-lactam 고리 한 곳만을 분해하지만, aminoglycoside를 분해하는 효소가 작용하는 부위는 효소에 따라 다르다. Aminoglycoside 변형효소는 aminoglycoside의 특정 amino기를 acetyl화하거나, hydroxyl기를 인산화하거나 adenyl화하여 aminoglycoside를 불활성화한다. 이 내성기전은 1967년 처음 규명된 이후 여러 가지 acetyltransferase (AAC), phosphotransferase (APH) 및 adenyltransferase (ANT)가 계속해서 발견되었다. 변형되는 amino기 또는 hydroxyl기의 위치에 따라서 AAC (6')와 같이 표기한다. 이 효소를 생성하는 유전자는 거의 모두가 plasmid에 있어서 같은 균종 사이나 다른 균종 사이로 전파되지만, 유전자가 transposon에 있어서 plasmid와 염색체 사이에 전이되기도 한다. 이들 효소 생산을 지배하는 유전자는 *aac*, *aph*, *ant (aad)*와 같이 표기한다.

16s rRNA methylase는 plasmid에 매개되며 amikacin, isepamicin, gentamicin, tobramycin 등 aminoglycoside 대부분에 대한 내성에 관여한다. *armA*, *armB*, *rmtA*, *rmtB*, *rmtC* 등 다양한 유전형이 알려져 있다. 이 유전자는 강력한 수평적 이동기작인 ISCR1의 downstream에서 흔히 검출되며, 최근 amikacin과 arbekacin에 대한 고수준 내성균주 확산의 주요 기작으로 생각된다.

(3) Chloramphenicol acetyltransferase (CAT)

CAT는 chloramphenicol을 acetyl화하여 이 약제가 ribosome에 결합하지 못하게 하는 것으로 chloramphenicol 내성기전 중 가장 흔한 것이다. CAT를 만드는 유전자는 여러 균속의 병원균에서 관찰되며 적어도 10여 가지 형의 CAT 유전자가 있는데, 이들은 plasmid나 염색체에 있다. 이들이 만드는 acetyltransferase는 유사하지만 동일하지는 않다. Aminoglycoside 변형효소 유전자들의 각 유형이 독립적으로 발생한 것처럼, 각 유형의 CAT 유전자도 독립적으로 발생했다고 생각된다. 즉, CAT 유전자 각각의 유형 사이에 점 돌연변이 정도의 차이만 있는 유사한 것은 없기 때문이다.

Type I CAT 유전자는 Tn9에 위치해 있는데, chloramphenicol을 acyl화하는 이외에도 fusidic acid와 결합하여 항균력을 없앤다. 이것은 plasmid에 의한 유일한 fusidic acid 내성이다. Chloramphenicol과 fusidic acid는 구조가 다름에도 불구하고 이 효소는 경쟁적으로 이들 항균제에 결합한다. 이들 항균제는 세균의 단백합성을 저해하여 항균작용을 나타내는 공통점이 있다. 즉 type I CAT는 다른 기전으로 두 항균제에 내성을 나타내는 두 가지 기능을 가지고 있다.

3) 항균제 표적의 변화

표적이 변화하여 항균제와의 친화성이 낮아지거나 없어지는 경우, 새로운 표적이 역할을 대신하는 경우, 다량의 표적을 생성하여 낮은 농도의 항균제가 작용을 못하게 하는 경우가 있다.

(1) Ribosome의 변화

Ribosome의 약제결합부위가 변화되어 작용을 못하는 경우는 tetracycline, macrolide, lincosamide, aminoglycoside 내성에서 볼 수 있다. 호기성 및 혐기성 그람양성균의 macrolide, lincosamide, streptogramin (MLS)에 대한 내성의 주요한 기전이며, plasmid와 염색체에 해당 유전자가 있다. Tetracycline 내성유전자인 *tetM* 유전자는 그람양성균, *Mycoplasma*, *Ureaplasma*, *Neisseria* 등에서 흔히 관찰된다. *Enterococcus*에서는 aminoglycoside 항균제 중에서 streptomycin 내성이 이런 기전으로 일어나며, gentamicin, tobramycin, amikacin 내성과의 관련성은 적다.

(2) 세포벽 전구체의 변화

Glycopeptide 항균제인 vancomycin과 teicoplanin은 그람양성균의 세포벽합성을 저해하여 항균력을 나타낸다. 이들 항균제의 작용대상은 peptidoglycan 전구체인 pentapeptide 측쇄의 D-Ala-D-Ala 말단 부위이다. Vancomycin 내성 장알균(VRE)은 국내 의료기관에 널리 퍼져 있는 대표적인 다제내성균이다. VRE 중에는 VanA, VanB, VanC형이 흔하며, VanA와 VanB형은 *E. feacium*, *E. feacalis*에서 흔히 관찰된다. 이 세균의 peptidoglycan 전구체의 말단 D-Ala-D-Ala 대신 vancomycin이 결합하지 못하는 D-Ala-D-lactate로 대체되어 있어 세포벽합성이 계속 이루어지면서 내성을 나타낸다. 내성유전자는 plasmid과 염색체에서 모두 관찰되며 내성이 전달될 수 있다. *vanC* 유전자는 염색체에 있고, *E. gallinarum*, *E. casseliflavus* 균주 대부분에서 볼 수 있는 선천적 내성에 관여한다. 이 세균의 peptidoglycan 전구체의 말단은 D-Ala-D-Ala가 아니고 D-Ala-D-ser이므로 vancomycin 결합량이 적어서 저도내성만을 나타내는 것으로 생각된다.

(3) 표적효소의 변화

① β-lactam

그람양성균에는 그람음성균과 달리 외막이 없어서 항균제 투과를 저지하는 기전으로 내성을 나타내기는 어렵다. 그러나 그람양성균에는 β-lactam제제의 표적인 PBP (penicillin-binding protein)의 변화에 의해 내성을 나타내는 기전이 흔하다. 그람양성균 중 PBP 변화로 인한 내성이 문제가 되는 균종은 *S. pneumoniae*, *Enterococcus*, *Staphylococcus*이다. β-lactam 내성인 그람양성균의 PBP 변화는 균종과 분리균주에 따라 매우 다양하다. Penicillin 내성 *S. pneumoniae*는 변이된 PBP2b를 흔히 가지고 있어서 penicillin과의 결합친화성이 낮아져 있다. 또한 *E. faecium*의 penicillin 내성은 penicillin 결합친화성이 낮은 PBP5의 과잉생산 때문이다. 대표적인 다제내성균인 methicillin 내성 *S. aureus* (MRSA)는 균주가 원래 가지고 있던 PBP의 변이가 아니라 β-lactam과의 친화성이 낮은 PBP2a를 만드는 유전자를 외부로부터 획득했기 때문이다.

그람음성균의 PBP는 외막이나 효소에 의해 보호되어 외막이 없는 그람양성균에 비해 항균제에 노출될 기회가 적다. 따라서 그람음성균 중에는 PBP가 변이된 내성균이 흔하지 않으며, 그중 알려진 균종으로는 *Neisseria*, *H. influenzae*, *P. aeruginosa*, *B. fragilis* 등이 있다.

② Sulfonamide와 trimethoprim

이들 약제에 대한 내성은 세균이 이 약제들의 영향을 받지 않는 효소를 생성하여 엽산을 만들거나, 약제의 영향을 받지만 생산의 양을 늘리는 경우이다. 즉, 결합친화성이 낮은 대체효소들로서 sulfonamide에 대해서 dihydropteroate synthase (DHPS)를, trimethoprim에 대해서 dihydrofolate reductase (DHFR)를 생성하여 내성을 나타낸다.

③ Quinolone

Quinolone의 주요 표적효소는 DNA gyrase로 알려졌으나 이후 topoisomerase IV도 표적효소임이 밝혀졌다. DNA gyrase는 subunit A와 B로 구성된 2분자 구조의 한 쌍이 결합된 4량체 구조이다. 여기에 해당하는 구조유전자는 *gyrA*와 *gyrB*이며 염색체에 존재한다. Topoisomerase IV도 4량체 구조이며 *pacC*와 *pacE* 유전자에 의해 지배된다. 가장 흔한 quinolone 내성은 이들 유전자의 변이에 의한 표적효소의 변화인데, 균종에 따라 내성유전자의 종류 또는 내성 정도가 다르다.

그람음성균에서는 DNA gyrase가 주요 표적효소이며 *gyrA* 유전자의 변이가 주요 내성기전이다. 따라서 대장균, 임균, *H. influenzae*에서 *gyrA* 유전자의 변이 없이 *parC* 유전자만 변이된 경우는 내성이 나타나지 않으며, *gyrA* 변이 후 *parC* 변이가 동반된 경우는 fluoroquinolone 내성의 정도가 더 높아진다.

S. aureus, *S. pneumoniae*, *E. faecalis* 등 그람양성알균도 fluoroquinolone 내성은 *gyrA*와 *pacC* 유전자 변이 때문에 일어나지만, 그람음성균과 달리 topoisomerase IV가 1차 표적효소일 수 있다. Quinolone의 종류에 따라 표적효소가 다른 경우가 있어서 *S. pneumoniae* 같은 그람양성균에서 levofloxacin, moxifloxacin, gatifloxacin은 topoisomerase IV의 억제 효과가 더 강화되어 있고, ciprofloxacin은 그람음성균에서 주로 DNA gyrase를 억제하여 강력한 효과를 나타낸다.

비교적 근래에 plasmid에 의해 매개되며 fluoroquinolone에 저농도 내성을 보이는 *qnr* 및 *aac (6')-Ib-cr* 유전자를 지닌 균주가 나타났다. *qnr* 유전자는 *qnrA*, *qnrB*, *qnrS*가 있다. Plasmid에 의해 매개되는 fluoroquinolone 내성은 염색체 유전자의 변이에 의한 내성과 달리 plasmid의 수평적 전달에 의해 균주 간, 균종 간 확산이 용이하다. 더구나 qnr 유전자의 일부는 강력한 수평적 이동 기작인 ISCR1의 downstream에서 흔히 검출되기 때문에 fluoroquinolone 내성의 급속한 확산에 주의할 필요가 있다.

참고문헌

1. 김도균, 정석훈. 다제내성균 현황. 대한의사협회지. 2022;65(8):468-77.
2. 이경원, 정윤섭, 정석훈, 용동은, 김희정, 이양순. 다약제 내성 *Acinetobacter*, *Pseudomonas* 및 *Stenotrophomonas*. 서울: 서흥출판사; 2014.
3. 질병관리청. 2022 국가 항균제 내성균 조사 연보. 2023.
4. Bae MH, Kim MS, Kim TS, Kim S, Yong D, Ha GY, et al. Changing Epidemiology of Pathogenic Bacteria Over the Past 20 Years in Korea. J Korean Med Sci. 2023;38(10):e73.
5. Bae S, Lee K. Distribution of capsular serotypes and macrolide resistance mechanisms among macrolide-resistant Streptococcus pneumoniae isolates in Korea. Diagn Microbiol Infect Dis. 2009;63(2):213-6.
6. Bouchiat C, Curtis S, Spiliopoulou I, Bes M, Cocuzza C, Codita I, et al. MRSA infections among patients in the emergency department: a European multicentre study. J Antimicrob Chemother. 2017;72(2):372-5.
7. Bush K, Jacoby GA. Updated functional classification of beta-lactamases. Antimicrob Agents Chemother. 2010;54(3):969-76.
8. Byun JH, Kim M, Lee Y, Lee K, Chong Y. Antimicrobial Susceptibility Patterns of Anaerobic Bacterial Clinical Isolates From 2014 to 2016, Including Recently Named or Renamed Species. Ann Lab Med. 2019;39(2):190-9.
9. Carroll KC, Pfaller MA, editors. Manual of clinical microbiology, 4 volume set. 13th ed. Washington, D.C., DC: American Society for Microbiology; 2023.
10. Kim HB, Jang HC, Nam HJ, Lee YS, Kim BS, Park WB, et al. In vitro activities of 28 antimicrobial agents against Staphylococcus aureus isolates from tertiary-care hospitals in Korea: a nationwide survey. Antimicrob Agents Chemother. 2004;48(4):1124-7.
11. Kim KG, Jeong J, Kim MJ, Park DW, Shin JH, Park HJ, et al. Prevalence and molecular epidemiology of ESBLs, plasmid-determined AmpC-type β-lactamases and carbapenemases among diarrhoeagenic Escherichia coli isolates from children in Gwangju, Korea: 2007-16.
12. Kim N, Ko SY, Park SY, Kim SY, Lee DE, Kwon KT, et al. Clonal Distribution and Its Association With the Carbapenem Resistance Mechanisms of Carbapenem-Non-Susceptible *Pseudomonas aeruginosa* Isolates From Korean Hospitals. Ann Lab Med. 2024;44(5):410-7.

13. Kim S, Lee S, Park H, Kim S. Predominance of emm4 and antibiotic resistance of Streptococcus pyogenes in acute pharyngitis in a southern region of Korea. J Med Microbiol. 2019;68(7):1053-8.

14. Livermore DM. beta-Lactamases in laboratory and clinical resistance. Clin Microbiol Rev. 1995;8(4):557-84.

15. van Hal SJ, Lodise TP, Paterson DL. The clinical significance of vancomycin minimum inhibitory concentration in Staphylococcus aureus infections: a systematic review and meta-analysis. Clin Infect Dis. 2012;54(6):755-71.

16. Wang SH, Hines L, van Balen J, Mediavilla JR, Pan X, Hoet AE, et al. Molecular and clinical characteristics of hospital and community onset methicillin-resistant Staphylococcus aureus strains associated with bloodstream infections. J Clin Microbiol. 2015;53(5):1599-608.

17. Yoo JS, Byeon J, Yang J, Yoo JI, Chung GT, Lee YS. High prevalence of extended-spectrum beta-lactamases and plasmid-mediated AmpC beta-lactamases in Enterobacteriaceae isolated from long-term care facilities in Korea. Diagn Microbiol Infect Dis. 2010;67(3):261-5.

04 CHAPTER

항생제 감수성 검사

김택수 서울대학교 의과대학 검사의학교실

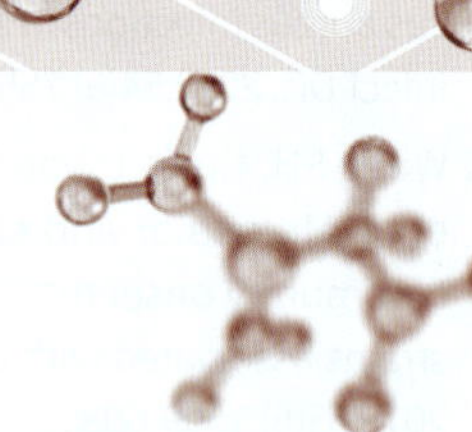

감염질환을 치료하기 위해서는 임상검체에서 분리된 병원균의 항생제에 대한 감수성을 조사하여 항균력이 있는 약제 중에서 약리작용과 임상적인 경험을 근거로 항생제를 선택해서 사용한다.

항생제 감수성 검사는 항생제 치료를 요하는 감염환자에서 분리된 균주에 대해, 특히 해당 균종의 동정 결과만으로 감수성 여부를 예측하기 어려울 때에 시행하게 된다. 항생제 내성기전으로는 약제를 무력화하는 가수분해 효소 생산(production of hydrolysis enzyme), 약제의 목표 물질 변경(drug target modification), 약제의 세포 내 유입을 차단(porin loss)하거나 반대로 내보내는(efflux pump) 기전 등을 들 수 있다. 흔히 특정 항생제로 쉽게 치료가 가능한 감염균종인 경우에는 항생제 감수성 검사가 필요하지 않을 수 있으나, 환자에 따라(penicillin 알레르기를 갖고 있는 *S. pyogenes* 환자에서 macrolide계열 항생제를 대신 사용해야 할 때 등) 타 항생제에 대해 항생제 감수성 검사를 수행할 수도 있다.

일반적으로 다균종 감염의 가능성을 고려하여 검체를 직접 이용하여 항생제 감수성 검사를 수행하지 않도록 한다. 즉, 항생제 감수성 검사를 수행할 때에는 단일 균종의 집락을 이용하도록 한다. 다만, 그람염색상에서 한 가지 균종의 감염이 의심되는 응급상황에서는 검체 자체를 이용하여 항생제 감수성 검사를 수행할 수도 있다.

항생제 감수성 여부를 조사하기 위한 방법으로 임상미생물검사실에서는 주로 표현형을 이용한 검사법을 사용하고 있으며, 특정 세균이나 특정 항생제에 대한 내성 여부 확인을 위해 유전형을 이용한 검사법이 보조적으로 사용되고 있다.

액체배지 또는 고체배지를 이용한 희석법으로 항생제 감수성 검사를 시행한 경우, clinical breakpoint와 최소억제농도(minimal inhibitory concentration, MIC)에 의해 감수성 여부가 결정되며 디스크확산법의 경우에는, clinical breakpoint와 억제대의 지름(diameter of inhibition zone)으로 감수성 여부가 결정된다. Clinical breakpoint란 약물의 용법 및 용량, 약력학, 내성기전, 최소억제농도의 분포나 억제대 지름 분포, 약동학 및 epidemiological cutoff values (ECOFFs)를 바탕으로 임상미생물검사실에서 참고하는 기준으로 Clinical Laboratory Standards Institute (CLSI)나 European Committee on Antimicrobial Susceptibility Testing (EUCAST) 등의 기관에서 매년 업데이트하여 제공하고 있다. Clinical breakpoint에 따라 해석 기준을 감수성(susceptible), 용량의존적 감수성(susceptible dose-dependent), 중간(intermediate), 내성(resistant), 비감수성(nonsusceptible)으로 나눌 수 있

으며, 최소억제농도나 억제대의 지름을 측정한 후 clinical breakpoint와 비교, 해석하여 감수성 여부를 임상의료진에게 제공하게 된다.

감수성은 감염질환 치료로 권장되는 통상적인 항생제 용법으로 획득할 수 있는 혈중농도로 해당 감염균의 성장이 억제될 때를 의미하며, 내성은 이와 반대로 억제되지 않을 때나, 경험적 치료를 통해 효용을 얻지 못하는 경우에 해당한다. 또는 β-lactamase와 같이 내성기전이 명확하여 그 항생제의 치료효과가 없다고 밝혀진 경우에도 내성으로 판정한다.

용량의존적 감수성은 몇 가지 감염균과 약제에 한정해서 제공하고 있으며, 중간 대비 투약 정보를 상세히 제공해 주는 장점이 있다. CLSI의 2025년 해석지침에서는 *Enterobacterales*에 있어 cefepime, piperacillin, piperacillin-tazobactam, *Staphylococcus*에서는 ceftaroline, *E. faecium*에서는 daptomycin에 한정하여 용량의존적 감수성 정보를 제공하고 있다.

중간은 혈액 또는 조직 내 농도가 최소억제농도보다는 낮은 수준이기는 하나, 감염된 인체 부위가 항생제가 농축될 수 있거나(소변 등), 용법을 증량하여 치료할 수 있는 경우에 해당한다.

비감수성 기준은 내성균주가 보고된 바 없거나 매우 드물게 출현하는 경우로 감수성 기준만 설정 가능할 때 사용된다. 즉, 특정 항생제에 비감수성으로 결과가 해석될 때에는 해당 균주에 대해 동정 및 항생제 감수성 검사결과를 다시 확인할 필요가 있다.

CLSI에서는 추가로 정규 검사 또는 추가 검사 시 어떤 항생제를 포함할지에 대해 항생제별로 1, 2, 3, 4, Urine only (U)의 5등급(tier)으로 나누어 기술하고 있다. 1등급은 정규 검사 시 기본적으로 수행해야 하는 검사 대상 항생제를 의미하며 해석 및 보고도 기본적으로 수행해야 하는 항생제 그룹이다. 2등급은 정규 검사에 수행하는 것이 권장되나, 1등급 항생제에 내성을 보이는 경우 기관별로 해석 및 결과 보고 여부를 선택할 수 있는 항생제 등급이다. 3등급은 주로 1, 2등급 항생제에 대해 내성을 보이는 균주가 유행하고 있는 병원 등에서 감염관리 등의 목적으로 추가적으로 검사 및 해석할 수 있는 등급이다. 3등급이 주로 1, 2등급 항생제에 내성을 보이는 경우 기관 내 합의된 검사흐름에 따라 자동으로 추가 검사를 수행하도록 설정하는 반면, 4등급은 약제 재고 문제나 환자 상태 등의 문제로 진료의의 요청에 따라 사례 별로 추가 검사를 수행하는 항생제 등급이다. U등급은 비뇨기계 감염에서 주로 사용하는 항생제들을 포함하는 그룹으로, 임상미생물검사실에서는 이 등급의 항생제는 비뇨기계 검체에서 분리된 감염균에 한해 검사하여야 한다. 그 외, Other와 Inv.로 분류하는 항생제도 있는데, 미국에서 일반적으로 검사 및 해석, 보고의 대상이 되지 않는 항생제(Other)이거나 미국 식품의약품안전처(US FDA) 승인을 받지 못한 항생제(Inv.)가 이에 해당한다.

감염증 환자를 치료하기 위하여 처음에는 경험적으로 권장되는 항생제를 투여하지만, 항생제 감수성 검사결과가 나온 후에는 사용하고 있던 항생제를 다른 항생제로 바꾸거나 그 용량을 높여야 한다. 환자에서 분리된 세균이 현재 사용하는 항생제에 대해 내성인 경우 항생제 감수성 검사에서 감수성을 보인 항생제로 바꾸어야 하며, 경우에 따라서는 항생제 감수성 검사의 결과에 따라 투여용량을 조절해야 한다. 그러나 비록 검사결과 내성을 보인 항생제이더라도 그 항생제를 투여하여 감염증의 증상이 호전되고 있는 환자의 경우에는 반드시 항생제를 변경할 필요는 없다. 또한 항생제 감수성 검사에서 감수성을 나타낸 항생제가 여러 종류이면, 이 중에서 가격이 싸고 효과가 좋은 항생제를 선택해야 한다.

항생제 감수성 검사를 위하여 선택하는 항생제의 종류를 모든 병원에 일률적으로 적용하기 어렵다. 왜냐하면 병원에 따라 사용하는 항생제의 종류가 다르기 때문이다. 따라서 항생제 감수성 검사를 담당하고 있는 진단검사의학과에서는 병원에서 사용하고 있는 항생제의 종류를 파악하고, 임상의사와 긴밀한 토의를 거친 다음 임상의사가 항생제 감수성 검사의 결과를 감염증 환자의 치료에 적절하게 활용할 수 있도록 각 병원의 실정에 가장 적합한 항생제들을 감수성 검사 항목에 포함해야 한다.

항생제 감수성 검사 방법

1. 표현형을 이용한 방법

1) 배지희석법

배지희석법(dilution method)은 보통 사용하고자 하는 항생제를 일정한 농도 범위로 액체배지(broth)에 접종하거나 고체배지(agar) 제조 시에 첨가한다. 보통 항생제의 최종농도가 512-0.125 μg/mL 범위가 되도록 2배로 단계 희석하게 되는데, 오류를 방지하고자 연속하여 단계 희석을 시행하지는 않고 4가지 농도의 원액을 우선 만들어 희석하는 방법으로 총 12단계의 농도를 만들고 마지막으로 대조군으로 항생제가 첨가되지 않은 배지를 만들게 된다(총 13단계). 그 후 특정 농도(보통 0.5 McFarland)의 균액을 각 단계의 항생제 희석액 또는 희석된 항생제가 포함된 고체배지에 접종하여 배양하게 된다. 보통 35±2℃에서 16-20시간 배양한 후 판독하게 되며, 최소억제농도는 2배로 진행되는 단계 희석농도에 따라 2의 지수 형태로 나타나게 된다. 실제적인 항생제 살균 여부를 확인하기 위한 최소살균농도(minimal bactericidal concentration, MBC)도 추가로 측정할 수 있다는 장점이 있으나, 최소살균농도의 확인을 위해서는 추가 배양이 필요하므로 임상미생물검사실에서 적용하기 쉽지 않고 이런 현실을 반영해 CLSI와 EUCAST 등의 해석 기준도 MBC가 아닌 MIC에 기반한다.

(1) 액체배지희석법

액체배지희석법(broth dilution method)은 배지희석법을 액체배지를 이용해 수행한 경우이며, 시험관을 이용하는 방법(broth macrodilution method)과 마이크로웰 플레이트를 이용한 방법(broth microdilution method; 액체배지미량희석법)으로 나눌 수 있다. 시험관을 이용해 양이온(Ca^{++} 20-25 mg/L, Mg^{++} 10-12.5 mg/L)을 첨가한 MHB (Mueller-Hinton broth, pH 7.2-7.4)에 항생제를 두 배씩 연속적으로 희석한다. 일반적으로 균집락을 cation-adjusted MHB에 풀어 0.5 McFarland 농도($1-2\times10^8$ CFU/mL)로 만들고 희석하여, 각 시험관의 최종접종균수가 약 5×10^5 CFU/mL이 되도록 한다. 시험관을 이용하는 방법은 시약이 많이 소모되고 넓은 작업공간 및 배양공간도 필요하며 폐기물도 많이 발생한다는 단점이 있어 임상미생물검사실에서 일반적으로 시행하기 어렵다. 따라서, 시험관 대신 마이크로웰 플레이트를 이용한 액체배지미량희석법을 주로 사용하게 된다. 현재, 임상미생물검사실에서는 주로 액체배지미량희석법에 기반을 둔 상품화된 제품을 이용하고 있다. 상업화된 항생제 감수성 검사 시스템은 1980년대에 임상미생물검사실에 처음 소개되어 1990년 이후로는 대부분의 임상미생물검사실에서 사용되고 있다. 대부분의 항생제 감수성 검사 시스템은 균 동정도 가능하며, 검사정보시스템(laboratory information system, LIS)과 연동할 수 있는 기능을 가지고 있다. 우리나라에서는 VITEK2 (bioMérieux, Marcy-l'Étoile, France)과 MicroScan Walkaway (Beckman Coulter, Brea, CA, USA), Phoenix (BD Diagnostics, Sparks, MD, USA), Sensititre (ThermoFisher Scientific, Waltham, MA, USA) 등을 수입하여 여러 병원에서 사용하고 있다. VITEK2는 내장된 컴퓨터가 균의 성장곡선을 작성하여 기울기를 구한다. 성장곡선의 기울기와 최소억제농도와의 관계가 알려져 있으므로, 성장곡선의 기울기가 정해지면 최소억제농도로 환산된다. MicroScan은 항생제 감수성 검사 표준법에 근거하여 end-point에서 MIC를 측정한다. Phoenix는 패널당 138개의 마이크로웰을 사용하여, 상대적으로 더 많은 항생제 농도에 대한 검사가 가능하다. Sensititre는 자동화 수준이 상대적으로 낮기는 하나 사용자 맞춤 기능 등을 제공한다. 자동화 기기를 사용하면 객관화된 결과를 얻을 수 있고 편리하다는 장점이 있으나, 외국에서 수입된 항생제 패널을 사용해야 하므로 우리나라에서 많이 사용하고 있는 항생제를 검사할 수 없는 경우도 발생한다. 또한 기기에서 설정된 breakpoint를 세심하게 검토해야 한다. 액체배지희석법의 정확도와 재현성을 관리하기 위하여 최소억제농도 범위를 알고 있는 정도관리 균주와 함께 검사한다. 액체배지희석법의 정도관리를 위한 대표적인 표준균주는 *S. aureus* ATCC 29213, *E. coli* ATCC 25922, *P. aeruginosa* ATCC 27853, *S. pneumoniae* ATCC 49619 등이 있다.

(2) 고체배지희석법

고체배지희석법(agar dilution method, 한천배지희석법)은 Mueller-Hinton agar (MHA, pH 7.2-7.4)를 기본배지로 사용하여 배지가 굳어지지 않도록 50℃에서 두 배씩 연속적으로 희석한 항생제를 첨가한 후 실온에서 굳힌다. 3-5개의 균집락을 Mueller-Hinton broth에 풀어 0.5 McFarland 농도로 만들고 10배 희석한 다음 replicator를 사용하여 배지 표면에 1-2 μL를 접종한다. 따라서 최종 접종균수는 한 점당 약 10^4 CFU가 된다. 35±2℃에서 16-20시간 배양한다. 즉, 배지희석법을 고체배지(한천배지)에 수행한 경우를 의미하며, 하나의 배지에 여러 환자의 검체를 동시에 접종할 수 있어 주로 유행 조사 때 많이 사용하게 된다.

2) 확산법

(1) 디스크확산법

디스크확산법(disk diffusion method)은 하루나 이틀만에 균집락을 형성할 수 있는 세균에만 적용할 수 있다. 이보다 느리게 자라는 세균은 디스크확산법으로 검사할 수 없고, 액체배지희석법으로 검사해야 한다. 항생제디스크는 특정 제조사들을 통해 구입할 수 있으며, 보통 6 mm 직경을 가지고 있다. 개봉 전까지는 냉장 또는 냉동해 두되, 서리제거기능을 가진 가정용 냉동고에 보관해서는 안 된다. β-lactam계열의 항생제디스크는 냉동할 것을 권장한다. 비선택 한천배지에 18-24시간 배양한 신선한 집락을 이용하여 0.5 McFarland 농도의 균액을 제조하여, MHA에 고르게 펴서 바르되, 이 과정을 60도씩 배지를 돌려가며 2회 정도 반복, 마지막으로 배지 가장자리를 빙 둘러 펴바른다. 3-5분 정도 기다려 습기가 사라지면 검사할 항생제디스크를 배지 위에 얹도록 한다. 배지로는 MHA를 사용하는데 그 이유는 재현성이 좋고, 항생제에 대한 억제 성분이 거의 없으며, 대부분의 병원균이 잘 자라고, 현재까지 MHA를 사용하여 얻은 자료가 많이 축적되어 있기 때문이다. 보통 100 mm 직경의 MHA를 사용하게 되며, 검사할 항생제 수가 많으면 150 mm 직경의 MHA를 사용할 수 있으나, 최대로 접종할 수 있는 항생제디스크의 수는 100 mm의 경우 6개, 150 mm의 경우 12개를 넘지 않도록 하고 디스크 중심 간 거리는 24 mm 이상을 유지하면서 가장자리에서는 15 mm 이상 여유를 두고 배치하도록 한다. 항생제디스크를 접종한 후 15분 이내에 35℃에서 배양을 시작하도록 하며, *Haemophilus influenzae, H. parainfluenzae, Neisseria gonorrhoeae*, *N. meningitidis*와 streptococci 균종에 대해서는 MHA배지당 접종하는 항생제디스크의 숫자를 줄이고, CO_2 농도(5%)도 고려하도록 한다. 배양 시작 후 보통 16-18시간 후에 판독하도록 한다. 육안으로 보이는 억제대의 직경을 mm 단위로 측정하되, 디스크의 직경을 포함하도록 한다. 정확한 판독을 위해 광원(반사광 또는 투과광)이 필요할 수 있으며, 현미경이나 확대경을 통해 확인 가능한 미세 집락은 무시하도록 한다.

디스크확산법은 별다른 장비의 필요 없이 손쉽게 검사를 수행할 수 있으며, 다양한 항생제에 대해 검사가 가능하다는 장점이 있으나, 비교적 빨리 증식하는 병원균에만 적용할 수 있으므로, 실시하기에 편리하지만 검사가 가능한 세균의 종류가 한정되어 있다는 단점이 있다. *Enterobacterales, Pseudomonas, Acinetobacter* 균종, *Sternotrophomonas maltophilia*와 *Staphylococcus, Enterococcus* 균종은 디스크확산법으로 검사할 수 있다. 무산소성 세균뿐 아니라 MHA에서 증식하지 않는 균은 디스크확산법으로 검사할 수 없다. 단, *H. influenzae, H. parainfluenzae, N. gonorrhoeae, N. meningitidis, S. pneumoniae*, β-hemolytic streptococci와 viridans group streptococci는 일부 항생제에 한하여 MHA가 아닌 다른 배지를 이용하여 디스크확산법으로 검사할 수 있다.

MHA에 포함된 thymidine 또는 thymine의 양이 너무 많은 경우 sulfonamide와 trimethoprim의 항균효과를 억제하여 위내성(false-resistance)으로 검사결과가 나올 수 있다. 칼슘이온과 마그네슘이온이 MHA에 많으면 *P. aeruginosa*의 경우 aminoglycoside와 tetracycline에 대해 위내성 결과를 초래할 수 있다. 그 반대로 양이온 농도가 낮으면 위감수성으로 나타난다. 아연이온 농도가 과다하면 carbapenem (카바페넴)의 억제대가 줄어든다.

디스크확산법의 정확도와 재현성을 관리하기 위하여 억제대 직경의 범위를 알고 있는 정도관리 균주와 함께 검사한다. 디스크확산법의 정도관리를 위한 대표적인 표준균주는 *S. aureus* ATCC 25923, *E. coli* ATCC 25922, *P. aeruginosa* ATCC 27853 등이 있다.

CLSI는 2025년부터 배지희석법을 참고검사법(reference method)으로, 디스크확산법을 표준검사법(standard method)으로 간주하고 있다.

(2) E-test

검사원리로 확산법을 이용하나 MIC를 측정할 수 있는 상용화된 검사 시약이다. Etest strip은 가늘고 불활성이며 구멍이 없는 플라스틱으로, 너비 5 mm, 길이 50 mm이다. Strip의 한 면에는 항생제 농도(μg/mL)가 기록되어 있다. 항생제 농도 범위는 각각의 항생제에 따라 0.016-256 μg/mL 또는 0.002-32 μg/mL의 연속적인 농도(gradient concentration)로 구성된다. 검사하려는 균집락 3-5개를 액체 배지에 풀어 McFarland 농도 0.5에 맞춘다. 면봉으로 MHA에 균액을 고르게 접종하고 Etest strip을 놓는다. 35℃ 항온기에서 16-18시간 배양하면 strip의 둘레에 대칭적인 억제대가 타원형으로 생기게 된다. 타원형 억제대의 가장자리가 strip과 교차하는 지점의 값이 MIC가 된다.

3) 발색을 이용한 내성검출방법

상용화된 다양한 발색한천배지(chromogenic agar)를 이용해 특정 균종이나 특정 항생제 내성 여부를 확인할 수 있다. 주로 감염관리 목적으로 메티실린 내성 황색포도알균(methicillin resistant *S. aureus*, MRSA), 반코마이신 내성 장알균(vancomycin resistant enterococci, VRE) 등의 검출에 사용된다. Nordmann 박사가 2012년에 개발한 Carba NP 검사법의 경우, pH 변화에 따른 phenol red 지시제의 색상 변화를 통해 카바페넴 분해효소 생성 장내세균목(carbapenemase producing *Enterobacterales*, CPE) 균종을 검출할 수 있다.

β-lactamase 검사에 사용되는 nitrocefin은 원래 색이 없는데, β-lactamase에 의해 분홍색으로 변한다. 이 성질을 이용하여 β-lactamase를 생성하는 세균을 검출할 수 있다. *Haemophilus* 균종, *N. gonorrhoeae*와 *Moraxella catarrhalis* 및 일부 혐기균에서 매우 유용한 검사이며, 이 균종에서 양성인 경우 penicillin, ampicillin과 amoxicillin에 대해 내성으로 간주한다. Staphylococci와

enterococci에서 β-lactamase 양성이면 모든 penicillin계에 대해 내성이다. *Enterobacterales*, *Pseudomonas* 균종과 기타 그람음성막대균에서는 β-lactamase 검사결과가 β-lactam계 항생제의 감수성 여부와 관계가 없기 때문에 β-lactamase 검사를 실시할 필요가 없다.

4) 분자검사를 이용한 방법

세균의 항생제 내성기전과 관련된 유전자는 매우 다양하며, 현재 내성 관련 유전자가 전부 밝혀진 상태도 아니다. 이런 관계로, 분자유전학적인 방법이 일반적인 항생제 감수성 검사를 대체하기에는 한계가 있다. 다만, 검체도 직접 사용할 수 있고, 검사소요시간이 상대적으로 짧은 장점이 있어 일부 균종에 있어 내성유전자 및 그 기전이 잘 알려진 경우(MRSA의 *mecA* 유전자, VRE의 *vanA*, *vanB* 유전자)나 특정 유전형(CPE의 카바페넴 분해효소 유전형)을 확인하고자 할 때 유용하게 사용할 수 있다.

균종에 따른 검사대상 항생제와 결과 해석

1. *Staphylococcus* spp.

Penicillin에 대해 감수성인 *Staphylococcus* spp. (포도알균)는 penicillin, cephem 및 carbapenem에 대해 모두 감수성을 나타낸다. Penicillin에 대하여 내성이지만 oxacillin에 대하여 감수성인 균주는 β-lactamase에 의해 파괴되는 penicillin에 대하여는 내성이지만, β-lactamase에 안정한 penicillin, β-lactamase inhibitor 병합제, cephem, carbapenem 등에 대하여 감수성이다. Oxacillin에 대해 내성인 포도알균은 현재 쓰이는 모든 β-lactam 항생제에 대해 내성이다. 그러므로 포도알균에서 β-lactam 항생제에 대한 감수성 및 내성 여부는 penicillin과 oxacillin을 검사함으로써 알 수 있으며, 다른 penicillin β-lactam/β-lactamase inhibitor, cephem 또는 carbapenem에 대한 감수성 검사는 일반적으로 필요하지 않다.

Penicillin에 대하여 내성이지만 oxacillin에 대하여 감수성인 *S. aureus*는 β-lactamase를 생성하며, 이 검사를 위하여 ampicillin 디스크보다 10 unit penicillin 디스크가 더 좋다. Penicillin에 대한 검사결과는 ampicillin, amoxicillin, azlocillin, carbenicillin, mezlocillin, piperacillin, ticarcillin과 같은 β-lactamase에 의하여 파괴되는 penicillin 항생제들을 대표한다. β-lactamase 생성시험을 하여 양성인 경우에도 이 항생제들에 대해 모두 내성인 것으로 판단한다.

Staphylococcus spp.에서 디스크확산법으로 methicillin에 대한 내성 검사를 실시할 때 cefoxitin 디스크를 사용한다. *S. aureus*의 경우 *mecA* 유전자로 인한 methicillin 내성을 검사하는데 oxacillin 디스크와 cefoxitin 디스크의 결과는 동일하다. 그러나 cefoxitin 디스크의 억제대를 판독하는 것이 oxacillin 디스크의 경우보다 더 쉽기 때문이다. *S. pseudointermedius, S. coauglans, S. schleiferi*는 oxacillin 디스크로 검사하고, *S. epidermidis*는 cefoxitin, oxacillin 디스크를 모두 사용할 수 있으며, *S. aureus*, *S. lugdunensis*와 위에 언급하지 않은 *Staphylococcus* spp.는 반드시 cefoxitin 디스크로 검사한다.

*S. aureus*의 판정기준이 coagulase-negative staphylococci의 경우와 서로 다르기 때문에 주의해야 한다. *S. aureus*와 *S. lugdunensis*의 경우 cefoxitin (30 μg)에 대한 억제대 직경이 21 mm 이하이면 내성으로 판정하고, 22 mm 이상이면 감수성으로 판정한다. 그 외 Coagulase-negative staphylococci의 경우 cefoxitin (30 μg)에 대한 억제대 직경이 24 mm 이하이면 내성으로 판정하고, 25 mm 이상이면 감수성으로 판정한다. MIC법에서는

*S. aureus*와 *S. lugdunensis*의 경우 oxacillin에 대한 MIC가 2 μg/mL 이하이면 감수성으로 판정하고, 4 μg/mL 이상이면 내성으로 판정한다. Coagulase-negative staphylococci의 경우 MIC가 0.5 μg/mL 이하이면 감수성으로 판정하고, 1 μg/mL 이상이면 내성으로 판정한다.

대부분의 methicillin-resistant staphylococci는 다른 β-lactam, aminoglycoside, macrolide, clindamycin과 tetracycline에 대해 다제내성을 갖는다. 이들 항생제에 대해 내성인 경우 methicillin에 대해 내성일 것이라는 단서가 되며, 다제내성을 보이는 균주는 oxacillin-salt agar 등을 이용해 선별검사를 실시할 수 있다. MRSA 선별을 위한 oxacillin-salt agar는 4% NaCl과 6 μg/mL의 oxacillin이 첨가된 Mueller-Hinton agar로 0.5 McFarland standard로 맞춘 균액을 1 ul 루프에 묻혀 접종한다. 35℃에서 24시간 배양한 다음 균집락을 관찰한다. 균집락이 두 개 이상 자랐으면 oxacillin에 대해 내성으로 판정한다. 정도관리를 위하여 *S. aureus* ATCC 29213 (감수성 균주)과 *S. aureus* ATCC 43300 (내성균주)을 사용한다.

디스크확산법으로는 vancomycin에 대한 clinical breakpoint 기준이 없기 때문에, staphylococci는 모두 vancomycin에 대해 MIC를 측정한 다음 판정해야 한다.

*S. aureus*에서 vancomycin에 대한 MIC가 2 μg/mL 이하이면 감수성, 4-8 μg/mL이면 중간, 16 μg/mL 이상이면 내성으로 판정한다. *S. aureus*를 제외한 staphylococci (staphylococci other than *S. aureus*, SOSA)에서는 vancomycin에 대한 MIC가 4 μg/mL 이하이면 감수성, 8-16 μg/mL이면 중간, 32 μg/mL 이상이면 내성으로 판정한다.

2. *Enterococcus* spp.

Enterococcus spp. (장알균)에서 cephalosporin, aminoglycoside, clindamycin과 trimethoprim-sulfamethoxazole은 비록 검사결과가 감수성일지라도 임상적으로 효과가 없는 항생제이기 때문에 감수성으로 보고하지 말아야 한다. 단, aminoglycoside에 대한 고도내성 검사는 예외이다.

Enterococcus spp.에서 penicillin 또는 ampicillin에 대한 MIC가 8 μg/mL 이하이면 감수성, 16 μg/mL 이상이면 내성으로 판정한다. Penicillin에 대한 감수성 검사는 β-lactamase를 생성하지 않는 enterococci에서 ampicillin, amoxicillin, ampicillin-sulbactam, amoxicillin-clavulanic acid, piperacillin과 piperacillin-tazobactam에 대한 감수성을 예측하는 데도 적용할 수 있다. 유사하게, ampicillin에 대한 감수성 검사는 β-lactamase를 생성하지 않는 enterococci에서 amoxicillin-clavulanate, ampicillin-sulbactam, piperacillin-tazobactam에 대한 감수성을 예측하는 데에 사용할 수 있다. 그리고, *E. faecalis*에 대해서는 ampicillin 감수성 검사 결과를 바탕으로 imipenem 감수성 여부를 예측할 수 있다. 그러나 ampicillin에 대해 감수성이라고 하여 penicillin에 대해 감수성일 것으로 판단할 수 없다. Penicillin MIC가 64 μg/mL 이하이거나 ampicillin MIC가 32 μg/mL 이하인 enterococci에 의한 감염증의 경우 비록 내성일지라도 고용량의 penicillin을 gentamicin 또는 streptomycin과 병합하여 치료하면 상승효과를 기대할 수 있다. Penicillin MIC가 128 μg/mL 이상이거나 ampicillin MIC가 64 μg/mL 이상인 enterococci에 의한 감염증의 경우 상승효과를 기대할 수 없다.

Enterococcus spp.에서 ampicillin 또는 penicillin 감수성검사로써 β-lactamase 생성유무를 알 수 없다. 따라서 혈액과 뇌척수액에서 분리된 *Enterococcus* spp.는 β-lactamase 검사가 권장된다. β-lactamase 양성인 enterococci는 penicillin, aminopenicillin, carboxypenicillin

과 ureidopenicillin에 대해 내성이다.

심내막염과 같은 중증감염에서 ampicillin 또는 penicillin과 aminoglycoside의 병합요법을 일반적으로 이용한다. 심내막염과 같은 중증감염증에서 vancomycin을 사용할 때는 aminoglycoside와 병합요법이 일반적으로 권장된다.

Aminoglycoside 고도내성(high level aminoglycoside resistance) 검사를 위하여 gentamicin과 streptomycin을 사용한다. 이 결과로서 aminoglycoside와 함께 ampicillin, penicillin 또는 vancomycin을 병용하였을 때 상승효과를 예측할 수 있다. 이때 gentamicin과 streptomycin 이외에 다른 aminoglycoside 항생제는 enterococci에 대해 항균효과가 gentamicin과 streptomycin에 비하여 탁월하지 않으므로 굳이 gentamicin과 streptomycin 이외에 다른 aminoglycoside 항생제를 검사할 필요가 없다.

Enterococcus spp.에서 vancomycin에 대한 MIC가 4 µg/mL 이하이면 감수성, 8-16 µg/mL이면 중간, 32 µg/mL 이상이면 내성으로 판정한다.

1) Gentamicin 고도내성 선별검사

Gentamicin이 500 µg/mL 들어있는 BHI 한천배지에 0.5 McFarland standard로 맞춘 균액 10 µL를 접종하고 35℃에서 24시간 배양한 다음 균집락 수를 관찰한다. 균집락이 두 개 이상 자랐으면 내성으로 판정한다. 또는 gentamicin (120 µg) 디스크를 이용해 6 mm 이하의 억제대를 관찰하면 내성으로 판정한다.

정도관리 균주로 *E. faecalis* ATCC 29212 (감수성) 균주를 사용한다.

2) Streptomycin 고도내성 선별검사

Streptomycin이 2,000 µg/mL 들어있는 BHI 한천배지(BHI broth의 경우 1,000 µg/mL)에 0.5 McFarland standard로 맞춘 균액 10 µL를 접종하고 35℃에서 24시간 배양한 다음 균집락 수를 관찰한다. 만일 증식하지 않았으면 24시간 더 추가로 배양한다. 균집락이 두 개 이상 자랐으면 내성으로 판정한다. 또는 streptomycin (300 µg) 디스크를 이용해 6 mm 이하의 억제대가 나타나면 내성으로 판정한다.

정도관리 균주로 *E. faecalis* ATCC 29212 (감수성) 균주를 사용한다.

3) Vancomycin 내성 선별검사

Vancomycin이 6 µg/mL 들어있는 BHI 한천배지에 0.5 McFarland standard로 맞춘 *S. aureus* 혹은 *Enterococcus* spp. 균액 1-10 µL를 접종하고 35℃에서 24시간 배양한 다음 균집락 수를 관찰한다. 균집락이 두 개 이상 자랐으면 내성으로 판정한다. 간혹 이 배지에서 증식할 수 있는 선천적 내성(VanC형)을 갖는 enterococci인 *E. gallinarum*과 *E. casseliflavus*를 감별하기 위하여 운동성 및 색소생성 여부를 관찰한다. 선천적 내성(intrinsic resistance)을 갖는 균종들은 vancomycin에 대한 MIC가 주로 8-16 µg/mL으로 내성에 해당하지 않으므로 병원감염관리의 대상이 되지 않는다. Vancomycin에 대해 내성인 enterococci의 경우 chloramphenicol, erythromycin, tetracycline, rifampin에 대한 감수성 검사를 할 수 있으나, 감염전문의에게 자문을 구해야 한다.

정도관리 균주로서 *E. faecalis* ATCC 29212 (감수성 균주)와 *E. faecalis* ATCC 51299 (내성균주)를 사용한다.

3. *Streptococcus pneumoniae*

Pneumococcus에 의한 감염증을 치료하기 위하여 amoxicillin, ampicillin, cefepime, cefotaxime, ceftriaxone, cefuroxime, imipenem과 meropenem을 사용할 수 있

다. 그러나 이 항생제들에 대한 디스크확산법이 확립되지 않았기 때문에 MIC를 측정해야 한다. 뇌수막염 또는 균혈증과 같은 중증감염증 환자의 혈액이나 척수액에서 분리된 *S. pneumoniae* (폐렴알균)는 penicillin의 MIC뿐만 아니라 cefotaxime, ceftriaxone 또는 meropenem에 대해 MIC를 측정해야 한다. 또한 이 균주는 vancomycin에 대하여 배지희석법이나 디스크확산법으로 반드시 검사한다.

Oxacillin (1 μg) 억제대 직경이 20 mm 이상(MIC는 0.06 μg/mL 이하)이면 penicillin에 대해 감수성으로 판정하며, 이 경우 ampicillin, amoxicillin, amoxicillin-clavulanic acid, ampicillin-sulbactam, cefaclor, cefdinir, cefepime, cefetamet, cefixime, cefprozil, cefotaxime, ceftibuten, ceftriaxone, cefuroxime, cefpodoxime, ceftizoxime, ertapenem, imipenem, loracarbef, meropenem에 대하여 모두 감수성으로 간주하며 이 항생제들에 대해 따로 검사할 필요가 없다.

Oxacillin (1 μg)의 억제대 직경이 19 mm 이하이면 이 균주는 penicillin에 대해 내성이거나 중간내성이지만 간혹 감수성일 수도 있다. 따라서 이 경우 penicillin과 함께 cefotaxime 또는 ceftriaxone 중 하나의 MIC를 측정해야 한다. Pneumococcus에서 oxacillin (1 μg)의 억제대 직경이 19 mm 이하라는 사실만으로 penicillin에 대해 내성 또는 중간으로 보고하지 말아야 한다.

뇌척수액 검체에서 배양된 *S. pneumoniae*에서 penicillin에 대한 MIC가 0.06 μg/mL 이하이면 감수성, 0.12 μg/mL 이상이면 내성으로 판정한다. 뇌척수액에서 배양된 *S. pneumoniae*는 cefotaxime과 ceftriaxone에 대한 MIC가 0.5 μg/mL 이하이면 감수성, 1 μg/mL이면 중간, 2 μg/mL 이상이면 내성으로 판정한다. 뇌척수액 이외의 검체에서 배양된 *S. pneumoniae*는 penicillin에 대한 MIC가 2 μg/mL 이하이면 감수성, 4 μg/mL이면 중간, 8 μg/mL 이상이면 내성으로 판정하며, cefotaxime과 ceftriaxone에 대한 MIC가 1 μg/mL 이하이면 감수성, 2 μg/mL이면 중간, 4 μg/mL 이상이면 내성으로 판정한다.

4. *Streptococcus* spp. (pneumococcus 제외한 사슬알균)

혈액 또는 뇌척수액 등 체액에서 분리된 viridans streptococci는 penicillin에 대한 MIC를 측정해야 한다. Penicillin에 대한 MIC가 4 μg/mL 이상이면 내성이고, 0.25-2 μg/mL이면 중간, 0.12 μg/mL 이하이면 감수성이다. 디스크확산법에 의한 penicillin, ampicillin의 판정기준은 베타용혈 사슬알균에만 적용된다. Viridans streptococci에서 디스크법에 의한 penicillin, ampicillin, oxacillin의 결과는 믿을 수 없다. 소변 등 요로에서 분리된 균주의 경우 erythromycin, chloramphenicol, clindamycin의 결과를 보고하지 않는다. *Streptococcus pyogenes*에 의한 감염증을 치료하기 위하여 penicillin을 비롯한 β-lactam 항생제에 대한 감수성 검사를 통상적으로 실시할 필요가 없다. 왜냐하면 vancomycin과 마찬가지로 β-lactam에 대한 내성균주가 아직까지 발견되지 않았기 때문이다. 단, penicillin (10 unit) 디스크의 판정기준을 정해 놓은 이유는 앞으로 내성균주가 출현할지도 모르기 때문이다. 만일 penicillin의 억제대 직경이 19 mm 이하로 내성이거나 또는 20-27 mm로 중간내성인 경우 반드시 이를 확인해야 한다. *Streptococcus agalactiae*의 경우, 간혹 penicillin에 대해 중간내성인 균주가 발견된다. Penicillin 또는 ampicillin에 대해 중간내성인 균주에 의한 감염증의 경우 살균효과를 위하여 aminoglycoside와 함께 투여한다.

Penicillin에 대해 감수성인 사슬알균은 ampicillin, amoxicillin, amoxicillin-clavulanic acid, ampicillin-sulbactam, cefaclor, cefdinir, cefprozil, cefotaxime, ceftibuten, ceftriaxone, cefuroxime, cefpodoxime, ceftizoxime, imipenem, loracarbef, meropenem에 대해 모두 감수성이므로 이 항생제들에 대해 따로 검사할 필요가 없다.

5. Extended-spectrum β-lactamase 생성 그람음성막대균

*E. coli, Klebsiella pneumoniae, K. oxytoca, Proteus mirabilis*의 일부 균종에서 extended-spectrum *β*-lactamase (ESBL)를 생산한다. ESBL 양성 균주의 경우 비록 penicillin 및 cephalosporin 항생제와 aztreonam에 대하여 감수성 검사에서는 감수성일지라도 이 항생제들을 사용하여 감염증이 치료되지 않을 수 있다. 이 균주들의 extended-spectrum cephalosporin이나 aztreonam에 대한 억제대 직경의 범위는 감수성 균주들이 보이는 억제대 직경의 분포범위보다 좁기 때문에 디스크확산법의 억제대 직경의 크기를 선별검사로 사용한다. ESBL을 생성하는 균주의 억제대는 clavulanic acid를 추가했을 경우 넓어진다. ESBL을 생성하는 균주는 모든 penicillin 및 cephalosporin와 aztreonam에 대해 내성으로 보고해야 한다.

디스크확산법에 의하여 ESBL을 생성하는 균주를 검출하기 위한 일차 선별검사는 2010년 이전의 CLSI 지침을 적용하고 있는 기관에서만 시행할 것을 권장하고 있으며, 2010년 이후의 CLSI clinical breakpoint를 적용하고 있는 기관에서는 별도로 시행할 필요가 없다. 다만, 감염관리나 유행조사의 목적으로는 여전히 유용하게 쓰일 수 있겠다. 검사방법은 cefpodoxime (10 μg), ceftazidime (30 μg), aztreonam (30 μg), cefotaxime (30 μg) 또는 ceftriaxone (30 μg)으로 검사하여 억제대가 각각 17 mm, 22 mm, 27 mm, 27 mm, 25 mm 이하로 나오면 일단 ESBL을 생성하는 균주로 의심한다(*P. mirabilis* 제외). ESBL을 생성하는 균주를 확인하려면 ceftazidime (30 μg)과 ceftazidime-clavulanic acid (30/10 μg)와 동시에 cefotaxime (30 μg)과 cefotaxime-clavulanic acid (30/10 μg) 디스크를 사용하여 ceftazidime이나 cefotaxime 중 어느 하나라도 clavulanic acid가 첨가한 경우의 억제대가 5 mm 이상 증가하면 ESBL을 생성하는 균주로 확인할 수 있다.

액체배지법에 의하여 ESBL을 생성하는 균주를 검출하기 위한 일차 선별검사로는 cefpodoxime (4 μg/mL), ceftazidime (1 μg/mL), aztreonam (1 μg/mL), cefotaxime (1 μg/mL) 또는 ceftriaxone (1 μg/mL)가 첨가된 CAMHB에 배양하여 균이 증식하면 일단 ESBL을 생성하는 균주로 의심한다. ESBL을 생성하는 균주를 확인하려면 ceftazidime과 ceftazidime-clavulanic acid의 MIC와 함께 cefotaxime과 cefotaxime-clavulanic acid MIC를 측정하여 ceftazidime이나 cefotaxime 중 어느 하나라도 clavulanic acid가 첨가한 경우의 MIC가 8배 이상 증가하면 ESBL을 생성하는 균주로 확인할 수 있다.

6. *Pseudomonas aeruginosa*와 non-*Enterobacterales*

P. aeruginosa (녹농균)에서 piperacillin에 대한 MIC가 16 μg/mL 이하이면 감수성, 32 μg/mL이면 중간, 64 μg/mL 이상이면 내성으로 판정한다. *P. aeruginosa* 이외의 non-*Enterobacterales* (비장내세균목 세균)에서는 carbenicillin에 대한 MIC가 16 μg/mL 이하이면 감수성, 32-64 μg/mL이면 중간, 128 μg/mL 이상이면 내성으로 판정한다.

*P. aeruginosa*에서 piperacillin-tazobactam에 대한 MIC가 16/4 μg/mL 이하이면 감수성, 32/4 μg/mL 이면 중간, 64/4 μg/mL 이상이면 내성으로 판정한다. *P. aeruginosa* 이외의 non-*Enterobacterales*에서는 piperacillin-tazobactam에 대한 MIC가 16/4 μg/mL 이하이면 감

수성, 32/4-64/4 μg/mL이면 중간, 128/4 μg/mL 이상이면 내성으로 판정한다.

*P. aeruginosa*에서 colistin에 대한 MIC가 2 μg/mL 이하이면 중간, 4 μg/mL 이상이면 내성으로 판정한다. *Acinetobacter* spp.에서도 이 기준은 동일하다.

7. *Haemophilus* spp.

뇌척수액에서 분리된 *H. influenzae*는 ampicillin, 3세대 cephalosporin 중 하나, chloramphenicol 그리고 meropenem에 대한 감수성 검사를 반드시 실시해야 한다.

Haemophilus spp.(헤모필루스 속 균종)로 인한 호흡기감염증을 치료하기 위하여 경험적으로 amoxicillin-clavulanate, azithromycin, cefaclor, cefdinir, cefixime, cefpodoxime, cefprozil, cefuroxime, clarithromycin을 투여한다. 이 항생제에 대한 감수성 검사 결과는 환자를 치료하는 데 도움이 되지 않을 수 있다. 그러나 역학조사를 하거나 내성균주의 출현을 감시하는 데 도움이 된다.

Amoxicillin의 항균효과를 예측하기 위하여 ampicillin에 대한 감수성 검사결과를 이용한다. Ampicillin과 amoxicillin에 대해 내성인 *H. influenzae*는 대부분 TEM-type β-lactamase를 생성한다. 따라서 대부분의 경우 β-lactamase 검사를 하면 ampicillin과 amoxicillin에 대한 내성여부를 알 수 있다.

β-lactamase 음성인데 ampicillin에 대해 내성인 *H. influenzae* 균주(BLNAR)는 amoxicillin-clavulanic acid, ampicillin-sulbactam, cefaclor, cefamandole, cefetamet, cefonicid, cefprozil, cefuroxime, loracarbef와 piperacillin-tazobactam에 대해 감수성 검사 결과와 관계없이 모두 내성으로 간주한다. 따라서, *H. influenzae* 균주는 ampicillin에 대한 감수성 검사와 β-lactamase 검사를 둘 다 실시해야 한다.

8. *Neisseria* spp.

*N. meningitidis*에서 penicillin에 대한 디스크확산법의 결과는 믿을 수 없어 MIC를 측정해야 한다.

*N. gonorrhoeae*에서 β-lactamase 양성 균주는 penicillin, ampicillin과 amoxicillin에 대해 내성이다. 그러나 β-lactamase 검사는 다른 기전으로 인한 penicillin에 대한 내성을 알아낼 수 없다. 염색체 내성을 갖는 균주는 디스크법 또는 MIC를 측정해야 penicillin 내성을 알 수 있다.

9. *Salmonella*와 *Shigella*

Salmonella (살모넬라)와 *Shigella* spp. (이질균)는 ampicillin, quinolone계 중 하나(ciprofloxacin), trimethoprim-sulfamethoxazole (cotrimoxazole)에 대해 반드시 항생제 감수성 검사를 실시한다. *Salmonella*의 경우 장외 분리균주(extraintestinal isolate)는 3세대 cephalosporin계 항생제도 포함하여 위의 3가지 항생제와 함께 감수성 검사를 시행하도록 한다. 필요에 따라 chloramphenicol도 추가할 수 있다.

*Salmonella*와 *Shigella* spp.은 1세대와 2세대 cephalosporin과 cephamycin에 대해 비록 시험관내(*in vitro*) 검사에서 감수성일지라도 임상적으로 이 항생제들은 치료효과가 없기 때문에 이들 균종에서 1세대와 2세대 cephalosporin과 cephamycin에 대한 감수성 검사는 실시할 필요가 없다.

10. Anaerobic bacteria

일반적으로 혐기균의 항생제 감수성 검사는 통상적으로 실시할 필요가 없다. 그러나 뇌농양, 심내막염, 골수염, 관절감염증, 균혈증 등에서 분리한 혐기균은 항생제 감수성 검사가 필요하다. 따라서 혐기균의 항생제 감수성 검사를 위하여 진단검사의학과는 환자의 질병에 대하여 임상의사와 긴밀한 정보를 교환해야 한다.

혐기균의 항생제 감수성 검사는 일반 검사실에서 일상적으로 실시하기에는 매우 어렵기 때문에 surveillance testing을 권장한다. 매년 50-100균주를 모아서 한번에 감수성 검사를 실시하여 해마다 감수성 추이를 파악한다. 최소한 *Bacteroides* spp. 20주와 기타 흔히 배양되는 혐기균 10주를 검사해야 한다.

혐기균의 항생제 감수성 검사는 한천희석법이 표준법이다. Brucella agar에 laked sheep blood, hemin과 vitamin K1을 첨가한 특수배지를 사용하는 Wadsworth 법이 권장되고 있다.

Cefoxitin에 대한 MIC가 16 μg/mL 이하이면 감수성, 32 μg/mL이면 중간, 64 μg/mL 이상이면 내성으로 판정한다. Clindamycin에 대한 MIC가 2 μg/mL 이하이면 감수성, 4 μg/mL이면 중간, 8 μg/mL 이상이면 내성으로 판정한다. Metronidazole에 대한 MIC가 8 μg/mL 이하이면 감수성, 16 μg/mL이면 중간, 32 μg/mL 이상이면 내성으로 판정한다.

B. fragilis group은 대부분 β-lactamase 양성이므로 β-lactamase 검사를 실시할 필요가 없다. 그러나 *B. fragilis* group 이외의 혐기균은 MIC를 측정하기 전에 β-lactamase 검사를 실시한다. β-lactamase 생성 혐기균은 penicillin, amoxicillin, ampicillin에 대해 내성이다. β-lactamase 음성이더라도 다른 기전으로 내성일 수 있기 때문에 penicillin, amoxicillin, ampicillin에 대해 감수성으로 판정할 수 없다.

결핵균의 항생제 감수성 검사

결핵균의 항생제 감수성 검사는 크게 표현형에 기반을 둔 검사법과 분자유전학적 방법으로 나눌 수 있고, 표현형 기반 검사법은 다시 크게 직접법과 간접법으로 나눌 수 있다. 직접법은 오염제거와 집균과정을 거친 도말양성 검체를 직접 시험 배지에 접종하는 방법으로 검사시간이 단축되는 장점이 있으나, 오염으로 인한 검사실패율이 높아 일반적으로 사용하지 않는다. WHO와 International Union Against Tuberculosis가 제시한 간접법은 크게 세 가지로 나뉘는데, 절대농도법(absolute concentration method), 내성비례법(resistance ratio method), 내성비율법(proportion method)이 그것이다.

1. 절대농도법

약제를 2배로 희석하여 고체배지나 Lowenstein-Jensen 배지에 첨가하거나 액체배지에 첨가하는 방법이다. 고체배지를 이용하는 것이 표준화하기 용이하다. 내성 여부는 20개의 집락 미만으로 성장을 억제하는 최소억제농도를 내성기준농도(critical concentration)와 비교하여 판정하게 되는데, 접종하는 균량을 정확히 맞추는 것이 가장 중요하여 항생제가 첨가되지 않은 배지를 이용해 접종량을 표준화하는 과정이 필수적이다.

2. 내성비례법

이 방법은 절대농도법을 좀 더 다듬은 형태로, 감수성을 갖는 표준균주(H37Rv 등)를 이용해 얻은 최소억제농도로 검사대상 균주의 최소억제농도를 나눈 내성비(resistance ratio)를 이용하는 방법이다. 내성비가 2 이하이거나 8 이상인 경우, 각각 감수성 또는 내성으로 간주할 수 있으나, 중간의 경우는 판정하기 어려운 단점이 있다. 역시 접종량의 표준화가 필요하나 감수성 균주와 직접 비교하는 관계로 절대농도법에서 적용되는 내성기준농도를 참고할 필요는 없다.

표 1. *Candida* 종의 항진균제 감수성 기준

Antifungal Agent	Species	Zone Diameter Breakpoints and Interpretive Categories, mm				Equivalent MIC Breakpoints and Interpretive Categories, μg/mL			
		S	I	SDD	R	S	I	SDD	R
Caspofungin	*C. albicans*	≥17	15-16	-	≤14	≤0.25	0.5	-	≥1
	C. glabrata	-	-	-	-	≤0.12	0.25	-	≥0.5
	C. guilliermondii	≥13	11-12	-	≤10	≤2	4	-	≥8
	C. krusei	≥17	15-16	-	≤14	≤0.25	0.5	-	>1
	C. parapsilosis	≥13	11-12	-	≤10	≤2	4	-	≥8
	C. tropicalis	≥17	15-16	-	≤14	≤0.25	0.5	-	>1
Fluconazole	*C. albicans*	≥17	-	14-16	≤13	≤2	-	4	≥8
	C. glabrata	-	-	≥15	≤14	-	-	≤32	≥64
	C. krusei	-	-	-	-	-	-	-	-
	C. parapsilosis	≥17	-	14-16	≤13	≤2	-	4	≥8
	C. tropicalis	≥17	-	14-16	≤13	≤2	-	4	≥8
Micafungin	*C. albicans*	≥22	20-21	-	≤19	≤0.25	0.5	-	≥1
	C. glabrata	≥30	28-29	-	≤27	≤0.06	0.12	-	≥0.25
	C. guilliermondii	≥16	14-15	-	≤13	≤2	4	-	≥8
	C. krusei	≥22	20-21	-	≤19	≤0.25	0.5	-	≥1
	C. parapsilosis	≥16	14-15	-	≤13	≤2	4	-	≥8
	C. tropicalis	≥22	20-21	-	≤19	≤0.25	0.5	-	≥1
Voriconazole	*C. albicans*	≥17	15-16	-	≤14	≤0.12	0.25-0.5	-	≥1
	C. glabrata	-	-	-	-	-	-	-	-
	C. krusei	≥15	13-14	-	≤12	≤0.5	1	-	≥2
	C. parapsilosis	≥17	15-16	-	≤14	≤0.12	0.25-0.5	-	≥1
	C. tropicalis	≥17	15-16	-	≤14	≤0.12	0.25-0.5	-	≥1

Abbreviations: I, intermediate; MIC, minimal inhibitory concentration; R, resistant; S, susceptible; SDD, susceptible-dose dependent.
항진균제에 있어서의 해석 기준 중 SDD는 susceptible-dose dependent를 의미하며, 여러 가지 투약 용법이 가능한 경우에 한해 적용할 수 있다. 표준 용법(fluconazole의 경우 6 mg/kg/day)보다 고용량으로 투약하는 경우, 감수성과 같은 치료반응을 기대할 수 있다.

3. 내성비율법

항생제별로 내성기준비율을 산정하여 각 균주별로 이러한 비율을 초과하는지를 확인하여 내성 여부를 확인하는 방법이다. 예를 들어 isoniazid와 rifampicin에 대해서는 내성기준비율이 1%로 산정되어 있으며, 항생제가 첨가되어 있지 않은 배지에서의 집락수에 대해 항생제가 첨가되어 있는 배지에서의 집락수가 1% 미만인 경우 감수성으로 판정하게 된다. 위의 두 방법에 비해 접종량이 결과에 미치는 영향이 상대적으로 적으며, 상용화 시스템에 채택, 적용되고 있다.

4. 분자유전학적 방법

결핵균은 배양에 있어 일반 세균보다 훨씬 긴 시간이 소요되는 관계로 검사소요시간이 짧고 방법에 따라 집락이 필요하지 않은 분자유전학적 방법이 유리할 수 있다. 다만, 새로운 돌연변이로 인해 내성이 발현되는 경우 등에 대해서는 검출에 실패할 수 있으므로 항상 결과 해석에 주의를 요하며, 표현형을 기반으로 하는 검사도 같이 수행할 것이 권장된다.

가장 널리 이용되는 대상 유전자는 *rpoB*로 rifampin에 내성을 보이는 균주 중 해당 유전자의 81bp 구간에 돌연변이를 보이는 경우가 95% 전후로 알려져 있다. Isoniazid 내성과 관련된 유전자는 좀 더 복잡하여 최소 4가지 이상의 유전자가 관련된 것으로 알려져 있다.

진균의 항생제 감수성 검사

항진균제 감수성검사는 CLSI와 EUCAST에서 표준화된 검사법을 제시하고 있기는 하나, 판독기준은 일부 *Candida* 종과 *Aspergillus* 종에 대해서만 제공하고 있다(표 1). *Candida krusei (Pichia kudriavzevii)*는 fluconazole에, *Cryptococcus*와 *Trichosporon* 종은 echinocandin계 약제에, *Rhodotorula* 종은 fluconazole과 echinocandin계 약제 모두에 선천적 내성을 보이는 것으로 알려져 있어 치료에 참고할 수 있다.

Candida 종에 있어 echinocandin계 및 azole계 항진균제에 대한 최소억제농도를 이용한 판독기준은 표 1과 같다. *Aspergillus fumigatus*에 있어 voriconzole에 대한 MIC가 0.5 μg/mL 이하면 감수성, 1 μg/mL은 중간, 2 μg/mL 이상이면 내성으로 간주한다.

참고문헌

1. 대한진단검사의학회. 진단검사의학. 제6판. 서울: 범문에듀케이션; 2021. 711-811쪽.
2. 이남용. 눈으로 보는 임상진균학. 서울: 범문에듀케이션; 2015. 21-5쪽.
3. Clinical and Laboratory Standards Institute. Isavuconazole Breakpoints for Aspergillus fumigatus. PITTSBURGH, PA: CLSI; 2025.
4. Clinical and Laboratory Standards Institute. Performance Standards for antimicrobial Susceptibility Testing. 35th ed. PITTSBURGH, PA: CLSI; 2025.
5. Clinical and Laboratory Standards Institute. Performance Standards for Antifungal Susceptibility Testing of Yeasts. 3rd ed. PITTSBURGH, PA: CLSI; 2012.
6. Clinical and Laboratory Standards Institute. Voriconazole Breakpoints for Aspergillus fumigatus. PITTSBURGH, PA: CLSI; 2024.
7. Drobniewski F, Rüsch-Gerdes S, Hoffner S; Subcommittee on Antimicrobial Susceptibility Testing of Mycobacterium tuberculosis of the European Committee for Antimicrobial Susceptibility Testing (EUCAST) of the European Society of Clinical Microbiology and Infectious Diseases (ESCMID). Antimicrobial susceptibility testing of Mycobacterium tuberculosis (EUCAST document E.DEF 8.1)--report of the Subcommittee on Antimicrobial Susceptibility Testing of Mycobacterium tuberculosis of the European Committee for Antimicrobial Susceptibility Testing (EUCAST) of the European Society of Clinical Microbiology and Infectious Diseases (ESCMID). Clin Microbiol Infect. 2007;13(12):1144-56.
8. EUCAST [Internet]. Clinical breakpoints and dosing of antibiotics [cited 2025 Apr]. Available from: http://www.eucast.org/clinical_breakpoints/.

05 CHAPTER

항생제 사용의 일반원칙

백경란 성균관대학교 의과대학 내과학교실

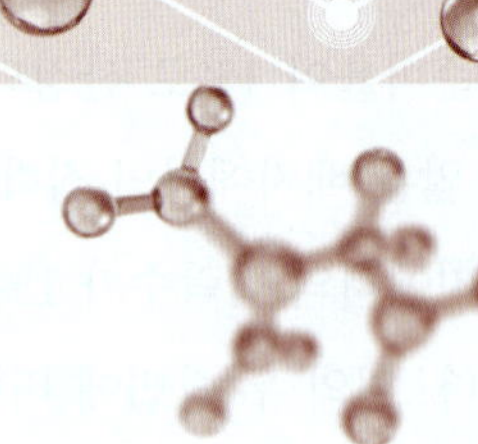

항생제의 도입으로 치명적인 감염질환의 치료가 가능해지면서 공중보건과 기대수명이 향상되었다. 그러나 항생제의 과다 처방, 부적절한 항생제 선택, 불필요한 광범위 항생제 사용 등은 다제내성균(multidrug-resistant organisms, MDRO)의 증가를 촉진하였고 감염질환의 치료를 어렵게 만들고 의료비용을 증가시키는 등의 문제로 이어지게 되었다. 항생제 치료의 목표는 감염병을 효과적으로 치료하면서 환자에게 가해지는 위해를 최소화하고, 미래 세대를 위해 항생제 내성 발생을 예방하는 것이다. 적절한 항생제를 선택하기 위해서는 감염부위, 의심되거나 확인된 원인균, 항생제 감수성, 항생제의 특성, 환자의 개별적인 특성을 고려한다. 또한 항생제의 적절한 용량과 투여경로를 선택해야 하고, 적정기간 동안 치료하여 불필요하게 장기간 치료가 되지 않도록 한다(표 1).

표 1. 항생제 사용의 일반원칙

1. 감염병 진단(추정 또는 확정): 항생제 투여가 필요한 감염병인지 평가
2. 미생물학적 진단 검사 시행: 항생제 투여 전 검사
3. 표적 원인균과 항생제 감수성: 항생제 내성률 역학자료 확인
4. 항생제 특성 고려한 선택: 항균범위, 약동학과 약력학, 감염부위 투과성
5. 환자 측 요인: 중증도, 연령, 임신, 간기능, 신기능, 면역 상태, 알레르기
6. 항생제 적정용량, 적정 경로 투여
7. 감염병소 제거 필요성 평가: 농양, 인공삽입물 감염
8. 배양결과에 따라 항생제 조정: 좁은 스펙트럼 항생제 선택 (de-escalation therapy)
9. 치료효과 판정: 2-4일 후에 판정
10. 적절한 치료 기간: 불필요하게 장기간 투여되지 않도록 주의

1. 감염질환의 진단 및 원인균 확인

1) 감염질환의 임상적 진단

감염질환을 정확하게 진단하는 것은 효과적인 항생제 치료의 출발점이다. 항생제 치료가 필요한 경우와 항생제가 불필요한 바이러스 감염이나 비감염성 질환을 감별하기 위해서 환자의 진단을 특정하는 것이 중요하다. 패혈증과 같이 위중한 세균성 감염이 추정되거나 폐렴, 요로감염과 같이 국소 장기 감염병이 있는 경우에 항생제를 투여한다. 환자의 증상과 신체진찰 등의 임상소견에 기반하여 감염질환의 진단을 특정하기 어려운 경우, 다음 치료 단계로 나아가고 치료효과 판정이나 치료기간 결정 등을 위해서는 잠정적으로 추정진단이 필요하다. 감염질환에 따라서 흔한 원인균이 알려져 있고 이에 기반해서 경험적 항생제를 선택해야 하는 경우가 많기 때문에 감염질환의 (추정)진단은 중요하다. 이후 임상경과의 변화나 검사소견에 따라 진단은 변경될 수 있고 그에 따라 치료 계획을 적절히 조정한다. 바이러스 감염의 경우 항생제 투여는 도움이 되지 않으므로 단순히 열이 있다는 이유만으로 항생제를 투여하지 않도록 주의한다. 항생제 투여가 필요한 감염병인지, 항생제 투여가 도움이 되는 컨디션인지 반드시 확인해야 한다.

2) 경험적 항생제 요법과 확정적 항생제 요법

감염병이 의심되는 환자에서 원인균이 아직 확인, 동정되지 않았을 때, 임상적, 역학적 상황을 고려하여, 감염부위와 예상되는 원인균과 항생제 내성 패턴을 추정하고, 적절한 항생제를 선택하고 치료를 시작하게 되는데, 이를 경험적 항생제 요법(empirical antimicrobial therapy)이라고 한다. 미생물학적 검사 결과를 바탕으로 원인균이 확인되면 감수성 결과에 따라서 경험적으로 시작한 항생제는 확정적 항생제 요법(definitive antimicrobial therapy, directive therapy)으로 전환한다. 경험적 항생제는 다수의 원인균을 표적으로 하기 위해서 광범위 항생제를 투여하는 경우가 흔히 있는데, 대상 원인균 치료에 필요한 항균범위의 항생제를 선택하고 지나치게 광범위한 항생제를 선택하지 않도록 한다. 예로써 지역사회 감염 치료 시에는 *Pseudomonas*가 원인균인 경우가 드물기 때문에(기관지 확장증과 같은 일부의 경우 제외) 항녹농균 항생제를 경험적으로 투여하는 것은 적절하지 않다.

3) 항생제 치료 시작 시기

항생제 치료 시작의 긴급성은 감염의 중증도에 따라 다르다. 패혈증, 세균성 뇌수막염, 괴사성 근막염, 발열성 호중구감소증과 같은 위중한 감염에서는 적절한 항생제를 조기에 신속히 투여하는 것이 필수적이다. 초기 치료가 지연될 경우 예후가 급격히 나빠질 수 있으므로 배양을 위한 검체를 확보하면서 신속히 치료를 시작한다. 반면, 환자 상태가 안정적인 중등도 이하의 감염에서는 항생제 치료를 서두를 필요 없다. 배양검사 및 항생제 감수성 검사 등의 필요한 검사를 시행하고 항생제 필요성을 신중히 평가하고 항생제를 투여하기 시작한다. 특히, 아급성 심내막염이나 감염성 척추염과 같이 장기간의 항생제 치료를 필요로 하는 감염병은 원인균 진단이 더욱 중요하므로 혈액배양을 여러 세트 시행하고, 골조직 검체를 확보할 때까지 항생제 투여를 지연할 수 있다.

4) 미생물학적 진단과 원인균 추정

항생제를 선택하려면 먼저 감염병을 일으킨 원인균이 무엇인지 알아야 한다. 배양검사는 확정적 치료를 위해 제일 중요한 검사이다. 항생제를 투여한 이후에는 균이 잘 자라지 않아서 원인 미생물을 분리하기 어려워지므로, 항생제를 투여하기 전에, 필요한 미생물학적 검사를 의뢰해야 한다. 특히 장기간 항생제 치료가 필요한 감염질환(심내막염, 골수염 등)의 경우에 원인균 진단과 항생제 감수성 양상을 확인하여 적절한 확정적 항생제를 투여하기 위해서 배양검사는 더욱 중요하다.

그람염색검사는 환자의 체내에서 증식한 미생물과 이에 대항하는 숙주의 염증세포가 어떤 것인지를 현미경으로 관찰하는 검사이다. 감염부위에서 무균인 체액(뇌척수액, 복수, 관절액 등)의 그람염색은 반드시 시행해야 하는데, 미생물이 보이면 정확한 균 동정은 안되지만, 원인균으로 간주할 수 있기 때문이다. 객담, 대변처럼 건강한 사람에서 상재균이 존재하는 검체도 그람염색이 중요한 정보를 제공할 수 있다. 예를 들면, 설사 환자의 대변 그람염색 결과 백혈구가 많이 보이면 세균성 장염을 의심할 수 있다.

병원체의 항원을 라텍스 응집법이나 효소면역측정법과 같은 면역학적 검사를 이용하여 신속히 검출할 수 있으나 민감도가 낮다. 중합효소연쇄반응(PCR) 및 질량분석법(MALDI-TOF)과 같은 분자진단기술은 병원체를 신속하게 검출하는 방법으로 유용하다. 병원체 항원이나 유전물질 검출은 원인균을 확인할 수는 있지만 항생제 감수성 검사를 시행할 수 없기 때문에 적절한 항생제를 선택하기 어렵다는 것이 한계다. 최근에는 미생물과 항생제 내성유전자를 동시에 검사하는 다중 PCR법이 개발되어 적절한 항생제 선택에 중요한 역할을 하기도 한다.

배양검사 등 원인균을 찾기 위한 검사는 결과가 나오기까지 1-3일의 시간이 소요되므로 원인균과 항생제 감수성 결과를 확인하기 전에 경험적 항생제를 투여하게 되는 경우가 대부분이다. 일차적으로 투여하는 경험적 항생제는 임상적으로 진단한 감염질환의 ① 흔한 원인균을 확인하고, ② 추정하는 원인균의 최근 내성률에 대한 역학자료를 참고해서 선택하도록 한다. 항생제 내성률은 시대에 따라 변하고, 같은 시기라도 지역과 의료기관에 따라서 달라질 수 있다. 그러므로, 경험적으로 항생제를 선택하려면 그 지역에서 해당 감염병을 일으키는 미생물의 상대적 빈도와 이들의 항생제 감수성에 관한 최신 자료를 잘 파악하고 있어야 한다. 국내 진료지침은 최근의 국내 역학자료를 참고하여 작성되므로 해외 지침보다 국내 상황을 잘 반영한다.

5) 원인균의 항생제 감수성

미생물 검사에서 병원체가 분리되면 이것이 어떤 항생제에 잘 듣는지 알기 위해서 항생제 감수성 검사를 한다. 분리된 미생물이 상재균이나 오염균인 경우에는 항생제 감수성 검사 결과에 따라서 감수성인 항생제를 선택하더라도 치료에 실패할 것이다. 그러므로 항생제를 선택하기에 앞서 분리된 미생물이 감염병을 일으킨 원인균인지, 아니면 상재균이나 오염균인지를 구별해야 한다. 예를 들면, 임상적으로 폐렴을 의심할 만한 주관적 증상(새로운 기침이나 가래)이나 객관적 소견(새로운 폐 침윤, 청진에서 수포음)이 없는 환자의 가래에서 분리된 미생물은 구강 상재균일 가능성이 높다. 요검사에서 백혈구나 세균이 보이지 않는데, 대장균이 분리되었다면, 이것은 요도 끝의 상재균일 가능성이 높다. 즉, 감염이 의심되지 않는 부위의 검체로 배양검사를 시행하는 것은 아무런 임상적 의미도 제공하지 못하므로 시행하지 않는다.

분리된 미생물이 원인균이라고 판단하면, 그 다음에는 항생제 감수성 결과를 해석한다. 임상 검사실에서는 항생제 감수성 검사 결과를 S (감수성), R (내성), 그리고 I (중간, 상황에 따라서 감수성 또는 내성)로 나누어 보고한다. 항생제 감수성 검사의 구체적인 방법과 해석은 다른 장에서 자세히 다루므로 여기에서는 생략한다.

항생제 감수성 검사는 치료효과를 예측하기 위한 유용한 지표이지만, 'S'로 나온 항생제라고 하더라도 실제 임상에서 치료효과를 보장하는 것은 아니다. 이는 항생제 감수성 검사를 하는 시험관내(*in vitro*)의 환경이 환자 체내의 환경과 다르기 때문이다. 몇 가지 중요한 차이점과 그 예를 들면 아래와 같다. 항생제를 선택할 때에는 'S'로 나온 항생제 중에서, 본문에서 기술하는 여러 가지 원칙을 고려해야 하고, 가능하면, 그 항생제의 치료효과가 임상시험을 통해서 입증되었는지를 확인하는 것이 필요하다.

(1) 시험관 내에서는 미생물을 직접 항생제에 노출시킨다. 그러나 인체에 침입한 병원체는 중추신경계, 또는 세포질내, 균막(biofilms) 등에 숨어서 항생제에 직접 노출되지 않는 경우가 있다. 예를 들면, 시험관 내에서 장티푸스균은 1세대 cephalosporin이나 aminoglycoside로 억제되더라도, 체내에서 장티푸스균은 세포질 내에서 증식하므로, 이들 항생제로는 장티푸스를 치료하지 못한다. 감염부위에 도달하는 항생제를 선택해야 한다.

(2) 시험관 내에서는 세균수를 일정하게 맞추어서 항생제에 노출시킨다. 그러나 환자의 감염부위에는 그보다 훨씬 더 많은 세균이 존재한다. 특히 감염이 시작된 후 늦게 치료를 시작할수록 세균수는 더 많아진다. 세균수가 적

을 때는 효과를 발휘하는데 세균수가 많으면 효과가 줄어드는 경우가 있으며(접종량 효과; inoculum effect), cephalosporin 항생제에서 볼 수 있다.

(3) 시험관 내에서는 세균이 급격히 증식하는(logarithmic growth) 시기에 검사한다. 그러나 환자에서는 세균 증식이 이미 끝난 시기(stationary phase)에 있다. 사슬알균이 cephalosporin에 '감수성'이더라도, 피부연조직감염병으로 독성쇼크증후군에 빠진 환자에게 cephalosporin만을 투여하면 환자가 호전되기 어렵다. 환자 체내의 사슬알균은 이미 증식을 끝내고 독소 단백을 생산하고 있기 때문에 세포벽합성을 저해하는 cephalosporin 단독치료는 불충분하고 단백합성을 저해하는 clindamycin을 병합투여하는 것이 더 효과적이다.

(4) 시험관 내의 환경이 체내에서 미생물이 처한 환경과 다르다. 시험관 내에는 백혈구도 없고, 항체도 없으며, pH도 다른 경우가 있다.

6) 단계적 하강요법

위중한 감염병 환자에서 초기 경험적 치료로 광범위 항생제를 투여하게 되는 경우가 많다. 배양결과에서 원인균과 감수성 결과가 확인된 후에, '좁은 스펙트럼' 항생제로 변경하거나 불필요한 항생제를 중단하는 것을 단계적 하강요법(de-escalation therapy, step-down therapy)이라 한다. 이는 항생제 내성균에 의한 감염증이 증가하면서 광범위 항생제 사용이 빈번해지고 있는 임상 현실에서 항생제 사용을 최적화하기 위해서 중요한 전략이다. 표적 항생제는 대상 원인균에 특이적으로 작용하는 좁은 스펙트럼의 항생제를 선택함으로써 불필요한 광범위 항생제 사용을 줄이는 것이 핵심이다. 정상상재균에 대한 부정적 영향을 최소화하고 내성 발생 위험과 부작용을 최소화하기 위한 목적이다. 배양결과가 음성인 경우에 원인균을 표적으로 하는 단계적 축소요법의 적용에 어려움이 있다고 하지만, 내성균 가능성이 어느 정도 배제되는 상황이므로, 환자 상태가 안정적으로 호전 추세이면, 좁은 스펙트럼 항생제로 변경해도 예후가 나쁘지 않다.

2. 항생제의 특성

1) 항균범위

항균범위는 특정 항생제가 효과적으로 작용할 수 있는 미생물의 범위를 의미한다. 좁은 범위 항생제는 특정 세균군에 선택적으로 작용하고, 광범위 항생제는 항생제 내성균을 포함하여 다양한 세균에 대해 항균력을 가진다. 원칙적으로 감염질환을 치료할 때에는 대상 원인균에 특이적으로 작용하는 가장 좁은 스펙트럼의 항생제를 투여하여서, 미생물군에 대한 불필요한 부수적 피해(collateral damage)와 항생제 내성 발생을 최소화하는 것이 바람직하다. 치료를 시작할 때에는, 특히 위중한 감염병에서, 원인균이 불분명한 경우 광범위 항생제를 사용할 수 있지만, 원인균이 확인되면 좁은 범위의 항생제로 신속히 전환한다(de-escalation therapy).

2) 살균제와 정균제

항생제는 작용기전에 따라 세균을 직접 사멸시키는 살균제(bactericidal agents)와 세균의 증식을 억제하는 정균제(bacteriostatic agents)로 구분한다. 최소억제농도(minimum inhibitory concentration, MIC)와 최소살균농도(minimum bactericidal concentration, MBC)의 수치를 비교하여 MBC가 MIC의 4배 이하인 경우를 살균제로, 4배를 초과하면 정균제로 간주한다. 살균제에는 β-lactam계, quinolone계, aminoglycoside계 항생제가 포함되며, 정균제에는 macrolide계, tetracycline계 항생제가 있다. 실제 임상에서는 살균항생제와 정균항생제의 감염병 치료효과 차이가 크지 않다. 면역기능이 정상인 환자에서는 인체의 방어기전이 작동하여 병원체를 제거하기 때문으로 추정한다. 하지만, 전신적 혹은 국소적으로 면역기능이나 방어기전이 저하된 환자나 중증감염에서는 살균제가 추천된다. 예를 들어 호중구감소증 환자에서의 감염, 세균성 뇌수막염, 감염심내막염 등의 경우이다. 따라서 환자의 면역 상태와 감염의 중증도를 고려하여 적절한 항생제를 선택해야 한다.

살균력은 치료 대상 세균의 종에 따라서 달라지기도 한다. Chloramphenicol은 통상 정균제로 분류되지만, *H. influenzae, S. pneumoniae, N. meningitidis, Salmonella,* Enterobacterales 일부에 대해서는 살균제로 작용한다. Penicillin은 장알균에 대하여 정균제로 작용하지만 aminoglycoside와 함께 투여하면 살균제로 작용한다.

3) 감염부위 투과성

항생제는 감염부위에 충분한 농도로 도달해야 치료효과를 발휘할 수 있다. 1세대 cephalosporin은 혈액뇌장벽을 통과하지 않아서 뇌수막염 치료제로 부적절하고, daptomycin은 폐의 계면활성제(surfactant)에 의해 불활성화되어 폐렴 치료제로 부적절하고, moxifloxacin은 ciprofloxacin, levofloxacin과 다르게 신장으로 배설되지 않아서 요로감염 치료제로 사용할 수 없다. 이러한 항생제의 특성을 고려해서 각 감염부위에 따라 적절한 약제를 선택한다.

4) 약동학과 약력학

시험관 내에서 항생제 감수성을 검사하는 방법은 생체내(*in vivo*) 항생제의 약동학적 변동을 고려하지 않은 매우 단순화한 개념이다. 항생제 약동학(pharmacokinetics, PK)은 인체 내 흡수, 분포, 대사, 배설과 같은 약물의 체내 동태를 의미하고, 약력학(pharmacodynamics, PD)은 체내에서 항생제와 미생물의 상호작용에 의한 살균작용을 설명한다. PK/PD는 치료효과와 관련하여 중요한 개념으로, 항생제의 적절한 살균효과를 위해 필요한 조건이나 살균작용이 증가되는 요인에 따라서 농도의존형(예: aminoglycoside), 시간의존형(예: β-lactam계 항생제), AUC (혈중농도-시간곡선하면적)의존형(예: fluoroquinolone) 항균제로 구분한다. 최적의 치료효과를 위해서는 항생제의 PK/PD적 특성에 기반하여 항생제의 용량과 투여간격을 결정한다. 개념과 해석은 앞 장에서 다루므로 자세한 내용은 여기에서는 생략한다.

5) 항생제 병합요법

숙주 방어기전에 이상이 없는 환자에서 감염병을 치료할 때에는 항생제를 하나만 사용하는 것이 원칙이다. 그렇게 함으로써 정상상재균과 내성균에 대한 영향을 방지할 수 있고 이에 따르는 독성의 증가와 비용의 증가를 막을 수 있다. 병합요법은 두 가지 이상의 항생제를 함께 사용하는 전략으로, 치료효과를 극대화하거나 내성 발생을 방지하기 위한 목적으로 활용되는데 몇 가지 특수한 상황으로 제한된다. 많은 경우에는 항생제 병합요법이 특별한 이득이 없거나 혹은 부작용, 내성발생 등의 피해를 초래할 가능성도 있으므로 병합요법의 필요성을 신중하게 판단하여 항생제가 오남용되지 않도록 한다.

(1) 병합요법의 적응증

① 복합감염

두 가지 이상의 균종에 의한 복합감염에서 각 균주에 대한 항균력을 확보하기 위해서 2개 이상의 항생제를 함께 병합투여할 수 있다. 복강내감염에서 호기성 세균과 혐기성 세균에 의한 복합감염을 치료할 목적으로 cephalosporin과 metronidazole을 병합투여하는 경우가 대표적이다. 다만 piperacillin-tazobactam, carbapenem 등의 광범위 항균제는 한 가지 항생제로도 필요한 항균범위를 확보할 수 있게 되어서 단독요법으로 치료가 가능하다.

② **중증감염의 초기치료**

중증감염병이 발생한 환자에게는 초기부터 효과가 확실한 항생제를 투여해야 한다. 치료 초기에는 병원체가 아직 밝혀지지 않은 단계이고 항생제 내성균이 많은 현실을 고려하여 항생제를 2개 이상 투여하는 경우가 있다. 이런 경우 병합요법의 가장 큰 목적은 추정되는 원인균에 효과적인 항생제가 투여될 확률을 높이기 위한 것이다. 패혈성 쇼크나 호중구감소성 발열의 초기치료에서 병합투여하는 경우가 빈번히 있다. 그러나, 이것은 항생제 오남용의 가장 큰 원인이 되기도 하므로 미생물 검사 결과가 나오기 전까지 잠정적으로 적용하는 원칙이라는 점을 명심하고, 나중에 균배양 결과가 나오면 불필요한 항생제를 중단하고 적절한 항생제를 하나만 투여한다(de-escalation therapy). Carbapenem, 4세대 cephalosporin 등의 광범위 항생제의 출현으로 처음부터 단독요법도 가능하게 되었다.

③ **상승작용**

서로 다른 기전의 항생제 두 가지를 동시에 투여하면 하나만 투여할 때보다 살균작용이 훨씬 더 높게 나타나는 경우가 있는데 이러한 효과를 상승작용(synergism)이라고 한다. ⓐ 시험관 내에서 β-lactam과 aminoglycoside를 병합하면 그람음성균에 대한 살균효과가 증가하는데, 실제 임상에서는 병합투여에 의한 치료효과 상승이 증명되지는 않았다. ⓑ 한 가지 항생제로 치료하기 어려운 감염병이 두 가지 항생제를 병합투여하여 치료에 성공할 수도 있는데, 가장 잘 알려진 예는 *Enterococcus* 심내막염에 penicillin과 aminoglycoside를 병합투여하는 것이다. Penicillin이 aminoglycoside의 세포벽 침투력을 높여 준 결과, 살균효과가 상승되어서 심내막염의 치료성공률을 높인다. ⓒ Sulfamethoxazole과 trimethoprim 병용은 엽산(folic acid)대사 과정을 연속 차단함으로써 상승효과를 발휘한다. ⓓ β-lactam 항생제와 β-lactamase 억제제를 병합투여하는 것은 β-lactam 항생제를 파괴하는 효소(β-lactamase)를 무력화시킴으로써 상승효과를 얻을 수 있다. ⓔ 진균 감염병 치료에서 amphotericin B에 5-fluorocytosine을 병합투여하는 것도 상승효과를 보인다. ⓕ 두 가지 β-lactam 항생제를 병합투여 시에 각 항생제가 서로 다른 PBP에 결합하는 경우, 상승작용을 보일 가능성도 제기되었다. 최근 carbapenemase 생성균주 치료에 β-lactam 2제 병합요법의 효과가 우수하다는 연구가 발표되기도 했다. 시험관 내에서 상승효과가 있는 항생제는 많으나, 실제 감염병 치료에서 상승효과가 증명되는 경우는 드물다. 이것은 숙주의 방어기전 등이 복합적으로 작용한 결과일 것이다.

④ **내성출현 방지**

세균은 표적단백을 만드는 유전자에 돌연변이를 일으켜 내성을 획득하게 되고, 특히 항생제의 국소 농도가 낮으면 내성균만 선택되어 치료에 실패하게 된다. 이때 작용기전이 다른 항생제를 동시에 사용하면 이러한 내성균의 발현과 선택 억제를 기대할 수 있는데, 일반적 세균 감염증에서는 분명하지 않고, 결핵이나 HIV 감염의 치료에서 증명되어 병합요법이 표준치료가 되었다. 포도알균 심내막염의 치료에 rifampicin과 vancomycin (또는 oxacillin), gentamicin을 병합투여하는 것은 rifampin에 대한 급속한 내성발현을 방지하기 위한 것이다.

⑤ **독성 감소**

Amphotericin B와 같이 투여량이 많아지면 독성이 나타나기 쉬운 항생제는 다른 항생제와 병합투여함으로써 그 투여량을 줄이면, 이들 항생제로 인한 용량의존적 독성의 위험성을 줄이면서도 치료효과를 유지할 수 있다(예: amphotericin B와 flucytosine).

(2) 병합요법의 단점

① 길항작용

특정 항생제의 병합투여가 오히려 효과를 저하시키는 경우이다. 대표적으로 세포벽합성을 저해하는 살균항생제를 정균항생제와 병용하면 길항작용(antagonism)이 나타나는데 가장 고전적인 예는 폐렴알균 뇌수막염의 치료결과에서 볼 수 있다. Penicillin 단독치료 시 치명률이 21%인데 비하여, penicillin과 chlortetracycline을 병합 사용하였을 때 치명률은 79%로 증가하여 병합투여로 오히려 길항효과를 보였다. 소아의 뇌수막염 치료에서도 ampicillin 단독투여에 비하여 ampicillin+chloramphenicol+streptomycin 병합치료의 치명률이 더 높았다(4.3% vs. 10.5%). 다행히, 시험관 내에서 길항효과를 보이는 항생제를 환자에게 투여하더라도 임상적으로 두드러지게 길항효과가 나타나는 일은 드문데, 이것은 숙주의 방어기전 등이 작용하기 때문일 것이다. 반면, 뇌수막염이나 심내막염 등 국소 방어기전에 장애가 있는 환자의 감염에서는 길항작용에 의한 항균력 약화는 치료의 성패를 좌우할 가능성이 있으므로 주의해야 한다.

β-lactam 항생제의 병합사용이 잠재적 길항작용을 보인다는 연구도 있다. *Enterobacter, Serratia, P. aeruginosa* 감염의 치료에 β-lactamase (AmpC)를 유도하는 성질이 강한 β-lactam 항생제(cefoxitin, carbapenem 등)와 AmpC β-lactamase에 의해 비활성화되는 다른 β-lactam (ureidopenicillin)을 병합투여하는 경우, 후자의 항생제가 비활성화 되면서 길항작용을 나타낼 수 있다. 임상연구에서 이러한 길항작용이 증명되지는 않았으나, 사용에는 주의할 필요가 있고 불필요한 항생제 병합요법은 피해야 한다는 근거가 된다.

세포 내에서 나타나는 이러한 길항작용 외에 그 이전 단계에서도 불리한 약물상호작용이 있을 수 있다. Chloramphenicol과 erythromycin을 같은 수액 내에 섞으면 침전이 생기면서 항균력이 소실되며, penicillin계 항생제(carbenicillin, ticarcillin 등)를 aminoglycoside와 혼합하면 생체 내외에서 후자가 항균력을 잃게 되므로 혼합하면 안 된다.

② 비용 증가

항생제를 여러 가지 투여하면 그만큼 의료비가 상승한다. 특히 불필요한 항생제 병합은 환자의 경제적 부담을 증가시킨다.

③ 부작용 증가

항생제로 인한 부작용은 무시할 수 없는 빈도로(투여받는 환자의 약 5%) 나타나고, 병합투여하면 그만큼 독성 및 약물부작용의 위험성도 증가한다(예: 신독성을 유발하는 aminoglycoside와 vancomycin 병합).

④ 균교대감염

항생제의 투여로 원래 제거하려던 병원체가 제거되면 치료에 성공하는 것이지만, 항생제에 의해 정상상재균도 함께 억제되고, 내성균 또는 진균감염을 유발할 가능성이 존재한다(collateral damage, 부수적 피해). 특히 위장관 상재균이 억제되면 투여한 항생제에 내성이 있는 다른 미생물이 과증식을 하여 새로운 감염병이 발생할 수 있다. 대표적인 예는 *C. difficile* 장염, VRE 보균, *Candida* 균교대 감염(superinfection) 등이다. 여러 항생제의 병합투여로 항균 스펙트럼이 넓어질수록 내성균 유도와 이에 의한 감염병의 위험성은 더 증가한다. 따라서 강력한 여러 항생제를 동시에 사용하여 넓은 스펙트럼을 확보할수록 좋을 것이라는 생각은 위험하고, 대상 미생물에 선택적으로 작용하는 좁은 범위 항생제를 단일제제로 투여한다는 일반적인 원칙을 지키도록 한다.

6) 항생제 투여경로

투여할 항생제의 종류가 정해지면 항생제를 투여할 경로를 선택한다. 투여경로는 정맥주사, 근육주사, 경구투여 가운데 하나이다. 정맥주사는 환자의 생명을 위협하는 급박한 감염병에서 항생제의 유효 농도에 즉시 도달하는 데 유리하다. 또한 패혈성 쇼크가 발생하면 위장관 혈류가 감소하여 경구투여 약물의 흡수가 떨어져서 혈중농도를 보장할 수 없기 때문에 항생제를 정맥으로 투여한다. 항생제의 농도를 높게 유지해야 치료효과를 기대할 수 있는 뇌수막염, 심내막염 등의 치료에도 항생제를 정맥으로 투여한다. 정맥투여는 주사 부위에 정맥염을 초래할 수 있으므로 정맥투여를 오랜 기간 동안 유지해야 하는 감염병의 경우, 말초정맥으로 삽입한 중심정맥카테터(PICC)를 이용하는 것이 치료의 편의성을 높일 수 있다. Aminoglycoside나 polymyxin 항생제는 근육주사로 투여하면 충분한 혈중농도를 얻을 수 있다.

뇌수막염, 심내막염 등 정맥주사 치료를 유지해야 하는 일부 감염병을 제외하면, 대부분의 감염병에서는 활력징후가 안정되고, 열이 떨어지기 시작하고, 백혈구 수치나 염증 지표가 호전되는 추세이고, 먹을 수 있고(구역, 구토가 없고), 위장관기능이 정상이면 경구 항생제로 변경 투여할 수 있다. 면역기능이 정상인 환자에서 경증이나 중등도 감염병은 환자가 약을 복용할 수 있으면, 처음부터 경구투여로 치료할 수 있다. 경구요법은 외래에서 치료가 가능하다는 장점이 있다.

항생제 경구투여 시에는 경구흡수율(oral bioavailability)이 중요하다. Linezolid와 fluoroquinolone은 경구흡수율이 100%에 가깝기 때문에 경구투여 후 혈중농도가 정맥투여 후 혈중농도와 같다. 그러나 vancomycin, aminoglycoside, polymyxin, amphotericin B 등은 위장관에서 거의 흡수되지 않으므로 전신 감염병의 치료 목적으로 경구투여는 불가하고, 정맥주사 또는 근육주사 투여를 유지해야 한다. 이러한 약제도 위장관 감염병 치료 목적으로는 경구로 투여할 수 있어서, 경구 vancomycin을 *C. difficile* 연관 장염 치료에 사용할 수 있다. 주의해야 하는 것이 MRSA 전신 감염증(균혈증, 관절염 등) 치료 목적으로 경구 vancomycin을 투여하면 안 된다는 것이다. 제산제(Ca^{++}, Mg^{++})나 철분(Fe^{++})이 포함된 약제는 위장관에서 tetracycline이나 fluoroquinolone과 결합하여 녹지 않는 chelate를 만들기 때문에 함께 투여하지 않는다.

7) 항생제 치료약물농도감시

항생제의 치료약물농도감시(therapeutic drug monitoring, TDM)는 적정 치료효과를 달성하고 독성을 피하기 위해 중요하다. 특히 효과적 농도와 독성 농도 차이가 작은, 안전역(safety margin)이 좁은 항생제에서 더 중요하다. 숙주 방어기능이 저하된 환자에서는 감염부위의 항생제 농도를 MIC 이상으로 유지하는 것이 중요하며, 정상 방어능력이 있는 환자에서도 aminoglycoside의 최고혈중농도와 그람음성막대균 균혈증의 성공적 치료 사이에는 상관관계가 있다. 또한 aminoglycoside의 최저농도가 증가하면 신독성 및 이독성을 초래하기 쉬워서 혈중농도 측정은 이러한 독성을 피하기 위해서도 필요하다. Vancomycin 혈중농도도 자주 측정하고 있다. 그러나, 신기능이 안정적이고 치료기간이 길지 않은 환자에서는 nomogram을 이용해서 투여용량을 결정할 수 있으므로 모든 vancomycin 투여 환자를 대상으로 혈중농도를 측정할 필요는 없다. Vancomycin 혈중농도 측정이 유용한 환자로는 상태가 위중한 환자, 혈액투석을 받는 환자, 신기능이 불안정한 환자, 신독성이나 이독성의 다른 위험요인을 가진 환자, 투여기간이 긴 환자, MIC가 높은 균에 감염된 환자 등이다.

3. 환자 관련 고려사항

감염병 치료에 있어서 반드시 고려해야 하는 것은 숙주(환

자) 측 요인이다. 환자 자신의 방어기전 장애, 감염부위, 이물질의 존재나 폐쇄성 병변 등이 항생제 요법의 성패를 좌우하는 중요한 인자이다. 그 밖에 환자의 나이, 유전적 요인, 신장이나 간기능이 항생제 선택과 사용에 영향을 끼치는데 신기능, 간기능 저하자에 대해서는 별도의 장에서 자세히 기술되므로 여기에서는 생략한다.

1) 면역 상태와 방어기전

병원체는 여러 가지 숙주 방어기전에 의하여 우리 몸에서 제거되는데, 이러한 숙주 방어기전에 결함이 있으면 항생제의 효과가 크게 떨어진다. 따라서 전신적인 방어기전의 이상(예: 호중구감소증) 또는 국소적 방어기전의 이상(예: 심내막염, 뇌수막염)을 가진 환자의 치료 시에는 원칙적으로 살균항생제를 선택하여야 한다. 환자의 면역저하 기전에 따라서 감염의 흔한 원인균이 달라질 수 있으므로 항생제 선택 시 이에 대한 고려도 필요하다.

2) 감염부위

감염부위는 항생제 치료에서 고려해야 할 환자 요인 가운데 가장 중요한 인자이다. 같은 미생물에 의한 감염병이라도 그 감염병의 해부학적 부위가 어디인지에 따라서 선택할 항생제의 종류는 물론이고, 투여경로와 용량도 달라질 수 있다. 혈청내 항생제 농도의 측정은 비교적 측정이 용이하기 때문에 흔히 치료의 지표로 삼기는 하지만, 균혈증이 아닌 경우에는 항생제의 치료효과는 혈중농도보다는 국소 조직 농도에 의하여 결정된다. 감염부위에 도달한 항생제의 농도가 원인 미생물을 억제할 수 있는 최소농도에 이르지 못한다면 그 항생제로는 치료효과를 기대하기 어려울 것이므로 감염부위 항생제 농도가 충분하도록 항생제와 용법을 선택한다. 혈액에 도달한 항생제는 분포-대사-배설 과정에서 감염부위에 도달하게 되는데 국소부위의 항생제 농도가 혈액 농도와 달라서 특히 고려해야 하는 경우는 다음과 같다.

(1) 혈관에서 조직으로 이행하는 데 장벽이 있는 부위

혈관뇌장벽이 있는 중추신경계가 대표적인 예이다. Cefazolin이나 aminoglycoside는 혈관뇌장벽을 통과하기 어려워 뇌척수액에 치료적 농도가 나오지 않는다. 그러므로 성인의 세균성 뇌수막염 치료에는 3세대 cephalosporin이나 penicillin계 항생제(ampicillin, nafcillin 등)와 같은 혈관뇌장벽을 통과할 수 있는 항생제를, 고용량으로 투여한다. 전립선은 β-lactam 항생제나 aminoglycoside가 잘 침투하지 못해서 전립선염 치료에는 fluoroquinolone이나 trimethoprim-sulfamethoxazole이 좋은 선택이다.

(2) 조직학적 구조가 항생제 침투에 불리한 부위

심장판막이나 동맥의 혈관벽은 섬유질로 구성되어 있어서 항생제가 스며들기 어려운 조직이므로 감염심내막염이나 동맥염 치료에는 항생제 정주 투여가 필요하다. 인공삽입물은 그 자체에 혈관이 없어서 항생제가 그 안으로 들어가지 못한다. 또한 인공삽입물 표면에 형성되는 균막은 항생제 침투가 어렵다. 심장판막치환술 후 판윤부위의 감염병(ring abscess)이 항생제에 잘 반응하지 않는 것이 대표적인 예이다. 인공삽입물 관련 감염병은 항생제 치료만으로 효과가 부족하고 감염된 인공삽입물을 제거해야 하는 경우가 흔히 있다.

(3) 감염 진행에 의한 조직학적 변화로 항생제가 침투하지 못하는 부위

뼈 감염병이 진행하면 감염된 뼈는 주위의 뼈조직으로부터 떨어져 나가서 괴사되고 섬(sequestrum)을 만드는데, 이 섬은 혈관 연결이 끊겨 있어서 항생제가 침투하지 못한다. 만성 골수염은 수술적 치료가 필요한 이유이다. 심내막염에서 만들어지는 우종(vegetation)도 항생제가 침투하기 어려운 구조이다. 미생물이 혈관을 침범하면 혈관 폐색으로 출혈(혈종)이나 조직 괴사가 생기는데, 이런 부위 역시 항생제 도달이 어렵다.

(4) 조직농도보다 분비액/배설액의 농도가 더 중요한 부위

방광염에서는 방광조직의 항생제 농도보다 소변의 항생제 농도가 더 중요하므로 요로계로 배설되지 않는 항생제(예: moxifloxacin)는 효과적이지 않다. 담관염의 치료에는 cefazolin이나 aminoglycoside보다 간 담도계를 통해서 배설되는 ceftriaxone이 더 유리하다. 폐렴에는 폐포세포를 덮고 있는 폐포액의 항생제 농도가 치료효과를 좌우한다.

(5) 감염부위 미세환경에 의해 불활성화 되는 감염

항생제의 조직농도가 충분하더라도 감염부위의 미세환경에 따라서 효과를 발휘할 수 없는 항생제도 있다. Aminoglycoside는 산성 pH, 저산소 상태에서 그 효과가 감소해서 농양 치료제로 적합하지 않다. 농양 속에는 헤모글로빈과 β-lactamase가 있는데 이들은 penicillin에 결합하거나 β-lactam 항생제를 분해함으로써 항생제 효과를 저하시킨다. 따라서 농양 치료 시에는 가능하면 배액 치료를 병행하는 것이 좋다.

3) 유전적 요인

약물대사에 관련된 유전적 이상에 따라 항생제 선택과 사용이 영향을 받을 수 있다. Isoniazid의 rapid acetylator는 우리나라를 비롯하여 동양인에서 훨씬 많으며 말초신경염은 slow acetylator에서 더 흔히 발생한다. 또 특정 항생제(nitrofurantoin, sulfonamide, chloramphenicol, primaquine 등)는 glucose-6-phosphate dehydrogenase (G6PD) 결핍증이 있는 사람에서 용혈빈혈을 일으키는데 이러한 유전형은 내국인에서는 거의 없지만 다문화 가정의 경우 주의를 요한다.

4) 기타

영유아는 나이에 따라 신기능, 간기능이 성숙해 가고 또 노인은 나이가 들면서 기능이 감소해 간다. 소아 연령별로 금지되는 항생제도 있고, 나이에 따라 부작용의 빈도에도 차이가 있다. 소아와 노인, 임신부와 수유부에서의 항생제 사용, 신장애 및 간장애의 경우 고려해야 하는 사항에 대해서는 다른 장에서 자세히 기술되었다.

4. 치료효과 판정

항생제 치료의 효과 판정에서 열 등의 증상 변화에 대한 임상적 판단이 중요하다. 대부분의 발열 환자에서는 열이 떨어지거나, 소실되는 것이 예민하고 신뢰할 수 있는 지표이다. 백혈구, CRP 등의 혈액검사나 영상검사를 보조적으로 활용하는 데 증상보다 서서히 호전되고 치료 시작하고 1-2일은 악화소견을 보이기도 한다. 대부분의 세균 감염병은 항생제를 투여하고 48-72시간에 효과를 나타내므로, 1-2일에 해열이 되지 않는 것을 항생제 효과가 없다고 판단하고 항생제를 변경하지 않도록 한다. 상태가 악화되지 않는다면 2-4일 동안 치료를 유지하면서 기다린다. 감염병에 따라서 완전히 해열되기까지 수 주가 걸리기도 한다(예: 결핵). 추적 배양검사를 실시하여 원인균의 음전 여부를 확인해야 하는 감염병도 있는데, 감염심내막염, 균혈증, 결핵 등이 있다. 단순신우신염과 같이 심하지 않은 감염병에서는 균혈증이 동반된 경우에도 임상적으로 잘 호전되고 있으면 혈액배양의 음전을 반드시 확인해야 하는 것은 아니다.

항생제 투여에도 불구하고 환자의 상태가 호전이 없거나 다시 악화가 되는 경우, 다음과 같은 여러 가지 원인이 가능하다(표 2). 열이 계속된다고 광범위 항생제로 변경하거나 항생제를 하나 더 추가해 보는 것은 좋은 방법이 아니다. 원인을 찾기 위한 평가가 우선이다.

표 2. 항생제 치료실패의 원인

잘못된 진단
감염병이 아닌 경우
세균감염이 아닌 경우
복합감염
잘못된 항생제 선택
항생제 내성균
감염부위의 낮은 항생제 농도
부적절한 용량
감염부위로의 낮은 투과성
높은 단백결합
감염병소의 제거가 안 된 경우
배농이 필요한 농양
괴사조직
인공삽입물 감염
환자 측 요인
면역저하
균교대감염
진단 또는 치료의 지연

1) 감염병이 아니다

감염병으로 진단하고 항생제를 투여하였으나, 환자의 진단이 감염병이 아니어서 항생제에 반응하지 않는다. 감염병뿐 아니라 종양, 류마티스질환, 약제도 발열의 중요한 원인이다. 특히 기저질환으로 여러 약제를 복용하고 있던 환자에서는 약열(drug fever) 가능성에 대한 고려가 필요하다. 약열은 주로 복용 시작 후 1-2주에 발생하는 것으로 되어 있지만 수년간 복용해 오던 약에 의한 경우도 가능하므로 새로이 복용을 시작한 약이 아니라고 약열을 배제할 수는 없다. 항생제를 투여하고 일단 해열이 되었다가(해열 기간 없이도 가능) 다시 열이 올라간 경우에는 항생제에 의한 약열도 감별해야 한다.

2) 감염병이지만 항생제에 듣지 않은 미생물이 원인이다

바이러스 감염이나 진균감염 등 비세균성 감염병인데 항균제(antibacterial agents)를 투여한 경우이다.

3) 세균감염병은 맞는데 항생제 선택이 틀렸다

항생제 내성균 감염의 경우로, MRSA 감염증에 cefazolin을 선택하거나, ESBL 생성 *E. coli* 감염증에 cefotaxime을 선택한 경우가 대표적인 예이다. 방광염에 cefixime을 투여하였으나, 원인균이 장알균인 경우, cephalosporin에 선천적 내성이 있으므로 효과가 없다.

4) 감수성 항생제를 제대로 선택하였으나 항생제가 감염 부위에 충분히 도달하지 못한다

뇌수막염이나 혈관이 막힌 부위(당뇨환자의 발 궤양) 감염증의 경우가 있다. 요로감염에 moxifloxacin을 투여하여도 신장으로 배설이 되지 않아서 치료효과가 없다. 항생제의 용량이나 용법이 부적절한 경우에도 기대하는 효과를 보이지 않는다.

5) 감염병소의 제거가 안 되었다

인공삽입물 감염증이나 농양은 항생제 치료만으로 효과가 불충분하고 감염병소 제거술이 필요한 경우가 흔히 있다.

6) 내성균의 출현 등, 균교대감염이 발생하였다

처음에 투여한 항생제에 듣는 세균은 모두 없어지고, 서서히 내성균이 선택적으로 증식하면 처음에는 치료에 반응하다가 나중에 실패하게 된다. 항박테리아제 투여 중에 발생하는 침습성 칸디다 감염증, 항생제 관련 *C. difficile* 장염 등이 여기에 해당한다.

7) 치료가 늦었다

항생제 투여를 늦게 시작하면 늦게 시작할수록 그만큼

치료성적이 나쁘다. 감염부위의 염증성 사이토카인은 양성 되먹이기 기전으로 인해서 시간이 갈수록 점차 폭발적으로 증가하여 이른바 '사이토카인 폭풍'이 일어나는데, 이는 항생제로 억제하거나 되돌릴 수 없다. 항생제에 의해 세균의 용해가 발생하면서 숙주의 염증반응이 심해지고 더 악화될 수도 있다. 세균에 의한 균혈증은 적절한 항생제를 투여하더라도 치사율이 20-30%에 이른다.

5. 적절한 항생제 치료기간

항생제 치료기간은 치료 대상이 된 감염병의 발생 부위, 그 감염병을 일으킨 원인균의 종류 및 특성, 그리고 숙주의 면역력 등에 따라 달라진다. 예를 들면, 폐렴알균이 일으킨 감염병이라도 폐렴알균 뇌수막염은 10-14일간 치료하지만, 폐렴알균 폐렴은 5-7일만 치료해도 잘 낫는다. 또한 같은 폐렴일지라도 황색포도알균에 의한 폐렴은 이보다 긴 기간 동안 치료해야 하고, 합병증이 발생한 경우에는 치료기간이

표 3. 주요 감염병 권고 치료기간

감염병	치료기간(일)	고려사항
균혈증	10-14	
급성 골수염	42	
급성 방광염	3-5	단순방광염
		3일 요법: TMP-SMX, fluoroquinolone
급성 부비동염	5-10	
급성 신우신염	7-14	단순신우신염
		7일 요법: fluoroquinolone
급성 인두염	10	
봉와직염	5-10	피부 열감, 압통 등의 급성 감염 소견 호전 후 3일
비임균 요도염	7	
세균성 관절염	14-28	
감염심내막염	14-28	viridans streptococci
	28-42	*Enterococcus*
	14 (우측 판막)-28	*S. aureus*
뇌수막염	10-14	*S. pneumoniae*
	7	*H. influenzae, N. meningitidis*
전립선염	21-42	급성: 21일, 만성: 42일
중이염	10	
쯔쯔가무시병	5-7	바로 해열 되고 증상이 경미하면 3일 치료 가능
폐렴(*S. pneumoniae)*	5-10	해열 후 3-5일
폐렴(원내획득)	8-14	녹농균이나 황색포도알균이 아닌 경우 8일 치료

더 길어진다.

임상에서 흔한 감염병은 각각 권고되는 치료기간이 있어 이를 따르는 것이 추천된다. 최근에는 기존 치료법보다 짧은 기간 치료에 대한 임상연구가 시도되었고 기존의 치료기간과 치료효과가 유사하다는 것이 보고되면서 표준 치료기간이 짧아지고 있다(표 3에서 짧은 기간 권고). 적절한 치료기간을 결정하기 위해 최신 자료와 지침을 참고하도록 한다. 치료기간이 짧아지면 항생제 부작용이나 내성발현 등의 부수적 피해를 줄일 수 있는 장점이 있다. 단, 치료기간의 근거가 되는 임상시험은 모든 환자를 참여시키는 것이 아니라 그 시험에 참여할 수 있는 조건을 만족시키는 일부 환자만 포함되었다는 것을 기억해야 한다. 따라서 임상시험에 포함된 환자보다 더 나쁜 기저질환이나 상태, 합병증 등을 가지고 있는 환자를 치료하는 경우에는 치료기간이 더 길어질 수 있다. 치료기간이 확립되어 있지 않아서 경험에 의존하여 치료기간을 결정하는 경우가 많은데, 무조건 '2주 요법'은 적절하지 않다. 여러 임상연구에서 패혈증, 폐렴 등의 치료에서 procalcitonin을 활용해서 0.5 ng/mL 이하 또는 초기 수치 대비 80% 이상 감소하면 항생제 치료를 중단하는 전략이 항생제 치료기간 단축에 도움이 된다는 결과를 보여주었다.

일반적으로 세균감염병은 염증 소견이 소실되면 항생제를 끊을 수 있다. 그러나 환자의 증세나 감염병의 징후가 모두 없어진 다음 곧바로 항생제를 끊으면 재발하는 감염병이 있다. 이러한 감염병을 치료할 때는 재발을 막기 위해서 임상적으로 드러나는 문제가 없어도 항생제를 장기간 투여하게 된다. 여기에 해당하는 대표적인 감염병은 결핵, 심내막염, 골수염 등이다.

참고문헌

1. 최강원. 항균제의 올바른 사용. 대한의학협회지. 1995;38:596-602.
2. Cunha BA, Ortega AM. Antibiotic failure. Med Clin North Am. 1995;79:663-72.
3. Guerra D, Vidal P, Paccoud O, Maillard A, Cachera L, Junot H, et al. Dual beta-lactam treatment: Pros and cons. Porto Biomed J. 2022;7:5(e189).
4. Guo Y, Gao W, Yang H, Ma C, Sui S. De-escalation of empiric antibiotics in patients with severe sepsis or septic shock: A meta-analysis. Heart Lung. 2016;45:454-9.
5. Hooper DC, Shenoy ES. Treatment and Prophylaxis of bacterial infections: In Harrison's Principles of Internal Medicine. 21st ed. New York: McGraw Hill; 2022.
6. Leekha S, Terrell CL, Edson RS. General Principles of Antimicrobial Therapy. Mayo Clin Proc. 2011;86:156-67.
7. Niederman MS, Baron RM, Bouadma L, Calandra T, Daneman N, DeWaele J, et al. Initial antimicrobial management of sepsis. Crit Care. 2021;25:307.
8. Scott J, Deresinski S. Use of biomarkers to individualize antimicrobial therapy duration: a narrative review. Clin Microbiol Infect. 2023;29:160-4.
9. Spellberg B. Principles of antiinfective therapy. Mandell, Douglas, and Bennett's Principles and Practice of Infectious Diseases. 9th ed. London: Elsevier; 2020. pp. 211-21.
10. Timsit JF, Lipman J, Bassetti M. Antimicrobial de-escalation is part of appropriate antibiotic usage in ICU. Intensive Care Med. 2020;46:1039-42.

06 CHAPTER

항생제 스튜어드십

문송미, 김홍빈 서울대학교 의과대학 내과학교실

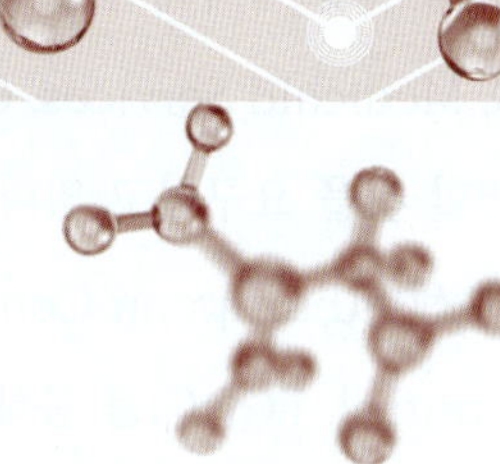

1. 항생제 스튜어드십 프로그램의 정의

항생제 스튜어드십 프로그램(Antimicrobial Stewardship Program, ASP)은 항생제 사용을 최적화하여 최상의 임상 결과를 달성하면서, 의도하지 않은 부작용을 최소화하고, 내성균 발생을 촉진하는 선택적 압력을 줄이기 위한 통합적 중재전략과 활동이다. 현대 의료는 단순한 감염병의 치료를 넘어 환자 맞춤형 정밀치료와 의료기관의 구조적 역량 강화를 요구하고 있다. ASP는 현대 의료의 발전 방향과 목표를 같이 하며, 단순한 기술적 중재를 넘어 행동 변화, 데이터 기반 개선, 병원 리더십의 변화 등 다층적 요소의 통합과 지원이 필요하다.

ASP의 주된 목적은 불필요한 항생제 사용을 줄이고, 적절한 항생제 사용을 유도함으로써 의료비용과 항생제 내성을 감소시키며, 환자의 치료결과와 안전성을 향상시키는 데 있다. 이를 위해 ASP는 다음과 같은 6가지 원칙을 권장한다. ① 올바른 환자에게(예: 항생제를 필요한 감염 환자에게만), ② 적절한 시기에(예: 패혈증과 같은 심각한 감염의 경우 가능한 한 빨리), ③ 올바른 약물을 선택하여, ④ 올바른 경로로, ⑤ 올바른 용량을, ⑥ 올바른 치료기간 동안 유지한다.

다양한 연구에서 ASP의 적용은 항생제 사용 감소, 내성균 및 *Clostridiodes difficile* 감염의 억제, 그리고 항생제 및 병원 비용 절감의 효과가 입증되었다. 또한, 급성기 병원에서 연구되었던 ASP 중재는 외래 및 장기요양병원에서도 성공적으로 적용될 수 있다는 보고가 있다.

2. ASP의 역사

1990년대에 다제내성 녹농균(*Pseudomonas aeruginosa*)과 아시네토박터(*Acinetobacter* spp.)균의 확산, 반코마이신 내성 장알균(vancomycin-resistant enterococci, VRE)의 유행, 그리고 의료관련 감염병의 증가 상황에서, 1997년 미국감염학회(Infectious Diseases Society of America, IDSA)는 항생제 내성 관리의 필요성과 중요성을 강조하는 지침을 발표하였다. 이 지침은 병원에서 항생제 내성의 예방을 위한 전략 마련과 올바른 항생제 사용을 권장하는 내용을 담고 있다. 세계보건기구(World Health Organization, WHO)는 2015년 세계보건총회에서 항생제 내성 문제가 인류가 직면한 공중보건 위기임을 선언하며, '항생제 내성 글로벌 행동계획(Global Action Plan on Antimicrobial Resistance)'을 발표하였다. 이를 통해 각국은 항생제 내성에 대한 구체적인 행동 계획을 수립하도록 권고받았다. 미국 정부는 '항생제 내성균 퇴치를 위한 국가 행동계획(National Action Plan for Combating Antibiotic-Resistant Bacteria)'을 발표하여 의료 체계 전반에 걸쳐 ASP를 확대하고, 감염 감시를 개선하며, 새로운 항생제 개발을 촉진하는 종합적인 대응 계획을 제시하였다. 미국의 합동 위원회(Joint Commission)와 같은 인증기관 및 메디케어 및 메디케이드 서비스 센터(Centers for Medicare & Medicaid Services, CMS)는 병원이 ASP를 도입하고 운영할 것을 요구하고 있다. 유럽연합은 유럽 질병 예방 및 통제 센터(European Centre for Disease Prevention and Control, ECDC)를 통해 ASP 활동을 장려하고, 각 회원국의 항생제 처방 모니터링과 정책 지원을 위한 감시 네트워크(European Antibiotic Resistance Surveillance Network, EARS-Net) 등을 운영하고 있다.

우리나라는 2016년에 항생제 내성에 대응하기 위한 범부처 차원의 '제1차 국가 항생제 내성 관리대책(2016-2020)'을 수립하였으나, 의료기관의 ASP 수행을 위한 근거 마련이나 지원 대책은 미미하였다. 2019년 질병관리청 조사에 따르면, 병원 차원에서 ASP를 지원하는 의료기관은 약 8% (상급 10.5%, 종합병원 4.7%)에 불과한 것으로 나타났으며, ASP를 활성화하기 위해서는 전담 인력 확보와 국가 차원의 보상 체계가 필요함이 다시 한번 확인되었다. 이에 2021년에 수립된 '제2차 국가 항생제 내성 관리대책(2021-2025)'에서는 ASP의 필요성을 강조하고, 의료기관의 ASP 참여를 촉진할 수 있는 보상체계 마련, 인력 및 인프라 지원을 포함한 정부 주도적 지원 방향이 일부 반영되었다. 전문가 단체를 통해 2021년에 『한국에서의 항생제 스튜어드십 프로그램 적용 지침(Guidelines on Implementing ASPs in Korea)』을 발간하였으며, 2023년에는 『항생제 사용관리 프로그램의 국내 실행을 위한 핵심요소(Core Elements for Implementing ASPs in Korean General Hospitals)』가 발간되었다.

하지만, ASP의 필요성을 알고 있다 하여도 실제 의료기관에서는 여전히 적절한 보상체계 부족과 전문인력 부족으로 ASP 운영에 많은 어려움을 겪고 있다. 이러한 문제를 일부 해결하기 위해 정부는 2024년 11월 1일부터 '항생제 적정사용관리 시범사업'을 시작하였다. 이 사업은 총 3년에 걸쳐 300병상 초과 규모의 참여 의료기관을 대상으로 사업비를 지급하여, ASP 전담인력을 배치하고 이를 통해 원내 지침개발, 항생제 처방 중재 활동과 추적 조사 등의 의료기관 내 ASP 기반 마련 및 운영을 지원하는 사업이다. 해당 사업의 결과를 바탕으로 국가 차원의 ASP 지원을 위한 장기 지속 체계를 마련하는 것이 필요하다.

3. ASP의 중요성

ASP는 항생제 내성 문제에 대응하기 위한 전략 중에서도, 임상 현장에서 가장 실효성이 입증된 개입 수단으로 평가된다. 이는 환자 치료의 질을 향상시키는 개별적 임상 전략인 동시에, 다제내성균(multidrug-resistant organisms, MDROs)의 확산을 억제하여 공중보건 위기에 대응하는 체계적 접근이라는 의의를 지닌다.

현재 전 세계적으로 항생제 내성은 감염병 진료 전반에 걸쳐 치명적인 장애 요소로 작용하고 있다. 미국 질병통제예방센터(Centers for Disease Control and Prevention, CDC)는 2019년 기준 미국 내에서 매년 약 280만 건의 내성균 감염이 발생하며, 이로 인한 사망자가 35,000명에 달한다고 보고하였다. ECDC는 내성균 감염이 HIV, 결핵, 인플루엔자를 합친 것보다 더 많은 질병부담을 초래한다고 평가하였다.

이러한 항생제 내성의 주요 원인은 대부분 불필요하거나 부적절한 항생제 사용에서 기인한다. 실제로 입원환자의 약 30-50%가 항생제를 투여받으며, 이 중 최대 30%는 의학적으로 불필요하거나 비표준적 사용에 해당한다는 연구 결과가 일관되게 보고되고 있다. 특히 3세대 cephalosporin (세팔로스포린), carbapenem (카바페넴), quinolone

(퀴놀론)계열 항생제 등 광범위 항생제의 반복적이고 비합리적인 사용은 내성균의 선택압력(selection pressure)을 증가시켜, 고위험 내성균의 발생과 확산을 촉진한다. 그 결과, 초기 치료실패율이 증가하고 감염 관련 사망률이 상승하며, 병원 내 격리 조치, 재원기간 연장, 감염관리 비용 증가 등 의료 자원의 과도한 소모로 이어진다.

ASP의 개입은 이러한 문제를 다양한 접근을 통해 해결할 수 있는 효과적인 수단으로 자리매김해 왔다. 전향적 처방 감사와 피드백, 사전 승인 제도, 치료기간 단축 프로그램 등 다양한 중재전략은 항생제 사용량의 감소뿐 아니라, 감염 관련 사망률, 재입원율, 약물 부작용 감소와도 밀접한 관련이 있음이 연구와 조사를 통해 보고되었다. 다양한 분석 결과에서 ASP 개입이 조기 항생제 최적화(early optimization of therapy)에 기여하여, 사망률을 유의하게 낮출 수 있다는 보고도 있다.

ASP는 개별 환자 치료의 적절성을 향상시킬 뿐 아니라, 의료기관의 항생제 사용 패턴을 최적화하여 병원 전체의 진료 효율성과 안전성을 높인다. 병상의 회전율을 높이고, 광범위 항생제의 과도한 사용을 줄임으로써 약제비를 절감할 뿐 아니라, 감염병 클러스터 발생 시의 대응 역량도 향상된다. 이는 특히 중환자실, 장기요양시설, 종합병원 등 내성균 고위험 환경에서 ASP의 중요성을 더욱 부각시킨다.

ASP의 효과는 단일기관에 국한되지 않는다. 지역사회 및 국가 수준에서의 내성균 확산 억제를 위한 정책적 인프라로 작용할 수 있다는 점에서 공중보건적 가치가 크다. 미국이나 유럽의 다기관 기반의 ASP 네트워크는 항생제 사용량과 내성률을 비교·공유함으로써, 국가 차원의 내성 관리 정책 및 감시체계 설계에 중요한 데이터를 제공하고 있다. 이처럼 ASP는 진료 가이드라인 개발, 정부 정책 수립, 의료기관 인증기준 마련 등 보건의료 정책 전반에 영향을 미치는 전략적 수단으로 기능한다.

요약하면, ASP는 환자 단위에서의 치료 최적화, 병원 단위에서의 자원 관리 및 감염 통제, 국가 단위에서의 내성균 확산 억제라는 다층적 수준의 효과를 지닌다. 따라서 ASP는 단지 항생제 사용을 감시하는 프로그램이 아니라, 현대 의료 환경에서 필수적인 질향상 전략이자, 지속 가능한 감염병 대응체계의 근간이라 할 수 있다.

4. ASP를 수행하기 위한 핵심요소

ASP를 각 의료기관에 성공적으로 도입하고 정착시키기 위해, 2014년 미국 CDC는 7가지 핵심요소를 제시하였다. 7가지 핵심요소는 리더십의 책무, 책임자 임명, 담당 약사 임명, 중재의 실행, 추적조사, 보고, 교육이다. 미국에서는 병원협회, 질향상 기구, 인증평가 기구 등이 협력하여 ASP의 필요성을 강조하고 관리함으로써 ASP 핵심요소를 실행하는 병원이 2014년에는 41%였으나 2018년에는 85%까지 증가하게 되었다.

우리나라에서는 2021년 11월, 한국형 ASP 실행을 위한 핵심요소 개발위원회를 구성하여 리더십의 책무, 중재의 실행, 추적조사, 보고, 교육의 5가지 요소와 책임자 임명과 및 담당 약사 임명을 통합하여 운영체계(operating system)로 구성하여 6가지 핵심요소를 제시하였다.

1) 리더십의 책무

병원 경영진(의료기관장, 약제부서 책임자, 간호부서 책임자 등)은 ASP 시행을 위해 병원의 다양한 부서들이 프로그램에 적극 협조할 수 있도록 운영할 책임(hospital leadership commitment)이 있다. 경영진은 ASP의 중요성을 인식하고, 프로그램이 성공적으로 운영될 수 있도록 조직, 인력, 예산, 정보 기술 등 필요한 자원을 충분히 지원해야 한다. 예를 들어, 기관장은 ASP 책임자가 매일 프로그램을 관리하고 실행할 수 있는 충분한 시간을 확보할 수 있도록 해야 하며, ASP에 참여하는 직원들의 직무 기술서에 ASP 관련 업무가 공식적으로 포함되도록 조치해야 한다. 또한, 경영진은 병원의 ASP 목표 달성을 위한 자원과 필요 사항을 평가하기 위해 정기적인 회의를 주재하고, ASP 활동과 그 결과를 주기적으로 보고받아야 한다. 이와 함께, 병원의 시스템 개선을 지원하고, ASP 목표 달성에 필요한 추가적인 자원을 제공해야 한다.

2) 책임자 임명

ASP 책임자(accountability)는 ASP를 효과적으로 설계하고 운영하기 위해 단순한 임상 지식에 그치지 않고, 변화 관리, 협업, 데이터 해석 등 다양한 전문성과 조직 내 조정능력이 요구된다. ASP 책임자는 ASP의 일반원칙에 대한 이해, 중재전략 설계 및 실행, 감염병학 및 미생물학적 지식, 성과 및 과정 측정 능력, 정보기술(IT) 및 전산 활용, 다학제 협업 및 커뮤니케이션, 교육 및 행동 변화 유도, 리더십 및 조직 운영 전략 등 다양한 지식과 기술이 요구된다.

ASP 책임자는 '단순 전문가'가 아닌, 복잡한 병원 생태계에서 항생제 사용 패턴을 변화시키는 변화 촉진자(change agent)로서의 역할을 수행해야 한다. 내과/소아청소년과 감염분과 전문의는 감염질환의 진단과 치료, 적절한 항생제 처방, 항생제 사용에 따른 영향을 관리하는 업무를 수행한다. 이들은 많은 병원에서 감염관리 책임자, 질향상 책임자, 환자안전 책임자의 역할을 통해 리더십을 인정받아 왔다. 따라서 감염분과 전문의는 전담팀 구성원의 역량을 극대화하고, ASP를 효과적으로 이끌어갈 수 있는 리더로서 적합한 역할을 수행할 수 있다.

3) 담당 약사 임명

감염 전문약사(pharmacy expertise)는 ASP 전담팀에서 항생제 사용량 관리, 항생제 사용 지침 개발, 항생제 사용관리 위원회 참여, 회진 및 컨퍼런스 참석, 항생제 부작용 모니터링 및 보고, 최신 치료 경향 파악 및 정보 제공, 교육 및 학술 연구 수행, 질향상 활동 수행 등 다양한 역할을 수행할 수 있다. 미국 CDC는 ASP가 성공적으로 정착하기 위해 전문약사를 ASP 공동 책임자로 임명할 것을 추천하고 있다. 그러나 우리나라에서는 감염 전문약사 또는 ASP 경험을 갖춘 약사가 매우 부족하여 전문성을 갖춘 감염 전문약사를 ASP 담당 약사로 임명하는 데 어려움이 있다. 의료기관에서 ASP를 효과적으로 운영하기 위해 장기적인 관점에서 교육, 제도적 지원, 경제적 보상 등의 방안을 마련하여 핵심 역할을 담당할 전문약사 인력을 반드시 양성해야 한다.

4) 중재의 실행

ASP 효과를 실현하기 위해서는, 최적의 항생제 사용을 유도하는 구체적 중재전략의 실행(action)이 반드시 필요하다. 중재전략은 항생제 처방 행위에 실질적으로 개입하여 의사결정을 지원하거나, 필요 시 수정·조정하는 활동을 포함한다. 이는 단순한 가이드라인 배포나 교육을 넘어, 처방 현장에서 실질적인 변화(behavioral change)를 유도하는 중심 수단이다.

ASP에서의 중재전략은 병원의 규모, 진료 특성, 인력 자원, 전산 시스템 수준 등에 따라 맞춤형으로 설계되어야 하며, 실행 가능성과 수용 가능성을 함께 고려하여 선택하는 것이 바람직하다. 모든 기관이 동일한 중재전략을 적용할 수는 없으며, 현실적인 여건과 단계별 역량을 반영한 점진적 확장 전략(phased implementation)이 효과적이다.

실행 초기 단계에서는 단순하고 반복 가능한 중재를 선택하여 프로그램의 조기 성과를 도출하고, 의료진의 신뢰를 확보하는 것이 중요하다. 예를 들어, 특정 항생제에 대한 처방 후 72시간 내 재평가('Day 2 intervention') 또는 장기 항생제 투약 모니터링과 같은 활동은 비교적 구현이 용이하면서도 효과가 입증된 전략이다. 이후 전산 경고 시스템, 처방 제한, 치료약물농도감시(therapeutic drug monitoring, TDM), 진단지원 도구 등으로 중재 범위를 점진적으로 확대할 수 있다.

또한, 중재전략의 성공 여부는 전략 자체의 우수성뿐 아니라 실행 주체의 개입 능력과 전달 방식에 크게 좌우된다. 감염분과 전문의, 약사, 진단검사실 등 ASP팀 구성원 간의 협력이 요구되며, 단순한 권고가 아닌 의사결정 과정에 근거를 제시하고 처방자의 임상적 판단을 존중하는 피드백 방식이 중요하다.

결국 '중재의 실행'은 ASP의 이론을 실제 진료 환경에 연결하는 핵심 고리로, 프로그램 전체의 성패를 좌우하는 중심축이다. 효과적인 중재는 의료진의 행동 변화를 유도할 뿐 아니라, 장기적으로 기관 내 '적정 항생제 사용'이라는 진료 문화를 정착시키는 데 기여한다.

5) 추적조사

추적조사(tracking)는 항생제 사용 현황을 파악하고 ASP의 효과를 평가하기 위한 일련의 활동이다. 항생제 사용량 측정은 의료보험 청구 자료, 병원 전산 자료, 약제 유통 자료 등을 이용할 수 있다. 의료기관 내부적으로는 항생제 계열별 사용량 변화를 측정하는 내부 비교 분석(internal benchmarking)을 수행할 수 있으며, Standardized Antimicrobial Administration Ratio (SAAR) 등의 항생제 사용량 지표를 활용하여 다른 의료기관과의 외부 비교 분석(external benchmarking)을 진행할 수도 있다.

우리나라에서는 '국가 항균제 내성정보 모니터링(Korean Antimicrobial Resistance Monitoring System, KARMS)'과 '국가 항균제 내성균 조사(Korea Global Antimicrobial Resistance Surveillance System, Kor-GLASS)'와 같은 국가 차원의 항생제 내성균 감시체계가 운영되고 있지만, 개별 의료기관의 항생제 내성 현황을 파악하거나 비교하는 데는 한계가 있다. 국가 단위 항생제 사용량을 모니터링하고, 참여 의료기관 사이에 항생제 사용량을 다른 의료기관과 비교 분석이 가능하도록 하는 것을 목표로, '전국의료기관 항생제 사용량 분석 및 환류 시스템(Korea National Antimicrobial Use Analysis System, KONAS)'이 질병관리청 학술용역과제로 2021년에 구축되었다. 다만, 이 시스템은 아직 참여기관이 제한적이고, 항생제 사용량이 실시간으로 반영되지 않는다는 한계가 있다. 참여기관 확대, 실시간 항생제 사용량 반영, 정부 주도 시스템 운영 등 운영체계와 프로그램 개선을 통해 국내 ASP 발전을 위한 기반 운영체계로 자리매김하는 것이 필요하다.

6) 보고

경영진에게는 정기적으로 항생제 사용 현황, 항생제 내성률, 항생제 처방 중재활동 결과 등을 보고(reporting)해야 한다. 또한, 항생제를 처방하는 의료진에게 항생제 사용 정보(항생제 사용량, ASP 도입 후 사용량 및 처방 패턴 변화)를 공유함으로써 적절한 항생제 처방을 유도할 수 있는 계기를 마련할 수 있다. 피드백은 부정적 재제보다 긍정적 피드백 기반의 인센티브 전략을 마련하여, 구성원의 협조와 참여를 유도하는 것이 중요하다. 최근 정보를 수집하여 자주 공유하는 것이 피드백 효과를 극대화할 수 있지만, 의료기관의 상황에 따라 반기별 또는 연간 보고로 조정할 수 있다.

7) 교육

항생제 내성 및 적절한 항생제 처방에 대한 교육(education)은 의료진을 대상으로 정기적으로 이루어져야 하며, 필요에 따라 환자를 대상으로 한 교육도 포함할 수 있다. 강의나 이메일 회람과 같은 수동적인 방법보다는 항생제 처방에 대한 대면 논의 또는 회진을 통한 교육이 더 효과적이며, 단순 지식 전달이 아닌 실제 상황 적용 중심의 교육이 더 중요하다. 환자 진료를 담당하는 현장 의료진뿐만 아니라 의과대학생, 약학대학생, 간호대학생 등 학생들을 대상으로 한 조기 교육의 중요성도 강조되고 있다. 증상, 징후, 검사결과, 치료과정 및 결과를 포함한 증례 기반 교육이 가장 효과적이며, ASP 중재활동과 추적조사 결과를 함께 제공하면 더 큰 교육적 효과를 기대할 수 있다.

환자 역시 어떤 목적을 가지고 어떤 항생제가 투여되고 있는지, 그리고 발생할 수 있는 이상반응 등에 대해 알 수 있도록 교육받는 것이 바람직하다. 의료기관에서 환자뿐만 아니라 의료진, 의료 질관리 담당자들이 함께 참여하여 교육 자료를 개발하고 이를 활용한다면 더욱 효과적인 교육이 이루어질 것이다.

5. ASP의 적용과 효과

1) 항생제 중재활동

ASP의 핵심 구성요소는 효과적인 중재의 선택과 실행이다. 적절한 중재전략은 단독으로도 효과를 발휘할 수 있으나, 실제 임상에서는 다양한 전략을 병원 상황에 맞게 조합한 다각적(multimodal) 접근 방식이 권장된다.

중재전략이 성공적으로 수행되기 위해서는 단순히 중재 항목을 설계하는 것만으로는 충분하지 않다. 병원 내 감염분과 전문의 및 약사의 중재 권한이 명확히 보장되어야 하며, 중재 대상 항생제 목록의 설정, 전산 시스템과의 연동, 피드백 체계의 일관된 운영이 필요하다. 나아가 의료진과의 신뢰 기반 협력, 병원 리더십의 지원, 지속 가능한 평가 및 환류 구조가 함께 갖추어질 때 중재전략은 실제 효과를 발휘할 수 있다.

(1) 전향적 감사 및 피드백 프로그램

전향적 처방 감사 및 피드백(prospective audit with feedback)은 환자에게 이미 처방된 항생제를 ASP 팀이 일정 시점 이후(통상 투약 48-72시간 이내)에 검토하고, 해당 처방이 적절한지 평가한 뒤 필요시 조정에 대한 권고를 제공하는 전략이다. 이는 처방의의 자율성을 유지하면서도 처방 최적화를 유도할 수 있다는 점에서 수용도가 높고, 교육적 효과도 뛰어나다. 이 전략은 특히 배양결과나 영상 소견이 확인된 시점에서 항생제 단계별 축소 치료(de-escalation), 약제 중단, 경구전환(IV to PO) 등을 권고하는 데 효과적이다. 여러 연구에서 이 전략을 통해 항생제 사용량(days of therapy, DOT)을 유의하게 줄이고, 치료실패나 사망률 증가 없이 임상 성과를 유지하거나 향상시킬 수 있음이 입증되었다.

(2) 처방 항생제 제한 및 사전 승인 프로그램

의료진이 환자에게 항생제를 처방하기 전에 특정 항생제(예: carbapenem, linezolid 등)에 대한 승인을 받는 전략(formulary restriction and preauthorization)으로, 이 전략은 광범위 항생제의 초기 사용을 강력하게 통제할 수 있어 내성균 발생 억제와 병원 전체 광범위 항생제 사용량 감소에 효과적이다. 예를 들어, carbapenem 처방 시 감염내과나 약사의 승인을 거쳐야만 처방이 활성화되도록 전산 시스템이 구성되면, 불필요한 사용이 즉각적으로 줄어든다. 다만 승인 지연은 치료 개시 지연으로 이어질 수 있으므로, 승인 시스템의 응답 속도와 전담인력 확보가 매우 중요하다.

전향적 감사 및 피드백과 처방 항생제 제한 및 사전 승인 프로그램은 상호 배타적인 것이 아니며, 의료기관의 특성, 조직 문화, 의료진의 태도, 가용자원 등을 고려하여 적절히 혼용할 수 있다.

(3) 핸드쉐이크 스튜어드십

핸드쉐이크 스튜어드십(handshake stewardship)은 ASP 팀이 병동 회진을 통해 담당 의료진과 대면으로 소통하며 항생제 처방을 검토하고 피드백을 제공하는 방식이다. 형식적인 승인 제도나 전산 메시지 대신 비판단적 대화로 접근하므로, 교육 효과가 높고 의료진 수용도도 향상된다.

이 전략은 전공의 수련병원이나 교육기관에서 특히 효과적이며, 다학제 회진 환경과 결합할 경우 팀 기반 진료 문화 형성에도 긍정적으로 작용한다. 보고에 따르면 핸드셰이크 스튜어드십은 지속적인 처방 행태 개선과 병원 내 항생제 사용량 감소에 효과적이다.

(4) 초기 항생제 재평가

감염 진단 이후 초기 경험적 항생제는, 배양 검사 결과 및 환자 임상 경과가 확인되는 시점(48-72시간)을 기준으로 반드시 재평가(Day 2 intervention)되어야 한다. 이를 통해 항생제 단계별 축소 치료, 항생제 교체 또는 중단 여부를 결정할 수 있다.

초기 광범위 항생제 사용은 패혈증 등 중증감염에서는 불가피하지만, 진단이 명확해진 이후에도 이를 지속하는 것은 불필요한 내성균 선택압력을 증가시키며 환자에게 해로운 영향을 끼칠 수 있다. 적절한 시점의 약제 재평가는 ASP 개입의 가장 핵심적인 시점 중 하나이다.

(5) 정맥투여에서 경구투여로의 전환

경구 생체이용률이 높은 항생제(예: fluoroquinolones, linezolid, trimethoprim-sulfamethoxazole 등)는 환자의 상태가 안정되고 경구복용이 가능해지는 시점에서 정맥투여를 경구투여로 전환(IV to PO switch)할 수 있다. 이는 입원기간 단축, 정맥 카테터 관련 합병증 감소, 약제비 절감 등의 효과를 기대할 수 있다.

ASP에서는 경구투여 전환기준을 지침화하여, 환자가 입으로 먹을 수 있고, 감염이 조절되고 있으며, 중환자실이 아닌 일반병실로 전환되었을 경우 등에서 경구로의 전환을 권장한다.

(6) 중복 항생제 처방 모니터링

특정 항생제 병합은 실질적인 치료 이득 없이 유사한 작용범위를 중복 커버하는 경우가 있다. 대표적으로 piperacillin-tazobactam과 metronidazole 병용은 중복 투여가 되는 경우가 많다. 이러한 병합요법은 독성 위험, 비용 증가, 내성 증가에 기여할 수 있다.

ASP에서는 이러한 중복 처방 사례를 전산 시스템으로 자동 감지하여 경고 메시지를 띄우거나, 회진 시 의사에게 병용 중단 권고를 제공할 수 있다. 장기적으로는 항생제 병합 사용에 대한 교육과 사례 중심의 피드백이 병행되어야 한다.

(7) 치료기간 최적화

최근 다수의 무작위 대조 연구에 따르면, 대부분의 감염성 질환에서 항생제 치료기간을 기존보다 단축하더라도 임상적 효과는 동등하거나 더 우수하며, 항생제 관련 부작용 및 내성균 발생률을 낮출 수 있는 것으로 보고되고 있다. 이러한 근거를 바탕으로 미국 University of Southern California (USC)의 Brad Spellberg 박사는 “Shorter is Better” 캠페인을 주도하며, 항생제 치료기간 단축(duration optimization)의 과학적 타당성을 강조하고 있다.

이러한 변화는 항생제 스튜어드십 실무에서 질환별 ‘적정 치료 일수’에 대한 명확한 인식과 함께, 치료 종료 시점을 결정하는 능력(예: de-escalation 및 stop moment 평가)의 중요성을 부각시키고 있다. 이에 따라, 전자의무기록(electronic medical record, EMR) 기반의 임상의사결정 지원시스템(clinical decision support system, CDSS)을 활용하여 치료기간을 능동적으로 관리할 수 있다. 예를 들어, 특정 항생제의 투여 일수가 7일(DOT≥7일)을 초과할 경우 자동 알림이 발생하도록 설정함으로써, 치료 지속 여부에 대한 재평가를 유도할 수 있다.

임상 회진 시에는 “이 환자의 항생제는 언제 중단할 수 있는가?”라는 질문 중심의 피드백을 통해 의사들에게 치료 종료 시점에 대한 인식을 제고시킬 수 있으며, 질환별 표준 치료기간을 정리한 포켓 가이드 또는 1페이지 요약 자료를 배포하는 것도 현장 실천력을 높이는 데 효과적이다.

또한, 다학제 교육 워크숍을 통해 항생제 치료기간 단축에 대한 실제 사례 기반의 시뮬레이션을 운영함으로써, 의사뿐 아니라 약사, 간호사 등 관련 의료진 모두가 치료기간 최적화의 필요성과 실천 전략을 공유하고 적용할 수 있도록 해야 한다. 이는 단순히 "항생제를 줄이자"는 메시지가 아닌, 과학적 근거에 기반한 치료 종료 결정 능력을 함양하는 것이 ASP 교육의 핵심이다.

한 상급종합병원에서는 14일을 초과하는 장기 항생제

항생제 사용기간_항생제 관리팀

■ 감염증의 진단

- 해부학적 진단(anatomical diagnosis)
- 미생물학적 진단(microbiologic diagnosis):
- 숙주요인(host factor):

면역저하 혹은 영향을 끼칠 만한 기저질환 기록

■ 항생제 치료 이력

항생제 성분명: 사용기간

■ 권고사항

- 최근 여러 무작위 대조 임상시험 결과에 따라 이전과 비교하여 아래와 같이 항생제 치료기간을 단축하도록 권고하고 있습니다.
- 골수염이나 감염심내막염 등을 비롯한 특정 감염증후군을 제외하고는 2주 이상 항생제 치료를 지속해야 할 적응증이 대개 없습니다.
- 따라서, 2주 이상 항생제 치료를 지속해야 할 적응증이나 적절한 이유가 있는지 재평가 후 가능하다면 중단하는 것을 고려하시기 바랍니다.

Infections for which short-course therapy has been shown to be equivalent in efficacy to longer therapy

Disease	Treatments, Days	
	Short	Long
Community-acquired pneumonia	3-5	7-10
Nosocomial pneumonia	≤8	10-15
Acute exacerbation of chronic bronchitis and COPD	≤5	≥7
Pyelonephritis	5-7	10-14
Intra-abdominal infection	4	10
Cellulitis	5-6	10
Septic arthritis	14	28
Chronic osteomyelitis	42	84
Gram negative bacteremia	7	14
Neutropenic fever	Afebrile >72hr	+ANC >500

"[The New Antibiotic Mantra-"Shorter Is Better". JAMA Intern Med. 2016;176(9):1254-1255]"

그림 1. 항생제 사용기간 단축을 위한 중재 서식

처방에 대해 중재가 필요한 사례를 식별하고 조치하기 위한 전용 서식지를 개발하여 의료진과 공유하고 있으며(그림 1), 이는 치료기간 최적화를 위한 실질적 ASP 전략의 일례로 참고할 수 있다.

2) 임상치료지침의 제정과 적용

질환별 표준화된 치료지침의 마련과 적용(clinical guidelines & pathways)은 진료의 일관성을 확보하고 항생제 사용을 표준화하는 데 핵심적인 역할을 한다. 이러한 지침은 주로 지역 감염병 발생 양상, 내성률 데이터, 최신 가이드라인 등을 바탕으로 감염내과가 주도하여 관련 임상 진료과와 함께 개발하며, 전 병원 차원의 합의를 거쳐 채택된다. 임상치료지침의 효과는 처방 결정의 불확실성을 줄이고, 비전문 진료과에서도 감염질환에 대한 초기 치료 전략을 안정적으로 수립할 수 있도록 한다. 특히 지역사회획득폐렴, 요로감염, 담관염 등 흔한 감염질환에 대해 표준화된 치료지침을 적용할 경우 초치료의 적절성을 높이고, 진료 과정의 차이를 줄이는 데 유효하다. 일부 기관에서는 폐렴, 요로감염, 피부연조직감염 등의 주요 감염질환에 대한 치료지침을 개발하여 전산 시스템에 연동하고, 해당 진단명을 입력하면 항생제 추천 리스트가 자동으로 팝업되는 구조를 설계하여 적용하고 있다. 이러한 표준화된 치료지침 도입 후 초치료의 적절성이 향상되고, 항생제 사용량의 변화도 유도되었다는 다양한 보고가 있다.

3) 임상의사결정지원시스템

임상의사결정지원시스템(clinical decision support system, CDSS)은 항생제 처방 시점에 임상의의 판단을 보조하고, 항생제의 적절한 사용을 유도하기 위해 개발된 전산 기반 도구이다. CDSS는 항생제 선택, 용량 조정, 투약 기간 설정, 약물상호작용 경고, 중복 처방 방지 등 다양한 기능을 통해 실시간으로 처방 과정에 개입하며, 항생제 사용의 안전성과 적정성을 향상시키는 데 기여할 수 있다. 특히 전공의 수련병원이나 다수의 의료진이 참여하는 대형 병원 환경에서 진료 결정의 일관성을 유지하고, 반복적인 처방 오류를 줄이는 데 유용하다. 또한, 항생제 처방에 있어 표준 진료지침을 임상현장에 적용하는 데 효과적인 수단이 될 수 있다.

그러나 CDSS의 실효성은 경고 메시지의 정확도, 임상적 타당성, 사용자 편의성 등에 따라 달라질 수 있으며, 과도하거나 임상적으로 부적절한 경고는 '경고 피로(alert fatigue)' 현상을 유발하여 시스템의 신뢰도와 사용 순응도를 저하시킬 수 있다. CDSS는 단독 전략으로 운영되기보다는, 진료지침의 임상적 활용, 전향적 감사 및 피드백 프로그램, 교육 및 다학제 협력 전략 등과 통합되어 운영될 때 그 효과가 극대화된다.

4) 항생제 사용 평가 및 피드백

항생제 사용 평가(antibiotic use evaluation and feedback)는 특정 항생제의 사용량, 적절성, 치료 경과 등을 정량적 또는 정성적으로 분석하고, 그 결과를 기반으로 의료진 또는 진료과에 피드백을 제공하는 전략이다. 이는 ASP의 효과를 지속적으로 모니터링하고, 개선이 필요한 지점을 도출하여 실질적인 처방 행태 변화를 유도하는 데 핵심적인 역할을 한다.

사용 평가 방식은 다양하게 적용될 수 있다. 정량적 평가는 일정 기간 동안 항생제의 사용량을 환자당 항생제 사용량(defined daily dose, DDD) 또는 항생제 처방일수(days of therapy, DOT) 단위로 측정하여 시계열 추이를 분석하는 방식이 일반적이다. 반면, 정성적 평가는 환자별 처방이 적절한 진단에 근거하여 이루어졌는지, 치료기간이 적절했는지, 감염분과 전문의 자문이 이루어졌는지 등의 항목을 검토하는 방식이다. 병원 내 ASP팀은 이 평가 결과를 활용하여 진료과별 항생제 사용 패턴을 비교하고, 과다 사용 또는 부적절 사용 사례에 대해 피드백을 제공한다. 이 피드백 전략의 효과는 단순히 수치를 제시하는 데 그치지 않고, 구체적인 임상적 맥락과 연결된 설명과 비교 자료가 제공될 때 더욱 높아진다. 피드백은 개별 진료과의 진료 특성을 고려하여 맞춤형으로 제공되어야 하며, 비교 대상(benchmark group)이 명확할수록 수용성이 향상된다. 또한 평가 지표에 대한 명확한 정의와 공정한 분석 기준이 선행되어야 의료진의 신뢰를 얻고, 실제 변화로 이어질 수 있다.

5) 약동학/약력학 기반의 치료 최적화

ASP의 목표 중 하나는, 항생제의 효과를 극대화하고 독성을 최소화하기 위해 최적의 약물용량과 투여방법을 환자 개별 특성에 맞게 조절하는 것이다. 이를 위해 약동학/약력학(pharmacokinetics/pharmacodynamics, PK/PD) 개념에 기반한 치료 전략이 점차 강조되고 있으며, 치료약물농도감시(therapeutic drug monitoring, TDM)는 이를 임상에 구현하는 핵심도구로 자리 잡고 있다.

PK/PD는 항생제가 체내에 도달하고 유지되는 농도(PK)와 그 농도가 병원체에 미치는 작용(PD) 간의 상호작용을 의미한다. 감염환자, 특히 중증환자에서는 혈류량, 장기 기능, 혈장 단백결합 변화 등으로 약물의 분포와 제거 속도가 급변할 수 있기 때문에, 동일한 표준용량의 항생제라도 환자 간 효과의 차이가 크게 달라질 수도 있다. 따라서 항생제 사용 시에는 단순히 적응증에 따른 표준용량을 적용하는 것을 넘어서, PK/PD 목표 달성을 위한 투약 전략을 계획해야 한다.

TDM은 특정 항생제의 혈중농도를 정량적으로 측정하여, 치료효과를 극대화하는 동시에 독성 발생 위험을 최소화하고자 하는 임상 전략이다. 이 접근은 특히 약동학적 변동성이 크거나, 독성 발생 가능성이 높거나, 약물농도와 치료반응 간의 상관성이 명확하게 규명된 항생제에서 유용하다. 대표적으로, vancomycin은 치료성공률과 신독성 예방을 위해 혈중농도-시간곡선하면적 대 최소억제농도 비율(area under the concentration-time curve/minimum inhibitory concentration ratio, AUC/MIC)≥400을 달성하는 것이 중요하며, 이에 따라 최근의 권고에서는 AUC 기반 TDM이 우선적으로 적용되고 있다. Aminoglycoside계 항생제(예: gentamicin, amikacin)는 살균력이 약물의 최고농도(C_{max})와 병원균의 MIC 간 비율(C_{max}/MIC)에 의해 결정되는 농도의존성 항생제이므로, 치료 중에는 peak 농도와 trough 농도 모두를 주기적으로 모니터링하여 투약 전략을 조정하는 것이 권장된다.

TDM은 단독으로 항생제 처방을 제한하거나 평가하는 도구가 아니다. 오히려 TDM은 감염분과 전문의, 약제팀, 진단검사실 간의 협업을 기반으로 하는 환자 맞춤형 항생제 치료 전략의 일환이다. ASP 팀은 중증 패혈증 환자, 신장기능이 급격히 변화하는 환자, MIC 정보가 불명확하거나 감수성이 경계역(MIC borderline)인 병원체 감염 환자, 비만, 고령, 이식 환자 등에서의 표준용량 적용이 어려운 환자들을 대상으로 TDM 결과를 바탕으로 적정용량 및 투여간격 조정을 권고한다. 이를 통해 치료효과를 높이고 독성은 낮출 수 있으며, 나아가 농도-반응 정보를 활용한 진료 프로토콜을 개발하며, 이를 정규 회진 및 전산 시스템과 연계된 피드백 체계로 정착시킨다면 PK/PD 기반의 최적화된 치료를 유도할 수 있게 된다.

6) 신속진단기술의 도입과 적용

ASP의 핵심 목표 중 하나는 정확한 진단에 기반한 적절한 항생제의 처방이다. 즉, 불확실한 임상 판단에 근거한 광범위 항생제의 관행적 사용을 최소화하고, 병원체 및 감수성 정보에 기반한 맞춤형 항생제 선택을 유도하는 데 목표를 두고 있다.

전통적인 미생물 배양검사는 결과 도출에 수일이 소요되어 초기에는 경험적 항생제 사용이 불가피했으나, 최근에는 신속진단기술(rapid diagnostic tests, RDTs)의 발전으로 수 시간 이내에 병원체 및 내성 정보를 확인할 수 있게 되었다. 대표적으로, MALDI-TOF (matrix-assisted laser desorption/ionization time-of-flight) 질량분석법은 수 시간 내에 병원체를 정확하게 동정할 수 있어 조기 진단과 처방 최적화에 기여하는 기술로 활용되고 있다.

이러한 진단기술이 ASP와 연계될 때 그 효과는 더욱 극대화된다. 예를 들어, 신속진단검사 결과를 ASP 팀이 신속히 확인하고 24시간 이내에 피드백을 제공하는 시스템을 갖춘 의료기관에서는 광범위 항생제 사용률과 감염 관련 사망률이 유의하게 감소한 것으로 보고되었다. 조기 진단 기술의 임상 적용은 단순한 기술 도입을 넘어서, ASP의 전략적 개입과 결합될 때 실질적인 효과를 발휘한다.

7) 항생제 감수성 결과지의 보고와 활용

항생제 감수성 결과지(antibiogram)는 일정 기간 동안 한 기관에서 분리된 주요 병원체에 대한 항균제별 감수성 비율을 요약한 통계 보고서로, 병원 내 항생제 사용의 방향성과 경험적 치료지침 수립의 근거를 제공하는 핵심도구이다. 감수성 결과지는 지역 또는 병원 특이적 내성 양상을 반영함으로써, 경험적 항생제 선택을 보다 합리적으로 유도하고, 항생제 오남용을 줄이는 데 기여할 수 있다. 따라서 antibiogram은 항생제 ASP에서 필수적인 정보 기반 자원으로 간주된다.

Antibiogram은 병원 내 ASP 운영에서 경험적 항생제 선택 가이드라인 개발, CDSS 연계, 감염병 관리 및 내성 모니터링, 진료과 및 병동별 비교 분석, 정책 및 교육 자료로 활용할 수 있다. ASP 팀은 antibiogram을 임상 현장에서 처방 결정에 적극 반영될 수 있도록 해석 자료 또는 요약본 형태로 가공하여 제공하는 것이 중요하다. 예를 들어, 내과 전공의를 위한 '주요 병원체 10종에 대한 1페이지 요약 antibiogram'이나, '경험적 치료를 위한 내성률 요약 카드(ICU/비ICU 구분)' 등이 교육과 실무에 유용하다.

8) 교육 및 인식 제고 전략

교육은 ASP의 기본이자 필수적인 기반 전략이다. 항생제 사용에 대한 교육은 단순한 지식 전달을 넘어, 처방의의 인식 변화와 태도 개선으로 이어져야 하며, 실천 가능한 행동 변화를 유도할 수 있어야 한다.

미국 보건의료연구소(Agency for Healthcare Research and Quality, AHRQ)에서는 항생제 처방 시 임상의가 따라야 할 사고의 흐름을 '네 가지 결정의 순간(Four Moments)'으로 구조화하였다(그림 2). 이는 처방 전후의 진단 재확인, 약제 선택, 반응 평가, 치료기간 결정까지를 포괄하며, 표준화된 의사결정 도구이자 ASP 실행의 핵심 틀로 제안된다. '항생제 결정의 4가지 순간'은 항생제 처방을 위한 임상 의사결정의 중요한 시점에서 ① 환자가 실제로 항생제가 필요한가? ② 적절한 항생제를 선택했는가? ③ 환자의 경과에 따라 항생제를 재평가했는가? ④ 치료기간은 적절한가? 라는 4가지 질문을 통해 ASP 실천을 유도한다.

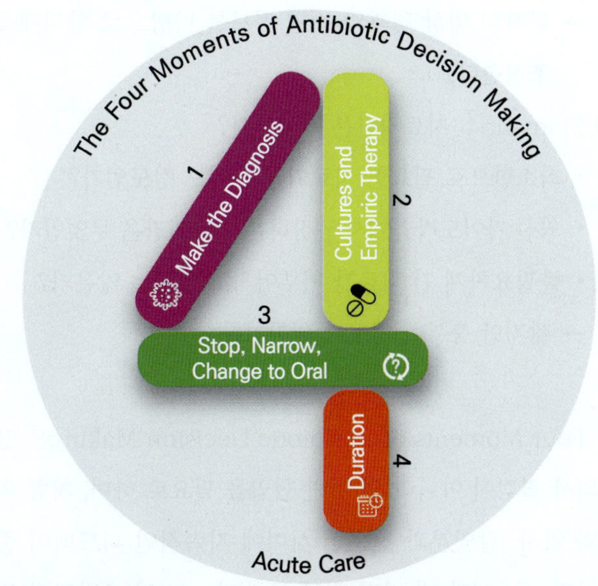

그림 2. 항생제 결정의 4가지 순간(Four Moments of Antibiotic Decision Making)

(1) Moment 1: 이 환자는 항생제가 필요한가?
- 환자에게 실제로 감염이 있는가?
- 감염이 아니라면 항생제 외의 다른 치료옵션은 무엇인가?
- 추가적인 진단검사가 필요한가?

→ 감염이 명확하지 않은 경우, 항생제 치료는 시작하지 않는다.

(2) Moment 2: 적절한 검체채취와 항생제를 선택했는가?
- 항생제를 시작하기 전에 적절한 검체(혈액, 소변, 객담 등)를 채취했는가?
- 감염부위 및 가능한 병원체를 고려했는가?
- 치료 가이드라인에 따라 항생제를 선택했는가?

→ 가능하면 가장 좁은 스펙트럼의 항생제를 사용한다.

(3) Moment 3: 환자의 경과를 바탕으로 항생제를 재평가 했는가?
- 투약 48-72시간 후, 배양 결과와 환자 상태를 바탕으로 약제를 지속, 조정, 중단할지를 결정했는가?
- 감염이 아닌 것으로 확인되었다면 즉시 항생제를 중단할 수 있는가?

→ 환자의 임상 경과와 진단 정보를 바탕으로 항생제를 조정한다.

(4) Moment 4: 치료기간은 적절한가?
- 최소한으로 필요한 치료기간은 어느 정도인가?
- 최신 가이드라인에서 권장하는 치료기간은 무엇인가?
- 불필요하게 긴 치료가 이루어지고 있지는 않은가?

→ 짧지만 충분한 치료가 원칙이다.

Four Moments of Antibiotic Decision Making은 단독의사 결정이 아니라 팀 기반 협업을 필요로 하며, 처방 의사와 약사, 감염분과 전문의 사이에 지속적인 피드백이 중요하다. 특히 '팀 내 열린 질문 문화'가 ASP의 출발점이 될 수 있다. 4 Moments 적용을 위한 실천 전략으로는 EMR 시스템에 자동화된 알림을 설정하거나, ASP팀 회진 중 '4 Moments 카드'를 배포하는 방법, 교육 슬라이드, 포스터, 포켓 가이드를 활용할 수 있다.

6. 결론

항생제 내성은 전 지구적 차원의 공중보건 위기로, 오늘날 인류가 직면한 가장 심각하고 복합적인 보건 문제 중 하나이다. WHO는 항생제 내성을 21세기 인류가 직면한 가장 큰 공중보건 위협 중 하나로 규정하였으며, 이후 여러 국제 보건 전문가들은 이를 '조용한 팬데믹(Silent Pandemic)'으로 언급하며 공동 대응의 필요성을 강조하고 있다. 이는 감염병이 과거처럼 급성 전파 양상으로만 위협을 가하는 것이 아니라, 지속적이고 비가시적인 내성의 누적이 인류 전체에 광범위한 의료·경제·사회적 영향을 끼친다는 위기의식에서 비롯된 것이다.

이처럼 항생제 내성 문제는 코로나19와 같은 신종감염병 팬데믹에 비해 상대적으로 낮은 관심을 받아왔지만, 팬데믹에 준하는 잠재력과 위중함을 지닌 '느린 재난'이자, 구조적 위협 요소라는 점에서 더 깊은 우려를 요한다. 특히 내성균은 국경이나 보건시스템의 경계를 초월하여 확산되며, 사람-동물-환경을 연결하는 'One Health' 관점에서 통합적 대응이 요구된다.

이러한 상황에서 ASP는 내성 확산을 억제하고, 치료의 질을 높이며, 의료체계 전반의 항생제 내성에 대한 대응력을 강화하는 다층적이고 통합적인 전략이다. ASP는 단지 특정 항생제 처방을 조정하는 기술적 개입이 아니라, 의료기관의 리더십 변화, 의료진의 인식 개선, 데이터 기반의 치료 설계, 전산 시스템 연동, 교육 체계 확산 등을 통합한 환자 중심의 질향상 전략이자 항생제 내성 대응의 핵심기반이다.

종합병원뿐만 아니라 항생제 사용률이 높은 지역사회 의료기관 및 장기요양시설까지 ASP의 확대가 절실한 상황에서, 2024년부터 시행된 '항생제 적정사용관리 시범사업'은 국내 ASP 도입의 제도적 전환점으로 평가된다. 그러나 현장의 전문인력 부족, 중소병원 참여의 어려움, 지속 가능한 재정 보상 미비 등은 여전히 해결 과제로 남아 있다. 미국 등에서는 DASON (Duke Antimicrobial Stewardship Outreach Network)과 같은 지역 기반 네트워크가 중소병원의 ASP 확산을 견인하고 있으며, 우리나라도 한국형 모델의 설계와 실행이 요구된다.

ASP의 실효성을 높이기 위해서는 국가와 기관 차원의 정책적 지원뿐 아니라, 의료인의 자율적 참여와 책임의식도 중요하다. 항생제 내성 문제는 정부나 감염병 전문가만의 과제가 아니며, 환자를 진료하는 모든 의료인이 일상적인 처방 결정 속에서 '항생제는 필요할 때만, 최적의 약을, 올바른 기간만큼' 사용하는 임상적 판단과 행동 변화를 실천하는 데서 출발해야 한다. 이는 개별 처방 행위가 곧 공중보건에 기여하는 첫걸음이라는 점에서, ASP는 진료실에서 시작되는 국가적 항생제 내성 대응 전략이기도 하다.

궁극적으로 ASP는 단기적인 항생제 절감 효과나 병원 평가를 위한 도구에 그치지 않고, 미래의 환자안전과 항생제 내성에 대응하는 선제적 투자로 접근하여야 한다. 변화의 속도는 더딜 수 있으나, 내성과 싸우는 의료인의 역할은 그 무엇보다 중요하고 절실하다. 지금 이 순간, 병원의 규모와 자원을 막론하고 ASP의 필요성을 인식하고, 각자의 자리에서 실천 가능한 전략을 모색하는 것이 조용한 팬데믹에 맞서는 가장 실질적이고 효과적인 대응책이 될 것이다.

참고문헌

1. Agency for Healthcare Research and Quality [Internet]. Four moments of antibiotic decision making [cited 2025 Apr 9]. Available from: https://www.ahrq.gov/antibiotic-use/acute-care/four-moments/index.htmL.
2. Barlam TF, Cosgrove SE, Abbo LM, MacDougall C, Schuetz AN, Septimus EJ, et al. Implementing an antibiotic stewardship program: guidelines by the Infectious Diseases Society of America and the Society for Healthcare Epidemiology of America. Clin Infect Dis. 2016;62:e51-77.
3. British Society for Antimicrobial Chemotherapy [Internet]. Antimicrobial stewardship: from principles to practice [cited 2025 Apr 5]. Birmingham: BSAC; 2018. Available from: https://bsac.org.uk/antimicrobial-stewardship-from-principles-to-practice-e-book/ebook-download/.
4. Centers for Disease Control and Prevention [Internet]. Core elements of hospital antibiotic stewardship programs [cited 2025 Apr 9]. Atlanta, GA: US Department of Health and Human Services, CDC; 2019. Available from: https://www.cdc.gov/antibiotic-use/hcp/core-elements/hospital.htmL.
5. Cheong HS, Park KH, Kim HB, Kim SW, Kim B, Moon C, et al. Core elements for implementing antimicrobial stewardship programs in Korean general hospitals. Infect Chemother. 2022;54:637-73.
6. Dellit TH, Owens RC, McGowan JE Jr, Gerding DN, Weinstein RA, Burke JP, et al. Infectious Diseases Society of America and the Society for Healthcare Epidemiology of America guidelines for developing an institutional program to enhance antimicrobial stewardship. Clin Infect Dis. 2007;44:159-77.
7. Dyar OJ, Huttner B, Schouten J, Pulcini C. What is antimicrobial stewardship? Clin Microbiol Infect. 2017;23:793-8.
8. Pulcini C, Morel CM, Tacconelli E, Beović B, de With K, Goossens H, et al. Human resources estimates and funding for antibiotic stewardship teams are urgently needed. Clin Microbiol Infect. 2017;23:785-7.
9. Schuts EC, Hulscher MEJL, Mouton JW, Verduin CM, Stuart JWTC, Overdiek HWPM, et al. Current evidence on hospital antimicrobial stewardship objectives: a systematic review and meta-analysis. Lancet Infect Dis. 2016;16:847-56.
10. Spellberg B. The new antibiotic mantra—"shorter is better". JAMA Intern Med. 2016;176:1254-5.
11. Standiford HC, Chan S, Tripoli M, Weekes E, Forrest GN. Antimicrobial stewardship at a large tertiary care academic medical center: cost analysis before, during, and after a 7-year program. Infect Control Hosp Epidemiol. 2012;33:338-45.
12. Yoon YK, Kwon KT, Jeong SJ, Moon C, Kim B, Kiem S, et al. Guidelines on implementing antimicrobial stewardship programs in Korea. Infect Chemother. 2021;53:617-59.

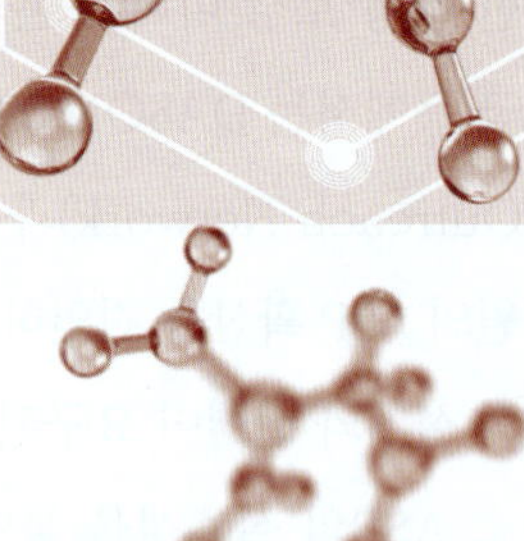

07 CHAPTER

예방적 항균요법

수술 시 예방적 항균제 사용

김양수 울산대학교 의과대학 내과학교실

수술부위감염은 수술 후 30일(인공삽입물을 넣은 경우 90일) 이내에 수술 절개부위나 절개부위 근처에 발생된 감염을 의미한다. 수술부위감염의 발생률은 2-5%로 알려져 있다. 수술부위로부터 화농성 삼출물이 나오는 경우, 봉합된 수술부위에서 채취된 체액의 배양검사가 양성인 경우, 감염의 임상징후가 있어서 수술부위가 다시 개방된 경우, 외과의사가 감염으로 진단한 경우의 한 가지 이상에 해당되면 수술부위감염으로 진단할 수 있다.

수술부위감염은 가장 흔하고, 발생 시 가장 큰 추가비용이 발생되는 의료관련감염이다. 2021년 7월부터 2022년 6월까지의 수술부위감염에 대한 Korean National Health-care-Associated Infections Surveillance System (KONIS)의 연구결과가 보고되었다. 전국에서 종합병원 186개(63.9%), 상급종합병원 45개(15.5%), 상급종합병원 이외의 대학병원 14개(4.8%), 전문병원 25개(8.6%)가 참여하였다. 30일 수술부위감염감시 대상인 12개 수술의 수술부위감염률은 0.96%였고, 90일 수술부위감염감시 대상인 8개 수술의 감염률은 0.49%였다. 총 1,311건의 수술부위감염 중 668건(51.0%)은 표재성 감염이었고, 224건(17.1%)은 심부 감염, 419건(32.0%)은 기관·강내 감염이었다. 30일 감시 대상 수술부위감염 1,021건 중 592건(58.0%)은 표재성 감염, 131건(12.8%)은 심부 감염, 298건(29.2%)은 기관·강내 감염이었으며, 90일 감시 대상 수술부위감염 290건 중에서 76건(26.2%)은 표재성 감염, 93건(32.1%)은 심부 감염, 121건(41.7%)은 기관·강내 감염이었다.

수술부위감염은 여러 요인에 의해서 발생되며, 이러한 요인들을 교정·차단함으로써 수술부위감염의 발생을 최소화할 수 있다. 수술부위감염을 최소화하기 위한 수단으로는 환자의 감염 위험요소를 교정하는 방법, 수술기법이나 수술환경을 최상으로 유지하는 방법, 수술부위에 원인균이 접종되는 것을 최소화하는 방법이 있다. 환자의 영양상태를 개선하고 비만을 교정하는 것, 담배를 끊는 것, 당뇨병 조절을 극대화하고 수술 전후 고혈당을 최소화하는 것이 환자의 위험요소를 교정하는 방법에 속한다. 수술기법이나 수술환경을 최상으로 유지하기 위한 방법으로는 수술 시 발생되는 빈 공간(dead space), 괴사조직, 혈종의 발생을 최소화하는 것, 보조적인 산소요법을 시행하는 것, 정상 체온을 유지시켜 주는 것, 수분과 영양을 유지시켜 주는 것이 포함된다. 원인균이 수술부위에 접종되는 것을 최소화하는 방법으로는 수술 전 항균제 사용을 피하는 것, 수술 전 입원기간을 최소화하는 것, *Staphylococcus aureus*의 비강 내 보균상태를 제거하는 것, 다른 부위의 감염을 완치하는 것 및 예방적 항균제를 적절하게 사용하는 것이 포함된다.

수술 시 예방적 항균제를 적절하게 사용함으로써 수술부위감염의 발생을 최소화하면서, 항균제 사용에 따른 부작용은 최소화되어야 한다. 수술 시 예방적 항균제 투여는 수술부위감염을 예방하기 위한 것이지, 수술 후에 발생될 수 있는 폐렴, 요로감염 등 타부위의 감염을 예방하기 위한 것이 아님을 명심해야 한다. 지금은 당연한 것으로 받아들여지고 있지만, 예방적 항균제를 사용하기 시작한 초기에는 피부소독제 사용에 추가하여 예방적 항균제를 투여하는 것이 더 효과적일지에 대하여 의구심이 있었다. 표준적인 피부 소독이 시행됨에도 불구하고 피부의 세균이 완전히 제거되지 않는 이유는 피부 세균의 약 20%가 모낭이나 기름샘 등의 피부 부속기관에 위치하기 때문인데, 이 사실이 밝혀지면서 예방적 항균제 투여가 일반적인 요법으로 받아들여지게 되었다. 수술 시의 적절한 예방적 항균제 사용을 위하여 많은 연구들이 이루어졌음에도 불구하고, 적절한 항균제의 종류, 항균제 투여빈도, 투여기간 등에 관하여 여전히 해결되지 않은 이슈들이 아직 많이 남아 있다.

1. 수술부위감염을 일으키는 원인균

수술부위감염을 일으키는 원인균의 대부분은 수술부위에 정상적으로 존재하는 상재균이다. 의료기관 노출력이 잦거나 항균제를 자주 투여 받은 환자에서는 정상상재균이 아닌 균종이나 내성균이 수술부위에 존재할 수 있다. 그 밖에도 오염된 수술기구에 의한 경우, 기존에 존재하는 다른 감염부위로부터의 혈행성 전파에 의한 경우, 수술장 의료진의 피부, 점막, 옷 등으로부터의 오염이 발생하는 경우를 통하여 원인균이 전달될 수 있다.

예방적 항균제는 가장 빈번하게 수술부위감염을 일으키는 세균에 대한 항균력을 보유한 것이 선택되면 될 뿐이지, 존재하는 모든 종류의 세균에 대하여 항균력을 갖고 있는 것이 선택될 필요는 없다. 따라서, 피부 및 수술이 시행되는 부위에 존재하는 세균이 일차적인 타깃이다. 다만, 의료기관 노출력이 잦거나 항균제를 자주 투여받은 환자에서는 정상상재균이 아닌 균종이나 내성균까지도 타깃에 포함시킬 수 있다.

대부분의 수술에서 피부가 절개되기 때문에, 피부에 존재할 수 있는 균종인 *S. aureus*나 피부의 정상상재균인 *Staphylococcus epidermidis*를 포함한 coagulase-negative staphylococci (CoNS)가 수술부위감염의 주요 원인일 수밖에 없다. Methicillin-resistant *S. aureus*, methicillin-resistant CoNS의 의료기관 내에서의 확산 및 지역사회관련 MRSA (community-associated MRSA)의 출현과 의료기관으로의 유입은 항균제의 선택을 어렵게 만드는 요인이다. 오염이 발생되는 부위의 수술에서는 수술 과정 중에 다루게 되는 장기에 존재하는 세균이 수술부위감염의 원인균이 된다. 예를 들면, 대장수술에서는 대장 내에 서식하는 세균인 그람음성균과 *Bacteroides fragilis* 등의 혐기성 세균이 흔한 원인균이다. 위수술과 같은 상부 위장관수술은 그곳에 존재하는 세균이 수술부위감염의 원인이 될 수 있으며, 마찬가지로, 두경부수술, 자궁수술, 폐수술도 각각 해당 부위에 존재하는 세균이 감염의 원인이 될 수 있다. 일반적으로 알려진 수술부위감염의 원인균을 정리하면 다음과 같다. 심장수술, 신경외과 수술, 혈관수술, 인공삽입물 수술은 *S. aureus*, CoNS가 가장 흔한 원인이다. 유방수술은

S. aureus, CoNS가 흔하며, Streptococci도 원인이 될 수 있다. 정형외과 수술은 *S. aueus*, CoNS가 흔하며, 그람음성균도 원인이 될 수 있다. 심장 이외의 흉부수술은 *S. aureus*, CoNS가 흔하며, 그람음성균도 원인이 될 수 있다. 충수돌기염수술, 담도수술, 대장수술은 그람음성균과 혐기성 세균이 흔한 원인이다. 위·십이지장수술은 Streptococci, 구인두의 그람음성균(일반적인 그람음성균과 다름), 구인두의 혐기성 세균이 흔한 원인이며, 일반적인 그람음성균도 원인이 될 수 있다. 구인두를 절개해야 하는 두경부수술은 *S. aureus*, Streptococci, 구인두의 혐기성 세균이 흔한 원인이다. 산부인과 수술은 그람음성균, enterococci, group B streptococci, 혐기성 세균이 흔한 원인이며, 비뇨의학과 수술은 그람음성균이 흔한 원인으로 알려져 있다.

2021년 7월부터 2022년 6월까지의 수술부위감염에 대한 KONIS의 연구결과에 따르면, 총 1,286건의 감염부위에서 624균주(48.5%)가 분리·배양되었다. 30일 감시 대상 수술에서 발생된 810건의 감염 중 302건의 감염부위에서 배양검사가 실시되어 412균주(40.8%)가 분리·배양되었다. 90일 감시 대상 수술에서 발생된 290건의 감염 중 200건의 감염부위에서 배양검사가 시행되어 240균주(86.3%)가 분리·배양되었다. 위, 대장, 직장, 담당, 충수돌기 수술부위감염의 원인은 그람양성균이 147건(39.7%), 그람음성균이 177건(47.8%)의 분포를 보였다. 그랑양성균 중에서는 *Enterococcus* spp.가 25.9%로 가장 흔하였고, Streptococci 8.4%, *S. aureus* 3.2%, CoNS 1.9%의 분포를 보였다. 그람음성균 중에서는 *E. coli*가 19.5%로 가장 흔하였고, *Klebsiella pneumoniae*와 *Klebsiella* spp. 10.8%, *Pseudomonas aeruginosa* 5.1%, *Enterobacter* spp. 3.2%의 순서를 보였다. 혐기성 세균은 5.9%, *Candida* spp.도 6.2%를 차지하였다. 척추수술의 수술부위감염에서는 그람양성균 72건(73.5%), 그람음성균 26건(26.5%)의 분포를 보였다. 그람양성균은 CoNS 35.7%, *S. aureus* 14.3%, *Enterococcus* spp. 14.3%의 순서였으며, 그람음성균은 *P. aeruginosa* 7.1%, *Acinetobacter baumannii* 5.1%, *K. pneumoniae*와 *Klebsiella* spp. 4.1%의 순서를 보였다. 슬관절과 고관절의 인공관절 치환술에서의 수술부위감염의 원인은 그람양성균 59건(74.7%), 그람음성균 17건(21.5%)의 분포를 보였다. 그람양성균은 *S. aureus*가 39.2%, CoNS가 22.8%로서 압도적으로 흔하였으며, 그람음성균에서는 *P. aeruginosa*가 10.1%로서 가장 흔하였다. 심장수술에서는 그람양성균 19건(90.5%), 그람음성균 2건(9.5%)의 분포를 보였으며, 뇌실-복막 션트를 포함한 신경외과 수술에서는 그람양성균 12건(41.4%), 그람음성균 14건(48.3%)의 분포를 보였다. 복부수술에서는 위수술, 대장수술, 담당수술이 별도로 분리되어 분석되지 못한 점이 아쉽고, 신경외과 수술에서는 뇌실-복막 션트 수술이 따로 분리되어 분석되지 못한 점이 아쉬워 보인다.

2. 예방적 항균제의 선택

수술부위는 청결부위(clean wound), 청결-오염부위(clean-contaminated wound), 오염부위(contaminated), 더러운 부위(dirty wound)로 구분될 수 있다. 더러운 부위는 장천공을 예로 들 수 있는데, 이미 발생된 감염을 치료하기 위하여 항균제 투여가 필요한 것이므로 더러운 부위에서는 수술 시 예방적 항균제라는 용어가 사용되지 않는다. 청결-오염부위와 오염부위 수술에서는 수술 시 예방적 항균제 사용이 필요하며, 예방적 항균제 투여에 따른 효과가 가장 크게 나타나게 된다. 청결부위(clean wound) 수술에서는 일반적으로 예방적 항균제 사용이 추천되지 않으나, 감염이 발생되면 심각한 상황이 야기될 수 있는 심장 내 장치 삽입수술, 인공관절 삽입수술, 혈관 내 이식물(graft) 삽입수술 및 대부분의 신경외과 수술에서는 예방적 항균제 사용이 추천된다.

적절한 예방적 항균제를 선택하는 기준은 수술부위감염을 일으키는 원인균에 대한 항균력 보유 여부, 항균제에 대한 환자의 부작용 병력, 항균제의 가격, 개별 의료기관에서의 수술부위감염의 원인균에 대한 정보, 항균제의 조직 침투력, 적절한 투여간격과 투여방법 등이다.

넓은 항균범위를 갖고 있으면서도 부작용이 적기 때문에 대부분의 수술에서 cephalosporin이 선택되고 있다. 예방적 항균제들은 우선 staphylococci에 대한 항균력을 보유하고 있어야 한다. Cephalosporin은 *S. aureus* (MRSA 제외)와 CoNS (MRCoNS 제외)에 대한 항균력을 보유하고 있으며, 수술부위감염을 일으킬 수 있는 주요 그람음성균(*E. coli, Klebsiella pneumoniae*)에 대한 항균력도 갖고 있다. 둘째로는 약물이상반응이 거의 없어야 한다는 점인데, cephalosporin은 이 점을 만족시키고 있다. 반감기가 길고, 가격이 저렴하기 때문에 청결부위 수술의 경우에는 cefazolin이 월등히 많이 사용되고 있다. 자궁적출술이나 담당절제술과 같은 청결-오염 수술에서는 혐기성 세균에 대한 항균력이 향상된 cephalosporin인 cephamycin (cefoxitin, cefotetan, cefmetazole 등)이 추천되기도 하지만, 다수의 임상연구 결과에서 cefazolin이 동등한 예방효과를 보이는 것으로 보고되었다. 하부 위장관수술과 같이 혐기성 세균 감염이 문제가 될 수 있는 수술에서는 metronidazole을 추가하여 사용하거나, 혐기성 세균에 대한 항균력을 보유한 cephamycin이 추천된다. 광범위 cephalosporin (ceftriaxone, cefotaxime)은 staphylococci에 대한 항균력이 부족하고, cephamycin에 비하여 *B. fragilis*에 대한 항균력이 약하며, 가격이 비싸고 내성균의 발현을 증가시킬 수 있기 때문에 권장되지 않는다. β-lactam 항균제에 알레르기가 있으면 vancomycin이나 clindamycin이 선택될 수 있다.

MRSA나 MRCoNS에 의한 수술부위감염이 빈번하게 발생하는 의료기관이거나, MRSA 보균자로 확인되었거나, 최근에 요양원 또는 요양병원에서 거주 또는 입원 중이거나, 신장투석 중이거나, 면역억제제를 투여 중인 경우처럼 MRSA 보균의 위험성이 높은 상황에서는 vancomycin 투여가 허용될 수 있다. 그러나 MRSA 보균 여부를 확인하기 위하여 수술 전에 일상적인 스크리닝이 시행되는 것에는 공감대가 없으며, 예방적 항균제로서 vancomycin이 일상적으로 사용되는 것도 적절하지 않다. Vancomycin이나 clindamycin이 사용되는 경우 수술부위에 따라서는 그람음성균에 대한 항균력을 보유한 항균제가 추가될 수 있다. 일차적으로는 cephalosporin이 추천되며, β-lactam 항균제 투여가 가능하지 않은 상황에서는 대체 항균제로서 gentamicin, ciprofloxacin, levofloxacin, aztreonam이 사용될 수 있다.

3. 항균제 투여와 관련된 사항들

1) 항균제 투여시점

피부절개를 시작할 때부터 최종적으로 피부를 봉합하는 수술의 전 기간에 걸쳐서 혈액 및 수술부위 조직 내에 원인균의 최소억제농도를 초과하는 충분한 농도의 항균제가 존재하여야 한다. 정확한 최초 투여시점에 대해서는 지침서와 임상연구에 따라 다소 차이가 있지만, 피부 절개 시작 60분 이전에 항균제 투여가 이루어지는 것이 적절하다. 절개 시작 전 너무 일찍 투여하거나, 절개 시작과 너무 가까운 시점에 투여하면 조직 내 농도가 적절한 상태가 되지 못한다. Ciprofloxacin, levofloxacin과 같은 fluoroquinolone이나 vancomycin은 1-2 시간에 걸쳐서 주입되어야 하기 때문에, 피부를 절개되기 120분 이전에 투여가 시작되어야 한다. 추천되는 시점에 항균제가 투여되는 것이 쉬운 일이 아니기 때문에, 의료기관의 특성에 따라 시점 준수를 위한 여러 방안이 동원되어야 한다. 실제에서는 마취를 유도하는 시간에 마취과 의사나 수술장 간호사가 항균제를 투여하는 것이 편리하고 안전한 방법이 될 수 있다. 지혈대가 사용되는 정형외과 수술에서는 지혈대가 부풀려지기 이전에 항균제가 모두 주입되어야 한다.

2) 항균제의 용량

항균제의 용량은 환자의 체중, 조정투약체중(adjusted dosing weight), 체질량지수(body mass index) 등을 참고로 하여 결정된다. 비만 환자에서 수술부위감염률이 증가하는 것으로 알려져 있다. 비만 환자에서는 약동학적인 지표들이 변화할 수 있기 때문에 체중을 기준으로 용량을 결정하는 것이 추천된다. 비만 환자에서 cefazolin 1 g을 투여하는 경우 혈액 및 조직의 농도가 원인균의 최소억제농도에 미치지 못한다는 연구결과가 있고, 2 g을 투여하는 경우 1 g을 투여한 경우에 비하여 수술부위감염의 빈도가 감소되었다는 연구결과도 있다. 체중이 80 kg을 넘는 경우 cefazolin 2 g이 투여되는 것이 바람직하다.

3) 수술 중 반복적 투여가 필요한 경우

수술부위가 완전히 봉합될 때까지 조직 내에 적절한 항균제 농도가 유지되어야 한다. 항균제를 처음 투여한 후 2회의 반감기가 지나도록 수술이 진행 중이거나, 1,500 mL 이상의 출혈이 있을 때에는 수술 도중 항균제가 반복적으로 투여되어야 한다. 광범위한 화상에서도 항균제의 반감기가 짧아질 수 있으므로 반복적인 투여가 필요하다. 비교적 긴 반감기를 갖는 항균제인 cefazolin은 매 4시간마다 투여하는 것이 권장되며, cefuroxime은 4시간마다, cefoxitin은 2시간마다, cefotetan은 6시간마다, clindamycin은 6시간마다 투여되는 것이 권장된다.

4) 항균제 투여기간

절개부위가 봉합된 뒤에는 항균제가 사용될 필요가 없다는 것이 일반적으로 권장되는 사항이지만, 수술 종결 후 항균제 사용이 필요한지의 여부 및 사용기간에 대해서는 의견의 불일치가 있다. 항균제가 1회 투여된 경우와 여러 번 투여된 경우를 비교한 연구 논문의 대부분은 여러 번 항균제가 투여되더라도 추가적으로 얻을 수 있는 이득이 없다는 연구결과를 보고하고 있다. 그동안 발표된 여러 지침서에서는, 대부분의 수술에서 예방적 항균제를 24시간 이내로 사용될 것이 권장된다. 수술부위에 드레인관이 유치된 경우나 혈관 내 카테터가 있다고 하여 수술 후에 항균제가 투여되는 것은 권장되지 않는다. 항균제가 오래 투여되면 *Clostridioides difficlie* 감염, 항생제 내성 발생, 급성 신손상의 위험성이 증가된다.

4. 예방적 항균제 투여의 부작용

약물 자체에 의한 이상반응이 있을 수 있는데, 항균제를 최소한으로 사용함으로써 줄일 수 있다. 수술 시 예방적 항균요법이 내성균 발현 및 확산에 미치는 선택적 압력은 매우 크고 중요하다. 항균제를 처방받는 경우 다른 환자에서 존재하던 내성균이 수술 환자에게 전달될 가능성이 커지며 수술 환자 본인에게 소수로 존재하던 내성균이 다수로 전환될 수도 있는데, 이 점 역시 예방적 항균제가 적절히 사용됨으로써 최소화할 수 있다. 항균제의 종류 선택이 잘못되거나 투여기간이 부적절하게 길어지는 경우, 항균제 사용 자체의 비용이 증가될 수 있으며 예방효과가 저하됨으로써 나타날 수 있는 여러 부담도 증가될 수 있다. 일단 항균제를 투여해 놓으면 모든 감염이 예방될 것으로 방심하게 되는데, 철저한 수술 기법과 주의 깊은 수술 전후의 처치가 감염 예방의 기본임을 항상 명심해야 한다.

예방적 항균제의 선택, 최초 투여시점, 투여기간 등에 대해서 발표된 지침서와 연구 논문을 참고로 하여 일반적인 원칙을 언급하였다. 대부분의 경우 일반적 원칙을 준수함으로써 수술부위감염을 최소화할 수 있을 것으로 기대된다.

지침서나 문헌에 언급되지 않은 예외적인 상황이 수시로 발생될 수 있음도 명심해야 할 것이며, 의료기관 별로 수술부위감염의 원인균 및 항균제 감수성 양상이 다를 수 있고 동일한 의료기관 내에서도 시간의 경과에 따라 원인균 및 항균제 감수성 양상이 변할 수 있다. 더욱 향상된 예방적 항균제 지침을 보유하기 위해서는 수술부위감염에 대한 감시체계를 갖추고 최신의 임상역학적 정보를 확보하는 것이 필요하다.

참고문헌

1. 박정완, 김영근, 박윤수, 김홍빈, 최준용, 최희정 외. 전국수술부위감염 감시체계 결과 보고: 2021년 7월부터 2022년 6월까지. 의료관련감염관리. 2024;29:48-58.
2. Bernatz JT, Safdar N, Hetzel S, Anderson PA. Antibiotic overuse is a major risk factor for *Clostridium difficile* infection in surgical patients. Infect Control Hosp Epidemiol. 2017;38:1254-7.
3. Berríos-Torres SI, Umscheid CA, Bratzler DW, Leas B, Stone EC, Kelz RR, et al. Centers for disease control and prevention guideline for the prevention of surgical site infection. JAMA Surg. 2017;152:784-91.
4. Bratzler DW, Dellinger EP, Olsen KM, Perl TM, Auwaerter PG, Bolon MK, et al. Clinical practice guidelines for antimicrobial prophylaxis in surgery. Am J Health Syst Pharm. 2013;70:195-283.
5. Calderwood MS, Anderson DJ, Bratzler DW, Dellinger EP, Garcia-Houchins S, Maragakis LL, et al. Strategies to prevent surgical site infections in acute-care hospitals: 2022 Update. Infect Control Hosp Epidemiol. 2023;44:695-720.
6. Classen DC, Evans RS, Pestotnik SL, Horn SD, Menlove RL, Burke JP. The timing of prophylactic administration of antibiotics and the risk of surgical-wound infection. N Engl J Med. 1992;326: 281-6.
7. Cohen ME, Salmasian H, Li J, Liu J, Zachariah P, Wright JD. Surgical antibiotic prophylaxis and risk for postoperative antibiotic-resistant infections. J Am Coll Surg. 2017;225:631-8.
8. Horan TC, Gaynes RP, Martone WJ, Jarvis WR. Emori TG. CDC definitions of nosocomial surgical site infections, 1992: a modification of CDC definitions of surgical wound infections. Infect Control Hosp Epidemiol. 1992;13:606-8.
9. Ortega G, Rhee DS, Papandria DJ, Yang J, Ibrahim AM, Shore AD, et al. An evaluation of surgical site infections by wound classification system using the ACS-NSQIP. J Surg Res. 2012;174: 33-8.
10. Reineke S, Carrel TP, Eigenmann V, Gahl B, Fuehrer U, Seidl C, et al. Adding vancomycin to perioperative prophylaxis decreases deep sternal wound infections in high-risk cardiac surgery patients. Eur J Cardiothorac Surg. 2018;53:428-34.

내과영역에서의 예방적 항균요법

이상오 울산대학교 의과대학 내과학교실

1. 류마티스열

급성 류마티스열과 류마티스 심장병은 빈곤과 관련된 질병으로 20세기 초까지는 모든 국가에서 흔히 발생하였다. 그러나 이후 산업화된 국가들에서는 밀집된 주거 환경과 전반적인 위생환경이 개선되면서 A군 사슬알균(*Streptococcus pyogenes*)의 전파가 줄고 의료 시스템이 발전하면서 급성 류마티스열과 류마티스 심장병의 발생률이 감소하였다.

A군 사슬알균에 의한 상기도감염 이후에 급성 류마티스열을 막기 위한 1차 예방의 주축은 예방적 항균제 투약이다. 목이 아픈 증상이 나타난 후 9일 이내에 치료를 시작하면 급성 류마티스열을 예방할 수 있다. 항균제의 종류별 용량, 투여경로와 사용기간에 대한 미국심장학회(American Heart Association)의 권고안은 표 1과 같다. A군 사슬알균 피부 감염에 대한 항생제 치료가 급성 류마티스열을 예방한다는 증거는 없지만, 일부 지역에서 농가진(impetigo)이 급성 류마티스열과 강하게 연관되어 있다는 증거가 증가하면서 농가진이 풍토병으로 유행하는 지역에서는 관심을 가질 필요가 있다.

류마티스열을 경험한 환자에서 재발을 방지하여 만성 류마티스 심장병과 판막 손상을 막기 위한 것을 2차 예방이라고 한다(표 2). 2차 예방 기간에 대해서는 논란이 많으나 미국심장학회의 권고안에 따르면 심장염이 동반되지 않았을 경우 급성 류마티스열 이후 21세까지 최소 5년, 심장염이 동반되었으나 판막질환이 남지 않은 경우 21세까지 최소 10년, 판막질환이 남은 경우에는 10년 또는 40세까지

표 1. 류마티스열의 1차 예방과 A군 사슬알균 인두염의 치료

항생제	용법용량	투여경로	사용기간
Penicillin			
Benzathine penicillin G	체중≤27 kg: 60만 단위	근주	1회 투여
	체중>27 kg: 120만 단위		
Penicillin V	체중≤27 kg: 250 mg씩 1일 2-3회	경구	10일
	체중>27 kg: 500 mg씩 1일 2-3회		
Amoxicillin	50 mg/kg 1일 1회(최대 1 g)	경구	10일
Penicillin 과민반응 있는 경우			
1세대 cephalosporin	종류에 따라 다르다.	경구	10일
Clindamycin	20 mg/kg/day 1일 3회 분복(최대 1.8 g/day)	경구	10일
Azithromycin	12 mg/kg 1일 1회(최대 500 mg)	경구	5일
Clarithromycin	15 mg/kg/day 1일 2회 분복(최대 250 mg씩 1일 2회)	경구	10일

표 2. 류마티스열의 2차 예방법

항생제	용법용량	투여경로
Benzathine penicillin G	체중≤27 kg: 60만 단위	근주
	체중>27 kg: 120만 단위	
	매 4주마다	
Penicillin V	250 mg 1일 2회	경구
Sulfadiazine	체중≤27 kg: 0.5 g 1일 1회	경구
	체중>27 kg: 1.0 g 1일 1회	
Penicillin 과민반응 있는 경우, Macrolide	종류에 따라 다르다.	경구

표 3. 수막알균 감염증의 예방적 항균요법

약제	연령	용법용량	투여경로
Rifampin	성인	600 mg 12시간 간격 4회	경구
	소아, ≥1달	10 mg/kg 12시간 간격 4회	
	영아, <1달	5 mg/kg 12시간 간격 4회	
Ciprofloxacin	성인	500 mg 1회	경구
	영아와 소아	20 mg/kg (최대 500 mg) 1회	
Ceftriaxone	청소년과 성인, ≥15세	250 mg 1회	근주
	소아, <15세	125 mg 1회	

(고위험군은 평생) 항생제를 투여하도록 권고하고 있다.

2. 수막알균 감염증

수막알균 감염증 환자와 밀접한 접촉을 한 사람은 2차 감염의 위험이 증가한다. 수막알균은 비말을 통해 전파가 되므로 비말이 최대한 멀리 퍼질 수 있는 거리인 3피트(약 90 cm) 이내에서 8시간 이상 접촉한 것을 밀접한 접촉이라고 한다. 환자의 증상이 생기기 7일 전부터 적절한 항생제가 투약되고 24시간 이내에 환자의 구강 분비물에 직접 노출된 경우도 밀접한 접촉에 해당한다. 같이 집에서 거주하는 가족(특히 유아), 유아원이나 유치원에서 접촉한 경우, 기숙사나 신병훈련소에서 노출된 젊은 성인, 환자의 경구 분비물에 직접 접촉(예를 들면 구강 대 구강 소생법, 기관삽관, 경기관지 튜브 조작 등)한 의료진들이 이에 해당한다.

수막알균 감염증 환자와 밀접한 접촉을 한 사람에게는 예방적 항균요법을 노출 후 가능한 빨리(이상적으로는 24시간 이내) 시행하여야 하며, 14일 이후에는 효과가 없다. Rifampin, ciprofloxacin, ceftriaxone 등이 사용되며 인후 보균을 줄이는 데 90-95%의 효과가 있다(표 3). Rifampin은 임신부에서 사용할 수 없고 경구 피임약이나 항응고제 복용자 등 약물상호작용의 우려가 있는 경우 사용에 주의가 필요하다. Ciprofloxacin은 1회 투여로 간편하지만 임신부에서 사용할 수 없다. Ceftriaxone은 근육주사로 맞아야 하는 단점이 있으나 임신부에서 사용할 수 있다는 장점이 있다.

3. 감염심내막염

미국심장학회는 1955년부터 1997년까지 9차례에 걸쳐 감염심내막염에 대한 예방지침을 발표한 바가 있다. 1997년에 개정된 권고안에서는 심장질환들을 감염심내막염이 발생할 위험도에 따라 구분하고 고위험군과 중등도 위험군에서는 예방적 항균요법을 권고하였고 저위험군에서는 예방이 필요 없다고 하였다. 또한 고위험군과 중등도 위험군 환자에서 감염심내막염을 유발할 수 있는 치과, 호흡기, 소화기와 비뇨기계 시술들을 자세히 구분하고 각각에 따른 예방적 항균요법을 따로 권고하였다. 그러나 이 예방지침이 너무 복잡하고 어떤 부분은 해석하기가 애매한 부분들도 있어서 실제 현장에서 의료진들이 적용하는 데 어려움이 많다는 지적을 받아 왔었다.

표 4. 치과 시술 시 감염심내막염에 대한 예방적 항균요법

예방적 항균요법이 필요한 경우
심장내 인공삽입물(prosthesis)이 있는 경우
• 인공삽입물을 이용하여 심장판막을 교체한 경우
• 인공삽입물을 이용하여 심장판막을 교정(repair)한 경우
• 경피적 대동맥판막 삽입술(transcatheter aortic valve implantation, TAVI)을 한 경우
• 좌심실 보조장치(left ventricular assist devices, LVAD) 또는 삽입형 심장장치
감염심내막염의 과거력이 있는 경우
선천성 심장병*
• 임시 또는 영구적인 교정술을 받지 않은 청색증성 선천성 심장병
• 인공삽입물을 이용한 수술이나 시술로 영구적인 교정술을 받고 첫 6개월 동안†
• 인공삽입물을 이용하여 교정하였으나 인공삽입물 주위로 결손이 남아 있는 경우
• 폐동맥에 수술이나 시술로 인공삽입물이 남아 있는 경우
심장이식을 받은 환자에서 심장판막병이 발생한 경우
예방적 항균요법이 필요 없는 경우
• 심장박동조율기와 같은 이식형 전자기기
• 완전 폐쇄가 이루어진 심실중격 결손 폐쇄 장치
• 혈액투석에 사용된 혈관 우회 이식편
• 관상동맥 스텐트 또는 기타 혈관 스텐트
• 뇌실-심방 우회 션트
• 대정맥 필터

* 그 외의 선천성 심장병에 대해서는 더 이상 예방적 항균요법이 필요 없다.
† 시술 후 인공삽입물 주위로 내피세포증식(endothelialization)이 일어나려면 6개월이 소요되므로 이 기간 동안 예방적 항균요법이 필요하다.

이에 미국심장학회에서는 미국 내와 국제적인 관련 학회 및 전문가 단체와 협력하여 2007년 10월에 새로운 권고안을 발표하였다. 우선 예방적 항균요법의 적응이 되는 심장질환을 구분하는 기준을 달리하였다. 1997년 예방지침에서 중등도 위험군으로 분류하였던 심장질환들은 '일생 동안 감염심내막염에 이환될 확률이 일반인구에 비해 높은 군'을 의미하는데, 실제로 그런 지에 대한 자료는 사실 부족하다. 대표적인 예로 승모판 탈출증(mitral valve prolapse)의 경우 전체 승모판 탈출증 환자 중에서 감염심내막염이 발생하는 환자는 매우 적으며, 발생하더라도 보통은 예후가 좋은 편이다. 과거에 고위험군으로 분류하였던 심장질환들은 '감염심내막염이 발생하였을 때 예후가 좋지 못할 위험군'이라는 의미에서 좀 더 구체적으로 기술하였다. 2007년도 새 권고안에서는 과거 중등도 위험군으로 분류하였던 심장질환에서는 예방적 항균요법을 더 이상 권고하지 않고, 대신 감염심내막염이 발생하였을 때 예후가 나쁠 가능성이 높은 과거의 고위험군에 더 초점을 맞추어 이들에 대해서만 예방적 항균요법을 권고하였다. 미국심장학회에서는 2021년에 이 지침을 재검토한 결과 권고안의 변경은 없고 그 사이 생긴 새로운 시술들에 대한 언급을 추가하였다(표 4).

1997년 권고안에서는 예방적 항균요법이 필요한 심장질환을 가진 경우에 감염심내막염을 유발할 수 있는 치과,

표 5. 치과 시술을 위한 감염심내막염에 대한 예방적 항균요법

	약제	성인 용량	소아 용량
경구투여	Amoxicillin	2 g	50 mg/kg
경구투여 못하는 경우 근주 또는 정주 투여	Ampicillin	2 g	50 mg/kg
	또는		
	Cefazolin 또는 ceftriaxone	1 g	50 mg/kg
Penicillin, ampicillin 과민반응-경구투여	Cephalexin*, †	2 g	50 mg/kg
	또는		
	Azithromycin 또는 Clarithromycin	500 mg	15 mg/kg
	또는		
	Doxycycline	100 mg	<45 kg, 2.2 mg/kg
			>45 kg, 100 mg
Penicillin, ampicillin 과민반응-경구투여 못하는 경우 근주 또는 정주 투여	Cefazolin 또는 ceftriaxone†	1 g	50 mg/kg

위의 모든 경우에서 시술하기 30분에서 60분 전에 1회분을 투약한다.
* 대신 다른 1세대, 2세대 cephalosporin을 성인, 소아 용량에 맞추어 사용할 수 있다.
† Penicillin이나 ampicillin에 anaphylaxis나 혈관부종(angioedema), 두드러기(urticaria)의 과거력이 있는 경우에는 cephalosporin도 사용하지 말아야 한다.

호흡기, 소화기와 비뇨기계 시술들을 자세히 구분하고 각각에 따른 예방적 항균요법을 따로 권고하였다. 2007년 권고안에서는 예방이 필요한 시술도 보다 간편하게 정리하였다. 우선 호흡기, 소화기와 비뇨기계 시술에 대해서는 이들과 감염심내막염과의 인과관계를 확정적으로 증명한 자료들이 없으므로 예방적 항균요법이 필요 없다고 하였다. 예외적으로 기도점막을 절개하는 호흡기계 시술을 하는 경우에는 예방이 필요하지만, 이때에도 치과 시술을 할 때 사용하는 예방적 항균요법에 준하여 투약을 하면 된다(표 5). 2021년 권고안에서는 *Clostridioides difficile* 감염에 대한 우려로 예방적 항균요법에서 clindamycin은 제외하였다. 장알균(enterococci)에 의한 요로감염이나 요 집락형성이 있는 환자에서 비뇨기계 시술이 필요한 경우에는 예방적 항균요법보다는 소변에서 장알균을 적절한 항균제 치료로 제거한 후 시술을 하는 것이 더 합당하다.

치과 시술의 경우에는 감염심내막염에 대한 예방적 항균요법이 필요한 경우를 잇몸 조직이나 치첨(periapical) 부위를 시술하거나 구강점막을 통과하는 시술로 제한하였다. 이렇게 보다 간편하게 개정한 데에는 다음과 같은 배경이 있다. 감염심내막염은 여러 가지 시술 후에 발생하는 균혈증보다 칫솔질 등의 일상적인 활동 때 발생하는 균혈증이 더 흔한 원인이므로 예방적 항균요법보다 고위험군의 환자들에게 평소 최상의 구강건강과 위생상태를 유지하는 것이 더 중요하다는 점을 강조하기 위해서이다.

4. 잠복결핵

결핵은 특징적으로 접촉(노출), 감염, 발병(환자)의 3단계를 거친다. 감염된 환자의 약 90%는 면역기전에 의하여 결핵균을 육아종(granuloma) 내에 잘 격리함으로써 발병하지 않고 수명을 다하게 된다. 그러나 약 10% 정도에서는 결핵균이 다시 성장하기 시작하여 발병으로 진행되고 이 중 일

부는 전염성을 갖게 된다. 전염성 환자가 다시 다른 사람에게 전염을 시켜 새로운 감염자를 만드는 순환을 반복하게 된다.

과거에는 '결핵 관리' 전략 아래 전염성이 있는 결핵 환자를 조기에 발견하여 치료하고, 전염성 환자와 밀접한 접촉을 한 사람들 중 아직 감염이 되지 않은 사람들을 대상으로 미리 예방적 치료를 하는 '감염 예방'에 주력하였다. 그러나 최근에는 좀 더 적극적으로 '결핵 제거' 전략 아래 이미 결핵균에 감염이 되었으나 아직 발병은 하지 않은 잠복결핵(latent tuberculosis)을 찾아내서 이들을 치료하여 '발병 예방'을 하는 데 초점을 맞추고 있다.

표 6. 잠복결핵 검사 대상자

다음의 대상자에서 잠복결핵 검사를 시행한다.
• 전염성 결핵 환자의 접촉자
• 사람면역결핍바이러스(human immunodeficiency virus, HIV) 감염인
• 장기이식으로 면역억제제를 복용 중이거나 복용 예정자
• 종양괴사인자(TNF) 길항제로 치료 예정인 환자
• 종양괴사인자(TNF) 길항제 이외의 생물학적 제제와 소분자 억제제로 치료 예정인 환자
• 과거 결핵치료력 없이 흉부 X선에서 자연 치유된 결핵병변이 있는 경우
• 규폐증 환자
다음의 대상자에서 잠복결핵 검사를 권고한다.
• 장기간 스테로이드를 사용 중이거나 사용 예정인 자가면역 질환자
• 투석 중인 말기콩팥병 환자
• 혈액암 환자
• 의료기관 종사자
다음의 대상자에서 일부 고위험군을 중심으로 잠복결핵 검사를 고려한다.
• 당뇨병 환자
• 고형암 환자
• 위절제술 시행 또는 시행 예정자

이러한 새로운 전략의 첫 번째 단계는 잠복결핵을 찾아내는 것이다. 그러나 모든 사람을 대상으로 잠복결핵을 찾아 치료제를 투약할 수는 없으므로 결핵 발병의 위험이 높은 고위험군을 정하고, 이들을 대상으로 검사를 시행하는 것이 중요하다.

우리나라의 2008년 결핵관리지침에서는 활동결핵 환자의 접촉자에 대하여 흉부 X선 검사와 피부 반응 검사를 권고하였으나 2009년 이후부터는 인터페론감마 분비검사(interferon-gamma releasing assay, IGRA)의 사용에 대하여 언급하고 있다. 잠복결핵의 치료 대상자도 과거에는 전염성 폐결핵 환자와 접촉한 만 6세 미만인 소아와 HIV 감염자만을 언급하였다가 이후 학교 집단발병에서의 감염자와 종양괴사인자(TNF) 길항제 사용 예정자가 대상에 추가되었다. 2024년 결핵관리지침에는 종양괴사인자 길항제 이외의 생물학적 제제와 소분자 억제제로 치료 예정인 환자, 장기이식으로 면역억제제를 복용 중이거나 복용 예정인 환자까지 잠복결핵 검사를 시행하도록 하고 있다. 잠복결핵 검사 대상자는 표 6과 같다.

잠복결핵 진단 전 병력청취, 신체진찰, 영상검사 등을 통해 활동결핵을 배제해야 한다. 지금까지도 잠복결핵 진단에 많이 쓰이는 진단법은 PPD (purified protein derivative)를 이용한 피부 반응 검사인 투베르쿨린 검사이다. 이 중에서도 주입되는 tuberculin의 양이 일정하지 않은 multiple-puncture법 대신 Mantoux법이 잠복결핵의 기본 진단법으로 이용되고 있다. 미국의 경우에는 발병 위험도를 고, 중, 저로 나누고 이에 따라 투베르쿨린 검사의 양성 기준을 달리 적용하여 잠복결핵을 진단하고 있으나, 대다수의 국민이 BCG 접종을 받고 있는 우리나라에서도 똑같이 적용할 수 있을지에 대해서는 아직 자료가 부족하다. 현재 우리나라에서는 2 TU (tuberculin unit)의 PPD RT-23을 이용하여 피부 반응 검사를 하고 48-72시간 후에 판정하여 비씨지 접종력, 기저면역상태와 무관하게 경결(induration)이

10 mm 이상일 때를 양성으로 판정하고 있다. 최근 많이 사용되고 있는 인터페론감마 분비검사(IGRA) 중에서 Quantiferon-TB Gold Plus 검사는 환자의 말초혈액을 채취해 결핵균 항원(ESAT-6, CFP-10)이 들어 있는 튜브, 음성 대조 튜브, 양성 대조 튜브에 각각 혈액을 첨가하고 16-24 시간 동안 자극하여 효소결합면역흡착분석법(enzyme-linked immunosorbent assay, ELISA)으로 인터페론감마 농도를 측정한다. 면역저하 성인에서는 인터페론감마 분비검사에서 양성이면 치료를 하거나, 투베르쿨린 검사와 인터페론감마 분비검사를 모두 하고 한쪽에서라도 양성이 나오면 치료를 하는 방법을 쓰기도 한다.

잠복결핵의 표준치료는 rifampin 4개월 또는 isoniazid-rifampin 3개월 요법을 권고하나, isoniazid (5 mg/kg/day, 최대 300 mg/day) 9개월 요법도 선택적으로 고려할 수 있다. 최근 전염성 결핵 환자의 접촉자인 경우에는 약제 선택 시 전염원(index case)의 약제 감수성 결과를 참고한다.

5. 말라리아

개인적으로 말라리아에 걸리지 않기 위한 예방법에는 모기에 물리지 않도록 노력하는 것과 치료제를 이용한 예방적 항균요법이 있다. 예방적 항균요법의 주된 대상은 중증 말라리아로 이어질 수 있는 열대열 원충(*Plasmodium falciparum*)에 의한 열대열 말라리아이며, 우리나라도 최근 들

표 7. 말라리아의 예방적 항균요법

지역구분	성인 용법용량	소아 용법용량	기간
Chloroquine 내성 열대열 원충에 대한 보고가 없는 지역*	Chloroquine 500 mg (300 mg base) 주 1회 경구복용	5 mg/kg (최대 300 mg base) 주 1회 경구복용	여행 1-2주 전에 시작, 여행 중, 여행 후 4주까지
Chloroquine 내성 열대열 원충에 대한 보고가 있는 지역	Mefloquine 250 mg (228 mg base) 주 1회 경구복용	<15 kg: 권장되지 않음 15-19 kg: 62.5 mg 20-30 kg: 125 mg 31-45 kg: 187.5 mg >45 kg: 250 mg 주 1회 경구복용	여행 1-2주 전에 시작, 여행 중, 여행 후 4주까지
	Doxycycline 100 mg 매일 1회 경구복용	<8세: 사용금기 >8-12세: 2 mg/kg (최대 100 mg) 매일 1회 경구복용	여행 1-2일 전에 시작, 여행 중, 여행 후 4주까지
	Atovaquone-proguanil 250-100 mg 매일 1회 경구복용	<11 kg: 권장되지 않음 11-20 kg: 62.5-25 mg 21-30 kg: 125-50 mg 31-40 kg: 187.5-75 mg >40 kg: 250-100 mg 매일 1회 경구복용	여행 1-2일 전에 시작, 여행 중, 여행 후 7일까지

* Chloroquine 내성이 있는 지역에서 사용하는 약제도 모두 사용이 가능하다.

어 열대열 말라리아가 유행하는 지역으로 가는 해외여행객들이 점차 늘고 있다. 예방적 항균요법이 100% 효과적인 것은 아니며, 적절하게 예방약을 투약하였음도 삼일열 원충(*P. vivax*)이나 난형열 원충(*P. ovale*)에 의한 재발을 막는 데는 충분하지 않으므로 여행지에서 돌아온 후 고열 등의 증상이 있을 때는 병원에서 진료를 받는 것이 좋다.

예방적 항균요법을 위한 약제의 선택은 일반적으로 여행 지역, 기간, 약물의 부작용, 금기사항 등에 따라 결정한다(표 7). Chloroquine에 내성인 열대열 원충이 아직 보고된 적이 없는 지역으로 여행을 할 때에는 클로로퀸을 예방약제로 사용할 수 있다. 우리나라에서는 클로로퀸을 구하기 어려우므로 대신 hydroxychloroquine을 사용할 수 있는데 400 mg이 chloroquine 500 mg (300 mg base)에 해당한다. 클로로퀸 내성에 대한 보고가 없는 지역이 점차 줄어들고 있어서 여행을 떠나기 전에 반드시 확인해 보는 것이 좋다. Chloroquine 이외에 표 7에 나와 있는 내성 지역에서 사용하는 약제들도 모두 사용이 가능하다.

Chloroquine 내성인 열대열 원충에 대한 보고가 있는 지역을 여행할 때에는 주 1회만 복용하면 되는 mefloquine을 우선 선택할 수 있다. 그러나 태국-캄보디아 국경, 태국-미얀마 국경, 캄보디아 서부지역, 미얀마 동부지역, 중국-미얀마 국경, 라오스-미얀마 국경, 남부 베트남 등과 같은 mefloquine에도 내성이 있는 지역에서는 매일 복용하는 doxycycline이나 atovaquone-proguanil 복합제제를 사용해야 한다.

Chloroquine, mefloquine과 doxycycline은 혈액에 있는 말라리아 원충만 죽이므로 간에서 4주간 성숙한 후 혈액으로 나오는 원충까지 죽이려면 여행 후 4주를 더 복용해야 한다. 반면 atovaquone-proguanil은 간에 있는 원충도 죽일 수 있어 여행 후 7일까지만 복용하면 된다.

임신부에서 doxycycline은 금기이며 mefloquine도 임신 첫 3개월에는 피하는 것이 좋다. Atovaquone-proguanil은 임신 중 사용이 가능하다. Mefloquine은 심장전도장애, 경련이나 정신질환 등이 있을 때는 금기이므로 주의해야 한다.

참고문헌

1. 결핵진료지침개정위원회·대한결핵 및 호흡기학회·질병관리본부. 결핵진료지침(5판). 2024.
2. Cohn AC, MacNeil JR, Clark TA, Ortega-Sanchez IR, Briere EZ, Meissner HC, et al. Prevention and control of meningococcal disease: recommendations of the Advisory Committee on Immunization Practices (ACIP). MMWR Recomm Rep. 2013;62(RR-2):1-28.
3. Daily JP, Minuti A, Khan N. Diagnosis, treatment, and prevention of malaria in the US: a review. JAMA. 2022;328:460-71.
4. Gerber MA, Baltimore RS, Eaton CB, Gewitz M, Rowley AH, Shulman ST, et al. Prevention of rheumatic fever and diagnosis and treatment of acute Streptococcal pharyngitis: a scientific statement from the American Heart Association Rheumatic Fever, Endocarditis, and Kawasaki Disease Committee of the Council on Cardiovascular Disease in the Young, the Interdisciplinary Council on Functional Genomics and Translational Biology, and the Interdisciplinary Council on Quality of Care and Outcomes Research: endorsed by the American Academy of Pediatrics. Circulation. 2009;119:1541-51.
5. Wilson W, Taubert KA, Gewitz M, Lockhart PB, Baddour LM, Levison M, et al. Prevention of infective endocarditis: guidelines from the American Heart Association: a guideline from the American Heart Association Rheumatic Fever, Endocarditis, and Kawasaki Disease Committee, Council on Cardiovascular Disease in the Young, and the Council on Clinical Cardiology, Council on Cardiovascular Surgery and Anesthesia, and the Quality of Care and Outcomes Research Interdisciplinary Working Group. Circulation. 2007;116:1736-54.
6. Wilson WR, Gewitz M, Lockhart PB, Bolger AF, DeSimone DC, Kazi DS, et al. Prevention of viridans group streptococcal infective endocarditis: a scientific statement from the American Heart Association. Circulation. 2021;143:e963-e978.

08 CHAPTER

특수한 환자에서의 항생제 사용

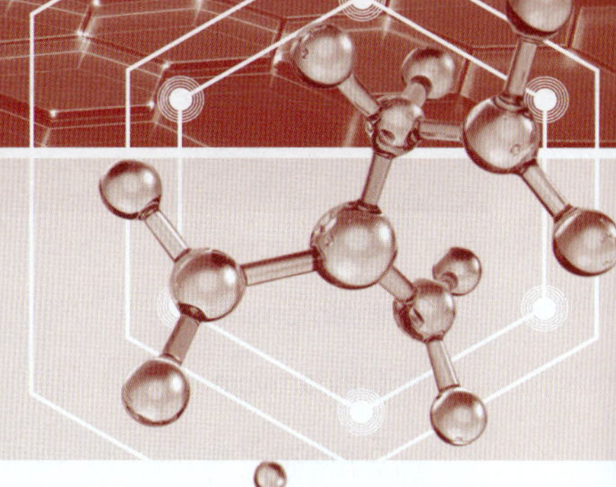

간질환 환자

이효진, 김양리 가톨릭대학교 의과대학 내과학교실

1. 일반원칙

대부분의 약물들이 간을 통해서 대사된다. Phase I 대사는 oxidation [예: cytochrome P-450 (CYP) isoenzyme을 통해], reduction, hydroxylation, hydrolysis와 demethylation을 포함하고, phase II 대사(conjugation)는 glucuronidation, acetylation, sulfation, methylation과 glycine-glutathione conjugation을 포함한다. 모든 대사 과정이 간질환에 의해 꼭 같은 정도로 영향을 받는 것은 아니어서, phase II에 의해 대사되는 약물은 간질환에 의해 별로 영향을 받지 않는 반면, phase I에 의해 대사되는 약물은 간질환의 영향을 많이 받는다. 간질환의 중증도도 약물의 대사과정에 영향을 미치는데, 간세포의 괴사가 있으면 전체적인 대사능력이 많이 감소하고, 간경화에서는 산화대사가 주로 손상된다. 또한 간질환에 의한 문맥고혈압으로 간문맥에서 간정맥으로 혈액단락이 일어나고 문맥-체순환 단락이 생기면 약물의 최고혈중농도가 건강한 사람에서보다 훨씬 높아진다. 일반적으로 약물의 대사장애는 간기능이상과 비례하는 것으로 알려져 있지만, 간의 대사능력이 90% 이상은 감소해야 비로소 약물대사 감소로 인한 용량조절이 필요해질 수 있다.

간부전이 심해지면 약물대사의 변화에 더하여 단백결합, 분포면적, 신장을 통한 제거 등, 약물의 약동학 지표에도 변화가 나타난다. 간내혈류(hepatic blood flow)가 감소하면 간을 통한 first-pass metabolism이 적어지고, 이로 인해 생체이용률이 높아지면서 혈중약물농도가 상승한다. 간경화로 인해 저알부민혈증이 되면 단백결합이 감소하고 단백결합이 높은 약물(예: nafcillin)의 비결합 농도가 높아진다. 또한 상대적으로 혈장 단백결합이 높은 지용성 약물(예: clindamycin)의 분포용적이 증가하게 된다. 간경화로 인한 복수가 생겨도 베타락탐과 같은 친수성(hydrophilic) 약물의 분포용적이 증가한다. 일반적으로 간질환시 용량조절을 고려해야 하는 항생제는 표 1과 같다.

특이반응으로 약물에 의한 간손상이 발생하기도 하지만

표 1. 간질환 시 용량조절이 필요한 약제

항균제		항진균제	항바이러스제	
Ceftriaxone	Nafcillin	Caspofungin	Abacavir	Indinavir
Chloramphenicol	Rifabutin	Itraconazole	Atazanavir	Lopinavir/ritonavir
Clindamycin	Rifampin	Voriconazole	Darunavir	Nelfinavir
Eravacycline	Telithrimycin		Efavirenz	Nevirapine
Fusidic acid	Tigecycline		Enfuvirtide	Rimantadine
Isoniazid	Tinidazole		Fosamprenavir	Ritonavir
Lefamulin				
Metronidazole				

표 2. 항생제의 간대사, 단백결합, 간독성 양상

약제	간 대사(Phase I 또는 II)	단백결합률(%)	간독성 양상
Azithromycin	I	12-50	Cholestatic
Cefotaxime	II	30-50	Hepatotoxicity not reported but possible
Ceftriaxone	Nonenzymatic (biliary clearance)	83-96	Cholestatic
Ciprofloxacin	I	20-40	Hepatocellular, cholestatic
Clarithromycin	I	42-50	Cholestatic
Clindamycin	I	60-95	Hepatocellular, mixed
Doxycycline	Nonenzymatic	80-90	Hepatocellular, cholestatic
Erythromycin	I	73-96	Cholestatic
Isoniazid	II	4-30	Hepatocellular
Linezolid	I	31	Steatosis
Metronidazole	I, II	<20	Hepatocellular
Minocycline	I	76	Hepatocellular
Moxifloxacin	II	30-50	Hepatocellular, cholestatic
Nafcillin	I	90	Cholestatic
Nitrofurantoin	Unknown	90	Hepatocellular
Pyrazinamide	I	5-10	Hepatocelluar
Rifabutin	II, I	72-85	Hepatocellular
Rifampin	II, I	60-90	Hepatocellular
Tigecycline	II	71-89	Cholestatic
Trimethoprim - Sulfamethoxazole	I (trimethoprim) II (sulfamethoxazole)	44 70	Hepatocellular, cholestatic

예측이 어렵고 임상적, 병리학적 반응이 다양하며, 한 가지 약제가 여러 가지 양상의 간손상을 유발하기도 한다. 약물 투여와 간손상이 일어나기까지의 시간(latency)도 수일에서 수 주까지 다양하며, 원인이 되는 약제를 중단하고 수 주 후에 간손상이 나타나기도 한다. 일반적으로 간손상은 병리학적으로 hepatocellular, cholestatic, 또는 혼합형으로 나타난다(표 2). 간경화와 같이 기존의 간손상이 있는 경우, 약물에 의한 간손상의 예후가 더 안 좋고, 합병증 발생도 더 많다.

흔하게 약물 유발 간손상을 일으키는 항생제는 amoxicillin-clavulanate, piperacillin-tazobactam, ceftriaxone, nitrofurantoin, terbinafine, azole계통의 항진균제 등이 있다. 그중 amoxicillin-clavulate, azithromycin, moxifloxacin, nitrofurantoin, ketoconazole, fluconazole, itraconazole은 약물 유발 간손상의 기왕력이 있다면 그 약제를 다시 사용하는 일이 없도록 주의한다.

많은 항생제들이 넓은 치료 대비 독성비(therapeutic-to-toxic ratio)를 가지고 있기 때문에 대부분 간질환 환자에서 용량조절을 할 필요가 없다. 좁은 치료 대비 독성비를 가지고 있는 항생제라고 하더라도 용량조절 전에 간손상 정도 외에도 항생제 적응증, 감염부위와 중증도, 항생제 사용기간 등을 고려하여 용량조절을 결정해야 한다. 예를 들어 경한 감염증이거나 수술 시 예방요법으로 단기간 항생제를 사용하는 경우에는 용량조절이 필요하지 않다. 일반적으로 간부전이 심하고, phase I 대사를 거치는 약물이고, 단백결합이 90% 이상 높거나 간독성을 잘 일으키는 약물이고 농도의존적 독성을 보이는 경우에는 용량조절을 고려한다.

2. 항생제

1) Cephalosporin

1세대, 2세대 cephalosporin은 대부분 신장에 의해 제거되기 때문에 간기능이상 시 용량조절이 필요하지 않다.

3세대 cephalosporin 중 cefotaxime과 ceftriaxone은 상당량이 신장을 통하지 않고 제거된다. Cefotaxime의 40-50%는 간에서 대사되어 active deacetylated metabolite로 전환되는데, 일부 연구에서는 간경화시 건강인에 비해 반감기가 3배 정도 연장된다고 하지만, 치료지수(therapeutic index, therapeutic-to-toxic ratio)가 넓어서 간손상 시 반드시 용량조절을 할 필요는 없다. Ceftriaxone은 농도의존적 단백결합을 보이며 담즙을 통해 30-60%가 제거된다. 간경화 환자에서 약물의 반감기는 건강인과 비교해 큰 차이를 보이지 않으나, 혈장 내 단백 비결합 분율(free fraction)은 복수가 없는 경우 84%, 복수가 동반된 경우 최대 222%까지 증가한 것으로 보고되었다. 또한 분포용적은 각각 35%와 60% 증가하였다. 또한 간경화와 신부전이 함께 있는 환자에서 단백 비결합 약물청소율이 매우 낮다. 따라서 치료 대비 독성비가 넓기 때문에 용량조절이 필요하지 않지만, 간부전과 신부전이 함께 있는 경우에는 최대 사용용량이 2 g/day이다. Cefoperazone은 단백결합률이 높고 분자량이 크며 많은 부분이 담도계를 거쳐 배설되어, 심한 간질환시 또는 간부전과 신부전이 함께 있는 경우 최대 사용 용량이 2 g/day이다.

Cefepime과 새로운 cephalosporin인 ceftaroline, cefiderocol, ceftobiprole medocaril, ceftazidime-avibactam, ceftolozane-tazobactam은 주로 신장을 통해 배설되므로 간손상 시 용량조절이 필요하지 않다.

2) Penicillin

대부분의 penicillin계 약물은 신장의 세뇨관 분비를 통해 제거되고, 담즙을 통해 제거되는 부분이 있어도 그 양이 매우 적어서 간손상 시 용량조절이 필요하지 않지만, nafcillin은 예외이다. 간경화에서 nafcillin의 혈장 내 청소율은 반으로 감소하고, 소변을 통한 배설은 두 배 정도 증가한다는 연구가 있어, 간손상으로 인한 이상을 신장에서 어느 정도 보상해 주는 것 같다. 하지만 간과 신장 모두 이상이 있는 경우에는 50% 감량을 고려하는 것이 좋다.

3) Carbapenem

새로운 항생제인 imipenem-cilastatin-relebactam과 meropenem-vaborbactam을 포함하여 carbapenem 제제는 신장을 통해 배설되고, 간기능이상 시 용량조절이 필요하지 않다.

4) Fluoroquinolone

모든 fluoroquinolone은 혈장 단백결합률이 낮은 편이고, 간에서의 대사는 약제마다 다양하다. Levofloxacin은 대부분 신장을 통해 배설되고 간에서의 대사는 미미하다. Norfloxacin과 ciprofloxacin은 신장과 간, 양쪽 모두를 통해 대사되는데, 간경화 시 용량조절을 필요로 하지는 않는다. Delafloxacin 또한 용량조절이 필요하지 않다. Fluoroquinolone 중에 moxifloxacin이 가장 간에서의 대사가 많은데, 투여량의 반 정도가 간에서 비활성화 대사물로 전환된다. FDA는 간손상의 중증도에 상관없이 용량조절이 필요하지는 않다고 하며 유럽은 심한 간부전과 transaminase가 정상에 비해 5배 이상 높을 때는 사용하지 않도록 권고하고 있다. 심한 간경화 환자에서 moxifloxacin을 사용 시 QT 간격 연장 위험이 높으므로 심전도를 모니터링하는 것을 권고한다.

5) Macrolide

Macrolide 중 erythromycin과 azithromycin은 주로 간을 통해 대사되지만, clarithromycin은 간과 신장을 통해 배설된다. Erythromycin은 CYP 3A4 효소와의 상호작용이 있다. 1980년대 연구에 의하면 알코올성 간경화에서 erythromycin의 반감기가 길어지고, 청소율이 감소하고, 비결합 erythromycin의 농도가 증가했다고 한다. 그러나 간질환 시 용량조절은 필요하지 않다.

Clarithromycin은 간에서 일부 활성대사물인 14-hydroxyclarithromycin으로 대사된다. Erythromycin보다 정도는 덜하지만 약물상호작용의 가능성도 높다. Child-Pugh 등급 B 또는 C 환자에서, 건강인과 비교하여 약동학적 인자의 유의한 차이가 없다는 연구가 있어, 간경화에서 용량조절이 필요하지 않다.

Azithromycin은 주로 담즙을 통해 배설되는데, macrolide 중에서 CYP 효소에 대한 효과가 가장 적은 약제이다. 간질환 시 용량조절이 필요하지 않다.

6) Oxazolidinone

Linezolid는 35%는 신장을 통해, 65%는 간에서 비활성 대사물로 oxidation되어 배설된다. PK modeling 자료에 따르면 간경화 환자에서 세균의 MIC에 따라 용량감량이 필요할 수도 있다.

7) Tetracycline과 Glycylcycline

Tetracycline계 약제는 정도는 다르지만 모두 담즙을 통해 배설되고, 혈중농도보다 담즙 내 농도가 수 배에 달한다. Doxycycline은 간내 CYP 효소계에 의해 대사되지 않지만, minocycline과 정도는 훨씬 덜하지만 tigecycline은 간에서 대사된다.

간손상 시 doxycycline이나 minocycline의 용량조절에 대한 지침은 없지만, 장기간 minocycline을 투여한 자가면역성 간염에서 간독성이 발생했다는 보고가 있어, 간질환 환자에서 사용시 주의해야 한다. Tigecycline은 Child-Pugh 등급 A 또는 B에서는 건강한 사람과 약동학 지표에 차이가 없지만, class C에서는 area under the curve (AUC)가 2배 이상 높아지고, 제거율은 반으로 떨어진다. 따라서 간손상이 심한 경우에는 tigecycline 유지용량을 50%

감량해야 한다.

Eravacycline 또한 Child-Pugh 등급 A 또는 B에서는 용량조절이 필요치 않으나 등급 C에서는 첫날은 1 mg/kg q12hrs로 투여하고 그다음 날부터는 50% 감량하여 1 mg/kg q24hrs로 투여한다. CYP3A4 효소와의 상호작용이 있다.

Omadacycline은 대변으로 제거되기 때문에 용량조절이 필요치 않다.

8) Metronidazole

Metronidazole은 간에서 다섯 가지 대사물이 되는데, 그중 hydroxy metabolite가 가장 많은 부분을 차지하고 metronidazole의 30-65% 정도의 항균력을 가진다. 알코올성 간경화 환자에서는 반감기가 길어지고, 청소율이 감소하고 hydroxyl metabolite 생산도 감소한다. 경미한 간기능이상 시에는 상용량대로 투여하고, 말기 간기능부전 시에는 용량을 50%로 줄여서 12시간 간격으로 투여하도록 권장된다.

9) Clindamycin

Clindamycin은 간에서 두 개의 활성대사물로 전환되고, 혈장 단백결합이 60-94%이며, 혈청에 비해 담즙 내 농도가 2-3배 더 높다. 중등도 내지 중증의 간경화 환자에서 반감기가 길어지고, 혈중농도가 증가하며, 소변 내 농도가 2배 정도 증가하는 것으로 보아 간기능이상을 보상하는 기전인 것으로 보인다. 일반적으로 Child-Pugh 등급 C 간경화 시 감량이 권장된다.

10) Trimethoprim-Sulfamethoxazole

대부분 소변을 통해 배설되는데, trimethoprim은 변화 없이 배설되는 반면, sulfamethoxazole은 간에서 몇 개의 대사물로 전환된다. 세균성 원발복막염(spontaneous bacterial peritonitis)이 있는 간경화 환자에서 감량 없이 사용해도 문제가 없었다고 한다.

11) Glycopeptide, lipoglycopeptide, lipopeptide

Teicoplanin, vancomycin, daptomycin, telavancin 모두 신장으로 배설된다. Dalavancin, oritavancin은 신장과 대변으로 배설된다. 따라서 간질환 시 용량조절이 필요없다.

12) Pleuromutilins

Lefamulin은 CYP3A4 효소와의 상호작용이 있다. Child-Pugh 등급 A 또는 B에서는 용량조절이 필요치 않으나 등급 C 에서는 주사제는 150 mg q24hrs 로 감량한다. 경구약제는 데이터가 없으며 일반적으로 사용 권고되지 않는다.

3. 항결핵제

간질환 환자에서 항결핵제를 사용할 때에는 특히 간독성이 나타나는지 주의를 기울여야 하며, 간질환 및 결핵의 중증도에 따라 항결핵제를 선택하도록 한다. 1차 치료제 중 isoniazid, rifampin, pyrazinamide 모두 간독성을 일으킬 수 있고, 2차 치료제 중에는 prothionamide, para-aminosalicylic acid (PAS)가 간독성을 보일 수 있으나 1차 치료제에 비해 경미한 편이며, 주사제와 quinolone, cycloserine은 간독성을 잘 보이지 않는다. Bedaquiline은 간에서 대사되므로 경증이나 중등도의 간질환에서 용량조절은 필요 없으나 중증 간질환에서 사용 시 주의가 필요하다. Delamanid는 경증의 간질환에서는 용량조절이 필요 없고, 중등도와 중증의 간질환에서는 권고되지 않는다.

만성 간질환의 임상적 증거가 없는 간염 바이러스 보유자, 급성 간염의 병력이 있는 환자, 알코올 중독자에 대해서는, 간질환이 없는 환자와 같이 치료하면서 간독성이 나타나는지 관찰해야 한다. 만성 간질환 환자이지만 간손상이 심하지 않은 경우는 1차 치료제 중에서 pyrazinamide를 제외하고 isoniazid, rifampin, ethambutol로 9개월간 치료한다. 중증 간질환(예: Child-Pugh 등급 B) 및 ALT가 정상의 3배 이상인 불안정한 간기능 변화를 보이는 만성 간질환 환자의 결핵 치료는 pyrazinamide와 isoniazid를 제외할 수 있는 간 보존요법이 필요할 수 있다. 말기 간질환의 환자인 경우 모든 간독성 약물을 피하는 것을 고려한다. Levofloxacin, ethambutol, aminoglycoside, cycloserine으로 18-24개월 간 치료해 볼 수 있다. Linezolid, betaquiline, clofazimine을 추가 대안으로 고려할 수 있다.

WHO와 미국흉부학회는 간질환 환자에서 다음과 같은 항결핵제 조합을 추가로 제시하고 있다. ① rifampin, ethambutol, pyrazinamide로 6-9개월 치료, ② 주사제를 포함한 isoniazid, rifampin, ethambutol, streptomycin을 2개월간 투여한 이후, 6개월간 isoniazid, rifampin을 투여하는 방법, ③ 2개월간 streptomycin을 포함한 총 12개월의 isoniazid와 ethambutol, ④ 12-18개월간 rifampin과 ethambutol을 사용하면서 경우에 따라 이 조합에 quinolone과 같이 간독성이 적은 약제를 추가하는 방법 등이 있으나, 임상적 효과에 대해서는 뚜렷한 결론이 없다.

1) Isoniazid

Isoniazid는 간에서 acetylhydrazine과 isonicotinic acid로 대사된다. Acetylhydrazine은 hydrazine으로 hydrolysis 되거나 diacetylhydrazine으로 acetylation된다.

Isoniazid의 간독성은 hydrazine이 원인이 되고, 실제 slow acetylator는 fast acetylator에 비해 간독성이 더 많이 발생하는 것 같다. Isoniazid와 rifampin을 함께 사용하면 간독성이 더 잘 생기는데, rifampin이 isoniazid hydrolase를 유도하여 hydrazine 생산이 증가하기 때문이다. Isoniazid의 반감기는 간경화에서 2배 늘어난다. 치료 시작 후 7일이 넘어가면 간질환이 있는 환자는 isoniazid가 혈청에 비해 30% 더 축적된다. Rifampin을 복용하든 안 하든 이러한 약동학에는 차이가 없는 것 같다. 약동학 연구가 제한적이어서 용량조절에 대한 지침은 없으나, 간경화 환자에서 주의 깊은 관찰이 필요하다.

2) Rifamycin

Rifamycin은 주로 간에서 대사되고, 활성대사물과 비활성 대사물이 되어 담즙과 대변을 통해 배설된다. Rifampin은 강력한 CYP3A inducer로, 1A2와 2C 같은 다른 간효소 생산을 유도할 수 있다. Rifabutin은 CYP3A 효소의 inducer이자 substrate이기 때문에, rifampin에 비해 상대적으로 CYP3A에 대한 inductive potency가 낮다. Rifampin과 rifabutin 모두 자신을 대사시키는 autoinducer이고, 투여 후 일주일 정도가 지나야 steady-state condition에 도달한다. 단독으로 사용할 때에는 간독성이 1% 정도이지만, isoniazid나 pyrazinamide와 같은 다른 항결핵제와 함께 투여하게 되면 간독성이 증가한다.

간경화와 같은 간질환 시 rifampin의 농도가 증가하고 반감기는 2배 정도 길어지지만, autoinduction 때문에 혈중농도가 약간은 감소하게 된다. 심한 간질환 시에는 6 mg/kg로 감량하는 것이 건강인에서 12 g/kg 용량과 비슷한 정도를 보인다. 그러나 정해진 기준은 없다. Rifabutin은 간손상 정도와 비례하여 AUC와 반감기가 증가하므로, 심한 간경화 시에는 150 mg daily로 감량을 고려해야 한다.

3) Pyrazinamide

항결핵제 중 가장 간독성이 큰 pyrazinamide는 간에서 대사되어 소변으로 배설되는데, 간독성의 정확한 기전은 밝혀져 있지 않다. 간경화 환자에서 AUC는 34% 증가하고, 반감기는 64% 더 길어지며, 총 배설은 43% 감소하므로 간경화 시 50% 감량이 권장된다는 연구가 있으나, Child-Pugh

분류에 따른 연구가 아니어서, 전 stage에 적용될지는 확실치 않다. Pyrazinamide는 가능하다면 간경화 시 가장 피해야 할 항결핵제이다.

4. 항진균제

1) Echinocandin

Caspofungin은 간경화 시 caspofungin의 배설이 감소하므로, Child-Pugh 등급 B의 경우 표준용량 1일 50 mg을 35 mg으로 감량하도록 권장된다. 등급 C의 경우 자료가 부족하다. 그러나 2018년 약동학 연구에서는 간경화시 용량조절이 필요 없다는 보고가 있다. Micafungin, anidulafungin, rezafungin은 용량조절이 필요 없다.

2) Azole

Voriconazole은 Child-Pugh 등급 A, B의 간경화 시 유지용량을 50% 감량하도록 권장된다. 등급 C의 경우 사용을 피하도록 권고되고 있다. Itraconazole은 간질환 시 체내에서 제거되는 시간이 길어질 것으로 생각되며 제한된 데이터이나 간질환 시 사용하지 않도록 권고되고 있다. Isavuconazole은 Child-Pugh 등급 C의 경우 50% 감량하도록 권고되는 약동학 연구가 2023년에 발표되었다. Fluconazole, ketoconazole, posaconazole의 경우 용량조절이 필요 없다.

표 3. 간기능이상 시 감량이 필요한 항레트로바이러스제의 용량조절

성분명(상품명) *약자	간기능이상 시 용량
Nucleoside Reverse Transcriptase Inhibitor	
Abacavir (Ziagen) *ABC	• Child-Pugh Class A: 200 mg twice daily (use oral solution) • Child-Pugh score Class B, C: Contraindicated
Non-nucleoside reverse transcriptase inhibitor	
Efavirenz (Stocrin) *EFV	• No dosage recommendation; use with caution in patients with hepatic impairment
Nevirapine (Viramune or Viramune XR) *NVP	• Child-Pugh Class A: No dosage adjustment • Child-Pugh Class B, C: Contraindicated
Protease inhibitor	
Atazanavir (Reyataz) *ATV	• Child-Pugh class A, B: 300 mg once daily • Child-Pugh class C: Not recommended • RTV boosting is not recommended in patients with hepatic impairment
Darunavir (Prezista) *DRV	• No dosage recommendation; use with caution in patients with hepatic impairment
Fosamprenavir (Lexiva) *FPV	• Child-Pugh class A, B: 700 mg twice daily • Child-Pugh class C: Not recommended • RTV boosting is not recommended in patients with hepatic impairment
Indinavir (Crixivan) *IDV	• Child-Pugh class A, B: 600 mg three times daily • Child-Pugh class C: Not recommended

성분명(상품명) *약자	간기능이상 시 용량
Lopinavir/ritonavir (Kaletra) *LPV/r	• No dosage recommendation; use with caution in patients with hepatic impairment
Nelfinavir (Viracept) *NFV	• No dosage recommendation; use with caution in patients with hepatic impairment
Ritonavir (Norvir) *RTV	• No dosage recommendation; use with caution in patients with hepatic impairment
Saquinavir (Invirase) *SQV	• No dosage recommendation; use with caution in patients with hepatic impairment
Tipranavir (Aptivus) *TPV	• Child-Pugh Class A, B: No dosage adjustment • Child-Pugh Class C: Contraindicated
Integrase strand transfer inhibitor	
Dolutegravir (Tivicay) *DTG	• Child-Pugh class A, B: No dosage adjustment • Child-Pugh class C: No data
Raltegravir (Isentress) *RAL	• High-dose (HD) tablets: No data, not recommended
Fusion, entry inhibitor	
Maraviroc (Selzentry) *MVC	• No dosage recommendation; use with caution in patients with hepatic impairment
Antiretroviral combination	
Efavirenz+Tenofovir Disoproxil Fumarate+Emtricitabine (Atripla) *EFV/TDF/FTC	• Child-Pugh Class A: No dosage adjustment • Child-Pugh Class B, C: Not recommended
Bictagravir+Tenofovir Alafenamide Fumarate+Emtricitabine (Biktarvy) *BIC/FTC/TAF	• Child-Pugh Class A, B: No dosage adjustment • Child-Pugh Class C: Not recommended
Lamivudine+zidovudine (Combivir) *3TC/ZDV	• Child-Pugh class A, B, C: Not recommended
Emtricitabine+Tenoforvir Disoproxil Fumarate+Rilpivirine (Complera) *RPV/FTC/TDF	• Child-Pugh Class A, B: No dosage adjustment • Child-Pugh Class C: Not recommended
Doravirine+Lamivudine+Tenofovir Disoproxil Fumarate (Delstrigo) *DOR/3TC/TDF	• Child-Pugh Class A, B: No dosage adjustment • Child-Pugh Class C: Not recommended
Emtricitabine+Tenofovir Alafenamide Fumarate (Descovy) *FTC/TAF	• Child-Pugh Class A, B: No dosage adjustment • Child-Pugh Class C: Not recommended
Dolutegravir+Lamivudine (Dovato) * DTG/3TC	• Child-Pugh Class A, B: No dosage adjustment • Child-Pugh Class C: Not recommended
Avacavir+lamivudine (Kivexa) *ABC/3TC	• Child-Pugh class A, B, C: Not recommended

성분명(상품명) *약자	간기능이상 시 용량
Elvitagravir+Cobicistat+Emtricitabine+Tenofovir Alafenamide Fumarate (Genvoya) *EVG/cobi/FTc/TAF	• Child-Pugh Class A, B: No dosage adjustment • Child-Pugh Class C: Not recommended
Lopinavir/ritonavir (Kaletra) *LPV/RTV	• No dosage recommendation; use with caution in patients with hepatic impairment
Darunavir+Cobicistat (Prezcobix) *DRV/COBI	• Child-Pugh Class A, B: No dosage adjustment • Child-Pugh Class C: Not recommended
Elvitegravir+Cobicistat+Tenofovir Disoproxil Fumarate+Emtricitabine (Stribild) *EVG/COBI/TDF/FTC	• Child-Pugh Class A, B: No dosage adjustment • Child-Pugh Class C: Not recommended
Abacavir+Dolutegravir+Lamivudine (Triumeq) *DTG/3TC/ABC	• Child-Pugh Class A: Use individual components • Child-Pugh score Class B, C: Contraindicated

5. 항레트로바이러스제

뉴클레오시드 역전사효소 억제제 중 zidovudine은 CYP 효소의 기질로서 간질환 시 영향을 받는 약물이기는 하나 그럼에도 불구하고 용량조절은 필요하지 않다.

비뉴클레오시드 역전사효소 억제제는 cytochrome P450 효소에 의해 간에서 대사되고 간기능이상 시 약물농도나 부작용에 영향을 받는데, 특히 nevirapine의 경우는 C형간염이 있는 에이즈 환자에서의 사용을 금한다. 중등도 및 중증 간경화 환자에서도 금기이다. 대부분의 단백분해효소 억제제는 간에서 대사되고 간기능이상 시 영향을 받게 되며, 심한 간손상의 경우 용량조절을 고려해 보아야 한다. 간기능이상 시 감량이 필요한 항레트로바이러스제의 용량조절은 표 3과 같다.

참고문헌

1. 결핵진료지침 개정위원회 대한결핵 및 호흡기학회·질병관리청. 결핵진료지침. 2024.
2. Bennett JE, Dolin R, Blaser MJ. Principles and practice of infectious diseases. 9th ed. Philadelphia: Elsevier Saunders; 2020.
3. Chernow B. The pharmacologic approach to the critically ill patients. 3rd ed. Baltimore: Williams & Wilkins; 1994.
4. Gilbert DN, Chambers HF, Eliopoulos GM, Saag MS. The Sanford guide to antimicrobial therapy. 45th ed. Virginia: Antimicrobial Therapy Inc; 2024.
5. Halilovic J, Heintz BH. Antibiotic dosing in cirrhosis. Am J Health Syst Pharm. 2014;71(19):1621-34.
6. Ma J, Björnsson ES, Chalasani N. Hepatotoxicity of Antibiotics and Antifungals and Their Safe Use in Hepatic Impairment. Semin Liver Dis. 2024;44(2):239-57.
7. Saukkonen JJ, Cohn DL, Jasmer RM, Schenker S, Jereb JA, Nolan CM, et al. An official ATS statement: hepatotoxicity of antituberculosis therapy. Am J Respir Crit Care Med. 2006;174(8):935-52.
8. WHO. Operational handbook on tuberculosis, Web Annexes. 2022.

신부전 환자

배현주 한양대학교 의과대학 내과학교실

약물의 투여방법을 결정하기 위해서는 약물의 약력학(pharmacodynamics)과 약동학(pharmacokinetics)을 알아야 한다. 약력학이란 약물이 몸에 미치는 효과로서 작용부위에 분포된 약물이 수용체와 상호작용을 하고 이어서 세포, 조직, 장기, 나아가 개체의 반응으로 나타나는 과정을 말하는 것이고, 약동학이란 투여된 약물이 흡수과정을 거쳐 혈장과 조직으로 분포하고 대사되거나 체외로 배설되는 과정을 말한다. 약물의 약력학과 약동학은 다양한 인자들에 의해 좌우되나, 약효의 개인차는 흔히 약동학적 차이에 기인하는 것으로 알려졌다. 항생제는 신체 내 약물농도가 항균작용 및 부작용 그리고 내성발현에 관계하므로 항생제의 약력학 및 약동학을 잘 알아야 한다.

신장은 몸의 수분과 전해질을 조절하고 여러 약물과 대사산물의 배설경로이므로 신기능저하 환자에서는 여러 약제의 약동학에 큰 변화가 생긴다. 약제의 효과적 사용과 부작용을 줄이기 위해서는 신부전 환자에서 발생하는 생리 변화에 대한 이해가 필요하다.

약동학의 일반 원칙

약물의 혈중농도는 투여량, 생체이용률, 분포용적 및 대사와 배설에 의하여 결정된다.

1. 흡수와 분포

생체이용률이란 경구투여 이후 혈관 내로 흡수되는 비율로 정의한다. 일부 항생제는 생체이용률이 높아서 혈관으로 투여한 것과 비슷한 혈중농도를 보인다. 생체이용률이 높은 대표적인 항생제는 quinolone, doxycycline, rifampin, linezolid, clindamycin, trimethoprim-sulfamethoxazole 등이다. β-lactam을 포함하는 다른 약물들은 흡수되면서 일차 간대사(first pass hepatic metabolism)를 거치므로 생체이용률이 낮다. 또한 분자량이 큰 약제들은 일반적으로 생체이용률이 낮아서 비경구 요법으로 사용된다.

분포용적(volume of distribution, Vd)이란 약물이 분포하는 가상 체내용적으로서 체내 약물량을 혈중농도로 나눈 값이다. 혈중 항정상태(steady state)란 약물의 흡수 및 분포가 대사 및 배설과 같아지는 시점이다. 일반적으로 분포용적이 작은 약물(≤1 L/kg)은 주로 혈관 내에 분포하고 지질친화성(lipophilic) 약물은 조직 내 높은 분포와 조직결합(tissue binding) 등으로 분포용적이 크다(≥2 L/kg). 분포용적은 부하용량(loading dose)을 계산하는 데 필요하다.

2. 약물청소율

청소율(clearance)은 일정 시간 동안 약물이 완전히 제거되는 혈장량으로 정의되며 혈중농도 대비 모든 기관에서 제거되는 비율로 계산한다[청소율=약물제거율(elimination rate)/혈중농도]. 청소율은 유지용량(maintenance dose)을 결정하는 주된 약동학 변수이다. 배설(excretion)과 대사(metabolism)의 합으로서 신장과 간에서 주로 일어나고 소화기 점막, 폐, 피부 등에서도 일부 청소된다.

대부분의 항생제는 일차 약동학(first order kinetic)에 따라 제거된다. 제거속도는 신체 내에 있는 약물의 양에 비례하여 결정되어서 체내약물의 양이 많은 경우 제거율이 높아진다. 이를 수식으로 정리하면

$$\text{Rate of elimination} = K \times \text{amount of drug in body}$$
$$(K = \text{elimination constant})$$

신체 내의 약물양은 분포용적과 혈장의 약물농도의 곱이므로

$$\text{Rate of elimination} = K \times Vd \times \text{plasma concentration}$$

이 된다.

혈장 내 약물청소율은 약물의 배설속도를 혈장 약물농도로 나눈 값이므로

$$\text{Plasma drug clearance} = K \times Vd$$

이다.

일반적으로 혈장 내 약물의 청소율은 약물의 반감기($T_{1/2}$)와 분포용적(Vd)으로 산출된다. 약물농도는 시간에 대해 semilogarythmic plot으로 감소하므로

$$T_{1/2} = \ln 2/K = 0.693/K$$

가 되고, K를 위의 식에서 대입하면

$$T_{1/2} = (0.693)(Vd)/\text{plasma clearance}$$

가 된다.

따라서 약물의 반감기는 약물의 분포용적과 청소율에 의해 결정되며 이 두 가지 인자에 변화가 오면 약물의 반감기는 변화한다.

신기능 평가

약물은 신장에서 사구체여과, 세뇨관분비 및 재흡수가 일어나는데 주로 사구체여과율(glomerular filtration rate, GFR)에 의해 약물의 신장배설이 결정된다. 사구체여과는 약물 크기와 단백결합 정도에 따라 달라서 단백결합률이 높으면 사구체여과율이 감소하고 세뇨관분비가 증가한다. β-lactam 항생제가 대표적으로 세뇨관으로 활동적으로 분비되는 약물이다. 신기능이 저하되면 사구체여과율과 세뇨관분비가 감소하여서 약물농도가 증가할 수 있다.

임상적으로 사구체여과율은 크레아티닌청소율(Ccr)로 측정할 수 있지만 24시간 소변을 모으는 것이 불편하고 시간이 많이 걸리므로 혈청 크레아티닌값을 이용하여 사구체여과율을 결정한다. 그중 가장 많이 이용하는 Cockroft와 Gault법은 다음과 같다.

$$\frac{\text{CrCl}\left(\frac{\text{mL}}{\text{min}}\right) = (140-\text{age}) \times \text{IBW} \ (\times 0.85 \text{ for females})}{\text{SCr} \times 72}$$

$$\text{IBW (male)} = 50\text{ kg} + (2.3 \times \text{height in inches} > 60 \text{ inches})$$
$$\text{IBW (female)} = 45\text{ kg} + (2.3 \times \text{height inches} > 60 \text{ inches})$$

위의 식은 혈청 크레아티닌 값이 안정된 환자에게 적용할 수 있고 중증환자의 급성 신부전에는 이용하지 않는 것이 좋다.

사구체여과율을 계산하는 새로운 방정식으로 Modification of Diet in Renal Disease (MDRD) Study에 기반을 둔 새로운 방정식이 만들어졌다. 이는 체중보다는 체표면적을 변수로 사용하며 6개의 변수를 넣으면 계산된다.

2005년 이를 더욱 간편하게 재조정하여서 4개의 변수로 구성된 새로운 공식이 만들어졌고 이 공식에 기초하여 임상검사실에서 estimated GFR을 보고하고 있다.

새로운 공식은 다음과 같다.

$$GFR=175\times standardized\ (serum\ creatinine)-1.154\times (age)$$
$$-0.203\times 0.742\ (if\ female)\ and\times 1.212\ (if\ black)$$

환자가 위중한 상태이거나, 나이가 많거나, 영양실조이거나 비만하거나 다른 신독성이 있는 약제를 동시에 투여할 때는 위의 공식에 의거한 GFR이 정확하지 않으므로 주의한다. 이런 경우는 24시간 소변을 모아서 GFR을 측정하는 것이 좋다. 혈청 크레아티닌값은 GFR과 신체의 근육량에 의해 결정되므로 노인환자나 영양실조인 쇠약한 환자에서는 신기능이 감소되어도 값이 정상으로 나올 수 있다. Trimethoprim이나 cimetidine은 원위세관에서 크레아티닌과 경쟁적으로 분비되어 신기능저하 없이 크레아티닌값이 상승할 수 있다. Cefoxitin, cephalothin 및 5-flucytosine 등도 크레아티닌 측정을 방해하여 크레아티닌청소율 감소 없이 혈청 크레아티닌을 증가시킬 수 있다.

신부전 환자의 항균제 투여용량

1. 부하용량

항정상태(steady state) 혈중농도에서 측정한 분포용적에 따라서 부하용량이 결정된다. 부하용량을 주지 않을 경우 대개 유지용량을 네 번 주면 혈중농도가 평형상태에 이르는데 신부전 환자에서는 약물의 반감기가 길어져 평형상태에 이르는 데 오래 걸릴 수 있다. 부하용량을 줄 것인지는 환자의 상태와 약물의 반감기를 보아 결정한다. 부하용량은 분포용적에 기초하므로 신부전 환자에서도 대부분 같은 용량을 투여하나 혈장 단백결합률이 높은 약제나 분포용적이 작은 약물 등은 분포용적이 변화할 수 있다. 일반적으로 복수나 부종이 있으면 더 많은 양의 부하용량이 필요하고 탈수된 환자에는 적은 용량이 필요하다.

2. 유지용량

유지용량은 약물의 청소율에 비례하므로 신기능에 따라 조절한다. 투여간격을 조절하거나 투여용량을 조절하거나 투여간격과 용량을 조절할 수 있다. 투여간격을 조절하면 최고혈중농도가 높아 유효농도에 쉽게 도달하고 최저혈중농도가 낮아 부작용이 적으나 유효농도보다 낮은 시간이 길다는 단점이 있다. 용량을 조절하면 부하용량을 주지 않을 경우 유효농도까지 도달하는 데에 시간이 많이 소요된다. 용량과 간격을 조절하는 경우는 최고혈중농도와 최저혈중농도를 유지하여 좋으나 각 약물마다 개별적인 투여방법이 제시되어야 한다.

표 4는 각 항생제의 신부전 시 유지용량 및 투여간격에 관한 지침이다.

표 4. 신부전 환자의 항생제 용량 지침

Drug	CrCl >50 mL/min	CrCl 10–50 mL/min	CrCl <10 mL/min	Intermittent Hemodialysis (IHD) *Assumes thrice weekly dialysis*	CRRT

Acyclovir (IV) *(Use adjusted BW for obesity)*

	CrCl >50	CrCl 25–50	CrCl <25	CrCl <10	IHD	CRRT
Prophylaxis						
BMT	250 mg/m² IV q12h	125 mg/m² IV q12h	125 mg/m² IV q24h	62.5 mg/m² IV q24h	62.5 mg/m² IV q24h	125 mg/m² IV q12h
Hematology/Oncology	2 mg/kg IV q12h	2 mg/kg IV q12h	2 mg/kg IV q24h	1 mg/kg IV q24h	1 mg/kg IV q24h	2 mg/kg IV q12h
Treatment						
General (e.g. mucocutaneous HSV)	5 mg/kg IV q8h	5 mg/kg IV q12h	5 mg/kg IV q24h	2.5 mg/kg IV q24h	2.5 mg/kg IV q24h	5–10 mg/kg IV q12h
Severe (e.g. CNS/ocular/disseminated HSV infections, Zoster)	10 mg/kg IV q8h	10 mg/kg IV q12h	10 mg/kg IV q24h	5 mg/kg IV q24h	5 mg/kg IV q24h	10 mg/kg IV q12h

Acyclovir (PO)

	CrCl >50	CrCl 25–50	CrCl <25	CrCl <10	IHD	CRRT
Prophylaxis						
BMT	800 mg PO BID	400 mg PO BID	200 mg PO BID	200 mg PO daily	200 mg PO daily	No data
Hematology/Oncology	400 mg PO BID	400 mg PO BID	200 mg PO BID	200 mg PO daily	200 mg PO daily	No data
Treatment						
Mucocutaneous HSV	400 mg PO q8h Alt: 200 mg 5x daily		200 mg PO q8h	200 mg PO q12h	200 mg PO q12h	No data
VZV	800 mg PO q4h (or 5x daily) *Consider valacyclovir for less frequent dosing*		800 mg PO q8h	800 mg PO q12h	800 mg PO q12h	No data

Amikacin (IV) *(Use adjusted BW for obesity)*

	CrCl >60	CrCl 40–60	CrCl 20–40	CrCl <20
Conventional dosing	5–7.5 mg/kg IV q8h	5–7.5 mg/kg IV q12h	5–7.5 mg/kg IV q24h	5 mg/kg IV load, then by level alt: 7.5 mg/kg IV q48–72h
High-dose extended-interval dosing	15–20 mg/kg IV q24h	15 mg/kg IV q36h	CrCl >30: 15 mg/kg IV q48h CrCl <30: Not recommended	

Timing of levels: Draw trough 30 min prior to 4th dose. Draw peak 30 min after infusion ends
Once daily dosing: goal peak 35–60 μg/mL; goal trough <4 μg/mL
Conventional dosing: goal peak 25–35 μg/mL for serious infections; 15–20 μg/mL for UTI; goal trough <4–8 μg/mL

Drug	IHD	CRRT
Amikacin (IV)	5–7.5 mg/kg IV post HD only consult pharmacist	10 mg/kg load, then 7.5 mg/kg IV q24–48h Severe/MDR organism: 25 mg/kg IV q48h consult pharmacist

<table>
<tr><th>Drug</th><th>CrCl >50 mL/min</th><th>CrCl 10–50 mL/min</th><th>CrCl <10 mL/min</th><th>Intermittent Hemodialysis (IHD)
Assumes thrice weekly dialysis</th><th>CRRT</th></tr>
<tr><td>Amoxicillin (PO)</td><td>Usual dose: 500 mg PO q8h or 1,000 mg PO q8–12h
CAP: 1,000 mg PO q8h
H. pylori: 1,000 mg PO q12h
Procedural ppx: 2,000 mg PO×1</td><td colspan="3"><table>
<tr><th>Normal Dose</th><th>CrCl 10–30</th><th>CrCl <10</th><th>IHD</th></tr>
<tr><td>1,000 mg PO q8h</td><td>1,000 mg PO q12h</td><td>500 mg PO q12h</td><td>500 mg PO q12h</td></tr>
<tr><td>875–1,000 mg PO q12h</td><td>500 mg PO q12h</td><td>500 mg PO q12–24h</td><td>500 mg PO q12–24h</td></tr>
<tr><td>500 mg PO q8h</td><td>500 mg PO q12h</td><td>500 mg PO q12–24h</td><td>500 mg PO q12–24h</td></tr>
</table></td><td>No data</td></tr>
<tr><td>Amoxicillin/clavulanate (PO)</td><td>Usual dose: 500 mg PO q8h or 875 mg PO q12h
CAP: 875 mg PO q12h
IAI/Uncomplicated GNR bacteremia (oral step-down alternative): up to 875 mg PO q8h</td><td>CrCl 10–30: 500 mg PO q12h
IAI/Uncomplicated GNR bacteremia (oral step-down alternative): up to 875 mg PO q12h</td><td>CrCl <10: 500 mg PO q24h
IAI/Uncomplicated GNR bacteremia (oral step-down alternative): up to 875 mg PO q24h</td><td>500 mg PO q24h;
For q24h regimen, dose after dialysis or administer additional dose at the end of dialysis</td><td>No data</td></tr>
<tr><td>Amphotericin B Liposomal (IV)</td><td>3–5 mg/kg/day</td><td>No change</td><td>No change</td><td>No change</td><td>No change</td></tr>
<tr><td>Ampicillin (IV)</td><td>Mild/uncomplicated:
1–2 g IV q6h
Meningitis/endovascular/PJI:
2 g IV q4h</td><td>Mild/uncomplicated:
1 g IV q6–8h
Meningitis/endovascular/PJI:
2 g IV q6–12h</td><td>Mild/uncomplicated:
1 g IV q12h
Meningitis/endovascular/PJI:
2 g IV q12–24h; or 1 g IV q8h</td><td>Mild/uncomplicated:
1 g IV q12h
Meningitis/endovascular/PJI:
2 g IV q12–24h</td><td>CWH: 2 g IV q8–12H CVVHDF:
2 g IV q6–8h
Meningitis/endovascular/PJI:
2 g IV q6h</td></tr>
<tr><td>Ampicillin/sulbactam (IV)</td><td colspan="5"><table>
<tr><th></th><th>CrCl >30:</th><th>CrCl 15–30:</th><th>CrCl <15:</th><th>IHD</th><th>CRRT</th></tr>
<tr><td>Mild/uncomplicated</td><td>1.5 g IV q6h</td><td>1.5 g IV q12h</td><td>1.5 g IV q24h</td><td>1.5 g IV q24h</td><td>3 g IV q12h</td></tr>
<tr><td>Systemic</td><td>3 g IV q6h</td><td>3 g IV q12h</td><td>3 g IV q24h</td><td>3 g IV q24h</td><td>3 g IV q8h</td></tr>
<tr><td>*Acinetobacter baumannii*
For more resistant *Acinetobacter baumannii* infections, consider higher dosing regimens</td><td>3 g IV q4h</td><td>3 g IV q8h</td><td>3 g IV q12h</td><td>3 g IV q12h</td><td>3 g IV q6h</td></tr>
</table></td></tr>
<tr><td>Azithromycin (IV/PO)</td><td>500 mg IV/PO q24h</td><td>No change</td><td>No change</td><td>No change</td><td>No change</td></tr>
<tr><td>Aztreonam (IV)</td><td>1–2 g IV q8h
Severe/Meningitis:
2 g IV q6–8h</td><td>CrCl <30: 1 g IV q8h
Severe/Meningitis:
1 g IV q6–8h</td><td>500 mg IV q8h
Severe/Meningitis:
1g IV q12h</td><td>1 g IV q24h
Severe/Meningitis:
1 g IV q12h</td><td>2 g IV load, then 1 g IV q8h
–or–
2 g IV q12h</td></tr>
<tr><td>Caspofungin (IV)</td><td colspan="3">70 mg IV×1, then 50 mg IV q24h
70 mg IV q24h if on phenytoin, rifampin, other strong enzyme inducers
Endocarditis/Endovascular: 150 mg IV q24h
Dosage adjustments are not required for Child–Pugh A cirrhosis</td><td>No change</td><td>No change</td></tr>
<tr><td>Cefazolin (IV)</td><td>CrCl ≥35 mL/min:
Mild/moderate:
1 g IV q8h
Severe: 2 g IV q8h</td><td>CrCl 10–34 mL/min:
Mild/moderate: 1 g IV q12h
Severe: 2 g IV q12h</td><td>Mild/moderate:
1 g IV q24h
Severe:
2 g IV q24h</td><td>1 g IV q24h
Dose daily, but after HD on HD days
alt: 2 g/2 g/3 g IV post-HD only</td><td>2 g IV q12h</td></tr>
</table>

<table>
<tr><th>Drug</th><th>CrCl >50 mL/min</th><th>CrCl 10–50 mL/min</th><th>CrCl <10 mL/min</th><th>Intermittent Hemodialysis (IHD)
Assumes thrice weekly dialysis</th><th>CRRT</th></tr>
<tr><td>Cefepime (IV)</td><td colspan="3">
<table>
<tr><th colspan="5">Extended Infusion (4-hour infusion)</th></tr>
<tr><th></th><th>CrCl >60</th><th>CrCl 30–60</th><th>CrCl <11–29</th><th>CrCl <10</th></tr>
<tr><td>General</td><td>1 g IV q8h or 2 g IV q12h</td><td>1 g IV q12h or 2 g IV q24h</td><td>1 g IV q24h</td><td>500 mg IV q24h</td></tr>
<tr><td>Pulmonary/ Neutropenic Fever/ CNS/confirmed Pseudomonal infection/ Severe infections</td><td>2 g IV q8h</td><td>2 g IV q12h</td><td>1 g IV q12h</td><td>1 g IV q24h</td></tr>
</table>
</td><td>0.5–1 g IV q24h
Dose daily, but after HD on HD days
<u>alt:</u> 2 g IV post-HD only</td><td>2 g IV load, then 1 g IV q8h (4-hour infusion)</td></tr>
<tr><td>Cefiderocol (IV)</td><td><u>CrCl>120:</u> 2 g IV q6h
<u>CrCl 60–120:</u> 2 g IV q8h</td><td><u>CrCl 30–60:</u> 1.5 g IV q8h
<u>CrCl 15–30:</u> 1 g IV q8h</td><td><u>CrCl <15:</u>
750 mg IV q12h</td><td>750 mg IV q12h</td><td>
<table>
<tr><th>Effluent Flow Rate</th><th>Dose</th></tr>
<tr><td>≤2 L/hr</td><td>1.5 g IVq12h</td></tr>
<tr><td>2.1–3 L/hr</td><td>2 g IV q12h</td></tr>
<tr><td>3.1–4 L/hr</td><td>1.5 g IV q8h</td></tr>
<tr><td>≥4.1 L/hr</td><td>2 g IV q8h</td></tr>
</table>
Shown as Effluent Dose (mL/kg/hr) in Epic</td></tr>
<tr><td>Cefpodoxime (PO)</td><td><u>Uncomplicated cystitis:</u>
100 mg PO q12h
<u>CAP/bronchitis:</u>
200 mg PO q12h
<u>Skin/soft tissue:</u>
400 mg PO q12h</td><td colspan="2"><u>CrCl <30:</u>
same dose q24h</td><td>Same dose, administered post-HD only</td><td>No data</td></tr>
<tr><td>Ceftaroline (IV)</td><td colspan="3">
<table>
<tr><th></th><th>CrCl >50</th><th>CrCl 30–50</th><th>CrCl 15–30</th><th>CrCl <15</th></tr>
<tr><td>General</td><td>600 mg IV q12h</td><td>400 mg IV q12h</td><td>300 mg IV q12h</td><td>200 mg IV q12h</td></tr>
<tr><td>Endocarditis/ S. aureus bacteremia, Susceptible-dose dependent (SDD)</td><td>600 mg IV q8h administered over 2-hr</td><td>400 mg IV q8h administered over 2-hr</td><td>300 mg IV q8h administered over 2-hr</td><td>200 mg IV q8h administered over 2-hr</td></tr>
</table>
</td><td>200 mg IV q8–12h
<u>Endocarditis/S. aureus bacteremia/SDD:</u>
200 mg IV q8–12h administered over 2-hr</td><td>No data</td></tr>
</table>

<table>
<tr><th>Drug</th><th>CrCl >50 mL/min</th><th>CrCl 10–50 mL/min</th><th>CrCl <10 mL/min</th><th>Intermittent Hemodialysis (IHD)
Assumes thrice weekly dialysis</th><th>CRRT</th></tr>
<tr><td>Ceftazidime (IV)</td><td><u>Usual dose:</u> 1–2 g IV q8h
<u>Severe:</u> 2 g IV q8h</td><td><u>CrCl 30–50:</u> 1–2 g IV q12h
<u>CrCl 16–30:</u> 1–2 g IV q24h
<u>CrCl 6–15:</u> 0.5–1 g IV q24h</td><td><u>CrCl <5:</u> 0.5 g IV q24h</td><td>0.5–1 g IV q24h
Dose daily, but after HD on HD days
<u>alt:</u> 1–2 g IV q48–72h or 1 g IV post-HD only TIW</td><td>2 g IV load, then 1 g IV q8h
–or–
2 g IV q12h</td></tr>
<tr><td>Ceftazidime/ avibactam (IV)</td><td>2.5 g IV q8h</td><td><u>CrCl 31–50:</u> 1.25 g IV q8h
<u>CrCl 16–30:</u> 0.94 g IV q12h
<u>CrCl 6–15:</u> 0.94 g IV q24h</td><td><u>CrCl <5:</u> 0.94 g IV q48h</td><td>0.94 g IV q24–48h
Dose daily, but after HD on HD days</td><td>1.25 g IV q8h
2.5 g IV q8h if
MIC >4 μg/mL or deep-seated</td></tr>
<tr><td>Ceftolozane/ tazobactam (IV)</td><td colspan="5"><table>
<tr><th></th><th>CrCl >50</th><th>CrCl 30–50</th><th>CrCl 15–29</th><th>CrCl < 15</th><th>IHD</th><th>CRRT</th></tr>
<tr><td>Cystitis</td><td>1.5 g IV q8h</td><td>750 mg IV q8h</td><td>375 mg IV q8h</td><td>750 mg IV load, then 150 mg IV q8h</td><td>750 mg IV load, then 150 mg IV q8h</td><td>1.5 g IV q8h</td></tr>
<tr><td>HAP, VAP, Systemic pseudomonal infection, CF exacerbation</td><td>3 g IV q8h</td><td>1.5 g IV q8h</td><td>750 mg IV q8h</td><td>2.25 g IV load, then 450 mg IV q8h</td><td>2.25 g IV load, then 450 mg IV q8h</td><td>3 g IV q8h</td></tr>
</table></td></tr>
<tr><td>Ceftriaxone (IV)</td><td colspan="2">1–2 g IV q24h
<u>Endovascular/osteomyelitis/PJI:</u> 2 g IV q24h
<u>Meningitis, *E. faecalis* endocarditis:</u> 2 g IV q12h</td><td>No change</td><td>No change</td><td>No change</td></tr>
<tr><td>Cephalexin (PO)</td><td>250–1,000 mg PO q6h
<u>Uncomplicated cystitis:</u> 500 mg PO q12h
<u>Complicated cystitis/ Cellulitis/ SSTI:</u> 500 mg PO q6h</td><td colspan="2"><u>CrCl 15–29:</u> 250 mg PO Q8–12H
<u>CrCl 5–14:</u> 250 mg PO q24h</td><td>500 mg PO q24h
Dose daily, but after HD on HD days</td><td>No data</td></tr>
<tr><td>Ciprofloxacin (IV/PO)</td><td colspan="3"><table>
<tr><th></th><th>CrCl >50</th><th>CrCl 30–50</th><th>CrCl <30</th></tr>
<tr><td>General infections</td><td>400 mg IV q12h
500 mg PO q12h</td><td>Same</td><td>400 mg IV q24h
500 mg PO q24h</td></tr>
<tr><td>Pseudomonas, severe</td><td>400 mg IV q8h
750 mg PO q12h</td><td>400 mg IV q8–12h
500 mg PO q12h</td><td>400 mg IV q24h
500 mg PO q24h</td></tr>
</table></td><td>200–400 mg IV q24h
250–500 mg PO q24h
Dose daily, but after HD on HD days</td><td>400 mg IV q12h
500 mg PO q12h
Severe infection with
<u>*A. baumannii* or *P. aeruginosa*:</u>
400 mg IV q8–12h</td></tr>
<tr><td>Clindamycin (IV/PO)</td><td>600–900 mg IV q8h
150–450 mg PO q6h</td><td>No change</td><td>No change</td><td>No change</td><td>No change</td></tr>
<tr><td>Dalbavancin (IV)</td><td colspan="5"><table>
<tr><th>Indication</th><th>CrCl >30</th><th>CrCl <30</th><th>IHD</th><th>CRRT</th></tr>
<tr><td>Skin/Soft Tissue</td><td><u>Preferred:</u> 1,500 mg IV×1
<u>Alternative:</u> 1,000 mg IV×1 followed by 500 mg×1 1-week later</td><td><u>Preferred:</u> 1,125 mg IV×1
<u>Alternative:</u> 750 mg IV×1 followed by 375 mg ×1 1-week later</td><td><u>Preferred:</u> 1,500 mg IV×1
<u>Alternative:</u> 1,000 mg IV×1 followed by 500 mg×1 1-week later</td><td>No data</td></tr>
</table></td></tr>
</table>

<table>
<tr><th>Drug</th><th>CrCl >50 mL/min</th><th>CrCl 10–50 mL/min</th><th>CrCl <10 mL/min</th><th>Intermittent Hemodialysis (IHD)
Assumes thrice weekly dialysis</th><th>CRRT</th></tr>
<tr><td>Daptomycin (IV)
(Use adjusted BW for obesity)</td><td colspan="5">
<table>
<tr><th>Indication</th><th>CrCl >30</th><th>CrCl <30</th><th>IHD</th><th>CRRT</th></tr>
<tr><td>Skin/Soft Tissue</td><td>4–6 mg/kg IV q24h</td><td>4–6 mg/kg IV q48h</td><td>6 mg/kg post-HD only or 6/6/9 mg/kg post-HD only
alt: 4–6 mg/kg IV q48h</td><td>6 mg/kg IV q24h</td></tr>
<tr><td>Bacteremia/ Endovascular</td><td>8 mg/kg IV q24h</td><td>8 mg/kg IV q48h</td><td>8 mg/kg post-HD
alt: 8 mg/kg IV q48h</td><td>6–8 mg/kg IV q24h</td></tr>
<tr><td>E. faecium Infection –consult ID</td><td>10–12 mg/kg IV q24h</td><td>10–12 mg/kg IV q48h</td><td>8–10 mg/kg post-HD
alt: 8–10 mg/kg IV q48h</td><td>8 mg/kg IV q24h
Doses >8 mg/kg q24h increase the risk of CPK elevations and myopathy. Caution, clinical judgment, and frequent CPK monitoring, including a baseline value, should be used if pursuing as high as 10 to 12 mg/kg every 24 hours (Hoff 2020)</td></tr>
</table>
</td></tr>
<tr><td>Doxycycline (IV/PO)</td><td>Load: 200 mg x 1 for severe infections
100 mg IV/PO q12h</td><td>No change</td><td>No change</td><td>No change</td><td>No change</td></tr>
<tr><td>Ertapenem (IV/IM)</td><td>1 g IV q24h</td><td>CrCl <30: 500 mg IV q24h</td><td>500 mg IV q24h</td><td>500 mg IV q24h
Dose daily, but after HD on HD days
alt: 500–1,000 mg IV post-HD (low vs. high-flux HD, degree of renal failure, residual UOP)</td><td>1 g IV q24h</td></tr>
<tr><td>Ethambutol (PO)
(Use lean BW for obesity)</td><td>Dose range: 15–25 mg/kg/day (max dose: 1,600 mg/day)
<table>
<tr><th>Lean body weight</th><th>Dose</th></tr>
<tr><td>40–55 kg</td><td>800 mg</td></tr>
<tr><td>56–75 kg</td><td>1,200 mg</td></tr>
<tr><td>76–90 kg</td><td>1,600 mg</td></tr>
</table>
</td><td>CrCl 10–50:
15–25 mg/kg PO q24–36h</td><td>CrCl <10:
15–25 mg/kg PO q48h</td><td>15–25 mg/kg PO 3 times per week post-HD
Administer after HD only</td><td>15–25 mg/kg PO q24–36h</td></tr>
<tr><td>Fidaxomicin (PO)</td><td>200 mg q12h×10 days</td><td>No change</td><td>No change</td><td>No change</td><td>No change</td></tr>
</table>

Drug	CrCl >50 mL/min	CrCl 10-50 mL/min	CrCl <10 mL/min	Intermittent Hemodialysis (IHD) *Assumes thrice weekly dialysis*	CRRT

Fluconazole (IV/PO)

Indication	CrCl >50	CrCl ≤50	HD	CRRT
Mucocutaneous candidiasis (e.g. oropharyngeal, esophageal candidiasis) See below for *C. glabrata*	200-400 mg IV/PO q24h	100-200 mg IV/PO q24h	200-400 mg IV/PO post-HD alt: 200-400 mg×1, then 100-200mg IV/PO q24h	Load 800 mg×1 dose, then 400mg IV/PO q24h
Severe Candidiasis: Candidemia/CNS/ endophthalmitis Consider ID consult for cryptococcosis, coccidioidomycosis, etc.	Load 800 mg×1 dose, then 400-800 mg IV/PO q24h	Load 800 mg×1 dose, then 200-400 mg IV/PO q24h	Load 800 mg×1 dose, then 400-800 mg post-HD alt: 200-400 mg IV/PO q24h	Load 800 mg×1 dose, then 400-800 mg IV/PO q24h
	C. glabrata (SDD)*: 800 mg IV/PO q24h	*C. glabrata* (SDD)*: Load 800 mg×1 dose, then 400 mg IV/PO q24h	*C. glabrata* (SDD)*: 800 mg post-HD alt: 800 mg x 1, then 400 mg IV/PO q24h	*C. glabrata* (SDD)*: 800 mg IV/PO q24h

* SDD=susceptible-dose dependent; all C. glabrata isolates are considered SDD or resistant. Limited data on isolates with MIC ≥16, consider consultation with ID

Foscarnet (IV)
(Use adjusted BW for obesity)
Adj CrCl (mL/min/kg)
$(\frac{140-age}{SCr \times 72}) \times (0.85 \text{ if female})$

CrCl (mL/min/kg)	CMV induction		CMV maintenance		HSV	
>1.4	60 mg/kg IV q8h	90 mg/kg IV q12h	90 mg/kg IV q24h	120 mg/kg IV q24h	40 mg/kg IV q12h	40 mg/kg IV q8h
>1.0-1.4	45 mg/kg IV q8h	70 mg/kg IV q12h	70 mg/kg IV q24h	90 mg/kg IV q24h	30 mg/kg IV q12h	30 mg/kg IV q8h
>0.8-1.0	50 mg/kg IV q12h	50 mg/kg IV q12h	50 mg/kg IV q24h	65 mg/kg IV q24h	20 mg/kg IV q12h	35 mg/kg IV q12h
>0.6-0.8	40 mg/kg IV q12h	80 mg/kg IV q24h	80 mg/kg IV q48h	105 mg/kg IV q48h	35 mg/kg IV q24h	25 mg/kg IV q12h
>0.5-0.6	60 mg/kg IV q24h	60 mg/kg IV q24h	60 mg/kg IV q48h	80 mg/kg IV q48h	25 mg/kg IV q24h	40 mg/kg IV q24h
≥0.4-0.5	50 mg/kg IV q24h	50 mg/kg IV q24h	50 mg/kg IV q48h	65 mg/kg IV q48h	20 mg/kg IV q24h	35 mg/kg IV q24h
<0.4	Not recommended		Not recommended		Not recommended	
IHD	45-60 mg/kg/dose IV post-HD only		No data		No data	
CRRT	No data					

Ganciclovir (IV)
(Use adjusted BW for obesity)

CMV	CrCl >70*	CrCl >50	CrCl >25	CrCl >10	CrCl <10
Induction (I)	5 mg/kg IV q12h	2.5 mg/kg IV q12h	2.5 mg/kg IV q24h	1.25 mg/kg IV q24h	1.25 mg/kg IV 3x/week
Maintenance (M)	5 mg/kg IV q24h	2.5 mg/kg IV q24h	1.25 mg/kg IV q24h	0.625 mg/kg IV q24h	0.625 mg/kg IV 3x/week

* Manufacturer's CrCl cutoffs. Please refer to BMT protocols if applicable

IHD: I: 1.25 mg/kg IV post HD only; M: 0.625 mg/kg IV post HD only

CRRT: I: 2.5 mg/kg IV q12-24h; M: 1.25-2.5 mg/kg IV q24h

Drug	CrCl >50 mL/min	CrCl 10–50 mL/min	CrCl <10 mL/min	Intermittent Hemodialysis (IHD) *Assumes thrice weekly dialysis*	CRRT

Gentamicin (IV)
(Use adjusted BW for obesity)
Refer to Aminoglycoside Dosing Guide

	CrCl >60	CrCl 40–59	CrCl 20–39	CrCl <20	IHD	CRRT
Gram negative	1.7 mg/kg IV q8h *or* 5–7 mg/kg IV q24h (high-dose extended-interval)	1.7 mg/kg IV q12h *or* 5–7 mg/kg IV q36h (high-dose extended-interval)	1.7 mg/kg IV q24h *or* CrCl >30: 5–7 mg/kg IV q48h CrCl <30: Not recommended (high-dose extended-interval)	2 mg/kg IV loading dose, then per level	2 mg/kg IV loading dose, then 1.5 mg/kg IV post HD	1.5–2.5 mg/kg IV q24–48h
Gram positive synergy	1 mg/kg IV q8h**	1 mg/kg IV q12h	1 mg/kg IV q24h	1 mg/kg IV load, then by level	1 mg/kg IV q48–72h; consider redosing when level <1 μg/L	1 mg/kg IV q24h, then per level

Goal levels: Gram-negative infections: Goal peak for traditional dosing 4–8 μg/mL; goal trough <1–2 μg/mL
Gram-positive synergy: Goal peak 3–4 μg/mL; goal trough <1 μg/mL
Timing of levels: Draw peak 30 minutes after completion of 3rd dose. Draw trough 30 minutes prior to 4th dose (For CrCl <20 mL/min, may check levels sooner than 3rd/4th dose)
For 7 mg/kg once-daily dosing, draw a single random level 8–12 hours after dose administration. Adjust based on Hartford nomogram
For HD, draw trough pre-HD (alternative: draw trough level 4-hr post-HD); and peak 30 minutes after end of each infusion
** Streptococci, *Streptococcus gallolyticus* (*bovis*), viridans group streptococcal endocarditis: optional dosing 3 mg/kg q24h for CrCl >60 mL/min
** Staphylococci; *Enterococcus* spp (strains susceptible to PCN and gentamicin) endocarditis: optional dosing 3 mg/kg in 2 or 3 equally divided doses

Imipenem/Cilastatin (IV)

	CrCl >60	CrCl 30–59	CrCl 15–29	CrCl <10	IHD	CRRT
General	500 mg IV q6H or 1g IV q8h	500 mg IV q8h	500 mg IV q12h	Not recommended unless dialysis initiated within 48-hrs	250–500 mg IV q12h	1g load, then 500 mg IV q6h
NTM	1,000 mg IV q12H	750 mg IV q12H	500 mg IV q12H			

Drug	CrCl >50 mL/min	CrCl 10–50 mL/min	CrCl <10 mL/min	IHD	CRRT
Isavuconazole (IV/PO)	Initial: 372 mg IV/PO q8h x 6 doses Maintenance: 372 mg IV/PO q24h	No change	No change	No change	No change
Isoniazid (PO)	300 mg PO q24h (5 mg/kg/day)	No change	No change	No change	No change

Levofloxacin (IV/PO)

	CrCl ≥50	CrCl 20–49	CrCl <20	IHD	CRRT
General	250–500 mg IV/PO q24h	250 mg IV/PO q24h -or- 500 mg IV/PO q48h	500 mg×1, then 250 mg IV/PO q48h	See CrCl20 mL/min *Dose q48h, but after HD on HD days*	750 mg load, then 250–500 mg IV/PO q24h
Severe/PNA/ Pseudomonas/ Stenotrophomonas:	750 mg IV/PO q24h	750 mg IV/PO q48h	750 mg×1, then 500 mg IV/PO q48h		

<table>
<tr><th>Drug</th><th>CrCl >50 mL/min</th><th>CrCl 10–50 mL/min</th><th>CrCl <10 mL/min</th><th>Intermittent Hemodialysis (IHD)
Assumes thrice weekly dialysis</th><th>CRRT</th></tr>
<tr><td>Linezolid (IV/PO)</td><td>600 mg IV/PO q12h</td><td>No change</td><td>No change</td><td>No change</td><td>No change</td></tr>
<tr><td>Meropenem (IV)</td><td colspan="3"><table><tr><th></th><th>CrCl >50</th><th>CrCl 26–50</th><th>CrCl 10–25</th><th>CrCl <10</th></tr><tr><td>Usual dose
(FN, PNA, Pseudomonas)</td><td>1 g IV q8h</td><td>1 g IV q12h</td><td>0.5 g IV q12h</td><td>0.5 g IV q24h</td></tr><tr><td>CF/Meningitis</td><td>2 g IV q8h</td><td>2 g IV q12h</td><td>1 g IV q12h</td><td>1 g IV q24h</td></tr></table>Administered over a 3-hr extended infusion</td><td>500 mg IV q24h
<u>CF/CNS:</u> 1 g IV q24h
Dose daily, but after HD on HD days</td><td>1 g IV q8h
<u>CF/CNS:</u> 2 g IV q12h</td></tr>
<tr><td>Metronidazole (IV/PO)</td><td>500 mg IV/PO q6–8h</td><td colspan="2">No change
Severe hepatic impairment can consider 500 mg IV/PO q12h</td><td>500 mg IV/PO q8h</td><td>500 mg IV/PO q6–8h</td></tr>
<tr><td>Moxifloxacin (IV/PO)</td><td>400 mg IV/PO q24h</td><td>No change</td><td>No change</td><td>No change</td><td>No change</td></tr>
<tr><td>Nafcillin (IV)</td><td>2 g IV q4h
Mild infections: 1 g IV q4h</td><td colspan="4">No change for renal impairment.
<u>Hepatic Impairment:</u> No specific dose adjustment provided by manufacturer. Dosage adjustment may be necessary in the setting of concomitant renal impairment, nafcillin primarily undergoes hepatic metabolism.</td></tr>
<tr><td>Oseltamivir (PO)</td><td colspan="3"><table><tr><th></th><th>CrCl ≥60</th><th>CrCl 30–60</th><th>CrCl 10–30</th></tr><tr><td>Prophylaxis</td><td>75 mg PO q24h</td><td>30 mg PO q24h</td><td>30 mg PO q48h</td></tr><tr><td>Treatment</td><td>75 mg PO q12h</td><td>30 mg PO q12h</td><td>30 mg PO q24h</td></tr></table></td><td><u>Prophylaxis:</u> 30 mg PO x 1, then 30 mg PO after every other HD session
<u>Treatment:</u> 30 mg PO x 1, then 30 mg PO post-HD only</td><td><u>Prophylaxis:</u> 75 mg PO q24h
<u>Treatment:</u> 75 mg PO q12h</td></tr>
<tr><td>Penicillin G (IV)</td><td>2–4 mu IV q4h
<u>Dose range:</u> 12–24 million units/day continuous infusion or in divided doses every 4 to 6 hours</td><td>2–3 mu IV q4h</td><td>1–2 mu IV q6h</td><td><u>Mild:</u> 0.5–1 mu IV q4–6h; or 1–2 mu IV q8–12h
<u>Severe:</u> 2 mu IV q4–6h; or 4 mu IV q8–12h</td><td>4 mu IV q4–6h</td></tr>
<tr><td>Piperacillin/
tazobactam (IV)</td><td colspan="3"><table><tr><th></th><th>CrCl >40</th><th>CrCl 20–40</th><th>CrCl <20</th></tr><tr><td colspan="4">Intermittent Dosing (30-minutes)</td></tr><tr><td>General</td><td>3.375 g IV q6h</td><td>2.25 g IV q6h</td><td>2.25 g IV q8h</td></tr><tr><td>Severe/sepsis/CF/
nosocomial PNA</td><td>4.5 g IV q6h</td><td>3.375 g IV q6h</td><td>2.25 g IV q6h</td></tr><tr><td colspan="4">Extended-Infusion Dosing (4-hr infusion)</td></tr><tr><td>General, CF Pseudomonas, nosocomial PNA:</td><td colspan="2">Extended infusion for CrCl >20: 3.375–4.5 g IV q8h over 4h*</td><td>3.375 g IV q12h over 4h</td></tr></table>* In select cases, higher piperacillin/tazobactam dosing may be warranted, e.g. sepsis, critically ill patients with severe or deep-seated infections, infections with MIC >16 mg/L, obesity with weight >120 kg or BMI >40, CrCl >120 mL/min, or enhanced drug clearance such as those with cystic fibrosis: consider doses of 4.5 g IV q8h (infused over 4 hours) or q6h.</td><td><u>General:</u> 2.25 g IV q12h
<u>Severe infections:</u>
3.375 g IV q12h over 4-hr
<u>alt:</u> 2.25 g IV q8h</td><td>3.375 g IV q6h over 30-minutes
<u>Extended infusion:</u> 3.375–4.5 g IV q8h over 4-hr</td></tr>
</table>

Drug	CrCl >50 mL/min	CrCl 10–50 mL/min	CrCl <10 mL/min	Intermittent Hemodialysis (IHD) *Assumes thrice weekly dialysis*	CRRT
Polymyxin B (IV) *(Use adjusted BW for obesity)*	Dosing presented as units (10,000 units=1 mg) 20,000–25,000 units/kg IV load×1, then 12,500–15,000 units/kg IV q12h (maximum: 25,000 units/kg/day)			No data	No change
Posaconazole (IV/PO)	**Formulation / Dose** Oral Suspension (NF) Suspension and Delayed-release tablets are not interchangeable: Prophylaxis: 200 mg PO q8h; Treatment: 200 mg PO q6–8h Delayed-release tablet Suspension and Delayed-release tablets are not interchangeable: 300 mg PO q12h×2 doses, then 300 mg PO q24h Intravenous solution: 300 mg IV q12h×2 doses, then 300 mg IV q24h Refer to Antifungal TDM Guide			No change	No change
Pyrazinamide (PO) *(Use lean BW for obesity)*	Usual Dose: 25 mg/kg PO q24h (max dose: 2,000 mg/day) **Lean body weight / Dose** 40–55 kg: 1,000 mg 56–75 kg: 1,500 mg 76–90 kg: 2,000 mg	CrCl <30: 25 mg/kg PO 3 times per week		25 mg/kg PO 3 times per week Administer after HD only	No data
Rifampin (IV/PO)	TB: 600 mg IV/PO q24h (≤45 kg: 10 mg/kg q24h) Endocarditis: 300 mg IV/PO q8h PJI: 300–450 mg IV/PO q12h Vertebral Osteomyelitis: 600 mg IV/PO q24h		No change	No change	No change
Tedizolid (IV/PO)	200 mg IV/PO q24h	No change	No change	No change	No change
Tobramycin (IV)	Refer to Gentamicin for dosing. See appendix for complete guidelines.				

Drug	CrCl >50 mL/min	CrCl 10–50 mL/min	CrCl <10 mL/min	Intermittent Hemodialysis (IHD) *Assumes thrice weekly dialysis*	CRRT
Trimethoprim (TMP)/ Sulfamethoxazole (IV/PO) (Use adjusted BW for obesity) Single strength (SS)=80 mg TMP Double strength (DS)=160 mg TMP	Uncomplicated cystitis: 1 DS tab PO BID SSTI: 1–2 DS tab PO BID *S. aureus* (Bone/Joint): 8–10 mg/kg/day TMP in divided doses (2 DS tabs PO BID) Gram–negative bacteremia: 8–10 mg/kg/day TMP in divided doses (2 DS tab PO BID) *Stenotrophomonas:* 10–15 mg/kg/day TMP divided q8–12h PCP: 15 mg/kg/day TMP divided q8h (~2 DS tab TID)	CrCl 15–30: Administer 50% of recommended dose	CrCl <15: Use is not recommended, but if needed for PCP: 5–7.5 mg/kg TMP q24h (25–50% of usual dose)	25–50% of usual dose 2.5–5 mg/kg TMP q24h PCP, *Stenotrophomonas* 5–7.5mg/kg TMP q24h *Dose daily, but after HD on HD days* alt: 5–15 mg/kg TMP post–HD only	5–10 mg/kg/day TMP divided q12h *Stenotrophomonas* 10–15 mg/kg/day TMP divided q8–12h PCP 15 mg/kg/day TMP divided q8h (~2 DS tab TID)

Drug		CrCl >30	CrCl 10–30	<10	Intermittent Hemodialysis (IHD)	CRRT
Valacyclovir (PO) Please refer to transplant protocols if applicable	VZV	CrCl >50: 1 g PO q8h CrCl 30–50: 1 g q12h	1 g PO q24h	500 mg PO q24h	500 mg PO q24h Dose daily, but after HD on HD days	No data
	Genital herpes	Initial episode: 1 g PO q12h Recurrent episode: 500 mg PO q12h	Initial episode: 1 g PO q24h Recurrent: 500 mg PO q24h	Initial/recurrent episode: 500 mg PO q24h		
	Herpes labialis	CrCl >50: 2 g PO q12h x 2 doses CrCl 30–50: 1 g PO q12h x 2 doses	500 mg PO q12h x 2 doses	500 mg PO×1 dose		

Drug		CrCl >60	CrCl 40–59	CrCl 25–39	CrCl 10–24	CrCl <10; IHD	CRRT
Valganciclovir (PO) Please refer to transplant protocols if applicable	Induction (14–21 days)	900 mg PO q12h	450 mg PO q12h	450 mg PO q24h	450 mg PO q48h	200 mg PO 3x/week after HD only	No data
	Maintenance/ prophylaxis	900 mg PO q24h	450 mg PO q24h	450 mg PO q48h	450 mg twice/week	100 mg PO 3x/week after HD only	No data

Drug	CrCl >50 mL/min	CrCl 10–50 mL/min	CrCl <10 mL/min	Intermittent Hemodialysis (IHD)	CRRT
Vancomycin (IV)	See Vancomycin Dosing Protocol				
Vancomycin PO	Poor systemic absorption–used for the treatment of *Clostridioides difficile*–associated diarrhea Mild/moderate/severe: 125 mg PO q6h Severe complicated (CDI–related septic shock, ileus, toxic megacolon): 500 mg PO q6h			No change	No change

Drug	CrCl >50 mL/min	CrCl 10–50 mL/min	CrCl <10 mL/min	Intermittent Hemodialysis (IHD) *Assumes thrice weekly dialysis*	CRRT
Voriconazole (IV/PO) (Use adjusted BW for obesity)	IV: 6 mg/kg IV q12h×2, then 4 mg/kg IV q12h PO: 400 mg PO q12h×2, then 200 mg PO q12h	• IV→PO conversion 1:1 (round to nearest tablet size– available in 200 mg and 50 mg tablets) • Caution with IV: accumulation of IV vehicle cyclodextrin occurs. Consider PO if CrCl <50 mL/min unless benefits justify risks of IV use. • Please refer to Antifungal TDM Guide			

Abbreviations: CAP, community acquired pneumonia; CRRT, continuous renal replacement therapy; FN, febrile neutropenia; HD, hemodialysis; LD, loading dose; MU, million units; PCP, *Pneumocystis jirovecii* pneumonia; PNA, pneumonia; SCr, serum creatinine; TB, tuberculosis; TMP, trimethoprim; UF, ultrafiltration
CRRT dosing: doses listed are for CWHDF and CVVHD modalities, which are the most common modes at SHC. Note that these are generally higher than doses used in CVVH.
LBW (men)=[1.10×Weight (kg)]−128×[Weight^2/{100 x Height (m)}^{2}]
LBW (women)=[1.07×Weight (kg)]−148×[Weight^2/{100 x Height (m)}^{2}]
LBW online calculator: http://www.empr.com/medical-calculators/lean-body-weight-calculator/article/170219/.

신대치요법

1. 신대치요법의 기본 약동학

약물의 분포용적, 단백결합, 분자량과 전신청소율(total body clearance, CL_{TB})을 이해하면 신대치요법 중 약물의 체외청소율(extracorporeal clearance, CL_{EC})을 알 수 있다. 전신청소율 대비 체외청소율이 25% 이상이면 신대치요법(renal replacement therapy)의 약물 제거가 높은 것으로 간주한다. 세관재흡수(tubular reabsorption)가 일어나는 약물(예: 플루코나졸)은 체외청소율이 건강한 사람보다 높게 측정된다.

분포용적이 큰 약물(V≥2 L/kg)(예: macrolide, tetracycline, linezolid)은 지질친화성(lipophilic)이고, 혈관외 조직에 넓게 분포하며 혈중약물농도는 낮게 측정되므로 신대치요법으로 제거되는 양이 미미하다. 반면 분포용적이 작은 약물(V≤1 L/kg)(β-lactam, aminoglycoside)은 친수성(hydrophilic)이고 주로 혈장에 분포하므로 신대치요법으로 많은 양이 제거된다. 참고로 분포용적이 큰 약물은 간헐적 혈액투석(intermittent hemodialysis)할 때 일시적으로 혈중농도가 감소하였다가 투석 후 증가하는 리바운드가 발생하나 지속적 신대치요법에서는 평형이 잘 유지된다.

혈장 약물 중 단백질과 결합되지 않은 비율(unbound fraction, *f*)이 신대치요법으로 제거되는 약물이므로 sieving coefficient [(SC), 초여과액(ultrafiltrate)의 약물농도/혈장의 약물농도]는 *f*와 비례한다. 요독, 혈액 pH, 빌리루빈, 다른 약제와의 경쟁 등 여러 조건에 따라서 단백결합이 달라지고 이에 따라 sieving coefficient가 예측과 다를 수 있다.

약물이 확산(diffusion)에 의하여 투석막을 통과할 때 약물의 분자량과 확산 정도는 반비례한다. 항생제는 대부분 분자량이 1,000 Da 이하라서 확산에 의하여 잘 청소되고 대류(convection) 방식에서는 분자량 1,000-1,500 Da (예: vancomycin)의 약물도 막투과가 잘되어서 약물의 SC가 *f*와 비슷하게 나온다. 투석막의 특징도 중요한데, 'low-flux'투석막으로는 분자량이 1,000 Da 이상의 약물은 거의 투과되지 않는 반면 흔히 사용하는 'high-flux' 투석막은 분자량 1,000 Da 이상의 약물도 쉽게 확산시킨다(확산 한계 분자량: 20,000 Da).

약물의 체외청소율은 신대치요법 방법과 투석용량에 따라 달라진다. 혈액여과(hemofiltration)에서는 대류로 약물이 이동하므로 주로 투석막의 특성과 약물 분자량의 한계에 따라 청소율이 결정된다. 체외청소율은 SC × Q_{uf} (mL/min, ultrafiltration rate)로 계산하고 약물의 SC를 모를 경우 투과막 한계 이하 분자량의 약물은 *f*(1-단백결합 비율)와 SC가 비슷하므로 *f* X Q_{uf} (mL/min)로 계산한다.

확산 방법의 신대치요법(혈액투석)에서는 청소율이 확산계수(diffusion coefficient), 투석막 넓이, 막 사이 농도 격차 및 투석막 두께로 결정된다. 확산 혹은 확산과 대류 병합형 신대치요법에서 청소율은 saturation coefficient (투석액 약물농도/혈장 약물농도, SA)가 중요한데, 이 값은 분자량, 혈액-투석액 흐름(blood-to-dialysate flow) 및 막의 특성에 따라서 변화한다. 여기서 체외청소율(mL/min)은 SA × Q_E (mL/min, effluent flow rate)으로 계산한다. CVVHD나 CVVHDF에서는 흔히 'high-flux' membrane을 쓰고 분자량 500 Da 이하의 약물에서는 SA가 *f*와 비슷하므로 체외청소율=*f* × Q_E로 계산한다.

표 5는 여러 항생제의 약동학/약력학 변수를 정리한 것이다.

표 5. 여러 항생제의 약동학/약력학 변수

Antimicrobial	MW (Da)	*f* (%)	*V* (liters/kg)	SC (SA)	Elimination route	$t_{1/2}$ (h)	Renal excretion (%)	RRT removal (EC fractional CL, %)	PK/PD target
Aminoglycosides									
Amikacin	586	>95	0.22-0.5	0.95	R	2	95	Y (95)	C_{max}/MIC = 8-10
Gentamicin	478	>95	0.36	0.81	R	1.5-4	95	Y (90)	C_{max}/MIC = 8-10
Tobramycin	467	90-100	0.26	0.9	R	2-3	93	NA	C_{max}/MIC = 8-10
β-Lactams									
Amoxicillin/clavulanate	365/199	82/75	0.36/0.21	0.71/1	R/H	1-1.4/1	>50/25-40	NA	%T>MIC
Ampicillin/sulbactam	581/255	85/62	0.29/0.25	0.69/—	R/R	1.2/1	90/75-80	NA	%T>MIC
Piperacillin/tazobactam	518/300	70/78	0.24/0.40	0.80	R/R	1/1	75-90/65	Y (40/60)	%T>MIC
Oxacillin	401	6-10	0.4	0.02	R	0.5-0.7	90	N	%T>MIC
Cefazolin	454	20	0.19	NA	R	2	70-80	NA	%T>MIC
Cefotetan	575	22	0.14	NA	R	3-4.6	50-80	NA	%T>MIC
Cefoxitin	427	35-21	0.23	0.64	R	1	85	NA	%T>MIC
Cefuroxime	424	50-67	0.19	0.57	R	1.5	60-100	NA	%T>MIC
Cefepime	481	84	0.3	0.86 (0.78)	R	1.7-2.3	85	Y (40-59)	%T>MIC
Cefotaxime	455	50-70	0.28	0.62	R and H	1.5	60	NA	%T>MIC
Ceftaroline	684	80	0.29	NA	R	2.7	88	NA	%T>MIC
Ceftazidime	547	90	0.28-0.40	0.90 (0.81)	R	1.6-1.9	60-85	Y (57)	%T>MIC
Ceftazidime/avibactam	547/265	90/92	0.28/0.31	0.90/0.93	R/R	2.8/2.7	90/97	Y (57/54)	%T>MIC
Ceftizoxime	383	70	0.34	0.63	R	1.7	99	NA	%T>MIC
Ceftolozane/tazobactam	666/300	80/78	0.19/0.40	NA	R/R	3.1/1	95/80	Y (83/36)	%T>MIC
Ceftriaxone	554	10	0.1-0.2	0.15	R	5-9	30-65	N	%T>MIC
Ceftobiprole	534	85	0.25	NA	R	3.3	90	NA	%T>MIC
Doripenem	420	92	0.24	0.67 (0.76)	R	1	70	Y (32)	%T>MIC
Ertapenem	475	20-40	0.12	0.21	R	4	90	NA	%T>MIC
Imipenem/cilastatin	317/380	80/56	0.22-0.24	1/0.75	R/R	1/-	20-70/60	Y (25-32)	%T>MIC
Meropenem	383	98	0.35	>0.90 (>0.90)	R	1	70	Y (40)	%T>MIC

Antimicrobial	MW (Da)	*f* (%)	*V* (liters/kg)	SC (SA)	Elimination route	$t_{1/2}$ (h)	Renal excretion (%)	RRT removal (EC fractional CL, %)	PK/PD target
Meropenem/vaborbactam	383/297	98/77	0.28/0.25	1/0.78	R/R	1/1.7	70/75-95	NA	%T>MIC
Glyco-, glycolipo-,and lipopeptides									
Dalbavancin	1,817	2-7	0.11	<0.1 (<0.1)	R and H	147-258	50	N	AUC_{24}/MIC
Daptomycin	1,620	20	0.1-0.13	0.2 (0.15)	R	8-9	78	Y (50)	AUC_{24}/MIC
Oritavancin	1,793	15	1.25	NA	R	245	90	N	AUC_{24}/MIC
Telavancin	1,755	10	0.13	NA	R	8	99	N	AUC_{24}/MIC
Teicoplanin	1,885	10-40	0.5-1.2	0.15	R	4-11	40-60	V (10-32)	AUC_{24}/MIC
Vancomycin	1,448	50-90	0.47-1.1	0.70	R	4-11	90-100	Y (60)	AUC_{24}/MIC ≥400
Glycylcycline									
Tigecycline	585	11-29	0.12	NA	H	42	33	N	AUC_{24}/MIC
Lincosamides									
Clindamycin	425	5-15	1.1	0.49	H	2.4	10	N	AUC_{24}/MIC
Macrolides									
Azithromycin	749	50-93	0.47	NA	H	68	12	N	AUC_{24}/MIC
Monobactam									
Aztreonam	435	44	0.18	NA	R	2	99	NA	%T>MIC
Nitroimidazoles									
Metronidazole	171	80	0.6-0.85	0.84	R	6-14	60-80	NA	AUC_{24}/MIC
Oxazolidinones									
Linezolid	338	70	0.5-0.8	0.77-0.81	H	4.8-5.4	30	V (20)	AUC_{24}/MIC >100
Tedizolid	370	10-30	0.95-1.14	NA	H	12	18	N	AUC_{24}/MIC
Polymyxins									
Colistin	1,155	59-74	0.3-0.4	NA (0.4-0.6)	R	14	99	Y (43-59)	AUC_{24}/MIC
Quinolones									
Ciprofloxacin	331	60-80	2.5	0.89	R and H	4.1	50-70	V (15-26)	AUC_{24}/MIC
Levofloxacin	361	60-75	1.1-1.5	0.96	R	6-8	67-87	Y (30-50)	AUC_{24}/MIC
Moxifloxacin	401	50	1.7-3.5	0.84	H	12-15	15-20	N (10-15)	AUC_{24}/MIC

Antimicrobial	MW (Da)	*f* (%)	*V* (liters/kg)	SC (SA)	Elimination route	$t_{1/2}$ (h)	Renal excretion (%)	RRT removal (EC fractional CL, %)	PK/PD target
Rifamycins									
Rifampin	823	20	0.65	NA	H and R	1.5-5	30	N (2)	AUC_{24}/MIC
Tetracyclines									
Doxycycline	444	7	0.75-1.91	NA	H and R	18	23-40	N	AUC_{24}/MIC
Minocycline	457	24	1.14-1.62	NA	H	16	20	N	AUC_{24}/MIC
Antifungal agents									
Amphotericin B	926	10	4	0.35	U	180-360	5-10	N (12)	C_{max}/MIC
Fluconazole	306	88	0.7	0.96 (0.88)	R	20-40	80	Y (87)	AUC_{24}/MIC
Isavuconazole	437	<1	6.42	NA	H and R	130	50	N	AUC_{24}/MIC
Itraconazole	706	<1	0.14	NA	H	16-25	<1	N	AUC_{24}/MIC
Posaconazole	700	<1	3.22-4.21	NA	H	20-66	17	N	AUC_{24}/MIC
Voriconazole	349	40	4.6	NA	H	12	<2	N	AUC_{24}/MIC
Anidulafungin	1,140	<1	0.4-0.7	0	H	26.5	<1	N	AUC_{24}/MIC
Caspofungin	1,093	3	0.11	NA	H	9-11	1	N	AUC_{24}/MIC
Micafungin	1,270	<1	0.39	0	H	14-17	Negligible	N	AUC_{24}/MIC

MW, molecular weight; *f*, free fraction; *V*, distribution volume; SC, sieving coefficient; SA, saturation coefficient; $t_{1/2}$, half-life; H, hepatic; R, renal; U, unknown; RRT, renal replacement therapy; EC fractional CL, extracorporeal fractional clearance; NA, not available; Y, yes (CL_{EC}/CL_{TB} ratio of ≥25%); N, no (CL_{EC}/CL_{TB} ratio of <25%).
V, variable; PK/PD, pharmacokinetic/pharmacodynamic target; AUC_{24}/MIC, ratio between 24-h area under the curve (AUC) and MIC (specified when available); C_{max}/MIC, ratio between peak serum concentration and MIC (specified when available); %T>MIC, percentage of time above the MIC or MIC multiple.

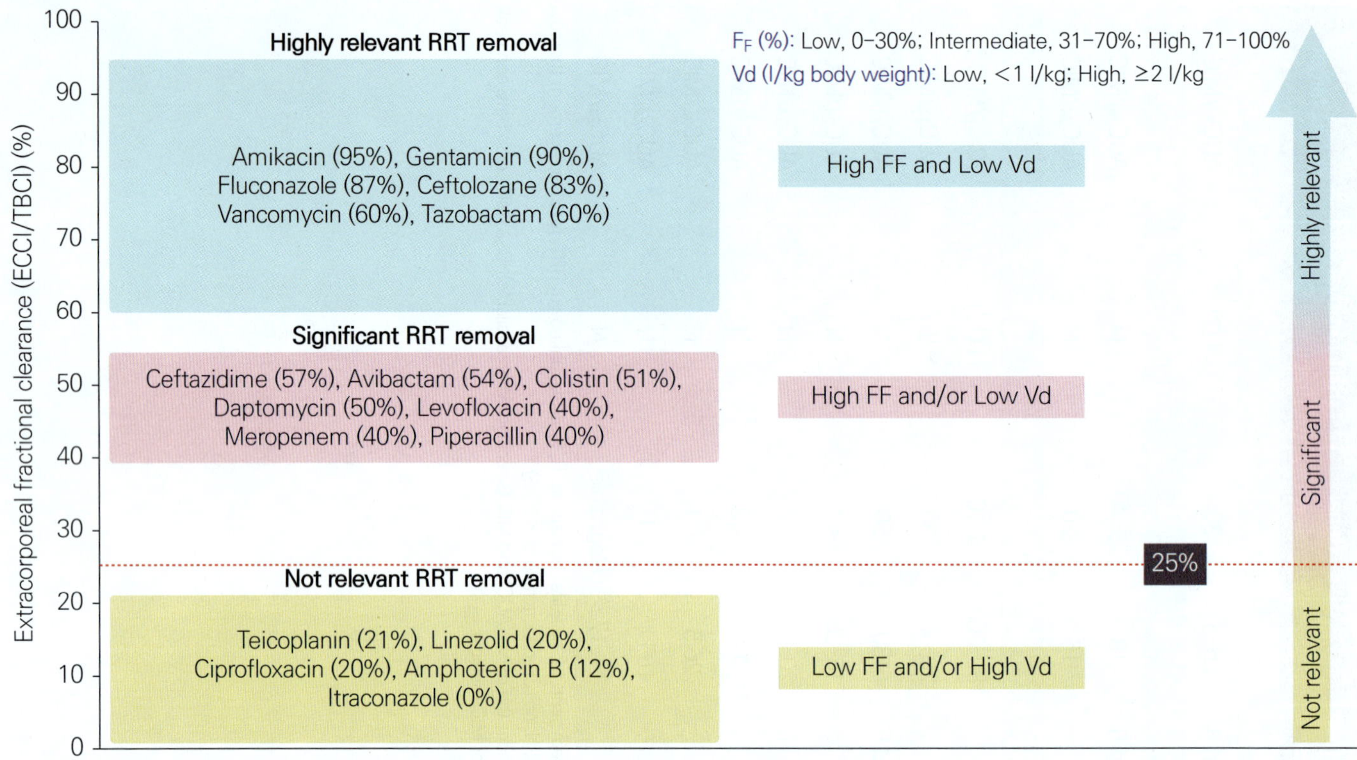

그림 1. 신대치요법 중 여러 항생제의 체외청소율이 차지하는 비율(CL_{EC}/CL_{TB}의 percentage)
CL_{TB} 전신청소율, CL_{EC} 체외청소율, Vd 분포용적, Ff 혈장에서 단백질과 결합되지 않은 약물 비율
From Antimicrob Agents Chemother. 2019;63:e00583-19

2. 신대치요법 중 항생제 용량조절의 기본 원칙

치료효과를 최대화하고 독성을 줄이기 위하여 항생제의 PK/PD 특성에 따라서 용량을 결정한다. 항균효과가 MIC (minimum inhibitory concentration) 이상의 혈중농도를 유지하는 시간의 비율 (%T>MIC)에 따라 혹은 최고혈중농도(C_{max}), C_{max}/MIC 혹은 AUC_{24}/MIC에 따라 달라지는 항생제들이 있다(표 5). 또한 aminoglycoside나 quinolone은 postantibiotic effect (PAE)가 길게 유지되고 최고혈중농도에 비례하여 PAE가 나타난다. 항균효과가 %T>MIC에 비례하는 약제들은 표준요법에서 투여간격 변화 없이 일 회 투여용량을 줄이는 것이 좋고 최고혈중농도에 따라서 항균효과가 결정되는 약물들은 일 회 투여용량 변화 없이 투여간격을 늘이는 것이 좋다. 일반적으로 부하용량은 분포용적에 비례하므로 신부전 환자에도 건강한 사람과 비슷한 부하용량을 투여하고 유지용량은 청소율에 따라서 결정한다. 대부분의 항생제가 first-order kinetic을 따르므로 CVVHD나 CVVHDF에서 청소되는 약물량은 약물의 평균혈중농도 X sieving coefficient (또는 free fraction)× effluent volume으로 계산할 수 있다. 그림 1은 신대치요법 중 여러 항생제의 전신청소율 대비 체외청소율이 차지하는 비율(CL_{EC}/CL_{TB}의 percentage)에 관한 도표이다.

3. 신대치요법

1) 지속적 신대치요법

중증환자의 급성 신부전에 지속적 신대치요법(continuous renal replacement therapy, CRRT)이 흔히 사용되는데, 사용하는 혈관과 투석방법에 따라서 CAVH (continuous arteriovenous hemofiltration), CVVH (continuous venovenous hemofiltration), CAVHD (continuous arteriovenous hemodialysis), CVVHD (continous venovenous hemodialysis), 그리고 둘을 병합한 CAVHDF/CVVHDF (continous hemodiafiltration) 등의 방법이 있다. 최근 국내에서는 CVVHDF 방법이 주로 사용된다. 주로 투과성이 좋은 'high-flux' 막을 이용하고 지속적으로 느린 속도로 체액와 용질을 제거하므로 간헐적 혈액투석보다 혈류역학적으로 안정하게 투석이 가능하다. 따라서 혈역학적으로 불안정한 환자에서 주로 이용되며 간헐적 혈액투석 보다 많은 양의 용질 제거가 이루어진다. 체외청소율은 약물의 약동학지표, 투석방법 및 투석용량에 의하여 결정된다.

2) 혈액투석

주 3회 간헐적 혈액투석은 만성 신부전 환자의 표준요법이다. 약제의 특징(분자량, 전하, 지용성/친수성, 분포용적, 단백결합 및 막부착성 등)과 혈액투석 방법(혈류속도, 투석막의 종류, 투석막 넓이, 막 투과성 등)에 따라 항생제의 청소율이 달라진다. 분자량 500 Da 이하의 작은 약제들은 혈류 속도, 투석액 유속 및 투석막 넓이에 의하여 청소율이 결정된다. 최근에는 투과성이 좋은 'high-flux' 막을 사용하여 500-12,000 달톤 크기의 약제들의 투석 효율이 좋아졌으므로 항생제의 적합한 혈중농도를 유지하기 위하여 혈액투석이 끝난 후 항생제를 투여하고 용량을 높게 투여할 것이 권장된다.

일반적인 항생제들의 혈액투석 후 보충량은 이미 알려져 있으나 정보가 부족할 때는 요소분자량에 대한 약물분자량의 비율을 요소청소율로 곱하여 추측할 수 있다. 이를 수식으로 표현하면

$$Kx = K_{urea} \times (60/MWx)$$

(X=원하는 약물, K_{urea}=clearance of urea, urea의 분자량=60)

이다.

급성 신부전으로 혈액투석을 주 3회 이상 실시하는 경우는 혈액투석 전후로 혈중 항생제 기저농도를 자주 측정하고 보충량을 조절한다. 혈중농도를 측정하기 위한 혈액 채취는 투석 후 혈액이 바람직하지만 시간상 대개 투석 전에 채취하여 투석 후 투여용량을 결정한다.

3) 복막투석

복막투석을 하는 비율은 세계적으로 매우 다양하다. 국내에는 2011년 투석이 필요한 말기 신부전 환자의 15.3%가 미국에서는 2014년 9.7%가 복막투석을 이용하였다. 일반적으로 2 L의 투석액을 복강에 채우고 4-6시간 동안 보유한 후 제거하고 다시 새로운 복막투석액을 채우는 것을 일일 4회 시행한다(지속외래복막투석; CAPD, continuous ambulatory peritoneal dialysis). 최근 낮에는 투석을 하지 않고 밤에만 복막투석 기계로 투석하는 자동복막투석(APD, automated peritoneal dialysis) 혹은 지속사이클 복막투석(continuous cycling peritoneal dialysis)의 사용이 증가하고 있다. 국내는 2011년 복막투석의 23%가 자동복막투석을 이용하였다. 분자량과 복막투석률은 반비례한다. 항생제의 복막투석 청소율은

$$\text{요소청소율}(20\ mL/min) \times 60\ (\text{요소 분자량}) / \sqrt{\text{항생제 분자량}}$$

으로 구할 수 있다. 전하를 띈 약물은 중성 약물보다 천천히 걸러지고 혈액투석으로 청소되지 않는 약제는 복막투석으로 걸러지지 않는다.

복막투석의 흔한 부작용인 복막염의 발생 빈도는 투석센터의 교육, 감염관리정책 및 환자들의 특성에 따라 차이

표 6. 복막염 환자에서 복강내 항생제 투여지침

Antibiotic	Intermittent (1 exchange daily for ≥6 h)	Continuous (all exchanges)
Aminoglycosides		
Amikacin	2 mg/kg daily	Not advised
Gentamicin	0.6 mg/kg daily	Not advised
Netilmicin	0.6 mg/kg daily	Not advised
Tobramycin	0.6 mg/kg daily	Not advised
Cephalosporins		
Cefazolin	15 mg/kg daily (for long dwell) 20 mg/kg daily (for short dwell)	LD 500 mg/L, MD 125 mg/L[d]
Cefepime	1,000 mg daily	LD 500 mg/L, MD 125 mg/L[d]
Cefoperazone	No data	LD 500 mg/L, MD 62.5-125 mg/L
Cefotaxime	500-1,000 mg daily	No data
Ceftazidime	1,000-1,500 mg daily (for long dwell) 20 mg/kg daily (for short dwell)	LD 500 mg/L, MD 125 mg/L[d]
Ceftriaxone	1,000 mg daily	No data
Penicilins		
Penicillin G	No data	LD 50,000 unit/L, MD 25,000 unit/L
Amoxicillin	No data	MD 150 mg/L
Ampicillin[a]	4 gm daily	MD 125 mg/L
Ampicillin/sulbactam	-	LD 1,000 mg/500 mg, MD 133.3 mg/66.7 mg
Piperacillin/tazobactam	No data	LD 4 gm/0.5 gm, MD 1 gm/0.125 gm
Ticarcillin/clavulanic acid	No data	LD 3 gm/0.2 gm, MD 300 mg/20 mg/L
Others		
Aztreonam	2 gm daily	LD 500 mg/L, MD 250 mg/L
Ciprofloxacin	No data	MD 50 mg/L
Clindamycin	No data	MD 600 mg/bag
Daptomycin	300 mg daily	LD 100 mg/L, MD 20 mg/L
Fosfomycin	4 g daily	No data
Imipenem/cilastatin	500 mg in alternate exchange	LD 250 mg/L, MD 50 mg/L
Ofloxacin	No data	LD 200 mg, MD 25 mg/L
Polymyxin B	No data	MD 300,000 unit (30 mg)/bag
Quinupristin/dalfopristin	25 mg/L in alternate exchanges[b]	No data
Meropenem	500 mg daily (for long dwell in APD) 1,000 mg daily (for short dwell in CAPD)	MD 125 mg/L

Antibiotic	Intermittent (1 exchange daily for ≥6 h)	Continuous (all exchanges)
Teicoplanin	15 mg/kg every 5 days	LD 400 mg/bag, MD 20 mg/L
Vancomycin	15-30 mg/kg every 5-7 days[c] for CAPD 15 mg/kg every 4 days for APD	LD 20-25 mg/kg, MD 25 mg/L
Fluconazole	IP 150-200 mg every 24 to 48 h (oral route is preferred)	No data
Voriconazole	IP 2.5 mg/kg daily (oral route is preferred)	No data

LD, loading dose in mg; MD, maintenance dose in mg; IP, intraperitoneal; APD, automated peritoneal dialysis.
[a] IP ampicillin is not recommended for treatment of enterococcal peritonitis
[b] Given in conjunction with 500 mg intravenous twice daily
[c] Supplemental doses may be needed for APD patients and dwell time of at least 6h is preferred
[d] Increase in doses by 25% may be needed for patients with significant residual kidney function

가 크다. 복막염에는 복강내 항생제 투여를 많이 하는데, 복강 내로 항생제를 투여하면 복강내 농도가 높고 복막염이 있을 때 체내 흡수율이 증가되므로 정맥보다 복강내 투여가 흔히 이용된다. 항생제를 하루에 한 번 투여할 수도 있고(간헐 투여) 복막액을 바꿀 때마다 투여할 수도 있는데(지속 투여) 간헐 투여도 지속 투여만큼 효과적인 것으로 알려졌다. 간헐적으로 투여할 때는 약물이 적어도 6시간 이상 체류하여야 제대로 흡수된다. APD에서는 복막액의 복강내 잔류 시간이 짧고 좀 더 자주 복막액을 교환하므로 항생제 농도가 부족할 수도 있으나 APD를 하는 소아환자에서 복강내 잔류 시간을 길게 하면 간헐적 vancomycin 투여가 CAPD만큼 효과가 좋다는 보고도 있다. APD 환자에서는 약물농도를 자주 측정하는 것이 좋다. 복강내 투여 용량은 표 6에 있다.

신대치요법을 받는 급성 신부전 환자에서 항생제 사용

중증감염환자에서 급성 신부전이 흔히 발생하며 사망률이 매우 높다. 일반적으로 신부전환자의 항생제 투여방법은 안정적인 만성 신부전 환자에 적합하게 결정되었고 상태가 빠르게 변화하는 중증감염환자의 급성 신부전에 적용하기 어렵다. 중증감염으로 입원하는 많은 환자들이 입원 당시 급성신부전이 있었으나 약 반 수가 48시간 내 정상 신기능으로 회복된다는 보고도 있고 다른 한편, 많은 환자들이 급성 신부전으로 CRRT 치료를 받는다. 일부 연구에서는 급성 신부전이 발생한 중증감염환자의 25-60%가 항생제의 치료 용량이 미달이었다고 하고 다른 연구에서는 중환자실에서 CRRT를 받는 환자의 약물투여간격 중 15%가 최소목표농도 미달이었고 40%에서 목표농도 이상을 유지하지 못하였다고 하였다. 또한 중증 환자에서는 β-lactam, aminoglycoside 및 vancomycin의 분포용적이 100% 증가하여서 부하용량이 불충분한 경우가 생길 수 있다.

중증감염환자에서 초기의 적합한 항생제 투여가 환자의 예후에 큰 영향을 미친다. 한 자료에서는 저혈압 발생 후 적합한 항생제 투여가 1시간 늦어질수록 사망률이 7.6%씩 증가한다고 하였고, 균혈증이 있는 중증감염에서 초기 48시간 동안 적합한 항생제가 투여되지 못하면 사망률이 패혈증에서 60%(OR, 1.60:95% CI 1.3-1.9), 피부연조직감염은 3.1배(OR 3.1, 95% CI 1.8-5.6), 복부감염은 3.8배(OR 3.8, 95% CI 2.0-7.1) 증가하였다. 이처럼 중증감염에서 초기

48시간의 치료는 매우 중요하다.

최근 여러 새로운 항생제들이 개발되었다. 일반적으로 신약 2상과 3상 연구에서 일부 신부전 환자가 포함되고 이들과 건강한 사람의 자료를 바탕으로 신부전 환자의 용량이 정해진다. 그런데 ceftolozane-tazobactam, ceftazidime-abivactam, telavancin 등의 임상연구에서 기준선 크레아티닌청소율이 30-50 mL/min인 환자들의 치료성적이 정상 신기능 환자에 비하여 부적절하게 낮게 나왔다. 아마도 항생제 용량이 충분히 투여되지 않아서 패혈증 치료에 중요한 초기 48시간 내 적절한 치료가 되지 않은 것으로 판단되었다. 따라서 신부전환자에서 항생제 과용량으로 인한 독성 위험과 저용량으로 인한 불충분한 치료 위험을 잘 저울질하여야 한다. 일반적으로 안전한 치료범위(therapeutic range)가 넓은 약제들(β-lactam)은 용량조절을 좀 늦게 하고(defer) 안전한 치료범위가 좁은 약제들(aminoglycoside, vancomycin)은 TDM을 자주 하면서 소변이 조금씩 나올 경우 6시간 간격으로 신기능을 재평가하는 등 청소율(전신+체외)을 자주 계산한다.

1. Amicoglycoside

Aminoglycoside는 항균력이 최고혈중농도에 비례한다(C_{max}/MIC). 더욱이 혈중농도가 높을수록 PAE도 길어지고 최소혈중농도가 부작용을 결정하므로 하루 단회요법으로 치료하는 것이 유리하다. 따라서 급성 신부전 환자에서 용량보다 투여간격을 조절하는 것이 좋다. 이 약제는 분포용적이 작고 *f*나 SA/SC 값이 0.9에 근접하므로 대류나 확산 모두에서 체외청소율이 높다. IHD를 하는 환자에서 투석 직전 30-60분 동안 aminoglycoside 표준용량을 주고 투석을 하여서 높은 최고혈중농도를 만들어 항균효과를 극대화하면서 투석으로 약물을 배설하여서 독성을 최소화하는 방법이 기존의 투석 후 약제 투여보다 좋다는 보고도 있다. 그러나 CRRT 중 aminoglycoside 고용량 요법은 독성을 일으키는 혈중농도에 노출되는 시간이 길어져서 부작용이 발생할 수 있다. 중증 패혈증 환자의 치료에 약물의 항균효과 극대화와 부작용을 잘 저울질하고 TDM을 잘 활용하여야 한다.

2. β-lactam

β-lactam의 항균효과는 혈중농도가 병원균의 MIC 이상을 유지하는 시간 비율에 비례하고(%T>MIC) 그 비율이 클수록 항균효과가 증가하며, 더욱이 항정상태의 혈중농도가 MIC의 4배 이상이면 항균효과가 극대화한다. β-lactam은 신대치요법(renal replacement therapy)으로 잘 제거되므로 투여간격을 짧게 하거나 지속투여를 하는 것도 권장된다. 최근 CRRT 중 piperacillin-tazobactam 4.5 g을 투여한 후 500 mg/h로 지속투여하면 전 기간 적합한 항균농도를 유지하였다는 보고도 있다(%T>MIC=100%). 또한 신대치요법으로 제거가 잘되는 β-lactam 중 카바베넴도 간헐적 투여를 하면 PK/PD 목표에 미치지 못하였지만 지속적으로 투여한 경우(2 g/24 h) 성공적으로 목표에 도달하였다(%T>MIC=100%). 새로이 도입된 ceftazidime-avibactam도 자료가 부족하기는 하지만 신대치요법으로 청소가 잘되는 약제이다.

β-lactam은 신대치요법 청소율이 높은 약제이므로 신대치요법 시 약제 용량을 잘 계산하여야 하는데 특히 신대치요법의 용량이 높은 경우(high-volume CRRT)나 표준화가 덜 되어 있는 약물은 전체청소율(체외청소율+신장 이외 청소율+남아 있는 신장청소율) 계산을 하여서 적절한 용량이 투여되도록 하여야 한다. β-lactam은 안전한 치료범위가 비교적 넓은 약제이지만 TDM이 가능하면 활용한다. 자료에 의하면 TDM 결과에 따라서 35%의 중증환자가 약물 용량을 수정하였다고 하였다(24% 감소, 11% 증가).

3. Glyco-, glycolipo-, and lipopeptide

Vancomycin은 시간의존적(time-dependent) 항생제이고 AUC_{24}/MIC에 항균효과가 비례한다. 최저혈중농도(trough level)를 15-20 mg 유지하면 MIC≤1 mg/L인 균을 대상으로 AUC_{24}/MIC가 400 이상을 유지하여서 적절한 항균효과를 보인다. 그러나 MIC가 ≥2 mg/L인 균들에서는 이 용량으로 충분한 PK/PD 목표에 도달할 수 없다. Vancomycin은 분자량이 비교적 큰 약물이지만 최근 사용하는 'high-flux' 투석막을 사용하면 체외청소율이 비교적 잘 일어난다. 그러나 투과막의 종류나 투석용량에 따라 혈중농도가 변화하므로 TDM을 잘 활용하여 용량을 결정하는 것이 좋다.

Teicoplanin은 분자량이 크고 분표용적이 작으며 단백결합률의 변화가 심하다(특히 저알부민혈증일 때). CVVH에서 SC는 0.15 정도이나 상태에 따라서 변화가 심한 편이다.

Daptomycin은 lipopeptide 약물로서 농도의존적(concentration-dependent) 항균효과를 갖는다. 단백결합률이 높고, 분포용적이 작으며 *f*가 작지만 CVVHD 할 때 체외청소율이 50% 정도로 높아서 CRRT 중 하루 8-12 mg/kg 양으로 투여하면 적합하다. 한편 일주일에 3일 IHD를 할 때는 투석이 끝난 후 4-6 mg/kg를 투여하거나 충분한 용량을 공급하기 위하여 투석이 거의 끝날 시점에 6-9 mg/kg을 투여하기도 한다.

Dalbavancin은 2세대 lipoglycopeptide로서 분포용적이 작고 단백결합률이 높다. 시험관내(*in vitro*) 실험에서 체외청소율은 매우 낮았다(SC<0.1)

4. Oxazolidone

Linezolid는 합성항생제로서 시간의존적 항균작용을 갖는다. 대부분 간으로 배설되지만 약 30%가 신장으로 배설된다. 여러 신대치요법으로 혈중농도가 치료효과에 미달하는 농도까지 떨어졌고 IHD 환자에서 약물의 반감기가 4-6시간이었다. 혈액투석이 linezolid의 혈중농도를 감소시키므로 투석 후 보충용량을 투여하거나 투석 시작할 때 높은 용량으로 부하용량을 주는 것을 권장한다. CRRT중에는 SC는 비교적 높은데 비하여 체외청소율은 약 20% 정도이므로 일반적으로 표준용량 이외 보충용량은 필요하지 않다. 그러나 CRRT가 필요한 패혈증 환자에서 linezolid PK/PD 변수들은 변화가 심한 편이므로 일부 환자와 MIC가 2 mg/L 이상인 균에 의한 패혈증일 때는 용량이 부족할 수 있다.

Tedzolid는 새로운 oxazolidone으로 간으로 배출되므로 신부전환자에서 용량조절이 필요하지 않다. CVVH/CVVHD로 체외청소되는 비율은 있으나 약물 보충은 불필요하다.

5. Polymyxin

Colistin (polymyxin E)은 colistin A와 colistin B를 포함하는 lipopeptide로서 신독성과 신경독성의 부작용이 높은 약제이다. 전구약물(prodrug)[colistimethate sodium (CMS) (MW 1,743 Da)] 형태로 판매되는데 혈중에서 colistin (CMS의 20-30%)으로 변화한다(CMS 1백만 IU는 80 mg의 CMS에 해당하고, 이는 대략 30 mg의 colistin base 활성에 해당한다. 국내 사용 중인 colistin IV의 용량 표기는 colistin base 활성 용량이다). 항균효과가 주로 농도의존적이고 고농도일 때 PAE도 있으나 한편으로는 시간의존적/농도의존적 두 가지 형태의 항균효과를 보인다. 항균효과는 AUC_{24}/MIC에 가장 잘 비례한다. 분포용적이 작으며 중증환자에서는 단백결합률이 크게 변화한다. CVVHD 중 체외청소율이 각각 43%와 59%로 높아서 유지용량은 정상신기능 환자와 비슷한 용량으로 투여한다. 다른 보고에서도 CVVHD 중 SA가 colistin A, B 각각 0.42, 0.48로 높아서 체외청소율이 높았으므로 정상 신기능 환자와 비슷하거나 약간 높게 줄 것을 권고하였다. 예로 한 증례 보고에서 매일 4시간씩 IHD를 하는 환자에서 12시간 간격으로 CMS 2백만 IU 투여가 적합하다고 하였고 매일 IHD 4시간 하는 8 증례 분석에서는 12시간 간격으로 CMS 1.5백만 IU를 투여하고 투석 후 1.5백만 IU 보충할 것을 권장하였다(4.5백만 IU/day). 이 방법을 사용하면 MIC≤1.5 mg/L인 비호흡기감염(AUC/MIC>15)와 MIC 0.5 mg/L 호흡기감염(AUC/MIC>50)에서 PK/PD 목표에 도달할 수 있다고 하였다.

IHD에서는 30분-1시간에 걸쳐 CMS를 투입하고 1.5-5.5시간 후 투석을 시작하면 투여한 약품양의 30%가 투석액으로 배출되는데 실제는 투석막에 잔류하는 약품의 양도 있어서 30% 이상이 배출된다고 하였다. 투입 후 CMS가 colistin으로 변환되도록 주입 완료 후 투석을 시작하는 것이 좋다.

6. Quinolone

Quinolone은 AUC_{24}/MIC에 항균효과가 비례하는 농도의존적 항균제이다. CVVH/CVVHDF 중 ciprofloxacin 배출은 다양하게 보고되지만 체외청소율이 낮은데 비하여 levofloxacin은 ciprofloxacin이나 moxifloxacin에 비하여 분포용적이 작고 높은 체외청소율을 보인다. 반면에 moxifloxacin은 주로 간으로 대사되며 체외청소율은 10% 이하여서 CVVHDF 중 약동학적 변화는 거의 없다. levofloxacin이 CVVH 중 주로 polyacrylonitrile막에 부착하는 현상이 발견되었으나 reversible하여서 약동학적 변화를 일으키지 않는다.

표 7. 신기능저하 환자와 혈액투석을 받는 환자에서의 결핵약 투여방법

약물명	투여간격의 변화	크레아티닌청소율(Ccr)이 30 mL/min 이하인 경우와 혈액투석을 받는 환자에서 결핵약의 투여
Isoniazid	필요 없음	하루 한 번 300 mg*
Rifampin	필요 없음	하루 한 번 600 mg*
Pyrazinamide	필요함	25-35 mg/kg 주 3회 투여
Ethambutol	필요함	15-25 mg/kg 주 3회 투여
Levofloxacin	필요함	750-1,000 mg 주 3회 투여*
Moxifloxacin	필요 없음	하루 한 번 400 mg*
Cycloserine	필요함	하루 한 번 250 mg으로 감량 혹은 주 3회 500 mg*
Prothionamide	필요 없음	하루 한 번 250-500 mg으로 감량*
PAS	필요 없음	4 g씩 하루 두 번*
Streptomycin	필요함	12-15 mg/kg 주 2회 혹은 3회 투여
Kapreomycin	필요함	12-15 mg/kg 주 2회 혹은 3회 투여
Kanamycin	필요함	12-15 mg/kg 주 2회 혹은 3회 투여
Amikacin	필요함	12-15 mg/kg 주 2회 혹은 3회 투여

* 체중 60 kg 기준

7. 항진균제

항진균제들은 대부분 체외청소율이 25% 이하로 작아서 신대치요법으로 배출되는 양은 많지 않다. Amphotericin B-lipid complex은 PK/PD의 변화가 거의 없어서 신대치요법 중 표준용량으로 투여한다. Echinocandin도 신대치요법 중 체외청소율이 적어서 용량조절은 불필요하다.

Voriconazole은 eGFR이 <50 mL/min 이하의 신부전에서 정맥주사요법이 권장되지 않는데, 이는 voriconazle 정맥제형의 vehicle인 sulfobutylether-beta-cyclodextrin (SBECD)가 신부전환자에서 체내 축적되기 때문이다. 그러나 CVVH를 받는 중증환자에서는 voriconazole의 체외청소율은 미미하였으나 SBECD가 Quf와 비슷한 정도로 효과적으로 배출되어서 SBECD 축적 없이 사용할 수 있다.

Fluconazole은 다른 항진균제와 달리 넓은 치료지수(therapeutic index)를 갖고 있으며, 분포용적은 작고 *f*값은 크다. 주로 신장으로 배출되며 세뇨관재흡수도 있다. 24시간 신대치요법으로 약 70% 제거되었고 체외청소율은 건강한 사람의 청소율과 비슷하거나 오히려 높게 측정되고 이는 아마도 세뇨관재흡수 때문일 것이다. 따라서 신대치요법 중 일일 투여량은 800-1,200 mg을 권장한다.

8. 항결핵제

결핵약 중 일부는 신장을 통해서 배설되고 일부는 혈액투석으로 제거되므로 신부전 환자에서 혈중농도의 증가로 인한 부작용 혹은 불충분한 혈중농도로 인한 치료효과의 감소를 주의하여야 한다. 신부전 환자에서 결핵약 용량을 조절할 때 일반적으로 용량 감량보다는 투여간격 조절을 권장한다.

신부전환자의 결핵약의 용량조절에 관해서는 임상실험이 부족하고 문헌마다 차이가 있다. 표 7은 미국 American Thoracic Society/Center for Disease Control and Prevention/Infectious Diseases Society of America 지침에서 제시한 가이드라인이다.

신기능저하 환자 중에서 크레아티닌청소율이 30 mL/min 이상인 경우 사용할 수 있는 지침이 없다. 이 경우 표준용량으로 투여하지만 약물부작용을 주의 깊게 감시한다. 또한 신기능저하 환자에서 isoniazid를 투여하는 경우 말초신경염 예방을 위하여 pyridoxine을 같이 투여한다.

결핵약 중 isoniazid, ethambutol, pyrazinamide, para-aminosalicyclic acid (PAS), cycloserine 등은 투석에 의해 약물이 제거되므로 모든 결핵약은 혈액투석 직후에 복용한다. 복막투석 환자의 지침은 없으므로 혈액투석 지침에 따라 투여한다.

다제내성결핵이 증가되면서 새로운 항결핵제가 개발되었는데, diarylquinoline (bedaquiline, BDQ)과 2 nitroimidazoles (delamanid와 pretomanid)이다. BDQ는 약동학적으로 높은 단백결합(99.9%)과 큰 분포용적(>10,000 L)을 보이고 cytochrome P450 (CYP) 3A4에서 활성산물인 M2로 대사된다. 중등도의 신부전에서는 용량조절이 필요없으나 Ccr<30 mL/min의 중증신부전이나 투석이 필요한 말기신부전환자에서는 BDQ의 체내 축적이 가능하다. 단백결합이 높으므로 투석으로 인한 제거는 낮을 것으로 생각된다. Pretomanid도 큰 분포용적과 높은 단백결합을 보인다(94%). CYP3A가 대사의 20%에 관여한다. 신부전환자에서 delamanid와 pretomanid의 효과와 안전성은 자료가 없으므로 신부전환자에서 사용하지 않는 것이 좋다.

9. 항바이러스제

Acyclovir는 신장으로 배설되고 신부전 환자에서 치료지수(therapeutic index)가 낮다. 크기가 작고 단백결합률이 낮으며 친수성이어서 모든 종류의 투석으로 잘 배출된다. 일반적으로 간헐적 투석 1회에 제거되는 양과 24시간 지속적 신대치요법으로 제거되는 양이 비슷하다. 신부전과 신대치요법 시 투여량은 표 4와 같다. Efavirenz는 CYP3A4 효소에 의해 대사되고 신부전에서 용량조절이 필요 없다.

Oseltamivir는 produrg인 oseltamivir phosphate로 투여되고 투여량의 75%가 체내에서 활성산물인 oseltamivir carboxylate로 대사된다. 반감기가 6-10시간이고 사구체여과와 세뇨관분비 등 신장으로 주로 배출된다. 비교적 높은 안전성을 가지고 있으나 Ccr<10 mL/min 환자는 투여하지 않는 것이 좋다(표 8).

COVID-19 감염에서 신부전환자는 입원율과 사망률이 높고 백신의 효과도 건강한 사람에 비하여 낮아서 팍스로비드(nirmatrelvir/ritonavir) 치료가 권장된다. Nirmatrelvir는 분자량이 499.5 Da이고 35%가 신장으로 배설되며 단백질 결합이 70%이다. Ritonavir는 CYP3A4 억제제로서 간으로 배설되며 단백결합률이 99%이다. Nirmatrelvir는 비교적 안전하고 용량에 비례한 독성도 발견되지 않아서 투석을 하지 않는 중증신부전(<30 mL/min) 환자에도 첫 날 300 mg nirmatrelvir+100 mg ritonavir 일 회 투여 후 4일간 일일 일 회 150 mg nirmatrelvir+100 mg ritonavir을 투여한다. 투석환자에서는 중증신부전 환자와 동일한 용량을 투석 후 준다. 신장이식 환자는 calcineurin inhibitor와 약물상호작용이 있으므로 팍스로비드 투여 동안 calci-

표 8. 신부전과 신대치요법에서 독감치료와 예방을 위한 Oseltamivir와 Peramivir 표준용량

	Creatinine Clearance	Recommended Treatment Regimen	Recommended Chemoprophylaxis Regimen
Oral Oseltamivir	Creatinine clearance 61 to 90 mL/min	75 mg twice a day	75 mg once daily
	Creatinine clearance 31 to 60 mL/min	30 mg twice a day	30 mg once daily
	Creatinine clearance 11 to 30 mL/min	30 mg once daily	30 mg every other day
	ESRD Patients on Hemodialysis Creatinine clearance ≤10 mL/min	30 mg after every hemodialysis cycle. Treatment duration not to exceed 5 days	30 mg after alternate hemodialysis cycles
	ESRD Patients on Continuous Ambulatory Peritoneal Dialysis Creatinine clearance ≤10 mL/min	A single 30 mg dose administered immediately after a dialysis exchange	30 mg once weekly immediately after dialysis exchange
Intravenous Peramivir (single dose)	Creatinine clearance ≥50 mL/min	600 mg	N/A
	Creatinine clearance 30 to 49 mL/min	200 mg	N/A
	Creatinine clearance 10 to 29 mL/min	100 mg	N/A
	ESRD Patients on Hemodialysis	Dose administered after dialysis at a dose adjusted based on creatinine clearance	N/A

neurin inhibitor를 투여하지 말고 48-72시간 후 재투여한다.

결론

신기능이 저하되면 항생제의 약력학/약동학이 변화하고 항생제 부작용이 발생할 가능성이 높다. 반드시 필요한 약물만 투여하고, 청소율 데이터가 충분한 약제를 선택하며, 항생제 처방 전 환자의 신기능을 재검토한다. 또한 신독성이나 부작용이 심한 약제를 피하고, 투여 후 약물부작용을 주의 깊게 관찰한다. TDM이 가능하면 자주 혈중농도를 측정한다.

참고문헌

1. 진동찬. 우리나라 말기신부전 환자의 투석 현황. J Korean Med Assoc. 2013;56:562-8.
2. Bergman SJ, Speil C, Short M, Koirala J. Pharmacokinetic and pharmacodynamic aspects of antibiotic use in high-risk populations. Infect Dis Clin N Am. 2007;21:821-46.
3. Blumberg HM, Burman WJ, Chaisson RE, Daley CL, Etkind SC, Friedman LN, et al. American Thoracic Society/Centers for Disease Control and Prevention/Infectious Diseases Society of America: treatment of tuberculosis. Am J Respir Crit Care Med. 2003;167:603-62.
4. British Thoracic Society Standards of Care, Joint Tuberculosis, Milburn H, Ashman N, Davies P, Doffman S, et al. Guidelines for the prevention and management of Mycobacterium tuberculosis infection and disease in adult patients with chronic kidney disease. Thorax. 2010;65(6):557-70.
5. CDC [Internet]. Table 3. Recommended Oseltamivir and Peramivir Dose Adjustments for Treatment or Chemoprophylaxis of Influenza in Adult Patients with Renal Impairment or End Stage Renal Disease (ESRD) on Dialysis* [cited 2025 May 14]. Available from: https://www.cdc.gov/flu/pdf/professionals/antivirals/Antiviral-Medications-Table3.pdf.
6. Crass RL, Rodvold KA, Mueller BA, Pai MP. Renal Dosing of Antibiotics: Are We Jumping the Gun? Cli Infect Dis. 2019;68:1596-602.
7. Davies BE. Pharmacokinetics of oseltamivir: an oral antiviral for the treatment and prophylaxis of influenza in diverse populations. J Antimicrob Chemother. 2010;65 Suppl 2:ii5–10.
8. EMA [Internet]. ANNEX Ⅰ [cited 2025 May 14]. Available from: https://www.ema.europa.eu/en/documents/product-information/sirturo-epar-product-information_en.pdf.
9. EMA [Internet]. ANNEX Ⅰ [cited 2025 May 14]. Available from: https://www.ema.europa.eu/en/documents/product-information/dovprela-epar-product-information_en.pdf.
10. Fissell WH. Antimicrobial dosing in acute renal replacement. Adv Chr Kidney Dis. 2013;20:85-93.
11. Gilbert B, Robbins P, Livornese LL. Use of antibacterial agents in renal failure. Med Clin N Am. 2011;95:677-702.
12. Hansson JH, Watnick S. Update on Peritoneal Dialysis: Core Curriculum 2016. Am J Kidney Dis. 2016;67(1):151-64.
13. Hiremath S, McGuinty M, Argyropoulos C, Brimble KS, Brown PA, Chagla Z, et al. Prescribing Nirmatrelvir/Ritonavir for COVID-19 in Advanced CKD. CJASN. 2022;17:1247-50.
14. Ignatius EH, Dooley KE. New Drugs for the Treatment of Tuberculosis. Clin Chest Med. 2019;40:811-27.
15. Izzedine H, Launay-Vacher V, Deray G. Antiretroviral drugs and the kidney: dosage adjustment and renal tolerance. Current Pharmaceutical Design. 2004;10:4071-9.
16. Kumar A, Roberts D, Wood KE, Light B, Parrillo JE, Sharma S, et al. Duration of hypotension before initiation of effective antimicrobial therapy is the critical determinant of survival in human septic shock. Crit Care Med. 2006;34(6):1589-96.
17. Leibovici L, Shraga I, Drucker M, Konigsberger H, Samra Z, Pitlik SD. The benefit of appropriate empirical antibiotic treatment in patients with bloodstream infection. J Intern Med. 1998;244(5):379-86.
18. Livornese LL, Slavin D, Gilbert B, Robbins P, Santoro J. Use of antibacterial agents in renal failure. Infect Dis Clin North Am. 2004;18:551-79.
19. Piraino B, Bailie GR, Bernardini J, Boeschoten E, Gupta A, Holmes C, et al. Peritoneal dialysis-related infections recommendations: 2005 update. Perit Dial Int. 2005;25(2):107-31.
20. Pistolesi V, Morabito S, Di Mario F, Regolisti G, Cantarelli C, Fiaccadori E. A Guide to Understanding Antimicrobial Drug Dosing in Critically Ill Patients on Renal Replacement Therapy. Antimicrob Agents Chemother. 2019;63(8):e00583-19.
21. Regunath H, Ludwig K, Khanna R. Peritoneal infections in peritoneal dialysis (PD peritonitis). In: Khanna R, Krediet RT, editors. Nolph and Gokal's Textbook of Peritoneal dialysis. 3rd ed. New York, NY: Springer; 2008.
22. Roberts DM, Roberts JA, Roberts MS, Liu X, Nair P, Cole L, et al. Variability of antibiotic concentrations in critically ill patients

receiving continuous renal replacement therapy: a multicentre pharmacokinetic study. Crit Care Med. 2012;40:1523-8.

23. SCRIBD [Internet]. Stanford Health Care Antimicrobial Dosing Reference Guide [cited 2025 May 14]. Available from: https://www.scribd.com/document/429887134/Stanford-Health-Care-Antimicrobial-Dosing-Reference-Guide.

24. Tolwani A. Continuous renal-replacement therapy for acute kidney injury. New Engl J Med. 2012;367:2505-12.

25. Trotman RL, Williamson JC, Shoemaker M, Salzer WL. Antibiotic dosing in critically ill adult patients receiving continuous renal replacement therapy. Clin Infect Dis. 2005;41:1159-66.

26. UpToDate [Internet]. Drug removal during continuous renal replacement therapy. [cited 2025 May 14]. Available from: https://www.uptodate.com/contents/drug-removal-in-continuous-kidney-replacement-therapy.

임산부

최민주, 정희진 고려대학교 의과대학 내과학교실

임신 중에는 요로감염을 비롯한 융모양막염, 폐렴 등 세균성 감염이 흔히 발생하며 출산 후에도 자궁내막염이나 유방염 등의 발생 위험이 높다. 원리상으로 모든 항생제는 태반을 통과하여 태아에 영향을 미칠 수 있고 수유를 통하여 신생아에게 전달될 수 있으므로 임신 중 또는 수유기 동안의 항생제 치료는 임신이라는 생리적 변화와 함께 약제가 태아에게 미칠 수 있는 해로운 영향까지를 고려해야 한다는 어려운 문제를 안고 있다. 따라서 임산부에서의 항균요법은 효과/태아 및 신생아에서의 위험성의 양면을 충분히 고려하여 반드시 필요한 경우에만 사용하며 선택한 약물이 임신 중에 사용하여도 무해한 약제인가, 특히 그런 약제들이 임신 각 분기별로도 안전한가 등의 항생제의 안전성에 대해서 충분히 생각하고 결정하는 것이 가장 중요하다. 결국 임산부에서는 사용 가능한 약물과 임신 중에 초래되는 각종 생리적 변화에 대해 충분한 정보를 가지고 치료해야 한다.

1. 임신 중의 생리적 변화

임신을 하면 체내 수분의 양이 급격하게 늘어나서 임신 말기가 되면 총 8 L까지 증가되는데 이러한 혈장량의 증가뿐 아니라 심박출량, 사구체여과율, 자궁으로의 혈류 등이 모두 증가된다. 이러한 생리적 변화는 결국 임신 중 항생제의 흡수, 분포, 제거율의 변화를 초래하므로 임신 중에 변화된 약물의 약동학을 이해하는 것이 항생제를 선택하고 투여간격을 결정하는 데 도움을 준다(표 9). 임신 중에는 첫째로 약물분포에 변화가 초래된다. 임신 중 혈장량이 증가되면 약제가 분포해야 할 분포용적(volume of distribution)의 증가를 초래하고 이는 약물의 최고혈중농도의 저하를 초래할 수 있으며 아울러 사구체여과율이 증가됨에 따라 약물 제거율이 급격히 증가하게 된다. 또한 임신 중에는 투여 경로에 따른 흡수율의 변화가 초래되는데 위장관의 운동력이 떨어지게 되고 입덧에 의해 구역, 구토가 심해지므로 경구투여

표 9. 임신과 관련된 생리적 변화 및 항생제의 약동학적 변화

생리적 변화	약동학적 변화	개선 방향
혈장량 증가	분포용적 증가 혈장 내 단백 농도 감소 (혈액 내 약물농도의 감소, 약물의 조직/혈장 분포 증가, 약물 제거율 증가)	부하용량 증가 필요
신장 혈류량 증가, 사구체여과율 증가	약물 제거율 증가	투여량 증량 및 투여간격 단축 필요
Progesteron에 의한 간 대사율 증가	-	투여량 증량 및 투여간격 단축 필요
위장관의 운동력 저하	경구투여된 약물의 흡수율 저하	
제태 기간의 증가에 따라 태아와 모체간 장벽이 얇아짐	약물의 태반 통과율 증가 (모체 내 혈중농도 저하)	

된 약물의 흡수가 많은 지장을 받게 된다.

임신 중 투여되는 각종 항생제는 그중 상당량이 태반을 거쳐서 태아에게 전달되게 된다. 태반 내로의 항생제 유입은 주로 단순 확산(simple diffusion)과 능동적 전달(active transport)에 의하여 이루어진다. 그중에서도 확산이 주요 기전인데 약물의 확산 속도는 태반의 표면적과 두께, 농도 차이, 입자의 크기, 약물의 지질 용해력 및 이온화율에 따라 달라진다. 지질친화력이 높은 약제(non-ionized form)는 태반을 보다 빨리 통과할 수 있는데 일단 평형상태가 이루어지더라도 태아 쪽의 항생제 농도는 산모 쪽의 농도에 비해서는 낮은 것이 보통이며 태반을 통과하면서 상당량이 대사되기 때문에 태아 내에서의 항생제 농도는 대부분의 경우 모체 내 농도에 비해 낮다. 그러나 태아에서는 간기능이나 신기능의 미성숙으로 인하여 대사가 안된 약물들이 재순환되어 유입되기 때문에 비록 임산부에게는 안전한 수치의 혈중농도를 보이는 약물이더라도 태아에게는 독성을 유발할 수 있는 높은 농도를 나타낼 수도 있다. 따라서 임신 중에는 태아에 대해서 최대한으로 안전성이 증명된 약물을 선택하고 모체 내에서 가장 적절한 효과를 나타낼 수 있는 용량과 간격으로 투여하는 것이 가장 바람직하다.

2. 임신 중 사용하는 항생제의 위험도

미국 식품의약품안전처(Food and Drug Administration, FDA)에서는 이용가능한 자료원(임상시험, 동물실험 등)을 기반으로, 임신 중 항생제 사용이 태아에게 미칠 영향을 5등급(A, B, C, D, X)으로 분류해 왔으며, 이 체계는 1979년 도입된 이후 가장 널리 통용되어 왔다. 그러나 동일한 카테고리 내에서도 약물별 위험성이 다를 수 있으며, 임상적 의사결정을 단순화함으로써 부정확한 처방으로 이어질 가능성이 있다고 판단되었다. 실제로 임상에서 단순히 등급만 보고 약물처방을 기피함으로써, 치료가 필요한 임산부가 적절한 약물을 사용하지 못하는 사례들이 보고되었다. 또한 약물 노출 시간(임신 주수)에 따른 차이를 반영하지 않으며, 약물 정보 업데이트가 더디게 이루어진다는 단점도 있었다. 이러한 문제를 해결하기 위해 FDA는 기존의 등급체계를 폐지하고, 2015년부터 '임신 및 수유 라벨링 규칙(Pregnancy and Lactation Labeling Rule, PLLR)'을 도입하였다. 새로

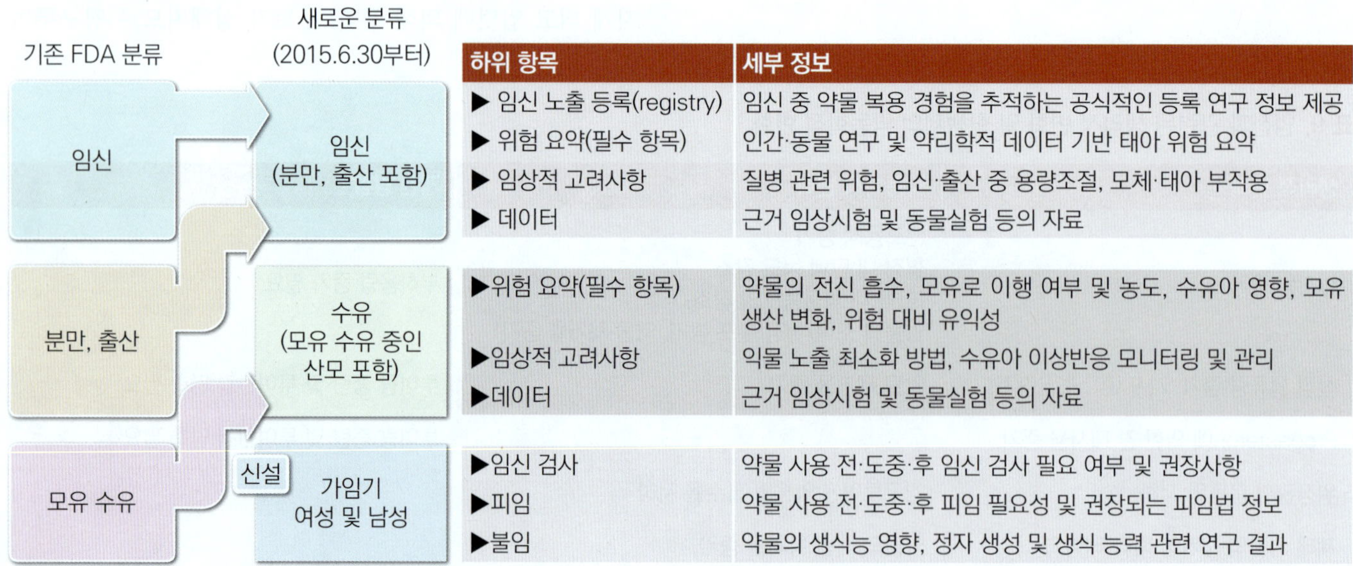

그림 2. 미국 식품의약품안전처(FDA)의 변경된 분류체계

표 10. 호주 의약품규제기관(TGA)에서 정한 태아에 대한 약물 위험도

<table>
<tr><th>등급</th><th colspan="2">정의</th></tr>
<tr><td>A</td><td colspan="2">다수의 임산부 및 가임기 여성이 복용했으며, 태아 기형 발생률 증가나 다른 직접적·간접적 유해 영향이 확인되지 않은 약물</td></tr>
<tr><td>B1</td><td rowspan="3">제한된 수의 임산부 및 가임기 여성이 복용했으나,
태아 기형 발생률 증가나 다른 직접적·간접적 유해 영향이
확인되지 않은 약물</td><td>동물 연구에서 태아 손상의 증가가 나타나지 않음</td></tr>
<tr><td>B2</td><td>동물 연구가 불충분하거나 수행되지 않았으나,
현재 이용 가능한 자료에서는 태아 손상의 증가 증거가 없음</td></tr>
<tr><td>B3</td><td>동물 연구에서 태아 손상의 증가가 관찰되었으며,
이 결과의 인간 적용 가능성은 불확실함</td></tr>
<tr><td>C</td><td colspan="2">약리학적 작용으로 인해 태아 또는 신생아에게 유해한 영향을 미칠 수 있거나 그 가능성이 있는 약물
그러나 기형을 유발하지 않으며, 이러한 영향은 가역적일 수도 있음</td></tr>
<tr><td>D</td><td colspan="2">태아 기형 발생률 증가 또는 비가역적인 손상을 일으켰거나 그 가능성이 있는 약물
이러한 약물은 또한 약리학적으로 부작용을 유발할 수 있음</td></tr>
<tr><td>X</td><td colspan="2">태아에 영구적인 손상을 초래할 가능성이 매우 높아, 임신 중 또는 임신 가능성이 있는 경우 절대 사용해서는 안 되는 약물</td></tr>
</table>

표 11. 임신 중 항생제 위험도 분류(호주 TGA기준)

분류	계열	약제	위험도
항생제	Penicillins	Amoxicillin, ampicillin, benzathine penicillin, benzylpenicillin, cloxacillin, phenoxymethylpenicillin, procaine benzylpenicilline	A
		Flucloxacillin, mezlocillin, piperacillin	B1
		Dicloxacillin, ticarcillin	B2
		Azlocillin	B3
	Cephalosporins	Cefalexin, cefalotin	A
		Cefaclor, cefamandole, cefazolin, cefepime, cefotaxime, cefotetan, cefoxitin, cefpodoxime, ceftaroline, ceftazidime, ceftriaxone, cefuroxime, loracarbef	B1
		Cefodizime, cefpirome	B2
	Quinolones	Ciprofloxacin, moxifloxacin, alatrofloxacin, enoxacin, fleroxacin, gatifloxacin, Norfloxacin, ofloxacin, trovafloxacin	B3
	Macrolides	Erythromycin	A
		Azithromycin, roxithromycin	B1
		Clarithromycin	B3
	Aminoglycosides	Amikacin, gentamicin, kanamycin, neomycin, netilmicin, tobramycin, framycetin	D
	Sulfonamide	Sulfadiazine, sulfadoxine, sulfamethizole, sulfamethoxazole	C
	Tetracyclines	Demeclocycline, doxycycline, methacycline, minocycline, oxytetracycline, tetracycline, tigecycline	D

분류	계열	약제	위험도
항생제	Carbapenem	Doripenem, meropenem	B2
		Ertapenem, imipenem with cilastatin	B3
	기타	Chlolamphenicol, clindamycin, lincomycin, nitrafurantoin	A
		Piperacillin/tazobactam, ceftolozane/tazobactam, aztreonam, clavulanic acid, daptomycin, fidaxomicin, rifaximin	B1
		Colistin, fosfomycin, metronidazole, vancomycin	B2
		Linezolid, pentamidine, teicoplanin, trimethoprim	B3
	기타	Fusidic acid	C
항진균	Azoles	Posaconazole, voriconazole, ketoconazole, itraconazole, butoconazole	B3
		Fluconazole	D
	Amphotericin	Amphotericin	B2
		Liposomal amphotericin B	B3
	Echinocandins	Micafungin, anidulafungin, caspofungin	B3
	기타	Nystatin	A
		Flucytosine	B3
항마이코박테리아		Isoniazid, ethambutol	A
		Pyrazinamide, dapsone	B2
		Rifabutin, rifampicin, clofazimine	C
항바이러스제		Famciclovir, oseltamivir, zanamivir	B1
		Remdesivir	B2
		Baloxavir, acyclovir, foscarnet, peramivir, valaciclovir, adefovir, entecavir	B3
		Ganciclovir, molnupiravir, ganciclovir, valganciclovir, cidofovir	D
		Ribavirin	X
항기생충제		Chloroquine (prophylaxis)	
		Praziquantel	B1
		Diethylcarbamazine, pyrantel embonate, proguanil, atovaquone	B2
		Ivermectin, mebendazole, thiabendazole, mefloquine, pyrimethamine	B3
		Albendazole, artemether, chlorquine (treatment), doxycycline, hydroxychloroquine, primaquine, quinine	D

운 체계에서는, 등급 표시 대신, 약물의 임신 및 수유 중 사용과 관련하여 ① 위험 요약, ② 임상적 고려사항, ③ 이용 가능한 데이터를 가능한 완전하게 기술하고 있다. 이를 통해, 임산부 및 태아에 대한 잠재적 영향을 보다 정확하게 평가하고, 치료 필요성을 종합적으로 고려할 수 있도록 정보를 제공한다(그림 2).

반면, 호주의 의약품규제기관(Therapeutic Goods Administration, TGA)에서는 여전히 등급 체계를 사용하

표 12. 임신 기간에 따라 사용에 주의를 요하는 항생제

항생제	주의해야 하는 시기	설명
Metronidazole	1분기	기형 유발 가능성 제기; 동물실험에서 발암작용 보고
Co-trimoxazole (trimethoprim/sulfamethoxazole)	산전, 1분기[1]	엽산대사 길항효과로 신경관결손, 심장기형 등 기형 유발 위험
	3분기[2]	핵황달 및 용혈빈혈 유발 가능성(조산아, G6PD결핍 태아)
Chloramphenicol	3분기(분만 직전)	Gray-baby 증후군의 위험(조산아)
Tetracyclines	1-3분기	1기: 골격 형성 장애
		2, 3기: 치아변색, 골성장 억제 위험
Quinolones	1-3분기	동물실험에서 연골손상 보고
Nitrofurantoin	3분기(분만 직전)	용혈빈혈 유발 가능성(특히 G6PD결핍 태아)

[1] trimethoprime, [2] sulfamethoxazole (sulfonamide계열)에 해당되는 설명임

며, 이는 기존 FDA의 등급보다 조금 더 세분화되어 있다(A, B1, B2, B3, C, D, X)(표 10). 다만, 이는 계층적(hierarchial) 순서를 의미하는 것은 아니라고 명시하고 있다. 예를 들어, B1/B2/B3 등급의 약물은 인간 대상 연구가 부족하거나 불충분한 경우가 많으며, B등급 내 세부 분류는 동물연구 결과를 기반으로 하므로, B등급이라고 해서 C등급보다 더 안전하다는 것을 의미하지는 않으며, D등급에 속하는 약물도 반드시 임신 중 금기된 것은 아니므로 특정 상황에서 사용될 수 있음을 명시하고 있다.

전통적으로 임신중 가장 많이 사용되는 항생제인 penicillin, cephalosporin계 항생제는 임신부에게 비교적 안전하다고 평가되고 있으며, 호주 TGA 분류에서도 대부분 A나 B1등급에 속한다(표 11).

3. 임신 기간별로 주의를 요하는 항생제

태아에 대한 항생제의 독성은 임신 주수와 태아의 성숙도에 따라 크게 달라진다. 따라서, 임신 중 항생제 사용은 임신 시기를 고려해야 하는데, 임신은 전기, 중기, 후기(1st, 2nd, 3rd trimester)로 구분하여 접근한다(표 12).

1) 임신 전기(1st trimester, 임신 0-12주)

태아 기형의 위험도는 수정 시기부터 시작되지만 기형유발작용(teratogenic effect)에 가장 예민한 시기는 임신 첫 3개월 동안이다. 그러나 임신 첫 2주(수태 후 18일까지)에 위험 약제에 노출되면 완전히 회복되거나 또는 태아가 사망하는 all-or-none 현상이 초래되므로 기형아를 출산하는 일은 사실상 드물다. 그러나 임신 18일부터 60일까지는 태아 발달에 가장 중요한 시기로서 그때까지는 산모가 자신이 임신하였는지에 대해 확실히 알지 못할 수 있으며, 태아의 중요 장기가 발달되어 가는 시기이므로 이 시기에 기형유발물질(teratogen)에 노출되면 중증 기형아(예: 무뇌아, 단지증)의 출산 위험이 높다. 따라서 이 시기에는 가급적 약제 사용을 피하는 것이 좋은데 특히 금기시되는 항생제로는 tetracycline, co-trimoxazole 등이 있다. 이 중 tetracycline은 칼슘과 결합되어 골격의 성장을 저해시키며, co-trimoxazole은 엽산대사를 억제하여 신경관 결손, 심장 기형, 안면 열상 등 기형 유발 위험이 있으므로 가임기 여성 및 임신 1분기에는 사용을 지양해야 한다. 부득이 투여가 필요한 경우에는 엽산 보충이 병행되어야 한다. Metronidazole 또한 일부 동물실험에서 발암 가능성이 보고된

바 있어 임신 초기에는 사용 시 주의가 필요하다.

2) 임신 중기(2nd trimester, 임신 13-27주)

임신 4개월에서 6개월 사이에는 각 장기의 분화(organogenesis)와 성장이 진행하므로 세포 분화를 방해할 수 있는 항생제는 피하여야 한다. Aminoglycoside는 임신 중에는 항상 주의 깊게 사용해야 하지만 특히 임신 중기에는 태아의 제8뇌신경에 치명적인 결함을 유발할 수 있는데 streptomyicn과 kanamycin이 대표적이다.

3) 임신 후기(3rd trimester, 임신 28주-분만)

태아의 입장에서 보면 임신 후기는 모체에서 대신 해주던 약물 배설이 줄고 상대적으로 태아 자신에서의 대사기능이 활발해지는 시기이다. 그러나 출산 직후에는 미성숙한 대사 능력만을 가진 상태이므로 강한 독성을 가진 물질을 해독하는 능력이 부족하고 또한 약물이 결합할 수 있는 단백결합 부위를 두고 빌리루빈 등과 경쟁을 하게 되므로 태아 및 신생아에서의 혈중 약물농도가 급격히 증가될 수 있는 시기이다. Sulfonamide에 의해 고빌리루빈혈증이 유발되고 핵황달이 생길수 있으며 nalidixic acid는 신생아에 있어 뇌압상승과 유두부종을 유발하는 부작용이 있어 출산을 앞두고는 사용하지 말아야 한다. Fluoroquinolone에 의해서는 연골손상이 초래되는 경우가 많으므로 임신 중에는 사용하지 않아야 하며 임신 후기에 가까워지면 Gray baby 증후군의 위험을 피하기 위해서 chloramphenicol의 사용을 자제하여야 한다.

4. 임신 중 항생제 사용

1) Penicillin

β-lactam은 임신과 관련된 감염증 치료에 가장 많이 사용되는 항생제이다. 특히 penicillin은 동일 환자에서 임신 중과 출산 후의 약동학에 대한 연구가 잘되어 있는 대표적인 약제이며 태반을 쉽게 거쳐 태아에게 전달되나 기형유발 효과는 없어, 호주 TGA분류에서도 대부분 등급 A에 속한다. 최근 ampicillin 내성균에 의한 감염이 늘면서 β-lactamase 억제제를 붙인 복합제제를 많이 사용하는데 β-lactamase 억제제에 의해 Coombs test가 양성화되기도 하나 임상적인 의미는 없고 태아에 대한 β-lactamase 억제제(sulbactam, clavulanic acid, tazobactam, avibactam)의 직접적인 독성은 증명된 바 없다. 최근까지도 penicillin은 매독, 임질을 포함하여 사슬알균감염, 심내막염, 요로감염, 리스테리아증, 골반감염, 융모양막염, 라임병 등의 치료에 효과적으로 사용된다. 혈중 단백결합률이 높으므로 충분한 혈중농도를 유지하기 위해서는 임신 중 혈장량의 증가에 따른 투여량 증가가 필요한데 특히 임신 후기에는 반드시 증량 투여가 필요하다. Ampicillin은 2 g씩 4-6시간마다 투여함을 원칙으로 한다.

2) Cephalosporin

Cephalosporins는 임산부에게 비교적 안전하다고 알려져 있어, 전통적으로 가장 많이 사용되는 항생제 중 하나이다. Penicillin과 마찬가지로 태반을 쉽게 통과하나 태아에 비해 모체 내 농도가 상대적으로 높다. Cefazolin 등은 제왕절개 시 예방적으로 투여하며 자궁내막염의 위험이 높

표 13. 임신 중 cephalosporins의 권장량

약제	용량	투여간격
Cefazolin	2 g	8시간
Cefoxitin	2 g	6시간
Ceftriaxone	2 g	12-24시간
Cefotetan	2 g	12시간
Ceftazidime	2 g	8시간
Cefotaxime	2 g	8시간

을 때에는 2, 3세대 cephalosporin을 주로 사용한다. 흔히 사용되는 cephalosporin의 용량은 표 13과 같으며 역시 혈장 내 단백결합률이 높아 임신 후기에는 증량 투여가 필요하다.

3) Carbapenem

Imipenm-cilastatin은 carbapenem 항생제의 일종으로 호기, 혐기균에 걸친 광범위한 항균력을 보이는 대표적인 약제이다. 임신 초기 동물에서 배아 손상이 보고되었으나 사람 대상 연구는 제한적이어서 명확한 결론을 내리기 어려우며, 따라서 임산부, 특히 초기에는 신중하게 사용해야 한다. 비슷한 다른 약제로서 meropenem은 여러 동물실험에서 안전성이 증명되었으나 아직까지 임산부에서의 사용 경험이 부족하다. Meropenem의 대체제가 없는 상황에서 산모가 얻게 되는 이득이 위해보다 클 때 사용을 신중히 고려한다. 호주 TGA분류에서 meropenem과 doripenem은 등급 B2, ertapenem과 imipenem-cilastatin은 등급 B3로 분류한다.

Carbapenem은 모유로 이행될 수 있으나, 경구흡수가 제한적이어서 수유 중 사용은 고려해 볼 수 있다. 다만, 모유로 이행되는 항생제는 용량과 관계없이 영아의 장내 미생물 군집을 변화시킬 수 있으며, 이로 인해 아구창이나 설사와 같은 위장관 이상이 나타날 수 있으므로 주의 깊은 관찰이 필요하다.

4) Monobactam

Aztreonam은 aminoglycoside와 항균범위는 비슷하나 낮은 신독성과 이독성을 보인다. 임산부에게 상대적으로 안전하게 사용할 수 있는 약제로, 호주 TGA분류에서도 등급 B1에 속한다. 임신 중 요로감염 등의 치료에 유용하게 사용할 수 있으며 중증도에 따라 0.5-2 g을 8시간마다 투여한다. 모유 중의 농도가 상대적으로 낮아 수유 중에 사용해 볼 수 있다.

5) Macrolide

Erythromycin base는 macrolide 항생제 중 가장 오랜 임상 경험이 축적되어 있으며, 모체와 태아 모두에 비교적 안전한 약으로 간주된다. 호주 TGA에서도 등급 A로 분류되어 있다. 다만 인과성은 명확하지 않지만, 일부 제한된 연구에서 임신 초기 erythromycin 노출 후 선천성 심기형 발생 위험이 보고된 바 있어, 특히 임신 초기 사용 시에는 주의가 필요하다. Erythromycin estolate 형태는 약 1-3%에서 담즙정체성 황달을 유발하기 때문에 임신 중 금기이다. 또한 erythromycin은 태반 통과력이 매우 낮아 태아도 같이 치료받아야 하는 매독과 같은 감염증의 치료에는 사용하기가 어렵다. 나중에 개발된 macrolide인 clarithromycin과 azithromycin은 erythromycin에 비해 작용범위가 넓어 여러 세균들에 의한 호흡기감염증의 치료에 선호되지만, clarithromycin은 일부 연구에서 선천성 기형 위험이 제기된 바 있어 특히 임신 초기에는 대체 약물이 가능한 경우 사용을 피하는 것이 권장된다. 자료가 제한적이지만 azithromycin은 비교적 안전하다고 간주된다.

Macrolide 항생제는 수유 중 비교적 안전하게 사용 가능하나, 생후 2주 이내 영아에서 드물게 유문협착증(pyloric stenosis) 위험이 제기된 바 있어, 대체약제가 가능할 경우 고려가 필요하다.

6) Tetracycline

Tetracycline의 임신 중 사용은 일반적으로 금기이다. 칼슘을 대신하여 뼈에 침착되므로 치아의 변색을 초래하고 동물실험에서는 뼈의 성장을 억제함이 증명된 바 있으므로 임신 5주 이후에는 사용을 피해야 한다. 또한 정맥주사 시 모체와 태아에서 간독성을 나타내기도 하고 유즙으로도 분비되므로 수유부에게도 투여하기 곤란하다. Doxycycline

은 임신 1기에는 비교적 안전하다는 보고가 있으나 불충분하며, 이론적으로 tetracycline과 유사한 태아와 산모에서의 장애를 유발할 수 있으므로 임신 중에는 피하도록 한다. Tigecycline 역시 임신 중 사용을 금한다.

7) Aminoglycoside

Aminoglycoside계열 항생제는 태아 신장 및 청신경 독성의 우려가 있어 응급상황이 아니면 사용하지 않도록 한다. 이 중 gentamicin이 비교적 안전하다는 보고가 있으나, 정도의 차이일 뿐이므로, 대체약제가 없을 때에만 신중하게 사용해야 하며, 치료시 반드시 혈중농도를 모니터링하여야 한다. 호주 TGA에서도 모든 aminoglycoside계열 항생제들을 등급 D로 분류하고 있다. Aminoglycoside의 용량 및 간격은 비임신 시와 같다.

Aminoglycoside는 모유로 배설되는 양이 적으며, 경구흡수율이 낮기 때문에, 수유 중 사용은 고려해 볼 수 있다. 다만, 모유로 배설되는 항생제는 용량과 관계없이 영아의 장내 미생물군집(gut microbiota)을 변화시킬 수 있으며, 이로 인해 아구창이나 설사와 같은 위장관 이상이 나타날 수 있으므로 주의 깊은 관찰이 필요하다.

8) Clindamycin

Clindamycin은 임신부에게 비교적 안전하다고 간주되는 약으로, 호주 TGA분류에서도 등급 A에 속한다. 화학적으로는 erythromycin과 비슷하며 *Chlamydia* 감염증이나 혐기균감염증 또는 혐기균과 호기균 혼합감염의 일종인 골반염이나 융모양막염의 치료에 효과적으로 사용된다. 임신 중 투여량은 900 mg씩 8시간마다 투여함이 원칙이다. 수유 중에도 사용해 볼 수는 있으나, 영아의 장내 미생물군집에 영향을 줄 우려가 있어 가능하면 다른 약제를 사용하도록 권하며, 수유부가 clindamycin을 사용하게 될 경우 영아에서의 소화기계 증상(설사, 칸디다감염, 드물게 항생제 관련 설사)을 잘 관찰해야 한다.

9) Metronidazole

Metronidazole은 혐기균감염 또는 혐기균-호기균 혼합감염에 대해 우수한 항균력을 보이는 약제로서 임신 중 어느 시기에도 사용이 가능하다. 다만 일부 동물실험에서 기형 유발 가능성과 발암성이 보고된 바 있으며, 사람 대상 연구에서는 이러한 위험성이 명확히 입증되지는 않았지만, 특히 임신 1분기 중 고용량 투여는 주의가 필요하다.

유즙을 통해 영아에게 약물이 전달될 수 있으나, 이는 통상적인 치료용량보다 낮다. 잠재적 유전독성 및 발암성을 고려할 때 수유부에서도 주의는 필요하며, 전문가나 기관마다 다소간의 의견 차이가 있기는 하나, 단회 고용량(2 g) 투여 시에는 12-24시간 수유중단을 권고하며, 단기간 저용량 치료는 수유를 유지해 볼 수 있다.

10) Glycopeptide

MRSA와 penicillin 내성 *S. pneumoniae*의 출현으로 말미암아 vancomycin의 사용량이 급증하게 되었는데, 제한된 자료이긴 하지만, 임신 2-3기에 vancomycin을 1주 이상 사용한 10명의 산모에서 출생한 아기에 이상이 없고 임신 초기에 1개월간 투여받은 산모에서 출생한 아기 역시 기형이 없어, 임산부에게 필요하다면 사용을 고려해 볼 수 있다. 호주 TGA분류상에서도 등급 B2에 속한다. Teicolplanin은 미국 내 사용이 없는 약제로 임산부에서의 teicoplanin의 안전성에 대한 자료는 거의 없으며, 호주에서는 등급 B3에 속한다.

유즙을 통해 영아에게 약물이 전달될 수 있으나, 매우 소량이며 경구흡수율이 낮기 때문에 수유 중 사용을 고려해 볼 수 있다.

11) Sulfomamide

Sulfonamide계열은 임신 후기에 사용할 경우, 태아의 핵황달 및 용혈빈혈의 이론적 위험이 제기되어 왔다. 그러나 대부분의 역학 연구에서 이러한 위험 증가가 확인되지 않아, 주로 조산아나 G6PD결핍과 같은 고위험군에서만 주의가 권고된다. 일부 지침에서는, 이러한 잠재적 위험을 고려하여, 임신 3분기, 특히 마지막 8주 이내에는 사용을 피할 것을 제안하기도 한다.

이 약물은 태반을 아주 쉽게 통과하여 태아 중 농도가 높게 유지되고 신생아 황달, 용혈빈혈 등의 원인이 될 수있으며 이런 현상은 미숙아에서 더욱 심하다. 수유 시에는 사용이 가능하나 역시 미숙아나 G6PD결핍, 황달이 있는 아기에게 수유하는 산모에서는 사용을 금한다. Sulfonamide계열은 주로 복합제제(국내에서는 co-trimoxazole 형태)로 사용되고 있다.

12) Fluoroquinolone

Fluoroquinolone계열의 항생제는 동물실험에서 연골형성 장애 등 골격계 독성이 보고된 바 있어, 임신 중에는 일반적으로 사용이 권장되지 않는다. Ciprofloxacin뿐 아니라 levofloxacin, gatifloxacin, gemifloxacin, moxifloxacin 등 최근 개발된 제제들까지 모두 1차 선택제에서는 제외된다.

Fluoroquinolone은 수유 중에도 가능한 한 피하는 것이 권장되며, 불가피하게 사용할 경우, 치료기간과 마지막 복용 후 2일간 수유를 중단하는 것이 바람직하다.

13) Linezolid

Vancomycin 내성 장알균(VRE)이나 vancomycin 중등도 내성 또는 내성 MRSA (VISA, VRSA)의 치료제로 개발된 linezolid의 경우 동물에서 위해효과는 없으나 사람에서의 연구결과가 제한적이다.

14) 기타

Chloramphenicol은 최근 사용이 많이 감소된 대표적인 항생제로서 임신 후기에 투여하는 경우 신생아에게 축적되어 Gray-baby 증후군을 유발할 수 있다. 최근에 다시 사용량이 늘어나고 있는 colistin 제제는 동물에서 위해효과가 확인된 바 있고 태반을 통과하기에 사용에 주의가 필요하다. 호주 TGA에서는 등급 B2로 분류하고 있다. 최근 요로감염 치료에서 사용이 증가하고 있는 nitrofurantoin은 임신 중 대부분의 시기에 사용할 수 있으나, 용혈빈혈의 이론적 위험성으로 인해 임신 3분기, 특히 분만 직전(38-42주) 사용 시 주의가 필요하다. Fosfomycin 단회투여도 임신부 무증상/하부 요로감염 때 사용해 볼 수 있는 옵션이다.

5. 임신 중 항결핵제 사용

결핵의 이환 위험은 비임신 시에 비해 별 차이가 없으나 임신 중에는 활동결핵의 발견이 무엇보다도 중요한데 그 이유는 신생아에게로 결핵을 전염시킬 수 있기 때문이다. 임신 중 결핵에 걸린 임산부로부터 태아가 감염되는 경우는 매우 드물지만 산모가 자궁내막결핵이나 속립성 결핵 환자인 경우는 태반을 통한 태아 감염의 위험이 증가한다. 출생 후 산모의 호흡기 비말을 통해 감염되는 경우가 좀 더 흔하다.

임신 중의 결핵치료는 비임신 시와 다르지 않다. isoniazid, rifampin과 ethambutol을 병합하는 3제요법을 기본으로 하되 isoniazid 내성이 우려되는 경우 pyrazinamide를 병용하기도 하는데 대조군에 비하여 기형아의 빈도에는 차이가 없다. 우리나라의 실정으로는 이들 3제요법이 보편적으로 사용되며 pyridoxine을 반드시 같이 투여하여야 한다. 결핵약을 복용하는 수유부에서 모유를 통해 결핵약이 신생아에게 전달될 수 있으나 약물농도가 낮아 우려할 수준이 못 된다.

임신 중 결핵치료의 기간은 비임신 시와 같다.

6. 임신 중 항바이러스제 사용

1) 항인플루엔자 제제

사람에서 임신 중 amantadine의 사용은 정보가 제한적이나 동물실험에서는 심장기형 유발효과가 있음이 증명된 바 있어 일반적으로 권장되지 않는다. 2009년 H1N1 대유행을 계기로 neuraminidase 억제제의 조기투여가 임산부의 예후 개선에 효과적임이 확인되었고, 태아기형이나 독성과 관련된 유의한 신호는 보고되지 않아 neuramidase 억제제가 일차적으로 권장된다. 이 중 oseltamivir는 임신 중 사용 경험이 가장 풍부하여 가장 선호되며, zanamivir와 peramivir 또한 사용 가능하지만 제형적 제한(흡입제, 정맥제) 및 임상경험 부족으로 인해 oseltamivir보다 우선되지 않는다. 최근 개발된 baloxavir marboxil는 단회투여가 가능한 cap-dependent endonuclease 억제제로, 동물실험에서 태아독성이 보고되지 않았으며, 작용표적이 바이러스 특이적 효소라는 점에서 이론적으로 태아독성은 낮을 것으로 생각된다. 그러나 현재까지 임산부에 대한 자료는 없어, 임신 중 사용은 권장되지 않는다.

2) 항코로나19 제제

임신 중 COVID-19 감염은 중증이환, 조산, 태아사망 등의 위험을 증가시킬 수 있어, 비임신부와 동일한 기준으로 항바이러스 치료를 고려할 수 있다. 그러나 대부분의 항바이러스제는 임신부에서의 안전성 자료가 제한적이다.

Nirmatrelvir-ritonavir (Paxlovid)는 동물실험에서 기형유발이 확인되지 않았으며, 특히 ritonavir는 대규모의 HIV/AIDS 임신 레지스트리에서 임신 1분기 사용 시에도 기형 위험이 증가하지 않는 것이 확인된 바 있다. 다만, 유산이나 조산 등의 다른 유해영향에 대한 자료는 부족하고, nirmatrelvir와의 복합제에 대한 임신부 자료도 제한적이므로, 대체약이 없고, 치료의 이득이 위험을 상회한다고 판단될 경우 사용이 고려된다. 또 다른 경구 항바이러스제인 molnupiravir는 동물실험에서 태아독성이 확인되어 임신 중 사용은 권장되지 않는다. 대체제가 없어 불가피하게 사용할 경우, 배아형성기(10주 이후)를 지난 후 투여를 고려하며, 잠재적 위험에 대한 충분한 설명과 동의가 필요하다. Remdesivir는 정맥주사 제제로, 임신부에서의 자료는 제한적이지만 중등도 이상의 COVID-19로 입원한 환자에서 비교적 안전하게 사용된 사례들이 있어, 필요한 경우 사용을 고려해 볼 수 있다.

3) 항헤르페스 제제

(1) Acyclovir

Acyclovir는 임산부에서의 사용 경험이 많으며, 기형유발이나 조산위험이 확인되지 않았기에, 임신 중 어느 기간에라도 사용할 수 있다. 임신부에서 발생한 수두-대상포진 바이러스 폐렴이나 중증 파종성 헤르페스 감염의 치료에는 해당 약제의 사용이 권장된다. 또한 신생아에서의 단순포진 바이러스 감염의 위험을 낮추기 위해 임산부에서 임신 3분기 중 재발성 생식기 포진이 문제가 되는 경우에는 임신 36주째부터 출산 시까지 단기간 사용할 수도 있다. 수유부에서의 acyclovir를 사용하면 모유를 통해 신생아에게 쉽게 전달되기는 하나 별다른 해가 없으므로 수유부에서의 처방 역시 문제되지 않는다.

(2) Valacyclovir, Famciclovir

Valacyclovir와 famciclovir는 acyclovir보다는 복약순응도가 우수한 제제이나, acyclovir에 비하여 임상에서 사용경험이 많지 않아 실제 임산부에서의 중증 단순포진 바이러스 감염증에서는 acyclovir의 사용을 더 선호한다.

(3) Ganciclovir, Valganciclovir

Ganciclovir와 valganciclovir는 동물실험에서 배아 독

표 14. 임신 중 항레트로바이러스 제제의 기형유발 위험도

약제	위험도 평가	위험도 평가 결과
Bictegravir (BIC), Cobicistat (COBI), Darunavir (DRV), Stavudine (d4T), Didanosine (ddl), Dolutegravir (DTG), Elvitegravir (EVG), Indinavir (IDV), Raltegravir (RAL), Rilpivirine (RPV), Tenofovir alafenamide (TAF)	1분기 노출에 대한 자료가 충분하며, 전체 기형 위험이 2배 이상 증가할 가능성은 배제됨	그러한 위험 증가는 관찰되지 않음
Lamivudine (3TC), Abacavir (ABC), Atazanavir (ATV), Efavirenz (EFV), Emtricitabine (FTC), Lopinavir/ritonavir (LPV/r), Nelfinavir (NFV), Nevirapine (NVP), Ritonavir (RTV), Tenofovir disoproxil fumarate (TDF), Zidovudine (ZDV)	1분기 노출 사례가 충분히 관찰되어, 전체 기형 위험 1.5배, 심혈관 및 비뇨기계 기형 위험 2배 증가 가능성은 배제됨	그러한 위험 증가는 관찰되지 않음
Cabotegravir (CAB), Doravirine (DOR), Etravirine (ETR), Fostemsavir (FTR), Lenacapavir (LEN), Enfuvirtide (T-20)	노출 사례 수가 부족하여 위험 수준을 평가하기에 불충분함	자료 없음

성이 확인되었으며, 임산부 사용 사례는 제한적이고 대부분 임신 20주 이후에 사용된 경우였다. 태아독성이 명확히 보고되진 않았지만, 사례 수가 적어 해석이 제한적이다. 호주 TGA분류에서도 등급 D에 속한다. 임산부 사용은 일반적으로 권장되지 않으나, 거대세포바이러스 망막염을 치료하는 목적으로는 임신 중 사용이 인정되며, 다만 이 경우에도 전신투여는 임신 1분기 이후로 미루는 것이 바람직하다. 수유 중인 여성에서의 사용 시 신생아에서 골수억제 효과가 나타난 바 있다.

(4) Ribavirin

임신 중 ribavirin 사용을 고려하는 경우는 SARS, RSV, C형간염과 같은 경우 등을 그 예로 들 수 있다. 비록 ribavirin을 임신 중 사용하여도 기형유발이 없었다는 몇몇 증례들이 있지만 대부분의 동물실험에서 사지, 눈, 뇌 이상이 초래됨이 보고되고 있어 사용을 규제하고 있다.

4) 항레트로바이러스 제제

임신 중 모든 HIV 감염자에게 항레트로바이러스 치료는 권장되며, 치료의 시작과 지속 여부는 모체의 건강뿐 아니라 태아의 수직감염 예방을 위해서도 중요하다. 치료는 임신 주수와 관계없이 시작되어야 한다. 대부분의 항레트로바이러스 약제는 임신 중에도 안전하며, 임산부에서의 약제 사용은 비임신부와 유사하다(표 14). 임산부에서의 항바이러스제 사용에 대한 최신 권고안은 미국 NIH의 Clinicalinfo HIV 가이드라인 사이트(https://clinicalinfo.hiv.gov/en/guidelines/perinatal/whats-new)에서 확인할 수 있다.

7. 임신 중 항진균제 사용

1) Nystatin

*Streptomyces noursei*에서 추출된 polyene 항균제로서 경구흡수율이 매우 낮아 임신 중 태아에 대한 위험도는 없는 것으로 오랫동안 분류되어 왔으나 최근 노출된 태아에서 요도하열증(hypospadias)의 위험이 일부 증가한다는 헝가리에서의 연구결과에 따라 임신 8-14주에 무분별한 사용은 자제하길 권한다.

2) Amphotericin B

태반을 통과하여 태아에서도 유효한 혈중농도를 유지할수 있는 반면 태아에서의 장애를 초래하지 않는 약제로서 임산부에서 발생한 중증의 전신성 진균감염의 치료에 우선적으로 사용된다. 그러나 비임산부에서와 마찬가지로 신

독성을 유발할 수 있으므로 주의가 필요하다. 지질제형의 amphotericin B 역시 임신부에서 안전할 것으로 판단되나 자료가 제한적이다.

3) Azole

Ergosteol 합성차단을 통해 항진균 효과를 나타내는 약제로 태아에 독성을 보이거나 기형유발 위험이 있다고 알려져 있다. Itraconazole의 경우 쥐실험에서 용량의존적인 골격계 및 뇌 기형유발과 독성이 관찰되었으며 사람에서도 팔다리의 결손과 같은 기형 예들이 연관성 있게 보고된 바 있다. Fluconazole 역시 유사한 안전성의 문제가 있어 임신 중 특히 임신 1분기 동안의 전신투여는 피해야 한다. 표준용량 fluconazole (150 mg, 단회 경구) 노출과 관련하여, 일부 연구에서 선천성 심장기형 및 유산위험 증가가 보고되었으나, 기저질환 등 교란요인이 있으므로 해석에 주의가 필요하다. 드물고 제한된 사례이기는 하나, 임신 1분기 고용량 장기투여 후 Antley-Bixler 증후군과 유사한 특징적 기형이 보고된 바 있어, 불가피하게 고용량이 특히 임신 1분기에 사용될 경우, 태아기형 가능성에 대한 상담과 함께 상세 초음파 추적이 권고된다. 유즙을 통해 영아에게 전달될 수 있어 수유중 사용시에도 주의가 필요하나, 표준용량 단회투여는 가능할 것으로 보이며, 반복적이거나 고용량 투여는 권장되지 않는다.

새로운 azole계 항진균제인 voriconazole, posaconazole은 동물실험에서 태아독성이 관찰되었고 임신부에서는 자료가 없거나 극히 제한적이다.

4) Echinocandin

임신 중 echinocandin (caspofungin, anidulafungin, micafungin) 사용의 안전성에 대해서는 자료가 충분치 않으나 동물실험에서 태아독성 및 기형유발이 관찰되었기에 임신 중에는 다른 약제를 사용하도록 권장한다.

5) 기타

Flucytosine, griseofulvin 등은 기형유발 효과가 있어 임신 중 사용이 권장되지 않는다.

8. 임신 중 항기생충제 사용

여러 원충 감염증에 사용되는 metronidazole은 임신 중 사용해도 비교적 안전하다.

임신 중 말라리아 유행 지역으로의 여행은 가능한 한 피해야 하나, 불가피할 경우 반드시 예방적 항말라리아 약제를 복용해야 한다. 말라리아 예방 및 치료에 사용되는 chloroquine 제제도 임신 전기간 중 안전하게 투여할 수 있다. 따라서 chloroquine 감수성 말라리아에 대해서는 chloroquine을 비임신부와 동일한 용량과 스케쥴로 투여한다. mefloquine도 말라리아 예방 및 치료 목적으로 사용시 비교적 안전하다고 알려져 있으나 임신 초기 사용에 대한 자료는 거의 없어 주의가 필요하다. Atovaquone-proguanil 병합요법은 임신 중 사용에 대한 자료가 제한적이므로 일차적으로는 권장하지 않는다. 다만, 다른 대안이 없을 경우 투여가 고려될 수 있는데, 예방보다 치료 목적으로 평가한 기존 자료들에서 기형이나 조산 등의 위험이 증가되지 않았으나, 제한된 자료이며 방법론적 한계가 있어 해석에 주의가 필요하다. 임신 1분기에 사용된 경우 16주까지 정밀 초음파 추적이 권고된다. Chloroquine 내성 말라리아의 치료에는 quinine과 clindamycin을 우선적으로 병합투여한다. 삼일열 또는 난형 말라리아의 재발 방지를 위해 투여하는 primaquine은 임신 중에는 금기이다.

참고문헌

1. 정희진. 임산부에서의 항균요법. In: 대한감염학회. 항생제의 길잡이. 4판. 파주: 군자출판사; 2016. 106-14쪽.
2. Crider KS, Cleves MA, Reefhuis J, Berry RJ, Hobbs AD. Antibacterial Medication Use During Pregnancy and Risk of Birth Defects. National Birth Defects Prevention Study. Arch Pediatr Adolesc Med. 2009;163(11):978-85.
3. Dashe JS, Gilstrap LC. Antibiotic use in pregnancy. Obstet Gynecol Clin North Am. 1997;24:617-29.
4. HIV.gov [Internet]. Recommendations for the Use of Antiretroviral Drugs During Pregnancy and Interventions to Reduce Perinatal HIV Transmission in the United States [cited 2025 May 14]. Available from: https://clinicalinfo.hiv.gov/en/guidelines/perinatal/recommendations-arv-drugs-pregnancy-overview.
5. Lamont HF, Blogg HJ, Lamont RF. Safety of antimicrobial treatment during pregnancy: a current review of resistance, immunomodulation and teratogenicity. Expert Opin Drug Saf. 2014;13(12):1569-81.
6. National Library of Medicine [Internet]. LactMed: Drugs and Lactation Database [cited 2025 Mar 29]. Available from: https://www.ncbi.nlm.nih.gov/books/NBK501922/.
7. Pilmis B, Jullien V, Sobel J, Lecuit M, Lortholary O, Charlier C. Antifungal drugs during pregnancy: an updated review. J Antimicrob Chemother. 2015;70(1):14-22.
8. Therapeutic Goods Administration [Internet]. Prescribing medicines in pregnancy database [cited 2025 Mar 29]. Available from: https://webarchive.nla.gov.au/awa/20220815154145/https://www.tga.gov.au/prescribing-medicines-pregnancy-database.
9. UK Teratology Information Service [Internet]. UKTIS monographs and advice [cited 2025 Mar 29]. Available from: https://uktis.org/.
10. Ville Y, Leruez-Ville M. Managing infections in pregnancy. Curr Opin Infect Dis. 2014;27(3):251-7.
11. Wolters Kluwer [Internet]. UpToDate Lexidrug: Evidence-Based Drug Referential Content for Teams [cited 2025 Mar 29]. Available from: https://www.wolterskluwer.com/en/solutions/lexicomp.

소아

한승범 가톨릭대학교 의과대학 소아청소년과학교실

1. 소아에서 고려해야 할 일반적인 사항

소아를 진료하는 의사라면 성인의 투여량을 기준으로 단순한 나눗셈과 비례식으로 소아의 항생제 투여량을 결정한 경험이 있을 것이다. 그러나, 소아를 성인의 축소판으로 간주하여 처방하는 것은 항생제의 적정 치료농도에 도달하지 못해 치료실패를 초래하거나, 반대로 약물독성에 의한 부작용을 야기할 수 있다. 또한, 동일한 약물이라도 그 작용과 부작용은 어린 영아, 소아, 성인에서 각각 다르게 나타날 수도 있다. 감염병은 소아청소년 진료영역에서 가장 흔하게 접하는 임상분야이며, 항생제는 가장 흔히 처방되는 약물 중 하나이다. 원인병원체를 예측 또는 확인하고 숙주 및 항생제의 특성을 고려하여 적절한 용량과 투여경로를 선택하는 항생제 치료의 일반원칙은 동일하지만, 성인과 구분되는 소아의 중요한 특성을 함께 고려해야 한다.

1) 숙주의 해부학적, 생리학적 특징

소아는 지속적인 성장과 발달 과정 중에 있어 해부학적, 생리학적으로 미성숙한 상태이며, 작은 호흡기 통로를 가지고 있고 빠른 성장속도와 높은 감수성을 보이는 어린 세포들을 가지고 있다. 또한 면역체계가 미성숙한 상태에서 많은 병원체에 생애 처음으로 노출됨으로써 성인에 비해 감염병에 취약한 모습을 보이게 되어 결과적으로 1년에 평균 3-8회의 상기도감염을 경험한다. 그러나 소아에게 감염병이 흔하게 발생한다는 측면에서 간과하지 말아야 할 점은, 일반적으로 항균제 치료가 필요한 세균감염보다는 바이러스감염이 더 흔하게 발생하며 지역사회획득 바이러스감염의 대부분은 효과적인 항바이러스제가 없다는 것이다. 또한, 소아에 대한 광범위한 예방접종 시행으로 인해 침습성 세균감염의 발생이 감소하고 있다. 따라서 감염에 취약성을 보이는 소아에서 올바른 항생제, 특히 항균제를 선택하기 위해 우선적으로 고려해야 할 사항은 소아에게 발생한 감염병이 세균성인지 비세균성인지를 구분하는 것이다. 그러나 소아에서는 성인과 비교하여 세균에 대한 검사를 시행할 수 있는 다양한 검체를 획득하기 어렵고 어린 영아 및 신생아에서는 상대적으로 높은 침습성 세균감염의 빈도로 인해 진단 전 경험적으로 항균요법을 시작하는 경우도 있어 실제 임상에서는 미생물학적인 확정적 근거보다는 병력 청취와 진찰 소견, 필요에 따라 시행하는 방사선, 혈액, 소변 검사를 토대로 세균감염 여부를 판단해야 하는 경우가 많다. 항균제 사용에 있어서 소아의 위장관 흡수 능력, 간기능, 신장기능 등은 출생 후 점차 변화하여 생후 2-3년이 되어야 성인 수준에 도달하게 되므로 동일한 항균제라도 소아의 나이에 따라 그 투여량과 투여횟수가 달라져야 한다.

2) 미생물학적 특징: 연령별 다른 원인 병원체와 질병 양상

중증만성질환으로 인하여 다양한 침습기구를 삽입한 채 장기간 병원에 입원하거나 면역억제요법을 받는 소아는 매우 드문 만큼, 대부분의 소아는 항생제 내성세균이나 진균에 의한 감염보다는 지역사회에서 획득한 바이러스 및 세균 감염을 경험하게 된다. 소아의 병력청취와 신체진찰, 검사결과를 바탕으로 바이러스보다 세균에 의한 감염이 의심될 경우, 어떤 균주를 표적으로 경험적 항균치료를 시작할 것인지 결정해야 한다. 소아는 연령에 따라 호발하는 질병과 흔한 원인균이 다르며, 동일한 질병이라도 연령에 따라 임상양상과 중증도가 다르게 나타난다. 신생아를 비롯한 생후 3개월 미만 영아는 주로 산모의 건강 상태와 연관하여 산도에 상주하는 세균에 의한 감염을 경험하며, 최근 우리나라에서는 group B streptococci (GBS)와 *E. coli*가 침습성 감염의 주요 원인균이다. 이후 영아기에는 GBS 감염이 감소하고 *S. pneumoniae*, *H. influenzae*, group A streptococci 등에 의한 감염이 증가하며, 외부환경과 접촉하는 신체부위의 상재균인 *S. aureus*는 전 연령에서 주요 병원체로 확인된다. 일상생활에서 병원체와 직접 접촉하는 호흡기의 감염이 가장 빈번히 발생하며, 상기도 바이러스감염 후에 비인두 집락균이 무균상태의 부비동, 중이강 또는 하기도로 유입되어 이차세균감염이 발생할 수 있어 *S. pneumoniae*, non-typable *H. influenzae*, *M. catarrhalis*, *M. pneumoniae* 등이 흔한 호흡기감염의 원인이 된다. 따라서 호흡기 상재균에 영향을 줄 수 있는 *S. pneumoniae*에 대한 예방접종 여부와 어린이집에 다니면서 다른 아이들에게 지속적으로 노출되고 있는지 여부는 원인균을 예측하는데 중요한 병력이 된다. 결국, 세균감염이 의심되는 소아에서 항균제의 선택은 보편적인 치료지침과 함께 지역사회에서 병원체의 분포 및 항균제 감수성에 대한 역학자료를 바탕으로 해부학적 부위에 따라 연령별 흔한 원인균을 표적으로 선택해야 한다.

3) 약리학적 특징

일반적으로 소아에서의 약물투여량은 몸무게보다는 체표면적을 기준으로 정하는 것이 더 정확하다고 받아들여지지만, 영아 및 어린 소아는 체표면적이 상대적으로 넓어 이를 기준으로 할 경우 필요 이상의 용량이 처방될 수 있다. 성인과 비교하여 소아에서는 약물동력학에 대한 임상연구가 매우 부족하여 권장되는 소아의 약물투여량은 성인의 자료를 토대로 추정된 경우가 많다. 소아는 성인과 비교하여 세포외액의 비율이 높고 간과 신장의 대사 및 배설기능이 미숙하여 약물농도에 영향을 줄 수 있으며, 이는 영아에서 더욱 두드러진다. 따라서 항생제를 선택할 때에는 항생제 부작용 발생 가능성을 고려하면서, 감염부위에서 적정농도를 유지하기 위한 항생제의 투여량, 방법, 횟수를 결정해야 한다. 치료과정에서는 약물이상반응에 대한 감시를 지속하며, 임상경과 및 미생물적 치료반응, 질병 중증도에 따라 항생제 투여기간을 결정해야 한다. 또한 감염장소(원내감염 또는 지역사회감염), 병원체의 항생제내성 정보, 환자의 면역 상태, 과거 병력과 가족력도 고려해야 한다. 일부 항생제는 소아에서 부작용으로 인하여 사용이 제한되며, 최근 새로 개발된 항생제를 소아에서 사용하기 위해서는 많은 임상경험이 필요하다. 이러한 새로운 항생제를 성급하게 사용하는 것은 바람직하지 않지만, 환자에게 필요한 최적의 항생제가 있음에도 불구하고 사용을 주저하는 것도 올바르지 못한 결정이 될 수 있다.

2. 소아에서의 특수한 상황

1) 미숙아 및 신생아에서의 항생제 사용

미숙아와 신생아는 연장아 및 성인과 다른 약물동력학적 특성을 보이므로, 항생제의 투여량과 방법 및 횟수가 달라져야 한다. 신생아는 연장아 및 성인과 비교하여 세포외액의 비율이 높아 분포용적이 크고 배설이 느려 반감기가 길어진다. 일반적으로 단백의 약물결합력이 낮으나, sulfonamide와 ceftriaxone은 빌리루빈보다 더 높은 단백결합률으로 알부민으로부터 빌리루빈을 유리시킴으로써 핵황달을 유발할 수 있어 신생아에 대한 사용이 제한된다. 신생아는 효소가 부족하여 간에서 약물대사가 저하되고, 사구체여과율이 낮아 항생제의 대사와 배설이 느리며, 이로 인해 약물반감기가 길어지고 고농도에 의한 독성 발생 가능성이

표 15. 신생아에서 자주 사용되는 항생제의 용량(체중 1 kg당 용량)

항균제	투여경로	임신 나이 ≤34주 6일		임신 나이 ≥35주 0일	
		생후 7일 이내	생후 7일 이후	생후 7일 이내	생후 7일 이후
Penicillin G, aqueous	IV, IM	50,000 U q12h 뇌수막염: 150,000 U q8h	50,000 U q8h 뇌수막염: 125,000 U q6h	50,000 U q12h 뇌수막염: 150,000 U q8h	50,000 U q8h 뇌수막염: 125,000 U q6h
Penicillin G, benzathine	IM	50,000 U 1회	50,000 U 1회	50,000 U 1회	50,000 U 1회
Ampicillin	IV, IM	50 mg q12h 뇌수막염: 100 mg q8h	75 mg q12h 뇌수막염: 75 mg q6h	50 mg q8h 뇌수막염: 100 mg q8h	50 mg q8h 뇌수막염: 75 mg q6h
Nafcillin	IV, IM	25 mg q12h 뇌수막염: 50 mg q12h	25 mg q8h 뇌수막염: 50 mg q8h	25 mg q8h 뇌수막염: 50 mg q8h	25 mg q6h 뇌수막염: 50 mg q6h

항균제	투여경로	교정 나이 ≤30주	교정 나이 >30주
Piperacillin-tazobactam	IV	100 mg piperacillin q8h	80 mg piperacillin q6h

항균제	투여경로	임신 나이 ≤31주 6일		임신 나이 ≥32주 0일	
		생후 7일 이내	생후 7일 이후	생후 7일 이내	생후 7일 이후
Cefazolin	IV, IM	25 mg q12h	25 mg q12h	25 mg q8h	25 mg q8h
Cefotaxime	IV, IM	50 mg q12h	50 mg q8h	50 mg q12h	50 mg q8h
Ceftazidime	IV, IM	50 mg q12h	50 mg q8h	50 mg q12h	50 mg q8h

항균제	투여경로	임신 나이 ≤35주 6일	임신 나이 ≥36주 0일
Cefepime	IV	30 mg q12h	50 mg q12h

항균제	투여경로	임신 나이 ≤31주 6일		임신 나이 ≥32주 0일	
		생후 14일 이내	생후 14일 이후	생후 14일 이내	생후 14일 이후
Meropenem	IV	20 mg q12h 뇌수막염: 40 mg q12h	20 mg q8h 뇌수막염: 40 mg q8h	20 mg q8h 뇌수막염: 40 mg q8h	30 mg q8h 뇌수막염: 40 mg q8h

항균제	투여경로	임신 나이 ≤33주 6일		임신 나이 ≥34주 0일	
		생후 7일 이내	생후 7일 이후	생후 7일 이내	생후 7일 이후
Linezolid	IV, PO	10 mg q12h	10 mg q8h	10 mg q8h	10 mg q8h
Azithromycin	IV, PO	10 mg q24h (*C. trachomatis*: 20 mg q24h, 3일)			

항균제	투여경로	임신 나이 ≤29주 6일		임신 나이 30주 0일-34주 6일		임신 나이 ≥35주 0일	
		생후 14일 이내	생후 14일 이후	생후 10일 이내	생후 10일 이후	생후 7일 이내	생후 7일 이후
Amikacin	IV, IM	15 mg q48h	15 mg q36h	15 mg q36h	15 mg q24h	15 mg q24h	18 mg q24h
Gentamicin, Tobramycin	IV, IM	5 mg q48h	5 mg q36h	5 mg q36h	5 mg q24h	4 mg q24h	5 mg q24h

항균제	투여경로	임신 나이 ≤32주	임신 나이 33-40주	임신 나이 >40주
Clindamycin	IV, IM, PO	5 mg q8h	7 mg q8h	9 mg q8h

항균제	투여경로	임신 나이 ≤34주	임신 나이 35-40주	임신 나이 >40주
Metronidazole	IV, PO	부하용량: 15 mg 유지용량: 7.5 mg q12h	부하용량: 15 mg 유지용량: 7.5 mg q8h	부하용량: 15 mg 유지용량: 10 mg q8h

항균제	투여경로	체중 <1 kg	체중 1-2 kg	체중 >2 kg
Teicoplanin	IV	부하용량: 16 mg 유지용량: 11 mg q24h	부하용량: 15 mg 유지용량: 10 mg q24h	부하용량: 15 mg 유지용량: 8 mg q24h

항균제	투여경로	생후 7일 이내	생후 7일 이후
Vancomycin	IV	10-15 mg q12h	10-15 mg q8h

항균제	투여경로	임신 나이 ≥34주 0일, 생후 12일 이후
Ceftaroline	IV	6 mg q8h

항균제	투여경로	임신 나이 ≥32주 0일
Ceftolozane-tazobactam	IV	20 mg ceftolozane q8h

항바이러스제/항진균제	투여경로	용량
Acyclovir	IV	20 mg q8h
Ganciclovir	IV	6 mg q12h
Valganciclovir	PO	16 mg q12h
Oseltamivir	PO	3 mg q12h
Fluconazole	IV, PO	부하용량: 25 mg, 유지용량: 12 mg q24h
Amphotericin B deoxycholate	IV	1 mg q24h
Micafungin	IV	4 mg q24h

증가한다. 특히, 신장배설 기능은 생후 2주 동안 급격히 발달하므로, 생후 1-2주를 기준으로 항생제의 투여량과 투여횟수가 달라질 수 있다. 또한, 알칼리성 위액, 위장관 통과시간 증가, 상대적으로 넓은 위장관점막 표면 등이 경구 항생제의 흡수에 영향을 준다. 신생아 및 미숙아에서는 항생제 과다 투여에 따른 심각한 부작용이나 영구적 손상이 발생할 수 있으며, 반면 대사 및 배설의 증가로 인해 적정치료농도에 도달하지 못하고 치료실패를 경험할 수도 있다. 이러한 측면에서 신생아에서의 항생제 치료는 소아청소년 감염 또는 신생아 분과전문의와 협의를 통해 이루어져야 하며, 추가적인 약물동력학 연구 결과에 따라 용법이 계속하여 변화하고 있음을 숙지해야 한다. 신생아에서 자주 사용되는 항생제의 용량과 투여방법은 표 15와 같다.

2) 면역저하 소아에서의 항생제 사용

환자의 기저 면역상태 및 면역저하의 정도에 따라 예상되는 원인균의 종류와 이에 대한 경험적 항생제 사용이 달라진다. 일반적인 원칙은 성인 면역저하환자와 마찬가지로, *P. aeruginosa*에 효과가 있으면서 부작용이 적은 광범위 항균제를 가능한 조기에 경험적으로 투여한 뒤, 배양검사 결과

표 16. 선천면역결핍증에서 예방적 항생제 사용

면역결핍증	감염원	예방적 항생제
체액면역결핍	*S. pneumoniae, H. influenzae, S. aureus, P. aeruginosa, C. jejuni, Mycoplasma* spp., *Salmonella* spp., *Shigella* spp., enterovirus, rotavirus, *Giardia* spp.	• 체액면역결핍증(항체 보충 요법에도 감염이 반복되는 경우) - Amoxicillin 20 mg/kg #1 (max=1 g) - Fluconazole 6 mg/kg #1 (max=400 mg)
세포면역 또는 복합면역결핍	*S. pneumoniae, H. influenzae, Mycobacterium* spp., *P. aeruginosa, Candida* spp., *P. jirovecii*, herpesvirus, adenovirus	• 중증복합면역결핍증 - Amoxicillin 20 mg/kg #1 (max=1 g) - TMP-SMX 5 mg/kg #2, 3/wk (max=160 mg TMP) - Acyclovir 80 mg/kg #2 or 3 (max=800 mg) - Fluconazole 6 mg/kg #1 (max=400 mg) • 고IgM증후군 - TMP-SMX 5 mg/kg #2, 3/wk (max=160 mg TMP) • NEMO 결핍증 - TMP-SMX 5 mg/kg #2, 3/wk (max=160 mg TMP) - Acyclovir 80 mg/kg #2 or 3 (max=800 mg) • 고IgE증후군 - TMP-SMX 5 mg/kg #1 (max=160 mg TMP) - Itraconazole 5 mg/kg #2 (max=200 mg)
식세포이상	*S. aureus, Salmonella* spp., *Serratia* spp., *Nocardia* spp., enteric gram-negative bacilli, *P. aeruginosa*, *Aspergillus* spp., *Candida* spp.	• 만성 육아종질환 - Amoxicillin 20 mg/kg #1 (max=1 g) - Itraconazole 5 mg/kg #2 (max=200 mg)
보체결핍	*S. pneumoniae, H. influenzae, Neisseria* spp.	

TMP-SMX, trimethoprim-sulfamethoxazole; NEMO, nuclear factor κB essential modulator.

에 따라 항균제를 조정하고, 정상면역 환자보다 장기간 항균 치료를 유지해야 하며, 항균제 치료반응에 따라 항진균제 치료도 고려해야 한다. 또한 기저 면역력의 부족으로 인해 정균항(진)균제보다는 살균항(진)균제를 이용한 치료가 권장된다. 이러한 원칙은 항암치료에 의한 이차적인 면역저하가 발생한 환자를 대상으로 수립된 치료방침이지만, 선천면역결핍 환자에게도 동일한 원칙을 적용할 수 있을 것이다. 선천면역결핍에서는 면역결핍 종류에 따라 흔한 병원체가 알려져 있으며, 이를 바탕으로 경험적 항균제를 선택해야 한다(표 16). 이들에 대한 예방적 항생제 투여가 권장되지만, 예방적 항생제 투여방침은 아직 정립되지 않았기 때문에 각 환자의 혈구세포수와 반복감염 병력 등을 고려하여 예방적 항생제를 선택할 수 있다(표 16). 기능적/해부학적 무비증 소아에게는 그 원인 및 폐렴알균백신 접종력에 관계없이 만 5세까지 예방적 항균요법이 권장되며, 경구 penicillin을 복용할 수 없는 우리나라에서는 amoxicillin (20 mg/kg #1, max=1 g)을 복용할 수 있다.

3) 청소년의 감염병

청소년은 성인과 거의 동일한 신체조건을 갖추었으나 아직 성장 중에 있으며, 특히 이 시기에는 사춘기 성장 급증기를 경험하게 된다. 일반적으로 청소년기는 다른 연령대에 비해 급성 감염병으로 병원을 찾는 경우가 상대적으로 적은 시기이다. 그러나, 다른 소아연령에 비해 결핵과 성매개감염의 발생 가능성이 높으며, 이러한 감염의 위험인자가 될 수 있는 음주, 흡연 및 약물오용, 성경험, 임신 등에 대한 병력청취와 함께 소아기 예방접종(A형간염, 수두, MMR, Tdap)에 대한 평가도 필요하다. 성매개감염의 경우, 치료순응도를 높이기 위해 항생제 1회 치료(ceftriaxone 500 mg IM+azithromycin 1 g PO)를 고려할 수 있으나, 감염원에 대한 검사를 우선 시행하며 성접촉 파트너에 대한 치료도 병행해야 한다.

4) 이민자 및 이민자 자녀의 감염병

최근 국제결혼 및 이주 근로자의 증가로 인하여 사회 전반뿐만 아니라 진료영역에서도 변화가 있었다. 이러한 소아들에 대해서는 이전 거주 국가에서의 예방접종력, 기저 질환 및 이에 대한 치료병력과 부모 등 가족의 질병력에 대한 조사가 필요하다. 또한, 최근 입국한 환자에 대해서는 이전 거주 국가의 풍토병 및 최근 유행한 감염병에 대한 정보를 알고 있어야 한다. 국가별로 권장되는 예방접종의 종류와 접종시기에 대한 정보는 세계보건기구 누리집(https://immunizationdata.who.int/global?topic=Vaccination-schedule&location=)에서, 해외감염병 발생정보에 대해서는 해외감염병NOW 누리집(http://해외감염병now.kr)에서 확인할 수 있다.

3. 소아에서 사용이 제한되는 항균제

1) Fluoroquinolone

광범위 항균제인 fluoroquinolone은 동물에서 보고된 연골손상 부작용으로 인해 소아에서의 사용이 제한되어 왔으나, 최근까지 연구결과 소아에서 일시적인 관절통이 나타날 수 있지만 뼈와 관절 독성에 의한 장기적인 합병증은 발견되지 않아 소아에서의 사용범위 확대에 대한 의견이 제기되었다. 다른 경구 또는 주사 항균제를 사용할 수 없는 *P. aeruginosa* 감염, 다제내성 *S. pneumoniae*, 장내 그람음성균 또는 *Mycobacterium* spp. 감염에서 fluoroquinolone의 사용을 고려할 수 있다. 최근 우리나라에서는 3일 이상 macrolide 치료에도 호전되지 않는 *M. pneumoniae* 폐렴 소아환자에서 levofloxacin 10 mg/kg (5세 미만은 하루 2회, 5세 이상은 하루 1회) 치료가 인정되었다. 그러나, 근골격계 부작용 외에도 부정맥, 신경독성 등의 부작용과 내성균 발현 문제로 인하여 fluoroquinolone은 가능한 1차 치료제로는 사용하지 않아야 한다.

2) Tetracycline

Tetracycline은 치아변색 부작용으로 인하여 8세 미만 소아에서 사용이 제한되어 왔으며, 우리나라에서는 12세 이상에서 사용이 허가되어 있다. 하지만 doxycycline은 다른 tetracycline계열 항균제와 비교하여 calcium과의 결합력이 낮고 8세 미만 소아에서 치아변색과의 연관성을 보이지 않았다. 따라서 미국소아과학회는 나이에 상관없이 doxycycline의 사용을 제한하지 않으며, 최근 우리나라에서도 3일 이상 macrolide 치료에 호전되지 않는 *M. pneumoniae* 폐렴 소아환자에게 doxycycline (2 mg/kg 하루 2회, 7-14일) 치료가 인정되었다. 심각한 감염질환에서 tetracycline이 가장 효과적이거나 다른 감수성 항균제가 없는 경우에는 소아에서 doxycycline 사용을 고려해 볼 수 있으며, 치아변색은 치료기간 및 용량과 연관성을 보이므로 가능한 21일 이내 사용을 권장한다.

3) 새로 개발된 항생제

2000년대 이후 MRSA, VRE 및 다제내성 그람음성균감염에 대한 새로운 항균제의 사용이 확대되고 있다. 이 중, 우리나라에서는 대제내성 그람양성균감염에 사용할 수 있는 daptomycin과 다제내성 그람음성균감염에 사용할 수 있는 ceftolozane-tazobactam, ceftazidime-avibactam이 최근 성인에서 사용이 허가되었다. 이미 미국에서는 이들 약제와 함께 MRSA 감염에 효과적인 ceftaroline과 dalbavancin 등도 소아에서 사용이 허가되어 있다. 다행히 소아청소년에서 다제내성균 감염의 빈도가 높지 않지만, 새로운 항생제의 국내 도입과 소아청소년에 대한 치료적응증 확대를 위한 노력이 필요할 것이다.

4. 흔한 감염질환에서 항균제 선택

소아의 연령과 면역상태에 따라 동일한 장기와 조직에 발생한 감염병도 원인균이 다를 수 있으며, 동일한 세균에 의한 감염도 임상양상과 중증도가 다르게 나타날 수 있다. 따라서 해부학적 부위와 함께 소아의 연령을 고려하여 흔한 원인균을 예측하고, 이를 표적으로 하는 적절한 항균제를 선택해야 한다. 이 장에서는 소아청소년에서 흔히 접하는 세균감염병에서 경험적으로 사용할 수 있는 항균제를 표 17-24에 정리하였다. 경험적 치료를 시작한 이후에는 원인병원체를 확인하기 위한 적절한 검사를 시행하고 결과에 따라 확인된 병원

표 17. 소아 상기도감염의 경험적 항균치료(체중 1 kg당 용량, 1일 최대용량)

진단	흔한 원인균	항균요법	참고사항
치원성감염 구강내감염	Streptococci Oral aerobes Oral anaerobes	• PO - Amoxicillin-clavulanate 25-45 mg #3 (max=2 g) - Clindamycin 30 mg #3 (max=1.8 g) - Azithromycin 12 mg #1 (day 1, max=500 mg), 6 mg #1 (days 2-5, max=250 mg) • IV - Ampicillin-sulbactam 100-200 mg #4 (max=8 g) - Ampicillin 100-200 mg #4+metronidazole 30 mg #3 (max=4 g) - Clindamycin 30 mg #3 (max=2.7 g) - Cefotaxime 150 mg #3 (max=8 g) or ceftriaxone 50-75 mg #1 or 2 (max=2 g) +metronidazole 30 mg #3	• 치과 치료 병행 • 면역저하환자, 발열, 국소합병증 동반되면 항생제 치료 고려
인두염 편도염	Group A streptococci (만 3세 이전은 드물다)	• PO - Amoxicillin 50 mg #1 or 2 (max=1 g) for 10 days - Cephalexin 40 mg #2 (max=1 g) for 10 days - Cefadroxil 30 mg #1 (max=1 g) for 10 days - Clindamycin 21 mg #3 (max=900 mg) for 10 days - Clarithromycin 15 mg #2 (max=500 mg) for 10 days - Azithromycin 12 mg #1 (max=500 mg) for 5 days • IM - Benzathine penicillin 60만 U (<27 kg) or 120만 U (≥27 kg) 1회(1 kg당이 아닌 총 용량)	• 치료실패 또는 재발한 경우는 amoxicillin 외 항균제의 효과가 더 좋을 수 있음 • 원인균 확인 후 항생제 투여가 권장됨
편도주위/ 인두주위/ 인두후부농양	*S. aureus* Group A streptococci Viridans streptococci Oral anaerobes	• IV - Ampicillin-sulbactam 100-200 mg #4 - Piperacillin-tazobactam 240-300 mg #3 or 4 (max=16 g) - Nafcillin 100-200 mg #4 (max=12 g) +clindamycin 20-40 mg #3 or 4 or metronidazole 30 mg #3 or 4 - Ceftriaxone 50-75 mg #1 or 2 (max=2 g) +clindamycin or metronidazole	• 농양에 대한 흡인 또는 배농 고려

진단	흔한 원인균	항균요법	참고사항
경부림프절염	*S. aureus* Group A streptococci Anaerobes	• PO - Amoxicillin-clavulanate 45 mg #2 (max=2 g) - Cephalexin 25-50 mg #2 (max=2 g) - Clindamycin 30-40 mg #3 or 4 (max=1.8 g) • IV - Nafcillin 150 mg #4 - Cefazolin 75-100 mg #3 (max=6 g) - Ceftriaxone 50-100 mg #1 or 2 - Clindamycin 30-40 mg #3	• 중증인 경우, vancomycin 60 mg #4 (max=3.6 g) 추가 • 48시간 이후 호전 없으면 흡인 고려 • 총 10일 또는 임상적 호전 후 5일 이상 치료
급성 중이염	*S. pneumoniae* *H. influenzae* non-typable *M. catarrhalis*	• 1차(PO) - Amoxicillin 80-90 mg #2 (max=4 g) - Amoxicillin-clavulanate 80-90 mg #2 (최근 30일 이내 amoxicillin 투여) - 베타락탐제 과민반응 가. Clindamycin 30-40 mg #3 나. Azithromycin 10 mg (day 1), 5 mg (days 2-5) or 10 mg #1 for 3 days or 30 mg/kg 1회 (max=1.5 g) 다. Clarithromycin 15 mg #2 (max=1 g) • 2차 - Cefuroxime 30 mg #2 (max=1 g) PO - Cefdinir 14 mg #2 (max=600 mg) PO - Cefpodoxime 10 mg #2 (max=400 mg) PO - Cefditoren 9-18 mg #3 (max=400 mg) PO - Ceftriaxone 50-75 mg #1 (max=1 g) for 3 days IV, IM	• 2차 치료에 실패 또는 증상이 심한 경우는 고막천자 시행
급성 부비동염	*S. pneumoniae* *H. influenzae* non-typable *M. catarrhalis*	• PO - Amoxicillin-clavulanate 40-50 mg #2 - Amoxicillin-clavulanate 90 mg #2 (심한 증상, 2세 미만, 어린이집, 최근 30일 이내 항생제 치료, 면역저하환자) • IV (중증) - Ceftriaxone 100 mg #2 (max=2 g) or cefotaxime 100-200 mg #4 (max=2 g) +vancomycin 40 mg #4 (max=2 g)	• Penicillin 과민반응: cefdinir, cefpodoxime, cefditoren 고려 • 약물치료실패 또는 국소합병증 의심되면 CT 시행

표 18. 소아 하기도감염의 경험적 항균치료(체중 1 kg당 용량, 1일 최대용량)

진단	흔한 원인균	항균요법	참고사항
지역사회획득 폐렴	• 생후 3개월 미만 Group B streptococci, *S. aureus*, *S. pneumoniae*, Group A streptococci, *B. pertussis*, *C. trachomatis*	• IV - Ampicillin or nafcillin+gentamicin - Cefotaxime+vancomycin	• 임신 나이와 생후 나이를 고려하여 용량 선택 (표 15 참고)

진단	흔한 원인균	항균요법	참고사항
지역사회획득 폐렴	• 생후 3개월-5세 *S. pneumoniae* *M. pneumoniae* *S. aureus* Group A streptococci	• PO - Amoxicillin 90 mg #2 or 3 (max=4 g) - Amoxicillin-clavulanate 90 mg #2 or 3 • IV - Ampicillin 150-200 mg #4 (max=12 g) - Cefotaxime 150 mg #3 (max=12 g) - Ceftriaxone 50-100 mg #1 or 2 (max=4 g)	• *S. pneumoniae* 백신 접종이 완료되지 않았다면 amoxicillin보다는 3세대 cephalosporin을 고려 • 증상이 호전되면 경구치료로 전환하며, 합병증이 없다면 5-7일 단기치료 고려 • 중증인 경우 10-14일 치료를 고려 • 농흉/폐농양 합병증이 발생한 경우 *S. aureus* 감염을 고려하여 항생제 변경
	• 5세 이상 *M. pneumoniae* *S. pneumoniae* *S. aureus*	• PO - Azithromycin 10 mg #1 (day 1, max=500 mg), 5 mg #1 (days 2-5, max=250 mg) - Clarithromycin 15 mg #2 (max=1 g) - Doxycycline 4 mg #2 (max=200 mg) • IV - Ampicillin 150-200 mg #4 - Cefotaxime 150 mg #3 - Ceftriaxone 50-100 mg #1 or 2	
농흉	*S. aureus* *S. pneumoniae* Group A streptococci	• IV - Ampicillin 150-200 mg #4 +vancomycin 40-60 mg #3 or 4 (max=3.6 g) - 중증 Ceftriaxone 50-100 mg #1 or 2 +vancomycin 40-60 mg #3 or 4 +nafcillin 150-200 mg #4 or 6 (max=12 g)	• *S. pneumoniae* 백신 접종이 완료되지 않았다면 amoxicillin보다는 3세대 cephalosporin을 고려 • 저산소증, 화농성 흉수, 72시간 내 항생제 치료효과가 없으면 흉관 배농 필요
흡인폐렴/ 괴사성폐렴/ 폐농양	*S. aureus* *S. pneumoniae* Group A streptococci Anaerobes	• IV - Ampicillin-sulbactam 150-200 mg #4 (max=12 g) - Piperacillin-tazobactam 240-300 mg #3 or 4 (max=16 g) - Cefotaxime 150 mg #3 or ceftriaxone 50-100 mg # 1 or 2+clindamycin 40 mg #3 or 4 (max=2.7 g) - Meropenem 60 mg #3 (max=3 g)	• 농양 직경 ≥4 cm, 농양 파열 가능성, 1-3주 항생제 치료에 호전이 없으면 배농 및 수술 고려 • 총 3-4주 또는 해열 및 임상적 호전 후 2주 동안 치료 유지
원내폐렴	*S. aureus* (MRSA) *P. aeruginosa* Enteric gram-negative bacilli *Acinetobacter* spp.	• IV - Piperacillin-tazobactam 300 mg #3 or ceftazidime 90-150 mg #3 (max=6 g) or cefepime 150 mg #3 (max=6 g) or meropenem 60 mg #3 +vancomycin 40-60 mg #3 or 4	• 병원의 역학적 상황에 따라 차별화된 치료 방침이 필요
백일해	*B. pertussis* *B. parapertussis* *B. holmesii*	• PO - Azithromycin 10 mg #1 (day 1), 5 mg #1 (days 2-5) - Clarithromycin 15 mg #2 for 7 days	• 기침 억제제 및 가습기는 금기

표 19. 소아 심혈관계감염의 경험적 항균치료(체중 1 kg당 용량, 1일 최대용량)

진단	흔한 원인균	항균요법	참고사항
심내막염	경험적 치료	• 자연판막 또는 수술 후 1년 이상 된 인공판막 - Ampicillin-sulbactam 200-300 mg #4 or 6 (max=12 g)+gentamicin 3-6 mg #3 ±vancomycin 60 mg #4 (max=2 g) - Vancomycin 60 mg #4+gentamicin 3-6 mg #3 • 원내감염 또는 수술 후 1년 이내 인공판막 - Vancomycin 60 mg #4+gentamicin 3-6 mg #3+cefepime 100-150 mg #2 or 3 (max=6 g) or ceftazidime 100-150 mg #3 (max=4 g)	• 인공판막인 경우, rifampin 20 mg #2 or 3 (max=900 mg) 추가 • 인공판막인 경우 수술적 치료 병행
	Viridans streptococci (기저 심장질환)	• Penicillin G, aqueous 20-30만 U #6 (max=240만 U) • Ceftriaxone 100 mg #2 or 80 mg #1 (max=4 g) • Cefazolin 100 mg #3 (max=12 g) • Vancomycin 40-60 mg #2 or 3	• Vancomycin은 베타락탐제 과민반응이 있는 경우 사용
	S. aureus (중심정맥관) Coagulase-negative staphylococci (수술 후 감염)	• MSSA - Nafcillin 200 mg #4 or 6 (max=12 g) ±gentamicin 3-6 mg #3 for 3-5 days - Cefazolin 100 mg #3 (max=12 g) ±gentamicin 3-6 mg #3 for 3-5 days - Vancomycin 40-60 mg #2 or 3 • MRSA - Vancomycin 40-60 mg #2 or 3 - Daptomycin 12 mg (1-6세), 9 mg (7-11세), 7 mg (12-17세) #1	• 인공판막인 경우, rifampin 20 mg #2 or 3, gentamicin (2주) 추가
심내막염	Eneterococci Less-susceptible viridans streptococci	• Penicillin G, aqueous 20-30만 U #6 +gentamicin 3-6 mg #3 • Ampicillin 300 mg #4 or 6 (max=12 g) +gentamicin 3-6 mg #3 • Enterococci - Vancomycin 40-60 mg #2 or 3 +gentamicin 3-6 mg #3 - Ampicillin 300 mg # 4 or 6 +ceftriaxone 100 mg #2 or 80 mg #1 • Streptococci - Ceftriaxone 100 mg #2 or 80 mg #1 +gentamicin 3-6 mg #3	• Vancomycin은 ampicillin 내성인 경우 사용

표 20. 소아 중추신경계감염의 경험적 항균치료(체중 1 kg당 용량, 1일 최대용량)

진단	흔한 원인균	항균요법	참고사항
세균성 뇌수막염	경험적 치료	• Cefotaxime 300 mg #3 or 4 (max=12 g) or ceftriaxone 100 mg #2 (max=4 g) +vancomycin 60-80 mg #3 or 4 (max=4 g)	• 신생아는 ampicillin 추가(표 15 참고)
	S. pneumoniae	• Penicillin 감수성 - Penicillin G, aqueous 30만 U #6 (max=240만 U) - Cefotaxime 225-300 mg #3 - Ceftriaxone 100 mg #2 • Penicillin 내성, cephalosporin 감수성 - Cefotaxime or ceftriaxone • Penicillin 내성, cephalosporin 내성 - Cefotaxime or ceftriaxone +vancomycin 60-80 mg #4	• 베타락탐제 과민반응이 있으면 vancomycin 투여 • 총 10-14일 이상 치료
	N. meningitidis	• Penicillin G, aqueous 30만 U #6 • Cefotaxime 200 mg #4 • Ceftriaxone 100 mg #2	• 총 5-7일 이상 치료
	H. influenzae	• Cefotaxime 200 mg #4 • Ceftriaxone 100 mg #2	• 총 7-10일 이상 치료
	Group B streptococci	• Penicillin G, aqueous 30만 U #6 • Ampicillin 300 mg #4 (max=12 g)	• 신생아에서 고려
	E. coli	• Cefotaxime 200 mg #4 • Ceftriaxone 100 mg #2 • Cefepime 150 mg #3 (max=6 g) • Meropenem 120 mg #3 (max=6 g)	• 신생아에서 고려 • Cefepime, meropenem은 ESBL 양성인 경우 고려
	L. monocytogenes	• Ampicillin 300 mg #4	• 신생아에서 고려
뇌농양	원발병소에 따라 다양(충치, 중이염, 부비동염, 뇌수막염, 두부외상 및 수술, 선천성심질환, 균혈증)	• Cefotaxime 300 mg #3 or ceftriaxone 100 mg #2 +metronidazole 30 mg #3 (max=4 g)+nafcillin 200 mg #4 (max=12 g)	• 수술적 치료를 동시에 시행

ESBL, extended-spectrum β-lactamase.

표 21. 소아 요로감염의 경험적 항균치료(체중 1 kg당 용량, 1일 최대용량)

진단	흔한 원인균	항균요법	참고사항
급성 방광염/ 신우신염	*E. coli* *Klebsiella* spp. *Proteus* spp. *Enterobacter* spp. *Citrobacter* spp. *S. saprophyticus* *Enterococcus* spp.	• PO - Amoxicillin-clavulanate 45 mg #2 (max=1.5 g) - Cefuroxime 30 mg #2 (max=1 g) - Cefprozil 30 mg #2 (max=1 g) - Cefixime 10 mg #1 (max=400 mg) - Cefpodoxime 9 mg #1 (max=400 mg) - Cefdinir 14 mg #1 (max=600 mg) - TMP-SMX 12 mg #2 (max=320 mg TMP) • IV - Ampicillin-sulbactam 200 mg #4 (max=8 g) - Cefuroxime 150 mg #3 (max=4.5 g) - Cefotaxime 200 mg #4 (max=8 g) - Ceftriaxone 80 mg #1 (max=2 g) - Ceftazidime 150 mg #3 (max=6 g) - Cefepime 100 mg #2 (max=4 g) - Gentamicin 7.5 mg #3	• 신생아, 탈수상태, 경구 섭취가 어려운 경우, 복잡성요로감염은 입원이 필요 • 총 7-10일 치료가 권장되나 방광염은 총 3-5일 치료를 고려할 수 있다.

TMP-SMX, trimethoprim-sulfamethoxazole.

표 22. 소아 위장관염의 경험적 항균치료(체중 1 kg당 용량, 1일 최대용량)

진단	흔한 원인균	항균요법	참고사항
위염/ 위궤양	*H. pylori*	• Proton pump inhibitor 1 mg #1+amoxicillin 50 mg #2 (max=2 g)+clarithromycin 15-20 mg #2 (max=1 g) for 14 days	• Clarithromycin 내성은 metronidazole 20-30 mg #2 (max =1 g)으로 변경
여행자설사	ETEC *Campylobacter* spp. *Shigella* spp. *Salmonella* spp.	• PO - Ciprofloxacin 30 mg #2 (max=1 g) for 3 days - Azithromycin 10 mg #1 (max=500 mg) for 3 days - Rifaximin 20-30 mg #3 (max=600 mg) for 3 days	
열과 혈변을 동반한 급성 위장관염 (이질)	*Salmonella* spp. *C. jejuni* *Shigella* spp. STEC	• 경험적 치료 - PO 가. Azithromycin10 mg #1 (max=500 mg) for 3 days 나. Ciprofloxacin 30 mg #2 (max=1 g) for 3 days - IV, IM 가. Ceftriaxone 100 mg #1 (max=2 g) for 3 days • *Shigella* spp.: 경험적 치료와 동일 • *Salmonella* spp.: - PO 가. Azithromycin 10 mg #1 for 3-5 days 나. Ciprofloxacin 30 mg #2 for 3-5 days 다. Cefixime 20-30 mg #2 (max=400 mg) for 3-5 days - IV 가. Ceftriaxone 75-100 mg #1 for 3-5 days 나. Meropenem 60-120 mg #3 (max=3 g) for 3-5 days • *C. jejuni* 가. Azithromycin 10 mg #1 for 3 days	• 급성 위장염 대부분은 항생제 치료가 필요하지 않고, STEC 감염은 항생제 치료를 하지 않기를 권장함 • 이질 환자에 대해서는 경험적 항균제 치료를 시행할 수 있으며, 병원균 확인 후 적절한 치료 변경이 필요 • 미숙아, 영양결핍, 생후 6개월 미만 영아, 면역저하자, 균혈증 등 장관외감염 동반, 열이 지속되는 경우는 항생제 치료 유지 고려

진단	흔한 원인균	항균요법	참고사항
콜레라	*V. cholera*	• Azithromycin 20 mg 1회 (max=1 g) • Doxycycline 4.4 mg 1회 (max=300 mg) • Ciprofloxacin 30 mg #2 (max=1 g) for 3 days	• 중증 환자에서 항생제 치료 고려
항생제연관 설사	*C. difficile*	• 경증 또는 1회 재발 - PO: Metronidazole 22.5-30 mg #3 or 4 for 10 days • 중증 또는 2회 이상 재발 - PO: Vancomycin 40 mg #4 (max=125 mg) for 10 days	• 가능한 원인이 된 항생제를 중단
충수돌기염	Mixed aerobes and anaerobes	• IV - Piperacillin-tazobactam 240-300 mg #3 or 4 (max=12 g) - Ceftriaxone 50-75 mg #1+metronidazole 30 mg #3 (max=1.5 g) • PO - Amoxicillin-clavulanate 25-45 mg #2 (max=1.5 g) - Ciprofloxacin 30 mg #2+metronidazole 30 mg #3 (max=1.5 g)	• 주사 항생제 시작 후 경구 항생제로 변경하여 총 7-10일 치료
복막염/ 복강내 농양	• 원발복막염 - *S. pneumoniae* - *E. coli*	• Cefotaxime 150-180 mg #3 (max=8 g) • Ceftriaxone 50-75 mg #1	
	• 이차복막염(장천공) - Mixed anaerobes and enteric gram-negative bacilli	• Ampicillin 100-200 mg #4 (max=8 g) +gentamicin 7.5 mg #3+metronidazole 30 mg #3 • Piperacillin-tazobactam 240-300 mg #3 or 4 • Ceftolozane-tazobactam 90 mg #3 (max=4.5 g) • Meropenem 60 mg #3 (max=3 g)	• 원인이 된 복강내병변에 대한 수술적 치료를 고려
	• 이차복막염 (뇌실복강단락술) • Staphylococci • Enteric gram-negative bacilli	• Vancomycin 60 mg #4 (max=4 g)+cefotaxime 200-225 mg #4 (max=12 g) or ceftriaxone 100 mg #2 (max=4 g) or ceftazidime 90-150 mg # 3 (max=6 g) or meropenem 120 mg #3 (max=6 g)	

ETEC, enterotoxigenic *E. coli*; STEC, Shiga toxin-producing *E. coli*.

표 23. 소아 근골격감염의 경험적 항균치료(체중 1 kg당 용량, 1일 최대용량)

진단	흔한 원인균	항균요법	참고사항
골수염/ 화농관절염	*S. aureus* Group A streptococci *Kingella kingae* (5세 미만)	• IV - Nafcillin 150-200 mg #4 (max=12 g) - Cefazolin 150 mg #3 or 4 (max=12 g) - Clindamycin 30-40 mg #3 (max=2.7 g) - Vancomycin 45-60 mg #3 or 4 (max=3.6 g) • PO - Cephalexin 100-150 mg #3 or 4 (max=4 g) - Clindamycin 40 mg #3 or 4 (max=1.8 g) - TMP-SMX 16 mg #2 (max=640 mg TMP) - Linezolid 30 mg #3 (max=1.8 g, <12세) or 20 mg #2 (max=1.2 g, ≥12세)	• *K. kingae* 감염 가능성이 있다면 cefazolin 치료 시행 • 주사제로 치료 시작 후 해열 및 국소 증상이 호전되면 경구제로 전환하여 총 3-6주 치료

TMP-SMX, trimethoprim-sulfamethoxazole.

표 24. 소아 피부연조직감염의 경험적 항균치료(체중 1 kg당 용량, 1일 최대용량)

진단	흔한 원인균	항균요법	참고사항
농가진/ 종기/ 모낭염/ 봉와직염	*S. aureus* Group A streptococci	• Mupirocin 연고 • PO - Cephalexin 25-50 mg #2 (max=2 g) - Clindamycin 30-40 mg #3 or 4 (max=1.8 g) - TMP-SMX 8-12 mg #2 (max=640 mg TMP) - Doxycycline 4 mg #2 (max=200 mg) • IV - Nafcillin 100-200 mg #4 or 6 (max=12 g) - Cefazolin 25-75 mg #3 (max=3 g) - Clindamycin 20-40 mg #3 or 4 (max=2.7 g) • 중증(IV) - Vancomycin 45-60 mg #3 or 4 (max=3.6 g) - Linezolid 30 mg #3 (max=1.8 g, <12세), 20 mg #2 (max=1.2 g, ≥12세) - Ceftaroline 18 mg (1-2개월), 24 mg (2개월-2세), 36 mg (≤33 kg 체중), 총 1,200 mg (>33 kg 체중) #3 - Daptomycin 10 mg (1-2세), 9 mg (2-6세), 7 mg (7-11세), 5 mg (12-17세) #1	• 국소 소독 병행 • 농가진은 병변이 다발성이거나 집단 내 유행이면 전신 항생제 치료
안와주위 감염/ 안와농양	• 피부 병변 연관 - *S. aureus* - Group A streptococci	• PO - Cephalexin 25-50 mg #2 - Clindamycin 30-40 mg #3 or 4 • IV - Cefazolin 25-75 mg #3 - Clindamycin 20-40 mg #3 or 4 • 중증(IV) - Vancomycin 45-60 mg #3 or 4 - Linezolid 30 mg #3 (<12세), 20 mg #2 (≥12세) - Ceftaroline 18 mg (1-2개월), 24 mg (2개월-2세), 36 mg (≤33 kg 체중), 총 1200 mg (>33 kg 체중) #3 - Daptomycin 10 mg (1-2세), 9 mg (2-6세), 7 mg (7-11세), 5 mg (12-17세) #1	• 안와 농양 여부 확인을 위한 검사를 시행하여 농양이 있다면 수술적 치료 고려
	• 부비동염/균혈증 연관 - *S. pneumoniae* - *H. influenzae* - *S. aureus* - Anaerobes	• IV - Ampicillin-sulbactam 100-200 mg #4 (max=8 g) or clindamycin 20-40 mg #3 or 4 +cefotaxime 150 mg #3 (max=8 g) or ceftriaxone 50-75 mg #2 (max=2 g) • 중증(IV) - Cefotaxime 200-225 #4 or ceftriaxone 100 mg #2 +vancomycin 60 mg #4 +metronidazole 30 mg #3 (max=4 g)	
괴사성근막염	Mixed anaerobes and group A streptococci	• IV - Piperacillin-tazobactam 240-300 mg #3 or 4 (max=16 g) or meropenem 60 mg #3 (max=3 g)+clindamycin 20-40 mg #3 or 4 or vancomycin 45-60 #3 or 4	• 24시간 이내에 수술적 치료가 반드시 필요

진단	흔한 원인균	항균요법	참고사항
교상	Staphylococci Streptococci Anaerobes *Eikenella corrodens* (사람) *Pasteurella multocida* (동물)	• PO - Amoxicillin-clavulanate 45 mg #2 (max=2 g) - Clindamycin 30-40 mg #3 or 4 +TMP-SMX 8-12 mg #2 • IV - Ampicillin-sulbactam 100-200 mg #4	• 공수병, 파상풍, B형간염에 대한 예방요법 고려 • 얼굴, 손, 발, 관절, 회음부 교상은 예방적 항생제 치료 시행

TMP-SMX, trimethoprim-sulfamethoxazole.

균에 적절한 항균제로 치료를 조정해야 한다.

5. 소아에서의 항바이러스제 사용

현재 임상에서는 일부 호흡기바이러스, herpesviruses, HIV, HBV, HCV 감염 등에 항바이러스제가 사용되고 있다. 우리나라에서는 소아 HIV 감염 발생이 거의 없으며(2023년 기준 15세 미만 환자 1명), 15세 미만 소아는 2020-2024년 기간 중 보고된 HCV 감염자의 0.09%, HBV 감염자의 0.63%만을 차지하였다. 특히 소아기 HBV 감염은 면역관용으로 인하여 항바이러스제 치료가 필요한 경우가 드물기 때문에, 실제 임상에서 소아청소년에게 항바이러스제가 사용되는 경우는 대부분 herpesviruses 또는 influenza virus 감염일 것이다. 코로나19 치료에 사용되는 항바이러스제 중 remdesivir는 생후 28일 이상 소아에서 허가되었으나, 2025년 3월 기준 임상진료지침에서는 체중 40 kg 이상 소아에 사용을 권장하고 있다. Nirmatrelvir-ritonavir와 molnupiravir는 18세 미만 소아청소년에서는 사용이 제한된다. 신생아 또는 기저질환을 가진 소아에서 발생한 CMV 또는 RSV 중증감염에서 항바이러스제 치료가 권장되며, influenza virus 감염에 대한 baloxavir는 미국에서 5세 이상에서 허가되었으나 우리나라와 유럽에서는 1세 이상 소아에서 사용이 허가되었다. 이식 환자에서 CMV 감염 예방을 위한 letermovir, CMV 감염 치료를 위한 maribavir가 미국에서 각각 6개월과 12세 이상 소아에게 허가되었으나, 우리나라에서는 현재 18세 이상 성인에서만 사용이 가능하다. 이 외에도 adenovirus 전신감염과 이식환자에서 발생한 BK virus 감염에서 ganciclovir 및 cidofovir 치료가 시행되나 그 효과는 명확하지 않다. 따라서 새로운 항바이러스제뿐만 아니라 기존 항바이러스제의 소아청소년 대상 적응증 확대 여부에 대한 정보의 주기적 갱신과 임상 현장에서의 적용을 위한 노력이 필요하다. 표 25에는 현재 임상에서 사용 중인 항바이러스제 요법을 정리하였다.

6. 소아에서의 항진균제 사용

전신 항진균제 치료가 필요한 침습성 진균감염은 면역저하환자 등 기저질환을 가진 소아에서 합병되나, 이들 환자군에서도 발생빈도는 낮다. 따라서 소아에서 침습성 진균감염에 대해 전신 항진균제 치료를 시행할 기회는 매우 적다. 전통적으로 사용되어 온 amphotericin B deoxycholate는 성인보다 소아에서 이상반응 발생률이 낮다. 특히 신생아에서는 광범위 항진균제로서 치료효과가 우수하고 심각한 부작용 발생이 드물어 여전히 1차 항진균제로 사용이 권장되고 있으며 시험용량 없이 1 mg/kg 하루 1회 투여가 가능하다. 침습성 진균감염의 가장 흔한 원인인 *Candida* spp. 및 *Aspergillus* spp. 감염에서 신생아 이후 연령의 치료방침은 성인과 유사하다. 침습성칸디다증에는 echinocandin계 항진균제를, 침습성아스페르길루스증에는 2세대 triazole계 중 voriconazole을 1차 약제로 사용하며, 피부/점막칸디다증과 fluconazole 감수성 균주에 의한 침습성칸디다증에는 fluconazole을 1차 약제로 사용할 수 있다. 두 가지 계열 약제의 효과를 기대할 수 없는 경우에 부작용이 적은 liposomal amphotericin B를 사용한다. Echinocandin계 항진균제는 중추신경감염의 치료효과가 불확실하므로 신경계감염이 흔히 동반되는 신생아에서는 amphotericin B deoxycholate를 사용해야 한다. Triazole계 항진균제는 성인과 소아의 대사 및 배설 능력의 차이로 인해 신생아에서 fluconazole, 소아에서 voriconazole의 투여용량이 성인보다 높음을 숙지해야 하며, posaconazole은 아직 우리나라에서는 소아에 대한 사용이 허가되지 않았다. 표 26에 우리나라에서 사용할 수 있는 항진균제의 용법을 정리하였다.

표 25. 소아 바이러스감염의 항바이러스제 치료

바이러스	진단	항바이러스제요법	참고사항
HSV	신생아감염	• Acyclovir 60 mg/kg #3 IV for ≥14 days	• 중추신경계감염은 뇌척수액에서 HSV DNA가 확인되지 않을 때까지 치료
	뇌염/뇌수막염	• Acyclovir 30–45 mg/kg #3 (max=1,500 mg/m^2) IV for ≥14 days	
	피부점막감염	• Acyclovir - PO: 75 mg/kg #3–5 (max=1 g) for 10 days - IV: 15–30 mg/kg #3 (max=1,500 mg/m^2) IV for 7 days • Valacyclovir 40 mg #2 (max=2 g) PO for 10 days	• 구강 및 생식기 일차 감염, 습진 또는 화상 부위 등의 중증피부감염, 면역저하자감염은 치료 권장 • 중증감염 및 면역저하환자는 IV 치료를 고려
VZV	수두	• Acyclovir - PO: 80 mg/kg #4 (max=4 g) for 5 days - IV: 30 mg/kg #3 (max=1,500 mg/m^2) for 7–10 days • Valacyclovir 60 mg #3 (max=3 g) PO for 5–7 days	• 중증감염 및 면역저하환자는 IV 치료를 고려
	대상포진	• Acyclovir - PO: 80 mg/kg #4 (max=4 g) for 5–7 days - IV: 30 mg/kg #3 (max=1,500 mg/m^2) for 7–10 days • Valacyclovir 60 mg #3 (max=3 g) PO for 7 days	
CMV	선천성감염	• Ganciclovir 12 mg/kg #2 IV • Valganciclovir 32 mg/kg #2 PO	• 유의한 증상 또는 장기를 침범한 경우 치료 시행 • IV ganciclovir로 치료 시작 후 PO valganciclovir 전환
	면역저하자감염	• Ganciclovir - 부하용량: 10 mg/kg #2 IV for 1–3 weeks - 유지용량: 5 mg/kg #1 IV • Valganciclovir - 유지용량: 7xBSAxCcr (Schwartz equation, ≤150 mL/min/1.73 m^2) mg #1 (max=900 mg) PO • Cidofovir - 부하용량: 5 mg/kg #1 weekly IV x 2 - 유지용량: 3–5 mg/kg #1 biweekly IV • Foscarnet - 부하용량: 180 mg/kg #3 IV for 2–3 weeks - 유지용량: 90–120 mg/kg #1 IV	• 선제치료 또는 예방적 치료 고려 • Foscarnet, cidofovir는 ganciclovir 효과가 없을 때 사용하나, 소아의 치료 용량과 효과에 대한 자료는 부족하다. • Cidofovir는 투여 3시간 전, 2시간 뒤, 8시간 뒤에 probenecid 25–40 mg/kg (max=2 g) 투여

바이러스	진단	항바이러스제요법	참고사항
Influenza A/ B virus	독감	• Oseltamivir - 1세 미만: 6 mg/kg #2 PO for 5 days - 1세 이상: ≤15 kg: 60 mg #2 PO for 5 days 15-23 kg: 90 mg #2 PO for 5 days 23-40 kg: 120 mg #2 PO for 5 days >40 kg: 150 mg #2 PO for 5 days • Zanamivir: 10 mg bid inhalation for 5 days (7세 이상) • Peramivir: 10 mg/kg (max=600 mg) once IV (6개월 이상) • Baloxavir (1세 이상) - 10-20 kg: 10 mg 1회 PO - 20-40 kg: 20 mg 1회 PO - 40-80 kg: 40 mg 1회 PO - ≥80 kg: 80 mg 1회 PO	• Peramivir 용량은 미국에서 12 mg/kg • Baloxavir는 미국과 유럽에서 체중 20 kg 미만은 2 mg/kg, 20-80 kg은 40 mg
RSV	폐렴, 모세기관지염	• Ribavirin, inhalation - 6 g/300 mL for 12-18 h qd for 3-7 days - 2-6 g/100 mL for 2 h tid for 5 days	• 어린 영아, 면역저하환자, 심장/폐/신경 질환자의 중증폐렴에서 고려 • 조혈모세포이식을 받은 환자에서 경구/정맥주사 치료도 시도되고 있음
SARS-CoV-2	코로나바이러스 감염증-19	• Remdesivir - 체중 3-40 kg: 5 mg/kg #1 (day 1), 2.5 mg/kg #1 (days 2-5) - 체중 40 kg 이상: 200 mg #1 (day 1), 100 mg #1 (days 2-5)	• 생후 28일 이상에서 허가되었으나 치료지침에서는 12세 이상에서 권장

BSA, body surface area; Ccr, creatinine clearance.

7. 소아에서의 예방적 항생제요법

예방적 항생제요법의 일반원칙은 성인에서와 동일하게, 효과가 광범위하지 않으면서 부작용과 독성이 적고 내성발현 가능성이 낮은 항생제를 단독으로 가능한 짧은 기간 동안 사용하는 것이다. 수술 전 예방적 항균제 사용에 대해서는 제1장 Chapter 07. 예방적 항균요법 내용을 참고한다. 내과영역에서의 예방적 항균제 사용도 성인과 동일하게 백일해, *N. meningitidis* 감염, *H. influenzae* type b 감염, 결핵 등 특정 병원체에 노출된 이후의 예방요법, 감염심내막염과 류마티스열에 대한 예방을 포함하며, 이 외에도 재발성 중이염, 요로감염 환자에 대한 예방적 항균요법을 고려할 수 있다.

1) 신생아에서의 예방적 항생제요법

(1) 신생아안염

N. gonorrhoeae 감염에 의한 신생아안염을 예방하기 위해 출생 후 신생아 양안에 1% silver nitrate, 1% tetracycline, 또는 0.5% erythromycin을 점안하는 것이 권장되었으나, 이들 약제들은 현재 국내에서 생산되지 않고 있다. 개발국가에서는 산모 감염 여부에 대한 산전검사와 치료가 적용되며, 신생아안염 발생률이 매우 낮기 때문에 신생아에 대한 일률적인 예방적 항생제 점안을 권장하지 않는 국가도 있다. 우리나라에서도 적극적인 산전검사 및 출생 직후 감염 조기진단의 강화가 필요하다. 만약 산모감염에 대한 산전검사 없이 출생하였거나 분만 시 산모 또는 신생아에서 *N. gonorrhoeae* 감염이 확인된 경우에는 cef-

표 26. 소아 침습성 진균감염의 항진균제 치료

항진균제	항진균제요법	참고사항
Amphotericin B deoxycholate	1 mg/kg #1 (max=1.5 mg/kg) IV	
Liposomal amphotericin B	3-5 mg/kg #1 IV	• 뇌염/뇌수막염 또는 털곰팡이증은 10 mg/kg까지 증량
Fluconazole	• 신생아 - 부하용량: 25 mg/kg #1 (day 1) - 유지용량: 12 mg/kg #1 (day 2-) • 소아 - 부하용량: 12 mg/kg #1 (day 1, max=200 mg) - 유지용량: 6 mg/kg #1 (day2-, max=100 mg)	• IV, PO 동일 용량
Voriconazole (≥2세)	• 부하용량: 18 mg/kg #2 (day 1) IV • 유지용량: 16 mg/kg #2 IV or 18 mg/kg #2 PO (day2-)	• 혈중농도를 측정하여 유지용량조절
Caspofungin (≥생후 3개월)	• 부하용량: 70 mg/m^2 #1 (day 1, max=70 mg) IV • 유지용량: 50 mg/m^2 #1 (day 2-, max=70 mg) IV	
Micafungin (≥생후 4개월)	• 칸디다혈증: 2 mg/kg #1 (max=100 mg) IV • 식도칸디다증: 3 mg/kg (≤30 kg) or 2.5 mg/kg (>30 kg) #1 (max=150 mg) IV • 조혈모세포이식 환자 예방요법: 1 mg/kg #1 (max=50 mg) IV	
Anidulafungin (≥생후 1개월)	• 부하용량: 3 mg/kg #1 (day 1, max=200 mg) IV • 유지용량: 1.5 mg/kg #1 (day 2-, max=100 mg) IV	

triaxone 25-50 mg/kg 또는 cefotaxime 100 mg/kg 정맥 또는 근육주사를 시행한다.

(2) GBS 감염

Group B streptococcus (GBS) 집락을 가진 산모에서 출생한 신생아에게 출생 후 항균제 투여는 예방효과가 제한적이므로, 집락된 산모에 대한 분만 중 항균요법이 권장되고 있다. 미국 질병통제예방센터에서는 다음과 같은 산모에 대해 분만 중 예방적 항균요법을 권장하고 있다: ① 이전에 침습성 GBS감염 신생아를 분만한 적이 있는 산모, ② 현 임신기간 중 GBS세균뇨가 확인된 산모, ③ 임신 36주 0일부터 37주 6일 사이에 시행한 생식기 및 직장 배양검사 또는 핵산증폭검사에서 GBS 집락이 확인된 산모. 또한, GBS 집락 여부가 확인되지 않은 상황에서 분만하는 경우에는, ① 임신 37주 미만, ② 18시간 이상 지속된 조기양막파열, ③ 열이 있는 산모, ④ 과거 임신에서 GBS 집락이 있었던 산모에 대해서도 예방적 항균요법을 시행한다. 반면, 양막파열이 없는 산모에서 진통 시작 전에 제왕절개술이 시행되었다면 예방적 항균요법이 필요하지 않다. 예방적 항균요법은 분만을 위한 입원 또는 양막이 파열된 시점부터 시작하며, ampicillin (처음 2 g 주사 후 4시간마다 1 g) 또는 penicillin G (500만 단위 주사 후 4시간 간격 250-300만 단위)를 분만 종료까지 정맥주사한다. Penicillin에 알레르기 반응이 있는 경우에는 cefazolin (처음 2 g 투여 후 8시간마다 1 g), clindamycin (900 mg 8시간 간격), 또는 vancomycin (20 mg/kg 8시간 간격)을 투여할 수 있다.

(3) 신생아 HSV 감염 후 예방적 항바이러스요법

신생아 herpes simplex virus (HSV) 감염에 대한 정맥용 acyclovir 주사치료를 완료한 뒤, 경구 acyclovir (300 mg/m^2 1일 3회, 6개월)를 이용한 억제요법을 통해 재발을 예방할 수 있다.

(4) 신생아 중환자 예방적 항진균요법

미국소아과학회는 침습성칸디다증의 발생률이 10%를 초과하는 신생아중환자실에서 치료 중인 초극소 저출생체중아(출생체중 <1,000 g)에 대해 정맥용 fluconazole (6 mg/kg 1주 2회, 6주) 예방적 투여를 권장하고 있다.

2) 접촉 후 예방

(1) 백일해

백일해 환자의 가정 내 접촉자는 예방적 항균제를 복용해야 한다. 가정 외 접촉자 중에서는 백일해 중증 증상 발현의 고위험군인 생후 12개월 미만 영아와 기저질환자 및 이들과 접촉하는 사람들에 대해 예방적 항균요법을 시행한다. 예방적 항균제는 백일해 치료와 동일하게 azithromycin (첫날 10 mg/kg 이후 2-5일째 5 mg/kg) 또는 clarithromycin (7.5 mg/kg 1일 2회, 7일)을 투여하며, 신생아에서는 erythromycin에 의한 비대유문협착증 발생 위험이 있어 azithromycin 복용이 권장된다.

(2) *N. meningitidis* 감염

N. meningitidis 감염환자의 가정 내 접촉자와 더불어 발병 7일 이전부터 적절한 항생제 치료 후 1일 사이에 어린이집에서 접촉한 경우, 키스나 칫솔과 식기를 공유하는 등 환자의 분비물과 직접 접촉한 경우, 병원에서 입대입 소생술을 시행하거나 보호장구 없이 기관삽관 시 환자 분비물에 노출된 경우에는 rifampin (10 mg/kg 1일 2회, 2일)을 복용한다. Ceftriaxone (<15세: 125 mg, ≥15세: 250 mg, 1회 IM) 또는 ciprofloxacin (20 mg/kg, 최대 500 mg, 1회 PO)으로 대체할 수 있다.

(3) *H. influenzae* type b 감염

H. influenzae type b 감염환자의 가족 중, *H. influenzae* type b 백신접종이 완전히 이루어지지 않은 4세 미만의 소아가 있는 경우, 백신접종력에 상관 없이 면역저하환자가 있는 경우에는 모든 가족구성원에게 예방적 항균제를 투여한다. 가정 내 접촉은 함께 생활하는 가족뿐 아니라 입원 전 7일 이내에 5일 이상, 하루 4시간 이상 환자와 접촉한 경우도 포함한다. 백신접종이 완전히 이루어졌다는 기준은, *H. influenzae* type b 백신을 12개월 미만에서 2회 또는 3회 기초접종 후 12개월 이후에 추가접종까지 받은 경우, 12-14개월 사이에 2회 접종을 받은 경우, 또는 15개월 이상에서 1회 이상 접종을 받은 경우이다. 어린이집 접촉자의 경우, 동일한 어린이집에서 60일 이내에 2명 이상의 환자가 발생하고 *H. influenzae* type b 백신접종이 완전히 이루어지지 않은 소아가 한 명이라도 어린이집에 다닌다면 성인을 포함하여 어린이집에 다니는 모든 사람에게 예방적 항균요법을 시행해야 한다. 예방적 항균제는 rifampin (20 mg/kg 1일 1회, 4일)을 복용하며, *H. influenzae* type b 감염 환자라도 치료 중에 cefotaxime 또는 ceftriaxone을 1회도 투여 받지 않은 경우에는 치료 종료 시 rifampin 예방요법을 추가로 시행해야 한다. Non-typable *H. influenzae* 감염에 대해서는 예방적 항균요법이 필요하지 않다.

(4) 결핵

5세 미만, 특히 2세 미만의 소아는 결핵균 감염이 결핵으로 진행될 위험이 높으므로, 활동결핵환자와 접촉 후 시행한 검사에서 잠복결핵 또는 결핵이 진단되지 않더라도 항결핵제 투여가 필요할 수 있다. 잠복결핵진단검사로 평가하는 결핵균 항원에 대한 지연형 과민반응은 활동결핵환자와 접촉 후 8주 이내에는 음성 결과를 보일 수 있으므로, 24개월 미만 또는 면역저하환자는 마지막 접촉 후 8주가 경과하여 2차 검사를 시행할 때까지 isoniazid (10 mg/kg 1일 1회)를 복용하며 경과를 관찰한다. 활동결핵환자와 접촉한 신생아는 예방적으로 isoniazid를 3개월간 복용한 뒤 피부반응검사를 시행하고, 신생아 이후 생후 3개월 미만 나이에 접촉이 있었다면 예방적 isoniazid를 마지막 노출 후 8주 이상 복용한 뒤 피부반응검사를 시행한다. 잠복결핵에 대한 치료는 결핵진료지침을 참고한다.

3) 감염심내막염 및 류마티스열의 예방

제1장 Chapter 07. 예방적 항균요법 내용을 참고한다.

4) 재발성 중이염의 예방

6개월 이내에 3회 이상, 또는 1년에 4회 이상 급성 중이염을 경험한 소아에 대해서는 예방적 항균요법을 고려할 수 있으나, 예방적 항균요법 종료 후 다시 재발하는 중이염과 항생제 내성발현에 대한 우려로 최근에는 이를 권장하지 않는다. Amoxicillin (20-40 mg/kg) 매일 저녁 1회 복용을 3-6개월 또는 겨울철 동안 시행할 수 있다.

5) 재발성 요로감염의 예방

요로감염을 경험한 소아의 30-50%에서 재발이 발생하며, 특히 감염 후 3개월 이내에 재발하는 경우가 흔하다. 재발한 요로감염의 80%는 이전에 투여한 항균제에 내성을 획득한 다른 장내세균에 의해 발생한다. 따라서, 요로계의 해부학적 결함이 있거나 방광-요관역류가 있는 경우, 1년에 3회 이상 요로감염이 재발된 경우에는 6개월 이내의 예방적 항균요법을 시행할 수 있다. Trimethoprim-sulfamethoxazole을 trimethoprim 2 mg/kg 1일 1회 또는 5 mg/kg 1주 2회, nitrofurantoin 1-2 mg/kg를 매일 밤 1회, nalidixic acid 15 mg/kg 1일 2회, 또는 amoxicillin-clavulanate나 cephalosporins를 매일 밤 1회 투여할 수 있다. 그러나, 방관-요관역류가 있는 소아에서 예방적 항균요법은 요로감염의 재발률은 줄였으나 궁극적으로 신반흔 및 신기능저하를 예방하는 효과는 증명되지 않았다. 따라서 요로감염 재발감소 효과와 더불어 항생제내성 유발 가능성을 고려하여 예방적 항균요법 시행을 신중히 결정해야 한다.

8. 항생제 이상반응

항생제 이상반응에 대한 자세한 내용은 제1장 Chapter 09. 항생제 이상반응, Chapter 10. 항생제 알레르기의 진단과 치료 내용을 참고한다. 소아에서 성인과 다르게 생각해야 할 점은, 나이가 어릴수록 *C. difficile*의 위장관 집락률이 높다는 것이다. 2세 미만 소아의 약 50%에서 *C. difficile* 집락이 확인되나, 소아에서 항생제 치료 후 *C. difficile* 연관 설사의 발생률은 낮다. 이로 인해, 불필요한 검사를 시행함으로써 집락상태의 *C. difficile*를 병원균으로 오인할 수 있으므로, 2세 미만 소아에서는 다른 설사 원인을 우선 배제한 뒤 *C. difficile*에 대한 검사를 고려하고, 2세 이상 소아에서도 *C. difficile* 연관 설사의 위험요인과 함께 하루 3회 이상의 뚜렷한 설사 증상이 동반된 경우에만 선별적으로 대변검사를 시행해야 한다.

참고문헌

1. 질병관리본부. 소아 급성 상기도감염의 항생제 사용지침. 2016.
2. 질병관리본부. 소아 청소년 하기도감염의 항생제 사용지침. 2017.
3. 한승범, 강진한. 특수한 환자에서의 항생제 사용. 항생제의 길잡이. 제4판. 서울: 군자출판사; 2016. 115-28쪽.
4. American Academy of Pediatrics. Red book: 2024-2027 Report of the Committee on Infectious Diseases. 33rd ed. Itasca, IL: American Academy of Pediatrics; 2024.

5. Bonilla FA, Khan DA, Ballas ZK, Chinen J, Frank MM, Hsu JT, et al. Practice parameter for the diagnosis and management of primary immunodeficiency. J Allergy Clin Immunol. 2015;136:1186-205.

6. Cherry JD, Kaplan SL, Harrison GJ, Steinbach WJ, Hotez PJ, Williams JV. Feigin and Cherry's Textbook of Pediatric Infectious Diseases. 9th ed. Philadelphia, PA: Elsevier; 2025.

7. Kang JH. Antibiotic treatment in pediatric primary care. J Korean Med Assoc. 2004;47:1107-15.

8. Song SH, Lee H, Lee HJ, Song ES, Ahn JG, Park SE, et al. Twenty-five year trend change in the etiology of pediatric invasive bacterial infections in Korea, 1996–2020. J Korean Med Sci. 2023;38:e127.

9. Song SH, Lee HJ, Song ES, Ahn JG, Park SE, Lee T, et al. Changes in etiology of invasive bacterial infections in infants under 3 months of age in Korea, 2006–2020. Pediatr Infect Dis J. 2022;41:941-6.

10. Takemoto CK. Pediatric & Neonatal Dosage Handbook. 29th ed. Hudson, Ohio: Lexicomp, Inc.; 2022.

노인

김창오 연세대학교 의과대학 내과학교실

1. 서론

초고령화에 따른 노인환자의 증가로 노인성 질환의 치료와 관리는 더욱 중요하게 되었다. 노인성 질환으로서 허혈성 심뇌혈관질환이 중요하게 여겨질 수 있지만, 사망통계에 따르면 상기 질환에 의한 사망률은 감소하고 있고 폐렴 및 패혈증 등 감염 질환에 의한 사망률은 오히려 지속적으로 증가하는 양상을 보여주고 있다. 그러므로 노인성 질환의 관리에서 감염질환도 매우 중요하게 고려해야 한다. 한편 노화에 따른 생리적 변화와 면역력의 감소, 동반질환 및 치료약물의 상호작용 등 노인환자의 감염질환 치료에 중요한 영향을 주는 요소들은 다양하게 많다. 또한 노인환자만의 특징적인 임상경과가 있으며, 다른 연령층과 비교하여 노인 감염질환의 치료 목적에서도 다른 차이가 있다. 따라서 노인에서의 감염질환 치료는 이러한 다양한 요소들을 포괄적으로 고려하여 판단하도록 해야 한다.

2. 노인 감염질환의 특징

노인에서 많이 발생하는 감염질환으로는 요로감염, 폐렴, 위장관염, 심내막염, 패혈증, 피부연조직감염 등이 있으며 또한 인공삽입물의 사용이 늘어나면서 이와 연관된 감염질환도 증가하고 있다. 원인균으로는 젊은 연령층에서 볼 수 있는 원인균보다 더욱 다양하고 많은 원인균을 볼 수가 있으며, 이에 따라 같은 감염질환일지라도 원인균의 종류에서 차이가 날 수 있다.

타 연령층에 비하여 노인환자에서 감염질환이 발생하는 데 영향을 끼치는 중요한 인자로써 동반질환의 유무, 환자의 면역상태, 영양 및 사회경제적인 부문 등이 있으며, 정상적인 노화 자체도 감염질환의 발생에 중요한 영향을 끼친다. 이들은 서로 연관성을 가지면서 복잡하게 작용을 하며, 진단 및 치료경과에도 밀접한 영향을 끼친다.

노인환자의 감염질환은 대개 비전형적인 증상을 보이게 된다. 중증질환으로 내원하여도 정신착란 및 식욕부진, 전신쇠약 등 비특이적인 증상을 먼저 호소할 수 있다. 또한 심부전, 당뇨병 등과 같은 기저질환의 악화가 동반되어 전형적인 감염질환의 증상들이 더욱 모호하게 될 수 있다. 대표적인 증상인 발열의 예를 보더라도 노인환자에서는 없는 경우가 많은데, 노인에서는 청장년에 비해 기저체온이 37℃보다 낮게 유지되고 염증자극에 대한 반응도 약하다. 이러한 이유로 발열기준이 다른 연령층에 비하여 보다 낮게 권고되고 있다. 장기 요양 시설에 거주하는 경우에는 노쇠한 노인 환자들이 대다수이므로 이러한 기준을 더욱 고려해야 한다. 한편, 노인환자에서 백혈구 증가나 C반응단백질(C-reactive protein)의 증가는 각각 민감도와 특이도가 낮기 때문에 위음성 및 위양성의 가능성을 유념해야 한다. 노인환자에서 자주 동반되는 인지능력의 저하 및 간병인 등 간접적인 병력청취 또한 신속한 감염질환의 진단을 어렵게 할 수 있다.

치료전략을 세우는 데 있어서도 다른 연령층과는 차이가 날 수밖에 없는데, 수술 등 침습적인 치료만이 아니라 항생제의 선택에 있어서도 연령 및 기능적 상태를 고려해야 한다. 노인환자에서 치료결과가 좋지 못한 원인으로는 앞서 설명했듯이 비특이적인 증상의 호소와 진단의 어려움 등으로 치료가 늦어지기 때문이며, 또한 동반질환의 영향 등으로 기대 여명이 제한되어 적극적으로 치료하기가 어렵기 때문이기도 하다. 그리고 노화에 따른 혈류의 감소로 항생제의 효과가 제대로 나타나지 못하는 경우도 있다.

3. 노인환자의 항생제 사용

1) 노인에서의 약동학적 변화

노인에서는 생리적인 변화가 항상 뒤따르기 때문에 항생제를 비롯한 약물처방에 주의를 요한다. 고령 및 동반질환과 연관된 생리학적 변화로 약물의 분포, 대사, 분비 및 상호작용 등이 다르게 된다. 특히 약동력학 변화를 고려해야 하며 개인 간에 따른 차이도 유의해야 한다(표 27).

(1) 약물의 흡수

정상 노화에 따른 흡수의 차이는 특별히 없으나, 위산분비가 감소하게 되면 erythromycin이나 penicillin과 같은 산에 약한(acid-labile) 항생제들은 흡수가 증가하여 상대적으로 증가한 농도로 인하여 부작용이 일어날 수 있다. 이와 비슷하게 궤양이나 위식도 역류 치료제의 경우 항생제와 같이 처방되었을 때에 상기와 비슷한 현상이 나타날 수 있으므로 유의해야 한다.

(2) 약물의 분포

약물분포에 영향을 미치는 인자는 체내 수분의 감소, 지방층의 증가, 그리고 체내 단백결합률의 감소를 들 수 있다. 연령의 증가와 더불어 체내 수분량이 15% 정도 감소할 수 있다. 또한 남성 노인의 경우 18-33%, 여성 노인의 경우 33-48% 정도 지방층의 증가를 가져온다. 이러한 변화에 따라 지용성 및 친수성 항생제의 체내 분포에 영향을 줄 수 있으며, 특히 장기간 이뇨제의 복용은 체내 수분량이 더욱 감소하게 되고 이에 따라 친수성 항생제의 농도는 상대적으로

표 27. 노인에서의 약동학적 변화

	Physiologic change	Potential clinical implication
Absorption	Increase in gastric pH	Decreased absorption of pH-dependent drugs; increased absorption of acid-labile drugs
	Decreased absorptive surface and splanchnic blood flow	Decreased absorption
	Decreased gastrointestinal motility	Decreased or delayed absorption
Distribution	Increased body fat composition	Increased half-life of lipophilic drugs (e.g. fluoroquinolones, macrolides, rifampin, imidazole)
	Decreased total body water	Increased concentrations of hydrophilic drugs (e.g. aminoglycosides, β-lactams, glycopeptides)
	Decreased serum albumin	Increased free concentrations of acidic drugs (e.g. penicillins, ceftriaxone and clindamycin)
Metabolism	Decreased hepatic blood flow	Decreased first-pass metabolism
	Decreased phase I (cytochrome P450) activity	Increased half-life of drugs undergoing phase I metabolism
Elimination	Decreased renal blood flow and glomerular filtration flow	Increased half-life of renally eliminated drugs (e.g. aminoglycosides, β-lactams, fluoroquinolones)

증가할 수 있다.

(3) 약물의 대사

간으로의 혈액량 감소, 간용적 감소 및 간대사효소의 기능저하로 macrolide계열 항생제, azole계열의 항진균제, 항바이러스제의 반감기가 길어질 수 있다.

(4) 약물의 배설

신기능의 저하로 인한 항생제 용량의 조절은 꼭 필요하다. 연령의 증가에 따라 신기능의 저하가 오는데 90세의 경우 20세보다 신장의 기능이 1/3 내지 1/2 정도밖에 되지 않는다. 그리고 이러한 연령에 따른 신기능은 나이가 들수록 더욱 빠르게 저하된다. 따라서 노인에서의 정확한 신기능의 측정이 중요한데, 혈청 내 크레아티닌 농도는 연령의 증가에 따른 근육층의 감소로 중요성이 떨어지게 되어 크레아티닌청소율(calculated creatinine clearance) 등을 이용한 사구체여과율을 파악하는 것이 실제 항생제 처방에 도움이 된다.

2) 노인 감염질환에서의 항생제 치료

(1) 항생제 치료의 기본원칙

노인 감염질환의 적절한 항생제 치료원칙은 표 28과 같다.

감염질환에 따른 경험적 항생제 선택 및 투여의 기본원칙은 연령에 상관없이 동일하다. 다만 치료 범위가 보다 넓은 항생제의 선택과 내원 후 4-8시간 이내의 조기 투여는 감염질환의 치료 결과에 중요한 영향을 끼친다. 특히 항생제의 조기 투여는 사망률에 직접적인 영향을 끼치는 것으로 되어 있다. 그리고 동반된 기저 질환과 약물 간의 상호작용을 꼭 고려해야 한다.

(2) 항생제의 용량 및 투여경로 선택

노인환자에서 항생제의 용량 및 투여간격에 세심한 주의

표 28. 노인 감염질환에서의 항생제 치료원칙

1. 노인환자의 기능적 상태를 파악하고 감염질환의 중증도 및 다제내성균의 발현 가능성을 고려하도록 한다.
2. 광범위한 치료범위를 가진 항생제를 우선 선택하여 조기에 투여하도록 한다.
3. 약물 간의 상호작용 및 약물과 기저질환의 상호작용을 예방하기 위하여 과거력 및 투약력을 고려하여 항생제를 선택한다.
4. 고령에 따른 약동학적 변화와 제지방체중(lean body mass)을 판단하여 항생제의 투여량을 적절히 조절해야 하고 가능한 최대치의 치료효과가 나타날 수 있도록 한다.
5. 신장으로 배설되는 항생제의 경우 감소된 신기능에 맞추어 투여량이나 투여 횟수를 조절하도록 한다.
6. 환자의 임상적 경과 및 배양검사 등으로 확인된 원인균을 고려하여 항생제의 단계를 낮추도록 한다.

가 필요하지만, 기본적으로 항생제의 용량은 연령의 증가에 따라 큰 변화는 없다. 단순한 연령의 증가보다는 체중의 변화와 신기능의 변화가 더 중요하므로 이에 맞는 용량 및 투여간격의 변화가 고려해야 한다. 즉 제지방체중과 크레아티닌청소율을 파악하는 것이 실제 항생제 처방에 도움이 된다.

항생제 투여경로에 있어서도 정맥투여가 선호되지만 정맥염이 생길 수가 있고, 섬망, 치매 등의 정신질환이 동반되어 있는 경우가 많기 때문에 혈관의 유지가 어려울 수 있다는 문제를 고려해야 한다. 그러므로 실제 복용 여부를 확인해야 하는 단점이 있지만, 약물흡수 등의 문제가 심각하지 않는다면 경구투여도 적극적으로 활용할 수 있다.

(3) 약물상호작용

노인환자에서 흔히 사용하는 약물 중에서 항생제에 영향을 끼칠 수 있는 약물로는 warfarin, 이뇨제, 소화기계 약물, 부정맥 약물, 경구혈당강하제, theophylline, 제산제, digoxin 등이 있으며, 같이 사용하는 항생제와도 상호작용이 발현할 수 있으므로 보다 세심한 주의가 필요하다. 구체적인 약물상호작용의 예를 보면 표 29의 내용을 참고할 수 있는데, 이 외에도 azole계 항진균제의 경우에도 다양한 약

표 29. 항생제와 타 약물 간의 상호작용

Antimicrobial class/agent (s)	Interacting agent (s)	Potential clinical effect
Aminoglycosides	Amphotericin B, cyclosporin, loop diuretics, vancomycin	Additive nephrotoxicity
Amoxicillin and ampicillin	Allopurinol	Rash
Fluoroquinolones	Pharmaceuticals containing aluminum, iron or magnesium, antacids, sucralfate	Decreased absorption of fluoroquinolones
	Antiarrhythmics	Ventricular arrhythmia
Ciprofloxacin	Calcium supplements	Decreased absorption of ciprofloxacin
	Theophylline	Increased theophylline concentration
	Warfarin	Increased anticoagulant effect
Linezolid	Serotonergic agents (SSRIs, TCAs, and MAOIs)	Serotonin syndrome
Azithromycin	Pharmaceuticals containing aluminum or magnesium	Decreased azithromycin absorption
Clarithromycin and erythromycin	Calcium channel blockers, HMG-CoA-reductase inhibitors, cyclosporine, digoxin, theophylline, warfarin	Increased concentration of effect of interacting drug; increased concentration of macrolide (calcium channel blockers)
Metronidazole	Warfarin	Increased anticoagulant effect
Rifampin	Antacids	Decreased rifampin absorption
	Antiarrhythmics, benzodiazepines, calcium-channel blockers, corticosteroids, digoxin, enalapril, estrogens and/or progestins, methadone, phenytoin, tamoxifen, theophylline, valproate, voriconazole, warfarin	Decreased concentration or effect of interacting drug

SSRI, selective serotonin reuptake inhibitor; TCA, tricyclic antidepressant; MAOI, monoamine oxidase inhibitor; HMG-CoA, hydroxymethylglutaryl-coenzyme A.

물들과의 상호작용에 의하여 예상치 못한 약물의 효능이 나타날 수 있으므로 이를 감안하여 치료하도록 한다. 이러한 변화와 부작용 가능성 때문에 노인환자에서 항생제 외의 새로운 약물들을 시작할 때에는 보통 낮은 용량으로 천천히 시작하는 용법을 사용하게 된다. 하지만 항생제 치료에 있어서 이러한 용법은 적절하지 않다.

(4) 항생제 부작용

연령의 증가가 항생제 부작용에 어떠한 영향을 줄지에 대한 전향적인 연구가 많지 않아서 확실히 언급할 수 없지만, 노인환자에서의 항생제 부작용을 살펴보면 주로 위장관계와 관련된 부작용이 많으며 특히 설사 증상이 그 중 많은 것으로 되어 있다. 표 30은 젊은 연령층과 비교하여 노인에서 많이 볼 수 있는 항생제의 부작용들을 나열하였다.

(5) 약물의 복용순응도

인지능력의 저하, 약물에 대한 이해력 부족 및 감각기관의 저하로 인하여 약물순응도가 청장년층에 비하여 떨어질 수 있으므로 이를 제대로 파악하고 있어야 한다. 특히 자의로 임상경과를 판단하여 조기에 항생제를 끊거나, 또는 무

표 30. 노인에서 자주 관찰되는 항생제 부작용

Antimicrobial class/agent (s)	Adverse events	Adverse events at increased risk in older adults
Aminoglycosides	Nephrotoxicity, ototoxicity	Nephrotoxicity, ototoxicity
Sulfonamides and trimethoprim	Nephrotoxicity, gastrointestinal intolerance, hypersensitive reactions, dermatologic reactions	Nephrotoxicity, neurotoxicity
Polymyxins	Nephrotoxicity, neurotoxicity	Nephrotoxicity
Oxazolidinones	Thrombocytopenia, neurotoxicity	-
Macrolides	Gastrointestinal intolerance, hepatotoxicity, cardiotoxicity, ototoxicity	Ototoxicity, neurotoxicity
Glycopeptide	Nephrotoxicity, ototoxicity, red man syndrome	Nephrotoxicity
β-lactams	Hypersensitive reactions, gastrointestinal intolerance	Nephrotoxicity, neurotoxicity, *Clostridioides difficile* infection (broad-spectrum penicillins and combinations, third/fourth-generation cephalosporins, carbapenems)
Fluoroquinolones	Tendinopathy, *Clostridioides difficile* infection, cardiotoxicity	Tendinopathy, neurotoxicity, *Clostridioides difficile* infection
Nitrofurans	Neurotoxicity	Neurotoxicity
Lincosamides	*Clostridioides difficile* infection	*Clostridioides difficile* infection
Isoniazid	Hepatotoxicity	Hepatotoxicity, neurotoxicity
Rifampin	Red-orange discoloration of urine, tears, and sweat	Nephrotoxicity, hepatotoxicity (association with isoniazid)
Echinocandins	Nausea, hepatotoxicity, skin rash, phlebitis	-
Triazoles	Gastrointestinal intolerance, skin rash, hepatotoxicity	Hepatotoxicity, neurotoxicity
Amphotericin B	Infusion-related reactions, hepatotoxicity, hematological effects, nephrotoxicity	Nephrotoxicity
Flucytosine	Inhibition of the bone marrow, hepatotoxicity	-

분별하게 정해진 기간 이상 사용하는 경우도 있다. 한편 복용순응도의 저하 때문에 하루 2회 이상의 복용법은 가능한 권장하지 않는다. 그리고 농도의존적인 항생제의 경우 이러한 약력학적인 특징이 치료에 반영하도록 해야 한다.

다음은 노인에서 유의해야 할 순응도 저하의 원인들이다.

① 처방전 복용법의 불이행(예: 공복 또는 식전 1시간, 제산제 금기 등)

② 약물상호작용 발생에 대한 막연한 두려움
③ 관련이 없는 증상(예: 심계항진, 어지러움)으로 임의로 복용방법 변경
④ 증상의 호전으로 임의로 복용중단
⑤ 증상의 호전이 없어 임의로 복용방법 변경
⑥ 개봉이 어려운 약물 저장 박스
⑦ 고가의 처방약물
⑧ 시청각 기능 저하
⑨ 인지기능 저하

(6) 노인 감염질환의 적절한 항생제 사용

노인 감염질환의 부적절한 항생제 사용은 항생제의 내성과 부작용, 그리고 이환율과 사망률을 높일 수 있으며, 불량한 예후와 연관이 되어 있다. 하지만 항생제 사용의 적절성을 평가하고 확인할 수 있는 표준진료지침은 부족한 상황이다. 적절한 표준 항생제 사용 가이드의 도입이 필요하지만, 노인환자 진료환경이 워낙 복잡하고, 연령 외에 기저질환과 기능상태가 다양하며, 노인환자 대상의 임상연구를 진행하는 것이 현실적으로 어려운 경우가 많다. 따라서 항생제 적정사용관리 (antimicrobial stewardship)와 관련 위원회의 자문이 필요하다.

또한 기대여명이 짧은 말기 노인환자에서의 항생제 사용을 기계환기요법과 같은 생명유지요법에 맞출 것인지, 아님 보존적인 치료로 고려할 것인지 등에 대한 기준도 필요하다. 최근에 이러한 상황에서 항생제 변경 여부를 판단할 투여기간을 보다 짧게 가져가면서, 가능한 경구 항생제를 사용하도록 권고하고, 증상 완화의 투여 목적을 강조하는 등의 방안이 제시하기도 한다. 하지만 노인환자의 개별적인 상황이 워낙 다양하기에 이를 고려하고 국내 여건에 적절한 기준마련이 필요하다.

참고문헌

1. 김창오. 노인환자의 감염. In: 대한감염학회. 감염학. 제3판. 파주: 군자출판사; 2024. 1051-8쪽.
2. Faulkner CM, Cox HL, Williamson JC. Unique aspects of antimicrobial use in older adults. Clin Infect Dis. 2005;40:997-1004.
3. Herring A, Williamson J. Principles of antimicrobial use in older adults. Clin Geriatr Med. 2007;23:481-97.
4. McCue JD. Antibiotic use in the elderly:Issues and Nonissues. Clin Infect Dis. 1999;28:750-2.
5. Soraci L, Cherubini A, Paoletti L, Filippelli G, Luciani F, Lagana P, et al. Safety and tolerability of antimicrobial agents in the older patient. Drugs Aging. 2023;40:499-526.
6. Stalam M, Kaye D. Antibiotic agents in the elderly. Infect Dis Clin N Am. 2004;18:533-40.

09 CHAPTER

항생제 이상반응

박대원 고려대학교 의과대학 내과학교실

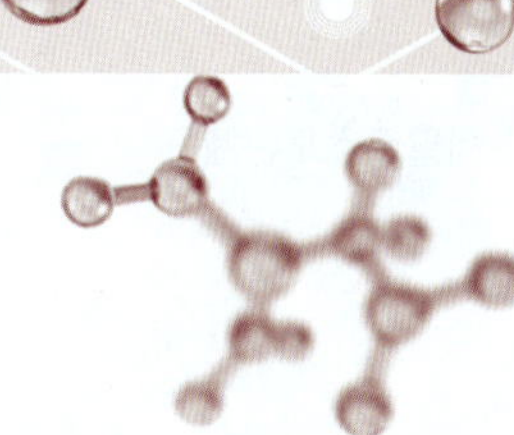

의학이 발달함에 따라 진단 및 치료 목적으로 사용되는 약물의 사용도 증가하고 있다. 이에 따라 우리가 원하는 치료, 진단 또는 예방효과 외에 원치 않는 유해한 약물이상반응(adverse drug reaction, ADR)이 발생할 수 있는데, 적절한 용법과 경로로 약물을 투여하여도 의도하지 않은 이상반응이 발생할 수 있다. 일부 약물이상반응은 치료를 위해 감수하기도 하지만, 약물이상반응의 위험이 이익을 상회하는 경우 약물투여를 중단해야 하는 경우가 생기기도 한다.

세계보건기구(WHO)에서는 질병의 예방, 진단, 치료 또는 생리 기능의 조절을 위해 적절한 투여경로로 표준용량을 투약했을 때 발생하는 인체에 유해하며 예상하지 못한 반응이 일어나는 것으로 약물과 인과관계를 배제할 수 없는 경우를 ADR로 정의하고 있다. 한편 이상사례(adverse events, AE)는 의약품 등의 투여 및 사용 중 발생한 바람직하지 않고 의도되지 않은 징후(sign), 증상(symptom) 또는 질병을 말하며, 해당 약물과 인과관계를 가져야 하지는 않다. 약물 이상사례 중 의약품과의 인과관계를 배제할 수 없는 경우 약물이상반응으로 분류할 수 있다. 부작용(side effect; 副作用)은 의약품 등을 정상적인 용량에 따라 투여한 경우 발생하는 모든 의도되지 않은 효과를 말하며, 의도되지 않은 바람직한 효과도 포함한다. 약물알레르기(allergy)는 약물에 의해 면역학적 기전이 활성화되어 발생한 약물이상반응이다.

연구에 따르면, 미국에서 병원입원의 3-6%, 유럽에서 2.5-10.6%가 약물이상반응 때문으로 보고하고 있고, 또 다른 연구에서는 약물이상사례로 응급실을 방문한 환자의 19-27%가 항생제를 투여 받아 항생제관련 이상사례로 보고하고 있고, 이 중 10-20%는 중증으로 나타난다.

대부분의 항생제들은 사용량을 고려할 때 안전하지만, 어떤 것들은 생명을 위협하는 이상반응을 갖는다. 일반적으로 β-lactam계열은 약물이상반응의 빈도가 가장 적고 심각도가 가장 작다. 어떠한 항생제도 이상반응을 유발할 수 있으나, 같은 계열 내에서도 다른 항생제보다 특히 이상반응과 관련된 약제들이 있다. 임상의사들은 개별 항생제와 관련된 이상반응뿐만 아니라 이상반응에 관련될 수 있는 항생제들에 대하여 숙지해야 하며, 특별한 항생제들과 관련된 장기들에 대하여도 익숙해져야 한다. 또한 치료 목적으로 항생제를 선택할 때에 선택할 항생제의 잠재적 이상반응의 빈도와 심각한 정도를 고려해야 한다. 임상에서 흔히 사용되는 항생제 계열별 흔한 항생제 이상반응을 표 1에 기술하였다.

대부분의 항생제 관련 이상반응은 계열별 약제와 관련되어 있다기보다 개개의 약제와 관련되어 있다. 임상의사들은 종종 이상반응이 발생한 경우 개별 약제로 생각하기보다

표 1. 항생제 계열별 흔한 이상반응

항생제 계열	대표적 항생제	가장 흔한 이상반응	비고
페니실린계	Penicillin, Amoxicillin, Amoxicillin-clavulanate, Ampicillin, Piperacillin-tazobactam, Nafcillin	피부발진, 설사, 복통, 구역, 구토, 약열, 알레르기 반응	• *Clostridioides difficile* 장염 유발함. • 페니실린에 대한 중증(아나필락시스) 반응의 유병률은 0.01-0.05%로 추정됨. • 페니리실린 알레르기 병령을 가진 환자의 10% 미만에서 진정한 페니실린 알레르기를 보임.
세팔로스포린계	Cephalexin, Cefaclor, Cefadroxil, Cefazolin, Cefepime, Cefotaxime, Ceftarloine, Cefuroxime, Cefdinir, Cefixime, Ceftriaxone	피부발진, 설사, 구역, 구토(드뭄), 알레르기 반응, 혈청병, 질캔디다증	• 교차과민증(cross-hypersensitivity)은 페니실린 알레르기가 있는 환자에게서 발생할 수 있으며, 구조적 유사성으로 인해 1세대 세팔로스포린 계열에서 더 흔하게 나타남. • 자가 보고된 세팔로스포린 알레르기 병력은 1-3%로 아나필락시스 반응은 훨씬 드뭄(0.0001-0.1%).
아미노글리코사이드계	Amikacin, Gentamicin, Neomycin, Tobramycin	신독성, 이독성, 청력소실, 어지럼증, 구역, 구토, 안구진탕증	• 장기간 아미노글리코사이드를 사용하거나 반복 치료는 이독성(청력손상, 청력소실) 및 신독성 위험이 증가.
카바페넴계	Meropenem, Ertapenem, Imipenem-cilastatin	설사, 구역, 구토, 두통, 피부발진, 간독성, 호산구증가증	• Imipenem에 대한 과민반응은 약 3% 미만으로 추정됨.
글라이코펩타이드계	Telavancin, Vancomycin, Oritavancin, Dalbavancin	복통, 요통, 설사, 부종, 가려움증, Vancomycin: Redman syndrome (안면홍조, 저혈압, 가려움증, 혈관염), 저칼륨혈증, Telavancin: 미각변화, 구역, 구토, 두통, 어지럼증	• Vancomycin 신독성: 신부전 보고의 약 5% 차지. 특히 65세 이상 고령에 호발.
마크롤라이드계	Azithromycin, Erythromycin, Fidaxomicin	복통, 설사, 식욕감소, 구역, 구토, 미각변화	• 위장관 이상반응 발생위험 높음.
설폰아미드계	Sulfamethoxazole-trimethoprim	구역, 구토, 설사, 식욕감소, 복통, 발진, 두통, 어지럼증, 고칼륨혈증	• 설폰아미드 알레르기 반응은 인구집단의 1.5-3%에서 보고됨. • 심각한 피부반응인 스티븐스-존슨증후군, 독성표피괴사융해증 발생 가능.
테트라사이클린계	Tetracycline, Doxycycline, Eravacycline, Minocycline	구역, 구토, 설사, 식욕감소, 복통, 치아변색, 간독성, 광과민성	• 임신후기, 영유기, 8세 미만 소아에서 치아 변색이 영구히 발생 가능. • 임신부가 복용 시 치명적일 수 있음. • *C. difficile* 설사 발생
퀴놀론계	Ciprofloxacin, Gemifloxacin, Levofloxacin, Moxifloxacin, Ofloxacin	구역, 구토, 설사, 복통, 두통, 무기력, 불면증, 광과민성, 인대파열, 건초염, 말초신경염(비가역적), 중증근무력증 악화, 대동맥박리 악화, 저혈당 악화, 의식저하 악화	• 건초염과 아킬레스건 파열은 특히 60세 이상에서 스테로이드복용자에서 위험 높음. • *C. difficile* 감염위험은 ciprofloxacin이 levofloxacin, moxifloxacin 보다 높음.

항생제 계열	대표적 항생제	가장 흔한 이상반응	비고
린코마이신 유도체	Clindamycin, Lincomycin	거짓막대장염, 설사, 구역, 구토, 발진, 황달(clindamycin)	• 항생제 투여 중 또는 종료 후 8주 이내 심한 설사 발생시 거짓막대장염 고려.
메트로니다졸	Metronidazole	금속 맛, 구역, 구토, 어지럼증 두통, 질캔디다증 경련(장기간 투여 시, 가역적), 말초신경병증(장기간 투여 시, 비가역적), 골수기능부전	• 설치류에서 발암 유발. • 음주를 병행하는 경우 심한 복통, 구역, 구토, 안면홍조, 두통, 적갈색 소변 발생할 수 있음.
아졸계	Fluconazole, Itraconazole, Ketoconazole	구역, 구토, 어지러움, 두통, 미각이상, 간기능이상	

는 계열별 이상반응으로 고려하는 경우가 있다. 예를 들어, 광과민반응은 tetracycline에서는 흔하지만 minocycline이나 doxycycline에서는 드물다. 또한 β-lactam 항생제에 의한 약열은 같은 β-lactam 내에서도 중요한 차이가 있는데 penicillin 알레르기가 있는 환자에서 cephalosporin 중에서도 cefoxitin이나 cefoperazone의 경우 교차반응이 덜 발생한다. Quinolone에 의한 약열의 경우에도 다른 약보다 ciprofloxacin의 경우 더 흔하게 발생한다. 결론적으로 임상의사들은 계열별 이상반응도 고려해야 하지만 약제 개개의 이상반응을 더 잘 파악하고 있어야 하며 그런 이상반응의 발생 가능성을 항상 고려해야만 한다.

1. 혈액학적 이상반응

1) 백혈구감소증과 혈소판감소증

혈액학적 이상반응은 다양한 항생제들에 의하여 흔히 발생하며, 빈혈, 호중구감소증, 혈소판감소증 등의 독립적 혈구감소증과 범혈구감소증(pancytopenia)의 형태로 나타날 수 있다. 그중에서도 백혈구감소증과 혈소판감소증이 항생제 치료와 관련하여 가장 흔히 발생하며, β-lactam 제제나 trimethoprim-sulfamethoxazole (TMP-SMX)의 sulfamethoxazole 성분이 가장 흔한 원인으로 알려져 있다. 그 외에 vancomycin, macrolides, clindamycin, chloramphenicol, flucytosine, amphotericin B 등은 백혈구감소증을 유발할 수 있다.

중증의 호중구감소증은 β-lactam 제제를 10일 이상 투여하거나 고용량을 투여하거나 또는 심한 간기능이상이 있는 경우 투여 환자의 5-15%에서 발생할 수 있다. 특히 고령에서 빈도가 높다. 호중구감소증은 투여용량에 비례하고 기저 중성구수치가 낮은 환자에서 나타나서 평균 20여 일이 지나면 발생한다. Ceftaroline은 7일 이상 투여한 경우 호중구감소증의 발생률이 높았다. Piperacillin-tazobactam은 소아에서 ticarcillin-calvulanate보다 호중구감소증의 발생 빈도가 높았다. Vancomycin에 의한 호중구감소증은 흔하지는 않지만 대개 2주 이상 투여 시 발생한다. Linezolid는 혈소판감소증을 유발하는 것으로 잘 알려진 항생제로 2-4주 투여 시 5%에서, 4주 이상 투여 시 7%에서 발생하는 것으로 보고되었다. Vancomycin은 혈소판에 대한 항체형성을 유도하여 혈소판감소증과 심한 출혈을 일으킬 수 있다. Sulfonamides, rifampin, β-lactam 제제도 혈소판감소증을 유발할 수 있다.

2) 빈혈

Linezolid, amphotericin B, chloramphenicol,

ganciclovir는 빈혈을 유발할 수 있다. 항생제 관련 빈혈의 기전은 항생제에 따라 다양하다. 예를 들면, β-lactam 제제의 경우 자가면역성 용혈빈혈을 유발할 수 있으며 TMP-SMX은 엽산 결핍에 의한 거대적혈모구빈혈을 유발할 수 있다. Chloramphenicol의 경우 비가역적인 재생불량빈혈을 일으킬 수 있는데 이는 용량과 무관하게 발생하며, 투여 경로에 따라 경구, 직장, 국소 혹은, 근육으로 투여 시에 발생하고 정맥투여로는 발생하지 않는다. β-lactam 제제, nitrofurantoin과 드물게 aminoglycoside는 용혈빈혈을 유발할 수 있다. Ceftriaxone에 의한 용혈빈혈의 경우 중증으로 사망의 경우도 보고되었다.

3) 임상적 출혈

Moxalactam은 임상적 출혈을 유발하며, 기전은 vitamin K 의존성 응고인자들의 합성 장애와 혈소판 기능장애에 의한다. 많은 항생제들 특히 β-lactam 제제들이 같은 기전으로 프로트롬빈 시간연장과 international normalization ratio (INR)을 상승시키며, quinolone 중에서는 유일하게 trovafloxacin이 출혈 이상반응을 보인다. 이러한 출혈 이상반응은 이전에는 β-lactam 제제의 methyltetrathiozole (MTT)의 곁사슬(side chain) 구조가 관련이 있는 것으로 알려졌고, MTT 곁사슬 구조는 출혈 가능성의 한 표지자로 여겨져 왔다. 그러나 MTT 곁사슬 구조를 갖는 cephalosporin 제제로서 cefamandole, cefoperazone, cefotetan은 임상적 출혈을 유발하지 않았다. 이후 연구에서 임상적 출혈 이상반응은 MTT 곁사슬과 같은 항생제의 특정 구조보다는 질환의 중증도와 관련이 있다고 밝혀졌다. 프로트롬빈 시간 연장과 INR 상승은 관련 항생제를 중단하거나 매주 1회 vitamin K를 근육주사하면 재빨리 정상화된다.

2. 과민반응

1) 약열

약열은 가장 흔한 항생제 매개 과민반응(hypersensitivity)이다. 입원환자에서 발생하는 설명이 되지 않는 발열의 10-15%가 약열로 보고된 바 있다. 어떤 항생제에 의하여도 유발될 수 있으나, β-lactam이나 TMP-SMX의 sulfamethoxazole이 흔한 원인이며, 항진균제, 항바이러스제, 항기생충제 등에 의해서도 발생할 수 있다. 약열은 간 대사를 거치는 약물에 대한 과민반응에 의해 발생하며, 일과성으로 경미한 혈청 아미노전이효소 상승이 관찰될 수 있다. 약열의 대부분이 항생제에 의하여 매개된다고 여기는 것은 흔한 잘못된 개념이다. 대부분의 약열은 많은 비항생제 약물에 의하여 유발되며, 특히 이뇨제, 배변완화제, 항경련제, 항부정맥제, 진정제, 항고혈압제, 진통제 등에 의해서 발생한다. 그러므로 발열의 원인으로 이러한 약제들을 먼저 배제할 수 있다면 그 다음으로 항생제를 원인으로 고려할 수 있으며, 약열의 빈도가 높은 개별 항생제들에 대하여 숙지하고 있어야 한다.

약열의 검사실소견은 감염을 제시하는 양상을 보일 수 있다(예: 백혈구증가증과 좌방이동). 호산구증가증은 20% 미만에서 관찰된다. 발열의 정도나 특징만으로는 원인을 진단할 수 없으며, 감염성 및 비감염성 원인 모두 발열이 심하거나, 간헐적이거나, 재발할 수 있다. 약열의 진단은 원인을 알 수 없는 열이 있으면서 혈액배양검사가 음성이며, 다른 원인을 배제한 환자에서 반드시 고려되어야 한다. 원인 약제를 중단 후 체온이 하강하는 것을 관찰함으로써 확진할 수 있으며, 발진이 동반되지 않는 경우 약을 끊은 후 72시간 이내에 거의 정상체온으로 떨어진다. 약열이 있는 환자에서 원인 약을 계속 투여하는 경우 발진이 수반될 수 있다. Aminoglycoside와 quinolone은 약열을 드물게 유발한다.

2) 약물발진

약물발진은 약열을 유발하는 모든 약에 의하여 발생할 수 있다. 특히 항생제 중에서는 약열의 경우에서와 같이 β-lactam 항생제나 TMP-SMX의 sulfamethoxazole이 가장 흔한 원인으로 알려져 있다. 약물발진은 약제 과민반응의 피부소견으로 약열과 마찬가지로 항생제보다 다른 약물들에 의해 발생했을 가능성을 먼저 배제해야 한다. 급성 약물발진의 경우 임상 및 검사실소견의 특징은 약열의 경우와 같다. 약물발진은 전신성이거나 혹은 손바닥과 발바닥을 침범할 수 있다. 피부소견은 반구진 발진에서 스티븐스-존슨 증후군(Stevens-Johnson syndrome)에까지 다양하게 나타날 수 있고, 출혈반 양상을 나타낼 수 있으며, 거의 모든 경우 임상 경과에 따라 소양증이 동반된다. 접촉피부염에 의한 반구진 발진과 감별점으로는 접촉피부염의 경우 특정 부위에 국한된 발진을 보이며, 전신성이 아니며, 약열이나 약물발진의 임상적 특징을 보이지 않는다.

레드맨증후군(red man syndrome)은 vancomycin을 빠르게 주입하였을 때 발생하는 히스타민 매개 반응이며, vancomycin에 의한 진정한 알레르기반응은 아니다. 심한 경우 혈관부종, 저혈압, 흉통과 매우 드물게 심장독성과 사망에 이를 수 있다. 따라서 천천히 혈관 내로 투여 시 이 반응을 최소화하거나 없앨 수 있다. 천천히 주입하는 경우에도 증상이 발생하는 경우 항히스타민제가 이 증상을 줄일 수 있다.

3) 아나필락시스

아나필락시스는 IgE 항체와 비만세포에 의한 즉시형 면역반응으로 두드러기성 발진, 가려움증, 혈관부종, 기도부종, 위장관증상, 저혈압과 심한 경우 사망에 이를 수 있다. 항생제 중에서 β-lactam이 가장 빈번하게 아나필락시스 반응을 유발할 수 있으며, TMP-SMX의 sulfamethoxazole도 역시 항생제 관련 아나필락시스 반응의 흔한 원인이다. Penicillin에 의한 아나필락시스 발생 위험은 약 0.01-0.05%로 알려져 있고, penicillin 알레르기를 보고한 환자의 10-20%에서만 정말 피부반응검사 양성으로 알려졌다. 피부반응검사 양성인 환자의 약 50%에서만 penicillin 투여 시 즉시 알레르기 반응이 나타났다. Cephalosporin에 의한 아나필락시스는 0.0001-0.1%로 매우 드문 것으로 알려졌다. Monobactam은 구조적으로 β-lactam과 유사하지만 β-lactam이 아니므로 aztreonam은 penicillin에 대하여 아나필락시스 반응을 보이는 환자에서 안전하게 사용할 수 있다.

4) 혈청병

혈청병(serum sickness)은 많은 약에서 발생할 수 있고 항생제 중에서는 대개 β-lactam이 원인이다. 혈청병 증상은 대개 원인약물에 노출된 후 2주째에 발생하며, 비특이적인 전신증상으로 미열, 관절통, 근육통이 동반된다. 다른 원인질환들의 가능성을 배제한 환자에서 혈청보체의 감소를 증명함으로써 확진한다.

5) 광과민반응

광과민반응은 tetracycline와 sparfloxacin에서 흔히 발생하며, 드물게 minocycline이나 doxycycline, 그리고 다른 fluoroquinolone에서는 드물다. Perfloxacin과 lomefloxacin은 드물게 광과민반응을 유발한다. Sparfloxacin의 경우 투여중단 후 1주째에 나타날 수 있으므로 적어도 투여중단 후 일주일 동안 직사광선을 피하는 것이 좋다.

3. 신경독성 이상반응

1) 뇌병증

항생제는 간혹 말초신경 또는 중추신경계 이상[예: 경련(seizure), 정신증(psychosis)]을 유발할 수 있다. 대부분의 말초신경병증은 특정 항생제의 장기간 투여 시 발생한다(예: metronidazole에 의한 말초신경병증). 뇌병증(encephalopathy)은 trovafloxacin의 빈번한 이상반응이며, clarithromycin과 관련되어 보고된 바 있다. 항생제 이외의 약물에 의한 경우에서와 마찬가지로 항생제를 중단하면 빠르게 호전된다.

뇌병증은 penicillin, imipenem-cilastatin, ciprofloxacin에 의해 유발될 수 있고 다른 β-lactam 항생제에 의해서도 드물게 나타날 수 있다. 신기능장애, 고령, 기저 중추신경계 질환이 있거나, 신독성 약물과 항경련제를 병용하고 있거나, 중추신경계 감염증 또는 신경계로 직접 항생제를 투여 시 발생 위험이 높다. 혈청 항생제 약물농도는 신경독성과 관련이 있다.

항생제에 의한 경련유발은 환자의 경련 문턱값(threshold)과 중추신경계 수용에 대한 약물의 신경흥분효과에 좌우된다. 경련은 원인약물을 중단하면 바로 소실된다. Levofloxacin이나 meropenem은 발작유발 경향이 드물다.

2) 신경근육차단

신경근육차단(neuromuscular blocking)은 aminoglycoside계열 항생제를 투여하는 경우에 보고되었다. 임상적으로 약물투여 직후 급성 마비와 무호흡이 발생한다. 이러한 잠재적 독성으로 인해 중증 근무력증(myasthenia gravis) 환자에게는 aminoglycoside계 약물 사용을 피해야 한다.

3) 말초신경병증

말초신경병증(peripheral neuropathy)은 isoniazid, griseofulvin, cycloserine이 흔히 관련되어 발생할 수 있으며, isoniazid에 의한 신경병증을 예방하기 위하여 항결핵제 처방에 isoniazid와 함께 pyridoxine을 같이 투여할 수 있다. 또한 신기능저하 환자에서 장기간 고용량으로 nitrofurantoin 치료 시에 발생할 수 있다.

4) 이독성

이독성(ototoxicity)은 가장 흔하게 aminoglycoside나 비경구적 erythromycin 투여 시 발생한다. 이독성은 달팽이관 이상에 의한 청력소실과 전정기관 이상에 의한 어지럼증으로 구분되며, aminoglycoside의 경우 대부분 이 두 가지가 모두 관련된다. 달팽이관 독성으로 인한 청력소실은 비가역적이며, 장기간 혈중 aminoglycoside 농도가 높게 유지된 경우에 발생한다. 또한 erythromycin과 azithromycin도 청력소실과 전정기관 이상을 유발할 수 있고 대개는 약물 중단 후 2주 이내 회복이 된다. 청력소실은 erythromycin을 정맥 내로 급속히 주입하는 경우 발생할 수 있다. 반면 어지럼증 혹은 전정기관 독성은 minocycline과 관련되는데 이는 minocycline의 높은 지질용해성으로 전정기관 세포 내에서 높은 농도에 의하며, 대개의 경우 약을 중단 후 2-3일 이내에 증상이 소실된다.

5) 실명

항생제와 연관된 실명은 드문 이상반응이며, ethambutol의 경우 대개 시력저하를 유발하는데 실명으로 이어질 수 있다. Ethambutol의 시신경 독성은 항결핵제 처방에서 ethambutol 용량을 25 mg/kg 혹은 그 이상 용량을 투여하는 경우 발생할 수 있으며, 15 mg/kg 이하로 투여 시에는 발생하지 않는다. Ethambutol을 처방받는 환자는 기저 안질환이 있는 경우를 제외하고는 보통은 반복적인 안과검진을 필요로 하지 않으나 독서 혹은 신문을 읽을 때 시력변화를 느낌으로써 시력독성을 선별할 수 있으며, 이 경우 정밀한 안과검진을 받아야 한다.

4. 심장독성 이상반응

심실성 부정맥은 심근 과민성에 대한 약물의 직접적인 효과로 일어날 수 있다. QT 간격 연장은 심실성 부정맥을 유발할 수 있다. 감수성 인자(예: 관상동맥질환)를 가진 환자에서 torsades de point을 유발하거나 급사를 유발할 수 있다. 그렇지만 약물유발 QT 간격 연장이 항상 torsades de point을 유발하는 것은 아니다. QT 간격 연장을 유발하는 항생제로는 macrolide계, 몇몇의 quinolone계, azole계, pentamidine, quinine이 있다. QT 간격 연장은 약물투여 후 빠르게 발생하고 약물을 중단 후에 정상으로 회복된다. 기저 QTc 간격이 500 ms 이상인 경우에는 QT 간격 연장을 일으킬 수 있는 약제를 피하는 것이 좋다. Vancomycin 사용 시 심근억제, 저혈압, 급사가 보고되었으며, 이는 주로 수술 전후 급속히 투여했을 때 발생했다. Amphotericin B의 급속 투여는 특히 신기능장애 환자에서 심실세동 및 무수축과 관련이 있는 것으로 알려졌다.

5. 위장관계 이상반응

1) 구역과 구토

많은 약물들이 구역, 구토 등의 부작용을 유발하는데 항생제도 예외는 아니다. 특히 항레트로 바이러스 제제들은 흔히 구역, 구토, 복부 불쾌감을 유발하며, 심한 경우 약물을 중단하기까지 한다. 항생제 중에서는 macrolide의 경구투여가 가장 어렵다. Clarithromycin은 위장관 불편감과 맛의 변화(예: 금속성 맛)와 연관되어 있다. Clarithromycin의 새로운 제형(Biaxin XL)과 amoxacillin-clavulanate는 위장관 부작용이 경미하다. Tetracycline은 경구투여 시 대개 잘 견디나 doxycycline이나 minocycline을 공복에 경구투여 시 위장관 부작용이 나타날 수 있다. Tetracycline은 음식물 없이 식전 1시간 혹은 식후 2시간에 복용할 수 있으나 doxycline과 minocycline은 식사와 함께 복용하면 대부분의 환자에서 위장관 증상을 유발하지 않는다.

2) *Clostridioides difficile*과 관련 없는 설사

항생제 관련 설사는 다양한 기전에 의해 발생한다. *C. difficile* 관련 설사는 항생제가 장내 미생물군집(gut microbiota)의 변화를 초래하고, *C. difficile*가 집락화되고 번식하면서 독소를 분비하여 설사와 장염을 일으킨다. 한편, 삼투성 설사(osmotic diarrhea)는 항생제가 장내 미생물군집의 변화를 초래하여 탄수화물 발효장애를 유발하고 장관 내강의 삼투성 농도가 증가하여 설사가 일어난다. 대개 근위부 위장관에서 90% 이상 흡수가 되는 경구용 항생제들은 구역, 구토, 자극성 설사와 관련이 없다. *C. difficile*와 관련 없는 항생제 관련 설사는 macrolide에 의하여 가장 흔하게 발생하며, ampicillin, amoxicillin-clavulanate, ceftriaxone, trovafloxacin에 의해 흔하게 유발된다. Ampicillin의 경우 근위부 위장관에서 효과적으로 흡수가 되지 않아 대장에 고농도로 존재함으로써 자극성 설사를 유발하며, amoxacillin은 근위부 위장관에서 흡수되므로 자극성 설사를 유발하지 않는다. *C. difficile*와 관련 없는 설사에서 장내 미생물군집의 붕괴로 인두, 소변, 질의 candida 감염이 빈번히 동반된다. Cephalosporin 중에서는 ceftriaxone이 장내 미생물군집의 변화를 초래하여 종종 설사를 유발하지만 이 경우는 대장 내강의 고농도나 ceftriaxone의 창자-간 담도 순환(enterohepatic biliary circulation)에 의한 것은 아닌 것으로 알려져 있다. Nafcillin과 doxycycline의 경우 창자-간 순환과 대장 내의 고농도를 유지하나 자극성 설사를 유발하지 않는다. Ceftriaxone에 의한 설사는 어린이의 약 50%에서 발생하나 성인에서는 훨씬 드물다.

3) *C. difficile* 관련 설사

항생제 관련 설사 중에서 *C. difficile* 관련 설사를 가장 흔하게 일으키는 항생제는 penicillin, clindamycin 혹은 cephalsporin이며, 사실상 metronidazole을 포함하여 거의 모든 항생제가 *C. difficile* 집락화의 소인을 만든다. 항생제에 노출된 후 수 주까지 나타날 수 있다. Quinolone, doxycycline, meropenem도 드물게 *C. difficile* 관련 설사를 유발한다. 최근 연구에서는 *C. difficile* 감염의 관련 위험도가 cephalosporin, carbapenem, penicillin 순으로 높았다. 3세대 cephalosporin은 2세대나 4세대 cephalosporin보다 *C. difficile* 감염의 위험이 높은 걸로 알려져 있다.

6. 간독성 이상반응

항생제 유발 간독성은 간세포에 대한 직접적인 독성반응이나 약물침착물에 의한 담즙정체 또는 둘의 조합으로 발생한다. Rifampin, amoxicillin-clavulanate가 흔한 원인 항생제이며, 다양한 계열의 항생제가 간독성을 유발할 수 있다. Doripenem은 전임상연구에 비해 간독성 빈도가 높은 것으로 보고되었고, 장기간 고용량의 ceftriaxone 투여는 담도 내 슬러지(sludge) 생성을 촉진하여 간염 및 담즙정체를 유발할 수 있다.

1) 약제 유발 간염

혈청 아미노전이효소의 상승은 항결핵제인 isoniazid와 관련되어 있었다. 경미하고 일과성인 혈청 아미노전이효소의 상승은 매우 다양한 약에서 흔히 발생하며, 특히 항레트로바이러스 제제에서 흔하다. Oxacillin은 항생제 유발 간염을 가장 흔히 유발하는 β-lactam 제제이며, 반면 nafcillin은 창자-간 순환에도 불구하고 드물게 유발한다. Trovafloxacin의 경우 일회의 경구 혹은 정맥투여 후에도 발생할 수 있으므로 급격한 혈청 아미노 전이 효소의 상승을 확인하기 위해 매일 검사가 필요하다. 대부분의 환자의 경우 trovafloxacin 투여를 중단하면 곧 회복되지만 기존의 간질환 환자의 경우는 회복되기까지 수일에서 수 주가 걸릴 수 있다.

2) 담즙분비장애

담즙분비장애(cholestasis)는 항생제 이외의 약물에 의하여 흔히 유발되며, 항생제 중에는 erythromycin, nitrofurantoin, thiabendazole이 가장 흔한 유발약제이다. Tetracycline은 임신 시 간독성을 유발하며, 용량과 관련하여 발생하는데 일일 투여용량이 2 g 혹은 그 이상 투여 시 발생한다. Doxycycline과 minocycline은 일일 용량이 200-400 mg으로 훨씬 적은 용량이므로 발생하지 않는다.

3) 간괴사

급성 간괴사나 간부전은 para-aminosalicylic acid (PAS), ketoconazole, trovafloxacin 치료와 관련하여 발생할 수 있다. Trovafloxacin에 의한 치명적인 간괴사는 투여용량과 무관한 특이체질성 과민반응(idiosyncratic hypersensitivity reaction)에 의하며 간이식을 필요로 하며 여러 사망사례들이 있다. 이런 이유로 trovafloxacin은 사용되지 말아야 한다. Nitrofurantoin도 드물게 만성 활동성 간염을 유발한다.

7. 신독성 이상반응

1) 신독성

신독성은 사구체성 혹은 세뇨관성 독성으로 나타나며, 다양한 항생제에 의하여 유발된다. Aminoglycoside 유발 신독성은 약물투여 환자의 약 7-25%에서 발생할 수 있으며, 대부분 세뇨관 독성에 의한 급성 요세관괴사로 나타난다. 신독성 잠재성은 aminoglycoside 제제 사이에 유사하나 정맥투여 빈도에 따라 다양하게 나타나는데, 한 연구에 따르면 gentamicin (26%)이 tobramycin (12%)보다 신독성의 위험이 크다고 보고하였다. Aminoglycoside 정맥투여 후 세뇨관 세포들은 포화되고, 이어서 세포 밖으로 약물은 배출함으로써 세포 내 항생제 독성농도를 감소시킨다. 하루 여러 번 정맥투여를 하는 경우 세뇨관 세포가 다음 용량 전에 세포 내 항생제 농도를 제거할 수 있는 충분한 시간을 가지지 못한다. 하루 1회 투여하는 치료요법은 사실상 aminoglycoside의 신독성 가능성을 거의 없앤다. Aminoglycoside를 정맥투여할 때는 1일 1회 투여요법을 사용하여야 하며, 투여용량은 여러 번 투여하는 경우와 마찬가지로 크레아티닌청소율에 따라 용량을 정한다. Aminoglycoside에 의한 세뇨관 기능이상은 혈청 크레아티닌 측정이 아니라 소변의 cast 배출 숫자에 의해 가장 잘 평가된다. 많은 입원환자에서 혈청 크레아티닌은 다양한 이유로 상승되며, 세뇨관 기능 평가의 좋은 지표가 아니다. 혈청 크레아티닌은 노인의 제지방체중(lean body mass)과 관련이 있으며, 오히려 사구체 기능의 좋은 지표이다. Aminoglycoside에 의한 세뇨관 기능장애는 대개 하루 여러 번 투여하는 요법을 2주 이상 정맥투여 후에 발생한다. Aminoglycoside를 2주 이내로 투여하고 일일 일회 투여요법을 하는 경우 신독성 유발은 매우 낮다.

Vancomycin은 기존의 신부전증, 다른 신독성 유발약물과의 동시투여, 고령, 탈수 등의 위험인자가 있을 때 신독성을 유발할 수 있다. 신독성 유발된 경우 투여를 중단하면 대부분의 경우 신기능이 돌아온다. 만일 환자가 정맥 내로 vancomycin을 투여받고 있는데 혈청 크레아티닌이 상승한다면 vancomycin과 함께 투여되는 다른 약제나 다른 원인(예: 혈량저하증)에 의한 가능성을 찾아봐야 한다. Amphotericin B는 세뇨관, 신혈류, 사구체 기능에 모두 영향을 줄 수 있는데, 이런 신기능이상은 일시적으로 영구적 손상은 거의 드물다. 약물투여 전에 나트륨 부족을 교정하거나 적절한 체액상태를 유지하는 것은 amphotericin B에 의한 신독성의 위험을 줄일 수 있다.

2) 간질신장염

간질신장염은 β-lactam계, fluoroquinolone계, sulfonamide계, vancomycin, rifampin에 의하여 발생할 수 있으나, β-lactam계열 항생제가 가장 밀접한 관련이 있다. 이는 위에서 기술된 신독성과는 구별되어야 하며, 과민반응에 속한다. 호산구뇨(eosinophiluria)는 항생제 유발 급성 알레르기성 간질신장염의 주요 특징이나 약 절반 이하에서만 관찰된다. 원인약제를 중단하면 신기능은 회복된다. Piperacillin-tazobactam과 vancomycin의 병합치료 시 잠재적 신독성은 최근 많은 주의를 기울이게 하고 있다.

8. 대사성 이상반응

많은 항생제들이 대사성 이상을 유발할 수 있다. 흔히 인지되는 이상반응은 ketoconazole에 의하여 유발되는 성선과 부신의 기능이상이다. HIV nucleoside-nucleotide reverse transcriptase (NRT) 저해제는 젖산산증을 유발할 수 있는데, stavudine, didanosine, zidovudine, lamivudine, abacavir, emtricitabine, tenofovir 순으로 발생빈도가 점차 감소한다. Pentamidine과 HIV protease 저해제는 고혈당을 유발할 수 있다. Indinavir와 다른 protease 저해제제들은 여성형유방증(gynecomastia), 지방이상증(lipodystrophy)과 다른 지질이상을 유발할 수 있다. HIV NRT 저해제도 지방이상증을 유발할 수 있는데, stavudine, didanosine, zidovudine 순으로 그 빈도는 감소한다. 지방이상증은 대사성 이상(고혈당과 고지질혈증)과 형태학적 이상(지방 위축과 침착)을 포함한다. 이에 대한 기전은 명확하지 않으나, 이들 약물과 결합하는 HIV-1 protease의 촉매부분에 관련되는 2개의 단백질 즉, 세포질 레티놀산 결합단백 제1형(cytoplasmic retinoic acid-binding protein type 1)과 저밀도지질단백 수용체 관련 단백질(low-density-lipoprotein receptor-related protein, LRP)의 부분과 60%의 상동성을 가지며, protease 저해제제는 LRP에 결합함으로써 LRP-lipoprotein lipase 복합체에 의한 간의 킬로미크론(chylomicron) 흡수와 중성지방 청소 장애를 유발한다. 이에 따라 고중성지방혈증은 중심성 지방 축적, 인슐린 내성, 감수성이 있는 경우 제2형 당뇨병을 유발한다. Indinavir는 지방세포에서 인슐린 자극성 당 섭취를 방해하여 고혈당을 유발할 수 있다. 고중성지방혈증은 azidothymidine이나 didanosine에 의하여 유발될 수 있다. Itraconazole은 혈청 중성지방 수치를 증가시키거나 aldosterone 수치를 감소시킨다.

9. 기타 이상반응

1) 관절병증

Quinolone은 어린이들에서 연골형성을 방해하는 것으로 보고되었다. 그러나 2-4주 정도의 비교적 단기간 사용은 연골발생장애나 관절병증을 일으키지 않는 것으로 보고되었다. 따라서 ciprofloxacin은 위와 같은 부작용 때문에 소아에서 일차적으로 사용하지 않는다.

2) 힘줄염과 힘줄파열

Ciprofloxacin은 힘줄염과 힘줄파열을 유발할 수 있다. 이는 fluoroquinolone계열 약물의 공통적인 부작용이다.

3) 피부변색

피부변색은 장기간 minocycline을 사용하였을 때 유발될 수 있으며, 투약을 중단한 후에도 비가역적일 수 있다.

10. 결론

항생제 이상반응은 계열별 약물의 관점보다는 개별 항생제의 이상반응으로 접근하는 것이 가장 좋은데, 약열과 약물발진의 경우를 제외하면 항생제 이상반응은 계열별 약물의 이상반응보다는 개별 항생제와 관련되어 발생한다. 임상의사들은 장기 계통별 항생제 이상반응을 살펴야 하며, 항생제 이외의 다른 약물들에 의한 이상반응을 잘 알고 있어야 한다.

최근에는 항생제 약물이상반응의 예방에 있어서 항생제 스튜어드십 프로그램(antimicrobial stewardship program)의 역할이 환자안전강화 측면과 다제내성균관리 측면에서 중요성이 강조되고 있다. 항생제의 즉시형 과민반응과 아나필락시스가 과거 생각했던 것처럼 흔하지 않으며, 진정한 즉시형 과민반응과 비특이적 항생제 발진, 그리고 바이러스 감염에 의한 발진을 구별하는 것이 중요하다. 환자가 알레르기 병력이 입증되지 않은 경우 β-lactam 항생제를 비β-lactam 항생제로 대체하는 결과는 환자에게 치료실패, 다제내성균 발생 및 *C. difficile* 감염의 위험을 유의하게 증가시킬 수 있다.

항생제 이상반응은 환자뿐만 아니라, 병원당국에는 법적 혹은 경제적 측면에서 중요한 의미를 가지며, 의사도 법적 문제에 당면하게 된다. 입원기간을 연장시키는 항생제 이상반응은 오늘날의 의료산업 측면에서 의료비용 증가로 인한 중요한 경제적 파급효과를 가져올 수 있다. 따라서 임상의사들은 환자들에서 발생할 수 있는 이상반응을 최소화하기 위하여 가장 흔히 사용되는 항생제들에 관련된 이상반응을 숙지하고 있어야 한다.

참고문헌

1. International drug monitoring: the role of national centres:report of a WHO meeting. World Health Organ Tech Rep Ser. 1972;498:1-25.
2. Cunha BA. Antibiotic side effects. Med Clin North Am. 2001;85:149-85.
3. Gleckman RA, Borrego F. Adverse reactions to antibiotics. Clues for recognizing, understanding, and avoiding them. Postgrad Med. 1997;101:97-8, 101-4, 107-8.
4. Granowitz EV, Brown RB. Antibiotic adverse reactions and drug interactions. Crit Care Clin. 2008;24:421-42.
5. Vardakas KZ, Kalimeris GD, Triarides NA, Falagas ME. An update on adverse drug reactions related to β-lactam antibiotics. Expert Opin Drug Saf. 2018;17:499-508.
6. Bauer KA, Kullar R, Gilchrist M, File TM Jr. Antibiotics and adverse events:the role of antimicrobial stewardship programs in 'doing no harm'. Curr Opin Infect Dis. 2019;32:553-8.

10 CHAPTER

항생제 알레르기의 진단과 치료

정용필 울산대학교 의과대학 내과학교실

약물알레르기(drug allergy)는 면역학적 기전에 의해 나타나는 일련의 과도한 약물이상반응(adverse drug reaction)으로 약물 자체의 특성과 무관하게 일부 환자에서만 나타난다. 이 약물알레르기 중 가장 대표적인 것이 '항생제 알레르기'로 흔히 penicillin 및 cephalosporin 계열 항생제에 의한 β-lactam 항생제 알레르기와 β-lactam외 항생제 알레르기가 있다. 입원환자에서 발생한 약물알레르기의 절반 이상이 β-lactam 항생제에 의한 것으로 보고되고 있어 항생제 알레르기의 대부분을 차지하고 있다. 항생제 알레르기의 유병률은 다양한 것으로 추정되며, 보고에 따르면 1,000번의 penicillin 투여 시 약 7-40회의 알레르기반응이 나타날 수 있다. 미국 인구의 약 8%, 또는 입원환자의 약 11%가 penicillin 알레르기의 병력이 있다고 알고 있으나, 이 중 극소수에서만이 실제 검사에서 penicillin 알레르기가 확인되어 일년에 15,000명 미만에서만 확인된다. 즉 penicillin 알레르기 병력이 있다고 하는 사람의 98%는 실제 검사에서 음성이다. 임상의사가 항생제 알레르기가 있는 환자의 감염을 치료하기 위해 어떤 항생제를 사용할지 결정하는 것은 임상 진료 현장에서 흔히 발생하는 문제이다. 많은 경우에서 이런 환자들은 자신의 상태에 가장 적합한 선택약제보다 효과가 떨어지거나, 독성이 강하거나, 항균력이 더 광범위하거나 더 비싼 약을 처방받고 있다. 실제 항생제 알레르기가 아닌 경우에도 붙여진 과도하게 부여된 알레르기 꼬리표(drug allergy label)에 의한 불필요한 회피가 발생하고 그로 인한 개인적, 사회적인 영향에 대한 연구들이 발표되면서 항생제 알레르기 꼬리표 떼기(drug allergy delabeling)가 최근 주목받고 있다. 따라서 본 장에서는 항생제 알레르기가 의심되는 환자에서 이의 진단 및 관리에 대해서 기술하였다.

1. 항생제 알레르기의 분류

항생제 알레르기는 Gell과 Coombs가 제안한 면역 병리 현상에 따른 4가지 분류에 따라서 분류할 수 있다.

I형(즉시형) 반응은 기존에 형성된 비만세포 또는 호염기구에 부착된 β-lactam 특이 IgE 항체와 β-lactam 항원의 결합으로 분비된 히스타민 및 여러 매개체에 기인한다. 항생제 노출 후 수 분에서 수 시간 내에 발생한다. 즉시형 과민반응의 증상으로는 두드러기, 혈관부종, 비염, 기관지 연축, 아나필락시스 등이 있다. 아나필락시스는 100,000번 penicillin 투여당 4-15번 꼴로 발생할 수 있다. Penicillin 피부반응시험과 radioallergosorbent 검사(RAST)는 I형 반응에 대한 검사이다.

II형 반응은 β-lactam 특이 세포독성 항체가 세포 표면

표 1. 알레르기반응의 분류

분류	발병 시간	매개체 (Immune reactant)	항원	면역반응세포 (Effector)	임상증후	피부반응시험 유용성 여부
Type I (즉시형)	1시간 이내(드물게 수 시간 이내로 나타나기도)	IgE	Soluble antigen	비만세포 활성화	아나필락시스, 저혈압, 인후부종, 천명음, 두드러기	예
후기 반응	노출 후 1시간 후 혹은 수일에서 수 주 후					
Type II	-	IgG	Cell- or matrix-associated antigen	Fc 수용체를 발현하는 세포(탐식세포, NK 세포)	용혈빈혈, 혈소판 감소증, 간질신장염	아니요
Type III	-	IgG	Soluble antigen	Fc 수용체를 발현하는 세포, 보체	혈청병	아니요
Type IV	-	Cell-mediated, delayed hypersensitivity	-	-	접촉성 피부염, 반구진성 홍반(maculopapular erythematous rash) 등	아니요
IVa	-	IFN-γ, TNF-α (Th1 세포)	세포제시항원 또는 직접적인 T세포 자극	대식세포 활성화	Tuberculin 반응, 접촉성 피부염	-
IVb	-	IL-5, IL-4/ IL-13 (Th2 세포)	세포제시항원 또는 직접적인 T세포 자극	호산구	DRESS, maculopapular exanthema with eosinophilia	-
IVc	-	Perforin-granzyme B (세포독성 T 림프구)	세포결합항원 또는 직접적인 T세포 자극	T 세포	SJS-TEN, bullous exanthema and fixed drug eruption, hepatitis	-
IVd	-	IL-8, GM-CSF (T 세포)	세포제시항원 또는 직접적인 T세포 자극	호중구	AGEP	-
기타 (특발성)	대개 노출 후 72시간 이후	-	-	-	반구진성 발진	아니요

DRESS, drug reaction with eosinophilia and systemic symptoms; SJS, Stevens-Johnson syndrome; TEN, toxic epidermal necrolysis; AGEP, acute generalized exanthematous pustulosis.

에 β-lactam 항원이 결합되어 있는 혈액세포나 콩팥의 간질세포와 결합하여 보체를 활성하고 결국 세포용해를 유발시키는 반응이다. 장기간 고농도의 β-lactam 항생제 치료 시 발생할 수 있다.

III형 반응은 β-lactam 특이 항체와 β-lactam 항원의 면역복합체가 조직에 침투하여 혈청병을 유발하는 것으로 β-lactam 치료 후 7-14일에 전형적으로 발생한다.

IV형 반응은 항체에 의한 것이 아니라, T 림프구에 의한 과민반응으로 접촉피부염이 대표적이다. β-lactam 항원을 인지한 T 림프구는 사이토카인을 분비하여 조직염증반응과 손상을 유발한다. 각각의 항생제 알레르기반응의 분류는 표 1과 같으며 IV형 반응은 관여하는 T세포와 사이토카인 종류에 따라 4개의 아형으로 다시 분류된다.

2. 임상적 특징

항생제 알레르기의 임상적 특징은 영향받은 장기, 반응의 심각성과 종류에 따라 다양하다. 사용된 항생제의 종류, 병의 특성과 환자의 면역상태는 알레르기반응의 임상적 표현에 중요한 역할을 한다. 항생제에 의한 약물알레르기는 발생 시점에 따라 약을 투여한 후 1시간 내에 발생하는 즉시형 과민반응과 1시간 이후에 발생하는 지연형 과민반응으로 분류한다. 즉시형 과민반응의 증상으로는 두드러기, 혈관부종, 비염, 기관지연축, 아나필락시스 등이 있으며 I형 과민반응에 의해 발생한다. 아나필락시스와 같은 심각한 반응은 약물특이성 IgE 항체에 의해 일어날 수 있지만 드물다. 아나필락시스는 이론적으로는 어떤 항생제에 의해서도 일어날 수 있지만 penicillin에 의한 아나필락시스만이 잘 알려져 있다. Penicillin을 투여 받은 후 아나필락시스가 0.01%, 사망은 0.002%에서 발생한다고 알려져 있다. 가성알레르기(pseudoallergic) 또는 아나필락시스양(anaphylactoid) 반응은 비알레르기성 약물이상반응으로, 항생제에 의해 비특이적으로 비만세포가 직접 자극되어 다양한 매개물질이 분비됨으로써 I형 과민반응과 유사한 임상 증상이 나타난다. 최근 비만세포의 MRGPRX2 (mas-related G-protein coupled receptor member X2) 수용체가 퀴놀론계 항생제, 반코마이신 등에 의한 가성알레르기 반응의 중요한 수용체임으로 확인되었다.

지연형 과민반응은 약물 투여 1시간 후 혹은 수일에서 수 주 후에 발생 가능하며, 반구진성 발진, 접촉피부염, 박탈피부염, 급성 농포성발진증후군(acute generalized exanthematous pustulosis, AGEP), 드레스증후군(drug reaction with eosinophilia and systemic symptoms, DRESS), 스티븐스-존슨증후군, 독성표피괴사용해증 등이 있다. 항생제에 의한 가장 흔한 알레르기반응은 반구진성 발진, 두드러기와 가려움증이다. 이 반응들은 전형적으로 약물에 처음 노출되어 감작이 된 후 수일에서 수 주 후에 일어나며, 두 번째 노출 때 반응은 훨씬 빨리 일어나는데 때로는 몇 분에서 몇 시간 안에 일어난다. 때때로 열, 호산구증가증 등 피부 이외 다른 증상으로 나타나는 과민성 증후군이 발생한다.

어떤 항생제는 피부보다는 장기에 영향을 준다. 예를 들어 amoxicillin과 clavulanic acid를 같이 쓴 경우 담즙정체성 간손상이 일어나고, 반면에 고용량의 penicillin과 cephalosporin 치료 시에는 약물특이성 항체에 의한 용혈과 혈구감소증이 일어난다.

3. 항생제 알레르기의 위험인자

β-lactam 항생제에 대한 면역반응은 노출된 사람의 일부에서만 발생하며, 특히 β-lactam 알레르기의 임상발현은 그 중 단지 일부에서 발생한다. β-lactam 항생제의 비경구투여 시 경구투여에 비해 알레르기반응이 심한데, 이것은 투여방법보다는 용량과 더 관련 있다. 천식 병력이 있는 경우 아나필락시스 발생 시 중증의 치명적 반응을 보일 수 있지만, 알레르기비염, 천식, 아토피피부염과 같은 아토피의 병력은 β-lactam 알레르기의 독립적 위험인자 같지는 않다. Penicillin에 부작용의 병력이 있는 사람은 이전에 병력이 없는 사람에 비해 β-lactam 항생제에 추후에 부작용이 발생할 위험이 4배에서 6배 높다. 하나의 무작위 대조 연구에서 penicillin 부작용의 병력이 없는 사람에게 일상적 penicillin 피부반응시험은 비용 효과적이지 않아서, 피부반응시험은 β-lactam 항생제에 알레르기 병력이 있는 사람에게만 시행할 것을 권고하였다.

4. 항생제 알레르기의 진단

임상의사들이 직면하는 중요한 문제점 중에 하나는 β-lactam 항생제가 필요한 상황에서 환자가 β-lactam에 부작용 병력이 있는 경우에 어떻게 할 것인가일 것이다. 대략 5-20%의 환자에서 β-lactam 항생제에 부작용의 병력을 가지고 있는 것으로 보고되고 있다. 현재까지 의학적 지침은 이런 환자 모두에게 적절한 추가 검사 없이는 β-lactam 항생제 치료는 제한되어야 한다. 그렇지만 penicillin 알레르기가 의심되는 병력을 가진 환자의 약 98%는 penicillin 특이 IgE 항체 존재가 피부시험 등의 검사에서 확인되지 않는다. 이처럼 알레르기반응의 과도한 진단은 불필요한 비싼 항생제를 사용하게 하며 내성을 지닌 미생물의 출현을 증가시킬 수 있다.

일반적으로 환자들은 항생제에 다시 노출되었을 때, 또는 처음 투여받는 항생제의 경우에는 치료 2주째에 알레르기반응을 보인다. 항생제를 여러 달 동안 투여받아 온 환자가 알레르기반응을 일으키는 경우는 흔치 않다.

여러 알레르기반응의 증상과 징후들과 함께 호산구증가증이 관찰된다면 약물 알레르기 진단을 뒷받침할 수 있다. 만일 약물에 의해 호산구증가증이 발생했지만, 과민반응의 다른 증거들이 없다면 항생제 치료를 중단할 필요는 없다.

항생제 알레르기는 원인 항생제를 정확하게 진단해야 재발을 막을 수 있다. 의심 약물을 잘못 진단하면 잘못된 알레르기 진단 꼬리표 때문에 향후 환자의 약 선택에 제한이 있고, 환자는 불충분하거나 부적절한 치료를 받게 될 가능성이 있다. 자세한 병력 청취가 필수적이며, 약물피부반응시험과 혈액 검사가 진단에 도움이 된다. 항생제 알레르기에 대한 진단적 검사들은 제한적이며, 단지 penicillin 알레르기에 대해서만 표준화되어 있다. IgE 매개 I형 알레르기반응의 위험을 파악하는 데 가장 유용한 한 가지 방법은 penicillin 주결정기와 부결정기에 대한 피부반응시험이다.

1) 피부반응시험

Penicillin 알레르기가 있는 환자를 평가하는 가장 중요한 검사는 penicillin 특이 IgE에 감작된 비만세포의 존재를 확인하는 피부반응시험이다. 알레르기의 주결정기(major determinant)인 penicilloyl-polylysine (PPL)는 penicilloyl 유도체로서 β-lactam 고리가 열릴 때 형성된다. 한편 IgE 매개성 penicillin 알레르기 환자의 16%는 penicillin의 생체내(*in vivo*) 다른 대사물에 반응하며, 이들을 발견하기 위해서는 부결정기(minor determinant mixture, MDM)로 피부반응시험을 해야 한다. 현재 상품화된 주결정기로 penicilloyl-polylysine (PPL, Pre-Pen®)과 유럽에서만 가용한 부결정기가 있으나, 국내에서는 주결정기와 부결정기에 대한 검사 시약이 가용하지 않아서 실제 사용하는 항생제를 이용해 직접 시약을 제조하여 사용하며, 주사용 약제로 시약을 준비하는 것이 선호된다. Penicillin 피부반응시험은 먼저 피부단자시험(skin prick test)를 실시하여 15-20분 후에 3 mm 이상 크기의 팽진 또는 양성 대조액(히스타민, 1 mg/mL)과 동일한 크기 이상의 팽진이 발적과 동반되는 경우에는 양성으로 판정한다. 피부단자시험에서 음성이면 민감도가 더 높은 피내반응시험(intradermal test)을 실시한다. 특히 특이 IgE가 높은 환자에서 피내반응시험을 시행할 때에는 아나필락시스가 발생할 위험이 있으므로 주의해야 한다. 피내반응시험은 튜버클린(tuberculin) 주사기 또는 26-27게이지 1 mL 주사기로 지름 약 3 mm 가량의 팽진이 형성되도록 약물을 0.02-0.05 mL 피내주사하고, 팽진을 표기한다. 양성대조액으로 히스타민(0.1 mg/mL), 음성대조액으로 생리식염수를 사용한다. 15-20분 경과 후 3 mm 이상(기관에 따라 5 mm 이상을 기준으로 하기도) 크기의 팽진 또는 처음 표기보다 크기가 증가한 팽진이 발적과 동반되는 경우에 양성으로 판정한다. 항히스타민제, 삼환계 항우울제, 아드레날린 작용약, 스테로이드는 피부반응시험 결과에 방해를 줄 수 있어서 최소 검사 48시간 전에 중단해야 된다.

Penicillin 이외의 β-lactam 항생제 또는 β-lactam 이외의 항생제에 있어서 그 면역성 대사물들에 대해서 잘 알려져 있지 않아서 피부반응시험의 위음성률은 알려져 있지 않다. 반합성 penicillin인 amoxicillin, ampicillin이나 cephalosporin의 경우 penicillin과 β-lactam 고리에 대해 교차반응을 보일 수 있으나, 이들 약제는 또한 고유의 곁사슬 구조를 가지므로 penicillin에 대해 음성이라도 곁사슬에 반응을 보여 알레르기반응을 유발할 수 있다. 표준화된 검사 시약이 없기 때문에 피부자극에 의한 위양성 반응이나 피부반응시험에서는 음성이지만 약제 투여 시는 반응이 나타나는 위음성반응이 더 흔히 나타날 수 있다. 검사 용액을 만들 때는 생리식염수에 항생제를 희석하여 피부 자극이 나타나지 않는 가장 높은 항생제 농도를 결정하는 것이 중요한데, benzyl-penicillin는 10,000 units/mL, amoxicillin 및 ampicillin은 20 mg/mL, cephalosporin은 2 mg/mL를 피부반응시험 농도가 일반적으로 추천된다.

대한천식알레르기학회 전문가들은 β-lactam 항생제 알레르기 과거력이 없는 대다수 환자들에 대해 주사용 β-lactam 항생제 사용 전 일괄적으로 시행하는 피부반응시험은 과학적인 근거라 없을 뿐만 아니라 잘못된 항생제 알레르기 꼬리표를 붙여 개인의 건강과 보건을 저해할 우려가 있으며 의료 부담을 가중시킬 수 있다고 판단하고 있다. 따라서 β-lactam 항생제 알레르기의 위험을 평가하기 위해 근거가 없는 사용 전 피부반응시험에 의존하기 보다는 과거력을 철저히 확인하여 약물알레르기 병력이 있는 경우 알레르기 전문의와 상의하여 합리적으로 대처하는 것이 의학적으로 적절하겠다. 국내 여러 연구에서 cephalosporin 사용 전 피부반응시험이 임상적으로 유용하지 않았기 때문에 최근 국내에서도 cephalosporin 피부반응시험을 하지 않는 병원들이 증가하고 있다.

2) 다른 검사들

Penicillin 알레르기에 대한 피부반응검사의 대안으로 penicillin 특이 IgE 농도를 측정하는 것으로 혈청 중 특이 IgE 항체를 확인하는 면역 분석법과 항생제와 접촉한 호염기구의 활동성 증가를 평가하는 호염기구 활성화 지표검사법(basophil activation test)이 있다. 국내에서 Immuno-CAPTM (ThermoFisher, Uppsala, Sweden) 시스템을 이용한 형광면역 분석법이 이용되는데 민감도(32-68%)는 낮으나 특이도(95-98%)가 높아서 의심되는 항생제에 대한 검사 항목이 있는 경우 보완적으로 시행할 수 있다. 국내에서는 penicillin (penicilloyl G, penicilloyl V), amoxicillin (amoxicilloyl), ampicillin (ampicilloyl), cefaclor 등 총 다섯 가지의 약물에 대한 특이 IgE 항체 측정이 가능하다.

첩포시험(patch test)은 IV형 과민반응인 알레르기 접촉피부염 진단의 최적 표준(gold standard)인데 이와 같은 기전을 통해 일어날 것으로 추정되는 지연형 약물과민반응을 진단할 때도 사용한다. 저알레르기성 밀봉 테이프 아래 패드(시판하는 검사용 첩포)에 국소적으로 항생제를 바르고 48시간 동안 피부에 붙여 놓는다. 이후 첩포를 제거하고 48시간과 72시간 후의 반응을 판독한다. 첩포시험은 β-lactam 항생제에 대한 non-IgE 매개성 반응을 예측하거나, 피내반응시험(48시간에 해석)과 같이 사용할 경우 아미노페니실린에 대한 지연형 비두드러기성 반응을 예측하는 데 유용할 수 있다.

5. β-lactam 항생제들의 교차반응

Penicillin계열 약물은 thiazolidine 고리에 하나의 R1 곁사슬(R1 side chain)을 가진 β-lactam 고리가 붙어 있는 구조를, cephalosporin계열 약물은 R2 곁사슬을 가진 dihydrothiazine 고리에 R1 곁사슬을 가진 β-lactam 고리가 붙어 있는 구조를 취하고 있다. Carbapenem계열 약물은 변형된 thiazolidine 고리에 붙은 두 개의 곁사슬을 가진 β-lactam 고리구조를, monobactam계열 약물은 하나의 곁사슬을 가진 β-lactam 고리 구조를 가진다.

Penicillin과 aminopenicillin, cephalosporin는 β-lactam 고리를 공통적으로 가지며 곁사슬이 유사할 경우 교차반응성을 보일 수 있다. 특히 즉시형 과민반응에서는 β-lactam 고리보다는 R1 곁사슬이 더 중요한 역할을 하는 것으로 알려져 있는데 penicillin, aminopenicillin, 1세대와 2세대 cephalosporin의 상당수는 동일하거나 유사한 R1 곁사슬을 가지고 있다. 그러나 3세대 또는 4세대 cephalosporin이나 carbapenem, monobactam과의 교차반응성은 매우 드문 것으로 조사되었다.

Penicillin에 대한 non-IgE 매개성 반응인 지연형 과민반응(T 세포 매개 면역반응)은 대개 R1 곁사슬과 관련돼 있고, 지연형 비두드러기성 발진(maculopapular exanthem)의 한 원인인 것으로 생각된다. 이 지연형 과민반응은 amoxicillin을 투여받은 환자의 5-9.5%에서 일어나지만 다른 β-lactam 약물에 대해서는 환자의 2.7%에서 발생한다. Ampicillin과 amoxicillin는 자발적으로 중합(polymerization)하여 고분자량 약물 중합체를 형성할 수 있고, 이것은 면역원성이 더 크고 항원제시세포에 의해 더 효과적으로 처리되어 T 세포 반응을 잘 유발할 수 있기 때문에 다른 penicillin을 투여받는 환자들보다 더욱 흔히 알레르기반응이 발생한다.

Cephalosporin의 경우 penicillin과 교차반응의 발생은 R1 곁사슬 구조에 달려 있어, penicillin과 유사한 R1 곁사슬이 있는 cephalosporin은 penicillin과 교차반응을 일으킬 가능성이 높다. 1세대 cephalosporin과 cefamandole은 penicillin 또는 amoxicillin과 유사한 곁가지를 가지고 있어서 교차반응의 위험이 높으나, 2세대와 3세대 cephalosporin은 penicillin 또는 amoxicillin과 다른 R1 곁사슬을 가지고 있어서 교차반응의 위험은 낮다. 서로 다른 cephalosporin 사이의 교차반응도 곁사슬의 유사성에 따라 결정된다. Ceftriaxone과 cefotaxime은 R1 곁사슬 구조가 같고 ceftriaxone과 cefuroxime은 R1 곁사슬 구조가 비슷하기 때문에 교차반응이 생길 수 있다. Cephalosporin은 흔한 감염증에 널리 처방되는 항생제이다. 그래서 penicillin 또는 cephalosporin에 알레르기 병력이 있는 환자에게 전문가들은 다음처럼 권장하고 있다.

1. Cephalosporin에 알레르기 병력이 있는 환자는 penicillin 피부반응시험을 시행하여 음성이면 적절한 penicillin을 투여한다. R1 곁사슬 구조가 유사하지 않다면 다른 cephalosporin에 대한 알레르기반응은 매우 낮거나 없을 것으로 생각된다. 저위험군에서는(표 2) R1 곁사슬 구조의 유사성이 없는 다른 세대의 cephalosporin 항생제를 사용하거나 penicillin을 단계적으로 투여해(graded challenge) 볼 수 있다. 1세대 혹은 2세대 cephalosporin에 대한 즉시형 과민반응의 병력이 있으면 ① 구조가 다른 R1 곁사슬을 가진 3세대 또는 4세대 cephalosporin을 단계적으로 투여하거나, ② carbapenem을 사용하거나, ③ 원인 균주에 적합한 대체 항생제를 투여한다. 3세대 혹은 4세대 cephalosporin 즉시형 과민반응의 병력이 있으면 ① penicillin 혹은 구조가 다른 R1 곁사슬을 가진 cephalosporin을 단계적으로 투여하거나 ② carbapenem을 사용하거나, ③ 원인 균주에 적합한 대체 항생제를 투여한다. 지연형 과민반응에서는 penicillin, cephalosporin, carbapenem 사용은 모두 피하고 다른 계열의 항생제를 사용하며, 만약 β-lactam 사용이 필요한 경우 감염 및 알레르기 전문의와 상의한다.
2. Penicillin 알레르기가 있는 환자에서 cephalosporin 투여가 필요한 경우에는 penicillin 피부반응시험을 하고 음성이면 환자는 일반인보다 cephalosporin에 대해

표 2. 과거 알레르기반응(index reaction) 양상에 따른 약물알레르기 위험도 분류

고위험	
즉시형 반응	아나필락시스, 저혈압, 후두부종, 기관지연축, 두드러기/혈관부종, 전신발진
지연형 반응	스티븐스-존슨증후군(SJS) 독성표피괴사융해증(TEN) 드레스증후군(DRESS) 급성 농포성발진증후군(AGEP) Generalized bullous fixed drug eruption Severe maculopapular exanthema Systemic vasculitis/serum sickness-like reaction Specific organ manifestations: blood cytopenia, hepatitis, nephritis, pneumonitis Drug-induced autoimmune diseases
저위험	
즉시형 반응	Isolated generalized pruritus that did not require treatment Isolated gastrointestinal symptoms (e.g., nausea, diarrhea, vomiting) Local urticaria to parenteral administration
지연형 반응	접촉성 피부염 Local infiltrated reaction to intramuscular administration Palmar exfoliative exanthema Fixed drug eruption Mild to moderate maculopapular exanthem

알레르기반응 위험이 더 높지 않다고 판단하고 cephalosporin을 투여할 수 있다. 하지만 penicillin 피부반응시험 결과가 양성이면 cephalosporin을 사용하지 말아야 한다. 저위험군에서 피부반응시험 없이 유발검사를 시행하거나 penicillin을 단계적으로 투여할 수 있다. 그러나 즉시형 penicillin 알레르기 고위험군 환자에서는(표 2) ① 3세대 또는 4세대 cephalosporin을 단계적으로 투여하거나 ② carbapenem이나 monobactam 항생제를 사용하거나 ③ 원인균주에 적합한 대체 항생제를 투여한다. 만일 penicillin이나 1세대 또는 2세대 cephalosporin을 사용해야 하는 경우에는 피부반응시험이 필요하며 알레르기 전문의와 상의가 필요하다. 지연형 penicillin 알레르기 고위험군에서는 penicillin, cephalosporin, carbapenem 사용은 모두 피하고 다른 계열의 항생제를 사용하며, 만약 β-lactam 사용이 필요한 경우 감염 및 알레르기 전문의와 상의한다.

Monobactam계열의 aztreonam은 아직까지 교차 반응이 보고되고 있지 않아서 penicillin 알레르기가 있는 환자에게 사용될 수 있다. 그러나 aztreonam은 ceftazidime과 공통된 R1 곁사슬을 가지고 있어서 ceftazidime에 알레르기가 있는 환자에게는 피해야 한다.

Carbapenem계열의 imipenem, meropenem, doripenem, ertapenem은 penicillin과 β-lactam 고리 구조를 공유하여 교차반응의 잠재력이 있을 수는 있다. 초기연구에서는 carbapenem과 penicillin 사이에 높은 정도의 피부반응시험 교차반응이 관찰되었으나, 실제 임상에서 교차반응은 확인되지 않았고 피부반응시험 검사법도 신뢰할 수 없었다. 최근 연구들에서는 penicillin 알레르기 환자의 1% 미만에서 carbapenem과 교차반응을 보고하였다. 실제 penicillin과 carbapenem의 임상적 교차반응은 매우

표 3. 항생제 탈감작요법

탈감작화 준비 단계
• 환자의 이상반응에 즉각적인 처치를 할 수 있는 장소에서 시행한다. • 매 15분마다 환자의 생체 징후를 감시 및 기록한다. • 최소 2곳의 적절한 정맥투여 경로를 확보한다. • Epinephrine, methylprednisolone, antihistamine 및 기관 삽관 세트를 접근이 용이한 곳에 준비한다. • 전처치로 항히스타민제나 스테로이드를 사용하지 않는다.
약물 준비
• 준비된 항생제의 치료 용량을 10배씩 희석한 용량을 50 mL 생리 식염수에 섞는다. - 희석용액 #1: 1×10^{-6} concentration of the final dose in 50 mL normal saline - 희석용액 #2: 1×10^{-5} concentration of the final dose in 50 mL normal saline - 희석용액 #3: 1×10^{-4} concentration of the final dose in 50 mL normal saline - 희석용액 #4: 1×10^{-3} concentration of the final dose in 50 mL normal saline - 희석용액 #5: 1×10^{-2} concentration of the final dose in 50 mL normal saline - 희석용액 #6: 1×10^{-1} concentration of the final dose in 50 mL normal saline - 희석용액 #7: full strength final dose
약물의 투여
• 각각의 희석 용액은 #1부터 20분에 걸쳐 정맥투여한다. • 투여가 종료된 후 15분간 환자의 상태를 관찰한다. • 이상반응이 발생하지 않은 경우 다음 용량을 투여한다.

표 4. 탈감작요법 중 부작용의 치료

반응 정도	증상 및 증후	치료
경증	혈역학적 변화, 호흡부전, 혈관부종 등이 없는 경증의 두드러기	• 마지막 관용 용량의 희석 용액을 다시 투여
중등도	흉부압박감, 미만성의 두드러기 (혈역학적 변화, 호흡부전은 없음)	• 1:1,000 epinephrine 0.3 mL 근육주사
		• 환자의 증상이 30분 이내에 호전되면 마지막 관용 용량의 희석 용액을 다시 투여
중등도-중증	미만성의 천명음, 인후부종	• 1:1,000 epinephrine 0.3 mL 근육주사(필요시 매 15분 간격으로 반복 투여) • 증상이 심한 경우는 0.5-1 mL의 1:10,000 epinephrine을 매 5분 간격으로 정맥주사 할 수 있음
		• 기관삽관 고려
		• 증상이 재빨리 회복되고 시험 항생제가 절대적으로 필요한 경우에는 마지막 관용 용량의 절반으로 투여할 수 있음
중증	저혈압, 후두부종	• Epinephrine 투여
		• 50 mg diphenhydramine 정맥투여
		• 항히스타민 정맥투여
		• 스테로이드(60 mg methylprednisone) 정맥투여
		• 탈감작 요법 중지

적을 것으로 생각된다. 좀 더 명확한 연구결과가 나올 때까지 과거 심한 penicillin 알레르기 병력이 있는 환자에게는 cephalosporin의 경우처럼 접근할 것을 권장하고 있다.

6. 약물탈감작

Penicillin에 피부반응시험 양성인 환자에게 대부분 가용한 교차반응이 없는 효과적인 대체 항생제가 있게 마련이나, 대체 약물이 없거나 부작용이 심하고 효과가 현저히 떨어지는 경우에 탈감작(drug desensitization)을 통해 β-lactam 항생제를 사용할 수 있다. 이런 경우의 감염증으로는 enterococci에 의한 심내막염, 뇌농양, 세균성 뇌수막염, *Staphylococcus* 또는 녹농균에 의한 심각한 감염증, *Listeria* 감염증, 신경매독, 임산부 매독이 있다. 탈감작은 일반적으로 병원환경에서 숙련된 사람에 의해 수행되어야 한다. 치료용량에 도달할 때까지 수 시간에 걸쳐 천천히 항생제를 증량 주입한다. 일반적으로 시작용량은 수 ㎍부터 투여한다. 주입경로는 경구 또는 정맥 내로 투여하고, 경구로 투여하는 경우 정맥 내 투여보다 이상반응이 적게 나타난다. 용량은 15-30분마다 두 배로 증량한다. 치료 용량은 대부분의 경우에서 4-5시간 이내에 도달할 수 있다. 탈감작 동안 환자에 대해 엄밀한 감시가 필요하며 두드러기반응이나 기관지연축이 발생한 경우는 항히스타민제와 베타작용제(β-agonist)를 투여한다. 만약 가벼운 반응(예: 홍조 또는 두드러기)이 생기면 마지막 관용용량(tolerated dose) 이상에서부터다시 시작한다. 그러나 저혈압이나 심한 기관지연축이 발생하면 탈감작은 반드시 중단하고 다른 항생제를 선택해야 한다. 탈감작이 이루어진 후 β-lactam 항생제의 치료는 중단 없이 이어져야 한다. 그렇지 않으면 알레르기반응의 위험이 증가할 수 있다.

임상적 관용(tolerance)이 성취되는 기전은 불분명하나, 항원 특이성 비만세포 탈감작이 관여된 것으로 생각된다. 탈감작 상태의 유지에는 그 약물의 지속적인 존재가 필요하므로 만약 나중에 다시 그 항생제가 필요할 경우 탈감작을 반드시 다시 시행해야 한다.

탈감작의 예를 들면 표 3과 같다. 탈감작요법 중 발생한 부작용의 치료는 표 4와 같다.

7. 단계적 시도

단계적 약물 투여는 흔히 대체약물을 안전하게 투여하기 위하여 시행하거나 IgE에 의해 매개되는 것보다는 다른 기전이 의심될 때 관용을 유도하기 위하여 시행한다. 이전 반응이 약물투여 후 한 시간 이내에 발생하였다면 IgE 매개 반응의 가능성을 염두에 두고 아나필락시스 치료에 대한 준비를 갖춘 후 시도한다. 시작용량은 대개 치료용량의 1/10,000에서 1/1,000의 용량으로 시작하여 매 30-60분마다 치료용량에 도달할 때까지 10배씩 증량한다. 경미한 반응이 발생 시 한두 단계에서 3배씩 증량할 수도 있다. Cephalosporin에 의한 지연 반응의 경우 치료용량의 1/100에서 시작하여 7일째에 용량의 1/10을 투여하고 14일째에 치료용량을 투여할 수 있다.

환자가 의심약제에 스티븐스-존슨증후군, 독성표피괴사용해증, 드레스증후군, 또는 점막의 침범이 있었던 경우에는 이러한 단계적 시도(graded challenge)를 하지 않는다.

참고문헌

1. 김백남, 조유숙. IgE매개 세팔로스포린 과민반응. Infect Chemother. 2010;42:137-42.
2. 김상훈. 베타-락탐 항생제 알레르기 및 교차반응. Korean J Med. 2014;87:652-8.
3. 김성렬, 김수정, 김세훈, 박종숙, 박혜정, 서동인 외. 사용 전 베타락탐 항생제 피부시험의 유용성에 대한 전문가 의견. Allergy Asthma Respir Dis. 2022;10:3-8.

4. 김주희. 항생제 약물알레르기의 진단과 관리. Korean J Med. 2021;96:328-36.
5. 양민석, 반가영, 김민혜, 임경환, 권혁수, 송우정 외. 약물알레르기 검사의 시행과 해석: 전문가 의견서. Allergy Asthma Respir Dis. 2017;5:239-47.
6. Castells M, Khan DA, Phillips EJ. Penicillin Allergy. N Engl J Med. 2019;381:2338-51.
7. Gruchalla RS, Pirmohamed M. Antibiotic allergy. N Engl J Med. 2006;354:601-9.
8. Kelkar PS, Li JT. Cephalosporin allergy. N Engl J Med. 2001;345:804-9.
9. Kuruvilla ME, Khan DA. Antibiotic Allergy. In: Bennett JE, Dolin R, Blaser MJ, editors. Mandell, Douglas, and Bennett's Principles and Practice of Infectious Diseases. 9th ed. Elsevier: Philadelphia; 2020. pp. 291-7.

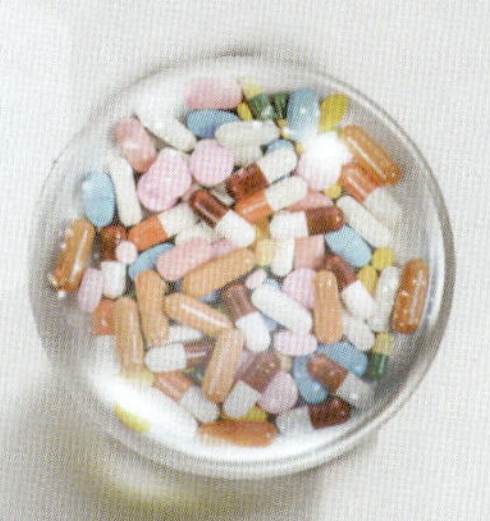

제2장

항생제 각론

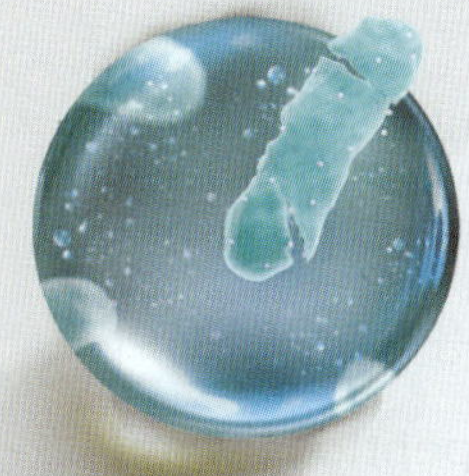

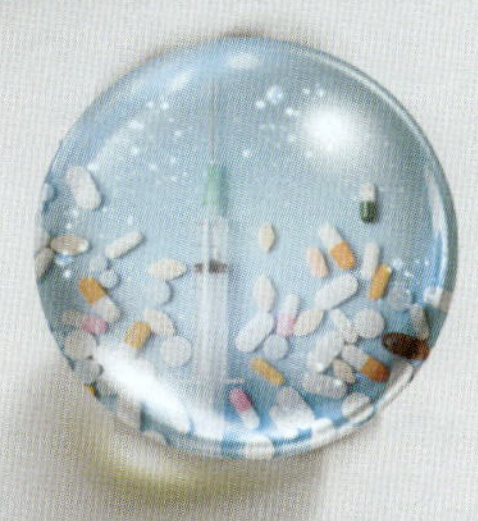

01 CHAPTER

항생제의 작용기전과 분류

김연숙 충남대학교 의과대학 내과학교실

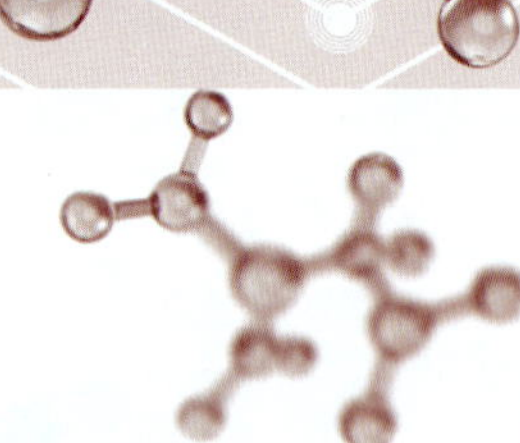

항생제는 세균을 포함한 다른 미생물에 대하여 항균작용을 하는 것으로, 세균뿐만 아니라 인체에도 해로울 수 있다. 그러한 이유로 인해 항생제는 인체세포에는 영향을 미치지 않고 미생물에 대해서만 작용하는 선택적 독성을 띄는 것이 좋다. 항생제는 그 작용기전에 따라 표 1과 같이 분류되며 여기서는 개요만 설명하고, 보다 자세한 기전은 이어지는 각론에서 상세히 다루어질 예정이다.

1. 세포벽합성 억제

세균의 세포벽(cell wall)은 세포질의 막 바깥에 존재하는 것으로 낮은 삼투압 환경에서 세포가 용해되는 것을 막아주는 역할을 하며, 포유류 세포에는 이에 상응하는 구조물이 존재하지 않는다. 세포벽은 펩티도글리칸(peptidoglycan)으로 이루어져 있는데, 이는 N-acetylglucosamine (NAG)과 N-acetylmuramic acid (NAM)가 교대로 엮어져 있고, 각각의 NAM에 L-alanine과 D-glutamate 등 4개의 아미노산 펩티드가 연결되어 있으면서 인접한 펩티드를 또 다른 펩티드가 그물망처럼 연결하고 있는 구조이다(그림 1). 이 펩티도글리칸을 합성하는 과정의 일부 단계들이 항생제가 주로 작용하는 표적이 되며, 세포벽합성을 억제하면 세포용해로 귀결되어 살균효과를 나타내게 된다.

표 1. 항생제의 작용기전에 따른 분류

세포벽합성 억제
1. Transpeptidase 효소와의 경쟁적 억제를 통한 cross-linking 억제: Penicillins, cephalosporins, monobactams, carbapenems
2. D-Ala-D-Ala stem-peptide terminus에 결합하여 glycosyltransferase 억제: Glycopeptide, lipoglycopeptides
3. 세포벽 전구체의 지질전달체 억제: Bacitracin
4. Enoyltransferase에 의한 NAG에 대한 peptide 연결 억제: Fosfomycin
단백질합성 억제
1. 30S ribosome 억제: Aminoglycosides, tetracyclines
2. 50S ribosome 억제: Macrolides, chloramphenicol, lincosamides, oxazolidiones, streptogramins, pleuromutilins
3. tRNA synthase 억제: Mupirocin
DNA 합성 억제
1. DNA gyrase 억제: Fluoroquinolones
2. 대사적 부산물에 의한 DNA억제: Metronidazole, nitrofurantoin
RNA 합성 억제
RNA polymerase 억제: Rifampin
Folate 합성 억제
Sulfonamides, trimethoprim, pyrimethamine
세포막 손상(Disruption of membrane integrity)
Polymyxins, daptomycin

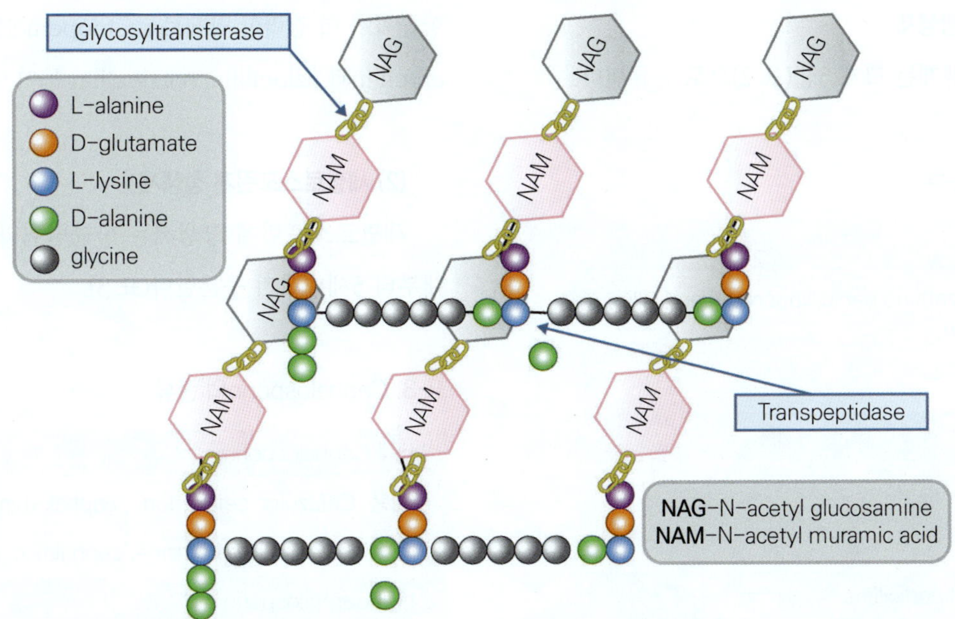

그림 1. 세균의 세포벽 구조

이러한 효과는 새로운 세포벽합성을 막는 것뿐만 아니라 정상적인 세포벽 성장의 일부로써 펩티도글리칸을 제거하는 autolysin (세포벽을 리모델링하는 효소)의 활성이 억제되지 않음으로써 또한 나타난다.

그람양성균과 그람음성균이 갖고 있는 세포벽의 구조는 서로 다르다. 그람양성균의 경우는 세포벽이 가장 바깥 구조를 차지하지만, 그람음성균은 지질로 구성된 외막(outer membrane)이라는 구조물이 펩티도글리칸 밖에 존재하며, 각종 물질이 오가는 통로인 구멍단백(porin)을 포함하고 있다. 외막과 펩티도글리칸 그리고 세포막 사이에 있는 공간을 세포질 주변공간(periplasmic space)이라고 부른다. 그람음성균에서는 외막이 항생제 확산의 주요 장벽이기 때문에 대부분의 항생제는 구멍단백 통로를 통해 세포 안으로 들어간다. 그람양성균(20-80 nm)에서는 펩티도글리칸 층이 그람음성균(1 nm)에서보다 두껍기는 해도 펩티도글리칸 자체는 항생제의 확산을 막는 장벽으로서의 역할이 제한적이다.

세포벽에 작용하는 항생제들의 종류별 기전은 다음과 같다.

1) 베타락탐 항생제

베타락탐(β-lactam) 항생제는 페니실린계(penicillins), 세팔로스포린계(cephalosporins), 모노박탐계(monobactams), 카바페넴계(carbapenems) 항생제들을 포함하며, 펩티도글리칸을 구성하는 펩티드의 교차연결(cross-linking) 단계에 관여하는 transpeptidase (페니실린-결합 단백질 혹은 PBP)를 목표로 한다. 이에 대해 세균은 베타락탐 항생제를 무력화시킬 수 있는 효소인 베타락탐분해효소(β-lactamase)를 생산하여 항생제 내성을 획득하였다. 이와 같은 경우에는 세균이 분비하는 베타락탐분해효소의 저해제를 베타락탐 항생제와 병합 사용하면 항균력을 넓힐 수 있다. 다른 기전으로 세균은 변이된 PBP-2a와 같은 단백질을 생성하여 항생제가 결합하지 못하도록 함으로써 내성을 획득하였다. 그러나, 최근에 나온 5세대 cephalosporin의 경우는 기존 PBP 이외에 변이된 PBP-2a에도 잘 결합하는 특징을 가짐으로써 더 넓은 항균범위를 갖게 되었다.

(1) 페니실린계 항생제

페니실린계 항생제는 크게 5군(표 2)으로 분류된다.

표 2. Penicillin의 분류

Natural penicillins
Penicillin G: Benzathine penicillin, crystal penicillin, procaine penicillin,
Penicillin V
Aminopenicillins
Ampicillin
Amoxicillin
Antistaphylococcal penicillins
Methicillin, nafcillin, oxacillin, cloxacillin, dicloxacillin, flucloxacillin,
Carboxypenicillins
Carbenicillin, sulbenicillin, ticarcillin
Ureidopenicillins
Piperacillin, azlocillin, mezlocillin, apalcillin

Penicillin G는 그람양성알균과 일부 그람음성알균에만 항균력이 있고, 그람음성막대균의 외막을 투과할 수 없어 그람음성막대균에는 항균력이 없다. Ampicillin (암피실린)은 일부 그람음성막대균의 외막을 투과해 PBP와 결합할 수 있으므로 *E. coli*, *Salmonella*를 비롯해 일부 그람음성막대균에 항균력을 갖는다. 이와 구조가 비슷한 amoxicillin (아목시실린)은 위장관에서 흡수가 잘 되므로 주로 경구용으로 사용된다. 이 부류의 페니실린제제는 amino기를 포함하고 있어 aminopenicillin이라고 부른다. 이후에 개발된 carboxypenicillin은 aminopenicillin보다 그람음성막대균에 대한 항균력이 뛰어나 *Pseudomonas aeruginosa* (녹농균)에 대해서도 항균력이 있으며, carbenicillin, sulbenicillin, ticarcillin 등이 포함된다. 이와 항균스펙트럼은 비슷하지만 항균력이 더 강력한 약제로 ureidopenicillin이 있으며 piperacillin과 azlocilllin, mezlocillin 등이 이에 속한다.

(2) 세팔로스포린계 항생제

세팔로스포린계 항생제는 항균범위와 특징에 따라 1세대부터 5세대까지 구분한다(표 3).

표 3. Cephalosporin의 종류

1세대 Cephalosporin
주사용: Cefazolin, cefazedone, cephalothin, cephaloridine
경구용: Cefadroxil, cefatrizine, cephalexin, cephradine
2세대 Cephalosporin
주사용: Cefuroxime, cefamandole, ceftezole, cefotiam
경구용: Cefaclor, cefprozil, cefuroxime, cefotiam, loracarbef
Cephamycins: Cefoxitin, cefotetan, cefmetazole
3세대 Cephalosporin
주사용: Ceftriaxone, cefotaxime, ceftazidime, ceftizoxime, cefoperazone
경구용: Cefixime, cefpodoxime, cefditoren, cefetamet, cefdinir
4세대 Cephalosporin
주사용: Cefepime, cefpirome, cefozopram
5세대 Cephalosporin
주사용: Ceftaroline, ceftobiprole, ceftolozane, cefiderocol

1세대 cephalosporin은 penicillinase에 의해 가수분해되지 않기 때문에 methicillin-susceptible *Staphylococcus aureus* (MSSA, 메티실린 감수성 황색포도알균)에 항균력이 있지만, enterococci (장알균)나 methicillin-resistant *Staphylococcus aureus* (MRSA, 메티실린 내성 황색포도알균)에는 항균력이 없다. 이 외 그람음성막대균 중 일부에 항균력이 있다.

2세대 cephalosporin인 cefuroxime과 cefamandole

은 1세대에 비해 그람음성균에 대한 항균영역이 넓어졌으며, *Citrobacter*와 *Enterobacter* 등에 항균력이 좋다. Cefoxitin은 streptomyces에서 추출되어 cephamycin이라 하며, 엄격히 cephalosporin은 아니지만 구조식이 유사하여 cephalosporin에 포함시키고 있다. 베타락탐분해효소에 매우 안정성이 있어 *Bacteroides*를 포함한 혐기균에 항균력이 좋으며, cefotetan, cefmetazole, cefbuperazone 등이 이 부류에 속한다.

3세대 cephalosporin도 약제에 따라 항균영역이 다른데, 크게 *P. aeruginosa*에 항균력이 좋은 것과 그람양성균에 항균력이 좋은 것으로 나눈다. *P. aeruginosa*에 항균력이 좋은 것으로 ceftazidime, cefoperazone 등이 있고, 그람양성균 특히 *Streptococcus pneumoniae* (폐렴알균)에 항균력이 좋은 ceftriaxone, cefotaxime, ceftizoxime 등이 있다. 경구용 3세대 cephalosporin으로 cefixime과 cefditoren, cefpodoxime 등이 있다.

4세대 cephlosporin은 양쪽성 이온(zwitterion)의 형태를 갖고 있어 그람음성막대균의 외막을 매우 빨리 투과한다는 장점이 있으며, 그람음성균에 대해서는 ceftazidime과 유사한 항균력을 갖고 있고 그람양성균에 대해서는 ceftriaxone정도의 항균력을 갖고 있다.

5세대 cephalosporin 중 ceftobiprole과 ceftaroline은 PBP2a를 포함한 모든 transpeptidase를 억제하여 MRSA에 대해 항균력이 있다. Ceftobiprole은 이외에도 *P. aeruginosa*에 대한 항균력이 Ceftazidime과 유사한 것으로 알려져 있으나, Ceftaroline은 *P. aeruginosa*에 항균력이 없다. Ceftolozane은 tazobactam과 병합제로 사용되며, *P. aeruginosa*과 일부 ESBL-생성 장내세균에 항균력이 있으나 MRSA에는 효과가 없다. Cefiderocol은 carbapenem-resistant enterobacterales (CRE)에도 항균력이 있는 약제로, 치료가 어려운 다제내성 그람음성균의 치료를 위해 개발된 약제이지만 MRSA와 같은 그람양성균에 대한 항균력은 없다.

(3) 모노박탐계 항생제

Monobactams (모노박탐계 항생제)는 베타락탐 고리 단독으로 구성된 약제로 그람음성균에 대한 항균력은 매우 좋으나, 그람양성균이나 혐기균에 대한 항균력은 거의 없다. 다른 베타락탐 항생제와 교차 과민반응을 갖지 않기 때문에 다른 베타락탐 항생제에 과민반응을 보이는 환자에게 안심하고 사용할 수 있으며, aztreonam과 carumonam 등이 있다.

(4) 카바페넴계 항생제

Carbapenems (카바페넴계 항생제)는 항균영역이 매우 넓은 항생제로 대부분의 그람양성균, 그람음성균 및 혐기균에 항균력이 좋으나, MRSA나 vancomycin-resistant enterococci (VRE, 반코마이신 내성 장알균) 등에는 효과가 없다. Imipenem은 신장에서 dehydropeptidase에 의해 가수분해된다는 특성 때문에 cilastatin과 병용투여하도록 개발되었고, 이와 같은 단점을 보완한 meropenem, panipenem, doripenem 등이 개발되었다. Ertapenem은 카바페넴계열에 속하는 항생제이긴 하지만, *P. aeruginosa*에는 효과가 없다는 점에서 다른 카바페넴 항생제와 구별된다.

(5) 베타락탐-베타락탐분해효소 억제제

세균의 베타락탐(β-lactam) 항생제에 대한 주요 내성기전 중의 하나는 베타락탐분해효소를 생성하여 베타락탐 항생제를 가수분해하여 무력화시키는 것이다. 이와 같은 베타락탐분해효소를 불활성화시키는 베타락탐분해효소 억제제(β-lactamase inhibitor)와 기존의 베타락탐 항생제를 병합한 약제가 개발되었는데(표 4), 이는 베타락탐 항생제를 베타락탐분해효소로부터 보호하고, 항생제의 항균활성을 상승시켜 항균범위를 확장시켜 주는 두 가지 효과를 가지고 있다. 1세대 베타락탐분해효소 억제제인 clavulanic acid와 sulbactam, tazobactam은 베타락탐 항생제 유도체로서 베타락탐분해효소의 Ambler 분류에서 주로 A군과 일부 C군의 serine 베타락탐분해효소를 억제한다. 이 외에 최근 도입된 avibactam과 vaborbactam, relebactam은 베타락탐이 아닌 구조에 근간을 두고 있으며, 중요한 A군 카바페넴 분해효소인 KPC를 억제한다. 그러나, 일부 D군과 모든 B군의 베타락탐분해효소들은 억제하지 못한다.

표 4. β-lactam/β-lactamase inhibitor의 종류

Clavulanic acid
Amoxicillin-clavulanic acid, ticarcilllin-clavulanic acid
Sulbactam
Ampicillin-sulbactam, cefoperazone-sulbactam
Tazobactam
Piperacillin-tazobactam, ceftolozane-tazobactam
Avibactam
Ceftazidime-avibactam
Relebactam
Imipenem-cilastatin-relebactam
Vaborbactam
Meropenem-vaborbactam

2) 글리코펩타이드 및 리포글리코펩타이드

Vanomycin (반코마이신)과 teicoplanin (테이코플라닌)을 포함하는 glycopeptide (글리코펩타이드)와 telavancin, dalbavancin, oritavancin을 포함하는 lipoglycopeptide계열 항생제는 D-alanine-D-alanine (D-ala-D-ala) 구조에 결합하여 NAG-NAM의 중합체 형성에 관여하는 glycosyltransferase를 방해한다. 또한, vancomycin은 세포벽 전구물질을 전달하는 lipid II 중간물질에 결합한다. 또한, 테이코플라닌, telavancin, dalbavancin, oritavancin은 세포막에 결합하여 효과를 증대시킨다.

Glycopeptide에 지질 친화기를 붙여서 조직 침투성을 개선한 것이 리포글리코펩타이드(lipoglycopeptide)이다. 기전은 기존 glycopeptide와 동일하게 세포벽합성 방해이며, 이에 더하여 탈분극(depolarization)을 통해 세균 세포막을 깨뜨리는 기전도 가지고 있다.

3) 기타

이 밖에 세포벽에 작용하는 항생제로는 bacitracin과 fosfomycin이 있다. 이들은 UDP-N-acetylglucosamine-3-enolpyruvyltransferase, 즉 MurA 효소의 작용을 억제함으로써 펩티도글리칸 전구체 생성을 차단하여 세포벽 만드는 과정을 방해한다.

2. 단백질합성 억제

세균의 단백질합성을 억제하는 항생제들은 세균의 세포 안에서 단백질을 합성하는 리보솜(ribosome)을 표적으로 한다. 세균의 리보솜은 진핵세포의 리보솜과 다르므로, 항생제가 세균에 대해서만 선택적으로 항균력을 나타내게 된다. 크게 30S와 50S 단위의 리보솜에 작용하는 항생제로 분류되는데, 30S에 작용하는 것이 aminoglycosides (아미노글리코시드)와 tetracycline (테트라사이클린)이며, 나머지가 50S에 작용한다. 단, mupirocin은 예외로 전달 RNA (transfer RNA, tRNA)에 결합해서 단백질합성을 억제한다. 대부분의 단백질합성 억제 항생제들은 정균작용을 하나, 예외적으로 아미노글리코시드계열은 살균작용을 한다.

1) 30S 리보솜에서 억제하는 항생제

(1) 아미노글리코시드계 항생제

아미노글리코시드는 30S 리보솜의 16S ribosomal RNA (rRNA)에 비가역적으로 결합하여 펩티드를 전달하는

tRNA가 A (aminoacyl) 위치(site)에서 P (peptidyl) 위치로 옮기는 과정을 막는다. 또한, 낮은 농도에서는 mRNA를 잘못 판독하게 함으로써 펩티드 사슬에 잘못된 아미노산들이 끼어들게 유도하고, 높은 농도에서는 펩티드 사슬의 위치이동(translocation)을 막는다. 아미노글리코시드 항생제의 세포내 유입은 세균막을 따라 흐르는 전기화학적인 차이(electrochemical gradient)에 의존한다. 혐기 상태에서는 이러한 차이가 감소되어 결과적으로 세포 내 유입이 감소하게 됨으로써 항생제의 활성이 감소하게 된다. *Streptomyces*에서 추출된 것은 'mycin', *Micromonospora*에서 추출된 것은 'micin'의 어미를 붙여 표기하며, kanamycin의 구조를 변경하여 만든 항생제는 어미를 'kacin'으로 표기한다.

Spectinomycin은 30S ribosome의 16S rRNA에 결합하긴 하나 아미노글리코시드와는 다른 부위에 결합하는데, 길어지는 펩티드사슬의 위치이동을 막지만 코돈(codon)의 오독을 일으키진 않으므로 정균효과만을 나타낸다.

(2) 테트라사이클린계 항생제

Tetracycline계열 항생제(doxycycline, minocycline, tetracycline)들은 30S ribosome의 16S rRNA에 가역적으로 결합하여 aminoacyl tRNA가 리보솜의 A 위치에 결합하는 것을 방해함으로써, 펩티드의 길이연장을 억제한다. 이들 항생제들은 세균 세포막 고유의 능동 펌프를 이용하여 세균 내부로 들어가지만, 포유류 세포들로는 들어가지 않기 때문에 세균에 대해서만 선택적으로 작용하게 된다. Miniocycline의 유도체인 tigecycline은 사용 가능한 유일한 glycylcycline으로 tetracycline과 유사하게 작용하지만, tetracycline계열 항생제에 대한 내성의 가장 흔한 기전들을 회피할 수 있다는 점에서 특이한 항생제이다. Tigecycline과 유사한 또다른 새로운 유도체인 eravacycline, fluorocycline, omadacycline 등은 이전의 흔한 tetracycline 내성기전에 거의 영향을 받지 않는다는 점에서 주목할 만하다.

2) 50S 리보솜에서 억제하는 항생제

(1) 마크롤라이드계 항생제

Macrolide (마크롤라이드; erythromycin, roxithromycin, clarithromycin, azithromycin)와 ketolide (telithromycin)는 50S 리보솜의 23S rRNA에 결합하여 펩티드 사슬이 리보솜을 빠져나오는 터널에 결합함으로써 최종적으로 생성된 펩티드 사슬의 이동을 막고, *Mycoplasma*, *Chlamydia*, *Legionella* 등에 좋은 항균효과를 보인다.

(2) 린코사미드계 항생제

Clindamycin (클린다마이신)은 임상적으로 사용되는 유일한 lincosamide (린코사미드)로써 50S 리보솜의 23S rRNA에 결합하는데, 리보솜의 A와 P 위치 둘 다와 반응하여 펩티드의 결합을 방해한다. 항균력과 내성기전이 erythromycin과 흡사하지만, 화학적 성상이 다른 clindamycin은 위장관에서 더 잘 흡수되며 항균력이 강하고 부작용은 적다.

(3) 스트렙토그라민계 항생제

임상적으로 사용되는 유일한 streptogramin (스트렙토그라민)은 B군 streptogramin인 quinupristin과 A군인 dalfopristin의 병용약제이다. 50S ribosome의 23S rRNA에 결합하는데, dalfopristin은 리보솜의 A와 P 위치 둘 다에 결합하며, quinupristin은 macrolide가 결합하는 부위에 결합하여 리보솜으로부터 펩티드가 나오는 것을 막는다. 병용약제는 살균작용을 하지만, 마크롤라이드 내성세균은 quinupristin에 교차내성을 나타내어 남아 있는 dalfopristin이 정균작용만 나타내게 된다.

(4) 클로람페니콜

Chloramphenicol (클로람페니콜)은 50S 리보솜의 23S rRNA에 가역적으로 결합하여 리보솜의 A 위치에서 tRNA의 aminoacyl 성분의 정확한 자리 잡음을 막음으로써 작용을 나타낸다. 이 결합부위는 macrolide와 lincosamides의 결합 부위 근처이다.

(5) 옥사졸리디논계 항생제

Linezolid와 tedizolid는 임상적으로 사용되는 유일한 oxazolidinone (옥사졸리디논)이다. 이들은 50S 리보솜의 23S rRNA에 직접 결합하여, 리보솜들과 mRNA, tRNA 들이 어우러져서 합성을 시작하는 복합체(initiation complex)를 억제함으로써 즉 tRNA의 A 위치의 결합을 막음으로써 단백합성의 시작을 억제한다.

(6) 플루로무틸린계 항생제

Lefamulin이 임상적 사용이 가능한 유일한 전신적으로 작용하는 pleuromutilin (플루로무틸린) 항생제이다. 50S의 peptide전달 중심부에 결합하여 tRNA의 정확한 위치 확보를 방해함으로써 펩티드 결합과 단백합성을 억제한다.

3) tRNA synthase 억제

Mupirocin (psuedomonic acid)은 국소도포용으로 사용된다. Isoleucyl tRNA 합성효소의 결합을 위해 isoleucine과 경쟁함으로써 궁극적으로는 isoleucyl tRNA가 양적으로 고갈되게 하여 단백 합성을 억제한다.

3. 엽산합성 억제

Pyrimidine과 thymidine, adenine, guanine 등의 purine과 같은 핵산과 methionine, serine 등의 일부 아미노산 및 acetyl coenzyme A 등의 합성에 관여하는 탄소전달 반응의 보조인자(cofactor)인 엽산(folate) 합성 과정을 억제하는데, 두 가지의 연속과정을 표적으로 한다. 포유류 세포의 경우는 엽산을 합성할 수 없어 외부 공급원에 의존하므로, 이 제제는 세균에만 선택적으로 작용한다. 그러나, 백혈구와 숙주 조직이 국소적으로 붕괴됨으로써 엽산 합성의 최종 산물인 thymidine과 purine의 농도가 아주 높은 환경에서는 항균력이 감소하게 될 수 있다.

1) 설폰아미드계 항생제

Sulfonamide (sulfadiazine, sulfisoxazole, sulfamethoxazole)는 p-aminobenzoic acid (PABA)와 구조가 유사하기 때문에 dihydropteroate synthetase를 놓고 PABA를 경쟁적으로 억제한다. 그 결과 PABA가 pteridine으로 변환되면서 dihydropteroate 생성을 억제한다.

2) 트리메토프림계 항생제

Trimethoprim (트리메토프림)은 pteridine의 구조적 유사체로 dihydrofolate reductase를 억제한다. 이는 sulfonamide가 억제하는 단계의 다음 단계이자, 엽산 생성의 최종 단계로, 이를 방해함으로써 tetrahydrofolate가 생성되지 못하게 한다. 이 약제와 sulfamethoxazole이 복합제로 사용되어, 엽산 생성과정을 연속적으로 억제한다.

4. DNA 합성 억제

1) 퀴놀론

Quinolone (퀴놀론)은 1세대인 nalidixic acid와 불소화된 파생물(fluoroquinolones)인 norfloxacin, ciprofloxacin, levofloxacin, moxifloxacin, gemifloxacin, delafloxacin 등을 포함한다. 세균의 DNA 합성에 필수적인 효소인 DNA gyrase와 DNA topoisomerase IV를 억제하는데, 이로 인해 DNA 증식을 위한 준비 단계로 DNA

이중 사슬 일부가 끊어진 상태가 발생되어 이 부위에서 더 이상 진행을 하지 못한다. 이러한 기전은 세균에 치명적이며 이 때문에 살균력을 띠게 된다. 포유류의 경우는 topoisomerase II가 이들 효소의 역할을 하는데, 세균에 있는 효소와는 구조적으로 상당히 차이가 있어 선택적인 항균력을 나타낸다. 그 분류는 표 5에 나열되어 있다.

표 5. Qnuinolone의 종류

1세대 quinolone
Nalidixic acid, cinoxacin
2세대 quinolones
Ciprofloxacin, norfloxacin, ofloxacin, pefloxacin
3세대 quinolones
Levofloxacin, gatifloxacin, sparfloxacin
4세대 quinolones
Moxifloxacin, gemifloxacin

2) 메트로니다졸, 나이트로퓨란토인

Metronidazole (메트로니다졸)은 혐기균과 일부 혐기성 원생동물에 국한된 활성을 갖는 합성 nitroimidazole이다. 혐기균에서 전자-전달계에 의해 nitro group이 환원되면 DNA를 손상시키는 중간물질을 생성하게 됨으로써 살균력을 나타낸다. 이러한 환원력은 포유류가 아닌 세균이 지니고 있는 효소에 의해서만 생성되므로 nitrofurantoin (나이트로퓨란토인)과 metronidazole은 세균에만 선택적으로 항균력을 나타내게 된다.

5. RNA 합성 억제

Rifampin (리팜핀), rifabutin, rifapentine 등이 rifamycin B의 합성 유도체로 세균의 RNA 중합 효소의 β 아단위에 결합하여 mRNA가 연장되는 것을 막는다. 포유류세포에 존재하는 RNA 중합효소에 비해 세균에 매우 선택적으로 작용한다.

6. 세포막 손상

세포막(그람음성균에서는 외막)의 구조적 완전성은 세균의 생존능력에 중요하다. 두 가지 살균력이 있는 항생제가 세포막을 표적으로 삼는다.

1) 폴리믹신

Polymyxin (폴리믹신)은 polymyxin B와 polymyxin E를 포함하며 양이온성 고리형 다중펩티드(cationic cyclic polypeptides)로, 세포막과 외막(음이온을 띄는 lipopolysaccharide에 결합)을 손상시켜 세포를 용해한다.

2) 답토마이신

Daptomycin (답토마이신)은 lipopeptide 제제로써 칼슘이 있는 상태에서 그람양성균의 세포막에 결합하여 구멍을 내어 세포 속의 칼륨이 새나오게 함으로써 세포막을 탈분극시켜 세균을 파괴한다.

참고문헌

1. 강문원. 항생제의 작용기전과 분류. In: 대한감염학회. 항생제의 길잡이. 제3판. 서울: MIP; 2008.
2. 유진홍. 항생제의 작용기전과 분류. In: 대한감염학회. 항생제의 길잡이. 제4판. 파주: 군자출판사; 2016.
3. Hooper DC, Shenoy ES, Elashaboury RH. Treatment and prophylaxis of bacterial infections. In: Loscalzo J, Fauci A, Kasper D, Hauser S, Longo D, Jameson JL. Harrison's principles of Internal Medicine. 21st ed. Columbus, OH: McGraw-Hill Education; 2022. pp. 4314-21.
4. Tamma PD, Heil EL, Justo JA, Mathers AJ, Satlin MJ, Bonomo RA. Infectious Diseases Society of America 2024 Guidance on the Treatment of Antimicrobial-Resistant Gram-Negative Infections. Clin Infect Dis. 2024:ciae403.

02 CHAPTER

항균제

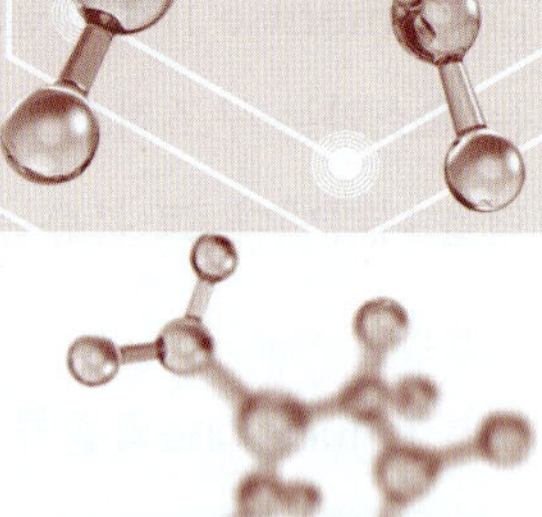

Penicillin계

한상훈 연세대학교 의과대학 내과학교실

1928년 Alexander Fleming이 *Penicillium notatum* 진균에서 penicillin 항생제를 분리하는데 성공하였지만, 많은 양을 정제하는 것이 어려웠기 때문에 임상진료에 사용할 수 없었다. 1941년 Howard Florey와 Ernst Chain의 연구를 통해 대량 생산이 가능해지면서 환자에게 penicillin이 투여되기 시작하였고, 이후 많은 감염 질환의 치료에 성공적으로 사용되었다. 이때 사용한 penicillin은 천연(natural) penicillin으로 현재에도 사용되고 있는 benzylpenicillin (penicillin G)이다. 이후 1940-1950년대에 경구로 투여하는 phenoxymethylpenicillin (penicillin V)과 인체 내에서 penicillin을 천천히 방출하여 약물효과를 오랜 시간 동안 지속시키는 benzathine 화합물이 결합된 근육주사제인 benzathine benzylpenicillin (benzathine penicillin G)이 개발되었다. 그러나, 천연 penicillin들은 오래 지나지 않아 세균들이 생성하는 penicillinase (많은 종류의 β-lactamase 중 하나)에 의하여 쉽게 가수분해되었고, 그 결과 penicillin G에 내성인 *Staphylococcus* spp.가 출현하였다. Penicillinase에 의한 내성을 극복할 수 있는 새로운 항생제가 필요한 시기였던 1959년에 benzylpenicillin에서 penicillin의 기본 구조핵인 6-aminopenicillanic acid (6-APA)를 분리하는데 성공하였고, 6-APA에 여러 화학물질들을 인공적으로 결합하여 새로운 구조를 가지는 반합성(semi-synthetic) penicillin을 개발할 수 있었다. 처음 임상에서 사용된 반합성 penicillin은 methicillin을 포함하는 penicillinase-resistant penicillin들이었으며, 이 그룹의 항생제들은 penicillinase를 생성하여 penicillin G에 내성을 획득한 *Staphylococcus* 감염증의 치료에 크게 기여하였다. 이후 반합성 penicillin은 화학적 구조 변형을 통해 항균범위를 확대하고, β-lactamase 억제제와의 결합을 통해 β-lactamase에 대한 저항성을 증가시키는 방향으로 발전하였다. 그 결과 그람음성균까지 항균력이 확대되면서 점차 넓은 항균효과를 가지는 penicillin 항생제들이 개발되었는데, aminopenicillin, carboxypenicillin, ureidopenicillin 그룹들이 이에 해당된다.

1. 항생제명

1) 천연 penicillin (β-lactamase susceptible narrow spectrum penicillin)

(1) Short-acting

Penicillin G (benzylpenicillin), penicillin V (phenoxymethylpenicillin)

(2) Long-acting

Procaine penicillin G, benzathine penicillin G

2) 반합성 penicillin

(1) β-lactamase resistant anti-staphylococcal penicillin (penicillinase-resistant penicillin)

- Methicillin, oxacillin, nafcillin, cloxacillin, dicloxacillin, flucloxacillin

(2) β-lactamase susceptible enteric active penicillin (aminopenicillin)

- Ampicillin, amoxicillin
- Ampicillin esters: Bacampicillin, pivampicillin, talampicillin, lenampicillin

(3) β-lactamase susceptible enteric active&anti-pseudomonal penicillin

- Carboxypenicillin: Carbenicillin, ticarcillin
- Ureidopenicillin: Mezlocillin, azlocillin, piperacillin

각 그룹에 속하는 penicillin 개별 약제들에 대한 자세한 내용은 독립된 챕터에서 다루고 있으며, 이 장에서는 penicillin 항생제의 전반적인 내용들을 기술하였다.

2. 구조 및 성상

Penicillin은 β-lactam ring (4각 고리)과 thiazolidine ring [5각 고리, S (sulfur) 포함]으로 구성된 6-APA의 기본 구조핵에 다양한 화합물로 구성된 acyl-곁사슬(측쇄; side chain)이 결합된 화학 구조를 갖는다(그림 1). β-lactam ring은 penicillin이 항균력을 가지는 데 필수적인 구조이다. 따라서, β-lactam ring이 효소 또는 산(예: 위산)에 의해 파괴되면 penicilloic acid로 변화되어 항균력이 소실된다. 세균이 생성하는 penicillinase 효소는 β-lactam ring을 가수분해하여 penicillin을 불활성화시킨다.

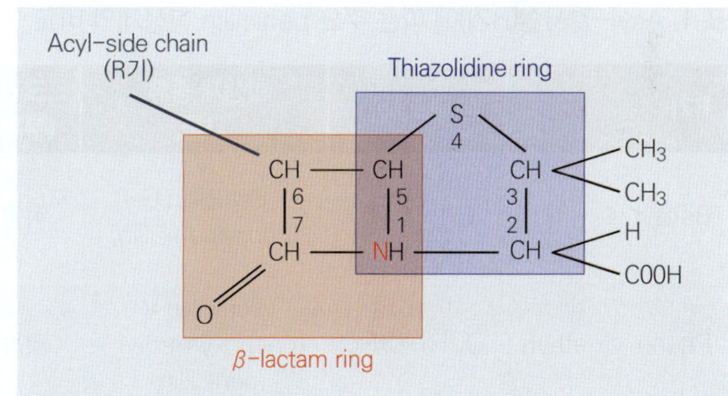

그림 1. Penicillin의 구조식

Acyl-곁사슬(R기)은 β-lactam ring에서 카보닐기(C=O)와 결합된 질소(N)인 amide 질소에 연결되는데, 항균범위, 산에 대한 안정성, 생물학적 활성, 경구 생체이용률(경구흡수율; bioavailability)을 포함한 penicillin 항생제의 여러 중요한 약동학적 특성들을 결정하는 핵심부위이다. 또한, acyl-곁사슬의 다양한 화합물 구조에서 특정한 원자의 배치에 따라 penicillinase에 의한 가수분해가 억제될 수 있다. 실제적으로 곁사슬의 구조 변화를 통해 다양한 반합성 penicillin 항생제들이 설계되고 환자 치료에 사용되었다.

penicillin의 구조에서 acyl-곁사슬에 특정 작용기(functional group; 분자 내에서 화학 반응을 담당하는 부분)가 결합하면 항균범위와 β-lactamase에 대한 저항성이 변화된다. 일반적으로 작용기의 크기가 작고 극성이 낮으면(예: 좁은 항균범위를 가지는 천연 penicillin) 그람양성균에 대한 항균효과가 강하지만, β-lactamase에 의해 쉽게 분해된다. 작용기가 극성을 띄면서 친수성(hydrophilic)이면 그람음성균까지 항균범위가 확장될 뿐만 아니라, 수용성이 증가되어 신장을 통해 빠르게 배설된다. 또한, acyl-곁사슬에 부피가 큰 방향족(aromatic) 작용기[예: 메톡시기(methoxy group, $-OCH_3$), 이소옥사졸릴기(Isoxazolyl group, C_3H_3NO)]가 추가되면 β-lactamase에 대한 저항성이 증가된다. 지용성이 높은(lipophilic) 작용기(페녹시메틸기, $-OCH_2-C_6H_5$)가 결합되면 경구 생체이용률이 증가되고, 카복실기(carboxyl group, $-COOH$) 또는 우레아기(ureido group, -NH-CO-)가 추가되면 *Pseudomonas aeruginosa*까지 포함하여 항균범위가 가장 광범위하게 넓어진다. Penicillin 항생제에서 Acyl-곁사슬(R기)에 결합되어 있는 작용기들에 대한 중요한 내용을 요약하면 다음과 같다: ① 구조가 단순할수록 그람양성균에 대한 항균효과가 강하다(단, 좁은 항균범위), ② 부피가 큰 작용기기가 추가되면 β-lactamase에 대한 저항성이 증가된다(예: methicillin), ③ 친수성 작용기(아미노기와 카복실기)가 포함되면 그람음성균에 대한 항균효과가 증가된다, ④ 우레아기는 *P.*

표 1. Acyl-곁사슬(R기)에 따른 주요 penicillin 항생제의 비교

R기	구조식	항생제 종류, 그룹	크기 (부피)	친수성	β-lactamase 저항성	항균범위	*P. aeruginosa* 효과
Benzyl	$CH_2-C_6H_5$	Penicillin G (benzylpenicillin)	작음	X	낮음	주로 그람양성균 (*Streptococcus, Treponema*)	없음
Phenoxymethyl	$OCH_2-C_6H_5$	Penicillin V (phenoxymethyl-penicillin)	작음	X	낮음	주로 그람양성균 (*Streptococcus, Treponema*)	없음
Methoxyphenyl	$OCH_3C_6H_4$	Methicillin	큼	X	높음	MSSA (β-lactamase 생성 *Staphylococcus*)	없음
Isoxazolyl	C_3H_3NO	Oxacillin, Nafcillin, Cloxacillin, Dicloxacillin	큼	X	높음	MSSA (β-lactamase 생성 *Staphylococcus*)	없음
Amino	NH_2	Aminopenicillin	작음, 중간	○	낮음 (Clavulanate 병용 필요)	그람양성균, 일부 그람음성균 (*Enterococcus, H. influenzae*)	없음
Carboxyl	COON	Carboxypenicillin	큼	○	낮음 (Clavulanate 병용 필요)	그람음성균(특히 *Enterobacteriaceae, Pseudomonas*)	있음
Ureido	NH-CO	Ureidopenicillin	큼	○	낮음 (Tazobactam 병용 필요)	가장 광범위 (*Pseudomonas, Klebsiella*, 혐기균 포함)	강함

MSSA, methicillin-susceptible *Staphylococcus aureus*.

*aeruginosa*까지 포함하여 가장 광범위한 항균범위를 가진다(표 1).

3. 작용기전

Penicillin은 활발하게 증식하고 있는 세균의 세포벽(cell wall) 합성을 억제하여 세균을 사멸시키는 살균작용(bactericidal effect)을 나타내는 항생제이다. 그람양성균과 그람음성균의 세포벽은 모두 peptidoglycan층으로 구성되어 있다. Peptidoglycan층은 N-acetylglucosamine (NAG)과 N-acetylmuramic acid (NAM)가 교대로 결합하여 형성된 긴 다당류(polysaccharide) 사슬(chain)에 짧은 아미노산 펩타이드 사슬이 서로 교차 연결(peptide cross-linking)된 견고한 망상구조이다. 그람양성균의 peptidoglycan층은 20-80 nm로 매우 두껍지만, 그람음성균의 세포벽은 2-7 nm로 얇다. Penicillin 결합 단백질(penicillin-binding proteins, PBP)이 peptide cross-linking을 촉진하는 역할을 한다.

세포벽을 합성하는 과정 중에서 acetylmuramate pentapeptide가 생성되고 NAM과 NAG가 서로 결합하면서 다당류 사슬들이 생성되는 첫 두 단계는 penicillin에 의하여 영향을 받지 않는다. 세포벽합성의 마지막 단계인 긴 다당류 가닥이 짧은 아미노산 펩티드 곁사슬에 의하여 교차 연결되는 transpeptidation 과정이 penicillin에 의하여 억제된다. Penicillin은 acetylmuramate pentapeptide의 마지막 D-alanine-D-alanine과 구조적으로 유사하기 때문에 transpeptidase 효소와 공유 결합을 형성할 수 있다. Penicillin이 transpeptidase 효소와 결합하기 때문에, PBP은 세포벽합성 과정에 필요한 효소인 transpeptidase이다. Penicillin이 transpeptidase와 결합하여 PBP이 비활성화되면 peptidoglycan 층에서 교차결합 형성이 억제되기 때문에 세포벽 구조가 불안정해지고 약화되며, 특히 세균이 세포 분열할 때 세포벽이 제대로 형성되지 않으면서 세균이 쉽게 파괴된다.

Penicillin이 PBP과 결합한 후 세균이 사멸하는 기전은 균주에 따라 다양하다. 일반적으로 세포벽이 불완전한 세균은 삼투압을 견디지 못하고 파괴되는데, 특히 고삼투압 환경에서 성장하는 그람양성균(*Staphylococcus, Streptococcus* 등)에 penicillin의 항균효과가 크다. *Streptococcus pneumoniae*와 *Escherichia coli* 등의 균주들은 autolysin (자가분해효소, muramidase, amidase 등)을 통해 세포벽을 분해하면서 새롭게 합성하는 과정을 반복하는데, penicillin이 peptidoglycan hydrolase와 같은 자가분해효소 체계의 조절 이상을 초래하여 세균을 용해(lysis)시킨다. 또한, penicillin이 lipoteichoic acid와 같이 정상적으로 존재하는 자가분해 억제물질을 소실시켜서 자가용해를 촉진하기도 한다. *Staphylococci* spp.에서는 penicillin에 노출되었을 경우 자가용해가 증가되지 않고, murosome이라고 불리는 소낭 구조(vesicular structures)의 용해 작용에 의하여 세포벽에 작은 구멍들이 많이 생성되어 세균이 사멸하게 된다.

Penicillin이 세균의 세포벽을 통과하여 PBP이 고정되어 있는 세포막(inner plasma membrane)까지 투과되는 능력과 PBP에 대한 결합 친화력이 특정 균주에 대한 penicillin의 항균효과에 영향을 미친다. 또한, 세균에 따라 PBP의 종류와 농도가 다르기 때문에 penicillin에 대한 감수성에도 차이가 발생한다.

4. 작용범위

현재에도 임상에서 사용되고 있는 penicillin 항생제들의 작용범위를 표 2로 정리하였다.

표 2. Penicillin 종류와 작용 균종

Penicillin계열	대표 항생제	작용하는 세균
천연 penicillin	Penicillin G	*T. pallidum*, *Streptococcus* spp. (*S. viridans* group)
	Benzathine Penicillin G	*T. pallidum*
β-lactamase resistant anti-staphylococcal penicillin	Nafcillin	MSSA
Aminopenicillins	Ampicillin Ampicillin/sulbactam Amoxicillin/clavulanic acid	*Streptococcus* spp. *S. pneumoniae* *Enterococcus* spp. *Listeria monocytogenes* *E. coli, Salmonella, Shigella,* *Helicobacter pylori*
Anti-pseudomonal penicillins	Piperacillin/tazobactam	광범위한 그람음성균 • 녹농균(*P. aeruginosa*) • 장내세균(*E. coli*, *Klebsiella* spp., *Enterobacter* spp.)
		그람양성균(MRSA, VRE 제외)

MSSA, methicillin-susceptible *Staphylococcus aureus;* VRE, vancomycin-resistant *Enterococcus* spp.

5. 내성기전

1) β-lactam 분해효소 생산

가장 흔한 penicillin 내성기전이며, 세균이 β-lactam ring을 빠르게 가수분해하는 효소인 베타락탐분해효소(β-lactamase)를 생성하여 penicillin의 구조를 파괴하고 항균효과를 소실시킨다. β-lactamase를 합성하는 유전자는 세균의 염색체나 plasmid에 존재하며, 염색체의 유전자는 원래부터 가지고 있을 수도 있고 획득될 수도 있다. Plasmid에 존재하는 β-lactamase 유전자는 외부로부터 획득된다. β-lactam 항생제 중에서 penicillin계열 약제만 가수분해하는 효소를 penicillinase라고 일컬으며 narrow-spectrum β-lactamase이다. β-lactamase는 아미노산 배열 구조의 유사성과 분자 구조에 따라 Ambler class A-D로 분류되는데, penicillinase는 class A에 속한다. β-lactamase를 생성하는 세균의 내성을 피하기 위하여 β-lactamase inhibitor가 도입되었다. β-lactamase inhibitor는 항균효과를 가지지 않으며, β-lactamase와 결합하여 β-lactam ring이 가수분해되는 것을 억제한다. Penicillin 항생제와 결합하여 사용되고 있는 β-lactamase inhibitor는 clavulanic acid, sulbactam, tazobactam이다.

2) 표적단백질 변형(Target site modification)

Penicillin은 페니실린결합단백질(penicillin-binding protein, PBP)에 결합하여 세균의 세포벽합성을 억제한다. 특정 세균들은 PBP의 구조를 변형시켜 penicillin과 PBP이 결합하지 못하게 함으로써 penicillin의 항균효과를 억제한다. PBP 구조 변화는 세균이 원래 가지고 있던 PBP을 생성하는 유전자 변이(mutation)(예: penicillin 내성 *S. pneumonia*, *Neisseria* spp.) 및 완전히 새로운 PBP의 획득(예: methicillin 내성 *Staphylococcus aureus*, *Enterococcus faecium*)을 통하여 발생할 수 있다.

3) 세포벽 및 외막의 투과성 감소 (Porin channel modification)

그람음성균은 얇은 세포벽 바깥에 lipopolysaccharide로 구성된 외막(outer membrane)을 가지고 있는데, penicillin 항생제는 외막에 존재하는 포린 단백질(porin protein) 통로를 통하여 그람음성균의 세포벽을 통과한다. 특정 세균이 외막의 포린 단백질을 변화시키거나 발현을 감소시키면, 항생제의 투과성(permeability)이 감소된다. 이로 인해, penicillin이 그람음성균의 외막과 세포막(plasma membrane) 사이 공간인 periplasmic space에 존재하는 PBP과 결합하지 못하면 penicillin의 항균효과가 소실될 수 있다.

4) 항생제 배출펌프 작용의 증가

세균은 periplasmic space로 투과된 penicillin을 능동적으로 세포 밖으로 내보내는 배출펌프(efflux pump)를 활성화하여 항생제 농도를 낮추고 내성을 증가시킬 수 있다. 유출 현상은 다른 내성기전과 독립적으로 발생할 수 있지만, 대부분 porin에 의한 투과 억제, β-lactamase에 의한 파괴와 같은 다른 내성기전들과 같이 일어난다.

6. 약물동력학

1) 흡수

(1) 경구투여 시

Penicillin 항생제의 경구흡수율(경구 생체이용률)은 acyl-곁사슬(R기)의 화학적 구조, 위장관 내 환경, 제형, 병용 약물 등에 따라 달라진다. Penicillin G, methicillin, carboxypenicillin, ureidopenicillin은 강한 위산에 노출되었을 때 쉽게 파괴되어 반감기가 30분 미만으로 감소되기 때문에 경구가 아닌 정맥 또는 근육 주사로 투여해야 한다. 반면에 penicillin V와 amoxicillin는 강한 산에 노출되어도 반감기가 2-6시간으로 길게 유지되어 위산에 안정적이므로 경구로 투여할 수 있다. Aminopenicillin 중에서 ampicillin의 경구흡수율은 30-60%로 낮지만, amoxicillin과 ampicillin의 carboxyl ester 형태는 거의 대부분 흡수된다.

위산에 의하여 불활성화되지 않는 penicillin은 일반적으로 잘 흡수되어, 투여 1-2시간 후 최고혈중농도에 도달한다. 경구로 투여한 penicillin의 흡수는 주로 소장에서 이루어지며, 용해도 및 막 투과성에 따라 흡수율이 결정된다. 일반적으로 지용성(lipophilicity)이 낮고 이온화된 상태로 존재하는 penicillin은 능동수송보다는 주로 확산에 의해 흡수된다. 능동수송 과정을 통한 penicillin의 흡수는 P-글리코프로틴(P-glycoprotein) 및 유기음이온 수송체(organic anion transporter) 단백질에 의해 조절될 수 있는데, 일부 제제에서는 경구 생체이용률을 개선하고 위장관 흡수를 증가시키기 위해 전구약물(prodrug)형태(예: carbenicillin의 indanyl ester, ampicillin의 carboxyl ester)로 개발되기도 한다.

또한, 위 배출 속도도 흡수율에 영향을 미칠 수 있는데, 위 배출이 지연되면 약물이 위산에 노출되는 시간이 길어져 일부 penicillin의 분해가 증가할 수 있다. 특정 환자군에서는 위장관 흡수의 변동성이 크므로 penicillin 약제 선택 시 개별 환자의 상태를 고려해야 한다. 음식물은 대부분의 penicillin 흡수를 지연시키며 최고혈중농도를 감소시킨다.

(2) 근육 투여 시

Penicillin을 근육 주사하였을 때 흡수율, 흡수 속도와 생체이용률에 영향을 미치는 4가지 요인으로 약물의 용해도, 근육의 혈류량, 투여 부위와 용량, 단백결합률이 있다. 항생제의 친수성이 높을수록 용해도가 높아 근육 조직에서 혈류로 빠르게 확산되며, 혈류량이 많은 부위(예: 둔부, 대퇴근 등)에서 흡수가 빠르게 일어난다. 그러나, 쇼크, 저혈압,

말초혈관질환 환자에서는 근육 혈류량이 감소하여 흡수가 지연될 수 있다. 많은 용량을 주사할 때 조직 내 압력이 증가하여 흡수가 지연될 수 있고, 혈중 단백결합률이 높은 약물은 조직 내에서 서서히 방출되어 흡수 속도가 느려진다. Penicillin G의 단백결합률은 60% 이하로 낮기 때문에 빠르게 흡수된다.

일반적으로 친수성 penicillin (penicillin G, ampicillin)은 빠르게 흡수되어 한 시간 이내에 최고혈중농도에 도달하며, 난용성(지속형) 제제는 서서히 흡수되어 장기간 혈중농도를 유지할 수 있다. 친수성 penicillin의 근육 주사의 단점은 혈중농도의 지속시간이 짧아서 하루에 여러 번 반복해서 투여해야 된다는 것이다. 이와 같은 어려움으로 실제 임상현장에서 친수성 penicillin을 근육 투여하여 치료하는 경우는 없다.

난용성(지속형) 제제에는 procaine penicillin G와 benzathine penicillin G가 있는데, 상대적으로 잘 녹지 않는 저장염 제형으로서, 친수성이 매우 낮아 근육으로 투여한 부위에서 천천히 용해되고 흡수되어 penicillin G보다 낮지만 오랫동안 일정한 혈중농도를 유지할 수 있는 장점을 가지고 있다. Procaine penicillin G와 benzathine penicillin G의 물에 대한 용해도는 penicillin G의 나트륨염과 칼륨염의 형태보다 각각 4배와 60배 낮다. 최근까지도 매독 치료 및 류마티스열 예방으로 많이 사용되고 있는 benzathine penicillin G는 procaine penicillin G보다도 느리게 흡수되어 근육 투여 후 12-24시간 내에 최고혈중농도에 도달하며, 반감기가 약 10-14일로 매우 길어 한 번의 투여로 장기간 효과를 유지할 수 있다.

2) 분포

Penicillin의 체내 분포는 약물의 지용성(lipophilicity), 단백결합률, 이온화 상태(ionization) 또는 염의 형태, 조직 혈류량, 생리적인 장벽에 대한 조직 투과성 등에 의해 결정된다. 일반적으로 penicillin은 친수성이 높고 단백결합률이 낮아, 혈장 및 체액(간질액; interstitial fluid)과 대부분의 조직에 비교적 잘 분포하고 빠르게 확산된다. 그러나, 지용성이 낮아서 세포의 지질 막을 쉽게 통과하지 못하므로 세포 내 농도는 낮고, 주로 세포 외 구획에 존재한다. 또한, 염증이 없는 정상 상태의 혈액뇌장벽(blood-brain barrier)과 같은 생리적인 장벽을 통과하기 어렵기 때문에 뇌, 눈, 전립선과 같은 특수한 조직에는 제한적으로 분포한다.

대부분의 penicillin은 albumin과 결합하는데 혈장 단백질과의 결합 정도는 20-97%로 약제의 종류에 따라 매우 다양하다(예: penicillin G: 50-70%, ampicillin: 15-25%, amoxicillin 17+20%, oxacillin: 90% 이상). 단백결합률이 낮으면 조직 내의 자유형(단백질과 결합하지 않은) 항생제 농도가 증가하여 효과가 강하게 나타날 수 있다. 단백질과 결합하지 않은 형태의 penicillin만이 모세혈관 구멍을 통과하여 간질액으로 투과되고, 지용성이 높으면 세포막을 지나서 세포 안으로 들어간다. 단백질과의 결합력이 높은 penicillin은 혈중농도는 높지만 조직 내의 농도는 낮다. Penicillin 중에서 β-lactamase resistant anti-staphylococcal penicillin 그룹에 속하는 항생제들이 가장 높은 지용성을 가지기 때문에 세포막을 통과하여 세포내액으로 투과되는 능력이 가장 크지만, 반대로 단백결합률이 89%에서 97%로 가장 높아서 조직분포가 제한적이다. Penicillin은 태반을 쉽게 통과할 수 있고 모유로 일부 배설되지만 농도가 낮아서 일반적으로 태아 및 수유 중의 신생아에 미치는 영향은 크지 않다.

Penicillin은 혈류량이 높은 조직인 간, 신장, 폐, 근육에 더욱 빠르게 분포되며, 혈류량이 낮은 조직인 뼈, 지방, 뇌척수액에는 상대적으로 적게 분포된다. 중요한 점은 염증이 있으면 혈액-뇌장벽과 같은 생리적인 장벽의 투과성이 증가되고 혈류량도 증가되기 때문에 농양, 중이, 뼈, 관절액, 흉막액, 뇌척수액, 심낭액 및 전립선액 등에서도 치료 농도

표 3. Penicillin의 조직분포 특성

조직/체액	Penicillin 분포 정도	특징
혈액(Plasma)	높음	혈중농도가 빠르게 상승하며, 반감기에 따라 혈중농도가 변함.
세포외액(Extracellular fluid)	높음	친수성이 높아 간질액에 바르게 확산됨.
신장	높음	신장으로 빠르게 배설됨(OAT1, OAT3 관여).
간	중간	일부 penicillin (예: oxacillin)은 간에서 대사됨.
폐	높음	폐포와 기관지 분비물로 잘 확산됨.
근육	중간	근육 내의 조직액에 분포
복막	중간	복막투석 환자에서 효과적
관절액	중간	화농관절염의 치료 가능
뇌척수액	(정상 시) 낮음	정상 혈관뇌장벽은 penicillin 투과를 제한함. 뇌수막염 등 감염이 있을 때에는 혈관뇌장벽 투과율이 증가하여 고용량 penicillin이 효과적임.
눈(Aqueous humor, vitreous humor)	낮음	혈액안구장벽(blood-ocular barrier)로 인해 투과가 제한적임.
전립선	낮음	지용성이 낮아 전립선 장벽을 통과하기 어려움.
뼈	낮음	혈류가 적어 농도가 낮지만, 감염부위(골수염)에서는 일부 축척 가능
태반	중간-높음	태반을 통과하지만, 태아에 대한 안전성은 입증됨.
모유	낮음-중간	소량이 모유로 분비될 수 있지만, 임상적으로 미치는 문제는 없음.

OAT (organic anion transporter); 유기음이온 수송체

를 가지는 항균제의 농도가 유지될 수 있다. 즉, 염증성 조직과 체액에서 단백질과 결합하지 않은 penicillin의 농도는 혈중농도와 비슷하다(표 3).

3) 대사와 배설

대부분의 penicillin은 체내에서 대사 과정을 통해 다른 물질로 변하지 않고 β-lactam 구조를 유지한 활성 형태 그대로 신장을 통해 소변으로 상당히 빠르게 배설된다. 하지만, 일부 penicillin은 간에서 부분적으로 대사 될 수 있고, 특수한 경우에서 penicilloic acid, penicillanic acid와 같은 대사산물이 생성되어 과민반응을 일으킬 수 있다.

Penicillin의 10% 정도만 사구체로 여과되고, 대부분은 근위 세뇨관(proximal tubule)에서 유기음이온 수용체(OAT) 능동적으로 분비되어 배설된다. 또한, penicillin은 세뇨관에서 재흡수되지 않는다. 소변으로 빠르게 배설되기 때문에, penicillin의 반감기는 30-80분에 불과하지만 소변 내의 penicillin 농도는 높게 유지될 수 있다. 소변, 신장의 피질이나 수질에서 penicillin의 농도는 혈중농도의 수십 배 이상이지만 사구체여과율(creatinine clearance)이 10 mL/min 이하인 경우는 소변 내 농도가 혈중농도보다 높지 않다. Probenecid는 유기음이온 수용체에 의한 능동적 분비를 억제하여 penicillin의 배설을 억제하고 반감기와 혈중농도를 증가시켜 항생제 효과를 연장할 수 있다. Penicillinase-resistant penicillin을 제외한 대부분의 penicillin은 복막 및 혈액투석으로 제거된다.

Nafcillin과 isoxazolyl penicillin은 간에서 대사되고 임상적으로 의미 있게 담즙으로 배설된다. Nafcillin의 담즙 내의 농도는 혈중농도보다 20-40배 정도 더 높다. Ampicillin과 piperacillin은 신장과 담즙을 통해 이중 배설된다.

신기능저하가 발생한 경우에는 대부분 penicillin의 하

루 최대 투여용량을 줄여야 한다. 간에서 대사되는 nafcillin은 신부전 환자에서 신기능저하를 유도하지 않으면서 안전하게 사용할 수 있다. Penicillin은 다른 계열의 항생제들보다 빠르게 배설되고 반감기가 상대적으로 짧기 때문에 하루에 4-6회 정도로 자주 투여해야 하는 단점이 있다.

4) 약동학적 지표

Penicillin은 농도의존적(concentration-dependent)이 아닌 시간의존적(time-dependent) 살균작용(bactericidal effect)을 나타내는 대표적인 항생제이다. Penicillin은 농도 비의존적 살균작용을 나타내므로 약물농도가 최소억제농도(minimum inhibitory concentration, MIC)의 4-5배에 도달하면 그 이상의 농도가 투여 되어도[최고혈중농도(C_{max})가 높아져도] 살균력이 증가하지 않는다(즉, C_{max}가 MIC의 4배 농도일 때 최대 살균효과가 나타남). 따라서, 항생제가 효과적으로 살균작용을 할 수 있는 혈중농도 범위[C_{max}와 최저혈중농도(C_{min}) 사이]를 일정하게 유지하는 것과, 혈중농도가 MIC 이상으로 유지되는 시간이 중요하다. 따라서, 약물의 작용 지속 시간을 나타내는 time above MIC (T>MIC)가 penicillin 항생제계열의 가장 중요한 약동학적 지표이다. 일반적으로 T>MIC가 40-50% 이상 유지되도록 간격을 지켜 투여해야만 최대의 항균효과를 기대할 수 있다. 대부분의 penicillin 항생제는 반감기가 짧기 때문에 T>MIC를 유지하기 위하여 4시간 또는 6시간 간격으로 자주 투여해야 하며, 최근에는 연속주입요법(continuous infusion)이 패혈증을 포함한 중증감염과 면역저하환자의 치료에 보다 효과적이라고 알려지고 있다.

항생제에 노출된 세균이 항생제의 농도가 MIC 이하로 감소한 후에도 일정한 기간 동안 증식이 억제되는 현상을 항생제 후효과(post-antibiotic effect, PAE)라고 한다. Penicillin은 대부분의 그람양성균에 대하여 짧은 PAE (약 0.5-1시간)를 나타내며, 그람음성균에 대해서는 PAE가 거의 없다. 따라서, penicillin을 aminoglycoside, fluoroquinolone 등 PAE가 긴 항생제와 병용하면 치료효과를 높일 수 있어서 임상에서 자주 사용된다.

7. 약물상호작용

Penicillin과 상호작용을 가지는 약제들은 penicillin의 신장배설을 억제하거나 특별한 약동학적인 상호작용을 가지고 있는 약제들이다. 또한, penicillin은 위장관의 정상 장내 미생물총(microbiome)을 변형시켜서 장간순환(enterohepatic circulation; 물질이 간에서 담즙을 통해 소장으로 배출된 후, 장에서 다시 흡수되어 간으로 되돌아가는 순환과정)에 의존하는 약제들의 약동학적 및 약력학적 작용에 변화를 일으킬 수 있다. 이 외에 흔하지는 않지만 대사 억제나 유도 과정에 의하여 다른 약제들과 상호작용을 나타낼 수 있다.

1) Penicillin과 항생제 사이의 상호작용

Penicillin 항균제를 다른 종류의 항균제와 병용투여하였을 때 상승작용(synergy) 또는 길항작용(antagonism)이 발생할 수 있고 특정한 부작용이 발생할 위험성이 증가될 수 있다.

(1) Aminoglycoside

Penicillin (특히, penicillin G와 ampicillin)은 세포벽을 손상시켜 aminoglycoside의 세포 내 침투를 증가시킨다. 따라서, *Enterococcus* spp.에 의해 발생한 감염심내막염 치료에 ampicillin과 aminoglycoside (대부분 gentamicin 사용)를 병용투여하는 것이 ampicillin을 단독투여하는 것보다 재발률이 낮은데, 이것은 위와 같은 기전에 의하여 두 계열의 항생제를 병용투여할 때 상승작용이 발생하기 때문이다.

(2) Tetracycline

Tetracycline계열은 단백질합성을 억제하여 세균의 성장 속도를 감소시키므로, penicillin의 세포벽합성 억제 효과를 약화시킨다. 따라서, penicillin과 tetracycline을 병용하면 penicillin의 효과가 감소할 가능성이 있다(예: *S. pneumoniae*에 의해 발생한 뇌수막염을 치료할 때 penicillin과 tetracycline을 병합투여하면 길항작용이 발생). 그러므로, penicillin을 사용해야 하는 급성 감염에서는 tetracycline과의 병합투여를 피하는 것이 좋다.

(3) Chloramphenicol

Chloramphenicol은 50S 리보솜을 차단하여 단백질합성을 억제하는데, 이는 penicillin의 작용과 길항적인 효과를 나타낼 수 있다. 특히, 세균성 뇌수막염 치료에서 penicillin과 chloramphenicol을 병용하면 penicillin의 살균효과가 감소할 수 있다.

2) Penicillin과 기타 약물의 상호작용

(1) Probenecid

Probenecid는 신세뇨관에서 penicillin이 능동적으로 분비/배설되는 과정을 억제하여 penicillin의 혈중농도를 증가시킨다. 이는 신세뇨관에서 유기산 수송체를 차단하여 penicillin의 배설을 늦추는 기전으로 작용한다. 따라서, amoxicillin, ampicillin, nafcillin을 probenecid와 같이 사용할 경우 이들 항균제의 AUCs (areas under the curve)가 거의 두 배 정도 증가된다. 이러한 결과로 혈중농도가 높게 유지될 수 있기 때문에, 세균성 뇌수막염과 감염심내막염 환자를 치료할 때 probenecid를 penicillin과 같이 사용하는 것이 치료효과를 증가시키는 데 도움이 될 수 있다. 또한. 이와 동일한 목적으로 신경매독을 치료할 때 penicillin G와 probenecid를 병용투여할 수도 있다. 그러나, 노인이나 신기능저하가 있는 환자 또는 간질의 과거력이 있는 환자에게는 probenecid 사용을 피하여야 한다.

(2) Methotrexate

Penicillin계열(특히 amoxicillin, piperacillin 등)은 methotrexate의 신장배설을 감소시켜 혈중농도를 상승시킬 수 있다. Methotrexate가 높은 농도로 축적되면 골수억제, 신독성, 위장관 독성이 증가할 수 있다. 따라서, 류마티스 관절염과 백혈병 치료 등에서 고용량 methotrexate를 투여하고 있는 중에서 penicillin을 사용할 경우에는 methotrexate의 혈중농도 증가로 발생할 수 있는 독성을 확인하기 위하여 말초혈액 전혈구검사(CBC) 및 신기능 모니터링을 반드시 자주 시행해야 한다. 경우에 따라 leucovorin을 투여하여 methotrexate 독성을 예방한다.

(3) Warfarin

일부 penicillin계열(특히 ampicillin, amoxicillin, piperacillin)은 장내 미생물총을 변화시켜 비타민 K 합성을 억제할 수 있을 뿐만 아니라, 간 대사 효소(CYP450)를 억제하여 warfarin의 대사를 감소시킬 수 있다. 따라서, penicillin계열의 항생제와 warfarin을 같이 투여할 경우, INR (international moralized ratio)이 증가되어 출혈이 발생할 위험성이 증가될 수 있으므로, 프로트롬빈 시간(prothrombin time, INR 값)을 모니터링해야 하며, INR이 증가되면 warfarin의 용량을 줄여야 한다.

(4) 경구 피임약

Penicillin이 장내 미생물군집(gut microbiota)을 변화시켜 에스트로겐 재흡수를 감소시킬 가능성이 있어서, 이론적으로 경구 피임약(oral contraceptives) 효과가 감소할 수 있다. 실제 연구에서는 큰 영향이 없었지만 안전성을 위해 추가적인 피임 방법 고려가 권장된다.

(5) Digoxin

일부 penicillin 계열 항생제(특히, ampicillin, amoxicillin)는 장내 미생물총을 변화시켜 digoxin의 흡수를 증가시킬 수 있기 때문에, digoxin 독성(부정맥, 오심, 구토)을 모니터링할 필요가 있다. digoxin 혈중농도를 측정하여 높을 경우 감량해야 한다.

(6) 기타

Amoxicilllin이나 ampicillin을 allopurinol과 같이 투여할 경우 발진이 발생할 위험성이 3배 이상 증가된다. Penicillin V, amoxicillin, ampicillin와 같은 경구 penicillin은 일반적으로 H2-antagonists 또는 proton pump inhibitors 사용에 의해 영향을 받지 않는다.

8. 임상 적응증

Penicillin이 임상에 도입되고 오랜 시간이 지나지 않아 penicillin에 내성을 획득한 균주들[penicillin 내성 *S. pneumoniae*, methicillin 내성 *Staphylococcus* spp. (*S. aureus*와 coagulase-negative *staphylococcus*.), 여러 항생제들에 내성을 갖는 *Enterococcus* spp. 또는 *Neisseria gonorrhoeae*, β-lactamase를 생성하는 *Enterobacteriaceae*]의 발생 빈도가 급격히 증가되었다. 따라서, 현재에는 penicillin의 임상 적응증이 현저하게 감소되었다. 하지만 많은 새로운 계열의 항생제의 개발에도 불구하고, penicillin은 아직도 여러 균주에 의한 감염증 치료의 일차 약제로 사용되고 있다. 이는 penicillin이 감수성이 있는 균주에 대한 살균력(bactericidal effect)이 좋으며, 비교적 안전하고 조직 침투성이 좋아 감염 치료에 효과적이며, 다른 항생제들에 비해 가격이 싼 장점을 가지고 있기 때문이다. 따라서, 감염 질환을 유발한 병원균이 penicillin에 감수성을 가지고 있는 경우에는 일차적인 치료제로 penicillin을 선택할 필요가 있다. 많은 연구들에서 penicillin에 대하여 감수성을 가지고 있는 세균에 의해 발생한 감염 질환의 치료에 다른 항생제가 penicillin보다 더 우수한 효과를 나타내지 않았다.

정맥으로 투여하는 penicillin G는 *S. viridans* 그룹과 *Enterococcus* spp.에 의해 발생한 감염심내막염의 치료에 매우 중요한 항생제이다. 또한, penicillin G (Group A, B, C, G)는 *Streptococcus* spp. 등 일부 그람양성균과 나선상균(spirochete, *T. pallidum*)에 대한 높은 감수성을 아직 유지하고 있으며, 연쇄상 구균 감염(streptococcal infections), 파상풍(tetanus) 및 신경매독(neurosyphilis) 등에서 1차 항생제로 사용되고 있다. 1, 2차 및 잠복(조기 및 후기) 매독 감염에서는 근육에 투여하는 bezathine penicillin G가 현재에도 1차 치료약제이다. Nafcillin은 메타실린감수성 황색포도알균(MSSA)에 의한 심내막염, 균혈증, 골수염 치료에서 지금까지 아주 중요한 항생제로 임상에서 사용되고 있다. Ampicillin (±sulbactam)과 amoxicillin (±clavulanic acid)은 그람양성균뿐만 아니라 *Haemophilus influenzae, E. coli, Listeria monocytogenes* 등의 그람음성균에 대한 항균력을 보유하고 있어, 급성 세균성 뇌수막염, 급성 중이염, 요로감염 등에서 광범위하게 사용된다. 50세 이상의 연령 또는 면역저하환자에서 발생한 급성 세균성 뇌수막염의 초기 경험적 항생제를 선택할 때 *Listeria monocytogenes*를 치료하기 위하여 반드시 ampicillin를 병용 항생제에 포함해야 한다. 항녹농균 효과를 가지고 있는 piperacillin은 녹농균(*P. aeruginosa*) 감염 치료에 효과적이며, 베타락탐분해효소 억제제(β-lactam inhibitor)인 tazobactam과 병용하여 병원 내 획득 감염, 패혈증, 발열성 호중구감소증 등 중증감염의 중요한 치료 항생제로 사용된다. 그러나 penicillin 내성균의 증가와 베타락탐분해효소(β-lactamase)를 생성하는 균주의 확산으로 인해, 단독요법보다는 β-lactamase inhibitor와 결합된 항생제 사용이 점점 더 중요해지고 있다.

Penicillin은 감염질환의 예방을 위해 많이 사용되어 왔다. Penicillin V (20만 단위를 12시간마다)를 경구투여하면 류마티스열(rheumatic fever)의 재발을 상당히 감소시킬 수 있다. 그러나, 장기간 경구약제를 복용하는 것이 어려웠기 때문에, benzathine penicillin (120 또는 240만 단위)을 한 달에 한 번 근육 투여하는 예방 치료가 많이 시행되고 있다. 무비증 또는 agammaglobulinemia 소아환자에서 *H. influenzae*나 *S. pneumoniae* 감염을 예방하기 위하여 ampicillin이나 amoxicillin을 투여한다. 심내막염 발생 위험이 높은 심장질환들을 가진 고위험군 환자에서 치과 시술 후의 감염심내막염 발생을 예방하기 위해서는 amoxicillin 2 g을 시술 30-60분 전에 경구로 한 번 투여하는 것이 매우 중요하게 권고된다.

9. 부작용과 금기

Penicillin은 현재 사용하고 있는 항생제들 중 비교적 독성이 없고 안전한 약물이지만, 다양한 부작용이 발생할 수 있다. Penicillin계열 항생제의 종류에 따라 부작용의 발생 빈도에 차이가 있지만, 본질적으로 모든 penicillin 약제가 6-APA 구조로부터 형성되었기 때문에 동일한 부작용들을 일으킬 수 있다. Penicillin의 이상반응 중 가장 흔하고 심각한 것은 penicillin 또는 비활성화된 6-APA의 대사물질들이 알레르기 항원으로 작용하여 발생하는 과민반응(hypersensitivity reaction)이며, penicillin에 의해 과민반응이 유도되는 기전은 자세하게 밝혀져 있다.

Penicillin에 의한 과민반응은 경미한 피부발진에서부터 중증 IgE 매개 아나필락시스(anaphylaxis)까지 다양하며, 20-49세의 연령층에서 가장 흔하게 발생하는 경향이 있다. 과민반응의 발생 빈도는 3-10%로 추정되는데 penicillin의 종류, 사용량, 사용기간, 환자에 따라서 크게 달라질 수 있다. 과민반응의 발생은 penicillin을 경구로 투여할 때에는 낮고 정맥으로 투여할 때에는 높으며, procaine과 혼합하여 사용하거나 근육으로 투여할 때에는 현저하게 증가한다. 고용량을 투여하거나 지속적으로 투여할 경우에는 과민반응의 발생 빈도도 증가한다. 한 가지 종류의 penicillin에 과민반응이 있으면 다른 종류의 penicillin에도 과민반응이 발생할 가능성이 높은 점을 특별히 유의하여 항생제 투여 여부를 결정해야 한다.

Penicillin은 다양한 물질로 분해되는데, 분해 산물의 95%가 β-lactam 고리의 가수분해 과정에서 생성되는 penicilloyl 그룹과 benzyl-penicilloate을 포함하는 주결정 물질(major determinant)이라 불리는 성분이며, 5%만이 benzyl-penicillin 유도체, benzyl-penilloate, penicillamine, penicillyl amine 등이 포함된 부결정 물질(minor determinant)이다. 체내에서 면역 반응에 의해 생성된 주, 부결정 물질에 대한 항체가 조직 단백과 결합하여 hapten-protein complex가 만들어진다. 주결정 물질에 대해서는 IgE, IgG, IgA 항체가 만들어지지만 부결정 물질에 대해서는 IgE 항체만 생성된다. 따라서, 주결정 물질은 지연형(type IV delayed) 과민반응을, 부결정 물질은 급성 아나필락시스(type I IgE-mediated immediate) 과민반응을 일으킨다. 주결정 물질을 사용한 피부반응검사(penicillin skin test)가 가장 일반적으로 사용되지만, 주로 피부발진을 예측하는 데 신뢰성이 높으며, 아나필락시스를 예측하는 데는 신뢰성이 떨어진다. 따라서, penicillin 피부반응검사에 주결정 물질과 부결정 물질의 혼합물이 모두 포함되어야 정확한 진단이 가능해진다.

Penicillin에 대한 급성 아나필락시스는 penicillin 사용 예의 0.004-0.015%(7,000-25,000 투여 중 한 번)에서 발생하며, 사망은 5-6만 번 투여에 한 번의 빈도로 일어날 수 있다. 아나필락시스 증상은 대부분 penicillin 투여 후 10-20분 내에 시작되므로 약 30분 동안 환자를 관찰해야 한다. 아나필락시스 과민반응으로 호흡곤란, 혈압저하, 후두 부종, 혈관 부종, 쇼크로 인한 의식저하 등이 발생하였을 때에는 즉각적인 응급 처치가 환자의 생명을 살리는 데 필수적인데, epinephrine 500-1,000 μg (1:1,000 희석용액 0.5-1.0 mL)을 정맥 또는 근육주사하는 것이 가장 효과적이고, 항히스타민제나 스테로이드 투여는 효과가 없다.

Penicillin에 대한 과민반응이 발생한 과거력이 있는 환자에서 다시 과민반응이 발생할 가능성이 있으므로, penicillin을 투여하기 전에는 반드시 병력청취를 통해 과거에 penicillin에 대한 과민반응이 있었는지를 확인해야 한다. 하지만, 과거에 과민반응이 발생한 적이 있다고 해서 이후에 반드시 과민반응이 반복적으로 항상 생기는 것은 아니다. 왜냐하면 과민반응이 발생하는 성향은 시간이 지나면 약해지기 때문이다. Penicillin 과민반응이 있었던 환자의 약 85%에서는 비교적 긴 시간이 지난 후 두 번째 penicillin을 투여받았을 때 과민반응이 발생하지 않는 것으로 알려져 있다. 항생제 투여 전에 미리 항히스타민제를 사용한다고 해서 과민반응을 예방할 수는 없다.

Penicillin 부작용의 과거력이 명확하지 않은 경우 아나필락시스와 같은 생명을 위협할 수 있는 중대한 과민반응이 발생할 수 있는지 예측하기 위하여 피부반응검사(antibiotic skin test)를 시행할 수 있다. 단, 피부반응검사 결과가 음성일 경우에도 과민반응이 발생할 가능성을 완전히 배제할 수는 없다는 것을 주의해야 한다. Penicillin에 대한 피부반응검사가 양성이면 대체할 항생제가 없는 부득이한 경우를 제외하고는 penicillin을 사용해서는 안 된다. *Enterococcus*에 의하여 발생한 심내막염 환자에서 penicillin과 vancomycin 모두에 과민반응이 있을 경우에는 불가피하게 penicillin을 사용해야 되는데, 이런 경우에도 반드시 penicillin의 용량을 천천히 증가시키는 탈감작(desensitization) 방법을 이용하여 주의하면서 투여해야 한다.

과거에 Penicillin에 대한 과민반응이 발생한 적이 있는 환자의 약 3-5%가 cephalosporin 및 다른 베타락탐(β-lactam)계열의 항생제에도 교차 과민반응을 나타내므로, 특히 penicillin에 급성(type I, IgE-mediated immediate) 과민반응(두드러기, 혈관 부종, 중증 아나필락시스 등)의 과거력이 있으면 β-lactam 항생제 사용을 피해야 한다.

다른 종류의 과민반응으로는 약열(drug fever), 혈청병(serum sickness), 피부혈관염, 간질신장염(interstitial nephritis)과 두드러기(urticaria) 또는 박리성 피부염(exfoliative dermatitis) 같은 피부발진 등이 생길 수 있다. 감염단핵구증(infectious mononucleosis)이 발생한 환자에서는 ampicillin을 투여한 후 반점성이나 구진성의 붉은 발진이 생기는 경우가 많다.

경련, 의식저하, 현기증, 감각이상, 신경근육계 흥분을 포함한 신경독성(neurotoxicity)도 penicillin계열 항생제의 중요한 부작용이다. 고용량을 사용할 경우, 특히 신기능이 저하된 환자에서 경련이 유발될 수 있다. 이는 penicillin이 gamma-aminobutyric acid (GABA) 길항작용을 통해 중추신경계를 흥분시키기 때문으로 추정된다. 따라서 신기능이 저하된 환자에서는 penicillin의 용량을 조절해야 하며, 경련 병력이 있는 환자에서는 penicillin 항생제의 신중한 투여가 필요하다. 또한, 고용량의 penicillin을 정맥으로 투여하였을 때 착란, 환각, 근육 경련 등의 신경학적 증상이 보고된 바 있어, 중추신경계 이상 증상이 나타나면 즉시 항생제의 변경이 필요하다. 이 외에도 용혈빈혈, 백혈구감소증, 호중구감소증, 혈소판 감소, 혈소판 기능 이상의 혈액학적 이상, 전해질이상(고나트륨혈증, 저칼륨혈증), 담즙정체성 황달을 포함과 간기능이상(드물지만 악물 유도성 간염 발생이 보고되었음)을 포함하는 간장애, 위장장애 및 혈전정맥염이 발생할 수 있다.

참고문헌

1. David H, Erica S, Ramy E. Treatment and Prophylaxis of Bacterial Infections & Bacterial Resistance to Antimicrobial Agents. Harrison's principles of internal medicine. 21th electric ed. New York.: McGraw-Hill Education; 2022.
2. Dilip N, Martin JW. Penicillins. A current review of their clinical pharmacology and therapeutic use. Drugs. 1993;45(6):866-94.
3. Doi Y. Penicillins and β-lactamase inhibitors. Mandell, Douglas, and Bennett's Principles and Practice of Infectious Diseases. 9th ed. Philadelphia: Elsevier; 2020, pp. 251-67.
4. Huttner A, Bielicki J, Clements MN, Frimodt-Møller N, Muller AE, Paccaud JP, et al. Oral amoxicillin and amoxicillin-clavulanic acid: properties, indications and usage. Clin Microbiol Infect. 2020;26(7):871-879.
5. Komulainen, Pere B, Genevieve. Penicillin: Biosynthesis, Applications and Adverse Effects. New York: Nova Science Publishers; 2012. pp. 1-148.
6. Ola S. Penicillins and other betalactams. Antibiotics and Antibiotic Resistance. New Jersey: John Wiley&Sons; 2011, pp. 69-94.
7. Pai MP, Momary KM, Rodvold KA. Antibiotic drug interactions. Med Clin North Am. 2006;90(6):1223-55.
8. Perry CM, Markham A. Piperacillin/tazobactam: an updated review of its use in the treatment of bacterial infections. Drugs. 1999;57(5):805-43.
9. Shenoy ES, Macy E, Rowe T, Blumenthal KG. Evaluation and Management of Penicillin Allergy: A Review. JAMA. 2019 Jan 15;321(2):188-199.
10. Stefano D, Margherita S. Inhibitors of Cell-Wall Synthesis. In: Gualerzi CO, Brandi L, Fabbretti A, Pon CL, editors. Antibiotics: Targets, Mechanisms and Resistance. New Jersey: John Wiley&Sons; 2013. pp. 133-50.

β-lactamase susceptible narrow spectrum penicillin

김윤정 가톨릭대학교 의과대학 내과학교실

1. Benzylpenicillin

Benzylpenicillin (penicillin G)은 친수성 나트륨 또는 칼륨염의 crystalline penicillin G와 불용성의 저장형 penicillin인 procaine penicillin G (procaine penicillin), benzathine penicillin G (benzathine penicillin, bicillin) 등이 사용된다. Penicillin G의 장점은 값이 싸고, 투여 방법이 쉬우며, 조직투과력이 우수하고, 치료효과가 만족할 만하다는 것이다. 그러나 위산에 쉽게 분해되고 세균의 *β*-lactamase에 의해 파괴되며, 10%에서 과민반응을 보일 수 있다는 단점이 있다.

1) 작용범위

Penicillin G는 *S. pyogenes*, *S. pneumoniae*, *Enterococcus*와 같은 그람양성균감염증의 치료에 1차 선택 약제로 사용된다. 이들 세균에 대해서는 새로운 penicillin이나 다른 종류의 항생제가 penicillin G보다 더 우수한 항균력을 가지고 있지 않다. 그러나 최근 *S. pneumoniae*의 경우 penicillin에 대해 중간내성 또는 고도내성을 가지는 균주가 전세계적으로 증가하고 있어 이들 감염증의 치료에는 penicillin을 추천하기 어렵다. 대부분의 *Neisseria meningitidis*는 penicillin G에 감수성을 가지고 있지만 *N. gonorrhoeae*는 penicillin G에 다양한 감수성을 보여 더 이상 1차 선택약제로 사용되지 않는다. Penicillin G는 매독을 포함한 모든 *Treponema* 감염의 치료에 효과적이다. 혐기성 streptococci나 *Streptococcus agalactiae*

에 의한 주산기 감염증도 penicillin G로 치료한다. 혐기성 구강 세균인 그람양성 및 그람음성알균과 *Actinomyces*도 penicillin G로 치료할 수 있다.

2) 약물동력학

Penicillin G는 경구, 정맥, 척수강 내 투여와 저장형(repository)염의 형태로 근육투여가 가능하다. 하지만 penicillin G는 위산에 파괴되어 낮은 혈중농도를 나타내기 때문에 경구로 사용하지는 않는다. 따라서 경구투여를 위해서는 penicillin V 또는 amoxicillin을 사용해야 한다. 수용성 crystalline penicillin G는 정맥주사제로 효과가 빠르고 높은 혈중농도에 도달하기 때문에 자주 사용된다. 드물지만 penicillin G는 근육주사로도 사용되는데 30-60분 내로 최고혈중농도에 도달하고 대부분 3-6시간 내에 혈액에서 검출되지 않는다. 따라서 penicillin G를 친수성 용액 형태로 근육투여했을 경우 체내에서 매우 빠르게 제거되므로 근육투여를 위해서는 저장형염의 형태로 사용하는 것이 좋다. Penicillin G는 주로 신장으로 배설되며, 반감기는 30분이지만 심한 신부전이나 무뇨증에서는 10시간까지 증가된다. Penicillin G의 약 65%가 혈중단백과 결합한다. 친수성 penicillin G는 보관 시의 안정성 때문에 칼륨 또는 나트륨의 형태로 정주 또는 근주로 사용하며 penicillin G 100만 단위당 1.7 mEq의 칼륨 또는 나트륨이 포함되어 있다. 일반적으로 칼륨염의 형태를 이용하지만 칼륨 과다를 피해야 하는 신부전과 같은 특수한 상황에서는 나트륨염을 이용한다.

저장형염 형태의 penicillin은 근육 투여용으로만 사용 가능하며 정맥주사용이나 피하주사로는 사용할 수 없다. Procaine penicillin G는 penicillin과 procaine을 동일한 비율로 결합한 혼합물로서 300,000단위에 procaine 120 mg이 포함되어 있다. 불용성 crystalline염이기 때문에 근육주사 후 수 시간에 걸쳐서 비교적 천천히 흡수되며 2-4시간 내에 최고혈중농도에 도달되고 12-24시간 동안 혈액에서 검출이 가능하다. 그러므로 12시간마다 근주로 사용하며 많은 용량을 다른 부위에 나누어 근주해야 높은 혈중농도에 도달할 수 있다. 정맥투여의 적응증이 아니거나 수 시간 동안 혈중농도가 유지될 필요가 있는 경우에 사용한다. 근주는 친수성 crystalline염이나 2% aluminum monostearate형의 penicillin G를 투여하는 것보다 통증이 적다. Procaine penicillin G 60만 단위를 투여하면 2-3시간 후에 1.5 U/mL의 최고혈중농도에 도달하고 24시간 후에 0.2 U/mL의 혈중농도가 유지된다.

Benzathine penicillin은 penicillin 1 mol과 ammonium base 2 mol의 혼합제로 15-30일까지 혈중에서 검출된다.

3) 약물상호작용

Penicillin G는 특정 세균에 대하여 aminoglycosides와 상승작용을 가진다. Probenecid와 disulfiram은 penicillin G의 농도를 증가시킬 수 있고 tetracyclines은 penicillin G의 농도를 감소시켜서 치료효과를 감소시킬 수 있다. Penicillin G는 warfarin의 항응고효과를 증가시킬 수 있고 methotrexate와 병용투여 시 methotrexate의 농도를 증가시킬 수 있다.

일차적으로 콩팥을 통해 배설되기 때문에 크레아티닌청소율이 50 mL/min인 경우 용량을 조절해야 한다.

4) 부작용과 금기

Penicillin의 부작용 중 가장 흔한 것은 과민반응이다. 대부분 혈청형, 발열, 홍반, 발진, 간질신장염 등 지연형 과민반응이고 아나필락시스, 두드러기, 혈관부종 등 치명적인 즉시형 과민반응은 매우 드물다. 친수성 crystalline penicillin G보다 procaine penicillin G가 과민반응을 더 많이 일으키는데 이는 잘못 주사된 procaine이 혈액 내로 들어가서 생기며, 신경학적 부작용을 일으킬 수도 있다. 따라서

procaine에 과민반응이 있는 사람은 이 약제를 사용할 수 없다. Penicillin 근육주사 부위에 부분적인 동통과 경결, 발적, 발열이 발생할 수 있다.

신경학적 부작용은 고용량을 정맥으로 투여받았거나 신기능장애가 있는 환자에서 발생할 수 있다. 흥분, 의식혼미, 간대성 근경련, 환각, 환청, 전신발작, 혼수 등이 발생할 수 있으며 영구적인 뇌손상도 보고되었다.

드물게 용혈빈혈이 발생할 수 있는데 대량의 benzyl penicillin을 정맥주사하면 IgG 혈구응집항체가 있는 적혈구와 benzyl penicillin의 결합으로 II형 알레르기반응이 발생하여 용혈빈혈이 장기간 penicillin을 주사한 환자의 5-10%에서 발생할 수 있다. 고용량의 penicillin을 사용한 환자에서 혈소판감소와 carbenicillin을 사용 시 발생 가능한 혈소판 기능 억제로 인해 혈액응고장애가 나타날 수 있다. 드물게 백혈구감소증이 보고되었지만 치료를 중단하면 수일 내에 회복된다.

간질신장염과 신부전이 고용량의 penicillin, ampicillin, methicillin 투여 후에 발생할 수 있다. 초기 임상 소견으로 발열, 호산구증가증, 혈뇨, 단백뇨, 농뇨 등이 발생할 수 있다. 신조직에서는 신세뇨관의 손상과 간질 내 과민반응을 의미하는 단핵구나 호산구의 침윤이 관찰된다.

매독 치료 시 치료 시작 후 수시간내에 발열, 불쾌감, 두통 등이 나타날 수 있는데. 매독균이 죽으면서 분비하는 내독소에 의해 발생하는 현상으로 Jarisch-Herxheimer reaction (야리슈-헤르크스하이머반응)이라고 한다. 1기 매독에서 50%, 2기 매독에서 75%, 신경매독에서 30%가 발생한다.

경구용 penicillin은 다른 경구용 항생제와 마찬가지로 구역, 구토, 복통, 설사 등의 위장장애를 일으킬 수 있다. 모든 penicillin은 *Clostridioides difficile*에 의한 거짓막대장염을 유발할 수 있다.

5) 임상 적응증

감수성균에 의한 심내막염, 뇌수막염 등과 같은 중증감염증에 매일 2,000-2,400만 단위의 친수성 penicillin G를 지속적으로 정맥 내 점적 투여함으로써 높고 안정된 혈중농도를 유지하면서 가장 경제적이고 효과적인 치료를 할 수 있다.

과거 임질의 치료에 1 g의 probenecid를 경구복용하고 procaine penicillin G 240만 단위를 양쪽 둔부에 근육주사하였으나 penicillinase를 생성하는 *N. gonorrhoeae*의 증가로 최근에는 ceftriaxone으로 대치되었다. 그러므로 procaine penicillin G는 감수성 검사가 시행되고 β-lactamase 검사에서 음성인 임균에 한해 사용할 수 있다.

Benzathine penicillin은 초기 또는 잠복기 매독의 치료, streptococci에 의한 봉와직염이나 인후염의 치료, 류마티스열 또는 재발하는 봉와직염의 과거력이 있는 환자의 β-hemolytic streptococci에 대한 예방 목적으로 우선적으로 사용된다. 초기 매독은 benzathine penicillin 240만 단위를 한번 주사하고 잠복기 매독은 1주 간격으로 240만 단위를 3회 투여하여 성공적으로 치료할 수 있다. 그러나 benzathine pencillin을 투여한 후에 뇌척수액 내의 penicillin 농도는 신경매독(neurosyphilis) 치료에 적절하지 않으므로 신경매독 치료에 benzathine penicillin을 사용해서는 안 된다. 류마티스열의 예방 목적으로 경구용 penicillin G또는 V를 12시간 간격으로 20만 단위씩 투여하여 재발을 줄일 수 있지만 경구투여에 대한 순응도가 떨어지므로 benzathine penicillin 120-240만 단위를 한 달에 한 번 근육주사하면 뛰어난 예방 효과가 있다.

6) 용법 및 용량

1단위(units)의 나트륨 또는 칼륨 penicillin은 0.6 μg으로(1 μg=1.67 units) penicillin G 100만 단위는 600 mg에 해당한다. Procaine penicillin 100만 단위는 1 g이고,

benzathine penicillin 100만 단위는 750 mg이다.

Penicillin G의 표준 성인용량으로 1일 200-2,400만 단위를 4-6회 분할해 주사하고 소아는 1일 kg당 15-40만 단위를 4-6회 분할 투여한다.

Procaine penicillin은 성인에서 30-60만 단위를 12시간마다 근육주사하고 소아는 1일 kg당 2.5-5만 단위를 1-2회 나누어 투여한다.

Benzathine penicillin은 성인에서 120-240만 단위를 2-4주 간격으로 투여하고, 소아에서는 kg당 5만 단위를 2-4주 간격으로 투여한다.

심한 신부전 시 benzyl penicillin은 표준 성인용량의 50%를 초과하지 않는 것이 좋다. 혈액투석 동안에는 6시간마다 50만 단위를 추가 투여한다.

2. Phenoxymethyl penicillin (penicillin V)

1) 작용범위

1953년에 소개된 경구용 penicillin으로 오랜 기간 널리 사용되었다. 생합성으로 생성된 천연산 penicillin으로 penicillin G와 유사한 항균범위를 가진다. *S. pyogenes*, *S. pneumonia*, β-lactamase를 생성하지 않는 *S. aureus*, *S. viridans*와 혐기성 streptococci와 같은 그람양성균감염의 치료에 효과적이다. Penicillin G로 치료하는 감염 질환에 사용하지만 효과는 penicillin G보다 열등하다.

2) 약물동력학

위산에 의하여 약효가 감소되지 않아 경구로 투여한다. Phenoxymethyl penicillin의 칼륨염(penicillin VK)을 흔히 사용하고 칼륨염 형태가 다른 염 형태보다 더 높은 혈중농도를 가진다. 경구로 투여된 penicillin G보다 2-5배 정도 혈중농도가 높으며 성인에게 500 mg의 penicillin V를 경구투여할 경우 procaine penicillin 600,000 단위를 근육투여했을 경우와 동일한 혈중농도를 나타낸다. Penicillin V는 소장의 상부에서 흡수되며 60분 내에 최고혈중농도에 도달하여 약 4시간 동안 유지된다. 500 mg 정제를 투여하면 3-5 μg/mL의 최고혈중농도에 이른다. 용량을 두 배로 증가시키면 혈중농도도 두 배로 증가된다. 투여량의 약 20-40%가 첫 6시간 동안 소변에서 검출된다. 대부분 대사되지 않은 형태로 배설되며, 신세뇨관 배설은 probenecid에 의해 억제된다.

3) 약물상호작용

Penicillin V는 특정 세균에 대해 aminoglycoside와 상승작용을 가진다. Probenecid와 disulfiram은 penicillin V의 농도를 증가시킬 수 있고 tetracycline은 penicillin V의 농도를 감소시켜서 치료효과를 감소시킬 수 있다. Penicillin V는 warfarin의 항응고효과를 증가시킬 수 있고 methotrexate의 농도를 증가시킬 수 있다.

4) 부작용과 금기

Penicillin G와 교차 과민반응을 나타낸다. 아나필락시스는 매우 드물게 발생하지만 혈청형은 비교적 흔하게 발생한다. 오심, 설사와 같은 경미한 위장장애가 발생할 수 있고 장기간 사용할 경우 구강 칸디다증이 드물게 생길 수 있다.

5) 임상 적응증

Penicillin V는 경구 항생제 투여로 많은 감염 질환의 치료에 Penicillin G 대신 사용되고 있다. 그러나 Penicillin V는 *Haemophilus*, *Neisseria*, 장내세균에 대해서는 penicillin G보다 낮은 효과를 나타낸다. Penicillin G로 치료할 수 있는 질환, 즉 인두염, 성홍열, 봉와직염과 같은 *S. pyogenes*에 의한 경증 혹은 회복기 감염증에 경구치료로 적합하다.

Penicillin V를 12시간 간격으로 20만 단위씩 경구투여하여 류마티스열의 재발을 감소시킬 수 있다.

6) 용법 및 용량

Phenoxymethyl peniclline은 경구로만 사용할 수 있으며 나트륨 또는 칼륨염의 형태로 현탁액이나 125 mg, 250 mg, 500 mg의 정제로 사용된다. 100만 단위의 penicillin V는 600 mg에 해당한다(1 g은 약 160만 단위). 성인은 1-4 g을 영유아는 25-50 mg/kg/day를 3-4회 나누어 복용한다. 사슬알균에 의한 인두염과 세균성 상기도감염에서 일일 투여량을 3-4회 나누어 투여하지 않고 2회에 나누어 투여해도 치료효과에는 차이가 없다.

참고문헌

1. Bennett JE, Dolin R, Blaser MJ. Mandell, Douglas, and Bennett's principles and practice of infectious diseases. 9th ed. Philadelphia, PA: Elsevier; 2020. pp. 251-7.
2. Doi Y, Chamber HF. Penicillins and β-lactamase inhibitors. In: Bennectt JE, Dolin R, Blaser MJ, eds. Principles and Practice of Infectious Diseases. 8th ed. Philadelphia, PA: Elsevier Inc; 2015. pp. 263-77.

β-lactamase susceptible enteric active penicillin

곽이경 인제대학교 의과대학 내과학교실

Aminopenicillin은 그람음성균에 대한 항균력이 있는 최초의 penicillin으로 ampicillin과 amoxicillin이 대표적이다. 전구약물(prodrug) 형태의 ampicillin ester인 bacampicillin과 pivampicillin, lenampicillin, talampicillin도 aminopenicillin에 속하나 국내에 없고 거의 사용되지 않는다. Aminopenicillin은 benzylpenicillin 구조에 아미노기(amino group)를 추가한 반합성 β-lactam 항생제로 그람음성균 외막의 구멍단백질(porin channel)을 통과할 수 있으나 β-lactamase에 안정적이지 않다. β-lactamase를 생성하지 않는 *Haemophilus influenzae, Escherichia coli, Proteus mirabilis, Salmonella* spp., *Shigella* spp. 등 그람음성균에 대해 항균력이 있으나 staphylococcal penicillinase나 그람음성균이 생성하는 수백 가지의 다양한 β-lactamase에 의해 분해될 수 있다. Penicillin G에 감수성인 세균에 대해서는 penicillin G와 거의 동일한 항균력을 나타내는데 *Listeria monocytogenes*에 대한 항균력이 우수하고 *Enterococcus* spp.에 대해서는 다소 우수한 항균력을 보여 *L. monocytogenes, Enterococcus* spp.에 의한 감염 치료의 선택약제이다. Ampicillin과 amoxicillin의 항균범위는 동일하지만 amoxicillin은 ampicillin에 비해 *Shigella* spp.에 대한 시험관내 항균력은 2배 낮고 *Enterococcus* spp.와 *Salmonella* spp.에 대해서는 2-4배 정도 높은 항균력을 나타낸다. Aminopenicillin에 대한 내성 기전은 주로 β-lactamase 생성에 의한 것이며 PBP의 변화로 내성을 획득하는 penicillin 내성 *Streptococcus pneumoniae*나 methicillin 내성 *Staphylococcus aureus*는

aminopenicillin에도 내성이다. 과거에는 *E. coli, Shigella sonnei, Salmonella enterica* serovar Typhi를 포함한 *Salmonella* spp.가 aminopenicillin에 감수성이 있었으나 현재는 β-lactamase를 생성하여 내성을 나타내는 경우가 많다. *Enterobacter* spp., *Serratia* spp., *Citrobacter* spp., *Klebsiella* spp., *Acinetobacter* spp., *Pseudomonas* spp., indole 양성 *Proteus*와 같이 본래 β-lactamase를 생성하는 세균은 aminopenicillin에 내성이다. Aminopenicillin은 산에 안정적이어서 ampicillin과 amoxicillin 모두 경구투여가 가능하다. Amoxicillin의 경구흡수율이 더 우수하여 경구투여 시 일반적으로 ampicillin보다 amoxicillin이 선호된다.

1. Ampicillin

1) 작용범위

Ampicillin은 1961년에 처음 사용되기 시작하였다. Ampicillin은 group A와 group B streptococci, *S. pneumoniae* 등 대부분의 그람양성균에 대해 penicillin G보다 다소 낮은 항균력을 보이지만, *Enterococcus faecalis*에 대해서는 상대적으로 우수한 항균력을 나타낸다. 대부분의 group D streptococci와 *L. monocytogenes*, *Actinomyces* spp.와 같은 혐기성 그람양성균에 항균력이 있다. *Neisseria gonorrhoeae, Neisseria meningitidis, Moraxella catarrhalis*에 대해 penicillin G과 유사한 항균력을 보이고 *H. influenzae*와 여러 장내세균에 대해서는 penicillin G보다 2-8배 더 높은 항균력을 나타내지만, β-lactamase 생성균주에는 내성이다. Methicillin 내성 *S. aureus*, penicillin 내성 *S. pneumoniae*, Mycobacteria, Nocardia는 ampicillin에 내성이다. *Pseudomonas* spp.는 내성이지만 *Bordetella, Brucella, Legionella, Campylobacter* spp.는 감수성을 보이는 경우가 있다. *Prevotella melaninogenica, Fusobacterium* spp.와 같은 그람음성 혐기균에는 항균력이 있지만, *Bacteroides fragilis*에는 항균력이 없다. Mycoplasma, Rickettsiae도 ampicillin에 내성이다.

2) 약물동력학

Ampicillin은 경구투여 시 중등도(30-55%)의 흡수율을 보이나, 음식과 함께 복용하면 최고혈중농도가 낮아지고 최고농도에 도달하는 시간이 지연된다. Ampicillin 500 mg을 복용하면 1-2시간 후에 3 μg/mL의 최고혈중농도에 도달하며, 신경질환이 있는 당뇨병 환자와 신부전 환자에서는 최고농도 도달 시간이 더 늦어진다. Ampicillin 0.5 g을 근육주사 하면 1시간 후에 10 μg/mL의 최고농도에 이른다. Ampicillin은 17-20%가 단백질과 결합하고 신장을 통해 배출되며 반감기는 약 80분이다. Probenecid는 ampicillin의 최고혈중농도와 혈중농도-시간곡선하면적(area under the concentration time curve, AUC)을 증가시킨다. Ampicillin은 모든 조직에 고르게 분포하며, 정맥주사 후 염증이 있는 뇌척수액, 흉수, 관절액, 복수에서 치료 농도에 도달한다. 장간순환(enterohepatic circulation)을 거치며 담즙과 대변에서 높은 농도로 검출된다. 신기능이 현저히 저하된 경우에도 소변 내 농도는 높다. 복막투석으로는 효과적으로 제거되지 않지만, 혈액투석으로는 4시간 동안 약물의 약 35%가 제거된다. 지속성 정맥-정맥 혈액여과(continuous venovenous hemofiltration, CVVH)를 시행하는 경우 반감기는 약 3시간이다.

3) 약물상호작용

Enterococcus spp.에 대해 ampicillin과 gentamicin, streptomycin과 같은 aminoglycoside를 병용하면 상승효과가 나타나 *Enterococcus* spp.에 의한 심내막염이나 중증감염 치료 시에 장점이 있다. 이러한 상승효과는 group B streptococci, *L. monocytogenes*에 대해서도 보고되었다. Probenecid를 ampicillin과 함께 복용하면 ampicillin의 신장배설이 지연되어 혈중농도가 상승하고 반감기가 연장된다. 고요산혈증 환자가 allopurinol과 함께 ampicillin이나 amoxicillin을 복용하면 단독복용 시보다 발진 발생이 증가한다. Ampicillin과 methotrexate를 동시에 사용하면 신세관분비 억제로 methotrexate의 혈중농도가 상승하여 위장관이나 혈액독성이 나타날 수 있다. Ampicillin과 에스트로겐 함유 경구 피임약을 동시에 사용하면 피임효과가 감소하고 예상치 못한 질출혈의 빈도가 증가할 수 있다는 보고가 있다.

4) 임상 적응증

Ampicillin은 그람음성균에 대한 항균력이 향상되어 감수성세균에 의한 상기도감염, 하기도감염, 위장관염, 요로감염, 심내막염, 뇌수막염 등 다양한 감염병에 사용된다. *S. pneumoniae*, β-hemolytic streptococci, β-lactamase를 생성하지 않는 *H. influenzae*에 의한 상기도감염과 하기도감염 치료에 효과적이다. 또한 group B streptococci, *L. monocytogenes, N. meningitidis*, penicillin 감수성 *S. pneumoniae*에 의한 뇌수막염 치료에도 효과적이다. 과거에는 *E. coli*에 의한 요로감염이나 *Salmonella enterica* 또는 *Shigella* spp.에 의한 위장관염 치료에도 사용되었으나, β-lactamase 생성균주가 증가하면서 감수성검사를 통해 내성 여부를 확인한 후 사용해야 한다. 심내막염, 뇌수막염, 패혈증과 같은 중증감염에서 aminoglycoside와 같은 다른 살균항생제와 함께 사용할 수 있다.

5) 용법 및 용량

Ampicillin은 250 mg, 500 mg 캡슐과 125 mg/5 mL, 250 mg/5 mL 경구 현탁액 제형이 있으며 나트륨염 형태로 근육주사나 정맥주사로 사용할 수 있다. Ampicillin의 용량은 환자의 연령, 신기능, 질환의 중증도에 따라 달라진다. 1개월 이상 소아는 경구투여 시 하루 50-100 mg/kg을 4회로 나누어 복용하며, 근육주사나 정맥주사 시에는 하루 100-300 mg/kg을 4회 혹은 6회로 나누어 투여한다. 성인은 경구투여 시 하루 2-4 g을 6시간 간격으로 나누어 복용하며(500 mg-1 g qid), 중증감염의 경우 주사 용량은 하루 6-12 g을 4시간 간격으로 나누어 투여한다(2 g q4-6h). 신기능저하 시 용량이나 투여간격 조정이 필요하며 혈액투석 후 추가용량(supplement dose) 투여가 필요하다.

6) 부작용과 금기

Ampicillin은 심각한 독성은 없으나 위장관 증상, 발진, 과민반응 등의 부작용이 나타날 수 있다. 설사는 amoxicillin보다 ampicillin에서 더 자주 보고되며, 그 외 부작용의 빈도와 중증도는 두 약물 간에 대체로 유사하다. 다른 반합성 penicillin과 마찬가지로 penicillin G보다 알레르기 반응은 적지만 발진은 더 흔히 발생한다. 치료받은 환자의 5-10%에서 발진이 나타나며, 고용량을 투여하거나 신부전이 있는 경우 더 자주 발생한다. 발진은 감염단핵구증이나 기타 림프계 질환이 있는 환자의 65-95%에서 발생한다. Ampicillin에 의한 전형적인 홍반성 반구진발진(maculopapular rash)은 알레르기보다는 독성기전에 의한 반응이어서 피부반응검사는 음성이며 다른 penicillin계열 항생제 사용의 금기 사유는 아니다. 위장관 부작용은 경구 ampicillin 투여 환자의 약 10%에서 흔하게 발생하며, 정맥주사나 근육주사 환자에서도 2-3%에서 나타날 수 있다. 이는 담즙을 통해 약물이 장으로 배출되면서 발생하는 것으로 추정된다. 영유아와 노인은 위장관 부작용에 더 취약하며 설사가 심한 경우 치료를 중단해야 할 수도 있다. 심한 경우 거짓막대장염(pseudomembranous colitis)이 발생할 수 있다. 장내세균총의 변화로 인해 설사가 유발될 뿐 아니라 장간순환이 영향을 받아 경구 피임약의 흡수가 저하될 수 있다. 다른 penicillin과 교차반응이 발생할 수 있으므로 penicillin에 대한 아나필락시스(anaphylaxis) 병력이 있는 환자에서 ampicillin이나 amoxicillin 투여는 금기이다.

2. Amoxicillin

1) 작용범위

Amoxicillin의 항균범위는 ampicillin과 동일하며 대체로 항균력에 큰 차이는 없다. Ampicillin과 마찬가지로 대부분의 β-lactamase에 대해 불안정하여 쉽게 분해된다. *Helicobacter pylori*에 대한 항균력이 우수하고 내성률이 1% 미만이어서 *H. pylori* 감염 치료 시 대부분의 병합요법에 포함된다.

2) 약물동력학

Amoxicillin은 벤젠 측쇄의 파라 위치(para position)에 하이드록실기(hydroxyl group)가 있는 것 외에는 ampicillin과 동일한 구조이다. 시험관내(*in vitro*) 항균력은 ampicillin과 동일하지만 경구투여 시 ampicillin보다 훨씬 흡수가 잘 된다(74-92%). 경구투여 시 혈중최고농도는 같은 용량의 ampicillin보다 2-2.5배 높으며, ampicillin과 달리 음식으로 인해 위장관 흡수가 크게 저하되지 않는다. 경구 amoxicillin은 근육주사한 ampicillin과 유사한 혈중농도를 형성한다. 신기능이 정상인 성인의 경우 반감기는 평균 80분이며, 소변으로 배설되는 비율은 ampicillin보다 더 높다. 혈장 단백결합률은 17-20%로 ampicillin과 비슷하다. 조직분포는 ampicillin과 유사하며 뇌척수액으로는 잘 침투하지 않는다. Amoxicillin 주사는 ampicillin 주사와 약리학적으로 동일하다. 유럽에서는 정맥주사나 근육주사로 amoxicillin을 사용할 수 있지만 미국에서는 사용되지 않는다.

3) 약물상호작용

Ampicillin과 유사한 약물상호작용을 보인다.

4) 임상 적응증

Amoxicillin의 생체이용률이 높기 때문에 경구 aminopenicillin의 적응증이 되는 경우 *Shigella* 감염을 제외하고 대부분 ampicillin 대신 amoxicillin을 사용한다. Amoxicillin은 다양한 임상연구에서 효과가 입증되었으며 중이염, 기관지염, 폐렴, 장티푸스, 임질, 요로감염 치료에 사용된다. 소아의 중이염 치료에서는 고용량(80-90 mg/kg/day) amoxicillin이 1차 선택 치료제로 권장되며, 이는 penicillin 내성 *S. pneumoniae*에 대한 효과 때문이다. 뇌수막염을 제외하고 뇌수막염 이외의 감염(nonmeningeal infections)에서는 penicillin 내성 *S. pneumoniae* 감염 치료에 필요한 최소억제농도(minimal inhibitory concentration, MIC)를 초과하는 혈중농도에 도달할 수 있다. 지역사회획득폐렴 치료에서는 amoxicillin 1 g을 하루 3회 복용하는 것이 권장된다. Amoxicillin은 이질(shigellosis) 치료 시에는 ampicillin보다 효과가 낮아 유용하지 않다. 예방적 항생제로 치과 치료를 비롯하여 고위험군의 시술 전 심내막염 예방에 사용된다.

5) 용법 및 용량

일반적인 용량은 소아의 경우 하루 20-40 mg/kg이고 최대 90 mg/kg까지 투여할 수 있으며 이를 2-3회로 분할 투여한다. 성인의 경우 1회 0.5-1 g을 8-12시간 간격으로 경구투여하며(500 mg tid 혹은 1 g bid), 경우에 따라 4시간 간격으로 1 g을 투여하는 경우도 있다. 신기능 저하 시 용량이나 투여간격 조정이 필요하며 혈액투석 환자는 투석으로 약물이 제거되므로 투석 후에 보충이 필요하다. 고위험군의 심내막염 예방을 위해 성인은 2 g 1회, 소아는 50 mg/kg을 1회 경구복용한다.

6) 부작용과 금기

부작용은 오심, 구토, 설사, 발진 등으로 ampicillin과 유사하지만, 설사의 발생 빈도는 ampicillin보다 낮다. 약물이 잘 흡수되므로 설사는 비교적 드물게 발생하며, 치료를 중단해야 할 정도로 심한 경우는 거의 없다.

참고문헌

1. Bush K. β-lactam antibiotics: penicillins. In: Finch RG, Greenwood D, Norrby SR, Whitley RJ. Antibiotic and Chemotherapy. 9th ed. London: Saunders; 2010.
2. Doi Y. Penicillins and β-lactamase inhibitors. In: Bennett JE, Dolin R, Blaser MJ. Mandell, Douglas, and Bennett's Principles and Practice of Infectious Diseases. 9th ed. Philadelphia: Elsevier; 2020. pp. 251-67.
3. Drugs.com [Internet]. Aminopenicillins General Statement (Monograph) [cited 2025 Feb 28]. Available from: https://www.drugs.com/monograph/aminopenicillins-general-statement.html.
4. Sauberan JB, Bradley JS. Antimicrobial agents. In: Principles and Practice of Pediatric Infectious Diseases. 5th ed. Philadelphia: Elsevier; 2018. pp. 1499-531.
5. Stimes GT, Palazzi DL. Antibacterial therapeutic agents. In: Feigin and Cherry's Textbook of Pediatric Infectious Diseases. 9th ed. Philadelphia: Elsevier; 2024. pp. 2481-517.

β-lactamase susceptible enteric active & antipseudomonal penicillin

최상호 울산대학교 의과대학 내과학교실

1. Carboxypenicillin계

Carboxypenicillin은 aminopenicillin에 대한 그람음성균 내성이 증가하고 *Pseudomonas aerugionsa* 병원 감염이 증가함에 따라 개발된 semi-synthetic penicillin 제재이다. Ampicillin의 amino기(NH_2)를 carboxyl기(COOH)로 바꾼 것이 carboxypenicillin인데, carbenicillin과 ticarcillin이 이 계열에 해당한다. Carbecillin은 *P. aerugionsa*에 항균력이 있는 첫 번째 penicillin계 항생제이다. Ticarcillin은 carbenicillin의 benzyl기를 thiophene로 바꾼 것이다(그림 2). 혈소판 기능장애나 저칼륨혈증 같은 부작용 문제가 크고, 효과가 더 나은 약제들이 개발되어 carbenicillin은 임상에서 더 이상 사용되지 않는다. Ticarcillin도 비슷한 이유로 단독 제재로는 더 이상 사용되지 않고 ticarcillin-clavulanate 복합제재로 사용되었는데, 현재는 ticarcillin-clavulanate도 우리나라에서 사용 가능하지 않다.

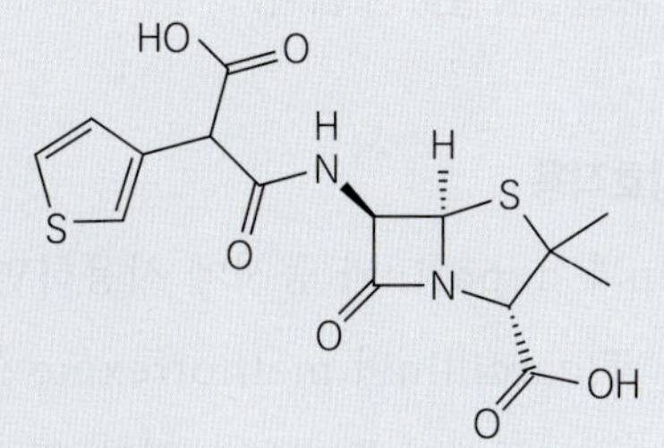

그림 2. Ticarcillin의 구조식

1) Ticarcillin

(1) 작용범위

Penicillin 감수성 streptococci에는 항균력이 있으나 penicillin 비감수성 streptococci, enterococci, penicillinase-producing staphylococci에는 항균력이 없다. *E. coli*, *Salmonella*, *Shigella*에 대한 항균력은 ampicillin과 비슷한 정도이고, ampicillin에 내성인 indol-postive *Proteus*, *Enterobacter*, *Providencia*, *Morganella*, *P. aeruginosa*에도 항균력이 있다. β-lactamase-producing *Neisseria gonorrhoeae*와 ampicillin 감수성 *Haemophilus influenzae*에도 항균력이 있으나, *Klebsiella*나 일부 *Serratia* 균주들에게는 항균력이 낮다. Aminoglycoside와 병합할 때 장내세균들과 *P. aeruginosa*에 대한 상승효과가 있다. 대부분의 *Bacteroides fragilis*에 항균력이 있다.

(2) 약물동력학

경구흡수가 되지 않아 근육이나 정맥으로만 투여할 수 있다. 반감기는 60-70분 정도이고 신기능 또는 간기능이 저하되면 반감기가 증가한다. 혈장내 단백결합률은 30-60% 정도다. 3.0 g을 정맥으로 투여했을 때 최고혈중농도는 150-250 μg/mL 정도이다. 신세뇨관을 통해 배설되며 소변 내 농도는 >3,000 μg/mL로 매우 높다. 조직 내 투과가 비교적 좋으나 뇌척수액 내로의 투과력이 좋지 않아 뇌수막염 치료제로는 적절하지 않다.

(3) 약물상호작용

Warfarin과 heparin과 동시에 사용하면 출혈 위험이 증가한다. Ticarcillin이 methotrexate 농도를 올려서 methotrexate 독성이 증가할 수 있다. Probenecid는 ticarcillin 혈중농도를 올리고 tetracycline계열 항생제는 ticarcillin의 bactericidal effect를 감소시킬 수 있다.

(4) 부작용과 금기

Penicillin계 항생제의 일반적인 부작용인 과민반응, 피부발진, 호산구증가증, 간기능이상, 백혈구감소증, 경련, 정맥염, 설사가 발생할 수 있다. Carbenicillin과 마찬가지로 혈소판 기능장애를 초래하여 출혈 위험이 증가할 수 있는데, 이는 혈소판의 adenosine diphosphate 수용체와 결합하여 혈소판의 정상적인 수축을 방해할 수 있기 때문이다. 신기능저하가 있어 혈중농도가 높은 경우 출혈 위험이 증가한다. Disodium salt 형태로 1 g당 5.2 mEq (120 mg)의 나트륨을 포함하므로 심부전이나 신부전 환자에서는 이로 인한 체액 증가가 문제가 될 수 있다. 또한, 저칼륨혈증을 유발할 수 있는데, 이는 재흡수 되지 않는 음이온이 대량으로 원위 세뇨관으로 빠져나가 발생한다.

(5) 임상 적응증

감수성인 세균에 의한 패혈증, 요로감염, 호흡기감염, 피부연조직감염 등의 치료에 효과가 있다.

(6) 용법 및 용량

3-4 g을 4-6시간 간격으로 투여한다. 체중이 50 kg 미만인 경우 50 mg/kg를 4-6시간 간격으로 투여한다. Creatinine 청소율이 10-50 mL/min이면 1-2 g을 8시간 간격으로 투여하고, 10 mL/min 미만이면 1-2 g을 12 시간 간격으로 투여한다. 혈액투석을 하는 경우는 투석 후 3 g을 추가 투여한다. 소아의 경우 75 mg/kg을 6시간 간격으로 투여하고, 신생아는 75 mg/kg을 6-8시간 간격으로 투여한다.

2. Ureidopenicillin계

Ampicillin의 acyl derivative에 속하는 semi-synthetic penicillin이다. Acyl-측쇄에 ureido (-NH-C=O-NH-) 구조가 있어 ureidopenicillin이라 부르며, acylureidopenicillin라고도 부른다. *P. aeruginosa*에도 항균력이 있어 carboxypenicillin과 함께 anti-pseudomonal penicillin으로 부른다. Azlocillin, mezlocillin, piperacillin이 이 계열에 해당하는 항균제들이다. Piperacillin은 ureido기에 추가적으로 piperazine 측쇄를 붙인 것이고(그림 3) mezlocillin은 methylsulfonylcyclopentanone기를 붙인 것이다. Carboxypenicillin과 대체적인 항균범위는 유사하지만 대체적으로 좀 더 나은 항균력을 가진다. Ureidopenicillin계 항균제 중에서는 azlocillin, mezlocillin에 비해 piperacillin의 항균력이 우수하다. 현재 azlocillin과 mezlocillin은 생산되지 않는다. Piperacillin에 대한 내성률도 많이 증가하여 단독 사용은 많이 감소하였고, piperacillin-tazobactam 복합제제로 주로 사용된다.

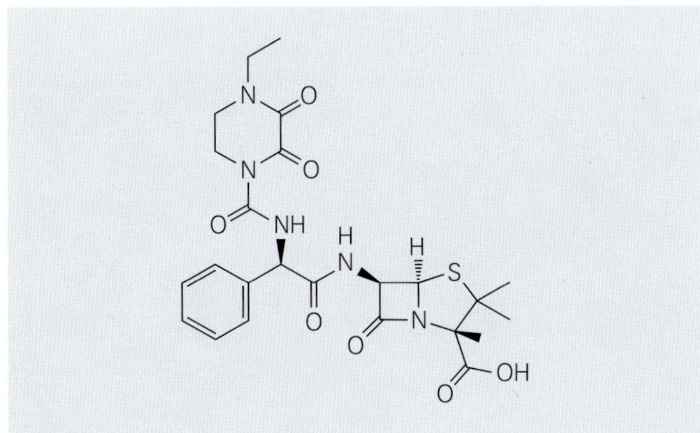

그림 3. Piperacillin의 구조식

1) Piperacillin

(1) 작용범위

Penicillin 감수성 streptococci와 penicillin 감수성 enterococci에는 항균력이 있으나 penicillin이나 ampicillin보다는 약간 못하고, penicillin 비감수성 streptococci, penicillinase-producing staphylococci에는 항균력이 없다. β-lactamase를 생산하지 않는 *N. gonorrhea*나 ampicillin 감수성 *H. influenzae*와 Enterobacteriaceae에도 항균력이 있다. Enterobactericeae에 대한 항균력은 ticarcillin보다 우수하며, *P. aeruginosa*에 대해서도 anti-pseudomonal penicillin 중 가장 항균력이 좋다. Aminoglycoside나 flouoroquinolone과 병합할 때 장내세균들과 *P. aeruginosa*에 대한 상승효과가 있다. 대부분의 혐기균에도 항균력이 있다.

(2) 약물동력학

경구흡수가 되지 않아 근육이나 정맥으로만 투여할 수 있다. 반감기는 0.9-1시간 정도이고 신기능이 저하되면 반감기가 증가하나 carboxypenicillin만큼 심하지는 않다. 용량이 증가하면 반감기가 길어지는 특징이 있어, 고용량 투여 시나 신기능저하 환자에서는 주의해야 한다. 혈장 내 단백결합률은 15-40%이다. 3 g을 정맥으로 투여했을 때 최고혈중농도는 250-300 μg/mL 정도다. 신세뇨관을 통해 배설되고, 소변 내 농도는 >2,000 μg/mL로 매우 높다. 담도계를 비롯한 대부분의 조직 내 투과가 좋으나 뇌척수액 내로의 거의 투과되지 않는다. 뇌수막염이 있는 경우는 뇌척수액 내로의 투과율이 혈중농도의 30%까지도 증가하나 뇌수막염 치료제로 추천되지는 않는다.

(3) 약물상호작용

Warfarin과 heparin과 동시에 사용하면 출혈 위험이 증가한다. Piperacillin이 methotrexate 농도를 올려서 methotrexate 독성이 증가할 수 있다. Probenecid는 piperacillin의 혈중농도를 올리고 tetracycline계열 항생제는 piperacillin의 bactericidal effect를 감소시킬 수 있다.

(4) 부작용과 금기

Penicillin계 항생제의 일반적인 부작용인 과민반응, 피부발진, 호산구증가증, 간기능이상, 백혈구감소증, 경련, 정맥염, 설사가 발생할 수 있다. Carboxypenicillin과 마찬가지로 혈소판 기능저하와 저칼륨혈증이 발생할 수 있으나 드물다. Mono sodium salt 형태로 1 g당 1.9 mEq (44 mg) 정도의 나트륨을 포함하여 carboxypenicillin보다 체액 증가에 대한 부담이 적다.

(5) 임상 적응증

감수성인 세균에 의한 패혈증, 요로감염, 호흡기감염, 복강내감염, 골반감염, 여성생식기감염, 피부연조직감염 등의 치료에 효과가 있다.

(6) 용법 및 용량

3-4 g을 4-6시간 간격으로 투여한다. 요로감염의 경우는 2 g을 6시간 간격으로 투여한다. Creatinine 청소율이 10-50 mL/min이면 같은 용량을 6-8시간 간격으로 투여하고, 10 mL/min 미만이면 8시간 간격으로 투여한다. 혈액투석을 하는 경우는 2 g을 8시간 간격으로 투여하고 투석 후 1 g을 추가 투여한다. 소아에게는 100 mg/kg를 6시간 간격으로 투여하고, 신생아에게는 100 mg/kg을 8-12시간 간격으로 투여한다.

참고문헌

1. 어영, 김효열, 윤갑준. 항균제와 항균제감수성 검사. 파주: 한국학술정보㈜; 2007.
2. Bush K, Bradford PA. β-lactams and β-lactmase inhibitors: an overview. Cold Spring Harb Perspect Med. 2016;6(8):a025247.
3. Doi Y. Penicillins and β-lactamase inhibitors. In: Bennectt JE, Dolin R, Blaser MJ, eds. Principles and Practice of Infectious Diseases. 9th ed. Philadelphia, PA: Elsevier Inc; 2020. pp. 251-67.
4. Drugs.com [Internet]. Drugs.com [cited 2025 May 15]. Available from: http://drugs.com.
5. Giamarellou H, Antoniadou A. Antipseudomonal antibiotics. Med Clin North Am. 2001;85(1):19-42.
6. Wright AJ. Symposium on antimicrobial agents-Part VI. The penicillins. Mayo Clin Proc. 1999;74:290-307.

β-lactamase resistant anti-staphylococcal penicillin

송경호 서울대학교 의과대학 내과학교실

Penicillinase-저항 항포도알균 penicillin계열의 항생제에는 methicillin, oxacillin, cloxacillin, dicloxacillin, flucloxacillin, nafcillin 등이 있다.

항생제 개발 초기 천연산 penicillin이 포도알균감염의 치료에 효과적이었으나 penicillin 분해효소(penicillinase)를 생성하는 포도알균이 출현하면서 penicillin G에 내성이 생겼다. 이 때문에 penicillinase의 작용부위인 β-lactam 고리의 개방을 막을 수 있는 acyl-측쇄를 갖는 반합성 penicillinase-저항 항포도알균 penicillin이 개발되었다. Methicillin이 가장 먼저 개발된 약제이지만 더 이상 사용하지는 않고 있으며, 이후 oxacillin, nafcillin이 도입되었고, 경구약제로 cloxacillin, dicloxacillin, flucloxacillin 등이 개발되었다. Methicillin과 nafcillin이 penicillinase에 가장 안정적이며, 다음으로 dicloxacillin, oxacillin, cloxacillin, flucloxacillin 순으로 안정성을 보인다.

Penicillinase-저항 penicillin의 항균범위는 모두 동일하며, methicillin 감수성 포도알균, penicillin 감수성 폐렴사슬알균을 포함한 사슬알균, 대부분의 혐기성 그람양성알균들에 효과적이다. 하지만, methicillin 내성 포도알균, 장알균, *Listeria monocytogenes*, 비혐기성 그람음성균, 혐기성 그람음성균에는 효과가 없다.

1. Isoxazolyl penicillin

Penicillin 구조핵인 6-aminopenicillanic acid에서 반합성된 화합물로 β-lactamase에 대한 저항성과 위산에 대한 안정성을 모두 가지고 있다. 4가지 항생제(oxacillin, cloxacillin, dicloxacillin, flucloxacillin)가 사용 가능하며, 1980년대 methicillin 내성 포도알균이 확산되기 전까지 포도알균 감염증의 주치료제로 널리 사용되었다.

1) 작용기전

다른 penicillin계열 항생제와 마찬가지로 세균의 세포벽합성을 저해하여 세균의 성장을 억제함으로써 항균작용을 나타낸다.

2) 작용범위

포도알균 감염치료에 효과적인 항생제로 그람양성균인 *Staphylococcus aureus, Staphylococcus epidermidis, Streptococcus pyogenes, Streptococcus pneumoniae*, viridans group streptococci에 대한 항균력은 있지만, 장알균이나 *Bacillus cereus*는 내성이다. *Neisseria* species는 이 약제에 감수성인 유일한 그람음성균이다. 황색포도알균에 대한 항균력은 isoxazolyl penicillin이 methicillin에 비해 4-8배 이상 높다. Cloxacillin, oxacillin, flucloxacillin의 항균력은 서로 비슷하며, dicloxacillin이 이들보다는 약간 강한 것으로 알려져 있다.

Gentamicin과 같은 aminoglycoside 항생제와 함께 사용하면 황색포도알균에 대한 항균력이 상승하는 것으로 시험관 내 실험이나 동물실험에서 증명되었지만, 실제 임상에서 단독투여에 비해 우월한지는 확실치 않다.

3) 내성기전

β-lactamase resistant anti-staphylococcal penicillin계열 항생제에 대한 세균의 내성은 주로 추가적인 β-lactamase의 생성과 페니실린결합단백질(penicillin binding protein, PBP)의 변화 및 유전적 적응을 통해 발

생한다.

4) 약물동력학

Dicloxacillin과 flucloxacillin의 생체이용률은 50% 이상으로 잘 흡수되지만, cloxacillin의 생체이용률은 이와 동등하거나 약간 떨어지며, oxacillin은 30% 정도로 매우 낮다. 약물의 분포용적은 비교적 작다. Oxacilllin과 cloxacillin의 제거 반감기는 1시간 미만이지만, dicloxacillin과 flucoxacillin의 경우는 1시간 이상이다.

약물용량을 두 배 증가시키면 혈중 약물농도도 2배 상승한다. 비교적 산에 강해 경구로 투여하더라도 치료농도에 도달하지만, 음식물과 같이 복용하면 흡수가 감소된다. 단백결합률이 높아서 모두 90% 이상이며, 이 때문에 혈관외 투과는 감소한다. 단백결합률이 높지만 임상에서는 모두 효과적인 이유는 단백과 결합하지 않는 유리약물의 농도가 약물 투여간격의 50% 이상의 시간 동안 최소억제농도보다 높게 유지되기 때문이다.

경구투여 후 총 혈중농도는 30-60분 이내에 최고에 도달하며, 4-6시간 동안 유의한 농도가 유지된다. 혈중농도는 cloxacillin이 oxacillin의 약 2배이고, dicloxacillin과 flucloxacilin은 cloxacillin의 약 2배이다.

동일한 약물을 정맥주사하면 혈중농도는 대개 경구투여에 비해 2배 가량 상승한다. 다른 종류의 penicillin과 마찬가지로 probenecid를 함께 투여하면 혈중농도가 상승한다.

약물의 분포는 다른 베타락탐 항생제들과 유사하며, 뇌척수액을 제외하고는 거의 모든 장기에서 확인할 수 있다. 염증이 있을 경우에는 투과력이 증가하여, 뇌수막염을 유발한 토끼의 뇌척수액에서도 치료 농도로 검출되었다. 다른 penicillin 항생제와 마찬가지로 다형핵백혈구에는 투과하지 못하며, 유리체액 투과력 역시 떨어진다. 모유로도 배출되며 태반도 통과한다.

몇 가지 대사과정을 거쳐서 대부분 신장을 통해 배설되며 일부는 담즙으로 배설된다. Cloxacillin은 경구투여 후 약 30%가 소변으로 배설된다. Dicloxacillin과 flucloxacillin은 cloxacillin에 비해 경구투여로 흡수되는 양이 많기 때문에 소변으로 배설되는 양도 많다. 이들 약제는 어느 정도는 담도를 통해 제거되는데 oxacillin이 cloxacillin보다 더 현저하다. Oxacillin이 cloxacillin이나 dicloxacillin보다 체내에서 더 빠르게 분해되므로 신기능이 감소한 경우에도 체내에는 별로 축적되지 않는다.

5) 약물상호작용

비교적 약물상호작용이 적은 편이며 예측할 수 없다. 다만, oxacillin이 methotrexate의 청소율을 감소시켜 독성을 증가시켰다거나 phenytoin의 농도를 감소시켰다는 보고들이 있다. 또한, dicloxacillin이 warfarin의 효과를 감소시킨다는 보고도 있지만, 동일한 계열의 약물에서 나타나는 문제인지는 확실치 않다.

6) 임상 적응증

Penicillin 내성 포도알균감염증의 치료에 우선 사용된다. 생체이용률이 낮은 oxacillin을 경구로 투여하는 것을 제외한다면, 적정 용법으로 사용할 경우 isoxazolyl penicillin들의 효과는 비슷하다.

7) 용법 및 용량

Isoxazolyl penicillin은 nafcillin이나 methicillin과는 달리 산에 안정하여 경구로 투여할 수 있다. 대개 500 mg을 6시간마다 경구로 투여하지만, 소아에서는 50 mg/kg/day를 하루 4번 나누어 투여한다. 중증감염에서는 2배 이상 증량할 수도 있다. 만성 골수염을 치료하기 위해 장기간 dicloxacillin 혹은 flucoxacillin 1-2 mg을 하루 2회 probenecid와 함께 투여했더니 효과적이었다는 보고도 있다.

Oxacillin, cloxacillin, dicoloxacillin, flucloxacillin

은 근육 또는 정맥주사가 가능하며, 성인에게는 1 g을 4-6시간마다 주사한다. 중증감염에서는 2배 이상 증량할 수도 있으며, oxacillin은 1일 18 g까지 증량이 가능하다. 소아에서는 100-300 mg/kg/day를 투여한다. 심한 신부전이 아니면 용량을 줄일 필요는 없다.

8) 부작용과 금기

Penicillin G와 같은 과민반응이 생길 수 있으므로, 알레르기가 있는 환자에게는 금기이다. 경구투여 시 구역, 설사 등의 위장장애와 *Clostridioides difficile*에 의한 항생제 연관 대장염이 발생할 수 있다. 다른 isoxazolyl penicillin에 비해 특히 oxacillin의 간독성 빈도가 흔한 것으로 알려져 있는데, 이는 다른 항생제에 비해 간이나 담도계 배설이 많기 때문이다. Flucloxacillin은 심한 담즙성 간염을 유발할 수 있다는 보고도 있다. 이 외에도 백혈구감소증, 신경독성(경련), 간질신장염이 발생할 수 있고, flucloxacillin은 sulfonamide와 유사하게 황달이 있는 신생아에서 핵황달을 유발할 수 있다. 하지만, 임신 중에도 비교적 안전하게 사용할 수 있는 약물이다.

2. Nafcillin

Nafcillin [6-(2-ethoxy-1-naphthamido) penicillanic acid]은 반합성 penicillin으로, methicillin이나 isoxazolyl penicillin과 마찬가지로 포도알균이 생성하는 penicillin 분해효소에 내성이고 주로 그람양성균에 대한 항균력을 가지고 있다. 1961년 개발된 이후 β-lactamase를 생성하는 심한 포도알균감염증의 주사치료로 널리 사용되었다.

1) 작용기전

다른 penicillin계열 항생제와 동일하게 세균의 세포벽 합성을 저해하여 세균의 성장을 억제함으로써 항균작용을 나타낸다.

2) 작용범위

Isoxazolyl penicillin과 항균범위는 유사하며, penicillin 감수성 또는 내성 황색포도알균에 대한 항균력은 oxacillin과 같다. 포도알균이 생성하는 β-lactamase에 대한 안정성은 methicillin과 유사하고 isoxazolyl penicillin보다는 더 높다. Methicilin 감수성 황색포도알균감염증 동물 모델에서는 glycopeptide보다 더 우수한 항균력을 나타내지만, methicilin 내성 황색포도알균에는 효과가 없다. Gentamicin과 병용하면 시험관 실험에서 대부분의 황색포도알균에 상승효과가 있지만, 이러한 병합요법이 실제 임상에서 얼마나 효과적인지는 불분명하다. Rifampin과 병용하면 효과를 예측하기 어렵다.

폐렴사슬알균이나 β-용혈 사슬알균에는 methicillin이나 isoxazolyl penicillin보다 항균력이 우수하다. 하지만, *Enterococcus faecalis*와 대부분의 그람음성균에는 효과가 없다. Ampicillin과 병용하면 ampicillin 내성인 *Haemophilus influenzae*에 대해 시험관 내 실험에서 상승효과가 있고 동물실험에서도 효과적이었으며, 소아에서 생긴 골수염 치료에도 성공적이었다는 보고가 있다.

3) 내성기전

같은 계열 항생제에 대한 세균의 내성과 동일하게 주로 추가적인 β-lactamase의 생성과 PBP의 변화 및 유전적 적응을 통해 발생한다. 특히, methicillin 내성 황색포도알균은 β-lactam계열 항생제에 대한 친화력이 낮은 새로운 PBP를 획득하여 모든 β-lactamase resistant anti-staphylococcal penicillin계열 항생제에 내성을 보인다.

4) 약물동력학

Nafcillin은 위장관에서 잘 흡수되지 않으므로, 혈중농도가 매우 낮고 일정하지도 않다. 따라서, 경구투여는 추천하지 않는다. 소실 반감기는 0.7-1.4시간 정도이며, 단백결합률은 88% 정도로 높다.

1 g을 근주하면 1시간 후 8 μg/mL까지 혈중농도가 상승하지만, 6시간 만에 0.5 μg/mL로 급격히 감소한다. Probenecid를 경구로 함께 투여하면 다른 penicillin과 마찬가지로 혈중농도를 상승시키고 오랫동안 유지할 수 있다.

조직 내 분포는 isoxazolyl penicillin과 유사하다. 근육주사한 용량의 30%가 소변에서 검출되고 약 8%가 담도로 배설된다. 투여된 나머지 nafcillin은 간에서 비활성화되는데 oxacillin보다 더 빠르게 대사된다. 신기능저하가 약물분포나 청소율에 미치는 영향은 크지 않다.

5) 약물상호작용

다른 약물과의 상호작용이 그리 흔하지 않다. 하지만, warfarin의 약물대사를 촉진하여 항응고효과를 감소시킬 수 있으며, nafcillin과 함께 투여하는 경우 적어도 2배 정도 요구량이 증가하는 것으로 알려져 있다.

6) 임상 적응증

황색포도알균 패혈증, 심내막염, 골수염, 화농관절염, 폐렴, 뇌수막염, 화농근육염 등 중증감염질환의 치료에 성공적으로 사용되었다. 중증의 황색포도알균 균혈증은 치료에 천천히 반응하기 때문에 치료 3-4일째까지 열이 지속되고 혈액 배양에서 균이 동정되는 것이 다른 항생제로 변경해야 되는 이유가 되지는 않는다.

7) 용법과 용량

위장관 흡수율이 저조하여 경구로 투여하지 않고 근육 또는 정맥주사로 투여한다. 성인은 일반적으로 1 g을 4시간마다 주사하며, 중증감염에는 용량을 2배로 늘려 사용한다. 1일 최대 18 g을 정맥주사할 수 있다. 소아는 1일 100-200 mg/kg을 정맥 또는 근육주사로 4회 또는 6회 분할해 투여한다. 생후 7일 미만의 신생아는 100 mg/kg/day를 2회에 나누어 주사하고 7일 이상의 신생아에게는 3회에 나누어 주사한다.

주로 간에서 대사되므로 간기능이 악화된 경우 용량조절이 필요하지만, 일률적으로 권고할 만한 지침은 없으며 상황에 따라 판단할 수밖에 없다. 신기능이 저하된 경우에는 감량할 필요가 없다.

8) 부작용과 금기

다른 penicillin과 같은 과민반응이 일어날 수 있다. 치료제로 사용할 때 이상반응의 발생률은 20-30% 정도로 알려져 있다. 정맥주사 시 혈관 밖으로 유출되면 조직 괴사가 일어난다. 많은 양의 nafcillin을 투여하면 알칼리혈증과 연관되어 저칼륨혈증이 나타날 수 있다. Nafcillin은 재흡수가 안되는 음이온으로 원위 신세뇨관에서 칼륨의 배설을 증가시킨다. 이 외에 가역적인 백혈구감소증과 간기능이상이 생길 수 있다. 임신과 관련된 특별한 위험은 없으며, 미국 FDA 임신부 카테고리 B로 분류된다.

참고문헌

1. 대한감염학회. 항생제의 길잡이. 제4판. 파주: 군자출판사; 2016.
2. Grayson LM, Kucers A, Crowe S, McCarthy J, Mills J, Mouton J, et al. Kucers' The Use of Antibiotics Sixth Edition: A Clinical Review of Antibacterial, Antifungal and Antiviral Drugs. 6th ed. Florida: CRC Press; 2010.

Penicillin/β-lactamase 억제제

김충종 이화여자대학교 의과대학 내과학교실

1. 서론

β-lactam계 항생제는 임상현장에서 가장 많이 사용되는 항생제이며 그 종류도 매우 다양하다. β-lactam계 항생제의 사용량이 증가하면서 이 약제에 내성을 가진 균주들도 함께 증가하였다. β-lactam계 항생제의 주요 내성기전은 β-lactamase의 생성이며, β-lactamase 억제제는 β-lactamase에 의한 내성을 극복하기 위해 개발되었다. β-lactamase 억제제는 세균이 생성한 β-lactamase가 β-lactam계 항생제를 가수분해하는 것을 억제하여 효과를 나타낸다. 현재 많이 사용되고 있는 β-lactamase 억제제는 clavulanate, sulbactam, tazobactam이며 이 약제들을 다른 주요 β-lactam계 항생제와 복합제로 병합하여 사용한다. 최근에는 avibactam, vaborbactam, relebactam, enmetazobactam 등 새로운 β-lactamase 억제제가 개발되어 사용 중이고 이외에도 여러 물질이 개발되고 있다. 본 장에서는 penicillin계 항생제에 결합하여 사용하는 β-lactamase 억제제에 대해 다루고자 한다.

2. 항생제명

1) Clavulanate 복합제

- amoxicillin-clavulanate, ticarcillin-clavulanate

2) Sulbactam 복합제

- ampicillin-sulbactam, piperacillin-sulbactam, amoxicillin-sulbactam

3) Tazobactam 복합제

- piperacillin-tazobactam

3. 구조 및 성상

β-lactamase 억제제도 β-lactam계 항생제와 같이 β-lactam 고리를 가지고 있지만 자체의 항균작용은 크지 않다. 따라서 세균이 생산하는 β-lactamase를 억제하는 것이 주된 작용이고 β-lactam/β-lactamase 억제제의 주된 작용범위는 β-lactam계 항생제에 의해 결정된다.

Clavulanate는 *Streptomyces clvuligerus*라는 세균에서 천연 유래한 물질로 반합성 과정을 거쳐 개발되었다. Sulbactam은 penicillanic acid를 이용하여 술폰화(sulfonation) 과정을 통해 합성한 6-desaminopenicllin sulfone이다. Tazobactam은 sulbactam과 유사한 구조를 가지는 penicillanic acid sulfone이며 이를 개량하여 개발하였다.

Avibactam은 β-lactam고리를 가지지 않는 β-lactamase 억제제로 diazabicyclooctane (DBO)계열에 해당한다. 화학적으로 합성된 새로운 계열이며 기존에 전통적으로 사용되던 약제와 달리 Ambler class A β-lactamase 외에도 Ambler class C β-lactamase와 일부 Ambler class D β-lactamase에도 효과가 있다. Vaborbactam은 boronic acid를 기반으로 하는 억제제이며 이 약제 역시 β-lactam고리가 없는 것이 특징이다. Boron 원자가 효소의 serine 잔기와 공유결합을 형성하며 특히 KPC 효소에 효과적인 특징이 있다. Relebactam은 avibactam과 유사

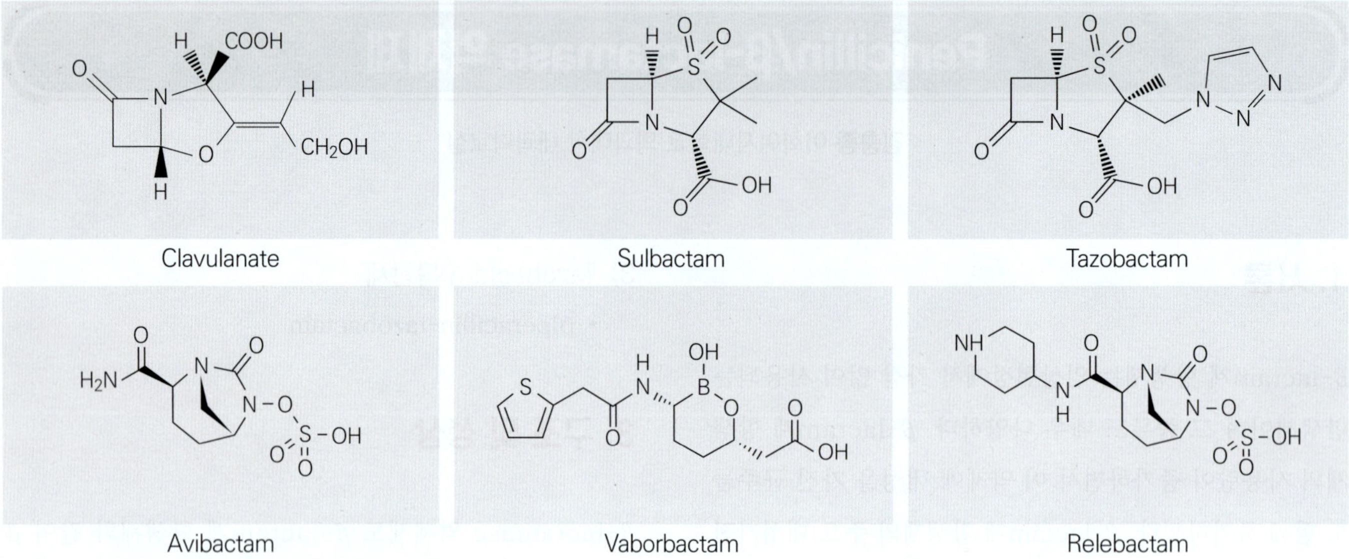

Clavulanate

Sulbactam

Tazobactam

Avibactam

Vaborbactam

Relebactam

그림 4. β-lactamase 억제제의 구조식

한 DBO계열의 약제이며 avibactam에서 piperidine 곁가지가 추가된 구조이다. Avibactam과 마찬가지로 Ambler class C β-lactamase와 일부 Ambler class D β-lactamase에도 효과가 있다.

다만, 새로 개발된 β-lactamase 억제제들은 기존의 페니실린계 항생제와 결합한 약제는 개발되어 있지 않아 본 장에서 다루지는 않는다. 각각의 구조는 그림 4와 같다.

4. 작용기전

전통적인 β-lactamase 억제제는 β-lactamase의 활성부위와 공유결합하여 β-lactamase를 비가역적으로 불활성화 한다. Clavulanate, sulbactam, tazobactam은 모두 동일한 작용기전을 가지나 억제효소의 작용범위나 약리학적 특성에서 약간의 차이를 보인다. 이 약제들은 serine β-lactamase인 Ambler class A β-lactamase를 주로 억제한다. Sulbactam과 tazobactam은 AmpC-type cephalosporinase인 Ambler class C β-lactamase를 일부 억제할 수 있으나 실제로 효과를 보이지는 못한다. Ambler class A β-lactamase에 해당하는 유전자형은 TEM-1, TEM-2, SHV-1 등이 포함되며 주로 *Staphylococcus aureus* (blaZ), *Haemophilus influenzae*, *Moraxella catarrhalis*, Bacteroides, *Escherichia coli*, *Klebsiella pneumoniae*, *Proteus* 등이 이러한 효소를 생산한다. 그렇지만 Ambler class A β-lactamase 중 TEM-30, SHV-10 등에 의해 매개되는 penicillinase (Bush group 2br) 및 TEM-50 등에 의해 매개되는 extended-spectrum β-lactamase (Bush group 2ber)를 억제하지 못한다. Sulbactam은 감수성이 있는 그람음성막대균에서 염색체 매개 β-lactamase를 유도할 수 있어 내성발현에 주의하여야 한다. 일반적으로 sulbactam에 비해 clavulanate와 tazobactam이 β-lactamase에 대한 억제력이 강하다.

새로 개발된 DBO계열의 β-lactamase인 avibactam이나 relebactam, durlobactam, 그리고 boronic acid를 기반으로 하는 vaborbactam은 β-lactamase와 가역적 결합을 한다.

5. 내성기전

β-lactamase 억제제는 *Enterobacter*, *Citrobacter*, *Serratia*, *Pseudomonas* 등에 의해 생성되는 유도형 염색체 매개 Ambler class C β-lactamase (AmpC cephalosporinase)를 억제하지 못한다. 또한 class D β-lactamase 및 class B metallo-β-lactamase도 억제하지 못한다.

다만, 새로 개발된 DBO계열의 β-lactamase인 avibactam이나 relebactam, durlobactam은 Class D β-lactamase에도 효과를 보인다.

6. 약동력학

Penicillin계 항생제와 병합되어 사용하는 주요 β-lactamase 억제제의 약동학 자료는 표 4와 같다.

표 4. β-lactam/β-lactamase 억제제 정맥주사 시 약동학 지표

항생제	용량(gram)	최고농도(μg/mL)	단백결합률(%)	반감기(hr)
Ampicillin	2	109-150	28	1
Sulbactam	1	48-88	38	1
Piperacillin	4	298	30	0.7-1.2
Tazobactam	0.5	34	30	0.7-1.2
Ticarcillin	3	330	45	1.1
Clavulanate	0.1	8	25	1.1

표 5. β-lactam/β-lactamase 억제제의 임상 적응증(식품의약품안전처)

<table>
<tr><th>항생제</th><th>투여경로</th><th colspan="3">병합비율</th><th>임상 적응증</th></tr>
<tr><td rowspan="7">Amoxicillin
-clavulanate</td><td rowspan="6">경구</td><td rowspan="3">정제</td><td>2:1</td><td>125/62.5 mg
250/125 mg</td><td rowspan="6">급·만성 기관지염, 대엽성 및 기관지 폐렴, 농흉, 폐농양, 편도염, 부비동염, 중이염, 방광염, 요도염, 신우신염, 골반감염, 임질, 종기 및 농양, 연조직염, 상처감염, 골수염, 치과 감염</td></tr>
<tr><td>4:1</td><td>125/31.2 mg
200/50 mg
500/125 mg</td></tr>
<tr><td>7:1</td><td>437.5/62.5 mg
875/125 mg</td></tr>
<tr><td rowspan="3">시럽</td><td>4:1</td><td>25/6.25 mg/mL</td></tr>
<tr><td>7:1</td><td>40/5.7 mg/mL</td></tr>
<tr><td>14:1</td><td>120/8.57 mg/mL</td></tr>
<tr><td>정맥</td><td colspan="3">500/100 mg
1,000/200 mg</td><td>급·만성 기관지염, 대엽성 및 기관지 폐렴, 농흉, 폐농양, 편도염, 부비동염, 중이염, 방광염, 요도염, 신우신염, 골반감염, 임질, 종기 및 농양, 연조직염, 상처감염, 복막염, 골수염, 패혈증, 수술 후 감염증</td></tr>
</table>

항생제	투여경로	병합비율		임상 적응증
Ticarcillin-clavulanate	정맥	1,500/100 mg		아래와 같은 입원환자의 중증감염증 및 숙주방어기전이 손상되거나 저하된 환자에서의 감염증 패혈증, 복막염, 복부내의 패혈증, 수술 후 감염증, 뼈·관절의 감염증, 연조직 및 피부의 감염증, 호흡기계 감염증, 중증 또는 합병증이 있는 신감염증(신우신염), 이비인후감염증
Ampicillin-sulbactam	정맥	500/250 mg 1,000/500 mg 2,000/1,000 mg		상·하부 호흡기감염증(중이염, 후두개염, 부비동염 포함), 세균성폐렴, 요로감염 및 신우신염, 복부내 감염증(복막염, 담낭염, 자궁내막염, 골반연조직염 포함), 피부 및 피부연조직감염, 뼈 및 관절감염증, 임질, 복부 및 부인과 외과 수술 후 감염방지
Amoxicillin-sulbactam	경구	정제	250/250 mg	상기도감염증: 중이염, 부비강염, 편도선염, 인두염, 후두염, 하기도감염증: 기관지염, 폐렴, 상하부 요로 감염증, 피부 및 상처감염증, 산부인과감염, 복부 감염증
	정맥	1,000/500 mg 500/250 mg		
Piperacillin-sulbactam	정맥	1/0.5 g 2/1 g 3/1.5 g		패혈증, 급만성기관지염, 농흉, 폐렴, 폐농양, 신우신염, 방광염, 자궁내막염, 골반사강염, 기관지확장증, 만성 호흡기질환의 2차 감염, 임균성 요도염, 복막염, 복강내 농양, 골반농양, 난관염, 피부 및 피부연조직 감염, 담관염, 호기성균 및 혐기균의 혼합감염증
Piperacillin-tazobactam	정맥	2.0/0.25 g 4.0/0.5 g		폐렴, 전립선염을 제외한 비뇨기 감염, 복강내감염 및 담낭염, 피부감염, 호중구감소증 환자의 발열 및 감염증, 세균성 패혈증

7. 임상 적응증

현재 국내에서 사용 중인 β-lactam/β-lactamase 억제제의 임상 적응증은 표 5와 같다.

Amoxicillin-clavulanate

경구제 및 주사제가 있다.

1. 작용범위

Amoxicillin-clavulanate는 넓은 항균범위를 가지며 지역사회에서 발생하는 다양한 세균감염에 1차 약제로 활용할 수 있다. Amoxicillin 자체의 항균범위인 *Streptococcus*, *Enterococcus*, *Listeria*, *E. coli*, *Proteus mirabilis*, *Clostridium*, *Salmonella*, *Shigella* 등에 효과를 가지며 Ambler class A β-lactamase를 생산하는 다양한 균주에 대해서 효과를 가진다. 또한 메티실린감수성 황색포도알균(methicillin susceptible *Staphylococcus aureus*, MSSA)에 감수성이 있어 사용할 수 있다. 다만, ampicillin에 내성을 가지는 *Enterococcus*나 AmpC β-lactamase를 생산하는 *Enterobacter*, *Citrobacter* 등의 균주, extended spectrum β-lactamase (ESBL) 생성균주 등에는 효과가 없다. 메티실린내성 황색포도알균(methicillin resistant *Staphylococcus aureus*, MRSA)에도 감수성이 없으며 penicillin 내성 *S. pneumoniae* 에도 역시 효과가 없다.

2. 약물동력학

Amoxicillin과 clavulanate 모두 경구투여 시 위장관으로 흡수가 잘된다. Amoxicillin은 음식에 의한 영향을 크게 받지 않으며 clavulanate는 음식과 함께 복용 시 흡수율이 증가한다. 약물 복용 시 1-2시간 내에 최고혈중농도에 도달하고 단백결합률은 amoxicillin과 clavulanate가 각각 18%, 25%로 낮은 편이어서 폐, 흉막, 복막 등 혈관 외 조직에 침투성이 좋다. 다만, 뇌수막염이 아닌 경우에는 뇌척수액에 거의 투과하지 않는다. 두 약제 모두 혈중 반감기는 1시간 내외로 짧다.

성인에서 amoxicillin-clavulanate 250/125 mg을 8시간마다 경구투여하면 최고혈중농도는 각각 3.3±1.12 mg/L, 1.5±1.12 mg/L이고, 875/125 mg을12시간마다 경구투여하면 최고혈중농도는 각각 11.6±2.78 mg/L, 2.2±0.99 mg/L이다. Amoxicillin-clavulanate 주사제 1 g/200 mg를 bolus 형태로 1회 정맥주사할 경우 최고혈중농도는 각각 105.4 mg/L, 28.5 mg/L이다. 소아에서 amoxicillin은 중이에 양호하게 분포하고 고용량을 투여하면 더 높은 농도를 유지한다. 1-30개월 된 소아에서 amoxicillin을 35-45 mg/kg을 clavulanate와 함께 투여하면 중이액의 amoxicillin 농도는 1시간 후 대부분 1 μg/mL 이상이고 2-3시간 후에 대부분 4 μg/mL 이상을 유지한다.

두 약제 모두 신장으로 배설되며 신기능이 감소한 경우 용량조절이 필요하다.

3. 임상 적응증

다양한 임상 적응증에 사용할 수 있다.

지역사회획득폐렴, 세균성 기관지염에 사용할 수 있고, 특히 만성 폐쇄성폐질환의 급성 악화에서도 사용할 수 있다. 급성 세균성 부비동염의 1차 치료에 사용해 볼 수 있다. 소아에서 중이염, 부비동염의 2차 약제로 사용할 때는 고용량을 투여해 볼 수 있다. 소아에서 β-lactamase를 생산하는 *H. influenzae* 감염의 치료에도 효과적이다. 피부연조직감염이나 요로감염에서 사용해 볼 수 있으나, 단순방광염에서 1차 약제로 추천하지는 않는다. 개나 고양이 등 동물에게 물린 경우 1차 약제로 추천할 수 있다. 혐기균감염에도 효과적이어서 혐기균과 그람음성균에 의한 혼합감염이 의심되는 상황에도 사용할 수 있다.

4. 용법 및 용량

Amoxicillin과 clavulanate를 다양한 비율로 결합한 경구 약제가 만들어졌다. 다만 주사제는 5:1로 병합된 제제만 있다.

Amoxicillin-clavulanate가 다양한 비율로 제조된 이유는 penicillin 내성 *S. pneumoniae*에 의한 감염이 증가하면서 clavulanate의 용량은 유지한 채로 amoxicillin의 용량을 증가시키 위해서이다. 여러 비율의 제형이 나와 있으며 2:1, 4:1 7:1, 8:1, 14:1. 16:1 등의 제형이 있다. 흔하게 사용되는 제형은 amoxicillin과 clavulanate가 2:1로 들어 있는 250/125 mg 혹은 4:1로 들어 있는 500/125 mg 제형이고 7:1 제형은 437.5/62.5 mg, 875/125 mg 제형이다. Clavulanate의 용량이 증가할수록 위장관 부작용이 증가할 수 있으므로 이를 고려하여 적절한 비율의 용량을 선택할 수 있다.

통상 성인에서는 amoxicillin-clavulanate 500/125 mg 경구제제를 하루 3회, 혹은 875/125 mg 제제를 하루 2회 투여한다. 소아에서 사용하는 시럽제제는 4:1 제형으로 amoxicillin-clavulanate가 각각 25/6.25 mg/mL 들어 있는 약제와 7:1 제형으로 40/5.7 mg/mL, 14:1 제형으로 120/8.57 mg/mL가 들어 있는 제제가 개발되어 있다. 일반적으로 소아는 25-50 mg/kg/day를 2-3회 나눠서 복용한다.

소아의 급성 중이염 또는 부비동염에서 amoxicillin-clavulanate 2차 약제를 사용할 경우 혹은 중증감염에서 β-lactamase를 생성하는 *H. influenzae*와 *Mo-*

*raxella catarrhalis*가 원인일 가능성, 혹은 페니실린 고도 내성 폐렴알균이 원인일 가능성이 있는 경우 14:1 제제인 90/6.4 mg/kg/day 2회 분복을 권유한다.

Amoxicillin-clavulanate 정맥주사제는 5:1 제형으로, 1.2 g 바이알에 amoxicillin-clavulanate가 각각 1.0/0.2 g 포함되어 있다. 일반적으로 성인은 1.2 g을 8시간 간격으로 정맥주사하고 소아는 amoxicillin-clavulanate 60-120 mg/kg/day를 2-4회 분할하여 정맥주사한다.

크레아티닌청소율이 10-30 mL/min으로 감소한 경우 amoxicillin 기준으로 250-500 mg을 12시간마다 투여하며, 10 mL/min 미만으로 감소한 경우 250-500 mg을 12-24시간마다 투여할 수 있다.

5. 부작용

위장관 관련 부작용이 가장 흔한데 설사가 가장 흔하게 보고된다. 이는 clavulanate 때문이며 clavulanate 125 mg 1일 3회 이상의 용량으로 사용하는 것은 권장되지 않는다. 그 이외에는 amoxicillin의 부작용과 비슷하다.

Ticarcillin-clavulanate

주사제만 있다.

1. 작용범위

Ticarcillin 자체의 항균범위에 추가로 Ambler class A β-lactamase를 생산하는 균주에도 효과가 있다. *Pseudomonas aeruginosa*를 포함한 그람음성균을 커버할 수 있으며 그람양성균 중 MSSA, *Streptococcus*, *Enterococcus faecalis* 등에 감수성이 있으나 ampicillin만큼의 항균력은 보이지 못한다. 그람음성균에 대한 항균력이 넓어 *E. coli*, *Klebsiella*, *Proteus*, *Pseudomonas*, *Serratia*, *Enterobacter*, *Citrobacter* 등의 균주에 대한 항균력을 가진다. 다만, *P. aeruginosa*에 대해서는 piperacillin-tazobactam에 비해서 효과가 다소 떨어진다. *Stenotrophomonas maltophilia*에 대한 항균효과가 있으며 clavulanate가 *Stenotrophomonas*의 β-lactamase를 억제하여 효과를 보인다.

MRSA나 penicillin내성 *S. pneumoniae*, ampC β-lactamase 생성균주, ESBL 생성균주나 KPC 생성균주에는 감수성이 없다.

2. 약물동력학

Ticarcillin-clavulanate는 정맥주사 혹은 근육주사로만 사용된다. 정맥주사 후 빠르게 혈중 분포하며 단백결합률은 ticarcillin과 clavulanate가 각각 45%, 25% 내외이다. 두 약제의 혈중 반감기는 각각 1.1 시간, 1시간 정도로 짧으며 체액이나 담즙, 뼈, 관절액 등에 잘 분포한다. 다만, 뇌척수액으로의 분포는 확실하지 않다. 약제는 신장으로 주로 배설되기는 하나 ticarcillin의 경우 담즙내 농도가 높아 담도계 감염 시 유리하다.

3. 임상 적응증

Ticarcillin-clavulanate는 *P. aeruginosa*나 *E. coli*, *Klebsiella* 등에 의한 패혈증 혹은 균혈증의 치료, 폐렴이나 기관지염 등 호흡기감염, 복강내감염, 골수염이나 골관절감염, 피부연조직감염, 요로감염, 골반염 등에 사용할 수 있다. 발열성 호중구감소증 환자에서 amikacin이나 tobramycin과 병합해 경험적 항균요법으로 사용할 수 있다.

4. 용법 및 용량

Ticarcillin-clavulanate는 ticarcillin 3 g에 clavulanic acid 200 mg이 포함되어 3.2 g 바이알 형태로 제작되며, 이 절반 용량인 1.5/0.1 g 바이알 형태로도 제작된다. 2025년 기준으로 국내에서는 1.6 g 용량(수출용)만 제조되고 있다. 일반적인 성인에서의 용량은 3.2 g을 4시간 간격으로 투여하는 것이다.

신기능이 떨어진 경우 감량이 필요하다. 크레아티닌청소율이 10-30 mL/min으로 저하된 경우 3.1 g을 12시간마다 투여하는 것을 권장하고 10 mL/min 미만으로 저하된 경우 3.1 g을 24시간마다 투여하는 것을 권장한다. 혈액투석시에는 투석 후 3.1 g을 1회 투여할 수 있다.

5. 부작용

Ticarcillin-clavulanate의 부작용은 ticarcillin의 부작용과 비슷하다.

Ampicillin-sulbactam

경구제 및 주사제가 있다.

1. 작용범위

Ampicillin 자체의 항균범위인 *Streptococcus*, *Enterococcus*, *Listeria*, *S. aureus* (penicillinase 음성), *H. influenzae*, *E. coli*, *P. mirabilis*, *Salmonella*, *Shigella* 등에 효과가 있다. 또한 Ambler class A β-lactamase를 생산하는 균주에 대해서도 효과가 있다.

2. 약물동력학

Ampicillin-sulbactam은 주로 정맥주사제로 사용되며 정맥주사하였을 때 혈중 반감기는 약 1시간이며 혈중 단백결합률은 각각 28%, 38%이다. 조직 침투가 잘 되어 복막액, 답즙, 기관지 분비물 등 다양한 체액이나 조직 내로 광범위하게 분포하며, 뇌수막염 시에는 뇌척수액내 농도가 상승하는 것으로 알려져 있다. Ampicillin은 부분적으로 간에서 대사되어 불활성 대사물로 변환되나 sulbactam은 대사되지 않은 채로 배설되는 비율이 높으며 주로 신장으로 배설된다. 중증의 신기능저하가 있는 경우 sulbactam의 축적을 방지하기 위해 용량조절이 필요하다. 혈액투석 시 sulbactam이 상당량 제거되므로 투석 종료 후 추가 투여를 권장한다.

성인에서 3 g의 ampicillin-sulbactam을 투여한 경우 각각 109-150 mg/L, 48-88 mg/L의 최고혈중농도를 보인다.

Sultamicillin은 ampicillin-sulbactam의 경구 제제이며 두 성분이 에스터화되어 전구체로 합성된 약제이다. 경구복용하면 장에서 흡수된 후 각각의 약제로 분해되어 작용한다. 경구복용한 후 빠르게 흡수되어 1시간 정도 이내에 최고농도에 도달한다. 경구투여한 후 최고혈중농도는 각각 5.6/2.1 μg/mL이다.

3. 임상 적응증

Ampicillin-sulbactam의 적응증은 amoxicillin-clavulanate 경구제의 적응증과 유사하며 주사제의 경우 복강내 감염, 골반염에도 효과적이다. 이 외에도 추가로 골수염이나 골관절염, 피부연조직감염에도 효과적이다. 다른 β-lactamase와 달리 sulbactam 자체가 *Acinetobacter* 균주에 대한 감수성이 있어 sulbactam이 포함된 약제를 *Acinetobacter*의 치료에 사용할 수 있다.

4. 용법 및 용량

Ampicillin-sulbactam은 2:1 비율로 혼합된 정맥주사제 형태로 생산된다. Ampicillin-sulbactam 정맥주사제는 2.0/1.0 g이 포함된 3 g 제형과 1.0/0.5 g이 포함된 1.5 g 제형, 500/250 mg이 포함된 0.75 g 제형이 있다. 일반적인 성인 용량은 중증감염에서 ampicillin-sulbactam 3.0 g을 6-8 시간 간격으로 정맥주사하는 것이다.

신기능이 떨어진 경우 감량이 필요하다. 크레아티닌청소율이 15-30 mL/min인 경우 1.5-3 g을 12시간마다 투여하는 것을, 15 mL/min 미만인 경우 1.5-3 g을 24시간마다 투여하는 것을 권장한다.

최근에는 다제내성 *Acinetobacter baumannii*에 대한 치료 목적으로 고용량 sulbactam을 사용하는 경우가 있으며 이 경우 ampicillin-sulbactam 3 g을 4시간마다 투여, 혹은 9 g을 8시간마다 투여, 혹은 27 g을 24시간 동안 지속 투여 하는 등의 방법이 시도되고 있다.

Sultamicillin 경구제는 2025년 현재 국내에서 사용이 불가능하다.

5. 부작용

Ampicillin-sulbactam의 부작용은 ampicillin의 부작용과 비슷하다.

Piperacillin-sulbactam

주사제가 있다.

1. 작용범위

Piperacillin-sulbactam은 *P. aeruginosa*를 비롯한 그람음성균에 대한 항균력이 넓은 piperacillin과 *Acinetobacter*에 대한 항균력이 있는 sulbactam을 결합한 약제로 카바페넴 내성 *Acinetobacter baumannii*의 증가로 최근 필요성이 다시 커지고 있다. 작용범위는 piperacillin-tazobactam과 유사하게 *Streptococcus*와 *E. faecalis*, 그리고 MSSA에 감수성을 가지며 MRSA나 *E. faecium*에는 내성이다. Sulbactam 자체의 항균력으로 *Acinetobacter baumannii*에 대한 항균력도 가진다. 혐기균에 대해서도 효과가 있다.

2. 약물동력학

Piperacillin-sulbactam의 약물동력학은 각각의 약제에 대해서 따로 조사가 되어 있다. 이 약제는 주사제로만 사용된다. 단백결합률은 piperacillin과 sulbactam이 각각 30%, 38% 내외이다. 혈중 반감기는 1-1.5시간이며 두 약제 모두 체내에 넓게 분포하고 조직 내 침투력이 좋아 여러 조직에 잘 분포하는 것으로 알려져 있다.

현재 국내에서 사용할 수 있는 piperacillin-sulbactam 제제는 piperacillin과 sulbactam이 각각 2.0 g/1.0 g이 병합된 제제와 3.0 g/1.5 g이 병합된 제제가 있다. 성인에서 piperacillin-sulbactam 4.0/1.0 g을 정맥주사로 투여한 연구에서 piperacillin과 sulbactam이 각각 231±66 mg/L, 53.1±15.0 mg/L의 최고혈중농도를 보였다.

3. 임상 적응증

Piperacillin-sulbactam은 패혈증, 폐렴, 폐농양, 신우신염이나 방광염, 골반염, 복강내감염, 담관염, 혐기균에 의한 혼합감염 등의 다양한 적응증에 사용할 수 있다.

Piperacillin-sulbactam은 sulbactam 자체의 효과로 인해 *Acinetobacter*에 대한 항균력을 가지기 때문에 카바페넴 내성 *A. baumannii* 균주에서 sulbactam 치료가 필요한 경우에 사용을 고려해 볼 수 있다.

4. 용법 및 용량

Piperacillin-sulbactam 정맥주사제는 piperacillin과 sulbactam이 2:1의 비율로 병합되어 있다. 일반적으로 성인에서 piperacillin-sulbactam 4.5 g (300 mg/kg/day)을 6시간 간격으로 정맥주사한다.

Piperacillin과 sulbactam 모두 신기능저하 시 감량이 필요하기 때문에 piperacillin-sulbactam 복합제도 신기능에 따른 감량이 필요할 수 있으나 신기능저하 정도에 따른 용량조절에 대해서는 자료가 많지 않아 신기능저하 시에는 사용이 제한적이다.

5. 부작용

Piperacillin-sulbactam의 부작용은 유사한 조합인 piperacillin-tazobactam과 비슷한 것으로 알려져 있으며, 일부 연구에서 설사는 piperacillin-sulbactam에서 적었다는 보고가 있다.

Piperacillin-tazobactam

정맥주사제가 있다.

1. 작용범위

Piperacillin-tazobactam은 β-lactam/β-lactamase 억제제 복합제 중 가장 넓은 항균범위를 가진다. *Streptococcus*와 *E. faecalis*, 그리고 MSSA에 감수성을 가지며 MRSA나 *E. faecium*은 piperacillin-tazobactam에 내성이다.

Piperacillin-tazobactam은 Ambler class A β-lactamase를 생산하는 여러 균주에 효과가 있다. 또한, 그람음성균에 광범위한 항균력을 보여서 *E.coli*나 *K. pneumoniae*, *P. aeruginosa* 등 다양한 균에 효과가 있다. ESBL 생성 균주에도 효과가 있으나 중증감염인 경우에는 piperacillin-tazobactam보다는 carbapenem투여를 권장하고 있다. 혐기균에 대해서도 효과가 있다.

2. 약물동력학

Piperacillin-tazobactam은 정맥주사로 사용하며 혈중 반감기는 1-1.5시간이고 단백결합률은 piperacillin과 tazobactam이 각각 30%, 20%이다. 두 약제 모두 체내에 넓게 분포하고 조직 내 침투력이 좋아 폐, 피부, 장점막, 장액, 담낭, 담즙 등에 잘 침투한다. 다만, 염증이 없는 상태의 뇌수막은 잘 침투하지 않는다. Piperacillin은 투여용량의 70-80%가 대사되지 않은 형태로 소변으로 배설되고 tazobactam도 대사되지 않은 형태로 대부분 소변으로 배설된다.

성인에서 6시간마다 3.375 g을 30분간 투여할 경우 piperacillin과 tazobactam이 각각 242 mg/L, 그리고 24 mg/L의 혈중최고농도를 보이고, 4.5 g을 6시간마다 투여할 경우 각각 298 mg/L, 34 mg/L의 최고혈중농도를 보인다.

3. 임상 적응증

Piperacillin-tazobactam은 혼합 감염에 효과적이어서 주로 복강내감염, 골반감염, 피부연조직감염, 당뇨발감염 등에 사용할 수 있다. 또한 piperacillin-tazobactam과 aminoglycoside 혹은 piperacillin-tazobactam과 fluoroquinolone을 병합하면 원내폐렴의 치료에 사용할 수 있다. 또한 piperacillin-tazobactam을 단독으로 사용하거나 혹은 aminoglycoside와 병합하여서 발열성 호중구감소증의 경험적 항생제로 사용할 수 있다.

Piperacillin-tazobactam은 광범위 cephalosporin과 항균범위가 유사하므로 광범위 cephalosporin 대신 piperacillin-tazobactam을 사용하여 병원 내 광범위 cephalosporin의 사용량을 줄임으로써 병원 내 ESBL 생성균주의 발현을 감소시킬 수 있다.

4. 용법 및 용량

Piperacillin-tazobactam 정맥주사제의 piperacillin:tazobactam 비율은 8:1이다. 일반적으로 성인에서 piperacillin-tazobactam 3.375 g을 6시간 간격 또는 4.5 g을 8시간 간격으로 정맥주사한다. *P. aeruginosa*에 의한 중증 감염에 piperacillin-tazobactam 3.375 g을 4시간 간격 또는 4.5 g을 6시간 간격으로 aminoglycoside와 병합투여할 수 있다.

신기능이 떨어진 경우 감량이 필요하다. 신기능이 떨어지지 않은 상태에서 3.375 g을 6시간마다 투여하는 환자의 경우, 크레아티닌청소율이 20-40 mL/min으로 감소하였다면 2.25 g을 6시간마다, 20 mL/min 미만으로 감소하였다면 2.25 g을 8시간마다 투여하는 것을 권장한다.

신기능이 떨어지지 않은 상태에서 4.5 g을 6시간마다 투여하는 환자의 경우는 크레아티닌청소율이 20-40 mL/min으로 감소하였다면 4.5 g을 8시간마다, 20 mL/min 미만으로 감소하였다면 4.5 g을 12시간마다 투여하는 것을 권장한다.

혈액투석 환자에서는 piperacillin-tazobactam 2.25 g을 8시간 간격으로 정맥주사하고 투석 후 0.75 g을 추가로 투여한다. 지속적 신대체요법(CRRT)을 하는 경우 piperacillin-tazobactam 2.25 g을 6시간 간격으로 정맥주사한다.

5. 부작용

Piperacillin-tazobactam의 부작용은 다른 β-lactam/β-lactamase 억제제와 유사하다. Piperacillin-tazobactam 사용 후 *Clostridioides difficile* 감염이 발생할 수도 있지만 일반적으로 병원 내 piperacillin-tazobactam의 사용이 증가하면 *Clostridioides difficile* 감염의 발생이 감소하는 것으로 보고되었다.

참고문헌

1. Akhtar A, Fatima N, Khan HM. Beta-lactamases and their classification: an overview. Beta-Lactam Resistance in Gram-Negative Bacteria. threats, challenges. 2022;25-33.
2. Bush K, Jacoby GA. Updated functional classification of beta-lactamases. Antimicrob Agents Chemother. 2010;54:969-76.
3. Bush LM, Calmon J, Johnson CC. Newer penicillins and beta-lactamase inhibitors. Infect Dis Clin North Am. 1995;9:666-86.
4. Carcione D, Siracusa C, Sulejmani A, Leoni V, Intra J. Old and new beta-lactamase inhibitors: molecular structure, mechanism of action, and clinical use. Antibiotics. 2021;10:995.
5. Doi Y, Chamber HF. Penicillins and β-lactamase inhibitors. In: Bennett JE, Dolin R, Blaser MJ, eds. Principles and Practice of Infectious Diseases. 9th ed. Philadelphia, PA: Elsevier Inc; 2019. pp.

263-7.

6. Drawz SM, Bonomo RA. Three decades of β-lactamase inhibitors. Clin microbiol rev. 2010;23:160-201.
7. Gin A, Dilay L, Karlowsky JA, Walkty A, Rubinstein E, Zhanel GG. Piperacillin-tazobactam: a beta-lactam/beta-lactamase inhibitor combination. Expert Rev Anti Infect Ther. 2007;5(3):365-83.
8. Klein JO. Amoxicillin/clavulanate for infections in infants and children; past, present and future. Pediatr Infect Dis J. 2003;22:S139-48.
9. Miller LA, Ratnam K, Payne D. β-lactamase-inhibitor combinations in the 21st century: current agents and new developments. Curr Opin Pharm. 2001;1:45-8.
10. Monogue, ML, Nicolau DP. Pharmacokinetics-pharmacodynamics of β-lactamase inhibitors: are we missing the target?. Expert Rev Anti Infect Ther. 2019;17:571-82.
11. Navarro AS. New formulation of amoxicillin/clavulanic acid A pharmacokinetic and pharmacodynamic review. Clin Pharcokinet. 2005;44:1097-115.
12. Owens RC, Rice L. Hospital-based strategies for combating resistance. Clin Infect Dis. 2006;42:S173-81.
13. Sensakovic JW, Smith LG. Beta-lactamase inhibitor combinations. Med Clin North Am. 1995;79:695-704.
14. Tamma PD, Aitken SL, Bonomo RA, Mathers AJ, Van Duin D, Clancy CJ. Infectious Diseases Society of America guidance on the treatment of AmpC β-lactamase–producing *Enterobacter*ales, carbapenem-resistant *Acinetobacter* baumannii, and *Stenotrophomonas* maltophilia infections. Clin infect dis. 2022;74:2089-114.
15. Tooke CL, Hinchliffe P, Bragginton EC, Colenso CK, Hirvonen VH, Takebayashi Y, et al. β-Lactamases and β-Lactamase Inhibitors in the 21st Century. J Mol Biol. 2019;431: 3472-500.
16. Weidekamm E, Stoeckel K, Egger HJ, Ziegler WH. Single dose pharmacokinetics of Ro 17-2301 (AMA-1080), a monocyclic beta-lactam in humans. Antimicorb Agents Chemother. 1984;26:898-902.

Cephalosporin계

이미숙 경희대학교 의과대학 내과학교실

Cephalosporin계 항생제는 β-lactam 고리를 포함하고 있고, 다른 β-lactam 항생제와 유사한 구조와 세포벽합성을 억제하는 유사한 작용기전을 가지고 있다. Cephalosporin은 광범위한 항균효과를 지니고 있는 β-lactam 항균제 중 가장 많은 종류를 가진 약제로 임상적으로 우수한 항균효과와 함께 바람직한 약리학적 특성과 안전성으로 인해 널리 사용되고 있다.

1. 항생제명

Cephalosporin계의 최초 화학 화합물은 1945년 이탈리아 사르데냐 지역의 오수에서 Giuseppe Brotzu가 추출한 곰팡이 *Cephalosporin acremonium* (현재 *Acremonium chrysogenum*)에서 최초로 분리되었다. *C. acremonium*의 배양 여과액이 *Staphylococcus aureus*의 성장을 억제하는 항균효과를 보인 이후, 영국에서 Edward Abraham과 Guy Newton이 cephalosporin P, N, C를 추가로 분리하였다. Cephalosporin C는 산과 penicillin 분해효소에 대해 안정성을 보여 이후 cephalosporin의 전구체가 되었다. 대부분의 cephalosporin은 cephalosporin C의 반합성 유도체이고, *Streptomyces* spp.에서 유래된 cephamycin 화합물도 cephalosporin계열의 구성원으로 간주된다.

비경구용 cephalosporin인 cephalothin이 1964년 미국에서 임상치료로 처음 사용된 이후, 현재 20개 이상의 cephalosporin계 약제가 사용 중이다. Cephalosporin은 공식적인 국제 분류 시스템이 없으며, 일반적으로 항균범위와 내성, 시간적 발견에 따라 1세대부터 5세대까지 분류된다(표 6). 1세대 cephalosporin은 주로 그람양성균에 효과적이며, 이후 2, 3세대로 분류된 약물은 항균범위가 더 넓어졌다. 새로운 세대는 이전 세대보다 그람음성균에 대한 항균효과가 높아졌지만, 그람양성균에 대한 활성도는 낮아지는 경향이 있다. Cephamycin은 *Bacteroides* spp.와 같은 혐기성 그람음성균에 대해 효과적이다.

3세대 cephalosporin은 그람음성막대균에 대한 활성도가 크게 증가했지만, 일부는 그람양성알균에 대한 활성도가 낮아졌다. 특히, ceftazidime과 ceftolozane은 *Pseudomonas aeruginosa*에 대한 효과가 있다. 4세대 약물은 가장 광범위한 항균범위를 가지며, cefepime과 cefpirome은 *P. aeruginosa*를 포함한 대부분의 그람음성막대균에 대해 활성을 보이며, 그람양성알균에 대해서도 효능을 유지한다. 3세대와 4세대 cephalosporin은 광범위 cephalosporin (extended-spectrum cephalosporins)이라고도 불린다. 5세대는 methicillin 내성 *S. aureus* (MRSA)-활성 cephalosporin으로, ceftaroline과 ceftobiprole을 포함한다. MRSA에 대한 항균효과 외에도 *Streptococcus pneumoniae*와 *Enterococcus faecalis*에 대해 효과적이다. 그람음성막대균에 대한 활성은 3세대 cephalosporin의 활성과 유사하다. Ceftobiprole은 *P. aeruginosa*에 대해서도 활성을 가진다.

최근 개발된 cephalosporin에는 철결합체(siderophore) cephalosporin (cefiderocol)과 β-lactamase 억제제와 cephalosporin 조합이 포함된다. 몇몇 cephalosporin이 광범위 β-lactamase (extended spectrum β-lactamase, ESBL)에 의해 쉽게 비활성화되지만, β

표 6. Cephalosporin의 분류

분류	대표약물-주사제	대표약물-경구제
1세대	Cephalexin, cefazolin	Cefadroxil, cephalexin, cephradine
2세대	• *H. influenzae* 항균효과: cefamandole, cefonicid, cefuroxime • *Bacteroides* spp. 항균효과: cefamycin (cefmetazole, cefotetan, cefoxitin)	Cefaclor, cefprozil, cefuroxime axetil, loracabef
3세대	• Ceftriaxone, cefotaxime, ceftizoxime • *P. aeruginosa* 항균효과: ceftazidime, cefoperazone, moxalactm	Cefdinir, cefditoren pivoxil, cefixime, cefpodoxime proxetil, ceftibuten
4세대	Cefepime, cefpirome	
5세대	Ceftaroline, ceftobiprole	
기타	• 철결합체 cephalosporin: cefiderocol • Cephalosporin-β-lactamase 억제제 조합: ceftolozane-tazobactam, ceftazidime-avibactam, cefoperazone-sulbactam	

-lactamase 억제제와의 결합을 통해 그람음성막대균에 대한 활성을 확장하고 있다(예: ceftazidime-avibactam, ceftolozane-tazobactam).

2. 구조 및 성상

대부분의 cephalosporin은 진균 *C. acremonium*이 분비하는 cephalosporin C의 반합성 유도체이다. 이 화합물의 기본 구조는 황(sulfur) 원자가 포함된 dihydrothiazine 고리에서 시작된다. 7-aminocephalosporanic acid (7-ACA)는 모든 cephalosporin의 공통 핵심 구조로, cephalosporin 개발의 출발 물질이다(그림 5). C1, C3, C7 위치의 치환을 통해 다양한 cephalosporin 화합물이 개발되었다. 특히 C7과 C3의 치환은 각각 R1과 R2로 불리며, 약물의 항균범위와 항균효과에 영향을 미친다.

그림 5. Cephalosporin 핵의 기본 구조식

R1 위치(C-7)의 변화는 주로 항균범위와 효능에 영향을 미치며, β-lactamase에 의한 분해에 대한 안정성이나 페니실린결합단백질(penicillin binding proteins, PBPs)에 대한 친화성에도 영향을 줄 수 있다. 반면, R2 위치(C-3)의 변화는 약물의 약리학적 특성에 변화를 주어, 혈중 반감기를 늘리거나 특정 감염부위로의 도달 능력을 향상시킨다. 예외적으로 C7 위치에 aminobenzyl기를 치환하면 경구흡수가 개선되며, cephalexin, cephradine, cefaclor, cefprozil, loracarbef 등이 그 예다.

R1의 주요 변화는 수소(hydrogen)를 methoxy기로 대체하거나 acyl 곁사슬을 추가하는 것이다. R1에 thienyl 고리 또는 tetrazole 구조의 첨가는 1세대 cephalosporin인 cephalothin, cephaloridine, cefazolin의 개발로 이어졌다(그림 6). α-탄소에 hydroxyl기를 추가하여 2세대 cephalosporin인 cefamandole이 만들어졌으며, cefuroxime은 β-acyl 곁사슬에 furyl 고리와 함께 α-위치에 methoxyimino기가 추가되었다. R1 methoxy기 치환은 cefoxitin, cefmetazole, cefotetan과 같은 cephamycin의 발달로 이어졌다(그림 7). 이러한 변화는 혐기성/호기성 그람음성균에 의해 생성되는 β-lactamase에 대한 내성을

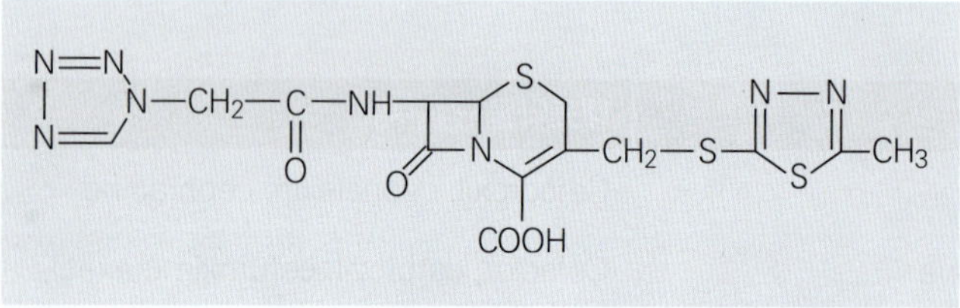

Cefazolin

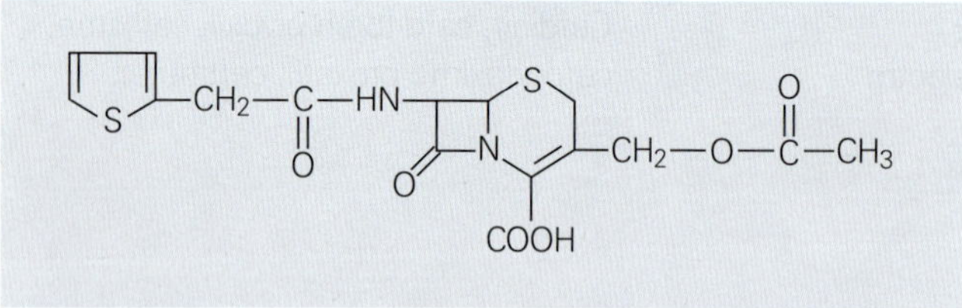

Cephalothin

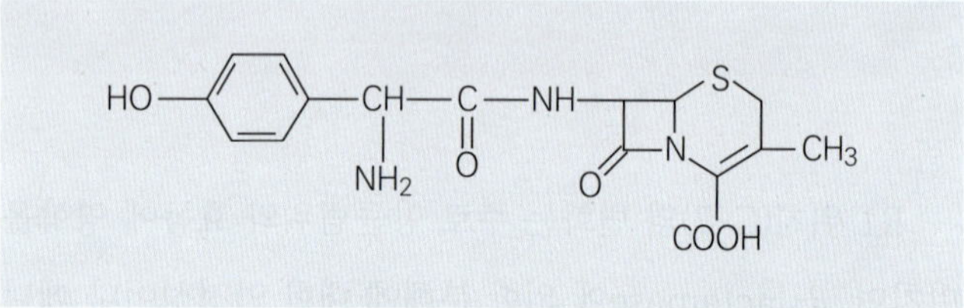

Cefadroxil

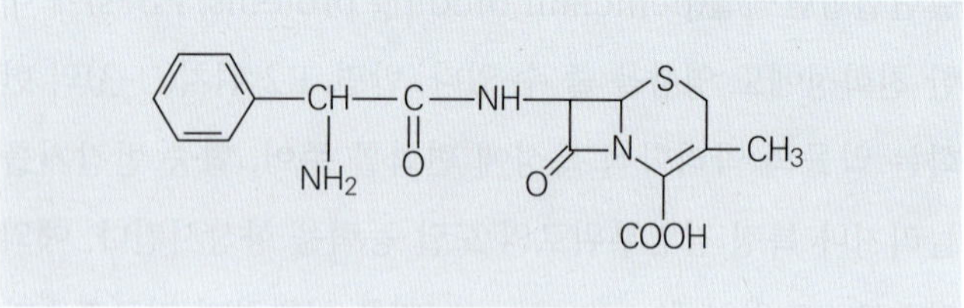

Cephalexin

그림 6. 1세대 cephalosporin의 구조식

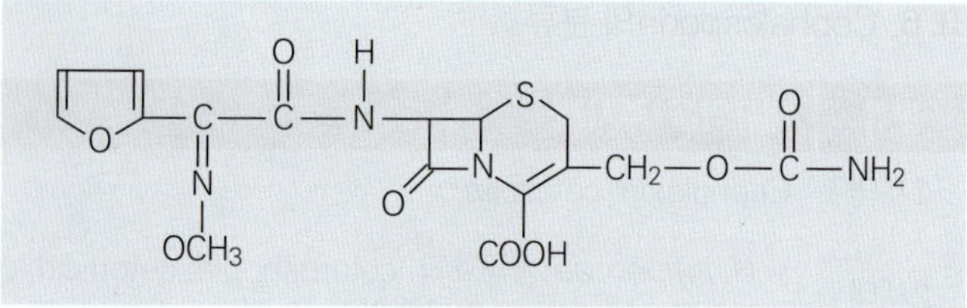

Cefuroxime

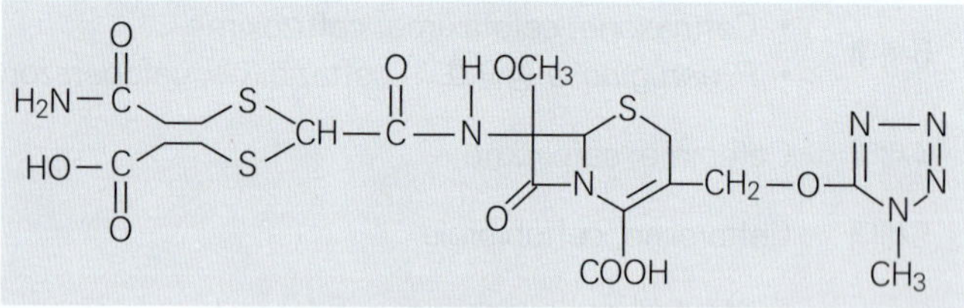

Cefotetan

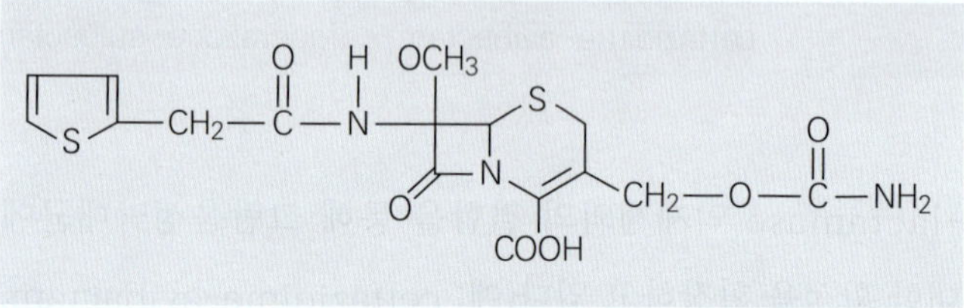

Cefoxitin

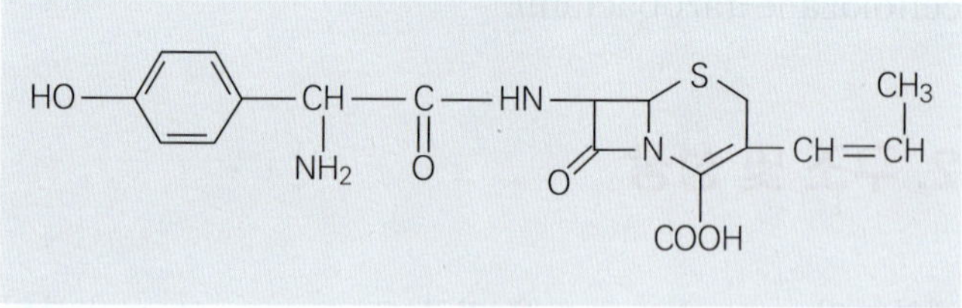

Cefprozil

그림 7. 2세대 cephalosporin의 구조식

향상시켰으나, 그람양성균에서의 PBP 표적에 대한 친화도는 낮아졌다.

C7의 β-acyl 곁사슬에 2-aminothiazol기와 α-탄소에 methoxyimino기를 추가하여 많은 3세대 및 4세대 cephalosporin이 만들어졌다(그림 8, 9). Cefotaxime, ceftizoxime, ceftriaxone, cefepime, cefpirome, cefpodoxime은 모두 C7 위치에서 유사한 구조를 가진다. Ceftazidime과 ceftolozane은 methoxyimino가 dimethylacetic acid 부분으로 대체된다는 점에서 차별화된다. 이는 *P. aeruginosa*에 대한 활성을 증가시키지만 *S. aureus*에 대한 활성을 감소시킨다. *P. aeruginosa*에 대한 활성을 증가시키는 또 다른 변형은 α-탄소에 ureido-2,3-dioxopiperazine기 또는 carboxyl기를 추가하여 각각 cefoperazone과 moxalactam을 생성하는 것이다.

R2 (C-3)의 변형도 cephalosporin의 발달에 중요한 역할을 하였다. Acetoxy 곁사슬은 cephalothin, cephapirin, cefotaxime에 존재하며, 이는 혈청과 간에서 덜 활동적인 desacetyl 유래물로 대사될 수 있어 반감기가 짧다. R2의 염화물 치환은 그람음성균에 대한 항균범위를 향상시키고 초기 2세대 cephalosporin인 cefaclor의 개발로 이어졌다. Ceftriaxone의 독특한 약리학적 특성은 R2 변형에서 비롯되었다. C3 위치에 heterocyclic thiomethyl기

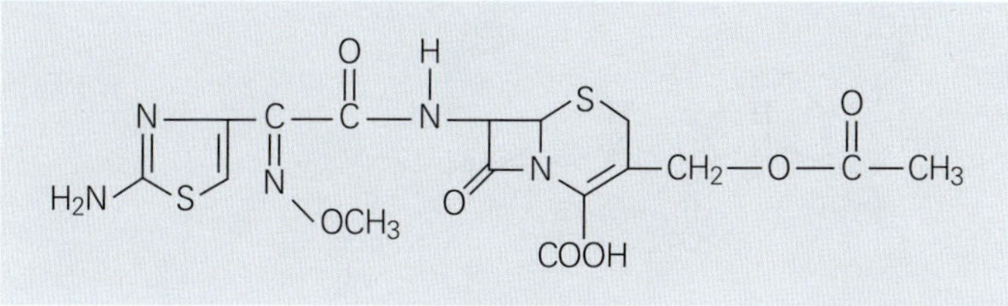

Cefotaxime

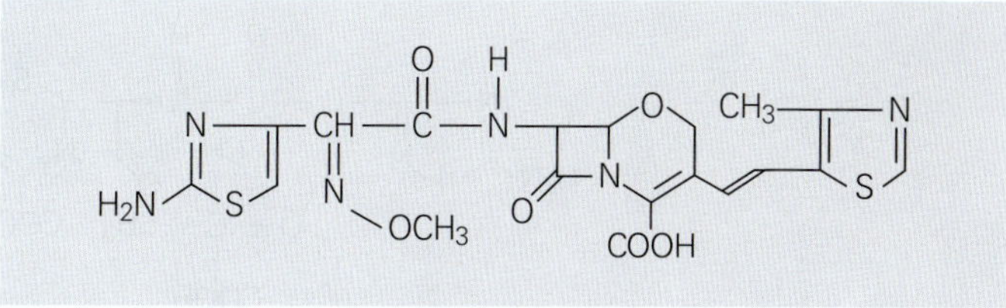

Cefditoren

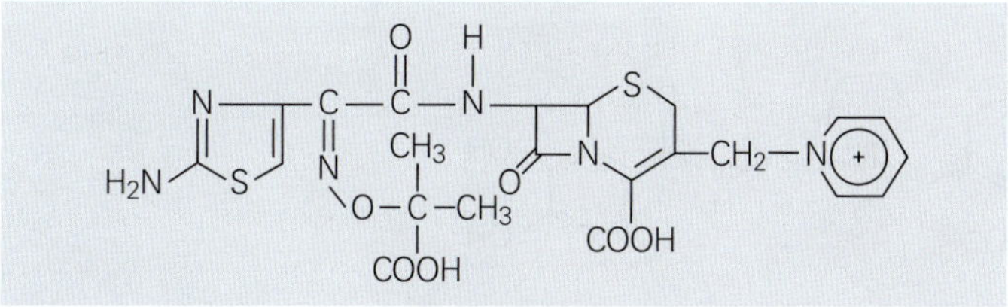

Ceftazidime

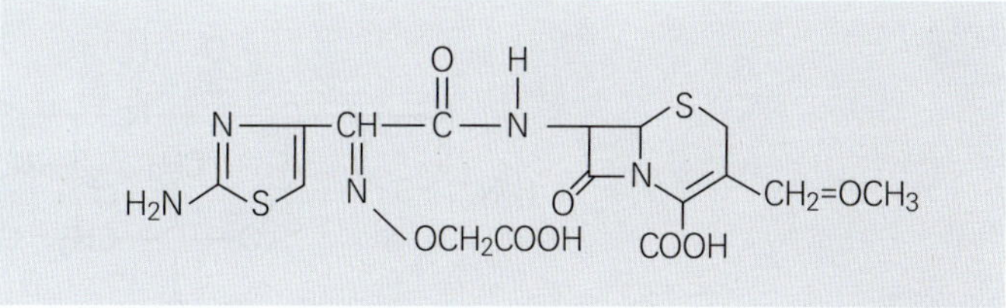

Cefixime

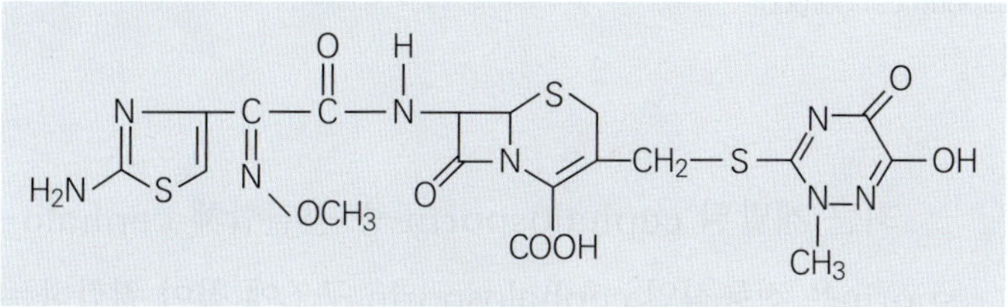

Ceftriaxone

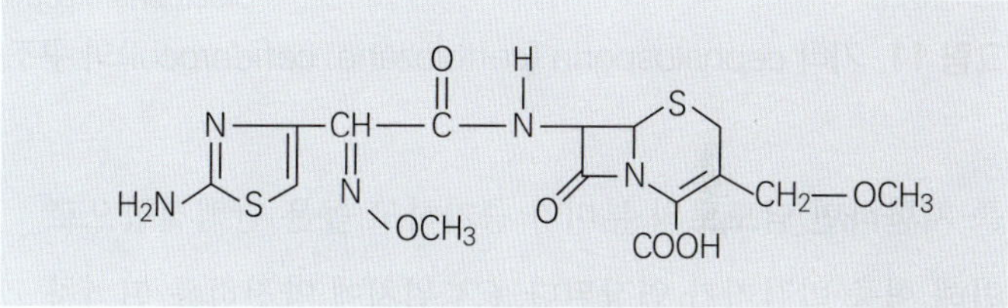

Cefpodoxime

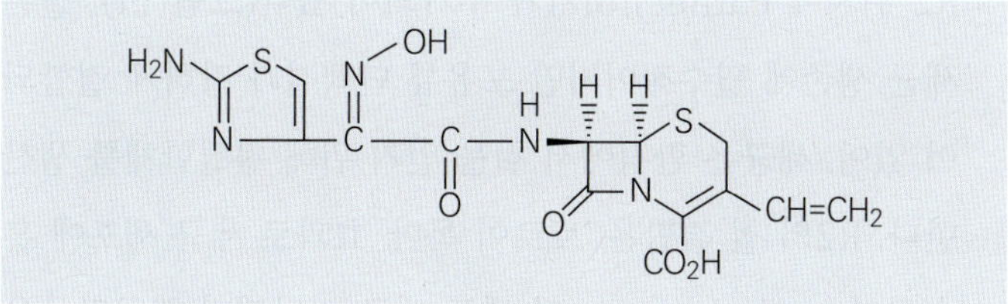

Cefdinir

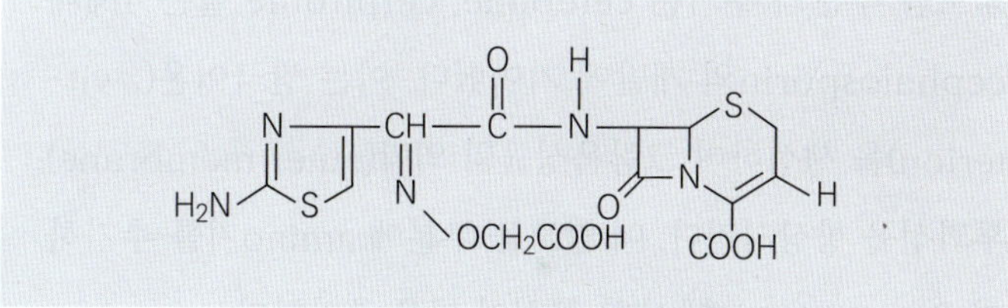

Ceftibuten

그림 8. 3세대 cephalosporin의 구조식

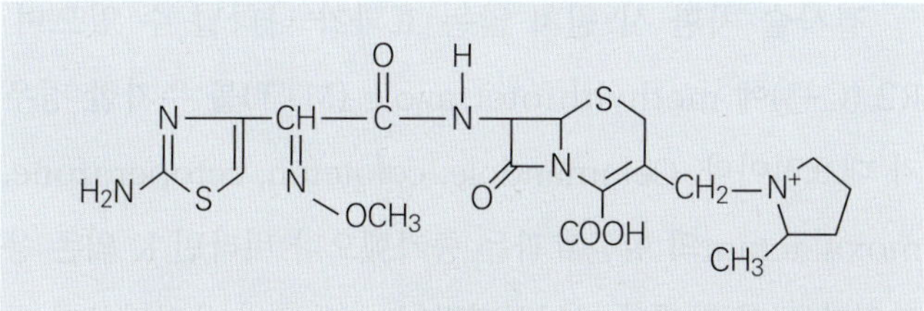

Cefepime

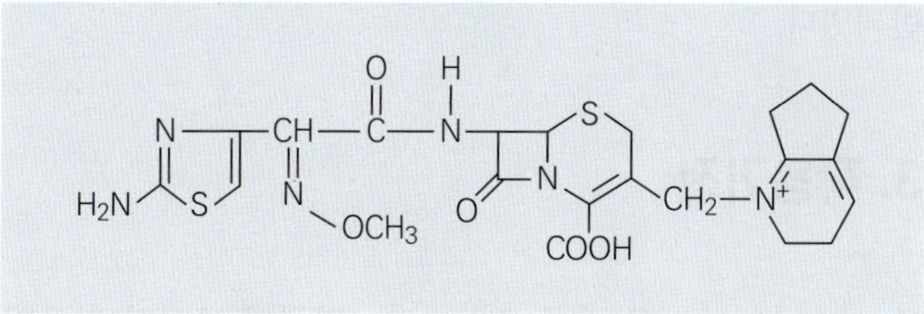

Cefpirome

그림 9. 4세대 cephalosporin의 구조식

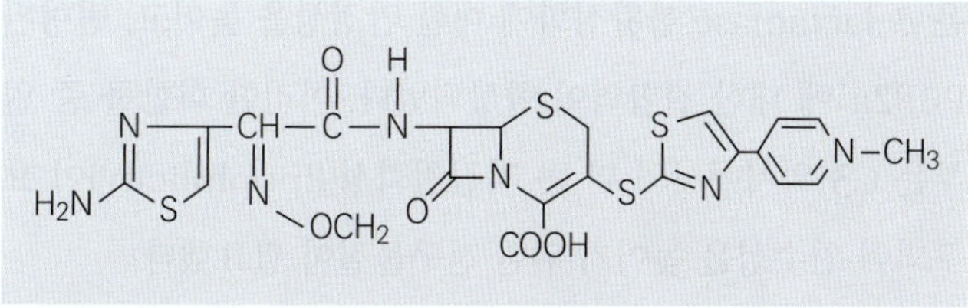

Ceftaroline

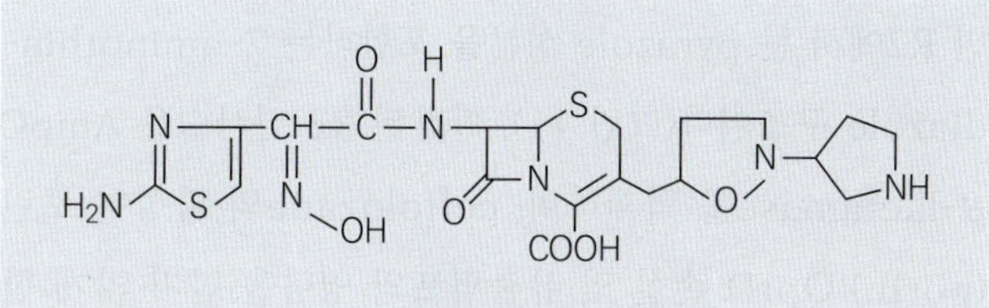

Ceftobiprole

그림 10. Methicillin 내성 *S. aureus* 항균효과를 가진 cephalosporin의 구조식

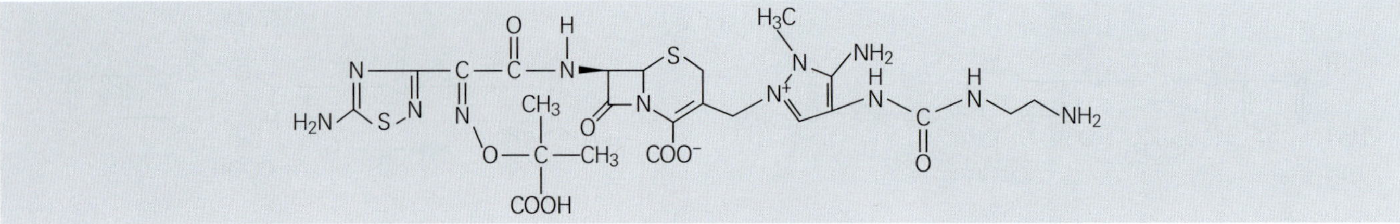

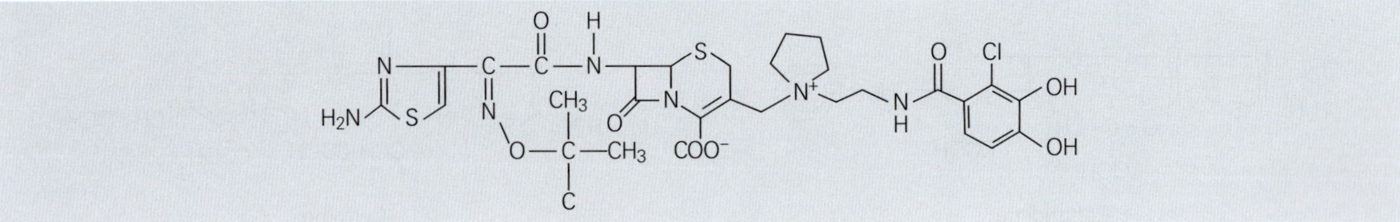

Ceftolozane

Siderophore cephalosporin cefiderocol

그림 11. 기타 cephalosporin (ceftolozane, cefiderocol)의 구조식

를 치환하면 담도로의 분비가 증가하고 높은 단백결합으로 인해 혈중 반감기가 연장된다. C3 위치에 양전하를 띤 4차 암모늄 부분의 추가는 cefepime, cefpirome 같은 4세대 cephalosporin의 개발에 기여했다. 이는 쌍극이온(zwitterion)을 생성하여 그람음성균의 외막(outer membrane) 투과성을 향상시킨다. 이 암모늄 부분에 amino기를 추가하면 *P. aeruginosa*에 대한 활성이 더욱 증가한다.

최근에는 MRSA에 대한 활성을 높인 cephalosporin이 개발되었다(그림 10). C3 및 C7 위치의 다양한 구조적 변경은 β-lactamase 불활성화에 대한 안정성을 높이고, 변형된 PBP2a′에 대한 결합력이 향상되었다. 이러한 화합물 중 일부는 C3 위치에서의 더 큰 지질친화성(lipophilicity)이 요구되어 친수성을 높이기 위한 전구물질이 필요했다.

Ceftolozane은 ceftazidime과 구조적으로 유사하지만 R2에서 큰 pyrazole 성분을 포함하는 7-aminothiadiazole 구조이다(그림 11). 확장된 R2 곁사슬은 AmpC β-lactamase를 억제하며, ceftolozane의 활성이 포린(porin) OprD 손실 및 유출펌프의 영향을 받지 않게 한다. PBP1B, PBP1C, PBP3에 대한 높은 결합친화력이 *P. aeruginosa*에 대한 항균활성을 강화한다.

최근 개발된 cephalosporin 중 철결합체 cephalosporin은 전통적인 cephalosporin 구조에 철이 결합하는 R2 위치에 cathechol기가 추가되어 있다(그림 11). 철은 세균 생존에 필수적이지만 포유류 단백질과 강하게 결합되어 있어, 세균은 환경에서 철을 얻기 위해 철결합체를 생산한다. R2의 철 결합은 '트로이 목마' 효과로 세균 세포에 흡수되어 cephalosporin이 세포 내로 전달되면 항균작용을 발휘한다. Cefiderocol은 ceftazidime과 동일한 R1 곁사슬 및 R2 cathecol기를 포함한다.

곁사슬 치환 시 원치 않는 효과가 나타날 수 있으며, R2 (C-3)에 methylthiotetrazole (MTT)를 추가한 경우가 대표적이다. Cefamandole, cefotetan, cefoperazone, moxalactam의 항균효과는 증가했으나 비타민 K 의존 응고인자 생성 억제와 다이설피람(disulfiram) 유사작용이 동반되었다.

3. 작용기전

Cephalosporin은 다른 β-lactam 약물과 유사한 작용기전을 가지고 있으며, 세균의 세포벽합성을 방해하여 살균작용을 나타내는 약물이다. 세균은 PBPs인 transpeptidase를 통해 펩타이드글리칸(peptidoglycan) 단위를 교차결합(cross-linking)시켜 강력한 세포벽을 합성한다. Cephalosporin은 β-lactam 고리를 이용하여 PBPs에 결합하고 그 기능을 억제하여 세포벽합성을 방해함으로써 세균의 세포벽이 불완전하게 형성되도록 한다. 이로 인해 세균은 삼투압을 견디지 못하고 결국 사멸하게 된다.

Cephalosporin의 주요 표적은 세포벽 내 펩타이드글리칸 교차결합 구조이다. 펩타이드글리칸은 N-acetylglucosamine과 N-acetylmuramic acid가 번갈아 가며 이루어지는 다당류 사슬로 구성된다. 다당류 사슬은 N-acetylglucosamine의 pentapeptide 곁사슬에서 교차결합되어 그물 모양의 구조를 형성한다. 이러한 구조는 transpeptidase, carboxylpeptidase 및 endopeptidase를 포함하는 효소 그룹의 작용에 의해 세포질에서 세포질막으로 삽입된다. Cephalosporin의 lactam 고리구조는 pentapeptide 단말부의 D-alanine-D-alanine과 유사하게 되어, cephalosporin이 transpeptidase와 공유결합하여 효소기능이 상실되고 세포벽을 합성하지 못하게 되어 세균이 사멸된다. 약물 표적이 되는 효소들을 페니실린결합단백질(PBPs)이라 한다.

세포 외 공간에 대한 PBPs의 위치는 그람양성균과 그람음성균 간에 다르다. 그람양성균의 펩타이드글리칸은 세포의 외부 표면에 있으나, 그람음성균에서는 가장 바깥쪽에 지다당류(lipopolysaccharide, LPS) 구조가 위치하여 cephalosporin이 PBP에 도달하기 위해 먼저 LPS 막을 가로질러 침투하거나 확산되어야 한다. 세균 내 PBP 표적은 β-lactam 항생제 농도와 친화도에 따라 다르다. 고분자량 PBP (PBP1A, PBP1B, PBP2 및 PBP3)는 세포기능에 가장 중요하며, 하나 이상의 고분자량 PBP를 억제하면 높은 항균효과를 기대할 수 있다. 저농도에서 cephalosporin은 그람음성막대균의 PBP3에 우선적으로 결합하여 격막이 있는 섬유(filament)를 형성한다. 더 높은 농도에서는 많은 cephalosporin도 PBP1A, PBP1B 또는 둘 다에 결합하여, 세포벽불완전제거균(spheroplast) 형성 및 빠른 용해를 초래한다. 그람양성균에 대한 활성이 향상된 cephalosporin (예: cefazolin)은 PBP2와 PBP3 모두에 대해 높은 친화력 결합에 영향을 미칠 가능성이 높다. MRSA 활성 cephalosporin은 methicillin 내성을 부여하는 변형된 PBP2A′ (*mecA* 유전자 산물)에 결합함으로써 항균효과를 유지한다.

일반적으로 cephalosporin은 살균약물로 간주된다. Cephalosporin에 의한 균 사멸 속도는 항생제 농도에 대한 최소 의존도를 나타내며, 최소억제농도(minimum inhibitory concentration, MIC)의 4배에 달하는 농도에서 최대 세균 사멸이 관찰된다. Cephalosporin은 그람양성알균에 대한 세균성장 억제효과가 약물 투여를 중지한 뒤에도 몇 시간 동안 관찰되어 항생제 후효과(postantibiotic effec, PAE)가 존재하는 데 반해 그람음성막대균에 대해서는 매우 짧거나 전혀 PAE를 나타내지 않는다. Cephalosporin을 투여한 후 MIC를 초과하는 약물농도가 유지되는 시간은 cephalosporin의 항균효과를 결정하는 주요 인자이다. *S. aureus* 또는 *S. pneumoniae*와 같은 그람양성균에 대한 cephalosporins의 효과는 MIC를 초과하는 시간 (T>MIC)이 투여간격의 25-40%를 넘을 때 관찰된다. 반대로, *P. aeruginosa*를 포함한 대부분의 그람음성균에 대한 cephalosporin의 효과는 T>MIC가 투여간격의 35-45% 이상에서 발생하며, 투여간격의 약 60%에서 최대 효과가 나타난다.

4. 작용범위

Cephalosporin은 다양한 호기성 및 혐기성 세균에에 대해 항균작용을 나타낸다. 대부분의 cephalosporin은 streptococci 및 staphylococci에 대해 활성을 보이며, 이는

penicillin과 유사한 구조로 인해 예상되는 결과이다. 그러나 penicillin 내성 *S. pneumoniae*에 대한 효과는 cephalosporin 제제 사이에 차이가 있다. Ceftaroline과 ceftobiprole이 가장 높은 효과를 보이며, cefditoren, ceftriaxone, cefotaxime, cefepime, cefpirome 등이 그 뒤를 잇는다. Cephamycin, ceftazidime, cefixime 및 ceftibuten은 methicillin 감수성 staphylococci (MSSA)에 대한 효과가 낮다. 새로운 cephalosporin-β-lactamase 억제제 조합(ceftazidime-avibactam, ceftolozane-tazobactam)은 그람양성균에 대한 감수성 자료는 부족하지만 ceftazidime과 비슷한 효과를 보일 가능성이 있다. MRSA는 이전의 모든 cephalosporin에 대해 내성이지만, 새로운 MRSA 활성 cephalosporin인 ceftaroline과 ceftobiprole에서 0.25-2 μg/mL의 낮은 MIC를 나타낸다. Enterococci는 cephalosporin에 대해 일관되게 내성을 보이며 대부분의 MIC는 32 μg/mL 이상이다. 그러나 새로운 MRSA 활성 cephalosporin 두 약물 모두 ampicillin 감수성 균주에 대한 MIC가 0.12-4 μg/mL로 훨씬 낮다.

1세대 cephalosporin은 대부분의 그람양성알균과 *Escherichia coli, Proteus mirabilis, Klebsiella pneumoniae*를 포함한 일부 그람음성균에 대해서 유효한 항균범위를 가진다. 1세대 cephalosporin은 *H. influenzae*나 *Moraxella catarrhalis*에 대해 효과적이지 않다. 2세대 약물은 이러한 호흡기 병원체 *H. influenzae, M. catarrhalis*에 약 4배 더 강력한 효과를 보인다. 3세대 cephalosporin은 대부분의 그람양성균에 대한 항균력이 상대적으로 낮지만 *Enterobacteriaceae, Neisseria* spp, *H. influenzae*에 대한 항균력이 높다. 3세대 cephalosporin은 *H. influenzae*와 *M. catarrhalis*에 대한 MIC가 가장 낮으며, 2세대 약물보다 10배에서 100배 낮다. *Neisseria* spp.에 대한 효과는 1세대 cephalosporin이 2-4세대 약물만큼 효과적이지 않다.

모든 cephalosporin은 *E. coli, K. pneumoniae, P. mirabilis*에 대해 활성을 보이며, 3세대 및 4세대 cephalosporin과 MRSA 활성 cephalosporin은 1세대 및 2세대 cephalosporin보다 10-100배 더 높은 효능을 보인다. 이러한 효능 증가는 *Enterobacter, Serratia, Citrobacter* 및 *Morganella* spp.에까지 확장되며, 이들은 일반적으로 1세대 및 2세대 약물에 대해 내성을 보인다. Ceftazidime, ceftolozane, cefoperazone, cefepime, cefpirome 및 ceftobiprole은 *P. aeruginosa*의 많은 균주에 대해 활성을 나타낸다. β-lactamase 억제제(예: avibactam, tazobactam)를 추가하면 항생제 내성 그람음성막대균에 대한 cephalosporin-β-lactamase 억제제 조합(예: ceftazidime-avibactam, ceftolozane-tazobactam)의 활성이 증가한다.

4세대 cephalosporin은 3세대와 유사한 항균범위(antibiotic spectrum)를 가지고 있지만, AmpC β-lactamase 생성균주와 같은 항균제 내성이 있는 그람음성균에 대해서 더 넓은 항균범위를 갖는다. 5세대 cephalosporin은 methicillin 내성 *S. aureus*, penicillin 내성 *S. pneumoniae*에 대한 항균력을 가지고 있다.

3세대 및 4세대 cephalosporin은 *Salmonella* spp., *Shigella* spp.에 대해 향상된 효능을 보인다. 많은 cephalosporin은 peptostreptococci와 같은 penicillin 감수성 그람양성혐기균에 대해 효과를 가진다. Cephalosporin 중에서 *Bacteroides fragilis*에 대한 가장 좋은 효과를 보이는 것은 cephamycin과 cephalosporin-β-lactamase 억제제 조합이다. 많은 cephalosporin이 라임병과 매독을 포함한 spirochetes에 대한 효과를 보인다. 그러나 cephalosporin은 일반적으로 *Chlamydia, Mycoplasma* 및 *Listeria* spp.에 대해 낮은 항균효과를 가진다.

5. 내성기전

Cephalosporin 항생제에 대한 내성을 유발할 수 있는 일반적인 기전은 다음과 같다. ① β-lactamase를 통한 항생제의 가수분해, ② LPS 막을 통한 PBP 표적으로의 항생제 침투 감소, ③ 원형질막주위공간(periplasmic space)에서의 약물 유출 증가, ④ PBP 표적의 변경으로 인한 결합친화도 감소. 대부분 단일 기전에 의해 세균의 내성이 발생하지만, *Enterobacteriaceae* 및 *P. aeruginosa*에서는 다양한 내성기전을 나타낸다.

β-lactamase 생성은 많은 그람음성균에서 일반적인 내성기전이다. 모든 그람음성막대균은 β-lactamase를 생성하지만, 효소의 유형과 양은 유기체에 따라 다르다. 이 효소는 그람음성 세포벽의 외막과 내막 사이의 주변 공간에 위치한다. 약물이 외막을 가로질러 침투하는 것은 포린(porin)이라는 구멍단백질에 의해 형성된 물 채널을 통해 이루어진다. 포린 채널을 통한 이동은 화합물의 크기, 모양, 전하 및 친수성 특성에 따라 달라진다. 약물이 포린을 통해 외막을 관통할 수 있지만, PBP 표적에 도달하기 전에 β-lactamase에 의해 분해될 수 있다. Cephalosporin의 항균활성은 외막을 통한 침투율과 β-lactamase에 대한 안정성에 따라 달라진다.

고유한 β-lactamase의 수는 1,000개 이상의 고유한 효소로 증가하고 있다. 이러한 효소는 염색체 또는 염색체외 요소로 유전적으로 암호화될 수 있다. 염색체 돌연변이의 억제는 *Enterobacter* spp., *Serratia* spp., *Citrobacter freundii* 및 *P. aeruginosa*에서 주로 관찰된다. 플라스미드(plasmid)는 장내세균, 특히 *E. coli, K. pneumoniae*에서 내성을 유발하는 주요 원인이다.

Class A β-lactamase TEM, SHV는 penicillin과 초기 cephalosporin에 내성을 부여한다. TEM 및 SHV의 점돌연변이는 새로운 효소변이를 발생시켜 3세대 및 4세대 cephalosporin을 비활성화할 수 있다. 이러한 효소는 *K. pneumoniae*과 *E. coli*에서 흔하며, ESBL이라고 한다. CTX-M계열의 β-lactamase는 *K. pneumoniae, E. coli*에서 퍼져 있으며, CTX-M 변이는 ESBL 생성세균의 증가에 기여한다. Class B β-lactamase는 metallo-β-lactamase로, VIM, NDM, IMP가 그 예다. Cephalosporin은 비활성화되며, 새로운 cephalosporin 항균제는 여전히 metallo-β-lactamase에 대해 비활성이다. Class C β-lactamase는 AmpC 효소가 원형(prototype)이며, 이는 많은 cephalosporin을 비활성화할 수 있다. Cefepime, cefpirome 및 ceftobiprole은 AmpC β-lactamases에 의한 불활성화에 덜 민감하다. Class D β-lactamases는 oxacillinase 활성으로 인해 OXA라 한다. OXA 하위 그룹은 다양한 표현형 효과를 가진다. OXA-48을 운반하는 유기체는 carbapenem에 대한 내성을 나타낸다.

Cephalosporin계열의 새로운 약물은 β-lactamase 내성기전을 극복하기 위해 위해 개발되었다. Ceftazidime-avibactam은 class A, C 및 일부 class D 효소에 대해 활성을 보인다. Ceftolozane-tazobactam은 주로 tazobactam을 통해 class A 및 C 효소에 대해 유사한 활성을 보인다. 철결합체 cephalosporin은 β-lactamase에 대해 강력한 활성을 입증했다.

포린 단백질의 결실 또는 돌연변이는 cephalosporin에 대한 1차 내성을 유발할 가능성은 적지만, β-lactamase와의 상호작용을 통해 내성을 증가시킬 수 있다. *P. aeruginosa*의 내성은 유출펌프 시스템과 관련이 있으며, 이는 *E. coli*에 비해 *P. aeruginosa*의 외막 투과성이 낮기 때문이다.

Cephalothin을 제외한 대부분의 cephalosporin은 staphylococci가 만드는 penicillinase에 의해 가수분해되지 않는다. 그람양성 및 일부 그람음성균에 대한 cephalosporin의 차등 활성은 주로 PBP2에 대한 친화도의 차이에 기인한다. 따라서 cephalosporin 내성은 주로 PBP2 표적의 변형에 기인한다.

6. 약물동력학

Cephalosporin은 극성(polar)의 친수성 화합물이다. 1-3세대 cephalosporin에는 경구 및 비경구 제형이 있으며, 4세대 및 5세대는 비경구용으로만 사용할 수 있다. 비경구 제형은 정맥 및 근육 투여 모두에 사용할 수 있으며, cephradine을 제외한 대부분의 비경구 제형은 실온에서 24시간 이상 안정적이다. 이러한 안정성은 가정 정맥주사요법을 포함한 지속적인 주입을 용이하게 한다. 비경구 제형은 복강내 경로로 투여되어 외래 복막투석 관련 감염을 치료할 수도 있다. 경구용 cephalosporin은 정제, 캡슐 또는 현탁액 형태로 제공된다.

경구용 cephalosporin은 상부 위장관의 산성 환경에서 안정적이다. 이들은 소장의 브러시 경계막에서 dipeptide 및 tripeptide 수송시스템에 의해 적극적으로 흡수될 수 있다. Cephalexin, cephradine, cefadroxil, cefaclor, cefprozil, loracarbef는 C7 위치에 aminobenzyl기 또는 유사한 그룹이 있어 경구 생체이용률이 높다(80-95%). Ceftibuten, cefixime, cefdinir는 C7 위치에 다른 그룹을 가지며, 경구투여 후 다양한 생체이용률을 보인다. 흡수는 pH와 칼슘에 의존한다. 경구 생체이용률이 낮은 약물은 흡수를 향상시키기 위해 에스테르화(esterification)될 수 있다. 에스테르 전구약물은 장 상피 세포에서 흡수된 후 가수분해된다. 일반적으로 사용되는 에스테르는 axetil, proxetil, pivoxil 제형이 있으며, cefuroxime, cefditoren, cefpodoxime에 적용된다. 에스테르 제형의 흡수는 음식 섭취에 의해 증가된다.

체내 cephalosporin의 분포는 약물의 지질용해도와 단백결합률에 영향을 받는다. β-lactams는 주로 albumin에 결합하며, 단백결합률은 10% 미만에서 98%까지 다양하다. 결합되지 않은 약물만이 모세관 공극을 통해 간질액으로 들어가거나 세포막을 가로질러 세포내액으로 들어갈 수 있어, 단단히 결합된 화합물은 높은 혈청농도와 낮은 조직농도를 보인다. 일반적으로 cephalosporin은 세포 외 구획에 국한되어 있으며, 세포 외 약물농도는 혈청농도와 유사하다. 세포 내 농도가 낮아 세포 내 병원체(예: *Legionella* spp.)를 치료하기에는 적합하지 않다.

감염이 없는 경우, 뇌척수액(cerebrospinal fluid, CSF)과 유리체액(vitreous humor)의 약물농도는 낮다. 경구용 cephalosporin은 CSF에서 치료농도를 달성하지 못하며, 대부분의 1세대와 2세대 비경구 약물도 유사하다. 비경구 cefuroxime은 예외이며 1세대, 2세대 약물 중에서 뇌수막염의 흔한 원인균들에 대한 MIC가 가장 낮다. 많은 cephalosporin은 CSF-혈류 수송시스템에 의해 낮은 CSF 농도를 보이지만, ceftriaxone, cefotaxime, ceftazidime 및 cefepime은 신세뇨관에서의 낮은 분비, 맥락막 신경총(choroid plexus) 펌프의 기질로 잘 배출되지 않아 CSF 농도가 높다. 따라서 ceftriaxone, cefotaxime, ceftazidime, cefepime과 같은 3세대 및 4세대 비경구 약물은 중추신경계 감염 치료에 필요한 농도를 달성할 수 있다. Probenecid는 맥락막 신경총 펌프의 경쟁 기질로, 병용 시 상대 약물농도를 높일 수 있다. 감염은 염증을 통해 침투를 강화하고 유출을 방해하여 CSF 내 약물농도를 높인다.

대부분의 cephalosporin은 광범위하게 대사되지 않는다. 예외적으로 cefotaxime, cephalothin, cephapirin은 간에서 acetoxymethyl 곁사슬의 탈아세틸화 과정을 거친다. 대사산물은 미생물 활성을 가지고 있으며, desacetyl-cefotaxime의 혈중 반감기는 길어 투여 빈도가 적어진다. 대부분의 cephalosporin은 체외로 변경 없이 배설된다.

대부분의 cephalosporin은 신장에서 제거되며, 반감기는 1-2시간이다. 신장배설의 주요 기전은 세뇨관 분비이며, probenecid는 이 과정을 억제하여 반감기를 연장할 수 있다. 일부 약물은 사구체여과에 의존하며, 단백결합은 혈중 반감기를 연장한다. 몇몇 화합물은 담즙경로로 제거되며, ceftriaxone, cefoperazone은 그 예다. 신기능장애 환자는 약물용량을 조정해야 하며, 대부분의 경우 투여 양 감소와 투여간격 연장이 필요하다. 신장 경로로 배설되는 cephalosporin은 혈액투석으로 제거될 수 있어, 투석 후 약물을 다시 투여하는 것이 좋다. 복막투석으로는 cephalosporin이 거의 제거되지 않는다.

7. 약물상호작용

경구 cephalosporin의 생체이용률은 위장의 pH에 의존하기 때문에 제산제 및 히스타민-2 수용체 길항제의 영향을 받는다. Cefpodoxime proxetil의 경우, ranitidine과 함께 투여 시 생체이용률이 30% 감소하고, famotidine 및 Maalox®와 함께 투여 시에는 60% 감소한다. Cefdinir의 경우, 마그네슘/수산화 알루미늄 제산제와 함께 투여하면 최고혈중농도가 38% 감소한다. 그러나 cefprozil, ceftibuten, cephalexin, cephradine, cefadroxil, cefaclor은 제산제의 영향을 거의 받지 않는다.

음식과 함께 섭취 시 흡수가 저하되는 cephalosporin에는 cefaclor와 cephalexin이 있다. 알코올의 대사장애를 유발하여 disulfiram 반응을 일으킬 수 있는 cephalosporin에는 cefamandole, cefmetazole, cefotetan, cefoperazone, moxalactam 등이 있으며, cefonicid도 동물실험에서 이러한 상호작용이 관찰되었다.

MTT 곁사슬을 가진 cefamandole, cefmetazole, cefoperazone, moxalactam은 경구 항응고제인 warfarin과 병합투여 시 항응고 효과가 증가될 수 있다. MTT의 화학구조가 비타민 K 대사를 방해하여 출혈, 프로트롬빈시간 연장, 저프로트롬빈혈증과 같은 지혈이상을 유발하는데 warfarin 병용 시 저프로트롬빈혈증의 위험을 증가시키고 출혈위험을 높일 수 있다. 또한 ceftaroline은 warfarin과 상호작용하여 출혈위험이 증가할 수 있다. 만성 warfarin 요법을 받는 환자에게 cephalosporin을 사용할 때 주의가 필요하다.

Colistin, ethacrynic acid, furosemide, polymyxin, vancomycin, aminoglycoside와 cephalosporin을 병합투여할 경우 신독성이 증가할 수 있다. 신기능이 저하된 환자에게 cefotaxime과 azlocillin을 병용하면 cefotaxime의 독성이 증가한다.

Imipenem과 cephalosporin을 병합투여할 때 약물효과의 저하가 발생할 수 있으며, ceftazidime과 ampicillin을 병합투여할 경우 Group B streptococci 및 *Listeria* spp.에 대한 시험관내(*in vitro*) 길항작용이 관찰되었다.

여러 산성 및 염기성 약물들은 세뇨관, 특히 근위세뇨관에서 약물에 대한 특이도가 낮은 수송체에 의해 혈액으로부터 능동수송되어 분비된다. 같은 수송체에 의해 운반되는 두 약물은 경쟁적으로 작용하여 수송체에 의한 약물의 분비 억제를 유발할 가능성이 크다. 반감기가 짧은 cephalosporin의 반감기를 연장하고 작용시간을 늘리기 위해 probenecid를 병용하여 cephalosporin의 세뇨관 분비를 억제하는 방법이 임상에서 활용되고 있다. 그러나 모든 cephalosporin에 적용되지는 않으며, ceftriaxone과 probenecid를 같이 투여하면 ceftriaxone의 반감기가 감소하는데, 이는 probenecid가 혈청 단백질에 결합된 ceftriaxone을 이탈시켜 비결합형이 증가하고, 비결합형은 신속하게 배출되기 때문이다.

8. 임상 적응증

임상 처방에서는 종종 새로운 항생제가 기존의 것보다 효과가 좋다는 편견이 존재한다. 3세대 cephalosporin은 그람음성균에 대해 우수한 효과를 보이지만, 그람양성균, 특히

staphylococci에 대한 항균력은 1세대 및 2세대 제제에 비해 떨어진다. 새로 개발된 cephalosporin은 비교적 고가이므로, 덜 비싼 약제를 선택하고, 다른 항균제로 치료가 불가능한 감염증에 한해 사용해야 한다. 임상적 고려와 함께 배양검사 결과 및 미생물의 항균제 감수성 검사에 따라 각각의 제제를 선택적으로 사용하는 것이 바람직하다.

1세대 cephalosporin은 staphylococci, streptococci로 인한 연조직염(cellulitis), 농양과 같은 합병증이 없는 피부연조직감염에 일반적으로 적용된다. 또한 뼈감염, 호흡기감염, 비뇨생식기감염, 담관염, 혈류감염, 중이염 및 수술적 예방에 사용할 수 있다.

2세대 cephalosporin은 기관지염이나 폐렴과 같은 호흡기감염을 치료하는 데 처방된다. 2세대의 다른 적응증은 1세대 적응증(뼈감염, 호흡기감염, 비뇨생식기감염, 담관염, 혈류감염, 중이염 및 수술적 예방)과 유사하다.

3세대 cephalosporin은 종종 1세대 및 2세대 또는 기타 β-lactam 항균제에 내성이 있는 그람음성균감염을 치료하는 데 사용된다. 3세대 cephalosporin은 그람음성균 감염 치료에서 각 제제 간의 차이가 크지 않다. 다만, ceftazidime은 *P. aeruginosa* 감염증 치료에 우수한 효과를 보인다. 3세대 cephalosporin은 그람음성균 뇌수막염의 치료에 선택적으로 사용된다. 정맥주사(IV)로 투여할 경우, 특히 ceftriaxone, cefotaxime은 혈액뇌장벽을 관통하여 *H. influenzae, Neisseria meningitidis* 또는 *S. pneumoniae*로 인한 뇌수막염을 치료하는 데 처방될 수 있다. 또한 ceftriaxone은 임질과 라임병을 치료하는 데도 사용된다. 3세대 cephalosporin은 수술 시 예방요법으로는 적합하지 않다. 수술부위감염은 주로 staphylococci 등 그람양성균에 의해 발생하므로, 1세대 cephalosporin이 수술 시 감염 예방에 더 효과적이다.

4세대 cephalosporin인 cefepime은 CSF를 침투할 수 있는 광범위 항균제이며, 그람양성균과 β-lactamase를 생성하는 그람음성막대균을 포함하는 그람음성균에 효과적이기는 하지만 주로 다제내성균주에 의한 심각한 전신감염 치료에서 사용한다.

Cephalosporin, 특히 3세대, 4세대 광범위 항균제를 사용 시 내성인 enterococci나 *candida* 등에 의한 균교대감염(superinfection)이 발생할 수 있으며, 치료 도중 내성균, 특히 *Enterobacter* spp.와 *P. aeruginosa*가 과잉 증식할 수 있다. 따라서 cephalosporin을 사용할 때에는 이러한 가능성을 충분히 고려해야 한다. ESBL에 분해되지 않는 유일한 항균제는 carbapenem이다. *Klebsiella* spp.와 *E. coli*의 플라스미드는 중환자실 환자들 사이에 퍼질 수 있으므로, 광범위 cephalosporin은 꼭 필요한 환자에게만 사용해야 한다.

미국식약처가 2010년 승인한 5세대 ceftaroline은 penicillin 내성 *S. pneumoniae* 지역사회획득폐렴 치료에 효과적이며, MRSA, *E. faecalis, Listeria* spp.에 대한 활성을 보여 이들 균주 감염 치료에 사용되고 있다.

최근 개발된 철결합체 cephalosporin인 cefiderocol은 2019년 미국 식약처에서 고도내성 그람음성균에 인한 복잡성요로감염 및 인공호흡기관련폐렴을 치료하도록 승인되었다. *K pneumoniae, E. coli, P aeruginosa, P mirabilis* 및 *Acinetobacter baumannii*와 같은 감수성 그람음성균감염에 적용되며, 다제내성 그람음성균 중 특히 carbapenem에 내성이 있는 균주로 인한 난치성 감염을 다루는 유망한 치료 선택지이다. 중요한 점은 carbapenem 내성 *A. baumannii* (CRAB) 분리균에 대해 시험관 내 활성을 보이는 최근 승인된 유일한 β-lactam 제제라는 것이다. 미국 감염학회 지침에 따르면 cefiderocol은 다른 항생제에 반응하지 않는 CRAB 감염의 경우나 대체 제제에 대한 내성으로 인해 사용이 금지된 경우에만 사용해야 한다.

표 7. Cephalosporin의 부작용

부작용		빈도(%)
과민반응 (Hypersensitivity)	발진	1-3
	두드러기	<1
	혈청병(serum sickness)	<1
	아나필락시스(anaphylaxis)	0.01
위장장애	설사	1-19
	오심, 구토	1-6
	일시적인 transaminase 상승	1-7
	담즙 찌꺼기(sludge)	20-46[a]
혈액장애	호산구증가증	1-10
	백혈구감소증	<1
	혈소판 감소	<1-3
	저프로트롬빈혈증	<1
	혈소판 응집저하	<1
	용혈빈혈	<1
신장장애	간질신장염	<1-5
중추신경계장애	경련	<1
	뇌병증(encephalopathy)	<1
위양성 검사결과	Coombs 양성	3
	당뇨	드묾
	혈청 creatinine	드묾
기타	약제열	드묾
	Disulfiram 유사반응[b]	드묾
	중복감염(superinfection)	드묾
	정맥염	드묾

[a] Ceftriaxone
[b] Thiomethyl tetrazole 고리 곁사슬을 가진 cephalosporin

9. 부작용과 금기

Cephalosporin은 독성이 낮고 일반적으로 안전하다. 가장 흔한 부작용은 메스꺼움, 구토, 식욕부진 및 복통이다(표 7). 이러한 화합물에 대한 특이적 이상반응의 발생률은 몇 가지 예외를 제외하고는 동급의 약물 간에 비교적 유사하다. 과민반응은 cephalosporin 요법과 관련된 흔한 부작용이며, 이는 β-lactam 약물과 유사하다. 과민반응의 빈도는 penicillin보다 적으며, 호산구증가증과 관련된 피부발진이 1-7%의 환자에서 발생한다. 혈청병(serum sickness), 아나필락시스(anaphylaxis), 혈관부종과 같은 심각한 과민반응은 드물며, IgE 매개 반응은 환자 100,000명 중 1명 미만에서 발생한다. 그러나 어린이의 혈청병과 cefaclor 사용 사이에 강한 연관성이 보고된 바 있다.

Cephalosporin의 금기증에 대한 최신지침을 이해하는 것은 매우 중요하다. 특히, cephalosporin에 대한 알레르기가 있거나 penicillin이나 다른 β-lactam 항균제에 아나필락시스를 보인 환자에게 주의가 필요하다. 이는 β-lactam 고리가 아닌 유사한 곁사슬 때문에 교차반응이 발생할 수 있기 때문이다. Cephalosporin과 다른 β-lactam 간의 교차반응은 광범위하게 조사되었다. 교차반응의 위험은 분자의 곁사슬이 penicillin 또는 다른 cephalosporin의 곁사슬과 유사한지에 따라 달라진다. 예를 들어, amoxicillin에 알레르기가 있는 환자 중 유사한 곁사슬을 가진 cephadroxil을 투여받은 환자의 38%에서 교차반응이 관찰되었다. 최근 추정에 따르면 교차반응 빈도는 1% 이하이며, 2-4세대 약물에 대한 교차반응은 매우 낮았다.

Cephalosporin 반응을 예측하기 위해 penicillin 피부반응검사는 신뢰할 수 없다. Cephalosporin을 투여받은 약 100명을 대상으로 한 연구에서 피부반응검사에 사용된 penicillin 결정항원에 대한 과민반응의 병력이 있는 환자는 1명에 불과했다. Penicillin 또는 다른 cephalosporin에 대한 과민반응의 병력이 있는 환자에게 cephalosporin을 사용하는 결정은 이전 과민반응의 중증도와 사용할 cephalosporin에 따라 결정되어야 한다. 비IgE 매개반응이 있었던 환자는 이전 제제와 다른 곁사슬을 가진 cephalosporin을 사용하는 것이 안전하다. 그러나 IgE 매개반응이 있었던 경우에는 cephalosporin 사용을 권장하지 않는다.

미국 알레르기, 천식 및 면역학회가 제공한 지침에 따르면, cephalosporin 또는 penicillin 알레르기 병력이 있는 환자를 관리하기 위한 몇 가지 권장사항이 있다.

① Cephalosporin 비아나필락시스 알레르기: 비급성(non-immediate) 중증 과민반응 병력이 있는 환자에서는, 서로 다른 곁사슬 구조를 가진 다른 cephalosporin 제제에 대해 직접 경구 또는 정주 도전(direct drug provocation test)을 시행할 수 있다. 이때, 도전에 앞서 시행하는 피부검사(skin test)은 예측력이 제한적이므로 일반적으로 권장되지 않는다.

② Cephalosporin 아나필락시스 병력: 아나필락시스 병력이 있는 환자에게 비경구 cephalosporin을 투여하기 전에 cephalosporin 피부검사에서 음성 결과를 확인하는 것이 좋다.

③ Penicillin 아나필락시스 병력: 추가적인 검사나 예방조치 없이 구조적으로 다른 R1 곁사슬을 가진 cephalosporin을 투여할 수 있다. 알레르기 검사에 대한 불확실성이 있을 경우 전문가와 상담하는 것이 필요하다.

Cephalosporin에 대한 면역학적 매개반응은 혈액 또는 신독성으로 나타날 수 있다. 호산구증가증은 가장 흔한 검사실 이상이며, 빈혈, 백혈구감소증, 혈소판감소증과 같은 혈액독성은 드물다. Cephalosporin, 특히 ceftriaxone의 사용으로 인한 용혈빈혈이 보고되었으나 이는 드문 경우이다. Coombs 검사에서 위양성 반응이 나타날 수 있으며, 호중구감소증은 고용량 또는 장기간 사용으로 발생할 수 있다. 급성 간질신장염(acute interstitial nephritis)은 신장 손상의 한 형태로, cephalosporin으로 인한 경우 신기능의 급격한 저하로 나타난다. 신장 세뇨관 세포에 대한 직접적인 세포독성은 매우 드물다.

출혈이상은 두 가지 기전과 관련이 있다. 손상된 adenosine diphosphate 유도 혈소판 응집은 moxalactam에서 보고되었다. MTT 곁사슬은 비타민 K 의존성 carboxylase의 억제를 통해 응고병증을 유발할 수 있다. 비타민 K 투여는 이러한 이상을 빠르게 역전시킨다.

곁사슬은 에탄올 섭취와 함께 disulfiram 반응을 일으킬 수 있다. 이 반응은 아세트알데히드 축적으로 인해 발생하며, 발한, 심계항진, 얼굴홍조, 메스꺼움, 현기증, 저혈압 및 빈맥 등의 다양한 증상을 유발한다.

위장관 부작용으로는 설사가 가장 흔하며, 간독성은 드물게 보고된다. 폐쇄성 담도독성은 ceftriaxone에서 보고되었으며, 이는 담즙 가성결석증을 유발할 수 있다. Ceftriaxone의 경우, 고빌리루빈혈증이 있는 신생아에게는 금기이다. 이는 ceftriaxone이 알부민에서 빌리루빈을 대체하여 자유 빌리루빈 농도를 증가시키고, 신생아의 황달 위험을 증가시키기 때문이다. 또한, ceftriaxone은 칼슘이 포함된 용액과 반응하여 28일 미만의 영아의 폐와 신장에 생명을 위협할 수 있는 ceftriaxone-칼슘 결정을 형성할 수 있다. 따라서 ceftriaxone은 칼슘이 포함된 제품을 투여받을 것으로 예상되는 28일 미만의 영아에게도 금기이다.

신경계 이상반응은 드물며, γ-aminobutyric acid A 억제와 관련이 있다. 신부전 환자에서 cefepime 투여 시 발작이 보고되었다.

비경구 화합물의 정맥투여와 관련된 정맥염은 다양한 빈도(1-2%)로 보고되었으며, 근육투여와 관련된 통증은 공통적이다. 이러한 불편함은 lidocaine 사용으로 줄일 수 있다.

Cephalosporin은 임신 중에 광범위하게 연구되지 않았으나, 임신범주 B 약물에 속하며, 모유로 소량 분비되지만 안전한 것으로 간주된다.

위양성 Coombs 검사, 소변 포도당 및 혈청 creatinine의 실험실 이상이 보고되었다. Cephalosporin 사용 시 위장관 및 질 점막에서 *candida* 과증식이 발생할 수 있다.

참고문헌

1. 우준희. Cephalosporin. In: 대한감염학회. 항생제의 길잡이. 제4판. 파주: 군자출판사; 2016. 199-205쪽.
2. Lepak AJ, Andes DR. Cephalosporins. Mandell, Douglas, and, Bennett's Principles and Practice of Infectious Diseases. 9th ed. Philadelphia, PA: Elsevier Inc; 2020. pp. 268-83.
3. Bush K, Bradford PA. Beta-lactams and beta-lactamase inhibitors: an overview. Cold Spring Harb Perspect Med. 2016;6(8):a025247.
4. Neu HC. β-lactam antibiotics: structural relationships affecting in vitro activity and pharmacologic properties. Rev Infect Dis. 1986;8(suppl 3):S237–S59.
5. Khan DA, Banerji A, Blumenthal KG, Phillips EJ, Solensky R, White AA, et al. Drug allergy: A 2022 practice parameter update. J Allergy Clin Immunol. 2022;150(6):1333-93.

1세대 Cephalosporin

김영근 연세대학교 원주의과대학 내과학교실

1세대 세팔로스포린(cephalosporin)은 주로 그람양성균에 항균력이 있는 좁은범위(narrow spectrum) 항균제이다. *Staphylococcus aureus* [메티실린(methicillin) 감수성 황색포도알균], *Streptocccus pneumoniae* [페니실린(penicillin) 감수성 폐렴사슬알균] 및 대부분의 *streptococci* (사슬알균)에 항균력이 있으나 *Haemophilus influenzae* (인플루엔자균)이나 *Moraxella catarrhalis*에는 별로 효과적이지 않고 *Neisseria* spp. (나이세리아)에는 효과가 없다. 그람양성균이라도 penicillin 내성 폐렴사슬알균에는 효과가 거의 없고, MRSA (메티실린 내성 황색포도알균)과 *Enterococcus* spp. (장알균)은 내성이다. 지역사회 감염을 일으키는 *Escherichia coli* (대장균), *Klebsiella pneumoniae* (폐렴막대균), *Proteus mirabilis* 등에 감수성이 있지만 2-4세대 cephalosporin보다 현저히 효과가 떨어진다. *Pseudomonas aeruginosa* (녹농균)과 다른 *Proteus*, *Serratia* spp. 및 *Enterobacter* spp.는 대부분 내성이다.

피부연조직감염, 화농사슬알균(*Streptococcus pyogenes*) 인두염, 합병증이 없는 지역사회획득 요로감염 등에 사용할 수 있다. 대부분의 청결창상 수술이나 청결/오염창상 수술에서 수술전 예방적 항균제로 사용할 수 있으나, *Bacteroides fragilis*에 대하여 항균력이 없기 때문에 대장, 소장이 포함되는 복강내 수술 시 단독으로 사용하면 안 된다.

경구용은 매우 우수한 생체이용률을 가지며, 보통 하루 4회 투여하나 cefadroxil은 반감기가 길어 하루 2회 투여할 수 있다. 화농사슬알균에 효과적이어서 이로 인한 인두염에 사용할 수 있다. 동물교상의 흔한 원인균인 *Pasteu-*

*rella multocida*에 내성이므로 효과적이지 않으며 페니실린 내성 폐렴사슬알균, 인플루엔자균(*H. influenzae*), *M. catarrhalis*에 효과가 떨어지므로 부비동염, 중이염, 하기도 감염에는 추천되지 않는다. 지역사회 요로감염에 사용할 수 있으나 다른 경구용 항생제인 nitrofurantoin, fosfomycin, trimethoprim-sulfamethoxazole, fluoroquinolone 등이 우선 추천된다.

1. Cefazolin

먼저 개발된 다른 1세대 cephalosprin인 cephalothin에 비해 반감기가 길고 생체내(*in vivo*)에서 탈아세틸화(deacetylation)되지 않아 보다 일관된 약리활성을 보여, 1971년부터 사용된 이래로 가장 흔하게 사용하는 대표적인 주사용 1세대 cephalosprin이다.

1) 작용범위

Cefazolin은 *S. aureus*와 penicillin 내성균주를 포함한 coagulase-negative staphylococci (CNS)에 대해서는 감수성을 보이지만, MRSA, 메티실린 내성 CNS에 대해서는 항균력이 없다. *Peptococcus* 균종 같은 혐기성 그람양성알균은 대개 감수성이며, *Bacillus anthracis*, *Corynebacterium diphtheriae*, *Listeria monocytogenes*, *Clostridium perfringens*, *C. tetani* 및 기타 *Clostridium* 등의 혐기균도 모두 감수성이 있다.

E. coli, *K. pneumoniae*, *P. mirabilis*는 병원 환경에서 유래된 것이 아니라면 대개 감수성이 있지만, *K. aerogenes*와 같은 다른 *Klebsiella* spp.들은 종종 내성을 보인다. *Proteus vulgaris*, *Morganella morganii*, *Enterobacter* spp., *Providencia* spp., *Serratia marcescens*, *P. aeruginosa*는 모두 내성을 나타낸다. *Neisseria* spp., *Salmonella* spp., *Shigella* spp., *H. influenzae*, *Bordetella pertussis*에 대하여도 효과가 없다. *B. fragilis*는 내성을 보이지만 *Prevotella* spp., 특히 *P. melaninogenica*와 *Fusobacterium* spp., *Veillonella* spp.들은 대개 감수성이다.

2) 약물동력학

Cefazolin 0.5 g을 20분간 정주했을 때 20분 뒤 118 μg/mL의 최고혈중농도에 도달한다. 1.5 g을 3분 간 정주 시 최고농도는 206 μg/mL이다. 근육주사로 투여하여도 잘 흡수되며, 1시간 내 최고혈중농도 도달한다. 혈중 반감기는 1.8-2시간이며 체내에서 대사되지 않은 상태로 대부분 신장으로 배설되므로, 신기능저하 시 용량조절이 필요하다.

3) 임상 적응증

장알균과 MRSA를 제외한 그람양성알균에 대한 1차 치료제이다. 혈관뇌장벽을 거의 통과하지 못하기 때문에 중추신경계 감염 치료에는 아무리 많은 용량을 투여하여도 불충분하므로 중추신경계 감염에는 사용하지 않는다. 피부, 연조직, 골조직, 요로 등에서의 농도는 충분히 높아 관련 감염 치료에 적합하다. 수술환자의 예방요법으로 개심술, 복부대동맥, 하지혈관이식, 자궁적출술, 고위험의 제왕절개수술, 담도계 수술 등에서 사용할 수 있다. 다른 cephalosporin보다 덜 자극적이고, 신독성이 적고 경제적이다.

4) 용법 및 용량

정맥 또는 근육주사로 성인은 1-6 g/day 용량을 2-3회 분할 투여한다. 어린이는 25-50 mg/kg/day 용량을 하루 3-4회 분할 투여한다. 생후 7일 이하의 신생아나 체중 2,000 g 미만의 미숙아는 매 12시간마다 20 mg/kg를 주사한다. 경증 내지 중등도의 신부전 성인은 0.5 g 부하용량 후, 정상 하루 용량의 60%를 두 번 나누어 투여한다. 중등도의 신부전 환자는 정상 하루 용량의 25-35%를 두 번에 나누어서 투여해야 한다. 중증 신부전 환자는 매 24시간 표준용량의 10%를 1일 1회 투여한다.

Cefazolin은 혈액투석에 의해 느리게 제거되므로 일주일에 혈액투석을 세 번 시행하는 말기 신부전 환자는 500 mg-1.0 g/day로 투여하거나 매 투석 후에 2 g씩 투여할 수 있다. 복막투석에 의해 제거되지 않기 때문에 복막투석 동안에는 추가 용량이 필요 없다. 복막투석 환자는 투석액에 50-150 mg/L의 농도로 사용한다.

용량은 하루 12 g을 초과하지 않아야 한다.

5) 약물상호작용

Furosemide와 같이 사용 시 신독성 증가 가능성이 있으므로 병용 시 신기능 감시가 필요하며, gentamicin 같은 aminoglycoside계 항생제와 같이 사용 시 신독성 및 이독성 증가 위험이 있다. Probenecid는 cefazolin의 신장배설을 억제하여 혈중농도를 상승시킬 수 있다. Vitamin K 의존성 응고인자가 감소될 수 있으므로 warfarin 등 항응고제 사용시 출혈위험이 증가할 수 있어 주의가 필요하다.

6) 부작용

발진, 두드러기, 가려움, 발열 같은 과민반응(allergic reaction) 및 심한 경우 아나필락시스(anaphylaxis)가 나타날 수 있다. 장내 미생물군집(gut microbiota)의 교란으로 *Clostridioides difficile* 감염을 포함한 설사, 구역, 구토, 복통 등 위장관 증상이 나타날 수 있다. 호중구감소증, 혈소판감소증, 용혈빈혈 등 혈액학적 이상이 있을 수 있으나 드물다. 고용량 투여 및 신기능저하 환자, 병용약물(aminoglycoside, 이뇨제)과 함께 사용할 경우 신독성이 나타날 수 있으며, 아스파트산아미노기전달효소(AST), 알라닌아미노기전달효소(ALT)의 경미한 상승이 나타날 수 있다. 주사 부위의 통증, 경화, 염증 등이 생길 수 있다.

2. Cephalothin

Cephalothin은 최초로 개발된 cephalosporin으로 1964년부터 사용하였다. 하루 6회 투여해야 하는 단점 때문에 cefazolin으로 대체되었다. Cephalothin과 cephaloridine은 *Cephalosporium acremonium* (현재 이름은 *Acremonium chrysogenum*)에서 추출된 cephalosporin C에서 유래한 반합성 cephalosporin이다.

1) 작용범위

Cephalothin은 staphylococcal β-lactamase에 저항성이 있기 때문에 포도알균에 대해 높은 항균력을 가지고 있다. 그러나 MRSA 균주는 cephalothin 등 모든 cephalosporin에 내성을 보인다. 기타 그람양성알균 중 CNS, *S. pyogenes*, *S. pneumoniae* (폐렴알균), group B streptococcus (B군 사슬알균), viridans streptococci 균주들은 cephalothin에 감수성이 있다. *Enterococcus* spp. (장알균)은 cephalothin에 내성을 보이나, *Streptococcus bovis* 같은 nonenterococcal group D streptococci는 대개의 경우 cephalothin에 감수성이 있다. Peptostreptococcus 같은 혐기성 그람양성알균은 대개의 경우 cephalothin에 감수성이다.

그람양성균 중 *B. anthracis*와 *C. diphtheriae*, *C. perfringens*, *C. tetani*, *Lactobacillus* spp., *Actinomyces* spp. 같은 혐기균은 대개 중등도의 감수성을 보이고, nocardia는 내성을 갖고 있다. 호기성 그람음성균 중 *N. gonorrhoeae*, *N. meningitidis*, *Salmonella* spp., *Shigella* spp., *P. multocida*, *Vibrio cholerae* (serogroup O1)와 *H. influenzae*, *B. pertussis*, *Bordetella abortus*, *M. catarrhalis*에 대하여 효과가 없으며 cefazolin과 비슷하다.

E. coli, *Klebsiella* spp.에 대한 감수성 정도는 다양

하며, 병원 내에서는 내성균주가 흔하다. *P. mirabilis*와 *Providencia alcalifaciens*는 대개 감수성이지만, *P. vulgaris*, *Providencia rettgeri*, *Providencia stuartii*, *M. morganii*는 내성을 갖는다.

Serratia spp., *Enterobacter* spp., *Citrobacter* spp., *Edwardsiella* spp., *Arizona* spp., *Yersinia enterocolitica*, *P. aeruginosa*, *Burkholderia pseudomallei*, *Campylobacter jejuni*, *Campylobacter fetus*, *Legionella pneumophila*는 내성을 갖고 있다. *B. fragilis*는 내성이고, *Treponema pallidum*과 *Leptospira*는 감수성이다.

2) 약물동력학

성인에 0.5 g을 근육주사 후 최고혈중농도는 30분후 평균 6-12 μg/mL이며, 1 g 근육주사 후는 평균 15-21 μg/mL이다. 정상 신기능에서 반감기는 약 0.5-1시간 정도이다. 소변으로 다량 배출되며, 체내에서 주로 간에서 빠르게 탈아세틸화되어 대사산물인 desacetylcephalothin이 생성된다. Desacetylcephalothin은 cephalothin에 비하여 20-25%의 항균력을 나타낸다. 담즙으로도 소량 배출된다.

정상 뇌척수액에는 거의 도달하지 못하지만 염증성 삼출액, 부폐렴성 흉수, 세균성 복막염 환자의 복수 등에 잘 침투한다. 기관지 분비액 내의 농도는 혈청농도의 약 25% 정도이다. 정상적인 골조직과 활액 내 cephalothin의 농도는 낮다. 전립선조직에서의 농도는 혈중농도의 약 25% 정도이다. 췌장액에서는 적당한 농도로 되고, 태반을 통과하며, 혈청 단백결합률은 50-60%이다.

3) 임상 적응증

메티실린 감수성 황색포도알균(MSSA) 감염, 요로감염에 효과가 있다. 수술 환자의 예방요법으로는 개심술, 복부대동맥 수술, 하지혈관이식 수술, 자궁적출술, 고위험의 제왕절개수술, 담도수술 등에서 사용할 수 있지만, 혈중 반감기가 짧아 cefazolin이 더 유용하다.

4) 용법 및 용량

주사로만 투여하는데, 소아에서는 20-100 mg/kg/day, 성인에서는 4시간 또는 6시간마다 0.5-1 g씩 투여한다. 최고 하루 12 g까지 투여할 수 있으나, 이 경우 혈청병 유사반응이 발생할 수 있다. 중등도 신부전 환자는 6-8시간마다, 중증의 신부전환자는 12시간마다 같은 용량을 투여한다.

Cephalothin은 복막투석 동안 제거되므로 복막투석 동안에는 6-12시간마다 1 g의 투여가 필요하다. 몸무게 2,000 g 미만과 생후 7일 미만의 영아는 20 mg/kg을 12시간마다 투여하고, 체중 2,000 g 이상이나 생후 7일 이상의 영아는 8시간마다 투여한다. 복막투석의 경우 복강내 투석액에 50 mg/L로 투여한다.

근육주사는 거의 사용하지 않지만 근육 주사 시 통증과 경화(induration)를 최소화하기 위해 볼기근이나 넓적다리 외측 부분으로 깊숙이 투여하여야 한다.

5) 부작용 및 약물상호작용

Penicillin 과민반응이 있는 환자의 5-10%에서 cephalosporin에 과민반응을 보인다. 아나필락시스나 이와 비슷한 급성의 penicillin 과민반응을 보였던 환자는 사용을 피하는 것이 좋다. Gentamicin과 병용하는 경우 신독성이 더 잘 발생한다. 직접 쿰즈검사(Coombs' test) 양성 반응이 나타나며, 백혈구의 탐식기능을 저하시킬 수 있고 림프구의 변환을 억제할 수 있다. 설사와 거짓막대장염이 나타날 수 있다. Penicillin과 마찬가지로 임신 첫 3개월에도 안전하다.

3. Cephalexin

Cephalexin은 경구용 1세대 cephalosporin의 대표 항생제이다. 경구흡수가 잘되고, 주사제도 있지만 주사제는 다른 1세대 cephalosporin에 비하여 항균력이 약하므로 주사제를 사용할 필요가 없다.

1) 작용범위

보통 1세대 cephalosporin계 항균제의 효과는 비슷하다. 장알균을 제외한 메티실린 감수성 포도알균이나 사슬알균등 대부분의 호기성 그람양성알균에 감수성이 있다.

2) 약물동력학

경구투여 후 1시간에 최고혈중농도에 도달하는데 2배의 용량에는 2배의 농도가 된다. 1세 이하의 유아에서 흡수가 지연되는 것으로 보고되고 있다. 흡수율은 음식섭취 후 감소된다.

3) 임상 적응증

경중등도 감염증의 치료와 중증감염증에서 주사 치료 후 경구로 대치할 때 1-2 g/day의 용량으로 사용하고 소아에서의 용량은 100 mg/kg/day까지 증량하여 사용할 수 있다.

사슬알균과 penicillin 감수성 폐렴사슬알균에 의한 기관지염, 기관지폐렴, 중이염 및 포도알균에 의한 피부연조직감염에 효과가 있다. 지역사회 단순요로감염에 사용할 수도 있다.

4) 용법 및 용량

경증, 중등도 감염증에 성인은 1일 250-500 mg 4회, 소아에서는 1일 25-50 mg/kg을 4회 나누어 투여한다. 중증 전신감염에 3-4 g/day의 용량으로 처방하고 소아는 100 mg/kg/day까지 증량하여 사용할 수 있다.

5) 부작용

설사, 구토, 복통, 홍반, 호산구증가증, 독성피부괴사증(toxic epidermal necrolysis), 신독성, 직접 쿰즈검사 양성반응이 나타날 수 있으며 매우 드물게 뇌병증 등이 보고되었다.

4. Cephradine

Cephradine은 경구용, 주사용이 모두 개발되어 주사용에서 경구용으로 전환 처방이 용이하다. 항균력 등 많은 점에서 cephalexin과 비슷하다.

1) 작용범위

Cephalexin과 비슷하나 cephalothin에 비하면 모든 균주에 대한 항균력이 약하다.

Cephradine은 *H. influenzae*에 대해서는 항균력이 약하고 *Gardnerella vaginalis*에 대해서 중등도의 항균력을 나타내고 있다.

2) 약물동력학

경구로 성인에게 0.5 g을 주면 최고혈중농도는 1시간 안에 15 μg/mL에 이른다. 소변으로 주로 배설되고 일부는 담즙으로 배설된다. 체액과 조직으로 잘 분포하지만 염증이 없는 뇌척수액으로는 침투하지 못한다. 간조직의 농도는 혈중농도와 비슷하고, 심장근육, 자궁근육, 폐, 전립선조직에서 만족스러운 농도에 도달한다. 정상 또는 감염된 골조직으로 침투되고, 태반을 통과하여 양수에서 측정되기도 하며 혈중 단백결합률은 10%이다.

3) 임상 적응증

인후, 피부, 연조직, 호흡기, 요로감염에서 효과적이다. 정맥투여 시 포도알균혈증, viridans streptococci 감염, 폐렴알균 폐렴 등 중증감염에서 효과적이다. 독성이 적고 단백결합률이 낮다. β-lactamase에 안정성을 가지고 있다. 지속성 복막투석 환자에서 복막염 치료에 경구 또는 복강내

cephradine 주입이 효과적이다.

4) 용법 및 용량

성인의 경구용량은 6시간 간격으로 0.5 g이다. 소아는 하루에 몸무게 1 kg당 60 mg씩을 4번에 걸쳐 나누어 주며 중증감염인 경우는 하루에 100 mg/kg까지 투여할 수 있다.

성인의 정맥 주입량은 1일 2-4 g을 4회에 나누어 투여하고, 소아의 중증감염에서는 독성 없이 최고 300 mg/kg까지 투여할 수 있다. 중등도의 신부전(크레아티닌청소율 10-50 mL/min)에서는 50% 감량하고 심한 신부전(크레아티닌청소율 <10 mL/min)에서는 용량의 25%만 투여하여야 한다. 또 투석에 의해 약이 제거되기 때문에 투석 후 추가로 투여하여야 한다.

5) 부작용

소화기계 증상, 거짓막대장염, 두드러기, 관절통, 두통, 어지러움 등이 있으나 드물다. 심각한 신독성은 보고되지 않았고 면역매개성 호중구감소증이 보고되었다.

5. Cefadroxil

Cefadroxil, cephalexin, cephradine은 항균력은 약하지만 acetyl기가 없기 때문에 비교적 안정하며, 경구투여로 높은 혈중농도를 얻을 수 있다. Cefadroxil은 cephalexin과 유사하지만 1 g을 12시간 간격으로 복용하거나 1일 2 g을 1회 복용할 수 있다.

1) 작용범위

그람양성균과 그람음성균에 대해 항균력이 cephalexin, cephradine과 비슷하다.

2) 약물동력학

성인에게 0.5 g을 투여하면 1시간 후 혈중농도가 15 μg/mL가 된다. 혈중 반감기는 1-2시간이다. 흡수율은 음식섭취와 관계가 없으며 소변으로 배설된다. 상대적으로 반감기가 길며 혈장 단백결합률이 20% 정도 된다. 경구투여하면 cephalexin에 비해 최고혈중농도가 약간 낮으나 천천히 배설되어 8-12시간 간격으로 경구투여할 수 있다.

3) 임상 적응증

Cefadroxil은 cephalexin과 유사하지만 1 g을 12시간 간격으로 복용하거나 1일 2 g을 1회 복용할 수 있는 것이 장점이다. 요로감염, 중이염, 하기도감염, 인후염, 고름딱지증(impetigo)에 효과가 좋다. 세균성질염(bacterial vaginosis)에 metronidazole만큼 효과가 있다는 보고도 있다.

4) 용법 및 용량

8시간에서 12시간 간격으로 주거나 1일 1회 투여한다. 1일 0.5 g을 2-3회 투여하는 것이 성인의 경증 및 중등도의 감염에 적당하다. 소아의 경우에는 50 mg/kg을 1일 2회 나누어 준다. 신부전 환자에서는 경구로 먼저 1 g을 주고 크레아티닌청소율이 40-80, 20-40, <20 mL/min에 따라 12, 24, 48시간 간격으로 주어야 한다.

5) 부작용

오심, 구토, 설사, 복통, 가려움증, 알레르기성 발진, 질염, 약열 등이 있다.

6. Cefazedone

Cefazolin과 유사하며 반감기는 1.6시간이다. 1일 3-4 g을 2-3회 분할 정맥주사한다. 중증환자의 경우에는 1일 6g까지 증량할 수 있다. 4주 이상의 소아의 경우 하루 50 mg/kg

을 2-3회 분할 정맥주사한다.

7. Cefroxadine

경구용으로 cephalexin과 유사하지만 *E. coli*와 *K. pneumoniae*에 대한 항균력은 cephalexin에 비해 좋은 것으로 알려져 있다. 경증, 중등도 감염증에 성인은 1일 1-2 g을 4회 나누어 투여한다.

8. Ceftezole

Cefazolin과 항균범위가 유사하며 반감기는 1.5시간이다. 성인은 4-12 g을 2회 또는 3회 나누어 정맥주사하던가 1.0-1.5 g을 2회 또는 3회 나누어 근육 주사한다. 소아는 50-240 mg/kg를 8시간 또는 12시간마다 정맥주사 또는 근육주사한다. 2023년 3월 식품의약품안전처의 임상 재평가에서 원래 허가 적응증인 신우신염, 복잡성요로감염에 대한 효과를 입증하지 못하여 사용 중지가 권고되었다.

9. Cefatrizine

임상적인 면에서 cephradine과 비슷하고 경구투여에 적합하다. 대부분의 그람양성 및 그람음성 균주에 대해서 cephalexin보다 항균력이 더 좋다. 경구투여하면 cephalexin에 비해 최고혈중농도는 낮고 더 천천히 배설된다. 반감기는 1.5-2.4시간이고, 성인은 1-2 g을 4회 분할 복용한다.

국내 허가가 대부분 취하 또는 급여 삭제되어 현재 생산, 유통이 거의 중단되었다.

10. Cephacetrile

주사제로 사용하나 cephalothin과 유사하고 cephalothin보다 임상적 이점이 없다. 반감기는 1시간이고 성인은 3-6 g/day를 3-4회 분할주사한다. 소아는 50-100 mg/kg/day를 3-4회 분할주사한다. 현재 사람에게는 거의 사용되지 않고 수의학 분야에서 가축의 세균감염에 주로 사용되고 있다.

11. Cephapirin

Cephalothin과 약물동력학적으로 거의 같고 항균력도 비슷하다. 반감기는 0.36시간이고 성인은 2-8 g/day를 4-6회 분할주사한다. 소아는 25-75 mg/kg/day를 4-6회 분할주사한다. 현재 사람에게는 거의 사용되지 않고 있다. 주로 수의학 분야에서 소의 유방염이나 자궁감염에 사용된다.

12. Cefalonium

주로 수의학분야에서 사용하며 젖소의 유방염(유선염) 치료에 사용한다. 유방내 주입제(intramammarily infusion) 형태로 투여되어 직접 젖소의 유방에 주입한다. 항생제 잔류를 방지하기 위하여 투여한 후 일정 기간 동안 소의 우유나 고기를 사람의 식용으로 사용하지 않아야 한다. 수의용으로만 허가되어 사람에게 사용하면 안 된다.

참고문헌

1. 김백남. Cephalosporin계 항균제. In: 2007년 춘계 감염학 연수강좌; 2007; 연세의대 은명대강당. 대한감염학회;2007. p. 5.
2. 어영, 김효열, 윤갑준. 항균제와 항균제감수성 검사. 파주: 한국학술정보; 2007. pp. 64-5.
3. Bui T, Patel P, Preuss CV. Cephalosporins [Internet]. In: StatPearls. Treasure Island (FL): StatPearls Publishing; 2025 Feb 17 [cited 2025 Jun 5]. PMID: 31855361
4. Lepak AJ, Andes DR. Cephalosporins. In: Bennett JE, Dolin R, Blaser MJ, editors. Principles and Practice of Infectious Diseases. 8th ed. Philadelphia (PA): Elsevier Inc; 2020. pp. 269-80.

2세대 Cephalosporin

김신우 경북대학교 의과대학 내과학교실

2세대 cephalosporin은 항균범위와 적응증에 따라 두 개의 주요 하위그룹으로 분류된다(표 8).

① *H. influenzae*-active 그룹(true cephalosporin): cefuroxime, cefamandole, cefotiam, cefaclor, cefprozil 등으로 호흡기감염을 일으키는 그람음성균(*H. influenzae*, *M. catarrhalis*)과 일부 장내세균(*E. coli*, *K. pneumoniae*, *P. mirabilis*)에 효과적이다. 이 그룹은 상기도감염, 중이염, 부비동염, 인후염, 요로감염 치료에 주로 사용된다(표 9).

② Cephamycin 그룹(*B. fragilis*-active): cefoxitin, cefotetan, cefmetazole, cefminox 등으로 혐기성 세균인 *B. fragilis*에 좋은 감수성을 보여 복강내감염의 치료와 예방에 유용하다.

추가로 carbacephem계인 loracarbef도 2세대로 분류되며, *H. influenzae*-active 그룹과 유사한 항균효과를 보인다(표 9).

- 1세대와 비교한 2세대 cephalosporin의 특성

  1세대 cephalosporin과 비교하여 2세대는 다음과 같은 특징을 보인다.
  - 그람양성균에 대한 활성이 다소 감소
  - 그람음성균에 대한 활성 증가
  - *H. influenzae*와 *M. catarrhalis*에 대해서 향상된 활성
  - Cephamycin 그룹: *Bacteroides* 종에 대한 활성 보유
  - 대부분 1세대보다 β-lactamase에 더 안정적
  - 혈액뇌장벽 투과성은 cefuroxime을 제외하고는 일반적으로 낮음

이 장에서는 *H. influenzae*-active 그룹(true cephalosporin)을 다룬다. Cefoxitin, cefotetan, cefmetazole 등의 cephamycin계 약물은 다음 장에서 기술된다.

1. Cefaclor

1) 작용범위

경구용인 cefaclor는 cephalexin의 변형체로 그람양성균과 그람음성균에 대해서 시험관 내 검사에서는 cephalexin보다 훨씬 더 강한 항균력을 보인다. 그람양성균인

표 8. 2세대 cephalosporin의 하위그룹 분류

구분	*H. influenzae*-active 그룹(전형적 2세대 cephalosporin)	Cephamycin 그룹(*B. fragilis*-active)
주요 약제	Cefuroxime, cefaclor, cefprozil, cefonicid, cefotiam	Cefoxitin, cefotetan, cefmetazole
특징	1세대보다 그람음성균에 대한 활성 향상 *H. influenzae*와 *M. catarrhalis*에 효과적 일부 β-lactamase에 안정적	혐기성 세균(특히 *B. fragilis*)에 대한 활성 더 넓은 그람음성균 범위 대부분의 β-lactamase에 안정적
적응증	호흡기감염, 중이염, 부비동염, 인후염, 요로감염	복강내감염, 골반감염, 외과적 수술예방, 혼합감염
CSF 침투	Cefuroxime이 제한적 침투(다른 약제는 불충분)	대부분 불충분

*Streptococcus*에 대해 cephalexin과 cephradine보다 더 항균력이 강하나 *S. aureus*에 대해서는 cephalothin보다 항균력이 약하다. *E. faecalis*는 선천적 내성(intrinsic resistance)을 보인다. Cefaclor는 *N. meningitidis*, *N. gonorrhoeae*, *E. coli*, *H. influenzae* 등 그람음성균에 대해 cephalexin보다 훨씬 항균력이 크다. 최근 역학 연구에 따르면 *H. influenzae*의 MIC가 지속적으로 상승하고 있으며, 많은 지역에서 cefaclor의 최고혈중농도보다 높아져 이 균종에 대해 치료실패율이 증가하고 있다. 특히 β-lactamase 생성균주뿐 아니라 BLNAR (β-lactamase 음성 암피실린 내성) *H. influenzae*는 cefaclor에 대해 내성으로 간주되어야 하며, 치료실패 위험이 높으므로 사용에 주의가 필요하다. *B. fragilis*는 내성을 보이며 그 외의 *Bacteroides*는 흔히 감수성을 보인다.

2) 약물동력학

시럽이나 캡슐형 제제는 30-60분에 최고혈중농도에 도달하며(6 μg/mL) 서방형 제제는 음식과 함께 복용하면 2.5시간, 공복 시 복용하면 1.5시간에 최고혈중농도에 도달한다. 서방형 제제는 식사와 함께 또는 식후 1시간 이내에 복용해야 하며, 공복에 복용할 경우 생체이용률이 23% 감소하고 최대농도가 67% 감소한다. 서방형 제제는 표준형 제제에 비해 혈중농도의 변동이 적고 약 12시간 동안 적정 농도를 유지하므로 복약 순응도를 개선할 수 있다. 최근 약동학/약력학(PK/PD) 연구에 따르면 세균 살상효과는 약물농도가 MIC를 초과하는 시간(T>MIC)에 비례하므로, 서방형 제제가 특히 유용할 수 있다. Cefaclor의 반감기는 0.5-1.0시간이며 단백결합률은 25%이다. 50-80%가 소변으로 배설된다.

연부조직 내로 쉽게 침투하며 객담 속의 농도는 낮고, 침으로는 배설되지 않는다. 중이염 환자의 중이 내 체액에서 만족스러운 치료농도를 보인다.

고령자에서는 신기능감소로 인해 약물배설이 지연될 수 있으므로, 신기능에 따른 용량조절이 필요하다. 최근 연구에 따르면 75세 이상 고령자에서는 표준용량의 75%로 시작하여 임상반응과 신기능에 따라 조절하는 것이 권장된다.

3) 약물상호작용

살모넬라(*Salmonella*)균에 대한 항균효과로 인해 장티프스 생백신의 면역학적 반응을 떨어뜨릴 수 있으므로 항생제 투여 후 24시간 지난 후 백신의 투여가 권장된다.

프로베네시드(probenecid)는 신세뇨관 분비를 감소시켜 cefaclor의 혈중농도와 반감기를 증가시킬 수 있다. 또한 최근 연구에서는 일부 제산제(특히 알루미늄·마그네슘 함유 제제) 및 H2 수용체 길항제는 cefaclor의 흡수를 감소시킬 수 있음이 보고되어, 복용 시간을 최소 2시간 이상 분리하는 것이 권장된다.

4) 부작용과 금기

설사나 구역 등의 소화기 증상이 2.6%, 발진이 1.55%에서 일어나며 호산구증가증, 용혈반응이 없는 Coombs 반응 양성, 가역성 백혈구감소증, 혈중 AST의 증가가 관찰된다. 심각한 전신의 홍반과 관절염, 혈청병과 같은 증상이 보고되었다. 금기는 본 약제에 대한 과민증(hypersensitivity)이다.

5) 임상 적응증

합병된 또는 재발성 요로감염의 치료에 효과적이다. 사슬알균에 의한 급성 인후염, 중이염, 부비동염에 amoxicillin만큼 효과적이다. *H. influenzae* 인후 보균자의 치료에는 효과적이지 않다. 만성 기관지염의 치료에 amoxicillin 만큼 효과적이다.

최근 임상 가이드라인에 따르면, 지역사회 내 내성패턴과 환자 위험인자를 고려한 적절한 항생제 선택이 중요하다. 특히 고위험 환자(65세 이상, 면역저하환자, 만성 질환자)나 내성률이 높은 지역에서는 대체약제 고려가 필요하다. 최신 가이드라인에서는 *H. influenzae* 내성이 증가한 지역에서는 급성 중이염과 급성 부비동염 치료 시 대체 항생제를 우선 고려할 것을 권장하고 있다.

6) 용법 및 용량

성인에서 8시간 간격으로 250-500 mg을 중증도를 고려하여 경구로 투여한다. 서방형 제제는 375-500 mg을 12시간 간격으로 투여한다. 소아에서 용량은 하루에 체중 1 kg당 20-40 mg씩 주고 이를 3회에 나누어 주면 된다(최대 하루 1 g). 크레아티닌청소율이 10 mL/min 미만인 신부전 환자에서 상용량의 50%를 주고 10-50 mL/min의 경우 50-100%를 권유한다. Cefaclor는 혈액투석에 의해 제거되므로 투석이 끝난 후 추가로 투여하여야 한다.

(1) 신기능에 따른 용량조절

- GFR >50 mL/min: 표준용량
- GFR 10-50 mL/min: 표준용량의 50-100%
- GFR <10 mL/min: 표준용량의 50%
- 혈액투석: 혈액투석 시 250-500 mg을 추가 투여해야 한다.

2. Cefprozil

1) 작용범위

MSSA, MSCNS, *Streptococcus* spp.와 같은 그람양성 알균에 효과를 보이며 penicillin 내성 폐렴알균에도 상당히 감수성을 보이나 MRSA, MRCNS, *E. faecium*에는 내성을 나타낸다. 장내세균 그람음성균은 보통 감수성을 보인다.

최근 글로벌 감시 연구에 따르면 penicillin 중등도 내성 폐렴알균(MIC 0.12-2 μg/mL)에 대해 cefprozil은 약 60-70%의 감수성을 유지하고 있으나, 고도내성 균주(MIC ≥4 μg/mL)에는 효과가 제한적이다. *H. influenzae*와 *M. catarrhalis*에 대한 효과는 여전히 우수하나, 특히 β-lactamase 생성 *H. influenzae*의 내성률이 지역에 따라 증가 추세를 보이고 있어 정기적인 내성 모니터링이 필요하다.

(1) 주요 특징

- Cefaclor와 비교한 장점
  ① 반감기가 더 길어 하루 2회 투여 가능
  ② 식이와 함께 복용 시 생체이용률이 더 높음
  ③ 혈청병 유사반응이 적음
- β-lactamase 안정성
  Cefaclor보다 더 안정적
- 대표적 적응증
  상기도감염, 급성 중이염, 부비동염, 피부연조직감염

2) 약물동력학

경구투여 후 최고혈중농도는 1-2시간에 도달하며 경구 생체이용률은 89-95%로 높다. 혈중 반감기는 1-2시간이다. 중이(middle ear)에 농도가 잘 유지되며(0.17-8.67 μg/mL, 20 mg/kg로 투여 시) 신장으로 60-70%가 배설되고 혈중 단백결합률은 35-45%이다.

최근 PK/PD 연구에 따르면 cefprozil은 time-dependent killing 패턴을 보이는 β-lactam 항생제로서, 효과적인 치료를 위해서는 투여간격의 40-50% 동안 약물농도가 MIC를 초과해야 한다. 중이염의 경우 약물농도가 중이액에서 혈중농도의 약 30-40%에 도달하므로, 이를 고려한 투약이 필요하다.

3) 약물상호작용

Probenecid가 약물의 농도를 증가시킬 수 있다. 살모넬라균에 대한 항균효과로 인해 장티프스 생백신의 면역학적 반응을 떨어뜨릴 수 있으므로 항생제 투여 후 24시간 지난 후 백신의 투여가 권장된다.

최근 약물상호작용 연구에 따르면 일부 제산제(알루미늄, 마그네슘 함유)와 병용 시 흡수가 약 35% 감소할 수 있으므로, 투약 시간을 2시간 이상 분리하는 것이 권장된다. 또한 methotrexate와 함께 사용 시 methotrexate의 배설이 지연되어 독성이 증가할 수 있어 주의가 필요하다.

4) 부작용과 금기

홍반, 담마진, 구토, 오심, 설사 등이 보고되었으나 흔하지 않다. 백혈구감소증, 호중구증가증 등의 보고가 있다. 금기는 본 약제에 대한 과민증(hypersensitivity)이다.

최근 안전성 데이터에 따르면 cefprozil은 다른 세팔로스포린에 비해 상대적으로 낮은 부작용 발생률(약 3-7%)을 보이며, 소아에서도 대체로 안전한 것으로 보고되었다. 특히 cefaclor에서 관찰되는 혈청병 유사반응의 발생률이 낮아 소아환자에게 선호될 수 있다. 그러나 베타락탐 알레르기 병력이 있는 환자에서는 약 1-3%에서 교차반응이 발생할 수 있으므로 주의가 필요하다.

5) 임상 적응증

하기도감염, 중이염, 부비동염, 인후염, 후두개염, 편도선염, 요로감염, 피부연조직염 등에 사용할 수 있다.

최근 임상 가이드라인에 따르면, 지역사회내 내성양상과 환자 위험인자를 고려한 적절한 항생제 선택이 중요하다. 특히 급성 부비동염의 경우 미국감염학회 가이드라인에서는 cefprozil을 경험적 1차 치료제로 권장하지 않는다.

소아환자에서 단기(5일) 요법으로도 유사한 치료효과를 보이는 것으로 보고되며, 소아 상기도감염(급성 중이염, 급성 부비동염)에서 우수한 임상적 효과를 보이며, 약물 맛이 상대적으로 우수하여 소아환자의 복약 순응도가 높다는 장점이 있다.

6) 용법 및 용량

성인은 경구로 1일 0.25-0.5 g을 매 12시간마다 투여한다. 소아는 15-30 mg/kg/day(최대 1 g/day)로 2회로 나누어 투여한다. 크레아티닌청소율이 30 mL/min 미만인 경우 상용량의 50%를 권유한다.

- 신기능에 따른 용량조절
  - GFR >30 mL/min: 표준용량
  - GFR <30 mL/min: 표준용량의 50%
  - 혈액투석: 투석 후 추가 투여 권장

3. Cefuroxime

Enterobacter, *Klebsiella*, *Proteus* 같은 β-lactamase 생성균주에 매우 안정적이고 또한 *N. gonorrhoeae*, *N. meningitidis*, *H. influenzae*에도 항균력이 좋다. Cefuroxime axetil은 cefuroxime을 ester화 시킨 prodrug으로 위장관에서 흡수가 잘되므로 경구투여에 적당하며 35% 정도의 생체이용률을 보인다.

Cefuroxime은 cefamandole이나 cefonicid에 비해 낮은 혈중 단백결합률과 우월한 중추신경계 투과율 때문에 2세대 중에서는 더 선호되는 약제이다.

1) 임상적 중요성

- 2세대 중 유일하게 뇌수막염 치료에 고려될 수 있는 약제(비록 3세대에 비해 CSF 침투가 제한적이나 4.3-9.3 μg/mL 수준 도달)
- 경구 및 정주 모두 가능한 2세대 세팔로스포린 중 가장 널리 사용됨
- β-lactamase 생성 *H. influenzae*와 *M. catarrhalis*에 대한 우수한 항균력
- 경구용 제제(axetil)는 식이와 함께 복용 시 생체이용

률이 50% 이상 증가

- NMTT 측쇄가 없어 다른 일부 2세대 cephalosporin에 비해 출혈위험이나 알코올 상호작용 없음

2) 작용범위

S. pneumoniae, *S. pyogenes*, group B Streptococcus (Streptococcus agalactiae), Viridans group streptococci (α-hemolytic streptococci), MSSA, MRCNS (methicillin-susceptible coagulase-negative staphylococci) 등은 cefuroxime에 감수성이 있지만 MRSA는 내성이다.

Penicillin에 중간내성을 보이는 폐렴알균(penicillin 내성 *S. pneumoniae*, PRSP)은 cefuroxime에 내성을 보이는 경우가 많다. 최근 글로벌 항생제 내성 감시 데이터에 따르면, PRSP의 cefuroxime 내성률은 지역에 따라 40-80%로 다양하게 보고되고 있다. 특히 MIC가 2 μg/mL 이상인 고도내성 PRSP에서는 임상적 실패율이 높아 대체 항생제가 권장된다.

*Nocardia asteroides*는 중등도(최소 억제 농도 1-16 μg/mL) 감수성을 보이며 *Peptostreptococcus*와 *Clostridium* spp., *Borrelia burgdorferi*는 감수성이다. *N. meningitidis*에 감수성이 좋으며 특히 *N. gonorrhoeae*에 대해서는 cefamandole, cefoxitin, cephalothin보다 감수성이 좋다. Penicillin G 내성 gonococci도 감수성이다. 호기성 그람음성막대균에 의해 생산되는 β-lactamase에 안정성을 보인다. *Actinobacillus*와 *Moraxella* spp., *Pasteurella multocida*는 감수성이나 *Flavobacterium*, *Acinetobacter*, *P. aeruginosa*, *B. cepacia*, *Chlamydia trachomatis*, *B. fragilis*는 내성을 보인다.

2세대 cephalosporin 중 cefuroxime은 *H. influenzae*에 대한 항균력이 가장 우수한 것으로 평가되며, β-lactamase 생성균주에도 효과적이다. 그러나 최근 일부 지역에서 보고되는 BLNAR (β-lactamase 음성 암피실린 내성) *H. influenzae* 균주에 대한 효과는 감소할 수 있어 주의가 필요하다.

3) 약물동력학

주사용 cefuroxime은 성인에게 0.5 g을 근주한 후 30분 뒤에 25.3 μg/mL의 최고혈중농도에 도달하게 된다. 근주 혹은 정주 후 cefuroxime의 혈중 반감기는 1.4-1.8시간이다.

경구용 cefuroxime axetil은 성인에서 250 mg이 음식과 함께 동시에 경구로 투여될 경우, 2.5시간에 4.63 μg/mL의 최고혈중농도에 도달한다. 유아와 소아에서 15 mg/kg의 용량으로 우유와 함께 투여될 경우 혈중농도는 비슷하다.

최근 약동학 연구에 따르면 고지방 식이가 가장 효과적으로 흡수를 증가시키는 것으로 확인되었다. 현재 정제와 현탁액 두 형태로 사용 가능하며, 현탁액은 정제보다 생체이용률이 약 10-15% 낮다. 영유아와 소아에서는 맛을 개선한 현탁액 제형이 복약 순응도를 향상시킬 수 있다.

주사된 용량의 대부분은 사구체여과와 세뇨관분비를 통해 대사되지 않은 활성형 상태로 신장을 통해 배설된다. Cefuroxime은 담즙을 통해서는 거의 배설되지 않는다.

Cefuroxime axetil과 같은 경구용으로 투여할 경우, 투여된 cefuroxime 용량의 일부(38.65%)가 소변에서 발견된다.

건강한 사람에서는 혈액뇌장벽을 잘 통과하지 못하지만 cefamandole이나 cefoxitin과는 달리 뇌수막염 환자에서 다량을 투여하면 치료효과를 얻을 정도의 농도가 유지된다. 만성 화농성중이염을 가진 환자들의 중이액과 흉수 안으로 잘 투과된다. 기관지내 약물농도는 상대적으로 낮으며 근육과 지방조직에서는 효과적인 농도에 도달한다. Cefuroxime의 단백결합은 농도에 좌우되어서 25 μg/mL인 경우 88%부터 700 μg/mL인 경우 8.8%까지 다양하다. Cefuroxime axetil을 경구복용한 후, 정상 인체 뼈내 농도

는 혈중농도의 20-30%이다.

4) 약물상호작용

다른 항생제에서도 나타날 수 있는 것으로 장내 미생물군집(gut microbiota)의 변화를 야기하여 피임약제(desogestrel, drospirenone, ethinyl estradiol, ethynodiol diacetate, etonogestrel, levonorgestrel, mestranol, norelgestromin, norethindrone, norgestimate, norgestrel 등)의 estrogen 재흡수를 방해함으로써 estrogen-progesterone 제제 종류의 피임약의 효과를 감소시킬 수 있다.

그러나 최근 연구에 따르면 현대의 저용량 피임약에서는 이러한 상호작용의 임상적 중요성이 과거보다 낮은 것으로 평가되고 있다. 그럼에도 불구하고, 항생제 치료기간 동안 추가적인 피임 방법을 고려하는 것이 권장된다.

살모넬라균에 대한 항균효과로 인해 장티프스 생백신의 면역학적 반응을 떨어뜨릴 수 있으므로 항생제 투여 24시간 지난 후 백신의 투여가 권장된다.

5) 부작용과 금기

Cefuroxime은 상대적으로 부작용이 적다. 용혈이 없는 직접 Coombs 검사 양성이 보고되었고, 신독성은 흔치 않으며, furosemide와 안전하게 함께 투여할 수 있다. 설사가 발생되곤 한다. Cefuroxime 정주로 인한 정신병적 반응이 한 환자에서 보고되었다.

경구 cefuroxime axetil을 투여할 경우 환자들은 구역, 구토, 설사 등을 경험할 수 있다. 항생제 관련 장염(antibiotic-associated colitis)의 발생률은 대략 2,100예당 1예이다.

금기는 본 약제에 대한 과민증(hypersensitivity)이다.

최근 약물감시 데이터에 따르면 cefuroxime은 2세대 cephalosporin 중 상대적으로 낮은 알레르기 반응 발생률(약 1-3%)을 보이며, 혈청병 유사반응의 발생도 드물다. 다른 베타락탐 항생제에 알레르기가 있는 환자에서 교차반응의 위험은 약 5-10%로 추정된다. 항생제 관련 설사는 약 4-9%에서 발생하며, *C. difficile* 감염의 위험은 다른 세팔로스포린과 유사하다.

6) 임상 적응증

주사용 cefuroxime은 그람음성균감염 치료에 유용한데 *E. coli*, *Enterobacter* spp., *Klebsiella* spp., *Proteus* spp.와 같은 호기성 그람음성막대균에 의한 요로감염, 호흡기감염, 패혈증의 치료에 효과적이다. 이런 균들의 대부분은 cephalothin이나 gentamicin 등에 내성을 보인다.

Streptococci 및 staphylococci 감염의 치료에 유용한데 cefuroxime은 폐렴, 연조직감염, 골수염, 화농관절염의 치료에 있어서 cephalothin만큼 효과적이며, *S. pyogenes*, *S. pneumoniae*, viridans streptococci, MSSA에 감수성이다.

최근 임상 가이드라인에서 cefuroxime은 지역사회획득폐렴, 급성 부비동염, 급성 중이염의 치료에 여전히 중요한 위치를 차지하고 있다. 그러나 내성 폐렴알균이 의심되는 상황에서는 3세대 세팔로스포린, 호흡기 퀴놀론, 또는 마크롤라이드와의 병합요법이 권장된다. IDSA (Infectious Diseases Society of America) 및 국내 가이드라인에서는 비중증 지역사회획득폐렴의 경구 치료제로 cefuroxime axetil을 여전히 권장하고 있으나, 지역 내성패턴을 고려한 선택이 강조되고 있다.

수술전 예방적 항균제로 유용한데 cefuroxime 1.5 g 정주 1회 요법이 예정된 위수술을 받는 환자들에게 예방적 항균제로 사용되며, 개심술에서도 사용되고 있다.

Cefoxitin과 유사하게, 임질 치료에도 유용하다. 소아 임질은 cefuroxime을 체중 1 kg당 25 mg을 한 번 근주하여 성공적으로 치료되며 생식기, 인후, 항문에서 임균을 완전히 제거한다.

최근 CDC 및 WHO 가이드라인에 따르면, 임균의 퀴놀론 및 일부 세팔로스포린에 대한 내성이 증가하는 추세이나, cefuroxime은 여전히 대부분의 임균에 효과적이다. 그러나 고위험 지역에서는 ceftriaxone 단독요법 또는 azithromycin 병합요법이 선호된다.

경구용 cefuroxime axetil은 임상적으로 요로감염 치료에 유용하며 호흡기감염증 치료에도 유용한데, A군 사슬알균(*S. pyogenes*; GAS)에 의한 인후염, 소아의 삼출중이염에 효과가 있다.

Cefuroxime axetil은 penicillin G에 중등도 내성인 폐렴사슬알균에 의한 중이염의 치료에 성공적이지만, 균주의 penicillin G MIC가 2.0 μg/mL 이상으로 고도내성인 경우에는 실패할 수 있다. 기관지염과 폐렴의 치료에 있어서 cefuroxime axetil은 최소한 cefaclor만큼 효과적이다.

피부연조직감염 치료에 유용한데 *S. aureus* 혹은 *S. pyogenes*에 의한 감염은 성공적으로 치료될 수 있다.

라임병 치료에 유용하여 하루 두 번 cefuroxime axetil 500 mg을 경구로 투여할 경우 doxycycline 100 mg을 하루에 3번 투여한 것만큼 효과적이다.

7) 용법 및 용량

정주, 근주로 cefuroxime의 성인용량은 0.75-1.5 g씩 8시간 간격으로 투여하는데, 세균성 뇌수막염 같은 심한 염증에서는 3 g/kg씩 8시간마다 투여할 수 있고, 소아에서는 체중 1 kg 당 50 mg씩 8시간 간격(뇌수막염에 대해서는 50 mg씩 8시간 간격)으로 투여한다. 혈중 반감기는 1.4-1.8시간이며 임신한 경우에는 cefuroxime의 용량을 증량할 필요가 있다.

음식물은 cefuroxime axetil의 흡수를 50%까지 증가시키므로 경구투여 시에는 식사 후에 바로 투여한다. 통상적인 성인용량은 0.125-0.5 g씩 하루 2회 투여한다. 영아나 소아에서는 체중당 10-15 mg씩 하루 2회(최대 1 g/day) 투여하며 우유와 함께 투여되어야 한다. 크레아티닌청소율이 20 mL/min 이상인 경우 표준용량을 준다.

4. Loracarbef

1) 작용범위

Carbacephem계 항균제로 cefaclor의 구조와 매우 밀접한 관계를 가지고 있으며 항균효과 등이 cefaclor와 비슷하다.

2) 약물동력학

경구복용 후 30-60분 후에 최고혈중농도에 도달하며 단백결합률은 25%이다. 신장으로 55-60% 배설되며 반감기는 1시간이다.

3) 약물상호작용

장티프스 생백신의 면역학적 반응을 떨어뜨릴 수 있으므로 항생제 투여 후 24시간 지난 후 백신의 투여가 권장된다.

4) 부작용과 금기

발진(1.2%), 복통, 무른변, 오심 등이 나타날 수 있다. 간기능이상, 두드러기, 가려움증, 두통, 간질신장염 등의 보고가 있다. 금기는 본 약제에 대한 과민증(hypersensitivity)이다.

5) 임상 적응증

급성 기관지염, 만성 기관지염의 악화, 폐렴, 급성 부비동염, 중이염, 편도선염, 요로감염, 피부연조직감염 등에 사용할 수 있다.

6) 용법 및 용량

성인은 200-400 mg을 12시간마다 복용하며, 소아는 15-30 mg/kg/day를 12시간마다 복용한다. 크레아티닌청소율이 50 mL/min 이상이면 표준용량, 10-49 mL/min의 경우 50% 투여 또는 표준용량을 2일 간격으로 투여가 권장된다.

7) 최신 정보

Loracarbef는 미국 등 현재 많은 국가에서 더 이상 시판되지 않고 있다. 이는 더 효과적인 항생제의 등장과 임상적 이점이 제한적이었기 때문이다.

5. Cefamandole

Wick과 Preston에 의해 1972년에 소개된 2세대 cephalosporin으로 상당 기간 2세대 cephalosporin의 대표약제였으나 NMTT (N-methylthiotetrazole side chain) 측쇄를 지니고 있고, 혈관뇌장벽 통과가 불충분하며, inoculum 효과가 있는 점 등의 여러 가지 단점으로 그 사용이 cefuroxime 등의 다른 2세대 cephalosporin 약제로 많이 대체되었다.

1) 작용범위

S. aureus, Coagulase-negative staphylococci, *S. pyogenes*, *S. pneumoniae*, group B Streptococcus (Streptococcus agalactiae), Viridans group streptococci (α-hemolytic streptococci), *Neisseria* spp.에 항균력이 있다. Meningococci에 대해서는 cephalothin과 cefoxitin보다 항균력이 좋고 cefuroxime과 비슷하다. *Proteus*, *Enterobacter* 등의 β-lactamase 생성균주를 포함하는 그람음성막대균에 감수성이 있다. 3세대 cephalosporin보다 호기성 그람음성막대균에 대해 항균력이 떨어진다.

2) 약물동력학

성인에게 1 g을 근주한 후 45분 후에 최고혈중농도(20 μg/mL)에 도달한다. Cefamandole의 반감기는 1.33시간이다. 신장을 통해 배설되며 일부는 담즙을 통해 배설된다. 정상 뇌척수액 안으로 침투하지 못한다.

심장수술을 시행받은 환자들에서, 수술 전 1-2 g 투여 후 심장판막, 우심방, 심낭액, 대동맥벽, 갈비사이근(intercostal muscle)에서 적절한 약물의 농도가 유지된다. 대략 70%가 혈중 단백과 결합한다.

3) 약물상호작용

Cefamandole, moxalactam, cefoperazone 등은 heparin, wafarin 등의 투여 시 출혈 위험성을 증가시킨다.

장티푸스 생백신의 면역학적 반응을 떨어뜨릴 수 있으므로 항생제 투여 후 24시간 지난 후 백신의 투여가 권장된다.

4) 부작용과 금기

담마진성 발진과 호산구증가증이 종종 보고된다. Penicillin과의 교차반응은 흔치 않다. 용혈이 동반되지 않은 Coombs 양성 반응, 약열과 일시적인 AST의 상승, 설사가 관찰된다.

Cefamandole에 의한 신독성은 흔하지 않다. 그러나 저프로트롬빈혈증을 일으킬 수 있고 때로는 출혈도 일으킬 수 있다. 주사용 비타민 K 치료는 이런 부작용을 빠른 시간 내에 회복시킨다. Cefamandole에 의한 hypoprothrombinemia의 보고례들은 고령, 쇠약하거나 영양상태가 좋지 않은 환자들에서 발생된다. 선행된 비타민 K 결핍이나 일부 다른 요소가 cefamandole에 의한 이런 효과가 나타날 수 있게끔 존재했었다는 것을 시사한다.

Carbenicillin, ticarcillin과 마찬가지로, cefamandole은 ADP에 의한 혈소판 응집을 억제하여 혈소판 기능을 저해할 수 있다.

Cefamandole, cefoperazone, latamoxef는 모두 NMTT side-chain을 가지고 있으며, 이는 ethanol을 섭취하는 환자들에서 disulfiram 유사반응을 유발할 수 있다.

Cephalothin, cefazolin처럼 cefamandole 치료 중 발생한 뇌수막염이 증례 보고를 통해 보고되었다. Cefamandole은 혈액뇌장벽의 투과가 좋지 못하기 때문에, *H. influenzae*같이 뇌수막염을 합병증으로 일으킬 수 있는 감염에는 다른 약제를 사용하는 것이 좋다.

금기는 본 약제에 대한 과민증(hypersensitivity)이다.

5) 임상 적응증

요로감염 치료에 유용하다. Cephalothin-내성 *Enterobacter*, *P. vulgaris*, *P. rettgeri*, *Morganella morganii* 균주들에 의해 발생된 복잡성요로감염(complicated UTI)과 일부 전신감염에 사용할 수 있다. 기타 그람음성균 감염의 치료에 유용하다.

Streptococcus 그리고 *Staphylococcus* 감염증 치료에 유용하다.

수술 전 예방적 화학요법에 유용하지만 cephalothin 혹은 cefazolin과 같은 1세대 cephalosporin보다 효능면에서 이점이 없다.

6) 용법 및 용량

정주 또는 근주로 투여하며 성인은 0.5-1.0 g을 4-8시간 간격으로 투여하며, 소아는 체중 1 kg당 50-100 mg을 하루 용량으로 정하고 4-8시간 간격으로 나누어 투여할 수 있다.

7) 최신 정보

현재 cefamandole은 다수의 국가에서 시판이 중단되었으며, 약물상호작용 위험(특히 NMTT 측쇄 관련)과 보다 안전하고 효과적인 대체 항생제의 등장으로 임상 실무에서의 사용이 크게 감소하였다.

6. Cefotiam

1) 작용범위

Cefotiam은 항균범위가 cefuroxime과 유사하다.

2) 약물동력학

정주 후 15분, 근주 후 45-60분, 경구복용 후 2.1시간 후 최고혈중농도에 도달하며 경구투여의 생체이용률은 45.5%이다. 단백결합률은 40-62%이다. 신배설이 50-67%이며 배설의 반감기는 0.6-1.1시간이다.

3) 약물상호작용

장티프스 생백신의 면역학적 반응을 떨어뜨릴 수 있으므로 항생제 투여 후 24시간 지난 후 백신의 투여가 권장된다.

4) 부작용과 금기

혈관염(6%), 주사 부위 통증, 발진, 백혈구감소증, 저프로트롬빈혈증(prothrombinemia), 간독성, 과민증(hypersensitivity) 등의 보고가 있다. 금기는 본 약제에 대한 과민증이다.

5) 임상 적응증

폐렴 등의 하기도감염, 부비동염, 편도선염, 요로감염, 연조직감염, 임질 등에 사용한다.

6) 용법 및 용량

정주용은 하루 2-8 g을 2-4번으로 분할하여 주사한다. 경구용 약제(cefotiam hexetil)는 다른 2세대 cephalosporin에 비하여 우수한지 확실하지 않다.

표 9. 2세대 cephalosporin 비교 요약표

약물명	경로	주요 병원균	β-lactamase 안정성	혐기균에 대한 효과	용도	현재 사용 현황
Cefuroxime	경구/정주	*H. influenzae*, *S. pneumoniae*	안정	없음	호흡기, 요로감염	널리 사용됨
Cefaclor	경구	*H. influenzae*, *S. pyogenes*	제한적	없음	중이염, 인후염(역사적)	제한적 사용
Cefprozil	경구	MSSA, *S. pneumoniae*	중간	없음	상기도감염	제한적 사용
Cefamandole	정주	*N. gonorrhoeae*, *S. aureus*	중간	없음	수술전 예방요법 등 (제한적)	대부분 지역에서 중단됨
Cefotiam	경구/정주	혼합감염	안정	약간	폐렴, 부비동염	아시아 지역 중심 사용
Cefonicid	정주	*Streptococcus* spp.	안정	없음	심내막염 등(제한적)	거의 사용되지 않음
Loracarbef	경구	유사 cefaclor	제한적	없음	폐렴, 요로감염(역사적)	생산 중단됨
Cefditoren	경구	PRSP, β-lactamase (+) H. flu	안정	없음	기관지염, 폐렴 등	현재 사용 증가 추세

7) 최신정보

한국, 일본 등 일부 아시아 국가에서는 여전히 사용되고 있으나, 미국과 유럽 일부 국가에서는 승인되지 않았거나 사용이 제한적이다. 최근 연구에서는 특히 지역사회획득폐렴 및 병원획득폐렴에서의 효과가 확인되었다.

7. Cefonicid

Ceftriaxone처럼 단백결합률이 매우 높으며(96-98%) 반감기가 4.5시간으로 상대적으로 길어 성인은 1-2 g을 24시간마다 정주한다. 주로 신장으로 배설된다(99%). 항균력은 그람음성막대균에 대하여 cefotaxime보다 약하고, 그람양성균에는 cefazolin보다 못하다.

하기도감염, 요로감염, 피부연조직감염, 심내막염, 패혈증 등에 사용된다. 반감기가 긴 장점이 있지만 심한 감염 특히 *S. aureus* 균혈증에 치료실패 보고가 있다.

대부분의 국가에서 더 효과적인 cephalosporin 항생제로 대체되어 현재는 임상 사용이 매우 제한적이다.

8. Ceforanide

반감기는 2.9시간이고, 성인은 0.5-2 g을 12시간마다 분할주사하고 소아는 20 mg/kg/day를 12시간마다 분할주사한다. 다른 2세대 cephalosporin과 유사하다.

생산이 중단되어 대부분 국가에서 더 이상 사용되지 않고 있다.

참고문헌

1. Finch RG, Greenwood D, Whitley RJ, Norrby SR. Antibiotic and chemotherapy: expert consult. 9th ed. London: WB Saunders; 2010.
2. Lepak AJ, Andes DR. Cephalosporins. In: Bennett JE, Dolin R, Blaser MJ, editors. Principles and Practice of Infectious Diseases. 8th ed. Philadelphia: Elsevier Inc; 2019. pp. 268-84.
3. MacDougall C. Cell envelope disruptors: β-lactam, glycopeptide, and lipopeptide antibacterials. In: Gorbach SL, Bartlett JG, Blacklow NR, editors. Goodman & Gilman's the pharmacologic basis of therapeutics. 14th ed. New York: McGraw-Hill Education; 2022.

4. Moellering RC Jr, Sentochnik DE, Bartlett JG. Cephalosporins. In: Gorbach SL, Bartlett JG, Blacklow NR, editors. Infectious diseases. 3rd ed. Philadelphia: Lippincott Williams & Wilkins; 2003.
5. Nagy E, Marton A, Hajdú E. In vitro activity of cefditoren against a special collection of clinical isolates of Streptococcus pneumoniae from Hungary. Acta Microbiol Immunol Hung. 2003;50(2-3):119-24.
6. Schwartz BS, Saag MS, Boucher HW, Freedman DO. Sanford Guide to Antimicrobial Therapy. 54th ed. Sperryville: Antimicrobial Therapy, Inc; 2024.

Cephamycin

정숙인 전남대학교 의과대학 감염내과학교실

Cephamycin은 종종 2세대 cephalosporin으로 불리지만, cefuroxime이나 cefaclor와 같은 항생제와는 상당히 다르다. Cephamycin의 주요 특징 중 하나는 광범위 베타락탐분해효소(extended-spectrum β-lactamase, ESBL)와 TEM, SHV와 같은 좁은범위 베타락탐분해효소(narrow-spectrum β-lactamase) 등 다양한 β-lactamase 유형에 대한 저항성을 갖고 있다는 점이다.

Cephamycin A, B, C는 자연적으로 존재하는 β-lactam 항생제로, 다양한 *Streptomyces* 균종으로부터 발견되었다. Cefotetan disodium, cefoxitin sodium, cefmetazole, flomoxef sodium 등은 모두 화학적으로 변형된 반합성 cephamycin 항생제이다. Cephamycin은 구조적으로 cephalosporin C와 관련이 있지만 구별되고, 둘 다 7-alpha-methoxy 그룹을 포함하고 있다.

1. Cefoxitin

1) 작용기전

Cephamycin은 다른 β-lactam 항생제와 마찬가지로 페니실린결합단백질(penicillin-binding proteins, PBP)에 대한 친화력을 통해 세균에 작용한다.

2) 작용범위

Cefoxitin은 methicillin 내성균주를 제외한 *S. aureus*, *S. pneumoniae*, β-hemolytic streptococcus 등에 효과가 있지만, 그람양성알균에 대해 cephalothin보다 항균력이 약하다. Cephamycin은 모든 cephalosporin과 마

찬가지로 enterococci에 대해서는 효과가 없다. *Listeria monocytoenes*도 cephamycin에 내성이다.

E. coli, *Klebsiella* spp., *Proteus mirabilis*, *Haemophilus influenzae*, *Salmonella*, *Shigella*, *Providencia*, *Serratia* spp., *Neisseria gonorrhoeae* 등의 그람음성막대균에 항균효과가 있지만, *P. aeruginosa*, *Enterobacter aerogenes*, *Citrobacter freundii*와 *Acinetobacter* spp.에는 효과가 없다.

역사적으로 cephamycin은 *Bacteroides fragilis*를 포함한 혐기균에 효과적이다. 그러나 최근 *B. fragilis*의 내성이 지속적으로 증가하고 있다. 최근 미국에서 1997년부터 2004년도에 분리된 균주를 대상으로 수행된 추적조사에 의하면 *B. fragilis* group에서 cefoxitin에 대한 내성은 10.3%로 *B. fragilis*에서 5.2%, non-*B. fragilis* spp.에서 15.7%였다. 유럽에서의 2014년 보고에 의하면 cefoxitin에 대한 내성이 16%로 2007년에 보고된 38%보다는 감소하였다.

*Mycobacterium abscess*는 대부분이 cefoxitin에 감수성인 반면, *Mycobacterium fortuitum*과 *Mycobacterium chelonae*의 일부(50% 이하)는 16 μg/mL의 농도에서 억제된다. *Norcardia asteroides*와 *Chlamydia trachomatis*에는 효과가 없다.

3) 내성기전

Cephamycin은 ESBL은 물론 TEM 및 SHV와 같은 좁은범위 베타락탐분해효소와 같은 β-lactamase에 안정성을 보이지만, AmpC β-lactamase와 대부분의 carbapenemases에 의해 가수분해된다. Cefoxitin은 AmpC β-lactamase 생성의 유도제로 작용하여 치료 중에 내성을 유발할 수 있다.

4) 약물동력학

성인에게 1 g을 투여한 후 최고혈중농도는 110 μg/mL에 도달하며 혈중 반감기는 0.8-1시간이다. 대부분 대사되지 않고 소변으로 배설되며 담즙으로도 소량 배설된다. 담즙내로 배설되는 cefoxitin의 양은 투여된 양의 1% 미만이다. 1세대 또는 2세대 cephalosporin과 마찬가지로, cefoxitin은 정상 뇌척수액 안으로 투과하지 못한다.

주사된 cefoxitin은 외과계 환자의 복막액과 정상 인체 간질액 안으로 잘 투과하며, 이곳에서의 농도는 혈중농도와 비슷하다. 자궁적출술을 받는 환자의 골반조직에 효과적으로 치료농도에 도달한다. Cefoxitin은 정상 폐와 뼈 안으로 투과하지만 이들 조직에서의 농도는 동시에 측정된 혈중농도보다 상당히 낮다. 1 g을 정주한 후 2시간째에 모은 한 환자의 모유 내 cefoxitin의 농도는 5.6 μg/mL였다.

다른 cephalosporin들과 마찬가지로, cephamycin은 시간의존적 효과를 보인다.

5) 약물상호작용

Probenecid가 cefoxitin의 신장배설을 감소시켜 반감기가 약 83분까지 늘어난다.

6) 임상 적응증

대장수술의 예방적 항균제로 사용할 수 있다. 복부관통부상과 산과 및 산부인과감염의 예방에 사용되고 있다. 그러나, 최근 Deierhoi 등이 보고한 바에 의하면 1세대 cephalosporin과 metronidazole 병합요법에 비해 cefoxitin 사용 시 수술부위감염의 위험도가 2.5배 높았다. 혐기균의 내성 증가로 인해 이 약제의 대장수술 예방적 항생제로서의 역할에 대한 향후 지속적으로 검토가 필요하다.

호기성 그람음성막대균과 *B. fragilis*를 포함한 혐기성 그람음성균에 대한 효능으로 역사적으로 복막염과 같은 복강내감염에 광범위하게 사용되어지고 있다. 복강내패혈증을 유도한 동물실험 초기연구에서 cefoxitin이 clindamycin-gentamicin, metronidazole-gentamicin, impenem과 같은 다른 제제만큼 효과적임을 입증하였고, 30여 년 전에 수행된 임상연구에서도 그 효능을 확인하였다. 그러나 효능은 종종 cefoxitin에 감수성인 *Bacteroides* spp. 균주 여부에 따라 달라진다. 최근 보고된 혐기성 감시연구에서 밝혀진 높은 cefoxin MIC_{90} 값을 고려할 때, 복강내감염 치료를 위해 다른 항혐기성제제에 비해 이 계열의 약제를 피해야 할 수 있다.

Cephymycin 사용 초기에 암환자들에서의 혐기균감염, 여성생식기계감염, 흉막폐감염 등에 성공적으로 사용되었다. 한 연구에 의하면 cephaymcin 내성이 이전 항혐기 β-lactam 제제를 투여받은 경우 유의하게 증가하였다. 최근 내성의 증가를 고려하면 cephamycin은 혐기균감염의 치료에 더 이상 유효하지 않을 수 있다.

그람음성균감염의 치료에 유용하다. Cefoxitin은 cephalothin 내성이 흔한 *E. coli*, *Enterobacter*, *Klebsiella* spp.와 같은 호기성 그람음성막대균에 의한 신우염, 폐렴, 패혈증 등에 효과적이다. 또한 *H. influenzae*에 의한 피부연조직감염은 cefoxitin에 반응하나, *H. influenzae* 뇌수막염에는 효과적이지 못하다. ESBL 생성 *E. coli*나 *K. pneumoniae*에 대해 우수한 시험관내(*in vitro*) 항균력을 보이나 실제 임상에서 이러한 균주의 감염증 치료에 대한 성적은 입증되어 있지 않다. Cephamycin 치료 중 porin 내성 돌연변이(mutant)의 선택(selection)이 발생되어 결과적으로 cefoxitin 내성과 재발이 보고되었다. ESBL 생성균주 감염의 유행에서 cephamycin의 광범위한 사용은 *K. pneumoniae*에서 cephamycin과 carbapenem에 대한 동시내성과 연관됨이 보고되었다. 따라서 cephamycin은 ESBL 생성균주에 대한 1차 치료제로 권고되지 않는다. *Enterobacter* spp.는 획득내성을 흔히 발생시키는데 이 내성은 염색체 β-lactamase에 의해 유도되며 β-lactamase 내성 cephalosporin, 즉 cefoxitin이 대표적인 유도약물이다.

신속성장마이코박테리아(rapidly growing mycobacteria)의 초기치료에 비경구치료가 필요할 때 유용하다. 이 경우 amikacin, macrolide와 병합한다. *M. abscessus*의 피부, 연조직, 뼈감염의 초기치료에 고용량 cefoxitin (일당 최대 12 g 분할용법)을 amikacin과 병합하여 임상반응에 따라 최소 2주간 사용이 권장된다. 골수염은 치료 6개월까지 필요할 수 있다. 경구치료(예: clarithromycin)는 초기 비경구요법 후에 감수성결과에 따라 고려될 수 있다. Cefoxitin 일당 12 g과 경구 probenecid 2-4 g이 이러한 마이코박테리아에 의한 비폐렴성 감염의 치료에 사용될 수 있다. 초기 2-4주 동안 amikacin과 병합하고, 이후 cefoxitin 단독으로 10-12주 사용한다. *M. chelonae*에 의한 폐감염은 정주 cefoxitin과 경구 ciprofloxacin으로 성공적으로 치료 가능하다. *M. fortuitum* 심내막염 19례는 치료에도 불구하고 높은 사망률(85%)을 보였다.

7) 용법 및 용량

주사로 투여한다. 정주로 성인용량은 1 g씩 8시간 간격에서 2 g씩 6시간 간격 사용하나, 최대 2 g 4시간까지 쓸 수 있다. 신속성장마이코박테리아의 유도치료에서는 최대 1일 12 g까지 권장된다. 소아에서는 체중 1 kg 당 20-25 mg씩 4-6시간 간격으로 투여할 수 있다. 간헐적 주입으로 3-30분에 걸쳐 정주한다.

사구체여과율이 60 mL/min을 초과하면 용량조절이 필요하지 않고, 30-50 mL/min이면 1-2 g씩 8-12시간 간격으로, 10-29 mL/min이면 1-2 g씩 12-24시간 간격으로, 10 mL/min 미만이면 1 g씩 24시간 간격으로 투여한다. 혈액투석 후에 1 g을 추가로 투여하며, 복막투석에 의해 거의 제거되지 않으므로 추가로 투여할 필요 없다. 2.3 mEq/g의 Na^+을 지니고 있다.

간기능장애가 있는 환자의 용량조절에 관한 정보는 없다.

8) 부작용과 금기

호산구증가증과 발진, Coombs 검사 양성이 나타날 수 있다. 비정상적 높은 농도에서 cefoxitin은 adnosine diphosphate (ADP) induced platelet aggregation을 억제할 수 있다. 한 임상연구에 의하면 놀랍게도 cefoxitin 치료 환자의 8.2%에서 임상적 출혈이 관찰되었으나, 정확한 원인은 밝혀지지 않았다. 신독성은 흔치 않다. 다량을 사용하였을 경우 설사가 발생할 수 있다. Cefoxitin을 정주할 경우 *E. faecalis*, *S. epidermidis*, *C. difficile*, cefoxitin 내성 Enterobacterales, *P. aeruginosa* 등이 증식하며 cefoxitin에 감수성인 Enterobacterales나 *Bacteroides* spp.가 제거되는 등 장내세균에 상당한 변화가 일어난다.

Penicillin 또는 cephalospoin과 교차반응을 일으킬 수 있으므로 이 약제에 심각한 즉시형 또는 지연형 반응의 과거력이 있는 환자에게는 투여하지 않는다.

2. Cefotetan

1) 작용기전

Cefotetan disodium은 7α-methoxy기를 지닌 주사용 cephamycin으로 cefoxitin과 유사하나 NMTT (N-methylthiotetrazole) 측쇄를 지닌 점이 다르다. Cefotetan은 cefoxitin과 마찬가지로 PBP에 대한 친화력을 통해 세균에 작용한다.

2) 작용범위

Cefotetan은 *S. aureus*와 streptococci와 같은 호기성 그람양성균에 대해 cefoxitin에 비해 덜 효과적이다. 그람음성균에 대하여 cefoxitin보다 4-8배 강한 항균력을 보이기 때문에 cefoxitin 내성 *Enterobacter*, *Citrobacter* 등을 억제한다. 그러나 AmpC β-lactamase 생성이 증가되면 모든 cephamycin은 내성이 된다.

Cefoxitin과 비교하여 *B. fragilis*에 대해 내재성 활성이 낮은 것으로 보이며, 2007년 유럽 보고에 의하면 *B. fragilis* group의 38%가 cefoxitin 내성을, 48%가 cefotetan 내성을 보였다.

3) 약물동력학

Cefoxitin과의 차이는 cefotetan이 배설 반감기가 3.5시간으로 길어서 정맥 또는 근육주사로 12시간 간격으로 투여한다는 점이다. 성인에게 2 g을 투여한 후 최고혈중농도는 158 μg/mL에 도달하며 80%는 신장으로 배설되고 소량이 담즙으로 배설된다. 대장직장수술의 예방적 항생제로 16명의 환자에게 cefotetan 2 g을 단회 정맥주사 후 약물 조직투과는 복부와 그물막지방(epiglottic fat)으로는 10%, 대장벽으로는 46%였다.

4) 약물상호작용

NMTT 측쇄로 인해 prothrombin time을 연장시킬 수 있다. 기저 응고장애가 있거나 항응고제 치료를 받는 환자에서 cefotetan 투여 시 저프로트로빈혈증의 위험이 있다. 비타민 K1 결핍과 관련된 상황에서는 예방적으로 비타민 K를 투여해야 한다. Cefotetan 치료를 받는 환자는 알코올 섭취시 disulfiram 유사반응이 발생할 위험이 있다.

5) 임상 적응증

임상 적응증은 cefoxitin과 비슷하다. 12시간 간격으로 주사할 수 있기에 임상적으로 더 많이 처방되는 편이다.

단일 제제로 대장직장수술 예방요법에 이용될 수 있다. 최근 Deierhoi 등이 보고한 바에 의하면 1세대 cephalosporin과 metronidazole 병합요법에 비해 cefotetan 사용 시 수술부위감염의 위험도가 2.7배 높았다. 혐기균의 내성 증가로 인해 이 약제의 대장수술 예방적 항생제로서의 역할에 대한 향후 지속적으로 검토가 필요하다. 복부감염, 골반감염, 산부인과감염, 욕창감염, 당뇨발감염, 호기성-혐기성 혼합 연조직감염 등에 사용할 수 있다.

6) 용법 및 용량

보통 하루 1-2 g을 매 12시간마다 주사한다. 최대로 3 g 매 12시간을 초과하지 않는다. 6개월 이상 소아에서 30 mg/kg를 매 12시간마다 투여할 수 있다. 사구체여과율이 30 mL/min을 초과하면 용량이나 간격을 조정할 필요 없고, 10-30 mL/min이면 1-2 g씩 24시간 간격으로, 10 mL/min 미만이면 1-2 g씩 48시간 간격으로 투여한다. 혈액투석 환자에서는 투석을 하지 않는 날에는 용량의 25%를, 투석을 하는 날에는 50%를 투여하며, 복막투석의 경우 1-2 g을 매 48시간 간격으로 투여한다.

7) 부작용과 금기

Cefoxitin과 비슷하다. 과민반응, 설사 등 소화기장애가 있고, NMTT 측쇄를 지니고 있어 비타민 K의 길항작용을 보여 저프로트롬빈혈증을 유발할 수 있고 disulfiram 유사반응이 발생할 수 있다. 용혈빈혈 증례가 보고되었다.

3. Cefmetazole

1) 작용기전

Cefotetan과 마찬가지로 NMTT 측쇄를 가지고 있으며 PBP에 대한 친화력을 통해 세균에 작용한다.

2) 작용범위

작용범위는 cefoxitin과 비슷하다. *E. coli*, *Klebsiella* spp., *Proteus mirabilis*, *S. aureus*, *Haemophilus influenzae*, streptococci, pneumococci 등에 효과적이며, *Bacteroides* spp.를 포함한 혐기균에도 작용한다. 대만에서 2008-2012년도에 수집된 혐기균의 cefmetazole 감수성 자료에 의하면 *Fusobacterium* spp., *Peptostreptococcus* spp., *Prevotella* spp.는 cefmetazole에 90% 이상이 감수성이었으나, *Bacteroides* group은 60% 미만이 감수성이었다.

3) 내성기전

Cephamycin은 ESBL은 물론 TEM 및 SHV와 같은 좁은범위 β-lactamase를 포함한 β-lactamase에 안정성을 보이지만, AmpC β-lactamase와 대부분의 carbapenemases에 의해 가수분해된다.

4) 약물동력학

성인에게 2 g을 투여한 후 최고혈중농도는 143 μg/mL에 도달한다. 반감기는 1.3-1.8시간이고, 약물의 68%가 혈청 단백과 결합한다. 75-85%는 신장으로 배설된다.

5) 약물상호작용

NMTT 측쇄로 인해 알코올 섭취 후 disulfiram 유사반응이 일어날 수 있다. Probenecid가 cefmetazole의 신장 배설을 감소시킨다. 요당 측정을 위한 copper-reduction법의 결과에 영향을 미쳐 위양성으로 나올 수 있다. Glucose-oxidase법에는 영향을 미치지 않는다.

6) 임상 적응증

복강내감염, 요로감염, 피부연조직감염에 치료제로 사용할 수 있다. 제왕절개, 자궁절제술, 담낭절제술, 대장직장수술에서 예방적 항생제로 사용 시에 감염의 빈도를 줄인다는 연구보고가 있다.

7) 용법 및 용량

하루 1-2 g을 매 8시간 주사한다. 심한 감염증에서는 2 g을 6시간 간격으로 투여한다. 소아에서는 권장되지 않는다. 사구체여과율이 50-90 mL/min이면 용량이나 간격을 조정할 필요 없고, 10-50 mL/min이면 2 g씩 24시간 간격으로, 10 mL/min 미만이면 1 g씩 24시간 간격으로 투여한다. 혈액투석 후에 1 g을 추가로 투여하며, 복막투석에 의해 거의 제거되지 않으므로 추가로 투여할 필요 없다.

8) 부작용과 금기

Cefoxitin과 비슷하다. 발진, 두드러기, 소양증 등의 피부 반응과 오심, 설사, 거짓막대장염 등이 발생할 수 있다. NMTT측쇄를 지니고 있어 저프로트롬빈혈증과 disulfiram 유사반응이 발생할 수 있다.

4. Flomoxef

1) 작용기전

반합성 oxacephem계 항생제로 PBP에 대한 친화력을 통해 세균에 작용한다. 문헌에 따라 2-4세대 cephalosproin으로 다양하게 언급되기도 한다.

2) 작용범위

Flomoxef는 그람양성균뿐만 아니라 그람음성균에 대한 항균효과가 cefotaxime과 유사하고 혐기균에 대한 효과는 cefoxitin과 유사하다.

3) 내성기전

Enterobacterales에서 생성되는 ESBL에 의해 억제되지 않으나, carbapenemase와 ampC-lactamase에 의해 활성이 억제된다.

4) 약물동력학

용량에 비해 높은 혈중농도를 보이며, 다양한 체액과 조직으로 이동이 우수하다. 혈장내 반감기는 약 50분이다. 대부분은 소변으로 배설되는데 6시간 동안 85%가 변화되지 않은 채로 배출된다.

5) 임상 적응증

임상적으로 신우신장염, 전립선염, 담낭염, 담관염, 복강내감염, 산부인과 감염질환 등에 사용할 수 있다.

6) 용법 및 용량

용량은 성인은 1일 1-2 g을 2회 분할 정주하고 소아는 1일 60-80 mg/kg을 3-4회 분할 투여한다. 최대로 1일 4 g까지 소아는 150 mg/kg까지 투여할 수 있다.

7) 부작용과 금기

Cefoxitin과 비슷하다. 발진, 두드러기, 소양증 등의 피부반응과 오심, 설사, 거짓막대장염 등이 발생할 수 있다. 비타민 K 결핍에 의한 출혈경향이 나타날 수 있고, 직접 Coombs 검사 양성을 나타내는 경우가 보고되었다.

5. Cefbuperazone

1) 작용기전

일본에서 처음 도입된 cephamycin으로 PBP에 대한 친화력을 통해 세균에 작용한다.

2) 작용범위

Cefoxitin과 비슷하다. Enterobacterales와 *B. fragilis*를 포함한 혐기성 세균에 효과적이다. 흔한 β-lactamase에 의해 가수분해 되지 않고, 접종량에 의해 그 효과가 영향을 받지 않는다.

3) 약물동력학

성인에게 1 g을 정주한 후 최고혈중농도는 114.2 μg/

mL에 도달한다. 반감기는 2시간이고, 80%가 신장으로 배설된다.

4) 약물상호작용

Furosemide 등의 이뇨제와 병용에 의해 신독성이 증가할 가능성이 있으므로 병용할 경우에는 신중을 기해야 한다.

5) 임상 적응증

임상 적응증은 cefoxitin과 비슷하다.

6) 용법 및 용량

하루 1-2 g을 매 12시간 분할하여 주사한다. 소아는 40-80 mg/kg/day를 2-4회 분할하여 주사하되, 성인은 최대 1일 4 g을, 소아는 120 mg/kg/day를 초과하지 않는다.

7) 부작용과 금기

과민반응, 드물게 급성 신부전, 혈액장애, 간기능장애, 설사 등의 소화기계 장애 등을 일으킬 수 있다. 저프로트롬빈혈증이 나타날 수 있다.

6. Cefminox

1) 작용기전

주사용 cephamycin으로 7β 측쇄 위치에 아미노산을 가지고 있다.

2) 작용범위

Cefoxitin과 항균범위가 비슷하나, *Bacteroides* spp., *Fusobacteria*, *C. difficile*에는 효과가 더 우수하고, *Prevotella, Porphyromonas, Peptostreptococcus* spp. 에는 더 약하다.

3) 약물동력학

성인에게 cefminox 1 g과 2 g을 각각 정주한 후 최고혈중농도는 56.6±16.1 μg/mL, 117.3±7.6 μg/mL이다. 1 g을 투여 시 골반 후복강 내에 최고농도는 37.9 μg/mL으로 다른 cephamycin보다 높다. 반감기는 1.6시간이고, 2 g/day를 매 12시간 분할주사한다.

4) 약물상호작용

NMTT측쇄로 인해 disulfiram 유사반응이 일어날 수 있으므로 치료 동안 알코올을 피한다. warfarin 같은 항혈전제와의 반응으로 저프로트롬빈혈증을 강화시킨다. Probenecid가 cefminox의 신장배설을 감소시킨다.

5) 임상 적응증

임상 적응증은 cefoxitin과 비슷하다.

6) 용법 및 용량

성인은 최대 1일 6 g을 초과하지 않는다. 소아는 60-80 mg/kg/day를 3-4회 분할하여 주사한다.

7) 부작용과 금기

저프로트롬빈혈증과 관련된 출혈장애를 일으킬 수 있다.

참고문헌

1. Aoto K, Inose R, Kosaka T, Shikata K, Muraki Y. Comparative effectiveness of cefmetazole versus carbapenems and piperacillin/tazobactam as initial therapy for bacteremia acute cholangitis: a retrospective study. J Infect Chemother. 2024;30:213-8.
2. Brogden RN, Heel RC, Speight TM, Avery GS. Cefoxitin: a review of its antibacterial activity, pharmacologic properties and therapeutic use. Drugs. 1979;17:1-37.
3. Daveson K. Cefoxitin, cefotetan, and other cephamycins. In: Grayson ML, Cosgrove S, Crowe S, Hope W, McCarthy JS, Mills J, et

al. Kucers' the use of antibiotics. A clinical review of antibacterial, antifungal, antiparasitic, and antiviral drugs. 7th ed. Boca Raton: CRC Press; 2017. pp. 403-14.

4. Lepak AJ, Andes DR. Cephalosporins. In: Bennett JE, Dolin R, Blaser MJ, eds. Mandell, Douglas and Bennett's Principles and principles of infectious diseases. 9th ed. Philadelphia: Elsevier; 2020. pp. 268-81.
5. Martin C, Thomachot L, Albanese J. Clinical pharmacokinetics of cefotetan. Clin Pharmacokinet. 1994;26:248-58.
6. Prabhala RH, Thadepalli H, Rao B, Bansal MB, Marshall R. *In vitro* activity of cefbuperazone, a new cephamycin, against anaerobic bacteria. Antimicrob Agents Chemother. 1985;27:640-2.
7. Schentag JJ. Cefmetazole sodium: pharmacology, pharmacokinetics, and clinical trials. Pharmacotherapy. 1991;11:2-19.
8. Wang FD, Liao CH, Lin YT, Sheng WH, Hsueh PR. Trends in the susceptibility of commonly encountered clinically significant anaerobes and susceptibilities of blood isolates of anaerobes to 16 antimicrobial agents, including fidaxomicin and rifaximin, 2008-2012, northern Taiwan. Eur J Clin Microbiol Infect Dis. 2014;33:2041-52.
9. Ward A, Richards DM. Cefotetan. A review of its antibacterial activity, pharmacokinetic properties and therapeutic use. Drugs. 1985;30:382-426.
10. Yamashiro H, Kasamatsu Y, Anan N, Takemura M, Yamano Y. *In vitro* efficacy of humanized regimen of flomoxef against extended-spectrum β-lactamase-producing *Escherichia coli* and *Klebsiella pneumoniae.* Antimicrob Agents Chemother. 2023;67:e0025823.

3세대 Cephalosporin

강철인 성균관대학교 의과대학 내과학교실

3세대 cephalosporin 제제는 높은 항균효능, 광범위한 작용범위, 낮은 독성, 유리한 약동학적 특성(예: 뇌척수액 내 약물농도 증가) 등으로 인해 다양한 감염질환을 치료하는 중요한 항생제로 자리매김하였다. 3세대 cephalosporin 제제는 2세대에 비해 그람음성균에 대한 항균력이 강화되고, 그람양성균 중 *Staphylococcus aureus*에 대한 항균력은 떨어지는 특성을 지닌다. 그러나 일부 약제는 *Streptococcus pneumoniae*에 대한 항균력이 강력해 penicillin-resistant *S. pneumoniae* (PRSP)에 의한 지역사회획득폐렴이나 세균성 뇌수막염의 1차 치료약제로 사용된다. 대부분의 그람음성 장내세균에 대한 항균력이 좋으며 호흡기감염증을 유발하는 *S. pyogenes*, *H. influenzae*, *M. catarrhalis* 같은 균에 대한 항균력도 좋다. 혐기성 세균에 대한 항균력은 cephamycin계열 항생제보다 약하다. 이 약제들은 extended-spectrum β-lactamase (ESBL) 또는 AmpC β-lactamase를 생성하는 균주에 대한 항균력이 없으며, *Enterococcus* species, methicillin-resistant *S. aureus* (MRSA), *Listeria monocytogenes*에 대한 항균력이 없다. *Pseudomonas aeruginosa*, *Acinetobacter baumannii*, *Stenotrophomonas maltophilia* 등의 non-fermenters 균주에 대한 항균력도 없는데, 이들 균주에 대한 항균력이 강화된 3세대 cephalosporin 제제는 항녹농균 3세대 cephalosporin으로 따로 구분해서 기술한다. 경구용 3세대 cephalosporin 제제들은 일반적으로 1세대 cephalosporin 제제들에 비해서 생체이용률(bioavailability)이 좋지 않으므로 중증감염증에서 사용할 경우 주의를 요한다.

1. Cefotaxime

1) 작용기전

최초의 3세대 cephalosporin인 cefotaxime은 2-amino-5-thiazolyl cephem으로서 β-lactamase에 의한 가수분해에 높은 안정성을 가진다. Cephalosporin계열 항생제는 세포벽합성을 방해하여 세균성장을 억제한다.

2) 작용범위

Pseudomonas, *Acinetobacter* 등의 non-fermenters를 제외한 대부분의 그람음성균과 enterococci를 제외한 대부분의 그람양성균에 대해 항균력이 우수하나, *S. aureus*와 coagulase-negative staphylococci (CNS)에 대한 항균력은 1세대 cephalosporins에 비해 떨어진다. MRSA나 MR-CNS에는 효과가 없다. *S. pyogenes*, *S. agalactiae*, *S. pneumoniae* 등에 대해 cephalothin에 비해 2-8배 강한 항균력을 보인다. 대부분의 그람음성균에 탁월한 항균력을 보이나 ESBL 또는 AmpC β-lactamase를 생성하는 그람음성균에 대한 항균력은 없다. 그람음성균 중 non-fermenter에 속하는 *Acinetobacter* species, *Pseudomonas* species, *Stenotrophomonas maltophilia*에 대한 항균력은 없다.

3) 내성기전

그람음성균에서 penicillin이나 cephalosporin계열 항생제에 내성을 나타내는 대표적인 내성기전이 β-lactamase 생성이다. β-lactamases는 narrow-spectrum부터 extended-spectrum까지 다양하게 존재하는데 3세대 cephalosporin 내성을 나타내는 대표적인 기전은 ESBL 또는 AmpC β-lactamases를 생성하는 것이다. Carbapenemase를 생성하는 경우에도 carbapenem계열 항생제와 penicillin, cephalosporin계열 항생제에 모두 내성을 보인다.

4) 약물동력학

1 g 정주 후에 평균 반감기는 1-1.5시간이다. 주로 신장을 통해 소변으로 배설되며 일부는 간에서 대사된다. 뇌척수액 내 농도는 뇌수막염이 있는 경우에 높게 유지된다. 30-50%가 단백과 결합한다.

5) 임상 적응증

Cefotaxime은 *S. pneumoniae*, *N. meningitidis*, *H. influenzae* 뇌수막염의 효과적인 치료제이다. PRSP 뇌수막염의 경우 cefotaxime 감수성인 경우 단독치료가 가능하지만, cefotaxime MIC 1 μg/mL 이상인 경우 vancomycin과 병용한다. 뇌수막염의 경험적 치료로 cefotaxime, ceftriaxone을 투여할 경우 미생물 검사실에서 *S. pneumoniae*의 항생제 감수성 결과가 확인될 때까지 vancomycin과 병용해서 투여하는 것을 권고한다. 원인균이 cefotaxime 또는 ceftriaxone에 감수성이 있는 경우 vancomycin을 중단할 수 있다. Cefotaxime이 임상적으로 효과적인 적응증으로는 지역사회획득폐렴, 신우신염, 골관절감염, 그람음성균에 의한 패혈증, 장티프스, 전신적 *Salmonella* 감염증, 임질, 라임병, 심내막염 등이 있다. *S. pneumoniae* 균혈증에 대한 대규모 관찰연구에서 cefotaxime, ceftriaxone에 대한 내성은 높은 사망률과 관련이 없었으며, MIC가 최대 2 μg/mL인 균주에 의해 발생하는 비수막성 폐렴알균 감염(대부분 폐렴) 환자를 치료하는 데 효과적이었다. Cefotaxime과 ceftriaxone은 대부분의 PRSP에 대해 치료효과가 있는 것으로 간주되며 입원이 필요한 지역사회획득폐렴에 대한 경험적 치료로 추천되고 있다. 복강내감염에서도 사용 가능하지만 metronidazole 같은 혐기성 세균에 대한 항생제를 병합하는 것을 추천한다. 간경변 환자에서 발생한 자발성 세균성 복막염(spontaneous bacterial peritonitis)에서는 cefotaxime 단독투여를 고려할 수 있다.

6) 용법 및 용량

근주 또는 정주로 성인에서 하루 3-6 g을 3-4회 분할 투여한다. 소아의 경우 용량은 100-150 mg/kg/day이며 3-4회 분할 투여한다. 세균성 뇌수막염의 경우 하루 총량은 성인의 경우 12 g까지, 소아의 경우 150-200 mg/kg/day까지 증량할 수 있으며 4-6회 정맥 내로 분할투여한다. 소변을 통해 활성물질로 배설되며 신부전 환자에서는 용량조절이 필요하다.

7) 부작용과 금기

치료 환자의 1-10%에서 반구진(maculopapular) 홍반, 두드러기가 발생한다. 그 외 설사, 구역, 구토, 장염이 유발될 수 있으며 접종부위 통증을 호소하기도 한다. 1% 미만에서 아나필락시스(anaphylaxis), 부정맥, BUN 상승, 신기능저하, 일시적인 호산구증가증과 발열, 두통, 간질신장염, 호중구감소증, 혈관염, 거짓막대장염, 혈소판감소증, AST/ALT 상승, 독성간염 등이 보고되었다.

2. Ceftriaxone

1) 작용기전

Cephalosporin계열 항생제는 세포벽합성을 방해하여 세균 성장을 억제한다. β-lactamase에 의한 가수분해에 높은 안정성을 가지며 장내세균에 높은 항균력을 보인다. Ceftriaxone은 triazine 고리가 존재해 단백결합률이 85-95%로 높아 긴 반감기를 가지며, 이로 인해 하루에 한 번 투여가 가능하다. 1일 1회 요법이 가능하므로 외래 주사치료 항생제로서 유용성이 높다.

2) 작용범위

Ceftriaxone은 cefotaxime과 거의 동일한 항균범위를 보인다. MRSA, enterococci에 항균력이 없으며 PRSP에 대해 ceftriaxone은 penicillin보다 우수한 항균효과를 보인다. 그람음성알균 중 *N. meningitidis*에 대해서 cefotaxime보다 더 효과적이다. 대부분의 그람음성균에 탁월한 항균력을 보이나 ESBL 또는 AmpC β-lactamase를 생성하는 균주에는 효과가 없다. Cefotaxime과 마찬가지로 *Acinetobacter*나 *Pseudomonas* 등에 대한 항균력은 없다. 그 외 *Treponema pallidum*, *B. burgdorferi*에 항균력이 있다.

3) 내성기전

3세대 cephalosporin 내성을 나타내는 대표적인 기전은 ESBL 또는 AmpC β-lactamases를 생성하는 것이다. Carbapenemase를 생성하는 경우에도 carbapenem계열 항생제와 penicillin, cephalosporin계열 항생제에 모두 내성을 보인다.

4) 약물동력학

1 g 정주 후 반감기는 약 6-8시간이다. 투여용량의 40-50%는 활성 형태로 48시간 내 소변으로 배설되며, 간으로도 50%가 대사된다. 단백결합률은 85-95%로 뇌수막염이 없는 경우 뇌척수액으로의 약물투과는 단지 1.5%이나, 세균성 뇌수막염 환자에서 뇌척수액 내 약물농도는 더 증가하여 감수성 병원균들의 MIC보다 최소 10배 이상 높다.

5) 임상 적응증

Ceftriaxone은 세균성 뇌수막염의 치료에서 가장 유용한 항생제 중의 하나이다. PRSP 뇌수막염은 원인균에 대한 ceftriaxone의 MIC가 낮을 경우 단독요법으로 치료 가능하나, ceftriaxone MIC가 1 μg/mL 이상으로 높으면 vancomycin을 병용투여한다. Ceftriaxone의 임상적 적응증은 기본적으로 cefotaxime과 동일하므로 지역사회획득폐렴, 신우신염, 골관절감염, 그람음성균에 의한 패혈증, 장티프스, 전신적 *Salmonella* 감염증, 심내막염 등에서 사용 가능하다. Ceftriaxone 250-500 mg 근주 1회 용법은 합병증이 없는 임질, 요도염 치료에 효과적이다. 모든 형태의 임균감염에 대한 1차 치료제이며 azithromycin 단일 경구복용 또는 doxycycline과 함께 사용된다. Ceftriaxone은 중추신경계 매독에서 penicillin을 투여할 수 없는 경우 대체요법으로 사용 가능하다. 라임병에는 2 g씩 24시간 간격으로, 질환의 침범 정도에 따라 14-28일 동안 정주할 수 있다. 중추신경계 nocardiosis의 경우 ceftriaxone과 amikacin을 병용해 사용할 수 있다. Ceftriaxone은 긴 반감기를 가져서 하루에 한 번 투여가 가능하고, 외래 주사치료 항생제로서 유용성이 높다. 심내막염(*Enterococcus*가 원인균이 아닌 경우), 골수염, 피부연조직감염 등의 치료 시 1일 1회 근주 또는 정주할 수 있는 편리성으로 재가치료(home parenteral antibiotic therapy) 약제로 많이 이용된다.

6) 용법 및 용량

근주 또는 정주로 12-24시간 간격으로 투여 가능하다. 성인 용량은 하루 한 번 1-2 g 근주 혹은 정주한다. 뇌수막염, 뇌농양 등의 중추신경계 감염증에서는 2 g 하루 2회(4 g/day) 투여한다. 소아는 50-100 mg/kg/dose (max. 1,000 mg/dose)를 1일 1회 투여하고 세균성 뇌수막염의 치료에서는 80-100 mg/kg/day (max. 4,000 mg/day) 투여한다. 주로 간에서 대사되어 담즙을 통해 배설되므로 신부전 환자에서 감량할 필요 없다.

7) 부작용과 금기

부작용은 다른 cephalosporin과 비슷하다. 과민반응성 반점, *Clostridioides difficile* 장염, 약열, 호산구증가증, 백혈구감소증, 혈소판감소증, 가역적 호중구감소증, 일시적인 AST/ALT 상승, 담낭의 비정상적인 초음파 소견, 구토, 담석의 높은 발생률이 보고되었다. 황달이 있는 신생아에서 ceftriaxone은 bilirubin 대신 albumin과 결합함으로써 비결합 bilirubin과 적혈구-결합 bilirubin을 증가시킬 수 있다. 이 약물은 황달의 위험이 높은 유아에서는 조심해서 사용해야 한다. HIV 감염자에서 용혈빈혈이 보고되었다.

3. Ceftizoxime

구조나 항균력이 cefotaxime과 유사한 3세대 cephalosporin이다. 대부분의 장내세균에 대해 높은 항균력을 보이며 이 점에 있어서 cefotaxime과 유사하다. 1 g 정주 후 반감기는 1.4-1.7시간이다. Cefotaxime과 달리 체내에서 대사되지 않고, 거의 대부분이 신장을 통해 배설된다. 체내 분포는 cefotaxime과 비슷하다. 정상적 뇌척수액에는 잘 침투하지 못하지만 대부분의 세균성 뇌수막염 환자에서 치료농도에 도달한다. 혈중 단백과 30% 결합한다. Ceftizoxime의 임상적 적응증은 대체적으로 cefotaxime과 비슷하다. 그러나 cefotaxime, ceftriaxone에 비해 뇌수막염에 대한 치료 경험은 충분하지 않다. 근주 또는 정주하며, 성인용량은 3-6 g을 2-4회 분할 투여한다. 최대 하루 12 g까지 사용된다. 소아는 40-120 mg/kg/day, 2-4회 분할 투여한다. 신부전 환자에서 ceftizoxime은 용량을 감량해야 한다. 부작용은 다른 cephalosporin과 비슷하며 대부분 경하고 드물다. 발진, 호산구증가증, 약열과 일시적인 AST 증가, 혈소판감소증, 호중구감소증, 오심, 설사, 구토 등이 있다.

4. Cefodizime

항균력 및 임상적 적응증 등은 cefotaxime과 유사하다. 반감기는 4-8시간이고, 성인은 1일 1-4 g을 6-8시간마다, 소아는 60-120 mg/kg/day를 3-4회 분할주사한다.

5. Cefmenoxime

항균력 및 임상적 적응증 등은 cefotaxime과 유사하다. 반감기는 0.9시간이고, 성인은 1일 1-4 g을 6-8시간마다, 소아는 40-160 mg/kg/day를 3-4회 분할주사한다.

6. Latamoxef

Latamoxef (moxalactam)는 3세대 cephalosporin으로 분류하며 항균력, β-lactamase에 대한 안정성, 임상적 유용성은 다른 3세대 cephalosporin과 비슷하다. 7-ACA와 달리 sulfur 대신 산소원자가 들어가 있어서 화학적으로 진정한 cephalosporin과는 다르므로 oxacephem이라고 칭한다. 장내세균에 강한 항균력을 보이나 그람양성균에 대한 항균력이 낮거나 거의 없다. N-MTT (N-methylthiotetrazol) 고리가 존재하며 인체 내에서 분리되어 prothrombin의 합성에 필요한 glutamic acid의 gamma carboxylation을 억제해 저프로트롬빈혈증을 일으키며 disulfiram 유사반응을 일으킨다. 혈소판 응집을 억제하는 acyl carboxyl기를 가지고 있다. 성인에서 1-2 g 하루 3회 투여하고 소아에서는 추천되지 않는다. 미국에서는 더 이상 사용되지 않고 있는 항생제이다.

7. 경구용 3세대 cephalosporins

경구용 3세대 cephalosporin은 중이염, 부비동염, 만성 기관지염의 급성 악화 등의 경증에서 중등도의 호흡기감염에 대한 경구요법으로 승인되었다. *H. influenzae*에 대해 매우 강력한 항균력을 가지고 있지만 *S. pneumoniae*에 대한 항균력은 다양하다. 일반적으로 penicillin에 감수성이 있는 *S. pneumoniae*에 대한 항균력은 우수하다. *E. coli*, *K. pneumoniae* 등의 장내세균에 대한 효능이 강화되어 요로감염 치료에 유용하다. 국내에서 사용되고 있는 경구용 항생제 중 미국에서 승인되어 사용되고 있는 것은 cefdinir, cefditoren, cefixime, cefpodoxime, ceftibuten이다.

1) Cefdinir

경구용 3세대 cephalosporin계열 항생제로서 일반적으로 지역사회획득감염에 대해서 좋은 항균력을 지닌다. 특히 호흡기감염과 합병증이 없는 연조직감염을 일으키는 원인균에 대해서 좋은 효과를 지닌다. 그중에서도 penicillin 감수성 *S. pneumoniae*, β-lactamase을 생산하는 *H. influenzae*에도 효과적이다. 그러나 *Enterococcus* spp., *Listeria* spp., 혐기균에 대해서는 항균력이 없다. 호흡기 조직과 흉수액, 수포, 부비동과 중이에 잘 투과되며 적정한 항균 농도를 유지한다. 주로 신장을 통해 배설되며 신기능에 따라 용량조절이 필요하다. 성인에서 1회 300 mg 1일 2회 투여하고 소아에서 14 mg/kg/day (max. 600 mg/day) 투여한다. 가장 흔한 것은 설사(17.7%)이다. 그 외 오심, 소화불량, 복통, 질염과 발진이 있다.

2) Cefditoren pivoxil

경구용 3세대 cephalosporin계열 항생제로서 일반적인 대부분의 그람양성균과 장내세균에 대해서 좋은 항균력을 지닌다. 특히 호흡기감염과 피부연조직감염에서 좋은 치료효과를 지닌다. *S. pneumoniae*에 대한 항균력이 특히 좋아서 우리나라처럼 PRSP의 빈도가 높은 나라에서 지역사회획득폐렴의 경구항생제로 추천할 만한 약제이다. 반감기는 1.3시간에서 2시간이다. 인체조직에 골고루 분포한다. 성인에서 호흡기감염에 경구로 400 mg씩 1일 2회로 치료하며, 피부연조직감염과 후두염, 요로감염에서는 200 mg씩 1일 2회로 치료한다. 소아에서 3-6 mg/kg를 1일 3회

(max. 200 mg/dose, 600 mg/day) 투여한다. 신장으로 배설되는 약으로 신기능에 따라서 용량을 조절한다. 설사(11-15%)가 가장 흔한 부작용이고 오심, 구토, 두통 등이 나타날 수 있다.

3) Cefixime

경구용 3세대 cephalosporin계열 항생제로서 기본적으로 장내세균 같은 그람음성균에 우수한 항균력을 보인다. *S. aureus*에는 항균력이 약하며 *Enterococcus*에는 항균력이 없다. 신장으로 배설되는 양은 21.2%이고 상당량이 담즙으로 배설된다. 반감기는 3.1시간이며, 생체이용률은 31%이다. 칼슘통로 억제제인 nifedipine이 동시에 투여되면 cefixime의 흡수가 53% 증가한다. 요로감염, 임질, 감수성균에 의한 호흡기감염, 인후염, 편도염, 중이염과 많은 장내세균에 의한 감염에 사용될 수 있다. 성인은 200-400 mg 1일 2회 경구투여하고, 소아는 8 mg/kg/day (max. 400 mg/day) 투여한다. 신기능에 따라 용량을 조절하며 식사와 관계없이 투여 가능하다. 약 16%가량에서 설사가 나타나며, 복통, 구역, 소화불량 등이 나타날 수 있다.

4) Cefpodoxime

경구용 3세대 cephalosporin계열 항생제이다. Cefpodoxime은 *S. aureus*, *S. pyogenes*, viridans streptococci, penicillin 감수성 *S. pneumoniae*에 대해서 항균력을 나타내나 *Enterococcus*, MRSA에는 항균력이 없다. 장내세균, *M. catarrhalis*, *H. influenzae*에도 우수한 항균력이 있다. Cefpodoxime은 전구물질인 비활성의 cefpodoxime proxetil로 투여되며 50% 정도 위장관에서 흡수되고 장점막에서 ester를 제거해 활성형의 cefpodoxime으로 변한다. 복용 후 신장으로 배설되는데 공복 시 투여하면 요에서 41% 검출되고, 식후에 복용하면 64%가 요에서 검출된다. 반감기는 2.5-3.5시간이다. Penicillin 감수성 *S. pneumoniae*, *H. influenzae*에 의한 지역사회획득폐렴, 합병증이 없는 임질, 합병증이 없는 피부연조직감염, 중이염, 인후염, 편도염, 요로감염 등에 사용할 수 있다. 성인에서 100-200 mg을 12시간마다 경구투여하고 소아에서는 5 mg/kg (max. 200 mg/dose) 1일 2회 투여한다. 신기능에 따라 용량을 조절한다. 음식물과 같이 투여하면 흡수가 잘된다. 그러나 제산제나 H2 수용체 길항제는 흡수를 저해한다. 부작용으로 홍반, 소양감, 오심, 구토, 설사 등이 있다.

5) Ceftibuten

경구로 사용되는 광범위 항생제 중에서 1일 1회 복용할 수 있다는 장점을 가진 항생제이다. 대체로 cefixime과 유사하며, 그람음성막대균의 약제 감수성이 좋다. 호흡기감염에 사용 시 penicillin 감수성 *S. pneumoniae*, *H. influenzae*, *M. catarrhalis*에 사용될 수 있으며, β-lactamase에 안정성이 있다. PRSP, *Enterococcus*, MRSA에 대한 항균력은 없다. 대부분 신장으로 배설된다. 염증성 체액에 잘 분포되며 반감기는 2.4시간이다. 어린이에서 급성 중이염에 대한 효과가 잘 입증되어 있다. 요로감염, 임균감염, *S. pyogenes* 인후염, 기관지염, 중이염에 사용할 수 있으나, PRSP에는 효과가 없다. 성인은 경구로 1일 400 mg 1회 투여한다. 소아는 9 mg/kg/day로 1회 투여한다. 신기능에 따라 용량을 조절한다. 오심, 구토, 설사, BUN 상승, 호산구증가 등의 부작용이 발생할 수 있다. 그 외 두통, 어지럼증, 황달 등의 부작용도 가능하다.

6) Cefcapene pivoxil

경구 항생제로서 경구투여 후 위장관 esterase에 의해 가수분해되어 pivaloxymethyl기가 유리된 후 항균력을 발휘하는 전구약물(prodrug)형 항생제이다. 그람음성균과 그람양성균에 대해서 넓은 항균범위를 지니고 있다. 반감기는 1시간에서 1시간 30분이다. 신장에서 배설되는 양은 경구투여 후 24시간 후 대략 40% 정도이다. 성인에서는 100 mg 1일 3회 식후 경구투여, 중증감염증일 경우 1회 150 mg을 1일 3회 식후 경구투여한다. 소아에서는 1회 3 mg/kg을 1일 3회 식후 경구투여한다. 일반적인 cephalosporin 항생제에서 나타나는 부작용이 나타날 수 있다. 설사, 구역, 구토도 비교적 흔히 보고되는 부작용이다.

7) Cefetamet pivoxil

Cefixime과 유사한 경구용 3세대 cephalosporin계열 항생제이다. 주요 호흡기감염균인 *S. pneumoniae*, *H. influenzae*, *M. catarrhalis*, *S. pyogenes*, 장내세균과 임균에 대한 항균력을 가지고 있다. 반감기는 2-2.5시간이다. 성인에서 폐렴, 만성 기관지염의 급성 악화, 부비동염 등에서 통상적 용량인 1일 500-1,000 mg 1일 2회로 치료하며, 합병증이 없는 요로감염에서 2,000 mg 1회 사용도 효과적이다. 신장으로 배설되며, 신기능에 따라 용량을 조절한다. 식후 1시간 이내에 복용해야 흡수율이 좋아진다. 오심, 구토, 설사, 복통과 같은 위장관 합병증(10%)이 가장 흔하게 나타난다. 발진과 가려움증도 비교적 많이 관찰된다(5%).

8) Cefteram pivoxil

경구용 3세대 cephalosporin계열 항생제로서 인후두염, 중이염, 기관지염, 폐렴, 연조직감염, 요로감염 등에 사용한다. 사용 용량은 성인에서 150-300 mg을 3회 분할하여 식후 투여한다. 소아에서는 9-18 mg/kg/day를 3회 분복한다. 부작용으로 구역, 설사, 어지럼증 등이 나타날 수 있다.

참고문헌

1. Iwata K, Miyairi I. 항생제 스마트한 사용법. 서울: 우리의학서적; 2014. 171-96쪽.
2. Lepak AJ, Andes DR. Cephalosporins. In: Bennett JE, Dolin R, Blaser MJ, eds. Principles and practice of Infectious Diseases. 9th ed. Philadelphia, PA: Elsevier Inc; 2020. pp. 268-84.
3. Southwick FS. Anti-infective therapy. In: Southwick F. Infectious Diseases, a Clinical Short Course. 3rd ed. NewYork: McGraw-Hill Education; 2013. pp. 1-58.

항녹농균 효과가 있는 3세대 Cephalosprin

손준성 경희대학교 의과대학 내과학교실

1. Ceftazidime

Ceftazidime은 3세대 cephalosporin계 항생제 중에서 녹농균에 대한 항균효과가 가장 높으며, aminoglycoside에 내성인 *Pseudomonas aeruginosa* (녹농균)에도 효과가 좋다.

1) 작용범위

Pseudomonas aeruginosa (녹농균)에 높은 활성을 보이는 것은 이 약물의 가장 중요한 특성이다. 1-3세대 cephalosporin계 항생제 중에서는 녹농균에 대한 MIC가 가장 낮고 항균효과가 가장 좋다. 일반적인 plasmid-mediated β-lactamase에는 안정적이므로 호기성 그람음성균 중 Enterobacteriaceae에는 대부분 감수성이다. 하지만 ESBL, Amp C, carbapenemases 등 다양한 β-lactamase를 생성하는 균주에게는 내성을 보인다. *Stenotrophomonas maltophilia*에는 항균효과가 없다. Ampicillin 내성 *H. influenzae*, *H. parainfluenzae*, *M. catarrhalis*, *N. gonorrhoeae*, *N. meningitidis* 등에도 항균효과가 있다. 혐기성 그람음성균 중 *Fusobacterium*과 *Veillonella* spp.는 보통 ceftazidime에 감수성이지만, *B. fragilis* 등은 내성을 보인다. Ceftazidime은 그람양성균에는 효과가 제한적이다. *S. pyogenes*, GBS, viridans streptococci, *S. bovis*는 감수성이다. PRSP는 penicillin, cefotaxime, ceftriaxone보다는 ceftazidime에 덜 효과적이다. *S. aureus*, coagulase-negative staphylococci에 대해서는 효과적이지 않다. *Peptococcus*, *Peptostreptococcus*, *C. perfringens* 등 혐기성 세균은 감수성을 보인다. *Enterococcus* spp., *L. monocytogenes*, 기타 *Clostridium* spp., *Lactobacillus* spp.는 내성을 나타낸다.

2) 약물동력학

성인에게 1.0 g 정주한 후 10분 뒤 최고혈중농도는 107 μg/mL이다. 혈중 반감기는 대략 2시간이다. 근주 30, 60분 후에 최고혈중농도는 34.4 μg/mL, 37.8 μg/mL로 측정된다. Ceftazidime의 주요 배설경로는 신장이다. 활성 대사물질은 소변에서 발견되지 않는다. 적은 양의 ceftazidime이 담즙으로 배설된다. 단백결합률은 단지 17%이다. 혈관 외 체액에 분포하는데, 흉막액과 복수에서 혈중농도의 2/3를 유지한다. 세균성 뇌수막염 환자의 뇌척수액과 뇌로 잘 통과하는데 뇌수막염이 없는 환자의 뇌척수액에서는 상당히 낮게 검출된다. 모유, 기도분비물, 객담, 심장판막과 증식증, 전립선, 자궁근층, 내막, 나팔관, 방수액, 초자제, 골조직, 피부, 지방, 심장조직, 골격근, 골조직을 침투한다.

3) 임상 적응증

Ceftazidime은 *P. aeruginosa*에 의한 감염이 의심되거나 증명된 경우 사용된다. 다만 중증감염인 경우에는 감수성이 확인되지 않았다면 경험적으로 aminoglycoside와 병용하는 것이 권장된다. 발열성 호중구감소증 환자에서는 초기 경험적 치료에 ceftizidime이 단독 또는 병용으로 사용된다. 최근에는 ESBL과 Amp C β-lactamase 생성균주의 증가로 인해 발열성 호중구감소증 환자에서 ceftazidime 단독투여는 감소하는 추세이며, cefepime 단독요법이 증가하고 있다. 낭성섬유증 환자에서 만성 기관지염의 급성 악화 시 흔한 원인균인 *P. aeruginosa*를 치료하기 위해 ceftazidime이 단독, 또는 병용으로 사용된다. *P.*

*aeruginosa*에 의한 뇌수막염 발생 시 ceftazidime은 뇌척수액 내 침투가 가능하므로 치료에 사용될 수 있다. 원내폐렴 환자 발생 시 중등도 이상의 상태이거나, 위험인자가 있는 경우 즉, 장기간 중환자실에 입원하였거나 스테로이드, 항생제를 장기간 투여한 환자에서는 *P. aeruginosa*의 감염을 의심하여 경험적으로 ceftazidime을 병용하여 투여할 수 있다. 당뇨나 AIDS와 같은 면역저하환자에서 악성외이도염 발생 시 흔한 원인균인 *P. aeruginosa*를 치료하기 위해 ceftazidime이 추천된다. 그 밖에 *P. aeruginosa*에 의한 심각한 감염증 즉, 심내막염, 패혈증, 폐렴, 골수염, 신우신염 등의 치료에 ceftazidime이 사용되며 이 경우 aminoglycoside를 흔히 병합투여한다. 또한 *Burkholderia pseudomallei*에 의한 melioidosis 발생 시에도 ceftazidime이 추천된다. 심각한 *P. aeruginosa* 감염에는 충분한 용량의 항생제가 투여되어야 하는데, 만약 장기간 저용량의 ceftazidime이 투여된다면 치료 도중 ceftazidime 내성 *P. aeruginosa*가 유발될 수 있으므로 주의하여야 한다.

4) 용법 및 용량

성인용량은 요로감염의 경우 매 12시간마다 0.5-1.0 g 근주 또는 정주투여, 패혈증의 경우 2 g씩 매 8시간마다 투여한다. 하루 6 g을 초과하지 않아야 한다. 희석하여 30분 동안, 또는 bolus로 투여한다. 소아는 하루에 100-150 mg/kg를 3회에 분할주사한다. 신생아는 체중 1 kg당 50 mg를 2회에 나누어 투여한다. 그리고 2주 이후에는 용량을 증량하고 4주 이후에는 소아에 해당하는 용량을 사용하여야 한다. 65세 이상의 노인에서 1.0 g씩 12시간 간격으로 투여할 것을 추천하고 있다. 신기능장애 환자는 감량이 필요하다. 만성 간질환 환자에서 신기능이 정상이면 용량조절이 필요 없다. 낭성섬유증에는 150 mg/kg을 3회에 나누어 정주한다. 2.3 mEq/g의 Na^+을 지니고 있다.

5) 부작용

발진(2%), 호중구감소증, 신독성이 관찰되나 드물다. 때로 penicillin과 교차반응이 있고, 장알균과 진균, *Clostridioides* 등의 과잉성장(overgrowth)이 있다.

2. Cefoperazone

Cefoperazone은 녹농균에 효과가 있는 3세대 cephalosporin계 항생제로 ceftazidime보다 먼저 개발되었다. 하지만 녹농균에 대한 항균효과는 ceftazidime보다 조금 약하고, plasmid-mediated β-lactamases에 안정적이지 않아서 Enterobacteriaceae에 대한 효과도 cefotaxime보다 낮다. 다만 75%가 담관계로 배설되므로 담도계 감염에서 효과적으로 사용할 수 있고, 20-30% 정도만 신장으로 배설되므로 신기능저하 환자에서 용량을 조절하지 않아도 되는 장점이 있다. NMTT 측쇄를 함유하여 cefamandole처럼 저프로트롬빈혈증과 출혈, disulfiram 유사반응 등의 부작용이 발생할 수 있다.

1) 작용범위

그람양성균 중 *S. aureus*와 coagulase-negative staphylococci, *S. pyogenes*에 대해서 cefotaxime만큼 효과가 있지만, group B *streptococcus*와 viridans streptococci에는 효과가 약하다. MRSA, *E. faecalis*, *L. monocytogenes*, *N. asteroides*는 내성을 보인다. *Peptococcus* spp., *Propionibacterium* spp., *C. perfringens*와 같은 몇몇 혐기성 그람양성균은 감수성, *C. difficile*는 내성을 나타낸다. 그람음성알균 중 meningococci, gonococci는 cefoperazone에 감수성이지만 cefotaxime에 비해 떨어진다. 호기성 그람음성막대균 중 Enterobacteriaceae의 cefoperazone에 대한 내성의 빈도는 cefotaxime에 비해 높다. *P. aeruginosa*에 대해 중등도 감수성이 있는데,

azlocillin이나 piperacillin과는 동일하나 cefsulodin과 ceftazidime보다는 덜 효과적이다. *P. stutzeri*와 *S. putrefaciens*는 감수성, *B. cepacia*, *P. putida*, *P. vesticularis*, *S. maltophilia*는 내성을 나타낸다. 혐기성 그람음성균 중 *P. melaninogenica*, *P. disiens*와 *Fusobacterium* spp.는 감수성을 보이고 *B. fragilis*는 다양한 감수성을 나타내는데, cefoxitin보다는 항균력이 낮다. ESBL을 생성하는 Enterobacteriaceae는 cefoperazone에 내성을 나타낸다.

2) 약물동력학

성인에게 1 g 정주 후 65 μg/mL의 최고농도는 1시간 후에 도달하며 반감기는 1.6시간이다. Cefoperazone의 작은 분포용적은 높은 단백결합과 관련 있는데, latamoxef의 50%에 비해 90%가 결합한다. 주 배설경로는 활성형으로 담즙을 통해 배설된다. 투여용량의 20-30%만이 형태 변화 없이 신장으로 배설된다. 세균성 뇌수막염 환자의 뇌척수액에 잘 도달하지 않는다. 근육과 외과적 상처, 객담, 복수에서 적절한 농도에 도달하고 태반을 통과한다.

3) 임상 적응증

3세대 cephalosporin계 항생제 중 *P. aeruginosa*에 대한 효과는 ceftazidime에 비해 떨어지고, Enterobacteriaceae에 대한 효과는 cefotaxime보다 낮다. 또한 저프로트롬빈혈증, disulfiram 유사반응 등의 부작용 때문에 요즘에는 상대적으로 처방이 흔하지 않다. 다만 담즙 내 농도가 높아 *P. aeruginosa*에 의한 담도계 감염에 사용이 가능하며, 신기능이 저하된 환자에서도 용량 감량 없이 처방할 수 있는 장점이 있다.

4) 용법 및 용량

성인은 매 12시간 1-2 g씩 근주 또는 정주한다. 최대 하루 총량은 6-12 g, 2-4회 분할투여한다. 소아에서는 50-100 mg/kg/day, 2회 나누어 투여하며 심한 감염증의 경우 200 mg/kg/day 용량을 2-4회 분할투여한다. Cefoperazone은 0.5% lidocaine용액에 혼합하여 근주할 수 있으며 정주 용량은 3-5분에 걸쳐, 또는 30-60분에 걸쳐 점적 정주할 수 있다. 1-7일 신생아는 50 mg/kg, 1회 투여로 24시간 동안 높은 혈중농도를 유지할 수 있다. 신생아, 미숙아는 최대 12시간 간격으로 50 mg/kg 투여가 효과적이다. 담도를 통하여 배설되므로 신부전이 있는 경우 용량조절은 필요하지 않다. 임산부에서는 cefoperazone의 용량 증가가 필요하지 않다.

5) 부작용

홍반, 설사, 신독성은 낮아 furosemide 또는 aminoglycosides 등과 신독성 없이 병용할 수 있다. Cefamandole, latamoxef와 마찬가지로 NMTT가 있어서 특히 노인이나 비타민 K 결핍환자에서 저프로트롬빈혈증을 야기할 수 있다. 비타민 K 정주 투여는 이러한 합병증을 예방할 수 있다. NMTT를 지니고 있어 disulfiram 유사반응이 생길 수 있다. 알코올과 같이 복용한 경우에 AST의 완만한 상승, ADP에 의한 혈소판응집방해, 호산구증가증, 가역적 호중구감소증, 직접 Coombs 양성 반응이 보고되었다. NMTT를 지니고 있는 cefoperazone은 신생 쥐의 고환에 부작용이 관찰되었다.

3. Cefpiramide

Cefpiramide는 녹농균에 효과가 있는 3세대 cephalosporin계 항생제 중 하나이다. 하지만 Enterobacteriaceae에 대한 항균효과는 cefotaxime에 비해 떨어지고, 녹농균에 대한 효과는 cefoperazone과 비슷해서 임상에서 흔히 사용되지는 않는다. 반감기는 4.4시간이고, 성인은 0.5-1 g을 12시간마다 주사한다.

참고문헌

1. 류지소. 새로나온 항생물질. cephalosporin 계통. 대한의학협회지 32:589, 1989.
2. Bennett JE, Dolin R, Blaser MJ. Mandell, Douglas, and Bennett's Principles and Practice of Infectious Diseases. 9th ed. Philadelphia: Saunders; 2019.
3. Hoeprich PD. Antibacterial Chemotherapy in Infectious Diseases. 5th ed. Philadelphia: JB Lippincott; 1994.
4. Wright H, Endimiani A. Ceftazidime and Ceftazidime–Avibactam. In: Grayson ML, Cosgrove S, Crowe S, Hope W, McCarthy J, Mills J. Kucers' The Use of Antibiotics. A clinical review of antibacterial, antifungal, and antiviral drugs. 7th ed. Boca Raton, Florida: CRC Press; 2017.

4세대 Cephalosporin

최희정 이화여자대학교 의과대학 내과학교실

4세대 cephalosporin은 2번 위치의 carboxyl기로 전기적으로 음성을 유지한 채, 7번 위치에 methoxyimino기가 붙어 있어 3세대 cephalosporin과 비슷한 약리학적 성질과 β-lactamase에 대한 안정성을 갖고, 3번 위치에 전기적으로 양성인 4가의 질소원소를 포함하게 되어 양성을 갖게 되어 zwitterion으로 작용하기 때문에 그람음성균의 외막 투과가 매우 빠르다. 즉, aminothiazolylacetamino cephalosporin으로 효과가 더욱 강력하여 졌고 항균범위도 더욱 확산되었다. Cefotaxime, ceftazidime보다 그람음성막대균에는 효과가 더욱 강력하고, 그람양성알균에 대하여는 cefotaxime과 동등하다. AmpC β-lactamase에 의한 불활성화에 덜 민감하기 때문에 3세대 세파에 내성인 장내세균의 약 75-80%가 4세대 cephalosporin에 감수성이 있어 AmpC 유도 내성균주에 의한 심각한 감염의 선택적 치료제이다. Cefepime은 cefoxitin이나 imipenem과 달리 group 1 β-lactamase를 잘 유발하지 않는다. 그러나 *Enterococcus* spp. (장알균), , MRSA, *L. monocytogenes*, *C. difficile*, *B. cepacia*, *Bacteroides* spp., *Nocardia* spp., *S. maltophilia, M. avium intracellulare*에는 효과가 없다. 80%는 변화되지 않고 신장으로 배설된다. Cefpirome의 항균력은 cefepime과 유사하다. *Enterococcus*에 대한 MIC가 12-16 μg/mL로 다른 cephalosporin에 비해 낮다. 적어도 *Enterococcus*의 균교대감염에 의한 요로감염은 적을 것으로 생각된다. *P. aeruginosa*에 대해서는 ceftazidime에 비해 약간 떨어지나 cefoperazone보다 우수하고, vancomycin과 cefpirome을 병용했을 때 길항작용은 보이지 않았다.

1. Cefepime

1) 작용범위

1996년 FDA에서 허가받은 cefepime은 그람양성알균에 대한 항균력이 우수하며 1세대 cephalosporin에 비길 만하고, *Streptococcus* spp.에 대해서는 cefotaxime과 비슷하다. 즉, methicillin-감수성 *S. aureus*, penicillin 내성 *S. pneumoniae*에 효과적이다. 그람음성막대균에 대해서도 균에 따라 다르지만 Bush group 1 β-lactamase나 ESBL을 생성하지 않는다면 3세대 cephalosporin과 동일하다. Bush group 1 β-lactamase를 생성하여 내성을 보이는 균들인 *Citrobacter*, *Enterobacter*, *Providencia*, *Morganella*, *Serratia*에 대해서는 3세대 cephalosporin에 비해 항균력이 훨씬 우수하나, group 1 β-lactamase의 양이 많아진다면 4세대 cephalosporin에도 내성을 보일 수 있다. *P. aeruginosa*에 대해서는 ceftazidime과 비슷하거나 항균력이 떨어진다. *Acinetobacter*에 대해서는 ceftazidime과 비슷하다. *P. aeruginosa*외의 *Pseudomonas* spp., *B. cepacia*와 *S. maltophilia*는 대개 내성을 보인다. *H. influenzae*에 대해서는 β-lactamase 생성 여부와 관계없이 항균력이 우수하다. *Moraxella*에 대한 항균력은 우수하나 ceftazidime에 비해 떨어진다. 혐기성 그람양성균에 대해서는 항균력이 있다. 일반적으로 MRSA, *Enterococcus*, *Listeria*, *Flavobacterium*, *C. difficile*, *B. fragilis*에 대해서는 항균력이 없다. 국내 분리 균주에 대해서도 비슷한 결과이며 특히 amikacin 내성인 *Enterobacter cloacae*에 대해서도 93-94%의 높은 감수성을 보인다.

2) 약물동력학

1 g 정주 시 최고혈중농도는 66.9±4.6 μg/mL이며, 최고혈중농도가 낮은 대신 균의 최소억제농도 이상을 유지하는 시간이 길다. 반감기는 2.0-2.3시간이고 ceftazidime보다 약간 길다. 신부전 환자에서는 반감기가 신기능에 비례하여 늘어나며 크레아티닌청소율(Ccr)이 11-30 mL/min, 10 mL/min 이하인 환자에서는 반감기가 각각 10.5시간, 13.5시간이므로 용량을 조절한다. 노인에서 신기능저하에 따라 반감기가 길어지나 용량을 조절할 정도는 아니다. 단백결합률은 20% 이하(15-19%)이며, 평형 상태에 도달한 후 분포용적은 14-21 L이다.

신장으로 배설되며, 혈액투석의 추출률(extraction ratio)은 0.40-0.65이며, 투석청소율(dialysis clearance)은 평균 83.9 (69.9-94.6) mL/min이었다. 복막투석에 의한 청소율은 더 적어서 4 mL/min이다.

담낭 수술 환자의 담즙에서 농도는 혈중농도보다 상당히 증가되는데, 정상적으로 cefepime은 담즙으로 배설되지 않아 담즙에서 농도가 높은 이유는 분명하지 않다. 토끼에서 실험적으로 만든 *S. pneumoniae* 뇌수막염에서의 cefepime의 중추신경계 투과율은 20±10.2%로 cefotaxime에 비해 높다.

3) 임상 적응증

균혈증, 폐렴, 피부연조직감염, 인공관절감염, 복잡성요로감염의 치료에 효과적이다. 다만, 원내감염, 면역저하환자의 감염, 내성균 감염의 치료에 국한하여 사용하는 것이 바람직하다. *P. aeruginosa* 감염증에서 cefepime 치료 중 내성이 생긴 예가 있으므로 병합요법이 권장된다. 혐기성 그람음성막대균에 대한 항균력이 없으므로 복강내감염에는 혐기성 세균에 대한 항균력이 있는 항균제와 같이 사용해야 한다. 지역사회획득폐렴에 대한 효과는 cefotaxime, ceftazidime과 비슷하다. 요로감염에서 임상 효과는 89-96%, 미생물학적 완치는 85-88%로 ceftazidime과 비슷하고, *Enterococcus* 균교대감염이 발생할 수 있다

연부조직감염증의 원인균이 *S. aureus*, GAS, *Enterobacteriaceae*, *P. aeruginosa*인 경우에서 ceftazidime과

효과가 비슷하며, 천공 또는 괴사가 생긴 충수돌기염 치료에서 cefepime과 metronidazole, gentamicin과 clindamycin을 병용한 효과와 비슷하다. 급성 담낭염으로 담낭절제술 후 감염증, 급성 골반감염증에 효과가 있다.

발열성 호중구감소증에 대한 치료제로 사용되며 ceftazidime 또는 piperacillin-amikacin과 비교한 연구에서 cefepime의 치료반응률은 75%로 대조군의 79%와 비슷하고, piperacillin-amikacin 치료군에 비해 신독성이 적었다. cefepime 사용 시 사망률이 다른 경험적 치료에 비해 높았다는 보고가 있었으나 이후 FDA에서 88개의 임상연구를 메타분석한 논문에서는 비교군에 비해 사망률을 높이지 않았다고 하였다.

Cefepime 감수성이 있는 ESBL 생성균주에 대한 치료효과에 대해서는 논란이 있다. 임상적 치료와 실패 모두 보고되었는데 약력학적으로 적절한 항생제 MIC를 초과해서 유지되는 시간이 중요하다고 보고하였다.

중증 지역사회획득폐렴, 원내폐렴, 인공호흡기관련폐렴의 치료제로 추천되며 폐렴알균에 대한 효과는 ceftriaxone과 유사하다. 뇌척수액으로 잘 침투해서 급성 세균성 뇌수막염 치료 시 cefotaxime과 유사한 결과를 보여주었는데 미국에서는 적응증을 받지 못했다.

최근, AmpC β-lactamase를 가진 세균의 균혈증 치료로 cefepime과 piperacillin-tazobactam을 비교한 연구들의 메타분석에서, 양군의 사망률에 차이가 있지는 않았으나, 임상적, 미생물학적 치료실패가 cefepime치료군에서 의미 있게 적었다고 보고했고 같이 분석한 carbapenem군과의 비교에서도 대조군에 비해 두 치료제가 치료효과의 차이가 없어서 cefepime은 AmpC β-lactamase 생성균주에 의한 균혈증 치료에서 carbapenem의 대안으로 제시하였다.

4) 용법 및 용량

성인은 1-2 g을 매 12시간 주사하고, *P. aeruginosa* 감염 시, 중증감염에 8시간마다 정주한다.

근주 후 통증의 정도는 ceftriaxone에 비해 덜하다. 통증을 줄이려면 1% lidocaine에 희석하여 사용한다. 대개 30분에 걸쳐 정주하나, 바로 주사하려면 5분간 서서히 한다. 신기능에 따라 용량조절이 필요하며, 크레아티닌청소율이 30 mL/min 이상이면 표준용량을 사용하고 11-30 mL/min에서는 건강한 사람의 1/4 용량(생명이 위험할 정도의 감염증에서는 1 g을 12시간마다; 심한 감염증에서는 1 g을 24시간마다; 중등도 감염증에서는 500 mg 24시간마다)을, 10 mL/min 이하에서는 1/8 용량(1 g을 24시간마다; 500 mg을 24시간마다; 250 mg을 24시간마다)을 사용한다. 혈액투석에 의해 제거되므로 유지용량으로 건강한 사람 용량의 1/8 (500 mg을 24시간마다)을 투여하다가 투석 후 250 mg을 보충한다. 복막투석 환자에서는 표준용량의 1/8을 투여한다(1-2 g을 48시간마다). 기관지점막에서의 농도는 혈중농도의 60% 정도이므로 통상적인 균에 의한 감염에서는 2 g을 12시간마다 투여해도 좋지만 *P. aeruginosa* 감염증에서는 8시간마다 투여해야 한다.

5) 부작용 및 약물상호작용

*P. aeruginosa*에 대해 ciprofloxacin, tobramycin, aztreonam과 시험관내 상승작용을 나타낸다. Imipenem이나 polymyxin B와 함께 사용하면 길항작용을 보인다. Gentamicin, tobramycin, netilmicin, vancomycin, metronidazole이 섞인 액에는 함께 섞지 말아야 한다.

부작용의 빈도는 용량에 따라 차이가 있으며 하루 2 g 이상일 때 2.9%의 환자가 치료를 중단하였다. 부작용은 두통(2.4%), 오심(1.8%), 발진(1.4-1.8%), 설사(1.7%), 주사부위의 정맥염 등이다. 간기능이상(1.8%), 백혈구감소증, 호산구증가증(0.8-0.9%), 용혈을 동반하지 않는 Coombs 양성반응(14.5%) 소견들을 보인다. 어지러움, 아나필락시스, 경련이 발생할 수 있다. 급성 뇌증, 간대성근경련, 경련, 환각 등의 신경독성이 1-15%에서 보고되었는데, 신기능이 떨어진 환자에서 대개 발생하였고, 정상 신기능 환자에서도 보고되었다.

2. Cefpirome

1) 작용범위

Cefepime과 비슷하다. *Enterococcus*에 대한 MIC가 12-16 μg/mL로 다른 cephalosporin에 비해 낮다. 요로감염에서는 71.4%에서 균 제거가 가능하다. 적어도 *Enterococcus*의 균교대감염에 의한 요로감염은 적을 것으로 생각된다. MSSA를 포함한 다른 그람양성균에 대해서는 cefepime보다 우수하나, *P. aeruginosa*에 대해서는 ceftazidime에 비해 떨어지고 cefoperazone보다 우수하다.

실험적으로 내성균주를 유발할 수 있고 ciprofloxacin이나 amikacin과 병용했을 때 내성주의 발현을 줄일 수 있다. Cefepime은 TEM-1-10, TEM-12, SHV-1-6, OXA-1, -2, -3, CAZ-2를 포함한 광범위 plasmid-mediated β-lactamase에 안전하며, 대부분의 chromosomal β-lactamase에도 안전하다.

2) 약물동력학

근주 시 통증이 28%에서 발생한다. 근주 후 생체이용률은 90% 이상으로 정주와 크게 다르지 않다. 0.5 g 일회 근주 시 최고혈중농도는 12.2 μg/mL, 1.0 g 투여 시 23.3-30.6 μg/mL, 2.0 g 투여 시 43.0 μg/mL이다. 최고혈중농도에 도달하는 시간은 1.6-2.3시간이다. 정주 후에는 농도가 더 높지만 AUC를 고려하면 정주나 근주나 같다. 반감기는 건강한 사람에서 2시간이고 단백결합률은 5-10%이다. 주로(96%) 신장으로 배설되며 신부전 환자에서는 신기능에 따라 용량조절이 필요하다. 체내에서 대사되는 양은 적다.

수막염이 없는 환자에서 2 g 정주 후 뇌척수액 농도는 1-2시간 후 0.50 μg/mL, 2-4시간 후 0.57 μg/mL, 4-6시간 후 0.76 μg/mL, 6-8.3시간 후 0.83 μg/mL이다. 세균성 뇌수막염 환자에서 2 g 정주 후 뇌척수액 농도는 2시간째 평균농도 2.7 μg/mL (뇌척수액/혈중농도 비 0.05), 4시간째 평균농도 4.2 μg/mL (농도 비 0.87), 12시간째 2.26 μg/mL (농도 비 0.67)이다. Cefpirome이 혈관뇌장벽을 통과하는 정도는 22%로 다른 cephalosporin에 비해 높은 투과율을 보인다. 최소억제농도는 cefotaxime과 비슷하면서 혈관뇌장벽 투과율이 더 높으므로 뇌수막염의 치료에서 효과가 기대된다.

3) 임상 적응증

원내 요로감염, 폐렴, 연부조직감염증, 패혈증 환자에서 1-2 g을 사용해서 임상 치료율 94-95%, 미생물학적 완치율 90-95%를 보인다. 동물 MSSA 심내막염에서 nafcillin이나 cefazolin에 비길 만하다.

4) 용법 및 용량

성인은 0.5-2 g을 매 12시간 정주하고, 신부전일 때 사구체여과율(GFR)이 20-50 mL/min이면 표준용량의 50%, 사구체여과율이 20 mL/min 이하이면 용량의 25%를 정주한다. 중증감염 시 2 g q12h로 주며, ceftazidime 2 g q8h와 같은 효능을 갖는다.

5) 부작용

3세대 cephalosporin과 비슷하다. 위장관 부작용과 발진이 나타나며, 장내 미생물군집(gut microbiota)에 영향을 미치나 신장으로 주로 배설되는 cephalosporin과 비슷하고, 담즙으로 배설이 많은 ceftriaxone이나 cefotetan에 비해 *C. difficile* 감염의 가능성이 낮을 것으로 생각된다.

참고문헌

1. Garau J, Wilson W, Wood M, Carlet J. Fourth-generation cephalosporins: a review of in vitro activity, pharmacokinetics, pharmacodynamics and clinical utility. Clinical Microbiol and Infect. 1997;3:S87-101.
2. Kim PW, Wu YT, Cooper C, Rochester G, Valappil T, Wang Y, et al. Meta-analysis of a possible signal of increased mortality associated with cefepime use. Clin Infect Dis. 2010;4:381-9.
3. Onorato L, de Luca I, Salvati A, Monari C, Coppola N. Piperacillin/tazobactam vs. cefepime or carbapenems for the treatment of bloodstream infections due to bacteria producing chromosomal AmpC beta-lactamase: a systematic review and meta-analysis. Infection. 2025;53:1141-53.
4. Yahav D, Paul M, Fraser A, Sarid N, Leibovici L. Efficacy and safety of cefepime: a systematic review and meta-analysis. Lancet Infect Dis. 2007;7:338-48.

5세대 Cephalosporin

최영화 아주대학교 의과대학 감염내과학교실

4세대 cephalosporin 이후 최근에 개발된 항생제로 5세대 cephalosporin이라고 하지만 이러한 분류는 개발의 순서이지 임상적인 것과는 무관하다. MRSA에 항균력이 없는 1-4세대 cephalosporin과 달리 MRSA에 항균력이 있는 항생제 ceftobiprole, ceftaroline, 항녹농균 효과가 우수한 ceftolozane, siderophore cephalosporin인 cefiderocol을 넣을 수 있다. cefiderocol은 6세대로 분류될 수도 있다.

1. Ceftobiprole medocaril

Ceftobiprole (BAL9141)은 물에 잘 녹지 않기 때문에 친수성 전구약물(prodrug)인 ceftobiprole medocaril (BAL5788)로 개발되어 혈장내 에스테르 분해효소에 의해 활성형인 ceftobiprole로 되며, 항균범위가 광범위한 pyrrolidinone-3-ylidenemethyl cephalosporin이다(그림 12). MRSA를 포함한 복합성 피부연조직감염과 원내폐렴, 지역사회획득폐렴에 승인되었다.

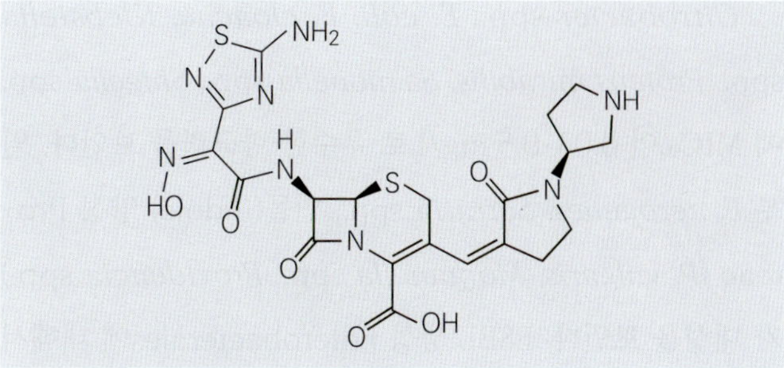

그림 12. Ceftobiprole의 구조식

1) 작용범위

Ceftobiprole은 PBP2a를 포함한 모든 transpeptidase를 억제하며 따라서 β-lactam 항균제에 대한 내성효소인 PBP2a가 있는 MRSA에 대해 항균력이 있다. MRSA에 대한 ceftobiprole, daptomycin, tigecycline의 MIC_{90}은 각각 2 mg/L, 0.5 mg/L, 0.25 mg/L이었다. Ceftobiprole MIC는 oxacillin이나 cefoxitin MIC, SCC*mec* type, vancomycin에 대한 감수성 저하와 관계가 없다. Penicillin 내성 폐렴알균, vancomycin 내성 포도알균, ampicillin 감수성 장알균에 항균력이 있다. *E. feacalis*에 대한 항균력은 ampicillin, penicilin, amoxicillin-clavulanate와 대등하고, vancomycin 내성균에도 항균력이 있다. *E. faecium*에 대해서는 항균력이 없다. 사슬알균에 항균력도 우수하다. Ceftobiprole은 모든 사슬알균, 포도알균, ampicillin 감수성 장알균에 대해 살균효과를 보이지만 ampicillin 내성 *E. faecalis*에 대해서는 억제 능력이 없다. Gentamicin과 병용 시 장알균에 대해 초기 4-8시간에 상승작용을 보였으나 24시간에는 무관하거나 상승작용을 보였으며 길항작용은 없다.

지역사회획득 호흡기감염의 주요 원인균인 *Haemophilus influenzae*와 *Moraxella catarrhalis*에 대해 항균력이 우수하다. 내성 선택 능력에 대해 50번의 연속 배양 연구 결과 MIC가 네 배 이상 증가하는 예는 없었다.

Citrobacter spp., *E. coli, E. cloacae, Klebsiella* spp., *Proteus mirabilis, Salmonella* spp., *Shigella* spp.에 MIC_{90}이 0.03-0.5 mg/L로 우수한 항균력을 보인다. 일부 *E. aerogenes, Serratia* spp., 인돌(indole) 양성 Proteae (*P. vulgaris, Morganella* spp., *Providencia* spp.)가 내성을 보인다. ESBL 생성 Enterobacterales에 대해서는 MIC_{50}이 32 mg/L로 항균력이 떨어진다. 당비발효 그람음성균(non-fermenting Gram-negative bacilli)에는 종에 따라 항균력이 다양하다. *Acinetobacter*에 대해서는 45.4%가 ≤4 mg/L로 감수성이나 MIC_{50}은 32 mg/L이며 *B. cepacia, S. maltophilia*에 대해서는 전혀 항균력이 없다. *P. aeruginosa*에 대한 항균력은 cefepime, ceftazidime과 유사하다.

혐기균인 *B. fragilis* group에 대해서는 MIC_{90}이 > 64 mg/L이며 항균력이 낮다. 혐기성 그람양성균에는 감수성을 보이나 *B. fragilis*에 대해서는 일반적으로 내성을 보인다.

2) 약물동력학

Ceftobiprole (BAL9141)의 단백결합률은 약 38%로 낮으며 반감기는 3시간이다. 항정상태에서 분포용적은 세포외액 용적과 같다. 70% 이상이 소변으로 배출되어 실제 활성형의 신장 청소율은 정상 사구체여과율에 상응한다. 항균력은 다른 β-lactam 항균제처럼 농도 비의존성이다. Ceftobiprole 750 mg을 200 mL 주입액에 희석해 30분 동안 정주했을 때 약 7시간 동안 MRSA의 100%가 억제되는 MIC 4 μg/mL를 초과하였으며 12시간 간격으로 주입 시 투여간격의 58%에서 4 μg/mL를 초과하였다. 8시간 간격으로 500 mg을 두 시간 동안 정주하는 경우 60%의 fT/MIC를 얻을 가능성이 MIC_{90}이 16 μg/mL인 AmpC 생성 그람음성균에 대해 87.8%였다는 자료가 있다.

3) 약물상호작용

막 수송단백질(OATP1B1, OATP1B3, organic anion transporting polypeptides)을 이용하는 기질들의 농도를 올릴 수 있다. Cytochrome P-450 효소계를 억제하지 않아 이와 관련된 약물상호작용은 적다.

4) 부작용과 금기

임상연구 중 약 30%에서 부작용이 있었다. 약물 주입 동안 캐러멜과 유사한 맛을 느끼거나 오심, 구토, 두통, 피로, 설사, 복통, 간효소 수치 증가, 저나트륨혈증, 빈혈이 관찰되었다.

5) 임상 적응증

Ceftobiprole (500 mg 8시간 간격, 2시간 정주)을 지역 사회획득폐렴에 ceftriaxone±linezolid와 비교 연구하여 86.6% vs. 87.4%로 비열등의 결과를 얻었고 중증도 정도, 균혈증 동반 환자군을 비교해도 같은 결과였다. 원내폐렴에서는 linezolid+ceftazidime과 비교하여 50% vs. 52.8%로 비열등의 결과를 얻었다. 이 결과에서 인공호흡기관련폐렴이 아닌 원내폐렴에서는 양군의 30일 사망률이 5.9%와 5.6%로 비슷하였지만 인공호흡기관련폐렴에서는 ceftobiprole 치료군이 56.7% vs. 38.5%로 열등한 결과를 보였다 (P<0.05). 이 결과로 ceftobiprole은 인공호흡기관련폐렴에는 승인받지 못했다. 복합성 피부연조직감염에 vancomycin+ceftazidime과 비교하여 비열등의 결과를 얻었다.

6) 용법 및 용량

S. aureus 균혈증에 500 mg 하루 4회, 복합성 피부연조직감염, 폐렴에 500 mg 하루 3회 투여하며 두 시간 동안 정주한다.

2. Ceftaroline

PBP 2a를 포함하는 penicillin 결합단백에 친화력이 높아 MRSA에 항균력이 있는 반합성 cephalosporin이다. 수용성 전구체인 ceftaroline fosamil (PPI-0903, T-599)이 혈액에서 가수분해 되어 활성형인 ceftaroline (PPI-0903M, T-91825)이 된다. 구조식은 그림 13과 같다.

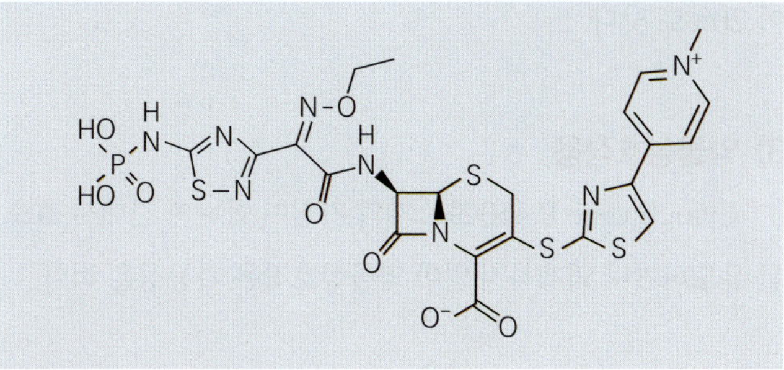

그림 13. Ceftaroline-fosamil의 구조식

1) 작용범위

포도알균에 대한 항균력은 MRSA에 대해 MIC 0.12-0.25 mg/L로 우수하다. 장알균에 대해서는 *E. faecalis*에 대한 MIC가 0.25-32 mg/L, *E. faecium*에 대해서는 16-64 mg/L로 범위가 넓고 내성이다.

그람음성균인 *E. coli, Klebsiella* spp., *P. mirabilis, Enterobacter, Serratia*에 감수성이다. ESBL을 생성하는 균주에 대해서는 내성이다. *Acinetobacter* 균종에는 MIC 4-128 mg/L 이상으로 내성이며, *Bacteroides*를 비롯한 혐기균에는 MIC 8-128 mg/L로 항균력이 없다.

폐렴알균에 대해서는 penicillin MIC 증가에 비례해서 MIC값이 증가하나 MIC가 0.25 mg/L를 넘는 균주는 없어서 감수성이다. *H. influenzae, Morraxella catarrhalis*에도 감수성이다. Ceftaroline-avibactam 복합제가 개발되었으며 avibactam은 최근 개발된 β-lactamase 억제제로 class A (ESBL 포함), class C (AmpC), 일부 class D β-lactamase를 억제하여 병합 시 ceftaroline의 항균범위를 넓힌다.

2) 약물동력학

신체 내에서 활성형 ceftaroline으로 된 후 신장으로 배출된다. 배출 반감기는 2.6시간이다. 약효와 가장 관련 있는 인자는 MIC 이상 유지하는 시간이다. MRSA에 대한 MIC가 높다면 600 mg 3회 투여도 고려할 수 있다. 단백결합률이 20%로 낮다.

3) 약물상호작용

Cytochrome P 450 효소계의 기질이 아니며 간대사 효소를 유도하거나 억제하지 않아 약물상호작용 가능성은 적다.

4) 부작용과 금기

임상시험 중 오심, 구토, 설사, 두통, 불면, 저칼륨혈증, 근효소(creatine kinase) 상승, ALT, AST 상승, 정맥염의 부작용이 보고되었다. 후향적 조사에서 75명 중 17%에서 부작용이 보고되었고 발진(9.3%), 호중구감소증(4%)이 있었다. 96명의 조사에서 발진과 혈액학 이상소견이 22%에서 있었다.

5) 임상 적응증

피부연조직감염에 대해 ceftaroline과 vancomycin+aztreonam 비교연구에서 치료 3일째 결과는 ceftaroline이 우수하였으나 임상적 완치율은 92.2% vs. 92.1%로 같은 결과를 보였다. 입원이 필요한 지역사회획득폐렴 환자 연구에서 ceftaroline 82.1%, ceftriaxone 75.5%로 우수하였다. 아시아에서 시행한 지역사회획득폐렴 비교 연구에서도 ceftaroline (600 mg q12hr)을 ceftriaxone (2 g/d)과 비교하여 84% vs. 74%로 완치율이 우월하였다. 2010년 피부연조직감염, 지역사회획득폐렴의 적응증으로 미국 식약처 승인을 받았다.

승인 적응증 외에도 vancomycin 또는 daptomycin에 치료실패한 MRSA 골관절감염, 혈관내 감염(감염심내막염, 혈관내 카테터 관련 감염 등), 균혈증에 타항생제와 병합 또는 단독으로 사용하여 66.7-87.3%의 좋은 치료 결과를 얻었다는 보고가 있다.

MRSA 폐렴은 vancomycn, linezolid 사용이 표준이나 부작용 때문에 제한점이 있다. 이 때문에 폐 투과력이 다른 베타락탐 항생제와 다르지 않은 ceftaroline을 MRSA 폐렴에 사용할 수 있느냐는 중요하며 후향적 관찰연구에서 지역사회획득폐렴 54-76%, 원내폐렴 57-60%의 치료성공률을 보였다. 대다수가 2차 치료에 ceftaroline을 사용한 점을 고려하면 2차 치료제로 검토할 수 있음을 보여준다.

Ceftraroline 내성 MRSA가 보고되었으며 PBP2의 Glu447Lys, Glu239Lys, Tyr446Asn 변이와 관련이 있다. 내성 우려로 조심스러운 사용이 권고된다.

6) 용법 및 용량

600 mg을 한 시간 동안 하루 두 번 정주한다.

3. Ceftolozane

Ceftolozane (CXA-101, FR264205)은 녹농균과 Enterobacterales에 항균력이 우수한 5세대 cephalosporin이다. 구조식은 그림 14와 같다.

1) 작용범위

Ceftolozane은 ceftazidime과 구조가 유사하나 강력한 PBP3 억제 기능이 있고 PBP1b, 1c에 대한 친화력이 ceftazidime에 비해 2배 이상 높아 항녹농균 효과가 우수하다. AmpC β-lactamase에 안정적이다. 녹농균의 efflux pump나 세포막 단백 변화에 영향을 받지 않고 고도내성에 여러 돌연변이가 필요하여 다른 항생제 보다 내성발현이 느리다. Ceftolozane은 class A β- beta-lactamases (TEM-1 and SHV-1) 생성 그람음성균에는 항균력을 유지하지만 ESBL 생성균이나 carbapenemase 생성균에는 가수분해되어 항균력을 잃는다. 이에 tazobactam과 복합제를 만들어 ESBL 생성 장내세균과 일부 혐기균에 항균력을 증강시켰다. 이 복합제도 KPC나 metallo-β-lactamase 생성균주에는 내성이다. *A. baumannii, S. maltophilia*에는 항균력이 없다.

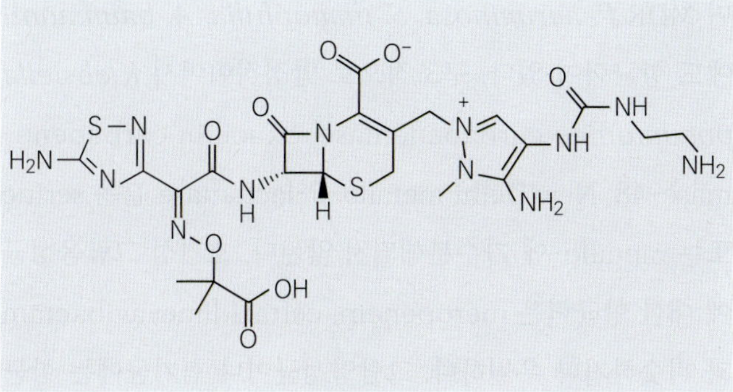

Ceftolozane

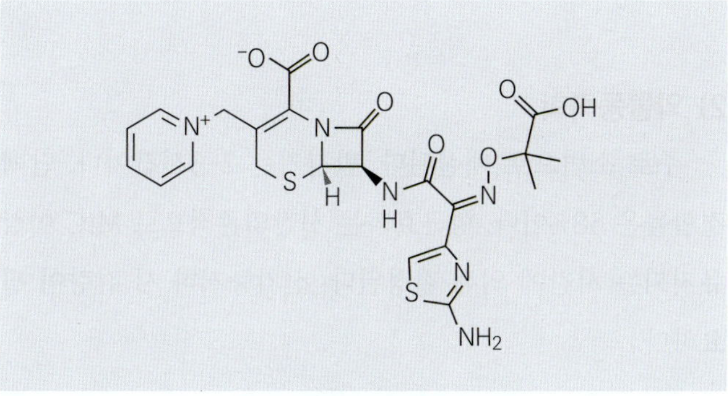

Ceftazidime

그림 14. Ceftolozane, ceftazidime의 구조식

2) 약물동력학

다른 β-lactam 항생제와 마찬가지로 T>MIC가 가장 중요한 효과 지표이다. Cephalosporin계 항생제의 가장 유용한 약동학 지표는 투여간격 사이의 T>MIC가 40-50%로 유지하는 것인데 녹농균, 장내세균의 살균에 필요한 ceftolozane의 T>MIC는 약 30%로 낮다. 단백결합률은 20%로 낮다. 대부분 대사되지 않은 채로 소변으로 배출된다.

3) 약물상호작용

Cytochrome P 450 효소계에 영향을 주지 않는다.

4) 부작용과 금기

다른 cephalosporin과 다르지 않다. 신기능이 중등 이상의 기능저하가 있거나 혈액투석을 하는 경우 감량이 필요하다.

5) 임상 적응증

복합제로 임상연구가 진행되었으며 복잡성복강내감염에 ceftolozane-tazobactam (1.5 g q8hr)±metronidazole (500 mg q8hr)과 meropenem (1 g q8hr) 비교 임상에서 임상완치율 83.0%, 87.3%로 비열등의 결과를 보였다. 복잡성요로감염에서 ceftolozane-tazobactam (1.5 g q8hr) 과 levofloxacin 750 mg 3상 비교에서 완치율 76.9%, 68.4%로 우수한 결과를 보였다. 2014년 ceftolozane-tazobactam으로 복잡성요로감염, 복강내감염에 승인되었다. 폐포액 투과도가 우수하며 용량을 두배로 증량한 ceftolozane-tazobactam (3 g q8hr) 과 meropenem (1 g q8hr) 비교 임상에서 28일 사망률과 임상 완치에서 비열등 결과를 보여 원내폐렴, 인공호흡기관련폐렴에 승인되었다. 2017년 국내 도입되었고 2020년 보험등재되었다.

6) 용법 및 용량

사용법은 ceftolozane-tazobactam 1.5 g (ceftolozane 1 g/tazobactam 0.5 g)을 8시간 간격으로 3회 투여하며 1시간 동안 정주한다. 폐렴에 사용할 때는 2배 용량을 사용한다.

4. Cefiderocol

철분포획체(siderophore)는 미생물이 철을 얻기 위해 생성하는 저분자 물질을 말하는데 철전달체통로(iron transporter channel)를 통해 이동한다. Cefiderocol (S-

649266)은 철분포획체인 catechol기가 cephalosporin 구조와 복합체를 이루고 있다고 보면 된다. 임상에서 처음으로 승인된 철분포획체 cephalosporin이다. 구조상 4세대 세팔로스포린인 cefepime과 유사하며 측쇄에 catechol기가 있다(그림 15). 철분포획체인 catechol기가 철과 결합하면 세균의 철전달체통로로 막을 통과하여 원형질막주위공간(periplasmic space)으로 들어오며 이후 철과 분리된 cephalosporin이 항균작용을 한다. 따라서 기존의 그람음성균이 내성기전으로 활용하는 분해효소, 포린통로 돌연변이, 유출펌프 과생성 같은 내성기전에 무관하게 항균력을 유지할 수 있다.

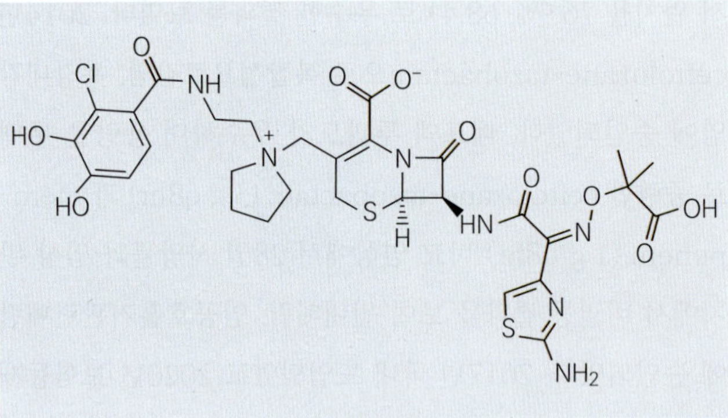

Cefiderocol

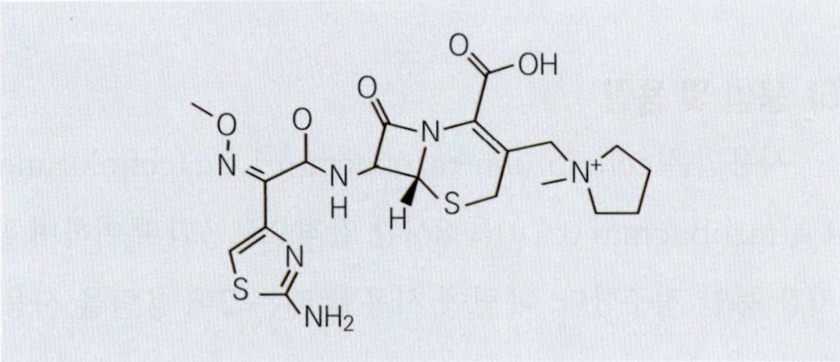

Cefepime

그림 15. Cefiderocol, cefepime의 구조식

1) 작용범위

Enterobacterales, *P. aeruginosa, Acinetobacter* spp., *S. maltophilia*에 항균력이 있다. 특히 ESBL이나 카바페넴 내성균인 class A, B, D enzymes-생성 Enterobacterales에도 항균력을 유지한다. 당비발효 세균인 *A. baumannii, S. maltophilia, P. aeruginosa*에 항균력이 있으며 MDR *P. aeruginosa, S. maltophilia, A. baumannii*에도 항균력이 있다. 구조적으로 안정적이어서 *Klebsiella pneumoniae* carbapenemase, oxacillin carbapenemase-48, New Delhi metallo-β-lactamase 같은 serine 또는 metallo-에 가수분해되지 않는다. 호기성 그람음성균에 대한 항균력은 meropenem, ceftazidime-avibactam과 비슷하거나 우월하다. 그람양성균이나 혐기균에는 항균력이 극히 제한적이다.

2) 약물동력학

주로 소변으로 배설된다. 반감기는 2-3시간이다. 단백결합률은 58%이다. 항균효과는 시간의존적으로 MIC 이상 유지되는 시간에 의해 결정된다. 신기능저하 시 감량이 필요하다.

3) 약물상호작용

약물전달체(drug transporter) 억제제 역할을 해서 타 약제 농도를 올릴 것이 우려되었으나 임상적으로 의미 있는 관련성은 나타나지 않았다.

4) 부작용과 금기

다른 베타락탐 항생제와 유사하다. 흔한 부작용은 위장장애(설사, 변비, 오심, 구토 복통)이며, 임상시험에서 ALT, AST 상승이 대조군에 비해서 다수 관찰되었다. 철 농도가 항생제의 효과에 영향을 미치거나 cefiderocol이 철분의 체내 항상성에 영향을 미칠 것이 우려되었으나 임상시험에서는 대조군과 차이가 없었다.

5) 임상 적응증

복잡성요로감염에 cefiderocol (2 g) 3회와 imipenem-cilastatin (각 1 g) 하루 3회 정주요법 비교임상에서 cefiderocol 치료성공률 73%, 대조군 55%로 비열등성이 확인되어 2019년 미국에서 승인되었다.

폐포액내 농도가 표준용량 치료로 잘 유지되어 폐렴 치료에 사용할 수 있다. 그람음성균에 의한 원내폐렴, 인공호흡기관련폐렴에 대해 고용량 meropenem, 3시간 정주법과 비교임상이 실시되었으며 14일 사망률 cefiderocol군 12.4%, meropenem군 11.6%로 비열등 결과를 얻었다. 이 결과로 2020년 미국에서 원내폐렴에 승인되었다.

다제내성균에 대한 새로운 치료제의 긴급한 필요에 의해 병원체 중심의 임상연구가 진행되었다. Carbapenem 내성 그람음성균에 의한 원내폐렴, 혈류감염, 패혈증, 복잡성요로감염 치료에 cefiderocol 2 g 3회 세 시간 정주요법과 기타 병합 최적치료군이 비교되었다. Cefiderocol은 폐렴, 혈류감염, 패혈증의 경우 polymyxin이나 carbapenem, cephalosporin이 아닌 한 가지 항생제를 추가로 사용할 수 있었다. 결과적으로 폐렴, 혈류감염, 패혈증의 임상적 완치는 대조군과 차이가 없었다. 복잡성요로감염은 미생물학적 박멸 53%, 대조군에서 20% 결과를 보였다. 그러나 폐렴에서 14일 사망률 25% vs. 11%, 28일 사망률 33% vs. 16%로 사망률이 높게 나왔으며, 혈류감염, 패혈증에서도 비슷한 결과를 보였다. 최종적으로 모든 진단에 대해 cefiderocol군에서 34% 사망, 대조군에서 18%로 나와서 cefiderocol 사용에 한계가 있는 결과를 보였다.

위의 원내폐렴, 인공호흡기관련폐렴 임상시험과 다제내성균에 의한 임상시험에서 metallo-β-lactamase 생성균에 의한 감염증만 분리하여 분석한 결과 cefiderocol군이 대조군에 비해 임상완치율이 높았으며 28일 사망률은 12.5%로 대조군 50%에 비해 낮았다.

6) 용법 및 용량

2 g을 세 시간 동안 하루 3회 정맥주사한다.

참고문헌

1. Abate G, Wang G, Frisby J. Ceftaroline: systematic review of clinical uses and emerging drug resistance. Ann Pharmacother. 2022;56(12):1339-48.
2. Bassetti M, Echols R, Matsunaga Y, Ariyasu M, Doi Y, Ferrer R, et al. Efficacy and safety of cefiderocol or best available therapy for the treatment of serious infections caused by carbapenem-resistant Gram-negative bacteria (CREDIBLE-CR): a randomised, open-label, multicentre, pathogen-focused, descriptive, phase 3 trial. Lancet Infect Dis. 2021;21(2):226-40.
3. Bush K. A resurgence of β-lactamase inhibitor combinations effective against multidrug-resistant Gram-negative pathogens. Int J Antimicrob Agents. 2015;46:483-93.
4. Craig WA, Andes DR. *In vivo* activities of ceftolozane, a new cephalosporin, with and without tazobactam against Pseudomonas aeruginosa and Enterobacteriaceae, including strains with extended-spectrum β-lactamases, in the thighs of neutropenic mice. Antimicrob Agents Chemother. 2013;57(4):1577-82.
5. Liapikou A, Cillóniz C, Torres A. Ceftobiprole for the treatment of pneumonia: a European perspective. Drug Des Devel Ther. 2015;18:4565-72.
6. McCreary EK, Heil E, Tamma P. New Perspectives on antimicrobial agents: cefiderocol. Antimicrob Agents Chemother. 2021;65(8):e217120.
7. Noel GJ, Bush K, Bagchi P, Ianus J, Strauss RS. A randomized, double-blind trial comparing ceftobiprole medocaril with vancomycin plus ceftazidime for the treatment of patients with complicated skin and skin-structure infections. Clin Infect Dis. 2008;1:647-55.
8. Torres A, Kuraieva A, Stone GG, Cilloniz C. Systematic review of ceftaroline fosamil in the management of patients with methicillin-resistant Staphylococcus aureus pneumonia. Eur Respir Rev. 2023;32(170);230117.
9. Wilcox MH1, Corey GR, Talbot GH, Thye D, Friedland D, Baculik T; CANVAS 2 investigators. CANVAS 2: the second Phase III, randomized, double-blind study evaluating ceftaroline fosamil for the treatment of patients with complicated skin and skin structure infections. J Antimicrob Chemother. 2010;Suppl 4:iv53-65.

Cephalosporin/β-lactamase 억제제

위유미 성균관대학교 의과대학 내과학교실

Cephalosporin/β-lactamase억제제 복합제는 다제내성 그람음성균감염 치료에 중요한 역할을 하고 있다. 첫 번째 세대인 ceftolozane-tazobactam은 carbapenemase를 분비하지 않는 carbapenem-resistant *P. aerusinosa* (카바페넴내성 녹농균, CRPA) 감염에 1차 치료제로 널리 인정받고 있다. 두 번째 세대인 ceftazidime-avibactam은 KPC 혹은 OXA-48 생성 Enterobacterales에 우수한 활성을 보인다. 세 번째 세대인 cefepime-enmetazobactam은 ESBL 생성 Enterobacterales 치료에서 carbapenem-sparing agent로서 역할이 기대가 되는 치료제이다. 현재 개발 중인 새로운 복합제들은 metallo-β-lactamase을 포함한 더 광범위한 내성기전을 극복할 수 있는 가능성을 보여 주고 있다.

본 장에서는 ceftolozane-tazobactam, ceftazidime-avibactam, cefepime-enmetazobactam의 특성과 임상적 유용성을 살펴보고자 한다. 아울러 현재 3상 임상시험이 완료된 cefepime-zidebactam, cefepime-taniborbactam의 특징과 전망에 대해서도 간략하게 논의하고자 한다.

1. Ceftolozane-tazobactam

1) 구조 및 성상

Ceftolozane-tazobactam (Zerbaxa®)은 항녹농균 cephalosporin인 ceftolozane과 기존의 β-lactamase 억제제인 tazobactam의 복합제이다. Ceftolozane은 ceftazidime과 구조적으로 유사하지만, C3 위치에 ceftazidime의 가벼운 pyridium 대신 pyrazole 고리를 가지고 있다(그림 16). 이러한 구조는 Pseudomonas-drived cephalosporinase (PDC) 즉 intrinsic AmpC β-lactamase에 대한 안정성을 높이고 외막단백질 투과성 변화와 유출펌프 영향에 대해 상대적으로 안정적이다.

Zerbaxa®는 백색 내지 황색의 분말 형태로 제공되며, 단회 용량 바이알당 ceftolozane 1 g과 tazobactam 0.5 g을 함유하고 있다. 안정제로 염화나트륨, 구연산 및 L-아르기닌을 포함한다.

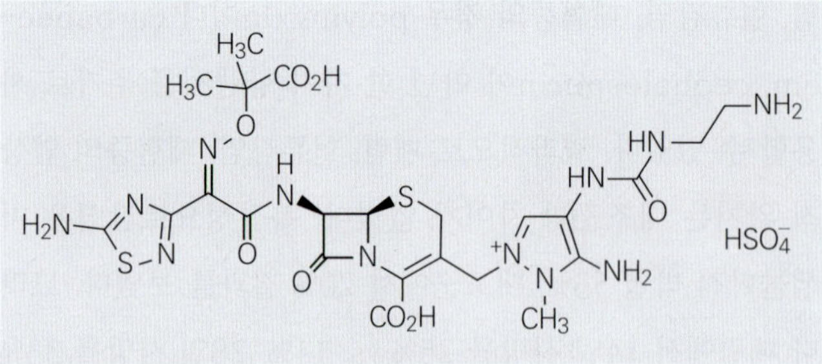

Ceftolozane

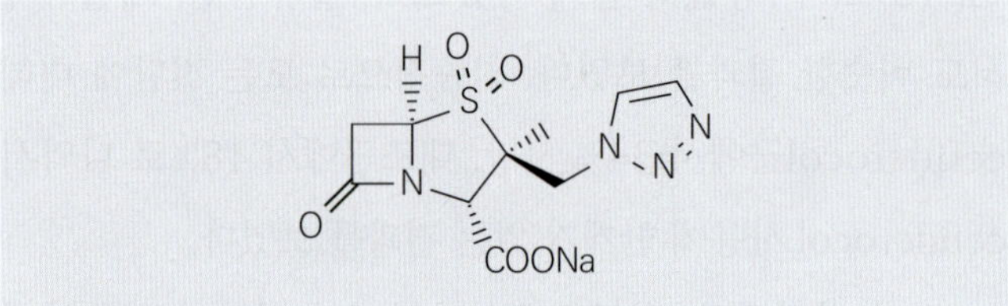

Tazobactam

그림 16. Ceftolozane-tazobactam의 구조식

2) 작용기전

Ceftolozane은 세포벽합성에 필요한 penicillin-binding proteins (PBPs)에 결합하여 세포벽합성을 억제함으로써 살균작용을 한다. 강력한 PBP3 억제제로서 작용하며, 특히 *P. aeruginosa*의 PBP1b, PBP1c, PBP3와 *E. coli*의

PBP3 대해 다른 β-lactam 제제보다 더 높은 친화도를 가지고 있다. 또한 ceftolozane는 *P. aeruginosa*에 존재하는 PDC 즉 intrinsic AmpC β-lactamase에 대한 높은 안정성을 가지고 있으며, 그람음성균의 외막단백질 투과성 변화나 유출펌프 영향을 상대적으로 적게 받는다. 이로 인해 ceftolozane는 다른 항녹농균 제제보다 높은 항녹농균 활성을 가진다. Tazobactam과 복합제를 만들어 ESBL 생성 장내세균과 일부 혐기균에 항균력을 증강시킨다.

3) 작용범위

Ceftolozane-tazobactam은 carbapenemase를 분비하지 않는 CRPA 및 difficult-to-treat resistant (DTR) *P. aeruginosa* 치료에 중요한 역할을 한다. 감시연구에서 *P. aeruginosa* 분리 균주의 66-98%에 감수성을 보였으며, 다제내성 *P. aeruginosa* 분리 균주의 63-95%에 감수성을 나타냈다. 이러한 결과로 ceftolozane-tazobactam은 시험관내(*in vitro*) 활성이 확인된 경우 중증 DTR-*P. aeruginosa* 감염증의 1차 치료제로 널리 인정받고 있다.

ESBL 생성 Enterobacterales에 대한 ceftolozane-tazobactam의 활성은 균종에 따라 다양하다. ESBL 생성 *E. coli*에 대해서는 높은 감수성률(66-100%)을 보이지만, ESBL 생성 *K. pneumoniae*에 대해서는 상대적으로 제한된 활성(42-84%)을 나타낸다. *Bacteroides fragilis*를 포함한 일부 혐기성 세균에도 효과가 있다. Carbapenemase를 분비하는 다제내성균에 효과가 없기에 *S. maltophilia*에 효과가 없고 *A. baumannii*에 대한 활성은 제한적이다.

4) 내성기전

Ceftolozane-tazobactam에 대한 내성은 다양한 기전으로 발생할 수 있으며, 최근 연구를 통해 이러한 내성기전들이 더욱 명확히 규명되고 있다.

Carbapenemase 생성은 가장 직접적인 내성기전으로 carbapenemase 생성균주에 대해서는 효과가 없기에 carbapenemase 획득 시 내성이 유도된다.

AmpC β-lactamase의 구조적 변화는 임상적으로 가장 중요한 내성기전 중 하나로 부상하고 있다. Ω-loop (omega-loop) 부위의 변이, 특히 E221K, G183D, T96I 등의 변이는 ceftolozane을 효율적으로 가수분해하는 능력을 획득하게 하며, 동시에 tazobactam에 의한 억제 효과를 감소시킨다. 임상 치료 중 이러한 AmpC Ω-loop 변이 발생률은 약 10-15%로 보고되고 있다. 흥미롭게도 이러한 AmpC 변이체들은 imipenem에 대해 역설적으로 감수성이 증가하는 collateral susceptibility 현상을 보인다. AmpC의 조절 유전자의 변이를 통한 PDC의 과다생성도 내성을 유도한다.

OXA β-lactamase의 변이도 중요한 내성기전으로 확인되었다. OXA-2와 OXA-10변이는 기존 narrow-spectrum oxallinase에서 ESBL 표현형으로 바뀌면서 ceftolozane-tazobactam에 내성을 획득한다.

PBP3 변이는 β-lactam 결합부위의 직접적인 변화를 통해 내성을 유발한다. ftsI 유전자의 R504C/H, F533L 변이는 PBP3의 β-lactam 결합부위를 변화시켜 ceftolozane-tazobactam을 포함한 다양한 β-lactam 항생제에 대한 감수성을 감소시킨다. 이러한 변이는 특히 낭성섬유증 환자의 만성 호흡기감염 과정에서 자주 관찰된다.

MexAB-OprM의 과발현이 ceftolozane에 미치는 영향은 다른 β-lactam 항생제에 비해 상대적으로 제한적이나, 특정 MexB 구조 변이가 substrate recognition을 변화시켜 ceftolozane-tazobactam에 대한 내성을 유발할 수 있다.

이러한 다양한 내성기전은 단독으로 또는 복합적으로 작용하여 치료실패를 유발할 수 있으며, 특히 치료 중 또는 치료 후에 내성 발생이 보고되고 있어 지속적인 모니터링이 필요하다.

5) 약물동력학

다른 β-lactam 항생제와 마찬가지로 T>MIC가 가장 중요한 효과 지표이다. Ceftolozane와 tazobactam의 혈장 단백결합률은 각각 16-21%와 30%이다. 정상 성인에서 분포용적은 ceftolozane 13.5 L, tazobactam 18.2 L로 세포외액 용적과 유사하다. 폐 상피 내막액(epithelial lining fluid)에서 혈장 대비 농도 비율은 ceftolozane 약 50%, tazobactam 약 62%이다. Ceftolozane, tazobactam 두 약물 모두 주로 신장을 통해 배설된다. Ceftolozane의 반감기는 약 3-4시간, tazobactam의 반감기는 약 2-3시간이다. 신기능저하 환자에서 용량조절이 필요하다.

6) 약물상호작용

Cytochrome P450 효소계에 영향을 주지 않으므로 약물상호작용이 적다. 현재까지 임상적으로 의미 있는 약물상호작용은 보고되지 않았다.

7) 임상 적응증

2014년에 metronidazole과 병용하여 성인 및 소아의 복잡성복강내감염 치료에 승인받았다. 같은 해, 성인 및 소아의 복잡성요로감염 및 신우신염 치료에도 승인을 받았다. 복잡성복강내감염에 대한 3상 임상시험에서 ceftolozane-tazobactam (1.5 g, 8시간 간격)과 metronidazole (500 mg, 8시간 간격)의 병합요법은 meropenem (1 g, 8시간 간격)과 비교하여 비열등성을 입증했으며, 임상적 완치율은 각각 83.0%와 87.3%였다. 마찬가지로, 복잡성요로감염에 대한 3상 임상시험에서 ceftolozane-tazobactam (1.5 g, 8시간 간격)은 levofloxacin (750 mg, 1일 1회)보다 우수한 효과를 보였으며, 완치율은 각각 76.9%와 68.4%였다. 폐포액 내 투과도가 piperacillin-tazobactam 보다 2배 높고, ceftolozane-tazobactam (3 g q8hr) 과 meropenem (1 g q8hr) 비교임상에서 28일 사망률과 임상완치에서 비열등 결과를 보여 2019년 18세 이상 성인의 원내폐렴 및 인공호흡기관련폐렴 치료에도 승인되었다.

특히 CRPA 감염에 효과적이며, 시험관내 활성이 있는 경우 DTR *P. aeruginosa* 감염의 1차 치료제로 널리 인정받고 있다.

8) 용법 및 용량

성인의 경우, 복잡성요로감염 치료에는 ceftolozane 1 g과 tazobactam 0.5 g을 포함한 1.5 g을 8시간마다 정맥주사로 1시간에 걸쳐 7일 투여를 권고한다. 그 외 감염질환에서는 ceftolozane 2 g과 tazobactam 1 g을 포함한 3 g을 8시간마다 정맥주사로 3시간에 걸쳐 투여하며, 복잡성복강내감염의 경우 4-14일, 원내폐렴/인공호흡기관련폐렴은 8-14일을 권한다. 복잡성복강내감염 치료 시에는 metronidazole 500 mg을 8시간마다 정맥주사로 병용한다.

18세 미만 소아의 경우, 복잡성복강내감염 및 복잡성요로감염 치료에는 30 mg/kg (최대 1.5 g)을 8시간마다 정맥주사로 투여한다. 복잡성복강내감염 치료 시에는 metronidazole과 병용하며, 원내폐렴/인공호흡기관련폐렴에 대해서는 소아에서 용량 권장사항이 아직 확립되지 않았다.

신기능저하 환자에서는 크레아티닌청소율에 따라 용량조절이 필요하다. 중등도 신장애(CrCl 30-50 mL/min) 환자와 지속성 신대체요법을 받는 환자군에서 치료실패율이 높았기에 이러한 환자군에서는 용량조절을 재평가할 필요가 있다는 의견이 제시되고 있다.

9) 부작용과 금기

복잡성복강내감염 및 복잡성요로감염 치료 시 가장 흔하게 보고된 부작용은 오심, 설사, 두통, 발열 이였으며 성인 환자의 5% 이상에서 발생했다. 원내폐렴/인공호흡기관련폐렴 치료에서는 간효소수치 상승, 신기능이상, 설사가 흔하게 나타났다.

소아환자에서는 7% 이상에서 혈소판증가증, 설사, 발열, 백혈구감소증, 복통, 구토, 간효소수치 상승, 빈혈이 부작용으로 보고되었다.

C. difficile 감염은 경증 설사부터 치명적인 대장염까지 다양한 중증도를 보일 수 있다. Cephalosporin계열 항생제나 penicillin계열 항생제에 심각한 과민반응(아나필락시스 등)이 있는 환자에게는 금기이다.

2. Ceftazidime-avibactam

1) 구조 및 성상

Ceftazidime-avibactam (Zavicefta®)은 3세대 cephalosporin인 ceftazidime과 non-β-lactam 구조의 β-lactamase 억제제인 avibactam의 복합제이다. Avibactam은 diazabicyclooctane (DBO) 구조의 최초 non-β-lactam 구조의 β-lactamase 억제제이다. Avibactam의 C7 carbonyl은 cephalosporin의 β-lactam carbonyl과 유사한 기능을 하며, C6 위치의 sulfate는 ceftazidime의 C4 위치의 carbonyl과 유사한 역할을 한다(그림 17).

Zavicefta®는 백색 내지 황색의 분말 형태로 제공되며, 2.5 g 단회 용량 바이알당 ceftazidime 2 g과 avibactam 0.5 g을 함유하고 있다.

2) 작용기전

Avibactam은 기존 β-lactamase 억제제와는 달리 독특한 작용기전을 가진다. Avibactam은 β-lactamase의 활성부위에 있는 serine기에 공유결합하고 DBO 고리 구조를 풀어 acyl-β-lactamase 중간체를 형성함으로써 ceftazidime 가수분해를 차단한다. 이 과정은 기존의 β-lactamase 억제제와 달리 가역적이어서, 일시적으로 결합한 후 활성상태로 재생된다.

3) 작용범위

Ceftazidime-avibactam은 Ambler Class A (ESBLs, KPCs), class C (AmpC), Ambler Class D (OXA-48) β-lactamase를 생성하는 Enterobacterales에 우수한 항균력을 보인다. *P. aeruginosa*에도 우수한 항균력을 보이나 Enterobacterales에 비해 상대적으로 높은 내성(2.9%-18%)을 보인다. metallo-β-lactamase (NDM, VIM, IMP 등)를 생성하는 균주에는 효과가 없다. 또한 *A. baumannii*에 대한 활성은 제한적이다. 유출펌프를 과발현하거나 외막단백질 변이가 있는 그람음성균에 대해서는 효과가 제한적이다. 혐기균에 대한 항균력이 충분하지 않아 복잡성복강내감염 치료 시 metronidazole을 병용한다.

4) 내성기전

Ceftazidime-avibactam에 대한 내성은 다양한 기전으로 발생할 수 있다. Metallo-β-lactamase (NDM, VIM, IMP 등) 획득 시 내성 발생이 유도된다. Class D β-lactamase를 생성하는 균주에 내성을 보이나 *A. baumannii*의

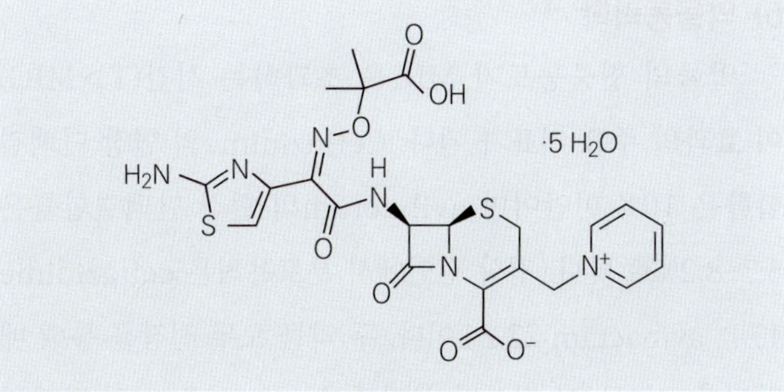

Ceftazidime

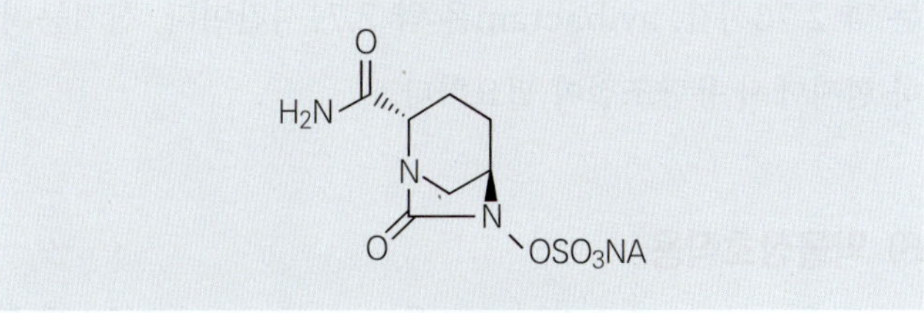

Avibactam

그림 17. Ceftazidime-avibactam의 구조식

OXA-24/40, *Enterobacterales*의 OXA-10 또는 OXA-48은 감수성을 보인다.

균주의 β-lactamase의 Ω-loop의 주요 활성부위에 변이가 생기면 ceftazidime과의 결합력이 증가하고 avibactam과의 결합력이 감소하여 내성을 획득하게 된다. 대표적인 예로 KPC-3 변이(D179Y, V240G, T243M, A177E, 165-166 EL 등), KPC-2 변이(L169P, D179N/Y 등), CTX-M-15 변이(D182Y, L169Q 등), CTX-M-14 변이(P170S, T264I 등), SHV 변이, AmpC 변이, OXA-48변이가 있다.

외막단백질의 변화로 인한 막투과성이 감소되면 내성을 보이는데 *K. pneumoniae*의 OmpK35/OmpK36 변이 혹은 *P. aeruginosa*의 OprD 손실이 그 예이다. *Acinetobacter* spp.에서의 내성은 주로 avibactam이 외막을 통과하지 못하기 때문이다.

유출펌프의 과발현과 표적단백질, 즉 PBP3의 변이도 내성을 유도한다. 치료하는 동안 내성 발생이 보고되고 있으며 그 비율은 다양하다.

5) 약물동력학

약물의 혈중농도가 MIC를 초과하는 시간(T>MIC)이 효과의 주요 지표가 된다. Ceftazidime의 혈장 단백결합률은 10% 미만이며 avibactam의 혈장 단백결합률은 5.7-8.2%로 낮다. 정상 성인에서 분포용적은 ceftazidime 17 L, avibactam 22.2 L이다. 두 약물 모두 신장을 통해 배설된다. 신기능이 정상인 성인에서 ceftazidime의 반감기는 약 2.76시간, avibactam은 약 2.71시간이다. 신기능저하 환자에서 용량조절이 필요하다.

6) 약물상호작용

Ceftazidime과 avibactam은 cytochrome P450 효소에 의해 대사되지 않으므로 이러한 경로를 통한 약물상호작용은 적다. 현재까지 임상적으로 중요한 약물상호작용은 보고되지 않았다. 그러나 probenecid는 avibactam의 신장 배설을 감소시켜 혈중농도를 증가시킬 수 있다.

7) 임상 적응증

Ceftazidime-avibactam은 복잡성복강내감염, 복잡성요로감염, 원내폐렴과 인공호흡기관련폐렴에서 승인을 받았다. 복잡성요로감염에서 ceftazidime-avibactam (2.5 g, 8시간 간격)과 doripenem (500 mg, 8시간 간격)의 비교연구에서 임상적 치료율은 각각 70.2%와 66.2%로 비열등한 결과를 보였다. 복잡성복강내감염에서 metronidazole과 병용하여 사용하며, meropenem과의 비교연구에서 임상적 치료율은 각각 81.6%와 85.1%로 비열등한 결과를 보였다. 원내폐렴과 인공호흡기관련폐렴에서 meropenem과의 비교연구에서 28일 사망률은 각각 9.6%와 8.3%로 비열등한 결과를 보였다.

Ceftazidime-avibactam은 carbapenem-resistant Enterobacterales (CRE) 감염 시 1차 치료제로 중요한 치료 옵션이나 metallo-β-lactamase 생성균주에는 효과가 제한적이다.

8) 용법 및 용량

표준용법은 ceftazidime-avibactam 2.5 g (ceftazidime 2 g, avibactam 0.5 g)을 8시간 간격으로 3시간 동안 정맥주사한다. 치료기간은 감염부위와 중증도에 따라 5-14일이 권장된다.

신기능저하 환자에서는 크레아티닌청소율에 따라 용량조절이 필요하다. 지속성 신대체요법을 받는 환자군에서 임상 성공률이 낮게 보고되어 이러한 환자군에서는 용량조절을 재평가할 필요가 있다는 의견이 제시되고 있다.

9) 부작용과 금기

복잡성복강내감염 치료 시 가장 흔하게 보고된 부작용은 설사(8%), 구역(7%), 구토(5%)였으며, 이는 metronidazole과 병용 시 성인환자의 5% 이상에서 발생했다. 복잡성요로감염 치료에서는 설사(3%)와 구역(3%)이 흔하게 나타났다. 원내폐렴/인공호흡기관련폐렴 치료에서는 설사와 구토가 성인환자의 5% 이상에서 흔하게 관찰되었다.

소아환자(3개월-18세)에서는 구토, 설사, 발진, 주입 부위 정맥염이 3% 이상에서 가장 흔한 부작용으로 보고되었다. 3개월 미만의 소아환자에서는 구토와 간효소 수치의 상승이 3% 이상에서 흔한 부작용으로 나타났다.

C. difficile 감염증은 경증 설사부터 치명적인 대장염까지 다양한 중증도를 보일 수 있다. 신기능장애 환자에서는 발작, 비경련성 간질 지속상태, 뇌병증, 혼수, 소통이상(asterixis), 신경근 흥분성, 간대성 근경련 등 중추신경계 이상반응이 보고되었다. 직접 Coombs 검사 양성 전환이 임상시험에서 환자의 3-21.4%에서 관찰되었다.

Cephalosporin계 항생제나 avibactam에 심각한 과민반응(아나필락시스 등)이 있는 환자에게는 금기이다.

3. Cefepime-enmetazobactam

1) 구조 및 성상

Cefepime-enmetazobactam (Exblifep®)은 4세대 cephalosporin인 cefepime과 β-lactamase 억제제인 enmetazobactam의 복합제이다. Enmetazobactam은 tazobactam의 triazole 고리에 메틸기가 추가된 N-메틸화 유도체로 이 메틸기는 β-lactamase에 대한 억제 활성을 강화시키는 역할을 한다(그림 18).

Exblifep®는 백색 내지 미황색의 분말 형태로 제공되며, 2.5 g 단회 용량 바이알당 cefepime 2 g과 enmetazobactam 0.5 g을 함유하고 있다.

2) 작용기전

Cefepime은 세포벽합성에 필요한 PBPs (PBP2, PBP3)를 억제하여 세포벽합성을 방해한다. Cefepime은 Ambler Class C β-lactamase에 의한 가수분해에 안정적이나 ESBL을 포함한 많은 β-lactamase에는 취약하다.

Enmetazobactam은 Ambler Class A β-lactamase에 비가역적 억제작용을 하는 것으로 알려져 있다. 특히 Enterobacterales에서 흔하지만 non fermenters에서는 드문 ESBL (SHV-type, TEM-type, CTX-M-type)을 발현하는 분리주에서 cefepime의 감수성을 유의미하게 회복시킨다. 특히 CTX-M-15에서는 Ser70과 Lys73 잔기 사이에 교차결합을 형성하여 효소를 영구적으로 불활성화시키는 기전이 입증되었다. *Pseudomonas*와 *Acinetobacter*에서 주로 발현되는 ESBL인 GES, VEB, PER에 대해서는 관련 억제 활성이 관찰되지 않았다. KPC (KPC-2, KPC-3)에 대한 억제 효과도 일부 확인되었다.

3) 작용범위

Cefepime-enmetazobactam은 CTX-M-type ESBL, SHV-type ESBL, TEM-type ESBL, AmpC 등의 β-lact-

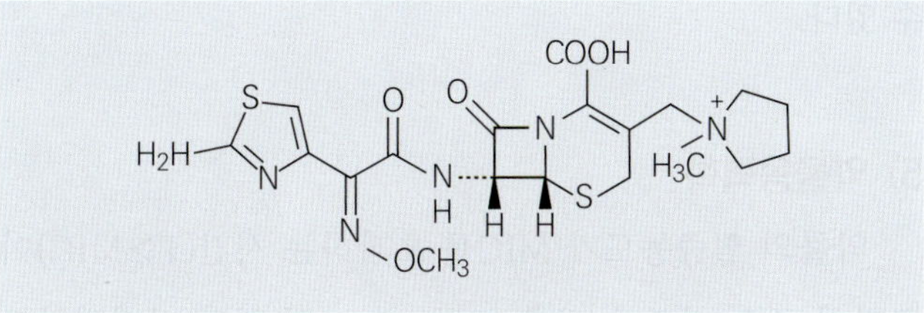

Cefepime

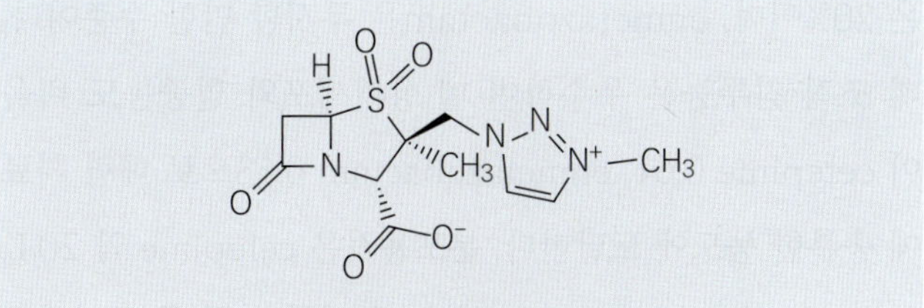

Enmetazobactam

그림 18. Cefepime-enmetazobactam의 구조식

amase를 생성하는 Enterobacterales에 우수한 항균력을 보인다. NDM, VIM, IMP 등의 metallo-β-lactamase에 대한 억제 활성은 없다. 일부 KPC나 OXA-48 생성균에 대해 제한적인 활성을 보이고 있으나 추가 데이터의 확인이 필요하다.

ESBL 생성 Enterobacterales 임상분리주에 대해서 piperacillin-tazobactam보다 최소 8배 더 강력한 효능을 보인다.

*P. aeruginosa*와 *A. baumannii*에 대해서는 cefepime 단독과 비교하여 유의미한 추가 가치를 보이지 않는다.

4) 내성기전

Cefepime-enmetazobactam에 대한 내성은 다양한 기전으로 발생할 수 있다. Metallo-β-lactamase 획득 시 내성 발생이 유도된다. OXA-48 carbapenemase 역시 억제되지 않는다(OXA-1 제외). KPC의 경우 enmetazobactam이 KPC-2와 KPC-3을 억제할 수 있다고 보고되었으나, 실제 임상분리주에서는 충분한 억제효과를 보이지 못했다. PBP의 변이는 cefepime과의 결합력을 감소시켜 내성을 유발할 수 있다. 유출펌프의 과발현 혹은 외막단백질의 변이나 발현 감소에 의해서도 내성이 유도될 수 있다.

5) 약물동력학

약물의 혈중농도가 MIC를 초과하는 시간(T>MIC)이 효과의 주요 지표가 된다. Cefepime의 혈장 단백결합률은 20%이며, enmetazobactam은 무시할 만한 수준이다. 폐 조직 침투능은 우수하여 폐 상피세포와 혈중농도 비율이 cefepime 0.61, enmetazobactam 0.53으로 폐렴 치료에 충분한 농도에 도달한다. 분포용적은 cefepime 약 20 L, enmetazobactam 약 25 L이다. 두 약물 모두 주로 신장으로 배설되며 반감기는 2.7시간이다. 신기능저하 환자에서 용량조절이 필요하다.

6) 약물상호작용

Cefepime과 enmetazobactam은 cytochrome P450 효소에 의해 대사되지 않으므로 이러한 경로를 통한 약물상호작용은 적다.

7) 임상 적응증

Cefepime-enmetazobactam은 성인(18세 이상)의 복잡성요로감염(신우신염 포함)에서 승인을 받았다. 이 적응증은 *E. coli*, *K. pneumoniae*, *P. aeruginosa*, *P. mirabilis*, *E. cloacae* complex와 같은 감수성 미생물에 의한 감염을 대상으로 한다. 3상 임상시험에서 복잡성요로감염 환자를 대상으로 cefepime-enmetazobactam (2.5 g, 8시간 간격)과 piperacillin-tazobactam (4.5 g, 8시간 간격)을 비교한 결과, 복합반응률(임상적 완치와 미생물학적 반응)은 각각 79.1%와 58.9%로 cefepime-enmetazobactam이 우수한 결과를 보였다. 임상적 치료율은 각각 92.5%와 88.9%, 미생물학적 반응률은 82.9%와 64.9%였다. ESBL 생성균주 감염 환자에서의 복합반응률은 cefepime-enmetazobactam 군에서 74%, piperacillin-tazobactam 군에서 52%로 나타났다.

유럽에서는 원내폐렴/인공호흡기관련폐렴에서 추가 승인을 받았다. 이는 cefepime의 임상경험과 PK/PD 데이터에 근거하였다.

Cefepime-enmetazobactam은 ESBL 생성 Enterobacterales 감염 치료를 위한 carbapenem-sparing agent로서 역할이 기대가 되는 치료제이다.

8) 용법 및 용량

표준용법은 cefepime-enmetazobactam 2.5 g (cefepime 2 g, enmetazobactam 0.5 g)을 8시간 간격으로 정맥주사

한다. 복잡성요로감염에서는 2시간 동안, 원내폐렴/인공호흡기관련폐렴에서는 4시간 동안 정맥 주입한다. 감염부위와 중증도에 따라 7-14일이 권장된다. 신기능저하 환자에서는 크레아티닌청소율에 따라 용량조절이 필요하다.

9) 부작용과 금기

임상시험에서 27.1%의 환자에서 간기능 검사 이상이 관찰되었지만 대부분 경증이었다. 그 외 두통, 정맥염 등이 5% 이상의 빈도로 보고되었다. 그 외 흔한 부작용은 설사, 빈혈, 과민반응, 구토, 구역으로 1% 환자에서 보고되었다.

신기능장애 환자에서 적절한 용량조절 없이 cefepime을 투여할 경우 혼돈, 환각, 혼미, 혼수와 같은 의식장애, 실어증, 간대성 근경련, 발작, 비경련성 간질 지속상태를 포함한 신경독성이 보고되었다. 용혈 동반 여부와 관계없이 직접 Coombs 검사 양성이 보고되었다. 신장 또는 간기능장애, 영양상태 불량, 장기간 항균요법을 받는 환자에서 프로트롬빈 활성감소가 관찰될 수 있다.

Cephalosporin계 항생제나 β-lactam 항생제에 심각한 과민반응(아나필락시스 등)이 있는 환자에게는 금기이다.

4. 개발 중 Cephalosporin/β-lactamase억제제

1) Cefepime-taniborbactam

Taniborbactam은 boronate계열의 새로운 β-lactamase 억제제로 Class A, C, D serine β-lactamase 및 일부 Class B (VIM, NDM, SPM-1, GIM-1 포함, 단 IMP는 제외) β-lactamase를 억제할 수 있는 특징이 있다. Cefepime과 함께 복합제로 개발되었으며, 이 조합은 CRE와 CRPA뿐만 아니라 기존 복합제(ceftolozane-tazobactam, meropenem-vaborbactam, ceftazidime-avibactam)에 내성을 보이는 균주에 대해서도 치료옵션으로 기대된다.

Cefepime-taniborbactam은 복잡성요로감염과 급성 신우신염 환자를 대상으로 한 3상 CERTAIN-1 연구에서 meropenem과 비교하여 우수한 결과를 보였다. 두 약제 모두에 감수성이 있는 그람음성 병원체 감염 환자에서 복합반응률(임상적 완치와 미생물학적 반응)은 cefepime-taniborbactam군에서 70.6%, meropenem군에서 58%였다.

부작용은 두 그룹에서 유사한 빈도로 보고되었다(cefepime-taniborbactam 35.5% vs. meropenem 29%). Cefepime-taniborbactam군에서 가장 흔하게 보고된 부작용은 두통, 위장관장애, 혈압상승이었으며, 이 그룹에서는 3명의 환자가 *C. difficile* 감염을 경험한 반면 meropenem 그룹에서는 없었다. 2024년 FDA 승인 신청이 보류되어 추가적인 임상자료를 준비 중이다.

2) Cefepime-zidebactam

Zidebactam은 DBO계열의 non-β-lactam 구조의 β-lactamase 억제제로, PBP2 결합 활성을 함께 가지고 있어 cefepime의 가수분해를 방지하고 항균활성을 향상시키는 역할을 한다.

Cefepime-zidebactam은 ESBL, KPC, metallo-β-lactamase을 포함한 β-lactamase를 생성하는 Enterobacterales와 *P. aeruginosa*에 대해 시험관내 활성이 입증되었다. 그러나 *A. baumannii*, *S. maltophilia*, *Proteus* spp., *Serratia* spp.에 대한 시험관내 항균활성은 제한적이다. 하지만 호중구감소성 마우스 폐 및 대퇴부 감염모델에서는 zidebactam이 cefepime의 약력학을 개선하여 *A. baumannii* 균주를 효과적으로 감소시켰다.

복잡성요로감염이나 급성 신우신염으로 입원한 환자를 대상으로 cefepime-zidebactam (2 g/1 g, 8시간 간격)과 meropenem (1 g, 8시간 간격)을 비교하는 3상 무작위, 이

중맹검 임상시험(NCT04979806)이 2024년 말에 완료되었다. 건강한 성인에서의 약동학 데이터는 혈장 및 폐 농도가 원내폐렴 치료에도 적합할 수 있음을 보여주었다. 향후 carbapenem 내성 그람음성균감염 치료에 중요한 옵션으로 기대된다.

참고문헌

1. Bush K, Bradford PA. Interplay between β-lactamases and new β-lactamase inhibitors. Nat Rev Microbiol. 2019;17:295-306.
2. Darlow CA, Hope W, Dubey V. Cefepime/Enmetazobactam: a microbiological, pharmacokinetic, pharmacodynamic, and clinical evaluation. Expert Opin Drug Metab Toxicol. 2025;21:115-23.
3. Karvouniaris M, Almyroudi MP, Abdul-Aziz MH, Blot S, Paramythiotou E, Tsigou E, et al. Novel Antimicrobial Agents for Gram-Negative Pathogens. Antibiotics (Basel). 2023;12:761.
4. Macesic N, Uhlemann AC, Peleg AY. Multidrug-resistant Gram-negative bacterial infections. Lancet. 2025;405:257-72.
5. Oliver A, Arca-Suárez J, Gomis-Font MA, González-Pinto L, López-Causapé C. Emerging resistance mechanisms to newer β-lactams in Pseudomonas aeruginosa. Clin Microbiol Infect. 2025:S1198-743X(25)00131-4.
6. Paul M, Carrara E, Retamar P, Tängdén T, Bitterman R, Bonomo RA, et al. European Society of Clinical Microbiology and Infectious Diseases (ESCMID) guidelines for the treatment of infections caused by multidrug-resistant Gram-negative bacilli (endorsed by European society of intensive care medicine). Clin Microbiol Infect. 2022;28:521-47.
7. Tamma PD, Heil EL, Justo JA, Mathers AJ, Satlin MJ, Bonomo RA. Infectious Diseases Society of America 2024 Guidance on the Treatment of Antimicrobial-Resistant Gram-Negative Infections. Clin Infect Dis. 2024:ciae403.
8. van Duin D, Bonomo RA. Ceftazidime/Avibactam and Ceftolozane/Tazobactam: Second-generation β-Lactam/β-Lactamase Inhibitor Combinations. Clin Infect Dis. 2016;63:234-41.
9. Yahav D, Giske CG, Grāmatniece A, Abodakpi H, Tam VH, Leibovici L. New β-Lactam-β-Lactamase Inhibitor Combinations. Clin Microbiol Rev. 2020;34:e00115-20.
10. Wang Y, Wang J, Wang R, Cai Y. Resistance to ceftazidime-avibactam and underlying mechanisms. J Glob Antimicrob Resist. 2020;22:18-27.

Aztreonam, aztreonam-avibactam

김백남 인제대학교 의과대학 내과학교실

1. Monobactam

Monobactam은 핵이 1개 있는 β-lactam 항생제다. Aztreonam이 현재 사용되는 유일한 monobactam이다. Monobactam은 원래 *Chromobacterium violaceum*이라는 세균에서 분리되었으며 aztreonam은 그것을 변형시켜 만든 합성물질이다. Monobactam의 항균범위는 3세대 cephalosporin에 비하여 좁은 편이며 aminoglycoside와 유사하다.

1) 구조 및 성상

β-lactam고리와 thiazolidine 혹은 dihydrothiazine 고리로 구성된 penicillin제제나 cephalosporin제제와 달리 monobactam에는 β-lactam 고리만 있다. Aztreonam은 N-1위치에 sulfonic acid group이 있어 β-lactam 고리를 활성화한다(그림 19).

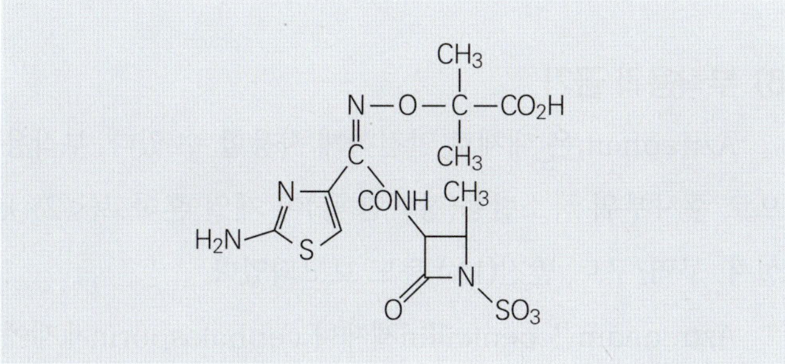

그림 19. Aztreonam의 구조식

2) 작용기전

Monobactam은 그람음성균의 페니실린결합단백질(PBP3)에 친화력이 높다. 따라서 monobactam은 유산소 그람음성균에 강한 항균력을 나타낸다. 다른 PBP에는 잘 결합하지 않아 그람양성균과 혐기균에는 항균작용이 없다. Monobactam은 그람음성균의 세포 외막을 신속하게 통과한다. 다른 β-lactam 항생제와 마찬가지로 monobactam은 세포벽합성을 억제한다. 그 결과 그람음성균은 잔섬유(filament) 모양으로 바뀌어 서서히 용해된다.

2. Aztreonam

1) 작용범위

Aztreonam은 녹농균과 대부분의 장내세균목(*Enterobacterales*) 그람음성균에 항균작용을 나타낸다. 그러나, *Burkholderia cepacia, Stenotrophomonas maltophilia, Acinetobacter baumannii, Pseudomonas putida, Alcaligenes, Chryseobacterium, Flavobacterium* 등은 aztreonam에 듣지 않는다. Aztreonam은 그람양성균과 혐기균에 작용하지 않는다.

2) 내성기전

Aztreonam은 Ambler class B 베타락탐분해효소(예: metallo-β-lactamase)에 의해 분해되지 않는다. 그러나 KPC 베타락탐분해효소, 광범위 베타락탐분해효소(ESBL), 그리고 과다 생성된 AmpC 베타락탐분해효소에 의해 분해된다. Aztreonam은 그람음성막대균의 염색체성 AmpC 베타락탐분해효소를 유도하지 않는다.

3) 약물동력학

Aztreonam은 위장관에서 잘 흡수되지 않는다. 건강한 성인에게 aztreonam을 0.5, 1, 2 g을 정맥주사하였을 때 5분 후 최고혈중농도는 각각 58, 125, 242 μg/mL이었다. 근육주사하여도 1시간 안에 최고혈중농도에 도달한다. Aztreonam은 투여량과 무관하게 56%가 단백질과 결합한다. 조직과 체액 침투력이 좋아 폐, 신장, 복막, 담즙 등에 비교적 높은 농도를 유지한다. 수막에 염증이 없는 사람에게 aztreonam 2 g을 투여하면 1시간 후 뇌척수액 농도는 0.5 μg/mL가 되었고 4시간 뒤에는 1.0 μg/mL이었다. 수막에 염증이 있는 경우는 1, 4시간 후 평균 뇌척수액 농도가 각각 2.0, 3.2 μg/mL로 증가하였다. 뇌수막염이 있는 소아에서 평균 뇌척수액 농도는 혈액의 17.3%이었다.

Aztreonam은 대부분 소변으로 배설되는데, 8시간 안에 투여량의 60-70%가 소변에서 확인된다. Aztreonam은 사구체여과와 신세관배설로 배출된다. 신기능이 건강한 사람 성인에서 반감기는 평균 2시간이다. 저체중출생아는 출생 후 첫 주에 반감기가 5.7시간이다. 그러나 만기출생 신생아나 소아는 1.7-2.6시간으로 성인과 비슷하다. Aztreonam은 1% 정도가 담즙으로 배설되어 대변에서 발견된다.

Aztreonam은 신기능이 낮은 사람에서 반감기가 늘어난다. 크레아티닌청소율이 10 mL/min 이하인 사람에서 반감기는 6-8시간까지 길어지므로 투여용량조절이 필요하다. Aztreonam은 지속정정맥혈여과(continuous venovenous hemofiltration), 혈액투석, 복막투석 등으로 제거된다. Aztreonam은 혈액투석 4시간 안에 38%가 없어진다. 혈액투석 직후에 유지용량의 1/2을 보충해 주어야 한다. 복막투석으로는 혈액투석보다 천천히 제거된다. 간기능이 감소한 환자에서는 반감기가 아주 조금 길어진다. 따라서 신기능장애가 없다면 만성 간질환 환자에게 용량조절이 필요하지 않다.

4) 임상 적응증

Aztreonam은 성인과 소아에서 다양한 감염증의 치료에 사용되었다. Aztreonam은 항균작용이 유산소그람음성균에 제한되기 때문에 경험적으로 단독투여하는 경우는 거의 없다. 특히 중증감염인(그람양성균이나 혐기균이 원인일지 모르는) 경우 경험적 치료로 aztreonam 단독투여는 권하지 않는다. 이러한 경우 대개 그람양성균과 혐기균에 효과가 있는 항생제와 같이 투여한다. Aztreonam은 metallo-β-lactamase에 분해되지 않기 때문에 metallo-β-lactamase을 생산하는 그람음성균감염 치료에 유용하겠으나, aztreonam을 분해하는 다른 베타락탐분해효소도 생성할 수 있어 주의가 필요하다.

Aztreonam이 가장 유용한 경우는 다른 β-lactam 항생제에 심각한 과민반응이 있는 환자에게 aztreonam 감수성인 그람음성균감염의 확정적 치료제로 사용하는 것이다. Aztreonam은 세계보건기구가 정하는 필수의약품목록에서 2019년 빠졌다.

5) 용법 및 용량

통상적으로 성인의 경우 1-2 g을 6-8시간 간격으로 정맥주사한다. 중증감염에서 하루 최대 투여량은 6 g이다. 소아에게는 30-50 mg/kg를 6-8시간 간격으로 투여한다.

6) 부작용과 금기

Aztreonam은 대체로 안전하게 사용할 수 있다. 부작용으로 주사부위 국소반응(정맥염 등)이 제일 흔하고(<2%), 설사, 구역/구토, 발진(1%) 등도 보고되었다.

Aztreonam은 penicillin제제나 cephalosporin제제에 비해 과민반응 빈도가 낮고, ceftazidime을 제외하고 다른 β-lactam 항생제와 교차반응이 없다. 따라서 aztreonam은 과민반응을 염려하여 β-lactam 항생제를 투여하지 못하는 그람음성균감염의 치료에 가장 유용하다. Aztreonam

은 ceftazidime (그리고 cefiderocol)과 R1 곁사슬을 공유하기 때문에 ceftazidime에 과민반응이 있는 사람은 aztreonam에도 과민반응을 나타낼 수 있다.

3. Aztreonam-avibactam

Aztreonam-avibactam은 monobactam제제인 aztreonam과 베타락탐분해효소 억제제인 avibactam의 복합제다. Aztreonam-avibactam (상품명 Emblaveo®)는 metallo-β-lactamase를 생성하는 다약제내성 그람음성균을 겨냥하여 처음 상용화된 베타락탐-베타락탐분해효소 억제제다.

1) 작용기전

Aztreonam은 Ambler class B 베타락탐분해효소(metallo-β-lactamase)에 안정하지만 대부분의 다른 serine-베타락탐분해효소(예: ESBL, KPC, AmpC)에 분해된다. 한편, avibactam은 class A (예: ESBL, KPC), class C (예: AmpC), 일부 class D (예: OXA) 베타락탐분해효소 등을 억제하지만 metallo-β-lactamase (예: IMP, VIM, NDM)에 효과가 없다. Metallo-β-lactamase에 aztreonam은 분해되지 않지만, metallo-β-lactamase 생성 그람음성균은 흔히 ESBL이나 AmpC베타락탐분해효소를 동시에 생산하기 때문에 aztreonam 단독치료는 효과적이지 않을 수 있다. Aztreonam+avibactam 조합은 aztreonam으로 metallo-β-lactamase에 avibactam가 분해되는 것을 막고 avibactam으로 다른 베타락탐분해효소에 대응함으로써 효과적으로 상승작용을 나타낸다. 따라서 aztreonam-avibactam은 metallo-β-lactamase을 생성하는 그람음성균감염의 치료 선택지 중 하나가 되었다.

2) 작용범위

Aztreonam과 마찬가지로 *Acinetobacter baumannii* 등 일부 그람음성균과 그람양성균, 혐기균은 aztreonam-avibactam에 듣지 않는다. 2019년 전 세계에서 모은 장세균목에서 aztreonam-avibactam 항생제 감수성을 조사한 결과 99% 이상 균주가 최소억제농도(MIC) ≤8 μg/mL에서 aztreonam-avibactam에 감수성을 나타냈고 총 18,713개 균주 중 24개만 aztreonam-avibactam MIC가 8 μg/mL을 넘었다. Aztreonam-avibactam MIC_{50}는 0.25 μg/mL이었고 MIC_{90}는 4 μg/mL이었다. 지역별 aztreonam-avibactam MIC_{90}는 0.12-0.25 μg/mL이었으며 아시아태평양 지역에서 통계적으로 의미 있게 MIC_{90}가 높았다. 한편 aztreonam에 대한 MIC_{90}는 32-128 μg/mL이었다.

3) 내성기전

PBP 변형, 세포막투과성 감소, 유출펌프 활성화, aztreonam에는 효과적이나 avibactam에 내성인 베타락탐분해효소 생산 등의 내성기전이 대장균에서 보고된 바 있다.

4) 약물동력학

Aztreonam-avibactam의 동시투여는 각 약제의 약동학에 크게 영향을 미치지 않았다. Aztreonam의 폐 상피내층액(epithelial lining fluid) 농도는 혈장농도의 21-60%이고 avibactam은 혈장농도의 30%다. Aztreonam은 온전한 혈액뇌장벽을 거의 통과하지 못해 뇌척수액농도는 혈장농도의 1.5%밖에 안되나 수막에 염증 있는 경우 6%까지 증가한다. Avibactam의 뇌척수액 농도는 혈장농도의 38-57%으로 분석되었다. Aztreonam은 약 70%, avibactam은 8시간 안에 거의 다 신장을 통해 배설된다. Aztreonam과 avibactam은 단백결합률이 낮아 각각 38%, 8%이다.

Metallo-β-lactamase 생성 장내세균목을 겨냥하여 유럽 EUCAST의 aztreonam-avibactam 감수성 기준은 ≤

4 μg/mL, 내성은 >4 μg/mL이다. 미국 식품의약품안전처가 정한 감수성 기준은 ≤8 μg/mL이다. Avibactam의 비결합약물농도가 2-2.5 μg/mL를 초과하는 시간(%)이 주요한 약동약동력학 지표라는 시험관내 그리고 생체내 자료를 바탕으로 aztreonam-avibactam의 임상효능을 반영하는 가장 좋은 약동약력학 지표는 $\%fT>C_T$로 알려지고 있다. 최근 동물실험에서 접종량(inoculum size)이 많아질수록 aztreonam-avibactam 효과가 감소하여 치료실패 가능성이 있음이 확인되었다.

5) 임상 적응증

다른 항생제 병용에 비해 metallo-β-lactamase 생성 장내세균목 감염에 더 높은 항균력을 나타낸다. 따라서 이런 그람음성 다약제내성균에 의한 복잡성복강내감염, 병원획득폐렴, 인공호흡기관련폐렴 등의 치료에 유용할 것으로 기대된다.

실제 환자에서 aztreonam-avibactam는 carbapenem 내성 장내세균목(CRE)에 의한 복잡성복강내감염, 병원획득폐렴, 인공호흡기관련폐렴 치료에 polymyxin보다 우수한 임상치유율을 보였다. 또한 aztreonam-avibactam 치료군에서 전체원인사망률이 더 낮았다.

Aztreonam-avibactam를 이용한 3상 임상시험은 아직 많지 않다. 복잡성복강내감염, 병원획득폐렴, 인공호흡기관련폐렴 등이 있는 성인환자 422명을 대상으로 한 REVISIT 연구에서 aztreonam-avibactam+metronidazole과 meropenem±colistin 치료를 비교하였을 때 임상치유율은 각각 76.4%, 74.0%이었다. Metallo-β-lactamase 생성 그람음성균감염(복잡성복강내감염, 병원획득폐렴, 인공호흡기관련폐렴, 복잡성요로감염, 혈류감염 등)이 대상인 ASSEMBLE 연구에서는 aztreonam-avibactam으로 치료하였을 때 임상치유율은 41.7%(5/12)이었으나 가장 효과적인 다른 치료제는 0% (0/3)이었다. 앞의 임상시험 모두 metallo-β-lactamase 생성균주에 의한 감염 환자수가 적어 해석에 제한이 있다.

2024년 4월 유럽의약품청은 aztreonam-avibactam을 복잡성복강내감염, 복잡성요로감염, 병원획득폐렴/인공호흡기관련폐렴, 치료제 선택이 제한적인 그람음성균감염 등의 치료에 허가하였다. 미국 식품의약품안전처도 2025년 2월 성인에서 치료 선택지가 없거나 제한적인 복잡성복강내감염 치료에 허가하였다. 미국감염학회는 metallo-β-lactamase 생산하는 장내세균목 감염 치료에 ceftazidime-avibactam+aztreonam 병용을 권하는데, 이런 항생제 병용에 비해 aztreonam-avibactam는 다양한 베타락탐분해효소(metallo-β-lactamase 포함)를 생산하는 그람음성균에 광범위하게 항균력이 있어 CRE감염 치료 시 불필요한 ceftazidime 투여를 줄일 수 있다고 한다.

6) 용법 및 용량

크레아티닌청소율이 50 mL/min 이상인 경우 부하용량 2/0.67 g을 3시간 동안 주입한 이후 6시간 간격으로 1.5/0.5 g을 3시간 동안 주입한다. 신기능이 감소한 환자에게는 투여간격과 용량을 조정해야 한다(제품설명서를 참고하기 바람).

7) 부작용과 금기

Aztreonam-avibactam은 임상시험 결과 대체로 문제가 없었다. Aztreonam-avibactam의 안전성과 내약성은 잘 알려진 aztreonam에 상응한다. Aztreonam-avibactam의 가장 흔한 이상반응은 간효소 수치 상승, 설사 등이다. 치료로 인한 심각한 이상반응은 보고된 바 없다.

참고문헌

1. Al Musawa M, Bleick CR, Herbin SR, Caniff KE, Van Helden SR, Rybak MJ. Aztreonam-avibactam: The dynamic duo against multidrug-resistant gram-negative pathogens. Pharmacotherapy. 2024;44:927-38.
2. Baba H. Aztreonam and aztreonam-avibactam. In: Grayson ML, Cosgrove S, Crowe S, Hope W, et al. Kucers' the use of antibiotics, 7th ed. Boca Raton: CRC Press; 2017. pp. 644-57.
3. Carmeli Y, Cisneros JM, Paul M, Daikos GL, Wang M, Torre-Cisneros J, et al. Aztreonam–avibactam versus meropenem for the treatment of serious infections caused by Gram-negative bacteria (REVISIT): a descriptive, multinational, open-label, phase 3, randomised trial. Lancet Infect Dis. 2025;25:218-30.
4. Doi Y. Ertapenem, imipenem, meropenem, doripenem, and aztreonam. Mandell, Douglas, and Bennett's principles and practice of infectious diseases. 9th ed. Amsterdam: Elsevier; 2020. pp. 285-90.
5. Hellinger WC, Brewer NS. Carbapenems and monobactams: imipenem, meropenem, and aztreonam. Mayo Clin Proc. 1999;74:420-34.
6. Johnson DH, Cunha BA. Aztreonam. Med Clin North Am. 1995;79:733-43.
7. Rossolini GM, Stone G, Kantecki M, Arhin FF. *In vitro* activity of aztreonam/avibactam against isolates of Enterobacteraless collected globally from ATLAS in 2019. J Glob Antimicrob Resist. 2022;30:214-21.
8. Sangiorgio G, Calvo M, Stefani S. Aztreonam and avibactam combination therapy for metallo-β-lactamase-producing gram-negative bacteria: a comprehensive review. Clin Microbiol Infect. 2024:S1198-743X (24)00532-9.

Carbapenem

김의석 서울대학교 의과대학 내과학교실

Carbapenem은 *Streptomyces cattleya*의 자연산물인 thienamycin으로부터 만들어진 유도체로 β-lactam의 일종이다. 1985년에 imipenem-cilastatin을 사용하기 시작한 이후 다양한 carbapenem이 개발되었고 일부 새로운 약제에 대한 임상시험이 진행되고 있다. 국내에서는 미국과 유럽에서 승인이 되어 있는 imipenem-cilastatin, meropenem, ertapenem, doripenem 등의 4가지 carbapenem을 사용할 수 있다. 그 밖에 panipenem-betamipron, biapenem 등이 일본에서 승인이 되어 있고, 경구투여가 가능한 carbapenem으로 faropenem, tebipenem pivoxil, ritipenem acoxil 등이 개발되어 있다. 2024년에 미국에서 sulopenem etzadroxil-probenecid를 합병증이 없는 요로감염의 경구 치료제로 승인하였다. 최근 carbapenem 내성을 극복하기 위하여 기존 carbapenem과 β-lactamase 억제제를 병합한 imipenem-cilastatin-relebactam, meropenem-vaborbactam 등이 개발되어 사용되고 있는데 이는 다음 장에 별도로 기술하였다.

1. 항생제명

Imipenem-cilastatin, meropenem, ertapenem, doripenem, panipenem-betamipron, biapenem, faropenem, tebipenem pivoxil, ritipenem, sulopenem etzadroxil-probencid.

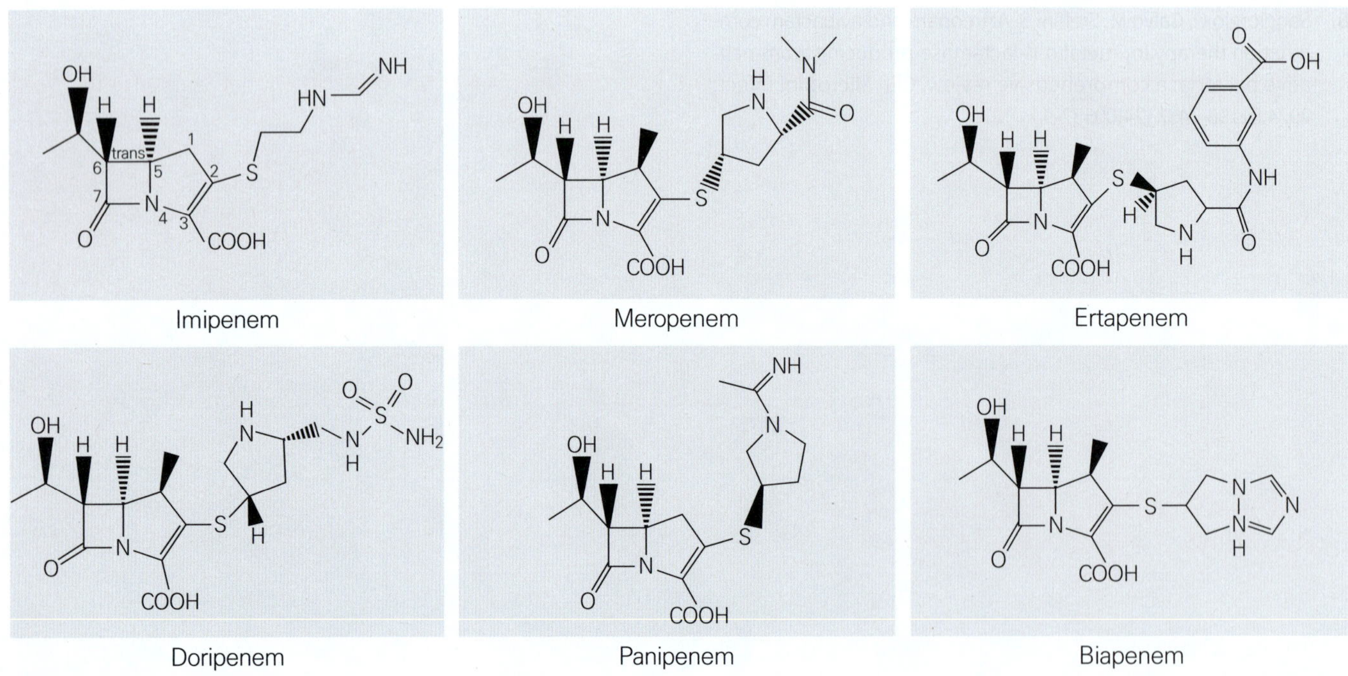

그림 20. Carbapenem의 구조식

2. 구조 및 성상

Carbapenem은 penicillin과 마찬가지로 β-lactam 사슬을 가지고 있다. Penicillin의 1번 위치에 존재하는 S (sulphur)가 C (carbon)로 바뀌어 이름의 첫 부분이 'carba'가 되었고 2번과 3번 탄소사이의 불포화 결합(double bond)을 나타내는 말로써 'penem'이 합쳐져서 carbapenem이라 명명하였다. Penicillin이나 cephalosporin은 acylamino 측쇄를 가지고 있으나 carbapenem은 6번 위치에 hydroxyethyl 측쇄가 있다(그림 20). 이로 인해 carbapenem은 기존 β-lactam의 cis 형태와는 달리 5번과 6번 탄소 결합이 trans 형태로 되어 있어서 β-lactamase에 대해 매우 안정하다. Imipenem과 panipenem은 신장의 dehydropeptidase-I (DHP-I)에 의해 가수분해가 되어서 소변 내 활성 약물농도가 떨어지고 신독성이 있는 대사물을 생성한다. 따라서 DHP-I을 억제하는 cilastatin 혹은 panipenem의 능동 신세관 배설을 억제하는 betamipron 복합제로 투여한다. 반면 meropenem, ertapenem, doripenem, biapenem 등은 1번 위치의 탄소에 1β-methyl기가 있어서 DHP-I에 안정적이어서 DHP-I 억제제를 병합하지 않고 단독투여가 가능하다. Ertapenem의 경우 2번 탄소 위치에 치환되어 있는 벤조산으로 인해 분자량이 커지고 지방친화성이 증가한다. 또한 생리적 pH에서 벤젠 고리로 인해 음전하를 띄게 되어 단백결합이 증가하고 이로 인해 반감기가 다른 carbapenem에 비해 길다.

3. 작용기전

Carbapenem은 다른 β-lactam과 마찬가지로 세균의 transpeptidase, 즉 penicillin 결합단백(penicillin-binding protein, PBP)과 결합하여 세포벽합성 과정에 필수적인 peptidoglycan의 교차결합을 방해한다. Carbapenem은 그람양성균과 그람음성균에 존재하는 대부분의 PBP에 대해 친화도가 우수하다. Imipenem은 PBP2, PBP1a, PBP1b에 친화도가 좋으나 PBP3에는 상대적으로 약한 친화도를 나타낸다. Meropenem, doripenem, ertapenem은 PBP3에도 친화도가 좋은 편이다. Carbapenem은 *Pseudomonas aeruginosa*를 포함한 그람음성균의 외막단백질인 OprD (또는 D2 porin)를 통해 외막을 투과한다. 독특한 외막 투과성, 여러 가지 PBP에 대한 우수한 친화도, β-lactamase에 대한 안정성 등의 특징으로 인해 carbapenem은 매우 넓은 항균범위를 가지며 다른 항균제와 교차 내성이 비교적 적다.

다른 β-lactam 항생제들은 활발히 증식하는 세균에 대해서는 항균력이 뛰어나지만 성장이 정지된 균들에는 항균력이 약한 것에 반하여 carbapenem은 성장이 정지된 균들에서도 비슷한 항균효과를 보인다. 또한 시험관내(*in vitro*)에서 다른 β-lactam에 비하여 항생제 투여 후 그람음성균의 내독소(endotoxin) 방출이 상대적으로 적은 것으로 알려져 있다.

4. 작용범위

Carbapenem 항균제는 비슷한 항균범위를 보인다. *Streptococcus pneumoniae*의 경우 penicillin 감수성인 경우와 내성인 경우에 carbapenem의 최소억제농도(minimal inhibitory concentration, MIC)가 각각 0.03 μg/mL과 0.5 μg/mL로 우수한 감수성을 보인다. Oxacillin 감수성 *Staphylococcus aureus*와 coagulase negative staphylococci는 carbapenem에 대해 0.5 μg/mL 이하의 농도에서 억제가 되나 oxacillin 내성균주는 현재 사용 중인 모든 carbapenem에 내성을 보인다. *Enterococcus faecalis*는 imipenem에는 감수성을 보이나 ertapenem, meropenem, doripenem에는 상대적으로 내성을 보인다. Carbapenem은 *Enterococcus faecium*에 내성을 보인다.

Neisseria gonorrheae, *Neisseria meningitidis*, *Haemophilus influenzae*는 carbapenem에 우수한 감수성을 보인다. Carbapenem은 광범위 β-lactamase (extended spectrum β-lactamase, ESBL)나 AmpC β-lactamase를 포함한 β-lactamase에 매우 안정적이어서 다른 β-lactam 항균제에 내성을 보이는 그람음성균에 대해 우수한 감수성을 보인다. ESBL이나 AmpC β-lactamase 생성균주의 경우 ertapenem에 대한 MIC는 다른 carbapenem에 비해 다소 높은 편이나 이 경우에도 여전히 감수성을 보인다. Carbapenemase를 생성하는 *Klebsiella pneumoniae*는 MIC가 8 μg/mL 이상으로 모든 carbapenem에 내성을 보이지만, *Escherichia coli*의 경우 MIC가 1-4 μg/mL 정도로 상대적으로 낮다. *P. aeruginosa*에 대해서는 doripenem의 항균력이 가장 높고 meropenem과 imipenem 순으로 감수성을 보이나 ertapenem은 항균력이 없다. *Acinetobacter baummannii*는 ertapenem을 제외한 carbapenem에 감수성을 보이나, 최근에는 carbapenem 내성률이 매우 높아 문제가 되고 있다. 모든 *Stenotrophomonas maltophilia*와 대부분의 *Burkholderia cepacia*는 carbapenem에 내성이다.

Carbapenem은 *Bacteroides fragilis*를 포함한 대부분의 혐기균에 매우 우수한 항균력을 갖는다. *Clostridium* species도 carbapenem에 잘 들으나 *Clostridioides difficile*은 내성이다. 그 밖에도 *Fusobacterium* spp., *Prevotella* spp., *Porphyromonas* spp. 등도 잘 듣는다.

5. 내성기전

Carbapenem의 내성기전은 ① PBP 무감응(insensitivity) ② 외막단백 발현 장애로 인한 투과성 감소(OprD 소실) ③ 유출(efflux) 시스템의 활성화 ④ carbapenem을 분해할 수 있는 carbapenemase 생성 등의 4가지로 나눌 수 있다.

그람양성균의 PBP 무감응 발현은 다른 β-lactam과 마찬가지로 carbapenem의 내성을 유발한다. Methicillin 내성 staphylococci (PBP2a)나 ampicillin 내성 *E. faecium* (PBP5)과 같이 PBP에 대한 β-lactam의 친화도가 감소한 내성균의 경우 다른 β-lactam과 마찬가지로 carbapenem에도 듣지 않는다.

*P. aeruginosa*는 여러 가지 β-lactam에 선천적 내성(intrinsic resistance)을 보이지만 carbapenem에는 대개 감수성을 나타낸다. 그러나 ertapenem은 다른 carbapenem에 비해 항녹농균 효과가 낮은데 이는 ertapenem의 세포막 투과성이 낮고 유출펌프에 대한 친화도가 상대적으로 높기 때문이다. Imipenem의 *P. aeruginosa*에 대한 내성은 porin OprD의 소실과 AmpC β-lactamase 생성에 의해 발생하는 것으로 설명한다. 반면 meropenem과 doripenem의 경우 porin OprD 소실에 덜 민감하여 imipenem보다 *P. aeruginosa*에 상대적으로 감수성을 보인다. Meropenem과 doripenem은 다제(multidrug) 유출펌프인 MexA-MexB-OprM의 기질로 작용하여 세균에 의해 제거될 수 있지만 imipenem은 그렇지 않다. Meropenem 내성의 실질적인 발현을 위해서는 유출펌프의 과발현과 porin 소실이 함께 작용하여야 하므로 *P. aeruginosa*에 대해 imipenem보다 약간 더 강한 항균력을 가진다. MexA-MexB-OprM은 fluoroquinolone, penicillin, cephalosporin, macrolide, sulfonamide 등의 다른 항균제에도 다제내성을 유발하나 imipenem과 aminoglycoside에는 영향을 미치지 않는다.

Carbapenem은 β-lactamase에 대해 매우 안정적이다. 그러나 carbapenem 혹은 광범위 β-lactam의 사용 증가와 함께 carbapenemase를 생성하는 내성균도 급격히 증가하고 있는 추세이다. 강력한 carbapenemase 효과를 보이는 것은 대부분 Ambler class B에 속하는 metallo-β

-lactamase로 획득내성이다. *S. maltophilia*와 *Aeromonas* spp.는 염색체 매개 carbapenemase를 가지고 있어서 carbapenem에 대해 선천적 내성을 나타낸다. 또한 여러 그람음성균이 VIM, NDM과 같은 획득 class B β-lactamase에 의해 carbapenem에 내성을 갖게 된다. Ambler class A에 속하는 β-lactamase도 carbapenem 내성을 유발할 수 있다. 특히 KPC형 carbapenemase가 *K. pneumoniae*를 포함한 그람음성균의 carbapenem 내성에 국내를 포함하여 전 세계적으로 중요한 원인이 되고 있다. Ambler class D β-lactamase (OXA)도 carbapenem을 분해할 수 있다. *A. baumannii*에서 흔하고 일부 지역에서 분리되는 *K. pneumoniae*에서 발견된다.

6. 약물동력학

경구 carbapenem이 개발되어 있기는 하지만 현재까지 상용화된 대부분의 carbapenem은 위장관에서 흡수가 되지 않아서 반드시 주사로 투여하여야 한다. 단백결합률은 약제마다 다른데 imipenem 20%, meropenem 2%, doripenem 8% 정도이고 ertapenem은 약 92-95%가 혈장 단백과 결합한다. Ertapenem은 높은 단백결합률로 인해 반감기가 길어져서 1일 1회 투여가 가능하다. Carbapenem은 대부분의 체액과 조직에 잘 침투하고 분포한다. 대부분의 carbapenem이 염증이 있는 뇌수막을 투과할 수 있고 뇌척수액 농도는 1-5 μg/mL에 이른다. 모든 carbapenem이 신장을 통해 배설되며 imipenem과 panipenem의 경우 DHP-I에 민감하여 각각 cilastatin, betamipron 복합제로 투여한다. 신기능이 떨어져 있는 경우에는 용량이나 투여간격을 조절하여야 한다. Carbapenem은 혈액투석이나 혈액여과를 통해 제거되나 복막투석에 의해서는 큰 영향을 받지 않는다.

다른 β-lactam과 마찬가지로 살균에 가장 큰 영향을 미치는 약동학적 지표는 MIC 이상으로 혈중 유리(free) 약물농도를 유지하는 시간(T>MIC)이다. T>MIC가 20%이면 정균 효과가 있고 40% 정도 되어야 살균효과를 나타낸다. Carbapenem은 다른 β-lactam과 달리 그람양성균뿐만 아니라 그람음성균에도 항생제 후효과(postantibiotic effect)를 나타낸다.

7. 약물상호작용

Carbapenem의 약물상호작용이 흔하지는 않다. Probenecid는 carbapenem의 신제거율이나 혈장 반감기에 영향을 미치는 것으로 알려져 있다. 그 밖에도 carbapenem은 valproic acid의 혈중농도를 떨어뜨리고, ganciclovir와 약물상호작용이 알려져 있다. Carbapenem은 대개 cytochrome p450 효소에 대한 기질로 작용하지 않는 것으로 알려져 있어서 이 효소와 관련한 약물상호작용은 대개 문제가 되지 않는다.

8. 임상 적응증

Carbapenem은 ESBL과 AmpC β-lactamase를 포함한 β-lactamase에 의해 분해되지 않아서 그람양성균, 그람음성균, 혐기균 등에 매우 광범위한 항균범위를 갖는다. Carbapenem은 균혈증, 병원획득폐렴, 복강내감염, 복잡성요로감염, 골관절/연조직감염, 산부인과감염 등 중등도 혹은 중증감염증을 치료하는 데 유용하다. 중추신경계감염에는 간질의 위험성으로 인해 imipenem-cilastatin보다 meropenem을 투여한다.

Carbapenem은 ESBL이나 AmpC β-lactamase를 생성하여 cephalosporin에 내성인 *Enterobacterales* 감염에 잘 듣는다. Ertapenem은 다른 carbapenem과 달리 enterococci와 *P. aeruginosa*에 듣지 않는다. 그러나 긴

반감기로 인해 1일 1회 투여가 가능하여 외래 치료를 할 수 있다는 장점이 있다. Ertapenem을 제외한 carbapenem은 다제내성 *A. baumannii* 감염을 효과적으로 치료할 수 있지만 최근에는 *A. baumannii*의 carbapenem 내성률이 매우 높다.

Imipenem-cilastatin, meropenem, doripenem은 대부분의 임상 상황에서 비슷한 유용성을 보인다. Imipenem-cilastatin은 시험관 내에서 그람양성균(특히 *E. faecalis*)에 약간 더 우월하고 meropenem과 doripenem은 그람음성균에 약간 더 우월한 효과를 보인다고 알려져 있다. Doripenem은 시험관 내에서 *P. aeruginosa*에 가장 우수한 carbapenem이다.

9. 부작용과 금기

Carbapenem의 흔한 부작용은 주사 부위의 정맥염, 설사, 피부발진, 구역, 구토, 가려움증 등이다. 이런 부작용의 대부분 경미하여 약을 중단하여야 하는 경우는 1.2-1.8%로 낮은 편이다. 다른 β-lactam과 마찬가지로 간효소값의 상승이 나타날 수 있으나 대개 경미하다. 혈청 크레아티닌과 혈액요소질소 값의 상승, 호중구감소증, 호산구증가증, 혈소판감소증 등이 나타날 수 있다. Carbapenem을 사용하는 중 발생할 수 있는 심각한 부작용은 간질발작이다. 그 원인은 carbapenem이 γ-aminobutyric acid (GABA)와 구조가 비슷하여 수용체에 길항작용을 일으키기 때문인데 모든 carbapenem이 간질발작을 일으킬 수 있다. 신기능저하, 기저 중추신경계질환, 중추신경계감염, 뇌졸중, 과거 간질발작의 병력 등이 있을 경우에 간질발작 발생의 위험성이 증가한다. 간질발작의 발생 빈도는 imipenem의 경우 1-2% 정도이고 ertapenem, meropenem, doripenem의 경우 0.1-0.3% 정도로 더 낮은 것으로 알려져 있다. Carbapenem에 대한 과민반응은 3% 이내이고 penicillin 알레르기와 교차반응을 보일 수 있다. Penicillin에 알레르기가 있는 경우에 carbapenem에 과민반응을 보이는 경우는 0-11% 정도로 알려져 있고 대개는 피부발진이었다. Penicillin 피부반응검사에서 양성인 경우에 carbapenem에도 양성을 보이는 경우는 매우 드물고 carbapenem을 낮은 용량부터 올려서 단계적으로 투여하면 큰 문제가 없었다. 따라서 penicillin에 즉시형 과민반응이 있는 경우에도 carbapenem 피부반응검사에서 음성이라면 carbapenem을 안전하게 투여하여 볼 수 있을 것으로 보인다.

Imipenem-cilastatin

Imipenem (N-formimidoyl-thienamycin)은 thienamycin보다 5-10배 화학적으로 더 안정한 thienamycin 유도체이다. Carbapenem의 공통적인 구조인 hydroxyethyl 측쇄로 인해 β-lactamase에 대해 매우 안정하다. Imipenem은 신장의 DHP-I에 의해 분해되어 농도가 떨어지고 인체에 독성이 있는 대사산물을 형성하기 때문에 이 효소의 억제제인 cilastatin과 1:1로 병합한 형태로 사용한다. Cilastatin은 그 자체로는 항균효과가 없으나 imipenem의 분해를 막고 대사산물의 신독성을 예방한다.

1. 작용기전

Imipenem은 다른 β-lactam 항생제와 마찬가지로 PBP에 결합하여 세포벽합성을 억제한다. PBP2와 PBP1에 주로 결합하고 aminopenicillin이나 cephalosporin계열 약제의 주된 결합부위인 PBP3에는 약한 친화력을 보인다.

2. 작용범위

Imipenem은 methicillin 감수성 *S. aureus* (MSSA), *S. pneumoniae* (penicillin 중등도 내성 또는 내성균주 포함), 기타 streptococci 등 대부분의 호기성 그람양성균에 우수한 항균력을 갖는다. *E. faecalis*에 대한 imipenem의 MIC는 다른 carbapenem에 비해서 낮은 편이다. 그러나 MRSA나 methicillin 내성 coagulase negative *staphylococci*, ampicillin에 내성을 보이는 *E. faecium*에는 듣지 않는다.

Imipenem은 대부분의 호기성 그람음성균에 대해서도 감수성이 좋다. *N. meningitidis*, *N. gonorrhoeae*, *H. influenzae*, *H. parainfluenzae* 등은 β-lactamase 생산 여부에 관계없이 imipenem에 잘 듣는다. *Moraxella catarrhalis*도 imipenem에 매우 잘 듣는다. Imipenem은 *Legionella pneumophila*에 대해서 시험관내에서 감수성을 보이나 원인균이 세포 내에 기생하고 있기 때문에 실제 임상에서 *Legionella* 폐렴의 치료제로는 적합하지 않다. 장내세균들인 *E. coli*, *Enterobacter* spp., *Klebsiella* spp., *Proteus* spp., *Salmonella* spp., *Shigella* spp., *Serratia* spp., *Citrobacter* spp. 등도 imipenem에 감수성이 있고 염색체 β-lactamase가 유도되었거나 과다 생성하는 변이주들도 imipenem에 감수성을 유지한다. *P. aeruginosa* 도 일반적으로는 imipenem에 잘 듣는다. 그러나 *P. aeruginosa*의 경우 imipenem에 노출되면 imipenem의 투과 경로인 세포 외막 porin OprD2의 소실이 생기고 이에 따라 imipenem에 내성이 쉽게 발생한다. *A. baumannii*도 imipenem에 감수성을 보이지만 최근 국내 병원 내에서 분리된 *A. baumannii*와 *P. aeruginosa* 균주들의 imipenem 내성률이 높다. *B. cepacia*, *S. maltophilia*, *Chryseobacterium* spp. 등은 imipenem에 선천적 내성을 보이는 균주들이다.

Peptococcus spp., *Peptostreptococcus* spp., *Actinomyces* spp., *Propionibacterium acnes*, *Lactobacillus* spp., *Clostridium* spp., *Bacteroides* spp. 등의 혐기균은 imipenem에 감수성을 나타낸다. 그러나 *C. difficile*에는 imipenem이 낮은 감수성을 보인다.

Imipenem은 *Nocardia asteroides*에 우수한 감수성을 보인다. *Mycobacterium fortuitum*, *Mycobacterium chelonae*에 대한 항균력은 다른 β-lactam과 비슷하거나 더 우수하다. 또한 일부 *Mycobacterium tuberculosis*에 대해서도 시험관 내에서 감수성을 보인다. *Chlamydia*와 *Mycoplasma*에는 듣지 않는다.

P. aeruginosa 혹은 *Enterococci*에 대해 imipenem과 aminoglycoside를 병합투여하면 시험관 내에서 상승작용이 있다. Imipenem과 ciprofloxacin을 *P. aeruginosa*에 병합하여 투여할 경우에도 상승작용이 있다. 그러나 실제 임상에서 carbapenem과 다른 계열 항생제 병합요법의 유용성은 확실하게 증명되어 있지 않다.

3. 내성기전

*Enterobacterales*의 imipenem 내성은 여러 기전으로 발생한다. 첫 번째 기전은 porin 소실과 AmpC 효소(ACT-1, CMY-4) 또는 ESBL (SHV 및 TEM)의 발현이 동시에 생기는 것이다. 두 번째 기전은 carbapenem을 가수분해할 수 있는 carbapenemase의 존재이다. 현재까지 *K. pneumoniae*에서 여러 유형의 carbapnemase가 발견되었다. 여기에는 Ambler class A carbapenemase (*K. pneumoniae* carbapenemase, KPC), class B metallo-β-lactamase (NDM, IMP, VIM), class D OXA 효소(OXA-48과 유도체)가 포함된다. 이러한 carbapenemase는 대부분 플라스미드를 통해 매개되고, 이 유전자가 다른 내성관련 유전자(다른 β-lactam, fluoroquinolone, aminoglycoside 내성 유발)와

함께 존재하는 경우가 흔하여 다제내성을 보이게 된다.

*P. aeruginosa*와 *A. baumannii*의 carbapenem 내성은 최근 의료관련감염에서 큰 문제가 되고 있다. 이 균주들의 imipenem에 대한 주요 내성기전은 외막의 porin (OMP)의 손실 또는 발현 감소, 혹은 imipenem을 가수분해하는 β-lactamase 생성 등 2가지이다. *P. aeruginosa*의 경우 class B metallo-β-lactamase가 흔하고 *A. baumannii*의 경우 class D OXA형(OXA-23 등)이 흔하다. 그 밖에도 *P. aeruginosa*의 다양한 항생제에 대한 내성기전으로 유출펌프가 있다. 가장 일반적인 시스템인 Mex-AB-OprM은 meropenem에 대한 내성을 유도하지만, imipenem에는 내성을 유도하지 않는다.

4. 약물동력학

Imipenem은 경구로 흡수되지 않는다. Imipenem 500 mg 또는 1,000 mg을 30분 간 정맥으로 투여할 경우 최고혈중농도는 각각 30-42 μg/mL, 60-72 μg/mL이고 6시간 후에는 0.5 μg/mL, 1 μg/mL로 감소한다. 정상 신기능을 가진 환자에게 6시간마다 imipenem을 투여하면 혈중 약물농도가 축적되지 않는다. Imipenem은 혈장, 객담, 폐, 피부, 근육, 뼈, 활액, 복부장기, 눈방수(aqueous humor), 수정체액(vitreous humor) 등에 유효한 농도로 분포한다. 뇌수막에 염증이 없을 경우 뇌척수액 내 imipenem 농도는 비교적 낮지만(0.8 μg/mL), 염증이 있을 경우에는 더 높게 분포한다(0.5-11 μg/mL). Imipenem은 주로 신장에서 제거된다. Imipenem을 단독으로 투여할 때는 정맥주사한 imipenem의 20%만 소변에서 발견되나 cilastatin과 함께 투여하면 투여량의 70%가 소변에서 변하지 않은 채로 발견된다. 정맥으로 주사한 imipenem의 약 1% 정도만 담즙을 통해 배설된다. 따라서 치료 중에 장내 미생물군집(gut microbiota)에 미치는 영향이 비교적 경미하다.

정상적인 신기능을 가진 경우에 cilastatin의 최고혈중농도, 분포용적, 혈중 반감기는 imipenem과 비슷하다. 신부전이 있을 경우에는 imipenem과 cilastatin의 혈중반감기가 모두 증가하지만 그 정도가 다르다. 사구체여과율이 10 mL/min인 경우 imipenem의 반감기가 3.69시간인 반면 cilastatin은 17시간이다. 그러나 신부전 환자에게 cilastatin 축적이 큰 문제는 되지 않는 것으로 알려져 있다.

5. 약물상호작용

Ganciclovir와 imipenem을 동시에 투여할 경우 간질발작이 발생할 수 있다고 알려져 있다. 따라서 두 가지 약제를 동시에 투여하지 않도록 해야 한다. Imipenem-cilastatin과 probenecid를 함께 투여하면 imipenem의 신장 제거율을 30% 정도 감소시킨다. 그러나 실제로는 신장 이외의 imipenem 제거 기전을 통한 제거율이 증가하여 imipenem의 혈중농도에는 큰 영향을 미치지 않는 것으로 알려져 있다. Probenecid는 cilastatin의 신세뇨관 분비를 방해하여 반감기를 증가시킨다. Imipenem과 aminoglycoside 등의 다른 항균제를 병합하여 투여할 경우에는 동일한 용액 내에 함께 섞어서 투여하면 안 된다. Imipenem은 meropenem이나 panipenem에 비하여 valproic acid의 혈중농도를 낮추는 효과가 적다고 알려져 있다.

6. 임상 적응증

Imipenem-cilastatin은 광범위 항균범위를 갖는다. 따라서 중증감염증의 경험적 치료, 여러 종류의 세균 혹은 호기성/혐기성 세균에 의한 혼합감염의 치료, 내성균에 의한 감염일 가능성이 높은 상황에서 imipenem을 투여한다. 인공호흡기관련폐렴, 병원획득폐렴, 복강내감염, 발열성 호중구감소증 등의 경우가 imipenem의 일반적인 적응증이다. 그 밖에도 심내막염, 패혈증, 지역사회획득폐렴, 여러 종류의 세균에 의한 괴사근막염, 중증당뇨발감염, 복잡성요로감염, 급성 괴사췌장염의 감염 예방, 골수염 등에 imipenem을 투여할 수 있다. *P. aeruginosa*, ESBL 생성 *Enterobacterales*, *Acinetobacter* spp. 감염증의 치료에 imipenem이 유용하다. 그러나 *P. aeruginosa* 폐렴의 치료 과정 중 20-50%에서 carbapenem 내성이 발현하는 것으로 알려져 있고 *Acinetobacter* spp.가 다제내성을 보이는 경우가 흔하기 때문에 주의가 필요하다.

여러 가지 임상연구 결과, imipenem-cilastatin은 인공호흡기관련폐렴을 포함한 병원획득폐렴의 치료에 다른 항생제(levofloxacin, ciprofloxacin, cefepime, piperacillin-tazobactam, doripenem, aztreonam+vancomycin 등)와 비슷한 치료 성적을 나타냈다. 복강내감염의 치료 성적은 다른 항생제(meropenem, biapenem, cefoxitin, piperacillin-tazobactam, ticarcillin-clavulanate, cefepime+metroindazole, ciprofloxacin+metronidazole, cefuroxime+metronidzole, aztreonam+clindamycin, tobramycin+clindamycin 혹은 metronidazole 등) 치료 성적과 비슷하거나 우수하였다. 발열성 호중구감소증 환자에서 imipenem-cilastatin은 다른 항생제(ceftazidime, cefepime, ceftazidime±tobramycin 혹은 amikacin, aztreonam, cefuroxime+tobramycin, cefoperazone-sulbactam, piperacillin+gentamicin 혹은 amikacin, piperacillin+cefoperazone 혹은 ceftazidime, piperacillin-tazobactam, imipenem-cilastatin+amikacin 등)와 비교하여 비슷하거나 우수한 치료 성적을 나타냈다. 그 밖에도 패혈증(cefotaxime-amikacin), 원내요로감염(ceftazidime), 당뇨발감염(ampicillin-sulbactam) 등의 치료에서도 기존 약제와 비교하여 비슷하거나 우수한 효과를 나타냈다. *Nocardia*에 의한 감염증, 비결핵성 *Mycobacterium* 감염증 등에도 imipenem을 투여할 수 있다. 급성 괴사췌장염의 경우에 예방적으로 imipenem을 투여하면 패혈증의 발생 빈도를 줄일 수 있다고 알려져 있다.

7. 용법 및 용량

정상 신기능을 가진 성인에게 imipenem을 500 mg씩 6시간 간격 혹은 1 g씩 8시간 간격으로 정맥주사한다. 항균제의 침투가 어려운 부위이거나 내성균 감염의 우려가 있을 경우에는 용량을 늘려서 최대 50 mg/kg/day까지 투여할 수 있다. 3개월 이상의 어린이에게 15-25 mg/kg의 용량을 6시간 간격으로 투여한다. 사구체여과율이 30 mL/min 미만으로 신기능의 장애가 있는 경우에는 용량과 투여간격을 조절하여야 한다. 혈액투석 후에는 imipenem을 보충하여 주어야 한다.

8. 부작용과 금기

Imipenem-cilastatin의 흔한 부작용은 주사 부위 부작용(5%), 구역과 구토(4%), 설사(3%), 발진 혹은 약열(2.7%), 간질발작(1.5%) 등이다. 구역과 구토는 imipenem 주사 중에 발생하는 경우가 흔하며 주입 속도를 늦추면 줄어든다. Imipenem-cilastatin의 간질발작 유발 위험은 다른 carbapenem에 비해 높다고 알려져 있지만 미국 내 두 약제에 대한 제품 설명서에는 간질발작 발생률이 imipenem-cilastatin 0.4%, meropenem 0.5-0.7%라고 기술되어 있다. 간질발작이 발생한 경우 대개 위험요인을 가지고 있는데 중추신경계의 병변, 간질발작의 과거 병력, 신장기능부전, 노인 등이다. 위험인자가 없는 경우나 신기능에 맞추어서 용량을 조절한 경우에 간질발작의 발생률은 1% 미만으로 낮은 편이다. Theophylline, quinolone, metronidazole, ganciclovir, cyclosporin 등의 약제는 간질발작의 역치를 낮출 가능성이 있으므로 imipenem과 함께 투여할 때 주의가 필요하다. 그 밖에도 간효소 수치의 상승, 호산구증가증, 쿰스(Coombs) 검사 양성 반응, 혈소판감소증, 프로트롬빈시간 증가 등 검사소견의 경미한 이상이 발생하는 경우가 1.5%로 알려져 있으나 약제를 중단한 후 대부분 호전된다.

Meropenem

Meropenem은 imipenem과 마찬가지로 thienamycin 유도체이다. Meropenem은 1번 탄소 위치에 methyl기를 가지고 있어서 신장의 DHP-I에 의해 분해되지 않는다. 따라서 imipenem과는 달리 DHP-I 억제제를 병합하지 않고 단독투여가 가능하다. 또한 meropenem은 2번 탄소 위치의 측쇄로 인해 그람음성균에 대한 항균력이 더 우수하고 간질발작을 유발할 가능성이 낮다.

1. 작용기전

Meropenem은 다른 β-lactam 항생제와 마찬가지로 PBP에 결합하여 세포벽합성을 억제한다. 그람양성균의 경우 PBP1, PBP2, PBP4에 주로 결합하고 그람음성균의 경우 PBP2, PBP3, PBP4, PBP1a, PBP1b에 폭넓게 결합한다.

2. 작용범위

Meropenem은 그람양성균에 대해 imipenem에 비해서 시험관 내에서 다소 낮은 감수성을 보인다. 그러나 MSSA, methicillin 감수성 coagulase negative *staphylococci*, viridans *streptococci*, *Streptococcus pyogenes*, *S. pneumoniae* (penicillin 내성균 포함) 등에 감수성을 보인다. *E. faecalis*와 *Staphylococcus epidermidis*에 대한 meropenem의 항균력은 imipenem에 비해 각각 2-4배, 4-8배 정도 낮다. Meropenem은 imipenem과 마찬가지로 *E. faecium*, MRSA에 듣지 않는다.

그람음성균에 대한 meropenem의 항균력은 imipenem보다 일반적으로 우수하다. *N. gonorrhoeae*, *H. influenzae*, *Moraxella* spp. 등도 β-lactamase 생성여부에 관계없이 meropenem에 감수성이 있다. *Enterobacterales*에 속하는 *E. coli*, *Klebsiella* spp., *Enterobacter* spp., *Citrobacter* spp., *Proteus* spp., *Providencia* spp., *Salmonella* spp., *Shigella* spp. 등의 그람음성균에 대한 meropenem의 항균력은 imipenem에 비해 4-16배 정도 더 우수하다. Imipenem과 마찬가지로 ESBL을 생성하는 균주들에 대해서도 meropenem의 감수성이 유지된다. *P. aeruginosa*에 대한 meropenem의 항균력은 imipenem보다 더 우수한 편이다. Meropenem은 *Aeromonas* spp., *Acinectobacter* spp. 등에 대해서도 우수한 항균력을 보인다. Imipenem에 내성인 *B. cepacia*의 경우 meropenem에 감수성을 보이는 경우가 있으나 *S. maltophilia*의 경우에는 다른 carbapenem과 마찬가지로 내성을 나타낸다.

혐기균에 대한 meropenem의 항균력은 매우 우수하다. *Peptostreptococcus* spp., *P. acnes*, *Clostridium perfringens*, *B. fragilis* 등에 대한 항균력은 imipenem과 유사하거나 약간 더 우수하다. *C. difficile*에 대한 meropenem의 감수성도 유지되나 다른 혐기균에 비해 감수성이 낮은 편이다.

*N. asteroides*에 대한 meropenem의 시험관 내 감수성은 증명되어 있으나 다른 *Nocardia* spp.에 대해서는 내성이다. 한 연구에서 *Mycobacterium avium-intracellulare* complex, *M. fortuitum*, *M. tuberculosis*에 대한 항균력은 imipenem과 비슷하였다.

3. 내성기전

Imipenem과 마찬가지로 class A, class B, class D carbapenemase와 porin 발현감소나 소실, 유출펌프 등이 주요 내성기전으로 이러한 기전이 한 세균 내에 함께 존재할 수 있다. Meropenem은 분자량이 적어 세균의 외막을 잘 투과하여 *P. aeruginosa*에서 OprD porin의 돌연변이가 있을 경우 imipenem의 내성을 유발하나, meropenem의 경우 상대적으로 영향을 덜 준다. 반면, meropenem은 *P. aeruginosa*의 다제 유출펌프인 MexAB-OprM의 기질로 작용하지만 imipenem은 그렇지 않다. 그러나 meropenem 내성 유발을 위해서는 이러한 유출펌프의 상향조절(upregulation)과 함께 porin 소실이 발생하여야 해서 imipenem에 비하여 *P. aeruginosa* 내성발현이 더 어렵다. Meropenem 내성발현은 MexAB-OprM의 기질로 작용할 수 있는 다른 β-lactam, fluoroquinolone, tetracycline, chloramphenicol 등의 항생제에도 교차내성을 초래할 수 있다.

4. 약물동력학

Meropenem의 최고혈중농도, 분포용적, 단백결합률, 조직분포, 혈중 반감기 등은 imipenem과 비슷하다. Meropenem 0.5 g 또는 1 g을 정맥주사한 후 최고혈중농도는 각각 21-36 μg/mL, 55-62 μg/mL이다. Meropenem은 빠른 속도로 여러 조직과 체액에 침투하여 신장, 복막, 담즙, 폐, 기관지 점막, 피부 물집, 근육, 심장판막 등에 유효한 농도를 유지한다. 뇌수막염이 있는 환자에게 meropenem 2 g을 8시간 간격으로 투여할 경우 최고 뇌척수액 농도는 0.5-1.6 μg/mL에 이른다. Meropenem은 주로 콩팥을 통해 배설되며 투여용량의 54-79%가 변하지 않은 채로 소변으로 배설된다. 정상 신기능을 가진 경우 8시간 내에 95%가 배설된다. 담즙을 통한 배설은 적은 편이며 투여용량의 2.1%만이 대변에서 발견된다.

Meropenem의 살균효과에 가장 큰 영향을 미치는 약동학적 지표는 MIC 이상으로 혈중 약물농도를 유지하는 시간이다. 이에 근거하여 meropenem을 3시간 동안 지속적으로 투여하는 연장주입요법(prolonged infusion) 요법이나 연속주입요법(continuous infusion) 요법이 임상적, 미생물학적 치료성적을 개선하거나 세균의 내성발현을 줄일 수 있다는 연구들이 이루어졌다. 따라서 중환자실 입원환자나 중증감염 사례에 이를 적용하여 볼 수 있으나 확실한 근거를 마련하기 위해 더 많은 잘 디자인된 연구가 필요하다.

5. 약물상호작용

Meropenem과 probenecid를 함께 투여할 경우 meropenem의 신세뇨관 분비를 방해하여 meropenem의 신장배설을 감소시킨다. 이로 인해 meropenem의 혈중 반감기가 38% 정도 길어진다. 또한 valproic acid를 투여하고 있는 환자에게 meropenem을 투여할 경우에 valproic acid의 혈중농도를 치료 농도 이하로 감소시켜서 항간질발작 효과를 떨어뜨린다. Valproic acid를 사용하고 있는 환자에게 meropnem을 가급적 함께 투여하지 않도록 하고 꼭 함께 투여해야 할 경우에는 valproic acid 혈중농도를 자주 측정하여 용량을 조절해야 한다.

6. 임상 적응증

Meropenem 투여가 필요한 경우는 imipenem과 마찬가지로 중증감염의 경험적 치료, 여러 종류의 세균이나 호기성/혐기성 세균의 혼합감염의 치료, 내성균에 의한 감염의 치료 등이다. 복강내감염, 하기도감염, 요로감염, 산부인과감염, 패혈증, 피부연조직감염 등에 대한 meropenem의 치료효과는 imipenem-cilastatin 또는 기존 항균제 병합요법과 비교하여 비슷하거나 더 우수하였다. 발열성 호중구감소증에 대한 치료효과도 ceftazidime, ceftazidime+amikacin, imipenem-cilastatin 등과 비슷하였다. 중추신경계감염의 경우에는 간질발작의 위험성이 있는 imipenem-cilastatin 대신 meropenem을 투여한다. *H. influenzae*, *S. pneumoniae*, *N. meningitidis*에 의한 세균성 뇌수막염에 대해 meropenem은 cefotaxime, ceftriaxone 등과 비슷한 치료효과를 나타냈다. 특히 뇌수막염의 원인균이 ESBL을 생성하는 그람음성균이거나 ceftazidime에 내성을 갖는 *P. aeruginosa*인 경우 meropenem이 효과적인 치료약제가 될 수 있다. 대부분의 비교 임상연구에서 meropenem의 치료효과는 imipenem-cilastatin과 비슷하였고 부작용의 발생 빈도는 비슷하거나 약간 적었다.

7. 용법 및 용량

성인의 경우 감염부위, 중증도에 따라 0.5-1 g을 8시간 간격으로 정맥주사한다. 중추신경계감염증이 있는 경우에는 2 g을 8시간 마다 정맥주사한다. 3개월에서 12세까지의 어린이에게는 10-20 mg/kg의 용량을 8시간마다 투여하고 중추신경계감염이 있는 경우에는 40 mg/kg으로 증량한다. Meropenem을 3-5분에 걸쳐서 직접 정맥주사하거나 15-30분에 걸쳐서 주입할 수 있다. Meropenem 연장주입요법(prolonged infusion)을 시행할 경우에는 통상 3시간에 걸쳐서 주입하되, 조제 후 실온에서 안정한 시간을 제조사의 권고에 따라 확인하여야 한다. 신기능저하가 있는 경우에는 용량 및 투여간격을 조정하여야 하고 혈액투석 후에 보충이 필요하다.

8. 부작용과 금기

가장 흔한 부작용은 설사(2.3%), 발진(1.4%), 구역과 구토(1.4%), 주사 부위 염증(1.1%) 등이다. Imipenem을 빠른 속도로 주사하면 구역과 구토가 발생할 수 있으나 meropenem을 5분 정도에 걸쳐 주사하여도 큰 문제가 없다. Imipenem이 위험인자를 가진 환자에게 간질발작을 유발할 위험성이 있는 것과 달리 meropenem은 다른 β-lactam에 비해 간질발작이 발생하는 빈도가 높지 않았다(0.08%). 검사 소견의 변화를 초래하는 정도는 imipenem과 비슷하다. 가장 흔한 이상 소견은 혈청 알라닌아미노기전달효소(ALT) (4.3%)와 아스파트산아미노기전달효소(AST) (3.4%)의 상승이다. 그 밖에도 알칼리성인산염분해효소(ALP)의 상승(1.5%), 혈소판감소증(1.6%), 호산구증가증 등이 나타날 수 있다.

Ertapenem

Ertapenem은 meropenem과 마찬가지로 carbapenem 핵의 1번 탄소 위치에 methyl기가 붙어 있어서 콩팥의 DHP-I에 안정적이며 DHP-I 억제제가 필요하지 않다. 2번 탄소 위치에 치환되어 있는 벤조산으로 인해 분자량이 커지고 지방친화성이 증가한다. Ertapenem은 생리적 pH에서 벤젠 고리로 인해 음전하를 띠게 되어 단백결합이 증가하고 이로 인해 반감기가 다른 carbapenem에 비해 길다.

1. 작용기전

Ertapenem은 다른 β-lactam 항생제와 마찬가지로 PBP에 결합하여 세포벽합성을 억제한다. PBP2와 PBP3에 주로 결합하고 PBP1, PBP4, PBP5에 대해서도 좋은 친화력을 보인다.

2. 작용범위

Ertapenem은 MSSA와 methicillin 감수성 coagulase-negative *stphylococci*, *S. pneumoniae*, *S. agalactiae*, *S. pyogenes* 등의 그람양성균에 우수한 항균력을 가진다. 여러 항균제에 내성을 보이는 *S. pneumoniae*에 대한 항균력은 상대적으로 낮지만 여전히 감수성을 갖는다. Imipenem-cilastatin이 *E. faecailis*에 감수성을 보이는 반면 ertapenem은 선천적 내성을 보인다. 다른 carbapenem과 마찬가지로 ertapenem은 MRSA, *E. faecium* 등에는 듣지 않는다.

Ertapenem은 *E. coli*, *Klebsiella* spp., *Citrobacter* spp., *Enterobacter* spp., *Morganella morganii*, *Proteus* spp., *Serratia marcescens* 등의 장내세균과에 속하는 그람음성막대균에 우수한 항균력을 갖는다. ESBL이나 Amp C β-lactamase를 생성하는 균주의 경우 MIC가 다른 carbapenem에 비해 높은 편이긴 하지만 ertapenem에 대한 감수성이 여전히 유지된다. Ertapenem은 호흡기 감염의 흔한 원인 균주인 *H. influenzae*와 *M. catarrhalis*에도 우수한 항균력을 갖는다. 그러나 imipenem이나 meropenem과는 달리 비발효성 그람음성막대균인 *P. aeruginosa*나 *Acinetobacter* spp.에 대한 감수성이 매우 낮다. Ertapenem은 다른 carbapenem과 마찬가지로 metallo-β-lactamase를 생성하는 *S. maltophilia*에는 듣지 않는다. Ertapenem을 투여하는 동안 imipenem이나 meropenem 등의 다른 carbapenem에 대한 *P. aeruginosa*, *Acinetobacter* spp.의 교차내성 유발이 발생할 가능성은 높지 않은 것으로 알려져 있다.

B. fragilis, *Clostridium* spp., *Fusobacterium* spp., *Peptostreptococcus* spp., *Porphyromonas* spp., *Prevotella* spp. 등 대부분의 혐기균은 ertapenem에 감수성을 보인다. *C. difficile*과 *Lactobacillus* spp.의 경우 다른 carbapenem과 마찬가지로 낮은 감수성을 나타낸다.

3. 내성기전

다른 carbapenem과 마찬가지로 외막 투과성의 변화, 다제 유출펌프, β-lactamse가 주된 내성기전이다. 이들 내성기전은 동시에 존재할 수 있다. Ertapenem의 MRSA, *E. faecium*에 대한 내성, penicillin-내성 *streptococci*에 대한 감수성 저하는 PBP에 대한 친화력 감소에 의해 생긴다. *Pseudomonas* spp 내성은, porin 소실과 유출펌프 때문이다.

4. 약물동력학

Ertapenem 1 g을 정맥으로 투여한 후 최고혈중농도는 12.9 μg/mL에 이른다. Ertapenem은 폐조직, 기도의 상피세포액, 피부의 수포액에 잘 침투하지만 폐포액으로는 잘 침투하지 못한다. 동물실험에서 뇌수막에 염증이 있는 경우 투여용량의 7.1%가 뇌척수액으로 침투하였으나 염증이 없는 경우에는 2.4%만 침투하였다. Ertapenem의 주된 배설 경로는 신장을 통해서이다. 약 81%의 약제가 신장을 통해 배설되고 9% 정도가 대변에서 발견된다. Ertapenem의 단백결합률은 매우 높다. 이로 인해 반감기가 4.5시간으로 다른 carbapenem에 비해 길고 1일 1회 투여가 가능하다.

5. 약물상호작용

Ertapenem과 경구 probenecid를 함께 투여하면 ertapenem의 곡선아래구간(area under curve, AUC)이 25% 증가하고 신제거율을 35% 줄이며 반감기도 증가하게 된다.

Valproic acid의 혈중농도를 떨어뜨릴 수 있으므로 ertapenem을 함께 투여할 경우에는 valproic acid 혈중농도를 정기적으로 평가하여야 한다. 신이식 환자의 경우, ertapenem이 tacrolimus 대사에 영향을 미쳐 ertapenem 투여 2일 후부터 유효 약물농도 유지를 위한 tacrolimus 투여 용량이 유의하게 감소하였다는 보고도 있다.

6. 임상 적응증

Ertapenem은 복잡성피부연조직감염, 당뇨발감염, 복잡성복강내감염, 지역사회획득폐렴, 중증복잡성요로감염, 급성골반염 등에 기존 약제(ceftriaxone±metronidazole, piperacillin-tazobactam)와 비교하여 비슷한 치료효과를 나타냈다. 다른 carbapenem과 마찬가지로 장내세균과에 속하는 세균에 의한 감염증, 여러 세균 또는 혐기균에 의한 혼합감염증, ESBL 생성균주에 의한 감염증 등에 우수한 효과를 나타냈다. 따라서 ertapenem은 지역사회획득감염증 중 혼합감염이나 복잡감염증의 경험적인 치료에 유용하다. 최근 지역사회에서도 ESBL 생성균주에 의한 감염증이 증가하고 있는데 ertapenem은 ESBL 생성균주의 치료제로 적합하다. 그러나 원내감염의 경우 *Pseudomonas*나 *Acinetobacter* 등의 비발효균에 의한 감염증이 흔하기 때문에 ertapenem의 경험적 투여가 제한적이다. 특히 인공호흡기관련폐렴이나 중환자실의 감염에는 ertapenem을 경험적으로는 투여하지 않는 것이 바람직하다. 기존의 carbapenem에 비해 ertapenem이 갖는 가장 큰 장점은 1일 1회 투여 및 근육주사가 가능하여서 외래 치료를 할 수 있다는 점이다.

7. 용법 및 용량

성인의 경우 ertapenem 1 g을 하루 1회씩 정맥으로 30분에 걸쳐서 주사한다. 13세 이상의 어린이에게는 1 g을 하루 1회 투여하고 3개월 이상 12세 이하의 어린이에게는 15 mg/kg를 하루 2회(최대용량 1 g/day) 투여한다. 1% lidocaine에 섞어서 근육주사도 가능하다. 주사액을 조제할 때 ertapenem을 dextrose나 다른 약제가 들어있는 희석액과 함께 섞어서는 안 된다.

8. 부작용과 금기

Ertapenem의 가장 흔한 부작용은 설사(5.5%), 주사부위 합병증(3.7%), 구역(3.1%), 두통(2.2%), 질염(2.1%), 혈관염(1.3%), 구토(1.1%) 등이다. 간질발작이 발생한 경우는 ertapenem 치료를 받은 환자의 0.5%로 낮았다. 검사실 소견 이상은 혈청 ALT (6.0%), AST (5.2%), ALP (3.4%)의 상승과 혈소판감소증(2.8%), 호산구증가증(1.1%) 등이다.

Doripenem

Doripenem의 구조는 meropenem과 유사하다. 1번 탄소 위치에 1β-methyl기가 있어서 DHP-I에 안정적이고 DHP-I 억제제를 병합할 필요가 없이 단독투여가 가능하다.

1. 작용기전

Doripenem은 다른 β-lactam 항생제와 마찬가지로 PBP에 결합하여 세포벽합성을 억제한다. Imipenem이 PBP1에 친화력이 높은 반면 doripenem은 PBP2와 PBP3에 주로 결합한다.

2. 작용범위

Doripenem은 그람양성균, 그람음성균, 혐기균에 넓은 항균범위와 우수한 항균력을 갖는다. Doripenem은 MSSA, methicillin 감수성 coagulase-negative *staphylococci*, *S. pyogenes*, *S. pneumoniae*, viridans streptococci에 감수성을 보인다. *E. faecalis*에 대한 항균력은 imipenem-cilastatin보다 열등하고 ertapenem 보다는 우수하며 meropenem과 비슷하다. *E. faecium*, MRSA에는 다른 carbapenem과 같이 내성이다.

Doripenem은 ESBL과 AmpC β-lactamase 생성균주를 포함하여 내성 *Enterobacterales*에 우수한 항균력을 갖는다. *P. aeruginosa*에 대해서는 다른 carbapenem에 비해 약간 더 강한 항균력을 보이는데, imipenem이나 meropenem에 내성인 *P. aeruginosa*가 doripenem에 감수성을 보이기도 한다. 그러나 *Acinetobacter* spp.에 대해서는 더 우수한 감수성을 보이지 않는다. Doripenem은 *S. maltophilia*에 대해 다른 carbapenem과 마찬가지로 내성이다. *B. fragilis*를 포함한 대부분의 혐기균에 우수한 항균력을 나타낸다.

3. 내성기전

다른 carbapenem과 마찬가지로 carbapenemase 생성, porin 소실, 유출펌프 발현 등이 주된 내성기전이다.

4. 약물동력학

Doripenem 500 mg을 1시간에 걸쳐서 정맥으로 투여한 후 최고혈중농도는 23.0 μg/mL에 이른다. Doripenem의 혈장 단백결합률은 8.1%이다. Doripenem은 복강 또는 후복강 체액, 담낭, 소변에 유효한 농도로 분포한다. Doripenem은 주로 신장을 통해 배설되며 약 70%의 약제가 대사되지 않은 채로 소변에서 발견된다. 1% 미만의 doripenem만 대변에서 발견된다. 혈중 반감기는 1시간 정도이다.

5. 약물상호작용

다른 carbapenem과 마찬가지로 probenecid는 doripenem의 신세관 분비를 억제하여 혈중농도를 높인다. 또한 valproic acid를 사용하는 환자에게 doripenem을 투여하면 valproic acid의 혈중농도를 낮춘다.

6. 임상 적응증

복잡성복강내감염, 복잡성요로감염, 인공호흡기관련폐렴을 포함한 병원획득폐렴이 doripenem의 적응증이다. 복잡성복강내감염의 경우 doripenem과 meropenem의 치료효과를 비교하여 비슷한 치료 성적을 보고하였다. 원인 병원균별로 분류하여 분석하였을 때에도 doripenem의 치료효과가 meropenem에 비해 일반적으로 우수하거나 비슷하였다. 복잡성요로감염의 경우에 doripenem과 levofloxacin의 치료효과를 비교하였을 때 임상적인 효과와 미생물학적인 효과에 있어서 양군 간에 비슷한 정도의 성적을 보였다. 인공호흡기관련폐렴(imipenem과 비교)과 병원획득폐렴(piperacillin-tazobactam과 비교)에 대한 doripenem의 치료 성적도 기존의 약제와 비교하여 비슷하였다.

7. 용법 및 용량

성인에게 doripenem 500 mg을 1시간에 걸쳐서 8시간 간격으로 투여한다. 조제 후 실온에서 안정성이 다른 carbapenem에 비해 상대적으로 길어서 연장주입요법(prolonged infusion)을 시도하여 볼 수 있으나 임상적 유용성에 대한 자료는 별로 없다. 소아에게 사용은 일본에서 승인이 되어 있으나 안정성과 효과에 대한 자료가 부족하여 18세 미만의 소아, 청소년에게 투여를 추천하지 않는다.

8. 부작용과 금기

가장 흔한 부작용은 두통, 구역, 설사, 피부발진, 정맥염 등이다. Doripenem은 GABA 수용체 친화도가 상대적으로 낮아 간질발작 발생은 매우 드문 것으로 알려져 있다. 임상시험에서 doripenem 투여 중 간질발작이 발생한 사례들이 일부 보고는 되어 있지만 doripenem이 원인이라고 확정된 것은 없었다.

Panipenem-betamipron

Panipenem은 imipenem과 같이 신장의 DHP-I에 의해 분해되어 소변 내 약물농도가 떨어지고 신독성이 있는 대사물이 만들어진다. 따라서 신피질에서 panipenem의 능동 신세관 배설을 억제하는 betamipron을 병합하여 투여한다. Betamipron 자체는 항균효과가 없다.

1. 작용기전

Panipenem은 다른 β-lactam 항생제와 마찬가지로 PBP에 결합하여 세포벽합성을 억제한다.

2. 작용범위

다른 carbapenem과 마찬가지로 panipenem은 β-lactamase에 안정적이며 그람양성균, 그람음성균, 혐기균에 광범위 항균력을 갖는다. Panipenem은 그람양성균에 대해 imipenem과 비슷하고 meropenem보다는 2-4배 우수한 항균력을 보인다. Penicillin 내성 여부와 상관없이 *S. pneumoniae*에 잘 듣는다. MSSA, methicillin 감수성 coagulase negative *staphylococci* 등에 대해서도 우수한 항균력을 보인다. *E. faecalis*에 대해서는 imipenem과 비슷한 정도의 감수성을 보인다. 다른 carbapenem과 마찬가지로 MRSA, *E. faecium*은 panipenem에 듣지 않는다.

Panipenem은 *E. coli*, *K. pneumoniae*, *M. morganii*, *P. mirabilis*, *C. freundii* 등의 장내세균과에 속하는 그람음성균에 대해 우수한 항균력을 보인다. *M. catarrhalis*, *H. influenzae* 등의 호흡기계 병원균에 대해서도 우수한 항균력을 나타낸다. *P. aeruginosa*에 대한 panipenem의 항균력은 imipenem과 비슷하거나 약하고 meropenem 보다 약하다. *S. maltophilia*와 *B. cepacia*에는 듣지 않는다.

Panipenem은 *B. fragilis*를 포함한 혐기균에 대해 우수한 항균력을 갖는다. *C. difficile*에도 어느 정도 항균력이 있으며 다른 혐기균에 대한 항균력은 *imipenem*과 비슷하다.

3. 내성기전

다른 carbapenem과 마찬가지로 carbapenemase 생성, porin 소실, 유출펌프 발현 등이 주된 내성기전이다.

4. 약물동력학

Panipenen-betamipron 500/500 mg을 정맥으로 60분간 투여한 후 최고혈중농도는 27.5/15.6 μg/mL에 이른다. Panipenem은 신체 조직과 객담, 침, 요로, 전립선, 여성생식기, 담즙, 고름, 뼈, 관절 등에 잘 침투한다. Panipenem의 단백결합률은 6-7%로 낮은 편이나 betamipron의 경우 73% 정도이다. Panipenem의 28.5%와 betamipron의 93.2%가 소변으로 배설된다. 혈중 반감기는 panipenem이 70분, betamipron이 40분이다.

5. 약물상호작용

Panipenem-betamipron은 valproic acid의 혈중농도를 낮추는 것으로 알려져 있다. 그 기전은 valproic acid의 대사 촉진, 장-간 재순환의 억제, 장상피세포에서 흡수의 억제 등으로 설명한다. 따라서 valproic acid를 복용하고 있는 환자에게 간질발작이 재발할 가능성을 증가시키므로 panipenem-betamipron을 병합하여 투여하지 않는다.

6. 임상 적응증

Panipenem-betamipron과 관련한 임상연구는 주로 일본에서 이루어졌는데 연구 규모가 작거나 비교연구가 아니었다. 여러 균의 혼합감염, 복잡감염, ESBL 생성균주와 같은 내성균감염 등에 panipenem-betamipron을 투여할 수 있다. 적응증은 하부기도감염, 요로감염, 산부인과감염, 수술부위감염 등이다.

7. 용법 및 용량

성인의 경우 panipenem-batamipron 500/500 mg의 용량을 12시간 간격으로 30분에 걸쳐서 정맥으로 투여한다. 중증감염증의 경우에 1/1 g의 용량을 60분에 걸쳐서 투여한다. 어린이의 경우 일본에서 10-30 mg/kg의 용량을 30분에 걸쳐서 8시간 간격으로 투여하도록 추천한다.

8. 부작용과 금기

Panipenem/betamipron의 부작용은 0-5.7%로 알려져 있으며 이는 imipenem/cilastatin과 비슷한 정도이다. 피부발진, 설사, 식욕 부진 등이 가장 흔한 부작용이다. Panipenem은 간질발작을 유발할 수 있으며 발생 빈도는 0.1% 정도로 알려져 있다. 검사소견 이상은 7-39.5%에서 나타나며 가장 흔한 것은 아미노기전달효소의 상승과 호산구증가증이다.

Biapenem

Biapenem은 imipenem과 달리 1번 탄소 위치에 1β-methyl기가 있어서 DHP-I에 안정적이고 DHP-I 억제제를 병합할 필요가 없이 단독투여가 가능하다. 또한 1번 탄소 위치의 1β-methyl기와 2번 탄소 위치의 triazolium기로 인해 GABA 수용체 결합을 억제하는 효과가 줄어서 imipenem에 비해 간질발작을 일으킬 가능성이 낮다.

1. 작용기전

Biapenem의 작용기전은 imipenem이나 meropenem과 유사하다.

2. 작용범위

Biapenem은 β-lactamase에 안정적이며 그람양성균, 그람음성균, 혐기균 등에 넓은 항균범위와 우수한 항균력을 갖는다. Biapenem은 imipenem, meropenem과 마찬가지로 penicillin 내성과 상관없이 *S. pneumoniae*에 대해 우수한 감수성을 보인다. Biapenem은 *S. pyogenes*, MSSA, methicillin 감수성 coagulase-negative *staphylococci* 등에도 우수한 항균력을 나타낸다. Imipenem과 마찬가지로 *E. faecalis*에 대해 어느 정도 항균력을 가지며 MRSA와 *E. faecium*에 내성을 보인다.

Biapenem은 그람음성균에 대해 imipenem과 비슷하거나 우수한 항균력을 가진다. *E. coli*, *K. pneumoniae*,

M. morganii, *P. mirabilis*, *C. freundii* 등의 장내세균과에 속하는 그람음성균에 대한 biapenem의 항균력은 매우 우수하다. Biapenem의 그람음성균에 대한 항균력은 imipenem보다 약간 더 우수한 편이다. *M. catarrhalis*에 대한 biapenem의 항균력은 우수하며 *H. influenzae*에 대해서는 다양한 감수성을 보인다. *P. aeruginosa*에 대한 biapenem의 항균력은 우수한 편이며 이는 imipenem과 비슷하다. *A. baumannii*에 대해서도 biapenem은 우수한 항균력을 갖는다.

Biapenem은 혐기균에 대해서 imipenem과 비슷한 정도의 항균력을 나타낸다. *Bacteroides* spp., *Prevotella* spp. 등의 그람음성균과 peptostreptococci, clostridia 등의 혐기성 그람음성균에 대한 biapenem의 항균력은 매우 우수하다.

3. 내성기전

다른 carbapenem과 마찬가지로 carbapenemase 생성, porin 소실, 유출펌프 발현 등이 주된 내성기전이다.

4. 약물동력학

Biapenem 300 mg을 투여한 후 최고혈중농도는 17.35 μg/mL에 이른다. Biapenem은 폐, 자궁경부, 자궁근육층, 자궁내막, 난소 등의 조직과 객담, 흉수, 복수, 정맥혈 등의 체액에 잘 침투한다. Biapenem의 단백결합률은 3.7%로 낮은 편이다. Biapenem은 주로 신장을 통해서 배설된다. Biapenem을 투여한 후 약 63% 정도가 대사되지 않은 채로 소변에서 발견된다. 대변에서는 거의 발견되지 않는다. 혈중 반감기는 1.03시간이다.

5. 약물상호작용

Biapenem의 약물상호작용은 잘 알려져 있지 않다.

6. 임상 적응증

일본에서 승인이 되어 있고 다른 carbapenem과 마찬가지로 혼합감염, 복잡감염, ESBL 생성균주와 같은 내성균감염 등에 biapenem을 투여한다. Biapenem의 적응증은 복강내감염, 하부호흡기감염, 복잡성요로감염 등이다. Imipenem/cilastatin과의 비교연구에서 biapenem은 복강내감염, 폐렴, 만성 폐쇄성폐질환에 동반된 하부호흡기감염, 복잡성요로감염에 비슷한 정도의 치료효과를 보였다.

7. 용법 및 용량

성인의 경우 300 mg의 biapenem을 0.9% 생리식염수 100 mL에 섞어서 30-60분에 걸쳐서 12시간 간격으로 정맥으로 투여한다. 어린이의 경우 6-12 mg/kg의 용량을 하루 3회 투여한다.

8. 부작용과 금기

Biapenem 부작용의 발생 빈도는 1.9-3.4%이며 이는 imipenem의 부작용 발생 빈도와 비슷한 정도이다. 가장 흔한 부작용은 피부발진(1.0%), 설사(0.5%), 구역, 구토 등이다. 검사소견의 이상이 발생하는 빈도는 9.5-29.5% 정도이며 혈청 ALT 상승(6.2%), AST 상승(4.0%), 호산구증가증(3.7%), 크레아티닌청소율의 감소(2.9%) 등이 가장 흔하다.

Faropenem

Faropenem은 penem계열의 경구 β-lactam 항균제이다. Faropenem의 구조는 carbapenem과 유사하다. 그러나 penicillin과 마찬가지로 1번 위치의 S (sulphur)가 그대로 남아 있다. 따라서 faropenem은 carbapenem이 아닌 penem계열로 따로 분류한다. 다른 β-lactam이나 carbapenem과 구별되는 구조적 차이로 인해 faropenem은 독특한 약리적 특성을 갖는다. Faropenem sodium은 일본에서 출시가 되었다. Faropenem medoxomil은 3번 탄소에 medoxomil을 결합하여 경구 생체이용률 높인 것으로 이 약제로 3상 임상시험이 이뤄졌다.

1. 작용기전

다른 carbapenem과 마찬가지로 PBP에 결합하여 항균력을 가진다.

2. 작용범위

Faropenem은 그람양성균, 그람음성균에 넓은 항균범위와 우수한 항균력을 가지며 혐기균에도 효과가 있다. Faropenem은 penicillin 내성 *S. pneumoniae*에 대해 amoxicillin/clavulanate나 cefuroxime보다 4-8배 우수한 항균력을 가지며 다제내성 *S. pneumoniae*에 대해서도 항균력을 갖는다. Faropenem은 group A, group B β 용혈성 *streptococci*에도 감수성을 나타낸다. MSSA, methicillin 감수성 coagulase negative *staphylococci*에 대해서 faropenem은 amoxicillin/clavulanate와 cefuroxime보다 각각 8배와 16배 정도 항균력이 강하나 MRSA, *E. faecium*에는 듣지 않는다.

Faropenem은 *H. influenzae*, *M. catarrhalis*, *N. gonorrheae* 등에 감수성을 보인다. 또한 ESBL을 생성하는 균주를 포함하여 *E. coli*, *K. pneumoniae*, *P. mirabilis* 등의 *Enterobacterales*에 속하는 세균에 항균력을 가진다. 반면 *C. freundii*, *Enterobacter* spp., *M. morganii*, *Proteus* spp., *Providencia* spp., *Serratia* spp.에는 감수성이 좋지 못하다. Faropenem은 *P. aeruginosa*의 외막을 투과하지 못해서 선천적 내성을 보인다. *Acinetobacter* spp., *S. maltophilia* 등의 비발효성 그람음성막대균에는 faropenem이 듣지 않는다. 일부 연구에서 faropenem은 혐기균에 대해 imipenem이나 meropenem과 비슷한 정도의 감수성을 보였다.

3. 내성기전

다른 carbapenem과 마찬가지로 carbapenemase 생성, porin 소실, 유출펌프 발현 등이 주된 내성기전이다.

4. 약물동력학

Faropenem medoxomil을 경구로 투여하면 경구 생체이용률이 72-84%에 이른다. 건강한 성인에게 faropenem medoxomil 300 mg을 경구로 투여한 후 측정한 최고혈중농도는 13.8 μg/mL에 이른다. Faropenem medoxomil은 흡수된 후 혈청 에스테르분해효소에 의해 faropenem으로 가수분해된다. Faropenem의 혈장 단백결합률은 88-90%이다. Faropenem은 신장의 DHP-I에 비교적 안정적이며 주로 신장을 통해 배설된다. 투여용량의 8-26%가 대사되지 않은 채로 소변에서 발견된다. Faropenem은 carbapenem과 마찬가지로 그람양성균뿐만 아니라 그람음성균에 대해서도 항생제 후효과가 있다.

5. 약물상호작용

Probenecid는 faropenem의 신장배설을 방해하여 faropenem의 혈중농도를 증가시킨다.

6. 임상 적응증

급성 부비동염, 만성 기관지염의 급성 악화, 지역사회획득폐렴, 비복잡성피부연조직감염 등에 대한 faropenem의 효과를 알아보기 위한 임상연구에서 기존의 약제(cefuroxime, clarithromycin, azithromycin, amoxicillin, cefpodoxime, amoxicillin-clavulanate)와 비교하여 비슷한 치료효과가 있다고 보고하였다. 미국 식품의약품안전처(FDA)는 faropenem을 아직 승인하지 않았다. 내성균 감염의 증가에 따라 요로감염에서 faropenem 치료와 관련한 연구들이 진행되었으나 효과가 아직 불분명하고 carbapenem 내성 증가에 대한 우려가 있다. Faropenem은 일본 이외의 지역에서 사용이 제한적이긴 하나 carbapenem계열 항생제 중 몇 가지 되지 않는 경구제라는 점에서 주목할 만하다.

7. 용법 및 용량

성인의 경우 300 mg의 faropenem medoxomil을 12시간 간격으로 경구로 투여한다. 일본에서는 200-300 mg의 용량을 하루 2-3회 투여하고 어린이의 경우 5-10 mg/kg를 하루 3회 투여하는 것을 권한다.

8. 부작용과 금기

2상 혹은 3상 임상시험에서 faropenem의 부작용은 다른 β-lactam과 비슷한 정도였다. 가장 흔한 부작용은 설사, 구역, 두통 등이었다. 신경계 부작용의 발생 빈도는 다른 β-lactam보다 높지 않았다. Faropenem은 2번 탄소 위치의 측쇄 구조가 달라서 신경계 부작용이 매우 낮을 것으로 보인다.

Tebipenem pivoxil

Tebipenem pivoxil은 처음으로 개발된 경구투여가 가능한 carbapenem으로 일본에서 사용되고 있다. Tebipenem pivoxil은 *S. pneumoniae*, *S. pyogenes*, *H. influenzae*, *K. pneumoniae*, *M. catarrhalis*, *E. coli* 등 호흡기감염과 요로감염을 일으키는 다양한 미생물에 대해 광범위하고 우수한 항균력을 보인다. Tebipenem pivoxil을 경구로 투여하면 생체이용률이 우수하며 흡수된 약제는 에스테르분해효소에 의해 활성 대사물로 변환된다. 또한 신장의 DHP-I에 매우 안정적이다. Tebipenem 150 mg을 건강한 성인에게 투여한 후 최고혈중농도는 5.85 μg/mL이었고 반감기가 0.58시간이었다. 중이염, 상기도감염, 폐렴의 치료에 tebipenem의 효용이 있을 것으로 보인다.

Ritipenem

Ritipenem은 faropenem과 같이 penem계열(1번 위치에 sulphur가 남아 있음) 항생제로 β-lactamase에 안정적이다. Ritipenem은 정맥주사, 근육주사가 가능하다. ritipenem acoxil은 경구투여가 가능한 약제로 개발되었는데 장에서 50% 이하로 흡수되고 ritipenem으로 가수분해되어 항균효과를 나타낸다. Ritipenem acoxil의 경구 생체이용률은 30-40% 정도이다. Ritipenem은 주사와 경구로 사용할 수 있다는 장점이 있긴 하나 치료효과와 관련한 임상연구는 아직 별로 많지 않다. 주로 호흡기감염이나 요로감염 치료 효과에 관한 임상연구 결과는 그다지 좋지 못했다. 한 연구에서 ritipenem acoxil을 투여 받은피험자들 중 53%에서 위장관 증상(설사)을 보인 것으로 보고되어 있으나, 부작용에 대해 자세히 알려진 것은 없다.

Sulopenem etzadroxil-probenecid

Sulopenem은 주사제로 개발된 penem계열(1번 위치에 sulphur가 남아 있음) 항생제로 그람양성균, 그람음성균, 혐기균에 높은 항균력을 보인다. Sulopenem etzadroxil은 에스테르 전구약제로 경구복용하면 장내 에스테르분해효소에 의해 활성대사물인 sulopenem으로 바뀐다. ESBL 생성 균주를 포함한 다제내성 *Enterobacterales*에 효과가 있다. Sulopenem의 신세뇨관 배설을 줄여서 전신적인 노출을 증가시킬 목적으로 sulopenem etzadroxil에 probenecid를 추가한 제형이 개발되었고 2024년에 미국에서 합병증이 없는 요로감염에서 다른 경구치료제가 없는 경우에 적응증을 받아 승인이 되었다. Sulopenem etzadroxil/probenecid를 1회 경구로 복용하면 공복시에는 40%, 고지방식 후에는 64%의 경구 생체이용률을 보였고 공복 복용 시 sulopenem은 1시간 째에, probenecid는 3시간 째에 최고혈중농도에 도달하였다. 합병증이 없는 요로감염에서 sulopenem etzadroxil/probenecid와 ciprofloxacin의 치료효과를 비교한 3상 임상시험에서 원인 미생물이 ciprofloxacin 내성을 보이는 경우에 sulopenem etzadroxil/probenecid가 더 우월한 치료효과를 보여 주었다. 가장 흔한 이상반응은 설사, 구역, 여성생식기의 진균감염, 두통, 구토 등이었다. 동시에 투여할 경우 ketorolac, ketoprofen, indomethacin, naproxen, methotrexate, rifampin, lorazepam, sulfonylurea의 농도가 상승하여 각 약제에 의한 부작용을 유발할 수 있다. 식사와 함께 하루 2회씩 총 5일간 투여한다. 가장 흔한 이상반응은 설사, 구역, 여성생식기의 진균감염, 두통, 구토 등이다. 향후 복잡성복강내감염을 포함한 다른 감염증에서 치료효과에 대한 연구가 필요하다.

참고문헌

1. 대한감염학회. 항생제의 길잡이. 제4판. 파주: 군자출판사; 2016. 239쪽.
2. Anderson DL. Doripenem. Drugs Today. 2006;42:399-404.
3. Baker DE, Levien TL. Sulopenem Etzadroxil/Probenecid. Hosp Pham. 2025:00185787251324844.
4. Bennett JE, Dolin R, Blaser MJ. Mandell, Douglas, and Bennett's Principles and Practice of Infectious Diseases. 9th ed. Philadelphia: Elsevier; 2020. p 285.
5. Goa KL, Noble S. Panipenem/betamipron. Drugs. 2003;63:913-25.
6. Grayson ML. Kucers' The Use of Atnibiotics. 7th ed. Boca Raton: CRC Press; 2017. p 663.
7. Keating GM, Perry CM. Ertapenem: a review of its use in the treatment of bacterial infections. Drugs. 2005;65:2151-78.
8. Perry CM, Ibbotson T. Biapenem. Drugs. 2002;62:2221-34.
9. Schurek KN, Wiebe R, Karlowsky JA, Rubinstein E, Hoban DJ, Zhanel GG. Faropenem: review of a new oral penem. Expert Rev Anti Infect Ther. 2007;5(2):185-98.
10. Zhanel GG, Wiebe R, Dilay L, Thomson K, Rubinstein E, Hoban DJ, et al. Comparative review of the carbapenems. Drugs. 2007;67(7):1027-52.

Carbapenem/β-lactamase 억제제

정혜숙 성균관대학교 의과대학 내과학교실

카바페넴(carbapenem)은 광범위 penicillin 및 cephalosporin에 내성을 보이는 그람음성균에 의한 중증감염 치료의 주요 약물로 사용된다. 그러나 최근 *Enterobacterales*, *Pseudomonas aeruginosa*, *Acinetobacter baumannii* 에서 carbapenem 내성이 보고되고 있고, carbapenem-resistant *A. baumanii* (CRAB), carbapenem-resistant *P. aeruginosa* (CRPA), carbapenem-resistant *Enterobacterales* (CRE)는 세계보건기구(WHO)가 지정한 '최우선(priority pathogens)' 항생제 내성 병원균 목록에서 가장 높은 등급을 차지하고 있다.

*Enterobacterales*은 혈류 감염, 지역사회획득폐렴, 병원획득폐렴, 인공호흡기관련폐렴, 복잡성요로감염, 복잡성복강내감염 등 다양한 심각한 감염을 유발하는 대표적인 병원균이다. 따라서 이들 균주의 항생제 내성은 중대한 임상적 및 사회경제적 영향을 미친다. 최근 extended-spectrum β-lactamase (ESBL)를 생성하는 *Enterobacterales* 감염이 증가하면서, 의료진은 carbapenem을 1차 경험적 치료제로 사용해야 하는 상황에 놓였다. 그러나 carbapenem 사용 증가로 인해 더 심각한 문제인 카바페넴 분해효소(carbapenemase)를 생성하는 장내세균인 carbapenemase-producing *Enterobacterales* (CPE)이 출현하였다.

1. Carbapenemase

Carbepenem은 β-lactam계열 항생제로, 세포벽합성에 관여하는 penicillin-binding proteins (PBPs), 특히 transpeptidase 활성을 억제함으로써 peptidoglycan의 가교결합 형성을 방해하고, 이로 인해 세균의 세포벽 구조가 손상되어 세포 용해를 유도한다. CRE의 carbapenem 내성은 주로 두 가지 기전에 의해 발생한다. 첫째, 카바페넴 분해효소의 생성이며, 둘째는 세포막 투과성 저하나 PBP 변이와 같은 구조적 변화에 AmpC β-lactamase, ESBL 등의 기타 β-lactamase 생성이 결합된 복합 기전이다. CRE에서 발견되는 주요 carbapenemase는 Ambler 분류에 따라 Class A, B, D로 구분된다(표 10). 이 중 Class A β-lactamase는 염색체 또는 플라스미드에 위치할 수 있으며, 플라스미드 매개형 효소인 KPC, GES, FRI-1 등은 특히 *K. pneumoniae*에서 자주 검출된다. 이 가운데 KPC는 다양한 β-lactam계열 항생제를 효과적으로 분해할 수 있어 강력한 내성을 유발한다. Class B 효소인 metallo-β-lactamase (MBL)는 활성부위에 아연 이온을 포함하고 있으며, 금속 이온 킬레이터(예: EDTA)에 의해 억제된다. 그러나 기존의 β-lactamase 억제제(β-lactamase inhibitors, BLIs)에는 효과적으로 억제되지 않아 저항성을 나타낸다. 플라스미드 매개형(VIM, IMP 등)은 빠르게 확산되며, *P. aeruginosa*, *A. baumanii*, *Enterobacterales*에서 주로 발견된다. Class D 효소인 oxacillinase (OXA)는 oxacillin과 같은 oxazolyl penicillin을 분해할 수 있으며, 일부 변이형(OXA-23, OXA-48 등)은 carbapenem에 대해서도 분해 능력을 보인다. OXA-51은 *A. baumanii*에서 가장 흔하며, OXA-48은 *K. pneumoniae*과 일부 *Enterobacterales*에서 검출된다.

표 10. Ambler 분류에 따른 carbapenemase의 유형 및 주요 효소들

Ambler Classification System	Active site	Carbapenemases enzymes	
		Chromosomally encoded	Plasmid/transposon/integron-encoded
Class A	Serine-β-lactamases	SME, NmcA, SFC-1, BIC-1, PenA, FPH-1, SHV-38	KPC, GES, FRI-1, NmcA
Class B	Metallo-β-lactamases	CcrA, CphA, LI	GIM, IMP, VIM, SIM
Class C	Serine-β-lactamases	ACT-1, ADC-68	CMY-2, CMY-10, DHA-1
Class D	Serine-β-lactamases	OXA-23, OXA-24/40, OXA-58, OXA-143, OXA-235a, OXA-134a, OXA-211, OXA-213, OXA-214, OXA-229	OXA-48, OXA-58, OXA-51

표 11. 새로운 β-lactamase inhibitor의 분류

계열	종류
Diazabicyclooctanes (DBOs)계열 억제제 (DBOs-derived inhibitors)	Avibactam, Relebactam, Zidebactam, Durlobactam, Nacubactam, Funobactam, WCK4234, GT-055, ETX1317
Boronic acid계열 억제제(Boronic acid derived inhibitors)	Vaborbactam, Taniborbactam, VNRX-5236, QPX7728
베타락탐계열 억제제(β-lactam derived inhibitors)	Enmetazobactam, LN-1-255

2. 새로운 베타락탐분해효소 억제제

Carbapenemase를 생산하는 균주의 경우 기존의 베타락탐분해효소 억제제(β-lactamase inhibitor, BLI)의 효과가 제한적이기 때문에, 이를 극복하기 위한 새로운 BLI가 개발되었다(표 11).

Diazabicyclooctanes (DBOs)계열 억제제는 기존의 β-lactam계열 억제제와 구조적으로 구별되는 새로운 화합물군으로, β-lactam 고리를 포함하지 않는 non-β-lactam 구조를 갖는다. 이로 인해 기존 β-lactamase에 의해 쉽게 가수분해되지 않는 장점을 지닌다. DBO계열의 중심 구조는 diazabicyclo [3.2.1]octane 골격으로, β-lactamase의 활성부위에 강하게 결합하여 효소 활성을 효과적으로 억제한다(그림 21-A).

DBO 유래 억제제는 특히 Class A (예: KPC, ESBL), Class C (AmpC), 그리고 일부 Class D (예: OXA-48) β-lactamase에 대해 강력한 억제 활성을 보인다. 그러나 Class B metallo-β-lactamase (MBL)와 일부 Class D 효소(OXA-23, OXA-24)에 대해서는 억제 효과가 제한적이라는 단점이 있다.

이 계열의 약물은 5원자 고리(five-membered ring)와 아마이드(amid) 작용기를 포함하며, 아마이드 그룹은 β-lactamase의 활성부위에 존재하는 serine residue와 carbamylation 반응을 일으켜 효소를 비활성화한다. 이 반응은 기존의 억제제에 비해 안정적이며, 반응 후에도 지속적인 효소 저해 효과를 유지할 수 있다는 장점이 있다.

Boronic acid계열 억제제는 boronic acid 화합물을 기반으로 한 non β-lactam 구조를 가지며, 기존의 BLIs와

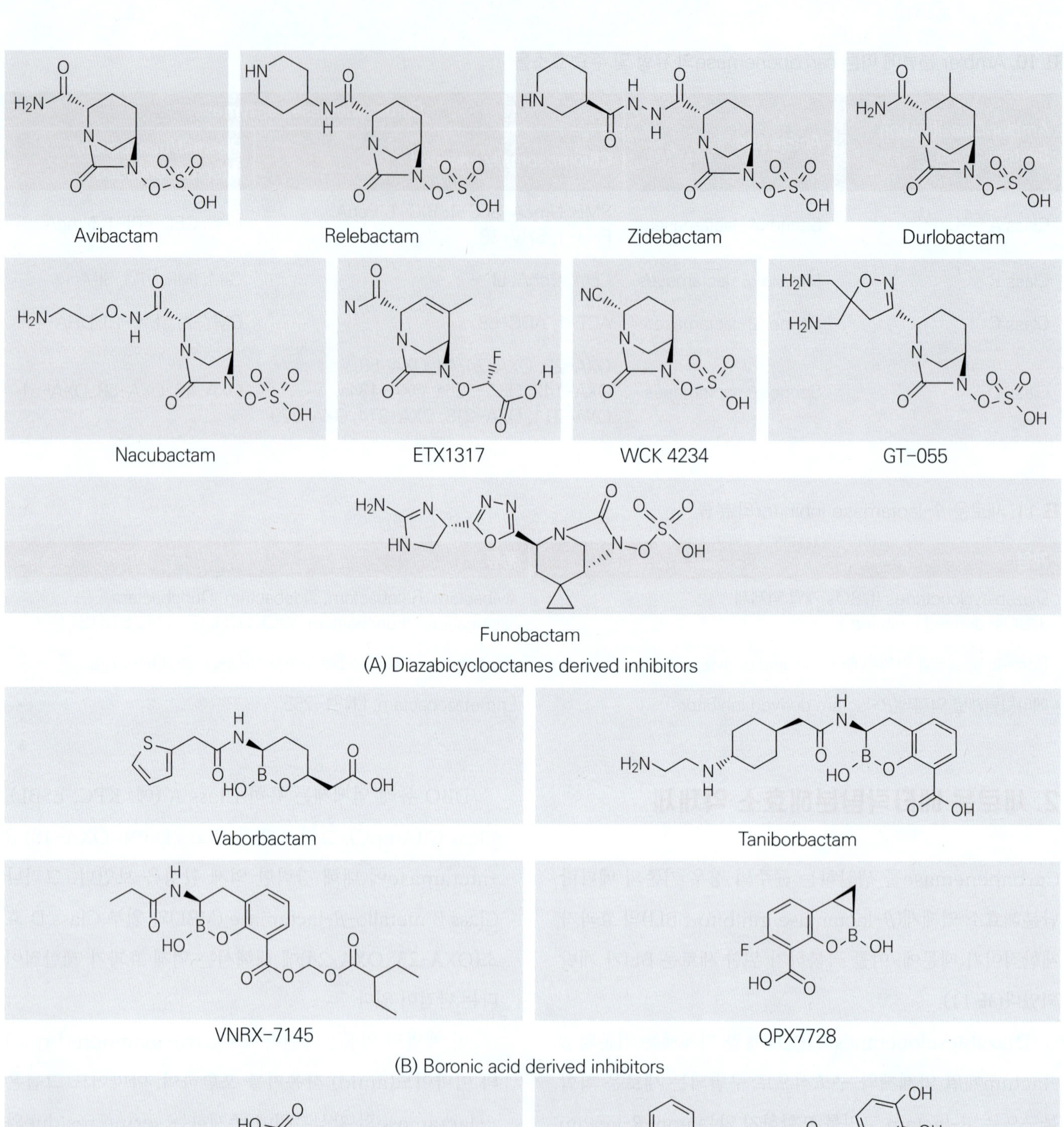

그림 21. 새로운 β-lactamase inhibitor의 구조식

는 구조적, 작용기전, 효소 친화성에서 차별화된다. 특히, β-lactamase의 활성부위에 있는 serine residue와 공유결합을 형성하여 효소활성을 억제하는 기전을 가지고 있으며, Class A, C, 일부 Class D β-lactamase를 효과적으로 억제할 수 있다(그림 21-B).

β-Lactam계열 억제제(β-lactam derived inhibitors)는 베타락탐 핵심구조를 유지하면서, 카바페넴 분해효소의 활성부위를 차단하여 베타락탐 항생제를 보호하는 작용을 하는 억제제계열이다(그림 21-C).

표 12에서는 새로운 BLIs가 억제할 수 있는 카바페넴분해효소를 정리하였다.

3. Carbapenem/β-lactamase inhibitor 복합제

최근 10년간 β-lactam계 항생제를 carbapenemase의 작용으로부터 보호할 수 있는 새로운 BLIs를 개발하기 위한 노력이 이어져 왔으며, 그 결과 최근 임상에서 새로운 β-lactam/β-lactamase inhibitor 복합제가 승인되어 도입되었다. 이 장에서는 새로운 β-lactam/β-lactamase inhibitor 조합 중 carbapenem/β-lactamase inhibitor 복합제에 소개하고자 한다. 이제까지 사용되거나 거의 개발이 완료된 복합제 중 meropenem-vaborbactam, imi-

표 12. 새로운 β-lactamase inhibitor의 carbapenemase 감수성

Inhibitors	Carbapenemase						
	Class A	Class B			Class D		
	KPC	NDM	VIM	IMP	OXA-23	OXA-24/40	OXA-48
Diazabicyclooctane-derived							
Relebactam	✓	×	×	×	×		×
Avibactam	✓	×	×	×	×	×	✓
Zidebactam	✓[a]	×	×	×	×	×	×
Durlobactam	✓	×		×	✓	✓	✓
Nacubactam	✓[b]	×	×	×	X	×	
ETX1317	✓						✓
WCK 4234	✓	×	×	×	✓[c]	✓[d]	✓
Boronic acid derived							
Vaborbactam	✓	×	×	×	X		×
Taniborbactam	✓	✓	✓	×			✓
VNRX-5236	✓[e]	×	×	×			✓
QPX7728	✓	✓	✓	✓	✓		✓
β-lactam-derived							
Enmetazobactam	✓						✓[f]
LN-1-255					✓	✓	✓

✓, useful inhibitory activity experimentally demonstrated; X, non-inhibition or not useful inhibitory activity demonstrated; blank square, not evaluated.
Intermediate inhibition activity: IC_{50} or K_i values: [a]K_i=4.5 μM, [b]IC_{50}=0.87 μM, [c]K_i=8 μM, [d]K_i=5 μM, [e]IC_{50}=5.2 μM and [f]IC_{50}=1.1 *μM*.
출처: Int. J. Mol. Sci. 2020, 21(23), 9308; https://doi.org/10.3390/ijms21239308

penem-relebactam이 carbapenem 내성세균에 의한 감염 치료에 있어 안전성과 유효성이 입증되어 사용 승인이 된 약제로 임상의들이 고려해야 할 조합이며, meropenem-nacubactam과 imipenem-funobactdam은 개발 중인 약제로 본 장에서 같이 소개하기로 한다(표 13).

표 14에서는 carbapenem/β-lactamase inhibitor를 사용할 수 있는 주요 다제내성균에 대한 정보를 정리하였다.

4. Meropenem-vaborbactam

Meropenem-vaborbactam은 처음으로 임상에서 사용하게 된 carbapenem/β-lactamase inhibitor (BLI)이며, 고정용량(fixed-dose) 복합제이다. Meropenem은 대부분의 그람양성 및 그람음성 세균의 세포벽합성을 억제하는 carbapenem계 항생제이고, vaborbactam (이전 명칭: RPX7009)은 새로운 고리형 보론산(cyclic boronic acid) 기반의 BLI로, meropenem의 항균기능을 강화한다.

표 13. Carbapenem/β-lactamase inhibitor 복합제의 종류

계열	종류
DBOs계열 억제제	Imipenem-relebactam Meropenem-nacubactam Imipenem-funobactdam
Boronic acid계열 억제제	Meropenem-vaborbactam

표 14. Carbapenem 내성균종에 따른 carbapenem/β-lactamase inhibitor의 감수성

Carbapenem/β-lactamase inhibitor	주요 균종					
	Carbapenem-resistant *A. baumannii*		Carbapenem-resistant *P. aeruginosa*		Carbapenem-resistant *Enterobacteriaceae*	
	SBLs	MBLs	SBLs	MBLs	SBLs	MBLs
DBOs-derived inhibitors 복합제						
Imipenem-relebactam			○		○	
Meropenem-nacubactam			○		○	○
Imipenem-funobactam	○		○		○	
Meropenem-ETX1317	○				○	
Boronic acid derived inhibitors 복합제						
Meropenem-vaborbactam					○	
Meropenem-QPX7728	○	○	○	○	○	○
β-lactam derived inhibitors 복합제						
Imipenem/LN-1-255	○				○	

SBLs, serine β-lactamases; MBLs, metallo β-lactamases.
출처: Int. J. Mol. Sci. 2020, 21(23), 9308; https://doi.org/10.3390/ijms21239308

Vaborbactam은 2017년 8월 미국 FDA로부터 meropenem과의 병합요법으로 최초 승인되었으며, 이는 사람에게 사용 가능한 첫 번째 carbapenem/β-lactamase inhibitor 복합제제이다(상품명: Vabomere®, Menarini Group, Florencia, Italy).

1) 작용기전

Meropenem은 β-lactam 고리를 기반으로 한 carbapenem계 항균제로서, penicillinase 및 cephalosporinase를 포함한 다양한 β-lactamase에 대해 구조적으로 안정성을 보인다. 이러한 효소 안정성(enzymatic stability)은 meropenem 분자의 6-trans-hydroxyethyl기 존재에 기인하며, 이는 효소의 활성부위로부터의 가수분해를 저해하는 주요 보호 기전으로 작용한다.

Vaborbactam (구명: RPX7009)은 cyclic boronic acid 유도체로 개발된 차세대 BLI로, meropenem과 병용 시 항균 스펙트럼을 확장하고 KPC와 같은 Class A carbapenemase에 대한 저항성을 극복하는 데 기여한다. 특히 vaborbactam의 분자구조에 포함된 2-thienyl acetyl기는 β-lactamase에 대한 결합친화도를 증가시켜, 억제 활성의 향상에 중요한 역할을 하는 것으로 보고되고 있다.

2) 작용범위

Meropenem은 단독으로도 광범위한 그람음성균, 특히 다제내성(MDR) 균주를 포함한 다양한 병원체에 대해 강력한 항균활성을 나타낸다. 또한 ESBL (Extended-Spectrum β-Lactamases) 및 AmpC β-lactamase와 같은 다양한 β-lactamase가 존재하는 환경에서도 구조적 안정성을 유지한다.

Vaborbactam은 단독으로는 항균활성을 가지지 않으나, Class A β-lactamase (KPC 포함)에 대해 강력한 억제 작용을 나타내는 BLI이다. 이 외에도 CTX-M, SHV, TEM 등의 Class A 효소뿐 아니라 P99, MIR, FOX, AmpC와 같은 Class C β-lactamase에 대해서도 억제 활성을 보인다. 그러나 meropenem 자체가 이러한 β-lactamase에 대해 원래 안정적이므로, 해당 효소를 생산하는 균주에 대해서는 meropenem-vaborbactam 병합요법이 meropenem 단독 요법과 유사한 항균효과를 보이는 경향이 있다.

앞서 설명했듯이, meropenem-vaborbactam는 특히 KPC-type carbapenemase를 생성하는 장내세균에 강력한 항균효과를 보인다. 여러 대규모 감시 연구에 따르면, KPC 생성 장내세균에 대한 meropenem-vaborbactam의 감수성은 99% 이상으로 보고되었다. 또한 SME, NMC-A와 같은 기타 class A β-lactamase에 대해서도 활성을 나타낸다.

Meropenem-vaborbactam는 *P. aeruginosa* 및 *A. baumanii*에 대해 meropenem 단독과 유사한 감수성을 보인다. 이는 이들 균에서의 내성기전이 vaborbactam으로 억제되지 않는 non-β-lactamase 기전(outer membrane 변화, efflux pump 증가, class B/D β-lactamase 생성 등)이 주된 원인이기 때문이다.

Meropenem-vaborbactam는 장내세균 외에도 일부 비전형적이지만 치료가 까다로운 그람음성막대균에 대해 다양한 감수성을 보인다. 우선, *Stenotrophomonas maltophilia*와 *Pandoraea* spp.에 대해서는 meropenem과 유사한 낮은 감수성을 보이는데, 이들 균주는 본래 carbapenem계열 항생제에 대해 고유(intrinsic)내성을 가지는 경우가 많아, meropenem-vaborbactam 역시 제한적인 감수성을 보인다. 반면, *Achromobacter* spp.와 *Burkholderia* spp.에 대해서는 meropenem 단독요법보다 meropenem-vaborbactam의 감수성이 더 우수하게 보고되었다. 그러나 같은 *Burkholderia* 속에 속하는 *Burkholderia gladioli*의 경우, meropenem-vaborbactam의 감수성이 meropenem 단독과 큰 차이를 보이지 않는 것으로 확인되었다.

혐기성 균주에 대해서는 meropenem-vaborbactam이 meropenem과 유사한 감수성을 지니며, *Mycobacterium abscessus*에 대해서는 vaborbactam이 해당 균의 광범위 β-lactamase를 억제함으로써, meropenem의 MIC를 현저히 감소시켰다. 이는 meropenem-vaborbactam이 향후 *M. abscessus* 감염의 치료제로 사용될 수 있음을 시사한다.

3) 내성기전

Meropenem-vaborbactam는 MBL 또는 OXA형 carbapenemase를 생성하는 세균에 대해서는 항균작용을 나타내지 않는 것으로 보고되었다. 그리고, vaborbactam은 porin 변이와 efflux pump의 과발현이 동반된 그람음성균에 대해서도 효과가 제한적인 것으로 나타났다. 특히 OmpK35 및 OmpK36 porin의 기능이 상실된 균주나 AcrA의 발현이 증가된 균주에 대해서는 vaborbactam의 활성이 감소하는 것으로 확인되었다.

Castanheira 등의 연구에서는 meropenem-vaborbactam에 내성을 보인 균주들이 MBL을 생성하거나, OmpK37 porin의 발현이 감소하고 AcrAB-TolC efflux 시스템이 과발현된 특징을 보였으며, 이들 균주의 meropenem-vaborbactam 최소억제농도(MIC)는 16-64 mg/L 또는 16 mg/L에 이르렀다. Lapuebla 등의 또 다른 연구에서도 OmpK35 및 OmpK36의 발현이 저하된 균주가 meropenem-vaborbactam에 대해 내성을 나타내었으며, 해당 균주들의 MIC는 동일한 β-lactamase를 가지고 있지만 porin 변화가 없는 균주에 비해 8-16배 더 높았다. 또한, Castanheira 등이 수행한 감시 연구에서는 ompK35에 돌연변이를 가지거나 *bla*$_{KPC}$ 유전자와 함께 *bla*$_{OXA\text{-}48\text{-}like}$ 또는 *bla*$_{NDM\text{-}1}$ 유전자를 보유한 균주에서 meropenem-vaborbactam에 대한 MIC가 8 mg/L 이상으로 증가하는 양상이 보고되었다. 이러한 결과들은 porin의 기능 저하나 특정 efflux pump의 과발현, 또는 복합적인 carbapenemase 보유가 meropenem-vaborbactam에 대한 내성발현에 기여할 수 있음을 시사한다.

4) 약물동력학

Meropenem은 정주 시 반감기 약 1-1.3시간, 분포용적 약 19-22 L, 단백결합률은 낮은 수준인 약 2%이다. 약물은 주로 신장을 통해 배설되며, 모든 체액과 조직에 광범위하게 분포한다. 특히 폐포상피세포액(epithelial lining fluid, ELF)과 뇌척수액에도 효과적으로 침투하는 것으로 알려져 있다. Meropenem의 약동학은 용량에 따라 C_{max} 및 AUC가 선형적으로 증가하며, 신기능이 저하되면 청소율이 감소한다. 혈액투석과 연속적 신대체요법(CRRT) 중에도 제거되나, CRRT하에서도 유효한 혈중농도 유지가 가능하다. Vaborbactam은 단백결합률 약 33%, 반감기 약 1.5시간, 분포용적 21.5 L의 특성을 가지며, 투여된 약물의 75-90%는 대사되지 않은 형태로 신장을 통해 배설된다. Meropenem과 병용투여 시 약물 간 상호작용은 관찰되지 않았으며, 두 약물 모두 능동적 세뇨관 분비에 의해 청소율이 증가한다. CRRT 시 vaborbactam 역시 효과적으로 제거되며, meropenem보다 다소 낮은 filter clearance를 보인다. Meropenem과 vaborbactam은 각각 2 g을 3시간에 걸쳐 정맥투여(q8h)하는 방식으로 병용 시, 유사한 혈중농도-시간곡선하면적을 나타내며 약동학적으로도 이상적인 조합이다.

Meropenem은 시간의존적 살균기전을 가지는 β-lactam 항균제로서, 효과적인 살균을 위해 최소한 전체 투여간격의 40% 이상 동안 약물농도가 MIC을 초과(T>MIC)해야 한다. 이 약물은 그람음성균의 다양한 PBP에 결합하여 빠른 살균효과를 나타내며 내독소 방출이 적어 cephalosporin계열 항생제보다 선호되는 경우가 많다. Vaborbactam은 boron 구조를 가진 BLI로, 활성부위

serine과 가역적인 공유결합을 형성하여 효소를 불활성화한다. 이 결합은 서서히 해리되며, 특히 KPC계열 효소에 대해 16시간 이상의 긴 enzyme residence time을 보여 강력하고 지속적인 억제 효과를 발휘한다.

건강한 성인을 대상으로 한 연구에서, meropenem과 vaborbactam은 혈장 대비 폐포상피세포액에서 각각 63%와 53%의 AUC 비율을 보이며, 이는 β-lactam 항균제 중에서도 높은 폐 침투율에 해당한다. 이러한 특성은 폐렴 등 하기도감염에서 meropenem-vaborbactam의 효과적 사용 가능성을 뒷받침한다. Meropenem-vaborbactam은 신기능에 따라 용량조절이 필요하며, 중등도 이상의 신부전에서는 감량이 요구된다. 두 약물 모두 혈액투석 및 CRRT에 의해 제거되지만, 임상적으로 유효한 농도 유지가 가능하다. 현재까지 18세 미만 소아에 대한 임상 자료는 제한적이며, 공식적인 소아 용량 권고는 제시되어 있지 않다.

5) 약물상호작용

Meropenem-vaborbactam에 대한 특정 약물상호작용 정보는 아직 제한적이나, vaborbactam을 포함하지 않은 meropenem 단독 제제에 대해서는 다수의 상호작용이 보고되어 있다. 대표적으로 probenecid와 병용 시, meropenem의 신장배설이 억제되어 혈중농도가 증가하며, 반감기($t_{1/2}$)가 약 33% 연장되는 것으로 나타났다. 이에 따라 probenecid와의 병용은 권장되지 않는다.

또한, meropenem은 valproic acid의 혈중농도를 현저히 감소시킬 수 있으며, 투여 48시간 이내에 혈중농도가 60-100%까지 급감한 사례들이 보고되었다. 이로 인해 발작 조절 실패가 발생할 수 있어, valproic acid와의 병용 또한 권장되지 않는다.

6) 임상 적응증

(1) 임상시험

Meropenem-vaborbactam은 복잡성요로감염 및 신우신염 치료에 대해 시행된 TANGO I 임상시험에서, 비교약인 piperacillin-tazobactam 대비 우수한 임상적 유효성과 미생물학적 박멸률을 입증하였다.

미생물학적-임상시험대상(microbiologic modified intent-to-treat, mMITT) 집단에서 meropenem-vaborbactam 투여군의 임상적 치료성공률은 98.4%로, piperacillin-tazobactam 투여군의 94%보다 높았다. 치료 종료 후 평가 시점(test-of-cure, TOC)에서의 미생물학적 박멸률 또한 meropenem-vaborbactam군이 piperacillin-tazobactam군보다 우수한 결과를 보였다(66.7% vs. 57.7%).

병원체의 감수성 여부와 관계없이 두 군 모두에서 유사한 경향을 보였으며, meropenem-vaborbactam는 감수성 여부에 상관없이 일관되게 높은 치료율을 나타냈다. 이러한 결과를 바탕으로 meropenem-vaborbactam는 미국 FDA로부터 복잡성요로감염 및 신우신염 치료에 대한 적응증으로 승인되었다.

TANGO II 임상시험은 CRE 감염 환자를 대상으로 meropenem-vaborbactam의 유효성과 안전성을 평가한 연구이다. 본 시험에서 meropenem-vaborbactam는 치료 종료 시점과 치료 후 평가 시점(TOC) 모두에서, 비교 약제군인 best available therapy (BAT) 대비 유의하게 높은 임상 치유율을 보였다(치료 종료 시점: 64.3% vs. 33.3%, TOC 시점: 57.1% vs. 26.7%). 특히, 이전 항생제 치료실패 환자를 제외한 분석에서는 meropenem-vaborbactam군의 사망률이 BAT보다 낮았으며, 신장 관련 이상반응을 포함한 복합 평가 항목에서도 meropenem-vaborbactam가 BAT 대비 우수한 결과를 보였다. 이러한 우수한 치료 성과에 근거하여, TANGO II는 연구 후반부부터 meropenem-vaborbactam 단일군으로만 환자 등록을 지속하였다. 내성발현에 대한 분석에서는 일부 환자에서 meropenem-vaborbactam에 대한 최소억제농도(MIC)가 상승하는 양상이 관찰되었으나, 여전히 감수성 범위 내에 있었고 이는 주로 efflux pump 유전자 발현 증가와 관련된 것으로 확인되었다. 반면, 비교 약제군인 ceftazidime-avibactam치료군에서는 내성균 출현이 실제로 관찰되었다. 하위 분석에서도 meropenem-vaborbactam의 임상적 이점은 명확했다. 면역저하환자군에서 TOC 시점의 치유율은 meropenem-vaborbactam군이 70%로 BAT군의 0%에 비해 현저히 높았으며, 신기능저하 환자군에서도 meropenem-vaborbactam는 양호한 임상적 성공률을 보였고, 이상반응 발생률 또한 낮은 수준을 유지하였다.

Meropenem-vaborbactam은 향후 적응증 확대를 위해 병원획득폐렴 및 인공호흡기관련폐렴 환자를 대상으로 한 TANGO III 임상시험에서 유효성과 약동학적 특성이 평가되고 있다.

또한, 소아환자군을 대상으로 한 용량 탐색 1상 임상시험도 현재 진행 중으로, 향후 소아 적응증 확보를 위한 근거자료로 활용될 예정이다.

(2) 임상 적응증과 치료 시 고려사항

Meropenem-vaborbactam은 성인 복잡성요로감염에 대한 적응증 외에도, KPC를 생성하는 CRE 감염에 효과적인 치료옵션으로 평가된다. 이러한 특성을 바탕으로, 임상의와 항생제 적정사용관리 프로그램은 meropenem-vaborbactam를 확정된 KPC 생성 CRE 감염 또는 강하게 의심되는 고위험 감염 사례에 한정하여 사용하는 것이 바람직하다. 반면, 임상적으로 안정적인 환자에서 CRE에 대한 경험적 치료 목적으로 meropenem-vaborbactam를 사용하는 것은 일반적으로 권장되지 않는다. 이는 항생제 내성 억제를 위한 보존 전략(preservation strategy)의 일환이다.

한편, meropenem과 meropenem-vaborbactam는 감수성 해석 기준(susceptibility breakpoint)이 서로 다르다는 점에 유의해야 한다. 예를 들어, 장내세균에서 MIC가 2-4 μg/mL인 경우, meropenem은 중간 또는 내성으로 간주되지만 meropenem-vaborbactam는 감수성으로 평가될 수 있다. 약동학/약력학 연구에 따르면, 이러한 MIC 범위에서는 고용량 장시간 주입(high-dose extended-infusion) 방식의 meropenem 투여(예: 2 g IV q8h, 3시간 주입)로도 치료 가능성이 있다. 이 접근은 meropenem-vaborbactam의 사용을 보존하기 위한 임상적 전략으로 활용될 수 있다. 그러나 일반적으로 CRE 감염에서 carbapenem 단독 요법의 치료 성적은 불량한 것으로 알려져 있으며, TANGO II 연구 결과에 따르면 meropenem-vaborbactam은 이러한 감염에서 보다 우수한 임상결과를 보여주었다. 따라서 CRE 균주에서 meropenem의 *in vitro* 활성보다 meropenem-vaborbactam의 활성이 우수하거나, KPC와 같은 class A carbapenemase가 확인된 경우에는 meropenem-vaborbactam 또는 이에 감수성을 보이는 다른 항균제를 사용하는 것이 권장된다.

Meropenem-vaborbactam은 비발효 그람음성막대균(non-fermenting Gram-negative bacilli), 특히 *P. aeruginosa* 및 *A. baumannii*에 대해서는 치료효과가 제한적이다. 이는 이러한 균주들이 주로 carbapenemase 이외의 기전, 예를 들어 efflux pump 활성 증가, porin 변화, AmpC 과발현 등에 의해 내성을 나타내기 때문이다. 이와 같은 경우에도 meropenem과 meropenem-vaborbactam의 MIC 해석 기준이 서로 다르다는 점은 반드시 고려되어야 한다. 예를 들어, *P. aeruginosa*에서 meropenem-vaborbactam의 MIC가 4 μg/mL인 경우, 공식적인 임상 감수성 해석 기준은 존재하지 않지만 일부에서는 치료 가능 수준으로 간주되기도 한다. 반면, 동일 균주에서

meropenem의 MIC도 4 μg/mL인 경우, 이는 일반적으로 intermediate 또는 내성 범주로 분류되며, vaborbactam의 추가 효과가 제한적일 수 있다.

따라서 이와 같은 상황에서는 meropenem-vaborbactam보다는 고용량 연장주입요법(prolonged infusion)의 meropenem (예: 2 g IV q8h, 3시간 주입) 또는 감수성 있는 다른 항균제 사용이 보다 합리적인 선택이 될 수 있다. 특히 meropenem에 내성인 *P. aeruginosa*에 대해서는 meropenem-vaborbactam보다 ceftolozane-tazobactam 또는 ceftazidime-avibactam이 더 효과적인 옵션이 될 가능성이 높으므로, 감수성 결과에 기반한 약제 선택이 필수적이다. 요약하면, meropenem-vaborbactam를 처방하기 전에는 meropenem과 meropenem-vaborbactam의 MIC값을 비교하여, vaborbactam의 추가적 이점이 존재하는지 평가하는 것이 중요하다.

CRE 치료 전략은 2010년대 초반까지 사용되던 병합요법(예: meropenem+polymyxin, tigecycline, aminoglycoside 등)에서 점차 벗어나고 있다. 현재는 무작위 및 관찰연구들을 통해 ceftazidime-avibactam와 meropenem-vaborbactam가 과거 치료 전략에 비해 우월하다는 근거가 제시되고 있다. 따라서 CRE 치료 시 ceftazidime-avibactam과 meropenem-vaborbactam 중 어떤 약제를 선택할 것인지에 대한 논의가 필요하다. Ceftazidime-avibactam과 meropenem-vaborbactam를 직접 비교한 임상 자료는 제한적이므로, 약제 선택 시에는 지역사회 역학, 환자별 감염 병력, 이전 항생제 노출, 감수성 검사 결과 등 일반적인 항생제 선택 기준이 고려되어야 한다. 경험적 치료 시 MBL 생성 위험요인(예: NDM-1 유행 지역으로의 최근 여행 등)이 있는 경우에는 ceftazidime-avibactam과 meropenem-vaborbactam 모두 효과가 없기 때문에 신중한 판단이 요구된다. 현재까지 MBL 생성 장내세균에 대한 치료 근거는 제한적이며, 향후 개발 중인 항균제들이 이러한 균주를 대상으로 한 작용을 기대할 수 있다.

KPC 생성 CRE에 대해서는 현재까지는 ceftazidime-avibactam과 meropenem-vaborbactam 모두 유효하지만, 두 항생제의 내성기전이 상이하기 때문에 감수성 양상은 향후 변화할 수 있다. Ceftazidime-avibactam는 내성장벽이 상대적으로 낮다는 보고가 있어, 과거 ceftazidime-avibactam 사용력이 있는 환자, 고균량 감염(high inoculum infection), 감염원 통제가 어려운 경우(예: 심내막염, 뇌수막염, 골관절감염, 배액 불가능한 농양 등)에는 meropenem-vaborbactam이 보다 선호될 수 있다. KPC 생성 CRE에서 meropenem-vaborbactam 내성은 아직 드물게 보고되고 있으나, 사용이 증가함에 따라 향후 내성 증가 및 미생물학적 실패 가능성도 고려되어야 한다. 따라서 CRE 분리 균주에 대한 감수성 검사 수행은 치료 전략 결정에 필수적이다.

약제 투여 방식도 고려되어야 한다. Meropenem-vaborbactam는 CRE 외에 혐기균이나 MSSA감염이 동반된 경우에도 단독으로 사용할 수 있는 반면, ceftazidime-avibactam는 혐기균 및 MSSA에 대한 활성이 상대적으로 낮다. 또한, meropenem-vaborbactam는 연장주입요법이 기본 권장용법으로 하루 최대 9시간의 주입 시간이 필요하며, 외래 진료 환경에서는 현실적인 제약이 될 수 있다. 입원환자의 경우에도 병용 투약 시 약물상호작용을 고려해야 하며, 표준 30분 정맥주입 방식으로 투여하는 경우에 대한 근거는 부족하다.

7) 용법 및 용량

Meropenem-vaborbactam은 성인에서 신우신염을 포함한 복잡성요로감염 치료에 대해 정맥주사로 8시간마다 4 g (meropenem 2 g+vaborbactam 2 g)을 3시간 동안 투여하는 요법으로 최대 14일간 사용할 수 있도록 승인되었다. 치료기간 결정 시에는 각 질환 상태에 따른 질환별 진료지침을 참고할 것이 권장된다.

환자의 추정 사구체여과율(eGFR)에 따라 다음과 같이 용량조절이 필요하다:

- eGFR 30-49 mL/min/1.73 m^2: 2 g (meropenem 1 g/vaborbactam 1 g) IV, 8시간마다
- eGFR 15-29 mL/min/1.73 m^2: 2 g IV, 12시간마다
- eGFR <15 mL/min/1.73 m^2: 1 g (meropenem 0.5 g/vaborbactam 0.5 g) IV, 12시간마다

혈액투석 중인 환자는 투석 후 meropenem-vaborbactam를 투여해야 하며, 간기능장애 환자에서는 별도의 용량조절이 필요하지 않다. 약제의 안정성과 관련하여, 희석된 정맥주사용 용액은 실온에서 보관할 경우 4시간 이내, 냉장 상태(2-8℃)에서 보관할 경우 22시간 이내에 투여를 완료해야 한다.

8) 부작용과 금기

Meropenem-vaborbactam은 1상 및 3상 임상시험 결과를 바탕으로, 기존 carbapenem계 항생제와 유사한 안전성 프로파일을 보이는 것으로 평가되었다. 한 1상 임상시험에서는 건강한 성인을 대상으로 vaborbactam을 250-2,000 mg의 용량으로 단일 및 반복 투여하였으며, 가장 높은 용량(2,000 mg)을 투여받은 피험자의 67%에서 경미한 피로감이 보고되었으나, 용량의존적 이상반응이나 사망은 발생하지 않았다. 또 다른 randomized, open-label 1상 연구에서는 meropenem 2 g/vaborbactam 2 g의 고정 용량 병합제를 26명의 건강한 성인에게 투여하여 안전성과 내약성을 평가하였다. 이 중 1명은 흉부 불편감, 어지러움, 호흡곤란을 경험하여 약물과의 관련 가능성으로 투약이 중단되었고, 나머지 25명에서는 심각한 이상반응이 보고되지 않았다. 3상 TANGO I 연구에서는 meropenem-vaborbactam관련 가장 흔한 이상반응으로 두통(8.8%), 주입 부위 반응(4.4%), 설사(3.3%)가 보고되었다. 전체 272명 중 8명(2.9%)은 이상반응으로 투약을 중단하였으며, 그중 가장 흔한 원인은 과민반응(1.1%)이었다. Meropenem-vaborbactam군과 대조군(piperacillin-tazobactam) 모두에서 각각 2명(0.7%)이 사망하였으나, 사망과 약물의 직접적인 인과관계는 명확하지 않았다. TANGO II 연구에서는 meropenem-vaborbactam군 45명 중 15명(33%)에서 심각한 이상반응(SAE)이 발생했으나, 이 중 약물과의 관련성은 없는 것으로 판단되었다. 반면, 비교군인 BAT (best available therapy)에서는 25명 중 11명(44%)이 SAE를 경험했고, 이 중 2명(8%)은 약물 관련성이 있는 것으로 보고되었다. 면역저하환자 및 신기능저하 환자군에서도 meropenem-vaborbactam의 안전성은 유사하게 유지되었으며, 발작과 관련된 이상반응은 보고되지 않았다.

5. Imipenem-relebactam

Relebactam (이전 명칭: MK-7655)은 새로운 DBO (diazabicyclooctane)계열의 BLI로, 전구체인 avibactam과 밀접한 관련이 있다. 구조적으로 두 억제제는 동일한 DBO 핵심 구조를 공유하며, 유사한 β-lactamase 억제기전을 갖는다. 그러나 relebactam은 2번 위치의 카보닐기에 파이페리딘(piperidine) 고리를 가지고 있어, 생리학적 pH에서 양전하를 띠게 되며, 이는 세균 세포로부터 relebactam이 배출되는 것을 방지하는 데 핵심적인 역할을 한다. 이 약물은 imipenem-cilastatin과 함께 복합제제로 제조되어 있으며(imipenem-cilastatin-relebactam, 상품명: Recarbrio®; Merck&Co., Inc., Whitehouse Station, NJ), 2019년 7월 미국 FDA로부터 복잡성요로감염 및 복잡성복강내감염의 치료를 위한 사용 승인을 받았다.

1) 작용기전

Imipenem-relebactam은 세포벽합성을 억제하는 imipenem-cilastatin (이후 imipenem으로 기술)과, BLI인 relebactam이 결합된 복합 항균제이다.

Imipenem은 β-lactam계 항생제로서, 세균 세포벽의 주요 구성 성분인 peptidoglycan의 가교결합을 담당하는 PBP에 결합하여 세포벽합성을 억제한다. 특히 고분자량 PBP (transpeptidase)의 활성을 차단함으로써 세포벽의 구조적 안정성을 무너뜨리고, 결국 세균 사멸을 유도한다. Imipenem은 *E. coli*, *P. aeruginosa* 등 주요 그람음성균에서 PBP2에 대한 높은 친화도를 보이는 것으로 알려져 있다.

Relebactam은 non-β-lactam 구조의 BLI로, Ambler 분류 기준 class A (예: KPC), class C (예: AmpC), 일부 class D β-lactamase의 활성부위에 공유결합(acylation)하여 효소활성을 억제한다. 이를 통해 imipenem의 분해를 차단하고, 본래의 항균활성을 유지하도록 돕는다. Relebactam은 avibactam과 유사한 기전을 가지나, 현재까지는 desulfation에 의한 불활성화가 보고되지 않았으며, 안정적이고 지속적인 효소 억제 활성을 보이는 것으로 평가되고 있다.

2) 작용범위

Imipenem-cilastatin-relebactam은 KPC 및 기타 class A, C 유형의 carbapenemase를 생성하는 장내세균 및 *P. aeruginosa*에 대한 항균활성 회복을 목적으로 개발된 항균제 복합제이다.

*P. aeruginosa*에서 imipenem 내성의 주요기전은 OprD 외막 단백의 발현 감소와 AmpC β-lactamase의 과발현이다. Relebactam은 AmpC 효소를 억제함으로써, 이러한 내성기전을 일부 극복하고 imipenem의 항균활성을 향상시키는 것으로 알려져 있다. 여러 *in vitro* 연구에 따르면, imipenem-relebactam은 class A (KPC 포함) 및 class C (AmpC) β-lactamase를 보유한 균주에 대해 우수한 활성을 보였으며, OXA-48과 같은 class D carbapenemase를 발현하는 CRE에 대해서는 제한적 활성을 나타냈다. 또한, MBL 생성균주(IMP, VIM, NDM 등)에 대해서는 활성이 없는 것으로 확인되었다. 감시 연구 자료는 아직 제한적이지만, 일부는 SMART (Study for Monitoring Antimicrobial Resistance Trends) 프로그램의 일환으로 보고되었으며, 이에 따르면 기존에 imipenem에 비감수성이었던 *P. aeruginosa*, *K. pneumoniae*, *Enterobacter* spp. 등의 균주에서 imipenem-relebactam 사용 시 감수성 회복이 관찰되었다. 특히 KPC 및 carbapenem 내성 *P. aeruginosa*에 대해 감수성 회복률은 80% 이상으로 보고되어, 해당 균주에 대해 임상적 기대 효과가 높다. 반면, OXA-48-like carbapenemase를 보유한 균주에 대한 감수성은 30-80% 사이로 다양하게 보고되며, 균주 특이적 감수성 평가가 필요하다. 또한, *A. baumannii*는 imipenem-cilastatin 또는 imipenem-relebactam 모두에 대해 내성을 보이며, 해당 약물의 적용이 어렵다.

Imipenem-relebactam은 다양한 호기성 및 혐기성 세균에 대해 광범위한 항균활성을 보이며, *in vitro* 및 임상시험을 통해 그 효과가 입증되었다.

본 약제는 다음과 같은 호기성 그람음성균에 대해 우수한 활성을 나타낸다(*E. coli*, *K. pneumoniae*, *Klebsiella* spp., *E. cloacae*, *C. freundii*, *P. aeruginosa*). 또한, 일부 다른 장내세균에서도 감수성이 확인되었으며, 이는 다음과 같다(*Citrobacter koseri*, *Enterobacter asburiae*).

주요 혐기성 장내세균에 대해서도 항균활성을 보이며, 감수성이 확인된 주요 균종은 다음과 같다(*Bacteroides* spp., *Fusobacterium nucleatum*, *F. necrophorum*, *F. varium*, *Parabacteroides distasonis*, *P. goldsteinii*, *P. merdae*, *Prevotella bivia*, *Veillonella parvula*).

비록 본 약제의 주요 표적은 그람음성균이나, 일부 그

람양성균에 대해서도 *in vitro* 감수성이 보고되었다(*Enterococcus faecalis*, MSSA, *Streptococcus anginosus*, *Streptococcus constellatus*).

기타 혐기균에 대해서도 항균효과를 보인다.

Eggerthella lenta, *Parvimonas micra*, *Peptoniphilus harei*, *Peptostreptococcus anaerobius*에 대한 항균 활성은 imipenem의 광범위한 항균 스펙트럼과 relebactam의 β-lactamase 억제효과가 결합된 결과로 해석되며, 특히 다제내성 그람음성균에 대한 치료옵션으로서의 임상적 유용성을 뒷받침한다.

3) 내성기전

Imipenem-relebactam에 대한 내성은 주로 특정 유형의 β-lactamase 생성, 세포막 투과성 감소, 그리고 약물 배출 기전에 의해 발생한다. Class B metallo-β-lactamase (MBL)를 생성하는 균주는 imipenem-relebactam에 고도내성을 나타내며, class D계열의 carbapenemase 중 OXA-48을 보유한 장내세균에서도 약제 효과가 제한적이다. *P. aeruginosa*는 여러 내성기전을 동시에 보유할 수 있어 치료가 특히 어렵다. 이 균은 β-lactamase 생성 외에도 세포막의 porin 단백 발현 감소와 efflux pump 과발현을 통해 항생제에 대한 내성을 나타낸다. 특히 imipenem의 세포 내 진입에 중요한 OprD 단백의 결손은 imipenem 내성의 주요 원인 중 하나이며, 이러한 OprD 결손은 종종 AmpC β-lactamase의 과발현과 함께 관찰되어 내성을 더욱 강화시킨다. Relebactam은 AmpC 억제를 통해 imipenem의 MIC를 낮출 수 있으며, efflux pump 과발현 균주에서도 세포 외로 쉽게 배출되지 않는 특성을 보이지만, 이와 같은 복합내성기전을 가진 다제내성 *P. aeruginosa*에 대해서는 감수성 회복이 제한적이다. MBL을 생성하는 *P. aeruginosa*에 대해서도 relebactam은 효과가 없으며, 일부 연구에서는 imipenem 내성 *P. aeruginosa*의 약 80%에서 imipenem-relebactam에 대한 감수성이 회복된 것으로 보고되었으나, 이는 균주 특성과 내성기전에 따라 달라진다. *A. baumannii*는 다양한 β-lactamase 생성, 외막 투과성 감소, efflux pump 활성 증가 등 복합적인 내성기전을 보유하고 있으며, AmpC (class C), OXA-51, OXA-23 (class D)와 같은 β-lactamase가 주요 내성인자로 작용한다. 그러나 relebactam은 이러한 효소들을 억제하지 못하며, *A. baumannii*에 대한 imipenem-relebactam의 감수성은 매우 낮다. 실제로 imipenem에 내성을 보이는 *A. baumannii*의 10% 미만에서만 imipenem-relebactam에 대한 감수성이 확인되었다. 또한 일부 균주는 imipenem에 대해 선천적 내성을 가지고 있어 imipenem-relebactam의 효과가 기대되지 않는다. *Stenotrophomonas maltophilia*는 대표적으로 선천적으로 MBL을 생성하기 때문에 imipenem-relebactam에 대해 비감수성 상태를 유지한다.

4) 약물동력학

Relebactam은 단회투여(single-dose administration) 시 imipenem과 유사한 약동학적 특성을 나타낸다. 투여된 약물의 90% 이상은 대사되지 않은 원형 그대로 신장을 통해 배설되며, 총 청소율은 5.3-9.1 L/h, 반감기($t_{1/2}$)는 1.39-1.84시간으로 보고되었다. Imipenem의 반감기인 1.1시간과 비교해도 큰 차이가 없어, 이러한 유사한 반감기는 imipenem-relebactam을 6시간 간격으로 투여하는 근거가 된다. 또한, AUC 및 주입 종료 시 혈중농도(C_{EOI}) 등 다른 약동학적 지표들도 imipenem/cilastatin 병용 여부와 관계없이 유사하였으며, 약물 간 상호작용은 관찰되지 않았다. Relebactam의 총분포용적(V_d)이 여성에서 11.9-12.3 L, 남성에서 14.0-17.7 L, 혈액투석 환자에서 22.8 L로 보고되었다. 또한 혈장 단백결합률은 약 20%로 확인되었다.

고령자 및 성인 여성에게 단일 용량으로 relebactam을 투여한 경우, relebactam의 약동학에 임상적으로 유의한 영향은 없었다. 반복투여 시에도 1일차와 7일차의 최종 반감기($t_{½}$)는 유사하였으며, 14일 동안 6시간 간격으로 imipenem/cilastatin과 병용투여했을 때도 유사한 약동학적 특성이 관찰되었다. 따라서, 단회 및 반복 투여 후의 약동학적 특성은 유사하였고, 약물 축적은 미미하였다.

건강한 지원자를 대상으로 한 연구에서는, imipenem과 relebactam 모두 폐의 상피세포액(epithelial lining fluid, ELF)으로의 침투가 유사하게 나타났으며, 이는 폐 감염에 대한 치료 적용 가능성을 시사한다.

5) 약물상호작용

Imipenem-relebactam은 다양한 항균제들과의 병용 시 임상적으로 유의한 상호작용이 없었다. 그러나 ganciclovir와 병용투여 시 전신경련이 보고되었으므로, 병용은 위험 대비 이득이 명확할 경우에만 고려해야 한다.

또한, imipenem-relebactam을 포함한 carbapenem 계열 항생제는 valproic acid 또는 divalproex sodium의 혈중농도를 감소시켜 경련 악화를 유발할 수 있다. 명확한 기전은 밝혀지지 않았으나, *in vitro* 및 동물실험에서는 valproic acid의 글루쿠론산 대사체(VPA-g)의 가수분해를 억제함으로써 재활성화를 차단하여 혈중농도가 감소하는 것으로 추정된다. 따라서, valproic acid 또는 divalproex sodium을 투여 중인 환자에게는 imipenem-relebactam 병용을 피하고 다른 항균제를 고려해야 한다.

6) 임상 적응증

Imipenem-relebactam은 복합성 감염에서 유효성과 안전성이 입증된 β-lactam/β-lactamase 억제제 복합제로, 현재까지 다음의 세 가지 감염에 대해 임상적 적응증으로 승인받았다. 복잡성요로감염, 복잡성복강내감염, 병원획득폐렴 및 인공호흡기관련폐렴이 적응증에 해당한다.

복잡성요로감염과 복강내감염에 대해서는 제2상 임상시험에서 imipenem-cilastatin 단독요법과 비교하여 비열등한 치료효과가 입증되었으며, 이상반응 발생률 또한 유사하여 내약성이 양호한 것으로 평가되었다. 이 결과를 바탕으로 imipenem-relebactam은 2019년 미국 FDA로부터 복잡성요로감염 및 복잡성복강내감염 치료에 대한 허가를 획득하였다. 제3상 임상시험에서는 imipenem/cilastatin과 colistin의 병합요법과 비교하여 imipenem-relebactam의 치료효과와 내약성이 평가되었다. 대상 감염은 병원획득폐렴, 인공호흡기관련폐렴, 복잡성복강내감염, 복잡성요로감염이었으며, imipenem에는 내성이 있으나 imipenem-relebactam과 colistin에는 감수성을 보이는 그람음성균감염 환자가 포함되었다. 연구 결과, imipenem-relebactam은 치료성공률 면에서 colistin 병용군과 동등 이상의 효과를 보였으며, 특히 신독성 발생률이 유의하게 낮아 안전성 측면에서 우위를 보였다. 또 다른 제3상 임상에서는 piperacillin-tazobactam과 비교하여 imipenem-relebactam이 병원획득폐렴과 인공호흡기관련폐렴 치료에서 비열등함을 입증하였다. 이 연구에서도 이상반응 발생률은 양군 간 유사하게 나타났으며, 심각한 이상반응이나 치료 중단 사례는 드물었다. 이 결과를 근거로, 2020년 imipenem-relebactam은 병원획득폐렴 및 인공호흡기관련폐렴에 대한 적응증으로 FDA 승인을 추가 획득하였다. 이 외에도, imipenem/cilastatin이 이전부터 발열성 호중구감소증의 치료에 사용된 바 있으므로, relebactam이 추가된 imipenem-relebactam 역시 면역저하환자에서의 다제내성균 감염 치료제로서 잠재적 활용 가능성이 제시되고 있다.

7) 용법 및 용량

정상 신기능을 가진 성인에서 Recarbrio®(imipenem 500 mg, cilastatin 500 mg, relebactam 250 mg)의 표준

용량은 1.25 g이며, 30분간 정맥주사로 6시간마다 투여한다. 권장 치료기간은 감염의 중증도, 감염부위, 임상 반응에 따라 4-14일로 조절한다.

신기능저하 환자에서는 크레아티닌청소율(Ccr)에 따라 용량을 조절해야 하며, Ccr이 90 mL/min 미만일 경우 아래와 같이 투여한다.

- Ccr 60-89 (mL/min): 1.0 g (imipenem 400 mg, cilastatin 400 mg, relebactam 200 mg) q6hr
- Ccr 30-59 (mL/min): 0.75 g (imipenem 300 mg, cilastatin 300 mg, relebactam 150 mg) q6hr
- Ccr 15-29 또는 혈액투석 환자: 0.5 g (imipenem 200 mg, cilastatin 200 mg, relebactam 100 mg) q6hr

Imipenem-relebactam은 혈액투석 후 투여해야 하며, Ccr<15 mL/min 환자에게는 48시간 이내 혈액투석이 계획된 경우를 제외하고 권장되지 않는다.

8) 부작용과 금기

Imipenem-relebactam의 안전성은 여러 임상시험을 통해 평가되었으며, 전반적으로 기존의 imipenem-cilastatin 요법과 비교해 유사한 이상반응 프로파일을 보이는 것으로 나타났다. Lucasti 및 Sims 등의 연구를 포함한 제2상 및 제3상 임상시험에서, 복잡성요로감염 및 복잡성복강내감염 환자들을 대상으로 imipenem-relebactam 250 mg (승인 용량), imipenem-relebactam 125 mg (미승인 용량), imipenem/cilastatin+위약 등 다양한 투약군을 설정하여 정맥주사로 투여하였으며, imipenem-relebactam 250 mg 투여군의 평균 치료기간은 약 7일이었다. 가장 흔하게 보고된 이상반응은 오심, 설사, 두통, 발열, 그리고 간효소(AST/ALT) 수치의 상승 등이었다. 투여 후 14일간의 추적 관찰 기간 동안 imipenem-relebacctam 250 mg군에서는 39% (216명 중 85명), 위약군에서는 36% (214명 중 77명)에서 이상반응이 발생하였다. 중대한 이상반응의 비율은 imipenem-relebacctam 250 mg 투여군에서 3.2% (7명), 위약군에서는 5.1% (11명)로 나타났으며, 사망은 두 군에서 발생하지 않았다. 반면, 승인되지 않은 용량인 relebactam 125 mg 투여군에서는 1.4% (215명 중 3명)에서 사망이 보고되었다. 치료 중단에 이른 이상반응은 imipenem-relebacctam 250 mg군에서 1.9%, 위약군에서 2.3%로 보고되어 양군 간 큰 차이는 없었다.

복잡성복강내감염을 대상으로 한 제2상 시험에서는 imipenem-relebactam 125 mg 투여군에서 1명이 신기능감소와 관련된 이상반응으로 치료를 중단하였고, imipenem-cilastatin 단독투여군에서도 혈소판 증가증, 오심, 간효소 수치 상승으로 각각 1명씩 치료가 중단되었다. 전반적으로 치료 중단율은 낮았으며, 치료군 간 의미 있는 차이는 관찰되지 않았다.

복잡성요로감염 제2상 시험에서는 총 4명이 약물 관련 이상반응으로 투약을 중단하였다. Imipenem-relebactam 250 mg군에서는 설사와 발진으로 각각 1명씩, imipenem-relebactam 125 mg군에서는 오심으로 1명, imipenem/cilastatin 단독군에서는 설사로 1명이 중단하였다. 또한 imipenem-relebactam 250 mg을 투여받은 한 환자에서 AST 수치가 정상 상한치의 5배 이상으로 상승한 사례가 보고되었으나, 간기능이상으로 인한 치료 중단은 드물었다.

Imipenem-relebactam의 임상적 유효성과 안전성을 평가하기 위해 설계된 다국가, 무작위배정, 비교임상시험인 RESTORE-IMI 1 및 RESTORE-IMI 2 임상시험에서 RESTORE-IMI 1 시험에서는 약물 관련 이상반응으로 인한 치료 중단이 보고되지 않았으며, RESTORE-IMI 2 시험에서는 2.3% (6명)에서 약물 관련 이상반응으로 치료가 중단되었지만 전체 치료군 간 중단율은 유사하였다.

건강한 성인을 대상으로 한 Boundy 등의 연구에서는 치료용량의 약 4.6배에 해당하는 relebactam 1,150 mg을 단회투여해서 위약 및 양성 대조군(moxifloxacin)과 비교하였고, 심전도 분석 결과 QT 간격 연장을 포함한 심장 전기생리학적 이상반응은 관찰되지 않아 심장 안전성 또한 확보되었다.

이상의 결과를 종합하면, imipenem-relebactam은 다양한 용량 및 감염질환에서 전반적으로 양호한 내약성과 낮은 치료 중단율을 보였으며, 중대한 이상반응이나 심각한 장기 독성에 대한 우려는 제한적인 것으로 평가된다.

6. Meropenem-nacubactam

Nacubactam (이전 명칭: RG6080 또는 OP0595)은 DBO 계열에 속하는 차세대 BLI로, zidebactam과 유사한 이중 작용기전을 통해 항균 활성을 나타낸다. 이 약물은 BLI임과 동시에 PBP2를 직접 억제함으로써 항균증강효과를 발휘한다. 즉, Class A 및 Class C β-lactamase를 강력하게 억제하는 동시에, PBP2 결합을 통해 meropenem 등의 β-lactam계 항생제와 병용 시 상승작용을 유도하는 특성을 갖는다. Nacubactam은 구조적으로 avibactam과 유사한 DBO 골격을 갖지만, carbamoyl 측쇄에 aminoethoxy 작용기가 부착되어 있어 차별화된다. 이러한 구조적 특성이 nacubactam의 직접 항균 활성 및 β-lactam 증강 효과에 기여하는 핵심 요인으로 간주된다. 특히 *E. coli*의 PBP2에 대한 높은 결합력을 바탕으로 ETX2514, WCK 5153, zidebactam 등과 유사한 작용 특성을 보인다. β-lactam계 항생제와 병용 시 nacubactam은 mecillinam 및 기타 DBO계 약물과 유사하게 β-lactam enhancer로 작용하며, 여러 PBPs를 동시에 표적으로 하여 그람음성균에 대한 살균력을 강화한다.

단독으로도 nacubactam은 *E. coli*, *Klebsiella* spp., *Enterobacter* spp., *Citrobacter* spp. 등 주요 장내세균에 대해 활성을 보이며, 특히 TEM 및 CTX-M을 포함한 Class A β-lactamase, 그리고 AmpC (Class C) 효소에 대해서도 강한 억제 효과를 나타낸다. 반면, Class D carbapenemase 중 OXA-23 및 OXA-24/40에 대해서는 활성이 낮고, OXA-48형 효소에 대한 억제 활성은 아직 제한된 자료만이 보고되어 있다.

Nacubactam은 meropenem과 병용 시 KPC를 생성하는 CRE 균주에 대해 우수한 항균 상승효과를 보인다. MBL을 생성하는 장내세균을 대상으로 한 *in vitro* 시험에서는 meropenem-nacubactam 조합의 억제율이 80.3%, cefepime-nacubactam 조합은 93.3%에 달하였으며, 두 약제 모두에 고도내성을 보이던 균주(총 57주)에 대해서도 병용 시 43.9%의 억제율을 보여 MBL 감염에서의 병합요법 가능성을 시사하였다. 특히 aztreonam-nacubactam 조합은 aztreonam이 MBL에 안정적인 구조를 갖는다는 점에서 nacubactam과의 병용 시 MBL 생성 장내세균에 대해 광범위한 항균효과를 보이는 조합으로 평가된다.

*P. aeruginosa*에 대해서는 일부 시험관내(*in vitro*) 연구에서 meropenem의 활성을 증가시키지 못한 것으로 보고되었으나, KPC를 생성하는 meropenem 내성 *P. aeruginosa*에 대해 동물모델에서는 생체내(*in vivo*)에서 의미 있는 치료효과가 확인되어 향후 치료제로서의 가능성이 제시되었다. 반면, *A. baumannii*에 대해서는 nacubactam의 활성이 매우 낮거나 없으며, 비발효 그람음성균 전체에 대해서는 β-lactamase 억제 기능만을 가지는 것으로 보인다.

복잡성요로감염모델의 호중구감소 마우스 실험에서도 meropenem-nacubactam 병합요법이 단독요법보다 MDR 장내세균 균주 감소에 효과적이었다는 결과가 보고되어 복잡성요로감염 치료에의 임상적 적용 가능성을 뒷받침한다. 이 두 약물의 병용투여에 대한 약동학 특성은 비무작위 임상시험(NCT03174795)을 통해 최대 2주간 복

표 15. 개발 중인 carbapenem/β-lactamase 억제제 복합제의 종류

종류	ClinicalTrials.govID	Phase	Study status	Comments
Meropenem/ANT3310	NCT05905913	I	Completed	Healthy subjects
Meropenem/ANT3310	NCT06527677	I	Recruiting	Subjects with renal impairment
Meropenem/KSP-1007	NCT05226923	I	Completed	Healthy subjects

잡성요로감염 환자에서 연구되었으나, 공식적인 결과는 아직 발표되지 않았다. 2020년 발표된 제1상 임상시험 결과에 따르면, nacubactam 단독 또는 meropenem과의 병용 모두 건강한 피험자에서 큰 이상반응은 없었으며, 이상반응은 주로 nacubactam 정맥주사 투여 후 발생하였다. Meropenem-nacubactam을 2 g/2 g, 8시간마다 정맥투여받은 환자들 중 80% 이상에서 meropenem의 기존 안전성 프로파일과 유사한 이상반응이 보고되었으며, 특히 정맥염(phlebitis), 약물누출(extravasation), 두통, 오심이 가장 흔한 이상반응으로 보고되었다.

7. Imipenem-funobactam

Funobactam은 과거 XNW4107로 알려졌던 serine BLI로, Class A, C, D β-lactamase에 대해 항균효과를 가진다. Imipenem과 병용 시 carbapenem에 내성을 가진 *A. baumanii* 및 *K. pneumoniae*에 대한 항균효과가 있고, 이들 균주에 대해 imipenem의 활성을 향상시키는 효과가 *in vitro* 및 생쥐모델에서 입증되었다.

현재 무작위 배정된 제3상 임상시험 2건이 진행 중이다. 첫 번째 임상시험은 입원 중인 성인환자의 복잡성요로감염을 대상으로, imipenem-cilastatin-funobactam 500 mg/500 mg/250 mg (q 6hr IV)과 Meropenem 1 g (q 8hr IV)을 비교 평가 중이다(NCT05204368). 두 번째 임상시험은 병원획득폐렴, 인공호흡기관련폐렴 치료에서의 유효성을 평가하며, imipenem-cilastatin-funobactam 500 mg/500 mg/250 mg (q 6hr IV)와 imipenem-cilastatin-relebactam을 비교 중이다(NCT05204563).

Imipenem-funobactam은 serine β-lactamase (Class A, C, D)를 모두 억제할 수 있으며, 특히 기존 BLI 복합제들이 한계가 있던 OXA-48 및 CRAB에 대해 항균효과를 보이는 최초의 imipenem 기반 조합으로 평가받고 있다. 또한, 다른 항균제 대비 신독성 위험이 낮고, *in vitro* 및 동물모델에서의 효과가 입증되어, 향후 다제내성 그람음성균감염 치료에 중요한 치료옵션이 될 것으로 기대된다.

8. 현재 개발 중인 추가 약제

현재 개발 중인 카바페넴-베타락탐분해효소 억제제 복합제의 임상시험 현황은 표 15와 같다.

참고문헌

1. Bou Zerdan M, Al Hassan S, Shaker W, El Hajjar R, Allam S, Bou Zerdan M, et al. Carbapenemase inhibitors: updates on developments in 2021. J Clin Med Res. 2022;14(7):251-9.
2. Cho JC, Zmarlicka MT, Shaeer KM, Pardo J. Meropenem/vaborbactam, the first carbapenem/beta-lactamase inhibitor combination. Ann Pharmacother. 2018;52(8):769-79.
3. Katsarou A, Stathopoulos P, Tzvetanova ID, Asimotou CM, Falagas ME. Beta-lactam/beta-lactamase inhibitor combination antibiotics under development. Pathogens. 2025;14(2):168.

4. Mansour H, Ouweini AEL, Chahine EB, Karaoui LR. Imipenem/cilastatin/relebactam: a new carbapenem beta-lactamase inhibitor combination. Am J Health Syst Pharm. 2021;78(8):674-83.
5. Novelli A, Del Giacomo P, Rossolini GM, Tumbarello M. Meropenem/vaborbactam: a next generation beta-lactam beta-lactamase inhibitor combination. Expert Rev Anti Infect Ther. 2020;18(7):643-55.
6. Smith JR, Rybak JM, Claeys KC. Imipenem-cilastatin-relebactam: a novel beta-lactam-beta-lactamase inhibitor combination for the treatment of multidrug-resistant gram-negative infections. Pharmacotherapy. 2020;40(4):343-56.
7. Tooke CL, Hinchliffe P, Bragginton EC, Colenso CK, Hirvonen VHA, Takebayashi Y, et al. Beta-lactamases and beta-lactamase inhibitors in the 21st century. J Mol Biol. 2019;431(18):3472-500.
8. Vázquez-Ucha JC, Arca-Suárez J, Bou G, Beceiro A. New carbapenemase inhibitors: clearing the way for the beta-lactams. Int J Mol Sci. 2020;21(23):9308.
9. Yahav D, Giske CG, Grāmatniece A, Abodakpi H, Tam VH, Leibovici L. New beta-lactam-beta-lactamase inhibitor combinations. Clin Microbiol Rev. 2020;34(1):e00115-20.
10. Zhanel GG, Lawrence CK, Adam H, Schweizer F, Zelenitsky S, Zhanel M, et al. Imipenem-relebactam and meropenem-vaborbactam: two novel carbapenem-beta-lactamase inhibitor combinations. Drugs. 2018;78(1):65-98.

Aminoglycoside

위성헌 가톨릭대학교 의과대학 내과학교실

1. 서론

Aminoglycoside는 세포질 내 30S 리보솜에 작용하여 단백질합성을 억제하면서 항균효과를 나타내며 aminocyclitol 고리와 아미노당이 결합되어 있는 항균제이다. 1944년 *Streptomyces griseus*에서 추출한 streptomycin을 시작으로 다양한 종류가 개발되었다. 초창기에 개발된 streptomycin과 kanamycin은 그람음성막대균에 대한 항균력이 많이 감소하여 현재에는 주로 항결핵제로 사용되며, neomycin은 전신투여 시 독성이 강하여 대장 수술 전 장내세균 제거의 목적으로 경구투여만 하고 있다. 환자들의 그람음성균감염을 치료하기 위하여 사용하고 있는 aminoglycoside는 1963년 *Micromonospora purpurea*에서 추출된 gentamicin이 원조이며, 국내에서는 tobramycin, amikacin, dibekacin, sisomicin, netilmicin, micronomicin, astromicin, isepamicin 등이 임상에서 사용되고 있다(표 16). Aminoglycoside는 약제의 어미를 통해 그 기원을 알 수 있는데 *Streptomyces*에서 추출된 aminoglycoside는 'mycin'에서 "y"를 사용하고(예: tobramycin), *Micromonospora*에서 추출된 약제는 "i"를 사용하여 'micin'으로 표기한다(예: gentamicin). 또한 kanamycin의 유도체인 경우에는 어미를 'kacin'으로 표기한다(예: amik-

표 16. 임상에서 사용하는 aminoglycosides

항생제	개발연도	출처
Streptomycin	1944	*Streptomyces griseus*
Neomycin	1949	*Strepotomyces fradiae*
Kanamycin	1957	*Streptomyces kanamyceticus*
Gentamicin	1963	*Micromonospora purpurea*
Tobramycin	1967	*Streptomyces tenebrarius*
Sisomicin	1970	*Micromonospora inyoensis*
Dibekacin	1971	Dideoxy derivative of kanamycin B
Amikacin	1972	Semisynthetic derivative of kanamycin A
Arbekacin	1973	Kanamycin B derivative
Netilmicin	1975	N-ethyl derivative of sisomicin
Micronomicin	1975	*Micromonospora sagamiensis*
Astromicin	1977	*Micromonospora olivoasterospora*
Isepamicin	1978	Gentamicin B derivative
Plazomicin	2018	Semisynthetic derivative of sisomicin

acin).

Neomycin, kanamycin, gentamicin 등은 2-3개의 화학성분을 가진 발효 산물이고 amikacin, netilmicin, dibekacin, isepamicin 등은 자연 산물의 반합성 유도체이지만 모든 aminoglycoside는 유사한 물리적, 화학적, 약리학적 특성을 공유한다.

모든 aminoglycoside가 신독성, 이독성 등을 유발할 수 있지만 새로운 투여용법의 도입, 단기간 사용, 위험요인의 회피 등을 통하여 독성의 위험성이 줄어들 수 있다. 최근 β-lactam이나 fluoroquinolone 등에 내성을 보이는 그람음성균이 증가하면서 요로감염과 다양한 원내감염에서 aminoglycoside의 적절한 투여가 더욱 필요하다.

1) 항생제명

Streptomycin, kanamycin, neomycin, gentamicin, tobramycin, amikacin, dibekacin, sisomicin, netilmicin, micronomicin, astromicin, isepamicin, plazomicin 등

2) 구조 및 성상

Aminoglycoside는 6각형의 aminocyclitol 고리(ring)가 기본 구조로서 2개 이상의 aminosugar에 연결된 구조로 되어 있다. 따라서 aminocyclitol-aminoglycoside로 명칭하는 것이 타당하지만 편의상 aminoglycoside라고 부른다. Aminocyclitol 고리는 streptomycin의 경우 streptidine으로, 이후에 개발된 aminoglycoside제제들은 2-deoxystreptamine으로 구성되는데 2-deoxystreptamine 환을 갖는 aminoglycoside는 곁가지(branch)의 결합 부위에 따라 각각 neomycin, gentamicin 그리고 kanamycin계열로 나뉜다(그림 22).

Streptomycin

Kanamycin

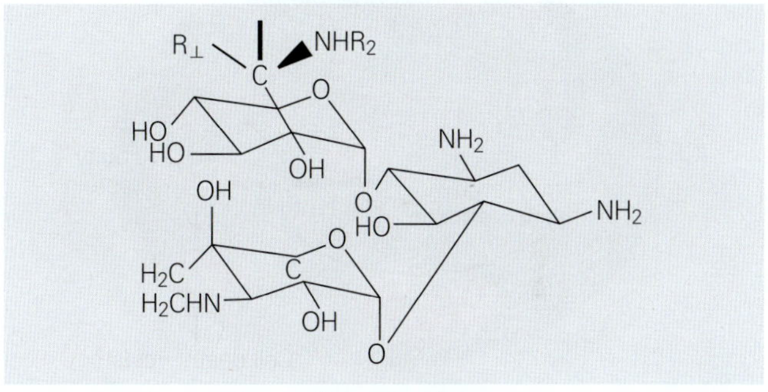

Gentamycin

그림 22. Aminoglycoside의 구조식

3) 작용기전

Aminoglycoside는 유전부호의 변형과 단백질합성 억제를 통해 살균효과를 보인다. 작용기전은 크게 두 가지로 설명되고 있다. 첫째는 세포막을 파괴하여 세포 내 물질을 세포 외로 유출시키는 작용(leakage)이며, 둘째는 리보솜(ribosome)에 작용하여 단백질의 합성을 억제하는 작용인데 후자가 더 중요한 역할을 할 것이라 여겨지고 있다.

Aminoglycoside는 양전하를 띄고 있기 때문에 음전하

를 띄는 그람음성균의 세포벽(주로 LPS성분) 또는 그람양성균 세포벽의 테이코산(teichoic acid)과 쉽게 결합하게 되고, 세포 외막의 단백질 통로인 공단백(porin) 통로를 통과한 후, 산소의존성 펌프에 의하여 세포질 속으로 능동적으로 들어간다. 세포질 내로 이송된 aminoglycoside는 세균의 70S 리보솜의 구성 성분 중 하나인 30S 리보솜과 결합하여 mRNA 염기배열(codon)의 오독(misreading)을 유발하고 이는 결국 세균과는 아무런 관계도 없는 불필요한 단백질의 합성을 유도하게 된다. 따라서 세균의 번식에 결정적 역할을 하는 필수 단백질을 합성하지 못하게 함으로써 살균작용을 나타낸다(그림 23).

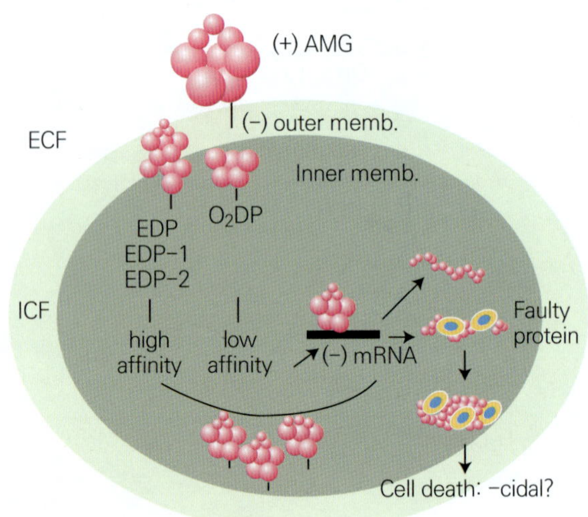

EDP: energy-dependent pathway
O_2DP: O_2-dependent pathway
ECF: extracellular fluid
ICF: intracellular fluid

그림 23. Aminoglycoside의 작용기전

Aminoglycoside의 세포 내 이동은 세포 외 pH가 낮거나 산소 분압이 낮은 혐기성 조건 하에서는 저하되며 산소가 충분한 상황에서만 세균 내로 유입될 수 있기 때문에 대부분의 호기성 그람음성균에 대해서는 항균력이 우수한 반면, 혐기균에는 항균력이 거의 없다. 그람양성균 중에는 포도알균에 대해서 항균효과를 보이나 methicillin 내성 *S. aureus* (MRSA)에는 무력하며, 장알균에 대한 항균력은 매우 약하지만 penicillin 제제 또는 glycopeptide 등과 함께 병용할 때에는 상승작용을 보인다. 그러나 *S. pneumoniae*에 대해서는 항균력이 없다(표 17). 일부의 세포 내 세균(intracellular organism)에 의한 감염, 즉 결핵, 비결핵성 미코박테리아감염증, 예르시니아증(yersiniosis), 야생토끼병(tularemia), 브루셀라증 등의 치료에는 효과적으로 사용될 수 있다.

4) 내성기전

Aminoglycoside는 다른 항생제와는 달리 사용 중에 내성이 생기는 일은 매우 드물지만 사용량의 증가와 함께 여러 기전을 통한 항균제 내성이 발생할 수 있다. 세 가지 주요한 기전이 확립되어 있는데, 첫째로는 aminoglycoside를 불활화시키는 효소를 생산하는 기전을 들 수 있으며 이는 aminoglycoside 내성 획득의 가장 중요한 기전이다. 불활화 효소에는 3가지 종류가 있는데 각각 aminoglycoside를 아데닐화, 아세틸화, 또는 인산화시켜 항균력을 잃도록 하는 전이효소(transferase) 활성을 보인다. 이러한 효소 연관 내성은 플라스미드(plasmid)와 전위유전단위(transposon)를 통해 전파되며 이는 임상적으로나 역학적으로 매우 중요하다. 둘째는 세포 내로 aminoglycoside가 침투되지 않도록 하는 것이다. 이러한 기전에는 aminoglycoside의 운송에 필요한 단백질 혹은 통로의 역할을 하는 포린 통로의 돌연변이 또는 결손이 관여되거나 산소 의존성 운반 과정의 결손이 연관된다. 대표적으로 장알균이 나타내는 aminoglycoside에 대한 선천적 내성(intrinsic resistance)을 예로 들 수 있다. 셋째로 aminoglycoside의 작용 부위인 리보솜 30S 아단위의 수용체 단백질이 돌연변이되어 결손되거나 변형됨으로써 내성을 나타내는 기전이 있다.

위에서 언급한 바와 같이 불활화 효소에 의한 내성 획

표 17. Aminoglycoside의 항균범위

Organism	SM	KM	GM	TOB	AMK	NET
그람음성균						
E. coli	0	+/−	+	+	+	+
P. mirabilis	0	+/−	+	+	+	+
Klebsiella spp.	0	+/−	+	+	+	+
Enterobacter spp.	0	0	+	+	+	+
Morganella spp.	0	+/−	+	+	+	+
Citrobacter spp.	0	0	+	+	+	+
Serratia spp.	0	+/−	+	+	+	+
Acinetobacter spp.	0	0	0	+	0	0
P. aeruginosa	0	0	+	+	+	+
B. cepacia	0	0	0	0	0	0
S. maltophilia	0	0	0	0	0	0
그람양성균						
S. pneumoniae	0	0	0	0	0	0
S. aureus (MSSA)	0	+	+	+	+	+
S. aureus (MRSA)	0	0	0	0	0	0
기타						
M. tuberculosis	+	+	0	0	+	0
M. avium-intracellulare	0	0	0	0	+	0
B. Fragilis	0	0	0	0	0	0

SM, streptomycin; KM, kanamycin; GM, gentamicin; TOB, tobramycin; AMK, amikacin; NET, netilmicin; 0, 항균력 없음; +, 항균력 있음.

표 18. 신기능에 따른 aminoglycoside의 투여용량 및 간격

Aminoglycoside	유지용량 (mg/kg)	Creatinine 청소율(Ccr: mL/min)				혈액투석 후 보충량(mg/kg)	복막투석 후 보충량(mg/L)
		80-90	50-80	10-50	<10		
Gentamicin	1.7 q8hr	q12hr	q12-24hr	q24-48hr	q48-72hr	1-2	3-4 mg/L
Tobramycin	1.7 q8hr	q12hr	q12-24hr	q24-48hr	q48-72hr	1-2	3-4 mg/L
Netilmicin	2.0 q8hr	q12hr	q12-24hr	q24-48hr	q48-72hr	1-2	3-4 mg/L
Amikacin	7.5 q12hr	q12hr	q12-24hr	q24-48hr	q48-72hr	1-2	3-4 mg/L

등이 가장 대표적인데 아세틸화 전이효소(N-acetyltransferase, AAC)에 의한 아미노기의 변형, 인산화 전이효소(O-phosphotransferase, APH)에 의한 인산화 또는 O-nucleotidyltransferase (ANT)에 의한 아데닐화 등이

있다. 아세틸화 전이효소에는 AAC (1), AAC (2′), AAC (3), AAC (6′), AAC (4′), 아데닐화 전이효소에는 ANT (2″), ANT (4′), ANT (3″), ANT (6), ANT (9), 인산화 전이효소(phosphotransferase)에는 APH (3′), APH (3″), APH (2″), APH (6), APH (9), APH (4), APH (7″) 등의 효소들이 있어 aminoglycoside의 내성을 결정한다. 이러한 불활화 효소들은 1993년에 발표된 명명법에 의해 분류되는데, 각 효소들은 AAC, ANT 또는 APH 등으로 구분되고 괄호 안의 숫자는 약제가 변형된 위치를 나타내며 이후에 기재되는 로마 숫자는 aminoglycoside의 특정 내성 양상을, 로마 숫자 다음의 영문 소문자는 내성을 일으키는 특별한 유전자나 효소 단백질을 의미한다. 그래서 AAC (6′)-Ⅰa는 6′ 위치에서 aminoglycoside를 변형시키는 아세틸화 전이효소이고 AAC (6′)-Ⅰb와 내성 양상은 같지만 효소 단백질은 다르다. Gentamicin은 AAC (2′), AAC (3), AAC (6′), ANT (2′), APH (3′)-Ⅱ, APH (3′)-Ⅵ 등에 의해 내성이 유도되는 반면 amikacin의 경우에는 AAC (6′), ANT (4′), APH (3′)-VI 효소들에 주로 감수성이 있어 상대적으로 내성 유발이 적은 장점이 있다.

5) Aminoglycoside의 약동학

Aminoglycoside는 강한 양전하를 띠기 때문에 위장관을 통한 흡수율이 극히 미미하여 감염병 치료의 목적으로 경구투여는 불가능하다. 근육주사로도 완전히 흡수되기 때문에 외래에서는 근주가 종종 이용되지만 단시간 내에 혈중 치료농도에 도달하기 위해서는 정맥주사 방법이 가장 적절하다.

Aminoglycoside는 혈중 단백결합률이 10% 이하로 낮아 혈중 단백농도가 크게 변하지 않는 한 간질액이나 세포외액의 항생제 농도가 비교적 안정적으로 유지된다. 콩팥이나 내이(inner ear) 내 조직 농도가 가장 높고 객담, 흉막액 등 폐조직, 관절액, 담즙 내 농도는 혈중농도의 20-50% 정도로 비교적 우수하다. 그러나 전립선이나 골 조직, 뇌척수액, 안구 내 농도는 매우 낮다. Aminoglycoside의 배설은 콩팥의 사구체여과를 통해 대사되지 않은 채로 배출되기 때문에 환자의 신기능을 고려한 처방이 필요하다(표 18). 약물제거 반감기는 정상 신기능자에서는 aminoglycoside계열 항생제들 모두 2-3시간 정도로 유사하나 신기능저하자에서는 훨씬 길어진다(표 19).

표 19. Aminoglycosides 약동학: 분포용적, 반감기

Aminoglycoside	분포용적(L)	약물제거 반감기(h)	
		정상 신기능(h)	Ccr <10 mL/min
Amikacin	0.3	2.5-3	30
Dibekacin	0.16	2.1	5
Gentamicin	0.22-0.3	2.5-3	30-50
Isepamicin	0.11	2.3	47
Kanamicin	0.27	2-5	72-96
Netilmicin	0.26	2-2.3	40
Sisomicin	0.22	2-3	35-80
Streptomycin		2.5	100
Tobramycin	0.33	2.5-3	56

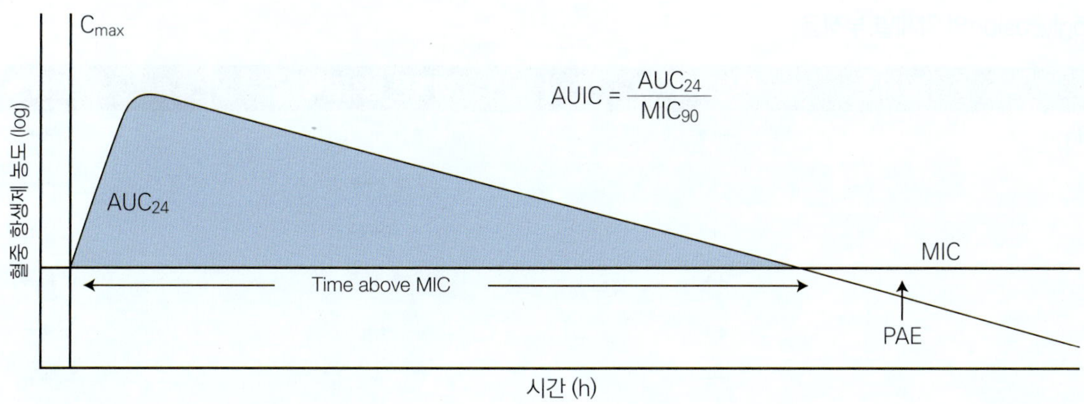

그림 24. Aminoglycoside의 약력학적 특성

C_{max}, 최고혈중농도; AUC, area under the concentration-time curve; PAE, post-antibiotic effect, 항생제 후효과; MIC, minimal inhibitory concentration.

6) Aminoglycoside의 약력학

Aminoglycoside는 fluoroquinolone과 마찬가지로 약물농도가 높을수록 살균효과가 커지는 대표적인 농도의존성 항균제이다. 많은 시험관내(*in vitro*) 또는 생체내(*in vivo*) 연구들에서 AUC_{24} (area under the concentration-time curve)/MIC (minimal inhibitory concentration) 비가 80-100이거나 C_{max} (최고혈중농도)/MIC 비가 8-10이 되도록 aminoglycoside를 투여하는 것이 살균효과를 극대화하고 혹여 섞여 있을 수 있는 내성균 군집(subpopulation)에 의한 내성 유도를 차단하는 데 효과적이다(그림 24). 또한 그림 24에서 볼 수 있듯이 aminoglycoside는 항생제 후효과(postantibiotic effect; 항생제에 특정 균이 짧은 기간 노출되어도 일정 시간 균의 성장이 억제되는 효과)가 2-4시간 정도 지속되고 한편으로는 적응성 내성(adaptive resistance)의 기전으로 항생제에 초회 노출 후 수 시간 동안은 오히려 살균작용에 내성을 보이는 현상이 시험관 내에서 증명된 바 있으므로 aminoglycoside는 자주 투여하기 보다는 투여간격을 늘려서 많은 양을 한꺼번에 투여하는 것이 약동학적으로는 유리하다.

Aminoglycoside는 세포벽합성 억제제인 β-lactam 항균제(penicillin, cephalosporin, monobactam, carbapenem)나 glycopeptide (vancomyin, teicoplanin)와 병용 시 이론적으로는 상승효과를 기대할 수 있다. 이러한 배경으로는 aminoglycoside는 초기에(주로 6시간 이내) 살균효과를 보임으로써, β-lactam 항균제의 후기 효과와 병용되어 세균의 재성장을 억제할 수 있기 때문이다. 따라서 두 가지 약제를 병용 시 살균효과가 더 신속하게 그리고 더 오랫동안 지속될 수 있다. 그러나 실제로 이러한 상승효과가 입증된 경우는 많지 않으며 두 가지 약제를 혼합하여 투여하면 화학적 작용에 의하여 aminoglycoside가 불활성화되므로 따로 투여해야 한다.

7) 부작용

(1) 신독성

Aminoglycoside는 사구체여과를 통해 배설되기 때문에 신독성이 가장 문제가 된다. Aminoglycoside가 콩팥의 근위세뇨관 상피세포 내에 축적되어 lysosomal phospholipid 복합체를 만들면 이 복합체에 의해 세포괴사로 진행하게 된다. 이는 renin-angiotensin 시스템을 활성화시키고 이로 인한 신혈류의 감소는 사구체여과율의 감소를 초래하여 결국 요독증이 발생하게 된다. 소변 내로의 β2-microglobulin의 분비가 신독성의 여부를 알아내는 비특이적

표 20. Aminoglycoside의 약제별 부작용

항균제	전정장애	이독성 청각장애	신독성
Streptomycin	+++	+	++
Neomycin	+	++++	+++
Kanamycin	+	+++	++
Gentamicin	++	+	+++
Tobramycin	++	++	++
Amikacin	++	+	++
Netilmicin	+	+	+~++

표지자로 사용되기도 한다. 혈청 크레아티닌 상승으로 나타나는 신독성은 대부분 비핍뇨성 급성 신부전의 형태로 나타난다.

신독성 발생의 고위험군은 고령, 쇼크 상태, 간질환이 있는 경우이며 amphotericin B, clindamycin, furosemide, cisplatin, vancomycin과 병용한 경우 신독성의 위험이 증가한다. 이러한 aminoglycoside의 신독성은 약물농도와 관련이 있다고 여겨져 왔으나 신세뇨관 상피세포 내 축적은 일단 포화상태에 도달하면 아무리 신세뇨관 내 항생제 농도가 높아도 더이상 진행하지않는다. Aminoglycoside의 투여간격을 늘리고 고용량을 투여하면 신세뇨관 상피세포 내 축적을 오히려 감소시키는 효과를 기대할수 있다.

Aminoglycoside에 의한 신독성은 대부분 가역적이어서 3-6주 후에 정상화된다. 신독성의 위험성이 높은 경우 aminoglycoside 혈중농도를 감시하면서 투여할 수 있다. 투여 후 최고농도보다는 투여 직전 최저농도(trough level)를 허용 수준 이하로 유지하는 것이 신독성의 예방을 위해 중요하다.

여러 aminoglycoside 제형 간 신독성의 차이는 크지 않다고 알려져 있다. 몇몇 연구들에서 netilmicin, isepamicin 등의 신독성 가능성이 가장 낮은 것으로 보고하고 있지만 객관적 비교 자료에서는 그렇지 않은 경우도 있어 일반화하기는 어렵다.

Aminoglycoside의 신독성은 특정 제제의 사용보다는 사용법, 병용약제, 사용기간과 연관될 가능성이 높다. 약제별 독성 정도는 표 20과 같다.

(2) 이독성

Aminoglycoside의 이독성은 신독성에 비하면 훨씬 낮은 빈도로 나타난다. 적어도 환자가 청력저하를 호소할 만큼 심각한 청력장애는 매우 드물며 대부분 일상 생활에서 감지하기 어려운 고음 영역에서 나타나므로 청력검사를 통하여 알게 되는 경우가 대부분이다. 드물게 전정기능 이상도 나타난다.

(3) 신경근육차단

Aminoglycoside를 단시간 내 고용량으로 투여한 경우 또는 다른 신경근 차단제와 병용한 경우 나타날 수 있다.

8) 1일 1회 투여 방법

Aminoglycoside의 1일 1회 투여법은 aminoglycoside의 항균효과를 극대화시킬 수 있다는 약물동력학적 장점을 이용한 투여 방법이다. 관련 논문들의 메타분석 결과들을 종합해 보면 임상효과, 세균학적 관해뿐 아니라 초기

표 21. Aminoglycoside 1일 1회 요법과 다회 투여법의 효과 및 독성 비교(메타분석)

저자	대상 연구 수 (제외 수)	환자수	결과					
			임상 효능	세균학적 효능	신독성	청력 장애	전정기능장애	사망률
Galloe 등	16	1,200	NS	-	NS	NS	-	-
Barza 등	21 (4)	3,091	S	-	NS	NS	NS	-
Munckhof 등	19 (9)	2,881	S	NS	NS	NS	NS	-
Ferriols-Lisart, Alminana	18 (49)	2,317	S	-	S	NS	-	-
Hatala 등	13 (29)	1,610	NS	NS	NS	NS	-	NS
Freeman	15 (20)	2,733	NS	-	S	-	-	-
Bailey 등	20 (101)	2,849	S	NS	NS	NS	-	-
Ali, Goetz	26 (14)	3,552	S	NS	NS	NS	NS	-
Hatala 등	4 (2)	422	NS	NS	NS	-	-	NS
Kale-Pradhan 등	14 (31)	2,498	NS	S	NS	NS	NS	-

NS, 통계적으로 유의성이 없음; S, 통계적으로 유의하게 일일 일회요법에서 우세함.

표 22. 신기능저하자에서 aminoglycoside 1일 1회 또는 extended interval dosing 방법

Creatinine 청소율 (mL/min)	용량(mg/kg)			투여간격(h)
	Gentamicin Tobramycin	Netilmicin	Amikacin Kanamycin Streptomycin	
90	5	6.5	15	24
80	5	6.5	15	24
70	4	5	12	24
60	4	5	12	24
50	3.5	4	7.5	24
40	2.5	4	7.5	24
30	2.5	2	4	24
20	4	3	7.5	48
10	3	2.5	4	48
>10	2	2	5	48

의 우려와 달리 고용량 투여에 따른 신독성 등의 부작용 측면에서도 다회 투여법과 비교하여 차이가 없거나 오히려 더 안전하다는 결과들이 보고되어 aminoglycoside의 투여방법은 1일 1회 투여가 선호되고 있다(표 21).

1일 1회 투여 시 제형별 aminoglycoside의 용량을 결정하기 위한 여러 방법들이 있다. 나이, 몸무게 또는 신기능을 고려하여 투여량을 결정하는 데 가장 일반적으로 사용하는 방법은 성인에서 신기능에 따라 용량을 결정하는 방법으

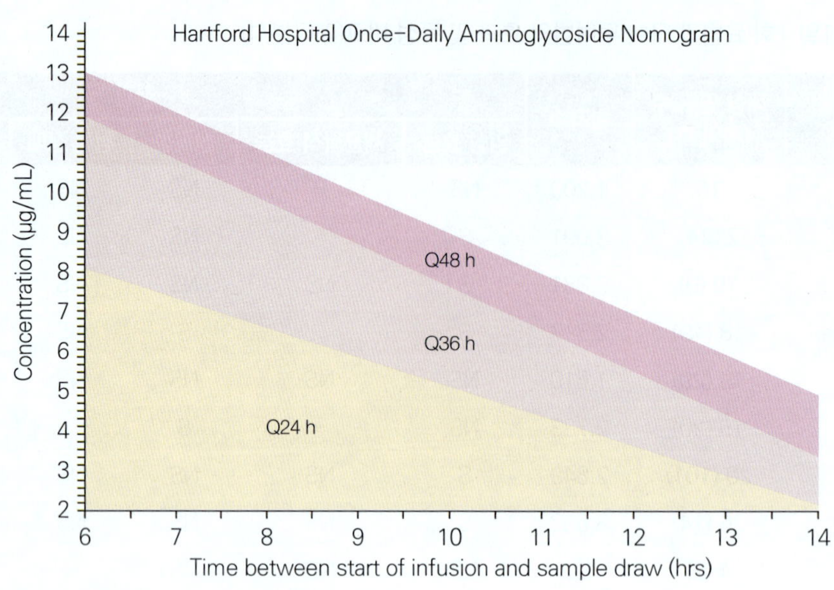

그림 25. Nomogram을 이용한 aminoglycoside 투여간격

로 표 22와 같으며 Hartford에서 권하는 바와 같이 nomogram을 이용하여 투여간격을 결정할 수도 있다(그림 25).

그러나 다량의 aminoglycoside를 한꺼번에 투여하여 과민반응이 보고된 경우가 있으며 분포용적의 변동이 심한 심내막염 환자, 패혈성 쇼크 상태의 환자에 대해서는 추후 더 많은 연구 결과가 필요하다.

2. Gentamicin

Gentamicin은 *Micromonospora purpurea*에서 분리한 aminoglycoside이다. 그람양성균, 그람음성균 모두에 효과가 있으며 gentamicin의 많은 특성은 다른 aminoglycoside와 유사하다. 현재 내성출현이나 다른 효과적인 대체약제들로 인해 실제 임상에서의 사용 영역이 많이 감소된 실정이다.

1) 작용범위

Gentamicin은 시험관 내에서 *E. coli*를 위시한 거의 모든 그람음성균(*Pseudomonas*, *Proteus*, *Enterobacter*, *Klebsiella*, *Serratia*)에 대하여 강력한 항균력을 나타낸다. 특히, *Serratia marcescens* 감염증에 대해서는 tobramycin에 비해 4배 정도 더 강한 항균력을 보인다. *S. aureus*에 대해서도 항균력을 보이나 단독으로 사용할 정도는 아니며 그 외의 그람양성균에는 효과가 없거나 약하다. 다른 aminoglycoside와 마찬가지로 혐기균에는 효과가 없으며 결핵균에 대해 무력하다(표 17).

2) 약물동력학

Gentamicin은 근육 또는 정맥 내 주사로 투여하지만, 근육주사를 하는 경우 환자의 전신 상태에 따라 흡수율에 차이가 있기 때문에, 일반적으로 30분간 정맥 내로 점적 주입하는 것을 권장한다. 또한 위장관으로는 흡수되지 않으나 신기능이 저하된 환자에게 많은 양의 gentamicin을 계속하여 반복 투여하면 경구투여에도 혈중농도가 상승할 수 있으므로 주의해야 한다. 대부분의 장기로 잘 이행되지만 뇌척수액, 전립선, 눈물, 기관지 점액 등에는 농도가 매우 낮다. 반면에 인체 내에서 대사되지 않은 채로 대부분(90% 이상)이 신장으로 배설되기 때문에 소변 내 농도는 매우 높다.

3) 임상 적응증

(1) 패혈증을 비롯한 그람음성균에 의한 중증감염

Gentamicin은 *Pseudomonas*, *Enterobacter*, *Serratia*, *Proteus*, *Acinetobacter*, *Klebsiella* spp. 같은 그람음성균에 의한 중증감염(패혈증, 폐렴, 호중구감소증 환자에서의 감염)에 사용한다. 일반적으로 단독치료보다는 cephalosporin 혹은 penicillin계 항균제와 병용하여 투여한다.

(2) 심내막염

*Streptococci*에 의한 심내막염에서 penicillin G와 병용하여 투여할 수 있으며 *Staphylococcus*에 의한 심내막염 치료에 nafcillin과 병용하여 투여할 수도 있다.

(3) 요로감염

Gentamicin은 신장 조직과 소변 중에 고농도로 존재하기 때문에 요로감염의 치료에 선택적으로 사용되며 단독투여가 가능하다. 그러나 소변이 산성화, 농축되어 있을 때에는 치료효과가 떨어지므로 수액을 보충하여 소변을 알칼리화시키고 소변량을 증가시키는 것이 필요하다.

(4) 복강내감염

Gentamicin은 낮은 pH에서는 항균력이 저하되기 때문에 효과적인 배액 또는 배농이 되어야 효율적인 항균효과를 나타낸다.

(5) 뇌수막염

Gentamicin은 그람음성균 즉 *Pseudomonas* spp.나 *Enterobacterales*에 의한 뇌수막염의 경우 β-lactam 항균제와 병용한다. 뇌수막염이 있더라도 gentamicin의 혈관뇌장벽의 투과력이 매우 낮기 때문에 5-10 mg/day의 용량을 뇌실 내로 직접 주입할 수 있다.

(6) 골관절감염

그람음성균에 의한 급성 또는 만성 골수염에서 gentamicin은 β-lactam 항균제와 함께 사용될 수 있다. 특히 gentamicin이 포함된 polymethyl methacrylate bead를 삽입하면 국소 부위에서 고농도의 항균효과를 수 주에서 수 개월에 걸쳐 지속적으로 나타내며 혈중 유리는 극히 미미하여 신독성 등의 부작용 없이 효과적으로 사용할 수 있다.

(7) 국소투여

0.3-1% gentamicin sulfate를 함유한 크림, 연고, 또는 용액은 감염된 화상, 창상, 피부 상처 등의 치료에 사용할 수 있다.

4) 용법 및 용량

성인에서 4-5 mg/kg/day를 2-3회로 나누어 주사할 수 있지만 약물동력학적 장점에 의해 1일 1회 요법으로 투여할 수도 있다. 성인의 경우 근육주사하거나 50-100 mL의 생리적 식염수 또는 5% 포도당으로 희석하여 30분에 걸쳐서 정맥 내로 주사한다. 신기능저하자에게는 투여간격을 늘리거나 투여량을 줄이는 방법이 있는데 gentamicin의 항균력이 최고혈중농도에 좌우되므로 용량을 줄이기보다는 투여간격을 늘리는 방법으로 투여하는 것이 좋다(표 18).

5) 부작용 및 약물상호작용

가장 중요한 독성은 신독성으로 gentamicin의 사용 기간과 관련이 되며 5-7일만 사용하여도 나타날 수 있는데 신세뇨관 괴사가 5-10%에서 나타나며 혈청 크레아티닌, 혈액요소질소가 상승할 수 있으나 가역적이어서 투약을 중단하면 거의 모든 경우에서 회복이 가능하다. 신독성이 있는 경우 투여법의 조절이 필요하며, 독성이 덜한 대체약물의 사용을 고려한다. 이독성(ototoxicity)은 5일 이상 치료받은 1-5% 환자에서 발생하며 청력장애보다는 전정장애가 많으며 일단 이독성이 발생한 경우에는 회복되기 어렵다. 독성을 최소화하기 위하여 gentamicin의 혈중농도를 모니터링하는 것이 중요하다. 국소 염증 반응을 유발하지 않아 복강, 뇌실 내 투여에 따른 부작용이 거의 없고 근육, 정맥주사에 따른 정맥염의 위험 또한 거의 없다는 장점이 있다. Tobramycin이나 amikacin 등 다른 aminoglycoside와 마찬가지로 gentamicin도 β-lactam 항균제와 동일 용매에 녹여 투여하는 경우 gentamicin에 의하여 β-lactam ring의 acyl화가 일어나고 ring이 열리는 현상이 유발되어 β-lactam 항균제의 항균력이 소실되므로 따로 희석하여 투여한다.

3. Tobramycin

1) 작용범위

Tobramycin은 *E. coli* 등 거의 모든 그람음성균들(*Pseudomonas*, *Proteus*, *Enterobacter*, *Klebsiella*, *Serratia*)에 대하여 gentamicin과 유사한 항균력을 나타낸다. *P. aeruginosa*에 대해서는 gentamicin에 비하여 2-4배 높은 항균력을 보이므로 gentamcin에 내성을 보이더라도 tobramycin은 우수한 항균력을 보일수 있다. 그러나 *Serratia*에 대해서는 gentamicin에 비해 tobramycin의 항균력이 약하다. *S. aureus* 중 일부에 대해서는 항균력을 보이나 단독 사용할 정도는 아니며 그 외의 그람양성균에는 효과가 없거나 약하다. 다른 aminoglycoside와 마찬가지로 혐기균에는 효과가 없으며 결핵균에 대한 항균력은 미약하다.

2) 약물동력학

위장에서 흡수되지 않아서 근육 또는 정맥주사로 투여하지만, 근육주사를 하는 경우 환자의 전신 상태에 따라 흡수율에 차이가 있기 때문에, 일반적으로 30분간 정맥 내로 점적 주입하는 것을 권장한다. 대부분의 장기로 잘 이행되지만, 뇌척수액, 전립선, 골조직 등에는 농도가 매우 낮다. 인체 내에서 대사되지 않은 채로 사구체여과를 통하여 신장으로 배설되어 투여한 지 6시간이 지나면 60%가 소변으로 배설된다.

3) 임상 적응증

Tobramycin은 *P. aeruginosa* 감염증, 특히 균혈증이나 폐렴 등에서는 gentamicin보다 우수한 항균력을 보이나 근본적으로는 큰 차이가 없다.

(1) 패혈증을 비롯한 그람음성균에 의한 중증감염

현재 tobramycin은 *Enterobacter*, *Serratia*, *Proteus*, *Acinetobacter*, *Klebsiella*와 같은 그람음성균에 의한 패혈증, 특히 호중구감소증 환자에서의 *P. aeruginosa* 감염에 선택적으로 사용한다. 일반적으로 단독치료보다는 cephalosporin 혹은 penicillin계 항균제와 병용하여 투여한다.

(2) 요로감염

Tobramycin은 신장 조직과 소변 중에 고농도로 존재하기 때문에 요로감염의 치료에 선택적으로 사용되며 단독투여가 가능하다. 그러나 소변이 산성화, 농축되어 있을 때에는 치료효과가 떨어지므로 수액을 보충하여 소변을 알칼리화시키고 소변량을 증가시키는 것이 필요하다.

(3) 복강내감염

Tobramycin은 낮은 pH에서는 항균력이 저하되기 때문에 효과적인 배액 또는 배농이 되어야 효율적인 항균력을 나타낸다.

(4) 호흡기감염

*P. aeruginosa*가 특히 문제가 되는 낭성섬유증(cystic

fibrosis) 환자와 그람음성균이 주로 문제가 되는 원내폐렴 환자에서 사용할 수 있다.

4) 용법 및 용량

성인에서는 중증감염 시 5-6 mg/kg/day, 경증 감염 시는 3-4.5 mg/kg/day로 투여한다. 정맥주사 때에는 50-100 mL의 증류수, 5% 포도당, 식염수로 희석하여 30-60분에 걸쳐서 주사한다. 신기능저하자에서는 투여간격을 늘리거나 투여량을 줄이는 방법이 있는데 항균력이 최고혈중농도에 좌우되므로 용량을 줄이기보다는 투여간격을 늘리는 방법으로 투여하는 것이 좋다(표 18).

5) 부작용 및 약물상호작용

신독성은 gentamicin보다 다소 약하다(표 20). Tobramycin의 사용기간과 관련이 되며 투여 7-10일 후에 나타나는 것이 일반적이다. 신세뇨관 괴사가 5-10%에서 나타나며 혈청 크레아티닌, 혈액요소질소가 상승할 수 있으나 가역적이어서 투약을 중단하면 거의 모든 경우에서 회복이 가능하다. 신독성과 이독성를 최소화하기 위하여 tobramycin의 혈중농도를 모니터링하는 것이 중요하다. 국소 염증 반응을 유발하지 않아 복강, 뇌실 내 투여에 따른 부작용이 거의 없고 근육, 정맥주사에 따른 정맥염의 위험 또한 거의 없다는 장점이 있다.

4. Amikacin

Amikacin은 kanamycin에 S-4-amino-2-hydroxybutyryl (AHB) 가지가 붙은 유도체로 kanamycin에 비하여 독성이 적다. Amikacin은 aminoglycoside를 무력화시키는 효소의 작용을 받지 않도록 만든 반합성 제품이다. 여러 불활화 효소들 중에서 주로 AAC (6′), APH (3′)-VI, ANT (4′)의 작용을 받기 때문에 더 많은 종류의 불활화 효소들로 비활성화되는 gentamicin이나 tobramycin보다 항균범위가 넓으며 gentamicin 내성균, tobramycin 내성균에 의한 감염증에 사용한다. 그러나 단위 용량당 항균력은 오히려 약해서 gentamicin보다는 다량을 사용한다.

1) 작용범위

Amikacin은 *E. coli*를 포함한 거의 모든 그람음성균(*Pseudomonas*, *Proteus*, *Enterobacter*, *Klebsiella*, *Serratia*)에 대하여 강력한 항균력을 나타낸다. *S. aureus*에 대해서는 항균력을 보이나 단독 사용할 정도는 아니며 다른 그람양성균에는 효과가 없거나 약하다. 다른 aminoglycoside와 마찬가지로 혐기균에는 효과가 없으나 결핵균에는 항균력이 있다. 그람음성균감염 특히 병원감염 환자에게 주로 사용되며 그람양성균감염에는 사용되지 않는다. 그 밖에도 결핵의 치료에 사용될 수 있는데 streptomycin 내성 균주를 포함하여 다제내성을 보이는 결핵의 치료에 사용할 수 있다.

2) 약물동력학

위장에서 흡수되지 않아서 주사로만 사용한다. 약동학은 kanamycin과 비슷하여 대부분은 대사되지 않은 채로 사구체 여과에 의하여 소변으로 배설된다. 단백결합률은 낮으며 정상 신기능 환자에서 혈중 반감기는 2시간이다. 복수나 흉수 내로의 투과력이 우수하여 혈중농도와 비슷하게 유지되고 대부분의 장기로 잘 이행되지만 뇌척수액, 전립선 등에는 농도가 매우 낮다. 출생 3일 이내의 신생아에서는 반감기가 5-7시간이 되지만 이후 감소하게 된다.

3) 임상 적응증

(1) 그람음성균에 의한 각종 감염증

그람음성균에 의한 여러 감염증 즉 호흡기, 골관절, 연조직, 상처, 요로 등의 감염증과 균혈증에 사용된다. Amikacin은 gentamicin 내성균에 우선적으로 사용하여야 하나 amikacin을 많이 사용하더라도 내성 유발이 쉽지 않기 때문에 오히려 amikacin 사용을 권장하자는 의견도 있다.

(2) Nocardiosis

Co-trimoxazole이 선택적인 치료제이나 sulfonamide에 부작용을 보이거나 치료효과가 낮은 경우 사용할 수 있다.

(3) 비결핵항산균

M. fortuitum, *M. chelonae*에 의한 감염 시 다른 약제와 병용한다.

4) 용법 및 용량

정상 성인에서 15 mg/kg/day를 2-3회로 나누어서 근육 또는 정맥으로 주사한다. 약물동력학적 장점 등을 근거로 1일 1회 요법으로 투여할 수도 있다. 정맥주사 때에는 100-200 mL의 식염수나 5% 포도당으로 희석하여 30-60분에 걸쳐서 주사하고, 뇌척수강에 주입할 때에는 10-15 mg/day를 투여한다. 신기능저하자에서는 투여간격을 늘리거나 투여량을 줄이는 방법이 있는데 항균력이 최고혈중농도에 좌우되므로 용량을 줄이기보다는 투여간격을 늘리는 방법으로 투여하는 것이 좋다.

5) 부작용 및 약물상호작용

혈청 크레아티닌 상승 등을 보이는 신독성은 대부분 비핍뇨성 급성 신부전의 형태로 나타나며 amikacin의 사용기간과 관련이 된다. 일단 신독성이 발생하더라도 약을 중단하면 거의 모든 경우에서 회복이 가능하다. Amikacin에 의한 이독성은 보통 10-14일 이상 사용한 경우 고주파영역에 대한 청력장애와 이명(tinnitus)이 생기지만 대화 영역의 주파수에서는 거의 지장을 초래하지 않고 전정장애도 거의 생기지 않는 것이 보통이다. 그러나 일단 청력손상이 생기면 회복되기 어렵다. 이독성이 의심되거나 혹은 신독성이 초래되었거나 장기간 치료한 경우, 고용량이 투여된 경우 등에서는 환자의 상태가 허락된다면 청각검사 또는 전정기능 검사를 시행하는 것이 조기 발견에 유용하다. 신경-근 연접부에 고농도의 amikacin이 축적되면 신경 차단이 유발되고 근육마비 등이 발생할 수 있다. 주로 다량의 amikacin을 복강이나 흉막 내로 주입한 경우에 볼 수 있으나 중증 근무력증, 저칼슘혈증 등이 있는 경우에는 정맥 내 투여로도 유발될 수 있기 때문에 이러한 고위험군에서는 20-60분에 걸쳐 서서히 주입하는 것이 중요하다. 만약 근육마비가 초래된다고 하더라도 calcium gluconate 등을 주사하여 회복시킬 수 있다.

5. Sisomicin 및 netilmicin

이들은 *Micromonospora inyoensis*에서 얻은 것이며 netilmicin은 sisomicin의 유도체이다. 이 aminoglycoside는 1983년에 미국에서 사용하기 시작했다. Netilmicin은 gentamicin과 tobramycin의 많은 특징을 공유하고 있으나 구조의 변형을 통하여 효소의 작용을 피할 수 있게 고안되어 결과적으로 gentamicin 내성균 및 tobramycin 내성균에 대해서도 항균력을 나타낸다.

1) 작용범위

Sisomicin, netilmicin은 *E. coli* 등 거의 모든 그람음성균(*Pseudomonas*, *Proteus*, *Enterobacter*, *Klebsiella*, *Serratia*)에 대하여 우수한 항균력을 나타낸다. 그러나 세균의 종류에 따라 항균력에는 다소의 차이가 있다. *Serratia*와 *P. aeruginosa*에 대한 항균력은 gentamicin이나 tobramycin보다 다소 약하며 gentamicin과는 교차내성을 보이지만 gentamicin 내성인 *Enterobacterales*에 대해서는 항균력이 있다. 즉 아데닐화 전이효소에 의해 gentamicin

에 내성을 보이는 균주에는 항균력이 있지만 아세틸화 전이효소에 의한 내성균에는 일부를 제외하면 효과가 없다. *S. aureus*에 대해서는 항균력을 보이나 단독 사용할 정도는 아니며 그 외의 그람양성균에는 효과가 없거나 약하다. 다른 aminoglycoside와 마찬가지로 혐기균에는 효과가 없으며 결핵균에 대해서도 무력하다.

2) 약물동력학

Sisomicin, netilmicin은 근육 또는 정맥 내 주사로 투여하지만, 근육주사를 하는 경우 환자의 전신 상태에 따라 개인차가 크고, 흡수율에도 차이가 있기 때문에, 일반적으로 30분간 정맥 내로 점적 주입하는 것을 권장한다. 대부분의 장기로 잘 이행되지만, 뇌척수액, 전립선, 눈물, 기관지 점액 등에는 농도가 매우 낮다. 반면에 인체 내에서 대사되지 않은 채로 대부분(90% 이상)이 신장으로 배설되기 때문에 소변 내 농도는 매우 높다. 1 mg/kg을 주사하면 최고혈중농도는 4.5 μg/mL 정도이다.

3) 임상 적응증

(1) 패혈증을 비롯한 그람음성균에 의한 중증감염

Pseudomonas, *Enterobacter*, *Serratia*, *Proteus*, *Acinetobacter*, *Klebsiella*와 같은 그람음성균에 의한 중증감염(패혈증, 폐렴, 호중구감소증 환자에서의 감염)에 사용한다. 단독치료보다는 cephalosporin 혹은 penicillin계 항균제와 병용하여 투여한다.

(2) 요로감염

신장 조직과 소변 중에 고농도로 존재하기 때문에 요로감염의 치료에 선택적으로 사용되며 단독투여가 가능하다. 그러나 소변이 산성화, 농축되어 있을 때에는 치료효과가 떨어지므로 수액을 보충하여 소변을 알칼리화시키고 소변량을 증가시켜야 한다.

(3) 복강내감염

낮은 pH에서는 항균력이 저하되기 때문에 효과적인 배액 또는 배농이 되는 경우에 항균효과를 나타낸다. 담도염, 복막염 등의 치료에 이용된다.

4) 용법 및 용량

투여 방법은 근육주사하거나 50-100 mL의 생리적 식염수 또는 5% 포도당으로 희석하여 30분에 걸쳐서 정맥 내 주사한다. Sisomicin은 1.5-3.0 mg/kg/day를 3회로 나누어 주사하며 전신감염 때에는 3.0 mg/kg/day를 사용한다. Netilmicin은 6 mg/kg/day를 3회로 나누어서 주사한다. 다른 aminoglycoside계열 항균제들처럼 sisomicin이나 netilmicin을 1일 1회 요법으로 투여할 수도 있다.

5) 부작용

Sisomicin의 신독성이 gentamicin보다 강하지만 netilmicin은 gentamicin에 비하여 신독성이나 이독성이 다소 약하다. 드물게 간 효소의 상승이 관찰되기도 한다. Netilmicin은 gentamicin, tobramycin, amikacin에 비하여 차이는 미미하나 신독성이 다소 약하다.

6. Astromicin

일본 히로시마 토양에서 채취된 *Micromonospora olivoasterospora*에서 추출되었으며, gentamicin이나 tobramycin 등 기존 aminoglycoside가 갖고 있는 3-aminoglucose에 해당되는 당기가 없이 pseudodisaccharide의 구조를 가지고 있다. 따라서 다른 aminoglycoside에 내성인 균주에도 효과적으로 사용될 수 있다.

1) 작용범위

Astromicin은 *E. coli*를 위시한 거의 모든 그람음성균

(*Pseudomonas*, *Proteus*, *Enterobacter*, *Klebsiella*, *Serratia*)에 대하여 강력한 항균력을 나타낸다. *S. aureus*에 대해서도 항균력을 보이나 단독 사용할 정도는 아니며 그 외의 그람양성균에는 효과가 없거나 약하다. 다른 aminoglycoside와 마찬가지로 혐기균에는 효과가 없으며 결핵균에 대해서도 무력하다. 구조상의 장점으로 다른 aminoglycoside에 내성인 균주에 유효할 수 있다. Aminoglycoside를 파괴하는 효소 중에서 아세틸화 전이효소(3′)를 제외한 다른 효소들에는 파괴되지 않아 gentamicin 내성균에 대한 항균력이 있으며 특히 *Serratia*, *Pseudomonas*에 의한 감염증에 유효하다. 그러나 *Pseudomonas*에 대한 항균력은 amikacin보다 약하다.

2) 약물동력학

위장관으로는 흡수되지 않고 근육주사나 정맥주사 후 대부분의 장기로 잘 이행되지만 뇌척수액, 전립선, 눈물, 기관지 점액 등에는 농도가 매우 낮다. 200 mg을 근육주사하면 최고혈중농도는 13 μg/mL에 이르고 반감기는 1.8시간이며 8시간 후에는 소변으로 65%가 배설된다.

3) 임상 적응증

Gentamicin 등에 내성을 보이는 그람음성균감염 특히 병원 내 감염에서 유효하며 신기능장애의 위험이 높은 경우에 선택적으로 사용할 수 있다.

(1) 패혈증을 비롯한 그람음성균에 의한 중증감염

Enterobacter, *Serratia*, *Proteus*, *Acinetobacter*, *Klebsiella* 균종과 같은 그람음성균에 의한 패혈증, 특히 호중구감소증 환자에서의 *P. aeruginosa* 감염에 선택적으로 사용한다. 단독치료보다는 cephalosporin 혹은 penicillin계 항균제와 병용하여 투여한다.

(2) 요로감염

Astromicin은 신장 조직과 소변 중에 고농도로 존재하기 때문에 요로감염의 치료에 선택적으로 사용되며 단독투여가 가능하다. 그러나 소변이 산성화, 농축되어 있을 때에는 치료효과가 떨어지므로 수액을 보충하여 소변을 알칼리화시키고 소변량을 증가시키는 것이 필요하다.

(3) 복강내감염

Astromicin은 낮은 pH에서는 항균력이 저하되기 때문에 효과적인 배액 또는 배농이 되어야 항균력을 나타낸다.

4) 용법 및 용량

위장에서 흡수되지 않아서 근육 또는 정맥 내 주사로 투여하지만, 근육주사를 하는 경우 환자의 전신 상태에 따라 흡수율에도 차이가 있기 때문에, 일반적으로 30분간 정맥 내로 점적 주입하는 것을 권장한다. 하루에 400 mg을 2회 분할하여 투여한다.

5) 부작용

동물 및 인체 내 투여 결과 신독성 빈도가 gentamicin을 사용한 경우보다 낮고 일단 신독성이 생겨도 amikacin으로 인한 신독성보다 회복이 빠르며, 이독성 역시 비교적 적은 것으로 알려져 있다.

7. Isepamicin

1) 작용범위

Gentamicin의 유도체로서 *E. coli*를 위시한 거의 모든 그람음성균(*Pseudomonas*, *Proteus*, *Enterobacter*, *Klebsiella*, *Serratia*)에 대하여 강력한 항균력을 나타낸다. *S. aureus*에 대해서는 항균력을 보이나 단독 사용할 정도는 아니며 그 외의 그람양성균에는 효과가 없거나 약하다.

기존의 aminoglycosides를 불활성화시키는 효소 중 ANT (2″)와 AAC (6′)-I에 안정성이 높아 이러한 효소를 분비하는 균주들에 항균력이 좋으나, AAC (6′)-IV와 ANT (4′) 분비 균주에는 항균력이 약하며, 장알균에도 항균력이 약하다. 내성균의 등장을 지연시키기 위하여 다른 aminoglycoside에 내성인 균주에 의한 감염증들만으로 사용을 제한하는 것이 바람직하다.

2) 약물동력학

Isepamicin은 근육 또는 정맥주사로 투여하지만, 근육주사를 하는 경우 환자의 전신 상태에 따라 개인차가 크고 흡수율에도 차이가 있기 때문에, 일반적으로 30분간 정맥 내로 점적 주입하는 것을 권장한다. 대부분의 장기로 잘 이행되지만 뇌척수액, 전립선 등에는 농도가 매우 낮다. 정상 성인에서 혈중 반감기는 2.0-2.7시간이다.

3) 임상 적응증

(1) 패혈증을 비롯한 그람음성균에 의한 중증감염

Pseudomonas, *Enterobacter*, *Serratia*, *Proteus*, *Acinetobacter*, *Klebsiella*와 같은 그람음성균에 의한 중증감염(패혈증, 폐렴, 호중구감소증 환자에서의 감염)에 사용한다. 일반적으로 cephalosporin 혹은 penicillin계 항균제와 병용하여 투여한다.

(2) 요로감염

신장 조직과 소변 중에 고농도로 존재하기 때문에 요로감염의 치료에 선택적으로 사용되며 단독투여가 가능하다. 그러나 소변이 산성화, 농축되어 있을 때에는 치료효과가 떨어지므로 수액을 보충하여 소변을 알칼리화시키고 소변량을 증가시키는 것이 필요하다.

(3) 복강내감염

낮은 pH에서는 항균력이 저하되기 때문에 효과적인 배액 또는 배농이 되는 경우에 항균효과를 나타낸다.

4) 용법 및 용량

성인에게는 400 mg/day를 1-2회로 분할하여 주사한다. 신기능저하자에서는 투여간격을 늘리거나 투여량을 줄여야 한다.

5) 부작용

가장 중요한 독성은 신독성이지만 다른 aminoglycoside에 비하여 덜 하다는 보고들이 많다. Amikacin과는 신독성의 발생 비율이 유사하다는 일부 보고도 있다.

8. Dibekacin

Dibekacin은 kanamycin이 효소로 파괴되는 부위를 화학적으로 다른 물질과 바꾼 반합성 제제이며 화학적 구조는 3′, 4′-dideoxykanamycin B이다.

1) 작용범위

Dibekacin은 시험관 내에서 *E. coli*를 비롯한 거의 모든 그람음성균(*Pseudomonas*, *Proteus*, *Enterobacter*, *Klebsiella*, *Serratia*)에 대하여 gentamicin보다 우수한 항균력을 나타낸다. 그람양성균 중 *S. aureus*, *S. epidermidis* 이외의 세균에 대해서는 항균력이 약하다.

2) 약물동력학

위장에서 흡수되지 않아서 근육 또는 정맥 내 주사로 투여하지만, 근육주사를 하는 경우 환자의 전신 상태에 따라 개인차가 크고, 흡수율에도 차이가 있기 때문에, 일반적으로 30분간 정맥 내로 점적주입 하는 것을 권장한다. 대부분의 장기로 잘 이행되지만, 뇌척수액, 전립선 등에는 농도가 매우 낮다. 반면에 인체 내에서 대사되지 않은 채로 사구체 여과를 통하여 신장으로 배설된다.

3) 임상 적응증

그람음성균에 의한 각종 감염증에 사용한다.

(1) 패혈증을 비롯한 그람음성균에 의한 중증감염

Enterobacter, *Serratia*, *Proteus*, *Acinetobacter*, *Klebsiella*와 같은 그람음성균에 의한 패혈증, 특히 호중구 감소증 환자에서의 *P. aeruginosa* 감염에 선택적으로 사용한다. 일반적으로 단독치료보다는 cephalosporin 혹은 penicillin과 병용하여 투여한다.

(2) 요로감염

Dibekacin은 신장 조직과 소변 중에 고농도로 존재하기 때문에 요로감염의 치료에 선택적으로 사용되며 단독투여가 가능하다. 그러나 소변이 산성화, 농축되어 있을때에는 치료효과가 떨어지므로 수액을 보충하여 소변을 알칼리화시키고 소변량을 증가시키는 것이 필요하다.

(3) 복강내감염

Dibekacin은 낮은 pH에서는 항균력이 저하되기 때문에 효과적인 배액 또는 배농이 되는 경우에 항균효과를 나타낸다.

4) 용법 및 용량

Dibekacin은 성인에게는 1일 100 mg을 1-2회로 나누어 근육주사하고 소아에게는 1일 1-2 mg/kg을 1-2회로 나누어 사용한다. 신부전 환자에게는 사용량을 줄여야 한다.

5) 부작용 및 약물상호작용

제8신경장애, 신독성, 간독성 과민반응 등이 있고 다른 aminoglycoside와 비슷하다.

9. Arbekacin

Dibekacin의 유도체로 일본에서 1973년에 개발되었으나 amikacin에 비하여 장점이 없다는 이유로 일본 내에서 허가를 받지 못하다가 MRSA에 항균력이 좋다는 것이 밝혀지면서 MRSA 치료약제로 허가를 획득하였다.

1) 작용범위

MRSA에 대한 항균력이 우수한 aminoglycoside로서 그람음성균에 대한 항균력도 우수하나 *P. aeruginosa*에는 비교적 약하다. 특히 APH (2″), ANT (4′), APH (3′)를 생산하여 aminoglycoside를 무력화하는 MRSA에 좋은 항균력을 보인다. 특히 일부에서는 MRSA에 대해 vancomycin보다 항생제 후효과(PAE)가 길고 보다 강력한 항균력을 보인다고 보고하고 있다.

2) 약물동력학

위장에서 흡수되지 않아서 근육 또는 정맥 내 주사로 투여하지만, 근육주사를 하는 경우 환자의 전신상태에 따라 개인차가 크고, 흡수율에도 차이가 있기 때문에, 일반적으로 30분간 정맥 내로 점적 주입하는 것을 권장한다. 인체 내에서 대사되지 않은 채로 사구체여과를 통하여 신장으로 배설된다.

3) 임상 적응증

MRSA에 의한 감염(폐렴, 패혈증)에서 사용할 수 있다. 특히 vancomycin과 병용한 경우 상승작용이 있음이 시험관 내에서 증명된 바 있다.

4) 용법 및 용량

3 mg/kg의 용량(1일 150-200 mg)을 1회 또는 나누어 주사한다.

5) 부작용

다른 aminoglycoside와 마찬가지로 신독성이 대표적이다.

10. Streptomycin

Streptomycin은 1944년에 Waksman과 그의 연구진들이 *Streptomyces griseus*로부터 분리하였다.

1) 작용범위

그람음성균과 일부의 *S. aureus*에 대한 항균작용이 있지만 항균력이 gentamicin에 미치지 못하고 대부분의 경우 내성을 나타내므로 결핵 치료 이외의 목적으로는 사용되지 않는다. 결핵균에 대하여는 시험관 내에서는 살균작용이 있으나 체내에서는 효과가 충분하지 못하고 내성균이 잘 생길 수 있어 오랫동안 결핵의 1차 치료제로 사용되었음에도 불구하고 현재는 초치료제로는 거의 사용되지 않는다. 그람양성균인 장알균에 대해서도 선천적 내성을 보이나 penicillin과 동시투여 시 상승효과를 나타낼 수 있다. 그러나 streptomycin에 고도내성을 나타내는 장알균이 전체의 40-50%에 달하고 있어 이런 경우에는 상승효과를 기대할 수 없다.

2) 약물동력학

위장에서 흡수되지 않아서 내복용은 없고 근육 또는 정맥으로 주사한다. 투여된 streptomycin은 조직 내로 빠르게 분포하는데 특히 흉수나 복수 내 농도는 혈중농도와 거의 같다. 뇌척수액, 기관지 점액 등으로는 잘 투과되지 않으며 단백결합률이 34%로 낮고 체내에서 대사되지 않는다. 정상 신기능을 가진 경우 사구체여과를 통하여 40-90%가 소변으로 배설되며 체내 반감기는 2.5시간이나 1 g 투여 시 24시간 후까지 적정 수준을 유지할 수 있다.

3) 임상 적응증

(1) 결핵

근육 내 혹은 정맥 내로 0.5-1 g (7.5-15 mg/kg/day)을 투여한다. 환자 모니터링이 잘되는 경우에는 1주에 2-3회만 1 g씩 근주하여도 충분하나 다제 내성결핵이 흔한 상황에서는 교차 내성이 많아 사용이 어려우며 내성출현을 막기 위해 다른 약물과 반드시 병용해야 한다.

(2) 기타

흑사병(plague), 야생토끼병(tularemia), 브루셀라증(brucellosis) 등 국내에서 보기 어려운 질환에서 경구용 tetracycline 등과 병용 또는 단독으로 사용한다. 1 g/day (어린이 경우 15 mg/kg/day)을 10일간 근주한다. 장알균에 의한 심내막염의 치료로는 주로 gentamicin을 사용하나 장알균, *viridans streptococci*에 의한 심내막염의 치료로 penicillin과 2주간 병용투여하기도 하는데 gentamicin을 비롯한 netilmicin, tobramycin, amikacin에 내성을 나타내는 장알균 분리 균주의 대략 15%가 streptomycin에는 감수성을 보이기 때문이다.

4) 용법 및 용량

보통 1일 1 g을 1-2회로 나누어서 투여하나 소아에서는 20-40 mg/kg/day를 사용하고 신생아에서는 20 mg/kg/day를 주사한다. 결핵 치료에서는 처음 3개월간은 1일 1 g씩 주사하며 그 후에는 1주 2회로 사용하기도 한다. 정맥주사할 때에는 50-60 mL의 증류수에 용해하여 30-60분에 걸쳐 주사한다. 40세 이상이거나 장기간의 투여가 필요한 경우에는 독성을 피하기 위하여 0.75 g으로 1일 용량을 감량하는 것이 좋다. 소아에서는 20-40 mg/kg/day의 용량을 1일 1-2회에 걸쳐 주사한다. 신부전 환자에서는 투여하기 어렵다.

5) 부작용

표준용량에서 신독성은 큰 문제가 되지 않고 가장 중요한 독성은 이독성으로 전정장애가 많이 생긴다(표 20). 이때 현기증, 운동실조(ataxia), 평행 유지 곤란, 안구진탕(nystagmus) 등이 생기고, 이명(tinnitus), 심한 경우에는 오심, 구토, 현훈 등의 증상이 나타나며 가장 흔한 증상으로는 어지러움증이 나타나므로 장기간 사용하는 경우 caloric test를 실시한다. 과민반응으로 쇼크가 생길 수 있으며 발열, 피부발진 등이 드물게 생길 수 있다.

11. Kanamycin

Kanamycin은 1957년 *Streptomyces kanamyceticus*에서 얻어진 aminoglycoside이다.

1) 작용범위

Kanamycin은 *Pseudomonas aeruginosa*를 제외한 비교적 많은 그람음성균에 대하여 항균력이 있고 그람양성균 중에서는 *S. aureus*, *S. epidermidis*에 항균력이 있다. *M. tuberculosis*에 대한 항균력이 우수하며 일부의 비결핵성 미코박테리아인 *M. kansasii*, *M. marinum*, *M. chelonae* 등에 대해서는 우수한 항균력을 보인다(표 17).

2) 약물동력학

이들 역시 위장에서 흡수되지 않아서 근육 내 또는 정맥 내로 투여하며 대부분은 대사되지 않은 채로 사구체여과에 의하여 소변으로 배설된다. 단백결합률은 낮으며 정상 신기능 환자에서 혈중 반감기는 2시간이다.

3) 임상 적응증

(1) 결핵

일차 결핵 치료제로는 사용하지 않으나 다제내성결핵의 출현과 함께 이차 결핵 치료제로 사용한다.

(2) 대장 수술 전 처치

경구투여 시 거의 흡수되지 않으면서 장내의 그람음성균을 제거하는 효과가 있어 대장 수술 전 예방적 항생제로 사용한다.

(3) 임질

Penicillin G의 대체제로 사용될 수 있으며 2.0 g의 1회 근주로 충분하다.

4) 용법 및 용량

Kanamycin은 성인에서 15 mg/kg/day를 1일 2회로 나누어서 근육 또는 정맥으로 주사한다. 보통 성인은 0.5 g을 12시간마다 또는 1 g을 24시간마다 주사하며, 정맥으로 주사할 때에는 5 mg/mL의 농도가 되도록 증류수로 용해하여 30분에 걸쳐서 주사하며 근육주사 때에는 150-400 mg/mL이 되도록 희석하여 사용한다. 신기능저하자에서는 초회 부하량 5.0-7.5 mg/kg을 투여한 후 크레아티닌청소율 60-90 mL/min이면 12시간마다 상용량의 4/5를, 30-60 mL/min이면 2/3를, 10-30 mL/min이면 1/3을 투여한다.

5) 부작용

신독성은 중등도이며 제8신경 장애인 전정장애는 약한 편이지만 청각장애는 aminoglycoside 중에서도 가장 심하다. 특히 정맥 내 주사 시 심하므로 근육주사를 원칙으로 한다. 청신경이 영구적인 손상을 받기 때문에 중증의 독성이 나타나는 경우에는 비가역적이다. 따라서 장기간 치료하는 경우, 고용량이 투여되는 경우 등에서는 환자의 상태가 허락된다면 1-2주 간격으로 청력검사를 시행하는 것이 청각 장애의 조기 발견에 유용하다. 이 밖에 약 8-10%에서 호산구증가증이 나타날 수 있고 드물게 약열(drug fever)의 원인이 되기도 한다. 소수에서 발진, 신경-근 연접부의 고농도 kanamycin 축적에 의한 근육마비 등이 유발된다.

12. Neomycin

1) 작용범위

일부의 그람양성균, 그람음성균에 대해서 항균력을 나타내며 *Pseudomonas*, *Streptococcus*에 대해서는 항균력이 거의 없다.

2) 약물동력학

Neomycin은 장에서 흡수가 안되며, 경구투여 후 장내 세균의 증식을 억제시키고 대변으로 배설된다.

3) 임상 적응증

Neomycin은 신독성 등 부작용이 너무 강하기 때문에 전신투여는 하지 않고 대장 수술 시 전처치제로서 사용한다. 대장 수술의 전처치로 1 g의 neomycin을 6-8시간마다 경구로 투여하는데, 흔히 1 g의 erythromycin과 병용한다. 경구투여로 호기성 장내세균은 감소되지만 혐기균에는 거의 영향을 미치지 않는다.

4) 용법 및 용량

경구투여를 원칙으로 하며 1 g의 neomycin을 6-8시간마다 투여한다.

5) 부작용

Neomycin은 전신투여 시 심각한 신독성과 이독성을 유발할 수 있다. 청각 기능의 손상이 평형 기능 손실보다 심하여 특히 신부전이나 오랫동안 높은 혈중농도를 유지한 성인에서는 청력소실이 유발될 수 있다.

13. Ribostamycin

1) 작용범위

항균력이나 항균범위는 kanamycin과 비슷하며 *S. aureus*에 대한 항균력이 있고 그람음성균에 대하여는 *E. coli*, *Klebsiella* 등에는 효과가 있지만 *Pseudomonas*를 위시한 포도당 비발효세균에 대한 항균력은 없다.

2) 약물동력학

500 mg을 근육주사하면 최고혈중농도는 30 μg/mL에 이르며 6시간 후에는 5 μg/mL이 되지만 β-용혈성 *Streptococcus*, *N. meningitidis*, *Pseudomonas* 등에 대한 MIC는 25-100 μg/mL이어서 효력이 없다. 체내에서 대사되지 않고 대부분이 소변으로 배설되어 12시간이면 90% 이상이 소변으로 나간다.

3) 임상 적응증

Ribostamycin은 항균범위가 kanamycin 정도이고 그람양성균에 대한 항균효과는 일부 균주로 제한되어 있으며 임상적으로 널리 사용되지는 않는다.

4) 용법 및 용량

성인은 1일 1 g을 1-2회로 나누어 근육주사하고 주사약의 용해에는 증류수나 생리적 식염수를 사용한다.

5) 부작용

Aminoglycoside에 공통되는 신독성, 이독성 등이 있고, 발진, 두통, 이명 등이 나타날 수 있다.

14. Paromomycin

*Streptomyces rimosus*에서 얻어진 paromomycin은 경구투여 시 위장관에서 거의 흡수되지 않고 장내에 국소적으로 작용한다.

항균범위가 비교적 넓기는 하지만 세균 감염증에는 잘 사용되지 않고 주로 기생충 감염의 치료에 사용되며 장내아메바증, 리슈마니아증, 편모충증 등에 사용할 수 있다.

15. Spectinomycin

화학적으로 aminocyclitol이지만 amino-sugar를 가지고 있지 않아서 엄격하게는 aminoglycoside 항생제가 아니다.

1) 작용범위 및 임상 적응증

Spectinomycin은 그람음성막대균에 대하여 비교적 넓은 항균범위를 보이지만 내성유도가 빨라서 임상에서는 임질 치료에만 사용되고 있다. 즉 penicillin 알레르기가 있거나 penicillin G 치료에 반응하지 않는 환자로서 합병증이 없는 요도염, 자궁경관염, 직장항문염에 사용되고 94-97%에서 효과가 있다.

2) 용법 및 용량

근육주사만이 사용되며 2 g을 1회 주사한다. 소아에게는 35 mg/kg을 역시 1회 주사한다.

3) 부작용

주사 부위의 동통, 피부발진, 두드러기, 소양증, 복부 경련, 구역, 구토, 현기증 등이 있다. 신독성이나 이독성은 거의 없다. 주사한 자리에 동통이 있고 때로 열과 오심이 있다. 빈혈이 드물게 관찰된다.

16. Plazomicin

Plazomicin은 2018년 6월 미국 식품의약품안전처(Food and Drug Administration, FDA)가 치료 항균제가 없거나 제한된 복잡성요로감염에서 사용을 승인한 차세대 aminoglycoside로서 sisomicin의 생화학적 구조 변경으로 aminoglycoside 불활화 효소 작용에도 안정하여 carbapenem이나 3세대 cephalosporin에 내성을 보이는 장내세균(Enterobacteriaceae) 감염증에 대하여 다른 aminoglycoside계 항균제들보다 더 효과적으로 작용한다.

Plazomicin도 다른 aminoglycoside계 항균제들과 마찬가지로 세포질 내 30S 리보솜에 작용하여 단백질합성을 억제하면서 항균효과를 나타내지만 독특한 구조적 특징이 불활화 효소에 의한 비활성화를 억제한다. 즉, 3′과 4′ 위치에 수산기(hydroxyl group)가 없는 상태로 인해 amikacin에 영향을 미치는 아데닐화 전이효소인 ANT (4′)와 인산화 전이효소인 APH (3′)의 비활성화 작용이 억제된다. 또한, N-1 위치에 4-amino-2-hydroxybutanoic acid (AHB)라는 비교적 부피가 큰 치환기가 붙으면서 gentamicin, tobramycin의 내성과 관련된 ANT (2″), AAC (3), APH (2″)의 작용을 차단하며, 6번 위치의 하이드록시에틸기(hydroxyethyl group)는 amikacin 내성을 유도하는 아세틸화 전이효소인 AAC (6′)의 비활성화 작용을 억제한다.

Plazomicin의 이러한 특성들로 인해 다제내성균에 의한 중증감염에서 매우 유용한 항균제가 될 것으로 기대되며 향후 효율적인 사용과 관리가 필요하다.

참고문헌

1. 대한감염학회. 항생제의 길잡이. 제4판. 파주: 군자출판사; 2016.
2. 정희진. Aminoglycoside 항균제. 대한감염학회 연수강좌. 2001.
3. Krause KM, Serio AW, Kane TR, Connolly LE. Aminoglycoside: An overview. Cold Spring Harb Perspect Med. 2016;6:a027029
4. Kucers A, Grayson ML, Crowe S, McCarthy J, Mills J, Mouton J, et al. The Use of Antibiotics. 6th ed. London: Hodd Arnold; 2010. p.665.
5. Leggett JE. Aminoglycosides. In: Mandell Gl, Bennet JE, Dolin R, Blaser MJ eds. Principles and Practice of Infectious Diseases. 9th ed. New York: Saunders; 2020. pp.305-17.
6. Ramirez MS, Tolmasky ME. Aminoglycoside modifying enzymes. Drug Resist Updat. 2010;13:151-71.
7. Saravolatz LD, Stein GE. Plazomicin: a new aminoglycoside. Clin Infect Dis. 2020;70:704-9.
8. Tevyashova AN, Shapovalova KS. Potential for the development of a new generation of aminoglycoside antibiotics. Pharm Chem J. 2022;55:860-75.
9. Turnidge J. Pharmacodynamics and dosing of aminoglycosides. Infect Dis Clin N Am. 2003;17:503-28.
10. Yoo JH. The Infinity War: How to cope with carbapenem-resistant Enterobacteriaceae. J Korean Med Sci. 2018;33:e255.

Quinolone

최정현 가톨릭대학교 의과대학 내과학교실

Quinolone은 1962년 chloroquine을 정제하는 과정에서 우연히 1, 8-naphthyridine 구조를 지닌 nalidixic acid가 발견되면서 시작되었다. 발견 이후 quinolone은 강력한 항균력, 넓은 항균범위, 우수한 생체이용률(bioavailability), 다양한 제형, 높은 혈중농도, 큰 분포용적에 의한 조직에서의 높은 농도, 그리고 상대적으로 적은 약제부작용 등으로 임상적 가치가 높게 평가되어 왔다. 1970년대 oxolinic acid와 cinoxacin이 개발되었고 1980년대 들어 개발된 fluoride기와 piperazine기로 치환된 유도체는 항균범위가 확대됨이 확인되었고 이후 quinolone 항생제 개발은 폭발적으로 증가하게 되었다. 앞서 언급한 장점으로 quinolone은 임상에서 매우 유용하게 사용되고 있지만 몇몇 약제(temafloxacin, grepafloxacin, trovafloxacin, gatifloxacin)는 흔하지는 않지만 중증의 약제 부작용으로 시장에서 퇴출되기도 하였다.

1. 항생제명

임상적 용도, 효능, 약역학 및 약동학적 특성에 따라 cephalosporin 항생제처럼 4세대로 분류한다. 1세대는 *Enterobacterales*에 항균력이 있고 반감기가 짧으며 임상적으로 요로감염에 사용한다. Nalidixic acid, cinoxacin, enoxacin, norfloxacin이 해당한다. 2세대는 *Pseudomonas aeruginosa*를 포함하는 그람음성균에 대한 항균력이 대표적인 특성으로 ciprofloxacin, ofloxacin, lomefloxacin 등이다. 3세대부터 광범위한 항균력을 갖게 되며 제형에 따라 *P. aeruginosa*를 포함한 그람음성균, 그람양성균, 혐기균 등에 항균력을 보이며 반감기가 길다. Temafloxacin, clinafloxacin, trovafloxacin이 이에 속한다. 4세대는 시기적으로는 1995년 이후 개발되었으며 다양한 *Enterobacterales, Streptococcus pneumoniae*를 비롯한 그람양성균과 비정형세균, 혐기균에 대해 항균력을 가지며 반감기도 길다. Levofloxacin, sparfloxacin, grepafloxacin, moxifloxacin, gatifloxacin, gemifloxacin, garenoxacin 등이다. 기술된 내용은 2000년대 초반 저술된 내용으로 저자에 따라 세대 분류의 틀은 이견이 없으나 포함된 약제는 다소 차이가 있다.

2. 구조 및 성상

Quinolone계열의 약제들은 이중 고리 구조를 기본으로, 1번 위치에 nitrogen, 4번 위치에 carbonyl group, 3번 위치에 carboxyl group이 결합되어 있다(그림 26).

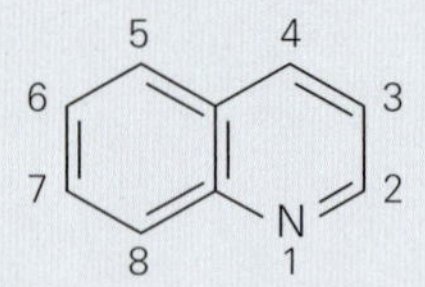

5 4 6 3 7 2 N 8 1

그림 26. Quinolone의 기본 고리 구조식

8번 위치가 탄소인 경우가 quinolone이며(cinoxacin, norfloxacin, ofloxacin, ciprofloxacin, temafloxacin, sparfloxacin, grepafloxacin, levofloxacin, clinafloxacin, moxifloxacin, gatifloxacin), 질소인 경우는 naphthyrodine (nalidixic acid, enoxacin, tosufloxacin, trovafloxacin, gemifloxacin)이다.

기본 고리에 부착된 물질과 위치에 따라 gyrase와의 결합, 세균으로의 침투, 항균범위, 효과, 약동학적 변화 등을 유도할 수 있다(그림 27).

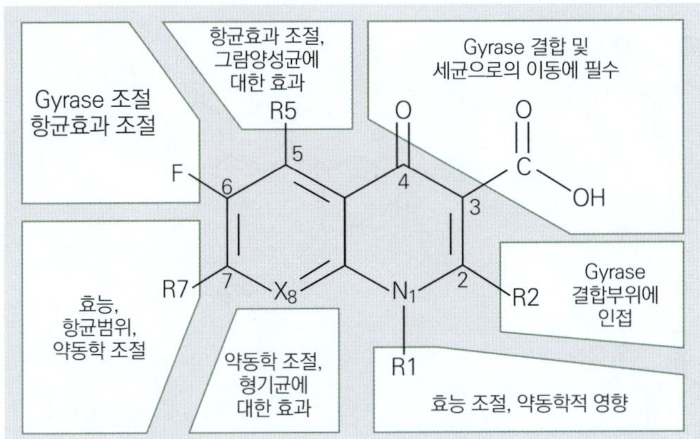

그림 27. Quinolone 항생제 구조 부위별 특성

6번 위치에 fluorine을 추가하는 것(fluoroquinolone)은 대표적인 초기 시도로 이를 통해 gyrase 억제를 10배 강화할 수 있었고 최소억제농도(minimal inhibitory concentration, MIC)는 100배 호전되는 효과를 확인하였다.

7번 위치에 piperazinyl (norfloxacin, enoxacin, ciprofloxacin), methyl-piperazinyl (pefloxacin, ofloxacin, lomefloxacin, fleroxacin, temafloxacin, levofloxacin, grepafloxacin, gatifloxacin), 혹은 dimethyl-piperazinyl (sparfloxacin)을 결합시킴으로써 그람음성균에 대한 항균력을 더욱 향상시킬 수 있게 되었다. Piperazine 고리가 세균 내부로 침투한 약제를 유출하는 기전을 억제하기 때문일 수 있다. Piperazine 고리의 methyl기는 약제의 경구흡수율을 향상시킨다. 또한 7번 위치에 pyrrolidinyl (tosufloxacin, clinafloxacin, gemifloxacin) 혹은 두 개의 고리 구조(trovafloxacin, moxifloxacin, sitafloxacin)로 치환된 약제는 그람양성균에 대해 항균력을 갖게 된다. 1-cyclopropyl group을 결합시킨 화합물(sparfloxacin, gatifloxacin, moxifloxacin, gemifloxacin)은 ciprofloxacin처럼 그람음성균에 대해 항균력이 강화된다. 1-difluorophenyl group 화합물(temafloxacin, tosufloxacin, trovafloxacin)은 그람양성균에 대한 항균력이 강화된다.

Ofloxacin과 levofloxacin은 1번과 8번 사이에 고리를 하나 더 가지고 있다. Ofloxacin의 추가적인 고리는 비대칭적으로 탄소를 함유하고 있는 입체이성체(stereoisomer)의 형태가 되므로 ofloxacin은 두 개의 입체이성체의 라세미 화합물(racemic mixture)이며 세균은 물론 정제된 DNA gyrase에도 활성을 갖는다. Levofloxacin은 ofloxacin의 입체이성체로 시험관 내에서 ofloxacin에 비해 2배 정도 항균력이 강하다.

5번 위치의 수소가 amino group (sparfloxacin)이나 methyl group (grepafloxacin)으로 치환되면 그람양성균에 대한 항균력이 강화된다. 8번 위치에 halide (chlorine-cinfloxacin, fluorine-sparfloxacin, sitafloxacin)를 결합시키거나 methoxy group (gatifloxacin, moxifloxacin)을 결합시키면 혐기균에 대한 항균력은 강화되나 광독성이 증가하게 된다.

6번 위치에 fluorine기를 붙이는 것이 아닌 8번 위치에 difluoromethoxy기를 결합시킨 다른 형태의 desfluoroquinolone (garenoxacin)은 fluoroquinolone과 유사한 항균효과를 나타내며 관절 부작용은 적은 것으로 알려져 있다. 그림 28은 현재 국내에서 사용 가능하고 전신투여가 가능한 약제와 국내에는 아직 도입되지 않았으나 최근 개발된 quinolone계 항생제의 구조식이다. Balofloxacin, ciprofloxacin, gemifloxacin, levofloxacin, lomefloxacin, moxifloxacin, norfloxacin, ofloxacin, tosufloxacin, zabofloxacin 등이 전신투여제의 사용이 가능하고 gatifloxacin, nadifloxacin은 점안액 혹은 외용제로 사용 가능하다.

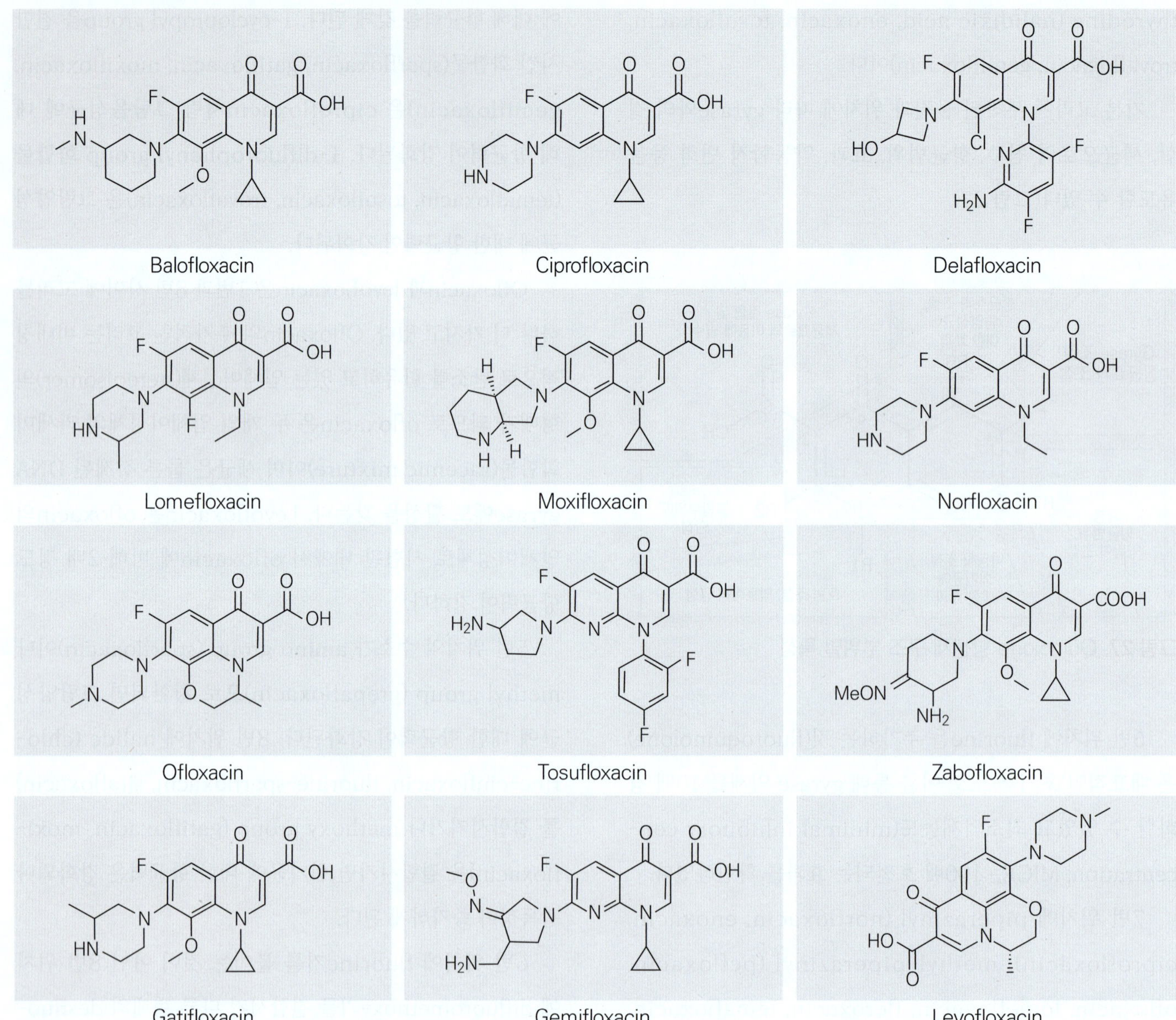

그림 28. Quinolone계 항생제의 구조식

3. 작용기전

Quinolone은 세균의 DNA 합성을 억제함으로써 살균효과를 나타낸다. DNA 합성을 억제하는 과정이 완전히 밝혀지지는 않았으나 현재까지는 topoisomerase계 효소인 DNA gyrase와 topoisomerase IV를 억제함으로써 세균의 DNA와 결합된 topoisomerase를 끊어 세균의 증식을 억제하는 작용기전을 가진 것으로 알려져 있다.

1) DNA gyrase 억제

DNA gyrase (topoisomerase II)는 두 쌍의 단위 효소로 구성되어 있는데, 각각 gyrase A, gyrase B라고 하며, 이는 *gyrA*와 *gyrB* 유전자에 의해 만들어진다. DNA gyrase는 세균의 이중 나선 DNA를 풀어 분리되게 함으로써 DNA 복제과정을 시작하는 데 관여한다. 그리고 증식되고 있는 곳의 DNA polymerase complex 앞에서 복제의 진행을 방해하는 positive supercoil (역방향 꼬임)을 제거한다. Gyrase A는 가닥 자르기(nick)와 다시 이어 붙이기(re-sealing)를 담당하며, gyrase B는 다른 가닥을 통과시키는 역할을 한다. Quinolone은 DNA gyrase와 직접 결합하는 것이 아니다. 사슬이 끊어진 DNA가 DNA gyrase와 결합하여 복합체를 형성한 후 이 복합체에 부착하여 안정화시킴으로써 끊어진 DNA가 다시 이어지지 못하게 하여 세균이 사멸되도록 한다(그림 29).

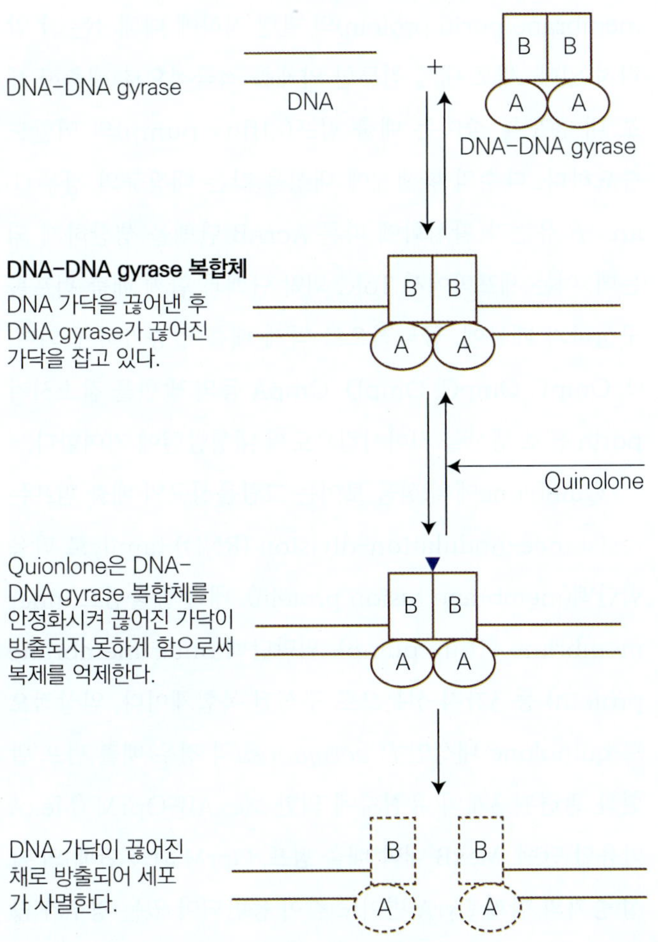

그림 29. Quinolone의 DNA gyrase 억제기전

2) Topoisomerase IV 억제

Topoisomerase IV (topoisomerase II에 속한다)는 gyrase와 유사한 구조를 가지고 있어서, 각 한 쌍의 A와 B 단위로 이루어져 있다. A 단위 효소를 만드는 유전자는 *parC* (*gyrA*와 같은 역할)이며, B 단위 효소의 유전자는 *parE* (*gyrB*와 같은 역할)이다. 구조적으로는 유사하지만 topoisomerase IV는 DNA 합성과정에서 이중 나선 가닥들 간에 얽히고 꼬인 것(catenated)을 풀어(decatenation) 딸세포로 들어가도록 하는 최종 과정에 관여하여 gyrase와는 다른 역할을 담당한다. Gyrase는 topoisomerase IV의 역할에 영향을 주지만 역으로 topoisomerase IV는 gyrase의 기능에 영향을 주지 못한다. *Mycobacterium tuberculosis*와 *Treponema pallidum*은 topoisomerase IV가 없으며 gyrase가 topoisomerase IV의 역할을 담당한다.

3) 그 외의 작용기전

Quinolone의 작용기전이 DNA 합성 억제만은 아니라는 것을 입증한 연구도 있다. Quinolone과 RNA 합성억제제(예: rifampin) 또는 단백질합성 억제제(예: chloramphenicol)를 병용하면 일부의 quinolone에서 DNA 증식 억제에는 영향을 미치지 않으면서 살균작용이 저하되는 현상이 보고되었다. Quinolone에 의해 DNA가 손상을 받으면 RecA-SOS라는 복구용 유전자 체계가 작동해서 일부나마 손상된 DNA를 수리하게 되는데 이들 유전자에 의해 생성되는 물질이 살균작용의 저하와 관련이 있는 것으로 간주되고 있다. Quinolone은 β-lactam, aminoglycoside처럼 하이드록실기(hydroxyl radical) 생산을 유도한다. Quinolone도 DNA 복제 억제이외에 살균효과를 보이는 다른 항생제가 가지는 공통 기전 중 일부를 가지고 있다고 할 수 있다.

4. 내성기전

1) DNA gyrase와 topoisomerase 변이에 의한 내성

Quinolone은 세균의 gyrase나 topoisomerase IV에 작용하는 약제이므로, 이들 표적 부위의 변이가 가장 기본적인 내성기전이다. 그람음성균의 경우 DNA gyrase A 아단위(subunit), 그람양성균의 경우 topoisomerase의 ParC 아단위의 변이로부터 비롯된다. 이러한 변이는 'quinolone-resistance-determining region (QRDR)'으로 알려진 GyrA의 67-106번 아미노산(특히 83, 87번), ParC의 23-176번 아미노산(특히 80, 84번)에서 흔히 발생한다. *Escherichia coli*의 경우 GyrA의 83번 아미노산인 serine이 leucine이나 tryptophan으로의 변이가 가장 흔하다. Leucine-83은 nalidixic acid의 대장균에 대한 MIC를 128배 상승시키고, fluoroquinolone의 MIC도 16-32배 상승시킨다. Quinolone에 내성을 보이는 많은 그람음성균에서 같은 변이가 관찰된다.

Topoisomerase IV의 *parC* 유전자의 변이에 의해 80번 serine이 phenylalanine이나 tyrosine으로의 치환이 *Staphylococcus aureus*와 *S. pneumoniae*에서 흔히 발견되며 이 경우 다수의 fluoroquinolone의 MIC를 8배 상승시킨다.

*gyrB*와 *parE*의 변이는 상대적으로 드물다.

또한 *gyrA* (혹은 *gyrB*)와 *parC* (혹은 *parE*)의 변이가 순차적으로 생겨서 같이 존재하는 경우에는 보다 강력한 내성을 획득하는 것으로 알려져 있다. 2022년 김 등이 발표한 levofloxacin 내성 *S. pneumoniae*의 91.7%에서 *gyrA*, *parC*, *parE* 유전자 모두에서 동시 변이가 관찰되었고 혈청형에 따라 levofloxacin 내성에 차이가 있음(11A혈청형 44.1%, 13혈청형 14.5%, 백신미포함혈청형 32.0%)을 보고한 바 있다.

2) 막 투과성의 저하에 의한 내성(배출 펌프 매개)

막 투과성의 저하에 의한 내성은 gyrase나 topoisomerase IV의 변이에 의한 내성 못지않게 중요한 비중을 차지한다. Quinolone이 정확히 세포막의 어느 경로를 통해서 세균 내로 침투하는지에 대해서는 아직 완전히 규명되지는 않았으나, 현재까지는 그람음성균의 경우 외막에 존재하는 porin 통로로 확산해서 들어가는 것으로 알려져 있다. 따라서 이러한 침투 경로를 봉쇄하기 위해 porin을 생성하는 유전자에 변이를 일으킴으로써, 또는 quinolone과 관련된 porin을 양적으로 줄이거나 없애 버리는 방식으로 내성을 발현한다. Quinolone 내성균에서 OmpF (outer membrane porin protein)의 발현 저하에 대해서는 잘 알려져 있다. 세포 내에 침투한 약제를 적극적으로 배출해 세포 내 농도를 줄이는 배출 펌프(efflux pump)의 역할도 중요하다. 다수의 항생제에 내성을 갖는 대장균의 경우 ① *arcAB* 유전자 활성화에 따른 AcrAB 단백을 생산하게 되는데, 이는 세포막에서 TolC 외막 단백과 함께 배출 펌프를 구성하기 때문에, 궁극적으로 약제 배출이 증가하게 되며, ② OmpF, OmpC, OmpD, OmpA 등의 발현을 감소시켜 porin 통로 생산을 저하시킴으로써 내성발현에 기여한다.

Quinolone에 내성을 보이는 그람음성균의 배출 펌프는 resistance-nodulation-division (RND) family로 막융합단백(membrane fusion protein), 내막 배출펌프(inner membrane efflux pump), 외막단백(outer membrane protein) 등 3가지 성분으로 구성된 복합체이다. 임상적으로 quinolone 내성인 *P. aeruginosa*의 경우 배출 펌프 발현과 관련된 3개의 유전자에 의한 MexAB-OprM (MexA 막융합 단백, MexB 내막 배출 펌프, OprM 외막 단백)의 활성 증가와 함께 GyrA 변이도 같이 동반되어 있는 경우가 많다. *Salmonella*의 경우 AcrAB 상동체(homologs), *Campylobacter jejuni*는 CmeABC, *Klebsiella pneumoniae*는 OqxAB-TolC 등이다. 이러한 형태의 내성은 펌프의

다양성 때문에 quinolone 내성뿐 아니라 tetracycline, chloramphenicol, β-lactam에 대해서도 저도내성을 유발할 수 있다.

그람양성균의 경우 내인성(endogenous) 배출 펌프를 과생산함으로써 quinolone에 저도내성을 나타낸다. *S. aureus*의 *norA* 유전자는 친수성의 quinolone을 배출하는 고유의 막단백을 관장한다. NorA의 과발현은 norfloxacin, ciprofloxacin, levofloxacin 내성을 유도한다. Moxifloxacin은 NorA에 영향을 받지 않는다. NorB, NorC 펌프도 내성과 연관성이 있다.

*S. pneumoniae*에서는 구조적으로 NorA와 유사한 PmrA 펌프에 의해 약제 감수성이 저하될 수 있다. 배출 펌프 억제제인 reserpine은 viridans streptococci에서 quinolone에 대한 MIC를 개선할 수 있다.

배출 펌프의 발현 기전은 매우 복잡하다. 특정 펌프의 과발현은 조절망(network of regulator)의 일부 조절물질의 변이에 의한 것이 가장 흔하다. 그러나 과발현은 항생제 노출 없이 특정 감염 환경에서 선택적으로 발생할 수도 있다. 이러한 생리적 과발현은 실제로 항생제에 대한 임상적 효과를 저하시킬 수 있으며 감수성 검사 결과와 항생제 효과의 불일치를 초래할 수 있다.

3) 플라스미드 매개 내성

플라스미드(plasmid)에 의해 매개되는 quinolone 내성은 실험실에서 다제내성 *K. pneumoniae*로부터 *E. coli*에서의 β-lactam 항생제 내성을 유도하는 과정에서 quinolone에 대한 저도내성이 발현되는 것이 밝혀지면서 규명되었다. Quinolone 내성과 관련된 플라스미드 유전자인 *qnr*은 다른 내성유전자들이 인접한 class I integron에 위치하고 있어 플라스미드를 통해 다른 내성유전자와 함께 한꺼번에 전달될 수 있다. *qnr* 유전자는 pentapeptide repeat family protein을 합성하여 DNA gyrase와 topoisomerase IV를 안정화하여 quinolone의 작용으로부터 보호한다. *qnr* 유전자는 *qnrA*, *qnrB*, *qnrS*, *qnrC*, *qnrD*, *qnrE*, *qnrVC* 등 7개의 군(family)으로 구성되며 전 세계적으로 *Enterobacterales*에서 *qnr* 유전자의 보유율은 지역에 따라, 의료기관의 특성에 따라, 그리고 균종에 따라 차이를 보인다. 2014년 국내 한 개 대학병원에서 분석된 자료에 의하면 ciprofloxacin 감수성이 저하된 102개의 혈액배양 *E. coli*와 *K. pneumoniae* 균주 중 적어도 플라스미드를 매개로 하는 내성유전자를 하나 이상 가지고 있는 경우가 79.4%였으며 이 중 *qnr* 유전자는 *E. coli*에서 2.5%, *K. pneumoniae*에서 59%에서 보유한 것으로 보고되었다.

qnr 단독으로 유도된 내성은 비록 저도내성이기는 하지만 이미 많은 수의 *Enterobacterales*가 염색체 변이를 함께 가지고 있어 quinolone의 임상적 유용성을 저해하는 것은 분명하다.

플라스미드로 매개되는 quinolone 내성 배출 펌프도 알려져 있다. Olaquindox (가축의 성장촉진제로 사용하는 quinoxaline 유도체), nalidixic acid, ciprofloxacin 내성과 관련된 OqxAB와 ciprofloxacin, erythromycin 내성과 관련된 QepA이다. 같은 국내 플라스미드내성 연구에서 *E. coli*의 5%에서 QepA를, *K. pneumoniae*의 50%에서 OqxAB를 가지고 있는 것으로 보고되었다.

4) Fluoroquinolone 조절효소

Fluoroquinolone 조절효소(modifying enzyme)에 의한 내성도 보고되고 있다. Aminoglycoside acetyltransferase Aac (6′)-Ib를 관장하는 유전자의 변이에 의해 piperazinyl 치환기의 amino nitrogen이 N-acetylation되면 ciprofloxacin의 효과가 저해된다. Aac (6′)-Ib에 의한 감수성 저하는 Qnr에 의한 것보다는 강도가 덜하며 quinolone계 약물중에서는 piperazynyl 치환기를 가진 ciprofloxacin과 norfloxacin에만 국한된다. 최근 *P. aeruginosa*의 플

라스미드에 있는 *crpP* 유전자에 의해 플라스미드 매개 조절효소가 형성되며 이는 *E. coli*에서 ciprofloxacin에 대해서만 MIC를 8배 증가시키는 현상이 보고된 바 있다. 정제된 CrpP는 ciprofloxacin의 carboxyl group을 인산화하며 이로 인해 ciprofloxacin의 분해가 촉진되는 것으로 밝혀졌다. 위에 언급한 플라스미드 내성 연구에서 *E. coli*의 73.8%에서, *K. pneumoniae*의 90.9%에서 Aac (6′)-Ib-cr 조절효소를 가지고 있는 것으로 보고되었다.

5. 작용범위

현재 사용되는 대부분의 quinolone 항생제는 호기성 그람음성균, 특히 *Enterobacterales*, *Haemophilus* spp., *Neisseria* spp., *Moraxella catarrhalis*에 항균력이 있다. Nalidixic acid와 달리 fluoroquinolone은 *P. aeruginosa*와 staphylococci에도 항균력이 있다. Ciprofloxacin, levofloxacin은 감수성이 있는 *P. aeruginosa*에 대해 충분한 항균력을 갖는다. 그러나 중증의 *P. aeruginosa* 감염에서 단독으로 사용하게 되면 쉽게 내성이 유도된다. Levofloxacin, moxifloxacin, gatifloxacin, gemifloxacin, delafloxacin은 streptococci와 혐기균에 대한 항균력이 있다. 특히 gemifloxacin과 delafloxacin은 *S. pneumoniae*와 *S. aureus*에 강력한 항균력을 갖는다. Ciprofloxacin과 levofloxacin은 탄저병(anthrax) 예방과 치료에 사용할 수 있으며 효과와 독성은 doxycycline과 유사하다. Delafloxacin은 *S. aureus*에 항균력이 있고 내성발현 가능성도 낮아 피부연조직감염에 사용하도록 권고되고 있다.

Ciprofloxacin, ofloxacin, levofloxacin, gatifloxacin, moxifloxacin은 *M. tuberculosis*, *M. fortuitum*, *M. kansasii*, *M. chelonae* (moxifloxacin 제외) 항균력이 있으나 MAC (*Mycobacterium avium-intracellulare* complex)에는 항균력이 떨어진다. Ofloxacin과 pefloxacin은 동물실험에서 *M. leprae*에 항균력이 규명된 바 있다. Ciprofloxacin, ofloxacin, levofloxacin, gatifloxacin, moxifloxacin, gemifloxacin은 비정형폐렴의 원인균인 *Legionella pneumophila*, *Mycoplasma pneumoniae*, *Chlamydia pneumoniae*와 요로감염균인 *Chlamydia trachomatis*, *Ureaplasma urealyticum*, *Mycoplasma hominis*에 항균력이 있다. Moxifloxacin, delafloxacin, sitafloxacin은 혐기균에 대한 항균력을 기대할 수 있다.

6. 약물동력학

1) 흡수

Quinolone은 상부위장관에서 잘 흡수되는 약제로, 생체이용률은 모든 제형이 50%를 넘고, 몇몇 제형은 100%에 육박한다. 투여 후 1-3시간 사이에 최고혈중농도에 도달한다. 음식물과 함께 섭취하더라도 흡수에 영향을 받지 않으나 최고혈중농도에 도달하는 시간은 지연된다. 단백결합률은 일반적으로 30-50%로 낮으나 gemifloxacin (55-72%), delafloxacin (84%)은 높은 편이다.

2) 조직분포

체내 조직으로의 침투성은 대체적으로 양호해서 전립선조직, 대변, 담즙, 폐, 호중구, 대식세포 등에는 혈중농도보다 훨씬 높은 농도로 축적된다. 신장을 통해 배설되는 quinolone의 경우 신장조직과 소변에서 높은 농도를 유지한다. Delafloxacin은 신장외(non-renal) 경로로 제거되므로 요로계에서의 농도는 낮다. 침, 전립선액, 골조직, 뇌척수액에서의 농도는 혈중농도보다 낮다. 뇌척수액으로의 침투는 제형에 따라 다르지만 뇌수막염이 없는 상태에서 뇌척수액으로의 침투율은 일반적으로 β-lactam 항생제보다는 높다. 결핵수막염의 경우 뇌척수액 침투율은 levofloxacin과 moxifloxacin은 유사하며 ciprofloxacin은 이보다 낮다.

표 23. 신기능에 따른 quinolone의 투여용량

	정상 신기능		신기능저하, 사구체여과율(mL/min)		투석에 의한 제거
	경구투여	정맥 내 투여	10-50	<10	
Norfloxacin	400 mg q 12시간	-	표준용량 q 24시간	표준용량 q 24시간	없음(H, P)
Ciprofloxacin	250-750 mg q 12시간	200-400 mg q 12시간	표준용량 q 18시간	표준용량 q 24시간	없음(H, P)
Ofloxacin	200-400 mg q 12시간	200-400 mg q 12시간	표준용량 q 24시간	½ 용량 q 24시간	없음(H, P)
Levofloxacin	250-750 mg q 24시간	250-750 mg q 24시간	½ 용량 q 24시간	½ 용량 q 48시간	없음(H, P)
Moxifloxacin	400 mg q 24시간	400 mg q 24시간	조절 필요 없음	조절 필요 없음	없음(H, P)
Gemifloxacin	320 mg q 24시간	-	½ 용량 q 24시간	½ 용량 q 24시간	20-30% (H)
Delafloxacin	450 mg q 12시간	300 mg q 12시간	30 mL/min 아래로 저하되면 경구투여로 변경	권고하지 않음	19% (H)

H, hemodialysis (혈액투석); P, peritoneal dialysis (복막투석).

Levofloxacin은 간부전 환자에서 발생하는 복수 내로의 침투율이 높은 것으로 보고되어 있다. 또한 ciprofloxacin과 ofloxacin의 모유를 통한 분비에 대해서도 보고된 바 있다.

3) 대사 및 제거

체내에서의 반감기는 약제에 따라 3시간(norfloxacin, ciprofloxacin)에서 12시간(moxifloxacin)으로 비교적 길어서 1일 2회, 또는 1일 1회 투여가 가능하다. 체내에서 대사되는 경로는 약제에 따라 다른데, levofloxacin, sitafloxacin은 주로 신장에서 대사되며, nalidixic acid와 moxifloxacin은 신장 이외 경로(주로 간)로 대사된다. 나머지 대다수의 약제는 신장 경로와 신장외 경로를 모두 이용하여 대사된다. Ciprofloxacin을 정맥주사하면 10%는 장관을 통해 배설되는 것으로 알려져 있다. Moxifloxacin과 nalidixic acid는 주로 간을 통해 배설된다. Nalidixic acid의 대사물인 hydroxynalidixic 유도체가 항균작용을 나타내고 이후 대사물은 소변을 통해 배설된다. Norfloxacin, ciprofloxacin, delafloxacin의 비활성물질로의 전환은 전체 배설의 10-20%에 해당한다. Ofloxacin과 levofloxacin의 간에서의 생체전환은 10% 미만으로 극히 적다. Moxifloxacin은 투여량의 60% 이상이 간에서 대사되어 담즙으로 배설된다.

4) 신기능과 간기능 저하자에서의 용량조절

신기능이 저하된 사람에게 투약할 때는 약제에 따라 1회 투여용량을 감량하거나, 투여간격을 연장하여야 한다(표 23). Nalidixic acid와 moxifloxacin의 대사 및 제거는 신기능에 영향을 받지 않는다. 대부분의 약제는 복막투석이나 혈액투석으로는 거의 제거되지 않는다. 지속적 정맥-정맥혈액여과(continuous venovenous hemofiltration)를 시행하는 경우에는 levofloxacin (16-70%), ciprofloxacin (6-37%)은 제거에 영향을 받지만 moxifloxacin은 영향을 받지 않는다.

간기능저하에 따른 용량조절은 근거가 매우 부족하며 norfloxacin, ciprofloxacin, ofloxacin, moxifloxacin, delafloxacin은 권고된 용량 그대로 투여할 수 있다.

7. 약물상호작용

알루미늄, 마그네슘, 칼슘이 포함된 제산제는 경구투여된 quinolone의 생체이용률을 현저히 저하시킨다. 알루미늄이 다량 포함된 sucralfate 역시 quinolone의 흡수를 저해할 수 있어 2-6시간의 간격을 두고 복용하여야 한다. H2 수용체길항제나 양성자펌프억제제는 흡수에 영향을 주지 않는다. 황산철(iron sulfate)이나 아연이 포함된 복합비타민과의 동시복용은 quinolone 흡수를 저해한다. 코위관을 통해 영양섭취를 하는 환자에게 quinolone을 같은 경로로 투여하면 영양 성분 내에 포함되어 있는 철분과 아연으로 인해 흡수가 저하될 수 있다. 모르핀과 경구 ciprofloxacin을 동시투여하면 ciprofloxacin의 최고혈중농도가 35-50% 감소한다.

Ciprofloxacin을 정맥주사하는 경우 aminophylline, amoxicillin ± clavulanate, flucloxacillin 등을 투여한 같은 정맥관을 사용하면 결정이 생길 수 있다.

Quinolone은 간의 cytochrome P450 동종효소(isoenzyme) 1A2 (CYP1A2)의 기능을 저하시켜 theophylline과 카페인의 대사를 지연시킨다. Ciprofloxacin은 theophylline의 대사를 30% 저하시키고 혈중농도를 20-90% 상승시킨다. 따라서 두 약제를 동시투여해야 하는 경우 theophylline의 혈중농도를 감시하고 용량을 줄여서 투여하는 것을 고려해야 한다. 다른 제형의 quinolone은 theophylline 대사에 미치는 영향이 미미하거나 없다. Tizanidine, clozapine, methadone, haloperidol, mexiletine, cimetidine, paroxetine 등의 CYP1A2를 통해 대사되는 약물과 ciprofloxacin 동시투여 시 이들 약제의 효과와 부작용 발현 여부를 주의 깊게 관찰하여야 한다.

Quinolone은 또 다른 P450 동종효소인 CYP3A4에는 영향이 없으나 CYP3A4와 연관성이 있는 다른 약제와 같이 투여되는 경우, 예를 들어 ciprofloxacin에 의해 cyclosporine 혈중농도 상승과 신독성 증가 등 약물상호작용이 보고된 바 있다.

결핵 치료의 목적으로 moxifloxacin과 rifampin을 동시에 사용하는 경우 moxifloxacin의 농도가 저하될 수 있으므로 경우에 따라 증량해서 투여할 필요가 있다. Quinolone과 warfarin의 동시투여가 응고검사에는 영향을 미치지 않지만 ciprofloxacin과 warfarin을 같이 사용한 환자에서 출혈에 대한 보고가 있다. 또한 moxifloxacin은 다른 quinolone 제형에 비해 프로트롬빈시간(prothrombin time, PT)을 연장하는 효과가 다소 빨리 나타난다는 보고가 있으므로 warfarin과 같이 quinolone을 사용하는 경우 PT에 대한 추적검사가 필요하다.

Quinolone에 의한 당대사장애는 드물게 보고되었다. Gatifloxacin은 당대사에 미치는 심각한 영향으로 전신투여는 불가하며 점안용도로만 사용되고 있다. Quinolone 자체가 glyburide 대사에 직접적인 영향을 미쳤다는 연구결과는 없으며 당뇨 환자에서 gatifloxacin도 glyburide 대사나 포도당내성에 영향을 미친다는 연구결과도 확보하지 못하였다. 그러나 gatifloxacin이나 clinafloxacin은 혈당강하제를 같이 투여하지 않더라도 저혈당이 나타날 수 있다는 보고로 미루어 다른 경로에 의한 상호작용의 가능성이 있음을 시사한다.

비스테로이드소염제와 quinolone 동시 사용 시 발작이 발생할 수 있다는 동물실험 및 증례보고가 있다. 기전은 명확하지 않으나 γ-aminobutyric acid (GABA)의 수용체로부터의 이탈 증가가 원인일 수 있다는 동물실험 결과가 있다.

8. 부작용 및 금기

1) 위장관 부작용

가장 흔한 부작용으로 3-17%의 빈도를 나타난다. 식욕부진, 오심, 구토, 복부 불편감 등이 상대적으로 흔하지만 대부분 경증이다. 설사는 그 보다 드물다. 항생제관련 대장염은 극히 드물다. 대부분의 quinolone 항생제가 혐기균에 대한 항균력이 없거나 적기 때문이다. 그러나 quinolone 사용에 의한 *Clostridioides difficile* 관련 설사와 quinolone에 내성을 보이는 NAP1 균주의 돌발유행이 보고된 바 있다.

2) 중추신경계 부작용

빈도면에서 두 번째로 0.9-11%에서 나타난다. 경도의 두통과 어지럼증이 가장 흔하고 불면증, 정서변화도 나타날 수 있다. 매우 드물게 환각, 섬망, 정신병(psychosis), 발작 등이 보고되었다. 시판후부작용감시에서 중증근무력증의 악화가 다양한 종류의 quinolone에서 보고되었다. 투약 후 평균 1일 만에 발생하며 약제를 중단하면 24시간 이내에 소실되나 재투여 시 다시 나타날 수 있다. 45-80세 남자를 대상으로 한 사례대조군 연구에서 quinolone 사용에 의한 말초신경병증 발생의 위험도가 1.83으로 증가한다는 보고가 있었다. 대뇌 거짓종양(pseudotumor cerebri) 증가를 보고한 사례대조군 연구도 있다.

3) 알레르기 및 피부 부작용

0.4-2.8%의 빈도로 나타나며 비특이적인 발진이 가장 흔하다. Gemifloxacin의 경우 2.8%의 빈도로 발진이 나타났으며 투약 기간이 7일 이상인 젊은 여성의 경우 반구진 발진이 14%에서 보고되어 ciprofloxacin (5.9%)에 비해 높게 보고되었다. 과민반응이 서로 다른 제형에서 다양하게 교차적으로 나타날 수 있다. 광독성은 드물지만 자외선 A (320-400 nm)에 노출 후 발현된 예가 있다. 약열, 두드러기(urticaria), 혈관부종(angioedema), 혈관염(vasculitis), 혈청병 유사증상, 아나필락시스(anaphylaxis)도 드물게 보고된 바 있다. 소변 내 호산구가 관찰되는 급성 간질신장염도 보고된 바 있다.

4) 관절 부작용

어린 동물을 이용한 실험에서 체중이 실리는 관절에 비염증성 삼출액과 연골 미란을 동반한 관절병증이 관찰되었다. 그러나 낭성섬유증(cystic fibrosis)을 포함한 다양한 이유로 소아에서의 ciprofloxacin, nalidixic acid, norfloxacin 등이 투약된 자료를 분석한 결과에 의하면 일부에서 일시적이고 경증인 관절 증상이 나타났지만 자기공명영상검사에서 연골에 이상 소견은 관찰된 바 없다. 소아에서의 연골독성 우려로 사용이 매우 제한되어 왔으나 그동안 quinolone에 의한 관절병증의 근거가 없고 낭성섬유증 등을 가진 소아에서 quinolone 사용에 의한 이득이 관절독성에 의한 위해보다는 크다는 의견이 있다.

5) 힘줄 부작용

힘줄염(tendinitis)은 주로 아킬레스건에 급성으로 피부의 염증 변화를 동반한 부종으로 나타나며 간혹 파열을 일으킨다. 증상은 주로 투약을 완료한 후에 나타나며 다양한 제형에서 보고되어 있다. 60세 이상의 연령, 코티코스테로이드 사용, 장기이식 환자, 여성, 비만이 아닌 경우가 고위험군으로 알려져 있다. 기전은 불분명하나 파열된 힘줄에서 matrix metalloproteinase와 세포자멸사(apoptosis)가 증가되는 것이 관찰된 바 있다.

6) 심장 부작용

Quinolone은 칼륨 통로를 막아 심장 조직의 재분극(repolarization)을 지연시켜 심전도에서 QT 간격을 연장시킨다. QT 간격의 연장은 torsades de pointes와 같은 심실부정맥의 원인이 된다. Sparfloxacin과 grepafloxacin은 심장 부작용이 이유가 되어 시장에서 퇴출되었다. Moxifloxacin, ciprofloxacin, levofloxacin 모두 QT 간격의 연장이 관찰되나 상대적으로 정도가 덜하며, delafloxacin은 QT 간격을 연장시키지 않는다. 따라서 QT 간격을 연장시킬 수 있는 다른 약제인 amiodarone, sotalol, quinidine, procainamide, erythromycin 등과 quinolone의 동시투여는 금하거나 신중을 기해야 한다. 심근병증(cardiomyopathy), 느린 맥, 저칼륨혈증, 저마그네슘혈증이 있는 경우 심장 부작용의 위험도가 증가한다.

7) 당대사장애

Quinolone은 췌장에서의 인슐린 분비를 촉진한다. Ciprofloxacin, levofloxacin, moxifloxacin을 사용하는 경우에도 저혈당 발생이 보고된 바 있다. 그러나 gatifloxacin의 경우 경구 혈당강하제를 복용 중인 당뇨 환자에서 중증의 저혈당이 보고되었고 고령의 비당뇨 환자에서 저혈당이 유발되어 시장에서 퇴출의 원인이 되었다. 그러나 안과적 치료 목적으로 사용하는 점안용 gatifloxacin은 당대사장애의 보고가 없어 지금도 사용하고 있다.

8) 기타

호중구감소증과 호산구증가증 등이 1% 이하에서 나타날 수 있다. 혈액 아미노기전달효소(transaminase)가 1-3%에서 상승할 수 있으나 치료를 중단해야 하는 경우는 없다. Trovafloxaxin의 경우 간실질에 호산구 침윤과 함께 증상이 동반된 간염이 보고되어 시장에서 퇴출되었다. Temafloxacin은 용혈빈혈, 혈소판감소증, 신기능부전이 시판후부작용감시에서 발견되어 시장에서 퇴출되었다. 이러한 부작용의 기전은 밝혀지지 않았으며 현재 임상에서 사용 중인 quinolone에서는 발견된 바 없다.

그 외 quinolone 사용에 의한 망막박리 및 시력상실의 가능성, 대동맥류, 대동맥 박리의 빈도 증가 등이 제기된 바 있으나 연구의 결과가 상이하거나 명확한 관계가 규명되지는 않았다.

9) 금기

임신부에서의 안전성은 규명된 바 없다. 임신 1기에 ciprofloxacin이나 norfloxacin에 노출된 임신부에서 태어난 아이에서 기형 발생, 사산, 조산 등의 빈도가 증가하지는 않는다. Quinolone과 임신 중 안전하게 사용할 수 있는 항생제를 비교한 전향적 연구에서 quinolone 사용이 기형, 자연유산, 조산, 태아곤란(fetal distress) 등의 빈도는 증가하지 않으나 치료적 유산의 빈도가 높아 여전히 기형 발생의 가능성을 배제하지는 못한 상태이다. 모유로도 분포하기 때문에 수유부에서도 역시 사용할 수 없다.

9. 임상 적응증

1) 요로감염

소변 내 낮은 pH와 다량의 마그네슘이 quinolone의 항균력을 저해할 수 있지만 대부분의 quinolone은 소변에서 주요 요로감염 병원균의 MIC를 훨씬 상회하는 농도에 도달한다. 젊은 여성에서 감수성 *E. coli*에 의한 단순요로감염, 특히 방광염의 대부분은 quinolone을 3-10일간 투약하여 치료할 수 있다. Norfloxacin, ciprofloxacin, ofloxacin 3일 요법으로 81-96%의 완치를 기대할 수 있다. 3일 요법의 경우 ciprofloxacin 500 mg 1일 1회 요법은 ciprofloxacin 250 mg 1일 2회 요법과 효과에서 차이가 없다. 제한적인 자료이기는 하지만 norfloxacin, ciprofloxacin, ofloxacin의 1회 요법의 효과가 75-96%로 보고된 바도 있다. Norfloxacin 800 mg 1회 투여는 *E. coli* 감염의 경우 3일 요법과 차이를 보이지 않았지만, *Staphylo-*

coccus saprophyticus 감염의 경우 7일 요법이 치료율이 높았다. 여성의 비복잡성신우신장염의 경우 norfloxacin, ciprofloxacin, ofloxacin을 7-10일간 투여하는 요법은 trimethoprim-sulfamethoxazole (TMP-SMX)을 투여한 경우와 비교해 열등하지 않으며 95%의 세균박멸 효과를 기대할 수 있다.

최근 지역사회에서 *E. coli* 등 주요 요로감염균의 quinolone을 포함한 다약제내성 비율이 증가함에 따라 quinolone 사용을 제한하여 내성균 발현을 줄이기 위해 단순방광염의 경우 nitrofurantoin, TMP-SMX, fosfomycin을 우선적으로 사용하며 quinolone 3일 요법은 두 번째 옵션으로 할 것을 권고하고 있다. 고령의 여성에서 발생한 방광염의 경우 기저 질환 등에 의해 복잡성방광염의 가능성이 높아 7일 요법이 권고된다. 비복잡성신우신염이고 지역사회에서 주요 요로감염균의 quinolone 내성이 10%를 넘지 않는다면 quinolone을 5-7일 간 사용하는 것이 적절하다. 우리나라의 경우 *E. coli*의 ciprofloxacin 감수성이 75% 전후이다. 그러므로 반드시 배양 검사를 시행하고 감수성 결과에 따라 적절한 항생제를 투여하여야 한다.

재발을 막기 위해 자기 전에 norfloxacin 200 mg을 복용하는 것도 효과적이다. 또한 성교 후에 ofloxacin 100 mg, norfloxacin 200 mg, 또는 ciprofloxacin 125 mg을 복용하는 것도 감염을 예방하는 데 효과적이다.

남성, 요로카테터를 가진 사람, 요로계의 구조적 혹은 기능적 이상이 있는 사람에서 발생한 복잡성요로감염은 재발 혹은 재감염의 빈도가 매우 높다. 7-10일 간의 ciprofloxacin 투여는 TMP-SMX나 aminoglycoside를 투여한 경우보다 치료효과는 우월하다. 그러나 어떠한 약제를 사용하더라도 치료 후 4-6주까지 무균상태가 유지되는 경우는 드물다.

Ciprofloxacin은 *P. aeruginosa* 감염에 효과적인 약제로 요로감염의 경우 500 mg을 1일 2회 투여하여야 한다. 방광기능이상으로 간헐적인 두덩위천자(suprapubic taps)나 자가 카테터도뇨를 시행하는 사람에게 ciprofloxacin 100 mg을 투여하는 경우 위약에 비해 감염률을 1/10로 줄일 수 있다. 그러나 지속적인 ciprofloxacin 노출은 내성 *P. aeruginosa*에 의한 감염을 증가시킨다.

요로계 시술(요도경유 전립선절제, 직장경유 전립선절제)후 감염을 예방하기 위해 시술 전 ciprofloxacin (500 mg), norfloxacin (500 mg) 1회 투여는 효과적이기는 하지만 quinolone 내성 *E. coli*에 의한 감염을 증가시킬 수 있다. 신장이식 환자에게 감염 예방을 위해 ciprofloxacin을 투여할 수 있으나 다른 기회감염균 예방의 부가적 효과를 고려하면 TMP-SMX이 더 유용할 수 있다.

2) 전립선염

Quinolone은 전립선조직에는 잘 침투하지만 전립선액에서의 농도는 낮다. 한 연구에서 *E. coli*를 포함한 급성전립선염에서 ciprofloxacin 4-6주 치료효과는 92%로 보고되었다. 급성 전립선염에서 ciprofloxacin, norfloxacin, ofloxacin, levofloxacin의 치료효과는 약제 간에는 차이는 없다. 직장경유 전립선조직검사의 경우 quinolone 내성균의 직장 내 집락 빈도가 높아 시술 후 감염 가능성이 증가하고 있다. Aminoglycoside를 이용한 예방요법이나 시술 전 직장 내 내성균 집락여부를 검사하는 방법 등이 제시되기도 한다.

3) 성매개질환

2007년부터 미국질병관리통제센터는 지침을 통해 임균(*Neisseria gonorrhoeae*) 감염에서의 quinolone 내성의 증가로 더 이상 치료약제로 권고하지 않는다. 우리나라에서도 2002년 48%의 내성이 보고된 이후 점차 증가하여 이제는 ciprofloxacin에 감수성이 있는 임균은 거의 없는 것으로 보고되고 있다. Quinolone에 감수성이 있는 임균요도염, 직장염, 인두염이라면 norfloxacin, ciprofloxacin,

ofloxacin 1회 투여로 치료할 수 있지만 대체 항생제가 있고, 임상적으로 감수성 결과를 확인해야 하는 번거로움을 고려한다면 quinolone을 투약해야 할 이유가 없다.

생식기 클라미디아 감염의 경우 7일간의 ofloxacin 혹은 levofloxacin 치료는 doxycycline의 치료효과와 비교해 차이가 없다. 그러나 ciprofloxacin과 norfloxacin 투여는 치료실패의 보고가 있다.

비임균성(non-gonococcal) 골반염에도 ciprofloxacin 또는 ofloxacin 10-14일간(정맥주사후 경구요법 전환) 투여로 치료할 수 있다. 임균, 클라미디아, 장내세균, 혐기균 등 다양한 감염균을 대상으로 한 연구에서 ciprofloxacin+clindamycin은 ceftriaxone+doxycycline과 유사한 치료효과를 보였다는 결과가 보고된 바 있다. Moxifloxacin 단독요법이 metronidazole+ofloxacin 혹은 levofloxacin의 효과와 유사하였다는 보고도 있으나 이 연구에서 *N. gonorrhoeae* 가 원인인 경우 ceftriaxone을 1회 근육주사하였다.

무른궤양(chancroid)과 *Haemophilus ducreyi*에 의한 생식기궤양의 경우 ciprofloxacin 500 mg, 1일 2회, 3일간 투여하여 치료한다.

4) 위장관·복강감염

Quionlone은 위장관염을 일으키는 모든 병원균에 항균력이 있지만 내성을 고려해야 한다. 분변 내에서의 농도는 높게 유지되며 대식세포로의 침투력도 우수하기 때문에 살모넬라 감염에도 효과적이다. 대부분의 세균성 위장관염은 특별한 치료 없이 호전되지만 장독소성대장균(enterotoxigenic *E. coli*)과 시겔라(*Shigella*)가 원인인 여행자 설사에서 norfloxacin (400 mg, 1일 2회, 3일), ciprofloxacin (500 mg, 1일 2회, 5일)을 설사 시작 시점에 투여하면 설사의 기간을 1-3일 줄일 수 있다. Ciprofloxacin (500 mg 혹은 1 g), ofloxacin (400 mg) 1회 요법도 효과적이다. 여행자 설사를 예방하기 위해 quinolone을 투여하면 68-92% 예방효과를 얻을 수 있으나 내성발현의 가능성이 있어 권고하지 않는다.

시겔라증(Shigellosis)의 경우 ciprofloxacin, norfloxacin, ofloxacin 5일 치료는 ampicillin, TMP-SMX, azithromycin, ceftriaxone과 비교해 차이가 없으며 매우 우수한 치료효과를 보인다. 가장 병독성이 강한 *Shigella dysenteriae* type 1 감염이 아니라면 ciprofloxacin 750 mg 1회 요법도 효과를 기대할 수 있다. 아시아와 아프리카에서 nalidixic acid와 ciprofloxacin 내성균주의 빈도가 증가하고 있음은 고려해야 할 사항이다.

살모넬라 위장관염은 반드시 항생제 치료가 필요하지는 않으나 면역저하환자나 고령의 환자에서는 중증 질환으로의 이행 가능성이 있어 치료를 요하며 ciprofloxacin, norfloxacin을 투여할 수 있다.

Campylobacter jejuni 위장관염에서의 quinolone의 효과는 이견이 있다. Ciprofloxacin, norfloxacin을 이용한 치료효과가 인정된 연구도 있지만 ciprofloxacin 내성발현 및 치료실패의 보고가 있다. *C. jejuni*의 ciprofloxacin 내성은 점차 증가하고 있다. 2000년 초반 태국에서 급성 설사증을 보이는 미군을 대상으로 한 levofloxacin과 azithromycin 비교 연구에서 levofloxacin의 효과가 떨어지는 것이 보고되었다.

Vibrio cholerae 감염에서 norfloxacin (400 mg, 1일 2회, 3일), ciprofloxacin (250 mg, 1일 1회, 3일)은 TMP-SMX, doxycycline, tetracycline을 이용한 치료효과에 비해 우수하거나 유사하다. Ciprofloxacin 1 g 1회 요법도 가능하지만 내성률이 높은 지역에서는 단회요법의 치료효과는 매우 떨어진다.

Salmonella enterica serovar Typhi 혹은 Paratyphi에 의한 장열 역시 ciprofloxacin과 ofloxacin 7일 투여로 효과적으로 치료할 수 있었으나 1990년대 중반 이후

quinolone 특히 nalidixic acid에 대한 내성균이 지역적으로 증가하였고, 이들 지역에서 살모넬라 환자를 대상으로 한 gatifloxacin, ofloxacin 7일 요법은 대조약인 ceftriaxone에 비해 열등한 치료효과가 보고된 바 있다. 우리나라는 1997년 ciprofloxacin 내성균주가 처음 보고되었고 2000년 이후 nalidixic acid 내성균주가 증가하는 추세이다. Quinolone에 감수성이 있는 *S. enterica serovar* Typhi의 만성 분변 보균자에서 4주간의 norfloxacin, ciprofloxacin, ofloxacin 투여로 83-93% 제균할 수 있다는 보고가 있으나 적은 수의 환자를 대상으로 한 것이다.

시험관 내에서 quinolone은 *Helicobacter pylori*에 감수성이 있다. Levofloxacin이나 moxifloxacin을 포함한 병합요법의 제균 효과는 80%로 quinolone이 포함되지 않은 병합요법의 효과와 견줄 만하다. 우리나라의 경우 2012년 *H. pylori*의 ciprofloxacin 내성은 15.7%, 2018년에는 약 30%의 levofloxacin 내성, 2019년 37%의 ciprofloxacin, levofloxacin 내성이 보고되었다.

복잡성복강내감염은 그람음성균, 혐기균, 장알균 등에 의한 복합감염이다. Ciprofloxacin (정맥주사 혹은 정맥주사 후 경구 전환)+metronidazole과 imipenem의 효과를 비교한 연구에서 유사한 치료효과가 규명되었으나 장알균이 원인균인 경우 치료실패율이 높았다. 그 외 piperacillin-tazobactam 혹은 ceftriaxone+metronidazole 치료에 비해 우월하거나 동등한 치료효과가 보고되었다. 그람음성균과 혐기균에 효과적인 moxifloxacin 단독 요법과 piperacillin-tazobactam 후 amoxicillin-clavulanate 경구 전환 요법은 유사한 치료효과(80%, 78%)를 나타냈다. 그러나 ceftriaxone+metronidazole을 이용한 치료와 비교하였을 때는 다소 낮은 치료효과를 나타냈다.

외래복막투석 환자나 간경화 환자에서 발생한 복막염에도 효과적이다. 경구 ciprofloxacin 500 mg, ofloxacin 300 mg으로 효과적으로 치료할 수 있으나 coagulase 음성 staphylococci 감염인 경우는 효과가 제한적이다. 복막투석액에 직접 ciprofloxacin을 섞게 되면 높은 농도(20-50 μg/mL)를 유지할 수 있으며 vancomycin-gentamicin 병합투여의 치료효과와 유사하다는 보고가 있다. 감수성이 있는 균으로 확인된다면 ciprofloxacin, levofloxacin, moxifloxacin을 경구로 투여할 수 있고, ciprofloxacin, ofloxacin은 복막투석액에 섞어 투여할 수 있다.

간경화 환자에서 동반된 원발세균복막염의 경우 ciprofloxacin, ofloxacin, moxifloxacin 등이 다양한 cephalosporin계 항생제(cefotaxime, ceftriaxone, ceftazidime)나 β-lactam/β-lactamase 억제제와 비교 연구되었으며 효과에서는 차이가 없었다. 원발세균복막염 환자에서 ofloxacin 400 mg 1일 1회 요법은 재발을 줄이는 효과가 입증되었다. 그러나 quinolone을 이용한 장기간 예방 요법은 장기 생존율에는 영향을 미치지 못하며 내성발현을 유도하므로 신중히 고려해야 한다.

5) 호흡기감염

Ciprofloxacin, ofloxacin, levofloxacin, moxifloxacin, gemifloxacin, delafloxacin 등은 주요 호흡기병원균인 *Haemophilus influenzae*, *M. catarrhalis*, *M. pneumoniae*, *C. pneumoniae*, *L. pneumophila*, *M. tuberculosis* 등에 감수성이 있다. 특히 levofloxacin, moxifloxacin, gemifloxacin은 *S. pneumoniae*에 대해 강화된 항균력이 특징으로 '호흡기 퀴놀론'으로 불린다.

만성 기관지염의 급성 세균성 악화에서 levofloxacin, moxifloxacin, gemifloxacin 5-7일 요법의 임상적 치료효과는 85-95%이다. 객담에서의 *H. influenzae* 제균효과는 levofloxacin, moxifloxacin이 cefuroxime axetil, clarithromycin, azithromycin 등과 비교해 유사하거나 우월하다. 만성 기관지염의 급성 발작으로 입원한 환자에서 moxifloxacin 혹은 gemifloxacin을 투여한 경우 ceftriaxone이후 cefuroxime axetil 경구 전환하여 치료한 환자에 비해 재원 기간이 감소하였으며 다음 재발까지의 기간이 길어지거나 재발률이 낮아지는 결과가 보고된 바 있다.

지역사회획득 *S. pneumoniae* 폐렴의 경우 ciprofloxacin을 이용한 치료는 실패의 보고가 있다. Ciprofloxacin은 '호흡기 퀴놀론'으로 분류하지 않으며 필요에 따라 다른 항생제와 병합하여 사용하여야 한다. Levofloxacin, moxifloxacin, gemifloxacin은 *S. pneumoniae* 폐렴에서 cephalosporin, macrolide 등의 항생제와 비교 연구에서 우수한 치료효과를 보였다.

지역사회획득폐렴으로 입원한 환자에서 levofloxacin, moxifloxacin, gemifloxacin은 타 항생제(ceftriaxone, amoxicillin-clavulanate, clarithromycin)와 비교해 발열 기간 감소, 임상적 효과, 객담에서의 제균율 등이 우수하며 제형 간에는 levofloxacin에 비해 moxifloxacin이 다소 우수하다는 보고가 있다. 객담에서 *S. pneumoniae*가 분리된 환자만을 별도 분석한 결과 levofloxacin의 효과는 81-100%, moxifloxacin은 100%, gemifloxacin은 90-100%가 보고되었다. 균혈증이 동반된 *S. pneumoniae* 폐렴 환자에서 '호흡기 퀴놀론'의 효과는 88-100%로 평가된 보고가 있다. Levofloxacin 내성균주에 의한 치료실패는 이미 보고된 바 있다. 우리나라의 경우 *S. pneumoniae*의 levofloxacin 내성(MIC ≥4 μg/mL)균의 분리율이 2.2%라는 연구(1996-2006년, 50/2,282 균주)와 2023년 침습성 *S. pneumoniae* 질환 균주(2017-2019년, 17/411 균주) 중 4.1%에서 levofloxacin 내성을 확인하였다는 연구가 있다.

흡인성폐렴과 폐농양을 대상으로 moxifloxacin과 ampicillin-sulbactam을 비교한 연구에서 67-73%의 치료효과를 나타냈으며 약제 간의 차이는 없었다.

Legionella, *Mycoplasma*, *C. pneumoniae*에 의한 비정형폐렴의 경우는 연구의 규모가 작거나, 혈청학적 진단 기준을 이용한 연구이기는 하나 levofloxacin, moxifloxacin, gemifloxacin은 macrolide 항생제와 비교해 차이가 없는 것으로 보고되었다.

병원획득폐렴은 대부분 그람음성균이 주요 원인균이다. 고용량의 ciprofloxacin (400 mg, 1일 3회)과 imipenem (1,000 mg, 1일 3회) 주사 요법을 비교한 연구에서 전체적으로 임상적, 미생물학적 치료효과는 유사하지만 *P. aeruginosa*가 원인균인 경우 ciprofloxacin의 치료효과는 현저히 낮아지며 내성발현율도 증가하였다. 따라서 *P. aeruginosa* 병원획득폐렴을 치료하기 위해 ciprofloxacin을 투여하는 경우 다른 약제와의 병합과 함께 최대용량(750 mg 경구 혹은 400 mg 8-12시간 간격 정맥투여)을 사용하여야 한다. 인공호흡기관련폐렴에서 meropenem 단독요법과 meropenem+ciprofloxacin 병합요법은 효과의 차이가 없었다. 다만 *P. aeruginosa*, *Acinetobacter*, 다제내성 그람음성균 등이 원인인 경우에는 병합요법군의 치료효과가 다소 우세하였다.

낭성섬유증 환자에서 경증 혹은 중등도의 악화 및 객담에서 *P. aeruginosa*가 배양된 경우 ciprofloxacin (750 mg, 1일 2회, 경구) 혹은 ofloxacin (400 mg, 1일 2회, 경구) 요법은 항녹농균 β-lactam+tobramycin 병합요법과 비교해 차이가 없었으나 중증의 악화인 경우에는 병합요법이 더 우수한 임상 효과를 나타냈다. Levofloxacin inhalation solution은 *P. aeruginosa* 만성 보균이 동반된 낭성섬유증 환자에게 사용하도록 허가된 약제로 tobramycin inhalation의 효과와 유사하나 내성발현 역시 적지 않다.

급성 화농성 부비동염의 경우 quinolone 제형은 β-lactam, cephalosporin, macrolide와 비교해 우수한 효과가 인정된다. 그러나 내성발현을 고려하여 quinolone 항생제를 우선적으로 사용하는 것은 권고하지 않는다.

6) 골관절감염

골관절감염은 장기간의 치료를 요하는 경우가 많아 경구투여가 가능하고 생체이용률이 높은 quinolone 항생제가 타 항생제에 비해 유용성이 크다. 만성 골수염에서 ciprofloxacin, ofloxacin, pefloxacin, levofloxacin을 이용한 6주 치료 후 6개월간의 추적연구에서 감수성이 있는 *P. aeruginosa*와 methicillin 감수성 *S. aureus* 감염을 포함하더라도 치료효과는 제형 간에 차이는 없었다. 그러나 죽은조직제거(debridement)가 불완전하거나, 인공삽입물이 있는 경우, 내성균감염의 경우에는 치료실패 가능성이 높아진다. 당뇨발에 동반된 골수염에서 3개월간의 ciprofloxacin 혹은 ofloxacin 투여로 60%의 치료효과가 있었다는 보고가 있다. 척추 브루셀라증에서 12-24주간 ciprofloxacin+rifampicin 투여한 군과 doxycycline+streptomycin을 투여한 군 간에 유사한 치료효과를 보고한 비-무작위 연구가 있었으나 이후 무작위 대조군 연구에서 quinolone의 일차적 투여의 임상적 효과가 명확하지 않으며 재발률도 높았다고 보고되었다.

S. aureus, coagulase negative *staphylococci*에 의한 인공관절의 화농관절염(septic arthritis)에서 ciprofloxacin 혹은 ofloxacin과 rifampin을 병합하여 6-9개월간 투여한 연구에서 81-93% 치료효과 보고가 있으며 특히 인공관절을 제거하지 못한 경우에서도 54-70%의 효과가 관찰되었다. *P. aeruginosa*에 의한 인공관절관절염에서 ceftazidime 6주+ciprofloxacin 6개월 요법으로 인공관절을 제거하지 않고 치료한 보고가 있다. *Staphylococci*에 의한 인공관절 혹은 인공삽입물감염은 적극적으로 죽은조직제거술을 시행하고 levofloxacin과 rifampin을 병합하여 투여하는 것이 효과적이다. 이 경우 짧게(8주) 투여한 것이 오래(3-6개월) 투여한 것과 비교해 치료효과가 낮지 않았다.

7) 피부연조직감염

연조직염(cellulitis)과 고름피부증(pyoderma)은 대부분 streptococci와 *S. aureus*가 원인이지만 당뇨, 말초혈관질환, 욕창궤양, 수술창상감염의 경우는 그람음성균, 혐기균에 의한 감염도 염두에 두어야 한다. 비복잡성피부감염의 경우 ciprofloxacin, levofloxacin, moxifloxacin 등은 cephalosporin계 항생제와 비교해 차이가 없으며 치료 반응률은 90%를 상회한다.

복잡성피부감염의 경우 경구 ciprofloxacin 혹은 ofloxacin과 cefotaxime 혹은 ceftazidime 정맥주사를 비교한 연구에서 제형 간의 차이 없이 79-98%의 임상적, 미생물학적 효과가 입증되었다. Levofloxacin과 β-lactam/β-lactamase 억제제의 비교연구에서 80% 정도의 효과가 입증되었으며 methicillin 감수성 *S. aureus*가 원인균인 경우 levofloxacin 투여가 의미 있게 효과적이었다. 당뇨발의 경우 ciprofloxacin 단독투여의 효과는 50% 정도로 낮으므로 타 항생제와 병합요법이 필요하다. 당뇨발에 병발된 연조직염과 피부 농양에서의 moxifloxacin과 piperacillin-tazobactam (주사 후 경구 amoxicillin-clavulanate)의 비교연구 결과는 유사하며 이 연구에서 주된 원인균은 *Streptococcus pyogenes*와 장내 그람음성균이었다. Methicillin 내성균을 포함한 *S. aureus* 가 주된 원인인 급성 세균성 피부감염증에서 delafloxacin은 vancomycin 이나 linezolid에 비해 치료율과 methicillin 내성 *S. aureus* (MRSA) 제균율을 비교했을 때 열등하지 않았다. 그러나 지역사회획득 피부연조직감염의 원인균으로 MRSA의 빈도가 증가하고 있고 quinolone 내성균의 빈도 역시 증가하고 있어 중증의 피부연조직감염에서의 quinolone의 경험적 사용은 신중해야 하며 감수성 결과를 확인한 후 사용하는 것이 바람직하다.

피부 탄저의 치료와 탄저균 노출 후 예방에는 ciprofloxacin 500 mg, 1일 2회 투여가 권고된다.

8) 기타

Ofloxacin, ciprofloxacin 등은 *M. tuberculosis*에 항균력이 있으나 적절치 않은 임상 결과, 낮은 항균력 등으로 더 이상 항결핵제로 추천되지 않는다. Levofloxacin (1 g, 1일 1회)과 moxifloxacin (400 mg, 1일 1회)이 2차 결핵 약제로 권고되며 통상 사용하는 항결핵제와 병합하여 사용할 수 있다. Rifampin에 감수성이 있는 결핵 환자에서 1차 항결핵제 6개월 요법과 quinolone을 포함한 항결핵제 4개월 요법의 효과가 차이를 보이지 않았다는 보고도 있다. 지역사회에서의 폐렴을 포함한 호흡기 질환에서 광범위한 quinolone 사용은 결핵균에서의 내성 획득과 관련이 있으며, 결핵 치료 전 quinolone에 노출된 기간에 따라 결핵균의 내성은 비례하여 증가한다.

AIDS 환자에 동반된 *M. avium intracellulare* complex 균혈증에서 ciprofloxacin (750 mg, 1일 2회, 또는 500 mg, 1일 3회)+clarithromycin+amikacin 투여로 증상 및 균혈증 개선이 보고되었다. 피부 *M. fortuitum* 감염에서 ciprofloxacin 보다는 ofloxacin이 효과적이라는 보고가 있다.

*M. leprae*에 의한 나종형한센병(lepromatous leprosy) 중 균적은 한센병(paucibacillary leprosy)의 경우 ofloxacin (400 mg, 1일 1회)+rifampin (600 mg, 1일 1회) 28일 요법은 dapsone+rifampin 6개월 요법과 비교해 임상적 경과의 호전 정도가 유사하다는 보고가 있다.

발열성 호중구감소증 환자에서 ciprofloxacin+aminoglycoside는 β-lactam+aminoglycoside 요법과 효과가 유사하다. 그러나 이들 환자에서 ciprofloxacin 단독투여는 권고하지 않으며 반드시 항녹농균 효과가 있는 다른 계열의 항생제와 병합투여하여야 한다. 또한 발열성 호중구감소증 환자에서의 quinolone 투여는 1차 약제를 선택할 수 없는 상황에만 고려하여야 한다. 저위험군에 해당하는 발열성 호중구감소증 환자에서는 ciprofloxacin+amoxicillin-clavulanate 경구투여가 ceftazidime 단독투여와 비교하거나 ceftriaxone+amikacin과 비교해 임상적 효과의 차이가 없다는 연구 결과가 있다. Ciprofloxacin, ofloxacin을 호중구감소증 환자에게 예방적으로 투여할 수 있다. 그러나 quinolone을 예방적으로 투여하는 경우 그람양성균에 의한 돌발감염을 일으킬 수 있으므로 rifampin 등 그람양성균에 항균력이 있는 항생제와 병합요법을 고려해야 한다.

뇌척수액으로의 quinolone의 침투는 수막에 염증이 있는 경우 ciprofloxacin은 최고혈중농도의 39%, levofloxacin은 40%, pefloxacin은 60%이며 그람음성균에 의한 뇌수막염에서 pefloxacin, ciprofloxacin을 이용한 치료 보고가 있다. 그러나 중추신경계 감염에서의 quinolone 사용은 표준 치료가 불가능한 경우로만 제한한다.

Neisseria meningitidis 뇌수막염 환자에게 긴밀하게 접촉하여 노출된 경우 ciprofloxacin 750 mg, 혹은 ofloxacin 400 mg 1회 요법으로 효과적으로 예방할 수 있다.

야생토끼병(tularemia)에서 ciprofloxacin 혹은 levofloxacin을, Q열에서 ciprofloxacin 혹은 ofloxacin을 사용할 수 있다. 브루셀라증에서의 quinolone 치료는 재발률이 높다.

Ciprofloxacin

1. 작용범위

다양한 그람음성균(*Escherichia coli*, *Klebsiella* spp., Enterobacter spp., *Citrobacter* spp., *Salmonella* spp., *Shigella* spp., *Proteus mirabilis*, *Proteus vulgaris*, *Providencia stuartii*, *Providencia rettgeri*, *Morganella morganii*, *Serratia* spp., *Yersinia pestis*, *Pseudomonas aeruginosa*, *Acinetobacter* spp., *Haemophilus influ-*

enzae, *Haemophilus parainfluenzae*, *Haemophilus ducreyi*, *Neisseria meningitidis*, *Moraxella catarrhalis*, *Campylobacter* spp., *Aeromonas* spp., *Vibrio* spp., *Brucella melitensis*, *Pasteurella multocida*, *Legionella* spp.)과 그람양성균(*Staphylococcus aureus*, *Staphylococcus epidermidis*, *Streptococcus pyogenes*, *Streptococcus pneumoniae*, *Enterococcus faecalis*), *Mycobacterium tuberculosis*, *Chlamydia trachomatis*, 비정형 mycobacteria에 항균력이 있다. 그러나 *Pseudomonas*와 *Enterobacterales*에서의 내성률 증가로 임상적 유용성이 점차 감소하고 있고, *Neisseria gonorrhea*에서의 높은 내성률로 더 이상 1차 치료제로 권고하지 않음은 전술하였다.

Ciprofloxacin은 *Bacteroides fragilis*와 *Clostridioides difficile*을 포함한 혐기균, 대부분의 *Burkholderia cepacia*, *Stenotrophomonas maltophilia*에는 항균력이 없다.

2. 약물동력학

경국 섭취 후 생체이용률은 70-80%이며 1-1.5시간 후 최고혈중농도에 도달한다. 단백결합률은 20-40%이다. 분포용적은 2.1-2.7 L/kg이다. 경구투여 후 신속하게 조직으로 침투하며 특정 조직에서는 혈액에서 보다 더 높은 농도까지 도달한다. 타액, 기관지 분비액, 림프, 담즙, 전립선, 소변에서는 치료 농도에 도달한다. 뇌척수액의 농도는 혈중농도보다 낮으나 수막에 염증이 있다면 농도가 증가한다. 점안액으로 투여한 ciprofloxacin은 방수(aqueous humor)로 침투한다. 반감기는 4시간으로 소변으로 40-50%(경구제), 50-70%(주사제)가 대사되지 않은 형태로 배설되고 20-35%가 분변으로, 1% 이하의 양이 담즙으로 배설된다.

3. 적응증, 용법, 용량

국내에서는 정맥주사 제형, 경구 제형과 점이액 제형(otic solution)이 사용 가능하다.

주사제를 경구제로 전환하는 경우 동일한 AUC를 갖는 용량은 표 24와 같다.

표 24. 동일한 약력학을 보이는 ciprofloxacin 주사제와 경구제의 용량과 용법

주사	경구
200 mg, 12시간마다	250 mg, 12시간마다
400 mg, 12시간마다	500 mg, 12시간마다
400 mg, 8시간마다	750 mg, 12시간마다

1) 요로감염

(1) 경증 혹은 비복잡성요로감염

200 mg, 정맥주사, 12시간 간격/혹은 250 mg, 경구, 12시간 간격, 7-14일간 투여한다.

(2) 중증 혹은 복잡성요로감염

400 mg, 정맥주사, 8시간 혹은 12시간 간격/혹은 500 mg, 경구, 12시간 간격, 7-14일간 투여한다.

(3) 급성 방광염

250 mg, 경구, 12시간 간격, 3일간 투여한다.

(4) 만성 세균성전립선염

400 mg, 정맥주사, 12시간 간격/혹은 500 mg, 경구, 12시간 간격, 28일간 투여한다.

2) 성매개질환

(1) 서혜육아종(Granuloma inguinale)

750 mg, 경구, 1일 2회, 적어도 21일간, 병변이 완전히 치료될 때까지 투여한다.

(2) 연성하감

500 mg, 경구, 1일 2회, 3일간 투여한다.

(3) 임질

*N. gonorrhoeae*의 내성률이 높아 치료약제로 권고하지 않는다.

3) 위장관·복강내감염

(1) 감염성 설사질환

500 mg, 경구, 12시간 간격, 5-7일간 투여한다.

(2) 장티푸스

500 mg, 경구, 12시간 간격, 10일간 투여한다.

(3) 복잡성복막염

400 mg, 정맥주사, 12시간 간격/혹은 500 mg, 경구, 12시간 간격, 7-14일간, metronidazole과 병합하여 투여한다.

(4) 담낭 및 담도 감염

200 mg, 정맥주사, 12시간 간격으로 2-10일간 투여 후 750 mg, 경구, 12시간 간격, 4-6일간 투여한다.

(5) HIV 감염자에 병발한 살모넬라 위장관염(균혈증이 아니거나 균혈증이 동반된 경증인 경우)

400 mg, 정맥주사, 1일 2회/혹은 500-750 mg, 1일 2회 경구투여한다. CD4 세포가 200/mm^3 이상이면 7-14일간 투여하고 CD4 세포가 200/mm^3 미만이면 2-6주간 투여한다. 증상이 동반되는 균혈증이 재발한다면 6개월간 투여한다.

4) 호흡기감염

(1) 급성 세균성 부비동염

400 mg, 정맥주사, 12시간 간격/혹은 500 mg, 경구, 12시간 간격, 10일간 투여한다.

(2) 만성 기관지염의 급성 악화

경증 혹은 중등도인 경우 400 mg, 정맥주사, 12시간 간격/혹은 500 mg, 경구, 12시간 간격, 7-14일간 투여한다. 중증인 경우 400 mg, 정맥주사, 8시간 간격/혹은 750 mg, 경구, 12시간 간격, 7-14일간 투여한다.

(3) 하부 호흡기감염

경증 혹은 중등도 감염인 경우, 400 mg, 정맥주사, 12시간 간격/혹은 500 mg, 경구, 12시간 간격, 7-14일간 투여한다. 중증 감염인 경우, 400 mg, 정맥주사, 8시간 간격/혹은 750 mg, 경구, 12시간 간격, 7-14일간 투여한다.

(4) 폐렴

400 mg, 정맥주사, 8시간 간격, 10-14일간 투여한다.

5) 골감염

(1) 경증 혹은 중등도 감염

400 mg, 정맥주사, 12시간 간격/혹은 500 mg, 경구, 12시간 간격, 4-8주간 투여한다.

(2) 중증 혹은 복잡성 감염

400 mg, 정맥주사, 8시간 간격/혹은 750 mg, 경구, 12시간 간격, 4-8주간 투여한다.

6) 피부연조직감염

(1) 경증 혹은 중등도 감염

400 mg, 정맥주사, 12시간 간격/혹은 500 mg, 경구, 12시간 간격, 7-14일간 투여한다.

(2) 중증 혹은 복잡성 감염

400 mg, 정맥주사, 8시간 간격/혹은 750 mg, 경구, 12시간 간격, 7-14일간 투여한다.

7) 감염심내막염

(1) 배양음성(자연판막, 인공판막 모두)이고 β-lactam 투여가 불가한 경우

400 mg, 정맥주사, 12시간 간격으로 vancomycin (15 mg/kg, 정맥주사, 12시간 간격)+gentamicin (1 mg/kg, 정맥 혹은 근육주사, 8시간 간격)과 병합하여 4-6주간 투여한다.

(2) HACEK (*Haemophilus* spp., *Aggregatibacter* spp., *Cardiobacterium hominis*; *Eikenella corrodens*, *Kingella kingae*)

400 mg, 정맥주사, 12시간 간격/혹은 500 mg, 12시간 간격, 4-6주간 투여한다.

8) 호중구감소증 환자

(1) 예방적 투여

500 mg, 1일 2회 경구투여한다.

(2) 발열성 호중구감소증 환자에서의 경험적 투여

400 mg, 정맥주사, 8시간 혹은 12시간 간격으로 투여한다. 단, quinolone을 예방적으로 투여하지 않은 경우로 한정하며 반드시 항녹농균 효과가 있는 다른 계열의 항생제와 병합투여하여야 한다.

9) 세균성 뇌수막염

800-1,200 mg/day의 용량을 2-3회로 분할하여 정맥주사 한다.

10) 고양이할퀌병

500 mg, 경구, 1일 2회, 10-16일간 투여한다.

11) 탄저 및 탄저 호흡기 노출후 예방

400 mg, 정맥주사, 12시간 간격/혹은 500 mg, 경구, 12시간 간격, 60일간 투여한다.

12) 페스트

(1) 제한된 인원 발생 상황

400 mg, 정맥주사, 12시간 간격, 14일간 투여한다.

(2) 대량 인원 발생 상황

500-750 mg, 경구, 1일 2회, 10일간 투여한다.

(3) 노출 후 예방

500-750 mg, 경구, 1일 2회, 7일간 투여한다.

13) 야생토끼병

(1) 제한된 인원 발생 상황

400 mg, 정맥주사, 12시간 간격, 10일간 투여한다.

(2) 대량인원 발생 상황

500 mg, 경구, 1일 2회, 14일간 투여한다.

14) 귀의 감염

(1) 급성 외이도염

0.2% 용액, 0.25 mL, 12시간 간격, 7일간 투여한다.

15) 복막투석액으로 혼합투여

50 mg/L를 매 투석액마다 혼합하여 투여한다.

Levofloxacin

1. 작용범위

호기성 그람음성균(*Enterobacter cloacae*, *Escherichia coli*, *Haemophilus influenzae*, *Haemophilus parainfluenzae*, *Klebsiella pneumoniae*, *Legionella pneumophila*, *Moraxella catarrhalis*, *Proteus mirabilis*, *Pseudomonas aeruginosa*, *Salmonella* spp., *Shigella* spp., *Yersinia enterocolitica*, *Campylobacter jejuni*), 호기성 그람양성균(*Enterococcus faecalis*, *Staphylococcus aureus*, *Streptococcus pneumoniae*, *Streptococcus pyogenes*)에 항균력이 있다. *Mycobacterium tuberculosis*와 *Mycobacterium avium* complex와 같은 비결핵항산균에 대해 ofloxacin에 비해 2배 정도의 항균력이 있다. *Bacillus anthracis*에 대해 시험관 내에서 항균력이 확인되었다.

2. 약물동력학

경구 혹은 정맥 내 투여 후 1-2시간에 최고혈중농도에 도달하며, 혈중 반감기는 6-8시간이다. 혈중 단백결합률은 24-38%로 낮다. 생체이용률은 99%이다. 알약 형태의 경구제를 음식과 같이 투여하면 최고혈중농도 도달시간이 1시간 정도 지연되고, 최고혈중농도도 14% 정도 감소하지만 음식과 같이 투여할 수 있다. 용액 형태의 제형은 식사 1시간 전이나 식사 2시간 후에 복용하여야 한다. 전립선조직에서는 최고혈중농도의 3배, 폐 조직에서는 2-5배의 농도까지 도달한다. 그 외에도 뼈조직, 피부, 방수 등에서도 혈중농도보다 높은 농도에 도달한다. 투여된 양의 87%가 대사되지 않은 형태로 신장을 통해 배설되며 4% 정도가 대변으로 배설된다.

3. 적응증, 용법, 용량

국내에서는 정맥주사 제형, 경구 제형과 점안액 제형(ophthalmic solution)이 사용 가능하다.

1) 요로감염

(1) 비복잡성요로감염

250 mg, 정맥주사 혹은 경구, 1일 1회, 3일간 투여한다.

(2) 복잡성요로감염

750 mg 정맥주사 혹은 경구, 1일 1회, 5일/또는 250 mg, 정맥주사 혹은 경구, 1일 1회, 10일간 투여한다.

(3) 급성 신우신염(*E. coli* 감염)

250 mg, 정맥주사 혹은 경구, 1일 1회, 10일간 투여한다.

(4) 급성 신우신염(*E. coli* 균혈증 동반)

750 mg, 정맥주사 혹은 경구, 1일 1회, 5일간 투여한다.

(5) 부고환염(*Chlamydia*, 임질 감염 배제된 경우)

500 mg, 경구, 1일 1회, 10일간 투여한다.

(6) 비임균요도염

500 mg, 경구, 1일 1회, 7일간 투여한다.

(7) 만성 세균성 전립선염

500 mg, 정맥주사 혹은 경구, 1일 1회, 28일간 투여한다.

2) 위장관·복강내감염

(1) 여행자설사

500 mg, 경구, 1일 1회, 1-3일간 투여한다.

3) 호흡기감염

(1) 만성 기관지염의 급성 악화

500 mg, 정맥주사 혹은 경구, 1일 1회, 7일간 투여한다.

(2) 급성 세균성 부비동염

750 mg, 정맥주사 혹은 경구, 1일 1회, 5일/또는 500 mg, 정맥주사 혹은 경구, 1일 1회, 10-14일간 투여한다.

(3) 지역사회획득폐렴

500 mg, 정맥주사 혹은 경구, 1일 1회, 7-14일/또는 750 mg 정맥주사 혹은 경구, 1일 1회, 5일간 투여한다.

(4) 클라미디아 감염

500 mg 경구, 1일 1회, 7일간 투여한다.

(5) 폐렴

750 mg, 정맥주사 혹은 경구, 1일 1회, 7-14일간 투여한다.

4) 피부연조직감염

(1) 비복잡성피부연조직감염

500 mg, 정맥주사 혹은 경구, 1일 1회, 7-10일간 투여한다.

(2) 복잡성피부연조직감염

750 mg, 정맥주사 혹은 경구, 1일 1회, 7-14일간 투여한다.

5) 탄저 호흡기 노출 후 예방

500 mg, 정맥주사 혹은 경구, 1일 1회, 60일간 투여한다.

6) 페스트

500 mg, 정맥주사 혹은 경구, 1일 1회, 10-14일간 투여한다.

7) 결핵

500-1,000 mg, 정맥주사 혹은 경구, 1일 1회 투여한다.

8) *Stenotrophomonas maltophilia* 감염

750 mg, 정맥주사 혹은 경구, 1일 1회 투여한다. 효과를 기대할 수 있는 다른 항생제와 병합하여 사용하여야 한다.

9) 한센병

Rifampin을 복용할 수 없는 경우 결핵형한센병은 500 mg, 경구, 한달에 1회, 12개월간/나종형한센병은 500 mg, 경구, 한달에 1회, 24개월간 투여한다.

10) 눈의 감염

세균결막염: *Corynebacterium* spp., *S. aureus*, *S. epidermidis*, *S. pneumoniae*, *Streptococcus* spp., *Acinetobacter lwoffii*, *H. influenzae*, *Serratia marcescens* 감염의 경우 0.5% 용액 1-2방울을 첫 2일간 2시간 간격으로 점안하고 3일째부터 7일째까지 4시간 간격으로 점안한다.

Moxifloxacin

1. 작용범위

그람양성균, 그람음성균, 혐기균, 결핵균에 항균력이 있다. 특히 호흡기감염의 주요 원인균인 *Streptococcus pneumoniae* (penicillin 내성과 무관), *Haemophilus influenzae*, *Haemophilus parainfluenzae*, *Klebsiella pneumoniae*, *Staphylococcus aureus*, *Mycoplasma pneumoniae*, *Chlamydia pneumoniae*, *Moraxella catarrhalis* 치료에 효과적이다. *S. pneumoniae*을 포함한 대부분의 그람양성균은 시험관내에서 0.5 μg/mL 이하의 농도에서 억제되며 이 농도는 400 mg, 1일 1회 투여로 얻을 수 있는 농도이다. *S. pneumoniae*의 MIC_{90}은 penicillin 내성 여부와 무관하게 0.125-0.25 μg/mL이다. *Enterococcus*은 0.5-4 μg/mL의 농도에서 억제된다. 그람음성균에 대해서는 ciprofloxacin에 비해 항균력이 낮으며, 특히 *Pseudomonas aeruginosa*는 상대적으로 내성을 보인다. 대부분의 혐기균의 MIC_{90}은 2 μg/mL이하로 metronidazole과 유사한 효과를 얻을 수 있다. *Bacteroides fragilis*의 MIC는 0.12-0.5 μg/mL이다. *Mycobacterium tuberculosis*는 0.5 μg/mL의 농도에서 억제된다.

2. 약물동력학

경구투여 후 2-3시간, 정맥투여 후 1시간 후에 최고혈중농도에 도달하며, 혈중 반감기는 경구투여의 경우 13시간, 정맥투여의 경우 10-15시간이다. 혈중 단백결합률은 30-50%이다. 생체이용률은 90%이며 음식에 의해 영향을 받지 않는다. 뇌수막염이 있는 경우 뇌수막 침투율은 70-80%이다. 복강액과 기관지점막에서도 혈중농도의 2배의 농도에 도달한다. 52%가 간에서 CYP450과 무관하게 glucuronide와 sulfate 접합에 의해 대사되며, 20%가 신장을 통해서, 25%가 분변으로 배설된다.

3. 적응증, 용법, 용량

정맥주사 제형, 경구 제형과 점안액 제형이 사용 가능하다. 정맥투여할 경우 QT 간격 연장의 부작용을 피하기 위해 권고되는 투여량과 투여 속도(1시간 이상에 걸쳐서 투여)를 준수하여야 한다. 정맥주사에서 경구로 전환할 경우 용량조절은 필요 없다.

1) 위장관·복강내감염

(1) 복잡성복강내감염

400 mg, 정맥주사 혹은 경구, 1일 1회, 5-14일간 투여한다.

2) 호흡기감염

(1) 만성 폐쇄성호흡기질환의 급성 세균성 악화

400 mg, 정맥주사 혹은 경구, 1일 1회, 5일간 투여한다.

(2) 급성 세균성 부비동염

400 mg, 정맥주사 혹은 경구, 1일 1회, 10일간 투여한다.

(3) 지역사회획득폐렴

400 mg, 정맥주사 혹은 경구, 1일 1회, 7-14일간 투여한다.

3) 피부연조직감염

(1) 비복잡성피부연조직감염

400 mg, 정맥주사 혹은 경구, 1일 1회, 7일간 투여한다.

(2) 복잡성피부연조직감염

400 mg, 정맥주사 혹은 경구, 1일 1회, 7-21일간 투여한다.

4) 감염성 관절염

(1) *Streptococcus* spp., methicillin감수성 *Staphylococcus* 감염

400 mg을 첫 1-2주간 정맥주사하고 이어서 경구제로 전환하여 총 4-6주간 치료한다.

5) 골수염

(1) 그람음성균에 의한 척추감염

400 mg, 경구, 1일 1회, 6주간 투여한다.

6) 골반염

400 mg, 경구, 1일 1회로 metronidazole 500 mg, 경구, 1일 2회 병합하여 14일간 투여한다.

7) 페스트

(1) 치료 및 예방

400 mg, 정맥주사 혹은 경구, 1일 1회, 10-14일간 투여한다.

8) 결핵

400 mg, 경구, 1일 1회 투여한다.

9) 눈의 감염

(1) 세균성 결막염

제품에 따라 하루 1방울, 1일 2-3회, 7일간 점안한다.

Ofloxacin

1. 작용범위

*Enterobacterales*에 대한 항균력은 ciprofloxacin과 유사하다. 일반적으로 quinolone은 *Providencia stuartii*와 *Stenotrophomonas maltophilia*에는 항균력이 약하나 ofloxacin은 ciprofloxacin에 비해 *S. maltophilia*에 대한 항균력이 우수하다. *Pseudomonas aeruginosa*에 대한 항균력은 ciprofloxacin보다 낮다. 그람양성균에 대한 항균력도 ciprofloxacin과 유사하나 group B *Streptococcus, Streptococcus pneumoniae*에 대한 항균력은 ofloxacin이 우세하다. methicillin 감수성 *S. aureus*에 대한 항균력 역시 ciprofloxacin과 유사하다. *Haemophilus influenzae*, *Moraxella catarrhalis*, *Mycoplasma pneumoniae*, *Legionella pneumophila*에도 항균력이 우수하여 이들 균주에 의한 각막염과 이염(otic infection) 치료에 유용하다. *Bacteroides fragilis*를 포함한 혐기균에는 효과를 기대할 수 없다.

2. 약물동력학

경구투여 후 1-2시간 후에 최고혈중농도에 도달하며, 혈중 반감기는 경구투여의 경우 5-7.5시간이다. 혈중 단백결합률은 20-32%이다. 생체이용률은 90-98%이며 음식물과 같이 섭취하면 흡수에 다소 장애를 받지만 최고혈중농도에는 영향을 미치지 않는다. 담낭, 담즙, 기관지, 객담, 중이(middle ear) 점막으로의 침투력은 매우 우수하며, 복수, 심장조직, 흉수, 전립선, 수포액, 안구에도 침투력이 좋다. 뼈, 골수, 뇌척수액으로의 침투력은 제한적이어서 최고혈중농도의 20-50%이다. 65-80%는 신장을 통해서, 4-8%는 분변을 통해서 배설된다.

3. 적응증, 용법, 용량

국내에서는 경구 제형과 점이액(otic solution) 제형이 사용 가능하다.

1) 요로감염

(1) 단순방광염(*E. coli* 혹은 *K. pneumoniae*)

200 mg, 경구, 12시간 간격, 3일간 투여한다.

(2) 단순방광염(기타 감수성 균주)

200 mg, 경구, 12시간 간격, 7일간 투여한다.

(3) 복잡성요로감염

200 mg, 경구, 12시간 간격, 10일간 투여한다.

(4) 전립선염

300 mg, 경구, 12시간 간격, 6주간 투여한다.

(5) 부고환염(임균감염 가능성이 배제된 경우)

300 mg, 경구, 1일 2회, 10일간 투여한다.

(6) 비임균요도염

300 mg, 경구, 1일 2회, 7일간 투여한다.

2) 위장관·복강내감염

(1) 여행자설사

300 mg, 경구, 1일 2회, 1-3일간 투여한다.

3) 호흡기감염

(1) 만성 기관지염의 급성 악화

400 mg, 경구, 12시간 간격, 10일간 투여한다.

(2) 클라미디아 감염

300 mg, 경구, 12시간 간격, 7일간 투여한다.

(3) 지역사회획득폐렴

400 mg, 경구, 12시간 간격, 10일간 투여한다.

4) 피부연조직감염

(1) 비복잡성피부연조직감염

400 mg, 경구, 12시간 간격, 10일간 투여한다.

5) 귀의 감염

(1) 고막 천공을 동반한 만성 고름중이염

10방울(0.5 mL, 1.5 mg), 1일 2회, 14일간 투여한다.

(2) 외이도염

10방울(0.5 mL, 1.5 mg), 1일 2회, 7일간 투여한다.

Gemifloxacin

1. 작용범위

그람양성균에 대한 항균력은 다른 quinolone (trovafloxacin, sparfloxacin, lomefloxacin, levofloxacin, ofloxacin)에 비해 우수해서 methicillin 내성 *Staphylococcus aureus*, methicillin 내성 *S. epidermidis*, penicillin 내성 *Streptococcus pneumoniae*에도 항균력이 있다. Penicillin 내성 *S. pneumoniae*에 대한 MIC_{90}

은 통상적으로 0.06 μg/mL 이하이며, methicillin 내성 *S. aureus*와 *S. epidermidis*의 MIC_{90}은 2 μg/mL 이하이다. *Enterococcus*에 대한 항균력도 MIC_{90} 4 μg/mL 이하로 trovafloxacin에 비해 우수하다.

그람음성균에 대한 항균력은 ciprofloxacin과 유사해서 대부분의 *Enterobacterales*의 MIC_{90}은 0.5 μg/mL이하이다. *Bacteroides fragilis*에 대한 항균력은 중등도 정도로 sparfloxacin과는 유사하며 trovafloxacin 보다는 약하다. *Pseudomonas aeruginosa*에 대한 항균력은 MIC_{90} 2-16 μg/mL로 sparfloxacin이나 trovafloxacin과 유사하다. *Mycoplasma pneumoniae*, *Chlamydia pneumoniae*, *Legionella pneumophila*와 같은 비정형 폐렴균에도 항균력이 있다.

2. 약물동력학

경구투여 후 0.5-2시간 후에 최고혈중농도에 도달하며, 혈중 반감기는 4.5-6.5시간이다. 혈중 단백결합률은 55-75%이다. 생체이용률은 70%이며 음식에 의해 흡수에 영향을 받지 않는다. 기관지 점막, 기관지폐포 대식세포, 상피세포 등에 높은 농도로 침투한다. 36%는 신장을 통해서, 61%는 분변을 통해서 배설된다. 건강한 성인을 대상으로 한 연구에서 정맥으로(gemifloxacin mesylate) 200 mg을 투여한 것은 경구로 320 mg을 투여한 것과 유사한 AUC를 보였다

3. 적응증, 용법, 용량

LG 생명과학에서 팩티브(Factive®)라는 상품명으로 판매되고 있다.

1) 호흡기감염

(1) 만성 기관지염의 급성 악화

320 mg, 경구, 1일 1회, 5일간 투여한다.

(2) 지역사회획득폐렴

320 mg, 경구, 1일 1회, 7일간 투여한다. 중증 폐렴의 경우 최대 14일까지 투여한다.

Lomefloxacin

1. 작용범위

대부분의 *Enterobacterales* (*Escherichia coli*, *Proteus vulgaris*, *Proteus mirabilis*, *Enterobacter* spp., *Salmonella*, *Shigella*)에 대해 ciprofloxacin보다는 항균력이 약하지만 ofloxacin이나 norfloxacin과는 유사하다. *Neisseria meningitidis*, *Moraxella catarrhalis*, *Haemophilus influenzae*, *Haemophilus ducreyi*에도 항균력이 있다. *Pseudomonas aeruginosa*와 혐기균(*Bacteroides*, *Clostridium*, *Fusobacterium*, *Peptostreptococcus*)에 대한 항균력은 없다.

2. 약물동력학

경구투여 후 1-4시간 후에 최고혈중농도에 도달하며, 혈중 반감기는 8-13시간이다. 혈중 단백결합률은 10-20%이다. 생체이용률은 95-98%이며 음식물과 같이 섭취하면 흡수 속도가 40%, 전체 흡수양이 10% 감소한다. 폐와 전립선으로의 침투력이 우수하다. 57-76%는 신장을 통해서 배설된다.

3. 적응증, 용법, 용량

국내에서는 경구 제형과 점안액 제형이 사용 가능하다.

1) 요로감염

(1) 비복잡성요로감염(*E. coli*, 여성)

400 mg, 경구, 1일 1회, 3일간 투여한다.

(2) 비복잡성요로감염(*Klebsiella pneumoniae*, *P. mirabilis*, *Staphylococcus saprophyticus*)

400 mg, 경구, 1일 1회, 10일간 투여한다.

(3) 복잡성요로감염

400 mg, 경구, 1일 1회, 14일간 투여한다.

2) 호흡기감염

(1) 만성 기관지염의 급성 악화

400 mg, 경구, 1일 1회, 10일간 투여한다.

3) 눈의 감염

(1) 세균결막염

0.3% 점안액을 5회씩, 1일 2회, 7-9일간 투여한다.

Norfloxacin

1. 작용범위

대부분의 *Enterobacterales* [*Escherichia coli*, *Klebsiella*, *Enterobacter*, *Citrobacter*, *Proteus mirabilis*, *Morganella*, *Salmonella* (*S.* Typhi 포함), *Shigella*, *Yersinia*, *Campylobacter*]에 대해 항균력이 있다. *Haemophilus influenzae*에 대해서는 항균력이 매우 우수하다. 시험관 내에서 *Pseudomonas aeruginosa*에 대한 항균력은 amikacin보다 우수하다. 그람양성균에 대해서는 효과를 기대하기 어렵다.

2. 약물동력학

경구투여 후 1.3-1.5시간 후에 최고혈중농도에 도달하며, 혈중 반감기는 3-4시간이다. 혈중 단백결합률은 10-15%이다. 생체이용률은 30-40%이며 음식물과 같이 섭취하면 흡수에는 영향을 미치지 않으나 우유나 요거트와 같이 복용하면 전체 흡수양이 40% 감소한다. 담즙, 담낭, 전립선, 정액, 소변에서 높은 농도를 보인다. 30%는 신장을 통해서, 30%는 분변을 통해서 배설된다.

3. 적응증, 용법, 용량

국내에서는 경구제형이 사용이 가능하다.

1) 요로감염

(1) 비복잡성요로감염(*E. coli*, *K. pneumoniae*, *P. mirabilis*)

400 mg, 경구, 1일 2회, 3일간 투여한다.

(2) 비복잡성요로감염(다른 병원균)

400 mg, 경구, 1일 2회, 7-10일간 투여한다.

(3) 복잡성요로감염

400 mg, 경구, 1일 2회, 10-21일간 투여한다.

(4) 전립선염

400 mg, 경구, 1일 2회, 28일간 투여한다.

2) 위장관·복강내감염

(1) 여행자설사

400 mg, 경구, 1일 2회, 1-3일간 투여한다.

Tosufloxacin

1. 작용범위

Enterobacterales, *Pseudomonas aeruginosa*, *Haemophilus influenzae*에 대한 항균력은 ciprofloxacin에 비해 약하지만, *Acinetobacter* spp., *Campylobacter* spp., *Yersinia enterocolitica*, *Vibrio* spp.,에 대한 항균력은 ciprofloxacin과 유사하다. Streptococci, staphylococci, *Enterococcus* 등 그람양성균에 대한 항균력이 ciprofloxacin, ofloxacin, norfloxacin에 비해 우수하다. 또한 *Bacteroides* spp. (*B. fragilis* 포함), *Clostridium perfringens*, *Fusobacterium* spp., *Peptostreptococcus* spp.는 tosufloxacin에 감수성률이 높다.

2. 약물동력학

경구투여 후 1-4시간 후에 최고혈중농도에 도달하며, 혈중 반감기는 3-4시간이다. 혈중 단백결합률은 60%이다. 흡수는 매우 우수하지만 생체이용률에 대한 정보는 아직 명확하지 않다. 20-60%가 신장을 통해서 배설된다.

3. 적응증, 용법, 용량

Ozex라는 상품명으로 판매되고 있다. 그러나 혈소판 감소, 신장염, 간독성 등 안전성에 문제가 제기되었고 일본, 우리나라, 이집트 등 일부 지역에서만 사용되고 있다. 미국 식품의약품안전처의 승인은 받지 못하였다.

신우신염 등 요로감염, 지역사회획득폐렴 등 호흡기 질환, 피부연조직염 등에서 다른 치료가 어려운 경우로만 한정하여 사용하도록 권고하고 있다. 300-450 mg을 2-3회에 나누어 경구투여한다.

Balofloxacin

1. 작용범위

*Staphylococcus*와 *Streptococcus*에 대한 시험관내 항균력은 ciprofloxacin이나 ofloxacin보다 우수하고 tosufloxacin과 유사하다. Methicillin 감수성 *Staphylococcus aureus*, *S. epidermidis*, *Streptococcus pyogenes*에 대한 MIC_{90}은 0.25 μg/mL 이하이다. *Streptococcus pneumoniae*의 MIC_{90}은 0.06-0.4 μg/mL로 tosufloxacin과 유사하다. *Enterococcus*에 대해서는 tosufloxacin보다 항균력이 우수하다. *Enterobacterales*와 *Haemophilus influenzae*에 대한 항균력은 ciprofloxacin이나 tosufloxacin에 비해 약하다

2. 약물동력학

경구투여 후 1-2시간 후에 최고혈중농도에 도달하며, 혈중 반감기는 4-6시간이다. 흡수는 매우 우수하지만 생체이용률에 대한 정보는 아직 명확하지 않다. 혈중 단백결합률은 55%이며 소변과 신장조직에서는 높은 농도에 도달하지만 폐와 기관지에서는 호흡기 quinolone에 비해 낮은 농도를 보인다. 70-80%가 신장을 통해서 배설된다.

3. 적응증, 용법, 용량

중외제약에서 큐록신(Q-roxin®)이라는 상품명으로 판매되고 있다. 적정용량 등에 대한 자료는 아직 부족하며 수입사의 제품설명서에는 다음과 같이 기술되어 있다.

1) 비복잡성요로감염(방광염, 요도염 등)

100 mg, 경구, 1일 2회 투여한다.

2) 골반염, 자궁경관염

200 mg, 경구, 1일 2회, 7일간 투여한다. 골반염의 경우 증상 개선 정도에 따라 14일까지 투여할 수 있다.

Zabofloxacin

1. 작용범위

Staphylococcus aureus (methicillin 내성균 포함), *Streptococcus pneumoniae* (penicillin, macrolide 내성균 포함), *Enterococcus faecalis* (vancomycin 내성균 포함) 등 그람양성균과 *Enterobacterales*, *Acinetobacter* spp. *Proteus* spp., *Salmonella* spp. 등 그람음성균, *Mycoplasma pneumoniae*, *Chlamydia pneumoniae*, *Legionella pneumophila*와 같은 비정형세균에 감수성이 있다

2. 약물동력학

경구투여 후 1-2시간 후에 최고혈중농도에 도달하며, 혈중 반감기는 5-10시간이다. 흡수는 매우 우수하지만 생체이용률에 대한 정보는 아직 명확하지 않다. 혈중 단백결합률은 40-50%이며 폐와 기관지분비액에서 높은 농도에 도달한다. 신장을 통해서 주로 배설되기는 하지만 소변과 신장 조직에서는 다른 제형의 quinolone에 비해 높은 농도에 도달하지 못하므로 요로감염에서의 사용은 권고하지 않는다.

3. 적응증, 용법, 용량

동화제약에서 '자보란테'라는 상품명으로 판매되고 있다. 적정용량 등에 대한 자료는 아직 부족하며 수입사의 제품설명서에는 다음과 같이 기술되어 있다.

1) 만성 폐쇄성호흡기질환의 급성 악화

1정(zabofloxacin) 366.69 mg, 경구, 1일 1회, 5일 간 투여한다.

Delafloxacin

1. 작용범위

Staphylococcus aureus (methicillin 내성균 포함), *Streptococcus pneumoniae*, *Enterococcus faecalis* 등 그람양성균과 *E. coli*, *Klebsiella pneumoniae*, *Haemphilus influenzae*, *H. parainfluenzae*, *Pseudomonas aeruginosa* 등 그람음성균, *Mycoplasma pneumoniae*, *Chlamydia pneumoniae*, *Legionella pneumophila*와 같은 비정형세균에 감수성이 있다.

2. 약물동력학

주사 혹은 경구투여 후 1시간 이내에 최고혈중농도에 도달하며, 혈중 반감기는 4-8시간이다. 흡수는 매우 우수하지만 생체이용률은 58%이다. 혈중 단백결합률은 84%이며 폐

의 대식세포와 피부의 상피세포층에서 혈중농도의 70-80% 농도까지 도달한다. 경구투여의 경우 신장과 분변으로 각 50%씩, 정맥주사한 경우 신장 65%, 분변 30%의 비율로 배설된다.

3. 적응증, 용법, 용량

Melinta Therapueitcs에서 2017년 미국 식품의약품안전처의 승인을 받아 'Baxdela®'라는 상품명으로 판매되고 있으나 국내에서는 아직 사용할 수 없다.

1) 급성 세균성 피부 및 연조직감염

300 mg, 정맥주사 혹은 450 mg, 경구, 1일 2회, 5-14일간 투여한다.

참고문헌

1. 유진홍. Quinolone. 항생제 열전. 파주: 군자출판사. 2019. 279-310쪽.
2. Andersson MI, MacGowan AP. Development of the quinolone. J Antimicrob Chemother. 2003;51:S1-11.
3. Correia S, Poeta P, Hébraud M, Capelo JL, Igrejas G. Mechanisms of quinolone action and resistance: where do we stand? J Med Microbiol. 2017;66:551-9.
4. Hooper DC, Strahilevitz J. Quinolones. Principles and practice of infectious diseases. 9th ed. Philadelphia: Elsevir; 2020. pp. 426-48.
5. Kim B, Seo MR, Kim J, Kim Y, Wie SH, Ki M, et al. Molecular epidemiology of ciprofloxacin-resistant *Escherichia coli* isolated from community-acquired urinary tract infections in Korea. 2020;52:194-203.
6. Kim ES, Hooper DC. Clinical importance and epidemiology of quinolone resistance. Infect Chemother. 2014;46:226-38.
7. Kim EY, Kim SH, Kim GR, Shin JH. Characteristics of clonal complex changes and quinolone resistance-determining region mutation of levofloxacin-resistant *Streptococcus pneumoniae* in South Korea. Microb Drug Resist. 2022;28:559-65.
8. Kim GR, Kim EY, Kim SH, Lee HK, Lee J, Shin JH, et al. Serotype distribution and antimicrobial resistance of *Streptococcus pneumoniae* causing invasive pneumococcal disease in Korea between 2017 and 2019 after introduction of the 13-valent pneumococcal conjugate vaccine. Ann Lab Me. 2023943:45-54.
9. MERATIVE [Internet]. Micromedex [cited 2025 May 16]. Available from: www.micromedex.com.
10. Yang HY, Nam YS, Lee HJ. Prevalence of plasmid-mediated quinolone resistance genes among ciprofloxacin-nonsusceptible *Escherichia coli* and *Klebsiella pneumoniae* isolated from blood in Korea. Can J Infect Dis Med Microbiol. 2014;25:163-9.

Polymyxin B 및 Colistin

권기태 경북대학교 의과대학 내과학교실

Polymyxin은 1947년에 발견된 가장 오래된 항생제 중 하나이다. 정주용 polymyxin은1980년경에 신독성 문제로 사용이 중단된 이후 국소용 또는 경구용 제제로 제한적으로 사용되었다. 최근 들어 다제내성 그람음성균[*Pseudomonas aeruginosa, Acinetobacter baumannii*, Carbapenem 내성 *Enterobacterales* (CRE)]의 증가로 정주용 polymyxin이 다시 사용되기 시작하였다. 초기에는 polymyxin A, B, C, D, E가 개발되었으나 A, C, D는 독성이 강해 이용되지 않았고 polymyxin B와 E (colistin)만 사용되었다. Polymyxin B는 *Bacillus polymyxa*균주의 산물에서 유래되며, colistin (polymyxin E)은 *Bacillus colistinus*로부터 얻어진다. Colistin은 비활성 prodrug인 CMS (colistimethate sodium 또는 colistin methanesulfonate sodium) 형태로 제형화되어 있어서, 항생제로서 활성을 가지기 위해서는 가수분해 과정을 거쳐야 하고, polymyxin B는 활성형의 형태로 투여된다. 미국에서는 CMS와 Polymyxin B가 모두 사용 가능하지만, 대부분의 다른 국가에서는 한 종류의 약제만 사용 가능하다. 우리나라는 CMS 형태로 사용이 가능하다.

1. 작용기전

Polymyxin B와 colistin은 다가양이온성(cationic) 순환형(cyclic) 폴리펩타이드로서, 그람음성균 외막의 리포폴리사카라이드(LPS) 중 특히 지질 A에 정전기적 결합을 형성한다. 이 결합은 세포막에 존재하는 칼슘(Ca^{2+})과 마그네슘(Mg^{2+}) 이온을 경쟁적으로 치환하여 세포막의 안정성을 붕괴시키고, 결과적으로 세포 내용물이 누출되어 빠른 살균효과(bactericidal effect)를 나타낸다. Polymyxin B와 colistin은 지용성(liphophilic)과 지용혐성(liphophobic)의 특성을 모두 지니는 표면활성 양친매제(amphipathic agents)로서 양전하를 띠고 있어, 음전하를 띠는 그람음성균의 외막과 강하게 결합할 수 있다. 동물 연구에서 이들 약제가 내독소에 의해 유발되는 여러 병리학적 효과를 차단함을 보여주었다.

2. 작용범위

Polymyxin B와 colistin은 그람음성 호기성 막대균에 광범위한 항균효과를 가지고 있다. *Proteus* 종들은 선천적으로 이 항생제에 높은 내성을 나타내어 대부분 효과가 없고, *Providencia, Burkholderia, Serratia, Moraxella, Helicobacter, Campylobacter, Vibrio, Brucella, Aeromonas, Morganella, Edwardsiella* species에도 항균력이 좋지 않다. 또한, 그람양성균, 그람음성구균, 대부분의 혐기균도 내성을 가지고 있다. Polymyxin은 오랫동안 거의 사용되지 않아 다재내성 *P. aeruginosa, A. baumannii*, Carbapenem- resistant *Enterobacterales* (CRE) 등과 같은 대다수의 병원성 그람음성막대균에 MIC_{90}이 2 μg/mL 이하로 항균력을 유지하고 있다. 2020년에 출판된 Clinical and Laboratory Standards Institute (CLSI)는 colistin 또는 polymyxin B의 *Enterobacterales*, *Pseudomonas*, *Acinetobacter* 종에 대해 최소억제농도(MIC) ≤2 μg/mL을 경계성(intermediate), ≥4 μg/mL을 내성

(resistant)으로 설정하고 있다. 반면, 2024년에 출판된 European Committee on Antimicrobial Susceptibility Testing (EUCAST)는 최소억제농도(MIC) ≤2 μg/mL을 감수성(susceptible), ≥2 μg/mL를 내성으로 설정하고 있다. 최근 발표되는 문헌에서 polymyxin 내성률이 10%를 초과하는 사례가 점차 증가하고 있다. Polymyxin B와 colistin은 구조와 작용이 유사하여 교차내성이 완전하게 일어나므로, 한 약제에 내성이면 다른 약제에도 효과가 없다.

3. 내성기전

대부분의 colistin 내성은 세균 외막의 구성 성분인 지질 A의 변형을 통해 발생한다. 이 변형은 다단계 캡슐 다당체의 발현이 증가하면서, colistin과 외막 표면 사이의 전하 기반 결합을 약화하거나 완전히 차단한다. 구체적으로, 지질 A에 양이온인 포스포에탄올아민(pEtN)이나 4-아미노-L-아라비노스가 첨가되면, 세균 표면의 음전하가 줄어들어, 다가양이온성 colistin과 LPS 사이의 정전기적 결합이 일어나지 않는다. 또한, 이러한 표면 변화는 염색체에 존재하는 두 성분 조절계(PmrAB와 PhoPQ)의 과도한 활성화나, 지질 A를 합성하는 유전자의 돌여변이에 의해서 발생할 수도 있다. *Proteus* 속과 같이 콜리스틴에 선천적 내성(intrinsic resistance)이 있는 균들은 비슷한 LPS 변형 기전을 가지고 있다. 드물게는 *A. baumannii*에서 LPS 자체를 생성하지 않는 돌연변이가 발생하여, colistin의 표적이 없어짐으로써 매우 강한 내성을 보이기도 한다. 최근에는 플라스미드에 매개된 유전자 변이(*mcr*-1부터 *mcr*-10까지)가 확인되었다. 이들 유전자는 원래 colistin 내성이 자연스럽게 존재하는 환경균에서 유래된 것으로 추정되며, 염색체의 pmrCAB 오페론 중의 pmrC와 유사한 기능을 한다. 즉, *mcr*유전자는 pEtN 반응 조절자 PmrA, 감지 키나제(sensor kinase) 단백질 PmrAB 및 인산전달효소 PmrC를 암호화하여, 세균 외막의 LPS에 변화를 일으킴으로써 colistin과의 결합을 방해한다. 이러한 *mcr* 유전자는 *Escherichia coli, K. pneumoniae, Salmonella, Enterobacter* 등 다양한 장내세균에서 널리 발견되어, colistin 내성이 다른 병원성 균주로 전파되는 데 기여하고 있다. 마지막으로, 일부 세균에서는 efflux 펌프의 과발현으로 colistin이 세포 밖으로 배출되거나, 캡슐층이 두꺼워져 약물이 세포 외막에 도달하지 못하는 방식으로 내성이 나타나기도 한다.

4. 약물동력학

Polymyxin B와 colistin은 농도의존적 살균작용을 보이는 것이 특징이다. 즉, 농도가 높아질수록 살균 속도와 범위가 증가하며, 임상적으로 유의한 농도에서 그람음성균(예: *A. baumannii, P. aeruginosa, K. pneumonia*)을 급속히 살균하는 효과가 관찰된다. 그러나, 항생제 후효과(post-antibiotic effect)가 상대적으로 미미하여, 일단 혈중농도가 감소하면 세균 증식이 비교적 빠르게 재개된다. 실제로 polymyxin B나 colistin에 노출된 세균은 초기 1-2시간 내 급격한 살균이 이루어지지만, 약물농도가 감소하면 2시간 정도 이내에 다시 증식이 나타날 수 있다. 이는 polymyxin이 농도의존적으로 작용하나 약물이 제거된 후 지속적인 성장 억제효과는 크지 않음을 의미한다. 또한, colistin과 polymyxin B 모두에서 이형내성(heteroresistance) 현상이 보고된다. 이형내성이란 균집단 내 일부 아집단이 해당 항생제에 높은 내성을 가져, 시험관 내(*in vitro*) 검사 상 감수성으로 분류되는 균주에서도 미량의 내성세균들이 살아남는 현상을 말한다. 이형내성 균주에서는 약물 노출하에서 내성 아집단이 선택적으로 증식하여 빠르게 내성 균집단이 우세해질 수 있으며, 이로 인해 치료 도중 균이 재증식하거나 완전한 사멸이 어려운 문제가 발생한다. 특히, 초기 접종균 수(inoculum)가 많을수록 이러한 현상이 두드러질 수 있다고 보고되어, 임상에서는 polymyxin B나 colistin을 단독으로 사용할 경우 재발이나 치료실패 가능성을 염두에 두어야 한다. 요약하면, polymyxin계열은 농도의존적으로 빠른 살균을 보이지만 항생제 후효과가 거의 없고, 이형내성 아집단의 존재로 인해 재성장 및 내성발현에 유의해야 한다는 특징이 있다.

항균활성을 가장 잘 설명하는 약물동력학(PK/PD) 지표는 AUC/MIC (24시간 동안의 혈중농도-시간곡선하면적 대 최소억제농도) 비율이다. Polymyxin B나 colistin은 신독성 등의 부작용 때문에 과도한 농도를 유지하기 어렵고 임상 감수성 기준인 혈중 2 μg/mL수준이 안전한 최고농도로 간주된다. 혈중 2 μg/mL 농도를 유지하여 균주의 MIC 대비 충분한 노출(AUC/MIC≥20-25)을 확보하는 것이 최적 치료 목표로 제시된다.

Colistin은 비활성 prodrug인 CMS (colistimethate sodium 또는 colistin methanesulfonate sodium) 형태로 제형화되어 있어서, 항생제로서 활성을 가지기 위해서는 가수분해 과정을 거쳐야 한다. Colistin은 colistin sulfate 형태로 국소용 또는 경구용으로 사용되어 왔으며, CMS 제형은 근육주사 및 정맥주사 용도로 사용된다. CMS은 흡입요법(inhalation)으로도 사용된다. CMS와 polymyxin B 모두 경막내(intrathecal) 또는 뇌실내(intraventicular) 투여로도 사용된 바 있다. 두 약제는 경구투여 시 흡수되지 않으며, 경구용으로는 선택적 장내 제균(selective gut decontamination) 또는 탈집락화(decolonization) 목적에만 사용된다. Polymyxin은 뇌척수액, 담즙계, 흉막액, 관절액으로의 분포가 매우 제한적이며, 혈액투석에 의해 비교적 쉽게 제거된다. Polymyxin B는 활성 형태로 근육주사 또는 정맥주사 형태의 주사용 제형으로 사용이 가능하며 국소형 제형도 존재한다.

정맥주사된 CMS는 신장을 통해서 주로 배설되며, 이와 동시에 일부가 활성 colistin으로 천천히 전환된다. 한편 colistin활성형은 신장보다는 비신장적 경로로 제거되는 특성이 있어 CMS의 제거와 colistin의 형성/소실 사이에 복잡한 약물동태학적 관계가 존재한다. 일반적으로 CMS를 정주하면 혈중에서 colistin농도가 서서히 상승하며, 초회 투여 후 즉각 충분한 농도에 도달하지 못하고 지연 효과가 나타난다. 이러한 초기 노출 부족을 보완하기 위해 부하용량(loading dose) 개념이 도입되었다. CBA (colistin base activity) 기준으로 5 mg/kg (최대 300 mg)의 부하용량 투여가 권장된다. Polymyxin B는 활성형 자체로 투여되므로, colistin보다 단순하고 예측 가능한 약동학을 나타낸다. Polymyxin B는 신세뇨관에서 광범위하게 재흡수되며 소변으로 거의 배설되지 않기 때문에, 신장에서 변경 없이 그대로 배출되는 비율은 매우 낮다. 이러한 특성에 따라, 신부전 환자에서 굳이 용량을 감량할 필요가 없다는 임상적 근거들이 다수 제시되고 있다.

5. 약물상호작용

Polymyxin은 단독으로도 독성이 강하지만, 다른 신독성 약물(aminoglycoside, vancomycin등)과 병용하면 신장 손상 위험이 증가한다. Aminoglycoside계 항균제와 병합투여는 신경독성을 악화시킬 수 있다. 신경근육 차단은 과량투여, 신기능저하 환자, 또는 curariform 약제를 투여하는 사람에서 발생할 수 있다. 무호흡이 발생한 경우에는 호흡기능을 유지시켜야 하며, 정맥 내 칼슘 투여가 호흡 회복에 도움을 줄 수 있다.

6. 임상 적응증

Polymyxin계열은 마지막 수단의 항생제로서, 주로 다제내성 또는 범내성 그람음성균에 의한 감염 치료에 주로 사용된다. 대표적인 표적 균은 *Pseudomonas aeruginosa*,

표 25. Colistin (CMS)와 polymyxin B의 특성 비교

항목	Colistin (CMS)	Polymyxin B
투여 형태	비활성 전구약물(prodrug)(CMS) → 활성화(colistin) 필요	활성형 직접 투여
약물 제거	CMS는 신장, colistin은 비신장 제거	비신장 경로 주 제거
신기능에 따른 용량조절	필수	불필요
환자 간 약물 노출 변동성	매우 큼	비교적 안정적
사용 권장 감염부위	요로감염, 중추신경계 감염(정주와 뇌실내 병용), 흡입요법	전신감염, 패혈증, 폐렴
흡입 요법 적합성	우수(기도 자극 적음)	제한적(자극 우려 있음)
신독성 위험	$C_{ss,avg}$ (average steady-state plasma colistin concentration) >2.5 mg/L에서 증가	일일 150 mg 이상 투여 시 증가

Acinetobacter baumannii, Carbapenem 내성 *Enterobacterales* (CRE) 등이 있다. 높은 독성률과 아직 밝혀지지 않은 적정한 투여 방법, 의문스러운 현재의 breakpoints for susceptibility 등을 고려하면 주사용 colistin, polymyxin B는 다른 치료제가 없을 경우에만 사용해야 한다. 심각한 감염에서는 가능하다면 감수성이 있거나 상승효과가 있는 다른 항균제를 polymyxin과 병합해서 투여해야 한다. 새로운 그람음성 항생제(예: ceftazidime-avibactam, ceftolozane-tazobactam, meropenem-vaborbactam, cefiderocol 등)가 유효한 경우 polymyxin계열은 가급적 피하고, 새로운 항생제를 투여할 것을 권고한다.

전신감염(패혈증 등)은 polymyxin B가 선호되는데, polymyxin B는 활성형으로 투여되어 빠르고 안정적으로 유효혈중농도에 도달하며, 환자 간 약동학 변동성이 적은 장점이 있다. 반면 colistin은 비활성 전구약물(CMS) 형태로 투여되어 활성형 전환이 느리고 변동성이 크므로, 전신감염에서는 polymyxin B가 효과적이고 신독성도 적어 colistin보다 우선적으로 권고된다. 전신투여만으로 폐 조직에서 충분한 농도를 얻기 어려워 폐렴에서는 IV polymyxin+호흡기 흡입 병합치료가 권고된다. 요로감염에서는 colistin이 선호되는데, 그 이유는 CMS가 신장으로 배설되며 요로계에서 활성형 colistin으로 전환되어 소변에서 높은 농도를 형성하기 때문이다. Polymyxin B는 주로 비신장 경로로 제거되고 요중 배설이 매우 적어 요로감염 치료에 충분한 농도를 제공하지 못한다. 중추신경계감염에서는 정주만으로 혈관뇌장벽 투과가 제한적이므로 뇌실내/경막내 투여를 고려하고, 경험상 colistin이 선호된다. 낭포성섬유증 환자에서는 흡입 colistin이 오랫동안 사용되어 왔다. Polymyxin B와 colistin은 모두 소아에서도 사용 가능하나 신독성과 신경독성의 위험 때문에 신중한 모니터링 하에 최후의 수단으로 사용된다. 적응증은 성인과 유사하다. 표 25에 colistin과 polymyxin B의 특성을 비교하였다.

7. 용법 및 용량

Colistin과 polymyxin B는 모두 정맥주사가 주요 경로이며, 상황에 따라 근육주사, 흡입, 뇌실내/경막내 투여로 활용된다. 두 약물은 상호 용량 단위가 다르므로, 단위 환산에 유의해야 한다. Colistin은 보통 colistin 기준량(mg)이나 국제단위(IU)로 표시되며, 1 million IU=80 mg CMS ≈ 33 mg colistin (colistin base activity, CBA)에 해당하고, polymyxin B는 1 mg=10,000 IU로 환산한다. 우리나라에서 유통되는 CMS 제품은 한 바이알당 360 mg의 CMS를 포함하고 있으며, 라벨에는 150 mg의 CBA가 포함되

표 26. Colistin (CMS)와 polymyxin B의 용법과 용량

투여경로/상황	Colistin (CMS)	Polymyxin B
IV 성인 (정상 신기능)	Loading dose: 300 mg colistin base (9 MIU) 유지용량: 150 mg q12h (최대 360 mg/day)	Loading dose: 2.5 mg/kg 1회 유지용량: 1.5 mg/kg q12h
IV (신기능저하)	CrCl 기준으로 용량 감량 및 간격 연장 필요	신기능에 따른 용량조절 불필요
IV (소아)	2.5-5 mg/kg/day 범위 내 분할 투여	2세 이상은 성인 용량 2세 미만: 0.75-2.25 mg/kg q12h (하루 1.5-4.5 mg/kg)
IM	가능하나 드물게 사용	가능하나 통증 심해 거의 사용하지 않음
흡입 치료	50-75 mg colistin base in 3-4 mL saline via vibrating mesh nebulizer 2-3 times/day	흡입 제형 없음
뇌실내/경막내	10 mg 1일 1회+정주 병행	5 mg (50,000 IU) 1일 1회+정주 병행

표 27. Colistin (CMS)의 신기능에 따른 유지용량

CrCl (mL/min)	권장 유지용량(colistin base activity, CBA 기준), 2회 또는 3회 분할 투여
≥50	300 (245-360) mg /day
30-<50	183-250 mg/day
10-<30	150-183 mg/day
<10 (비투석)	117-145 mg/day
<10 (투석)	65 mg q12hr, 투석 후 40-50 mg 추가
CRRT	65 mg q12hr, 13 mg/hr로 추가

어 있다고 명시되어 있다. 이는 약 4.5백만 IU에 해당한다. Colistin과 polymyxin B의 용법과 용량을 표 26에 나타내었고, colistin의 신기능에 따른 유지용량을 표 27에 나타내었다.

8. 부작용 및 금기

국소투여하는 경우에는 전신적 흡수가 거의 없기 때문에 전신적인 부작용은 거의 없다. 드물게 알레르기가 생기거나 귀에 사용되는 경우 이독성이 있을 수 있다. 흡입 사용 시에는 급성 호흡장애를 유발할 수 있다. 전신적으로 투여하는 경우 표준용량에서도 부작용이 일어날 수 있다. 가장 흔하게 문제가 되는 것은 투여량에 비례한 신독성이며 이는 약물을 중단하면 대개는 좋아진다. 그러나 신기능이 정상화되기까지는 시간이 걸릴 수도 있다. 약제를 사용한 환자의 약 20%에서 단백뇨, 혈뇨, 요침사를 볼 수 있고 약 2%에서 급성세뇨관괴사가 일어날 수 있다. 기존의 신질환이 있는 환자에서 이러한 신기능장애가 주로 일어난다. 또한 투여량에 비례한 가역적인 신경독성을 보일 수 있는데 이는 신경 근육 차단으로 나타나며 근육의 약화와 무호흡을 일으킬 수 있다. 신경 근육 차단은 신기능저하자에서 과량투여 하는 경우에 가장 흔히 일어난다. 입술 주변, 혀, 팔다리의 이상감각, 말초신경이상증, 기타 다른 신경독성이 드물지 않게 발생한다. 과민반응으로 피부발진, 소양증, 약열이 있을 수 있

으며 비만세포에서 히스타민과 세로토닌을 방출시킬 수 있다. 오랜 기간 투여하는 경우 전해질이상을 초래할 수 있는데 심한 저칼슘혈증, 저칼륨혈증, 저나트륨혈증, 혈중요소질소(BUN)의 상승이 올 수 있다. 척추강 내 및 뇌실 내 투여는 일반적으로 특별한 부작용이 없다.

참고문헌

1. Bennett JE, Dolin R, Blaser MJ. Mandell, Douglas, and Bennett's Principles and Practice of Infectious Diseases. 9th ed. Philadelphia: Elsevier; 2020. pp. 405-9.
2. Diani E, Bianco G, Gatti M, Gibellini D, Gaibani P. Colistin: Lights and Shadows of an Older Antibiotic. Molecules. 2024;29(13):2969.
3. Gogry FA, Siddiqui MT, Sultan I, Haq QMR. Current Update on Intrinsic and Acquired Colistin Resistance Mechanisms in Bacteria. Front Med (Lausanne). 2021;8:677720.
4. Jian Li, Roger L. Nation, Keith S. Kaye. Polymyxin Antibiotics: From Laboratory Bench to Bedside. Switzerland AG: Springer Nature; 2019.
5. Tran TB, Velkov T, Nation RL, Forrest A, Tsuji BT, Bergen PJ, et al. Pharmacokinetics/pharmacodynamics of colistin and polymyxin B: are we there yet? Int J Antimicrob Agents. 2016;48(6):592-7.
6. Tsuji BT, Pogue JM, Zavascki AP, Paul M, Daikos GL, Forrest A, et al. International Consensus Guidelines for the Optimal Use of the Polymyxins: Endorsed by the American College of Clinical Pharmacy (ACCP), European Society of Clinical Microbiology and Infectious Diseases (ESCMID), Infectious Diseases Society of America (IDSA), International Society for Anti-infective Pharmacology (ISAP), Society of Critical Care Medicine (SCCM), and Society of Infectious Diseases Pharmacists (SIDP). Pharmacotherapy. 2019;39(1):10-39.

Glycopeptide계

Vancomycin 및 Teicoplanin

최원석 고려대학교 의과대학 내과학교실

Vancomycin과 teicoplanin은 glycopeptide계 항생제로, 세포벽의 생합성을 억제하여 작용하며 그람양성균에 효과적이다. Vancomycin은 1952년에 보르네오섬의 토양에서 분리된 Streptomyces orientalis에서 처음 발견되어 1955년부터 임상에서 사용되었고 1958년 FDA로부터 penicillin 내성 staphylococci의 치료제로 허가받았다. Vancomycin 사용 초기에는 불순물 혼입에 따라 전정 및 신장독성 등 다양한 부작용 발생이 문제가 되었으나 이후 순도가 높아져 독성이 감소하였다. 항포도알균 반합성 penicillin 및 cephalosporin계 항생제가 등장함에 따라 vancomycin의 사용은 크게 감소하였다. 1980년대부터 vancomycin 사용은 다시 증가하기 시작하였는데 이는 methicillin 내성 *Staphylococcus aureus* (MRSA) 감염증의 증가 때문이었다. 현재 vancomycin은 임상에서 사용되기 시작한 지 약 60년이 되었지만 여전히 MRSA 등 그람양성균 감염증의 주된 치료제 역할을 하고 있다. Teicoplanin은 1978년 인도의 토양에서 발견된 *Actinoplanes teichomyceticus*에서 분리되었다. Teicoplanin은 처음 유럽에서 개발되어 미국을 제외한 많은 국가에서 사용되었다. Teicoplanin은 항균력이 vancomycin과 유사하면서 반감기가 길어 1일 1회 투여가 가능하고 독성은 vancomycin에 비해 적다는 장점이 있다.

Vancomycin은 수년간 거의 대부분의 그람양성알균에 대해 우수한 항균력을 보여 왔다. 그러나 1980년대부터 vancomycin 내성 장알균(vancomycin-resistant enterococci; VRE)이 출현한 이래 병원 내에서 VRE에 의한 집락/감염 환자 발생이 현저하게 증가하였으며 최근에는 35-40% 수준의 내성률을 보이고 있다. 포도알균에서 vancomycin의 내성출현도 문제가 되고 있다. 1996년 일본에서 처음 vancomycin MIC가 8 μg/mL인 vancomycin-intermediate *S. aureus* (VISA)가 분리되었으며 이후 유럽, 아시아, 미국 등에서도 VISA와 함께 heterogeneous resistant VISA (hVISA)가 보고되었다. 2002년에는 vancomycin-resistant (MIC ≥16 μ/mL) *S. aureus* (VRSA)도 분리되었으며, 이후 52건이 확인되었다. 국내에서 현재까지 VRSA가 확인되지 않았다.

1. 항생제명

Vancomycin, Teicoplanin

2. 구조 및 성상

Vancomycin은 $C_{66}H_{75}C_{12}N_9O_{24}$의 화학 구조로 2개의 chlorinated β-hydroxytyrosine 분자, 3개의 치환된 phenylglycine systems, N-methylleucine 및 aspartic acid amide가 기본 heptapeptide chain을 구성하고 있다(그림 30). Teicoplanin은 vancomycin과 화학적으로 달라서 탄수화물 구조가 D-glucose와 vancosamine 대신 D-glycosamine과 D-mannose, aspartic acid와 N-methylleucine 대신에 두 개의 dihydroxyphenylgly-

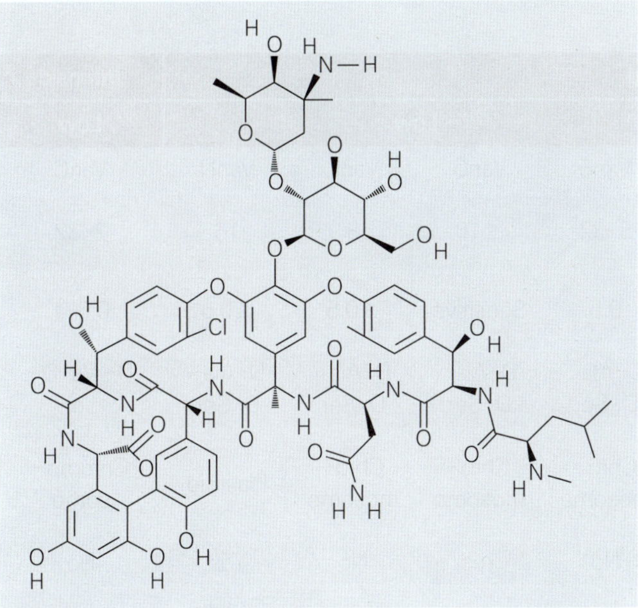

그림 30. Vancomycin의 구조식

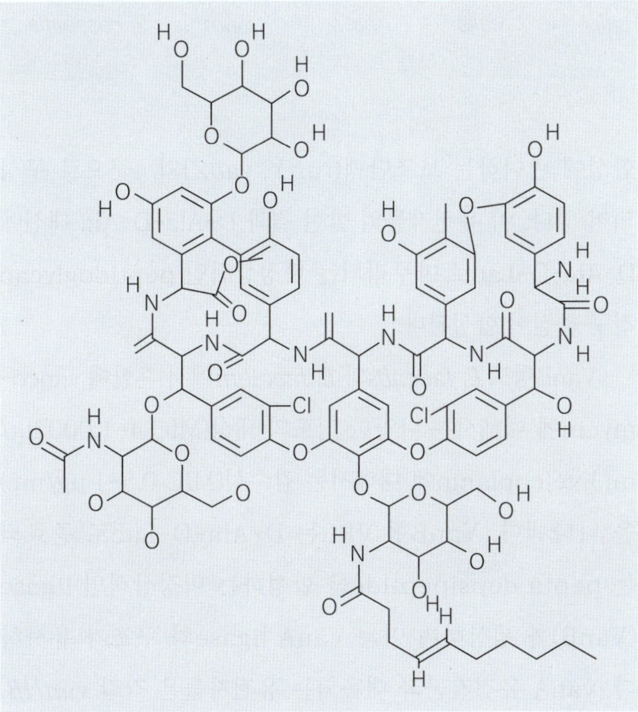

그림 31. Teicoplanin A2의 구조식

cine으로 형성되어 있다(그림 31). 특히 다른 glycopeptide와 달리 지방산으로 된 acyl 치환기를 가지고 있는데, 이는 세균 세포벽에 분자를 고정시키는 역할을 하여 항균 활성에 기여한다. Vancomycin의 분자량은 1,485, teicoplanin의 분자량은 약 2,000으로 다른계열 항생제에 비해 매우 크다.

3. 작용기전

Vancomycin과 teicoplanin에 의한 살균의 주요 기전은 분열하는 미생물의 세포벽합성을 억제하는 것이다. Vancomycin은 세포벽합성 시 cross-linking polypeptide의 free carboxyl end의 D-alanyl-D-alanine과 밀착 결합하여 UDP-N-acetylmuramyl pentapeptide와 N-acetylglucosamine의 결합을 억제한다. Penicillin과 cephalosporin은 peptidoglycan의 pentapeptide 측쇄의 다음 단계 cross-linkage를 억제하기 때문에 vancomycin과 β-lactam 항생제 사이에는 교차내성이 없다. Vancomycin은 분자량이 크기 때문에 그람음성균의 외막을 투과하지 못하여 항균범위는 그람양성균에만 국한된다.

4. 내성기전

1986년 영국과 프랑스에서 처음 보고된 VRE는 곧이어 미국에서도 발견되었으며 주요한 병원 감염균으로 대두되었다. VRE는 peptidoglycan 합성 과정 중 D-alanine-D-alanine 대신 vancomycin에 친화성이 떨어지는 D-alanine-D-lactate 또는 D-alanine-D-serine을 만들어 vancomycin의 결합을 막거나 VRE의 염색체에 있던 ddl 유전자에 의해 합성된 D-alanine-D-alanine을 분해하여 vancomycin에 내성을 나타내는 것으로 알려져 있다. 최근까지 8가지 glycopeptide 획득내성 표현형(VanA, VanB, VanD, VanE, VanG, VanL, VanM, VanN)이 보고되었으며, *E. gallinarum*과 *E. casseliflavus*에서 1가지의 선천적 내성(intrinsic resistance) 표현형(VanC)이 알려졌

표 28. 장알균의 glycopeptide 내성 표현형의 특징

Resistance	Acquired								Intrinsic
	High		Variable	Moderate	Low				Low
Phenotype	VanA	VanM	VanB	VanD	VanE	VanG	VanL	VanN	VanC
Vancomycin MIC (mg/L)	64-1,000	>256	4-1,000	64-128	8-32	≤16	8	16	2-32
Teicoplanin MIC (mg/L)	16-512	96	0.5-1	4-64	0.5	Sensitive	≤0.5	≤0.5	0.5-1
Modification	D-Ala-D-Lac	D-Ala-D-Lac	D-Ala-D-Lac	D-Ala-D-Lac	D-Ala-D-Ser	D-Ala-D-Ser	D-Ala-D-Ser	D-Ala-D-Ser	D-Ala-D-Ser
Location	Plasmid or chromosome	Plasmid or chromosome	Plasmid or chromosome	Plasmid or chromosome	Chromosome	Chromosome	Chromosome	Plasmid	Chromosome
Transferrable	Yes	Yes	Yes	No	No	Yes	No	Yes	No
Expression	Inducible	Inducible	Inducible	Constitutive	Inducible	Inducible	Inducible	Constitutive	Constitutive
Main species	*E. faecalis, E. faecium*	*E. faecium*	*E. faecalis, E. faecium*	*E. faecalis, E. faecium*	*E. faecalis*	*E. faecalis*	*E. faecalis*	*E. faecium*	*E. gallinarum, E. casseliflavus*

다(표 28).

Peptidoglycan 전구체의 D-Ala-D-Lac (VanA, VanB, VanD, VanM)로 변화는 vancomycin에 대한 결합력을 1,000배 감소시키며, D-Ala-D-Ser (VanC, VanE, VanG, VanL, VanN)로 변화는 vancomycin에 대한 결합력을 7배 감소시킨다. VanA형은 세계적으로 VRE 인체 감염의 대부분을 차지하며, *E. faecium*에서 가장 흔하다. VanA형 VRE는 vancomycin에 MIC 64-100 μg/mL, teicoplanin에 MIC 16-512 μg/mL로 고도내성을 나타낸다. VanA glycopeptide 내성기전은 대부분 *E. faecium*의 10,851 bp 전위 유전자 단위(Tn1546)에서 발견되는 유전자군(*vanA* gene cluster)에 대한 연구로부터 규명되었다. Tn1546은 transposition function (ORF1, 2), vancomycin 내성 유전자의 조절(*vanR*, *vanS*), depsipeptide 생산에 의한 glycopeptide 내성(*vanH*, *vanA*, *vanX*), peptidoglycan 합성에 관여하는 보조단백(*vanY*, *vanZ*)의 4군으로 구성되어 있다. 이 유전자들의 발현 결과 D-Ala-D-Ala 대신에 D-Ala-D-Lac로 마무리되는 비정상적인 peptidoglycan 전구 물질이 합성된다.

VanB형도 *E. faecalis*와 *E. faecium*에서 흔한데 vancomycin에 대해서는 다양한 정도의 내성(MIC 4-1,000 μg/mL), teicoplanin에 대해서는 감수성(MIC 0.5-1 μg/mL)을 나타낸다. VanB형 VRE는 D-Ala-D-Lac로 종료되는 pepta depsipeptide를 합성하는 비정상적인 ligase (VanB)를 생산하며 이는 VanA ligase와 구조가 유사하다. vanA 유전자군과 대응되는 유전자들은 각각 *vanHB*, *vanXB*, *vanYB*, *vanSB*로 명명되어 있다.

실험실에서 *vanA* 유전자가 장알균으로부터 다른 그람양성균으로 전달되는 것이 밝혀진 바 있으며 A군 streptococci, viridans streptococci, *Listeria monocytogenes*,

S. aureus 등이 있다. 1992년 시험관내와 동물에서 장알균으로부터 *S. aureus*로 vancomycin 내성유전자가 전달됨이 입증되면서, 실제 임상 환자에서 그러한 상황이 발생 가능할 것이라는 데에 대해 심각한 우려가 있어 왔고 실제 2002년에 미국의 임상 환자에서 vancomycin 내성 *S. aureus* (VRSA) 사례가 보고됐다.

1996년 일본에서 Hiramatsu는 폐동맥부전증으로 심장 수술을 받은 유아에서 발생된 흉골창상감염에서 vancomycin MIC가 8 μg/mL인 Mu50을 처음 보고하였다. Mu50과 다른 Mu3이라는 균주도 분리되었는데, 이는 vancomycin MIC가 2 μg/mL 또는 4 μg/mL이지만, MIC가 8 μg/mL인 균주들이 $\geq 10^{-6}$의 부분적인 비율로 존재하여 hVISA라고 정의하였다. 현재까지 VISA와 hVISA의 내성기전은 완전히 규명되지 않았지만, VISA 균주에서는 vancomycin 내성유전자는 검출되지 않아 VRE나 VRSA의 내성기전과는 다른 것으로 알려져 있다. VISA 균주를 전자 현미경으로 촬영해 보면 다른 감수성 균에 비해 세포벽의 두께가 2배 정도 증가되었음이 관찰되었다. 또한 VISA 균주는 vancomycin에 친화력이 강하면서 세포벽합성 과정에는 기여하지 않는 glutamine-non-amidated mucopeptide (GNAM)를 대량 생산하는 것으로 밝혀졌다. VISA는 내성이 전달되지 않으며 vancomycin이 존재하지 않으면 유지되지 않는 것으로 알려져 있다. 여러 연구에서 hVISA 균주의 치료에 vancomycin의 효과가 낮은 것으로 보고하고 있다.

2002년 미국 미시간주의 환자에서 vancomycin MIC ≥32 μg/mL인 VRSA가 처음 분리되었다. 환자는 당뇨병, 말초혈관질환, 신부전 및 만성 족부궤양감염으로 간헐적으로 vancomycin을 투여받은 환자였다. VRSA는 족부병변에서 분리되었으며, 동시 감염된 VRE로부터 *vanA*가 수평전파된 것으로 확인되었다. VRSA는 pSK41-type 플라스미드를 가진 MRSA와 *vanA* 유전자가 코딩되어 있는 Inc 18-like 플라스미드를 가진 VRE로부터 유래된 것으로 알려져 있다.

Staphylococcus epidermidis 및 *Staphylococcus haemolyticus* 등 coagulase-negative staphylococci (CNS)에서도 vancomycin 내성이 보고되었으며 일부 균주는 teicoplanin에 대해서도 내성을 나타내는 것으로 보고되었다.

Vancomycin 내성을 나타내는 그람양성균으로는 드물지만 *Leuconostoc*, *Pediococcus*, group G streptococci, *Lactobacillus*, *Erysipelothrix* 등이 있으며 *Lactobacillus casei*, *Pedicoccus pentosaceus* 및 *Leuconostoc mesenteroides*는 glycopeptide에 선천적 내성을 보인다. UDP-N-acetyl muramyl tetrapeptide-D-lactate가 이들 균주에서 발견되나 VRE로부터 합성된 내성유전자 탐침에 이들 세균의 DNA가 교잡 반응을 나타내지는 않는다. Glycopeptide 내성기전은 VRE와 유사하나, 이들 선천적 내성균주들에서는 다른 유전적 배경을 가진 것으로 알려져 있다.

Vancomycin

1. 작용범위

Vancomycin은 대부분의 그람양성알균 및 막대균에 항균력이 좋다(표 29). 특히 MRSA를 포함하여 대부분의 *S. aureus*가 5 μg/mL 이하의 낮은 농도에서 vancomycin에 감수성을 나타낸다. 또한 *S. aureus* 이외에 다양한 포도알균들도 대부분 vancomycin에 감수성을 보인다. Penicillin에 내성을 보이는 *Streptococcus pneumoniae*도 vancomycin에 감수성을 보인다. Vancomycin은 *Streptococcus pyogenes* (A군 streptococcus), C 및 G군 streptococci, viridans streptococci 및 *Streptococcus bovis*에 살균효

표 29. 다양한 세균에 대한 vancomycin과 teicoplanin의 최소억제농도(MIC)

세균	MICs (µg/mL)	
	Vancomycin	Teicoplanin
Staphylococcus aureus (methicillin-sensitive)	1-2	0.12-1
Staphylococcus aureus (methicillin-resistant)	1-2	0.5-1
Coagulase-negative staphylococci	1-4	0.25-32
Haemolytic streptococci (group A-C and G)	0.12-0.25	0.03-32
Viridans streptococci	0.25-2	0.06-2
Steptococcus pneumoniae	0.12-0.25	0.03-0.12
Enterococcus faecalis	1-4	0.12-0.5
Listeria monocytogenes	0.25-0.5	0.25-0.5
Corynebacterium diphtheriae	0.06-0.25	0.06-0.5
Corynebacterium jeikeium	0.5-2	0.5-1
Propionibacterium acnes	0.5-1	0.06-2
Peptostreptococcus species	0.12-0.5	0.12-0.25
Clostridium perfringens	0.12-0.5	0.03-0.12
Clostridioides difficile	0.06-1	0.03-0.25

과가 있다. 그러나 장알균에 대해서는 살균활성이 없으며 최소살균농도(MBC)가 최소억제농도(MIC)보다 32배 이상 높다. B군 streptococci (*Streptococcus agalactiae*)는 대부분 MIC 4 µg/mL 이하로 감수성이나, 때때로 vancomycin에 대해 내성을 보이는 경우가 있다. 대부분의 *Listeria monocytogenes*는 vancomycin에 의해 억제되나 MBC가 MIC보다 매우 높아 혈중농도보다 높다. 모든 diphtheroid (*Corynebacterium jeikeium* 및 Corynebacterium D2를 포함한 non-diphtheria) 균주들은 vancomycin에 감수성(MIC<1 µg/mL)을 보인다. 일부 *Lactobacillus* 균주들은 vancomycin에 대하여 내성을 보인다.

Vancomycin은 혐기균 중에서 *Clostridium perfringens* 및 *Clostridioides difficile*을 포함한 대부분의 clostridia에 효과적이며, 대부분 MIC가 1 µg/mL 이하이다. 반면 *Actinomyces* 균주들은 절반 이하에서만 vancomycin에 감수성을 나타낸다. Microaerophilic streptococci, 혐기성 streptococci도 보통 감수성이다.

Vancomycin은 대부분의 그람음성균에는 항균력이 없으며 Rickettsia, Chlamydia 및 Mycobacteria도 내성이다.

2. 약물동력학

Vancomycin은 pH 3-5에서 대부분 용해되며 pH가 증가될수록 용해도는 급격히 감소되어 pH 7에서 최소 15 mg/mL에 도달한다. 증류수 또는 0.9% NaCl 용액에서 vancomycin은 약 pH 4이며 vancomycin HCl 용액은 실온에서 14일간 안정하다. Vancomycin은 알칼리 용액에서 불안정하며, 어떤 화합물과의 용액에서는 비용해성 염을 생성한다. 그러므로 vancomycin은 잘 섞이지 않는 약제 또는 용해제인 sodium bicarbonate, heparin, 일부 penicillin, sulfonamide, chloramphenicol, corticosteroid, aminophylline, vitamine 제제, warfarin, barbiturate 등과 혼합해서는 안 된다. 인체에 사용되는 vancomycin은 HCl salt 제제로서 보통 멸균 증류수로 녹인 후 0.9% NaCl 또는 5% dextrose에 섞어 주사하게 된다.

위장관 내 vancomycin의 흡수는 매우 적다. Vancomycin 근육주사는 심한 통증과 조직 괴사를 초래하므로 정맥주사만 사용될 수 있다. 정맥염 및 주입과 관련된 합병증들을 최소화하기 위하여 주사 투여는 100-250 mL의 포도당 또는 생리식염수에 혼합하여 시간당 1 g을 넘지 않는 속도로 주사한다. 정맥주사 후 vancomycin의 분포는 이상성(biphasic)을 나타낸다. 정상 신기능을 가진 사람에서 vancomycin의 분포기(α-distribution phase)는 30분에서 1시간이며, 제거기(β-elimination phase)는 6-12시간, 분포용적(Vd)은 0.4-1 L/kg이다. Vancomycin의 단백결합 정도에 대한 보고는 다양하나 50-55% 정도로 알려져 있다. 정상 신기능을 가진 사람에서 vancomycin의 체내 반감기는 3-13시간(평균 6시간)으로 길며 다양하다. 정맥주사 후 vancomycin의 최고혈중농도는 투여량에 비례한다.

Vancomycin이 조직으로 투과되는 정도는 다양하며 염증이나 질병의 상태에 영향을 받는다. 여러 번 투여 후에 vancomycin의 복강, 심낭, 관절강 내 침투는 우수(혈중농도의 75% 이상)하며, 흉막강 내 침투도 좋다(혈중농도의 50% 이상). Vancomycin의 복막투석액 내로의 침투는 다양하여 일정하지 않다. Vancomycin의 폐조직 내 투과는 불량하여 폐조직 내에 vancomycin 농도는 혈장농도의 5-41%에 불과하다. 특히 상피도포액(epithelial lining fluid, ELF) 내 농도는 혈중농도의 20% 미만으로 매우 낮으며 개인별 또는 개인 내 차이가 많다. 심각하게 손상을 받은 환자에서 ELF 투과는 매우 다양하며 blood:ELF 투과비는 6:1 정도이다. Vancomycin의 뇌척수액 내 투과는 불규칙하며 수막에 염증이 없는 경우에는 투과가 더 되지 않는다. 염증이 없는 수막의 경우 뇌척수액 내 vancomycin의 농도는 0-4 μg/mL이지만, 염증이 있는 경우 뇌척수액 내 vancomycin의 농도는 6.4-11.1 μg/mL로 상승한다(혈중농도의 1-37%). Vancomycin이 피부 조직으로 투과되는 정도는 비당뇨 환자(median, 0.3 μg/mL; range, 0.46-0.94 μg/mL)에 비해 당뇨 환자(median, 0.1 μg/mL; range, 0.01-0.45 μg/mL)에서 더 저하된다. 골조직 내 투과는 일정하지 않으며 피질(cortical bone)보다 골수조직 내(medullary bone)에 농도가 높다. 동물실험에서 vancomycin의 신장, 간장 및 비장 조직으로의 침투는 우수하여 높은 조직 내 농도를 나타냈다.

Vancomycin은 거의 모두 사구체에서 걸러져 신장으로 배설되며, 세뇨관 분비 또는 재흡수가 일어난다는 증거는 없다. Vancomycin의 청소율(C_{vanc})과 크레아티닌청소율(Ccr)과의 관계는 직선적으로 비례한다. C_{vanc} 대 Ccr의 비는 모든 환자에서 약 70%이며, 두 청소율의 차이는 단백결합률이 약 10-55%인 것으로 설명된다.

Vancomycin은 혈중 약물농도가 미생물의 MIC보다 4-5배 이상 도달한 이후에는 농도에 비의존적인 살균효과를 나타낸다. 살균효과를 잘 나타내는 약동학적 지표는 24시간 AUC_{24}/MIC 비이다. 포도알균과 장알균에 대한 vancomycin의 항생제 후효과(post-antibiotic effect, PAE)는 대부분 짧다. 치료범위(therapeutic range)는 최고농도 30-40 μg/mL 및 최저(trough) 농도>15 μg/mL이어야 한다.

Vancomycin의 약동력학 지표는 다양한 것들이 제시된 바 있으나, 현재는 AUC_{24}/MIC가 가장 적절한 모니터링 지표로 제시되고 있다. 동물실험, *in vitro* 연구, 사람을 대상으로 한 제한적인 연구 결과 AUC_{24}/MIC 비를 400 이상으로 유지해야 임상적으로 충분한 효과를 기대할 수 있는 것으로 알려져 있다. 이전에는 연속적인 채혈을 통해 AUC를 산출하는 것이 어렵기 때문에 최저농도를 통해 모니터를 했다. 2009년 ASHP (American Society of Health-system Pharmacists), IDSA (Infectious Diseases Society of America), SIDP (Society of Infectious Disease Pharmacists)에서 공동으로 발표한 지침에서는 vancomycin의 최저농도를 최소한 10 μg/mL 이상을 유지하되, 심내막염, 골수염, 뇌수막염, 폐렴 등에서는 15-20 μg/mL를 유지할 것을 권장하였다. 그러나 2020년 지침에서는 AUC_{24}/MIC 비를 주요 지표로 채택하고 400-600 mg·h/L을 유지하도록 권고하였다. 이는 기존의 최저농도 15-20 μg/mL를 유지하는 방식이 신독성 위험이 증가하고 AUC_{24}/MIC 비를 모니터링 하는 방식이 임상 효과와 독성 위험의 균형을 유지하는 데 더 유리하기 때문이었다.

3. 약물상호작용

Vancomycin은 주사액 중 다른 약제들, 특히 chloramphenicol, corticosteroid 및 methicillin 등과 동시에 투여하면 불용성이다. 특히 고용량 heparin 주사액은 vancomycin을 불활성화시켜 균혈증 지속의 원인이 되기도 한다. Vancomycin과 마취제를 동시에 투여하면 홍반 및 히스타민 매개 발적, 아나필락시스 반응을 유발할 위험이 있는 것으로 알려져 있다.

4. 부작용과 금기

Vancomycin과 관련된 가장 빈번한 부작용은 정맥주사와 관련된 것이다. 레드맨증후군(red man syndrome)은 histamine 분비에 의한 것으로 vancomycin 주사속도에 비례하는 비면역학적 반응이다. 얼굴, 두경부 및 상체의 홍조, 가려움증, 혈관부종과 같은 증상이 나타나고 때로 저혈압이 수반되기도 하며 드물지만 치명적인 경우도 있다. Red man 증후군은 vancomycin 투여를 중단하면 대개 수 분 이내에 소실된다. 이러한 부작용을 최소화하기 위해서는 vancomycin을 1시간에 500 mg 또는 2시간에 1,000 mg의 속도로 서서히 투여해야 한다. Vancomycin의 초기 제제는 불순물로 인하여 화학적 혈전정맥염(chemical thrombophlebitis)을 나타냈으나, 현재 사용되는 제제는 5-13%로 개선된 상태이다. Vancomycin을 투여받은 환자의 1-8%에서 홍반성 구진성 발진이나 두드러기 같은 양상의 피부발진 및 약열 등 과민반응 발생도 보고된다.

Vancomycin 투여와 동반된 조혈기관 부작용은 드물지만 호중구감소증이나 혈소판감소증, 호산구증가증과 같은 형태로 나타날 수 있다. Vancomycin으로 인한 호중구감소증은 vancomycin 투여 시작 후 2-3주에 종종 나타나며(2% 빈도), 호중구감소증의 발생 빈도는 혈중 vancomycin 농도와는 관련이 없다. 2주 이상 정맥 내 vancomycin 투여를 받는 환자는 정기적으로 호중구 수를 측정해 보는 것이 바람직하다.

Vancomycin 치료로 인한 이독성은 매우 드물며, 대부분 다른 이독성이 있는 약제(aminoglycoside 등)를 동시에 투여받은 환자에서 주로 보고된다.

Vancomycin과 관련된 신독성은 종종 관찰되며, 다음과 같은 임상 상황에서 빈번하게 발생한다. 노인, aminoglycoside와 동시투여, 장기간 투여, 혈청 vancomycin 농도의 증가, 고도균혈증, 급성 심혈관계부전 등이다. Vancomycin은 aminoglycoside 항생제의 신독성을 악화시킬 수도 있다. Faber와 Moellering 등은 vancomycin과 aminoglycoside 병용 환자에서 35%, vancomycin 단독 사용 환자의 5%에서 신독성이 발생한다고 보고하였다. 그러나 vancomycin의 특정 혈중농도와 신독성과의 직접적인 관련성을 평가해 볼 수 있는 자료는 다소 제한적이며 결과가 서로 상충하는 경우도 있다. 또한 신독성이 있는 다른 약제와 함께 투여되어 결과 해석에 혼란이 있는 경우가 많으며 어떤 경우를 신독성 발생으로 정의할지에 대해서도 각기 다른 기준을 적용하고 있다. 다만 vancomycin을 투여받는 환자에서 다른 이유 없이 혈장 크레아티닌 농도가 0.5 mg/dL 또는 기저값의 50% 이상 상승된 소견이 2-3회 이상 연속으로 확인된다면 vancomycin에 의한 신독성이 발생한 것으로 판단하는 것이 바람직하다.

Vancomycin에 대한 과민반응이 있는 환자에서 vancomycin 투여는 금기이다.

5. 임상 적응증

1) *Staphylococcus aureus* 감염증

Vancomycin은 MRSA에 의한 각종 감염증의 1차 치료제이다. MRSA는 주로 의료기관에서 분리되는데, 의료기관에서 분리되는 *S. aureus* 중 MRSA의 빈도는 매우 높으며 우리나라는 약 70% 정도이다. 따라서 원내에서 vancomycin의 사용량은 매우 많다. 지역사회에서도 MRSA (CA-MRSA)는 분리되나 우리나라의 경우 CA-MRSA의 빈도는 외국에 비해 상대적으로 낮다. 2006년 송 등이 보고한 자료에 의하면 7개 병원에서 조사한 결과 *S. aureus*의 58.4%가 MRSA였으며 이 중 6.0%가 CA-MRSA였다. β-lactam 항생제에 과민반응이 있는 환자의 경우 methicillin 감수성 *S. aureus* (MSSA) 감염증에 대해서도 vancomycin을 1차 약제로 사용할 수 있다.

*S. aureus*에 의한 자연판막 심내막염의 경우 vancomycin을 4-6주간 투여할 것을 권장한다. MRSA에 의한 인공판막 심내막염의 치료에 vancomycin과 rifampin을 6주간 병합투여하며, 감수성이 있는 경우 초기 2주간 gentamicin 병합투여를 권장한다. 그러나 포도알균 심내막염에 대한 glycopeptide 항생제 치료실패가 종종 보고되고 있다. MSSA에 의한 심내막염 환자에서 vancomycin 치료 시 혈액 배양 음전율은 전통적인 치료제인 anti-staphylococcal β-lactam보다 낮은 것으로 보고되었다.

*S. aureus*에 의한 골수염의 경우 vancomycin을 4-6주간 투여한다. 초기 2주간 rifampin을 병용하는 경우 치료효과의 향상을 기대할 수 있다. 그러나 vancomycin의 골조직 내 투과성이 일정하지 않고 투과도도 1세대 cephalosporin이나 clindamycin보다 낮다.

MRSA가 주요 원인균인 폐렴의 경우 vancomycin 사용 시 치료실패 또는 늦은 임상 효과가 문제되기도 한다. 이러한 만족스럽지 못한 치료효과는 vancomycin의 폐실질조직 내 투과가 충분하지 않기 때문인 것으로 여겨지고 있다. 또한 vancomycin에 감수성이 저하된 포도알균이 증가함에 따라 glycopeptide가 MRSA 폐렴의 1차 치료제로 권고되어야 하는지에 대한 이견이 있다. 다른 항생제로 linezolid가 폐 조직 내 높은 투과율과 상대적으로 좋은 내약성으로 MRSA 폐렴의 치료에 권장 항생제로 대두되고 있다.

2) Coagulase-negative staphylococci 감염증

Vancomycin은 MRCNS 감염증의 주치료제이다. MRSA와 마찬가지로 MRCNS는 병원 감염의 흔한 원인균의 하나이다. 일반적으로 CNS는 병독성이 낮은 오염균이지만, 병원내혈류감염, 인공기구 또는 카테터와 같은 이물과 관련된 감염의 가장 흔한 원인균이며 원내에서 분리되는 CNS의 70-80%는 MRCNS이기 때문에 vancomycin이 주된 치료제로 많이 쓰인다. 일반적으로 인공구조물과 관련된 대부분의 staphylococci 감염증은 완치를 위해 인공구조물의 제거가 필요하다. 이는 CNS가 균막을 형성하여 vancomycin의 살균효과를 방해하기 때문이다. 그러나 지속적 외래 복막투석(continuous ambulatory peritoneal dialysis, CAPD) 관련 복막염이나 안구내 렌즈이식 환자에서 수술 후 안구내염(endophthalmitis)의 경우 인공구조물의 제거 없이 vancomycin 투여만으로 효과적일 수 있다. CNS에 의한 인공판막 심내막염의 치료에는 vancomycin과 rifampin 또는 gentamicin 병합투여가 권고된다.

3) *Streptococcus*, *Enterococcus* 감염증

Vancomycin은 β-lactam 과민반응 환자에서 *streptococci*에 의한 중증감염 치료에 효과적이다. Viridans *streptococci* 또는 *S. bovis*에 의한 자연판막 심내막염의 치료에 효과적으로 사용된다. Vancomycin은 enterococci에 의한 감염증에서 penicillin 과민반응이 있는 경우 대체 치료제이며, ampicillin 고도내성인 장알균(주로 *E. faecium*) 심내막염 환자에서 aminoglycoside (gentamicin 또는 streptomycin)와 병용투여되어야 한다. Vancomycin은 penicillin 고도내성(MIC >2.0 μg/mL) *pneumococci*의 1차 치료제이다.

4) Diphtheroid 감염증

Vancomycin은 인공기구유치, 호중구감소증, 암 환자 등에서 병원균으로 역할을 할 수 있는 diphtheroid 감염증의 1차 치료제이다. *C. jeikeium*을 포함한 diphtheroid에 의한 심내막염의 치료에 vancomycin은 중요한 역할을 한다.

5) *Clostridioides difficile* 관련 설사

경구 vancomycin 투여는 *Clostridioides difficile* 관련 설사(*C. difficile* associated diarrhea, CDAD) 또는 위막성대장염(PMC)의 치료에 효과적이다. 약제 비용과 VRE 발생 우려 때문에 경구 metronidazole이 1차 치료제로 사용되고 있다. 경증 또는 중등도의 CDAD는 metronidazole과 vancomycin의 치료성공률 및 재발률이 유사한 것으로 보고된다. 그러나 중증 CDAD, metronidazole에 대한 치료실패 또는 부작용으로 복용이 어려운 경우, 임신부에게 발생한 CDAD에서는 경구 vancomycin 투여가 권장된다. 경구 vancomycin은 6시간마다 125 mg씩 투여하는 용법이 일반적이다. Vancomycin의 정맥 내 주사투여는 대변 내의 낮은 약제 농도로 인하여 CDAD의 치료 및 예방에 효과적이지 못하다. 중증 질환, 장마비 또는 독성 거대결장이 있는 환자에서 vancomycin 투여량을 6시간마다 125 mg에서 최대 500 mg으로 증량하거나 대장 내에 직접 투여하는 치료방법(vancomycin 500 mg을 생리식염수 100 mL에 섞어 6시간 간격으로 직장 내 저류시킴)이 사용될 수 있다. 재발성 CDAD에 대해서는 경구 vancomycin을 tapering 하는 용법을 적용할 수 있다: 10일간 125 mg 6시간 간격으로 투여 → 1주간 125 mg을 8시간 간격으로 투여 → 1주간 125 mg을 12시간 간격으로 투여 → 1주간 125 mg을 24시간 간격으로 투여 → 1주간 125 mg을 48시간 간격으로 투여 → 1주간 125 mg을 3일 간격으로 투여.

6) 기타 임상상황

Vancomycin은 발열성 호중구감소증 환자에서 그람양성균에 의한 감염증의 임상적 또는 미생물학적 소견이 있을 때(특히, 혈관 카테터 감염증) 또는 광범위 항생제의 경험적 투여 48-72시간 후에도 지속적인 발열이 있을 때에 경험적 항생제 요법으로 사용할 수 있다.

7) 예방적 항생제

Vancomycin은 심내막염에 대한 예방적 항생제 사용이 필요한 환자가 ampicillin 과민반응이 있는 경우 심내막염 예방을 위해 투여가 권장된다. 또한 vancomycin은 심장혈관 수술 또는 기구를 삽입하는 정형외과 수술을 받은 β-lactam 과민반응 환자와 MRSA 빈도가 높은 병원에서 예방적 항생제 사용이 필요한 수술을 받는 경우에 예방적 항생제로 사용할 수 있다.

8) 항균제 병합요법

다양한 항균제 병합요법의 시험관내 효과는 서로 상반되는 결과를 나타낸다. 그 차이는 검사 방법, 판정 기준, 접종량의 크기 및 성장기, 시료 채취 시간의 차이 등에 의한 것으로 추정된다. 시험관내 효과의 결과는 생체내(*in vivo*) 효과와 다를 수 있으므로 조심스럽게 해석되어야 한다. Vancomycin과 gentamicin 병용은 대부분의 감수성 enterococci, viridans streptococci, *S. bovis*, MRSA 및 MSSA, 일부 *S. epidermidis* 균주들에 대하여 상승효과를 나타낸다.

Vancomycin과 rifampin의 병용은 효과가 감소되거나 만족스러운 결과를 보여주지 못하는 경우도 있다. *S. epidermidis*에 대해서는 vancomycin과 rifampin 병용이 종종 상승효과를 나타내며, 드물게 길항작용을 나타낸다. *S. aureus*에 대해서는 vancomycin과 rifampin 병용이 상승효과를 나타내나 길항작용도 종종 나타난다. 특히 중증 *S. aureus* 감염증 치료에 있어서 vancomycin과 rifampin의 병용 치료효과는 항상 일정한 것은 아니다. Enterococci에 대해서는 vancomycin과 rifampin의 상승효과가 없으며 종종 길항작용이 나타난다.

따라서, vancomycin과 다른 항생제의 병합요법이 상승효과를 기대할 수 있는 경우는 첫째, enterococci, *S. bovis*, viridans streptococci에 대한 vancomycin과 gentamicin 병용, 둘째, MRSA 및 MSSA에 대한 vancomycin과 gentamicin 병용, 셋째, CNS에 대한 vancomycin과 rifampin 병용의 경우이다.

6. 용법 및 용량

Vancomycin의 투여용량은 실제 체중을 기준으로 계산한다. 정상 신기능을 가진 성인의 경우 정맥 내 주사 vancomycin 투여량은 실제 체중을 기준으로 15-20 mg/kg이며, 이를 8-12시간 간격으로 투여한다. 중증 환자의 경우 목표 혈중농도에 빠르게 이르기 위해 초기에 25-30 mg/kg의 부하용량 투여를 고려할 수 있다. 소아에서 vancomycin 투여량은 연령에 따른다. 1주 이하 신생아는 12시간마다 15 mg/kg, 1개월 이상 신생아 및 소아는 6시간마다 10 mg/kg의 vancomycin을 투여한다. 신속 주사와 관련된 부작용을 피하기 위해 1회 투여량은 10 mg/min의 속도를 넘지 않거나 총 투여량을 60분 이상에 걸쳐 주입해야 한다. 1회 투여량이 1 g을 초과하는 경우 투여시간은 1.5-2시간으로 연장되어야 한다. 연령 또는 비만 등 환자 요인에 따라 정맥내 주사 투여량을 조절할 수 있다. 소아암 환자의 경우 vancomycin 배출이 촉진되기 때문에 혈중 치료 농도에 도달하기 위해 상대적으로 많은 양의 vancomycin 투여가 필요할 수 있다.

Vancomycin의 약물농도 모니터링 시에는 2020년 ASHP, IDSA, SIDP 지침을 바탕으로 AUC_{24}/MIC 값을 산출하여 적정 혈중농도(400-600)가 유지될 수 있도록 한다. AUC를 산출하는 방법에는 bayesian-derived AUC 모니터링 방법과 first-order PK analytic equations 방법이 있다. Bayesian-derived AUC 모니터링 방법은 bayesian 추론에 기반하여 vancomycin의 AUC를 추정하는 방법이다. 최근 사용하고 있는 bayesian dose-optimizing software 최저농도(trough) 또는 임의 농도를 1회만 측정해도 농도 산출이 가능하고, 다른 농도 측정값이 있다면 정확도가 더 높아질 수도 있다. First-order PK analytic equations 방법은 steady-state에서 두 시점의 혈중 vancomycin 농도와 first-order PK equations를 이용해서 AUC를 구하는 방법이다. 이 방법은 항정상태의 최고혈중농도 및 최저농도를 사용한다.

최저농도에 따라 vancomycin의 투여용량 및 투여간격을 결정하는 방법은 현재 권고되지 않으나, bayesian-derived AUC 모니터링 방법과 first-order PK analytic equations 방법을 사용하기 어려운 경우에는 최저농도를 이용한 모니터링 방법을 사용할 수 있다. 이 경우 vancomycin 최저혈중농도는 항상 10 μg/mL 이상을 유지하도록 하며, 균혈증, 심내막염, 골수염, 뇌수막염, 병원획득폐렴 등에서는 vancomycin 최저혈중농도를 15-20 μg/mL

를 유지하도록 한다. 다만 15 μg/mL보다 낮은 수준의 농도에서도 AUC_{24}/MIC 값은 목표값에 도달할 수 있다. MIC가 1 μg/mL 이하인 MRSA 감염증의 경우 최저혈중농도를 15-20 μg/mL 수준으로 유지하는 경우 AUC/MIC 비를 400 이상 유지할 수 있다.

Vancomycin 약물농도 모니터링의 횟수와 간격은 환자의 상태에 따라 달라진다. 혈역학적으로 안정적인 환자의 경우 주 1회 농도 측정으로 충분할 수 있으나, 혈역학적으로 불안정한 환자의 경우 모니터링이 더 자주 필요할 수 있다.

신장은 vancomycin의 유일한 배설경로로 신기능장애 환자는 vancomycin 투여량 감량이 필요하다. Vancomycin의 혈중 독성 농도를 예방하기 위해 크레아티닌청소율에 따라 적절한 투여량을 결정한다. 특히 노인환자에서는 혈청 크레아티닌만으로 신기능청소율을 평가해서는 안 된다.

혈액투석 환자의 경우 건체중을 기준으로 15-20 mg/kg의 vancomycin을 1회 투여한다(부하용량). 기존의 투과율이 낮은 low-flux membrane을 사용하는 경우, vancomycin 투여 후 4-7일 사이에 목표 최저혈중농도에 도달하면 이후 vancomycin을 재투여한다. 투과율이 좋은 high-flux membrane을 사용하는 경우, vancomycin의 투여는 더욱 자주 필요하다. Vancomycin 투약 직후의 혈중농도와 투약 24-48시간 후 농도를 측정하여, 이를 bayesian-derived AUC 모니터링에 적용 후 vancomycin 유지용량을 조절한다.

Vancomycin은 CAPD와 관련된 복막염의 치료에도 사용된다. CAPD 환자에서 정맥 내 vancomycin 투여로 복강 내 vancomycin 농도가 혈중농도의 20-25%에 달하며 이는 약 1-5 μg/mL이다. 복강내 vancomycin 투여는 정맥주사 투여와 효과면에서 유사하며 부작용은 적다.

척수강내 vancomycin을 주입하는 경우 유아는 5-10 mg, 소아와 성인은 10-20 mg을 투여한다.

Vancomycin의 약동학은 신기능 이외의 요인들에 의해 영향을 받는다. Aminoglycoside와 같이 vancomycin은 화상환자에서 반감기가 짧아지며, 투여 요구량은 증가된다. 비만 환자에서는 상대적으로 넓은 분포용적을 나타내므로 vancomycin 투여량을 총 체중에 따라 계산하여야 한다. Vancomycin 제거는 간기능장애 환자에서 지연된다.

경구 vancomycin을 125 mg씩 1일 4회 투여하면 CDAD 또는 거짓막대장염(PMC)의 치료에 효과적이다. Vancomycin을 경구투여하면 혈중 및 조직 내 농도가 낮으므로 경구 vancomycin은 *C. difficile* 장염의 치료에만 사용해야 한다.

Teicoplanin

1. 작용범위

Teicoplanin은 그람양성균에 우수한 효과를 나타내며, staphylococci에 대하여는 vancomycin과 유사하고, streptococci와 clostridia에 대해서는 4-8배 이상 활성이 있다. Teicoplanin은 vancomycin과 함께 분열세포에 대하여 살균활성이 있고 대부분의 세균에 대하여 MBC과 MIC의 2-4배 이내이다. Enterococcus에 대해서는 vancomycin보다 균증식의 억제효과가 강하나 정균효과만을 나타내며 MBC가 혈중 약제 농도보다 높고, MIC보다 32배 이상이다. Teicoplanin은 VanB 표현형의 VRE에 효과가 있다.

2. 약물동력학

Teicoplanin은 지방 산기의 존재로 vancomycin보다 더욱 지용성이며, 이는 조직 및 세포 내 침투를 향상시킨다. Teicoplanin의 우수한 약리학적 특성으로 인하여 정맥주사뿐만 아니라 근육주사 투여가 가능하다. Teicoplanin의 매우 높은 단백결합률(약 90%)과 강력한 조직결합능이 배설지연과 긴 반감기(83-169 시간)에 기여한다. 동물실험에서 vancomycin보다 teicoplanin은 골조직에 높은 약물농도를 나타냄이 입증되었다. 인공관절 수술 환자를 포함한 임상시험에서 골조직 내로 우수한 투과성이 확인되었다. Teicoplanin은 심장, 심장막, 종격동 조직, 폐, 활액막, 늑막 및 삼낭액에 적절한 농도를 나타낸다. Teicoplanin은 뇌수막 투과율이 좋지 않으며 뇌막에 염증이 있어도 잘 투과하지 못한다.

Teicoplanin은 거의 모두 신장을 통해서 배설되며 투석으로 제거되지 않는 약제로 간주되지만, 고유속(high-flux) 막을 이용한 혈액투석과 CVVHD로 상당량이 제거된다. Teicoplanin은 phenolic군과 carboxy 및 amino군으로 인하여 산성을 띄므로 생리적인 pH에서 sodium salt로서 용해성을 나타내고 근육주사 시에도 별다른 부작용 없이 잘 흡수된다.

3. 약물상호작용

Teicoplanin은 용액 내에서 aminoglycoside와 섞이지 않으므로 주사 투여 시 혼합해서는 안 되지만, 생체내 반응에 대한 증거는 없다.

4. 부작용과 금기

Teicoplanin은 일반적으로 안전한 약으로 간주된다. Teicoplanin은 vancomycin에 비하여 모든 부작용과 신독성의 빈도가 낮다. Teicoplanin 사용과 관련된 가장 흔한 부작용은 과민반응(12%), 열(4%), 발진(9%), 설사(6%), 신독성(6%) 및 혈소판감소증(3%)이다. 정맥주사 시에 혈관염은 드물며, 주입과 관련된 red man 증후군도 매우 드물다. 가장 흔한 부작용은 홍반구진 또는 홍반발진 및 약열로서 각각 7%와 6%에서 보고되었다. Vancomycin과 teicoplanin 사이에 교차 알레르기반응이 보고되었다.

Vancomycin-aminoglycoside 병합투여에 비하여 teicoplanin-aminoglycoside 병합투여 시 신독성의 발생빈도가 유의하게 낮다. 근육주사 시에도 주사부위의 경한 동통 이외에 문제가 없으며, 잘 흡수(생체이용률 90%)된다. 혈소판감소증이 12 mg/kg/day보다 30 mg/kg/day의 고용량 사용 시 흔히 보고되고 있다. 호중구감소증과 호산구증가증과 같은 혈액 독성은 드물게 보고된다. Teicoplanin과 관련된 이독성은 드물다. 독성을 피하기 위한 혈중 teicoplanin 농도 측정은 12 mg/kg/day 이상 고용량을 투여하는 경우를 제외하고는 필요하지 않다.

5. 임상 적응증

Teicoplanin은 vancomycin이 사용되는 임상 감염증의 대부분의 경우에 대체가 가능하지만, 뇌수막 투과율이 좋지 않기 때문에 뇌수막염에서는 사용하기 어렵다. Teicoplanin은 1일 1회 투여가 가능하고 신독성 및 이독성의 위험이 상대적으로 낮으며, vancomycin에 의한 호중구감소증 또는 알레르기반응이 있는 환자에서도 사용해 볼 수 있다. 중증그람양성균감염증, 특히 폐렴, 패혈증, 피부연조직감염, 요로감염, 골수염, MRSA에 의한 심내막염 등이 적응증이 된다. Penicillin 과민반응 환자 또는 vancomycin 사용이 어려운 심내막염의 예방에 사용될 수 있다. 기타 적응증으로 단락 감염증, 만성 복막투석 환자에서 그람양성균 복막염의 치료에 사용될 수 있다.

Teicoplanin을 중증 포도알균감염증(균혈증, 심내막염 및 골수염)의 치료에 저용량(3 mg/kg/day)을 투여하였을 때, 50% 이상의 실패가 보고되었다. *S. aureus*에 의한 심내막염 또는 균혈증 환자에서 고용량(6 mg/kg/day 및

표 30. Teicoplanin의 표준용법

적응증	부하용량	유지용량
그람양성균감염		
정상 신기능의 성인 또는 노인	6 mg/kg (또는 400 mg) q12hr, 3회 IV	6 mg/kg (또는 400 mg) 매일 IV
중등도신부전	6 mg/kg (또는 400 mg) q12hr, 3회 IV	6 mg/kg (또는 400 mg) q48h IV
중증신부전 또는 신장 대체요법	6 mg/kg (또는 400 mg) q12hr, 3회 IV	6 mg/kg (또는 400 mg) q72h IV
화농관절염, 화상 또는 *S. aureus* 심내막염의 단독요법	12 mg/kg (또는 800 mg) q12hr, 3회 IV	12 mg/kg (또는 800 mg) 매일 IV
수술 시 예방		
정형외과 또는 혈관수술	6-12 mg/kg 1회 IV	
심장흉부수술	12 mg/kg 1회 IV	
소아		
신생아	16 mg/kg 1회 IV	8 mg/kg 매일 IV
2개월 이상 소아	10 mg/kg q 12h, 3회 IV	10 mg/kg 매일 IV

10 mg/kg/day) teicoplanin을 투여하였을 때에도 vancomycin에 비하여 유의하게 치료효과가 불량하였다는 보고가 있었다. 한 연구에서는 혈중 teicoplanin 최저농도가 20 μg/mL 이하일 때 치료실패와 연관이 있다고 보고하였다. 그러나 윤 등이 2014년 국내 15개 대학병원의 자료를 모아 분석한 연구 결과, HA-MRSA에 의한 균혈증의 치료에 있어 vancomycin과 teicoplanin은 치료효과나 이상반응 발현에 차이가 없었다.

6. 용법 및 용량

긴 반감기로 인하여, teicoplanin은 vancomycin보다 투여횟수가 적어 1일 1회 투여로 충분하다. 주사 투여량은 환자의 연령 및 신기능, 의심되거나 확인된 원인 병원균 및 감염부위에 따라 다르다(표 30). 피부연조직감염, 요로감염 및 호흡기감염증 등에서 teicoplanin은 신기능과 상관없이 12시간마다 6 mg/kg (약 400 mg)을 3회 초기 부하 투여한다. 정상 신기능인 성인에서 유지용량으로 1일 1회 6 mg/kg (약 400 mg)씩 투여한다. 치료가 어려운 감염, 즉 *S. aureus* 심내막염, 화농관절염 및 화상 환자에 대해서는 고용량 투여(12 mg/kg씩 12시간마다 3회, 그리고 매 24시간마다)가 권장된다. 호중구감소증 환자에서 그람양성알균 감염증의 치료에 6 mg/kg/day 용량으로 vancomycin과 비슷하게 효과적이며 부작용은 적다. 크레아티닌청소율이 40-60 mL/min 환자와 중증 신부전 또는 혈액투석 환자에 대해서는 권장 투여량(6 또는 12 mg/kg)을 각각 48시간과 72시간마다 투여한다. 12 mg/kg 이하 용량을 투여할 때 혈청 내 teicoplanin 농도 측정은 일반적으로 권장되지 않는다.

참고문헌

1. Kim SH, Lee SY, Kang CI. Appropriate Use of Glycopeptide Antibiotics and Therapeutic Drug Monitoring for Invasive Infections. Kor J Med. 2021;96(6):463-77.
2. National Center for Biotechnology Information [Internet]. PubChem Compound Database (cited 2015 Aug 29). Available from: https://pubchem.ncbi.nlm.nih.gov/compound/14969.

3. National Center for Biotechnology Information [Internet]. PubChem Compound Database (cited 2015 Aug 29). Available from: https://pubchem.ncbi.nlm.nih.gov/compound/16132315.
4. O'Driscoll T, Crank CW. Vancomycin-resistant enterococcal infections: epidemiology, clinical manifestations, and optimal management. Infect Drug Resist. 2015;24(8):217-30.
5. Rubinstein E, Keynan Y. Vancomycin revisited-60 years later. Front Public Health. 2014;2:1-7.
6. Rybak MJ, Le J, Lodise TP, Levine DP, Bradley JS, Liu C, et al. Therapeutic monitoring of vancomycin for serious methicillin-resistant Staphylococcus aureus infections: A revised consensus guideline and review by the American Society of Health-System Pharmacists, the Infectious Diseases Society of America, the Pediatric Infectious Diseases Society, and the Society of Infectious Diseases Pharmacists. Am J Health Syst Pharm. 2020;77(11):835-64.
7. Shariati A, Dadashi M, Moghadam MT, van Belkum A, Yaslianifard S, Darban-Sarokhalil D. Global prevalence and distribution of vancomycin resistant, vancomycin intermediate and heterogeneously vancomycin intermediate Staphylococcus aureus clinical isolates: a systematic review and meta-analysis. Sci Rep. 2020;10(1):12689.
8. Song JS, Choe PJ, Song KH, Cho JH, Kim SH, Bang JH, et al. Multicenter study for frequency and clinical features of community-associated methicillin-resistant Staphylococcus aureus in Korea. Infect Chemother. 2006;38(6):325-33.
9. Vandecasteele SJ, De Vriese AS, Tacconelli E. The pharmacokinetics and pharmacodynamics of vancomycin in clinical practice: evidence and uncertainties. J Antimicrob Chemother. 2013;68(4):743-8.
10. Walters M, Lonsway D, Rasheed K, Albrecht, V, McAllister, S, Limbago B, et al. Investigation and Control of Vancomycin-resistant *Staphylococcus aureus*: A Guide for Health Departments and Infection Control Personnel. Atlanta: GA; 2015.
11. Yoon YK, Park DW, Sohn JW, Kim HY, Kim YS, Lee CS, et al. Multicenter prospective observational study of the comparative efficacy and safety of vancomycin versus teicoplanin in patients with health care-associated methicillin-resistant staphylococcus aureus Bacteremia. Antimicrob Agents Chemother. 2014;58(1):317-24.

새로운 Glycopeptide계 항생제

엄중식 가천대학교 의과대학 내과학교실

Lipoglycopeptide는 glycopeptide의 반합성 유도체로 glycopeptide 분자의 변화를 통해 생성된다. 최근까지 임상에서 사용 중인 lipoglycopeptide는 oritavancin, dalbavancin, telavancin 등 세 가지로 모두 지질친화성 측쇄(lipophilic side chain)를 가지고 있으며 이 측쇄가 세포막에 결합하여 세포막의 물리화학적 특성에 중요한 교란을 일으켜 결국 세균의 사멸을 초래한다. 또한, 지질친화성 측쇄는 반감기를 연장시키고 oritavancin과 telavancin을 농도의존적 살균항생제로 변환시킨다. Lipoglycopeptide는 glycopeptide와 유사한 항균범위를 나타내지만 화학적 변형으로 인해 항균력이 증가하는 양상을 보인다.

1. Telavancin

1) 구조와 작용기전

Telavancin은 최초로 출시된 lipoglycopeptide이며 미국과 캐나다에서 그람양성균에 의한 급성 세균성 피부연조직감염 치료제로 성인환자에 대한 사용이 승인되었다. 또한, MRSA에 의해 발생했거나 발생한 것으로 의심되는 병원획득폐렴(인공호흡기관련폐렴 포함)의 치료에 다른 치료방법을 사용하기 어려운 경우 사용이 승인되었다.

Telavancin은 vancomycin의 유도체로 반코사민 질소에 decyl-aminoethyl 측쇄를 알킬화하고, 7번 아미노산의 4′ 위치에 phosphonomethyl aminomethyl 작용기를 결합시켜 생산된다.

Telavancin의 작용기전은 glycopeptide와 유사하지만 transglycosylase 활성을 억제하는 능력이 vancomycin보

다 약 10배 강력하다. Telavancin의 살균작용에는 또 다른 중요한 기전이 존재하는데 세균 세포막 항상성을 빠르고 농도의존적으로 교란시키는 작용과 관련이 있다. 이러한 세포막의 변화는 칼륨과 같은 중요한 이온의 유출, ATP 대사의 변화, 세포 투과성 증가, 그리고 결국 세포사멸을 초래하는 것으로 알려져 있다.

Telavancin과 lipid II 사이의 상호작용이 세포막 탈분극화에 결정적인 역할을 하는 것으로 보이지만, 이 펩티도글리칸 전구체와의 정확한 결합 방식은 아직 밝혀지지 않았다.

2) 항균활성 및 내성

Telavancin은 강력하고 농도의존적인 살균활성을 가지며, 세균성장의 정지기에서도 나타난다. Telavancin의 MIC 시험에 폴리소르베이트-80 (polysorbate-80)이 포함된 이후 *in vitro* 활성 증가가 관찰되었고, 이로 인해 감수성 기준치가 변경되었다.

현재 최소억제농도는 다음과 같다.

- *Staphylococcus aureus*, *Streptococcus pyogenes*, *Streptococcus agalactiae*: ≤0.12 μg/mL
- *Streptococcus anginosus* 그룹: ≤0.06 μg/mL
- *Enterococcus faecalis* (vancomycin 감수성 균주): ≤ 0.25 μg/mL

European Committee on Antimicrobial Susceptibility Testing (EUCAST)에서는 *S. aureus*에 대한 최소억제농도(MIC ≤0.125 μg/mL)만 제공하며, 사슬알균(*Streptococcus* spp.)이나 장알균(*Enterococcus* spp.)에 대한 자료는 충분하지 않아 MIC를 설정하지 않았다. Telavancin의 MIC_{90}은 황색포도알균과 coagulase-negative staphylococci 균주에 대하여 메티실린 감수성 여부와 무관하게 0.06 μg/mL로 나타났다. Telavancin은 폐렴알균에 대해 매우 강력한 활성을 보이며, 모든 균주가 0.03 μg/mL 이하 농도에서 억제된다. 또한, *S. pyogenes*와 *S. agalactiae*를 포함한 β-용혈성 사슬알균에 대해서 penicillin과 유사한 활성을 나타낸다.

전반적으로 telavancin의 MIC는 hVISA와 VISA에서 1-2배 증가하며 telavancin MIC가 높은 균주는 vancomycin MIC도 높게 나타난다. VRSA에서 telavancin의 살균활성이 감소하는데, 이는 VRSA의 펩티도글리칸 전구체 조성이 d-alanine-d-alanine에서 d-alanine-d-lactate로 변화했기 때문으로 보인다. Telavancin은 *in vitro*에서 MSSA, MRSA, VISA 등에 대해 강력한 살균력을 보이며, MBC가 MIC의 2배 이내이다. 또한, vancomycin에 대한 감수성이 감소한 황색포도알균과 daptomycin에 내성을 가진 황색포도알균에 대해서도 살균활성을 유지하는 것으로 보고되었다.

전 세계에서 수집된 10,000개 이상의 그람양성구균을 대상으로 한 최근 연구에서, telavancin은 모든 황색포도알균을 0.125 μg/mL 이하 농도에서 억제하는 것으로 나타났다. vancomycin MIC가 2 μg/mL인 황색포도알균의 경우 telavancin MIC 값은 0.06 μg/mL로 감수성 기준보다 낮았지만, vancomycin MIC가 2 μg/mL 미만인 균주(0.03 μg/mL)보다는 다소 높았다. 같은 연구에서 telavancin의 MIC_{90}은 아래와 같다.

- Coagulase-negative Staphylococci: 0.06 μg/mL
- *Enterococcus faecalis*: 0.12 μg/mL
- vancomycin 감수성 *Enterococcus faecium* (VSE): 0.03 μg/mL
- *Streptococcus pneumoniae*: ≤0.015 μg/mL
- Viridans-group streptococci 및 β-용혈성 사슬알균: 0.03 μg/mL

여러 종류의 그람양성 혐기균에서 telavancin은 MIC <2 μg/mL의 감수성을 보였는데, *Actinomyces* spp., *Clostridioides difficile* (기타 *Clostridium* spp. 포함), *Eubacterium*균, *LactoBacillus* spp., *Propionibacterium* spp., *Peptostreptococcus* spp., *Corynebacterium* spp. 등이 포함되었다. 또한, *Listeria monocytogenes* 및 *Bacillus anthracis*도 telavancin에 대해 높은 감수성을 나타냈다.

반면, d-Ala-d-Lac 말단을 가지는 펩티도글리칸 전구체를 생성하는 균주(vancomycin 내성 장알균, *Pediococcus*, *Leuconostoc*, *Lactobacillus* 등)는 telavancin 감수성이 없어서 MIC ≥2 μg/mL로 나타났다.

그람양성균은 *in vitro* 환경에서 telavancin 내성을 결정하는 것이 어렵고 임상적으로도 내성이 완전히 규명되지 않았다. 그러나 최근 좌심실 보조 장치 감염과 관련된 MRSA/hVISA로 인한 종격동염과 지속적 혈류감염 치료 중 telavancin에 대한 생체내(*in vivo*) 내성을 획득한 것으로 보이는 사례가 보고되었다. 주목할 점은 해당 균주의 telavancin MIC가 1.5 μg/mL로 증가했으며, 동시에 vancomycin과 daptomycin MIC도 상승했다는 것이다.

3) 약물동력학

Telavancin은 동결건조된 분말 형태로 5% 포도당, 멸균수, 또는 0.9% 생리식염수에 희석하여 15 mg/mL의 농도로 만들어서 투여한다. 10 mg/kg/day로 투여하도록 사용 승인되었고 1시간 동안 주입한다. 투여 후 최고혈중농도는 93.6±14.2 μg/mL이고 AUC는 666±107 μg·hr/mL이다. 반감기는 6.1-9.1시간이며 정상 신기능 환자에서 선형적이고 예측 가능한 혈중농도 유지와 최소 약물 축적이 발생하는 약동학적 특성을 가지고 있다. 혈장 단백결합률은 90%로 비교적 높고 조직분포는 vancomycin과 유사하여 수포액 내 농도는 혈중농도의 40%, 상피세포층액 내 최고농도는 투여 8시간 후 3.7 μg/mL이고 최저농도는 투여 24시간 후 1 μg/mL이었다. 한편, 폐포 대식세포 내 농도는 투여 12시간 후 45 μg/mL, 24시간 후 42 μg/mL였다. 폐 조직 내 농도와 MRSA 치료 가능성에 대해 연구에서 폐 조직 내 telavancin 농도는 투여간격 동안 MRSA의 MIC보다 높은 수준을 유지하는 것으로 알려졌다.

Telavancin은 신장을 통해 배설되어 신부전 환자에서 용량조절이 필요하다. 신기능(크레아티닌청소율, CrCl)에 따라서 아래와 같이 용량조절을 한다.

- CrCl 30-50 mL/min: 7.5 mg/kg/day로 감량
- CrCl 10-30 mL/min: 10 mg/kg을 48시간마다 투여
- CrCl <10 mL/min 및 혈액투석 환자: 데이터 부족으로 용량 권장 불가능

유럽의약품청은 급성 신부전 및 중증 신부전 환자에서는 telavancin의 사용 금지를 권고하고 있다. Telavancin은 가용성을 높이기 위해 hydroxypropyl-β-cyclodextrin과 함께 제형화되어 이 성분이 신부전 환자에서 축적될 가능성이 있다. 경증 또는 중등도 간기능저하(Child-Pugh 등급 B)에서는 용량조절이 필요하지 않으며 간 대사를 통한 주요 약물의 상호작용은 없다.

Telavancin의 효과는 다양한 동물모델에서 평가되었다. 호중구감소증을 유도한 생쥐의 대퇴부 감염모델과 피하 감염모델에 의하면 telavancin은 황색포도알균에 대해 농도의존적으로 세균을 현저히 감소시켰으며, MRSA 감염모델에서 vancomycin 및 linezolid와 비교하여 우수한 효과를 보였고, MSSA 감염모델에서는 nafcillin과 비교하여 유사한 효과를 보였다. 토끼를 이용한 황색포도알균 심내막염 모델에 의하면 MRSA에 대해 vancomycin보다 증식편 내 CFU 수를 유의미하게 더 감소시켰다. 또한, VISA에 대해서도 vancomycin보다 병변 내 균 수를 더 많이 감소시켰으

나, 통계적으로 의미 있는 차이는 없었다.

4) 부작용

임상연구 초기 건강한 지원자에게 telavancin을 정맥 주입한 결과 심전도에서 QTc 간격이 경미하게 증가하는 양상이 관찰되었으나 vancomycin과 비교했을 때 QTc 간격에 의미 있는 차이가 없었다. 그러나 QTc 간격을 연장하는 약물을 복용하는 환자에서 주의하여 사용해야 하며, 선천적으로 QTc 간격이 연장된 환자, 보상되지 않은 심부전 환자, 중증 좌심실 비대 환자에서는 사용을 피해야 한다.

임상 2상 및 3상 급성 세균성 피부연조직감염과 병원획득폐렴 임상연구에서 보고된 부작용을 분석하면 telavancin 투여군에서 오심, 구토, 미각 이상, 오한, 크레아티닌 상승(신기능 변화와 관련) 등이 더 발생하는 것으로 보고되었고 telavancin 투여 중단을 초래한 가장 흔한 부작용으로는 오심, 구토, 신기능장애(신독성) 등으로 알려졌다. 신기능에 영향을 미칠 가능성이 있는 이뇨제, 비스테로이드성 소염제, ACE 억제제와 병용 시 신독성이 증가하는 경향을 보였으며 65세 이상 고령환자에서 신독성 발생 위험이 더 높았다. 크레아티닌 수치가 50% 이상 증가하고 최대 1.5 mg/dL를 초과한 경우를 비교해 보면 급성세균성 피부연조직감염 임상연구에서 telavancin 6%, vancomycin 2%에서 발생하였고 병원획득폐렴 임상연구에서는 telavancin 16%, vancomycin 10%에서 발생하였다. 시판 후 분석에서 telavancin 투여 후 중간값 9일째에 33%의 환자에서 크레아티닌 상승이 보고되었으나 이들 환자는 기저질환이 있었으며, 신독성이 있는 다른 약물을 병용하고 있었으며, 승인되지 않은 적응증으로 telavancin을 처방받은 경우가 포함되었다. Telavancin의 신독성은 가역적인 것으로 보이지만, 주의 깊은 모니터링이 필요하다.

최신 메타분석 결과 telavancin 투여 환자와 다른 항생제를 투여한 환자에서 임상 및 미생물학적 치료효과에서 유의미한 차이는 없었으나 telavancin을 투여한 환자에서 혈청 크레아티닌 상승과 저칼륨혈증 발생률이 유의미하게 더 높았다. 병원획득폐렴 임상연구에서 중등도-중증 신부전(CrCl ≤50 mL/min) 환자의 28일째 전체 생존율은 telavancin 투여군 59%, vancomycin 투여군 70%로 두 군 간 차이가 11%(95% CI: -19.9%~-1.3%)로 신기능이 저하된 환자에서는 vancomycin 대비 생존율이 낮을 수 있는 것으로 알려졌다.

Telavancin은 요단백 측정, 프로트롬빈 시간, 활성화 부분 트롬보플라스틴 시간, 활성화 응고 시간 및 Factor Xa 응고 검사 등의 결과에 영향을 줄 수 있다. 이러한 영향은 telavancin의 최저농도에서는 미미하므로, 혈액검사는 다음 투여 직전에 시행을 권한다.

Vancomycin과 유사한 주입 관련 부작용으로 레드맨 증후군과 유사한 반응, 홍조, 가려움증, 발진 등이 나타날 수 있고 주입 속도를 낮추면 이러한 반응을 완화할 수 있다.

Telavancin에 대한 임산부, 수유부, 소아에서의 사용 자료는 없으며 미국 FDA 임신부 카테고리 C에 속하여 임신부에서 사용은 태아에 대한 위험보다 이득이 클 때만 고려해야 한다. 세 가지 동물실험에서 사지 및 손가락 기형 발생률 증가가 보고된 바 있다.

Telavancin을 투여한 환자에서 *C. difficile* 감염으로 인한 설사가 발생할 수 있는데 다른 항생제와 마찬가지로, 장내 미생물총의 변화로 인해 *C. difficile* 감염의 위험이 있다.

5) 임상 적응증

(1) 피부연조직감염

Telavancin은 현재 그람양성균에 의해 발생하는 급성 세균성 피부연조직감염 치료에 승인되었다. Telavancin의 치료효과를 평가한 임상 2상 연구 2건과 대규모 임상 3상 연구 1건이 발표되었다. 첫 임상 2상 연구에서는 7.5 mg/kg의 용량이 사용되었으나, 이후 10 mg/kg/

day로 용량이 조정되었다. 이 연구에서 가장 흔한 원인균은 MRSA였다. 임상 평가가 가능한 환자군에서의 치료성공률은 telavancin 88.3%, vancomycin 87.1%였으며 MRSA 감염 환자에서의 치료성공률은 telavancin 90.6%, vancomycin: 86.4%였다. 메타분석 결과 MRSA 감염 환자에서 미생물학적 박멸율이 vancomycin보다 telavancin 투여군에서 더 높게 나타났다. 그러나 신부전(크레아티닌청소율 <50 mL/min)을 동반한 환자에서는 telavancin 치료효과가 감소하는 경향이 확인되었다.

Telavancin은 그람양성균에 의해 발생한 병원획득폐렴 치료에서 vancomycin(1 g 12시간마다 투여)과 비교하여 비열등성(noninferiority)을 입증하였다. 두 개의 대규모 무작위 임상시험이 진행되었고 미생물학적 평가가 가능한 환자의 90%에서 황색포도알균이 검출되었다. 검출된 황색포도알균 중 55% 이상이 MRSA였으며 임상적 치료성공률은 telavancin 치료군 82.4%, vancomycin 치료군 80.7%였다. Telavancin은 황색포도알균에 의해서만 발생한 폐렴 환자와 MRSA 감염 환자에서 vancomycin보다 더 우수한 치료효과를 보였다. 그러나 통계적으로 의미 있는 차이는 vancomycin MIC ≥1 μg/mL을 보인 황색포도알균에 의한 병원획득폐렴 환자군에서만 확인되었다.

임상 2상 무작위 이중맹검 연구에서 vancomycin 또는 anti-staphylococcal penicillins과 비교하였을 때 84일간의 추적 관찰 결과 두 치료군 간의 의미 있는 차이가 없었다. 또한, 난치성 MRSA 균혈증 환자 14명(대부분 감염심내막염을 동반)에서 telavancin을 투여하여 8명에서 성공적인 치료 결과가 확인되었다. 이 밖에도 VISA 및 daptomycin 비감수성 균주에 의한 심박동기 전극 관련 감염심내막염, MRSA 골수염, 인공관절감염 등에서도 성공적인 치료 사례가 보고된 바 있다.

2. Dalbavancin

Dalbavancin의 *in vitro* 항균력은 1990년대 후반에 처음 평가되었다. 이후 항균력과 우수한 약동력학적 특성을 바탕으로 임상 개발이 진행되었다. 이후 2014년 미국, 2015년 유럽연합(EU)에서 성인의 급성 세균성 피부연조직감염 치료제로 승인되었다. 승인 초기에는 2주 요법으로 첫째 주는 1,000 mg 정맥주사하고 둘째 주는 500 mg 정맥주사를 하였으나 이후 단일 1,500 mg 정맥주사 요법이 추가 승인되었다.

1) 구조 및 작용기전

Dalbavancin은 teicoplanin계열 glycopeptide A40926의 반합성 유도체에서 파생된 반합성 lipoglycopeptide이다. 약물의 반감기는 약 8.5일로, 주 1회 투여가 가능한 장점이 있다. Nonomuraea 속의 발효산물에서 합성되며, 5가지 유사한 활성 성분으로 구성된다.

다른 lipoglycopeptide계열 약물처럼 새로 형성되는 세포벽 펩티도글리칸의 펜타펩타이드 말단에 위치한 d-alanyl-d-alanine과 안정적인 결합을 형성하며 지용성 곁사슬이 표적부위에 대한 결합력을 증가시킨다. 하지만 dalbavancin은 리간드와 결합할 때 닫힌 형태를 취하며, 세포벽 전구체와의 비협력적 결합을 형성한다. 이러한 과정이 이는 dalbavancin의 자체 활성에 영향을 미치지 않지만 vancomycin, telavancin, oritavancin과는 다른 특징을 가지게 된다.

Dalbavancin은 glycopeptide에 선천적 내성을 가진 일부 *Lactobacillus* 종이나 vancomycin 내성의 *VanA* 유전형을 가진 균주를 제외하고, 대부분의 주요 그람양성균에 대해 *in vitro* 활성을 보인다. 현재 미국 FDA가 정한 dalbavancin에 대한 감수성 기준점은 *S. aureus* (MRSA 포함), *S. pyogenes*, *S. agalactiae*, *S. dysgalac-*

tiae, viridans streptococci (특히 *S. anginosus*), 그리고 vancomycin에 감수성이 있는 *E. faecalis*에 대해 ≤ 0.25 μg/mL이다. EUCAST의 감수성 기준점은 더 낮은 ≤ 0.125 μg/mL이다.

감수성 균주에 대해 dalbavancin은 vancomycin보다 훨씬 강한 효과를 나타내지만 *S. aureus*와 *S. pyogenes*에 대한 시험관내 활성이 느리게 살균하는 것으로 보고되며, 이는 vancomycin과 유사하다. hVISA에 대해서 dalbavancin은 정균작용을 보였다. VRE에 대해서 dalbavancin은 VanA형 균주에 대해 유용한 활성을 가지지 않으며, VanB형에 대해서는 내성 유도 없이 작용한다는 점에서 teicoplanin과 유사하게 활성을 나타내는 것으로 보인다. 그러나 teicoplanin처럼 dalbavancin에 노출되었을 때 VanB 내성을 발현하는 돌연변이 균주가 쉽게 선택된다. Dalbavancin은 또한 VanC형 장알균(*E. gallinarum* 및 *E. casseliflavus*)에 대해서도 시험관내 활성을 나타낸다. VRE VanA형에 대한 dalbavancin의 MIC_{90}은 >4 μg/mL이며, VanB 및 VanC형에 대해서는 ≤0.06 μg/mL에서 2 μg/mL 사이이다.

미국과 유럽에서 10년간(2002-2012) 감시 프로그램을 통해 수집된 60,000개 이상의 황색포도알균을 대상으로 한 연구에서 dalbavancin은 daptomycin, linezolid, tigecycline에 감수성이 없는 균주를 포함하여 MIC_{90} 0.06 μg/mL의 활성을 보였다. 미국에서 소아환자의 피부연조직감염 균주(2014-2015)를 분석한 결과에서도, dalbavancin은 황색포도알균(MRSA 및 MSSA 균주), 응고효소 음성 포도알균(CoNS) (MIC_{90}, 0.06 μg/mL), 및 β-용혈성 사슬알균(MIC_{90}, 0.03 μg/mL)에 대해 유사한 시험관내 활성을 나타냈다.

Dalbavancin은 대부분의 Clostridia 종(단, *Clostridium clostridioforme* 제외), *Propionibacterium* spp., *Peptostreptococcus* spp., *Eubacterium* spp., *Actinomyces* spp. 등 다양한 혐기성 그람양성균에 대해 우수한 시험관내 활성을 보인다. 일부 *Lactobacillus* 종은 MIC가 >32 μg/mL로 나타났다. Dalbavancin은 *Bacillus* spp., *Corynebacterium* spp., *Micrococcus* spp. 등 기타 그람양성균에 대해서도 활성을 가진다.

시험관내 감수성이 있는 균주로부터 dalbavancin 비감수성 변이주를 선별하지는 못하였으나 최근 한 보고에서는 중심정맥 카테터 관련 MRSA 균혈증 치료를 위해 dalbavancin과 vancomycin을 투여받은 환자로부터 dalbavancin 비감수성 VISA 균주가 분리된 사례가 보고되었다.

2) 약물동력학

Dalbavancin은 정상 신기능을 가진 환자나 정기적인 혈액투석을 받는 환자에서 급성 세균성 피부연조직감염 환자 치료 시 성인의 경우 1,500 mg 단일 용량 또는 1,000 mg 투여 후 1주일 뒤 500 mg을 추가 투여하는 방식으로 30분간 정맥 주입하여 사용이 승인되었다.

건강한 지원자에게 1일 차에 1,000 mg을 투여하고 이후 매주 500 mg씩 7주간 정맥투여한 결과, 약물 축적은 나타나지 않았고 8일 차부터 50일 차까지 평균 혈중농도는 30 μg/mL를 초과했다. 1,000 mg 및 1,500 mg 투여 후 평균 최고혈중농도는 각각 287 μg/mL와 423 μg/mL였으며, 말기 반감기(terminal half-life)는 815 L로 이는 체외 조직으로의 분포를 시사한다. Dalbavancin은 혈장 단백질(주로 알부민)에 약 93% 결합하며, 평균적으로 45%는 소변으로 배출되며, 이 중 33%는 변화 없이, 12%는 대사산물(hydroxyl-dalbavancin) 형태로 배출된다. 대변으로는 20%가 배출된다. 피부 수포액의 투과율은 약 60%이며, 1,000 mg 투여 후 7일 차에 평균 농도는 약 30 μg/mL였다. 단일 1,000 mg 투여 2주 후, 피질골, 활막조직, 피부, 혈장 내 농도는 각각 4.1 μg/g, 15.9 μg/g, 13.8 μg/g,

15.3 μg/mL였다.

인구 약동학모델링에 기반하여, 1주 간격으로 두 번 1,500 mg 정맥 주입하는 방식이 황색포도알균에 의한 골수염 치료에서 6-8주간 적용 가능한 잠재적 치료법으로 제안되었다. 이 투여 방식은 황색포도알균의 MIC_{90}보다 높은 자유 dalbavancin 농도를 치료 기간 동안 유지할 수 있다. Dalbavancin은 소아에 대해 승인되지 않았지만, 3개월-11세 사이의 43명의 소아환자 혈중농도를 기반으로 성인 단회 및 2회 투여요법을 시뮬레이션한 모델에서는 다음과 같은 표준용량이 도출되었다.

- 6세 이상-18세 미만: 18 mg/kg (최대 1,500 mg), 또는 12 mg/kg (최대 1,000 mg)을 1일 차에 투여 후, 8일 차에 6 mg/kg (최대 500 mg)
- 3개월-6세 미만: 22.5 mg/kg (최대 1,500 mg), 또는 15 mg/kg (최대 1,000 mg)을 1일 차에 투여 후, 8일 차에 7.5 mg/kg (최대 500 mg)

12-17세 건강한 청소년 10명에게 1,000 mg (또는 체중이 60 kg 미만인 경우 15 mg/kg)을 30분간 정맥 주입했을 때의 약동학적 특성은 성인과 유사했다.

Dalbavancin의 약력학적 효과를 가장 잘 설명하는 지표는 24시간 AUC/MIC 비율이며 황색포도알균과 폐렴알균에 대한 동물실험에서 농도의존적 효과를 나타냈다. 특히 폐렴알균에 대해 유사한 효과를 내기 위한 약물 노출량은 황색포도알균보다 훨씬 적었다. 황색포도알균에 대한 목표 24시간 AUC/MIC 비율은 100-300 사이로 추정된다.

Dalbavancin의 크레아티닌청소율은 중증 신부전 환자의 경우 영향을 받는다. 투석을 받지 않으며 크레아티닌청소율이 30 mL/min 미만인 경우 용량조절이 필요하여 단회용량으로는 1,125 mg, 또는 1일 차에 750 mg, 8일 차에 375 mg의 2회 투여 방식이 사용된다. 반면, 혈액투석을 받는 환자는 투석 시점과 관계없이 표준용량을 투여할 수 있다. 간기능저하 환자는 비록 중증 간손상 환자에서 약물 노출이 27-36% 감소하더라도, 용량조절이 필요하지 않다.

Dalbavancin은 500 mg 분말 바이알 형태로 공급되며, 이를 25 mL의 멸균 증류수 또는 5% 포도당 용액으로 재구성한 후, 최종 농도가 1-5 mg/mL가 되도록 5% 포도당 용액에 희석하여 사용한다. 재구성 후 48시간 이내에 투여해야 하며, 보관은 2-8℃ 또는 20-25℃에서도 가능하다. 정맥 주입 시간은 30분이며, 더 빠르게 주입할 경우 레드맨증후군과 비슷한 반응이 발생할 수 있다. 다른 약물이나 식염수 함유 수액과 함께 투여해서는 안 되며, 사용 전후에 반드시 5% 포도당 용액으로 라인을 세척해야 한다.

3) 부작용

Dalbavancin 2회 투여요법(1일 차 1,000 mg, 8일 차 500 mg)을 vancomycin(이후 경구용 linezolid 전환)과 비교한 3상 임상연구에서 dalbavancin 투여군에서 가장 흔하게 보고된 이상반응은 오심(2.5%), 설사(0.8%), 가려움증(0.6%) 등이었다. 설사와 가려움증은 비교군보다 유의하게 적은 빈도로 나타났다. 주입과 관련된 반응은 dalbavancin군의 1.4%에서 발생했으나, 대부분은 임상연구 중 필수로 사용된 위약 주입 시 발생한 것이었다. 과민반응과 피부반응도 보고되었으며, glycopeptide 항생제(예: vancomycin)에 알레르기 병력이 있는 환자에게서 교차 반응이 나타날 수 있다. *C. difficile* 관련 설사가 보고된 바 있다. ALT 수치 상승은 dalbavancin 투여군에서 0.8% 보고되었으며, 비교군에서는 0.2%였다. 대부분의 경우 간 질환 기저 질환을 가진 환자였고, 이러한 ALT 상승은 가역적이었다. Dalbavancin을 1,000 mg 또는 1,500 mg 단회 투여했을 때, 200명의 지원자를 대상으로 한 심장 안전성 연구에서 심박수, PR, QRS, QTc 간격에 유의한 영향이 없는 것으로 나타났다. Dalbavancin은 미국 FDA 임신부 카테고리 C로 분류되며, 이는 고용량을 투여한 쥐에서 태아 발달지연이 관찰되었기 때문이다. 현재 임산부에 대한 자료는 없다. Dalbavancin의 모유 중 배설에 대한 정보는 보고된 바 없으며, 약물상호작용 위험은 최소로 보이다. 이는 dalbavancin이 CYP450 효소군이나 P-글리코프로테인을 방해하지 않기 때문이다.

4) 임상 적응증

Dalbavancin은 성인 급성 세균성 피부연조직감염 환자를 대상으로 한 2상 임상연구에서 대조군과 유사한 치료 결과를 보였다. 이들 연구를 기반으로, 3상 무작위 이중맹검 임상연구가 진행되었고, dalbavancin을 1일 차에 1,000 mg 정맥투여 후, 8일 차에 vancomycin 500 mg (3일 차에 경구 linezolid 선택 가능)로 투여한 요법이 비열등함을 확인했다. 이 결과를 바탕으로, 미국 FDA 및 EMA는 감수성 균주에 의해 발생한 급성 세균성 피부연조직감염에 대해 dalbavancin 사용을 승인하였다. 최근에는 dalbavancin 1,500 mg을 30분간 단회 정맥 주입하는 요법이 기존의 2회 투여요법과 유사한 치료효과 및 부작용 발생률을 보였으며, 이에 따라 FDA 및 EMA는 이 새로운 단일 투여 방식도 승인하였다.

현재 dalbavancin 2회 투여요법은 소아(3개월-17세)의 급성 세균성 피부연조직감염 대상으로 표준 치료와 비교하는 3상 공개 무작위 임상연구(NCT02814916)가 진행 중이다. 또한 최근 발표된 2상 공개 임상연구에서는 1,500 mg을 주 1회 2회 투여한 dalbavancin 요법이 그람양성균에 의한 만성 골수염 환자에게서 우수한 임상 결과를 보였고, 심각한 관련 이상반응도 보고되지 않았다. 다만, 최근 한 임산부 환자에서의 치료실패 사례가 보고되었는데 이 환자는 MRSA에 의한 우심내막염을 dalbavancin으로 치료받았으나, 치료 후 VISA 및 lipoglycopeptide 비감수성 균주로 재발하였다.

Dalbavancin은 강력한 항균활성과 주 1회 투여가 가능한 유리한 약동학적 특성을 가지고 있어, 향후 포도알균 균혈증, 심내막염, 골수염 치료에 대한 더 많은 임상 데이터가 기대된다.

3. Oritavancin

Oritavancin은 우수한 시험관내 항균력과 유리한 투여 프로파일을 바탕으로 1994년에 임상 개발 대상으로 선정되었다. 그러나, 개발 과정은 제약사 간의 소유권 이전과 최소 억제 농도를 과대평가하게 되는 시험관내 현상으로 인해 지연되었다. Oritavancin은 결국 2014년 미국, 2015년 유럽에서 감수성 있는 그람양성균에 의한 성인 급성 세균성 피부연조직감염 치료제로 승인을 받았다.

1) 구조 및 작용기전

Oritavancin은 vancomycin과 유사한 구조(structure)를 가진 lipoglycopeptide계열의 chloroeremomycin의 준합성 유도체이다. 이 약물은 아미노화된 당(4-epi-반코사민)과 지질친화성(lipophilic) 곁사슬을 추가로 포함하고 있어, 양친매성 특성과 세포막 고정 기능을 가지며, 이는 telavancin에서도 보고된 바 있다.

Oritavancin은 세 가지 주요 작용기전(mechanism of action)을 가지고 있다. 먼저, 글리칸 사슬 연장 억제로 vancomycin처럼 lipid II의 D-alanyl-D-alanine 펩티도글리칸 말단에 결합하여 당사슬의 연장을 억제한다. 두 번째, 펩티드 교차결합억제로 지질친화성 곁사슬을 통해 lipid II의 다른 부위(펜타글리신 교량 및 D-iso-glutamine 잔기 등)에 결합함으로써 트랜스펩티다제 활성을 억제한다. 이는 oritavancin이 vancomycin 내성균에 효과적인 이유로 추정된다. 세 번째, 세포막 탈분극 및 투과성이 증가한다. Oritavancin은 세포막을 탈분극시키고 투과성을 증가시키며, 이러한 효과는 세포의 성장 및 분열 여부와 무관하게 나타난다.

2) 항균력과 내성

Oritavancin은 황색포도알균(MRSA 포함), 사슬알균, 장알균(VRE 포함)에 대해 시험관내 항균력을 보인다. 다른 lipoglycopeptide계열 약물과 마찬가지로 CLSI는 MIC 측정을 위해 0.002% 폴리소르베이트-80 (polysorbate-80)을 사용할 것을 권고하는데, 이는 약물이 시험관 벽에 달라붙는 것을 방지하기 위함이다.

Oritavancin의 감수성 기준은 황색포도알균 ≤0.12 μg/mL, 사슬알균 ≤0.25 μg/mL, vancomycin 감수성 장알균 ≤0.12 μg/mL (CLSI 기준만 적용) 등이다. Oritavancin은 vancomycin 감수성 균주와 VanB형 내성균주에 대해 낮은 MIC_{90} 값을 나타내며, VanA형 내성균주에 대해서는 약간 높은 MIC를 보이다. 예를 들어, 2011-2013년 미국과 유럽에서 수집된 장알균에 대한 MIC_{90} 값은 vancomycin 감수성 *E. faecalis* 0.06 μg/mL, VanA *E. faecium* 0.12 μg/mL였다.

Oritavancin은 VRE 및 VSE에 대해 시험관내에서 살균효과를 보였으나, VRE에 대해 살균력을 나타내기 위해 더 높은 농도가 필요했다. 한편, 2013-2014년 미국의 중증감염 환자에서 분리된 황색포도알균 임상균주 1,008개에 대해 MIC_{90} 값 0.06 μg/mL로 우수한 활성을 나타냈다. *C. difficile*에 대해서도 시험관내에서 vancomycin보다 더 강력한 항균력을 보였다.

시험관내 time-kill curve 연구에서는 cefazolin 및 nafcillin과 병용 시 MRSA에 대해 상승효과(β-락탐 MIC가 증가할수록 glycopeptide MIC가 감소하는 seesaw 효과로 추정됨) 그리고 ceftaroline과 병용 시 MRSA, vancomycin 내성 MRSA, hVISA에 대해 상승효과를 보였다. 하지만, ampicillin, ertapenem, ceftaroline과의 병용은 vancomycin 내성 *E. faecalis* 및 *E. faecium*에서 균주마다 반응이 달라, 일부 균주에서만 제한적인 상승효과를 보였다.

3) 약물동력학

Oritavancin은 1회 1,200 mg을 3시간에 걸쳐 정맥투여하며, 이후 평균 최고혈중농도는 138 mg/L에 도달한다. 이 약물은 넓은 체내분포를 보이며, 선형 용량-반응성 양상을 보인다. 약물의 분포용적은 약 100 L에 달하며, 조직에서 천천히 방출된다. 높은 혈장 단백결합률(85-90%)과 이와 같은 넓은 분포용적은 약 240시간에 이르는 긴 반감기를 설명해주며, 단회투여 전략이 가능하게 한다. Oritavancin은 간, 신장, 비장, 림프조직, 폐 등에 세포 내 축적되었다가 점차 방출된다. 투여된 약물은 소변과 대변에서는 극미량만 검출된다. 피부 수포액 내 농도는 혈중농도의 약 19%에 달하는 적절한 침투를 보이다. Oritavancin은 광범위한 그람양성균에 대해 농도의존적이고 빠른 살균작용을 나타낸다. 단회 고용량 투여가 분할 투여보다 더 우수한 살균효과를 보였다. 또한 황색포도알균의 휴지기와 바이오필름 상태에서도 농도의존적 살균작용을 나타냈다. Oritavancin은 400 mg 바이알로 제공되며, 1,000 mL의 5% 포도당에 희석하여 최종 농도 1.2 mg/mL로 만든 후 3시간에 걸쳐 정맥투여해야 한다. 생리식염수와는 혼합이 불가능하므로 반드시 5% 포도당 용액만 사용해야 한다.

4) 이상반응과 약물상호작용

급성 세균성 피부연조직감염 대상 3상 임상연구에서 가장 흔한 부작용은 두통, 메스꺼움, 구토, 설사였다. 치료 중단율은 대조군과 유의한 차이 없음이 보고되었다. 일시적이며 가벼운 ALT 상승이 관찰되었다. 홍조, 가려움증 등 주입 관련 반응이 발생할 수 있으나 vancomycin보다 빈도가 낮고, 주입 속도를 늦추면 대부분 해결된다. 과민반응은 드물게(<1.5%) 발생하며, glycopeptide에 과거 반응 이력이

있는 환자에서 더 흔할 수 있다. 임상시험에서는 과민반응의 지속기간은 2.4일(중앙값)로 보고되었다. Oritavancin은 미국 FDA 임신부 카테고리 C에 해당하며, 수유 여성에 대한 연구는 이루어지지 않았다. Oritavancin은 다른 lipoglycopeptide들과 달리, 여러 CYP450 효소를 억제하여 약물상호작용의 가능성이 있다. 그러나 최근 연구에 따르면 S-와파린의 C_{max}나 AUC에는 영향이 없었으며, 이들 약물을 함께 사용하는 환자는 출혈 위험에 대해 관찰이 필요한다. 또한 telavancin과 마찬가지로 oritavancin은 인지질 의존성 응고검사에 영향을 줄 수 있지만, 항-FXa 검사나 트롬빈 시간은 영향을 받지 않는다. 검사 이상 지속시간은 사용되는 시약에 따라 달라지며, PT/INR은 최대 12시간, aPTT는 최대 120시간까지 영향이 지속될 수 있다. 따라서 oritavancin 투여 후 5일간은 IV 비분획 헤파린 사용이 금기이다. 건강한 지원자의 약 30%에서 D-dimer 수치가 상승하였고, 이는 최대 72시간 이내에 정상으로 회복되었다. 경증-중등도 간 또는 신기능저하 환자에서는 용량조절이 필요하지 않지만, 중증 간질환 또는 신부전 환자에서는 사용이 평가되지 않았다.

5) 임상 적응증

Oritavancin은 복잡성피부연조직감염 환자 대상 2상 연구와 황색포도알균 균혈증 환자 대상 4일간 투여 연구에서 효과가 입증되었다. 급성 세균성 피부연조직감염 성인환자 대상의 3상 무작위 임상연구 두 건에서는 1,200 mg 단회투여가 7-10일간의 vancomycin 치료와 비열등한 결과를 보였다. 총 1,987명의 환자가 등록되었으며, 주요 평가 지표는 치료 시작 48-72시간 내에 피부 병변의 확산 억제 또는 감소, 해열, 추가 항생제 불필요 여부였다. 두 시험 모두에서 전체 환자의 약 20%가 MRSA 감염이 되지 않았다. 이러한 결과를 바탕으로 2014년 FDA는 다음과 같은 감수성 그람양성균에 의한 성인 피부연조직감염 치료제로 oritavancin을 승인하였다. *S. aureus* (MRSA 포함), *S. pyogenes*, *S. agalactiae*, *S. dysgalactiae*, *S. anginosus* group, *E. faecalis* (vancomycin 감수성 균주만) 등에 효능이 인정되었다.

소아에서는 아직 승인되지 않았으며, 현재 3개월-18세 아동 대상 임상연구(NCT02134301)가 진행 중이다. 강력한 시험관내 항균력과 편리한 투여법으로 인해, VRE, MRSA, VISA, hVISA, VRSA 등 감수성 그람양성균에 의한 균혈증, 심내막염, 골수염 치료를 위한 연구도 기대된다.

참고문헌

1. Boucher HW, Wilcox M, Talbot GH, Puttagunta S, Das AF, Dunne MW. Once-weekly dalbavancin versus daily conventional therapy for skin infection. N Engl J Med. 2014;370(23):2169-79.
2. Corey GR, Kabler H, Mehra P, Gupta S, Overcash JS, Porwal A, et al. Single-dose oritavancin in the treatment of acute bacterial skin infections. N Engl J Med. 2014;370(23):2180-90.
3. Higgins DL, Chang R, Debabov DV, Leung J, Wu T, Krause KM, et al. Telavancin, a multifunctional lipoglycopeptide, disrupts both cell wall synthesis and cell membrane integrity in methicillin-resistant Staphylococcus aureus. Antimicrob Agents Chemother. 2005;49(3):1127-34.
4. Jauregui LE, Babazadeh S, Seltzer E, Goldberg L, Krievins D, Frederick M, et al. Randomized, double-blind comparison of once-weekly dalbavancin versus twice-daily linezolid therapy for the treatment of complicated skin and skin structure infections. Clin Infect Dis. 2005;41:1407-15.
5. Lunde CS, Hartouni SR, Janc JW, Mammen M, Humphrey PP, Benton BM. Telavancin disrupts the functional integrity of the bacterial membrane through targeted interaction with the cell wall precursor lipid II. Antimicrob Agents Chemother. 2009;53(8):3375-83.
6. Mendes RE, Farrell DJ, Sader HS, Flamm RK, Jones RN. Activity of oritavancin against Gram-positive clinical isolates responsible for documented skin and soft-tissue infections in European and US hospitals (2010-13). J Antimicrob Chemother. 2015;70(2):498-504.
7. Morrissey I, Seifert H, Canton R, Nordmann P, Stefani S, Macgowan A, et al. Activity of oritavancin against methicillin-resistant staphylococci, vancomycin-resistant enterococci and β-haemolytic streptococci collected from western European countries in

2011. J Antimicrob Chemother. 2013;68(1):164-7.

8. Murray BE, Arias CA, Nannini EC. Glycopeptides (Vancomycin and Teicoplanin) and Lipoglycopeptides (Telavancin, Oritavancin, and Dalbavancin). In: Bennett JE, Dolin R, Blaser MJ, editors. Mandell, Douglas, and Bennett's Principles and Practice of Infectious Diseases. 9th ed. Vol. 2. Philadelphia: Elsevier; 2020. pp. 447-64.
9. Stryjewski ME, Graham DR, Wilson SE, O'Riordan W, Young D, Lentnek A, et al. Telavancin versus vancomycin for the treatment of complicated skin and skin-structure infections caused by gram-positive organisms. Clin Infect Dis. 2008;46(11):1683-93.
10. Zhanel GG, Schweizer F, Karlowsky JA. Oritavancin: mechanism of action. Clin Infect Dis. 2012;54 Suppl 3:S214-9.

Oxazolidinone

이재갑 한림대학교 의과대학 내과학교실

1. Oxazolidinone

Oxazolidinone (옥사졸리디논)계열은 2000년대에 처음 임상도입된 합성 항균제계열로서, 기존 항생제에 내성을 보이는 그람양성균감염 치료에 사용된다. 이 계열의 최초 항생제인 linezolid는 2000년에 승인되어 30여 년 만에 등장한 새로운 기전의 항생제로 소개되었고, 이어서 2014년에 tedizolid가 2세대 약물로 개발되었다. 현재 시판 중인 oxazolidinone 항균제로는 linezoilid와 tedizolid가 있으며, 그 외에 contezolid, delpazolid 등의 차세대 후보들이 있다.

2. 구조 및 성상

Oxazolidinone 항균제의 기본구조는 oxazolidinone 링으로, 단백질합성저해 활성을 갖는 새로운 화학계열의 약물들이다. Linezolid는 oxazolidinone 기본구조의 A 위치에 piperazine 성분의 부착, B 위치에 hydroxyacetyl 그룹 추가와 phenyl 3 위치에 불소치환에 의해서 항균효과가 증가되었다(그림 32). Tedizolid는 경구 생체이용률을 향상시키기 위해서 전구약물(prodrug)인 tedizoild phosphate의 형태로 투여되며 채내에서 신속히 tedizolid로 전환된다. 이러한 구조적 변화를 통해 tedizolid는 일부 linezolid 내성 균주에 대해서도 향상된 활성을 나타낸다. oxazolidinone 항균제는 대개 친수성 고형제제 또는 주사용제제로 개발되며, linezolid와 tedizolid 모두 경구정제와 주사제 형태로 이용 가능하다. 두 약물 모두 물에 잘 녹고 위장관 흡수가 뛰어난 특징을 가지고 있어 경구 생체이용률이 높다.

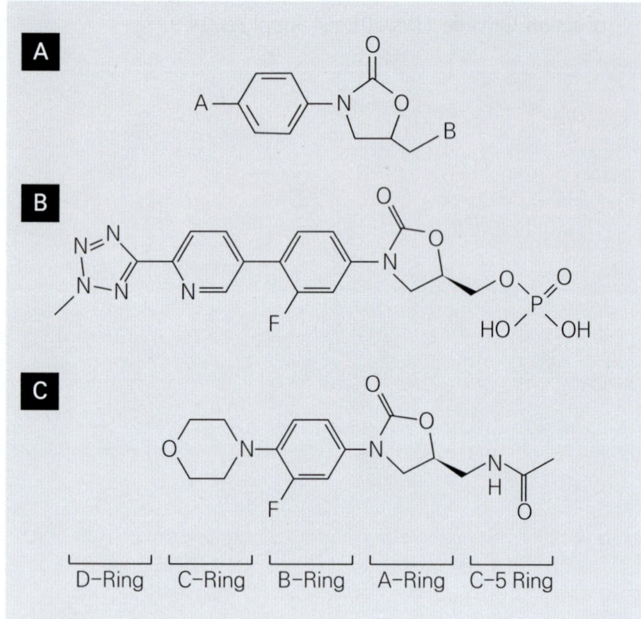

그림 32. Oxazolidinone 구조식
(A) 기본 구조, (B) tedizolid, (C) linezolid

3. 작용기전

Oxazolidinone계 항균제는 세균 단백질합성의 초기단계를 차단함으로써 정균작용을 나타낸다. 구체적으로 50S 리보솜 소단위의 23S rRNA에 결합하여 단백질합성 개시복합체 형성을 억제한다. 이로써 리보솜에서 단백질합성의 시작단계가 차단되어 세균이 단백질을 만들지 못하게 된다. 기존 단백질합성저해제들과 교차내성이 없으며 작용부위가 독특한 것이 특징이다. Oxazolidinone 계는 대부분 정균작용(bacteriostatic)을 하지만, 일부 균에 대해서는 살균활성을 보일 수도 있다. 예를 들어 linezolid는 *Streptococcus pneumoniae* 등에 대하여 살균적으로 작용할 수 있다고 알려져 있다. 추가로, 이 계열 약물은 clindamycin과 유사하게 독소생성 억제효과도 보고되었다.

4. 작용범위

Oxazolidinone계 항균제는 그람양성균에 대한 광범위한 활성을 지니며, 특히 다제내성 그람양성균에 유효하다. 대표적으로 *Staphylococcus aureus*을 포함한 staphylococci, enterococci (VRE포함), streptococci 등 거의 모든 임상적으로 중요한 그람양성균에 효과적이다. Vancomycin 내성인 VRE나 VRSA에도 효과가 있어 이러한 균종에 대한 치료제로 주로 사용된다. 또한 *Listeria*, *Nocardia*, *Clostridium*과 같은 그람양성막대균이나 혐기성 그람양성균에도 항균력이 있다. *Mycobacterium tuberculosis*을 포함한 몇몇 mycobacteria에 대해서도 시험관내 활성 및 동물모델 유효성이 보고되어, 약제내성결핵 치료에 이 계열 약물이 활용되기도 한다. 그람음성균에 대해서는 투과장벽과 펌프작용 등의 문제로 대부분 효과가 없으므로 임상적으로 사용되지 않는다.

5. 내성기전

Oxazolidinone계에 대한 내성은 주로 약물 표적부위의 변이를 통해 발생한다. 가장 흔한 내성기전은 23S rRNA 유전자의 도메인 V 돌연변이로, 그중에서도 염기 G2576T 변이가 다수 균주에서 확인되었다. 실제 임상에서 linezolid를 장기 사용한 경우 23S rRNA의 해당 위치에 돌연변이가 누적되어 MIC가 점진적으로 상승하는 현상이 보고되었다. 그 외에 리보솜 단백질 L3 또는 L4의 돌연변이도 드물게 내성에 관여할 수 있다. 한편 *cfr* 유전자에 의한 내성도 중요한 기전이다. *cfr* 유전자는 23S rRNA의 A2503 위치의 8번 탄소를 메틸화하는 메틸전달효소를 암호화하여, 약물의 리보솜 결합부위를 수정함으로써 linezolid에 내성을 부여한다. 이 유전자는 주로 플라스미드에 탑재되어 다른 세균에 내성 유전자를 전달할 수 있다. 그람양성균은 23S rRNA 유전자가 다중 복제되어 존재하기 때문에 돌연변이내성 발생 빈도가 낮은 편이지만, 임상에서 장기간 옥사졸리디논계 항생제를 사용할 경우 내성균 출현 가능성에 유의해야 한다.

6. 약물동력학

Oxazolidinone계 약물은 경구흡수율이 매우 높고 생체이용률이 약 100%에 달하여 경구와 정주 제형 간 용량을 동일하게 전환할 수 있다. 위장관에서 빠르게 흡수되어 경구투여 1~2시간 내 최고혈중농도에 도달하며, 음식섭취는 흡수를 약간 지연시킬 뿐 총흡수량(AUC)에 영향을 주지 않는다. 전신분포용적은 4,050 L 수준으로 광범위한 조직분포를 보이며, 폐, 피부, 피부연조직 등 감염부위로 잘 침투하고 뇌척수액에도 도달한다. 혈장 단백결합률은 linezoild가 약 31%, tediazolid가 70-90%로 보고된다.

Linezolid는 간의 사이토크롬(CYP)에 의해 대사되지 않고, 비효소적 산화반응으로 활성 없는 대사물을 생성한다. Lienzold 투여량의 약 30%는 미변화체로, 50% 이상은 두 가지 산화대사물 형태로 소변으로 배설되며 일부는 대변으로도 배출된다. Tedizolid는 체내에서 인산기가 제거되어 활성형으로 신속히 전환되며, 이후 주로 간에서 황산화 과정을 거쳐 불활성 대사산물로 전환되어 배설된다. Tedizolid 투여량의 약 82%는 대변, 18%는 소변으로 배출되며 대사물이 소변으로 배설되는 linezolid와 달리 활성체의 신배설이 적어 요로감염 치료에는 적합하지 않을 수 있다. 두 약물 모두 경증-중등도 간기능장애나 신기능저하 환자에서 특별한 용량조절이 필요하지 않으며, 노인에서도 약동학 변화가 미미하다.

7. 약물상호작용

Oxazolidinone계 항균제 중 linezolid는 비선택적 monoamine oxidase (MAO) 억제작용이 있어 약물상호작용에 주의해야 한다. 모노아민 옥시다아제 억제제(MAOIs) 복용 환자에게는 linezolid를 투여해서는 안 되며, MAOI 중단 후 최소 2주 이상 경과한 뒤에 투여가 가능하다. 또한 티라민 함유 음식(발효 치즈, 절임 등)을 과량 섭취하면 고혈압성 반응이 나타날 수 있으므로 식이상 주의가 필요하며, 에페드린 등의 교감신경흥분제 복용 환자에서도 혈압상승에 유의한다. 선택적 세로토닌 재흡수 억제제(SSRI)나 삼환계 항우울제, 트리판계열 약물 등 세로토닌 작용제와 병용 시에는 세르토닌증후군(serotonin syndrome) 발생 위험이 있으므로 가능하면 병용을 피하고 부득이한 경우 환자를 면밀히 관찰해야 한다. Tedizolid는 시험관 및 동물모델연구에서 linezolid에 비해 MAO 억제효과가 미약하여 이러한 약물상호작용 발생 위험이 낮은 것으로 보고되었는데, 임상시험에서도 SSRI 병용으로 인한 이상반응이 관찰되지 않았다. 그럼에도 불구하고 tedizolid 역시 MAO 억제효과를 완전히 배제할 수 없으므로 투여 시 환자의 상태를 관찰하는 것이 권장된다. 옥사졸리디논계 항균제들은 CYP 효소를 유의하게 저해하거나 유도하지 않으므로 CYP 매개 약동학적 상호작용은 없다.

8. 임상 적응증

이 계열 항생제는 vancomycin 등의 기존 항균제로 치료가 어려운 중증 그람양성균감염에 주로 사용된다. Linezolid는 승인이후 광범위한 임상연구를 통해 다양한 적응증을 획득하였다. 주요 적응증으로는 원내폐렴(주로 MRSA 감염), 지역사회획득폐렴(폐렴알균 감염 등), 복잡성피부연조직감염(당뇨발감염 포함), 혈류감염을 동반한 vancomycin 내성 장알균감염 등이 있다. 실제로 linezolid는 MRSA 폐렴에서 vancomycin 대비 우수한 효과를 보이는 것으로 입증되어 활용되고 있으며, 국내외에서 피부연조직염, 패혈증, 뇌수막염 등에 VRE 또는 MRSA가 원인균으로 확인된 경우에 사용되고 있다. Tedizolid는 현재까지 급성 세균성 피부연조직감염 치료 목적으로 승인되었으며, 주로 MRSA를 포함한 그람양성균 피부연조직감염에 6일간의 단기요법으로 사용된다. Tedizolid의 기타감염에 대한 효과는 임상연구 중이며, 폐렴 등에 대해서도 연구가 진행되고 있다.

9. 부작용과 금기

Oxazolidinone계열의 대표적인 부작용으로는 골수억제와 신경독성이 있다. Linezolid 치료 중 혈소판감소증이 가장 흔하게 보고되며, 장기투여 시 빈혈, 백혈구감소증 등 범혈구감소증이 발생할 수 있다. 일반적으로 2주 이상 투여 시 혈액독성 위험이 증가하기 때문에 주 1회 이상 전혈구검사(complete blood count)를 모니터링 하도록 권고된다. Tedizolid의 경우 6일 단기투여 임상시험에서 중대한 혈액학적 이상은 나타나지 않았고, 혈소판감소증 등의 발생률도 linezolid 보다 유의하게 낮았다. 그러나 tedizolid를 2주 이상 장기투여한 사례가 적으므로 신중한 모니터링이 필요하다. 두 약물 모두 위장관계 부작용으로 메스꺼움, 구토, 설사 등이 있을 수 있으며, 두통이 비교적 흔하게 보고된다. 대개 경미하여 치료 지속이 가능하지만, 증상이 심한 경우 대증치료를 고려한다. 장기간 고용량 사용 시 드물게 말초신경병증 및 시신경병증이 보고되었으며, 이에 따라 영구적인 시력장애가 발생한 사례도 있으므로 4주 이상 장기요법은 신중히 판단해야 한다. 이 밖에 간기능이상, 유산산증 등의 드문 부작용도 보고되었다.

Oxazolidinone계 약물의 금기사항으로는 해당 약제에 대한 과민반응 병력이 있는 환자, MAO억제제 복용 환자 등이 있다. Linezolid는 MAOI계열 약물(예: 페넬진, 이소카르복사지드 등)을 복용 중이거나 2주 이내 중단한 환자에서 금기이다. 또한 조절되지 않는 갑상선항진증이나 고혈압 환자, 세로토닌성 약물을 복용 중인 환자에서는 투여를 피하거나 반드시 필요한 경우 이상반응에 대한 감시 하에 사용해야 한다. Tedizolid는 위와 같은 금기사항을 상대적으로 덜 발생하지만 아직 임상경험이 제한적이므로 linezolid와 유사한 주의가 필요하다. 임신부나 수유부에 대한 안전성 자료가 충분하지 않아, 임신 중에는 치료상 이익이 위험을 상회하는 경우에만 신중히 투여하고 수유부에는 가급적 피한다.

10. 개별 항생제의 특성

1) Linezolid

(1) 작용기전

Linezolid는 oxazolidinone계 항균제의 기전적 특성을 대표한다. 세균 50S 리보솜의 23S rRNA에 결합하여 단백질합성 개시를 억제함으로써 정균작용을 나타낸다. 이는 단백질합성의 개시단계를 차단하는 것으로, 다른 리보솜 저해제들과 교차하지 않는 독자적인 결합부위를 가진다. Linezolid는 MRSA 등의 독소생성균주에서 독소생산을 감소시키는 효과도 보고되는데, 이는 단백질합성 억제에 따른 2차 효과로 여겨진다.

(2) 작용범위

Linezolid는 그람양성균에 매우 유효한 항생제이다. staphylococci, streptococci, enterococci을 비롯한 대부분의 그람양성균에 강한 활성을 보여 VRE에 의한 패혈증, 복강내감염, 뇌수막염 등에도 효과를 나타냈다. 반면 VRE에 의한 심내막염에서는 효과가 입증되지 않았다. Linezolid는 MRSA에 의한 폐렴이나 피부연조직감염에서 vancomycin 대비 우수한 임상결과가 보고되었으며, VISA 및VRSA 감염에도 사용 가능하다. 단, VRSA는 극히 드물어 대규모 임상시험은 없지만, 실험실적 감수성은 확인된 바 있다. Linezolid는 혐기성 그람양성균(예: *Clostridium* spp.)에도 활성이 있고, *Nocardia* 감염 등에 효과 보고가 있다. 그람음성균에 대해서는 선천적 내성을 보여 임상적으로 사용하지 않는데, 이는 그람음성균의 외막투과 제한과 약물 배출펌프 작용 때문으로 분석된다. Mycobacteria에 대해서는 결핵균 및 비결핵항산균에 일부 활성 보고가 있으며, 특히 linezolid는 다제내성결핵(MDR-TB) 치료요법의 구성약물로 세계보건기구 권고에 포함될 만큼 유효성이 입증되었다.

(3) 내성기전

Linezolid에 대한 내성균은 사용 초기에는 드물었으나, 임상 도입 후 1년여 만에 보고되기 시작했다. 주요 내성기전은 리보솜의 약물결합부위인 23S rRNA 변이로, G2576T 염기치환이 가장 많이 발견된다. 황색포도구균의 경우 23S rRNA 유전자가 5-6부위 존재하므로, 내성 수준은 돌연변이 사본 수에 따라 점차적으로 증가한다. 이 돌연변이는 linezolid 사용 환자에서 치료기간이 길어질수록 나타날 가능성이 높으며, 내성발현 시 해당 균주의 생물학적 적합도 저하도 동반될 수 있다. 그 외에 리보솜 단백질 L3, L4의 변이도 일부 내성균주에서 발견되었고, 이러한 변이는 약물의 리보솜 결합을 방해하여 감수성을 감소시킨다. Cfr 유전자에 의한 내성도 linezolid 내성의 중요한 기전이다. Cfr 보유 균주는 linezolid뿐 아니라 chloramphenicol, clindamycin, streptogramin 등에 교차내성을 나타낸다. 다만 일부 연구에서는 *cfr* 보유 MRSA도 tedizolid에 대해서는 상대적으로 감수성을 유지하는 것으로 보고되어, 차세대 약물의 활용 가능성을 시사하고 있다.

(4) 약물 동력학

Lonezolid는 경구투여 시 흡수가 빠르고 완전하여 생체이용률이 100%에 달한다. 음식섭취와 무관하게 투여할 수 있으나, 고지방식 섭취 시 최고농도 도달시간(T_{max})이 1.5시간에서 2.2시간으로 지연되고 C_{max}가 약 17% 감소할 수 있다. 그러나 AUC 총노출은 식이에 영향받지 않으므로 임상적으로 유의한 변화는 아니다. 분포의 경우, 체내분포가 광범위하여 혈액-조직 경계 투과성이 좋다. 혈장 단백결합률은 약 31%로 낮고 농도비의존적이며, 항정상태(steady state) 분포용적은 약 4,050 L로 측정된다. 폐포상액, 피부연조직, 타액, 땀 등으로의 배설이 보고되었고, 뇌척수액에서도 검출되어 뇌수막염에 보조적으로 쓰이기도 한다.

Linezolid는 간의 CYP 효소에 거의 의존하지 않고 모르폴린 고리의 산화개열을 통해 두 가지 불활성 대사산물(아미노에톡시 아세틱산; 대사물 A, 하이드록시에틸 글리신; 대사물 B)을 생성한다. 이 중 B 대사물 생성은 비효소적 화학산화에 의해 이루어진다. Linezolid는 CYP450을 유도하거나 저해하지 않으며, 인체 미세간체 실험에서도 CYP 동종효소들의 대사기질이 되지 않는다.

Linezolid의 신장청소율은 약 40 mL/min으로 비교적 낮으며, 정상 상태에서 투여량의 약 30%가 미변화체로 소변 배설되고 50-55%가 두 가지 불활성 대사물 형태로 소변으로 배설된다. 대변으로는 투여량의 소량(약 9%)이 배설된다.

경증-중등도 신부전 환자에서 linezolid의 약동학 변화는 경미하여 용량조절이 권고되지 않는다. 다만 중증신부전에서는 불활성 대사물이 축적될 수 있으므로 모니터링이 제안된다. 간기능장애 환자에서도 약물청소율 변화가 크지 않아 용량변경이 필요치 않다. 소아의 경우 연령에 따라 청소율 차이가 있어 12세 미만 소아는 체중당 용량조절이 필요하다.

(5) 약물상호작용

Lienzolid는 가역적 비선택적 MAO-A/B 억제제로 작용하여 모노아민 대사경로에 영향을 준다. 따라서 티라민 함유 음식물을 과량 섭취하면 고혈압성 위기가 유발될 수 있어 식이제한이 권고된다. 임상시험에서 건강인에게 linezolid 투여 시 약 100 mg 이상의 티라민을 섭취하면 현저한 혈압상승 반응이 나타났다고 보고되었다. 또한 에페드린, 페닐프로파놀아민 등의 교감신경흥분제와 병용 시 혈압상승 위험이 있으므로 필요시 혈압을 면밀히 모니터링해야 한다. 세로토닌증후군 예방을 위해 선택적 세로토닌 재흡수 억제제(SSRIs), 삼환계항우울제, MAOI 등과의 병용은 삼가는 것이 원칙이다. 꼭 병용이 불가피한 경우 신경근육 과다흥분, 자율신경불안정, 정신상태 변화 등의 증상을 모니터링하며 초기 징후 시 즉시 중단한다. 임상적으로 linezolid와 세로토닌성 약물병용에 따른 세로토닌증후군 사례가 다수 보고되었으므로 특히 주의가 요구된다. 한편 linezolid는 CYP450 대사를 거치지 않으므로 CYP 기질 약물들과의 약동학적 상호작용은 없다.

(6) 임상 적응증

Linezolid는 출시 이후 다양한 적응증에 대해 승인을 받았다. 미국 FDA 승인을 받은 주요 임상 적응증은 다음과 같다.

- VRE 감염증: 복잡성요로감염, 균혈증을 동반한 감염 등 VRE에 의한 심각한 감염에 사용(패혈증을 동반한 사례 포함)
- 원내폐렴: MRSA, penicillin 내성 폐렴알균 등을 포함한 원내폐렴
- 지역사회획득폐렴: 폐렴알균(다제내성균주 포함) 또는 MSSA에 의한 폐렴
- 복잡성피부연조직감염: 당뇨발감염(골수염 동반하지 않

은 경우) 등 포함. 원인균으로 MRSA, MSSA, *S. pyogenes, S. agalactiae* 등이 확인된 경우

- 단순성 피부연조직감염: 경증 피부감염으로 MSSA나 *S. pyogenes*에 의한 농양, 봉와직염 등 경증의 경우(임상시험에서 비교군 대비 입증)

Linezolid는 중증 MRSA감염의 유용한 치료 대안으로 널리 인정받고 있다. 그 외에도 결핵에 대한 off-label 사용, 뼈 및 관절감염(골수염)의 장기치료 등에 사용되고 있지만, 이는 공식 적응증은 아니다.

(7) 용법 및 용량

성인에서의 linezolid의 표준용량은 성인에서 600 mg을 12시간마다(b.i.d.) 투여하는 것이다. 경구제(정제)와 주사제의 생체이용률이 동등하므로 경증, 중등도 감염은 경구투여로 시작할 수 있고, 중증감염으로 입원하여 정주투여를 시작한 경우 임상경과에 따라 경구로 전환할 수 있다. 치료기간은 감염의 종류 및 경과에 따라 10-14일이 일반적이며, 최대 28일까지 투여가 가능하다. 2주를 초과하는 치료 시 혈액학적 부작용 위험을 고려하여 환자를 면밀히 관찰해야 한다. 경도-중등도 신부전이나 간기능장애 환자에서 용량조절은 필요하지 않다. 말기 신부전 환자에서 대사물 축적으로 인한 혈소판감소증 위험 증가가 보고되어 있으므로 주의가 필요하다.

소아 및 청소년에 대해서도 사용이 승인되어 있는데, 생후 7일 이상-11세 이하 소아의 경우 10 mg/kg을 8시간마다 투여(q8h)하고, 12세 이상 청소년은 성인과 동일하게 600 mg q12h 투여한다.

(8) 부작용과 금기

Linezolid 부작용 프로파일 중 가장 주목해야 하는 것은 골수억제이다. 2주 이상 투여 환자의 상당수에서 혈소판감소증이 발생할 수 있으며, 이에 따라 치료중단이나 용량감량이 필요할 수 있다. 혈소판감소증은 가역적이어서 약물중단 시 대부분 회복되지만, 드물게 출혈위험을 증가시킬 수 있으므로 매주 말초혈액검사로 모니터링한다. 또한 빈혈이나 호중구감소증도 나타날 수 있으며, 이 역시 장기투여 시 주로 문제된다.

Linezolid를 28일 이상 장기간 사용할 경우 누적 독성으로 말초신경병증과 시신경병증이 발생할 수 있다. 환자들은 손발저림이나 감각이상, 시력저하 등의 증상이 있는지 주의를 기울여야 하며, 장기요법 중 이러한 증상이 나타나면 약물중단을 고려해야 한다.

일부 환자에서 젖산산증(lactic acidosis)이 보고되었는데, 이는 미토콘드리아 단백질합성저해와 관련된 것으로 추정된다.

기타 부작용으로 설사, 구역, 두통 등이 있으며 대개 경증이다. 세로토닌증후군은 linezolid와 세로토닌성 약물병용 시 발생할 수 있는 심각한 부작용으로, 발한, 혼동, 근육강직, 열, 심혈관 불안정 등이 나타난다. 따라서 가능하면 병용을 피하고, 꼭 필요한 경우 초기증상(초조, 혼란, 떨림 등)에 대한 환자교육과 모니터링이 필요하다.

금기사항으로, linezolid는 '모노아민산화효소 억제제(MAOIs)'를 복용 중인 환자에게 금기이다(accessdata.fda.gov). MAOI 복용을 중단한 환자라도 2주 이내라면 투여를 피한다.

2) Tedizolid

(1) 작용기전

Tedizolid는 lienzloid와 동일한 옥사졸리디논계 작용기전을 갖는다. Tedizolid의 작용표적은 linezold와 동일하나 약물-리보솜 결합친화도는 더 높다고 알려져 있다. 구조적으로 추가된 D-환으로 인한 수소결합 및 아세트아미드 대체효과가 약물의 결합력을 증가시켜, 일부 linezolid 내성균(리보솜 변이 보유균)에서도 활성을 보이는 것으로 보고

되었다.

(2) 작용범위

Tedizolid는 기본적으로 linezolid와 유사한 광범위 그람양성균에 활성을 가진다. *S. aureus* (MRSA 포함), *Streptococcus pyogenes*, enterococci (일부 VRE 포함) 등에 강력한 시험관내 살균력을 보이며, linezolid 내성인 몇몇 균주에 대해서도 유효할 수 있다. 임상개발단계에서 수집된 균주들에 대한 tedizolid의 MIC_{90}은 lienzolid 대비 동일하거나 더 낮았으며, 특히 MRSA에 대해 우수한 활성을 보였다. 결핵균 등에 대해서도 전임상연구에서 linezolid와 유사한 또는 더 나은 효과가 관찰되어, 차세대 결핵치료제로서의 가능성도 거론된다.

(3) 내성기전

Tedizolid에 대한 내성은 현재까지 드물지만, 발생할 경우 linezolid와 유사한 기전이 관여할 것으로 예상된다. 23S rRNA 돌연변이(예: G2576T)가 생기면 tedizolid에 대해서도 내성이 나타날 수 있다. 다만 tedizolid는 표적 결합 친화도가 높아 단일 돌연변이에 의한 내성발현이 linezolid보다 어려울 가능성이 있다. 실험실에서 *cfr* 유전자를 획득한 MRSA에 tedizolid를 처리하면 MIC가 상승함이 보고되었다. 임상적으로 tedizolid 내성균이 흔하지는 않으나, 사용 증가에 따라 내성발현에 대비해야 한다. Tedizolid의 경우 linezolid보다 약물농도가 높게 유지되고 반감기가 길어 돌연변이 선택압이 다를 수 있는데, 이러한 약동학적인 유리함이 내성발현을 지연시키는지 추후 관찰이 필요하다.

(4) 약물 동력학

Tedizolid 인산염은 경구투여 시 ≥90% 흡수되어 높은 생체이용률을 나타낸다. 경구와 정맥투여 용량이 동등하며, 음식섭취와 관계없이 투여할 수 있다. 음식물 섭취는 C_{max}와 T_{max}를 다소 지연시키나 AUC에는 영향이 없어 임상적으로 무의미하다.

Tedizolid의 혈장 단백결합률은 70-90%로 다소 높으며, 분포용적은 6,780 L로 보고되었다. 폐조직 내 농도가 높아 폐포상피액 및 대식세포 내 농도가 혈장 유리약물농도의 20배 이상으로 축적되며, 폐렴 등에 활용 가능성을 시사한다.

활성형 tedizolid는 주로 간에서 황산화 대사를 거쳐 불활성 대사산물로 배설된다. CYP매개 대사는 아니며, 생성되는 황산 접합체 대사물은 항균활성이 없다.

투여된 tedizolid의 대부분은 간대사를 거쳐 담즙-대변으로 배출되며, 약 4/5가 대변으로, 1/5가 소변으로 배설된다. 신기능저하 환자나 간질환 환자에서도 약동학 프로파일 변화가 크지 않아 용량조절이 필요하지 않다.

Tedizolid의 혈중 반감기는 약 12시간으로, 1일 1회 투여로도 항정상태 농도가 유지된다. 3일 이내에 약물의 축적 평형상태에 도달한다.

(5) 약물상호작용

Tedizolid는 약물상호작용 위험이 낮은 것이 장점이다. Linezolid와 마찬가지로 MAO 억제활성이 있으나, 전임상 비교에서 MAO-A 억제효과가 linezolid보다 약하여 세로토닌성 약물과의 상호작용이 거의 나타나지 않았다. 임상시험에서는 SSRI 등을 복용 중인 참여자를 제외하였으나, 동물모델에서 linezolid+플루옥세틴 병용 시 나타나는 세로토닌 과다신호(머리 흔듦 반응)가 tedizolid+플루옥세틴 병용에서는 관찰되지 않았다. 이를 근거로 tedizolid는 세로토닌증후군 유발위험이 매우 낮을 것으로 예상된다. 다만 임상에서 완전히 배제된 것은 아니므로, 가능하면 고용량의 세로토닌성제제와 동시투여는 피하는 것이 바람직하다. Tedizolid는 CYP 효소에 영향을 주지 않으며, CYP억제제/유도제와의 상호작용도 없다.

Linezolid의 경우 권고되었던 티라민 함유 음식 제한에 대해, tedizolid는 표준용량에서 티라민 반응 역치가 상승했으므로 식이제한까지는 필요 없다는 보고가 있다. 그렇지만 고농도의 tedizolid를 투여할 경우 이론적으로는 교감신경 자극과 혈압상승 가능성이 있으므로 환자상태에 맞게 조언할 수 있다.

(6) 임상 적응증

Tedizolid는 현재 급성 세균성 피부연조직감염에 대해서만 승인되어 있다. 성인환자의 복잡성피부연조직감염에서 6일간의 tedizolid 요법이 10일간의 linezolid 요법에 임상적으로 비열등함이 입증되어 승인되었다. 적응증에 포함되는 세부질환으로는 심한 봉와직염, 농양, 괴사성 피부감염 등이 있으며, 원인균으로 *S. aureus* (MRSA 포함), 연쇄구균 등이 확인된 경우이다. 현재까지 폐렴이나 골수염 등의 적응증으로는 승인되지 않았으나, tedizolid의 폐조직 침투도가 높고 전신효과가 우수하여 폐렴 등에도 효과가 있을 것으로 기대된다. 실제로 원내폐렴에 대한 tedizolid의 유효성을 평가하는 임상 3상이 진행되었으며, 향후 적응증 확장이 가능하다. 그 외에 tedizolid는 노카르디아 감염, 비결핵항산균 감염 등에 linezolid의 대안으로 사용된 보고가 있으나, 아직은 미허가 사용 사례이다.

(7) 용법 및 용량

Tedizolid는 성인 200 mg을 1일 1회 투여하며, 권장 치료기간은 6일간이다. 경구투여와 정맥주사가 모두 가능하고 제형 간 용량이 동일하다. Tedizolid 인산염 정제 200 mg은 식사와 관계없이 복용할 수 있으며, 위장관 흡수가 우수하여 경구와 정맥주사 제형전환이 자유롭다. 신기능이나 간기능에 따른 용량조절은 필요하지 않다.

Tedizolid는 현재 18세 미만 소아에서는 안전성과 유효성이 충분히 확립되지 않아 사용승인이 없다. 임산부에 대한 임상자료도 부족하여, 임신 중 사용은 권장되지 않는다.

(8) 부작용과 금기

Tedizolid는 임상시험에서 위약 대비 전체 부작용 발생률이 비슷하거나 낮았으며, 대체로 내약성이 우수한 편이다. 가장 흔한 부작용은 위장관 증상(설사, 구역)과 두통이었으며, 이러한 이상반응 발생률이 lienzolid군보다 유의하게 낮았다.

혈액독성의 경우 6일 투여로는 중대한 혈소판감소증이나 빈혈이 나타나지 않았고, 호중구감소증의 등의 발생률도 매우 낮았다.

Tedizolid를 2주 이상 장기간 사용한 사례에서는 말초신경병증과 시신경염이 발생했다는 증례보고가 있으며, 이는 장기사용 시 linezolid와 유사한 미토콘드리아 독성이 나타날 가능성을 시사한다. 따라서 공식권장기간(6일)을 넘어 연장치료를 해야 하는 상황에서는 환자의 신경학적 증상을 주의 깊게 살펴야 한다.

Tedizolid는 linezolid와 동일하게 MAOI 계열 약물과 병용 시 상호작용 위험이 있으므로 병용을 피하는 것이 안전하며, 또한 고용량의 티라민 함유 음식 섭취는 환자 교육을 통해 제한하도록 권고된다

Tedizolid의 금기사항으로는 약물에 대한 과민반응 병력 정도가 있으며, 중증 간질환 환자 등 특별한 금기는 없다. 임신부 및 수유부는 투여를 권장하지 않으며, 소아에서는 금기이다.

11. 개발 중인 oxazolidinone계 항균제

최근 주목할 만한 신약으로 contezolid와 delpazolid가 있다. Contezolid는 경구용 oxazolidinone계 항균제로서, 2021년 6월 중국에서 복잡성피부연조직감염 치료제로 승인받았다. 현재 미국에서 급성 세균성 피부연조직감염과 당뇨발감염 등에 대해 임상시험이 진행 중이다. 표준용량은 1회 800 mg (400 mg 정제 2정) 12시간마다 투여 7-14일로

보고되었다.

Delpazolid는 우리나라에서 개발 중인 oxazolidinone계 신약으로, 결핵치료제를 주 적응증으로 연구되고 있다. Delpazolid는 MRSA, VRE를 포함한 그람양성균 및 *M. tuberculosis*에 효과를 보이는 항생제로서 개발되었으며, 경구제형은 임상 2상을 완료하고 정주제형은 임상 1상을 진행 중인 단계이다. 기존 약물 대비 안전성 향상을 목표로 합성되었으며, 구조적으로 사이클릭 아미드라존 치환기를 갖고 있어 골수독성과 신경독성을 감소시키려 한 것이 특징이다.

이 외에도 sutezolid (PNU-100480), radezolid 등의 oxazolidinone 유도체들이 연구되고 있다. Sutezolid는 결핵 치료효과를 보여 한때 임상시험이 진행되었으나 현재 개발이 지연된 상태이고, radezolid는 요로감염 등을 목표로 개발되었으나 임상 2상에서 중단되었다. 앞으로도 oxazolidinone 핵심구조를 개량한 신규 항균제들이 지속적으로 개발되어, 기존 약제들의 내성문제를 극복하고 더 나은 안전성을 갖춘 약물로 등장할 것으로 기대된다.

참고문헌

1. Besier S, Ludwig A, Zander J, Brade V, Wichelhaus TA. Linezolid resistance in Staphylococcus aureus: gene dosage effect, stability, fitness costs, and cross-resistances. Antimicrob Agents Chemother. 2008;52(4):1570-2.
2. Burdette SD, Trotman R. Tedizolid. the first once-daily oxazolidinone class antibiotic. Clin Infect Dis. 2015;61(8):1315-21.
3. Cho YL, Jang J. Development of delpazolid for the treatment of tuberculosis. Appl Sci. 2020;10(7):2211.
4. Hoy SM. Contezolid: First Approval. Drugs. 2021;81(13):1587-91.
5. Leach KL, Brickner SJ, Noe MC, Miller PF. Linezolid, the first oxazolidinone antibacterial agent. Ann N Y Acad Sci. 2011;1222:49-54.
6. Pfizer, Inc. Zyvox® (linezolid) Injection, Tablets and Oral Suspension: Prescribing Information. New York, NY; 2008.

Lipopeptide

송영구 연세대학교 의과대학 내과학교실

1. Lipopeptides

Lipopeptide는 lipid가 peptide에 연결된 구조로, *Bacillus, Pseudomonas, Streptomyces* 등 많은 세균에서 대사산물로 생성된다. Lipopeptide계열로 승인된 유일한 항생제는 daptomycin으로, 1980년대에 개발되었으나 4 mg/kg의 용량을 하루 2회 사용하는 용법으로 시행한 임상시험에서 근골격계 독성으로 임상시험이 중단되었다가, 1999년에 다시 임상시험이 시작되어 그람양성균에 의한 복잡성피부연조직감염의 치료에 4 mg/kg 용량을 하루 1회 주사하는 용법으로 2003년에 미국 FDA, 2006년에 유럽 EMEA의 승인을 받았다. 그 후 포도알균 균혈증과 우측 심내막염에 대해서 6 mg/kg 용량을 하루 1회 주사하는 용법으로 2006년 미국 FDA의 승인을 받았다. Daptomycin은 하루 1회 투여가 가능하다는 점 때문에 외래에서 주사치료가 가능한 약제이며, 2006년도에 미국에서 시행된 시판 후 조사에서도 daptomycin 치료를 받은 환자의 1/3이 외래에서 치료받은 것으로 나타났다.

2. Daptomycin

Daptomycin (Cubicin®)은 고분자량의 lipopeptide 항생제로 1980년대 초반에 *Streptomyces roseosporus*에서 발견되었다. 1991년 임상연구에서 일부 효능이 확인되었으나 2상 연구에서 매일 2회 투여한 경우 골격근 독성이 관찰되어 연구가 중단되었다가, 이후 1일 1회 투여하는 경우 근독성이 감소하는 것으로 알려져 2003년 미국과 2006년 유럽에서 승인되었다.

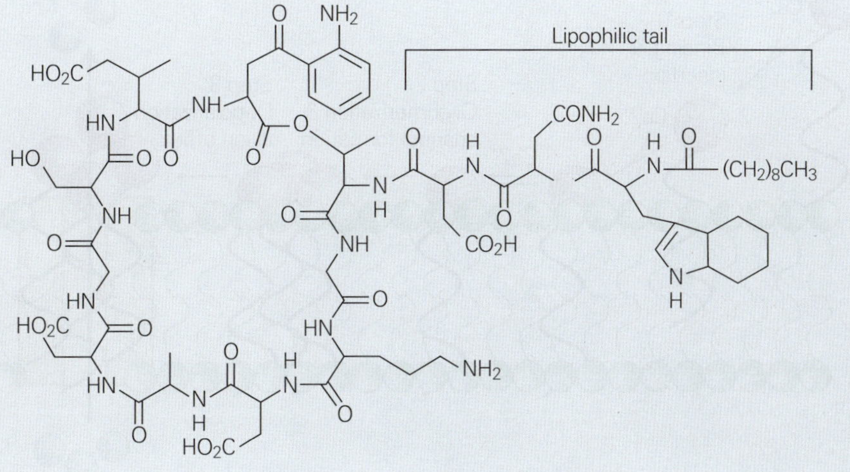

그림 33. Daptomycin의 구조식

1) 구조 및 성상

Daptomycin은 *Streptomyces roseosporus*의 발효 산물로, 13개의 아미노산으로 구성되어 있으며, 그중 10개는 고리형으로 배열되어 있고 3개는 고리형 꼬리에 배열되어 있는 구조를 가지고 있다(그림 33).

2) 작용기전

Daptomycin의 항균력과 관련된 작용기전은 정확히 알려져 있지 않은데, 그람양성균의 세포막에 칼슘의존형으로 우선적으로 결합하여 작용하는 것으로 알려졌다. Daptomycin은 세균의 세포막과 상호작용을 하여 세포막 구조의 중요한 변화를 일으키고 이로 인하여 세포모양과 세포분열에 필수적인 단백질이 보충되는 것을 변화시킨다. 또한 daptomycin이 세포막을 파괴시키는 기전에서 세포막 안 항생제 분자의 올리고머화가 일어나는 단계가 중요한데, 이 단계는 phospholipid phosphatidylglycerol (음이온화된 phospholipid)에 의존하는 것으로 보인다. 결론적으로 daptomycin은 세포막의 구조와 생리를 비가역적으로 변화시켜서 칼륨과 같은 이온의 소실을 유도하고, 충분히 설명되지 않는 기전에 의하여 결국 세포를 사멸시킨다(그림 34). Daptomycin에 내성인 *Staphylococcus aureus* (황색포도알균)과 enterococci의 경우 daptomycin에 의한 세포막 변화를 피할 수 있는데, 이 사실은 세포막이 daptomycin의 표적이라는 것을 뒷받침한다.

3) 항균력

Daptomycin의 항균범위는 다른 glycopeptide계 항생제와 매우 유사하지만 일반적으로 glycopeptide계 항생제 감수성이 감소한 균주에도 항균력이 있다. Daptomycin의 시험관내 항균력은 배지의 칼슘 존재에 달려있기 때문에 daptomycin의 항생제 감수성은 칼슘을 보정한 Müeller-Hinton 액체배지(칼슘농도 50 μg/mL)를 이용한 희석법으로 측정한다. Kirby-Bauer 디스크확산법은 정확하지 않아서 일반적으로 권고하지 않는다. 칼슘 보충 E-test (bioMerieux, Marcy l' Etoile, France)를 우무배지에서 시행하는 경우는 결과를 신뢰할 수 있으며 항생제 감수성 자동 또는 반자동시스템이 개발되어 사용이 가능하다.

CLSI (Clinical and Laboratory Standards Institute)와 EUCAST (European Committee on Antimicrobial Susceptibility Testing)가 2023년도에 정리한 daptomy-

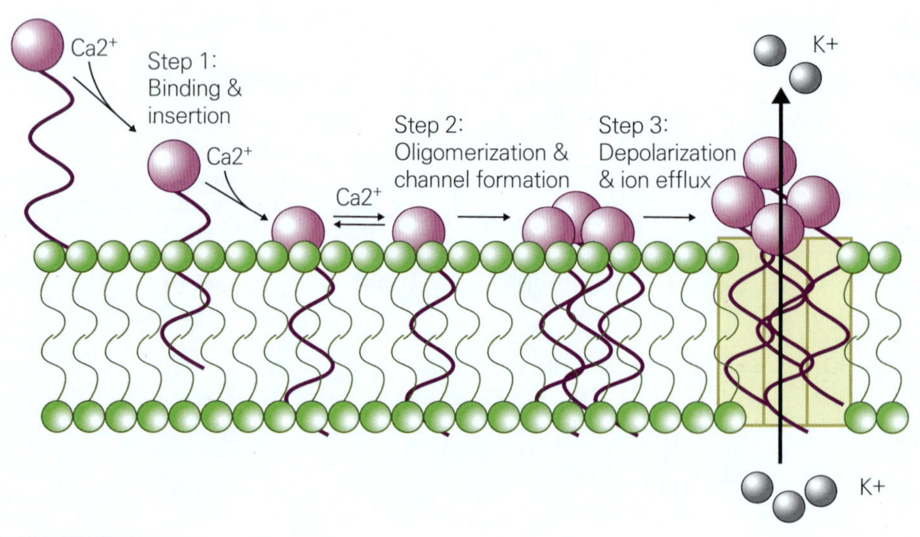

그림 34. Daptomycin의 작용기전

cin의 감수성 변곡점은, 칼슘을 보정한 Müeller-Hinton 액체배지를 이용한 경우의 감수성 MIC는 *Staphylococcus* spp. 1 μg/mL 이하, *Streptococcus* spp. 0.25 μg/mL 이하, *E. faecalis* 4 μg/mL 이하이다. *E. faecium*에 대해서는 감수성 기준이 정해지지 않았다. 중요한 것은 *S. aureus*, *S. pneumoniae*, *E. faecalis*, *E. faecium*은 물론 MRSA, VISA, VRE 등에 대해서도 daptomycin이 빠르고 농도의존적인 살균력을 보여준다는 것이다. Daptomycin은 *Peptostreptococcus* spp. (MIC_{90} 1 μg/mL), *C. perfringens* (MIC_{90} 0.5 μg/mL), *C. difficile* (MIC_{90} 0.5 μg/mL) 등의 혐기성 그람양성균에 대하여 시험관내 살균력을 보이는데, 일부 *Clostridium* 균종에는 억제농도가 높았다. 그러나 혐기균에 대한 daptomycin의 감수성 변곡점은 결정되지 않았다. *Actinomyces* 종에 대한 daptomycin의 살균력은 다양하며(MIC_{90} 4-32 μg/mL) 일부 *Lactobacillus* spp.에는 daptomycin에 대한 감수성이 낮은 것으로 나타났다. 반면, *Propionibacterium* spp.와 vancomycin 내성 *Leuconostoc* 종 그리고 *Pediococcus* 종은 daptomycin MIC 2 μg/mL에서 억제된다. Vancomycin MIC 증가와 daptomycin의 비감수성과의 관계는 *S. aureus*에서 관찰되었는데, VISA (80%가 vancomycin MIC 4 μg/mL)의 상당수가 daptomycin에 감수성이 없는 것(MIC ≥2 μg/mL)으로 보고한 연구가 있었다. 다른 많은 항균제와 달리 daptomycin이 고농도에서 *S. aureus*의 정지기 배양에서도 살균력을 유지하는데 이런 현상은 세포막에 대한 daptomycin의 효과와 관련이 있을 것으로 추정한다. *Staphylococcus* spp.에 의한 중심정맥관감염 동물실험에서 전신주사와 항생제 잠금치료로 *S. epidermidis*과 *S. aureus*에 대한 살균력이 유지되는 것으로 나타났다.

4) 내성

(1) *S. aureus*

대규모 감시에서 *S. aureus* 임상분리주 10,000개 중 0.7%에서 MIC 1 μg/mL 이상이었고 0.04%에서 MIC 2 μg/mL 이상이었다. 그러나 *S. aureus*에 의한 균혈증과 심내막염에 대한 대규모 후향적 임상연구에서 6%의 환자에서 daptomycin MIC 2 μg/mL 이상으로 증가한 것이 관찰되었고 이 균주들은 다수의 미생물학적 실패와 관련이 있으며 대부분 감염이 해결되지 않았다. Vancomycin을 사용하다가 daptomycin (4-6 mg/kg/day)으로 바꾸었던 경우 daptomycin에 대한 비감수성이 더 높은 비율로 발생하는 것으로 알려졌다.

Daptomycin에 대해 높은 MIC를 가진 *S. aureus*은 세포막 유동성의 증가와 세포막 수준에서 다수의 표현형 변화가 나타났는데 탈분극과 투과에 대한 저항, 색소생성의 증가, daptomycin의 표면결합 감소, phosphatidylglycerol 감소 등이 관련이 있으며 이런 변화는 연속적으로 탈분극과 세포자가용해의 감소로 이어진다. 여러 유전자의 변이가 *S. aureus*의 daptomycin 비감수성의 원인인데, 가장 많이 연구된 유전자는 *mprF*, *yycFG* (Wal KR)과 *vraSR*, *dlt* 클러스터, *rpoB*와 *rpoC*, *pgsA*와 *cls* 등이다. 부가적으로 daptomycin 비감수성의 발생은 트롬빈 유도 혈소판 살균단백질과 호중구에서 얻은 detensin 1 같은 내인성 항균펩티드에 대한 교차내성과 관련이 있다.

(2) Enterococci

Daptomycin 내성 장알균(daptomycin resistant enterococci, DRE) 유병률의 증가, 특히 *E. faecium*의 증가는 매우 우려스러운 부분이다. 2005년부터 2012년까지 입원환자로부터 분리된 세균을 대상으로 daptomycin 활성에 대한 전 세계 조사에서 *E. faecium*의 감수성이 99% 이상이었으나, 같은 기간 동안 미국 Memorial Sloan Kettering Cancer Center에서는 *E. faecium*의 daptomycin 내성 비율이 2007년 3.4%에서 2009년 15.2%로 증가되었으며, 2000년부터 2020년까지의 메타분석에서 daptomycin 내성 *E. faecium*의 전세계적인 유병률은 약 9% 정도로 나타났다.

Daptomycin 내성기전에 대한 이해가 최근 이루어지고 있는데 세포피막과 세포막의 표현형 변화가 포도알균과 유사한 것으로 나타났지만 유전 경로는 다른 것 같다. 대립형질치환법을 이용한 결과 enterococci에서 daptomycin 내성이 발생하는 초기 주요 변화는 항생제와 항균펩티드에 반응하는 세포피막의 구성을 예측하는 세 가지 조절 시스템 중 하나인 LiaFSR 시스템(*S. aureus*의 VraTSR 동족체) 생성의 변화와 관련이 있다. 실제로 세포막 관통 단백질을 만드는 것으로 추정되는 최초 유전자 *liaF*에서의 돌연변이가 daptomycin 감수성을 감소시키고 항생제의 시험관내 살균력을 없앴다. Glycerophosphoryldiester-phosphodiesterase와 cardiolipin synthase 두 가지 효소(세포막의 phospholipid 기전과 관련되어 세포막 phospholipid의 변화를 만듦)를 만드는 유전자(*gdpD*와 *cls*)의 돌연변이로 내성기전이 완성되었다. 흥미로운 것은 세포막에서 daptomycin 올리고머화에 중요한 세포막 phosphatidylglycerol의 큰 감소가 daptomycin 치료 중인 환자에서 분리된 daptomycin 내성 *E. faecalis*와 *E. faecium*에서 보고되었다. 또 다른 흥미로운 관찰은 Staphylococci과 enterococci에서 daptomycin 비감수성을 증가시키는 것이 특정 β-lactam에 대한 감수성을 증가시킬 수 있다는 것이다. 실제로 daptomycin과 oxacillin을 병용하면 증식편의 집락형성단위를 유의하게 감소시킨다. Daptomycin 비감수성 *S. aureus* (MIC 2-4 μg/mL)에 의한 심내막염 연구에서 daptomycin 단독투여와 비교하면 daptomycin과 다른 β-lactam (nafcillin, imipenem, amoxicillin-clavulanate, cefotaxime, ceftaroline)을 병용하는 경우 daptomycin 비감수성 MRSA에 대한 시험관내 및 생체내(*in vivo*) 항균력이 증가하는 것으로 알려졌으며, ceftaroline은 DRE 균주에서 daptomycin의 감수성을 회복시키기도 한다. β-lactam이 daptomycin 비감수성 균주의 세포막 양전위를 감소시켜서 daptomycin이 세포막에 잘 결합하도록 하는 것으로 여겨진다.

5) 약물동력학

(1) 분포와 제거

Daptomycin을 1일 1회 주사할 때 최소 12 mg/kg로 축적할 때까지 선형 약동학을 보인다. 건강한 지원자에서 daptomycin을 4, 6, 8, 10, 12 mg/kg/day로 투여한 후 평균 최고혈장농도는 각각 약 55, 86, 116, 130, 165 μg/mL이었다. 항정상태의 daptomycin AUC 0-24시간 AUC/MIC는 4-6 mg/kg로 1일 1회 투여한 경우 500-750 μg·hr/mL이며 8 mg/kg/day로 투여한 경우 850 μg·hr/mL이었다. Daptomycin은 긴 반감기(7.3-9.6 시간)와 작은 분포용적(92-117 mL/kg)을 보여 혈장과 간질액에 주로 분포하는 것으로 보인다. Daptomycin은 사람에서 혈장단백질에 의미 있는 친화력(90-93% 단백결합률)을 가졌으나 조직단백에서는 낮은 친화력을 가지며 주로 신장을 통해 대부분 변화가 없는 상태로 배설되어 제거된다. Daptomycin은 정상 혈액뇌장벽을 거의 통과하지 못한다(약 2%). Daptomycin으로 치료한 MSSA 뇌수막염 증례에서도 중추신경계 투과율이 5%였다. 염증성 피부 수포에서 daptomycin 평균농도는 건강한 지원자에게 4 mg/kg/day로 1회 투여한 경우 심내막염 실험모델에서 증식편 내에서 혈청의 절반 정도 농도가 되어 증식편에서 고루 분포되었다. 중요한 것은 daptomycin의 항균력이 폐 표면활성 물질과 반응하면 없어져 pneumococcus에 의한 기관지-폐포 폐렴 동물모델에서 세균을 줄이는 데 실패하였다. 반면에 *S. aureus*에 의한 혈행성 폐렴과 탄저 동물모델에서는 daptomycin이 효과가 있었다. 골수염 토끼모델에서 daptomycin은 감염된 뼈와 정상 뼈 모두 투과력이 나빴다. 그러나 당뇨발감염 환자의 중족골에서 daptomycin의 최고농도가 4.7 μg·hr/mL이었다.

(2) 약력학

*S. aureus*과 pneumococcus에 감염된 동물모델에서 효능과 가장 상관관계가 있는 생체내 변수는 C_{max}/MIC 비율과 24시간 AUC/MIC 비율이다. 같은 모델에서 정균효과를 내기 위해서 daptomycin 피크농도가 최소억제농도의 2.5-7배가 필요하며 살균효과를 위해서는 최소억제농도의 7-25배가 필요하다. 임상연구에서 임상효과를 예측하는데 특정 AUC/MIC cutoff 값을 결정할 수 없었다. Daptomycin은 포도알균과 폐렴알균에 대해 각각 평균 2.5시간과 1.7시간의 시험관내 항생제 후효과(postantibiotic effect)를 나타냈다. 호중구감소증 생쥐허벅지감염모델에서 생체내 항생제 후효과는 *S. aureus*에 대해 5시간, Staphylococci에 대해 10.8시간이었다. *E. faecalis*에 대해서 daptomycin의 농도의존적 항생제 후효과를 평가하였는데 vancomycin에서 보인 0.6-6.7시간 및 0.5-1시간에 비하여 길었다.

6) 용법 및 용량

Daptomycin은 0.9% 생리식염수에(5% 포도당은 사용하지 말 것) 희석하여 정맥주사 하는데 매일 1회(2분 이상 직접 주입 또는 30분 이상 점적주사) 투여한다. 피부연조직감염, *S. aureus* 균혈증, 우측심내막염 등에 일부 전문가들은 8-10 mg/kg/day로 더 높은 용량을 권고하지만 표준용량은 4-6 mg/kg/day이다. 혈액투석 환자에서는 투석이 종료된 후 투여해야 한다. 신기능이 30 mL/min 미만인 경우 혈액투석과 복막투석 환자 모두에서 용량조절이 필요하다. 투석환자들은 기저 감염질환에 따라 48시간마다 투여해야 하는데 실제로 3일 간격으로 투석을 받는 환자를 대상으로 한 연구에서 적절한 혈중 약물농도를 보였다. Daptomycin 투여 8시간 후에 투석을 시작해야 하며 투석을 더 간헐적으로 하는 환자에서는 6 mg/kg/day로 투여한다. CRRT 환자에서 daptomycin 투여량은 아직 일정한 권고안이 없다. CVVHD를 시행하는 소수의 중환자에서 daptomycin 용량을 8 mg/kg로 48시간마다 투여하는 경우 4 mg/kg로 24시간마다 투여하는 것보다 더 높은 최고농도와 더 낮은 최소농도를 나타내는 것으로 알려졌다. CVVHDF 환자에서 CVVHD보다 daptomycin의 제거율이 더 높은 것으로 나타났다. CVVHDF 환자에서 6 mg/kg/day로 daptomycin을 투여하는 경우 약물 축적이 되기 때문에 48시간마다 8 mg/kg로 투여하는 것이 제안되었다. 혈중 약물농도의 변화가 심해서 약물모니터링을 가능한 할 수 있어야 하고 신기능저하 환자에서 daptomycin 관련 근독성이 발생하는지 주 1회 이상 평가해야 한다.

Daptomycin 용량은 중등도의 간기능저하(Child-Pugh 등급 B) 환자에서는 용량조절이 필요하지 않다. 비만 환자에서 C_{max}와 AUC 농도가 더 높지만 안전한 범위 내에 있어서 용량조절은 필요하지 않다. Daptomycin의 12세 미만 소아에 대한 사용 승인이 이루어지지 않았지만 15명의 소아(중앙값 6.5세, 대부분 침습성 staphylococci 감염-대부분 지역사회획득 MRSA의 지속적 균혈증)를 대상으로 한 연구에서 이상반응이 없는 좋은 결과를 얻었다. 동물연구에서 태아에 대한 이상이나 손상을 발견하지 못하였으나 임신부에서 daptomycin을 안전하게 사용할 수 있다는 것을 뒷받침할 충분한 임상자료가 없다(미국 FDA 임신부 카테고리 B). Daptomycin이 모유로 가는지 알려져 있지 않아 환자가 수유 중인 경우 상황에 따라 잠재적 위험성을 평가하고 투여한다.

7) 약물상호작용

Daptomycin은 cytochrome P (CYP) 동종효소에 의

해 대사되지 않기 때문에 이 효소에 의해 유도되거나 대사되는 약물과의 상호작용은 거의 무시할 만하다. NSAIDs나 cyclo-oxygenase-2 억제제처럼 사구체여과율을 저하시킬 수 있는 약물과 같이 투여할 경우 daptomycin의 혈중농도를 증가시킬 가능성이 있다. Simvastatin과의 약물상호작용에 대한 증거는 없으나 두 약제를 동시에 사용할 경우 근육독성(myopathy, rhabdomyolysis)을 증가시킬 수 있으므로 creatine phosphokinase (CPK) 수치를 자주 모니터해야 한다. Aminoglycoside계 항생제나 warfarin, probenecid 등과의 상호작용도 관찰되지는 않지만, aminoglycoside계 항생제는 신기능을 악화시켜 daptomycin의 축적으로 인한 독성을 증가시킬 수 있고, warfarin과는 경쟁적 단백결합으로 INR을 변화시킬 수 있으므로 주의 관찰이 필요하다.

8) 부작용과 금기

1980년대에 4 mg/kg bid 용량으로 임상시험이 진행되었으나 근골격계 부작용으로 인해 임상시험의 진행이 중단되었다. 4-6 mg/kg 하루 1회 용량으로 투여한 경우 심각한 근골격계 부작용은 나타나지 않았다.

Daptomycin이 4 mg/kg 하루 1회 용량으로 투여되었던 피부연조직감염에 대한 임상시험 결과에 의하면, 3-6% 환자에서 나타난 흔한 부작용으로는 변비, 오심, 구토, 발진 등이 있었고, 크레아틴키나아제의 상승이 2.8%의 환자에서 나타났다. 크레아틴키나아제의 상승은 투약을 종료한 지 2주 안에 정상수치로 회복되었다.

Daptomycin이 6 mg/kg 하루 1회 용량으로 투여되었던 균혈증 및 심내막염에 대한 임상시험 결과에 의하면, 크레아틴키나아제의 상승이 6.7%의 환자에서 나타났고, 말초신경병증, 신독성 등이 대조군에 비해 많이 나타났다.

기존 근육질환자에서 악화 가능성이 있으므로 심각한 근육병 병력이 있는 경우에는 사용하지 말아야 하며, 1세 미만의 소아에서는 사용하지 않는다.

9) 임상 사용

(1) 피부연조직감염

두 개의 무작위 평가자 맹검 3상 연구에서 급성 세균성 피부연조직감염에 4 mg/kg 용량으로 24시간마다 투여하였을 때 기존 치료(vancomycin 또는 항포도알균 반합성 penicillin)와 유사한 효능을 보였다. 이 결과로 감수성이 있는 그람양성알균 — *E. faecalis* (vancomycin 감수성), *S. aureus* (메티실린 내성 포함), *S. agalactiae, S. dysgalactiae subsp, equisimilis, S. pyogenes* — 등에 의한 감염증 치료에 사용 승인을 미국 FDA로부터 받았다. 두 개의 급성 세균성 피부연조직감염 2상 연구에 등록된 궤양성 당뇨발감염 환자의 부분 분석에서 비교군에 비해 유사한 임상 및 미생물학적 성적을 보였다. Daptomycin은 glycopeptide 치료에 실패하였거나 사용할 수 없는 경우 그리고 vancomycin MIC가 높은 MRSA 감염으로 인한 급성 세균성 피부연조직감염 환자에서의 선택을 고려할 수 있다.

(2) *S. aureus* 균혈증과 심내막염

Daptomycin은 다기관 무작위연구(daptomycin 6 mg/kg/day 용법과 penicillinase 내성 penicillin 또는 vancomycin을 각각 초기 4일 동안 gentamicin 1 mg/kg을 매 8시간 병용투여하는 표준요법과 비교)에 근거하여 우측심내막염을 포함하여 *S. aureus*에 의한 혈류감염에 대해 미국 FDA의 승인을 받았다. 절반 정도의 환자에서 복잡성 균혈증(최소 2일에서 연구 5일째까지 혈액배양검사 양성, 감염전파의 증거 또는 4일 이내 제거되지 않은 감염된 인공삽입물 등으로 정의)을 가졌고, 10% 미만에서 우측심내막염이 있었고 분리균주의 38%가 MRSA이었다. Daptomycin은 표준요법에 비하여 열등하지 않았으며 모든 최종진단에서 유사한 치료성공률을 보였다. 또한 MSSA 균혈증과

MRSA 균혈증을 독립적으로 분석했을 때 통계적 차이가 없었다. MSSA 또는 MRSA 균혈증이 제거되는 시간의 중앙값은 두 치료군에서 각각 daptomycin 4일과 8일, 표준요법 3일과 9일로 비슷하였다.

지속적 또는 재발성 *S. aureus* 감염은 daptomycin 투여 환자의 10% (120명 중 19명), 표준요법 투여 환자의 10% (115명 중 11명: vancomycin 투여 9명, 항포도알균 penicillin 2명)에서 발생하였다. 대부분의 환자는 심부감염에 대하여 적절한 수술치료를 받지 않았다. 미생물학적 치료실패 환자 중에서 daptomycin 투여군의 경우 19명 중 6명, vancomycin 투여 환자 9명 중 4명에서 MIC가 2 μg/mL 이상이었다. 우측심내막염 환자의 소수에서 낮은 치료성공률을 보였는데 일부에서 완치의 정의가 매우 엄격했기 때문이었다. 그람양성균(주로 MRSA, VRE, CNS)에 의한 균혈증에 대한 daptomycin 치료를 평가한 시판후 후향적연구에서 신기능저하 환자군(*S. aureus* 균혈증/심내막염 연구 제외)에서 낮은 치료성공률이 관찰되었다. 유럽의 daptomycin 시판후 후향적보고에서 *S. aureus* 심내막염이 있는 92명 환자 중 임상적 완치율이 83%로 관찰되었다. 이 환자들의 대부분은 6 mg/kg 용량으로 치료하였고 36%만이 단독요법을 받았다. Coagulase 음성 포도알균에 의한 심내막염 환자에서도 유사한 완치율을 보였다. 후향적 연구에서 MRSA와 VRE에 의한 다양한 침습성 감염을 가진 환자(n=250)에 대하여 daptomycin 고용량(≥8 mg/kg/day)을 이차요법으로 사용한 경우 좋은 임상적 반응(84%)과 낮은 이상반응 발생(1.2%), 비감수성 균주 발생률 5.2% (주로 vancomycin에 광범위하게 노출된 환자)를 보였다.

Vancomycin MIC가 1 μg/mL 이상인 MRSA 균혈증 치료에 대한 두 개의 후향적연구에서 daptomycin과 vancomycin이 비교되었다. 첫 번째 연구에서 60일째 사망률이 vancomycin군에 비하여 daptomycin군(6 mg/kg/day)에서 유의하게 낮았다(8%:20%, p=0.046). 그러나 daptomycin 투여 환자에서 더 자주 감염전문가 자문을 받았으며 초기 vancomycin 최저농도의 중앙값이 10 μg/mL로 낮았다. 두 번째 연구에서 daptomycin 투여군(8.4 mg/kg/day)과 vancomycin 투여군(최저농도 중앙값 18.1 μg/mL)의 임상적 치료실패, 30일 사망, 지속적 균혈증 등에서 유의하게 낮은 것으로 보고하였다(각각 20%:48.2%, 3.5%:12.9%, 18.8%:42.4%). 그러나 이러한 daptomycin의 분명한 이득이 보고되었음에도 daptomycin 고용량요법을 일반적인 조기치료로 권고하려면 전향적인 연구가 더 필요하다.

Staphylococci에 대하여 다른 항생제와 daptomycin 병합요법이 시험관내 및 생체내 모델에서 연구되었다. 다양한 시험관내 모델에서 *S. aureus*에 대하여 gentamicin을 병합하였을 때 daptomycin의 살균력이 증가되었다. 시험관내 daptomycin과 rifampin 간의 상호작용은 균주와 무관하게 관찰되었으며, 길항작용이나 상승작용은 보고되지 않았다 그러나 MRSA 심내막염 실험모델에서 이 병합을 평가하였을 때 두 항생제 사이에 길항작용이 보고되었다. 고용량 daptomycin (10 mg/kg/day)은 gentamicin 또는 rifampin과의 병용 여부와 관계없이, *S. aureus*를 이용한 실험적 중식편 모델에서 표준용량(6 mg/kg/day)과 달리 daptomycin 비감수성 균주의 발생을 예방하였다. 다른 연구에서는 β-lactam계 항생제와 daptomycin의 병합요법을 통해 앞서 언급한 이점을 얻을 수 있음이 보고되었다. 생체내 연구에서도 이런 병합요법은 daptomycin 단독요법과 비교하여 높은 daptomycin MIC 균주의 출현을 예방하였다.

지속적인 비카테터관련 MRSA 균혈증이 있는 6명의 환자에서 vancomycin과 daptomycin (6-8 μg/kg)을 포함한 다수의 요법에 실패한 후 daptomycin (8-10 μg/kg)과 nafcillin 병합투여로 성공적인 치료가 이루어졌다. 다른 심내막염 환자에서 daptomycin 비감수성 MRSA에 의한 지속적 균혈증이 ceftaroline과 daptomycin 병합으로 음전되었다. 이같은 병합요법의 효과는 MRSA에 대한 daptomycin의 시험관내 항균력이 보존된 것과 연관이 있다. Daptomycin의 용량의존적 항균력과 그람양성균에 의한 심부감염을 치료하는 과정에서 내성발현의 위험이 보고된 것에 근거하여 임상의들은 특히 이전에 vancomycin 요법이 실패한 환자에서 흔히 고용량(8-10 μg/kg/day)으로 daptomycin 투여를 한다. 예비 임상연구 자료에서 daptomycin MIC 2 μg/mL인 MRSA에 의한 균혈증을 치료하는 데 daptomycin 10 mg/kg/day이 효과적임을 제시하였다. 다른 시도로는 일부 전문가들에 의하여 고용량 daptomycin과 gentamicin 또는 rifampin이 감염 균주에 감수성이 있는 경우 병합하는 방법, β-lactam (ceftaroline 포함) 병합, 또는 daptomycin 시험관내 항균력을 의미 있게 증가시킨 TMP-SMX 병합 등이 고려되었다. 이러한 흥미로운 시도들은 모두 임상연구가 더 필요하다.

(3) 포도알균에 의한 골관절감염

Daptomycin은 MRSA에 의한 만성 골수염 동물모델에서 vanocmycin과 유사한 효능을 보였다. Daptomycin은 만성 골수염에서 승인되지 않았지만 효능을 평가한 많은 연구가 게재되었다. 대부분 MRSA인 그람양성균에 의한 만성골수염에 대한 daptomycin 요법의 후향적 연구에서 치료성공률이 82% (완치 63%, 호전 19%)이었고 추적기간의 중앙값은 76일(1-547일)이었다. 절반 정도의 환자에서 다른 항생제가 투여되었고, 중요한 것은 초기에 4 mg/kg/day 이상으로 투여된 환자에서 치료성공률이 유의하게 높았다. *S. aureus* 균혈증/심내막염이 있는 연구에서 대부분 화농관절염과 척추골수염의 골관절감염이 있는 32명의 환자에서 사후분석 결과 비교군과 비슷한 치료성공률을 보였다. 두 단계의 관절교정술을 받았고 *S. aureus*에 의한 인공관절감염이 있는 49명의 환자를 대상으로 한 2상 무작위 연구에서 daptomycin을 6.8 mg/kg/day로 투여한 군과 표준치료(vancomycin, teicoplanin, 반합성 penicillin)와 비교하였다. Daptomycin 치료성공률이 6 mg/kg/day에서 58%, 8 mg/kg/day에서 61%였고 비교군에서 38%로 치료성공률의 통계적 차이가 없었다. Daptomycin은 골조직에서 고농도에 이르지 못하고 치료 중 내성이 발현될 수 있기 때문에 고용량 daptomycin (8-10 mg/kg/day)과 골투과력이 좋은 다른 항생제의 병합투여가 일부 연구자들에 의해 제안되었다. 이점에서 MRSA 골수염 토끼모델에서 rifampin을 daptomycin에 추가한 경우 효능을 증가시키고 두 가지 항생제에 대한 비감수성 발생을 감소시켰다. Daptomycin은 후향적연구에서 보인 바와 같이 *S. aureus*에 의한 화농관절염 치료에 완치 41%, 호전 50%로 효과가 있었다. 이 연구에서 daptomycin의 중앙값은 5 mg/kg/day(3-6.3 mg/kg/day)이었고 투여기간의 중앙값은 22일(3-52일)이었으며 2/3에서 다른 항생제가 병합되었는데 rifampin이 가장 흔하였다.

(4) Enterococci 감염

Daptomycin은 무작위 임상연구에서 분리된 vancomycin 감수성 *E. faecalis*에 의한 급성 세균성 피부연조직감염 치료에서 비교 항생제와 유사한 효능을 보여주었다. Vancomycin이 비교약물이었고 vancomycin 내성 *E. faecalis*가 효능평가에 부족하였기 때문에 이 연구에서 VRE에 의한 감염은 제외되었다. Daptomycin은 심내막염 실험모델에서 다양한 enterococci에 대하여 비교약물(vancomycin, teicoplanin, amoxicllin)과 유사한 항균력을 보였다.

Daptomycin은 시험관내 연구와 동물모델 연구 모두에서 enterococci에 대하여 gentamicin을 추가한 경우 항균력이 증가되었다. VRE 감염증 치료에 daptomycin 사용이 보고되었는데 주로 후향적 분석으로 다양한 치료성공률을 보였다. VRE (*E. faecium*) 균혈증 환자의 45% 정도에서 임상적 완치가 이루어졌고 시판 후 연구에서 카테터관련 그리고 비카테터관련 균혈증에서 약 90%가 완치되었다. VRE 균혈증 환자를 포함한 2개의 후향적연구에서 daptomycin 투여군과 linezolid 투여군에서 미생물학적 완치, 임상적 완치, 사망 등에서 차이가 없는 것으로 보고되었다. 한 연구에서 daptomycin을 투여받은 환자의 재발률이 높았는데 이 환자 중에는 혈액종양 환자와 간이식 환자가 유의하게 더 많았다. 이런 보고에도 불구하고 여러 다른 연구에서 주로 균혈증과 심내막염의 VRE 감염증 치료에서 daptomycin 치료실패가 나타났고 daptomycin 치료 중 내성균이 출현하였다. 그러므로, daptomycin이 단백질과 결합하는 비율이 높고 enterococci의 상대적으로 높은 daptomycin MIC와 치료 중 내성발생 가능성 때문에 daptomycin 고용량요법(8-12 mg/kg/day)과 항균력이 있는 다른 항생제와의 병합요법을 중증 enterococci 감염증에서 고려할 수 있다. VRE 심내막염에 고용량 daptomycin을 rifampin과 gentamicin, gentamicin과 ampicillin, fosfomycin, TMP-SMX, tigecycline 등과 병합하여 성공적으로 사용할 수 있다. 이러한 시도는 daptomycin의 항균력을 증가시키고 daptomycin에 대한 감수성이 감소한 변이균주의 출현을 피할 수 있다. 최근에는 고용량 daptomycin과 ampicillin 병합요법이 표준용량의 daptomycin과 linezolid 7일 치료에 반응하지 않는 대동맥판막 심내막염을 일으킨 ampicillin 내성 VRE (*E. faecium*)에 효과적이라는 결과도 있다. 이 균주의 시험관내 분석에서 ampicillin 존재하에서 daptomycin 살균력이 증가하는 것으로 나타났고, 흥미로운 것은 일부 선천성 양이온성 항균 펩타이드(innate cationic antimicrobial peptides)의 항균력도 ampicillin에 의해 증가되었다. enterococci감염에 ampicillin 내성에도 불구하고 ampicillin과 daptomycin을 사용하는 경우에 대한 임상연구가 더 이루어져야 한다.

(5) 다른 임상적 사용

후향적연구에서 CNS에 의한 카테터관련 그리고 비카테터관련 균혈증에 대한 daptomycin (초기용량 중앙값 4 mg/kg)의 치료성공률(완치 및 호전)은 각각 87%와 100%였다. 수술 후 뇌수막염과 뇌실염을 포함한 포도알균 뇌수막염의 일부 증례에서 daptomycin이 사용되어 성공적으로 치료되었지만 대부분의 증례에서 항균력이 있는 다른 항생제와 함께 투여하였다. Daptomycin의 낮은 중추신경계 투과율(염증이 있는 수막에서 5%)과 MRSA 뇌수막염이 있는 호중구감소증 환자에서 daptomycin 치료실패 증례로 인하여 daptomycin 단독투여를 중추신경계 감염증에 사용하는 것은 불가능하다. Daptomycin의 뇌실 내 투여는 5 mg/day 용량으로 VRE 균주에 의한 외부 배액관관련 뇌실염의 치료에 linezolid 주사제와 함께 사용하였다. pneumococcus 뇌수막염에서 daptomycin 사용의 잠재적 이점은 동물모델에 ceftriaxone보다 적은 염증변화를 유도한다는 것이다. Daptomycin은 폐 계면활성제와의 억제적 상호작용으로 인해 폐 조직에서 충분한 항균활성을 발휘하지 못하므로, 지역사회획득폐렴 임상연구에서 사용된 4 mg/kg/day 용량은 주로 *S. aureus*의 혈행성 전파에 의한 이차성 폐감염을 대상으로 하였으며, 이러한 혈행성 전파사례를 제외한 일반적인 폐렴 치료에는 사용을 권장하지 않는다.

참고문헌

1. Angelini J, Giuliano S, Russiani F, Lo Re F, Flammini S, Cadeo B, et al. PK/PD analysis of high-dose daptomycin use in the treatment of bone and joint infections: Data from a real-world setting. Microorganisms 2025;13:304.
2. Baltz RH. Daptomycin: mechanisms of action and resistance, and biosynthetic engineering. Current Opinion in Chemical Biology, 2009;13(2):144-51.

3. Enoch DA, Bygott JM, Daly ML, Karas JA. Daptomycin. J Infect 2007;55:205-13.
4. Gonzalez-Ruiz A, Seaton RA, Hamed K. Daptomycin: an evidence-based review of its role in the treatment of Gram-positive infections. Infection and Drug Resistance. 2016;9:47-58.
5. Gostelow M, Gonzalez D, Smith PB, Cohen-Wolkowiez M. Pharmacokinetics and safety of recently approved drugs used to treat methicillin-resistant Staphylococcus aureus infections in infants, children and adults. Expert Rev Clin Pharmacol. 2014;7(3):327-40.
6. Hair PH, Keam SJ. Daptomycin. A reivew of its use in the management of complicated skin and soft-tissue infections and Staphylococcus aureus bacteraemia. Drugs. 2007;67(10):1483-512.
7. Heidary M, Khosravi AD, Khoshnood S, Nasiri MJ, Solemani S, Goudarzi M. Daptomycin. J Antimicrob Chemother. 2018;73:1-11.
8. Steenbergen JN, Alder J, Thorne GM, Tally FP. Daptomycin: a lipopeptide antibiotic for the treatment of serious Gram-positive infections. J Antimicrob Chemother. 2005;55:283-8.

Macrolide

조은영 충남대학교 의과대학 소아과학교실

1. 구조 및 성상

Macrolide계 항균제는 호흡기감염의 대표적인 치료제로 macrocyclic lactone ring을 포함하고 있어서 macrolide계 항균제라고 불린다. 최초로 사용된 macrolide는 erythromycin이며 1952년 필리핀의 토양에서 분리된 *Saccharopolyspora erythraea*로부터 추출되었다. 이후 다양한 천연 및 반합성 erythromycin 유도체들이 개발되었는데, macrolide 제제들은 화학구조가 유사하며 유사한 항균스펙트럼, 작용기전 및 내성기전을 가지고 있지만 약동학적 특성에는 차이가 있다(그림 35). Macrolide계 항균제는 macrocyclic lactone ring을 기본 구조로 하며, lactone ring의 구조에 따라 14각형(erythromycin, clarithromycin, dirithromycin, roxithromycin), 15각형(azithromycin), 그리고 16각형(josamycin, midecamycin, rokitamycin, spiramycin) 등으로 분류된다. 이 중 임상적으로 흔히 사용되는 약제는 erythromycin, roxithromycin, clarithromycin 및 azithromycin이고 이 4 가지 약제 중 roxithromycin은 미국에서는 시판되지 않으며 임상연구 자료가 제한적이다. Erythromycin은 현재 국내에서 생산 및 유통이 중단되었지만 macrolide계 항균제를 이해하는 데 가장 중요하고 기본이 되는 약물이다. Ketolide는 macrolide 내성 그람양성균에 대한 시험관내(*in vitro*) 항균력을 가진 새로운 종류의 macrolide이며, telithromycin은 2004년에 성인에 대해 FDA승인을 받은 약제이나, 간독성에 대한 보고가 증가하여 경증에서 중등도의 지역사회획득폐렴의 치료에 제한하여 사용한다.

2. 작용기전

Macrolide는 감수성이 있는 세균의 50S ribosome에 가역적으로 결합하여 transpeptidation, translocation, chain elongation의 과정을 방해함으로써 세균의 RNA 의존성 단백질합성을 억제한다. Erythromycin의 항균활성은 일반적으로 정균적이지만, 일부 활발하게 성장하는 감수성인 세균에 대해서는 고농도의 erythromycin이 살균효과를 보였다. Clarithromycin과 azithromycin은 일반적으로 정균적이지만 *S. pyogenes, S. pneumoniae* 및 *H. influenzae*에 대해 살균효과가 있다.

3. 작용범위

Erythromycin은 *Bacteroides* spp., *B. pertussis*, *Chlamydophila* spp., *C. diphtheriae*, *H. pylori*, *L. pneumophila, M. pneumoniae, U. urealyticum, T. pallidum*, 혐기성 및 호기성 그람양성구균(*S. pneumoniae, S. pyogenes, S. aureus*)을 포함한 다양한 세균들에 대해 시험관내 효과를 보인다(표 31). *C. jejuni, N. meningitidis, N. gonorrhoeae*, 그리고 다소 덜하기는 하나 *H. influenzae*에 대해서도 효과를 보인다. 하지만 전 세계적으로 내성이 증가하고 있다.

Clarithromycin은 erythromycin에 비해 *M. catarrhalis, H. influenzae, M. pneumoniae, C. pneumoniae, C. trachomatis, L. pneumophila, U. urealyticum* 및 *N. gonorrhoeae*에 대해 동등하거나 더 큰 활성을 보이며, *S.*

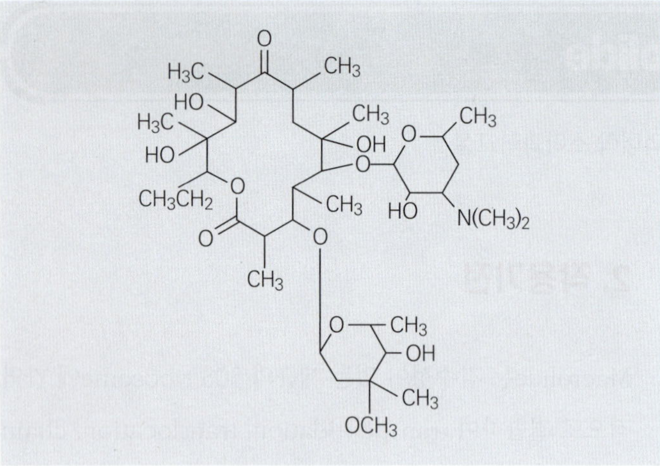

erythromycin

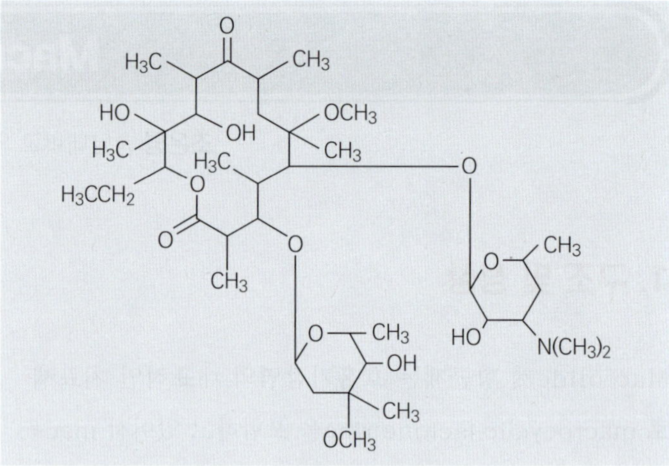

clarithromycin

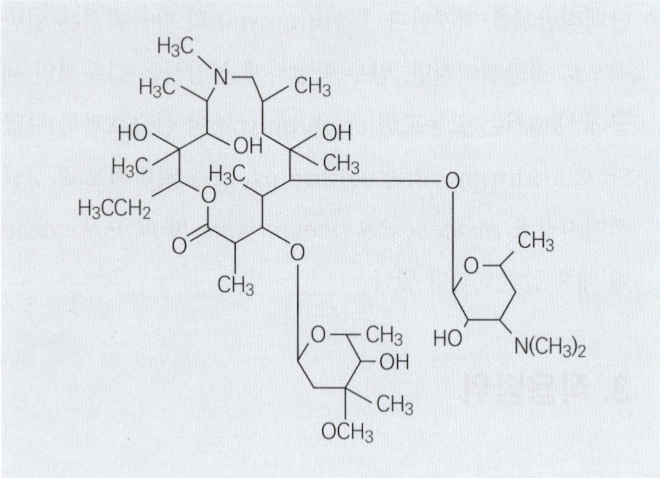

azithromycin

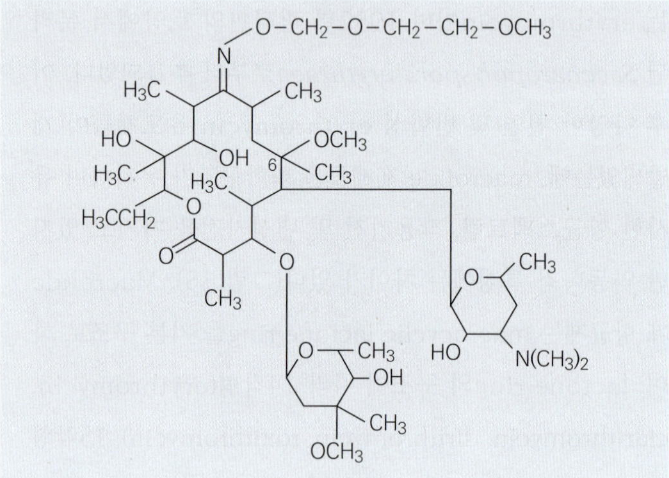

roxithromycin

그림 35. Macrolide계 항생제의 구조식

*pyogenes*와 *S. aureus*에 대해 2-4배 더 활성을 나타낸다. 그러나 erythromycin에 내성이 있는 *S. pneumoniae*는 clarithromycin과 azithromycin에도 내성이 있다. *S. pneumoniae*의 macrolide 내성률은 penicillin 내성률과 상관관계 경향이 있다. 또한 *H. pylori, T. gondii, M. leprae, Mycobacterium avium* complex (MAC) 및 *M. chelonae* 등 erythromycin에 내성인 균주에도 활성이 있다.

Azithromycin은 erythromycin에 비해 *S. pneumoniae*를 포함한 그람양성균에 대한 활성이 낮지만 *Vibrio cholerae* 및 *Shigella* spp.와 같은 일부 장내세균을 포함한 그람음성균에 대한 활성이 더 우수하다. *M. pneumoniae, C. pneumoniae* 및 *L. pneumophila*에 대한 azithromycin의 시험관내 활성은 erythromycin 및 clarithromycin과 유사하다. Azithromycin은 erythromycin보다 *C. trachomatis*와 *U. urealyticum*에 대해 더 높은 활성을 보이고, *M. catarrhalis, H. influenzae, N. gonorrhoeae, H. ducreyi*에 대해 erythromycin이나 clarithromycin보다 2-8배 더 높은 활성을 나타낸다. Azithromycin은 *T. gondii*와 MAC 유기체에 대해 활성이 있다. Clarithromycin과 azithromycin은 시험관내에서 *B. burgdorferi, B. hense-*

표 31. Macrolide 항균제의 시험관내 감수성[MIC_{90} Range (μg/mL)]

균주	Erythromycin	Clarithromycin	Azithromycin	Roxithromycin
Staphylococcus aureus (MS)	>128	>16->128	64	>128
Staphylococcus aureus (MR)	>128	>16->128	>64	>128
Streptococcus pneumoniae	32->128	16->64	>64	64
Viridans group streptococci	8	>16	>64	
Streptococcus pyogenes	0.12-2	0.12-0.25	0.5	0.5-1
Streptococcus agalactiae	0.03-0.12	0.015-0.06	1	0.06-0.25
Listeria monocytogenes	0.12	0.12	1	
Bordetella pertussis	0.06-0.25	0.06	0.06	0.125-0.5
Haemophilus influenzae	8	8-16	2	16
Moraxella catarrhalis	0.06-0.5	0.03-0.25	≤0.06-≤0.25	0.12
Neisseria gonorrhoeae	0.5-1	0.12-1	0.12	0.5
Neisseria meningitidis	0.25	0.03-0.06		0.25
Bacteroides fragilis group	16->64	2->64	>64	>64
Peptostreptococcus spp.	4->128	2->32	>32->64	16-64
Prevotella spp.	8	1		4
Porphyromonas spp.	0.125-0.25	0.125	0.5	0.125
Legionella spp.	0.5-1	0.12-0.25	0.25-2	
Mycoplasma pneumoniae	≤0.004-0.06	≤0.001-0.03	≤0.001-0.03	0.25

MR, methicillin-resistant; MS, methicillin-sensitive.

*lae, B. quintana*에 대해 매우 효과적이다.

4. 내성기전

그람음성균은 세포외막이 상대적으로 불투과성이어서 macrolide에 내성을 보이는 경우가 많다. 다른 세균들은 macrolide를 변형하고 불활성화시키는 효소를 생성하거나, active efflux, 또는 ribosome 표적의 변경을 통해 내성을 획득할 수 있다.

50S ribosome subunit의 domain V에서 염색체 돌연변이가 발생하면 단백질 구성요소가 변경되어 높은 수준의 내성이 생길 수 있다. 이러한 내성은 *M. avium, H. pylori, T. pallidum* 및 *Propionibacterium* spp.에서 관찰된다. 50S ribosome subunit의 신생 23S rRNA 구성 요소의 domain V에서 보존영역(conserved region)의 단일 adenine residue가 메틸화되어 plasmid 매개 macrolide, lincosamide, streptogramin B (MLS_B) 내성이 발생한다. Methylase의 생성은 *erm* (erythromycin ribosome methylation)이라는 유전자 클래스에 의해 인코딩되며, 그람양성균, 나선균 및 혐기균을 포함한 광범위한 미생물에서 약 40가지가 밝혀져 있는데 그중 주로 4가지가 병원성 세균에서 발견된다. *erm (A)* 및 *erm (C)* 클래스는 보통 staphylococci에 존재하며, *erm (B)계*열은 대부분 streptococci 및 enterococci에서 발견되고, *erm (*

*F)*계열은 일반적으로 혐기균과 관련이 있다. 이 유전자는 plasmid, transposon 또는 세균의 conjugation을 통해 쉽게 교환이 이루어진다. *erm* 매개내성은 유도될 수도 있는데, MLS_B 유도내성(inducible MLS_B resistance)을 가지고 있는 세균이 macrolide에 노출되면 비활성화 상태였던 methylase mRNA가 재배열되어 ribosome에서 methylase를 코딩하게 될 수 있다. Macrolide 유도내성 유전자는 다양하며 특히 streptococci와 enterococci의 *erm (B)*에서 복잡한 표현형이 존재하지만, 일반적으로 모든 MLS_B 항생제에 대해 높은 수준의 교차내성을 나타낸다. 14각형 및 15각형 macrolide에 대해 시험관내 내성이지만 16각형 macrolide, clindamycin, streptogramin B에는 감수성을 보이는 staphylococci에 대해서는 이중디스크확산 검사(double-disk diffusion test)를 추가로 시행해야 하는데, erythromycin에 의해 내성이 유도되어 clindamycin 디스크 주변에 D 모양의 세균 억제 부위가 관찰되는 양성 D-test 결과는 해당 staphylococcus가 MLS_B 유도내성을 가지고 있어 clindamycin을 사용하면 임상적 치료실패로 이어질 수 있음을 나타낸다. Streptococci에서도 이와 유사한 유도내성이 관찰될 수 있으며 이 경우 clindamycin 사용은 권장하지 않는다.

Active efflux와 관련된 macrolide 내성은 2가지 pump class에서 발생한다. *msr (A)* 유전자에 의해 인코딩되며 *Staphylococcus* spp.에서 발견되는 plasmid 매개 ATP-binding cassette (ABC) 수송체와, *mef (A)* 유전자에 의해 인코딩되는 streptococci와 enterococci에서 발견되는 major facilitator superfamily 단백이다. *msr (A)* pump는 macrolide와 streptogramin B (MSB) 패턴의 내성을 보이는데, 이는 이중디스크확산 D-test를 통해 MLS_B 유도 표현형과 구별할 수 있다. *mef (A)* 펌프는 14각형 및 15각형 macrolide (M 표현형)에만 영향을 미친다. Erythromycin 내성은 항생제 사용으로 인한 선택압력(selection pressure)의 영향을 받는 것으로 생각된다.

5. 약물동력학

Macrolide 제제들은 비슷한 항균범위와 작용기전을 갖지만 상대적으로 약동학적 특성에는 차이가 있다. Clarithromycin과 azithromycin은 구조 변화로 인하여 erythromycin에 비하여 더 유리한 약동학적 특징을 가진다. Erythromycin은 산성 pH에서 분해되어 흡수되기 때문에 경구 생체이용률(bioavailability)이 불규칙하고 제제의 성분에 따라 차이를 보인다. 그러나, clarithromycin과 azithromycin은 산에 더 안정적이며 위장관에서 비교적 잘 흡수되어 생체이용률이 clarithromycin 55%, azithromycin 37%로 향상되었다. Clarithromycin은 음식과 관계없이 복용할 수 있는 반면, azithromycin은 식사 전 최소 1시간 또는 식사 후 2시간에 복용해야 한다.

각 macrolide 제제의 1회 용량 사용에 따른 약동학적 특징에는 몇 가지 차이점이 있다. 첫째, azithromycin의 최고혈중농도는 clarithromycin에 비하여 약 5배 정도 낮다. 그러나, azithromycin의 세포 및 조직 내 농도는 clarithromycin에 비하여 더 높다. 둘째, azithromycin의 반감기는 약 70시간으로 매우 길기 때문에 1일 1회 용법이 가능하나, clarithromycin은 1일 2회 용법을 필요로 한다. 셋째, 단백결합률은 clarithromycin (60-70%)이 azithromycin (7-50%)에 비하여 더 높다. Macrolide 제제는 지질에 친화적이기 때문에 체액과 조직 내에 광범위하게 분포한다. Clarithromycin은 조직 내 농도가 혈중농도에 비하여 2-20배 정도 더 높고, azithromycin은 조직 내 농도가 혈중농도에 비하여 10-100배 정도 더 높다. 항균제를 마지막 투여하고 24시간이 경과한 후 폐상피세포를 둘러싼 체액에서의 이 두 가지 항균제의 농도는 혈중농도의 20배 정도이며, 폐포대식세포 내에서는 혈중농도에 비하여 clarithro-

표 32. Macrolide 항균제의 임상 적응증과 약물 용법 및 용량

원인 병원체 및 질환	항균제	약물 용법 및 용량*	
		성인	소아
Bartonella henselae	Azithromycin	첫날 500 mg, 2-5일째 250 mg	첫날 10 mg/kg/day 1회, 다음 4일간 5 mg/kg/day, 하루 1회
	Clarithromycin†	500 mg/회, 하루 2회, 7-10일간	
Bordetella pertussis	Erythromycin∫	40-50 mg/kg/day(최대량, 2 g/day), 하루 4회 분복, 14일간	40-50 mg/kg/day, 하루 4회 분복, 14일간
	Azithromycin	첫날 500 mg, 2-5일째 250 mg	6개월 미만 소아: 10 mg/kg/day, 5일간 6개월 이상 소아: 첫날 10 mg/kg/day (하루 최대량 500 mg), 2-5일째 5 mg/kg/day, 하루 1회(하루 최대량 250 mg)
	Clarithromycin†	1 g/day, 2회 분복, 7일간	15 mg/kg/day, 12시간 간격으로 분복, 7일간(1회 최대량 500 mg)
Campylobacter jejuni	Azithromycin	500 mg/day, 3-7일간	
	Erythromycin	250 mg, 하루 4회, 5-7일간	
Chlamydia pneumoniae	Azithromycin	첫 1-2일간, 500 mg, 1일 1회, 경구 혹은 정주, 이후 1일 1회 500 mg, 총 7-10일간	첫날 10 mg/kg, 1회(하루 최대량 500 mg), 2-5일째 5 mg/kg/day, 하루 1회(하루 최대량 250 mg)
Chlamydia pneumoniae	Clarithromycin†	250-500 mg/회, 하루 2회, 7-10일간	15 mg/kg/day, 12시간 간격으로 분복, 10일간
	Erythromycin	0.5 g/회, 하루 3-4회, 7-10일간	10 mg/kg/회, 6시간마다
Chlamydia trachomatis (봉입체 결막염)	Erythromycin	Erythromycin base 혹은 ethylsuccinate 50 mg/kg/day, 하루 4회 분복, 14일간	
	Azithromycin	20 mg/kg, 1회(최대량: 1 g)	
Chlamydia trachomatis (폐렴)‡	Erythromycin		10 mg/kg/회, 6시간마다
Chlamydia trachomatis (트라코마)	Azithromycin	1 g, 1회	
Chlamydia trachomatis (요도염, 자궁경부염)	Azithromycin	1 g, 1회	
Haemophilus ducreyi (연성하감)	Azithromycin	1 g, 1회	
Helicobacter pylori	Clarithromycin† (+amoxicillin 혹은 metronidazole+proton pump inhibitor)	500 mg, 하루 2회, 10-14일간	20 mg/kg/day간, 12시간 간격으로 분복(1회 최대량 500 mg)
Legionella spp. (폐렴)	Azithromycin±rifampin (혹은 fluoroquinolone±rifampin)	첫날 1 g 정주 혹은 경구, 2일째부터 하루 1회 500 mg, 총 7-10일간	

원인 병원체 및 질환	항균제	약물 용법 및 용량*	
		성인	소아
Mycobacterium avium complex (파종성 감염)	Clarithromycin† (+ethambutol±rifabutin)	500 mg/회, 하루 2회	15-30 mg/kg/day, 12시간 간격으로 분복(1회 최대량 500 mg)
	Azithromycin (+ethambutol±rifabutin)	500-600 mg, 하루 1회	10-12 mg/kg/day (maximum: 500 mg)
Mycobacterium avium complex (예방)	Azithromycin	1,200 mg, 주 1회	20 mg/kg (1회 최대량 1,200 mg), 주 1회
	Clarithromycin†	500 mg/회, 하루 2회	15 mg/kg/day, 12시간 간격으로 분복 (1회 최대량 500 mg)
Mycobacterium fortuitum/ chelonae complex	Clarithromycin (+amikacin)	500 mg/회, 하루 2회, 4-6개월간	
Mycoplasma pneumoniae	Azithromycin	500 mg, 하루 1회, 5-10일간	첫 1-2일간 10 mg/kg/day, 이후 경구로 5일간
	Clarithromycin†	250 mg, 하루 2회, 14일간	15 mg/kg/day, 12시간 간격으로 분복, 10일간
	Erythromycin	0.5 g/회, 하루 3-4회, 14-21일간	10 mg/kg/회, 6시간마다
Ureaplasma urealyticum (비임균성 요도염)	Azithromycin	1 g, 1회	

* IV로 따로 표시하지 않은 것은 모두 경구 용법이다.
† Clarithromycin은 임신부에 사용하지 않는다.
‡ 영아에서 발생하는 질환이다.
ʃ 생후 1개월 미만의 신생아에서는 비후성 유문협착증 발생의 우려로 사용하지 않는다.

mycin이 400배, azithromycin이 800배 정도 높다고 보고되었다. Clarithromycin은 비강점막, 편도선, 폐 상피 내벽액 및 폐포세포에 고농도로 존재하며, azithromycin은 세포 내 농도가 지속적으로 유지되어 인두염과 급성 중이염에 대한 단기치료와 *Chlamydia* 성병에 대한 단일용량 치료를 용이하게 한다.

Clarithromycin은 간에서 cytochrome P-450 3A4 (CYP3A4) 효소에 의하여 대사되어 활성 대사물인 14-hydroxyclarithromycin을 생성한다. 경구투여량의 30-50%가 대사되거나 혹은 대사되지 않은 상태로 소변으로 배설되고 나머지가 담즙으로 배설된다. 중등도에서 중증 신부전 환자의 경우 clarithromycin 용량을 줄여야 할 수 있다. Azithromycin은 대부분 대변으로 배설되고 소변으로 배설되는 양은 극히 적으며, clarithromycin과는 달리 cytochrome P-450 효소계와의 상호작용이 없다.

6. 약물상호작용

Macrolide는 간의 microsomal CYP450 효소에 의해 대사된다. 간의 microsomal CYP450 대사를 거치는 약물을 2가지 이상 병용 사용하면 약물상호작용이 발생할 수 있다. 이 효소를 불활성화하는 능력은 각 macrolide마다 다르며 erythromycin이 clarithromycin보다 더 강한 억제제이다. Azithromycin은 이와 관련된 약물상호작용을 초래하

표 33. Macrolide를 대체약제로 사용하는 적응증

적응증	대체약제로 사용되는 macrolide 항균제	1차 약제
Group A, C, G streptococcus	Azithromycin, Clarithromycin, Erythromycin	Penicillin G or V
Streptococcus pneumoniae	Azithromycin, Clarithromycin, Erythromycin	Penicillin G, Ceftriaxone or cefotaxime
Moraxella catarrhalis	Azithromycin, Clarithromycin	Cefuroxime Fluoroquinolone
Haemophilus influenzae (upper respiratory infection and bronchitis)	Azithromycin, Clarithromycin	Trimethoprim-sulfamethoxazole
Shigella	Azithromycin	Fluoroquinolone
Prevention of infection after colorectal surgery	Erythromycin (+neomycin)	Cefoxitin or cefotetan
Rheumatic fever prophylaxis	Erythromycin	Penicillin G
Anthrax	Erythromycin	Ciprofloxacin, Doxycycline
Lymphogranuloma venereum	Erythromycin	Tetracycline
Acne vulgaris	Erythromycin	Tetracycline
Borrelia burgdorferi (Lyme disease)	Azithromycin	Doxycycline, Amoxicillin, Cefuroxime axetil
Babesia microti	Azithromycin (+atovaquone)	Clindamycin+quinine

지는 않지만, warfarin, digitoxin 및 제산제를 병용 투약할 때는 주의가 필요하다. Macrolide와 상호작용할 수 있는 약물로는 astemizole, benzodiazepines, buspirone, carbamazepine, cimetidine, cisapride, cyclosporine, digoxin, methylprednisolone, rifampin, tacrolimus, terfenadine, theophylline, triazolam, verapamil, warfarin, zidovudine 등이 있다.

7. 임상 적응증

Erythromycin은 *Chlamydia* 결막염, 폐렴 및 요도염, *Mycoplasma* 및 *Legionella* 폐렴, group A streptococcus 부비동염 및 인두염, *S. pneumoniae* 경증 폐렴, 감수성세균에 의한 합병증이 없는 피부연조직감염, 디프테리아, 백일해, 홍색음선(erythrasma), 리스테리아증(listeriosis), 비임균성 요도염 및 임균성 요도염의 2차 치료제로 승인되었다(표 32). 또한 수술 전 bowel preparation, penicillin 알레르기 환자의 감염심내막염 및 류마티스열의 예방, 매독치료에 사용하도록 승인되었다. 다만 erythromycin 내성이 증가하고 있어 새로운 macrolide계 항균제나 기타 계열의 항균제가 특정 감염에 더 효과적일 수 있다.

Clarithromycin은 기관지염의 세균성 악화, streptococcus 인두염, *Mycoplasma* 또는 *Chlamydia* 및 *S. pneumoniae*로 인한 지역사회획득폐렴, 급성 부비동염, 감수성세균에 의한 합병증이 없는 피부연조직감염 치료에 승인되었다. *H. pylori* 관련 소화성 궤양질환의 치료에 clarithromycin, amoxicillin 또는 metronidazole, bistmuth 화합물, H2-receptor antagonist 또는 proton pump inhibitor를 함께 사용하도록 추천한다. Clarithromycin은 또한 진행성 사람면역결핍바이러스(HIV) 감염 소아 및 성

인의 파종성 MAC 감염 예방에도 승인되었다. 또한 clarithrmoycin은 다른 항결핵제와 함께 사용하면 파종성 MAC 감염에 효과적인 치료제이지만, 20개월 미만의 어린이에서 이 적응증에 대한 안전성은 확립되지 않았다. Clarithromycin의 안전성과 효능은 6개월 미만의 유아에서 확립되지 않았다.

Azithromycin은 성인에서 기관지염의 세균성 악화, *Chlamydia* 및 임균성 자궁경부염 및 요도염, 연성궤양(chancroid), streptococcus 편도염 및 인두염, 감수성세균으로 인한 합병증이 없는 피부연조직감염, *H. influenzae, M. catarrhalis* 및 *S. pneumoniae*로 인한 급성 중이염 및 폐렴의 치료에 승인되었다. 또한 진행성 HIV 감염 성인환자의 파종성 MAC 감염 예방에 승인되었다. Azithromycin의 소아 적응증에는 group A streptococcus 인두염, *H. influenzae, M. catarrhalis* 및 *S. pneumoniae*에 의한 급성 중이염, *S. pneumoniae, H. influenzae, M. pneumoniae* 또는 *C. pneumoniae*에 의한 경증 지역사회획득폐렴 등이 있다. 16세 이하 소아청소년에서 주사용 azithromycin의 사용은 약동학적 자료는 있으나 안전성과 유효성이 확립되지 않았다.

8. 부작용 및 금기

Macrolide는 일반적으로 투약에 어려움이 없고 비교적 안전하다. 가장 흔한 이상반응은 위장장애로, 모든 macrolide의 투여 시에 발생할 수 있지만 erythromycin 사용 시에 가장 흔하게 나타난다. 이는 용량과 관련되며, motilin receptor agonist로 작용하여 경구 또는 비경구로 투여된 erythromycin에서 위장관증상(예: 메스꺼움, 구토, 설사, 복부팽창 및 복통)이 발생할 수 있다. Erythromycin을 enteric coating해도 위장장애 발생을 감소시키지 않는다. Erythromycin의 빠른 정맥주입은 혈전정맥염을 초래할 수 있다. 담즙정체성 간염은 드물지만 심각한 macrolide 독성이다. 성인에서 더 흔하게 발생하고 임산부에게도 발생할 수 있으며 가장 흔하게 estolate 제제와 관련이 있다. 일반적으로 치료를 시작한 후 약 16일 후에 시작되며 발열, 가려움증, 황달, 간효소 수치 상승, 그리고 가끔 발진, 백혈구증가증, 호산구증가증으로 나타난다. Macrolide 중단 후 관련 증상 및 징후는 해소되지만 이후 다시 치료를 받으면 재발한다. Erythromycin lactobinate를 대량 투여한 후 일과성 청력소실이 보고된 바 있다. Erythromycin 정맥주입 후 Torsades de pointes이 드물게 발생할 수 있다. Clarithromycin과 azithromycin은 위장장애가 덜 발생하는데, 보통 더 낮은 용량을 사용하기 때문이다.

생후 6주 미만의 신생아 및 영아에게 경구 erythromycin이나 azithromycin을 투여하는 경우, 비후성 유문협착증(hypertrophic pyloric stenosis)의 발병과 연관이 있으므로 주의 깊게 관찰해야 한다.

참고문헌

1. 오지은. Macrolides. In: 대한감염학회. 항생제의 길잡이, 제4판. 파주: 군자출판사; 2016. 326-42쪽.
2. Bearden DT. Macrolides. In: Vincent JL, et al, eds. Textbook of Critical Care. 6th ed. Philadelphia: Saunders; 2011. pp. 949-52.
3. Bryskier A. Macrolides. In: Finch RG, et al., eds. Antibiotic and Chemotherapy. 9th ed. Philadelphia: Elsevier; 2011. pp. 276-89.
4. Choi EH. Emergence of macrolide resistance and clinical use of macrolide antimicrobials in children. Korean J Pediatr. 2008;51:1031-7.
5. Sivapalasingam S, Steigbigel NH. Macrolides, Clindamycin, and Ketolides, In: Bennett JE, Dolin R, Blaser MJ, eds. Mandell, Douglas, and Bennett's Principles and Practice of Infectious Diseases. 8th ed. Philadelphia: Saunders; 2015. pp. 358-76.
6. Stimes GT, Palazzi DL. Antibacterial Therapeutic Agents. In: Cherry JD, et al., eds. Feigin and Cherry's Textbook of Pediatric Infectious Diseases. 9th ed. Philadelphia: Elsevier; 2025. pp. 2496-507.

Lincosamide

손장욱 고려대학교 의과대학 내과학교실

Lincosamide계열 항생제에는 lincomycin과 clindamycin이 상용화되어 사용되고 있다. Licomycin은 1962년 토양에서 얻은 *Streptomyces lincolnensis*에서 분리된 천연물질이다. 이 약물의 생물학적 특성은 erythromycin과 유사하지만 화학적으로는 관련이 없으며, 아미노산이 아미노당에 연결된 구조를 가지고 있다(그림 36). Lincomycin의 화학적 변형을 통해 clindamycin (7-chloro-7-deoxy-lincomycin)(그림 36)이 개발되었으며, 이는 항균력과 경구투여 후 흡수율을 증가시켰다. Clindamycin과 lincomycin은 약염기성으로 염화합물은 물에 잘 녹는다.

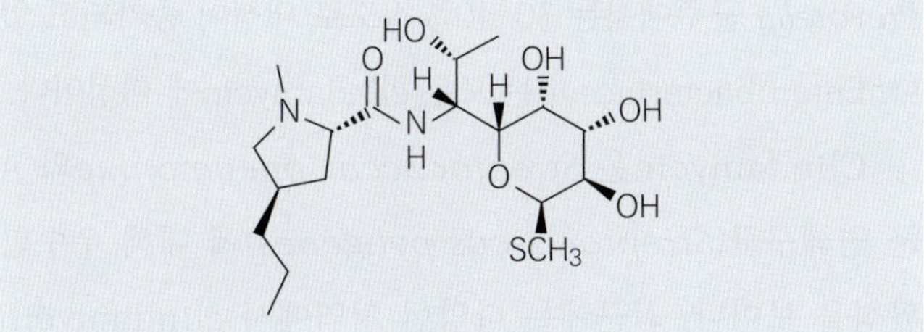

Lincomycin

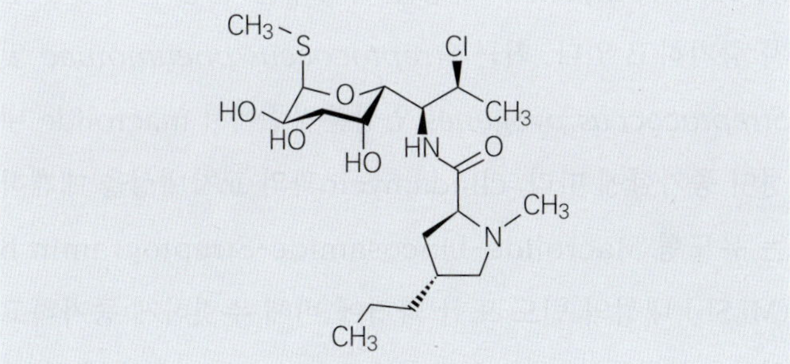

Clindamycin

그림 36. Lincomycin와 clindamycin의 구조식

Licomycin은 clindamycin 과 유사한 작용기전, 항균범위, 내성기전, 임상 적응증을 가지고 있으나 clindamycin에 비해 항균력이 낮고 경구흡수율이 떨어지는 단점을 가지고 있어서 임상에서 치료적 우위가 없으므로 clindamycin이 주로 사용되어지고 있어 여기서는 clindamycin 위주로 서술하였다.

1. Clindamycin

혐기균, streptococci, staphylococci 감염 치료에 대해 승인된 항생제이다. Clindamycin의 주요 단점은 항생제 관련 설사, 특히 *Clostridioides difficile* 대장염을 유발할 가능성이 있다는 점이다.

Clindamycin은 식세포 내에서 높은 농도로 축적되며, 뼈에서도 높은 농도를 유지한다. 또한 독소를 생성하는 streptococci, staphylococci 균주에서 독소생성을 억제하는 능력이 있어 주목받고 있다.

Clindamycin은 경구제와 주사제외에도 국소치료제로 여드름치료를 위해 외용액, 젤, 로션, 폼, 패드 및 세균성 질염치료를 위해 질크림과 질좌약 등 다양한 형태로 시판되어 사용되고 있다.

1) 작용기전

Clindamycin은 주로 세균의 50s리보솜 소단위체에 결합하여 작용한다. 이 약물은 트랜스펩티데이션 반응(peptidyl transferase 반응)을 방해함으로써 단백질합성을 차단하여 초기 사슬연장을 억제한다. Chloramphenicol과 macrolides (erythromycin, clarithromycin, azithromycin 등)계열 항생제도 50s리보솜 소단위체에 작용하며 이 부위의 결합에 경쟁할 수 있다. 따라서 어느 한 항균제가 먼저 리보솜에 결합하면 다른 항균제의 작용을 방해하게 되므로 이들 항균제를 병용하지 말아야 한다. 리보솜으로부터 peptidyl-tRNA의 분리를 자극하는 것 역시 단백질 합성의 억제기전 중 하나이다. Clindamycin 관련 약물인 lincomycin은 종종 macrolide계열과 함께 논의되지만 화학적으로는 연관성이 없다.

Clindamycin은 억제농도 이하에서도 세균의 옵소닌화(opsonization)와 식균작용을 증강시킬 수 있다. 세균 단백질합성을 방해함으로써 세균 세포벽 표면을 변화시켜 숙주세포에 대한 세균의 부착을 감소시키고 세포 내 살균효과를 증가시킨다. 이 약물은 또한 일부 균주에 대해 확장된 항생제 후효과(postantibiotic effect)를 나타내는데, 이는 리보솜 결합부위에서 약물의 지속성과 관련이 되어 있을 수 있다.

Clindamycin은 일반적으로 정균항생제로 분류되지만, *Staphylococcus* spp., *Streptococcus* spp.와 *Bacteroides fragilis*에 대해서 살균효과를 보일 수 있다. 그러나 살균효과는 약물농도, 세균 종류 및 접종량에 따라 달라질 수 있다. *Bacteroides fragilis*에 대한 살균효능은 일관되지 않다. Penicillin은 staphylococci에 대해 clindamycin보다 더 빠른 살균효과를 나타내는 반면에 clindamycin은 독성쇼크증후군과 관련된 staphylococci 독소생성을 억제한다. 또한 β-lactam계 항생제는 강력하게, fluoroquinolone계 항생제는 부분적으로 독소생성을 유도하는 반면에, clindamycin은 *Staphylococcus aureus*의 α-독소 발현을 거의 완전히 억제하는 것으로 알려져 있다.

2) 작용범위

그람양성균과 일부 혐기균에 대하여 항균력을 가지고 있으나 그람음성균에 있어서는 항균력이 없다.

Clindamycin은 lincomycin보다 강력하며, *Staphylococcus aureus*, *Streptococcus pneumoniae*, *Streptococcus pyogenes* 및 viridans streptococci에 대해서는 감수성이 있는 경우에 erythromycin과 유사한 항균력을 보인다. 그러나 erythromycin이 *Enterococcus*, *Haemophilus influenzae*, *Neisseria meningitidis*에 대하여 적어도 중등도 항균력을 나타내지만 clindamycin의 경우에 있어서는 일반적으로 항균력이 없다. 반면에 clindamycin은 erythomycin에 비해 *B. fragilis*를 포함한 혐기균에 우월한 항균력을 지닌다.

Clindamycin은 *B. fragilis*에 대한 항균력을 지닌 몇몇 항생제 중의 하나이나 내성(약30%에서 60%)이 증가되고 있어 혐기균에 대한 경험적 항생제 치료 시 clindamycin은 주의를 요한다. 혐기균에 대한 clindamycin 내성은 지역과 병원에 따라 차이를 보인다. *Clostridium perfringens*를 제외한 다른 *Clostridium* 종에서는 20-25%, peptostreptococci의 경우 15-20%, *Fusobacterium* 종에서는 10%, *Prevotella* 균주에서는 30-40% 정도로 내성이 증가되고 있다. Enterobacteriaceae는 모두 clindamycin에 내성이다.

Clindamycin은 *Streptococcus pneumoniae*와 A군 연쇄구균(*Streptococcus pyogenes*)에 대해 우수한 활성을 보이나, 최근에는 다양한 지역에서 clindamycin 및 erythromycin에 내성을 나타내는 임상 분리주가 점차 증가하고 있다. 최근 *Streptococcus pneumoniae* 및 *Streptococcus pyogenes* 임상분리주에서 macrolide 내성이 증가함에 따라, clindamycin과의 교차내성을 매개하는 유도형 Macrolide-Lincosamide-Streptogramin B (MLSb) 내성의 빈도 또한 과거에 비해 뚜렷하게 증가하고 있다. 따라서 macrolides 내성 *S. pyogenes*에 대해 clindamycin 감수성을 확인하기 위해 D-test를 수행하는 것이 권장된다.

*S. pyogenes*에 대한 clindamycin의 항균력은 여러 측면에서 임상적으로 유용한 특성을 보여준다. 베타락탐 항

생제와 달리, clindamycin은 성장정지단계의 박테리아에 작용하며, 또한 *S. pyogenes* 슈퍼항원 같은 단백질의 생성을 억제한다. 관찰임상연구에서는 clindamycin 치료가 연쇄알균 독소쇼크증후군(streptococcal toxic shock syndrome) 환자의 생존율을 향상시켰음을 보여주었다. 그러나 시험관내 연구에서는 clindamycin이 억제농도 이하에서는 *S. pyogenes*에서 병독성 메커니즘을 유발할 수 있음을 시사하여, 치료용량 설정이 중요함을 제시한 바 있다.

Streptococcus agalactiae (B군 연쇄알균)는 과거에는 clindamycin에 감수성이 있었지만 현재는 약 3분의 1의 균주가 clindamycin에 내성을 나타낸다. *S. agalactiae*에서는 구성적(constitutive) 및 유도성(inducible) 내성이 중요한 임상적 문제로 인식되고 있다.

Clindamycin은 MSSA에 대해 감수성을 유지하지만 MRSA에는 덜 효과적이다. 시험관내 clindamycin 과 erythromycin의 최소억제농도는 두 약물 모두 감수성 있는 *Staphylococcus aureus*에서는 일반적으로 유사하지만, 시험관내 두 항생제의 억제농도 이하에서 계대배양하는 경우 clindamycin은 내성이 느리게 발생하지만 erythromycin 경우에는 내성이 빠르게 발생한다. 반면에 clindamycin에 감수성이 있으나 erythromycin에 내성인 균주에 있어서는 clindamycin 존재하에서 순차적인 계대배양을 하는 경우 내성이 신속히 나타날 수 있다. 이들 시험관내 결과와 유사하게 치료 시작에 있어서 erythromycin 내성인 경우 clindamycin으로 치료하는 환자에 있어서 clindamycin 내성 *S. aureus*의 출현이 보고되고 있다. 유도 가능한 MLS_B 내성기전을 가지고 있는 세균은 D-test에 의해서 검출될 수 있다. Erythromycin 내성인 *S. aureus*나 *S. pyogenes* 감염의 경우에 있어 clindamycin 치료를 고려할 시에는 반드시 D-test 검사를 시행하여 유도성 clindamycin 내성을 확인하여야 한다. 시험관내 연구결과에서 clindamycin은 *S. aureus*의 일부 세포외 독소단백의 생성을 억제할 수 있는 것으로 나타난다.

Clindamycin은 시험관내에서 *Toxoplasma gondii, Actinomyces israelii, Nocardia asteroides* 및 *Babesia* 종에 대해 항균효과를 보인다. Clindamycin은 또한 *Plasmodium falciparum, Plasmodium vivax* (클로로퀸에 감수성이 있는 균주나 내성이 있는 균주 모두)에 대해 일부 항균효과를 가지고 있어 클로로퀸 또는 퀴닌과의 병합요법이 시도되고 있다. 그러나 clindamycin은 말라리아의 치료나 예방을 위해 단독으로 사용해서는 안 된다.

3) 내성기전

Clindamycin에 대한 세균의 내성 메커니즘은 표적변형, 약물불활성화, 약물투과도 감소 등 여러 경로를 통해 발생한다. 첫째로 가장 중요한 것은 50S 리보솜 소단위의 23S 리보솜 RNA에 있는 아데닌 잔기를 메틸화시켜 clindamycin 결합을 방해한다. 일반적으로 플라즈미드에 의해 매개되며 내성에 있어서 MLS_B 타입을 나타낸다. 이는 *S aureus, S. pyogenes, B. fragilis*의 일부 균주에 있어서 clinidamycin에 대한 내성을 나타낸다. *S. aureus*에 있어서 이와 같은 내성의 타입은 *ermA* 또는 *ermC* 유전자에 의해 나타나며 macrolide에 의해 유도되는 경우에 있어서 erythromycin-clindamycin 'D-test' 양성에 의해 특징 지어진다. 이 D-test는 erythromycin-clindamycin 이중디스크확산법으로 clindamycin 디스크 억제대가 D 형태로 휘어지는 양상으로 보이는 경우 양성이다. *S. aureus*에 있어서 MLS_B 내성기전은 균주가 *ermC* 유전자를 가지는 경우보다 *ermA* 유전자를 가지는 경우에 있어서 clindamycin 내성을 보다 흔히 나타낸다. 둘째로 세균의 리보솜 RNA의 변이이다. 이러한 변이는 *Mycobacterium smegmatis* 일부 균주에 보고된 clindamycin 내성기전에서 확인된 바 있다. 셋째로 일부 50S 리보솜의 수용체 부위의 단백의 변화로 erythromycin 내성을 나타내며 종종 lincosamide 내성을 나타낸다. 넷째로 플라즈미드에 의해 매개되는 3-lincomycin 4-clindamycin 0-nucleotidyltransferase로 이를 지닌 *S. aureus*를 포함하는 포도알균과 *Bacteroides* 종의 일부 균주에 있어서 lincomycin과 clindamycin의 불활성화를 통해서 내성을 나타낸다. 이 효소는 clindamycin의 4번 위치에 있는 수산기의 nucleotidylation을 촉매한다. Lincosamide의 이 adenylation은 lincomycin의 고도내성을 나타내나 clindamycin 내성은 통상 검사법에서는 내성이 발견되지 않을 수 있다. Clindamycin의 adenylation은 살균능의 장애와 접종량이 많은 상태에서 감소된 항균활성과 관련되어 있다. 이전에 *linA* 및 *linA*′로 알려져 있는 *lnu* 유전자에는 *lnu (A), lnu (B), lnu (C)* 등이 포함되며, 이는 염색체 또는 플라스미드에 존재할 수 있다. *lnu (A)*를 보유한 플라스미드는 *S. aureus*와 coagulase-negative staphylococci에서 발견되었으며, *lnu (B)*는 포도알균, enterococci와 *Erysipelothrix*에서 확인되었다. 한편, *lnu (C)*는 처음으로 *S. agalactiae*에서 발견되었다.

마지막으로 Enterobacteriaceae, *Pseudomonas* 종, 및 *Acinetobacter* 종은 본질적으로 clindamycin에 내성이 있으며, 이는 약물이 세포외막을 잘 통과하지 못하기 때문인 것으로 보인다.

4) 약물동력학

경구투여 시 약 90% 정도가 위장관에서 흡수되며, 음식물 섭취에 의한 영향은 거의 없다. 150 mg, 300 mg 경구투여 1시간 후의 최고혈중농도는 각각 2.5, 3.6 μg/mL, 6시간 후의 혈중농도는 0.7, 1.1 μg/mL이다. 반감기는 2.4시간으로 6시간 간격으로 투여하면 적절한 치료농도를 유지할 수 있다. 근주 시 최고혈중농도는 3시간 안에 도달하며, 300 mg 투여 시 6 μg/mL, 600 mg 투여 시 9 μg/mL이고, 12시간에 각각 0.7, 0.9 μg/mL이다. 건강한 성인을 대상으로 clindamycin phosphate 600, 900, 1,200 mg을 20분에서 45분 걸쳐 정주 후 즉시 측정한 혈중농도는 각각 10, 11, 14 μg/mL이다. 정주 clindamycin의 용법용량은 900 mg 매 8시간마다 또는 600 mg 매 6시간마다가 적절하다.

혈액 내에서 90% 이상의 약물이 혈장단백과 결합하며, 조직이나 체액으로 잘 침투하나 뇌수막염이 있는 경우에도 뇌척수액으로는 잘 투과되지 않는다. 특히 골조직의 약물농도는 혈중농도보다 높다. 임신부에 투여 시 태반을 쉽게 통과해 태아혈액이나 조직으로 간다. Clindamycin은 다형핵백혈구와 대식세포로 능동적으로 운반되며, 실험실적 농양에서 최고혈중농도와 비교했을 때 상대적으로 높은 농도로 존재한다.

Clindamycin의 정상 반감기는 약 2.4시간이다. 투여한 clindamycin의 대부분은 간에서 대사되어 N-demethyl-clindamycin (clindamycin보다 항균력이 강함)이나 clindamycin sulfoxide (항균력이 약한) 같은 다양한 항균력을 지닌 대사체로 변환된다. 이 대사체들은 담즙과 소변에서 검출되지만 혈청에서는 발견되지 않는다.

비경구투여 48시간 이후부터는 최소 5일간 clindamycin 활성이 지속되며, 대장 내 감수성세균 감소가 14일까지 지속된다.

중증 신부전증 환자에서는 반감기가 2.4시간에서 6시간으로 증가하고 비경구로 투여 후 최고혈중농도가 건강한 사람에 비해 2배 이상 증가함으로 투여 용량조절이 필요하다. 혈액투석이나 복막투석에 의해 제거되지 않는다. 간부전 환자에서는 clindamycin이 체내에 축적되므로 다른 약으로 대체하거나 투여용량을 조절해야 한다.

5) 약물상호작용

Clindamycin은 CYP3A4에 의해 간대사된다. CYP3A4 대사의 강력한 유도제(예: rifampin)는 clindamycin 혈중농도를 현저히 감소시킬 수 있다. 그람양성균에 의한 뼈 및 관절감염 치료를 위해 clindamycin과 rifampin을 병합투여했을 때 임상치유율 감소가 관찰되지 않은 연구가 하나 있지만, 강력한 CYP3A4 유도제와 병용 시 clindamycin 효과감소 가능성이 있어 주의를 요한다.

Clindamycin은 신경-근 신호전달을 억제할 수 있으므로 신경-근 신호전달 억제제의 효과를 높일 수 있다. 그러므로 atracurium, cisatracurium, rocuroniumr 같은 신경근 차단제를 투여받는 환자에게 주의해서 사용해야 한다. Clindamycin, macrolides, chloramphenicol은 동일한 리보솜 부위를 표적으로 하기 때문에 이들 약물을 병용해서는 안 된다.

6) 임상 적응증

중추신경계 감염을 제외한 그람양성균과 혐기성 그람양성균에 의한 피부연조직감염, 골관절감염, 농양, 흡인성폐렴 등에 사용되어 왔으나 증가하는 내성으로 인하여 사용에 주의를 요한다. 주폐포자충감염, 말라리아에도 대체약제로 사용되어지고 있다. 또한 여드름, 세균성 질염의 경우 국소용제로 사용된다.

Clindamycin이 대부분의 그람양성알균 또는 혐기균 감염에 효과적이나 거짓막대장염의 발생빈도가 높다. 효과적이고 안전한 penicillin과 cephalosporin, metronidazole 등의 항생제가 개발되어 있으므로 clindamycin은 일부 적응증에 있어서 선택적 항생제가 아니라 대체약제로 그 사용이 제한되어 있다.

Clindamycin은 주로 피부 및 연조직의 그람양성균 또는 혐기성 세균감염 치료에 사용되어 왔지만, 증가하는 내성으로 인해 유용성이 제한되고 있다. Clindamycin은 중추신경계를 제외한 감염에서 *B. fragilis* 또는 다른 penicillin 내성 혐기균과 관련된 치료의 대안으로 알려져 왔으나, 다균종 복강내감염에 대한 경험적 치료제로서의 선호도는 감소하고 있다.

Clindamycin은 혐기성 호흡기감염 치료에서 penicillin G보다 일부 우위를 제공할 수 있으며, penicillin 알레르기가 있는 환자에게 대안으로 사용할 수 있다.

Clindamycin은 *C. perfringens* 감염 치료에서 페니실린의 대안으로 유용하며, 이 약물에 대체적으로 감수성이 있다. 동물모델에서는 clindamycin이 *C. perfringens* 가스 괴저로 인한 사망률을 줄이는 데 더 효과적이며, 알파-독소를 억제하는 데도 유용함을 나타냈다.

감수성이 있는 균주의 경우 clindamycin은 포도알균 감염 치료에 유용할 수 있다. 특히 메티실린 내성균주에 대해 경구투여하는 경우나 메티실린 감수성 균주에 대해 베타락탐 항생제 알레르기 병력이 있는 경우가 해당된다. 그러나 박테리아 살균속도가 베타락탐계 항생제보다 느리고 clindamycin 내성균주의 출현 가능성과 *C. difficile* 대장염 유발 가능성이 단점으로 작용한다. 특히 erythromycin 내성균주에서 clindamycin 내성 발생 가능성을 확인하기 위해 D-test 사용이 권고된다. 포도알균감염 치료에 있어서 일반적으로 메티실린 내성이 있는 경우 vancomycin, teicoplanin, daptomycin (폐렴 제외), 또는 linezolid가 추천되며 메티실린 감수성이 있는 경우 베타락탐 항생제가 추천된다. 골수염 치료와 관련해 clindamycin이 뼈조직에서 높은 농도에 도달하지만 임상적 효능에 대한 뚜렷한 이점은 입증된 바 없다.

국소용 clindamycin-benzoyl peroxide 젤은 여드름 치료에서 단독으로 사용하는 clindamycin 젤보다 더 효과적이나 국소 clindamycin 사용과 관련된 거짓막대장염 사례가 보고된 바 있다. 세균성 질염 치료에서는 clindamycin 질 크림(2%, 3-7일 사용)이 경구 메트로니다졸(7일 사용)과 효과 및 부작용 발생 면에서 유사한 것으로 보인다. 또한, 경구 clindamycin (300 mg을 하루 두 번, 7일간 복용)이나 질 내 삽입형 clindamycin 좌약(100 mg을 하루 한 번, 3일간 사용)과 같은 대체요법도 세균성 질염을 치료하는 데 사용될 수 있다. clindamycin 질크림과 관련된 *C. difficile* 대장염 사례가 보고된 바 있지만, 이는 극히 드문 경우이다. 세균성 질염은 조산의 위험인자이나, clindamycin 치료가 조산 예방에 미치는 효과는 연구마다 상이해 논란이 있다.

Toxoplasma 감염에 있어서 치료에서 clindamycin은 pyrimethamine, leucovorin 병합 시 실험동물 및 중추신계 감염 환자 치료에 효과적인 대체요법이다. 특히 sulfadiazine에 순응도가 떨어지거나 1차 치료실패 시 중추신경계 톡소포자충증의 우선적 대안으로 권장된다. 단 이 병합요법은 *Pneumocystis jirovecii* 감염에는 예방효과가 없어 별도의 예방조치가 필요하다.

Clindamycin과 primaquine 병합요법은 AIDS 환자에서 경증 및 중등도 *P. jirovecii* 폐렴 치료에 효과적이고 내약성이 좋은 치료법이다. 비교 시험에서 이 조합은 trimethoprim-sulfamethoxazole 또는 trimethoprim과 dapsone의 병합요법과 유사한 효과를 보여준 바 있다.

Clindamycin과 quinine 병합요법은 열대열 말라리아 치료에 효과적이다. 가봉 어린이를 대상으로 한 중증질환에 대한 무작위 시험에서 4일 동안 사용된 이 요법은 단독으로 7일 동안 사용된 quinine보다 우수한 것으로 나타났다. 동일한 조합은 바베시아증 치료에도 유용한 것으로 보고되었다. 또한, 합병증이 없는 열대열 말라리아에 감염된 가봉 어린이 100명이 포함된 아프리카 사하라 이남 지역에서 수행된 무작위 대조군연구에서 artesunate와 clindamycin을 병용한 3일 경구요법이 quinine과 clindamycin을 병용한 3일 경구요법과 비교해 효능 및 안전성 면에서 최소한 동등하거나 우월한 효과를 나타냈다.

7) 용법 및 용량

소아의 경우, 경구투여는 일일 8-25 mg/kg을 3회에서 4회 나누어 투여한다. 정주의 경우 일일 20-40 mg/kg를 3-4회 나누어 투여한다.

성인의 clindamycin 용량은 감염부위와 중증도, 환자의 상태에 따라 달라진다. 경구투여량은 일반적으로 매 6시간마다 150-450 mg이며, 주사투여량은 6-12시간마다 하루 총 600-2,700 mg 투여한다. 경우에 따라 더 높은 용량이 사용되기도 한다.

(1) 특수한 상황에서의 용법 및 용량

① 임신

동물실험에서 clindamycin이 태아에 유해한 영향을 나타내지 않았으나, 임신부에서의 안전성에 대한 인체자료는 제한적이다. 퀘벡에서 출생한 아이들을 대상으로 한 연구에서는 임신 초기 clindamycin 노출이 주요 선천성 기형, 근골격계 결함, 심실/심방 중격 결손과 연관이 있을 수 있다고 제시했으나, 이후 유럽의 사례-대조연구에서는 이러한 결과가 재현되지 않았다. 다만, 탐색적 분석에서 수두증과의 가능성이 제기된 바 있다. 추가적인 연구가 필요하다. Clindamycin은 태반을 통과하며 모체 혈중농도의 약 50% 수준으로 태아에 도달한다.

② 수유

Clindamycin은 모유로 배출되지만, 미국소아과학회는 이를 수유와 양립 가능한 약물로 간주하고 있다.

③ 신생아

정맥주사용 clindamycin (1 mL당 9.45 mg의 벤질알코올 포함)은 일반적으로 피해야 한다. 정맥주사 시 장기 기능을 면밀히 모니터링해야 한다.

④ 투석

Clindamycin은 혈액투석이나 복막투석으로 효과적으로 제거되지 않으므로 투석환자에서 용량조절은 필요하지 않다.

⑤ **신장 및 간기능장애**

신장 또는 간기능장애 환자에게 특별한 용량조절은 권장되지 않지만, 약물반감기가 연장될 수 있어 부작용 가능성이 증가할 수 있다. 이러한 경우 독성이 의심되면 용량조절을 고려해야 한다.

8) 부작용과 금기

Clindamycin과 관련된 가장 흔한 부작용은 설사와 알레르기 반응이다. 피부반응은 지연성 반구진발진, 두드러기, 다형홍반, 고정약진, 호산구증가증과 전신증상을 동반한 약물반응(DRESS), 스티븐스-존슨증후군, 독성표피괴사용해, 급성전신성발진성농포증 등을 포함한다. 중국의 자료에 따르면 HLA-B*51:01 유전자형을 가진 사람들에게서 피부 부작용에 대한 유전적 소인이 있을 가능성을 제시한 바 있다.

Clindamycin 치료를 받는 환자의 최대 20%에서 설사가 발생하며, 경구투여 시 더 흔하나 사용을 제한하는 주요 부작용은 *C. difficile*에 의한 거짓막대장염이다. 초기 보고에서는 clindamycin 치료 환자의 0.01%에서 10%에서 이 감염이 발생했다. 그러나 이 감염은 다른 항생제 투여와 관련되어 발생할 수 있으며, 때로는 최근 항생제 사용 이력 없이도 발생할 수 있고, 더 빈번하고 심각해지고 있다.

메스꺼움, 구토, 복부 팽만감, 금속 맛, 식욕감퇴, 식도염 등이 보고되었다. 복용 후 30분 동안 앉아 있는 것이 위장 불편증을 최소화하는 데 도움이 될 수 있다.

Clindamycin을 투여받는 환자들에서, 특히 비경구투여 시 가역적인 간효소 수치 상승이 흔히 관찰된다. 그러나 간세포 손상과 관련된 황달을 포함한 심각한 간독성 사례는 드물게 관찰된다. 드물게 신기능장애(질소혈증, 핍뇨 등)가 보고된 바 있다.

Clindamycin 또는 lincomycin 치료와 관련된 가역적 호중구감소증, 혈소판감소증, 무과립구증의 단독 사례들이 보고된 바 있다.

저혈압과 심전도 변화가 때때로 보고된다. Lincomycin의 대량 정맥투여 시 드물게 심폐정지가 발생한 바 있다. 이러한 부작용은 clindamycin 경우에 있어서는 보고된 바 없다.

주사부위 통증 및 부종, 정맥주입 시 혈전정맥염, 근육주사 시 무균성 농양 등이 발생할 수 있으나 드물다. 국소 적용 시 접촉성피부염과 질 내 사용 시 질염 및 외음부 자극이 보고되었다.

2. Lincomycin

Lincomycin은 clindamycin과 유사한 항균범위 작용기전 내성기전, 약물상호작용을 가지고 있으나 경구흡수율이 떨어지고 항균력이 약하여 비록 시판되어 있지만 드물게 사용된다.

1) 작용범위

Lincomycin은 항균범위가 clindamycin과 유사해 여러 가지 그람양성균과 혐기균에 대한 항균력을 가지지만 clindamycin보다 항균력이 약하다. 따라서 현재 lincomycin은 clindamycin으로 대체되어 가고 있다.

2) 약물동력학

경구투여 시 투여량의 20-30%가 흡수된다. 그러나 흡수가 일정하지 않고 음식물 섭취 후 복용하면 흡수가 현저히 감소한다. 생체내에서 복막액, 흉막액, 관절액, 골조직 등으로 잘 투과되나 clindamycin과 마찬가지로 뇌척수액으로는 잘 들어가지 않는다.

반감기는 4-6시간으로 신기능이나 간기능이 저하된 경우 반감기가 연장된다. Lincomycin은 부분적으로 간에서 대사되며, 약물 자체 또는 대사물이 소변과 담즙으로 배설된다. 복막투석이나 혈액투석 시 혈중농도는 거의 영향을 받지 않는다.

3) 부작용과 금기

부작용은 clindamycin과 유사하나 거짓막대장염의 발생 빈도는 비교적 적다. 특별한 금기사항은 없다.

4) 임상 적응증

Lincomycin은 임상적으로 clindamycin과 동등하게 그람양성균감염증 치료에 사용될 수 있다. 그러나 그람양성균감염증의 치료에서 1차 선택약제는 아니며, penicillin에 대한 부작용이 생겼을 때 대체약제로 사용될 수 있다. 혐기균에 대한 효과는 확실하지 않다.

5) 용법 및 용량

경구투여 시 성인이나 소아의 경우 30-60 mg/kg/day, 정맥주사 시에는 100 mg/kg/day를 3회 나누어 투여한다. 신부전 환자에서는 용량을 30-50% 감량한다.

참고문헌

1. 대한감염학회. 항생제의 길잡이. 제4판. 파주: 군자출판사; 2016.
2. Johnson M. Clindamycin. In: Bogorodskaya M, editor. UpToDate. Waltham, MA: UpToDate; 2023.
3. Murphy PB, Bistas KG, Patel P, Le JK. Clindamycin. In: StatPearls [Internet]. Treasure Island (FL): StatPearls Publishing; 2025.
4. Nesbit WJ, Aronoff DM. Macrolides and clindamycin. In: Bennett JE, Dolin R, Blaser MJ, eds. Mandell, Douglas, and Bennet's Principles and Practice of Infectious Diseases. 9th ed. e7. Philadelphia: Chuchill Livingstone Inc; 2020. pp. 359-74.

Tetracycline

김동민 조선대학교 의과대학 내과학교실

Tetracycline의 발견은 항생물질을 생성하는 미생물에 대한 광범위한 탐색의 결과로 이루어졌다. 1948년 *Streptomyces aureofaciens*로부터 추출된 chlortetracycline이 처음 소개되면서 호기성 그람양성균 및 그람음성균, 혐기균, 리케차, 마이코플라스마, 클라미디아 등 여러 종류의 세균에 우수한 항균효과를 보여 '광범위 항생제'로 알려지게 되었다. 1950년에는 *Streptomyces rimosus*로부터 oxytetracycline (terramycin)이, 1952년에는 반합성 제품인 tetracycline이, 1959년에는 demethylchlortetracycline (demeclocycline)과 methacycline이, 1966년에 doxycycline이, 1967년에 minocycline이 개발되었다.

1953년 최초로 tetracycline에 내성을 갖는 세균이 확인된 이후 현재는 다양한 세균에서 tetracycline 내성이 증가하고 있으며, tetracycline 내성균의 확산으로 인해 과거에 사용되던 많은 감염증의 치료에서 tetracycline을 사용하기 어려운 경우가 많아졌다. 이러한 내성을 극복하기 위해 개발된 새로운 계열의 항생제가 glycylcyclines계열 항생제이며, tigecycline (Tygacil, Wyeth Pharmaceuticals)이 미국 식품의약품안전처(FDA)에서 임상 사용을 승인받은 최초의 glycylcyclines이다. 2018년에는 eravacycline, sarecycline, omadacycline 등의 신약이 추가로 승인되었다. 1세대 tetracycline은 chlortetracycline, oxytetracycline, tetracycline, demeclocycline이며, 2세대 tetracycline은 doxycycline, minocycline이 포함되며, 3세대 tetracycline에는 tigecycline, eravacycline, omadacycline이 속한다.

1. Tetracyclines

1) 항생제명

Tetracyclines계열의 항생제로 tetracycline, doxycycline, minocycline, demeclocycline이 사용되고, glycylcyclines계열 항생제로 tigecycline이 임상에 사용된다. 최근 개발된 반합성(semisynthetic) 항생제로는 omadacycline과 sarecycline이 있으며, 전합성(total synthesis) 항생제인 eravacycline이 있다.

2) 구조 및 성상

Tetracyclines계열 내에서 항균스펙트럼의 차이는 중심의 네 개의 벤젠고리(나프타센 구조)에서 B, C, D 고리에 대한 기능성 그룹의 치환에 의해 발생한다(그림 37). 이러한 구조적 변화는 지질친화성을 증가시켜 세포질막을 통한 확산을 개선하고, 리보솜 결합친화력을 향상시키는 데 기여한다.

3) 작용기전

Tetracyclines은 단백질합성을 억제하는 정균항균제이다. Tetracyclines은 두 종류의 방법으로 세균벽을 통과한다. 일부는 pH 의존적으로 에너지 의존성 능동적 운반에 의하여 세균 내로 들어가고 일부는 수동적 확산에 의하여 들어가는데, minocycline과 doxycycline은 지질친화성(lipophilic)이므로 세포막의 지방층을 통하여 직접 들어가게 된다. 세균 내로 들어간 tetracycline은 30S ribosome에 가역적으로 결합하여 세균의 aminoacyl tRNA와 mRNA-ribosome의 결합을 억제하고, 이로 인하여 peptide

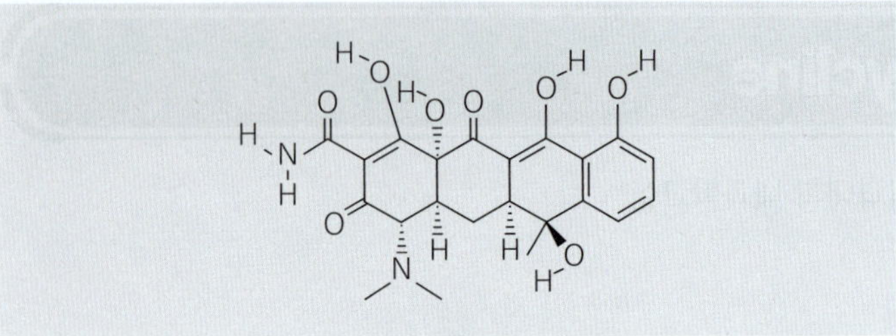

Tetracycline

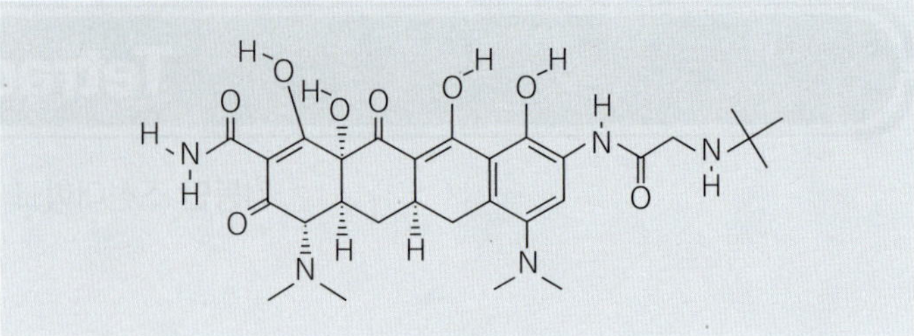

Tigecycline

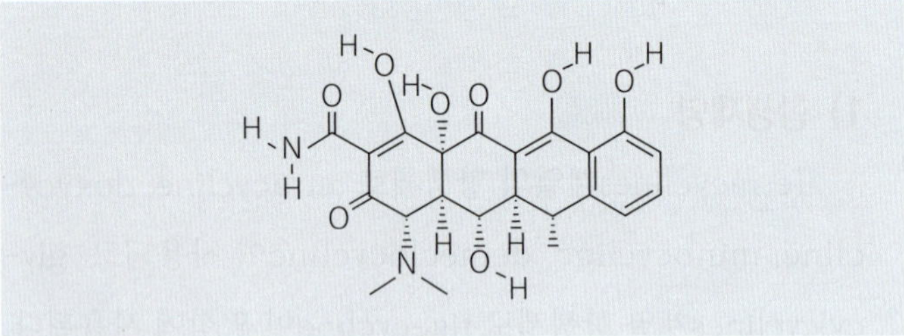

Doxycycline

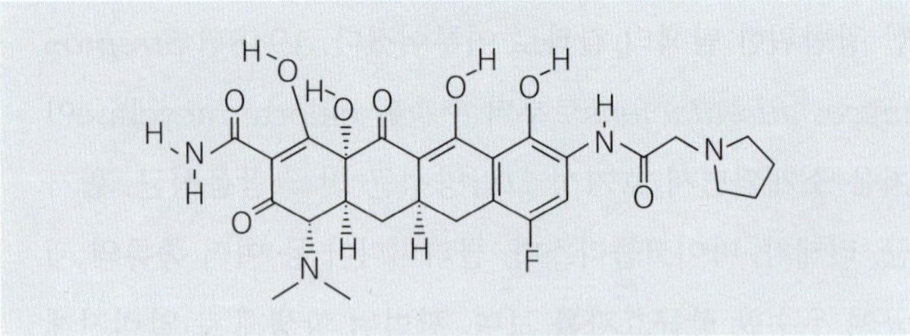

Eravacycline

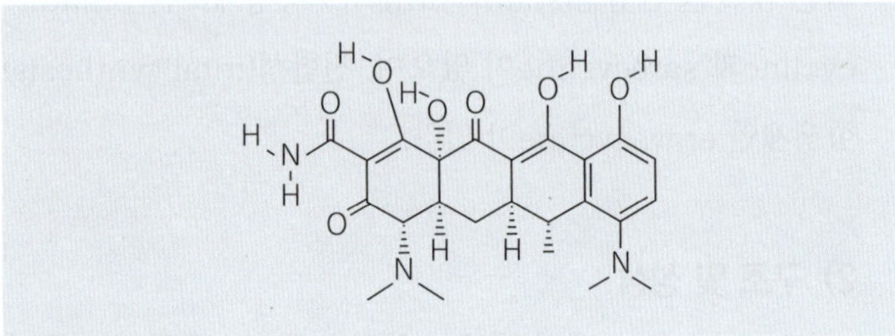

Minocycline

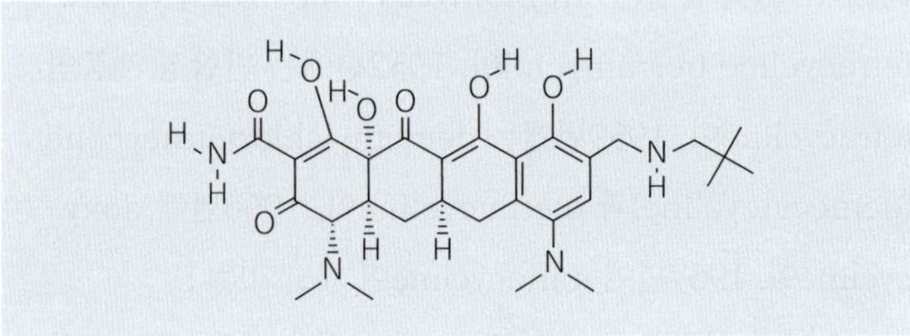

Omadacycline

그림 37. Tetracycline계열 항생제 구조식

의 신장(elongation)이 일어나지 않아 단백질합성이 억제된다. Tetracyclines은 세균의 30S ribosome에는 강력한 결합력을 가지는 반면 진핵세포의 80S ribosome에는 매우 약한 결합력으로 인해 진핵세포 내 축적이나 독성작용은 거의 없는 것으로 알려져 있다.

4) 내성기전

Tetracyclines의 내성기전은 능동적 단백질 운반 펌프에 의한 유출의 증가에 따른 세포 내 약물의 감소(drug-specific efflux pump), 리보솜 구조 변화에 따른 결합 저하(ribosomal protection), 그리고 세균이 생산하는 효소에 의한 약제의 불활성화(chemical modification), 이 3가지 기전이 알려져 있지만, 처음 두 가지 기전이 임상적으로 중요한 기전으로 이러한 내성은 plasmid나 다른 종류의 전파가능한 요소인 transposons에 의하여 매개되며, MFS (major facilitator superfamily) 단백질계열에 속한다. 특히 이 plasmid는 aminoglycoside, sulfonamide, chloramphenicol 등 다른 약제에 대한 내성유전자도 함께 포함하고 있기 때문에, tetracyclines에 내성인 경우 타 항균제에 대해서도 내성인 경우가 많다. 주요 내성기전 중 하나인 세포로부터 tetracyclines을 유출시키는 막(membrane) 관련 단백질인 유출펌프는 세포 내 약물농도를 감소시켜 항생제의 작용을 무력하게 한다. 초기 tetracyclines계열의 항생제는 이 유출펌프에 의해 내성이 초래되지만, 2세대계열인 doxycycline과 minocycline에는 내성이 초래되지 않는다. 그람음성균에서 가장 흔한 MFS efflux pump 돌연변이에는 TetA, TetB, TetD가 포함되고, 그람양성균에서는 TetK와 TetL이 가장 흔한 efflux pump이다. Ribosome 보호단백질(ribosomal protection protein, RPPs)은 tetracyclines계열 항생제의 작용부위인 ribosome에 대한 보호역할을 하는 세포질 내 단백질이다. Ribosome 보호단백질인 TetO, TetM, TetQ는 GDP 의존성 기전(GDP dependent mechanism)에 의해 tetracyclines의 작용부위에서 tetracyclines이 달라붙지 못하게 한다. 즉, ribosome에 결합하여 tetracyclines이 ribosome에 결합되지 못하도록 구조적인 변형을 일으켜 단백질합성이 진행되도록 한다. 반면, 3세대 tetracycline의 D 고리(D-ring) 측쇄(side chain)는 입체장애(steric hindrance)를 제공하여 ribosome 보호단백질에 의한 저항성을 극복하는 데 도움을 줄 수 있다. Ribosome 보호단백질에 의한 내성은 유출펌프에 의한 내성기전보다 더 광범위한 내성을 갖게 하여, 1세대와 2세대 tetracycline계열 항생제에 모두 내성을 초래한다. 비록 드물지만, 일부 효소는 tetracyclines을 직접 분해하여 비활성화할 수도 있다. 예를 들어, TetX 효소는 *Bacteroides* 속에서 유래했으며, 이후 다른 그람음성균에서도 발견되었다. TetX는 B 고리와 C 고리 사이를 절단하여 tetracyclines을 비활성화한다. 일반적으로, MFS efflux pump와 RPP는 tetracycline에 대해 가장 높은 친화성을 가지며, 그 다음으로 doxycycline, minocycline, 3세대 tetracyclines 순으로 영향을 미친다. 반면, tetracycline 변형효소는 계열 내 모든 항생제에 영향을 줄 수 있다. *Proteus* 속을 포함한 일부 세균에서는 염색체에 존재하는 efflux pump의 과발현을 통해 tigecycline에 대한 내성이 나타날 수 있다.

5) 약물동력학

Tetracycline계 항생제들은 약제에 따라 경구투여 후 흡수와 배설이 다르다(표 34). 흡수는 주로 상부 소장에서 일어나고 약물투여 후 1-3시간에 혈중최고농도에 도달하며 음식물 섭취, Ca^{2+}, Mg^{2+}, Fe^{2+} 등의 2가 양이온, Al^{3+} 등 다가 양이온과 위산 및 알칼리성 pH에 의하여 영향을 받는다. Doxycycline과 minocycline은 높은 생체이용률(bioavailability)로 인해 음식물의 섭취와 관계없이 복용 가능한 반면, tetracyclines의 공복 시에 생체이용률은 60-80%이나 음식물과 함께 복용 시 50%까지 생체이용률이 감소될 수 있다. 모든 tetracyclines계열 항생제는 이온 착화와 관여된 다가 양이온, 예를 들면 칼슘, 철, 마그네슘 등과 함께 복용 시 흡수가 감소되며, glycylcyclines 역시 2가 이온과 착화가 가능하다. Tetracycline은 뇌척수액을 제외한 체액과 조직으로 잘 침투하며, 뇌척수액에서는 혈중농도

표 34. Tetracyclines 약동학(Pharmacokinetics)

Pharmacokinetics	Tetracycline	Doxycycline	Minocycline	Tigecycline	Eravacycline	Omadacycline
위장관흡수(%)	77-88%	~95%	95-100%	N/A	N/A	34.5%
분포용적(L)	100-130 L	50-80 L	80-115 L	639 L	321 L	Oral: 440 L; IV: 190 L
단백결합률(%)	24-65%	82-93%	70-80%	71-89%	79-90%	20%
반감기(time)	~7 h	~14 h	~16 h	~42 h	~20 h	~16 h
요중 배설률 (%, 미변형 약물 기준)	30%	30-65%	8-13%	22%	20%	Oral: 14%; IV: 27%

IV, intravenous (정주).

의 10-25%에 이른다. 그러나 지질친화성이 높은 doxycycline이나 minocycline은 tetracycline에 비하여 체액과 조직에서 높은 농도에 이른다. Minocycline은 생리적 pH에서 tetracycline 보다 5배의 지질친화성을 보여, 타액과 누액에서도 tetracycline보다는 높은 농도를 유지할 수 있어 tetracycline에서는 불가능한 수막구균 보균자의 제균치료가 가능하다. Tetracyclines은 태반을 통과하여 모체 혈청농도의 약 20-60% 수준으로 태아 혈중에 도달할 수 있으며, 이로 인해 태아의 골조직과 치아에 침착될 수 있다. Tetracyclines은 모유로도 높은 농도로 분비된다.

6) 약물상호작용

제산제, 우유, 및 비타민제제, 철분제제는 tetracycline 제제의 흡수를 떨어뜨린다. Carbamazepine, diphenylhydantoin 및 barbiturate 등은 항생제의 간대사를 증가시키므로 반감기가 약 50% 정도 줄어든다. Tetracyclines은 warfarin의 효과를 증가시키므로 병용할 경우 주의하여야 한다. 살균항생제와 병용하여 사용하면 길항작용이 있고 pneumococci에 의한 뇌수막염의 치료에 penicillin과 병용할 경우 치료효과가 감소하는 것으로 보고되었으므로 살균항생제와 병용하지 않는다.

모든 tetracyclines계열의 항생제는 경구투여 시 알루미늄, 칼슘, 마그네슘, 철, 아연 등 2가 혹은 3가 양이온과 같이 투여 시 흡수 감소를 초래하므로 이를 함유하고 있는 제산제, sucralfate, multi-vitamin 등과 같이 복용해서는 안된다. Sodium bicarbonate와 cimetidine도 tetracycline의 흡수 감소를 초래하지만 임상적으로 큰 의의는 없다. 항전간제인 carbamazephine, phenytoin, barbiturate 등은 간내 대사(hepatic metabolism)를 증가시켜 doxycycline의 반감기를 약 50% 정도로 감소시키며, 만성적인 ethanol 섭취 시에도 간의 미소체효소(microsomal enzyme)의 분비를 유도해 doxycycline의 반감기를 감소시킨다. 마취제인 methoxyflurane은 tetracycline과 같이 복용 시 신독성을 증가시킬 수 있고, 이뇨제 투여 등으로 체액감소 시 tetracycline의 신독성을 증가시킬 수 있다. 경구용 항응고제와 tetracycline계열의 항생제를 동시복용 시 장내세균에 의한 비타민 K의 생성감소로 인해 prothrombin의 작용감소로 출혈소인이 증가될 수 있다. 경구피임제를 복용중인 경우 tetracycline 병용 시 경구피임제의 약물농도를 감소시킬 수 있어 tetracycline과 같이 복용하지 않는 게 좋다. 다른 항생제 즉, aminoglycosides와 penicillin계열의 약물을 같이 사용 시 드물게 길항작용이 있음이 보고되어 병합투여하지 않는 게 좋다.

7) 부작용과 금기

모든 tetracyclines 제제는 용량의존적으로 오심, 구토, 상복부 통증을 유발할 수 있고 음식과 함께 복용 시 소화기 부작용은 감소하나 약물의 흡수도 50%까지 감소할 수 있다. 식도궤양이 생길 수 있고 췌장염이 생겼다는 보고도 있다. 또한 tetracyclines 제제는 장의 정상세균총을 변화시켜 다량의 대변과 설사를 유발할 수 있고 이는 약을 중단할 경우 호전되지만, *Clostridioides difficile* 연관 설사를 유발할 수 있다. 그러나 3세대 tetracyclines인 tigecycline과 omadacycline은 *C. difficile* 연관 설사의 치료제로서 이용가능성이 제시되고 있다.

Tetracycline은 칼슘과 쉽게 결합하여 신생아의 뼈조직과 소아의 치아에 침착 된다. 따라서 임산부에 투약하면 태아의 치아에 침착되어 변색 및 법랑질 이형성을 초래하고, 뼈에 침착되어 변형과 성장억제를 일으킬 수 있다. 따라서 치아의 법랑질이 형성되는 시기인 8세 이하의 소아나 임신부는 금기이다. Tetracycline을 다량 투여할 경우 간 괴사가 나타날 수 있다. 미세한 공포(vacuole)나 지방질 침착이 일어나는데 임산부에서 흔히 발생한다. 신독성이 있어 신부전 환자의 신기능을 저하시킬 수 있다. Demeclocycline은 신성요붕증(nephrogenic diabetes insipidus)을 일으키기 때문에 SIADH (syndrome of inappropriate antidiuretic hormone secretion)의 치료에 사용된다. 아나필락시스, 두드러기, 발진 등 과민반응이 나타날 수 있으며, 교차반응이 있어 한 가지 약물에 알레르기 반응이 있는 환자에서는 그 계열의 다른 모든 약물 투여 시 알레르기 반응을 고려해야 한다. 약물 자체에 의한 독성으로 광과민반응이 나타날 수 있다.

Doxycycline은 tetracycline보다 칼슘과 결합하는 정도가 낮아 치아변색 및 골성장저해 위험이 적어, 제한된 경우에 한해 8세 미만 소아에서 사용할 수 있는 유일한 tetracycline계열 항생제이다.

8) 임상 적응증

Tetracyclines계열 항생제는 광범위한 항균력을 가진 항생제로 지역사회획득 호흡기감염, 성병 등 여러 감염질환의 치료에 널리 사용되어 왔으나 사용량의 증가로 인하여 내성률이 증가하게 되었고 이러한 이유로 tetracycline보다 효과적이고 부작용이 적은 새로운 항생제로 대체되어 가고 있다. 그러나 아직도 *Rickettsia, Mycoplasma, Chlamydia* 감염의 치료에는 효과적이다(표 35). 또한 *Vibrio cholerae, Vibrio vulnificus* 및 다른 *Vibrio* 균에 의해 발생한 감염 병에도 효과적인 치료제로 사용되고 있다. *Mycobacterium marinum*에도 감수성이 있으며 임상적으로 효과적이다. *Campylobacter* species에도 감수성이 있지만 일부 나라 들에서 내성균주들이 보고되고 있다.

Tigecycline의 임상 적응증은 합병증이 동반된 피부연조직감염, 합병증이 동반된 복강내감염, 그리고 폐렴 및 골수염을 일으키는 다제내성균감염의 치료에 효과적으로 사용할 수 있다.

표 35. Tetracycline (또는 doxycycline)의 임상 적응증

선택적 적응증	이차적 적응증

• 라임병
• 재귀열
• 브루셀라증
• 연성하감
• Chlamydia 감염증
  - *C. pneumoniae*
  - *C. trachomatis*
  - *C. psittaci*
• *Helicobacter pylori*
• Nongonococcal urethritis
• 골반염
• *Pseudomonas mallei*
• *Rickettsia* 감염증
• Q fever (*Coxiella burnetti*)
• 치주염(Periodontitis)
• Scrub typhus (*Orientia tsutsugamushi*)
• *Vibrio cholerae*
• *Vibrio parahemolyticus*
• *Vibrio. vulnificus*
• 탄저병(피부감염, 예방요법)
• Cat-scratch disease
• Granuloma inguinale
• 비결핵항산균 (nontuberculous mycobacteria) 감염증
  - *M.mainum, M.fortuitum, M.chelonae*
	• 여드름
	• 방선균증(actinomycosis)
	• 탄저병(흡입, 위장관)
	• *Campylobacter fetus, C. jejuni*
	• *Clostridium tetani*
	• *Eikenella corrodens*
	• 야토병(tularemia)
	• 렙토스피라증
	• *Nocardia* (minocycline)
	• *Pasteurella multocida*
	• 서교열
	• 매독
	• 페스트
	• *Ureaplasma urealyticum*
	• *Acinetobacter baumanni*
	• *Mycobacterium leprae*
	• *Burkholderia mallei (Glanders)*
	• *Burkholderia pseudomallei (Mlioidosis)*
	• 기생충감염
	  - *Entamoeba histolytica*
	  - *Giardia lamblia*
	• 예방요법
	  - 대장수술
	  - 말라리아
	  - 페스트
	  - 여행자 설사

2. Tetracycline

1) 작용범위

Tetracycline은 단백질합성을 억제하는 광범위한 항균효과를 지닌 정균항생제이다. 지용성이 높을수록 항균력이 강하여 doxycycline과 minocycline이 가장 항균력이 강하고 tetracycline이 다음으로 강하다.

일반적으로 tetracycline은 그람양성균과 그람음성균에 항균효과를 가지고 있으나 항균력이 더 강한 다른 항생제들이 이들 감염증의 치료에 이용된다. Pneumococci

와 *Haemophilus influenzae*에 대한 항균력을 갖고 있고, gonococci와 meningococci에 대한 항균효과가 우수하지만, penicillin 내성 gonococci는 대부분 tetracycline에 내성이다. 대부분의 *E. coli, Pseudomonas pseudomallei, Brucella* spp., *Vibrio cholerae, Vibrio vulnificus* 및 *Campylobacter* spp. 등에도 항균효과를 보인다. 혐기균에 대한 항균력을 가지고 있으나 metronidazole과 clindamycin이 더 효과적이므로 이들 약제가 우선적으로 사용되고 있다. 이 외에도 *Rickettsia, Chlamydia, Mycoplasma* 및 *Treponema pallidum*과 *Borrelia burgdorferi*와 같은 나선균(spirochetes) 등에도 항균효과를 보인다.

2) 약물 동력학

Tetracycline은 반감기가 6-8시간이고, 신장과 담즙으로 배설되는데 주로 사구체여과에 의해 요로 배설되므로 신부전 환자에서 사용하지 말아야 하며, 간기능저하 환자에는 혈중농도가 높아지지 않는 것으로 알려져 있으나 간독성이 있으므로 주의하여 사용한다. 신기능이 저하된 환자에서 tetracycline 투여 시에 약물의 축적과 간독성이 발생할 수 있다.

3) 용법 및 용량

경구투여 시 성인에서 1-2 g을 4회 분복하고, 소아에서는 25-50 mg/kg/day를 3회 분복한다.

3. Doxycycline

1) 작용범위

반감기가 길며 항균력도 우수하여 tetracycline의 적응증이 되는 모든 감염에 대체하여 사용된다.

2) 약물 동력학

반감기는 16-18시간으로 길고 복용 후 1.5-4시간에 최고혈중농도에 도달한다. Doxycycline은 70-80%가 분변을 통해서 배출되고 나머지는 사구체여과를 통해 소변으로 배설된다. Doxycycline의 약동학적 특성상 반감기 및 치료농도는 신기능의 변화와 관련이 적어 신부전 환자에서도 사용 가능하다. 반감기가 길어 1일 1회 사용이 가능하고, *Plasmodium falciparum*에도 항균력이 있어 열대지방을 여행할 때 예방적 항생제로 사용된다.

3) 약물상호작용

다른 tetracycline에 비하여 경구투여로 흡수가 잘되고 음식물 섭취에 의해 영향을 받지 않는다. 그러나 ethanol은 흡수를 방해해 지속적 음주는 혈중농도를 감소시킨다. 한약재(herb medication) 또한 흡수를 저해하는 것으로 보고된 바 있다.

4) 부작용과 금기

다른 tetracyclines과 유사하게 오심, 구토, 설사를 유발하며 심혈관계에는 두개 내압상승, 심낭염 등이 보고되기도 하고 드물지만 피부질환으로 혈관신경부종, 박탈피부염(exfoliative dermatitis), 광과민반응(photohypersensitivity), 일광화상을 일으키기도 한다. 그 외에 아나필락시스양 자반병, 아나필락시스, 루푸스의 악화가 발생하는 경우도 있다. 임산부에서는 금기이며 장기간 사용 시 균교대감염 및 구강이나 질의 칸디다증을 유발한다. 이 약물에 광과민반응이 있는 환자는 되도록 일광을 피하거나 일광차단제를 사용하는 것이 바람직하다.

5) 임상 적응증

주로 *Rickettsia*, *Chlamydia*, *Mycoplasma*에 의한 감염에 대한 치료로 사용되며 malaria 예방약으로 mefloquine 대신 사용되기도 한다. Penicilline에 알레르기가 있는 환자에서 syphilis, *Neisseria gonorrhoeae*, *Listeria, Actinomyces israelii, Clostridium* 감염에 사용되고 지역사회획득폐렴의 치료로 쓰이기도 한다. 비교적 흔치 않은 그람양성 및 음성균인 *Borrelia recurrentis, Ureaplasma urealyticum, Haemophilus ducreyi, Yersinia pestis, Francisella tularensis* 및 *Campylobacter, Brucella* 등에 의한 감염의 치료에도 사용된다.

6) 용법 및 용량

성인에서 100 mg을 1일 2회 경구투여, 또는 주사로 투여 가능하나 현재 주사제제는 생산 중단되었다. 임산부나 8세 이하의 소아에서는 사용하지 않는 것이 좋다. 신부전 환자에게 투여할 때에 감량할 필요는 없고 혈액투석이나 복막투석 후에 추가로 투여할 필요가 없다.

4. Minocycline

Tetracycline 중에서 경구투여로 가장 흡수가 잘된다. Minocycline은 대부분이 간에서 비활성 대사물로 대사되고 단지 10-13%만이 신장에 의해 배설되며 극소량이 대변으로 배설되고 간질환에서 약물의 축적은 보이지 않는다. 반감기도 14-16시간으로 doxycycline과 비슷하며 지용성이 높고 항균력도 우수하다. 그러나 구역, 현기증, 쇠약감, 운동실조증의 부작용이 거의 모든 환자에서 나타나는 문제가 있다.

투여용량은 성인에서 100 mg을 1일 2회 경구투여 한다. 임산부나 8세 이하의 소아에게는 금기이다. 부작용은 다른 tetracycline과 유사하나 위장관 부작용은 적게 발생한다. 신경학적 부작용이 더 흔하여 1일 200-400 mg 투여할 경우 35-70%에서 현기증, 현훈, 운동실조 등이 나타난다.

5. Demeclocycline

경구투여 시 tetracycline과 비슷한 정도로 흡수된다. 음식물 섭취 후 복용하면 약 50% 정도 흡수가 덜 된다. 반감기는 10-17시간이며 신장으로 배설된다. 뇌척수액으로 잘 투과되지 않는다.

임질의 치료에 사용될 수 있으나 tetracycline이나 doxycycline이 더 많이 쓰인다.

Demeclocycline은 감염증의 치료보다는 주로 SIADH의 치료제로 잘 알려진 약제이다. 그러나 demeclocycline이 이뇨작용을 일으키기까지는 수일이 걸리기 때문에 급성 저나트륨혈증에는 효과가 없고 만성 SIADH의 치료에 효과적이다.

6. Tigecycline

1) 작용범위

Tigecycline은 ESBL 생성 유무와 상관없이 Enterobacteriaceae에 매우 효과적으로 MIC_{90}은 2 mg/L 이하이다(표 36). 그러나 *Proteus mirabilis*, indole-positive *Proteus* spp.에 대한 항균력은 낮다. 특히 *P. mirabilis*에서 tigecycline의 항균력 감소는 AcrAB multidrug efflux pump와 관련이 있다. *Pseudomonas aeruginosa* 또한 tigecycline에 의해 효과적으로 억제되지 않는다. Tigecycline은 non-fermentative 그람음성균, 즉 *Acinetobacter* spp.(90% 이상 감수성) 및 *Stenotrophomonas maltophilia* (90% 이상 감수성)에 매우 효과적이다. 특히 *Stenotrophomonas maltophilia*에 대해서는 amikacin, ceftazidime, ticarcillin/calvulanate보다 더 효과적이다. 또한 tigecycline은 *H. influenzae* 및 *M. catarrhalis* 같은 호흡기 병원균에 항균력을 가지며 MIC_{90}은 각각 1 mg/L 및 0.25 mg/L이고, β-lactamase 생성 여부에 관계없

이 항균력이 있다. Tigecycline은 또한 그람양성균에도 광범위한 항균력이 있어서 oxacillin 감수성 여부에 상관없이 *S. aureus*에 MIC_{90}이 0.5 mg/dL로 효능이 있으며, glycopeptide에 intermediate를 보이는 *S. aureus*에서도 MIC_{90}은 0.5 mg/dL이고 MBC는 0.25-2 mg/dL이다. 또한 vancomycin에 내성을 보이는 *S. aureus*에서도 정균효과를 보였다. Methicillin-susceptible *S. aureus* (MSSA)에 대한 항균력은 minocycline>tigecycline=doxycycline>tetracycline 순으로 tigecycline이 minocycline보다 항균력이 낮았으나, methicillin-resistant *S. aureus* (MRSA)에 대해서는 MIC_{90}을 기준으로 비교 시 tigecycline이 가장 항균력이 좋았다. Methicillin 내성인 coagulase-negative staphylococci에서도 MIC_{90}이 0.5 mg-1.0 mg/L로 항균력이 좋았다. 다른 tetracyclines계열과 항균력 비교 시 MRSA, MSSA에서처럼 minocycline이 methicillin-susceptible *S. epidermidis* (MSSE)에 대해서는 가장 항균력이 좋았고, methicillin-resistant *S. epidermidis* (MRSE)에 대해서는 tigecycline이 가장 항균력이 좋았다. Tigecycline은 대부분의 streptococci에도 우수한 항균효과를 보여서 macrolides나 β-lactam 항생제에 내성을 보이는 *S. pneumoniae* 등에서도 효과적으로 사용할 수 있다(MIC_{90} 0.5 mg/L 이하). Vancomycin에 감수성이 있거나 내성인 enterococci에도 MIC_{90}이 0.25에서 0.5 mg/L로 우수한 효과를 보이며 *E. faecium* 및 *E. faecalis* 모두 효과적으로 억제할 수 있으며, tetracycline 항생제 내성 유무와 관계없이 tigecycline은 enterococci를 효과적으로 억제할 수 있다.

혐기균 중 *Bacteroides fragilis*에서 MIC_{90}이 0.05 mg/L로 tigecycline에 감수성을 보이고 *P. anaerobius, P. asaccharolyticus, P. micros, P. magnus, P. prevotii, P. indolicus* 같은 대부분의 peptostreptococci들도 MIC 4 mg/L 이하로 항균효과가 있고 또한 *Clostridium perfringens, Clostridium difficile, Prevotella* spp., *Propionibacterium acnes* 및 *Fusobacterium nucleatum*에도 효과가 있다. 또한, 사람이나 동물의 교상과 관계된 *Pasteurella, Fusobacterium, Prevotella, Bacteroides* 등에도 항균효과가 있다. 그 외 minocycline과 비교하여 *Mycoplasma pneumoniae* 같은 비정형 세균에서도 MIC_{90}이 0.25 mg/L로 효과가 있으며 또한 *Mycoplasma hominis*도 0.5 mg/L로 효과가 있다. 실험실에서 tigecycline은 rapid growing mycobacteria의 증식을 억제한다. 특히 *M. fortuitum* group, *M. abscessus, M. chelonae, M. immunogenum* 그리고 *M. smegmatis* group 등의 비결핵항산균(nontuberculous mycobacteria)에 대한 MIC_{90}이 0.25 mg/L로 효과적이나, slowly growing non-tuberculous mycobacteria (*M. avium* complex, *M. lentifalvum, M. kansasii, M. marinum, M. xenopi, M. simiae*)에는 항균효과가 없었다. 종합적으로 볼 때 tigecycline은 *Staphylococcus aureus, Enterococcus* spp., *Streptococcus pneumoniae, Haemophilus influenzae, Moraxella catarrhalis, Neisseria gonorrhoeae,* 대부분의 *Enterobacteriacae* 그리고 *Bacteroides* 등을 포함한 다양한 호기성 또는 혐기성 세균에 항균효과를 갖고 있다. 그렇지만 *Pseudomonas*에 대한 항균력은 없으며 *Proteus mirabilis*에는 제한된 효과를 갖고 있다.

2) 약물 동력학

Tigecycline은 하루에 2회 30분에서 1시간에 걸쳐 정맥주사로 투여한다. 경구 생체이용률(bioavailability)이 낮아 정주용으로만 사용된다. 정맥투여 시 69-87%가 단백질에 부착되며, 평균 반감기는 37시간에서 38시간 사이이고 항정상태에서 kg당 7.2에서 8.6 L로 큰 분포용적을 보인다. 주로 간의 glucuronidation에 의해 대사되어 담도계로 배설되며 일부 신장으로도 배설된다. 30%는 대사되지 않은 채로 소변 및 대변으로 배설된다. Tigecycline의 대사산물은 항균효과가 없다. Tigecycline은 또한 간기능저하에 따른 용량조절이 필요 없으며 혈액투석 시에도 체내에서 제거되지 않는다. Tigecycline은 cytochrome P450 효소를 억제하지 않으므로 약물상호작용이 흔하지 않다. 경도의 간기능장애(Child A)에서도 용량조절이 필요하지 않으나 중등도의 간기능장애(Child B) 및 심한 간기능장애(Child C)에서는 각각 25% 및 55%로 용량조절이 필요하다. 정맥투여 후 혈중농도에 비하여 상대적으로 담낭, 폐 그리고 대장의 조직농도가 더 높으며 활액 및 뼈에는 농도가 낮다. Tigecycline은 시간의존적으로 항균효과(time dependent killing)를 보이고 지속적인 postantibiotic effect를 갖는다.

3) 약물상호작용

간 내에서 Cytochrome P450 효소를 유도하거나 억제하지 않지만, 디곡신, 와파린과 상호작용이 있을 수 있고 이때 임상적인 중요성은 미미하지만 와파린 복용 환자들은 INR을 검사해야 한다.

4) 부작용 및 금기

임상연구 결과 tigecycline 투여와 연관된 심각한 부작용은 관찰되지 않았으나, 오심(17-25%) 및 구토(12%)가 가장 흔히 관찰되는 부작용으로 이 부작용은 치료 첫 1-2일에 발생하나 일시적이며 농도의존적이고 약물 투여 속도를 감소하여도 사라지지 않으며, 여자 및 젊은 사람들에서 더 많은 빈도로 발생한다. 약물 투여 시 식사를 하거나 metoclopramide 및 prochlorperazine 같은 항구토제를 복용 시 다소 증상이 완화된다. Tigecycline에 과민반응이 있거나 임신 중(미국 FDA 임신부 카테고리 D) 투여는 금기이고 또한 유아, 8세 미만의 소아는 치아 발육문제상 치아의 착색을 일으킬 수 있으므로 tigecycline을 투여해서는 안 된다.

5) 임상 적응증

FDA에서 합병증이 동반된 피부연조직감염, 합병증이 동반된 복강내감염, 그리고 폐렴 및 골수염을 일으키는 다제내성균감염에 대해 tigecycline을 사용하도록 승인하고 있다.

6) 용법 및 용량

Tigecycline은 100 mg을 처음에 투여하며 12시간마다 50 mg을 30에서 60분에 걸쳐 정맥투여한다. 투여기간은 5에서 14일 정도이나 감염의 심각도에 따라 투여기간을 결정하여야 한다.

7. Eravacycline

Eravacycline은 2018년에 FDA에서 IV 투여용으로 승인된 새로운 합성 fluorocycline 항생제로, tigecycline 골격에 대한 화학적 변형을 통해 효능, 항균활성 및 다른 tetracyclines에서 나타나는 내성 메커니즘을 회피하는 능력을 향상시킨 약제이다. *Escherichia coli, Klebsiella pneumoniae, Citrobacter freundii, Enterobacter cloacae, Klebsiella oxytoca, Enterococcus faecalis, Enterococcus faecium, Staphylococcus aureus, Streptococcus anginosus* group, *Clostridium perfringens, Bacteroides* species, 그리고 *ParaBacteroides distasonis*에 효과가 있으며, FDA는 eravacycline이 각각 ertapenem 및 meropenem과 비교하여 복잡성복강내감염(complicated intraabdominal infection) 치료에서 비열등성을 입증하여 임상 사용을 승인하였다. 카바페넴 내성 *Acinetobacter baumannii*에 대해서도 효과가 확인되었으며, 현재 미국 FDA와 유럽 의약청 (EMA)에서 승인을 받았다. Eravacycline은 CRE 및 ESBL-생성 Enterobacterales을 포함한 많은 내성세균에 대해 활성을 보였다. Eravacycline의 용

표 36. Tetracyclines의 최소억제농도(minimum inhibitory concentration, MIC) $MIC_{50/90}$ (μg/mL) 정보

Bacteria	Tetracycline	Doxycycline	Minocycline	Tigecycline	Eravacycline	Omadacycline
Enterobacterales	2/>8	2/>8	2/>8	0.25/1	0.25/0.5	1/8
Acinetobacter spp.	>8/>8	2/>8	1/>8	1/4	0.5/1	4/8
Burkholderia cepacia complex	>8/>8	4/>8	2/>8	2/>8	8/32	-
Stenotrophomonas maltophilia	>8/>8	2/4	0.5/2	1/4	1/2	4/8
Haemophilus spp.	0.5/0.5	-	-	0.25/0.5	0.13/0.25	-
Neisseria gonorrheae	-	-	-	0.25/0.5	0.13/0.25	-
Neisseria meningitidis	0.5/1	0.5/1	0.12/0.25	-	-	-
Staphylococcus aureus	≤0.5/≤0.5	≤0.06/0.25	≤0.06/0.12	0.06/0.12	0.06/0.12	0.12/0.25
Staphylococcus lugdunensis	≤0.5/≤0.5	≤0.06/≤0.06	≤0.06/≤0.06	0.03/0.06	≤.015/0.03	0.06/0.12
Enterococcus faecalis	8/>8	8/>8	≤0.06/0.12	0.06/0.06	0.06/0.06	0.12/0.25
Enterococcus faecium	>8/>8	4/>8	2/>8	0.06/0.06	0.03/0.06	0.06/0.12
Streptococcus agalactiae	>4/>4	8/>8	>8/>8	0.06/0.06	0.03/0.06	0.12/0.25
Streptococcus pneumoniae	≤0.5/>4	0.12/8	≤0.06/8	0.03/0.06	0.008/0.015	0.06/0.12
Streptococcus pyogenes	≤0.5/>4	0.12/8	0.12/4	0.03/0.06	0.03/0.03	0.06/0.12
Streptococcus anginosus group	≤0.5/>4	0.12/8	≤0.06/8	0.03/0.03	0.03/0.06	0.06/0.06

량은 비만과 관계없이 실제 체중을 기준으로 투여하는데, 표준용량은 12시간마다 1 mg/kg으로 투여한다. Eravacycline은 대부분 비신장 경로를 통해 배설되므로 신기능 저하에 따른 용량조절이 필요하지 않다. 심각한 간기능장애(Child-Pugh 등급 C) 환자에서는 치료 2일째에 용량을 24시간마다 1 mg/kg으로 조정이 필요하다. 강력한 cytochrome P450 isoenzyme (CYP3A) 유도제를 동시투여하는 경우, eravacycline의 용량을 12시간마다 1.5 mg/kg로 증가시켜야 한다. Eravacycline의 임상시험에서 가장 흔한 부작용은 주사부위 국소 반응(7.7%), 구역(6.5%) 및 구토(3.7%)였다.

8. Omadacycline

Omadacycline은 첫 번째 aminomethylcycline으로, IV 및 경구제형이 있다. 경구제형은 약 35%의 생체이용률을 가진다. 음식이 omadacycline의 최고농도를 40-59%까지 감소시킬 수 있기 때문 경구투여 전후 최소 4시간과 2시간을 금식해야 하며, 경구 omadacycline 제형은 양이온 제품과의 상호작용을 고려해야 하며, 양이온 제품과는 각각 4시간 간격을 두고 투여해야 한다. 약물의 부작용으로는 주로 15%의 구역과 8%의 구토가 보고되었다. Omadacycline은 tigecycline과 eravacycline과 비슷한 전체적인 활성범위를 보이나 *in vitro*에서는 그람음성균에 대해 덜 효과적이다. *Streptococcus pneumoniae, Staphylococcus aureus* (methicillin 감수성 균주), *Haemophilus influenzae, Haemophilus parainfluenzae, Klebsiella pneumoniae, Legionella pneumophila, Mycoplasma pneumoniae, Chlamydophila pneumoniae*에 의한 지역사회획득폐렴 치료에 사용된다. 774명의 성인을 대상으

로 한 임상시험에서, omadacycline은 moxifloxacin과 비교하여 비열등성을 보여 FDA에서 지역사회획득폐렴에 대해 승인되었다. 메티실린 감수성 및 내성 *Staphylococcus aureus, Staphylococcus lugdunensis, Streptococcus pyogenes, Streptococcus anginosus* group 등 다양한 세균감염에 효과적이며, FDA에서 급성 세균성 피부연조직 감염에 대해서도 승인되었다. 비결핵성 마이코박테리움 감염 치료를 위한 경구 대체제로 tigecycline이나 linezolid와 비슷한 효과를 보였다.

참고문헌

1. 강문원. 항생제의 길잡이. 제3판. In: 대한감염학회. 광문출판사; 2005. pp. 199-202.
2. Mandell GL, Bennett JE, Dolin R. Principle and practice of infectious diseases. 6th ed. New York: Churchill Livingstone; 2005. pp. 356-66.
3. Pang LW, Limsomwong N, Boudreau EF, Singharaj P. Doxycycline prophylaxis for Plasmodium falciparum malaria. Lancet. 1987;1:1161-4.
4. Pankey GA. Tigecycline. J Antimicrob Chemother. 2005;56:470-80.
5. Pearson JC, Gillett E, Gadri ND, Dionne B. Tetracyclines, the old and the new: A narrative review. CMI communications. 2025.
6. Petersen PJ, Jacobus NV, Weiss WJ, Sum PE, Testa RT. In vitro and in vivo antibacterial activities of a novel glycylcycline, the 9-t-butylglycylamido derivative of minocycline (GAR-936). Antimicrob Agents Chemother. 1999;43(4):738-44.
7. Rosenblatt JE, Barrett JE, Brodie JL, Kirby WM. Comparison of in vitro activity and clinical pharmacology of doxycycline with other tetracyclines. Antimicrob Agents Chemother (Bethesda). 1966;6:134-41.
8. Standiford HC. Tetracyclines and chloramphenicol. In: Mandell GL, Bennett JE, Dolin R, eds. Principle and Practice of Infectious Diseases. 4th ed. New York: Churchill Livingstone Inc; 1995. p. 306.
9. Stein GE, Craig WA. Tigecycline: A Critical Analysis. Clin Infect Dis. 2006;43:518-24.
10. Sum PE, Sum FW, Projan SJ. Recent developments in tetracycline antibiotics. Curr. Pharm. 1998;Des 4:119-32.
11. Zhanel GG, Homenuik K, Nichol K, Noreddin A, Vercaigne L, Embil J, et al. The glycylcyclines: a comparative review with the tetracyclines. Drugs. 2004;64(1):63-88.

Pleuromutilin antibiotic

구남수 연세대학교 의과대학 내과학교실

1. Pleuromutilin

Pleuromutilin은 1951년 처음 발견된 천연항생제로 진균인 *Omphalina mutila* (이전에는 *Pleurotus mutilus*) 및 *Clitopilus passeckerianus* (이전에는 *Pleurotus passeckerianus*)에서 발견되었다.

1) Lefamulin

Lefamulin은 2019년 FDA 승인을 받은 최초의 경구 및 정맥주사용 pleuromutilin계 항생제이며 주로 지역사회획득폐렴의 치료에 사용되고 있다. Lefamulin은 단백질합성을 억제하는 작용기전을 가지고 있으며, 기존 항생제에 내성을 가진 병원균에 대해서도 효과적인 치료제로 사용될 수 있다.

2) 구조 및 성상

Lefamulin은 천연항생제인 pleuromutilin을 기본골격으로 하며, 이 pleuromutilin 핵심구조에 치환기를 도입해 반합성으로 제조된 약물이다(그림 38). Lefamulin은 삼환고리 중심(tricyclic core)과 이 삼환고리의 14번 탄소에서 연장된 2-[4-아미노 (amino)-2-하이드록시시클로헥실 (hydroxycyclohexyl)] 설파닐아세테이트(sulfanylacetate) 곁사슬을 포함하는 화학구조를 가졌다. 특히 14번 탄소에 있는 아미노아실-티오에테르(aminoacyl thioester) 곁사슬이 항균범위와 약동학적 특성(흡수, 분포 등)에 중요한 역할을 한다.

3) 항생제명

Lefamulin (Xenleta®)

4) 작용기전

Lefamulin은 50S 리보솜 소단위체의 펩티딜전이효소 중심(peptidyl transferase center, PTC)과 리보솜출구터널(ribosomal exit tunnel)에 결합하여 단백질합성을 억제한다. Lefamulin은 50S 리보솜의 V 구역(domain V) 내 PTC에 결합하여, 운반 RNA (transfer tRNA, tRNA)가 A 부위와 P 부위에 위치하는 것을 방해하고 이로 인해 아미노산이 결합하는 과정이 차단되면서 단백질합성이 중단된다.

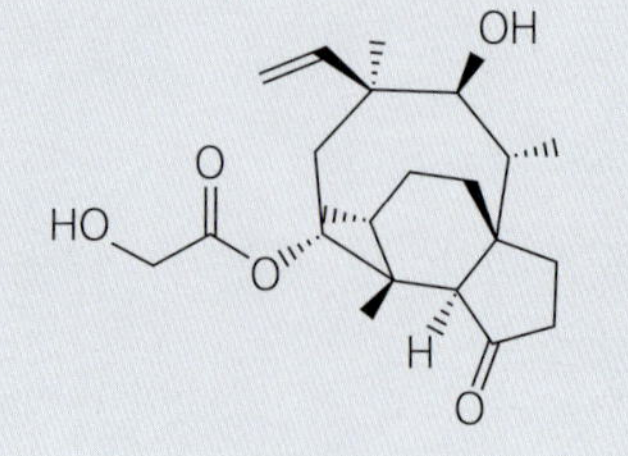

Pleuromutilin

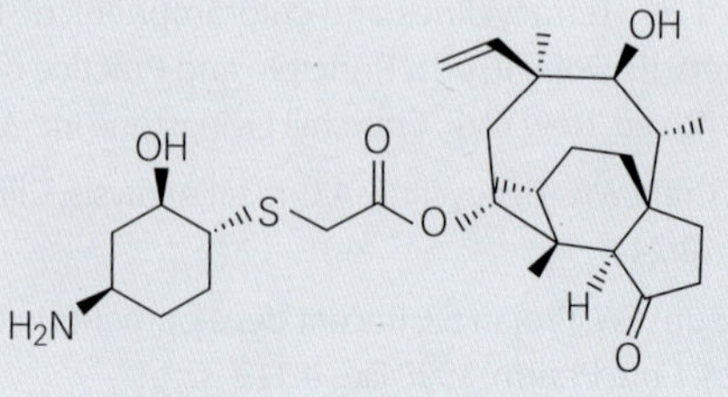

Lefamulin

그림 38. Pleuromutilin, lefamulin의 기본 구조식

또한 lefamulin은 리보솜 내 23S 리보솜 RNA (ribosomal RNA, rRNA)의 특정 부위에 결합하여 리보솜 구조를 변화시켜 펩타이드 결합 형성이 차단되거나 비효율적으로 진행되어, 단백질합성이 비정상적으로 이루어지도록 한다. 기존 macrolide, lincosamide, streptogramin 항생제도 50S 리보솜 소단위체에 작용하지만, lefamulin은 PTC 부위에 특이적으로 결합하여 이러한 항생제들과는 작용기전이 다르다. 또한 fluoroquinolones이나 β-lactams계열의 항생제들과도 완전히 다른 기전을 가지고 있어, 다제내성균주에 대한 치료옵션으로 활용될 수 있다.

5) 작용범위

Lefamulin은 다수의 그람양성균과 일부 그람음성균에 대해 효과적이다.

(1) 그람양성균

Lefamulin은 다수의 그람양성균에 대해 강력한 효과를 보인다. *Streptococcus pneumoniae*에 대한 lefamulin의 효과는 penicillin 내성에 의해 영향을 받지 않으며, macrolide 또는 levofloxacin에 내성이 있는 *Streptococcus pneumoniae*에 대해서도 효과적이다. Viridans group *Streptococcus*뿐만 아니라 *Streptococcus pyogenes* 및 *Streptococcus agalactiae*에 대해서도 효과가 있다. *Staphylococcus aureus*의 경우 methicillin 감수성 *Staphylococcus aureus* (MSSA) 및 일부 methicillin 내성 *Staphylococcus aureus* (MRSA)에 대해 효과를 보이나 MRSA에 대한 효과는 제한적이므로, 심각한 MRSA 감염에는 적절하지 않다. Vancomycin 내성 *Enterococcus faecium* (VRE)의 경우는 일부 배출펌프(efflux pump) 매개 내성으로 인해 효과가 다소 제한적이다.

(2) 그람음성균

Lefamulin의 그람음성균에 대한 효과는 제한적이지만, *Neisseria gonorrhoeae*, *Haemophilus influenzae*, *Moraxella catarrhalis* 등 일부 그람음성균에 효과를 보인다. *Neisseria gonorrhoeae* 경우 penicillin, cephalosporin, fluoroquinolone, macrolide계열 항생제에 내성을 가진 *Neisseria gonorrhoeae*에 대해서도 효과를 보이며 이들 항생제와의 교차내성이 적다. 또한, *Haemophilus influenzae*에 대해서도 우수한 항균효과를 보이며, β-lactamase 생성 여부와 관계없이 lefamulin의 효과가 유지된다. 하지만, *Escherichia coli*, *Klebsiella pneumoniae* 같은 장내세균(Enterobacterales)이나 *Pseudomonas aeruginosa* 같은 비발효 그람음성균에는 효과가 거의 없다.

(3) 비정형균

Mycoplasma pneumoniae, *Chlamydia pneumoniae*, *Legionella pneumophila*와 같은 비정형폐렴을 일으키는 균들에 대해 우수한 효과를 보인다. *Legionella pneumophila*에 대해서는 azithromycin, moxifloxacin, levofloxacin보다 효과가 다소 낮긴 하지만 좋은 효과를 보이며 *Mycoplasma pneumoniae*, *Chlamydia pneumoniae*에 대해서도 우수한 효과를 보인다.

6) 내성기전

Lefamulin의 내성기전은 크게 리보솜 변형, 배출펌프 활성, 표적 보호단백질 발현, 세포막 투과성 감소 등이 있다.

(1) 리보솜 변형

Lefamulin은 23S rRNA의 V 구역에 존재하는 PTC에 결합하여 단백질합성을 방해하는데 23S rRNA의 특정 염기서열에 돌연변이가 발생하면, 항생제가 효과적으로 결합하지 못하게 된다. Cfr 메틸화효소 같은 특정 메틸화효소가

23S rRNA의 특정 아미노산을 메틸화하면, lefamulin의 결합이 방해될 수 있다.

(2) 배출펌프 활성

세균은 다양한 배출펌프를 이용하여 lefamulin을 세포 밖으로 배출할 수 있다. ATP-결합 카세트(ATP-binding cassette, ABC) 수송체에서 ATP를 사용하여 항생제를 세포 밖으로 배출하며 주요 촉진자 슈퍼패밀리(major facilitator superfamily, MFS) 수송체는 농도 기울기를 이용하여 항생제 배출을 촉진한다. 특히 Vga (A), Vga (B), Lsa (C) 펌프는 *Staphylococcus aureus*, *Enterococcus species*에서 lefamulin의 내성에 중요한 역할을 한다.

(3) 표적 보호단백질 발현

일부 균에서는 Vga (A), Lsa (C)와 같은 ATP-의존 단백질을 발현하여 리보솜 구조를 변형시키거나 항생제가 결합하지 못하도록 방어할 수 있는데 특히 Lsa (C)는 lefamulin이 결합하는 PTC 부위를 변형하여 항생제의 작용을 억제한다.

(4) 세포막 투과성 감소

그람음성균은 특징적으로 외막(outer membrane)이 존재하여 항생제가 세포 내로 침투하기 어려울 수 있는데, 구멍단백질(porin)의 발현 감소는 lefamulin이 세포 내로 들어오는 것을 저해하여 내성을 증가시킬 수 있다.

7) 약물동력학

Lefamulin은 경구제제 복용 후 약 1-2시간 이내에 최고혈중농도에 도달하며 경구 생체이용률은 약 25% 내외로 알려져 있다. 혈장단백(주로 알부민)에 대한 결합률은 대략 50-60% 정도이며 호흡기상피액, 폐포대식세포 등 폐조직 내로의 침투가 양호하다고 알려져 있다. 이러한 특성이 호흡기감염에서의 유효성을 높이는 근거가 된다. 대사는 주로 간에서 이루어지며, 주요 대사효소는 사이토크롬 P450 3A4 (Cytochrome P450 3A4, CYP3A4)가 관여한다. 일부 약물상호작용이 있을 수 있으므로, CYP3A4를 억제하거나 유도하는 약물과 병용 시 주의해야 한다. 약 70-80%는 담즙-대변 경로를 통해 주로 배설되며 소변을 통해서도 일부 배설된다. 간대사가 관여하므로 중증 간기능장애 환자에서의 용량조절 혹은 모니터링이 필요할 수 있다. 반감기는 약 8-10시간 정도이며 이를 바탕으로 12시간 간격으로 투여한다.

8) 약물상호작용

Lefamulin은 CYP3A4에 의해 대사되며 azole계 항진균제(itraconazole, ketoconazole, voriconazole), macrolide계 항생제(clarithromycin, erythromycin), 칼슘채널 차단제(diltiazem, verapamil) 같은 CYP3A4 억제제는 lefamulin의 대사를 감소시켜 혈중농도를 증가시킬 수 있다. 그리고 항결핵제인 rifampin, 항경련제인 carbamazepine, phenytoin, phenobarbital과 같은 CYP3A4 유도제는 lefamulin의 대사를 촉진하여 혈중농도를 감소시킬 수 있다. 그리고 lefamulin은 P-당단백질(P-glycoprotein, P-gp)의 기질(substrate)로 작용하여 P-당단백질에 의해 세포 밖으로 배출될 수 있는데 이와 관련된 약물상호작용이 발생할 수 있다. Rifampin, carbamazepine, St. John's Wort 같은 P-당단백질 유도제는 lefamulin의 배설을 증가시켜 혈중농도를 감소시킬 수 있다. Lefamulin은 QT 간격을 연장시킬 수 있으므로, macrolide계 항생제인 erythromycin, clarithromycin과 fluoroquinolone계 항생제인 levofloxacin, moxifloxacin, 정신과적 약물인 haloperidol, quetiapine과 같은 QT 간격 연장을 유발할 가능성이 있는 약물과 병용 시 부정맥 위험이 증가할 수 있다. 따라서 CYP3A4 억제제 또는 P-당단백질 억제제와 함께 사용하는 것은 피해야 하며, 같이 사용하는 경우 이상반응에 대한 모니터링이 필요하다.

9) 임상 적응증

Lefamulin은 주로 지역사회획득폐렴 치료에 사용된다. Lefamulin은 2건의 무작위 임상시험을 통해 지역사회획득폐렴 환자에 대한 임상적 효능이 입증되었다. Lefamulin은 지역사회획득폐렴 치료에 일반적으로 사용되는 기존의 항생제인 moxifloxacin에 대한 3상 글로벌 비열등성 임상시험에서 효능이 평가되었다. Lefamulin Evaluation Against Pneumonia (LEAP) 1 연구는 총 551명의 지역사회획득폐렴 성인환자를 1:1로 무작위 배정하여 12시간마다 lefamulin 150 mg 정맥주사 또는 24시간마다 moxifloxacin 400 mg 정맥주사를 투여했으며 lefamulin은 조기 임상반응에 대해 moxifloxacin에 비해 비열등하지 않은 것으로 나타났다(각각 87.3% vs. 90.2%). 후속연구인 LEAP 2는 19개국 99개 기관에서 18세 이상의 지역사회획득폐렴 성인환자를 대상으로 총 738명의 환자가 무작위로 배정되었고 5일간 경구 lefamulin 1일 2회 복용과 7일간 경구 moxifloxacin 1일 1회 복용하였으며 lefamulin, moxifloxacin 두 군 간의 조기 임상반응은 거의 동일했다(각각 91.8% vs. 93.1%).

10) 용법 및 용량

Lefamulin의 투여 경로는 경구 및 정맥주사 두 가지 형태가 있다. 지역사회획득폐렴 치료를 위해 권장되는 lefamulin은 5-7일 동안 12시간마다 60분에 걸쳐 150 mg을 정맥투여하거나 5일 동안 12시간마다 600 mg을 동안 경구투여한다. 경구용제제는 최소 식사 전 또는 2시간 후에 투여해야 하며, 물과 함께 통째로 삼켜야 한다. 중등도/중증 간부전 환자에서는 정맥주사 사용을 피하는 것이 좋다. 신기능장애가 있거나 혈액투석 중인 환자에 대한 용량 조정은 필요 없다.

11) 부작용과 금기

(1) 부작용

Lefamuin의 가장 흔한 부작용은 위장관련 부작용으로 설사, 구역/구토, 복통, 간효소 수치 상승이다. 다음으로 두통, 어지러움 같은 신경계 부작용이 있을 수 있으며 정맥주사 투여시 주사부위 통증, 발적, 혈전정맥염등이 나타날 수 있다. 특히 중요한 심각한 부작용으로 QT 간격 연장이 있어서 심장전도이상(특히 QT 간격 연장)이 있는 환자는 Torsades de Pointes과 같은 심각한 부정맥 위험이 증가할 수 있다.

(2) 금기

Lefamulin 또는 pleuromutilin계열 항생제에 대한 과민반응 병력이 있는 경우, 기존에 QT 간격이 연장된 환자 또는 Torsades de Pointes 병력이 있는 환자의 경우 사용이 금지된다. 중증 간질환 환자에서는 대사저하로 인해 약물축적 위험이 있으므로 금기다. 임신 중 사용은 동물연구에서 태아독성 가능성이 보고되어 임산부에서는 이익과 위험을 고려하여 신중히 사용해야 하며 모유로의 분비 여부가 명확하지 않으므로, 수유의 경우 신생아 노출위험을 고려하여 사용을 피하거나 수유 중단을 고려해야 한다.

참고문헌

1. Adhikary S, Duggal MK, Nagendran S, Chintamaneni M, Tuli HS, Kaur G. Lefamulin: a New Hope in the Field of Community-Acquired Bacterial Pneumonia. Curr Pharmacol Rep. 2022;8:418-26.
2. Chahine EB, Sucher AJ. Lefamulin: The First Systemic Pleuromutilin Antibiotic. Ann Pharmacother. 2020;54:1203-14.
3. Dillon C, Guarascio AJ, Covvey JR. Lefamulin: a promising new pleuromutilin antibiotic in the pipeline. Expert Rev Anti Infect Ther. 2019;17:5-15.
4. Falco V, Burgos J, Almirante B. An overview of lefamulin for the treatment of community acquired bacterial pneumonia. Expert

Opin Pharmacother. 2020;21:629-36.

5. File TM, Goldberg L, Das A, Sweeney C, Saviski J, Gelone SP, et al. Efficacy and Safety of Intravenous-to-oral Lefamulin, a Pleuromutilin Antibiotic, for the Treatment of Community-acquired Bacterial Pneumonia: The Phase III Lefamulin Evaluation Against Pneumonia (LEAP 1) Trial. Clin Infect Dis. 2019;69:1856-67.
6. File TM, Jr., Alexander E, Goldberg L, Das AF, Sandrock C, Paukner S, et al. Lefamulin efficacy and safety in a pooled phase 3 clinical trial population with community-acquired bacterial pneumonia and common clinical comorbidities. BMC Pulm Med. 2021;21:154.
7. McCarthy MW. Clinical Pharmacokinetics and Pharmacodynamics of Lefamulin. Clin Pharmacokinet. 2021;60:1387-94.
8. Paukner S, Goldberg L, Alexander E, Das AF, Heinrich S, Patel P, et al. Pooled microbiological findings and efficacy outcomes by pathogen in adults with community-acquired bacterial pneumonia from the Lefamulin Evaluation Against Pneumonia (LEAP) 1 and LEAP 2 phase 3 trials of lefamulin versus moxifloxacin. J Glob Antimicrob Resist. 2022;29:434-43.
9. Veve MP, Wagner JL. Lefamulin: Review of a Promising Novel Pleuromutilin Antibiotic. Pharmacotherapy. 2018;38:935-46.
10. Zhanel GG, Deng C, Zelenitsky S, Lawrence CK, Adam HJ, Golden A, et al. Lefamulin: A Novel Oral and Intravenous Pleuromutilin for the Treatment of Community-Acquired Bacterial Pneumonia. Drugs. 2021;81:233-56.

Nitroimidazole

신형식 을지대학교 의과대학 내과학교실

1955년 발견된 azomycin (2-nitroimidazole)이 *Trichomonas vaginalis*에 대한 항원충 효과가 알려진 이후 여러 종류의 5-nitroimidazole 항생제가 합성되었으며, metronidazole [1-(2-hydroxyethyl)-2-methyl-5-nitroimidazole]이 1959년부터 *T. vaginalis* 감염의 치료에 사용되었고, 이외에도 *Entamoeba histolytica*, *Giardia lamblia* 등의 원충에 우수한 효과를 보였다. 1962년 metronidazole이 세균에 대한 항균력을 가지고 있다고 보고된 이후, 혐기균에 대한 연구가 진행되었으며, 1970년대 이후 현재까지 혐기균감염에 널리 사용되어 왔다. 최근까지 여러 연구에서 *Bacteroides fragilis*에 대해 가장 우수한 항균력을 가지고 있다.

Nitroimidazole 항생제는 원충과 혐기균에 대한 항균 효과 외에도 항암작용, 항바이러스효과, 항산화효과, 항염증효과, 항말라리아효과와 항결핵효과가 있는 것으로 보고되어 nitroimidazole 기반 여러 약제의 개발이 시도되고 있으며, delamanid와 pretomanid가 항결핵제로 개발되어 다제내성결핵의 치료에 사용되고 있다.

이 장에서는 metronidazole과 이와 유사한 구조와 항균, 항원충 효과를 가진 5-nitroimidazole계통의 약제인 tinidazole과 ornidazole에 대해서 기술한다.

1. Metronidazole

1) 구조 및 성상

Metronidazole은 1-(2-hydroxyethyl)-2-methyl-5-nitroimidazole로 nitro기에 CH_2CH_2OH기를 가지고, ornidazole은 $CHOHCH_2Cl$기를 tinidazole은 $CH_2CH_2SO_2CH2CH_3$기를 가진다. Nitroimidazole약제는 체내 pH에서는 이온화되지 않고 약간만 물에 녹는다. 알콜 존재하에서는 잘 녹는다. 그림 39는 metronidazole의 구조식이다.

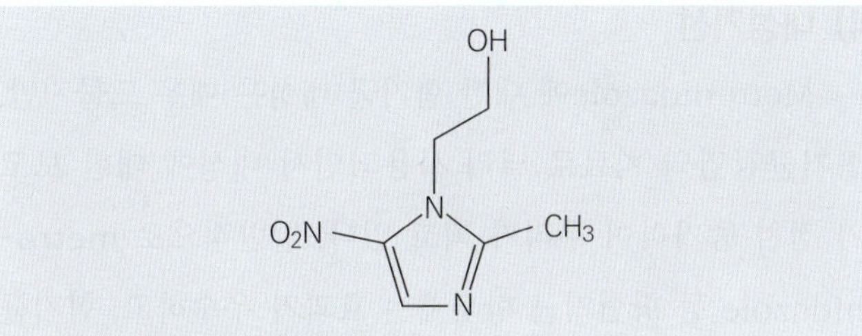

그림 39. Metronidazole의 구조식

2) 작용기전

Metronidazole은 세균에 의해 대사가 된 후 중간대사물질이 항균효과를 나타내는 살균항균제이다. Metronidazole은 저분자화합물로 쉽게 혐기균과 원충 내로 확산되어 들어간 후, 세균의 pyruvate:ferredoxin oxidoreductase에 의해 화학적으로 낮은 산화환원 전위(redox potential)를 가진 전자전달 단백질인 ferredoxin으로 전자가 전달되고, metronidazole의 nitro기가 환원된 ferredoxin으로부터 전자를 받아들여 환원된다. 이때 형성된 불안정한 환원산물인 라디칼 음이온(radical anion)이 세균이나 원충의 DNA에 손상을 일으켜 항균효과를 나타낸다. 이러한 작용기전으로 인해 metronidazole은 인체내에서 돌연변이를 일으킬 수 있다. Metronidazole은 혐기균에 대하여 빠르고 약물농도에 비례하는 살균효과를 가지고 있으며 clindamycin 보다 살균효과가 더 빠르다. Metronidazole은 *E. histolytica*와 *T. vaginalis*에 대해서도 농도의존적 살균효과를 나타낸다.

3) 작용범위

Metronidazole은 *Clostridium* spp., *Bacteroides* spp.를 포함한 혐기성 그람음성막대균 및 혐기성 그람양성균, *T. vaginalis*, *E. histolytica*, 및 *G. lamblia* 등의 원충에 우수한 항균력을 가진 살균항균제이다. 그러나 호기균과 조건혐기균(facultative anaerobe)에는 항균효과가 없다.

4) 내성기전

Metronidazole에 대한 혐기균 내성은 매우 드물지만, 혐기균감염의 치료로 널리 사용되면서 내성에 대한 보고가 점차 증가하여 우려가 되고 있다. 일반적으로 metronidazole 등 항혐기균 항생제는 효과가 우수하고, 혐기균에 대한 내성검사가 표준화되어 있지 않아 대부분의 임상검사실에서 내성검사를 하고 있지 않다. 그러나 내성보고가 늘고 있어 혐기균의 여러 항생제에 대한 내성검사와 내성기전에 대한 연구의 중요성이 점차 증가하고 있다. 혐기균의metronidazole 내성은 세균 내 pyruvate:ferredoxin oxidoreductase의 감소, metronidazole을 불활성화시키는 효소를 부호화하는 *nim* 유전자의 발현, 약물유출 증가, 그리고 세균에서 손상된 DNA의 빠른 복구 등에 의해 발현된다. 이와 같이 metronidazole 내성은 복잡하고 위 기전 중 한 종류 만으로 발생하는 것이 아니라 여러 가지 기전이 복합적으로 다양하게 작용하여 유발되는 것으로 알려져 있으며, 그로 인해서 metronidazole을 장기간 투여해도 치료 중 내성발현이 나타나는 경우는 드물다. Metronidazole에 내성이면 다른 nitroimidazole에도 교차내성을 보인다.

혐기균의 metronidazole 내성은 지역에 따라, 검사하는 방법에 따라 약간씩 다르게 보고되고 있다. 2025년 발표된 Florisson 등의 연구에 의하면 2012년과 2022년 혈액배양검사에서 분리된 *B. fragilis*의 내성률 비교연구에서 metronidazole의 경우 0%에서 0.7%로, meropenem의 경우 7.9%에서 13.2%로, piperacillin-tazobactam의 경우 11.8%에서 14.7%로 높아지는 양상이었으며, metronidazole 내성이 가장 낮았다. 2021년 이란에서의 연구에 의하면 여러 가지 항혐기성 약제 중 metronidazole과 meropenem, imipenem에 내성을 보이는 경우는 없다고 보고하였다. 2025년 보고된 Boattani 등의 연구에 의하면, 유럽 22개 국가에서 2020-2023년 분리된 *B. fragilis*에 대한 metronidazole 내성은 3%, meropenem과 imipenem은 각각 13%, 4%, ampicillin-sulbactam 12%, piperacillin-tazobactam 22%의 내성률로 보고하여, 그중 metronidazole의 내성률이 가장 낮았다.

*Helicobacter pylori*에 대한 metronidazole 내성은 혐기균에 비해 높은 편으로 보고되고 있으며, metronidazole을 활성화하는 효소를 부호화하는 *rdxA* 유전자의 돌연변이로 인하여 내성이 발현하며, 이 외에도 약물투과감소와 약물유출기작이 작용한다. *T. vaginasis*에 대한 내성은 ferredoxin 유전자의 전사활성 감소로 인하여 세포 내 ferredoxin이 감소하고 결과적으로 pyruvate:ferredoxin oxidoreductase 활성이 감소하여 발생한다.

5) 약물동력학

Metronidazole은 위장관에서 투여용량의 거의 대부분이 신속하게 흡수되며 음식물의 섭취에 영향을 받지 않는다. 500 mg을 1회 경구투여 시 혈중농도는 10 μg/mL에 이르고 직장 내 흡수는 67-82%로 높고, 질내 투여 시는 20-56%가 흡수된다. 혈중에서 약 20%가 혈장단백과 결합하고 반감기는 8시간이다. Metronidazole은 체액이나 조직으로 침투가 잘되어 뇌척수액이나 타액, 질분비물 및 정액에서도 치료농도에 도달한다. 간에서 대부분 대사되고, metronidazole과 대사산물이 대부분 소변으로 배설되며 12% 정도가 대사되지 않은 형태로 배설된다. 간부전이 있는 환자에서는 제거 반감기가 길어지기 때문에 약 30-50%로 감량한다. 신부전이 있는 환자에서는 metronidazole의 대사산물이 체내에 축적될 수 있으므로 부작용이 발생하는지를 주의해서 투여하며, 신기능이 10 mL/min 미만으로 감소한 경우에는 500 mg을 12시간 간격 하루 2회로 감량하여 투여를 권고하고 있다. 소아의 치료용량은 경구투여 시 15-50 mg/kg/day (최고허용용량 2,250 mg/day), 정맥주사 시 22.5-40 mg/kg/day (최고허용용량 4,000 mg/day)을 3-4회 분할 투여한다. 질내 투여하는 경우 0.75% metronidazole gel은 흡수가 낮아 최고혈중농도가 0.2-0.3 mg/L로, 500 mg 1회 경구투여 시 8-13 mg/L에 비해 상당히 낮다.

6) 약물상호작용

Metronidazole은 disulfiram 유사효과를 갖고 있으므로 치료 중 술을 마시면 오심과 구토가 발생한다. Warfarin의 대사를 억제하므로 같이 사용할 경우 warfarin 용량을 감량해야 한다. Prothrombin 시간을 병용 시작부터 metronidazole 투여 종료 후 8일까지 모니터링한다. 5-FU 청소율이 감소하여 독성이 증가하고 vecuronium의 효과가 증강된다. Phenobarbital은 metronidazole의 대사를 증가시키므로 용량을 증량해야 한다. Lithium 치료를 받고 있는 환자에서 lithium 혈중농도가 높아져 lithium의 중추신경계 부작용이 나타날 수 있다.

7) 임상 적응증

Metronidazole은 *Bacteroides* spp., *Clostridium* spp., *Fusobacterium*, *Peptococcus*, *Peptostreptococcus*, *Eubacterium* 및 *Helicobacter* spp. 등 거의 모든 혐기균에 항균효과를 보인다. 그러나 Actinomycetes와 *Propionibacterium acne* 감염증에는 효과가 없다. 복강내감염, 골반염, 농양, 욕창 등의 감염은 흔히 혐기균과 호기균의 복합감염이 흔하기 때문에 metronidazole과 호기균에 효과적인 다른 항생제를 병용하여 치료한다. 중추신경계를 비롯한 체액이나 조직으로의 침투가 우수하고, 감수성세균에 대한 살균력이 탁월해 뇌농양이나 혐기균에 의한 중추신경계감염과 심내막염 및 면역저하환자의 혐기균감염에 일차 선택약제이다. 과거에 흔히 사용되었던 chloramphenicol이나 clindamycin은 혐기균감염 중 가장 흔한 *B. fragilis*에 내성을 보이는 경우가 많고 부작용이 비교적 많기 때문에 혐기균감염의 치료에는 metronidazole이 더 효과적이고 안전하다. 여러 혐기균을 포함하여 *B. fragilis* 감염에는 혐기균에 항균력이 우수한 metronidazole, carbapenem계 항생제, β-lactam/β-lactamase 억제제 복합제 등으로 치료하며, 이들 약제의 병합투여는 추천하지 않고 있으나, 항생제 내성 양상과 임상양상을 고려하여 효과적인 항혐기성 약제를 선택한다.

경증의 *Clostridioides difficile* 대장염의 치료에는 vancomycin보다 내성률이 약간 높고 치료효과가 떨어져, vancomycin 경구투여가 1차 치료제이고, metronidazole은 vancomycin이나 fidaxomicin으로 치료할 수 없는 경우 사용을 권고한다. 급격히 진행하는 중증의 *C. difficile* 대장염의 치료로 vancomycin 투여와 더불어 metronidazole 정맥주사를 병합투여한다. 소아에서 경증의 *C. difficile* 대장염에는 metronidazole이나 vancomycin 경구투여가 1차 치료제로 추천되고 중증인 경우 vancomycin을 투여한다.

소화성 궤양과 관련된 *H. pylori*의 치료에 tetracycline이나 macrolide 항생제와 병용하여 치료한다.

세균성 질증의 치료에도 metronidazole을 경구 또는 국소투여로 효과가 좋다. *T. vaginalis* 감염, 장관 아메바증, 아메바성 간농양 및 람블편모충증(giardiasis)에 1차 선택

치료제이다. 아메바증의 치료 시 포낭형 아메바에 효과적인 항생제(예: paromonycin, diloxanide)와 병용하여 치료하여야 치료실패나 재발을 줄일 수 있다.

8) 용법 및 용량

혐기균에 의한 감염의 치료 시, 성인 투여용량은 경구투여 시 500 mg을 6시간마다, 정맥주사 시 500 mg을 6시간마다 투여한다. 소아에서는 30-40 mg/kg/day를 하루 3회 분할투여한다(1회 최고용량 500 mg). *C. difficile*에 의한 장염은 500 mg을 1일 3회 총 10-14일간 경구로 투여하며, 중증에서는 vancomycin 경구투여와 더불어 500 mg을 1일 3회 정맥주사로 투여한다. 소아용량은 7.5 mg/kg/dose (최고허용용량 500 mg) 하루 3-4회 복용한다.

세균성 질증의 치료 시 metronidazole을 경구로 500 mg 하루 2회 7일간 복용하거나 또는 metronidazole gel을 질내 도포한다. *T. vaginalis* 감염의 치료 시 여성에서는 500 mg을 하루 2회 7일간 경구투여하며, 2 g 1회 투여요법은 효과가 낮다. 남성에서는 2 g 1회 경구투여하거나 500 mg을 하루 2회 7일간 투여한다.

아메바대장염이나 아메바성 간농양 등 장관외감염의 치료에 750 mg을 하루 3회 10일간 경구투여한다. 소아에서의 치료용량은 30-50 mg/kg/day를 하루 3-4회 분할투여한다.

람불편모충증의 치료 시 250 mg 하루 3회 또는 500 mg 하루 2회 5-7일간 경구투여한다. 소아에서는 5 mg/kg (최고용량 250 mg)를 8시간마다 5-7일간 투여한다.

9) 부작용과 금기

Metronidazole의 부작용은 흔하지 않으며 치료를 중단할 정도의 심각한 부작용은 없다. 두통, 오심, 구토, 설사, 복부 불쾌감 및 입안의 금속성 맛 등이 주로 나타난다. 신경학적 부작용으로 경련, 어지러움, 운동실조, 불면증, 혼동, 초조감 등과 팔과 다리의 감각이상이 드물게 나타날 수 있으므로 중추신경계 질환 환자에서는 주의하여 사용한다. 두드러기와 가려움증의 알레르기반응이 나타날 수 있으며, 독성표피괴사용해와 스티븐스-존슨증후군, Drug Reaction with Eosinophilia and Systemic Symptoms (DRESS) 증후군이 나타날 수 있다.

Metronidazole은 쥐를 대상으로 한 실험에서 암을 유발하는 것으로 알려졌고, 세균을 대상으로 한 실험에서는 돌연변이를 유발하였다. 아직까지 사람에서 metronidazole로 인해 암이 발생하였다는 증거는 없다. 따라서 필수적인 적응증의 경우에 투여하도록 한다. Metronidazole은 태반을 잘 통과한다. 임산부의 치료 시 기형아 출산과 관련이 있다는 보고가 있으나 후속연구에서는 확인되지 않았으며 임신 첫 3개월 동안에는 사용하지 않도록 권고하고 있다. 수유여성의 경우 모유에서 측정되는 농도가 혈중농도의 50-100%이기 때문에 투여 시 이득을 고려하여 치료한다. 마지막 치료용량 복용 후 24시간 동안은 수유를 권고하지 않는다.

2. Tinidazole

Tinidazole은 경구투여 시 흡수율이 90%로 매우 우수하며 음식에 영향을 받지 않는다. 제거 반감기는 12-14시간이다. 단백결합률은 8-20%로 적다. 조직분포는 다른 nitroimidazole과 유사하며 뇌수막, 태반을 잘 통과하고 모유로도 배출된다. 질액, 뇌척수액, 침, 담즙의 농도가 혈중농도와 유사하다. 신기능장애 시 용량조절은 하지 않으나 혈액투석을 받는 환자에서는 투석 후 투여하거나, 투석 전 투여한 경우 투여용량의 50%를 추가로 투여한다. 간기능장애 시 용량조절에 대해 연구된 바 없으나 주의해서 투여한다. 항균효과를 나타내는 기전은 metronidazole과 동일하다.

아메바증과 람블편모충증등의 원충감염 치료에 사용된다. 장관아메바증에는 하루 2 g 1회 3일간 투여하며, 아메바성 간농양에는 하루 2 g 1회 5일간 투여한다. 람블편모충증에는 2 g 1회 투여한다. 혐기균에 의한 감염의 치료에도 효과적으로 세균성 질증에는 하루 1 g 1회 5일간 또는 2 g 1회 2일간 투여하며 metronidazole 치료와 비교하였을 시 유사한 효과를 보였다. 트리코모나스감염에는 2 g 1회 투여하며, metronidazole 치료실패나, 재발성 트리코로나스 감염에는 2 g 하루 1회 7일간 투여한다.

부작용과 금기사항은 metronidazole과 거의 유사하다. 오심, 구토, 금속성 맛 등이 흔하다. Disulfiram 유사효과를 가지고 있다.

3. Ornidazole

Nitroimidazole 유도체로 항균효과는 metronidazole과 동등한 것으로 여겨진다. 경구투여 시 흡수가 잘되고 반감기는 12-14시간이다. Tinidazole과 같이 지용성이 높은 항생제로 조직으로 투과가 잘되며 부작용도 비슷하다. 국내에서 ornidazole은 정맥주사용 약제가 사용 가능하다. 혐기균감염에는 ornidazole 500-1,000 mg 정맥투여 후 5-10일간 500 mg을 12시간마다 투여한다. 아메바증에는 ornidazole 500-1,000 mg 정맥투여 후 5-10일간 500 mg을 12시간마다 투여한다. 람블편모충증에는 저녁에 1,500 mg 1회 투여한다.

부작용과 금기사항은 metronidazole과 거의 유사하다.

참고문헌

1. Alauzet C, Lozniewski A, Marchandin H. Metronidazole resistance and nim genes in anaerobes: A review. Anaerobe. 2019;55:40-53.
2. Boattini M, Bianco G, Bastos P, Mavromanolaki VE, Maraki S, Spiliopoulou A, et al. Diagnostic and epidemiological landscape of anaerobic bacteria in Europe, 2020-2023 (ANAEuROBE) Int J Antimicrob Agents. 2025:107478.
3. Florisson M, Acar Z, Holzknecht BJ, Østergaard C, Holmgaard DB, Dzajic E, et al. A seemingly considerable increase in antimicrobial resistance in the Bacteroidesfragilis group from blood cultures – the second national study in Denmark. Infect Dis. 2025;57(4):316-21.
4. Freeman CD, Klutman NE, Lamp KC. Metronidazole. A therapeutic review and update. Drugs. 1997;54(5):679-708.
5. Jasemi S, Emaneini M, Ahmadinejad Z, Fazeli MS, Sechi LA, Heravi FS, et al. Antibiotic resistance pattern of Bacteroides fragilis isolated from clinical and colorectal specimens. Ann Clin Microbiol Antimicrob. 2021;20(1):20-7.
6. Jokipii AM, Jokipii L. Metronidazole, tinidazole, ornidazole and anaerobic infections of the middle ear, maxillary sinus and central nervous system. Scand J Infect Dis (Suppl). 1981;26:123-9.
7. Lamp KC, Freeman CD, Klutman NE, Lacy MK. Pharmacokinetics and pharmacodynamics of the nitroimidazole antimicrobials. Clin Pharmacokinet. 1999;36(5):353-73.
8. McDonald LC, Gerding DN, Johnson S, Bakken JS, Carroll KC, Coffin SE, et al. Clinical Practice Guidelines for Clostridium difficile Infection in Adults and Children: 2017 Update by the Infectious Diseases Society of America (IDSA) and Society for Healthcare Epidemiology of America (SHEA) Clin Infect Dis. 2018;66(7):987-94.
9. Sobral MVS, Soares VG, Moreira JLDML, Rodrigues LK, Faria HS, Peres CDAP, et al. Tinidazole vs metronidazole for the treatment of bacterial vaginosis: a systematic review and meta-analysis. Arch Gynecol Obstet. 2025;311(2):333-40.

Sulfonamide 및 Trimethoprim

배인규 경상국립대학교 의과대학 내과학교실

Sulfonamide계 항생제는 생체내(*in vivo*)에서 최초로 항균효과가 입증된 약물로, 근대 항균화학요법의 출발점이 되는 합성항생제이다. 1934년 독일의 Gerhard Domagk는 1932년 Josef Klare 등에 의해 합성된 azo계열의 염색약의 일종인 Prontosil® (sulfachrysoidine)이 생체내에서 streptococci에 의한 감염증에 효과가 있음을 발표하였는데, 이것이 sulfonamide계 항생제의 효시이다. 1936년 영국의 Colebrook와 Kenny가 산욕열의 치료에 Prontosil®을 사용하면서 산욕열로 인한 사망률이 급격히 감소하게 되었다. 당시 Prontosil®이 시험관내에서는 항균효과가 없으나 생체내에서만 효과가 있음에 의문이 제기되었는데, 1937년 Prontosil®이 생체내에서 대사되어 활성형인 sulfanilamide (para-amino-benzene-sulfonamide)로 전환되면서 항균활성을 나타낸다는 사실이 밝혀졌다. 이후 다양한 sulfonamide계 약물이 개발되었고, 이들 약물은 penicillin이 임상에 도입되기 이전까지 세균감염증 치료에 사용할 수 있는 유일한 항생제였다.

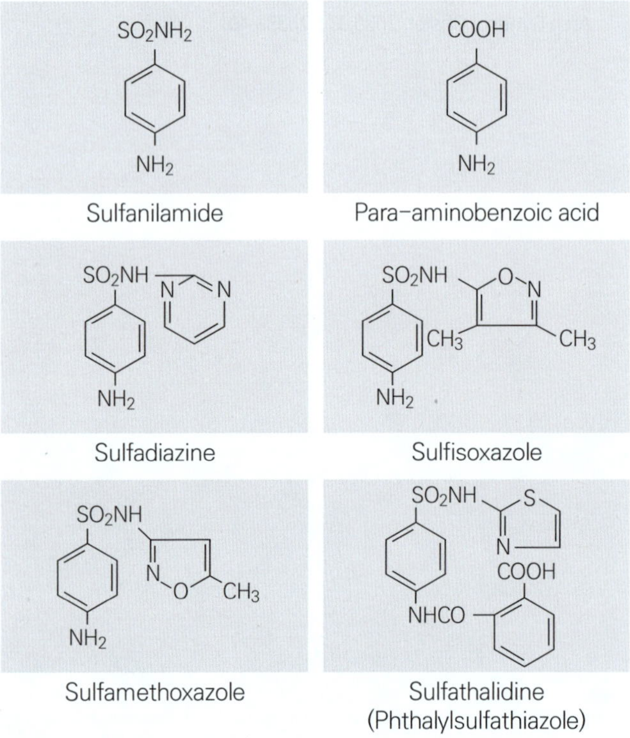

Trimethoprim은 Bushby와 Hitchings에 의해 개발되어 1962년부터 임상에 사용되기 시작했으며, 1968년 이후에는 sulfonamide와의 복합제제(trimethoprim-sulfamethoxazole) 형태로 주로 사용되고 있다.

Sulfanilamide

Para-aminobenzoic acid

Sulfadiazine

Sulfisoxazole

Sulfamethoxazole

Sulfathalidine (Phthalylsulfathiazole)

그림 40. Sulfonamide계열 항생제와 para-aminobenzoic acid의 구조식

1. Sulfonamide계 항생제와 trimethoprim의 구조와 성상

임상에서 사용되는 sulfonamide계 항생제는 sulfanilamide에서 유래하여 세균이 엽산(folic acid)을 합성하는데 필요한 para-aminobenzoic acid (PABA)와 구조적으로 유사하다(그림 40). Sulfonamide계 항생제의 기본구조는 R-SO_2NH_2로 NH_2와 R기의 변형에 따라 다양한 약물이 개발되었다.

Trimethoprim은 2,4-diamino-5-(3′,4′,5′-trimethoxybenzyl) pyrimidine으로 화학명에서 알 수 있듯이 pyrimidine 유사체이고, 엽산의 유도체인 dihydrofolate와 구조적으로 유사하다(그림 41).

Trimethoprim

Dihydrofolate

그림 41. Trimethoprim과 dihydrofolate의 구조식

2. Sulfonamides계 항생제와 trimethoprim의 작용기전

Sulfonamide와 trimethoprim은 세균이 PABA에서 엽산을 합성하는 과정에서 각각 서로 다른 단계를 억제하여 항균효과를 갖는다(그림 42). PABA와 구조적으로 유사한 sulfonamide는 PABA가 대사되어 dihydropteroate (DHP)을 합성하는 과정에 촉매작용을 하는 dihydropteroate synthetase (DHPS) 효소와 경쟁적으로 결합하여 DHP가 생성되는 것을 방해한다. Trimethoprim은 DHP가 대사되어 생성된 dihydrofolate (DHF)와 유사물질로, DHF가 tetrahydrofolate (THF)로 변환되는 것을 촉매하는 dihydrofolate reductase (DHFR) 효소에 가역적으로 결합하여 억제함으로써 THF의 생성을 방해한다. THF는 엽산의 활성형인데, sulfonamide와 trimethoprim은 이 THF가 합성되는 과정에 서로 다른 단계에서 협력적으로 작용하여 THF 생성을 차단함으로써 deoxynucleotide의 합성을 억제하고, 결국 세균의 DNA 합성을 방해하여 항균효과를 나타낸다. Trimethoprim과 sulfonamide의 복합제제는 서로 다른 단계에 작용하여 항균효과의 상승작용도 있고, 두 약제의 항균범위와 내성양상이 약간 달라서 두 약제를 병합했을 때 유용성이 더 높다. Sulfonamide와 trimethoprim은 둘 다 정균항생제에 속한다.

포유동물은 엽산을 직접 생성하지 않고 외부에서 섭취하므로, sulfonamide는 사람에게는 큰 영향을 끼치지 않으면서 세균에만 선택적으로 작용한다. Trimethoprim은 세균의 DHFR과 친화도가 사람의 DHFR에 대한 친화도보다 50,000-100,000배 정도 높기 때문에 세균에 훨씬 선택적으로 작용한다.

3. Sulfonamide계 항생제와 trimethoprim의 내성기전

Sulfonamide와 trimethoprim에 대한 세균의 내성은 다음의 다섯 가지 주요기전을 통해 발생한다: ① 항생제의 세

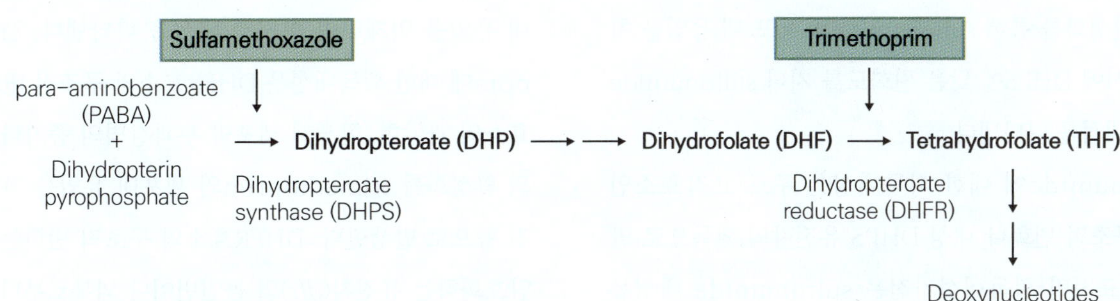

그림 42. Sulfonamide와 trimethoprim의 작용기전

포막 투과장벽(permeability barrier)의 증가 또는 항생제 유출펌프(efflux pump)의 활성화를 통해 세포 내 항생제 농도를 감소시키거나, ② 항생제에 대한 친화도가 낮은 표적효소(DHPS, DHFR)를 본래부터 보유하거나, ③ 표적효소의 발현 수준을 조절하거나, ④ 표적효소에 돌연변이나 유전자 재조합에 따른 구조적 변화가 발생하거나, ⑤ 내성 표적효소를 암호화하는 내성유전자를 외부로부터 획득하는 경우이다. 선천적 내성(intrinsic resistance)은 주로 세포막의 낮은 투과성이나 유출펌프의 활성화하여 세균 내 항생제농도가 감소하거나, 항생제에 친화도가 낮은 표적효소를 본래부터 보유하고 있거나, 또는 외부 환경으로부터 엽산을 직접 흡수하여 나타난다. 반면, 획득내성(acquired resistance)은 표적효소 유전자에 돌연변이나 유전자 재조합에 의해 구조적 변화가 생기거나, 내성유전자가 플라스미드(plasmid), 트랜스포존(transposon), 또는 인테그론(integron) 등과 같은 이동성 유전요소를 통해 내성유전자를 획득함으로써 발생한다.

Sulfonamide에 대한 선천적 내성은 세균이 세포막 투과장벽을 증가시키거나 유출펌프를 활성화하여 세포 내 sulfonamide의 농도를 낮추거나, 엽산을 외부에서 흡수하거나, sulfonamide가 작용하는 표적효소인 DHPS에 대한 친화도가 본래 낮거나 해서 나타난다. 예를 들면, *Enterococcus* spp.는 외부에서 엽산 또는 thymine을 직접 흡수하여 — 일종의 bypass 기전 — 선천적 내성을 나타내고, *Pseudomonas aeruginosa*는 세포막 투과장벽의 증가나 유출펌프 활성화를 통해 sulfonamide의 세포 내 유입을 차단하고, 동시에 DHPS에 낮은 친화도를 지녀 sulfonamide에 선천적 내성을 나타낸다.

Sulfomamide에 대한 획득내성은 주로 표적효소인 DHPS의 구조적 변화나 내성 DHPS 유전자의 획득으로 발생한다. 대표적인 획득내성기전은 sulfonamide 내성유전자(예: *sul*1, *sul*2, *sul*3)가 플라스미드, 트랜스포존, 또는 class 1 인테그론 같은 이동성 유전요소에 의해 종간유전자전이(horizontal gene transfer)를 통해 빠르게 확산되는 경우이다. 이들 내성유전자들은 sulfonamide에 대한 결합력이 감소된 변형된 DHPS를 암호화하여 결과적으로 sulfonamide에 대한 내성을 유발한다. 이러한 내성기전은 *Escherichia coli, Klebsiella pneumoniae, Shigella* spp., *Salmonella* spp. 등에서 관찰된다. 특히 *sul*1 내성유전자는 종종 trimethoprim 내성유전자(*dfr*A)와 함께 인테그론 내에 존재하며, 동시선택압(co-selection)을 통하여 *E. coli, K. pneumoniae*의 다제내성 획득과 밀접하게 연관되어 있다. 한편, 염색체에 있는 *fol*P 유전자에 발생한 점돌연변이(point mutation)도 sulfonamide에 대한 결합력이 현저히 감소된 DHPS를 암호화하여 sulfonamide에 대한 내성을 유발할 수 있는데, *Staphylococcus aureus, Staphylococcus haemolyticus, E. coli, Campylobacter jejuni, Helicobacter pylori* 등에서 보고된 적이 있다. 이 외에도 *Neisseria meningitidis, Streptococcus pyogenes* 등은 형질전환(transformation) 또는 재조합(recombination)을 통해 다른 종의 세균으로부터 sulfonamide 내성유전자(예: *fol*P)를 획득하여 내성을 갖게 된다.

Bacteroides spp., *Clostridium* spp., *Neisseria* spp., *Moraxella catarrhalis*, *Nocardia* spp. 등은 본래 trimethoprim과 친화력이 낮은 DHFR 효소를 갖고 있어 선천적 내성을 나타내고, *P. aeruginosa*는 세포막 투과장벽의 증가나 유출펌프 시스템을 통해 trimethoprim의 세포 내 유입을 억제하여 선천적 내성을 나타낸다. Trimethoprim에 대한 획득내성은 DHFR효소의 구조적 변화, DHFR 효소의 과발현, 항생제 세포막 투과장벽의 증가나 유출펌프의 활성화를 trimethoprim의 세포내 유입을 차단하는 기전 등으로 발생한다. DHFR효소의 구조적 변화는 DHFR을 암호화하는 유전자(*dfr*)의 돌연변이나 외부로부터 내성유전자를 획득하여, trimethoprim에 대한 결합력이 현저히 떨

어진 변형된 DHFR을 생성하여 trimethoprim이 DHFR을 억제하는 것을 방해함으로써 결국 세균이 trimethoprim에 내성을 갖게 된다.

Sulfonamide계 항생제

1. 항생제의 종류

Sulfonamide계 항생제는 약효 지속시간에 따라 분류할 수 있는데, 속효성(short-acting) 항생제로는 sulfamethizole, sulfisoxazole, sulfadiazine, sulfacytine, sulfathiazole sulfanilamide 등이 있고, 중간형(intermediate-acting) 항생제에 sulfamethoxazole이, 지속성(long-acting) 항생제에 sulfadoxine, sulfamethoxypyridazine, sulfadimethoxine 등이 있다. 이 중에서 sulfamethoxazole, sulfadoxine, sulfadiazine 등이 아직까지 임상에서 유용하게 사용되고 있는데, sulfamethoxazole은 trimethoprim과 복합제제 형태로, sulfadoxine과 sulfadiazine은 각각 pyrimethamine과 복합제제 형태로 사용되고 있다.

2. 작용범위

Sulfonamide는 다양한 호기성 그람양성균 및 그람음성균 뿐만 아니라, *Chlamydia*와 같은 세포 내 세균 및 *Plasmodium*, *Toxoplasma* 등의 원충에 대해서도 항균활성을 보였다. 그러나 현재는 sufonamide에 대한 광범위 내성이 발생하였고, 더 우수한 효과 및 안전성을 지닌 항생제들이 개발되어 임상적 사용이 제한적이다.

3. 약물동력학

대부분의 sulfonamide계 항생제는 약제 간 차이는 있으나 경구투여 시 일반적으로 70-90% 수준의 경구흡수율을 갖고있다. Sulfonamide는 흉수, 복수, 관절액, 양수, 전립선 분비액, 정낭액, 안구방수, 유즙 등 다양한 체액 및 조직에 광범위하게 분포하며, 뇌척수액 내 농도는 혈중농도의 20-80% 수준으로 유지된다. Sulfisoxazole은 세포외액(extracellular fluid)에 국한되어 분포하지만, 대부분의 sulfonamide는 세포내액(intracellular fluid)에도 분포한다. 혈중 sulfonamide의 20-90%는 혈장단백과 결합하며, 이로 인해 다른 단백결합 약물의 유리농도를 증가시킬 수 있다. Sulfonamide의 대사는 주로 간에서 이루어지며, 대사되지 않은 약물과 대사산물은 대부분 콩팥을 통해서 배설된다.

4. 약물상호작용

Pyrimethamine 및 trimethoprim과 같이 세균의 엽산합성 경로의 다른 단계를 억제하는 약물을 sulfonamide와 병용할 경우, 상승작용이 나타날 수 있다. 반면, PABA 또는 그 유도체(예: benzocaine, tetracaine, chloroprocaine, piperocaine, procaine)와 함께 투여할 경우 sulfonamide의 항균효과가 감소할 수 있다. 또한, sulfonamide는 혈장 단백에 결합된 warfarin의 유리농도를 증가시키고 대사를 억제함으로써 항응고효과를 증강시킬 수 있다. 이와 유사하게, methotrexate, tolbutamide, chlorpropamide 등의 단백결합 약물의 유리농도를 증가시켜 그 약리효과를 강화시킬 수 있으며, cyclosporine의 혈중농도를 감소시킬 수도 있다.

5. 임상 적응증

Sulfonamide계 항균제는 과거 요로감염, 위장관 감염증, 기관지염, 중이염 등 다양한 감염증의 치료에 사용되었지만, 내성균의 증가로 최근에는 그 유용성이 감소하였다. 이에 따라 단일제제의 사용은 거의 중단되었고, 현재는 대부분 sulfamethoxazole, sulfadiazine, sulfadoxine이 각각 다른 약제와의 복합제제로 제한적으로 사용되고 있다. Trimethoprim-sulfamethoxazole 복합제는 폐포자충폐렴(*Pneumocystis jirovecii* pneumonia)과 노카르디아증(nocardiosis)의 1차 선택치료제이자 예방약제로 사용되고 있다. Sulfadiazine-pyrimethamine 복합제는 톡소플라즈마증(toxoplasmosis) — 특히 선천성 톡소플라즈마증, 톡소플라즈마뇌염(encephalitis) 및 맥락망막염(chorioretinitis) — 의 1차 선택치료제로 사용되며, 이때 pyrimethamine에 의한 folinic acid 결핍으로 인한 골수억제를 예방하기 위해 반드시 leucovorin (환원형 folinic acid)을 병용투여해야 한다. 한편, Sulfadoxine-pyrimethamine 복합제는 말라리아의 치료 및 예방에 사용되며, 일반적으로 저용량 단기간 투여 시에는 leucovorin 병용이 필요하지 않지만 장기간 투여하거나 임신부에게 투여할 경우에는 leucovorin 병용을 고려할 수 있다.

6. 부작용과 금기

Sulfonamide계 항균제는 다양한 과민반응과 혈액학적 및 위장관계 부작용을 유발할 수 있다. 대표적인 과민반응으로는 두드러기, 결절홍반(erythema nodosum), Stevens-Johnson 증후군, 약열 등이 있으며, 때로는 중증 피부반응으로 진행할 수 있다. 혈액학적 이상으로는 메트헤모글로빈혈증(methemoglobinemia), 백혈구 및 과립구감소증, 혈소판감소증, 재생불량빈혈, 그리고 glucose-6-phosphate dehydrogenase 결핍 환자에서 용혈빈혈(hemolytic anemia) 등이 보고되었다. 위장관계 부작용으로는 구역, 구토, 복통, 설사, 그리고 *Clostridioides difficile* 장염이 발생할 수 있고, 드물게 설염(glossitis)과 같은 구강 점막 병변이 발생할 수 있다. 또한 고빌리루빈혈증(hyperbilirubinemia)이 유발될 수 있으며, 특히 신생아에서 주의가 필요하다.

Trimethoprim

1. 작용범위

Trimethoprim은 다양한 호기성 그람양성균과 그람음성균에 대해 항균활성을 나타낸다. 그러나 *Pseudomonas aeruginosa, Treponema pallidum, Mycobacterium tuberculosis, Mycoplasma* spp., 그리고 *Bacteroides* spp.를 포함한 대부분의 혐기균에 대해서는 활성이 없거나 매우 제한적이다.

2. 약물동력학

경구로 투여된 trimethoprim은 대부분 신속히 혈중으로 흡수되고, 흡수된 trimethoprim은 안구방수, 중이액, 타액, 객담과 폐조직, 정낭액, 전립선액, 질분비물, 담즙, 뼈, 뇌척수액, 유즙 등에 폭넓게 분포하고, 뇌척수액 내에서의 농도는 혈중농도의 약 50% 정도이다. 혈중 trimethoprim의 44% 정도가 혈장단백에 결합된 형태로 존재한다. Trimethoprim의 혈중반감기는 9-11시간이고, 대사는 간에서 이루어지며 주로 콩팥을 통해(60-80%) 배설된다.

3. 약물상호작용

Trimethoprim은 phenytoin, digoxin 등의 혈중농도를 상승시킬 수 있으며, 이는 trimethoprim이 이들 약물의 배설을 억제하거나 단백결합 경쟁 등의 기전에 의해 발생한다. 또한 trimethoprim을 안지오텐신전환효소억제제(ACE inhibitors)와 병용할 경우 고칼륨혈증 위험이 증가할 수 있어, 고령자나 신기능저하 환자에서는 주의가 필요하다. Carbamazepine, phenobarbital, phenytoin, rifampin 등은 간의 cytochrome P450 효소계열을 유도하여 trimethoprim의 간대사를 촉진시키며, 이로 인해 trimethoprim의 혈중농도가 감소할 수 있다. Trimethoprim은 methotrexate와 동일한 dihydrofolate reductase (DHFR)를 억제하므로, 병용 시 골수억제 등의 독성이 증가할 수 있어 병용에 주의해야 한다. Trimethoprim은 warfarin의 대사를 억제하여 항응고효과를 증가시켜 출혈 위험이 증가할 수 있으므로 INR 모니터링이 필요하다. Trimethoprim은 엽산대사를 억제하므로, 장기간 사용 시 엽산결핍에 따른 거대적아구성빈혈(megaloblastic anemia)이 발생할 수 있어, 영양상태가 불량한 환자, 고령자, 또는 만성 질환자 등 고위험군에서는 엽산 보충을 고려해야 한다.

4. 임상 적응증

Trimethoprim은 주로 여성에서 발생하는 급성 비복잡성 요로감염의 치료과 재발성 요로감염의 예방에 사용되지만, 최근에는 내성률 증가로 인해 1차 선택약제로는 권고되지 않는 경우가 많다. 드물게 sulfonamide에 대한 알레르기 또는 약물불내성(intolerance)으로 trimethoprim-sulfamethoxazole 복합제제를 사용할 수 없는 경우에 trimethoprim이 대체제로 고려될 수 있다.

5. 용법 및 용량

성인에서는 trimethoprim을 100-200 mg을 12시간마다 2회 투여하거나, 200 mg을 1일 2회 투여한다. 소아에서는 6 mg/kg/day를 2회 분할하여 경구투여한다. Trimethoprim은 주로 콩팥을 통해 배설되므로, CrCl 30 mL/min 미만의 신기능저하 환자에서는 용량조절이 필요하다.

6. 부작용과 금기

Trimethoprim은 두드러기, 광과민성, 박탈피부염(exfoliative dermatitis), 독성표피괴사용해(toxic epidermal necrolysis), Stevens-Johnson 증후군 등의 피부과적 이상을 초래할 수 있다. 위장관계 부작용으로는 상복부 불편감, 구역, 구토, 미각이상, 설염(glossitis) 등이 보고되었다. 혈액학적 부작용으로 백혈구 및 과립구 감소증, 거대적아구성빈혈, 메트헤모글로불린혈증(methemoglobinemia) 등이 발생할 수 있다. 이 외에도 드물게 고칼륨혈증, 발열, 간효소수치 상승, 고빌리루빈혈증 등의 부작용이 나타날 수 있다.

Trimethoprim에 대해 과거에 치명적인 과민반응이 있었던 경우 재투여는 금기이다. 또한, 거대적아구성빈혈, 엽산결핍에 의한 빈혈 환자에게도 투여가 금기이거나 매우 신중히 고려되어야 한다. Trimethoprim은 엽산대사를 억제하므로, 임신 말기, 수유 중인 산모, 또는 생후 2개월 미만의 영아에게는 핵황달 위험으로 인해 사용 금기이다.

Trimethoprim-Sulfamethoxazole

1. 작용범위

Trimethoprim-sulfamethoxazole은 다양한 종류의 호

기성 그람양성균과 그람음성균에 항균력을 갖고 있다. *Staphylococcus aureus* (methicillin 내성 *S. aureus* 를 포함), *Haemophilus influenzae, Moraxella catarrhalis, Escherichia coli, Shigella* spp., *Salmonella* spp., *Neisseria gonorrhoeae, Pasteurella multocida, Burkholderia cepacia complex, Stenotrophomonas maltophilia, Listeria monocytogenes, Brucella* spp., *Nocardia asteroides*, 일부 비결핵항산균(non-tuberculous mycobacteria)인 *Mycobacterium kansasii, M. marinum, M. scrofulaceum*, 그리고 *Pneumocystis jirovecii, Plasmodium falciparum, Cyclospora cayetanensis, Isospora belli*등에 항균 활성을 나타낸다.

그러나 *Bacteroides fragilis*를 비롯한 대부분의 혐기균, *Pseudomonas aeruginosa, Enterococcus* spp., *Mycobacterium tuberculosis, Treponema pallidum, Campylobacter* spp., *Mycoplasma* spp., *Chlamydia* spp., *Rickettsiae* 등은 trimethoprim-sulfamethoxazole에 대해 감수성이 없거나 내성이 흔하게 관찰된다. *Streptococcus* spp.는 균종 및 균주에 따라 감수성이 다른데, *Streptococcus pyogenes*와 *Streptococcus agalactiae*는 대부분 내성을 나타내며, *Streptococcus pneumoniae*는 일부 균주에서 감수성이 확인기도 하나 지역에 따라 내성률이 높아 필요 시 약제감수성 시험결과에 근거한 사용이 권장된다.

2. 약물동력학

경구로 투여된 trimethoprim-sulfamethoxazole은 위장관에서 신속하게 흡수되며 생체이용률(bioavailability)이 약 85%로 높다. 흡수된 trimethoprim-sulfamethoxazole은 객담, 안구방수, 중이액, 전립선 분비액, 질분비물, 담즙, 뇌척수액을 포함하여 전신에 고루 분포하며, 태반장벽을 통과하고 모유로도 분비된다. 특히 trimethoprim은 전립선과 기관지 분비물에 높은 농도로 축적되어 이들 조직에서 치료적 농도를 잘 유지한다. Trimethoprim의 44%, sulfamethoxazole의 70% 정도가 혈장단백과 결합하여 혈중에서 주로 단백결합 형태로 존재한다. 뇌척수액 내에서 trimethoprim 농도는 혈중농도의 약 50% 수준, sulfamethoxazole은 약 40% 수준이어서 나타나 중추신경계감염의 치료 시 효과적인 농도를 유지할 수 있다. Trimethoprim과 sulfamethoxazole의 대사는 주로 간에서 이루어지며, 대사체와 미대사 약물은 주로 콩팥을 통해 소변으로 배설된다. 따라서 신기능저하 환자에서는 용량조절이 필수적이다. 경구투여 후 1-4시간 이내에 최고혈중농도에 도달하며, trimethoprim의 반감기는 약 11시간, sulfamethoxazole의 반감기는 약 9시간으로 두 약물 간 약간 차이가 있다. 반감기가 길어 하루 두 번 투여로 치료효과를 유지할 수 있다.

3. 약물상호작용

Trimethoprim-sulfamethoxazole은 간에서 cytochrome P450 효소(주로 CYP2C9와 CYP3A4)를 통하여 대사되므로, cytochrome P450 효소에 의해 대사가 되는 다른 약물들과 상호작용이 발생할 수 있다. 중대한 약물상호작용을 표 37에 요약하였다.

4. 임상 적응증

1) 요로감염

국내에서 요로감염의 주요 원인균인 *E. coli*의 trimethoprim-sulfamethoxazole에 대한 내성률이 높아서 경험적 항균요법의 치료제로 사용하기는 어렵지만, 요배양검사에서 원인균이 trimethoprim-sulfamethoxazole에 감수성으로 확인되면 효과적인 치료제로 사용할

표 37. Trimethoprim-sulfamethoxazole의 주요 약물상호작용

<table>
<tr><th colspan="2">Trimethoprim-sulfamethoxazole의 혈중농도를 감소시킬 수 있는 약물</th></tr>
<tr><td>Carbamazepine</td><td rowspan="6">효소 유도를 통해 trimethoprim-sulfamethoxazole의 대사를 촉진하여 혈중농도를 감소시켜 항균효과를 저하시킬 수 있음</td></tr>
<tr><td>Phenobarbital</td></tr>
<tr><td>Phenytoin</td></tr>
<tr><td>Rifampin</td></tr>
<tr><td>Rifapentine</td></tr>
<tr><td>Secobarbital</td></tr>
<tr><th colspan="2">Trimethoprim-sulfamethoxazole과 병용 시 특정 부작용이 증가할 수 있는 약물</th></tr>
<tr><td>ACE inhibitors (고칼륨혈증)</td><td rowspan="9">병용 시 해당 약물과 연관된 부작용의 발생 위험이 높아지므로 신중히 투여하고 모니터링 필요</td></tr>
<tr><td>Angiotensin receptor antagonists (고칼륨혈증)</td></tr>
<tr><td>Amantadine (섬망 등 신경학적 증상)</td></tr>
<tr><td>Methotrexate (골수억제, 빈혈)</td></tr>
<tr><td>Pyrimethamin (엽산결핍성 빈혈)</td></tr>
<tr><td>Sulfonylurea (저혈당)</td></tr>
<tr><td>Warfarin (출혈)</td></tr>
<tr><td>Cyclosporin (신독성)</td></tr>
</table>

<table>
<tr><th colspan="2">Trimethoprim-sulfamethoxazole이 혈중농도를 상승시킬 수 있는 약물</th></tr>
<tr><td>Amiodarone</td><td rowspan="15">Trimethoprim-Sulfamethoxazole이 이들 약물의 대사를 억제하여 혈중농도를 상승시켜 독성 또는 부작용을 증가시킬 수 있으므로 병용 시 주의 깊은 모니터링과 용량조절 필요</td></tr>
<tr><td>Bosentan</td></tr>
<tr><td>Dapsone</td></tr>
<tr><td>Fluoxetine</td></tr>
<tr><td>Glimepiride</td></tr>
<tr><td>Glipizide</td></tr>
<tr><td>Losartan</td></tr>
<tr><td>Montelukast</td></tr>
<tr><td>Nateglinide</td></tr>
<tr><td>Paclitaxel</td></tr>
<tr><td>Pioglitazone</td></tr>
<tr><td>Repaglinide</td></tr>
<tr><td>Rosiglitazone</td></tr>
<tr><td>Warfarin</td></tr>
<tr><td>Zafirluk</td></tr>
</table>

수 있다. Trimethoprim이 전립선 분비물에 축적되므로, trimethoprim-sulfamethoxazole에 감수성이 있는 균주에 의한 전립선염, 고환염, 부고환염의 치료에 효과적으로 사용된다. 성인과 아동에서 만성 또는 재발성 요로감염의 장기억제요법으로 사용되며, 성관계와 연관되어 발생하는 재발성 요로감염에서 성관계 후 예방적으로 투여하여 재발률을 낮출 수 있다.

2) 호흡기감염

Trimethoprim-sulfamethoxazole에 감수성으로 확인된 균주에 의한 급성 기관지염, 폐렴, 중이염, 외이도염, 부비동염의 치료제로 효과적으로 사용될 수 있지만, 현재 국내에서 분리되는 호흡기감염 원인균들의 trimethoprim-sulfamethoxazole에 대한 내성률이 높아 경험적 치료제로는 권장되지 않는다.

3) 위장관감염

Trimethoprim-sulfamethoxazole은 합병증이 없는 장티푸스 치료에 사용될 수 있으며, 국내에서 분리되는 *Salmonella* Typhi의 균주의 trimethoprim-sulfamethoxazole에 대한 내성률이 아직 높지 않아 치료제로 고려 가능하나, 주로 1차 치료제에 반응이 없거나 이상반응이 있을 때 2차 치료제로 사용된다. *Shigella, Campylobacter* 또는 enterotoxigenic *E. coli* 감염증에는 trimethoprim-sulfamethoxazole 내성률이 높아 잘 사용하지 않는다.

4) 피부연조직감염

Trimethoprim-sulfamethoxazole는 피부연조직감염의 주요 원인균 중 하나인 *S. pyogenes*에 대한 항균력이 낮아서, 특히 *S. pyogenes*가 주요 원인균인 봉와직염(cellulitis) 치료의 효용성에 대해 의문이 제기되어 왔다. 그러나 여러 무작위 대조군 연구와 메타분석에서 *S. pyogenes*이 원인균으로 작용할 수 있는 농가진(impetigo), 화농성 봉와직염(purulent cellulitis), 농양, 창상감염 등의 피부연조직감염에 대해서 trimethoprim-sulfamethoxazole의 치료효과가 입증되었다. 반면에 비화농성 봉와직염(nonpurulent cellulitis)에서는 β-lactam 항생제의 사용이 권장된다.

5) 골관절감염

Trimethoprim-sulfamethoxazole은 *S. aureus*에 의한 골수염 및 관절염의 치료에 오랫동안 사용되어 왔다. *S. aureus* 골수염을 초기에 cefazolin 또는 vancomycin과 같은 주사 항생제로 치료하여 세균의 수를 충분히 감소시킨 후, 항생제 감수성결과에서 trimethoprim-sulfamethoxazole에 감수성이 있다면 'step-down' 치료로 경구 trimethoprim-sulfamethoxazole를 rifampin과 병합요법으로 사용할 수 있다.

6) 면역저하환자에서 예방적 사용

호중구감소증 환자에서 trimethoprim-sulfamethoxazole를 예방적 항생제로 투여할 경우 그람양성 균혈증의 발생을 감소시킬 수 있다. 경구 trimethoprim-sulfamethoxazole의 예방적 투여는 다발골수종 환자에서 중증 세균감염을 감소시킬 수 있다. 백혈병 환아에서 trimethoprim-sulfamethoxazole의 주 2회 요법은 폐포자충감염의 예방에 효과적이다.

7) 추천되는 감염증

(1) *Staphylococcus aureus* 감염

Trimethoprim-sulfamethoxazole이 methicillin 내성 *S. aureus* (MRSA) 균혈증의 치료에 vancomycin과 유사한 효과가 있고, trimethoprim-sulfamethoxazole과 rifampin의 병합요법이 MRSA 감염의 치료에 linezolid 단독요법과 비슷한 치료효과가 확인되었다. 그러므로 항생제 감수성결과에서 감수성이 확인되면 trimethoprim-sulfamethoxazole이 MRSA 감염의 치료에 1차 선택제인 vancomycin이나 linezolid를 대신하는 대체약제 또는 'step-down' 치료제로 사용될 수 있다.

(2) *Burkhoderia cepacia* complex 감염

B. cepacia complex는 다른 여러 항생제에 다제내성을 가지지만 trimethoprim-sulfamethoxazole과 levofloxacin에 내성률이 낮아서, trimethoprim-sulfamethoxazole이 *B. cepacia* complex 감염의 1차 치료제로 사용된다.

(3) *Stenotrophomonas maltophilia* 감염

Trimethoprim-sulfamethoxazole은 *S. maltophilia* 감염의 1차 치료제로 사용되며, 폐렴 같은 중증감염에서는 minocycline이나 levofloxacin과 같이 병합요법으로 사용된다.

(4) 노카르디아증

Trimethoprim-sulfamethoxazole은 *Nocardia* spp.에 대해 광범위한 항균력을 갖고 있어 노카르디아증(nocardiosis)의 1차 치료제로 사용된다. 노카르디아 뇌농양 또는 폐렴 같은 중증감염의 경우 imipenem-cilastatin과 병합요법으로, 피부감염이나 림프절염과 같은 국소감염에서는 단독요법으로 사용된다.

(5) 폐포자충폐렴

Trimethoprim-sulfamethoxazole은 AIDS 환자 및 면역저하환자에서 발생한 폐포자충폐렴(*Pneumocystis jirovecii* pneumonia)의 1차 치료제로 사용되고 있다. CD4+ 림프구 수치가 200 미만이거나, 아구창이 있는 경우, 예전에 폐포자충폐렴을 앓은 모든 AIDS 환자에게 폐포자충폐렴을 예방하기 위한 예방적 항생제로 사용된다.

(6) 톡소플라즈마증

Trimethoprim-sulfamethoxazole는 톡소플라즈마증(toxoplasmosis)의 치료에 2차 치료제로 사용된다. CD4+ 림프구의 수치가 100 미만이고 과거에 톡소플라즈마 뇌염을 앓은 적이 있는 환자에서 톡소플라즈증의 예방을 위한 1차 예방약제로 사용된다.

(7) 원충감염

Trimethoprim-sulfamethoxazole에 감수성이 있는 *P. falciparum* 말라리아의 2차 치료제로 사용된다. AIDS 감염인에서 발생한 *Isospora belli* 장염, *Cyclospora cayetanensis* 감염의 치료에 효과적으로 사용된다.

(8) 브루셀라증

Trimethoprim-sulfamethoxazole은 임신부 및 소아와 같이 브루셀라증(brucellosis)의 1차 치료제인 doxycycline 사용이 금기인 경우에 대체요법으로 사용된다.

5. 용법 및 용량

Trimethoprim-sulfamethoxazole은 trimethoprim과 sulfamethoxazole의 용량이 1:5로 혼합된 약물로 경구용과 정맥주사용이 모두 사용되고 있고, 투여용량은 trimethoprim 용량을 기준으로 계산한다. 경구용 제형은 80 mg/400 mg (single strength)과 160 mg/800 mg (double strength)이 있다. 경구용 제형은 일반 감염증의 치료에서 160 mg/800 mg을 하루 2회 투여하며, 예방요법으로 사용될 경우에는 80 mg/400 mg 또는 160 mg/800 mg을 하루 1회 투여한다.

정맥주사제는 감염의 종류와 중증도에 따라 trimethoprim 용량 기준으로 하루 5-20 mg/kg를 2-4회에 나누어 투여한다. *B. cepacia* complex 감염과 *S. maltophilia* 감염의 치료에는 하루 8-10 mg/kg를 사용한다. 폐포자충폐렴의 치료에는 5 mg/kg을 8시간마다 투여한다. 노카르디아증에는 하루 5-10 mg/kg를 사용하고, 중증감염에서는 하루 15 mg/kg을 사용한다. 톡소플라즈마증과 브루셀라증의 치료에는 5 mg/kg을 12시간마다 투여한다.

AIDS 환자에서 폐포자충폐렴의 1차 및 2차 예방요법, 톡소플라즈마증의 1차 예방요법 등의 목적으로 장기간 trimethoprim-sulfamethoxazole을 투여해야 하는 경우에 피부발진 등의 과민반응으로 사용이 곤란할 때가 있다. 이런 경우에는 과민반응이 치명적인 것이 아니었다면, 탈감작요법(desensitization) 후 다시 투여해 볼 수 있다(표 38).

표 38. Trimethoprim-sulfamethoxazole의 탈감작요법

시간	TMP-SMX* 용량(mg)
0	0.004/0.02
1	0.04/0.2
2	0.4/2
3	4/20
4	40/200
5	160/800

* Trimethoprim-sulfamethoxazole 경구 용액(40 mg trimethoprim+200 mg sulfamethoxazole) 5 mL를 사용하고, 매 용량을 복용 후 150-200 mL의 물을 마시게 한다.

6. 부작용과 금기

오심, 구토, 설사, 식욕부진 등의 위장관 증상과 피부발진 등의 과민반응이 가장 흔하게 나타날 수 있다. AIDS 환자 또는 면역저하환자에서는 피부발진의 빈도가 증가하고, 저요산혈증, Sweet 증후군 등의 부작용 위험이 높아진다. 독성표피괴사용해(toxic epidermal necrolysis, TEN), Stevens-Johnson 증후군이 0.1-0.2%에서 발생할 수 있다.

Trimethoprim-sulfamethoxazole을 장기간 투여 시 엽산결핍으로 인해 거대적혈모구성빈혈(megaloblastic anemia), 메트헤모글로빈혈증(methemoglobinemia), 백혈구감소증, 혈소판감소증, 과립구감소증 등과 같은 혈액학적 부작용이 발생할 있다. 그러므로 장기간 투여 시 정기적인 혈액검사가 필요하다.

기존에 신장질환이 있거나 신기능이 저하된 환자는 신독성 위험이 증가할 수 있으므로, 용량감량 또는 투약중단 등 신기능 상태에 따른 용량조절이 필요하며 정기적인 신기능 평가가 필수적이다. Trimethoprim-sulfamethoxazole을 고용량으로 투여하거나 신기능부전 환자에서 전해질이상(특히 고칼륨혈증과 저나트륨혈증)이 발생할 수 있고, 이러한 전해질이상은 심각한 부정맥이나 신경학적 증상을 유발할 수 있으므로 전해질 수치를 정기적으로 모니터링해야 한다.

Trimethoprim-sulfamethoxazole로 인한 담즙정체, 간염, 췌장염, 드물게 전격성 간부전(fulminant hepatic failure)이 보고된 적이 있으며, 신경학적 이상반응으로 무균성 뇌수막염, 떨림, 보행장애, 급성 정신병 등이 드물게 발생할 수 있다.

이전에 trimethoprim-sulfamethoxazole, trimethoprim, sulfonamide계 항생제에 심각한 과민반응(아나필락시스, TEN)이 있었던 환자에게는 투여를 해서는 안 된다. Trimethoprim-sulfamethoxazole이 태아의 신경관결손이나 핵황달(kernicterus)을 유발할 수 있으므로 임신 중(미국 FDA 임신부 카테고리 C)이거나 수유 중인 여성에게 투여 시 신중한 고려가 필요하다. 고령환자에서는 신기능감소와 전해질이상 위험이 증가하므로 용량조절과 정기적인 신기능 및 전해질 모니터링이 필수적이다.

참고문헌

1. Bowen AC, Carapetis JR, Currie BJ, Fowler VG, Chambers HE, Tong SYC. Sulfamethoxazole-Trimethoprim (Cotrimoxazole) for skin and soft tissue infections including impetigo, cellulitis, and abscess. Open Forum Infect Dis. 2017;4(4):ofx232.
2. Huovinen P. Resistance to trimethoprim-sulfamethoxazole. Clin Infect Dis. 2001;32:1608-14.
3. Kim BN, Kim ES, Oh MD. Oral antibiotic treatment of staphylococcal bone and joint infections in adults. J Antimicrob Chemother. 2014;69:309-22.
4. Leoung GS, Stanford JF, Giordano MF, Stein A, Torres RA, Giffen CA, et al. Trimethoprim-sulfamethoxazole (TMP-SMZ) dose escalation versus direct rechallenge for Pneumocystis carinii pneumonia prophylaxis in human immunodeficiency virus-infected patients with previous adverse reaction to TMP-SMZ. J Infect Dis. 2001;184:992-7.
5. Masters PA, O'Bryan TA, Zurlo J, Miller DQ, Joshi N. Trimethoprim-sulfamethoxazole revisited. Arch Intern Med. 2003;163:402-10.
6. Montravers P, Echmann C. Cotrimoxazole and clindamycin in skin and soft tissue infections. Curr Opin Infect Dis. 2021;34(2):63-71.

Chloramphenicol

방지환 전주 대자인병원 감염내과

Penicillin이 발견된 이후 많은 연구자들이 항생물질을 생산하는 미생물을 찾는 데 주력하게 된다. 그러던 중, 1947년 David Gottlieb 등이 Venezuela의 Caracas 근교에서 *Streptomyces venezuelae*를 발견하게 되는데, 이는 토양 중에 서식하는 그람양성균으로 자연적으로 chloramphenicol을 생성하는 세균이다. 이후 chloramphenicol은 화학적으로 합성되었고, 역사적으로 대량 생산이 시작된 최초의 항생제가 된다. 당시 발진티푸스를 비롯한 많은 감염증에 효과를 보여 임상에 널리 사용되었지만, 1950년에 들어서 재생불량빈혈을 유발할 수 있다는 것이 알려지게 된다. 이후 안과용 점안액 또는 연고제로 투여되는 경우를 제외하고는 그 사용이 현저히 감소하였다. 전신적 사용은 다른 대체약이 없는 심각한 감염증에서만 드물게 사용되고 있다.

1. 항생제명

Chloramphenicol과 같은 계열의 항균제로 thiamphenicol이 있다. Thiamphenicol은 소수의 나라를 제외하고는 동물에게만 사용된다. 그 외에도 점안액 또는 연고에만 사용되는 azidamfenicol, 동물에게만 사용되는 florfenicol 등이 있다.

2. 구조 및 성상

Chloramphenicol은 nitrobenzene 구조를 포함한 dichloroacetic acid의 유도체이다. Thiamphenicol은 chloramphenicol의 p-nitro기가 methyl-sulfonyl기로 치환된 것이다(그림 43).

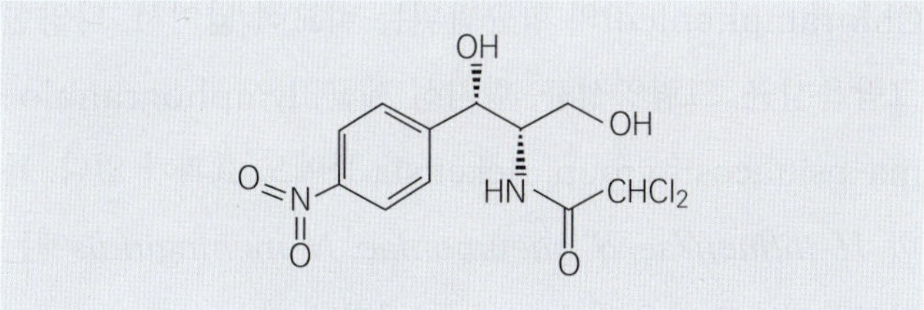

chloramphenicol

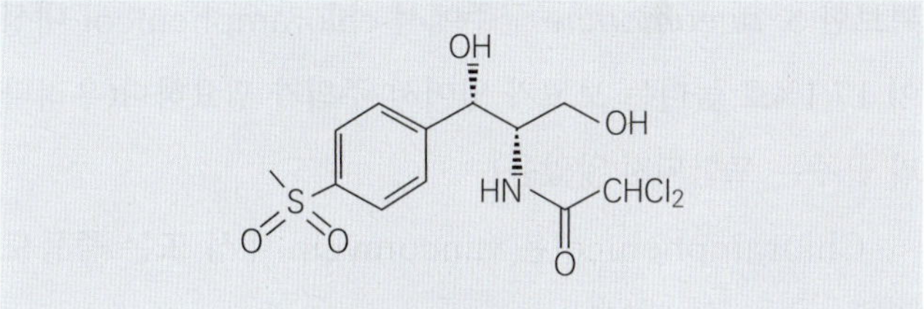

thiamphenicol

그림 43. Chloramphenicol 및 thiamphenicol의 구조식

3. 작용기전

Chloramphenicol계열의 항생제는 정균항생제(bacteriostatic antibiotic)로, 에너지의존 경로(energy-dependent process)에 의해 세균의 세포 안으로 들어가서 단백질합성을 억제한다. 세포 내로 들어간 chloramphenicol은 70S ribosome의 50S 소단위(subunit)에 결합하는데, 50S 소단위의 peptidyltransferase center가 표적이 된다. 이렇게 되면 aminoacyl tRNA가 결합하지 못하게 되고, 결과적으로 세균의 단백질합성이 억제된다.

진핵생물의 80S ribosome는 chloramphenicol계 항생제의 표적이 아니기 때문에 chloramphenicol은 세균에 더 선택적이다. 하지만 mitochondria의 ribosome은 70S ribosome과 구조적으로 유사하기 때문에, chloramphenicol이 mitochondria의 단백질합성을 억제시킬 수 있다. 이러한 mitochondria에 대한 독성 때문에 chloramphenicol의 혈중농도가 상승됨에 따라 골수억제가 일어난다.

4. 작용범위

Chloramphenicol의 항균범위는 비교적 넓어서, 다양한 그람음성균, 그람양성균, 혐기성 세균, lymphogranuloma-psittacosis group, rickettsia 등에도 효과가 있다. 특히, *H. influenzae, S. pneumoniae, N. meningitidis*에는 살균항생제로 작용한다. 다만, 서태평양 및 남아프리카에서 확보한 *S. pneumoniae* 균주에서 chloramphenicol 내성이 17.1%로 높다는 보고가 있어서 주의가 필요하다(우리나라 균주는 포함되지 않았음).

Chloramphenicol은 vancomycin 내성 또는 중등도 내성 *S. aureus*, 일부 vancomycin resistant *E. faecalis* 등에도 효과가 있다. 또한 *Corynebacterium diphtheriae*, *L. monocytogenes*, *B. anthracis* 등의 그람양성균에 대해 효과적이다.

또한, 그람음성장내세균 중 *P. mirabilis*, *Salmonella* spp., *Shigella* spp., *Yersinia* spp. 등에는 효과적이지만, *Klebsiella* spp., *Serratia* spp. 등은 내성을 보이는 경우가 많다. 그리고 *Morganella* spp., *Enterobacter* spp. *P. aeruginosa*, *Acinetobacter* spp. 등도 chloramphenicol에 내성인 경우가 많다.

Chloramphenicol은 다양한 혐기균에도 효과가 있다. 그러나 *Clostridium perfringens*, *Clostridioides difficile*에서는 내성이 보고되고 있다.

Chloramphenicol은 항산균이나 원충에는 효과가 없다.

5. 내성기전

Chloramphencol 내성기전 중 대표적인 것은 chloramphenicol acetyltransferase (CAT)라는 효소의 작용을 통해 약제를 불활화시키는 것이다. CAT에 의해 chloramphenicol이 acetylation되어 diacetyl 유도체로 변형되면, 50S ribosome 소단위와 결합할 수 없게 되어 항균력을 상실한다. CAT를 암호화하는 유전자(*cat*)는 플라스미드와 같은 이동성 유전자에서 많이 관찰된다. 따라서 CAT에 의한 내성은 다른 세균으로 전달이 가능하며, 다른 내성기전과 연관되어 나타나기도 한다. CAT에 의한 내성은 전파속도가 빨라 문제가 되는 경우가 있는데, 1989년 이후 한국, 베트남, 태국, 페루, 멕시코 등지에서 유행되고 있는 CAT 생성 *S.* Typhi가 대표적인 예이다.

세균 중에는 유출펌프(efflux pump), 투과성 감소(decreased permeability) 등으로 chloramphenicol이 세포내에 축적되는 것을 억제함으로써 내성을 획득한 경우가 있다. *P. aeruginosa*, *E. coli*, *Burkholderia cepacia*, *Bacillus subtilis* 등에서 유출펌프를 이용한 내성이 확인되었으며, *Haemophilius influenzae*, *S.* Typhi, *B. cepacia* 등에서 투과성 감소에 의한 내성이 확인되었다.

6. 약물동력학

경구로 투여된 chloramphenicol은 위장관에서 빠른 속도로 대부분 흡수된다. 정맥으로 투여할 때에는 친수성의 전구약물(prodrug)인 chloramphenicol succinate ester형태로 투여하는데, 이는 몸 안에서 빠르게 가수분해되어 활성화된다. 그러나 가수분해가 완벽히 일어나지는 않기 때문에 정맥으로 투여했을 경우 생체이용률은 70% 정도이다.

Chloramphenicol은 지용성으로 체액이나 조직으로 침투가 용이하며, 뇌척수액, 흉수(pleural fluid), 심낭액

(pericardial fluid), 복수, 관절액, 타액, 안구방수(aqueous humor), 유리체액(vitreous humor), 모유(breast milk) 등을 포함한 전신에 폭넓게 분포한다. 또한, 태반을 통과해 태아의 혈중에서도 모체 혈중농도의 30-80%에 달하는 약물이 검출된다. 체내에서 chloramphenicol이 가장 높은 농도로 검출되는 곳은 간과 신장이며, 뇌(brain)와 뇌척수액에서의 농도가 가장 낮다. 혈중 chloramphenicol의 약 60%는 혈장단백과 결합한다. 뇌수막에 염증이 있는 경우 뇌척수액 내의 농도는 혈중농도의 45-89%에 달하며, 염증이 없을 경우 혈중농도의 21-50% 수준이다.

투여된 chloramphenicol의 대부분은 간에서 glucuronyl transferase에 의해 glucuronic acid에 결합된(conjugated) 후 신장으로 배설되는데, 8-12%는 대사되지 않고 배출되며, 담즙과 대변에서도 소량의 chloramphenicol이 검출된다. 반감기는 4.1시간 정도이다. 신기능장애가 있다고 하더라도 활성형의 chloramphenicol은 혈중에 누적되지 않기 신기능장애가 있는 환자에서 용량조절을 하지 않아도 되며, 투석을 하는 환자에서도 용량조절을 할 필요가 없다.

7. 약물상호작용

Chloramphenicol은 CYP2C9, CYP3A4 등을 포함한 간 효소를 억제한다. 이에 따라 chlorpropamide, dicumarol, phenytoin, fosphenytoin, tolbutamide, tacrolimus, cyclosporine, cyclophosphamide, taclorimus, coumadin, cimetidine과 같은 약물의 혈중농도 및 독성 빈도를 높일 수 있다. 또한, 골수억제(bone marrow suppression) 효과가 있는 약물과 chloramphenicol을 같이 투여할 경우 골수억제가 더 심각하게 나타날 수 있다.

Chloramphenicol은 정균제로 penicillin계 항생제, cephalosporin계 항생제, aminoglycoside계 항생제의 효과를 감소시킬 수 있다(antagonistic effect).

표 39. Chloramphenicol의 임상 적응증

병명	비고
세균성 뇌수막염	
Streptococcus pneumoniae	penicillin 과민반응 환자
Haemophilus influenzae	
Neisseria meningitidis	
뇌농양	
Chlamydia psittaci 감염	
Ehrlichiosis	
Rickettsia 감염	
쯔쯔가무시병	정맥주사가 필요한 환자, 또는 임산부 및 소아
홍반열	
Q 열	
장티푸스, 침습성 salmonella 감염	보균자나 위장관 감염에 사용하지 않는다.
Vibrio vulnificus 감염	

한편, chloramphenicol은 철분(iron), 비타민 B12, 엽산(folic acid) 등의 빈혈 교정 효과를 감쇠시킬 수 있으므로, 이들 약물을 투여하는 경우 chloramphenicol은 가급적 피하는 것이 좋으며, 장내 미생물군집(gut microbiota)에 영향을 줘서 비타민 K 생성을 감소시킨다. 또한, cyclophosphamide가 활성형으로 대사되는 것을 억제하여 상기 약물의 효과를 떨어뜨릴 수 있다. 또한, Ty21a 주의 장티푸스 생백신의 효과를 떨어뜨릴 수 있다.

Phenobarbital, rifampin, rifabutin 등의 약물은 간 미세소체효소(hepatic microsomal enzyme)를 활성화함으로써 chloramphenicol의 혈중농도를 낮출 수 있다.

8. 임상 적응증

Chloramphenicol은 중추신경계감염, *Rickettsia* spp.에

의한 감염, 장티푸스 등에 투여를 고려할 수 있다(표 39).

9. 용법 및 용량

성인에서 통상적인 용량은 경구로 투여할 경우 500 mg po qid이며, 정맥투여 시에는 50 mg/kg/day를 4회에 나눠서 투여한다. 경우에 따라 정맥투여 용량을 최대 100 mg/kg/day까지 증량할 수 있으나, 감염증이 호전되기 시작하면 즉시 표준용량으로 감량해야 한다.

1주 미만의 신생아에서는 25 mg/kg을 매 24시간마다, 1-4주 사이의 신생아는 25 mg/kg을 매 12시간마다, 4주 이상의 소아는 50 mg/kg/day를 4회로 나눠서 투여한다.

10. 부작용과 금기

가장 심각한 부작용은 골수억제로, 재생불량빈혈, 혈소판감소증, 호중구감소증 등을 유발할 수 있다.

총 투여용량과 연관된 가역적인 골수억제가 나타날 수 있는데, 이는 mitochondria 단백질합성 억제에 의한 것이다. 이에 따라 적혈구계 세포들(erythroid cells)의 공포화(vacuolization), 망상적혈수감소증(reticulocytopenia), 빈혈, 백혈구감소증, 혈소판감소증 등이 나타난다. 이러한 부작용은 하루 4 g 이상의 chloramphenicol이 투여되었거나 혈중농도가 25 μg/mL 이상일 때 잘 나타나며, 약물 투여를 중지하면 다시 회복된다.

다른 한편으로, 특이체질(idiosyncrasy)에 의해 발생되는 재생불량빈혈로, 이는 투여용량과 관계없이 발생하며, chloramphenicol이 함유된 안약(optic drop)을 투여한 후에 발생한 사례도 있다. 이러한 부작용은 대개 약물 투여가 종료되고 수 주-수개월이 지난 후에 나타난다. 1967년, California 주 보건 당국(Department of Public Health)과 의사회(California Medical Association)의 합동 조사에 의하면 chloramphenicol을 투여한 환자의 24,500-40,500에서 재생불량빈혈이 발생했는데, 이는 일반 인구에서의 발병 빈도에 비해 약 13배나 높은 수준이다. 특이체질에 의한 재생불량빈혈의 원인은 명확하지는 않으나 니트로 유도체(nitro derivatives)와 같은 독성대사물과의 연관성이 제기되고 있다. 실제로 chloramphenicol의 p-nitro기가 methyl-sulfonyl기로 치환되어 니트로 유도체(nitro derivatives) 생성을 유발하지 않는 thiamphenicol은 재생불량빈혈을 일으키지 않는다.

그 외에도 발작성 야간혈색소뇨증(paroxysmal nocturnal hemoglobinuria), 급성 골수성백혈병(acute myeloblastic leukemia) 등도 일으킬 수 있는 것으로 보고되고 있다.

신생아, 특히 미숙아는 간기능과 신기능이 완전하지 않기 때문에 혈중 약물농도가 상승하여, 복부팽만, 구토, 청색증, 혈압저하, 호흡 이상, 저체온증 등을 보이는 경우가 있는데 이를 gray baby 증후군이라고 한다. 이는 chloramphenicol이 심근 수축력에 지장을 초래하여 일어난다. Gray baby 증후군은 주로 신생아에게서 발생하지만 드물게 그 이상 연령의 소아 또는 성인에게서 나타나기도 한다. 이런 부작용은 대개 고용량의 chloramphenicol을 3-4일간 지속적으로 투여했을 때 나타난다. 분만 중 chloramphenicol을 투여받은 임신부에서 태어난 아기에게서 gray baby 증후군이 발생한 경우도 있었다. Gray baby 증후군은 치명적인 부작용으로 즉시 약물 투여를 중단하고 교환수혈(exchange transfusion)을 해야 한다.

이 외에도 소아에서 백혈병을 유발할 수 있으며, 시신경염(optic neuritis), 말초신경염, 두통 등을 비롯한 신경학적 부작용, 피부발진, 혈관부종과 같은 과민반응 등이 나타날 수 있다.

이전에 chloramphenicol에 대해 과민반응이나 부작용이 있었던 경우에는 금기이다. 재생불량빈혈 등을 포함한 치명적인 부작용이 나타날 수 있으므로, 항생제 투여가 필요 없는 감염증 또는 경미한 감염증(감기, 독감, 인후염 등)의 환자에게 chloramphenicol을 투여하는 것은 금기이다. 또한, 세균감염에 대한 예방적 목적으로 투여하는 것도 금기이다.

참고문헌

1. Asmar BI, Prainito M, Dajani AS. Antagonistic effect of chloramphenicol in combination with cefotaxime or ceftriaxone. Antimicrob Agents Chemother. 1988;32(9):1375-8.
2. Bell JM, Turnidge JD, Jones RN. Antimicrobial resistance trends in community-acquired respiratory tract pathogens in the Western Pacific Region and South Africa: report from the SENTRY antimicrobial surveillance program, (1998-1999) including an in vitro evaluation of BMS284756. Int J Antimicrob Agents. 2002;19(2):125-32.
3. Klein NC, Cunha BA. New uses of older antibiotics. Med Clin North Am. 2001;85(1):125-32.
4. Rood JI, Jefferson S, Bannam TL, Wilkie JM, Mullany P, Wren BW. Hybridization analysis of three chloramphenicol resistance determinants from Clostridium perfringens and Clostridium difficile. Antimicrob Agents Chemother. 1989;33(9):1569-74.
5. Wallerstein RO, Condit PK, Kasper CK, Brown JW, Morrison FR. Statewide study of chloramphenicol therapy and fatal aplastic anemia. Jama. 1969;208(11):2045-50.

Rifamycin

정두련 성균관대학교 의과대학 내과학교실

Rifamycin은 토양에 존재하는 세균의 일종인 *Amycolatopsis mediterranei*에서 유래한 항균물질로, 1959년 이탈리아에서 처음 분리되었으며, 초기에는 rifamycin B를 포함한 유도체들의 혼합물로 개발되었다. Rifamycin B 자체는 항균활성이 낮지만, 활성도가 높은 유도체인 rifamycin S로 쉽게 화학적 변환이 가능해 반합성 항생제 개발의 기초가 되었다. 이 계열의 최초 약물인 rifamycin SV는 1963년 임상에 도입되었으며, 이후 생체이용률과 항균력이 향상된 rifampin이 1968년부터 널리 사용되기 시작하였다. Rifampin은 *Mycobacterium tuberculosis*를 포함한 항산균감염뿐 아니라 균막과 연관된 기구관련감염, 다제내성 그람음성균감염, 세포 내 병원체 감염 등에서 병합요법으로 활용된다. 최근에는 약물상호작용이 적고 약동학적 특성이 개선된 새로운 rifamycin 유도체들이 개발되어, 다양한 감염질환에 사용되고 있다.

본 장에서는 rifamycin계열 항생제의 전반적인 특성을 다루며, 임상 적응증 부분에서는 결핵 이외의 감염질환에 대한 적용을 중점적으로 기술하고자 한다.

1. 항생제명

Rifampin, rifabutin, rifapentine, rifaximin

2. 구조 및 성상

Rifamycin계열은 ansamycin계열에 속하는 항생제로, naphthoquinone 핵의 양쪽 끝이 지방족(aliphatic) 사슬로 연결되어 바구니 손잡이 모양의 독특한 입체구조를 형성한다(그림 44). 이러한 구조적 특징은 RNA 중합효소의 β-소단위에 선택적으로 결합하여 RNA 합성을 억제하는 이 계열의 작용기전과 밀접한 관련이 있다. 기본골격의 R1과 R2 위치에 존재하는 치환기의 차이에 따라 각 유도체는 약동학적 특성, 대사경로, 친수성, 생체이용률 등에 차이를 보이며, 이에 따라 서로 다른 약물 특성과 임상 적응증을 갖는다. Rifamycin계열의 기본 구조와 주요 유도체들의 화학구조는 각각 그림 44, 45에 제시하였다.

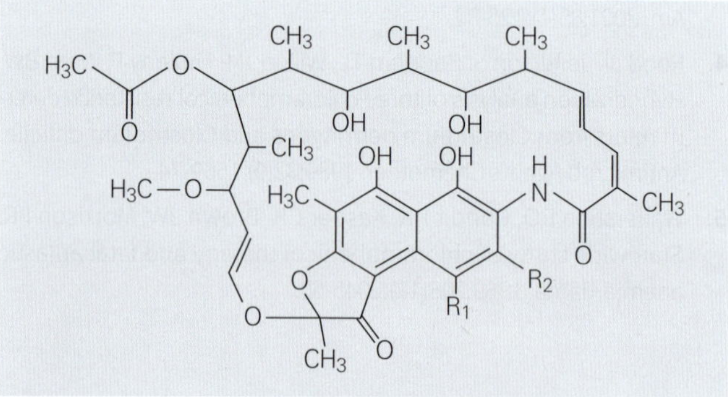

그림 44. Rifamycin계열 항생제의 공통 기본 구조식

Rifamycin계열의 대표 약물인 rifampin은 3-(4-methyl-piperazinyl)-iminomethyl 치환기를 가지는 유도체로서 이 치환기는 약물의 친수성 및 세포투과성을 증가시킨다. Rifabutin은 spiro-piperidyl기를 포함한 구조로, rifampin보다 지용성이 높고 조직 내 분포 범위가 넓으며 반감기가 길다. Rifabutin은 cyclopentyl 치환기를 가지며, rifampin에 비해 작용 지속시간이 길고 단백결합률이 높아

Rifampin

Rifabutin

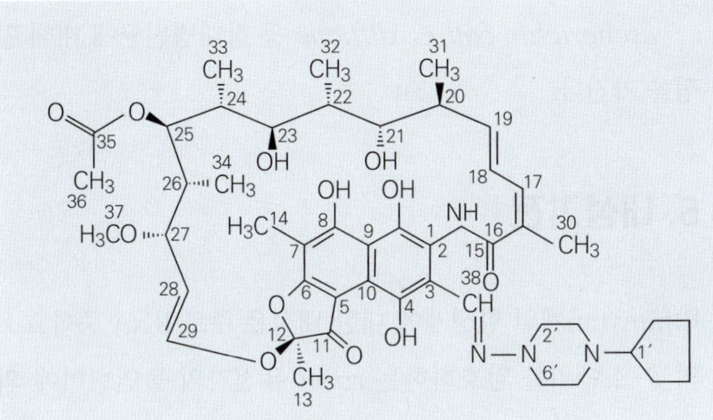

Rifapentine

Rifaximin

그림 45. 주요 Rifamycin계열 항생제의 구조식 비교

간헐적 요법에 적합하다. Rifaximin은 C-3과 C-4 위치를 연결하는 고리구조를 추가로 가지고 있어, 물에 대한 용해도와 장벽투과성이 매우 낮다. 이에 따라 경구투여 후 전신흡수는 거의 없으며, 장관 내에서 고농도의 항균활성을 유지하면서도 전신독성 및 약물상호작용 위험이 매우 낮은 것이 특징이다.

3. 작용기전

Rifamycin계열 항생제는 원핵생물의 DNA-의존적 RNA 중합효소의 β-소단위에 높은 친화도로 결합하여 RNA 합성을 억제하고, 그 결과 단백질합성을 저해한다. 일반적으로 살균작용을 나타내지만, 세균의 종류나 약물농도에 따라 정균작용을 보일 수 있다. 이러한 작용기전은 rifamycin계열 약물 전체에 공통되며, 임상효과나 적용범위의 차이는 주로 세포투과성, 조직침투력, 약물동력학적 특성의 차이에 기인한다.

4. 작용범위

Rifamycin계열 항생제는 결핵균에 대한 강력한 활성으로 잘 알려져 있으나, 이들 약물은 항산균을 포함해 그람양성균, 일부 그람음성균, 세포내 병원체 등 다양한 세균에 대해 광범위한 항균활성을 보인다. 항산균 중에서는 *M. tuberculosis*뿐 아니라 주요 비결핵항산균인 *M. avium-intracellulare* complex (MAC), *M. kansasii*, *M. marinum*에 대해서도 높은 활성을 나타낸다. 그람양성균에 대해서도 우수한 효과를 보이는데, *Staphylococcus aureus*, coagulase-negative staphylococci, *Streptococcus pyogenes*, *Streptococcus pneumoniae*, viridans group streptococci 등이 이에 포함된다. 이 외에도 *Listeria monocytogenes*, *Clostridioides difficile*에 대해서도 감수성을 보인다. 그람음성균 중에서는 *Haemophilus influenzae*, *Neisseria meningitidis*, *Helicobacter pylori* 등에 대해 감수성을 나타낸다. 또한, 세포내 병원체인 *Chlamydia* spp., *Legionella pneumophila*, *Brucella* spp., *Bartonella* spp. 등에도 광범위하게 감수성을 보인다. 각 rifamycin 유도체별로 작용범위의 특이점은 다음과 같다.

1) Rifampin

Rifampin은 *M. tuberculosis*를 포함한 항산균뿐만 아니라 *Staphylococcus*와 *Streptococcus* 등 대부분의 그람양성알균에 대해 강한 활성을 보인다. 단, *Enterococcus*에 대해서는 중등도의 감수성을 나타낸다. 또한, rifampin은 균막을 형성하는 *Staphylococcus*를 포함한 그람양성균에서 균막 바탕질(matrix)을 효과적으로 침투하고, 대사활성이 낮은 휴면상태의 세균에 대해서도 살균작용을 나타내는 대표적인 균막표적 항생제로 알려져 있다. 그람음성균 중에서는 *N. meningitidis*, *Neisseria gonorrhoeae*, *H. influenzae* 등 일부에 감수성을 보이지만, 대부분의 그람음성막대균에 대해서는 내성을 나타낸다. 단독효과는 제한적이지만, *Pseudomonas aeruginosa*와 *Acinetobacter baumannii*와 같은 다제내성 그람음성균에 대해서는 특정 항생제와 병용 시 상승효과가 보고되었다. 또한, *L. pneumophila*, *Chlamydia*, *Brucella*, *Bartonella* 등 다양한 세포 내 병원체에 대해서도 우수한 항균활성을 보인다.

2) Rifabutin

Rifampin과 유사하게, rifabutin은 *M. tuberculosis* 및 MAC과 같은 비결핵항산균에 대해 강한 항균활성을 보인다. 이 외에도 일부 그람양성균, 그람음성균, 세포내 병원체에 대해서도 비교적 넓은 항균스펙트럼을 가진다.

3) Rifapentine

*M. tuberculosis*를 포함한 항산균에 대해 rifampin과 유사한 항균력을 보인다.

4) Rifaximin

Escherichia coli, *C. difficile* 등 장내병원균에 대해 활성을 가진다.

5. 내성기전

Rifamycin계열 항생제에 대한 내성은 주로 RNA 중합효소의 β-소단위를 암호화하는 *rpoB* 유전자의 돌연변이에 의해 발생하며, 계열 내 약물 간에 교차내성이 흔히 관찰된다. 이 외에도, 세포 내 약물 흡수를 방해하거나 약물을 구조적으로 변형시켜 불활성화하는 기전이 일부 세균에서 보고된 바 있다. 특히, rifaximin에서도 *rpoB* 유전자 변이에 의한 내성 발생이 확인되었으며, 국내 다기관연구에서는 *C. difficile* 임상분리주의 약 20%에서 rifaximin 비감수성이 확인된 바 있다. 이러한 내성은 rifaximin 또는 rifampin 선행 사용 병력과 관련이 있었다. 한편, *rpoB* 유전자의 돌연변이를 표적으로 하는 Xpert MTB/RIF와 같은 PCR 기반 분자진단법이 결핵균 동정 및 rifampin 내성 검출을 위한 신속 진단 도구로 임상현장에서 널리 활용되고 있다.

6. 약물동력학

Rifamycin계열 항생제는 공통적으로 지용성이 높아 조직 침투력이 우수한 특성을 가진다. 간세포 및 장점막의 미세소체(microsome)에서 대사된 후 대부분 담즙을 통해 대변으로 배설된다. 계열 내 항생제별로 약물동력학적인 특징은 다음과 같다.

1) Rifampin

Rifampin은 경구용과 정맥주사용 제형으로 제공되며, 경구투여 시 빠르고 완전하게 흡수된다. 이 계열에서는 정맥주사용 제형이 있는 유일한 약물이다. 공복 시 복용할 때 흡수가 가장 잘되며, 음식은 생체이용률을 저하시킬 수 있다. 성인에게 600 mg을 경구투여 시 최고혈중농도는 7-10 μg/mL에 도달한다. 약물의 약 80%는 혈장단백과 결합하며, 높은 지용성으로 인해 폐, 간, 전립선, 뼈 등 대부분의 조직과 침, 담즙, 흉수, 뇌척수액 등의 체액에 광범위하게 분포한다. 뇌수막염 환자에서는 뇌척수액 내 농도가 혈청농도의 약 10-20%에 이르며, 염증이 없더라도 혈액뇌장벽을 비교적 잘 통과한다. 골조직 내 농도는 혈청 수준 이상으로 도달할 수 있다. Rifampin은 특유의 붉은 색소로 인해 소변, 땀, 눈물, 대변이 주황색을 띠며, 콘택트렌즈가 변색될 수 있다.

Rifampin은 간에서 탈아세틸화되어 활성 대사물로 전환되며, 주로 담즙을 통해 배설되고, 장간순환(enterohepatic circulation)을 거친다. 약 13-24%는 소변으로 배출된다. 초기 혈청반감기는 2-5시간이나, 반복투여 시 자가효소 유도에 의해 반감기가 점차 짧아진다. 신기능저하 시에는 특별한 용량조절이 필요 없으나, 중등도 이상의 간기능저하 환자에서는 용량조절이 권장된다.

2) Rifabutin

Rifabutin은 rifampin보다 지용성이 높고 분포용적이 커서 조직 내 침투가 우수하며, 긴 반감기로 인해 하루 1회 투여가 가능하다. 경구투여 시 음식은 AUC (area under the curve)에 영향을 미치지 않지만, 최고혈중농도는 증가시킬 수 있다. 체내에 광범위하게 분포하며, 투여된 약물의 약 53%는 소변으로 배설된다. 신기능이 저하된 환자에서는 용량조절이 권장되며, 중증 간질환 환자에서도 신중한 투여가 필요하다.

3) Rifapentine

Rifapentine은 작용 지속시간이 긴 rifamycin으로, 경구투여 시 고지방 식사와 함께 복용하면 흡수가 증가하여 혈청농도가 약 50% 상승하므로 식사와 함께 복용하도록 권장된다. 세포 내 농도는 rifampin보다 높지만, 뇌척수액 내에서는 검출되지 않을 정도이다. 주요 대사경로는 에스터 분해효소에 의한 대사물 형성이며, 자가대사유도는 나타나지 않는다. 신장을 통한 배설은 제한적이며, 10% 미만만이 변형되지 않은 형태로 소변으로 배출된다.

4) Rifaximin

Rifaximin은 매우 낮은 친수성과 장벽투과성으로 인해 경구투여 후 전신흡수가 거의 일어나지 않아, 혈중농도는 투여량의 0.01% 미만에 불과하고, 약 97%가 변형 없이 대변으로 배설된다. 중증 간질환 환자에서는 혈중농도가 증가할 수 있으나, 용량조절은 필요하지 않다.

7. 약물상호작용

Rifamycin계열 항생제는 공통적으로 cytochrome P450 (CYP) 효소계 및 P-glycoprotein 등의 약물 수송체에 영향을 미쳐 약물상호작용을 유발할 수 있다. 특히 CYP3A4 유도는 이 계열 약물 모두에서 공통적으로 나타나는데 상호작용의 정도는 약물에 따라 차이가 있다(표 40).

1) Rifampin

Rifampin은 이 계열 중 가장 강력한 CYP 유도체로서, CYP3A4를 비롯한 CYP1A2, CYP2C, CYP2D6 등 다양한

표 40. Rifamycin계열의 주요 약물상호작용

약물군	Rifampin	Rifabutin	Rifapentine
항응고제(warfarin, NOACs 등)	약효 및 INR 감소, NOACs 혈중농도 저하 가능, INR 모니터링 및 항응고제 용량 증량 필요	상대적으로 영향 적음	영향 가능성 있음, 주의 요함
면역억제제(tacrolimus, cyclosporine, glucocorticoids)	혈중농도 감소, 이식 거부 반응 위험 증가	병용 가능(용량조절 필요)	병용 권장되지 않음
항레트로바이러스제(PI, NNRTI, INSTI)	약물농도 감소, 병용 금기 또는 용량조절 필요	PI 병용 시 선호됨, 용량조절 필요	병용 권장되지 않음
항진균제(voriconazole, posaconazole 등)	혈중농도 크게 감소, 병용 권장되지 않음	Fluconazole, ketoconazole과 병용 시 농도 상승, 주의 필요	자료 부족
심혈관계(digoxin, quinidine, 칼슘차단제 등)	약물농도 및 효과 감소 가능성, 증량 또는 대체 약물로 변경	상대적으로 영향 적음	영향 가능성 있음
정신과/신경계 약물(phenytoin, clozapine, risperidone 등)	약효 저하 또는 부작용 증가 가능	비교적 영향 적음	자료 부족
진통제/마약성 진통제(methadone, oxycodone 등)	효과 감소, 금단 증상 가능성 증가	Methadone 영향 적음	영향 가능성 있음
경구피임약	대사 증가로 혈중농도 감소, 피임 효과 저하 가능성 있음, 대체 피임 방법 병행 권장	비슷하거나 일부 연구에서는 영향 적다고 보고함	자료 부족
혈당강하제(metformin, sulfonylureas 등)	혈중농도 변화 가능, 저혈당 또는 고혈당 발생 위험	비교적 영향 적음	영향 가능성 있음
기타 약물(statins, levothyroxine 등)	혈중농도 감소, 약효 감소 가능	비교적 영향 적음	영향 가능성 있음

NOAC, Non-vitamin K oral anticoagulant; PI, protease inhibitor; NNRTI, non-nucleoside reverse transcriptase inhibitor; INSTI, Integrase strand transfer inhibitor.

간 및 장내 대사효소와 P-glycoprotein 같은 약물 수송체를 유도하여 광범위한 약물상호작용을 유발한다. 이러한 유도 작용은 복용 시작 후 약 1주일 이내에 최고조에 이르며, 병용약물의 혈중농도를 크게 감소시킬 수 있다. 특히, HIV 단백질분해효소 억제제(protease inhibitor)와 병용 시 병용약물의 AUC가 크게 감소할 수 있어 대체약물 투여가 권장된다.

2) Rifabutin

Rifabutin은 rifampin보다 약한 CYP 유도작용을 보이며, 주로 CYP3A4에 의해 수산화 대사된다. 이로 인해 HIV 단백분해효소 억제제와 병용 시 rifabutin 농도가 상승할 수 있어 감량이 필요하다. 항레트로바이러스제, fluconazole, ketoconazole, clarithromycin 등과 병용할 경우 양방향 상호작용의 가능성이 있으므로 병용약물의 모니터링 등 주의가 필요하다.

3) Rifapentine

Rifapentine은 중등도의 CYP3A4 및 CYP2C 유도작용을 보이며, rifampin과 유사한 약물상호작용을 유발할 수 있다. 그 강도는 rifampin보다 약하지만 rifabutin보다는 강하다. HIV 단백질분해효소 억제제와의 병용은 권장되지 않는다.

4) Rifaximin

Rifaximin은 CYP3A4 유도 가능성은 있으나, 전신흡수

가 거의 일어나지 않기 때문에 혈중농도가 매우 낮아, 임상적으로 의미 있는 약물상호작용은 거의 없으며, 병용 약물의 효과에 영향을 줄 가능성은 매우 낮다.

8. 임상 적응증

1) Rifampin

Rifampin은 본래 결핵치료의 핵심약물로 개발되었으나, 현재는 다양한 세균 감염에서 보조 항생제로 널리 활용되고 있다. 특히, 균막 형성과 관련된 기구관련감염, 심내막염, 골수염, 뇌수막염, 다제내성균감염 등에서 다른 항생제와 병용 시 치료효과를 높이는 역할을 한다. 다만, 단독요법은 내성 발생 위험이 높아, 예방적 목적 등 일부 제한적인 상황에서만 사용이 권장된다.

(1) 포도알균 감염

Rifampin은 *S. aureus*와 coagulase-negative staphylococci에 대한 강력한 살균작용을 보이며, 우수한 조직 침투력과 포식세포 내 활성을 포함해 균막 내 침투 및 정균 상태의 세균에 대한 효과를 바탕으로 중증 포도알균 감염에서 보조치료제로 자주 고려되어 왔다. 특히, 기구관련감염, 심내막염, 골수염, 농양 등 균막이 관여하는 감염에서 rifampin 병합요법은 효과적일 수 있으나, 단독사용 시 내성 발생 위험이 높기 때문에 반드시 다른 항생제와 병용해야 한다.

과거에는 *S. aureus*에 의한 인공판막 심내막염 치료에서 vancomycin 또는 nafcillin에 rifampin과 aminoglycoside를 병용하는 병합요법이 권장된 바 있다. 그러나, 최근 발표된 체계적 문헌고찰 및 메타분석에 따르면, rifampin 병용이 사망률, 재발률, 재수술률 개선에 유의한 영향을 주지 않으며, 오히려 간독성, 신독성, 약물상호작용으로 인한 치료 중단율이 증가한다는 결과가 보고되었다. 이에 따라 포도알균 인공판막 심내막염에서의 rifampin 병합요법에 대한 기존 권고의 근거수준을 하향 조정할 필요성이 제기되었다.

(2) 균막 및 기구관련감염

Rifampin은 균막을 효과적으로 침투하고, 대사활성이 낮은 휴면상태의 세균에도 작용하며, 균막 형성을 억제하는 특징이 있다. 이러한 특성으로 인해 균막 형성과 관련된 기구관련감염에서 다른 항생제와 병용 시 치료효과를 높일 수 있다. 최근 문헌에 따르면, 기구관련감염에 대한 rifampin 병합요법의 효과는 병원체의 종류, 수술 방식, 병용 항생제의 조합 등에 따라 다를 수 있다. 예를 들면, 인공관절감염, 인공심장판막의 심내막염, 중심정맥관감염 및 기타 이식물 감염에서 vancomycin, daptomycin, fluoroquinolone 등과 병용 시 효과적이라는 보고가 있다. 또한, 2단계 재치환 수술이 어려운 경우 DAIR 전략(debridement, antibiotics, implant retention: 병변 절제, 항생제치료, 인공삽입물 유지)의 일부로 rifampin이 사용되며, 3-6개월간의 항생제 병합요법이 권장되기도 한다. 하지만, 현재까지의 대부분의 근거는 후향적 관찰연구에 기반하고 있으며, 무작위대조 임상시험은 제한적이어서 결론을 내리기에는 아직 근거수준이 낮은 상태이다.

(3) 골수염 및 관절염

Rifampin은 뼈조직 내 농도가 높고, 만성 골수염에서 휴면 상태의 세균에 대해서도 살균작용을 나타내는 특성이 있어, β-lactam, clindamycin, trimethoprim-sulfamethoxazole 등과 병합요법으로 활용될 수 있다. 최근 *S. aureus*에 의한 척추골수염 치료에 대한 체계적 문헌고찰 및 메타분석에 따르면, rifampin 병합요법은 치료실패 위험을 감소시키는 것으로 나타났으며, 그중에서도 fluoroquinolone과의 병합요법에서 가장 우수한 치료 성적이 보고되었다. 다만, 해당 분석에 포함된 대부분의 연구는 후향적 관찰 연구로 근거수준이 낮아, 향후 무작위대조 연구를 통한 추가 검증이 필요하다.

(4) 뇌수막염 및 중추신경계 감염

Rifampin은 지용성이 높아 혈액뇌장벽을 잘 통과하여, 세균성 뇌수막염에 대한 치료에서 보조 항생제로 사용될 수 있다. 특히 penicillin-내성 *S. pneumoniae*에 의한 뇌수막염에서는 ceftriaxone 또는 cefotaxime, vancomycin과 함께 rifampin의 병합투여가 권장된다. 또한, 뇌수막염 치료에서 스테로이드가 보조적으로 투여될 경우 항생제의 뇌척수액 내 투과가 감소할 수 있으나, rifampin은 이러한 영향을 상대적으로 덜 받기 때문에 병용 시 도움이 된다. 메티실린 내성 *S. aureus* (MRSA)에 의한 뇌실복막강션트 감염에서 션트 제거가 어려운 경우에도, vancomycin과 rifampin의 병합요법이 효과적인 치료전략으로 권장된다.

(5) 다제내성 그람음성균감염

Rifampin은 carbapenem, colistin, tigecycline 등과 병용 시 일부 다제내성 그람음성균에 대해 상승효과가 보고된 바 있다. 특히, carbapenem-내성 *A. baumannii* 감염에서 colistin과 rifampin의 병합요법은 시험관내 및 동물실험에서 효과를 보였으나 임상근거는 아직 제한적이다. 또한, *P. aeruginosa*, *Klebsiella pneumoniae*, *E. coli* 등의 균종에 대해서도 병용투여 시 부분적인 상승효과가 보고되었다.

(6) 기타 세균감염

Rifampin은 *Brucella*, *Legionella*, *Bartonella* 등의 세균감염에서도 다른 항생제와 병행하여 사용된다. *Brucella* 감염에서는 주로 doxycycline과 병용되며, *Legionella* 중증감염에서는 macrolide 또는 fluoroquinolone과 병용되어 사용될 수 있다. 특히, 면역저하환자나 중추신경계 침범이 있는 *Bartonella* 감염에서는 rifampin과 doxycycline의 병합요법이 권장된다.

(7) 예방화학요법(Chemoprophylaxis)

Rifampin은 침습성 *N. meningitidis* 감염 환자의 밀접접촉자에게 2일간 투여함으로써 감염을 예방하는 데 효과적인 약물로 사용된다. 또한, *H. influenzae* 감염 환자와 밀접 접촉한 사람에게도 예방 목적으로 사용된다.

2) Rifabutin

Rifabutin은 *M. avium* complex (MAC)를 포함한 비결핵항산균감염의 치료에 주로 사용되며, 특히 HIV 감염자에서 MAC 예방 및 치료를 위한 1차 약제로 권장된다. Rifampin보다 간효소 유도작용이 약하므로 항레트로바이러스제와의 병용 시 약물상호작용의 위험이 상대적으로 낮다. 이 외에도 *M. kansasii*, *M. marinum* 등에 대해 효과가 있으며, 일부 세포내 병원체감염에서도 사용될 수 있다.

3) Rifapentine

Rifapentine은 주로 잠복결핵 감염의 치료에 사용되며, *M. tuberculosis*에 대한 항균력은 rifampin과 유사하지만, 긴 반감기로 인해 간헐적 투여요법에 적합하다. 현재는 isoniazid와 병용하여 주 1회 12주 요법 또는 1일 1회 1개월 요법 등으로 사용된다.

4) Rifaximin

Rifaximin은 전신흡수가 거의 되지 않아 장관 내에서 국소적으로 작용하며, 이러한 특성 때문에, 여행자 설사, 간성혼수의 재발 예방, 과민성 장증후군 등의 치료에 사용된다. *C. difficile* 감염(CDI)에 대해서도 여러 연구가 진행되어 왔으며, 체계적 문헌고찰에 따르면, rifaximin은 metronidazole이나 vancomycin과 같은 기존 치료제에 비해 비열등하거나 재발 예방에 효과적인 것으로 평가되었다. 2021년 IDSA/SHEA 권고안에 따르면, 재발성 CDI환자에서 vancomycin 치료 후 20일간 rifaximin을 추가하는 방식으로 제한적으로 사용을 권장하고 있다.

9. 부작용과 금기

Rifamycin계열 항생제는 공통적으로 간독성, 발진과 함께 근육통과 발열 등의 증상을 포함하는 독감유사증후군 등의 부작용이 보고되었다. 특히, 간기능이상이 있는 환자에서 투여 시 주의가 필요하며, 정기적인 간기능 검사가 권장된다. 또한, 과거에 rifamycin에 대한 과민반응 병력이 있는 경우에는 투여에 신중을 기해야 한다. Rifaximin을 제외한 rifamycin계열 항생제는 다양한 약물상호작용을 유발할 수 있으므로, 병용약물의 농도 변화 및 치료효과 변화에 대한 주의가 필요하다.

1) Rifampin

Rifampin의 대표적인 부작용은 간독성이며, 특히 기저 간질환이 있는 환자에서 위험이 증가한다. 약 10%의 환자에서 간기능 수치의 일시적인 상승이 나타나며, 드물게 담즙정체성 간염이나 황달도 보고된다. 독감유사증후군, 혈소판감소증, 용혈빈혈, 신부전 등이 드물게 발생할 수 있다. 일부 환자에서는 알레르기 반응 및 IgE 매개 아나필락시스가 발생할 수 있다.

2) Rifabutin

Rifabutin은 백혈구감소증, 전신관절통, 위장장애, 간효소 상승 등의 부작용이 보고된다. 특히 포도막염이 clarithromycin, azithromycin 또는 fluconazole 등과 병용 시 혈중농도 증가로 인해 발생할 수 있는데, 대개 복용 수개월 후에 발생한다.

3) Rifapentine

Rifapentine은 일반적으로 rifampin보다 부작용이 적은 편이다. 간독성 발생률은 rifampin과 유사하며, 고요산혈증이 높은 발생 빈도로 보고되었다. 드물게 용혈빈혈, 신부전이 보고되기도 하였다.

4) Rifaximin

Rifaximin의 부작용은 경미하며, 복부팽만이나 설사 등 위장관에 국한된 증상이 있을 수 있다. 장기간 복용 시 장내 미생물군집의 교란과 rifampin 교차내성 균주의 출현이 있을 수 있다.

참고문헌

1. Aciewicz AM, Chrisman CR, Finch CK, Self TH. Update on rifampin, rifabutin, and rifapentine drug interactions. Curr Med Res Opin. 2013;29:1-12.
2. Durham SH, Covington EW, Roberts MZ, Chahine EB. Rifampin in device-related infections: Assessing the modern evidence. Am J Health Syst Pharm. 2025;82:184-202.
3. El Zein S, Berbari EF, Passerini M, Petri F, Maamari J, Murad MH, et al. Rifampin Based Therapy for Patients With Staphylococcus aureus Native Vertebral Osteomyelitis: A Systematic Review and Meta-analysis. Clin Infect Dis. 2024;78:40-7.
4. Ferreira L, Pos E, Nogueira DR, Ferreira FP, Sousa R, Abreu MA. Antibiotics with antibiofilm activity - rifampicin and beyond. Front Microbiol. 2024;15:1435720.
5. Johnson S, Lavergne V, Skinner AM, Gonzales-Luna AJ, Garey KW, Kelly CP, et al. Clinical Practice Guideline by the Infectious Diseases Society of America (IDSA) and Society for Healthcare Epidemiology of America (SHEA): 2021 Focused Update Guidelines on Management of Clostridioides difficile Infection in Adults. Clin Infect Dis. 2021;73:e1029-e1044.
6. Kim D, Kim YA, Kim JL, Park YS, Jeong SH, Kim H. Molecular epidemiology and clinical risk factors for rifaximin-non-susceptible Clostridioides difficile infection in South Korea: a prospective, multicentre, observational study. J Glob Antimicrob Resist.

2021;27:46-50.

7. Kim YK, Eom Y, Kim E, Chang E, Bae S, Jung J, et al. Molecular Characteristics and Prevalence of Rifampin Resistance in Staphylococcus aureus Isolates from Patients with Bacteremia in South Korea. Antibiotics (Basel). 2023;12:1511.

8. Lee CY, Huang CH, Lu PL, Ko WC, Chen YH, Hsueh PR. Role of rifampin for the treatment of bacterial infections other than mycobacteriosis. J Infect. 2017;75:395-408.

9. Maslow MJ, Portal-Celhay C. Rifamycins. In: Bennett J, editor. Mandell, Douglas, and Bennett's Principles and Practice of Infectious Diseases. 9th ed. London: Elsevier; 2020. pp. 337-49.

10. Ryder JH, Tong SYC, Gallagher JC, McDonald EG, Thevarajan I, Lee TC, et al. Deconstructing the Dogma: Systematic Literature Review and Meta-analysis of Adjunctive Gentamicin and Rifampin in Staphylococcal Prosthetic Valve Endocarditis. Open Forum Infect Dis. 2022;9:ofac583.

기타

Fusidic acid

이창섭 전북대학교 의과대학 내과학교실

후시딕 에시드(fusidic acid)는 steroid 유사 구조를 가진 정균항생제로, 주로 *Staphylococcus aureus*를 포함한 그람양성균에 효과가 있어 피부연조직감염, 골관절감염 등에 사용된다. 국소용 연고 및 점안제 외에도 경구제 및 정맥주사제 형태로도 이용되며, methicillin-resistant *S. aureus* (MRSA)에 대한 병합요법의 일환으로 임상적 활용도가 재조명되고 있다. 전 세계적으로 항생제 내성 문제가 심화되는 가운데, fusidic acid는 기존 항생제와 교차내성이 없어 대체 항생제로서의 잠재력을 가지고 있다.

1. 항생제명

- 일반명(Generic name): Fusidic acid
- 염(鹽) 제형(Salt form)
  - Sodium fusidate: 주로 경구제 및 정맥주사제로 사용
  - Diethanolamine fusidate: 일부 정맥주사제에서 사용
  - Fusidic acid (base): 국소제(연고, 크림, 점안제)로 사용
- 국내 허가 제형: 정제, 현탁액, 주사용 분말(병용제 포함), 연고, 크림, 점안액 등

2. 구조 및 성상

Fusidic acid는 1960년 *Fusidium coccineum*이라는 진균에서 분리된 항균제로, steroid 유사 구조의 tetracyclic triterpenoid계열에 속한다. 분자식은 $C_{31}H_{48}O_6$, 분자량은 약 516.7 g/mol이며, 카복실기, 하이드록실기, 아세톡시기를 포함한다.

약산성(pKa 5.7)이며, 생리적 pH에서 대부분 이온화되어 존재한다. 물에는 거의 녹지 않으나, 에탄올, 아세톤 등 유기용매에는 잘 용해되며, 백색 또는 미황색의 약간 흡습성 고체 분말이다.

임상에서는 주로 sodium fusidate (경구/정맥제), diethanolamine fusidate (주사제), fusidic acid 자체(국소용) 형태로 사용된다.

제형에 따라 정제, 현탁액, 주사제, 크림, 연고, 점안제 등으로 다양하게 상용화되어 있으며, 일부 국가에서는 경구 단독요법용 개량 제형이 개발되어 흡수율이 90% 이상으로 향상된 제형도 사용되고 있다.

3. 작용기전

Fusidic acid는 세균 단백질합성의 연장(elongation) 단계를 억제함으로써 항균효과를 나타내는 정균성(bacteriostatic) 항생제이다.

구체적으로는 세균 리보솜에서 단백질합성 과정 중 elongation factor G (EF-G)가 리보솜에 결합하여 tRNA의 이동(translocation)을 촉진하는 단계를 차단한다. Fusidic acid는 EF-G-GDP 복합체에 특이적으로 결합하여 EF-G가 리보솜에서 해리되는 것을 방해함으로써 리보솜이 다음 코돈으로 이동하지 못하게 한다. 이로 인해 단백질합성이 정지되고 세균의 성장과 증식이 억제된다.

EF-G는 세균의 단백질합성에 필수적인 전사인자로, fusidic acid의 결합은 해당 기전에서 GTPase 활성을 억제하여 translocation을 정지시키는 데 결정적인 역할을 한다. 이러한 작용은 주로 그람양성균의 리보솜에 선택적으로 작용하며, 사람 세포의 리보솜에는 영향을 주지 않아 선택적 독성을 가진다.

Fusidic acid는 농도의존적으로 살균효과를 일부 나타내기도 하지만, 임상적으로는 대부분 정균제(bacteriostatic agent)로 간주된다. 또한, 시험관내 연구에서는 fusidic acid가 T세포를 자극하고 γ-interferon을 유도하는 면역조절 효과를 일부 보인다는 보고도 있으나, 이는 명확한 임상적 의의가 확인되지는 않았다.

4. 작용범위

Fusidic acid는 주로 그람양성균, 특히 *Staphylococcus aureus*에 대해 강한 항균활성을 보이는 항생제이다. Methicillin-resistant *S. aureus* (MRSA)를 포함한 대부분의 *Staphylococcus* spp.에 대해 우수한 활성을 가지며, coagulase-negative staphylococci (CoNS)에도 효과가 있다. 특히 *S. epidermidis*에 대해서는 높은 감수성을 보이지만, *S. saprophyticus*에 대해서는 감수성이 낮은 것으로 보고되어 있다.

Streptococcus spp. 및 *Streptococcus pneumoniae*에 대해서는 제한적 활성을 보이며, *Enterococcus* spp.에 대해서는 정균작용만 있고 살균효과는 없는 것으로 알려져 있다. 그 외에 *Corynebacterium diphtheriae*, *Clostridioides difficile*, *Peptostreptococcus* 등 일부 혐기성 그람양성균에 대해서도 시험관내 감수성이 확인되었다.

반면, 대부분의 그람음성막대균에 대해서는 항균력이 없으며, 이는 fusidic acid가 그람음성균의 외막을 통과하지 못해 세포 내로 도달하지 못하는 물리적 특성 때문이다. 단, *Neisseria spp.*, *Moraxella catarrhalis*, *Legionella pneumophila* 등에 대해서는 제한적인 시험관내 활성이 보고된 바 있다.

진균에는 활성이 없으며, 일부 원충류(*Giardia lamblia*,

표 41. Fusidic acid의 균종별 항균활성

균종 분류	주요 균주 예시	항균 활성도	비고
그람양성구균	*Staphylococcus aureus* (incl. MRSA)	++	주요 치료 대상균, 내성 증가 보고
	Staphylococcus epidermidis	++	대부분 감수성 있음
	Staphylococcus saprophyticus	+/−	감수성 다양함, 낮은 반응률 보고
	Streptococcus spp., *S. pneumoniae*	+	제한적 효과
	Enterococcus spp.	+	정균작용만 있음, 살균효과 없음
혐기성 그람양성균	*C. diphtheriae*, *C. difficile*, *Peptostreptococcus* spp.	+	시험관내 감수성 확인
그람음성균	대부분의 *Enterobacteriaceae*, *Pseudomonas* spp.	−	선천적 내성, 세포막 투과 불가
	Neisseria spp., *Moraxella*, *catarrhalis*, *L. pneumophila*	+/−	제한적 시험관내 활성이 보고됨
비정형균 및 기타	*Mycobacterium* spp., *Nocardia* spp., 원충류 등	+/−	시험관내 감수성 일부 보고, 임상적 사용 제한적
진균	−	−	항진균 활성 없음

++, 우수한 항균 활성(고감수성); +, 제한적 또는 중간 정도의 활성; +/−, 균주 또는 조건에 따라 활성 차이 존재; −, 활성 없음.

Plasmodium falciparum)나 비결핵항산균(*Mycobacterium leprae, M. tuberculosis, M. bovis, M. malmoense, Nocardia asteroides*)에 대해서는 시험관내 감수성이 제한적으로 확인되었으나, 임상적 사용은 권장되지 않는다.

한편, 최근의 다국적 메타분석에 따르면, 아토피피부염 환자에서 분리된 *S. aureus* 균주의 fusidic acid 감수성은 평균 80% 수준으로, 지역에 따라 변동성이 있으며, 장기간 국소제 사용 시 내성률 증가 가능성이 제기되고 있다.

Fusidic acid의 주요 균종에 대한 항균활성은 표 41에 요약하였다.

5. 내성기전

Fusidic acid에 대한 내성은 다른 항생제에 비해 상대적으로 드물게 나타나지만, 단독요법 시 내성 발생 가능성이 높아 병합요법이 권장된다. Fusidic acid는 elongation factor G (EF-G)에 결합하여 단백질합성을 억제하는 작용을 하며, 이에 대한 내성은 크게 표적단백의 변이 또는 보호 단백의 획득이라는 두 가지 기전에 의해 발생한다.

가장 대표적인 내성기전은 fusA 유전자 돌연변이로 인한 EF-G 단백구조의 변화이다. 이러한 구조 변화는 fusidic acid가 EF-G에 결합하는 것을 방해하여 항균효과를 떨어뜨린다. 이는 주로 고수준 내성과 관련되며, 특히 병원 내 *Staphylococcus aureus*에서 보고되고 있다.

또 다른 중요한 기전은 fusB계열 유전자의 획득이다. fusB, fusC, fusD 유전자는 세균이 외부에서 획득할 수 있는 플라스미드 또는 이동성 유전자 요소에 위치하며, 이들 유전자는 EF-G를 보호하여 fusidic acid의 작용을 방해한다. 이 기전은 주로 저수준 내성과 연관되어 있으며, 특히 지역사회획득 MRSA (CA-MRSA) 또는 피부연고 사용과 관련된 국소 감염에서 종종 발견된다.

Fusidic acid에 대한 내성은 전 세계적으로는 아직 낮은 수준이나, 국소제제를 장기간 사용하는 경우 내성률이 증가할 수 있다는 점에서 주의가 필요하다. 유럽에서는 내성률이 지역에 따라 1.4%에서 60% 이상까지 다양하게 보고되며, 한국에서도 10-50% 수준의 내성률이 보고된 바 있다. 한편, fusidic acid는 세포벽을 통과하지 못하기 때문에 그람음성균에 대해서는 선천적 내성(intrinsic resistance)을 나타내며, 이는 투과성 문제와 관련되어 있다.

Fusidic acid의 주요 내성기전은 표 42에 요약하였다.

6. 약물동력학

Fusidic acid는 경구제, 정맥주사제, 국소제 등 다양한 제형

표 42. Fusidic acid의 주요 내성기전

내성유형	기전 설명	관련 유전자	내성 수준	주요 특징
표적단백 변이	EF-G의 구조가 변형되어 fusidic acid가 결합하지 못함	fusA	++	병원 내 *S. aureus*에서 주로 발견
보호단백 획득	EF-G를 보호하는 단백질이 fusidic acid의 작용을 방해	fusB, fusC, fusD	+	플라스미드로 전파, 국소감염에서 흔함
선천적 내성	세포벽 투과 불가로 약물이 세포 내에 도달하지 못함	해당 없음	-	대부분의 그람음성균에서 관찰됨
다제내성 병용성	병용 시 내성억제 가능성 있음(예: rifampin)	-	+/-	병합요법 권장(단독 시 내성 발생 위험)

++, 고수준 내성; +, 저수준 내성; +/-, 조건에 따라 다름; -, 본질적 또는 선천적 내성.

으로 사용되며, 투여경로에 따라 약물동력학적 특성에 차이를 보인다. 경구제는 위장관에서 비교적 잘 흡수되며, 공복 시 생체이용률은 약 60-91%로 보고되고 있다. 그러나 우유나 음식물과 함께 복용할 경우 흡수가 저하될 수 있어, 식전 또는 식후 일정 간격을 두고 복용하는 것이 권장된다. 경구투여 시 최고혈중농도(C_{max})는 일반적으로 투여 후 2시간 이내에 도달하며, 혈중 반감기는 평균 5-6시간이다. Fusidic acid는 혈장단백과의 결합률이 95-99%로 매우 높아, 조직 내 자유약물농도는 제한적일 수 있으나, 실제로는 농양, 뼈, 폐, 전립선, 관절, 늑막액 등 다양한 조직에 치료농도에 도달하는 것으로 보고되고 있다.

뇌척수액(CSF)으로의 투과는 낮은 편이지만, 뇌농양 등의 염증성 병변에서는 치료농도가 관찰된 바 있다. Fusidic acid는 태반을 통과하며 유즙으로도 분비되므로 임신부 및 수유부 사용 시 주의가 필요하다.

약물은 대부분 간에서 대사되며, 여러 가지 대사산물로 변형되어 담즙을 통해 배설된다. 신장을 통한 배설은 1% 미만으로 매우 적으며, 투석으로도 거의 제거되지 않는다. 이로 인해 신부전 환자에서도 별도의 용량조절이 필요 없는 장점이 있다. 반면, 간기능이 저하된 환자에서는 혈중농도 상승의 위험이 있으므로 주의가 요구된다.

최근에는 경구흡수를 더욱 향상시킨 코팅 제제가 개발되어 생체이용률이 증가하였으며, 약물농도 유지에도 유리한 것으로 평가된다.

7. 약물상호작용

Fusidic acid는 일반적으로 약물상호작용이 많지 않은 항생제로 알려져 있으나, 일부 중요한 상호작용이 임상적으로 보고된 바 있다. 특히 statin (예: atorvastatin, simvastatin, rosuvastatin)과의 병용 시 심각한 근육 독성 및 횡문근융해증이 발생할 수 있어 주의가 필요하다. 프랑스의 약물 감시자료 및 문헌 보고에 따르면, fusidic acid와 statin 병용 후 수일-수 주 내에 근력 약화, 근육통, 흑색뇨, 급성 신부전 등이 동반된 심각한 부작용이 발생하였으며, 일부에서는 사망에까지 이른 사례도 보고되었다. 이와 같은 이유로, 유럽 일부 국가에서는 두 약제의 병용을 금기로 분류하고 있으며, 병용이 불가피한 경우에는 근효소(creatine kinase) 모니터링이 권장된다.

이러한 상호작용의 기전으로는 fusidic acid가 간의 대사효소(CYP3A4) 및 수송체(OATP1B1, BCRP)를 억제하여 statin의 혈중농도를 상승시키는 것이 주요한 기전으로 제시되고 있다. CYP3A4를 통한 대사에 의존하는 atorvastatin 및 simvastatin 외에도, rosuvastatin 및 pravastatin 등 일부 CYP 비의존 statin에서도 상호작용 사례가 보고되어, fusidic acid 자체가 간 약물 수송계에 다방면으로 영향을 미칠 수 있음을 시사한다.

그 외, 현재까지 fusidic acid와 다른 항생제, 항응고제, 항고혈압제 등과의 임상적으로 유의한 상호작용은 드물며, rifampin, fosfomycin, linezolid, minocycline 등과의 병용은 오히려 상승효과를 보이는 것으로 보고되었다. 반면, quinolone계열 항생제와는 길항작용이 있을 수 있으므로 병용은 권장되지 않는다.

8. 임상 적응증

Fusidic acid는 주로 그람양성균, 특히 *Staphylococcus aureus*에 의한 감염에 효과적인 항균제로, 다양한 감염질환의 치료에 사용된다. 대표적인 적응증으로는 피부연조직 감염, 골수염, 화농관절염, 그리고 인공삽입물 관련 감염 등이 있으며, 특히 MRSA나 methicillin-resistant coagulase-negative staphylococci가 원인균인 경우에도 치료 효과가 입증되었다. 이러한 감염에 대해서는 단독요법보다는 rifampin, fosfomycin, linezolid, 또는 minocycline

표 43. Fusidic acid의 주요 임상 적응증

감염 유형	적응증 예시	비고
피부연조직감염	농가진, 모낭염, 상처감염, 접촉성 피부염의 2차 감염	국소제 또는 경구제 사용
골관절감염	급성 및 만성 골수염, 화농관절염	rifampin 병용 시 효과 증가 보고
인공삽입물 관련 감염	인공관절감염, 인공판막감염	장기투여 시에도 효과 및 내약성 우수
호흡기감염	드물게 폐렴이나 폐농양에서 사용	다른 항균제와 병용 고려
Clostridioides difficile 감염	대장염 대체 치료제로 사용 시도됨	vancomycin/metronidazole 대안으로 연구됨
비강 또는 결막 감염	MRSA 비강 보균자 제균, 세균성 결막염	국소 연고 또는 점안제로 사용

등과의 병합요법이 더 효과적인 것으로 보고되고 있다. 실제로 fusidic acid와 rifampin의 병용은 인공관절감염 환자에서 장기적인 유지요법으로도 활용되며, 12개월 이상 치료한 사례에서도 높은 성공률을 보였다. 또한, *Clostridioides difficile* 감염 대체 치료제로서도 연구된 바 있으며, 일부 연구에서는 metronidazole이나 vancomycin과 유사한 치료효과를 보여주었다.

Fusidic acid는 국소제 형태로도 널리 사용되며, 농가진, 모낭염, 피부상처감염, 이차감염을 동반한 아토피피부염 등의 치료에 효과적이다. 그러나 최근 연구에서는 아토피피부염 환자에서 fusidic acid에 대한 *S. aureus*의 내성률이 증가하고 있어, 국소제 단독사용 시 내성유발 가능성에 대한 주의가 필요하다는 지적도 있다.

드물게는 점안제 형태로 세균성 결막염 치료에 사용되며, 이 외에도 비강 보균자의 제균요법이나 흉부 수술 후 예방적 국소 사용 등에 제한적으로 활용된 사례가 보고되고 있다.

Fusidic acid의 주요 임상 적응증은 표 43에 요약하였다.

9. 부작용과 금기

Fusidic acid는 비교적 안전한 항균제로 평가되며, 전신 및 국소 감염에 폭넓게 사용되고 있다. 그러나 사용 경로와 환자의 상태에 따라 다양한 부작용이 보고된 바 있다. 경구투여 시 가장 흔한 부작용은 위장장애, 설사, 두통 등이며, 대개 경미하고 일시적이다. 정맥주사 시에는 간기능이상이나 황달 등의 간독성이 나타날 수 있으나, 이는 주로 고용량 또는 장기 투여 시 발생하며 대부분 가역적이다. 특히 정맥주사는 말초정맥보다는 중심정맥을 통해 서서히 주입하는 것이 권장되며, 급속 또는 장기 말초정맥투여 시 혈관 수축, 혈전형성, 혈관염 등의 부작용이 보고된 바 있다. 드물게 과립구감소증, 백혈구감소증, 혈소판감소증 등의 혈액학적 이상이 관찰되었으나, 대부분 일시적이며 약물중단 없이 회복된다. 국소제로 사용할 경우 접촉성 피부염, 가려움, 발진, 건조감 등이 드물게 나타날 수 있으며, 이는 연고에 포함된 보존제 성분(formaldehyde 등)과 관련이 있는 것으로 보인다. 점안제 사용 시 눈의 작열감이 보고되었으나 일반적으로 잘 견디는 편이다. 전신적 아나필락시스나 중대한 알레르기반응은 매우 드물며, 전반적으로 fusidic acid는 다른 항균제에 비해 부작용 발생률이 낮고 안전성이 높은 약물로 평가된다. 다만, 간기능이상 환자, 미숙아, 황달이나 산증을 동반한 신생아에게는 주의가 필요하며, 과민반응 병력이 있는 경우에는 사용을 피해야 한다.

참고문헌

1. 대한감염학회. 항생제의 길잡이. 제3판. 서울: 도서출판 MIP; 2008. pp. 383-5.
2. Bataillard M, Beyens MN, Mounier G, Vergnon-Miszczycha D, Bagheri H, Cathebras P. Muscle damage due to fusidic acid-statin interaction: review of 75 cases from the French pharmacovigilance database and literature reports. Am J Ther. 2017;0(0):1-5.
3. Curbete MM, Salgado HRN. A critical review of the properties of fusidic acid and analytical methods for its determination. Crit Rev Anal Chem. 2016;46(4):352-60.
4. Elizalde-Jiménez IG, Ruiz-Hernández FG, Carmona-Cruz SA, Pastrana-Arellano E, Aquino-Andrade A, Romo-González C, et al. Global Antimicrobial Susceptibility Patterns of Staphylococcus aureus in Atopic Dermatitis: A Systematic Review and Meta-Analysis. JAMA Dermatol. 2024;160(11):1171-81.
5. Jung MY, Chung JY, Lee HY, Park J, Lee DY, Yang JM. Antibiotic Susceptibility of Staphylococcus aureus in Atopic Dermatitis: Current Prevalence of Methicillin-Resistant Staphylococcus aureus in Korea and Treatment Strategies. Ann Dermatol. 2015;27(4):398-403.
6. Wang JL, Tang HJ, Hsieh PH, Chiu FY, Chen YH, Chang MC, et al. Fusidic acid for the treatment of bone and joint infections caused by meticillin-resistant Staphylococcus aureus. Int J Antimicrob Agents. 2012;40(2):103-7.
7. Whitby M. Fusidic acid in the treatment of methicillin-resistant Staphylococcus aureus. Int J Antimicrob Agents. 1999;2:S67-71.

Nitrofurantoin

이기덕 명지병원 감염내과

니트로푸란(nitrofuran)계열의 약물은 1940년대 초에 미국과 독일에서 항균제로 개발되었다. 현재는 니트로푸란토인(nitrofurantoin)만 쓰인다. 2018년부터 국내에서 생산된 약품의 사용이 가능하다.

1. 항생제명

- 25% macrocrystalline nitrofurantoin/75% nitrofurantoin monohydrate (Macrobid®)
- 100% macrocrystalline nitrofurantoin (Macrodantin®)
- Macrocrystalline nitrofurantoin (보령니트로푸란토인캡슐®)

2. 구조 및 성상

5-nitro-2-furfurylidine 구조를 가진다(그림 46). 황색의 화합물로서 합성이 비교적 쉽고 물에 잘 녹지 않는다. pKa 값이 7.2로서 알칼리성에서 물에 잘 녹고 산성에서 항균력이 증가된다. 광선을 피해 상온 보관 시 5년 이상 안정적이다.

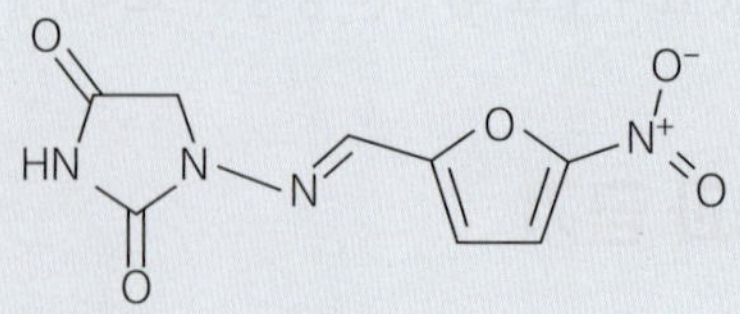

그림 46. Nitrofuran의 구조식

3. 작용기전

세균세포 내의 니프로푸란환원효소에 의해 활성화된 대사산물이 세균의 단백합성기계와 리보솜에 영향을 미치며, 탄수화물대사에 관련된 효소를 억제하여 시트르산 회로를 억제하고, 세포벽과 DNA를 손상시켜서 항균력을 낸다. 당분해 혹은 시트르산회로(citric acid cycle)에 관여하는 효소를 방해하는 기전은 인체에서 신경독성을 유발할 수 있다. 높은 농도에서 살균작용을 하며 *E. coli*가 1시간 동안 2× MIC에 노출 시 1.5시간까지 항생제 후효과를 갖는다.

4. 작용범위

요로감염을 일으키는 *E. coli*의 90% 이상에 감수성이다. *Salmonella* spp., *Shigella* spp., *Bacteroides* spp., *Neisseria* spp. 등의 그람음성균과 *S. aureus*, *S. epidermidis*, *S. saprophyticus*, *Streptococcus pyogenes*, *pneumococci*, *E. faecalis*, *C. diphtheria*, *Clostria* 등의 그람양성균에 항균력을 가진다. *Klebsiella* spp., *Enterobacter* spp., *Citrobacter*, *Providensia*에는 항균력이 약하다. *Serratia*, *Morganella*, *Acinetobacter*, *Proteus*, *Pseudomonas*에는 항균력이 거의 없다.

5. 내성기전

현재 감수성 판정기준(breakpoint)은 정립되어 있지 않으나, *Staphylococcus* spp. 및 *Enterococcus* spp.에 대해서는 MIC가 32 µg/mL 이하일 경우 감수성으로 간주한다. Nitrofurantoin 내성은 1984년 *E. coli*에서 처음 보고되었으나, 아직까지 치료실패는 드물다. 그러나, 사용량이 늘어나며 내성도 늘어나고 있다. Nitrofurantoin을 활성화시키는 니트로환원효소 유전자인 nfsA, nfsB의 변이로 고도내성이 생긴다. 리보플라빈(riboflavin) 생합성을 억제하는 결손은 ribE 유전자의 변이에 의해 발생하는 기전이 알려져 있으며, 유출펌프(efflux pump)의 기여 또한 보고되어 있다.

지역사회획득 요로감염 환자를 대상으로 한 2014년 국내 다기관 연구에서 *E. coli*의 nitrofurantoin 감수성은 99.4%였다. ESBL 생성균이 배양된 소아환자의 2020-2022년 뇨검체를 대상으로 한 국내 단일기관 연구에서 MIC_{50}과 MIC_{90}이 *E. coli*은 모두 16 µg/mL으로, *K. pneumoniae*는 각각 64 µg/mL and 128 µg/mL로 측정되었다. 성인 단순방광염 환자를 대상으로 한 31개 병원과 8개 일차의료기관의 2023년 뇨검체에서 nitrofurantoin의 감수성이 90.5%였다.

6. 약물동력학

경구투여 시 80-90%가 흡수되어, 38.8-44.3%의 생체이용률을 보인다. 음식과 함께 복용하면 흡수가 더 잘 된다. 주로 십이지장에서 흡수된다. Microcrystalline 제제가 더 빠르고 많이 흡수되나, 구역 및 구토가 잘 생겨서 macrocrystalline 제제나, 25% macrocrystalline nitrofurantoin과 75% nitrofurantoin monohydrate의 복합제가 사용된다. 혈청 및 조직 내 농도가 매우 낮으나 주 배설경로인 소변 내에서는 50-250 µg/mL의 높은 농도를 보인다. 반감기가 매우 짧고 빠르게 소변으로 배출되어 신우신염, 신농양, 전신감염증 치료에 적합한 혈중농도를 유지하지 못한다. 신부전 환자에서 사용하지 말아야 한다. 사용설명서에는 크레아티닌청소율 60 mL/min 미만에서, American Geriatric Society에서는 30 mL/min 미만에서 사용하지 말도록 권고하고 있다. 전립선에서 농도가 매우 낮아 전립선염 치료에 사용할 수 없다. 모유 내 농도는 0-0.5 µg/mL로 매우 낮다. 태반통과는 가능하나 양수에서는 거의 검출되지 않는다. 담도 내 농도는 혈청과 비슷하다. 간기능장애에서 감량하지 않는다.

7. 약물상호작용

다른 약물과 상호작용이 거의 없는 것으로 알려져 있다. fluconazole이 폐 독성을 촉진한다는 보고가 있다. 이론적으로 메트혈색소혈증을 촉진할 수 있어서 dapsone이나 benzocaine과 함께 사용하지 않는다. 경구 장티푸스 및 콜레라 백신을 억제할 수 있다. 마그네슘 제제에 흡수가 억제될 수 있다. Probenecid와 상호작용한다. 고칼륨혈증을 일으킬 수 있어, spironolactone과 함께 쓰지 않는다.

8. 임상 적응증

주로 요로감염의 예방과 치료를 위해 사용된다. 요로감염의 흔한 원인균인 *E. coli*, *S. saprophyticus*, *Enterococcus* 에 대한 항균력이 있고, 과거에 비해 항균제의 내성이 거의 증가하지 않았기 때문에 요로감염이 의심되는 환자에서 권유된다. 실제 하부요로감염 환자에서 신기능이 정상인 경우 치료가 효과적이며, 상부요로감염이나 균혈증이 동반된 경우에는 다른 약제를 사용한다. 재발성 요로감염의 예방을 위한 장기투여요법은 항생제 내성균에 의한 요로감염의 증가 및 장기투여에 따른 부작용 가능성을 고려하여 다른 약제로 대체되고 있다. 재발성 요로감염이 있는 젊은 여성에선 성교 후에 예방적 목적으로 투여한다. 도뇨관 거치 환자에서 예방적 투여가 효과 없다. 미국 FDA 임신부 카테고리 B이고, 임신중 투약 후 기형아 출산이나 사산의 보고가 없어 해외에서 흔히 임신 중에 사용되고 있다. 그러나, 이론적으로 기형 발생 가능성이 있고, 위험성이 증가한다는 메타분석도 있다. 사용량이 늘어나고 있어 잘 지켜봐야 한다. 우리나라 2018년 요로감염 항생제사용지침에서 단순방광염의 경험적 치료에 nitrofurantoin 100 mg 하루 2회씩 5일 투여를 권고하고 있다. 이 용량은 nitrofurantoin 국내 도입 이전에 권고된 용량인데, 해외에서 macrocrystalline nitrofurantoin-nitrofurantoin monohydrate 복합제를 투여하는 용량이다. 국내 발매된 macrocrystalline 제제의 사용설명서에는 50-100 mg 하루 4회로 되어 있다. ESBL 생성균을 비롯한 국내 임상검체를 대상으로 한 실험실적 감수성이 좋았다. Fosfomycin, cirprofloxacin, gentamicin, amikacin, trimethoprim, vancomycin과 병합요법이 실험실적으로 성적이 좋았다는 보고가 있으나, 임상데이터가 아니다.

9. 부작용과 금기

가장 중요한 부작용은 폐 이상반응이다. 급성 반응과 만성 반응이 있으며, 약제를 장기 투여한 경우 폐합병증 발생 가능성이 있다(risk ratio 1.53). 급성 반응은 약제 투여 수 시간에서 수일 사이에 발생하며, 가역적인 과민반응이다. 발열, 기침, 호흡곤란, 근육통, 피부발진과 호산구증가증(83%), 하엽의 침윤(94%), 흉수(20%)가 동반된다. 40세 이상의 여성에서 주로 발생한다. 약제 중단 후 15일 정도에 호전되며, 사망한 증례가 있다(0.5%). 만성 반응은 10-20배 적게 발생한다. 치료 1-6개월에 발생한다. 마른기침, 호흡곤란, 간질성 침윤, 발열이다. 호산구증가증은 흔하지 않다. 간효소수치 상승(40%)이나 항핵항체 양성이 보고되었다. 약제를 중단하면 호전되나 절반에선 경증의 폐섬유화증상이 남는다. 8% 치명률 보고가 있다. 위장관 증상인 구역 구토가 가장 흔한 부작용이다. Ciprofloxacin보다 많이 생긴다는 보고가 있다. 흡수가 빠른 microcrystalline 제제 투여 시 macrocrystalline 제제의 두 배 이상 발생한다. 천천히 흡수되도록 음식과 함께 복용하면 증상을 줄일 수 있다. 드물게 피부발진이 생기는데, trimethoprim-sulfamethoxazole에 의한 발진보다 경하고 빈도도 낮다(0.4%). Sweet

증후군, 혈관염, 루프스도 가능하다. 간 이상반응은 폐 이상반응과 비슷한 빈도로 발생하고, 동시에 발생할 수 있다. 단기투여 시 급성 간염이 발생할 수 있고, 가역적이다. 장기투여 시 만성활동성간염, 간경변이 가능하다. 사망 증례도 있다. 드물게 말초신경장애가 발생하는데, 신기능장애가 있던 환자에서 생기며, 증상은 원위부 이상감각, 통증, 근위약이다. 투약 중단 후 호전되기도 한다. Glucose-6-phosephate dehydrogenase가 결핍된 환자에서 용혈반응을 일으킬 수 있다. 2021-2022년 외국인 82명이 포함된 5,193명을 대상으로 시행한 국내연구에서 7명만이 G-6-PD 결핍이 진단되었고, 0.4%에서 G-6-PD 활성도 저하가 관찰되었으나, 다문화 소아청소년이 늘고 있는 추세라서 관심이 필요하다. 불명열의 형태로 약열이 발생할 수 있다. 장기투여 시 신기능장애 발생 가능성이 있어 2012년 American Geriatric Society에선 노인에서 신기능장애 발생 가능성이 있는 약물에 등재되었다. 신기능의 장애가 있는 경우에는 약물배설이 감소되어 체내에 축적될 수 있고, 소변 내에서 적정농도에 도달하기 어려워지므로 사용하지 않는 것이 바람직하다. 이외 사용설명서에 따르면 크레아티닌청소율이 분당 60 mL 이하인 경우, 임신 38-42주, 분만 출산 시의 임신부, 3개월 미만의 영아, 담즙정체성황달 또는 이전에 이 약과 관련된 간기능장애 병력이 있는 환자, 이 약에 과민반응이 있는 환자, 유당불내성, 유당분해효소 결핍증, 포도당-갈락토오스 흡수장애가 있는 환자에서 투여하면 안 된다.

참고문헌

1. 이기덕. 기타 nitrofurantoin. In: 대한감염학회. 항생제의 길잡이. 제4판. 파주: 군자출판사; 2016. 385-7쪽.
2. Choi R, Park W, Chun G, Lee SG, Lee EH. Utilization of Glucose-6-Phosphate Dehydrogenase Test and the Prevalence of Enzyme Deficiency in Korea. J Clin Med. 2023;12(9):3179.
3. Horton JM. Urinary Tract Agents: Nitrofurantoin, Fosfomycin, and Methenamine. Mandell, Douglas, and Bennett's Principles and Practice of Infectious Diseases. 2014;37:461-5. e2.
4. Kang CI, Kim J, Park DW, Kim BN, Ha US, Lee SJ, et al. Clinical Practice Guidelines for the Antibiotic Treatment of Community-Acquired Urinary Tract Infections. Infect Chemother. 2018;50(1):67-100.
5. Mahdizade Ari M, Dashtbin S, Ghasemi F, Shahroodian S, Kiani P, Bafandeh E, et al. Nitrofurantoin: properties and potential in treatment of urinary tract infection: a narrative review. Front Cell Infect Microbiol. 2023;13:1148603.
6. Park KS, Kim DR, Baek JY, Shin A, Kim KR, Park H, et al. Susceptibility to Fosfomycin and Nitrofurantoin of ESBL-Positive *Escherichia coli* and *Klebsiella pneumoniae* Isolated From Urine of Pediatric Patients. J Korean Med Sci. 2023;38(48):e361.
7. Seo MR, Kim SJ, Kim Y, Kim J, Choi TY, Kang JO, et al. Susceptibility of Escherichia coli from community-acquired urinary tract infection to fosfomycin, nitrofurantoin, and temocillin in Korea. J Korean Med Sci. 2014;29(8):1178-81.
8. Squadrito FJ, del Portal D. Nitrofurantoin. 2023 May 29. In: StatPearls [Internet]. Treasure Island (FL): StatPearls Publishing; 2025.
9. Yu SH, Jung SI, Lee SJ, Oh MM, Choi JB, Choi CI, et al. Nationwide surveillance of antimicrobial resistance for uncomplicated cystitis in 2023: Conducted by the Korean Association of Urogenital Tract Infection and Inflammation. Investig Clin Urol. 2025;66(2):161-171.

Fosfomycin

박소연 한림대학교 의과대학 내과학교실

포스포마이신(fosfomycin)은 epoxide계열의 처음 개발된 항생제이다. 원 항생제명은 phosphonomycin으로 1960년대 후반 개발되었다. Fosfomycin은 약제내성 그람음성균과 양성균에 항균력이 있으며, 정주제제와 경구제제가 있다. 요로감염에 주로 투여하나 여러 임상연구에서 복강내감염 및 폐렴, 연조직감염 연구에서도 임상적 효과를 보임이 입증되고 있다.

1. 항생제명

Fosfomycin

2. 구조 및 성상

항균제는 phosphonic acid 구조를 가지는 항균제로 1969년 최초로 발견되었다. 다른 항균제와 구조 및 화학적 유사성이 없다(그림 47). 친수성이나 알코올에는 녹지 않는다. 분자량이 작아서 조직으로 확산이 잘된다.

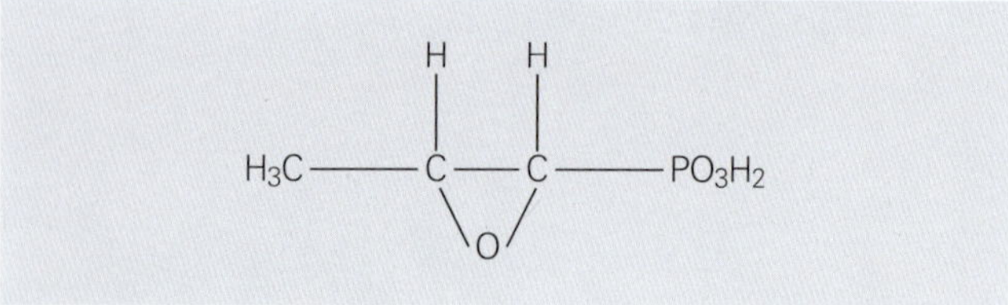

그림 47. Fosfomycin의 구조식

3. 작용기전

Fosfomycin은 초기 세포벽합성에 필요한 peptidoglycan 합성(MurA, UDP-N-acetylglucosamin-3enolypyruvyl-tranferase)에 관여하는 필수 효소를 억제하여 세포벽합성을 억제하여 살균작용을 한다. 세포벽합성의 후기에 작용하는 펩타이드전이효소를 억제하는 β-lactam 항생제와 기전이 달라서 교차내성이 없다.

4. 작용범위

Fosfomycin은 광범위한 살균작용을 가진다. 여러 항생제에 내성을 보이는 그람음성 및 양성균에 항균효과가 있다. 임상연구에서 *Escheria coli*에 대한 감수성은 거의 100%였으며, *Klebsiella pneumoniae*에 대해서도 94% 정도의 감수성을 보였다. 그람양성균인 *Enterococcus faecalis*에 대해서도 99%의 감수성을 보였으나 *Enterococcus faecium*의 경우에는 감소된 감수성 양상을 보였다. 이외도 그람양성균 중 *Staphylococcus* spp., *Streptococcus* spp. 에도 항균력이 있으며 대다수 장내세균과 *Proteus*에는 항균력이 있다. 다만 앞에서 언급한 것처럼 *Klebsiella*에는 감수성이 다양하며 *Enterobacter*, *Serratia* 역시 항균력이 다양하여 감수성 검사가 필요하다.

이외도 *Pseudomonas*에 대해서도 *E.coli*보다는 감소된 감수성 경향을 보인다.

임상연구에서는 광범위 베타락탐분해효소 생성균주 및 carbapenem 내성 장내세균에도 감수성을 보였다.

5. 내성기전

Fosfomycin의 내성은 몇 가지 기전에 의해서 발생한다.

첫째, fosfomycin transporter의 손상에 의하여 세균으

로 항생제의 흡수 감소로 인하여 내성이 발생할 수 있다. 둘째, 항생제 표적인 MurA가 변형되어 fosfomycin의 결합이 저해됨으로써 내성이 발생한다. 셋째, fosfomycin 내성 단백질(FosA, FosB, FosX 등)에 의해 oxirane ring이 개열되면서 항생제가 불활성화되어 내성이 발현된다. 단독투여 시 내성유도가 빠르다.

6. 약물동력학

Fosfomycin은 친수성으로 신장으로 배설되며 소변내 농도가 높고 체내에서 대사되지 않는다.

분자량이 작아서 조직 확산이 잘되고 혈장단백에 결합률이 낮다(<10%). 경구투여 시 위장관 흡수율은 30% 정도로 공복 시 37%, 공복이 아닌 경우에는 30%이다. 즉 음식과 복용 시 약물흡수가 감소한다. 약물의 반감기는 5.7시간이다. 최대농도는 3 g을 투여하는 경우 투여 후 4시간 경과 시점에서 22-32 μg/mL이다. 긴 반감기로 인하여 1회 투여로 소변에서 2,000 μg/mL로 24시간 이상 농도가 유지된다.

7. 약물상호작용

Fosfomycin과 metoclopramide와 동시에 투여하는 경우 소변 및 혈중 fosfomycin의 농도가 감소한다.

8. 임상 적응증

1) 요로감염

E. coli 및 *Enterococcus faecalis*에 의한 요로감염에 효과적이다. 방광염 시에는 3 g 1회 경구투여하며, 복잡성 요로감염에서는 3 g을 2-3일 간격으로 투여할 수 있다. 공복 시 흡수율이 높으므로 공복에 투여하는 것을 권장한다. Fosfomycin 투여 중에 증상의 호전이 없으면 다른 약제로의 변경이 필요하다. 임신한 경우 태아 위험도는 FDA class B이며 투여는 불가피한 경우에만 고려한다.

2) 내성균 감염

임상연구의 결과들이 아직 제한적이지만 주사제로 투여하는 경우 4-8 g을 하루 3회 정주하여 치료효과를 기대할 수 있다. 특히 카바페넴이나 colistin 등 다른 항생제와 병합 투여시 상승효과를 보이는 것으로 보고된다.

9. 용법 및 용량

경구용 약제의 경우 18세 이상의 비복잡성요로감염에 fosfomycin 3 g (포장 단위: 8 g/pack)을 1회 복용한다. 경구제제는 분말 형태 그대로 복용하지 않고, 투여 시 약 120 mL의 물과 함께 복용한다. 두 차례 이상 복용 시에는 부작용의 빈도가 증가하는 것으로 알려져 있다.

10. 부작용

일반적으로 안전한 항생제이다. 설사가 주로 발생하며, 이외에도 오심, 두통, 어지러움 등의 증상이 5% 이내의 빈도로 발생한다. 드문 부작용으로 변비, 구강건조증, 발열, 간효소 증가 등이 나타날 수 있는 것으로 보고되어 있다.

혈액검사상 부작용으로는 저칼륨혈증이 20-25%에서 관찰되는 것으로 보고된다.

참고문헌

1. 대한감염학회. 항생제의 길잡이. 제4판. 파주: 군자출판사; 2016. 388-9쪽.
2. Bennett JE, Dolin R, Blaser MJ. Mandell, Douglas, and Bennett's Principles and Practice of Infectious Disease. 9th ed. Philadelphia, PA: Elsevier; 2019. pp. 18, 222-39. e3, 36, 449-60.

3. Castañeda-García A, Blázquez J, Rodríguez-Rojas A. Molecular mechanisms and clinical impact of acquired and intrinsic fosfomycin resistance. Antibiotics (asel). 2013;16:217-36.
4. Flamm RK, Shortridge D, Rhomberg PR, Sweeney K, Ellis-Grosse EJ, Sader HS. Fosfomycin activity when tested against gram-positive and gram-negative US isolates collected by the SENTRY antimicrobial surveillance program. American Society of Microbiology. 2017.
5. Michalopoulos AS, Livinditis IG, Gougoutas V. The revival of fosfomycin. Int J Infect Dis. 2011;15:e732-e739.
6. Samonis G, Maraki S, Karageorgopoulos DE, Vouloumanou EK, Falagas ME. Synergy of fosfomycin with carbapenems, colistin, netilmicin, and tigecycline against multidrug-resistant *Klebsiella* pneumoniae, Escherichia coli, and Pseudomonas aeruginosa clinical isolates. Eur J Clin Microbiol Infect Dis. 2012;31:695-701.

Mupirocin

이지영 단국대학교 의과대학 내과학교실

1. 항생제명

뮤피로신(mupirocin)

2. 구조 및 성상

Mupirocin은 여러 psudomonic acid A-D의 혼합물로 1971년에 *Pseudomonas fluorescens*의 발효산물에서 얻어진 항균제이다. 이는 pseudomonic acid A가 혼합물의 90% 이상을 구성하고 있어 pseu-domonic acid A로 불리기도 하며, lithium, sodium, calcium염의 형태로 투여한다. Mupirocin calcium 연고 형태로 1980년대에 시장에 도입되어 가장 많이 사용되는 항균연고제 중 하나로 피부감염증 및 비강 내 도포 등에 사용되고 있다. 구조적으로 fatty acid side chain (hydroxy-nonanoic moiety)이 monic acid에 결합된 독특한 구조를 가지고 있다(그림 48).

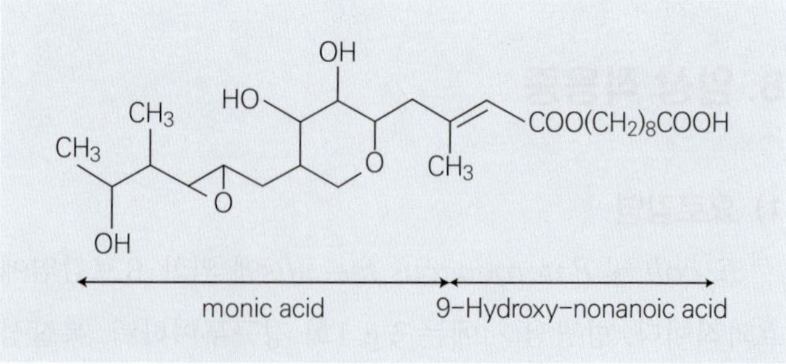

그림 48. Pseudomonic acid A의 구조식

3. 작용기전

Isoleucyl-tRNA synthetase (IleS)에 가역적 특이 결합을 함으로써 세균의 RNA합성과 단백합성을 억제하는 약리기전을 가지고 있다 이는 특히 isoleucine이 세포벽의 단백사슬에 결합하는 것을 방해함으로써 세포벽합성을 억제한다. 세균 내에서 isoleucyl-tRNA synthetase를 억제하여 isoleucine-tRNA를 고갈시키고 그에 상응하는 uncharged tRNA를 축적하게 된다. 이러한 isoleucine-tRNA의 고갈은 단백질합성 억제를 유발하게 되고, uncharged tRNA의 축적은 리보솜의 aminoacyl-tRNA에 결합하여 RNA 합성을 방해하게 된다. 그 결과 항균작용을 초래하게 되며, 이러한 독특한 작용기전으로 인하여 다른 항균제와 교차내성을 일으키지 않는다. 이는 isoleucine 유사체인 furanomycin과 공유하는 작용기전이다.

4. 작용범위

MRSA를 포함한 staphylococci, aerobic streptococci, pneumococci 등 다양한 그람양성균에 대해 살균효과를 보인다. *S. aureus*에 대한 항균력은 피부의 산성 pH (6-7)에서 4-8배 정도 항균력이 증가되며, 코 점막 분비물에 의해 항균력이 감소되지 않으므로 *S. aureus* 비강 보균자 제균요법에에 적합하며, 접종균 수에 따라 영향을 받을 수 있다. *Enterococcus faecium*에는 감수성을 보이는 반면 *E. faecalis*에는 내성을 나타낸다.

Mupirocin이 그람음성균의 외막을 효과적으로 통과하기 어려워 그람음성균에 대한 항균력을 보이기 어려우나, 일부 그람음성균(*H. influenzae*, *N. gonorrhoeae*, *N. meningitidis*)에 항균력을 보이고, *Pseudomonas aeruginosa*를 포함한 대부분의 그람음성균 및 혐기균이나 *Mycoplasma*, *Chlamydia*, *Mycobacteria*, 진균에는 항균력이 없다. 그 외의 피부상재균(*Micrococcus*, *Corynebacterium* and *Propionibacterium*)에 대해서는 항균력이 약하다.

5. 내성기전

Mupirocin 내성은 도입 이후 1987년에 처음 보고되었다. 국내에서는 mupirocin이 1994년에 처음 도입 이후 2003년에 mupirocin 내성 첫 사례가 보고되었다. 2009년에 발표된 국내 논문에 의하면 6.14%의 고도내성과 2.89%의 저도내성의 mupirocin 내성 *S. aureus*를 보고하였다. 최근 내성균의 증가는 중요한 문제로 대두되고 있으며, 이로 인한 치료실패도 보고되고 있다. 이러한 내성의 빈도는 *S. aureus*의 strain에 따라 1-81%까지 다르게 보고 되고 있으며 사용량의 증가와 밀접한 연관성을 가지고 있다. Mupirocin의 최소억제농도(MIC)가 8-256 μg/mL이면 저도내성으로, ≥512 μg/mL이면 고도내성으로 구별한다. 내성은 결국 작용기전으로 작용하는 IleS에 변이로 인하여 발생하는데, 이러한 IleS는 세균 내에 두종류가 발견되었다. IleS1은 mupirocin에 감수성이 있고 이는 저도내성과 관련이 있다. 반면 ileS2는 세포 내에서 내성을 보이고 플라스미드를 통하여 획득하며 고도내성을 보인다. *S. aureus*는 시험관내에서 mupirocin에 노출되거나, 장기간 국소적인 치료를 하는 경우에 저도내성이 생길 수 있다. 저도내성 유발은 IleS에서 변이(주로 point mutation)가 발생하여 생기지만 기존 치료에 반응이 떨어지지 않고, 다른 균으로 전파하는 특성이 없어 임상적으로 중요하지 않다. 하지만 MRSA 유행시 장기간 국소적인 치료를 하는 경우에 생기는 고도내성의 경우는 주로 다른 항생제 내성유전자와 함께 다른 균에 전파될 수 있고, 또한 mupirocin과 같은 기존 치료에 임상적으로 감수성이 떨어지는 문제가 발생한다. 고도내성의 경우 두 가지 기전이 알려져 있는데, 첫 번째 기전은 plasmid 매개 *mupA* 내성 유전자(ileS2 gene)에 의한 것으로, 이는 접합성(conjugative) plasmid의 획득에 의해 발생한다. 두 번째 기전은 2012년에 보고된 *mupB* 내성 유전자로, *mupA* 내성 유전자(ileS2 gene)와 약 65.5%의 염기서열 상동성을 보이며 비접합성(non-conjugative) plasmid에 의해 매개되는 것으로 추정된다.

Mupirocin의 작용기전은 다른 항균제와는 달라 다른 항균제와 교차내성이 잘 유발되지는 않는다. 그러나 이러한 *mupA* 유전자의 경우는 tetracyclin, trimethoprim이나 triclosan과 같은 다른 항균제의 내성유전자에 전달되는 것이 보고되었다.

6. 약물동력학

Mupirocin은 정상 피부로는 혈중흡수가 0.25%로 거의 일어나지 않으나 손상된 피부를 통해서는 적은 농도로 흡수될 수 있다. 하지만 흡수된 mupirocin은 혈청에서 대부분(95%) 단백질과 결합하여 활성도가 10에서 20배 감소하게 되어 비활성화된다. 주사로 투여하는 경우 non-specific esterase에 의해 빠르게 탈에스테르화되어 비활성 monic acid로 변화되어 15분이라는 짧은 혈중 반감기로 신장으로 빠르게 배설된다. 이러한 대사과정은 주로 신장에서 일어나고 일부 간에서 생기는 것으로 알려져 있다. 흡수된 mupirocin의 주된 배설은 신장을 통하여 이루어 진다. 따라서 피부감염의 국소적 치료제로 사용하기에 적합하다. 피부 외용약제에 포함되어 있는 polyethylene glycol은 개방성 창상이나 화상피부를 통해 흡수될 수 있다. Mupirocin은 산성 상태에서 더 강력한 항균력을 나타낸다.

7. 약물상호작용

외용제로 사용되고 전신흡수 역시 거의 없어 알려져 있는 약물상호작용은 드물다(표 44).

8. 임상 적응증

첫째는 주로 staphylococci나 streptococci에 의한 피부감염(단독, 모낭염)에 피부 외용약제(크림과 연고제)로 사용할 수 있다. 다른 약제(neomycin, fusidic acid, 등)보다 더 효과가 좋은 것으로 보고되고 있다. 사용 중 고도내성이 유발될 수 있어 장기간의 사용은 피하는 것이 바람직하다. 둘째는 MRSA 비강 보균자에 대한 비강 연고 치료(2% ointment, two or three times daily)를 통한 MRSA 제균에 사용되고 있다. 이는 입원환자나 의료진의 MRSA 유행을 효율적으로 조절할 수 있는 것으로 알려져 있다(도포 5-7일 내 제거). 비강 내 *S. aureus*를 가지고 있는 혈액투석을 받는 사람에게 비강 내 도포를 하면 *S. aureus* 균혈증을 감소시킬 수 있고, 수술 전에 비강 내 *S. aureus*를 치료하면 청결수술 후 창상감염빈도를 줄일 수 있다. 셋째로 중심정맥관의 삽입부위에 국소적으로 사용해 catheter 집락률을

표 44. Mupirocin의 약물상호작용

약물	상호작용	특이점
Chloramphenicol	Chloramphenicol이 mupirocin의 항균작용을 저해한다는 *in vitro* 보고가 있음	임상적 의미는 없음
amoxicillin-clavulanate	병용 시 *Staphylococcus aureus*에 대하여 synergistic effect가 보고됨	
monoterpenes	1,8 cineole과 병용 시 바이오필름 내의 MRSA를 파괴하는 효과가 있음 menthol과 병용 시 항균작용 저해효과가 있음	Monoterpene의 종류에 따라 다른 결과를 보임

25%에서 5%로 감소시켰다는 보고가 있다. 특히 메타분석에서 심장수술, 정형외과 수술, 신경계 수술 등에서 비강 내 mupirocin 투여군이 의미 있게 수술부위감염이 감소하였고 비용효과적이었다.

9. 용법 및 용량

국소도포용으로 사용되며, 제제는 친수성 polyethylene glycol 베이스의 2% 연고이며 일반적으로 15 g 용기에 포장되어 있으며 각 그램에는 20 mg의 무피로신이 포함되어 있다.

성인의 일반적인 권장 도포양은 약 0.5 g의 Mupirocin을 하루 2-3회 적용하고 최대 10일간 사용하는 것을 허용하고 있다.

비강에 사용하는 경우 성인의 경우 단회 0.25 g의 Mupirocin을 한쪽 비강에 사용하도록 허용하고 있다.

10. 부작용과 금기

Mupirocin은 사람을 포함한 포유동물의 isoleucyl t-RNA synthetase에는 결합력이 매우 약하여 기본적으로 사람에게서 독성을 보이지는 않는다. 따라서 국소적인 사용 시 부작용이 별로 없으나 연고에 포함된 polyethylene glycol이 손상된 피부나 점막을 자극시킬 수 있고 신장애를 유발시킬 수 있다. 결막을 자극할 수 있어 결막염에는 금기이며, 비강에 사용 후 소수의 환자에서 경미한 자극을 느낄 수 있다. 중등도 이상의 신장애 환자에게 사용은 주의해야 한다. 임신 중 사용에 대해서는 동물실험에서 특별한 부작용 없이 안전성이 입증되었다(미국 FDA 임신부 카테고리 B). 알레르기반응을 제외한 전신적인 부작용은 보고된 바 없다. 오랫동안 사용 시 진균과 같은 비감수성 균주의 증가를 유발할 수 있다.

참고문헌

1. Chung S, Kim S, Ryu SH, Hwang KY, Cho Y. Structural Basis for the Antibiotic Resistance of Eukaryotic Isoleucyl-tRNA Synthetase. Mol Cells. 2020;43(4):350-359.
2. Drugs.com [Internet]. Mupirocin (Monograph) [cited 2025 may 20]. Available from: https://www.drugs.com/monograph/mupirocin.html/
3. Fraise AP. Mupirocin. In: Greenwood D, Finch RG, Whitley RJ, Norrby SR. Antibiotic and Chemotherapy. 9th ed. New York: Churchill Livingstone; 2011. pp. 290-1.
4. Gerard RB and Amar S. Mupirocin. In: Bennett JE, Dolin R, Blaser MJ. Mandell, Douglas, and bennett's Principles and Practice of Infectious Diseases. 8th ed. New York: Churchill Livingstone; 2015. pp. 460-1.
5. Khoshnood S, Heidary M, Asadi A, Soleimani S, Motahar M, Savari M, et al. A review on mechanism of action, resistance, synergism, and clinical implications of mupirocin against Staphylococcus aureus. Biomed Pharmacother. 2019;109:1809-18.
6. Nakama T, Nureki O, Yokoyama S. Structural basis for the recognition of isoleucyl-adenylate and an antibiotic, mupirocin, by isoleucyl-tRNA synthetase. J Biol Chem. 2001;276(50):47387-93.
7. Poovelikunnel T, Gethin G, Humphreys H. Mupirocin resistance: clinical implications and potential alternatives for the eradication of MRSA. Clin Infect Dis. 2015;pii:dkv169.
8. Yoo JI, Shin ES, Cha JO, Lee JK, Jung YH, Lee KM, et al. Clonal dissemination and mupA gene polymorphism of mupirocin-resistant Staphylococcus aureus isolates from long-term-care facilities in South Korea. Antimicrob Agents Chemother. 2006;50(1):365-7.

Bacitracin

이진서 한림대학교 의과대학 내과학교실

1. 항생제명

바시트라신(bacitracin)

2. 구조 및 성상

*Bacillus licheniformis*와 *Bacillus subtilis*로부터 생성된 폴리펩타이드 항생제이며 thiazolidine ring과 peptide side chain을 가지고 있다. 1945년 감염된 다리골절의 상처에서 항균물질이 최초로 분리된 소녀 Margaret Tracy의 이름을 따서 지었다(*Bacillus*+Tracy). 포유류에 독성을 보여 현재 도포용으로만 사용을 제한하고 있다. Bacitracin A, B, C 세가지 하위그룹이 있으며 하위그룹 A가 상품화된 약물의 주된 구성요소이다.

3. 작용기전

주로 세균 세포벽의 성분인 C55-isoprenyl pyrophosphate가 탈인산화하는 것을 억제하여 펩티도글리칸(peptidoglycan) 합성을 방해하고 결국 세포벽합성을 억제하여 세포용해를 초래한다. 그 밖에 세균 세포막 기능에 작용하는 효소들을 억제하기도 한다. 약물의 농도와 균주의 감수성에 따라 정균(bacteriostatic) 또는 살균(bactericidal) 효과를 보이는 항생제이다. 아연(zinc)과 복합체를 이룰 때 더 안정화되며 주로 연고로 사용되어 손상된 피부를 통해 흡수되어 다양한 미생물들에게 작용한다.

4. 작용범위

Staphylococcus, Streptococcus, Corynebacterium, Clostridium, Actinomyces spp.와 같은 많은 그람양성균에 효과가 있으며 일부 그람음성균에 효과가 있으나 대부분의 그람음성균들은 이 항생제에 저항성을 보인다. 대부분의 *S. aureus*에 항균력을 보이지만, 다른 그람양성균에서 보다는 항균력이 약하다. A군 β-hemolytic streptococci (*S.pyogenes*)는 streptococci B, C, G보다 감수성이 좋아서 bacitracin에 대한 감수성 검사가 Lancefield antigen A test와 더불어 A군 streptococci 동정의 선별검사로 사용되기도 한다. 그람음성균 중에서는 *Neisseria* spp., *H. influenzae*, *Fusobacterium*에 감수성을 보이며, Enterobacteriaceae나 *Pseudomonas* spp.에는 내성을 보인다. 이외에 *Nocardia*에 대한 항균력은 없으며 *Entamoeba histolytica*에 대해서는 항균력을 보인다.

5. 내성기전

획득내성은 드물지만 몇 가지 내성과 관련된 기전들이 알려져 있다. *B. subtilis* 등 일부 그람양성균은 BceAB라는 ATP 결합 카세트 수송체(ABC transporter)를 생성하여 bacitracin을 세포 외로 배출(efflux)하거나 undecaprenyl pyrophosphate (UPP)을 변형하여 bacitracin의 표적(target molecule)을 제거하는 것으로 추정된다. 이러한 BceAB ABC transporter의 예로는 MbrAB (*Staphylococcus mutants*), VraDE (*Staphylococcus aureus*), YsaBC (L. lactis), AnrAB (*Listeria monocy-togenes*) 등이 있다. 그 밖에 기전으로 bacitracin으로 인해 세포벽의 손상이 발생하면 phage-shock protein-like Lia response를 통해 소막 앵커(small membrane anchor) LiaI는 LiaH 단백질을 유도하여 손상된 영역 아래에서 막의 안정화 및 보호작용을

하여 bacitracin에 대한 간접적 방어효과를 제공한다.

6. 약물동력학

Bacitracin은 국소(topical), 안과(ophthalmic), 경구(oral) 제형으로 적용될 경우 전신적으로 거의 흡수되지 않지만, 화상부위(burned skin), 손상된 피부(denuded skin), 또는 육아조직(granulating tissue)이 있는 부위에서는 국소 적용된 bacitracin이 흡수될 수 있다. 근육주사(intramuscular) 시에는 전신적으로 흡수되어 체내에서 널리 분포할 수 있으며 이 경우 주로 신장을 통해 배설되게 되며 신독성(nephrotoxicity)을 보일 수 있다.

7. 약물상호작용

국소투여 시 전신흡수량이 매우 적어 약물상호작용은 거의 없는 것으로 보인다. 근육주사 등을 통해서 전신투여 되었다면 신독성이 있을수 있는 약물들(예: vancomycin, aminoglycoside, NSAIDs)과 병합투여 시 신장손상의 위험이 증가할 수 있다.

8. 임상 적응증

주로 국소적인 치료에 사용되며 대표적으로 국소외용제(topical ointment)와 점안제(ophthalmic ointment)가 있다. 국소외용제는 찰과상, 긁힌 상처, 화상등에서 경미한 피부감염의 치료 및 예방에 사용되며 bacitracin 단독으로 사용되기도하고 neomycin, polymyxin B와 함께 혼합된 복합제로 사용되기도 한다. 사용 시에는 먼저 피부를 깨끗이 씻거나 닦아낸 후 충분한 양을 환부에 도포하고 필요에 따라 멸균 드레싱을 한다. 점안제는 결막염이나 안검염 등의 세균성 안과감염에서 사용되며 보통 결막에 직접 도포한다. 농가진에서 원인균을 박멸하는 데 80%의 효과를 보여주었으나, 약 30%의 환자에서 상처 회복 속도의 지연이 관찰되었다. 또 비강제균요법으로 사용 시*S. aureus* 비강 보균율을 감소시키는 데 일부 효과를 나타내었지만 mupirocin보다 효과가 많이 떨어지는 것으로 알려져 있다.

9. 부작용과 금기

Bacitracin은 발적, 가려움증 등 경한 피부자극반응 이외의 부작용은 흔하지 않지만 부종, 두드러기, 호흡곤란 등의 심각한 알레르기반응이 드물게 있을 수 있다. Bacitracin은 전통적으로 알레르기반응이 거의 없다고 알려져 왔으나 미국에서 그 빈도가 1989-1990년에 1.5%에서 1998-2000년에 9.2%로 증가하여 2003년 North American Contact Dermatology Group에서 'Allergen of the year'로 선정되기도 했다. 증례보고들을 보면 찰과상, 만성 궤양, 수술 및 시술, 비강내패킹, 문신시술후 처치 등에 사용 후 발열, 부종, 발적, 가려움증, 구토 등을 비롯하여 호흡곤란, 쇼크 등 다양한 알레르기반응이 드물게 보고되었다.

Bacitracin과 polymyxin B가 둘다 *Bacillus* species에서 유래되어 이 두 약제의 교차반응이 일어날 수 있고 neomycin에 과민반응이 있는 경우 bacitracin에도 알레르기반응이 있을 수도 있다.

Bacitracin 외용제는 bacitracin이나 제형 구성요소에 과민반응을 가진 사람에게는 투여가 금지된다.

참고문헌

1. 대한감염학회. 항생제의 길잡이. 제4판. 파주: 군자출판사; 2016. 390-1쪽.
2. Mandell GL, Bennett JE, Dolin R. Principles and practice of infectious diseases. 9th ed. New York: Churchill Livingstone; 2020. pp. 466-76.

3. Nguyen R, Khanna NR, Safadi AO, Patel P, Sun Y. Bacitracin Topical. 2024 Jun 8. In: StatPearls [Internet]. Treasure Island (FL): StatPearls Publishing; 2025.
4. Radeck J, Gebhard S, Orchard PS, Kirchner M, Bauer S, Mascher T, et al. Anatomy of the bacitracin resistance network in *Bacillus* subtilis. Mol Microbiol. 2016;100(4):607-20.
5. Sood A, Taylor JS. Bacitracin: allergen of the year. Am J Contact Dermat. 2003;14(1):3-4.

Dapsone

주은정 성균관대학교 의과대학 내과학교실

1. 항생제명

Dapsone(답손, 디아미노디페닐설폰, diaminodiphenyl sulfone, DDS)은 설폰(sulfone) 계열에 속하는 항균제로, 1937년 처음 항균활성을 가진 물질로 보고되었으며, 1945년부터는 본격적으로 나병(leprosy) 치료에 사용되기 시작하였다. 그 이후로도 항산균에 대한 효과가 입증되면서 현재까지도 한센병 치료의 핵심약제로 널리 쓰이고 있으며, 세계보건기구의 필수 의약품 목록에 등재되어 있다.

2. 구조 및 성상

Dapsone은 화학적으로 4,4′-Diaminodiphenyl sulfone으로 명명되며, 분자구조상 양쪽 벤젠 고리에 아미노기(-NH_2)가 각각 결합되어 있고 중심에는 설폰기(-SO_2^-)를 포함하고 있다(그림 49). 이러한 구조는 설폰계 항균제의 전형적인 방향족 특성을 반영하며, 두 개의 아미노기로 치환된 방향족 고리와 중심 설폰기로 구성된 구조가 항균활성을 유도하는 데 중요한 역할을 한다.

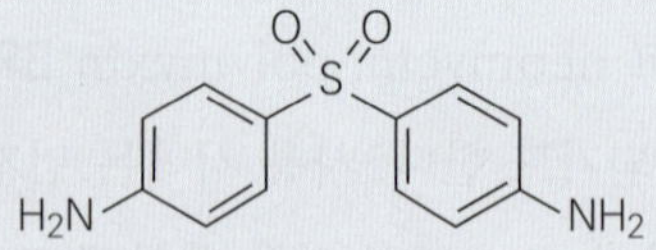

그림 49. Dapsone의 구조식

약제의 외관은 백색 또는 연한 크림색의 결정성 분말로, 육안상 균일해야 하며 불순물이 포함되어 있지 않아야 한다. 물에는 거의 용해되지 않지만, 에탄올이나 아세톤과 같은 유기용매에는 비교적 잘 녹는 특성을 보인다. 또한 열과 빛에 비교적 안정하며 pH 변화에 크게 영향을 받지 않는 안정한 물질로, 장기간 보관 시에는 습기를 흡수하여 분해될 가능성이 있으므로 건조한 조건에서의 보관이 권장된다.

3. 작용기전

특히 *Mycobacterium leprae*는 엽산 합성 경로에 강하게 의존하는 특성이 있어 dapsone에 매우 민감하게 반응하므로, dapsone은 나병 치료의 핵심 약물로 오랜 기간 사용되어 왔다.

Dapsone은 엽산 생합성의 초기단계를 억제하여 DNA 합성을 저해한다. 이는 sulfonamide 계열 항균제와 유사한 작용기전을 가지며, 구조적으로는 설폰계열에 속한다. Dapsone은 dihydropteroate synthase의 기질인 para-aminobenzoic acid (PABA)와 경쟁적으로 결합함으로써 dihydropteroate 생성을 차단하고, 엽산 생합성 경로의 초기단계를 억제한다. 엽산은 세균의 핵산합성과 세포성장에 필수적이므로, 이 기전은 정균작용으로 이어진다. Dihydropteroate 생성억제는 엽산대사경로 하위 대사물인 dihydrofolate 및 tetrahydrofolate의 부족으로 이어지며, 이는 DNA 합성 및 단백질 생성에 장애를 초래하여 세균의 증식을 억제한다.

4. 작용범위

가장 대표적인 적응증은 *Mycobacterium leprae* 감염, 즉 나병이다. Dapsone은 세계보건기구에서 권고하는 다제요법(multidrug therapy, MDT)의 핵심약제로, rifampin 및 clofazimine과 병용하여 사용된다. 또한, *Pneumocystis jirovecii*에 의한 폐포자충 폐렴(Pneumocystis pneumonia, PCP) 예방 및 치료에 활용된다. 특히 면역저하환자, 예를 들어 HIV 감염자에서 예방 목적으로 자주 사용되며, trimethoprim- sulfamethoxazole (TMP-SMX)과 병용 시 효과가 증대된다. TMP-SMX에 대한 불내성이나 부작용 발생 시 대체요법으로 사용되기도 한다. 톡소플라스마(*Toxoplasma gondii*) 감염에 대해서도 dapsone은 pyrimethamine 및 leucovorin과 병용하여 면역저하환자에서 예방요법의 일환으로 사용되며, 특히 AIDS 환자에서 톡소플라스마증의 예방에 활용된다. 포진성 피부염(dermatitis herpetiformis)과 같이 글루텐 민감성 장질환과 연관된 수포성 피부 질환에 dapsone은 빠르고 효과적인 증상 조절을 보이는 약제로 사용된다. 과거에는 말라리아 치료에도 pyrimethamine과 병용하여 사용된 바 있으나, 현재는 내성발생과 효과감소로 인해 사용이 제한적이다.

국소제형의 경우, 염증성 여드름(acne vulgaris)의 치료제로 dapsone gel이 사용되며, 이는 *Staphylococcus* 및 *Streptococcus* 종에 대한 항균효과 외에도 항염증작용을 통해 피부증상을 개선한다. 국소제형은 경구항생제에 비해 전신부작용이 적은 장점이 있다.

5. 내성기전

Dapsone에 대한 내성은 주로 *M. leprae*에서 보고되며, 이는 설폰계열 약물에 대한 선택적 돌연변이에 의해 발생한다. 내성균주는 dapsone의 표적효소와 약물축적 기전에 변화를 일으켜, 항균효과를 회피한다.

대표적인 내성기전으로는 dihydropteroate synthase (DHPS) 유전자에서의 점돌연변이가 있다. Dapsone은 엽산 생합성 경로의 핵심효소인 DHPS에 경쟁적으로 결합함으로써 작용하는데, 내성균에서는 DHPS 유전자 변이에 의해 약물결합부위의 아미노산 서열이 변화하여 dapsone이 효소에 결합하지 못하게 된다. 또한, 일부 세균은 세포막의 투과성감소 또는 능동적 약물배출을 통해 세포 내로의 dapsone 축적을 저해한다. 이러한 기전은 세포 내 약물농도를 낮추어 dapsone의 항균효과를 감소시킨다. 표적효소의 과발현도 내성의 한 원인으로 작용할 수 있다. DHPS가 과량으로 발현되면, 일부 효소가 dapsone에 결합하더라도 나머지 효소들이 정상적으로 기능을 유지하게 되어 결과적으로 항균효과가 저하된다.

이러한 내성발생위험을 줄이기 위해 dapsone의 단독요법은 지양되며, 현재는 다제병합요법이 원칙으로 적용된다. 세계보건기구는 rifampin 및 clofazimine과의 병용을 통해 내성발생을 억제하고 치료효과를 높일 것을 권장하고 있다.

6. 약물동력학

Dapsone은 경구 투여 시 약 70-80%의 생체이용률을 가지며, 음식물 섭취에 의해 흡수에 큰 영향을 받지 않는다. 체내 분포용적은 약 1.5 L/kg로, 피부, 간, 신장, 근육, 수포액 등 다양한 조직에 높은 농도로 축적되는 특징을 보인다. 이는 피부질환 및 나병치료에서의 임상적 활용근거로도 작용한다. 혈장 단백결합률은 약 70-90% 수준으로, 약물의 유리농도 및 조직침투에 영향을 미칠 수 있다.

간에서의 대사는 주로 N-아세틸화 및 N-하이드록실화 경로를 통해 이루어지며, CYP2E1 및 일부 CYP3A4 효소가 관여한다. 배설은 주로 신장을 통한 소변 배출 경로를 따르며, 일부는 담즙을 통해 배설되기도 한다. 평균 혈중 반감기(t½)는 약 20-30시간이며, 환자에 따라 최대 80시간까지 연장된 사례도 보고된 바 있다. Dapsone은 일부 혈액뇌장벽(blood-brain barrier, BBB)을 통과할 수 있으며, 모유로도 분비되므로 수유 중인 여성의 경우 사용 시 주의가 필요하다.

7. 약물상호작용

Dapsone은 간에서 주로 CYP2E1, 일부 CYP3A4 효소에 의해 대사되며, 이로 인해 CYP450 효소에 영향을 미치는 약물과 병용할 경우 혈중농도에 변동이 발생할 수 있다. CYP 유도제와 함께 사용하면 혈중농도가 감소할 수 있으며, 반대로 CYP 저해제는 dapsone의 축적 위험을 높일 수 있다.

대표적인 상호작용 약물로는 다음과 같다. Rifampin은 강력한 CYP 유도제로, dapsone의 대사를 촉진하여 혈중농도를 낮출 수 있다. Probenecid는 dapsone의 신장 배설을 억제하여 약물의 혈중농도를 증가시킬 수 있다. 항응고제(예: wafarin)와 병용 시 dapsone이 항응고효과를 증폭시킬 수 있어 INR 모니터링이 필요하다. TMP-SMX과 병용 시 용혈빈혈 및 메트헤모글로빈혈증(methemoglobinemia)의 위험이 증가하므로 주의가 필요하다. 특히, glucose-6-phosphate dehydrogenase (G6PD) 결핍 환자의 경우 dapsone 사용 시 중증 용혈빈혈이 발생할 수 있으므로, 이러한 환자에서는 사용을 피하거나 정기적인 혈액검사가 필요하다.

기타 고려해야 할 사항으로, dapsone은 메트헤모글로빈혈증을 유발할 수 있기 때문에, 이와 유사한 부작용을 일으킬 수 있는 기타약물(예: 니트로글리세린, 벤조카인 등)과 병용 시 상호상승작용에 의한 독성위험이 있다. 또한, saquinavir와 병용 시 QT 간격 연장 등의 심장부작용 가능성이 제기되므로, 동시투여는 권장되지 않는다.

8. 임상 적응증 및 용량

Dapsone은 다양한 감염성 및 염증성 질환에 효과적인 약제로, 대표적으로 한센병, 폐포자충폐렴, 톡소플라스마증, 포진양 피부염(dermatitis herpetiformis), 여드름 등의 치료 또는 예방에 사용된다.

가장 대표적인 적응증은 한센병(Hansen's disease, 나병)으로, *M. leprae*에 대해 효과가 입증되어 있으며, 세계보건기구에서 권장하는 다제병합요법의 핵심약물로 사용된다. 다균형형(lepromatous) 한센병의 경우, 성인에게 dapsone 100 mg을 1일 1회 경구투여하며, rifampin, clofazimine과 함께 최소 12개월 이상 병용한다. 임상 상황에 따라 2년 이상 연장되기도 한다. 소수균형형(tuberculoid) 한센병에서는 동일용량으로 6개월간 투여하며, 재발 시 동일한 요법을 반복할 수 있다. 소아에게는 체중기준 1-2 mg/kg (최대 100 mg)을 1일 1회 투여한다.

폐포자충폐렴의 예방 및 치료에도 사용되며, 특히 HIV/AIDS 환자나 면역억제상태에서 유용하다. 치료 목적일 경우, 성인에게 dapsone 100 mg을 1일 1회 경구로 투여하고 trimethoprim과 병용하며, 14-21일간 유지한다. 예방 목적일 경우, 성인에게는 1일 50 mg 또는 1주 3회 100 mg 경구투여한다. 소아는 1개월 이상부터 2 mg/kg/day(최대 100 mg) 또는 1주 1회 4 mg/kg(최대 200 mg)을 경구로 투여한다.

톡소플라스마증 예방에도 사용되며, 특히 CD4 수치가 100/μL 이하인 HIV 감염자를 대상으로 한다. 성인은 일반적으로 pyrimethamine 및 leucovorin과 병용하며, dapsone 50 mg을 1일 1회 또는 100 mg을 주 3회 복용한다. 소아에서는 1일 1회 2 mg/kg (최대 25 mg) 용량으로 복용하며, 병합요법이 권장된다.

면역관련 피부질환인 포진성 피부염에서는 글루텐 민감성 장염과 연관된 수포성 병변을 조절하기 위해 사용된다. 초기에는 50 mg을 1일 1회 경구 투여하며, 증상 조절을 위해 최대 300 mg/day까지 증량이 가능하다. 장기 고용량 사용 시에는 부작용 발생 가능성을 고려하여 최소유효용량으로 유지하는 것이 권장된다. 경증에서 중등도 여드름 치료에는 5% dapsone 젤 형태의 국소제가 사용되며, 하루 2회 염증성 병변 부위에 도포한다. 항균 및 항염 효과를 동시에 나타낸다.

자가면역 또는 염증성 질환의 허가 외(off-label) 적응증으로 일부 수포성 피부질환(bullous pemphigoid), 베체트병(Behçet's disease), 피부형 전신홍반루푸스(cutaneous lupus erythematosus) 등에 사용되며, 이 경우 코르티코스테로이드 대체 보조제로서 염증조절을 위한 보조요법으로 활용된다.

9. 부작용

용혈빈혈은 dapsone 사용 시 흔하게 나타나는 이상반응으로, 적혈구를 손상시켜 혈중 헤모글로빈 농도를 저하시킨다. 특히 G6PD 결핍 환자에서는 극히 적은 용량에서도 심한 용혈이 발생할 수 있으며, 일반 환자에서도 장기 고용량 복용 시 주의가 필요하다.

메트헤모글로빈혈증은 dapsone의 대사산물인 N-hydroxylamine이 혈중 헤모글로빈을 변형시켜 산소 운반 기능을 저하시킴으로써 발생한다. 이에 따라 청색증, 두통, 피로감 등이 나타날 수 있으며, 일반적인 산소치료에도 반응이 미흡할 수 있다. 증상이 중증인 경우 메틸렌블루와 같은 해독치료가 필요할 수 있다.

답손 과민반응 증후군(dapsone hypersensitivity syndrome, DHS)은 투약 시작 수 주 내에 발열, 발진, 림프절종대, 간기능이상, 호산구증가증 등을 동반하며 발생할 수 있다. 드물게는 다장기부전이나 사망으로 진행될 수 있기 때문에 의심 시 즉시 약물투여를 중단해야 한다. 말초신경병증도 장기간 고용량 사용 시 보고되며, 감각저하, 저림, 이상감각 등의 증상이 나타날 수 있다. 특히 나병 환자의 경우 질환 자체로 인한 신경병증과의 감별이 필요하다. 위장관계 이상으로는 구역, 구토, 복통, 설사 등이 발생할 수 있으며, 일반적으로 경미하지만 일부 환자에서는 증상이 심해 복약 지속이 어려운 경우도 있다.

이 외에도 간효소 상승, 백혈구감소증, 드물게 간염이나 심혈관계 이상 등의 전신반응이 보고된 바 있으며, 복용 중 이러한 증상이 나타날 경우 즉각적인 의학적 평가가 필요하다.

10. 금기사항 및 주의사항

G6PD 결핍증이 있는 환자에서는 dapsone 사용이 금기이다. 이 약물은 적혈구에 산화적 스트레스를 유발하여 용혈빈혈의 위험을 높이는데, 특히 G6PD 결핍 환자에서는 극히 적은 용량으로도 중증 용혈이 발생할 수 있으므로 투여를 피해야 한다.

중증 간기능장애 환자에게도 사용을 권장하지 않는다. Dapsone은 주로 간에서 대사되므로, 간기능이 현저히 저하된 환자에서는 약물축적으로 인한 독성반응의 위험이 증가할 수 있다.

과거에 dapsone에 대한 과민반응을 경험한 환자에서는 재투여가 금지된다. 특히 과민반응증후군(DHS)과 같은 심각한 면역반응병력이 있는 경우, 재노출 시 치명적인 반응이 유발될 수 있다. 메트헤모글로빈혈증 병력이 있는 환자에게도 사용은 바람직하지 않다.

신기능이 저하된 환자에서는 배설지연으로 인해 약물농도상승 및 부작용 위험이 커질 수 있으며, 고령환자에서도 약물대사 및 배설능력 감소로 인해 더 신중한 접근이 필요하다. 또한 임신초기나 수유 중인 여성에게는 태아 및 신생아에 대한 영향 가능성을 고려해, 약물의 이득과 위험을 면밀히 평가한 뒤 투여 여부를 결정해야 한다.

참고문헌

1. Bennett JE, Dolin R, Blaser MJ, eds. Mandell, Douglas, and Bennett's Principles and Practice of Infectious Diseases. 9th ed. Philadelphia: Elsevier; 2020. Chapter: Treatment of Leprosy and Pneumocystis jirovecii Infections.
2. Centers for Disease Control and Prevention (CDC). Guidelines for Prevention and Treatment of Opportunistic Infections in Adults and Adolescents with HIV. Updated 2023. Section: Pneumocystis Pneumonia (PCP) Prophylaxis and Treatment. Available from: https://www.cdc.gov
3. Gilbert DN, Chambers HF, Saag MS, et al. The Sanford Guide to Antimicrobial Therapy 2024. Sperryville, VA: Antimicrobial Therapy Inc.; 2024. Section: Dapsone (Diaminodiphenyl sulfone).
4. Goodman S, Saidi F, Hwang K. Dapsone pharmacology and its role in treatment. Clin Infect Dis. 2001;32(3):581–3.
5. Lexicomp Online. Dapsone Monograph. Wolters Kluwer Clinical Drug Information, Inc. Accessed 2025.
6. Tejaswi S, Raghunath S, Reddy P, Rajagopal R. Dapsone: From leprosy to dermatitis herpetiformis – clinical review. Dermatol Rep. 2020;12(1):8720.
7. UpToDate. Dapsone: Drug Information. Updated 2024. Available from: https://www.uptodate.com
8. World Health Organization. Guidelines for the Diagnosis, Treatment and Prevention of Leprosy. Geneva: WHO; 2018. Available from: https://www.who.int/publications/i/item/9789290226383.

Streptogramin

홍경욱 경상국립대학교 의과대학 내과학교실

1. 항생제명

Quinupristin-dalfopristin(퀴뉴프리스틴-달포프리스틴 Synercid®)

2. 구조 및 성상

Streptogramin(스트렙토그라민)계열 항생제에는 pristinamycin, virginiamycin, quinupristin-dalfopristin 등이 포함된다. Streptogramin 항생제는 각각 streptogramin A와 streptogramin B 두 개의 부분으로 구성된다. Pristinamycin은 *Streptomyces pristinaespiralis*에서 추출한 항생제로, pristinamycin II_A (streptogramin A)와 pristinamycin I_A (streptogramin B)로 구성되어 있고 유럽 일부 국가에서 경구용으로 사용되었다. Virginiamycin은 virginiamycin M (streptogramin A)과 virginiamycin S (streptogramin B)로 이루어져 있으며, 동물 성장 촉진제로 사용되었다. Quinupristin-dalfopristin (Synercid®, 이전 RP 59500)은 pristinamycin을 화학적으로 변형하여 만든 반합성 제제이며, quinupristin (streptogramin B)과 dalfopristin (streptogramin A)(그림 50)을 30:70의 비율로 제조한 친수성 혼합물로 정주투여가 가능하도록 만든 것이다.

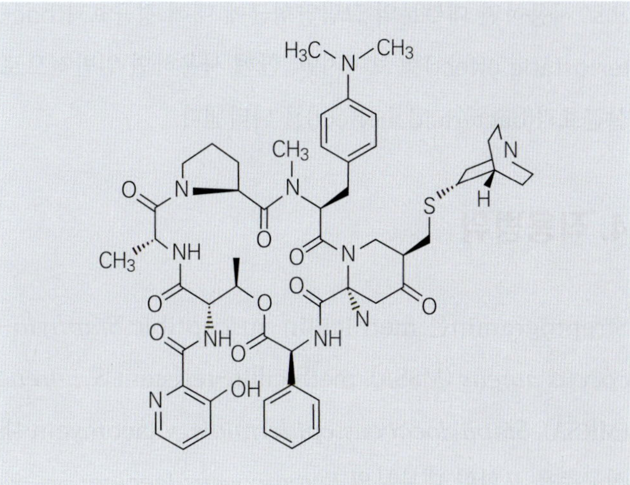

Quinupristin의 구조식

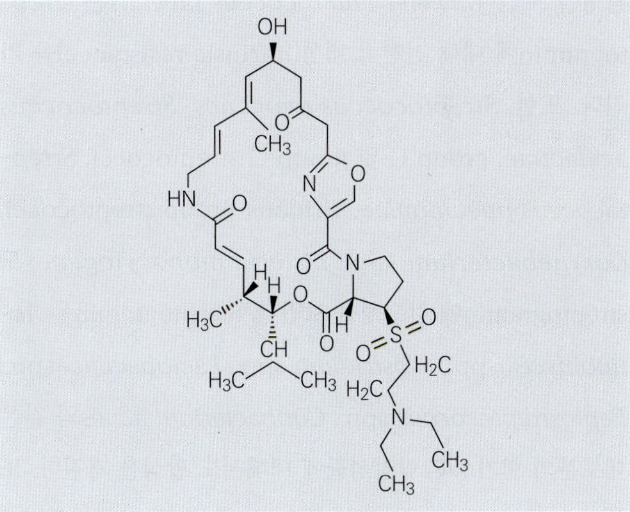

Dalfopristin의 구조식

그림 50. Synercid의 성분인 quinupristin과 dalfopristin의 구조식

3. 작용기전

Streptogramin A와 streptogramin B는 세균 단백합성의 초기 및 후기 단계를 각각 억제하는 방식으로 작용한다. 이들은 세균의 50S ribosome 소단위 내 23S rRNA의 P site에 결합하여 작용하며, 서로 다른 부위에 결합하여 상승작용(synergy effect)을 나타낸다. 또한, streptogramin A (dalfopristin)는 ribosome의 구조적 변화를 유도하여 streptogramin B (quinupristin)의 결합을 촉진한다. 단독

으로 사용하면 대부분의 그람양성균에 대해 정균효과(bacteriostatic effect)를 보이지만, 함께 사용하면 일반적으로 살균효과(bactericidal effect)를 나타낸다.

4. 작용범위

Streptogramin은 methicillin-susceptible *Staphylococcus aureus* (MSSA), methicillin-resistant *S. aureus* (MRSA), *Staphylococcus epidermidis*, vancomycin 내성균주를 포함한 대부분의 *Enterococcus faecium* 균주에 활성을 보인다. 그러나 *Enterococcus faecalis*는 streptogramin에 대해 선천적 내성(intrinsic resistance)을 가진다. 또한, *Streptococcus pyogenes*, *Streptococcus agalactiae*, group C 및 group G streptococci, *Streptococcus pneumoniae*, viridans-group streptococci, *Corynebacterium* spp., *Listeria monocytogenes*도 streptogramin에 감수성을 보인다. Streptogramin은 *Actinomyces* spp., *Clostridium* spp., *Lactobacillus* spp., *Peptostreptococcus* spp., *Cutibacterium acnes*와 같은 대부분의 혐기성 그람양성균에 대해서도 활성을 가진다. 또한, *Mycoplasma* spp., *Ureaplasma urealyticum*, *Chlamydia* spp.도 streptogramin에 감수성을 보인다. *Haemophilus influenzae*, *Moraxella catarrhalis*, *Neisseria* spp., *Legionella pneumophila*를 포함한 일부 그람음성균에 대해서도 좋은 활성을 보인다. 그러나, Enterobacteriaceae, *Pseudomonas aeruginosa*, *Acinetobacter* spp.는 streptogramin에 대해 선천적 내성을 가진다.

5. 내성기전

Streptogramin A와 streptogramin B는 화학적으로 다른 물질이며, ribosome에 부착하는 부위가 다르므로 서로 다른 내성기전을 가진다. 이들 화합물에 대한 내성기전은 세 가지 유형으로 분류된다.

① 표적부위의 구조적 변화에 의한 약물의 결합친화도 감소(target site modification)
② 효소에 의한 약제 불활성화(enzymatic inactivation)
③ 능동적 배출(active efflux)

그람양성구균에서 streptogramin B에 대한 가장 일반적인 내성기전은 ribosome 표적부위의 변형이다. 이는 macrolide, lincosamide, streptogramin B에 대한 내성을 부여하는 MLS_B 표현형으로 알려져 있으며, 다양한 *erm* (erythromycin ribosomal methylation) 유전자와 관련이 있다. *erm* 유전자는 50S ribosome 소단위 내 23S rRNA를 메틸화하여 항생제의 결합을 방해한다. 가수분해(hydrolysis) 또한 streptogramin B의 내성기전 중 하나이다. Streptogramin 불활성화 효소(lyase)를 암호화하는 *vgb* 유전자가 staphylococci에서 확인되었으며, *E. faecium*에서도 드물게 발견되었다. 또한, staphylococci에서는 *msrA* 및 *msrB*, *E. faecium*에서는 *msrC*와 같은 ATP-binding transporter를 암호화하는 efflux 시스템에 의해 streptogramin B가 세포 밖으로 배출된다. 한편, *E. faecalis*는 efflux pump와 관련된 *lsa* 유전자를 보유하고 있어 streptogramin에 대해 선천적 내성을 가진다. Streptogramin A는 *vatA*, *vatB*, *vatC* (staphylococci), *vatD*, *vatE* (*E. faecium*) 유전자에 의해 암호화된 acetyltransferase 및 *vgaA*, *vgaB* (staphylococci) 유전자에 의해 암호화된 efflux pump에 의해 불활성화될 수 있다.

Streptogramin계열 항생제는 상승작용(synergism)을 가지므로, 각 항생제에 대한 부분적인 내성이 존재하더라도 복합제제(quinupristin-dalfopristin)의 항균효과가 유지되는 경우가 많다.

2018년까지 출판된 문헌에 대한 메타분석 결과 staphylococci, 특히 MRSA 및 coagulase-negative staphylococci에서 quinupristin-dalfopristin 내성률은 1% 미만으로 매우 낮은 것으로 보고되었다.

6. 약물동력학

Quinupristin-dalfopristin 단일 7.5 mg/kg 정주(1시간 동안 주입) 후, 평균 최고혈중농도(C_{max})는 quinupristin-dalfopristin 2.3/6.1 μg/mL이며, 혈중 반감기는 quinupristin 0.9-1.3시간/dalfopristin 0.7-1.1시간이다. Quinupristin과 dalfopristin은 신장, 간, 비장, 침샘 및 백혈구와 같은 조직으로 잘 분포하지만, 뇌척수액에서는 치료농도에 도달하지 못하며, 태반을 통과하지 못한다. 또한, 복막투석을 받는 환자의 복막액으로의 침투율은 낮다. 간에서 대사되며 담도를 통해 배설되고, 75%가 대변으로, 15-19%가 소변으로 배설된다.

AUC (area under the concentration-time curve)/MIC (minimum inhibitory concentration) 비율이 quinupristin-dalfopristin의 항균활성을 가장 잘 예측하는 약력학적(pharmacodynamic) 척도로 간주된다. 많은 그람양성균에 대하여 post-antibiotic effect가 매우 길며, 평균시간은 다음과 같다(pneumococcus; 2.8시간, staphylococcus; 4.7시간, vancomycin 감수성 *E. faecium*; 8.5시간, vancomycin 내성 *E. faecium*; 2.6시간).

Quinupristin-dalfopristin의 표준용량은 피부연조직감염 치료를 위해 7.5 mg/kg을 12시간마다 정주 투여하는 것이다. 생리식염수가 아닌 5% dextrose 수액에 2 mg/mL 농도로 혼합하여 60분 이상 천천히 투여해야 하며, 정맥염이 흔히 발생하기 때문에 중심정맥관을 통한 투여를 권장한다. 혈액투석, 복막투석, 지속적 신대체요법(continuous renal replacement therapy)을 받는 환자를 포함한 신기능저하 환자에서는 용량조절이 필요하지 않다. 그러나 중등도 이상의 간기능이상 환자에서는 감량을 고려할 수 있다.

7. 약물상호작용

Quinupristin-dalfopristin은 cytochrome P-450 3A4의 대사를 억제하여, 이 효소에 의해 대사되는 diazepam, midazolam, verapamil, HMG-CoA reductase inhibitors, HIV type 1 protease inhibitors, vinca alkaloids, cyclosporine, tacrolimus, methylprednisolone, quinidine, lidocaine, disopyramide 등의 혈중농도를 증가시킨다. 따라서, cytochrome P-450 3A4에 의해 대사되며 QTc interval을 연장시킬 수 있는 약제는 quinupristin-dalfopristin과 동시에 투여해서는 안 된다.

8. 임상 적응증

Quinupristin-dalfopristin은 1999년 MSSA 및 *S. pyogenes*에 의한 복잡성피부연조직감염 치료제로 FDA 승인을 받았다. vancomycin 내성 *E. faecium* (VREF)에 의한 중증감염 치료에 대해서도 가속 승인을 받았으나, 후속 연구에서 VREF 감염에 대한 임상적 유효성이 충분히 입증되지 않아 2010년 해당 승인이 철회되었다. 이후 quinupristin-dalfopristin의 사용은 제한적이었으며, 현재는 미국에서 모든 제형이 단종된 상태이다. 국내에서는 2005년 식품의약품안전처의 허가를 받았으며, 혈액배양 또는 무균적 체액에서 VREF가 증명된 경우, MRSA 감염에서 glycopeptides와 linezolid를 모두 투여하였으나 반응이 없는 경우에 한해 요양급여가 인정되었다. 그러나 2012년 식품의약품안전처에서 해당 품목이 허가 취소되었다.

9. 부작용과 금기

말초혈관을 통해 투여할 경우, 30% 이상에서 정맥투여 부위에 정맥염과 통증 등의 부작용이 발생하기 때문에 중심정맥관을 통해 투여해야 한다. 근육통과 관절통은 각각 6.6%와 9.1%에서 발생하며, 때로는 증상이 심하여 약제 투여를 중단해야 할 수도 있다. 그러나 근육효소(CPK) 수치는 대개 정상이며, 약제 투여를 중단하면 증상이 호전된다. 이외에도 2-3%의 환자에서 오심, 구토, 설사, 발진, 가려움증, 두통, 피로감 등이 발생할 수 있다. 실험실 검사에서 주로 간효소 수치 및 빌리루빈 수치 상승이 관찰되며, 이는 빌리루빈과 약물 간의 배설 경쟁에 의해 이차적으로 발생하는 것으로 추정된다. 동물실험에서 기형 유발은 확인되지 않았으나, 임상에서의 안전성 자료가 부족하므로 임신부 및 수유부에서는 다른 치료 대안이 없는 경우에 한하여 투여해야 한다.

참고문헌

1. Eliopoulos GM. Quinupristin-dalfopristin and linezolid: evidence and opinion. Clin Infect Dis. 2003;36(4):473-81.
2. Munita JM, Murray BE, Arias CA. Daptomycin and Quinupristin-Dalfopristin. Mandell, Douglas, and Bennett's Principles and Practice of Infectious Diseases. 9th ed. Elsevier; 2020. pp. 396-404.
3. Reissier S, Cattoir V. Streptogramins for the treatment of infections caused by Gram-positive pathogens. Expert Rev Anti Infect Ther. 2021;19(5):587-99.
4. Shariati A, Dadashi M, Chegini Z, van Belkum A, Mirzaii M, Khoramrooz SS, et al. The global prevalence of daptomycin, tigecycline, quinupristin/dalfopristin, and linezolid-resistant Staphylococcus aureus and coagulase-negative staphylococci strains: a systematic review and meta-analysis. Antimicrob Resist Infect Control. 2020;9:56.

03 CHAPTER

항결핵제

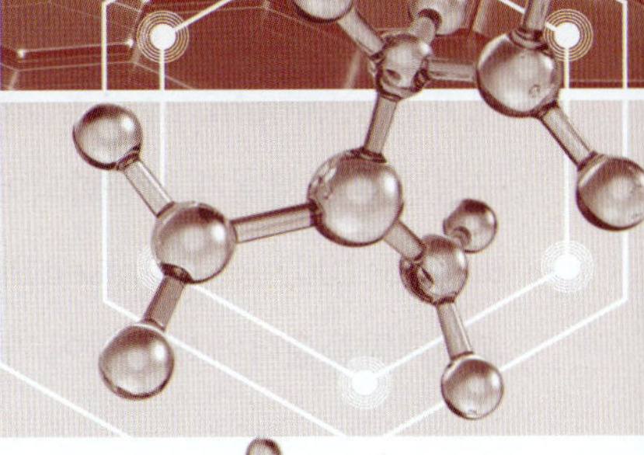

1차 치료제

Isoniazid

이은정 순천향대학교 의과대학 내과학교실

Isoniazid (INH; 이소니아지드)는 ethyl isonicotinate와 hydrazine hydrate로부터 1912년에 처음 합성되었으나, 강한 항결핵 기능이 증명되고 난 후 결핵 치료에 1952년부터 사용되었다. 활발히 증식하는 결핵균에 가장 강력한 살균작용을 보이므로 항결핵제 중에서 치료 초기에 핵심적인 약제이다.

1. 항생제명

Isonicotinic acid hydrazide; isonicotinoylhydrazine; isonicotinylhydrazine (isoniazid, INH)

2. 구조 및 성상

INH는 pyridine 고리(6각형 방향족 고리)와 hydrazide 군(-CONHNH2)으로 구성된 단순한 구조로 두 부분 모두 INH의 항결핵능에 있어 필수적이다(그림 1). INH 유도체 중 thiophen-2-carboxylic acid hydrazide (TCH)는 *Mycobacterium tuberculosis*에는 대부분 내성이 있지만, *M. bovis*에는 감수성을 보인다.

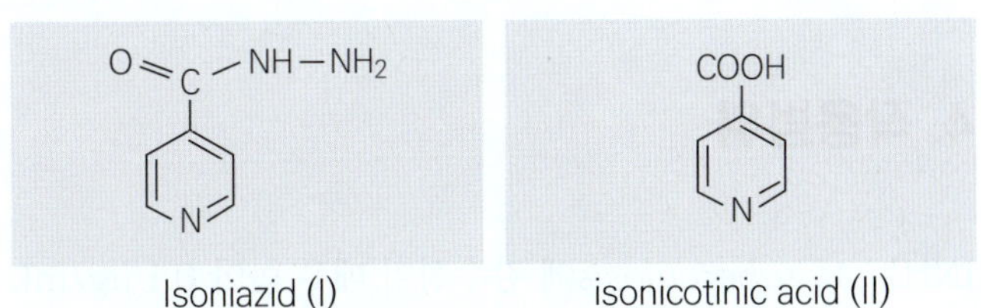

그림 1. Isoniazid (I), isonicotinic acid (II)의 구조식

INH는 무색 또는 흰 결정체로 물에 잘 녹으며, 저온에서는 결정화되는 경향이 있고 빛과 공기에 노출되면 산화될 수 있어 약제는 15-30℃에서 채광 방지 밀폐용기에 보관한다.

경구용 제제로는 INH 단독성분뿐 아니라 rifampin과 2제 또는 rifampin, pyrazinamide와 ethambutol의 4제로 구성된 혼합제제가 상품화되어 있다. 또한 주사제(Tebesium®-S-100 mg, Riemser Pharma, 독일)도 있는데 한국희귀의약품센터에서 구입이 가능하다.

3. 작용기전

INH의 작용기전은 매우 복잡하며 결핵균의 거의 모든 대사경로(단백, 핵산, 탄수화물, 지질 등)를 차단한다. 결핵균 안으로 확산된 INH는 결핵균 내부의 catalase-peroxidase 효소(*katG*)에 의해 활성화되어 산소기, 유기기(organic radicals), isonicotinic acid가 형성된다. 이러한 기들은 세포 내에서 mycolic acid 합성, deoxyribonucleic acid (DNA) 손상, 지질의 과산화, nicotinamide adenine dinucleotide (NAD) 대사 등 여러 대사경로에 영향을 주어 살균작용을 한다. 이 중 Mycobacteria의 세포벽 성분인 mycolic acid 합성을 방해하여 세포벽을 파괴하는 것이 INH의 살균작용의 주요기전이다.

INH의 활성은 감수성 있는 균의 증식기에만 있고 휴지기에는 없다. 활성을 위해 적당한 온도(37℃에서 최대)와 산소가 필요하며, pH가 5.0-8.0이라면 pH의 영향을 받지 않는다.

4. 작용범위

INH는 *M. tuberculosis*에 감수성이 매우 높아 0.1 μg/mL의 최소억제농도에서 80%가 살균된다(*M. bovis*는 0.5 μg/mL). *M. aurum* (MIC=0.3-1 μg/mL), *M. kansasii*, *M. gastri*, *M. xenopi* (MIC=1-5 μg/mL)도 치료에 반응하나 *M. avium*, *M. phlei*, *M. smegmatis* (MIC=10-100 μg/mL)는 치료에 반응하지 않는다.

5. 내성기전

INH의 내성은 *katG*, *inhA*, *kasA*, *ndh*, *ahpC* 등과 같은 유전자의 돌연변이와 관련이 있다.

katG 유전자는 INH를 활성화시키는 catalase-peroxidase 효소를 암호화하는데 *katG*의 돌연변이는 catalase가 활성화되지 못하게 하고, 이는 INH 전구약물의 활성화 능력을 감소시킴으로써 INH 고농도 내성의 원인이 된다. *katG* 유전자의 돌연변이는 INH 내성 *M. tuberculosis*의 50-80%에서 관찰되며 *kat*G S315T 변이종이 가장 흔한 형태이다. *inhA* 유전자는 NADH 의존 enoyl ACP reductase를 관장하는데 mycolic acid 합성에서 긴 고리 지방산의 연장과 관련이 있다. *inh*A에 변이가 생기면 NADH에 대한 효소 친화력의 감소가 유발되고 이것은 INH 저농도 내성을 초래하게 된다.

INH에 대한 선천적 내성(intrinsic resistance)은 결핵균 10^6 개체당 1개의 비율로 생기기 때문에 INH 단독치료는 약제 내성을 쉽게 유발한다. 또한 폐결핵의 공동에는 보통 결핵균 10^7-10^9 개체가 존재하기에 INH로만 치료를 하게 되면 결국 내성균만 살아남게 된다. 따라서 다른 항결핵제와 병용하여 치료하면 내성균주의 출현을 방지하거나 지연시킬 수 있다. 반면에 잠복결핵의 치료 시에는 병변에 존재하는 결핵균의 숫자가 적으므로 INH 단독투여로도 내성균주가 생성되는 경우는 드물다.

2020년의 한 보고에 의하면 우리나라 폐결핵 환자의 INH 내성률은 신환자에서 11%, 재치료환자에서 35%였고, 2017년의 소아 결핵환자를 대상으로 한 연구에서 INH 내성률은 10.2%였다.

6. 약물동력학

INH는 경구투여와 근육주사 모두 흡수가 잘되어 체액과 세포 내로 분포하며, 경구투여 후 1-2시간 내에 최고혈중농도에 도달한다. 폐와 뇌척수액 농도는 혈중농도와 유사하며, 단백결합이 적어 태반을 통과하고 모유로 분비된다.

INH는 주로 간에서 N-acetyltransferase (NAT2)에 의해 아세틸화되어 비활성화된 대사물로 바뀌어 대부분(70%) 소변을 통해 배출된다. 반감기는 1-3시간으로 아세틸화의 속도는 유전적으로 결정된다. NAT2 유전자의 다형태에 따라 신속대사형(rapid acetylator)과 지연대사형(slow acetylator)으로 구분되며 종족에 따라 차이가 있다. 백인과 흑인은 각각 50%씩 신속과 지연대사형이고, 에스키모인의 대부분, 아시아인의 85%가 신속대사형이다. 지연대사형은 유리 INH 또는 hydrazone 복합체의 형태로 37%가, acetyl-INH와 그 대사물의 형태로 63%가 배설된다. 반면 신속대사형은 acetyl-INH와 그 대사물 형태로 94%가 배설되며, 유리 INH와 hydrazone 복합체의 형태로는 단지 각각 2.8%, 3.6%만이 배설된다. 간질환은 아세틸화 속도를 감소시킬 수 있다. 현재 표준용량(300 mg/day)에서는 아세틸화 속도가 약제의 효능에 의미 있는 영향을 주지 않는다. 우리나라 사람은 70% 이상이 신속대사형으로 과거에는 체중이 50 kg 이상일 때 1일 400 mg을 권고하기도 하였으나 이에 대한 명확한 근거가 없고, 우리나라에서 시행한 임상연구에서 1일 300 mg와 400 mg 치료군 간에 치료성적의 차이가 없음이 밝혀져 현재는 1일 300 mg의 치료를 권고하고 있다.

7. 약물상호작용

INH와 상호작용이 있는 약으로 prednisolone, ethionamide, cycloserine, phenytoin, carbamazepine, warfarin, enflurane 등이 있다. Prednisolone은 INH의 소변 배출을 증가시킨다. INH는 항전간제의 혈중농도는 상승시켜, 이와 병합한다면 항전간제의 혈중농도를 모니터링하고 항전간제의 용량을 줄여야 한다.

8. 임상 적응증

INH는 모든 결핵 치료요법에 있어 근간이 되는 대표적인 약제로 다른 항결핵제와 함께 활동결핵의 치료에 사용한다. 성인에서 합병증이 없는 폐결핵이나 폐외결핵의 경우 대부분 단기요법(최소 6개월)으로 사용한다. 원인균이 내성으로 밝혀졌거나 금기의 상황이 아니라면 반드시 초치료 약제에 포함시켜야 한다. 또한 다른 Mycobacteria 감염의 치료에도 다른 항결핵제와 함께 사용하며, 활동결핵으로의 진행을 막기 위한 잠복결핵의 치료제로 단독(9개월) 또는 rifampin과 병합(3개월)하여 사용한다. INH에 저농도 내성을 보이거나 분자생물학적 약제감수성검사에서 *KatG* 변이 없이 *inhA* 변이만 확인된 경우 고용량(10-15 mg/kg)을 사용해 볼 수 있다.

9. 용법 및 용량

대부분 경구로 투여하는데 경구투여가 불가능할 때는 근육 또는 정맥주사로 투여할 수 있다. 추천되는 하루 용량은 소아 0-14세(체중 40 kg 이하)는 10 (7-15) mg/kg (최대 300 mg), 0-14세(체중 40 kg 초과), 15세 이상은 300 mg 이며, 성인 5 mg/kg (최대 300 mg)이다. 하루 한 번, 공복에 투약한다. 임산부에서도 안전하게 사용할 수 있다. INH는 증식하는 결핵균에 대해 조기 살균작용이 있어 첫 2주간의 투여로 객담 내 균의 숫자를 급격히 감소시킨다. 증식하지 않는 결핵균에 대해선 효과가 적다. 활동결핵의 치료로 INH의 단독투여는 하지 않는다. *M. kansasii*, *M. xenopi*에 의한 감염은 다른 항결핵제와 병합하여 치료하나, *M. avium*에는 고도내성이 있어 사용하지 않는다.

10. 부작용과 금기

1) 신경계

Pyridoxine (vitamin B_6) 대사를 방해하여 pyridoxine 결핍을 초래할 수 있기 때문에 손과 발이 저린 말초신경병증(peripheral neuropathy)과 중추신경계 증상이 발생할 수 있다. 지연대사형은 신경독성이 발생할 위험이 더 높다. 하루에 INH를 5 mg/kg 용량으로 투여하면 신경증상이 생길 가능성이 드물기 때문에 pyridoxine을 무조건 투여할 필요는 없다. 그러나 임신, 영양결핍, 당뇨병, 만성 신부전, 알코올중독, 경련질환이 있는 경우는 말초신경병증의 고위험군이므로 pyridoxine 10-50 mg/day을 예방적으로 함께 투여한다. 다른 흔하지 않은 신경학적 부작용으로 독성뇌증, 경련, 시신경염 및 위축, 기억감퇴, 불안증 및 불면, 정신병 등이 있다. INH를 과용량으로 투여했을 때는 비슷한 용량의 pyridoxine으로 신속히 치료해야 한다.

2) 간

치명적인 간염은 가장 중한 부작용이다. 간손상의 빈도는 나이가 많을수록 증가하며, 일반적으로 2% 미만에서 발생한다. 한 연구에 의하면 1년간의 INH 치료 시 약제와 연관된 간염의 발생빈도는 투여군 1,000명당 20세 미만 0명, 20-34세 2.4명, 50-64세 19.2명이었다. 지연대사형에서 간독성의 위험이 더 높다고 최근 알려졌다. 그 외 간손상과 연관된 위험인자로는 과음, 약물남용, 간질환의 병력 등이다. INH를 단독투여할 때보다는 rifampin과 병합할 때가 간염이 발생할 가능성이 더 높다.

3) 과민반응

약제 투여 첫 3-7주에 발열, 소양증, 발진, 림프절 종대, 혈관염, 저혈압 등의 과민반응이 드물게 발생할 수 있다. 증세가 나타나면 약제를 일단 중단해야 하며 증세가 소실되면 소량부터 다시 시작해 본다. 만약 재투여로 과민반응이 다시 나타나면 즉시 중단해야 한다.

4) 혈액

무과립구증, 호산구증가증, 혈소판감소증, 메트헤모글로빈혈증, 용혈빈혈 등이 나타날 수 있다.

5) 기타

구역, 구토, 상복부 불쾌감, 구강건조, pyridoxine 결핍, 펠라그라형 피부염(pellagra-type dermatitis, vitamin B_3 또는 트립토판의 결핍으로 발생하는 질환), 고혈당, 대사성 산증, 여성형 유방, 약물 유발성 루푸스증후군 그리고 류마티스양증후군이 발생할 수 있다.

참고문헌

1. Jhun BW, Koh WJ. Treatment of Isoniazid-Resistant Pulmonary Tuberculosis. Tuberc Respir Dis. 2020;83:20-30.
2. Joint Committee for the Revision of Korean Guidelines for Tuberculosis, Korea Centers for Disease Control and Prevention: Korean Guidelines for Tuberculosis. 5th ed. 2024.
3. Kim HJ, Yoon HH, Eun BW, Ahn Y, Ryoo S, Kim HJ. The Rate of Drug-Resistant Tuberculosis in Korean Children and Adolescents Since 2007. J Korean Med Sci. 2017;32(6):954-60.
4. Park IN, Hong SB, Oh YM, Lim CM, Lee SD, Koh Y, et al. Comparison of effectiveness and adverse reactions between isoniazid 300 mg and 400 mg in Korean patients with pulmonary tuberculosis. Tuberc Respir Dis. 2006;60:44-8.
5. Schaaf HS, Zumla A. Tuberculosis: A comprehensive clinical reference. 1st ed. Saunders: Elsevier; 2009. pp. 608, 969.

Rifamycin

박상원 서울대학교 의과대학 내과학교실

Rifamycin계열의 약제는 *Amycolatopsis rifamycinica*의 배양 과정에서 추출된 물질을 이용한 반합성제제이다. 1957년 당시 인기 프랑스 영화인 'Rififi (모로코북부 산악 지대의 리프족)'에서 이름이 유래되었으며, 처음에는 rifamycin SV가 임상에서 사용되었으나, 1968년 경구흡수율과 항균력을 높인 현재의 rifampin으로 대체되었다. Rifampin과 rifampicin은 같은 약이지만 지역에 따라 달리 사용되며 유럽과 호주에서는 rifampicin, 미국에서는 rifampin으로 사용된다. Rifamycin계열 중 rifampin이 가장 대표적으로 결핵균에 매우 효과적이어서 결핵 단기치료요법의 근간을 이루며, 일부 침습성 staphylococci 감염에 병합요법으로 사용된다. CYP3A4와 같은 체내 cytochrome P450 효소체계에 영향을 미쳐 같은 경로로 대사되는 약제에 강력한 상호작용을 유발할 수 있으므로 동반약제에 대한 주의가 필요하다. 약물상호작용이 적고 약력학적으로 개선된 새로운 rifamycin 약제인 rifabutin, rifapentine이 추가되었다.

1. 항생제명

Rifampin, rifabutin, rifapentine

2. 구조 및 성상

Rifamycin은 고리구조의 화합물들이 여럿 모여서 거대한 분자 구조를 구성하고 있다(그림 2). 이는 모체인 rifamycin SV보다 더 잘 용해되고 더 좋은 항균력을 보인다. 쌍성이온(zwitterion)이기 때문에 산성용액 및 유기용매에 잘 녹으며, 지질층을 잘 통과하기 때문에 세포 내로 잘 들어가고 혈액뇌장벽을 통과해 뇌척수액 속으로도 잘 들어간다.

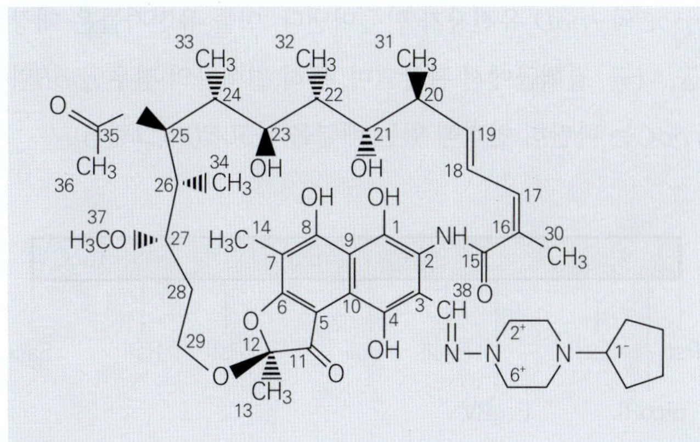

그림 2. Rifamycin의 구조식

3. 작용기전

세균의 DNA dependent RNA polymerase의 β-subunit에 결합해 RNA 사슬 형성이 시작되는 것을 억제하여 효과를 나타내며, 이러한 효과는 약물농도와 관련 있다. 이미 사슬이 형성된 후 차곡차곡 늘어나는 과정은 억제하지 못한다. Rifampin은 번식 중인 세균에 유효하지만, 대사가 활발치 않은 세균에는 효과가 낮다.

4. 내성기전

항생제 내성은 *rpoB* 유전자의 돌연변이 때문에 발생하는데, 이는 rifampin이 결합하는 DNA dependent RNA polymerase의 β-subunit의 변형을 유발하여 rifampin이 결합이 어려워지기 때문이다. 이 polymerase는 모두 4개의 단위효소로 이루어져 있는데, 각각 α, β, β', σ라고 한다. 이들은 서로 헤쳐 모여서 핵심효소인 $\alpha2\beta\beta'$ 형태나 혹은 전체 효소인 $\alpha2\beta\beta'\sigma$ 형태로 존재한다. 핵심효소는 RNA

중합을 수행하는 역할을 하지만, 이를 맨 처음에 개시하기 위해서는 σ 단위효소가 필요하다. 이들 네 가지 단위효소들은 각기 별도의 유전자에서 만들어지는데, α를 생성하는 것이 *rpoA*, β를 생성하는 것이 *rpoB*이고, β'와 σ는 각각 *rpoC*와 *rpoD* 유전자가 만들어낸다. 이들 유전자들은 대장균, 나균, 결핵균에서 관찰되며, 특히 결핵균의 경우 *rpoB*와 *rpoC*는 나란히 인접해 있는 배열을 하고 있다(그림 3).

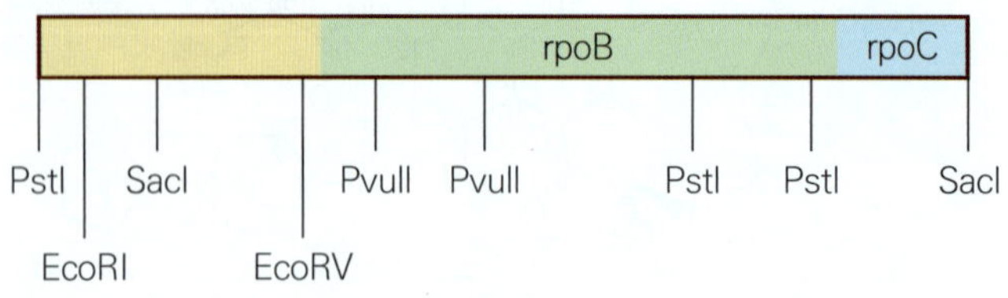

그림 3. rpo 유전자의 구성 및 제한효소가 작용하는 부위들

결핵균은 세포분열 과정에서 10^8-10^9 중 하나의 확률로 rifampin 내성 돌연변이가 생기는데 병합요법을 사용하면 다른 약제에 의해 내성이 극복되지만 rifampin을 단독으로 사용하면 내성균이 선택적으로 남게 된다. Rifampin 내성결핵균의 95% 이상이 *rpoB* 유전자 돌연변이 때문이므로 돌연변이 여부를 검사하면 rifampin 내성을 판단할 수 있다. 내성균이 잘 생기는 성질 때문에 일반 세균감염증에는 잘 사용되지 않지만 결핵균에 대한 MIC가 0.005-0.2 μg/mL이고 살균작용이 좋으며, 다른 항결핵제와 병합 사용할 때에는 내성균의 발생이 억제되어 우수한 치료효과를 나타낸다.

Rifampin과 다른 rifamycin (rifabutin, rifapentine) 사이의 교차내성은 돌연변이의 종류에 따라 불완전하여 불일치를 보일 수 있다. 따라서 rifampin 내성이 관찰되는 경우 rifabutin 감수성검사를 확인하는 것이 도움이 될 수 있다.

5. 약물동력학

각 rifamycin 제제 참조

6. 약물상호작용

각 rifamycin 제제 참조

7. 부작용과 금기

각 rifamycin 제제 참조

1) Nitrosamine 불순물

2020년 미국 FDA에서 rifampin과 rifapentine 시료에서 nitrosamine 불순물이 검출되었다고 발표하였다. Nitrosamine은 동물실험을 근거로 사람에서 노출 누적량에 따른 발암 가능성이 제기된 물질이고 인체허용 농도가 정해져 있으나, 현재 수준의 농도가 결핵을 포함한 치료적 사용 시 실제 발암의 위험성 여부는 알려져 있지 않다. Rifamycin이 가지는 치료적 중요성과 발암위험의 가능성이 낮음을 고려하여 기존의 질병에 따른 처방 권고사항은 유지되고 있으나 향후 추가적인 정보가 필요한 부분이다.

8. 임상 적응증

각 rifamycin 제제 참조

Rifampin

1. 작용범위

Rifampin은 rifampin SV의 반합성 유도체로 붉은 갈색을 띤다(그림 4). Rifampin은 staphylococci를 비롯한 그람양성균에 강력한 살균력을 보이는데, *Streptococcus pneumoniae*, viridans streptococci, *Clostridioides difficile, Listeria monocytogenes*에도 효과적이다. Rifampin이 효과적인 그람음성균에는 *Neisseria meningitidis, Haemophilus influenzae, Helicobacter pylori*를 포함한다. 다른 항균제와 병합해서 사용할 경우 다제내성균인 *Acinetobacter baumannii*와 *Pseudomonas aeruginosa*에 효과를 보인다. 결핵균에 대한 항균력은 매우 우수하며, 비결핵항산균인 *Mycobacterium avium-intracellulare* complex (MAC), *M. kansasii, M. marinum*에도 효과적이다. *Chlamydia, Legionella, Brucella, Bartonella*와 같은 세포 내 병원체에도 효과적이다.

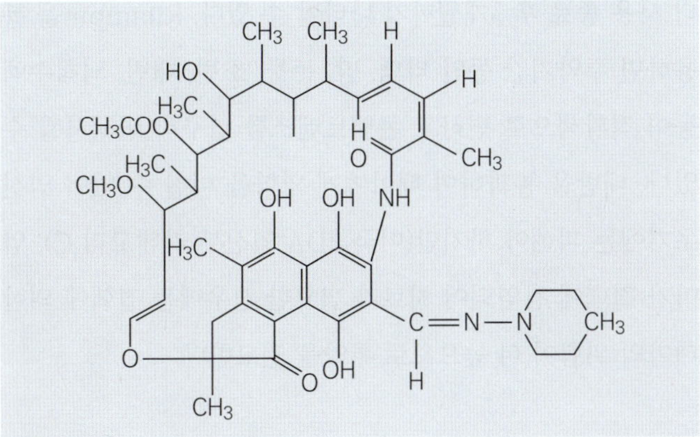

그림 4. Rifampin의 구조식

2. 약물동력학

위장에서 빠르게 거의 100% 흡수되며, 복용 후 1-4시간 사이에 최고혈중농도에 이른다. 반감기는 복용 초기에는 약 2-5시간이지만, 시간이 흐를수록 담도 배설속도가 점차 증가하여서, 복용 시작 후 첫 2주 이내에 처음 반감기의 40% 정도로 단축된다. 대사와 배설은 간·담도를 통해서 이루어지기 때문에 신부전 시의 용량조절은 필요 없다. 그러나 간 기능장애가 있을 경우에는 용량을 줄이거나 가급적 사용하지 않는 것이 좋다. 고지방 음식은 rifampin 복용하는 동안은 위장 내 흡수를 현저히 저해하기 때문에 피하는 것이 좋다. 혈중에서는 약 80% 정도가 단백질에 결합하며, 체중의 160% 정도의 용적으로 분포된다. 지용성이기 때문에 거의 모든 전신조직에 잘 들어가며, 특히 뇌척수액이나 농양, 그리고 식균세포에 높은 농도로 들어가서 살균작용을 나타낸다.

3. 약물상호작용

Rifampin은 간의 cytochrome P450 효소를 활성화함으로써, 매우 많은 약물들의 대사에 영향을 미친다. Rifampin과의 병용으로 혈중농도가 떨어지는 약제로는 항뇌전증제(phenytoin), 부정맥 치료제(disopyramide, mexiletine, quinidine, tocainide, digoxin), 경구 항응고제(warfarin), 항진균제(fluconazole, itraconazole, ketoconazole), 항균제(macrolides, chloramphenicol, clarithromycin, dapsone, doxycycline, fluoroquinolones, metronidazole), barbiturates, β-blockers, calcium channel blockers, corticosteroids, cyclosporine, clofibrate, diazepam, haloperidol, levothyroxine, methadone, progestins, quinine, tacrolimus, theophylline, tamoxifen, zidovudine, 경구피임제, 경구혈당강하제(sulfonylureas), 마약성 진통제, 삼환 항우울제

(amitriptyline, nortriptyline) 등이 있다. 제산제와 병용하면 rifampin의 혈중농도가 감소하므로, 제산제 복용 1시간 전에 투여해야 한다. Co-trimoxazole과 probenecid는 병용 시 rifampin의 혈중농도를 높인다. HIV/AIDS 환자에 사용하는 항레트로바이러스 치료제 중 protease inhibitor (lopinavir, darunavir, atazanavir), integrase inhibitor (bictegravir, dolutegravir, elvitegravir 포함 제제), NNRTI (etravirine, rilpivirine)와 함께 쓰면 이들 약제의 혈중농도를 떨어뜨린다. Protease inhibitor와 rifampin의 병합사용은 추천되지 않는다.

표 1. Rifamycin과 항레트로바이러스 치료제의 약물상호작용에 따른 권고사항

Rifamycin	ART 약제	일일 투여용량
Rifampin	HIV PIs, DOR, ETR, RPV, BIC, CAB, EVG/c	추천하지 않음
	TAF	주의하여 사용
	그 외의 모든 ART 약제	10 mg/kg (표준용량 600 mg)
Rifabutin	PI/COBI, TAF, RPV (주사), BIC, CAB, EVG/c	추천하지 않음
	DTG, RAL, DOR, EFV, RPV (경구)	5 mg/kg (표준용량 300 mg)
	HIV PIs/RTV	150 mg daily
	EFV	450-600 mg

ART, antiretroviral therapy; BIC, bictegravir; CAB, cabotegravir; COBI, cobicistat; DOR, doravirine; DTG, dolutegravir; EFV, efavirenz; ETR, etravirine; EVG/c, elvitegravir/cobicistat; MVC, maraviroc; PI, protease inhibitor; RAL, raltegravir; RPV, rilpivirine; RTV, ritonavir; TAF, tenofovir alafenamide.

4. 부작용과 금기

간독성은 간세포성, 담즙울체(cholestasis) 또는 두 개의 혼합성으로 나타날 수 있으며, 무증상의 간기능이상, 단독 황달, 유증상의 일과성 간염, 또는 전격성 간부전 및 사망을 초래할 수 있다. 발생기전은 명확하지 않으나 과민반응 또는 대사적 특이반응 때문으로 추정되며, 대부분 사용 후 1개월 이내에 발생한다. 중증반응은 기존에 간부전이 있던 환자나 동시에 간독성 약물을 투여 중인 환자에서 관찰된다. 결핵약의 경우 isoniazid와 병용할 때에 더 잘 생긴다. 그러나 ethionamide, pyrazinamide, PAS 등과 병용하면 isoniazid나 ethambutol 병용 시보다 간독성이 더 많이 유발된다. 혈액독성은 용혈빈혈, 백혈구감소증, 혈소판감소증, 호산구증가증, vitamin K 의존성 지혈성분 관련 이상 등이 나타날 수 있다. 간헐적 투여요법이나 간헐적인 복약 순응 불이행 시에 독감유사증상(influenza-like illness)이 발생할 수 있다. 지연형 과민반응은 반점구진성 피부발진과 고정약진에서 드물지만 급성 범발성 농포성발진, 호산구증가증 및 DRESS (drug reaction with eosinophilia and systemic symptoms) 증후군, 스티븐스-존슨증후군 (Stevens-Johnson syndrome, SJS), 독성표피괴사용해증 (toxic epidermal necrolysis, TEN)까지 다양하게 나타날 수 있다. Rifampin은 일반적으로 병합요법의 일부로 투여되기 때문에 대부분 인과관계를 명확히 하기 어렵다.

C. difficile 관련 설사와 대장염이 항생제 사용 당일부터 사용 종료 후 3개월까지 나타날 수 있다. Rifampin을 복용하면 투약기간 동안 타액, 땀, 눈물, 소변, 대변, 뇌척수액 등이 적황색으로 변하고 콘택트렌즈를 영구히 변색시킬 수 있다. 태반을 통과하여 태아에게 영향을 미칠 수 있어 임신초기에는 피해야 하지만(미국 FDA 임신부 카테고리 C), 엄마가 결핵에 감염되어 치료가 필요한 경우에는 결핵에 의한 태아의 위험이 더 높으므로 투약을 권고한다.

5. 임상 적응증

1) 결핵

Rifampin은 작용효과가 빨라 병합치료 초기에 살균효

과(bactericidal effect)가 뛰어나고 지속 생존균의 사멸효과(sterilizing effect)가 강력하여 감수성 결핵에 대한 현재의 6개월 또는 9개월 단기치료요법의 근간을 이룬다. 결핵치료에서 rifampin을 배제할 경우 다제내성결핵의 치료와 유사한 치료적 접근이 필요하다. 잠복결핵 치료에서는 isoniazid와 병합하여 3개월 투여하거나 rifampin 단독으로 4개월 투여한다. 비결핵항산균인 *M. avium-intracellulare, M. kansasii, M. xenopi, M. marinum*에도 우수한 임상효과를 보인다. 결핵치료를 위해 하루에 10-20 mg/kg (최대 600 mg)이 추천된다. 약물동력학적으로는 더 고용량의 투여가 장점이 있을 것으로 예측되지만 임상적인 효과에 대해서는 추가적인 연구가 필요하다.

2) 나병

보통 나병에 쓰이는 sulfone계열의 약제보다 더욱 빠른 살균력을 보인다. 그러나 결핵에서와 마찬가지로, 단독 사용하는 경우 내성발현이 잘되기 때문에, 치료에 dapsone과 병합해 사용한다. 피부도말검사상 균이 많이 나오는 나병(multibacillary leprosy)의 경우에는 rifampin을 한 달에 한 번씩 600 mg을 투약하며, 동시에 매일 dapsone 100 mg, clofazimine 50 mg (단, 한 달에 한 번은 300 mg)을 투여하는데, 적어도 2년간 혹은 피부도말검사상 균이 사라질 때까지 계속한다. 그 외의 나병(paucibacillary leprosy)에 대해서는 rifampin 600 mg을 한 달에 한 번, dapsone 100 mg을 매일 투여한다.

3) 예방적 사용

Neisseria meningitidis 또는 *Haemophilus influenzae* b형에 의한 침습성 감염 환자에 노출된 경우, 또는 무증상 *Neisseria meningitidis* 보균자에서 rifampin을 이용한 예방적 화학요법을 시행한다. *Haemophilus influenzae*의 경우 영아 및 소아에서 20 mg/kg/day 용량(성인의 경우 최대 600 mg)으로 1일 1회 4일간 투여하며, *Neisseria meningitidis*의 경우 영아 및 소아에서 20 mg/kg/day 용량으로 1일 2회 분할하여(성인은 1회 최대 600 mg) 2일간 투여한다.

4) 심내막염

Rifampin은 인공판막을 비롯한 인공의료기구에 붙어 감염을 일으키고 있는 staphylococci에 대해서 효과가 좋다. 따라서 staphylococci에 의한 인공판막 심내막염에 사용되며, 내성발현이 우려되기 때문에 β-lactam 항생제나 vancomycin, gentamicin과 함께 병합하여 사용한다(15 mg/kg/day 1일 3회 분할 투여; 최대 900 mg/day). 또한 vancomycin 혹은 nafcillin 과 gentamicin을 먼저 수일간 사용한 이후에 rifampin을 추가할 경우 내성발현의 확률이 더욱 줄어든다.

5) 기타

반복하여 부스럼(furuncle)이 생기는 환자나 황색포도알균 비강 내 보균자(nasal carrier) 치료에도 이용된다. 이 밖에 감염성 관절염, 잘 호전되지 않는 뇌수막염, 비뇨생식기 감염증, legionellosis, brucellosis, chancroid, *Rhodococcus equi* 감염증에 macrolide 등과 같은 다른 약제들과 병용할 수 있다.

Rifabutin

Rifabutin은 rifamycin S의 spiro-piperidyl 유도체로 구조는 그림 5와 같다.

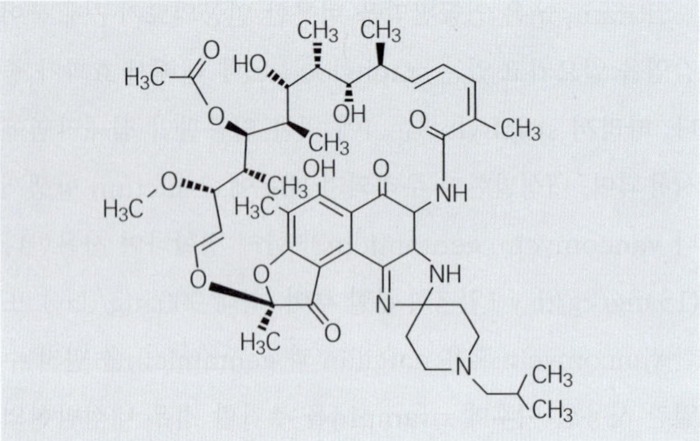

그림 5. Rifabutin의 구조식

1. 작용범위

Rifampin과 작용범위가 같다. Rifampin 내성균주의 일부는 rifabutin과 교차내성을 보이지 않는 경우가 있으므로 rifabutin 감수성 검사를 시행하여 선택적으로 사용할 수 있다.

2. 약물동력학

경구섭취 시 생체이용률은 53%이고, 음식은 전체적인 흡수율에는 영향을 주지 않지만 최고농도를 높인다. Rifampin보다 지질 친화성이 강해서 폐를 비롯한 전신조직에 잘 침투해 들어가며, 뇌척수액에는 혈중농도의 절반 정도에 도달한다. 복용 후 2-4시간 내에 최고혈중농도에 도달하고, 반감기는 45시간이다. 배설은 소변(53%), 대변(30%)을 통해 이루어진다.

3. 약물상호작용

병용 시 rifabutin의 혈중농도를 높이는 약제로는, fluconazole, ritonavir, nelfinavir 등이 있다. Efavirenz는 rifabutin의 혈중농도를 ⅓로 낮추기 때문에 rifampin을 사용한다. Clarithromycin, raltegravir, elvitegravir (cobicistat 복합제의 경우) 등은 rifabutin과 병용 시 혈중농도가 낮아진다. Ritonavir, ritonavir-lopinavir, efavirenz와 병용 시 이들 약제의 혈중농도에는 별 영향을 미치지 않는다.

4. 부작용과 금기

Rifampin과 비슷한 부작용을 나타낸다. 혈액학적 독성(호중구감소증, 용혈빈혈), 간독성, 피부발진, 소화기장애 등이 나타나고, 드물게 독감유사증상, 관절통, 흉통, 피부변색, 포도막염 등의 현상이 나타날 수 있다.

5. 임상 적응증

Rifampin에 비해서 약물상호작용이 적어서 주로는 rifampin과 중대한 약물상호작용이 있는 약을 동시에 투여할 필요가 있는 결핵의 치료에 사용하게 된다. 에이즈의 파종성 MAC 감염에서 macrolide를 근간으로 하는 치료제에 부가적으로 사용해 볼 수 있다. MAC의 예방요법에는 macrolide에 추가하여 투여 시 부작용의 증가로 인하여 효용성이 없다. *M. bovis, M. kansasii, M. marinum, M. ulcerans*에도 치료적 효과가 있다.

6. 용법 및 용량

결핵치료에서는 5 mg/kg (최대 300 mg)를 1일 1회 투여하며, 간헐적 요법에서는 같은 용량을 1주 2-3회 투여한다. 비결핵항산균(nontuberculous mycobacteria) 감염의 치료에서는 일반적으로 1일 300 mg을 투여한다. 약물상호작용 때문에 boosted protease inhibitors와 병용 시에는 1일 150 mg으로 감량하여 투여한다. Creatinine 청소율이 30 mL/min 미만인 신기능장애에는 투여용량을 50% 줄인다.

Rifapentine

구조는 그림 6과 같다.

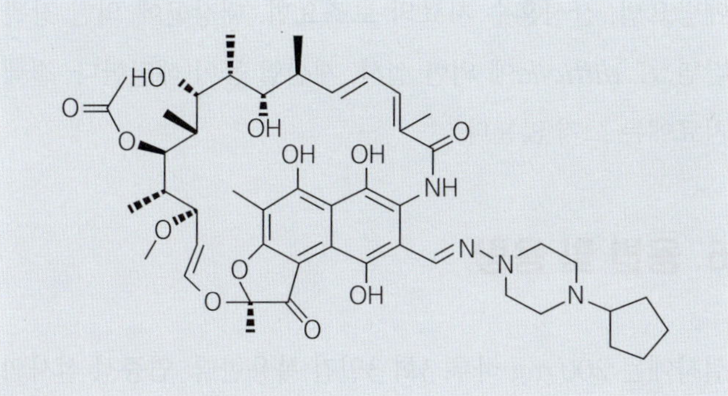

그림 6. Rifapentine의 구조식

1. 작용범위

장시간 작용하는 rifamycin으로 결핵치료에서 rifampin 또는 rifabutin을 대체할 수 있다.

2. 약물동력학

경구투여 후의 생체이용률은 약 70%이다. 복용 후 5-6시간에 최고혈중농도에 오른다. 반감기는 약 17시간이다. 대부분 간에서 대사되어 70%가 대변으로 배설되고 17%는 소변으로 배설된다.

3. 약물상호작용

Rifampin과 유사한 약물상호작용이 있어 주의 및 개별약물에 대한 확인이 필요하다.

4. 부작용과 금기

Rifampin과 유사하다. 위장장애, 간독성이 주된 부작용이다. 고요산혈증, 체액의 착색, 독감유사증상, 저혈압, 실신 등이 나타날 수 있다.

5. 임상 적응증

약제 감수성 활동결핵에서 반감기가 긴 특성으로 인하여 간헐적 치료요법으로 2개월 rifapentine (600 mg, 2회/주), isoniazid (300 mg, 1회/일), ethambutol (15 mg/kg, 1회/일), pyrazinamide (25 mg/kg, 1회/일) 4제 집중치료기와 rifapentine (600 mg, 1회/주)과 isoniazid (900 mg, 1회/주) 2제를 유지치료기로 4개월(2개월 초기 치료 후 도말음성인 경우) 또는 7개월(2개월 초기 치료 후에도 도말양성인 경우) 사용하는 데 적용할 수 있다. 총 4개월 매일요법으로 rifapentine (1,200 mg, 1회/일), moxifloxacin (400 mg, 1회/일), isoniazid (300 mg, 1회/일), pyrazinamide (25 mg/kg, 1회/일) 4제 병합의 8주 집중치료기 후 rifapentine, moxifloxacin, isoniazid 3제 병합의 9주 유지치료기를 적용할 수도 있다. 잠복결핵 치료를 위하여 isoniazid (900 mg, 1회/주)와 rifapentine (900 mg, 1회/주) 2제 병합의 12주 투여요법이 isoniazid 단독 9개월 요법과 동등한 효과가 있다. 다만, 2025년 현재 국내에는 rifapentine이 정식으로 도입되지 않아 임상에서 사용할 수 없다.

Rifaximin

구조는 그림 7과 같다.

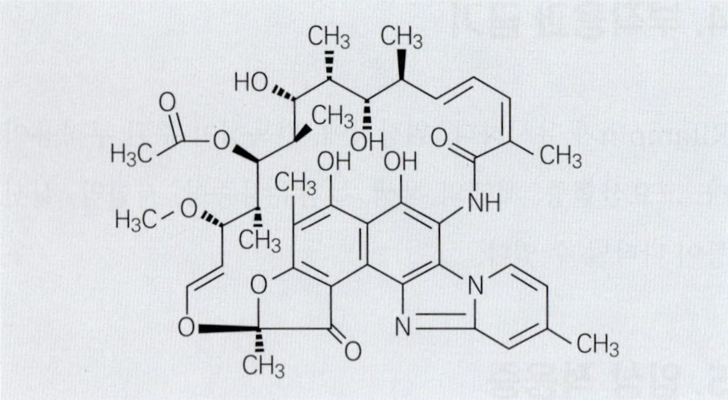

그림 7. Rifaximin의 구조식

1. 작용범위

Rifampin과 거의 같으며, 장관감염을 일으킬 수 있는 그람 음성 및 양성 세균, 특히 비침습성 대장균과 *Clostridioides difficile*을 포함한다. 그러나 *Salmonella, Shigella, Campylobacter*의 경우는 그 효과를 보장할 수 없다.

2. 약물동력학

경구흡수가 거의 안되어 생체이용률이 0.4% 미만이다. 복용약제의 97%가 대변으로 배설된다. Child-Pugh 등급 C 간경변 환자에서 class A환자에 비해 흡수가 증가한다.

3. 약물상호작용

Bacillus Calmette-Guérin (BCG) 효과를 감소시킬 수 있다. Cyclosporine은 rifaximin의 혈중농도를 증가시킬 수 있다.

4. 부작용과 금기

두통이 10% 정도에서 있으며, 그 밖에 피부발진, 이명, 악몽, 피로감, 불면증, 가려움증 등이 드물게 있다. 열성 설사나 혈변을 보는 장관감염의 경우에는 사용을 추천하지 않는다. 복용 후에도 설사가 악화되면 중단하고 다른 약으로 바꾼다. *Salmonella, Shigella, Campylobacter*에 의한 설사의 경우 사용하지 않는다.

5. 임상 적응증

급성 세균성 장관염, 여행자설사, 결장염, 위장관 수술 전후 예방요법, 간성혼수 치료의 보조요법, 대장균에 의한 장관감염, *C. difficile*에 의한 설사, 게실염 등이 해당한다. 결핵 치료에는 쓰지 않는다.

6. 용법 및 용량

설사에는 200 mg 하루 3회 3일간 복용한다. 염증성 설사의 경우에는 7일까지 연장할 수 있다. 12세 미만의 소아는 안전성 자료가 부족하므로 추천하지 않는다. 흡수가 매우 낮은 약이므로 간이나 신기능장애에 용량조절이 필요하지 않다.

참고문헌

1. 대한감염학회. 항생제의 길잡이. 제4판. 파주: 군자출판사; 2016. 704쪽.
2. Dorman SE, Nahid P, Kurbatova EV, Phillips PP, Bryant K, Dooley KE, et al. Four-month rifapentine regimens with or without moxifloxacin for tuberculosis. N Engl J Med. 2021;384(18):1705-18.
3. HIV.gov [Internet]. *Mycobacterium tuberculosis* in Guidelines for the prevention and treatment of opportunistic infections in adults and adolescents with HIV [cited 2025 May 30]. Available from: https://clinicalinfo.hiv.gov/en/guidelines/hiv-clinical-guidelines-adult-and-adolescent-opportunistic-infections/mycobacte-

rium?view=full.

4. Liu C, Bayer A, Cosgrove SE, Daum RS, Fridkin SK, Gorwitz RJ, et al. Clinical practice guidelines by the Infectious Diseases Society of America for the treatment of methicillin-resistant *Staphylococcus aureus* infections in adults and children. Clin Infect Dis. 2011;52(3):e18-55.
5. Musser JM. Antimicrobial agent resistance in Mycobacteria: molecular genetic insights. Clin Microb Rev. 1995;8:496-514.
6. Sterling TR, Villarino ME, Borisov AS, Shang N, Gordin F, Bliven-Sizemore E, et al. Three months of rifapentine and isoniazid for latent tuberculosis infection. N Engl J Med. 2011;365:2155-66.
7. US Food and Drug Administration [Internet]. FDA Updates and press announcements on nitrosamines in rifampin and rifapentine [cited 2024 Nov 29]. Available from: https://www.fda.gov/drugs/drug-safety-and-availability/fda-works-mitigate-shortages-rifampin-and-rifapentine-after-manufacturers-find-nitrosamine.

Ethambutol

김성한 울산대학교 의과대학 내과학교실

1. 항생제명

Ethambuthol

2. 구조 및 성상

Ethambutol은 1961년 Lederel 실험실에서 처음 합성된 경구 항결핵제로 dextro-2, 2′-(ethylenediimino)-di-1-butanol dihydrochloride의 구조로서 다른 항결핵제와는 구조적으로 상이하다(그림 8). 1961년 항결핵 작용이 있는 합성물질로 발견되었다.

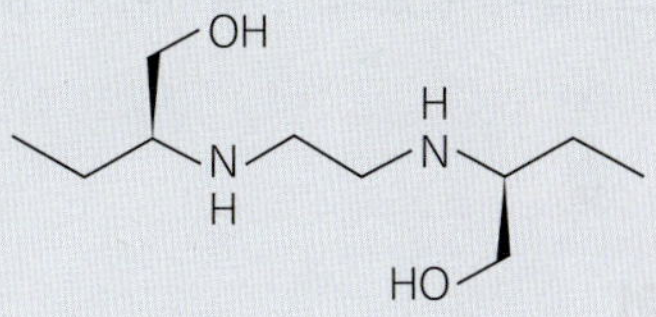

그림 8. Ethambutol 구조식

3. 작용기전

세포벽합성을 억제하여 정균작용을 보이는 약제이다. 세포벽합성 억제기전은 정확히 밝혀지지 않았으나 arabinan의 polymerization에 관여하는 arabinosyl transferase를 억제하여 결과적으로 polymerization이 되지 않아 arabinogalactam의 생성을 억제하기 때문일 것으로 추정된다. Arabinogalactam은 mycolic acid가 부착하는 부위인데, 생성이 억제됨에 따라 mycolic acid가 부착을 하지 못하게 되어 세포벽합성이 억제된다. 또한, ethambutol에 의한 결핵균(Mycobacterium tuberculosis)의 세포벽 파괴는 다른 약제의 침투를 도와서 rifampicin과 같은 약제와 상승작용을 일으킨다.

4. 내성기전

결핵균이 자연변이(spontaneous mutation)에 의해 ethambutol에 대한 내성이 생길 확률은 1×10^{-5}이어서, isoniazid, rifampin, streptomycin에 비해 10-1,000배 흔한 편이다. 단독으로 사용하게 되면 6개월 내에 50%에서 내성이 발생한다. 내성기전은 *embA*, *embB* locus의 변이에 의해 ethambutol의 작용점이 되는 arabinosyl transferase에 변이가 생겨 ethambutol이 결합을 하지 못하는 것으로 알려져 있다.

국내에서 결핵균의 ethambutol 내성률은 다른 지역보다 높은 것으로 알려져 있다. 미국의 경우 ethambutol 내성률이 약 2% 정도로 알려져 있고, 우리나라의 경우 약 6%로 알려져 있다.

5. 작용범위

Ethambutol은 Mycobacteria에만 항균력이 있고 그람양성균 또는 그람음성균에는 항균력이 없다. *M. tuberculosis*에 대해서는 최소억제농도가 1-2 μg/mL 정도이며 5 μg/mL 이상을 넘는 경우는 드물다. *M. marinum*은 모두 감수성이 있으며, *M. kansasii*는 50%만이 감수성이 있다. *M. avium*의 40%가 최소억제농도 1-4 μg/mL로 중등도 감수성을 보인다.

6. 약물동력학

경구투여후 75-80%가 흡수된다. 제산제나 알코올에 의해 흡수가 저하될 수 있으나 음식섭취 여부에 따른 영향은 받지 않는다. 연령도 약물농도에는 영향을 미치지 않는다. 25 mg/kg을 투여하면 2-3시간 후 최고농도인 2-6 μg/mL에 도달한다. 분포용적은 1.6-3.8 L/kg이다. 신기능이 건강한 사람 사람에서 반감기는 3-4시간이며, 최종 투여 24시간이 지나면 혈중에서 ethambutol이 검출되지 않는다. 단백결합률은 30% 정도이며 적혈구에도 결합하여 적혈구 내 농도는 혈중농도의 1.2-2배에 달한다. 뇌를 제외한 전신 조직에 침투율이 높으며, 임신부에서 측정한 결과를 보면 태반에서도 혈중농도와 비슷한 농도에 달한다. 염증이 없는 뇌에서는 거의 발견되지 않지만 염증이 있으면 혈중농도의 10-50%에 달하는 농도에 도달하여 25 mg/kg을 투여했을 때 1-2 μg/mL에 이른다.

경구투여량의 20%는 흡수되지 않은 채 대변으로 배설된다. 흡수된 양의 80%는 대사되지 않은 채 소변으로 배설되고, 나머지 8-15%는 항균력이 없는 물질로 변해 소변으로 배설된다. 따라서 신부전 환자에서는 용량을 줄이거나 투여간격을 연장한다. Creatinine 청소율이 정상이면 15-25 mg/kg을 하루 한 번 투여하면 되고, creatinine 청소율이 25-50 mL/min이면 15 mg/kg을 24-36시간마다 투여한다. Creatinine 청소율 10-25 mL/min이면 7.5 mg/kg 감량하거나 15 mg/kg을 36-48시간마다 투여한다. Creatinine 청소율 10 mL/min 이하면 5 mg/kg으로 감량하거나 15 mg/kg을 48시간마다 투여한다. 혈액투석 환자에게는 creatinine 청소율 10 mL/min 이하에 준하여 투여하고 투석후 15 mg/kg을 보충한다. 복막투석 환자에게는 하루 15 mg/kg을 투여한다. 이런 환자에게는 혈중농도 측정을 권한다.

7. 임상 적응증

결핵이나 비결핵항산균(nontuberculous mycobacteria) 감염증에 사용한다. 과거 사용하던 para-aminosalicylic acid을 완전히 대치하였다. 그러나 정균작용을 갖는 약제이므로 현재의 단기치료 요법에서는 큰 역할을 하지 못하며 streptomycin 대신 경구투여를 할 수 있다는 장점이 있으나 주로 내성발현을 막는 목적으로 사용한다. 간질환자나 임신부 또는 항결핵제 사용 도중 부작용이 생겼을 때와 같은, 다른 1차 약제를 사용하지 못할 경우 유용한 약제이다.

비결핵항산균 감염증에 사용할 수 있다. 비정형 Mycobacteria 중 *M. kansasii, M. avium- intra-cellulare, M. scrofulaceum, M. marinum, M. abscessus, M. chelonae*에서 ethambutol이 항균력이 있을 수 있으므로, 다른 약제와 함께 사용한다.

8. 용법 및 용량

정상 성인에게는 15-25 mg/kg으로 2개월간 사용하고 이후 15 mg/kg로 감량하거나, 중증이 아니라면 처음부터 15 mg/kg로 사용한다. 하루 최대 용량은 1,600 mg 이하가 추천된다.

소아에서의 안전성은 완전히 확립되어 있지 않다. 소아에서 안독성(optic toxicity)에 대한 보고는 없으나 영유아에서는 시력측정이 어렵기 때문에 isoniazid 내성균주가 아닌 한 일반적으로 사용이 잘 권장되지 않는다.

9. 부작용 및 약물상호작용

1) 부작용

안독성을 제외하면 ethambutol은 비교적 안전한 약이다. 시신경염(retrobulbar neuritis; optic neuritis)이 대표적인데 시력저하, 색약(녹색), 중심암점(central scotoma)와 드물게 주변 시야장애가 발생할 수 있다(그림 9). 안독성은 용량과 투여기간에 비례하여 발생하는데, 15 mg/kg을 사용할 때에는 1% 이하에서 발생하고, 25 mg/kg을 투여할 때에는 6%, 35 mg/kg 이상 다량을 사용할 때에는 15%에서 발생한다. 보통 2개월 이상 투여된 후부터 발생하는 것으로 보고되고 있다. 간헐적 투여 방법에서도 시신경염이 드물게 발생할 수 있다. 부작용 발생 시 즉각 중단하면 원상태로 회복되지만 색각장애는 더 오래 지속할 수도 있다. 특히, 신기능에 이상이 있는 환자의 경우 이러한 부작용이 빈도가 높고, 약제 중단 시에도 회복되지 않거나 느릴 수 있으므로 주의가 필요하다. 논란이 있기는 하지만, 가능하면 혈액투석을 하는 말기신부전 환자에서는 ethambutol 대신에 가능하면 다른 약제를 사용하는 것을 추천하는 전문가가 많다. 중단하지 않게 되면 위축이 생겨 영구 시력장애가 생길 수 있으며 드물게 출혈성 망막장애가 관찰되기도 한다. 이런 이유로 ethambutol을 투여 받는 환자는 치료 전과 치료 중에는 주기적으로 시력과 색약에 대한 검사를 받아야 하며, 25 mg/

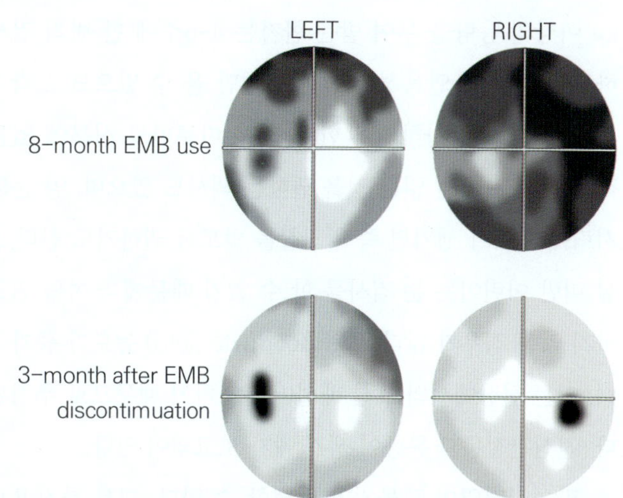

그림 9. 결핵성 림파선염으로 진단받은 71세 여자 환자에서 ethambutol (EMB)을 투여받고 생긴 시신경염 예

정상 신기능으로 isoniazid, rifampicin, ethambutol로 치료 도중 8개월째 시력 저하가 생겼을 때 시야 사진(위). 이후 ethambutol을 끊고 3개월 후 시력이 회복되었을 때 시야 사진(아래).

kg 이상의 용량을 투여 받는 환자는 4-6주에 한 번씩 검사하도록 권한다. 안독성은 한쪽 눈에만 올 수 있으므로 각각의 눈에 대해 검사하여야 한다. 좌우 따로따로 신문에 있는 작은 글씨를 매일 읽는 것을 권하는 의사도 있으며, 양 눈의 시력에 차이가 생기면 즉시 진찰을 받도록 권하기도 한다. 6살 미만 어린이는 눈 검사를 할 수 없기 때문에 투여를 권고하지 않는 경우가 많다. 혈중 요산(uric acid) 농도가 증가하며, 이는 신장에서의 요산 배설이 감소하기 때문으로 추정된다. 전신관절통과 통풍이 생긴 예가 보고되어 있다.

말초신경염이 드물지만 발생할 수 있다. 피부 부작용으로 발진, 가려움증, 탈모, 두드러기, 다형홍반, 박탈피부염, 독성표피괴사용해 등이 발생할 수 있다. 호중구감소증, 혈소판감소증 등이 생길 수 있고, 기타 부작용으로는 위장장애, 황달과 간기능이상, 중추신경계 증상, 간질신장염, 폐렴이 나타날 수 있다.

2) 약물상호작용

제산제와 함께 복용하면 흡수가 저하될 수 있지만 환자마다 다양하기 때문에 환자 치료에는 큰 영향을 미치지 않는다. 다른 항결핵제와 함께 복용할 때 시신경염의 빈도가 높아진다는 보고들이 있다.

참고문헌

1. American Thoracic Society/Centers for Disease Control and Prevention/Infectious Disease Society of America. Treatment of tuberculosis. Am J Resp Crit Care Med. 2003;167:603-63.
2. Cohn DL, Bustreo F, Raviglione MC. Drug-resistant tuberculosis: review of the worldwide situa-tion and the WHO/IUATLD Global Surveillance Project. Inter-national Union Against Tuberculosis and Lung Disease. Clin Infect Dis. 1997;24 (Suppl 1):S121-30.
3. Etzkorn ET, Lillis PK, McAllister CK. Tuberculosis in Korea. The relationship between prior therapy and drug resistance. Chest. 1986;90:247-50.
4. Kim SY, Jeong SS, Kim KW. Drug-resistant pulmonary tuberculosis in a tertiary referral hospital in Korea. Korean J Intern Med. 1999;14:27-31.
5. Kucer A, Crowe SM, Grayson ML, Hoy JF. The Use of Antibiotics. 5th ed. Oxford: Butter-worth-Heinemann; 1997. p. 1211.
6. Schlossberg D. Tuberculosis and Nontuberculous Mycobacterial Infections. 6th ed. Washington, DC: ASM Press; 2011.

Pyrazinamide

박완범 서울대학교 의과대학 내과학교실

1. 항생제명

Pyrazinoic acid amide

2. 구조 및 성상

Pyrazinamide는 nicotinamide 유도체인 pyrazine analogue(그림 10)로 1952년 합성되었다.

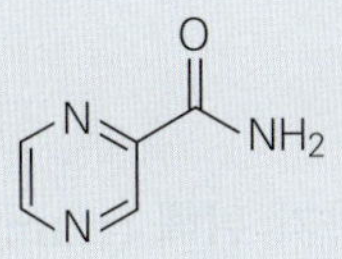

그림 10. Pyrazinamide의 구조식

3. 작용기전

세포질 내에서 pyrazinamide는 pyrazinamidase에 의해 pyrazinoic acid로 전환되어 작용하나 정확한 작용기전은 알려져 있지 않다. 시험관내에서 pyrazinamide는 *Mycobacterium tuberculosis*와 *M. africanum*에 활성을 보이나, *M. bovis*는 pyrazinamidase 발현도가 낮아 활성이 적다.

Pyrazinamide는 산성상태(pH 5-5.5)에서 활성을 보이기 때문에 생체내에서는 이러한 조건을 만족하는 제한된 상황(대식세포 내, 최근의 건락화 병소)에서 유효한 효과를 기대할 수 있다. Pyrazinamide는 12.5 µg/mL에서 결핵에 살균효과를 나타낸다.

시험관내 pyrazinamide 감수성 검사의 문제점은 배지의 산도가 감소하기 때문에 나타나는 위내성으로 접종량이 많거나(10^7-10^8 CFU/mL), 배지 내에 우혈청알부민(Bovine Serum Albumin, BSA)이 들어 있는 경우에 주의해야 한다. 또한 보관이 오래된 *M. tuberculosis*는 pyrazinamide에 더 높은 감수성을 보이게 되는데 이는 휴지기의 세포에 더 활성을 보이는 pyrazinamide의 특성 때문이다.

4. 내성기전

Pyrazinamide를 단독으로 사용하는 경우 쉽게 내성이 발생한다. 결핵 초치료 환자에서의 일차내성(primary resistance)은 1% 이내이나, isoniazid-rifampin 내성균의 경우 거의 50%에서 pyrazinamide에 내성이다. Pyrazinamide 내성균은 대부분 pyrazinamidase 유전자(*pncA*)에 돌연변이를 갖고 있고, 그 결과 pyrazinamidase의 활성을 잃게 된다.

5. 약물동력학

위장관을 통해 거의 100% 흡수되며, 20 mg/kg 1회 복용 후 2시간 후에 30 µg/mL에 도달한다. 최고혈중농도는 35-45 µg/mL이며 단백결합률은 5-10%이다. 간, 폐, 신장에서의 조직농도는 15-20 µg/mL에 이르지만 비장, 골수, 골격근 조직농도는 다소 떨어진다. 뇌척수액도 혈액과 유사한 농도를 얻을 수 있으며, 3 g 투여 5시간 뒤에 50 µg/mL의 뇌척수액 농도도 보고된 바 있다.

70%가 신장을 통해 배설된다. 1-14%는 대사되지 않은 채로 배설되고, 나머지는 pyrazinoic acid, 5-hydroxy-pyrazinoic acid와 같은 대사물로 배설된다. 혈장 배설 반감기는 9-12시간이며, 신기능 혹은 간기능 부전이 있는 경우 지연된다.

6. 약물상호작용

Cyclosporin과 함께 투여하면 cyclosporine의 혈중농도를 높일 수 있으며, 반대로 mycophenolate의 경우 활성화된 대사체의 혈중농도를 떨어뜨릴 수 있어서 면역저하환자에게 사용할 때 주의가 필요한다. Zidovudine과 병합투여 시 pyrazinamide 혈중농도가 감소한다. Probenecid의 요산뇨효과(uricosuric effect)를 저해시키므로 통풍환자에서 병합사용 시 probenecid의 용량을 증량해야 한다.

7. 임상 적응증

모든 형태의 활동결핵의 1차 치료제로 다른 항결핵제와 함께 주로 첫 2개월간의 집중 치료기에 투여한다.

(1) 잠복결핵

과거 '예방적 치료' 혹은 '예방적 화학요법'으로 부르던 치료전략으로 특히 isoniazid에 내성을 보이는 *M. tuberculosis*에 노출된 경우 활동결핵으로 진행을 억제하기 위해 사용할 수 있다. 그러나 pyrazinamide 단독으로 사용할 수 없으며, rifampin과 병합하여 사용하면 간독성이 증가하고 isoniazid 단독요법(6개월 혹은 9개월)이나, rifampin 단독요법(4개월) 등의 다른 전략이 있으므로 이득-손실을 충분히 고려한 후 투여하여야 한다. 미국감염학회(Infectious Diseases Society of America, IDSA)와 미국 질병통제예방센터(Centers for Disease Control and Prevention, CDC)는 잠복결핵의 치료로 rifampin과 pyrazinamide 병합요법을 통상적으로 사용하는 것은 추천하지 않는다.

8. 용법 및 용량

1) 활동결핵

(1) 15세 이상 청소년, 성인

신기능, 간기능이 정상인 경우, 체중과 용법에 따라 표 2에 제시된 용량을 투여한다.

(2) 소아

매일 투여하는 경우 15-30 mg/kg/day (최대 2 g)을 투여하고, 주 2회 요법을 시행하는 경우 50 mg/kg/dose (최대 2 g/dose)를 투여한다.

2) 잠복결핵

잠복결핵을 치료하기 위해 rifampin과 병합하여 매일 요법으로 투여하는 경우 15-20 mg/kg (최대 2 g)을 투여한다. Rifampin과 함께 2개월간 투여하며 적어도 3개월 동안 60회가 투여되도록 하여야 한다. 투여기간 동안 처방 전, 2주, 4주, 6주, 8주에 빌리루빈을 포함한 간기능 검사를 시행하고 한 번에 2주 이상 처방하지 않도록 한다. 주 2회 요법으로 투여하는 경우 1회 투여량이 50 mg/kg (최대 4 g)가 되도록 처방한다.

표 2. Pyrazinamide 제지방체중별 투여용량

	제지방체중(lean body weight)		
	40-55 kg	56-75 kg	76-90 kg
매일 요법	1 g	1.5 g	2 g (최대 용량)
주 3회 요법	1.5 g	2.5 g	3 g (최대 용량)
주 2회 요법	2 g	3 g	4 g (최대 용량)

3) 신기능저하 환자

크레아티닌청소율(CrCl)이 30 mL/min 미만이거나 혈액투석을 하는 경우 일주일에 3회 25-35 mg/kg/dose를 투석 후 투여한다.

4) 간기능저하 환자

간기능저하 환자를 위한 규정화된 지침은 없다.

9. 부작용과 금기

1) 위장장애 및 간독성

가장 흔한 부작용은 구역, 구토이며, aminotranferase의 일시적 상승, 황달, 간염 등이 흔하다. 매우 드물게 급성 간기능부전에 의한 사망이 보고된 바 있다. 간독성은 사용 용량과 관련이 있으며 치료 중 어느 시점이라도 나타날 수 있다. 하루 40-50 mg/kg 용량을 투여하는 경우 간독성은 15%, 황달은 2-3%의 빈도로 발생할 수 있다고 하나, 현재 용량(20-35 mg/kg/day)은 그보다 안전하다. 하지만 rifampin과 같이 사용하는 경우 치명적인 간독성이 증가할 수 있다. 2000-2003년 미국 CDC에 rifampin과 pyrazinamide를 병합투여한 경우 발생한 중증 간독성이 48례 보고되었으며 이 중 11명이 사망하였다. Ethionamide와 병합 사용할 때에도 간독성 빈도가 증가한다.

2) 고요산혈증

Pyrazinoic acid는 신세뇨관에서 요산의 배설을 감소시키기 때문에 혈중 요산이 증가되며, 대부분 무증상이나 통풍의 기왕력이 있는 환자에서 급성 증상을 일으킬 수 있다. 혈중 요산농도가 증가하면서 비통풍성 다발성 관절통이 40%에서 발생할 수 있다. 요산뇨 제제(uricosuric agents)를 사용하면 고요산혈증을 교정할 수 있으나, 고요산혈증으로 인한 합병증은 없으며 aspirin이 증상 호전에 도움이 된다.

3) 기타 부작용

여드름, 다형홍반(erythema multiforme), 펠라그라형 피부염(pellagra-type dermatitis, vitamin B3 또는 트립토판의 결핍으로 발생하는 질환), 광독성(phototoxicity) 등의 피부변화와 급성 포르피린증의 악화, 체온상승, 혈당상승 등이 보고된 바 있다. 혈소판감소증 및 철적혈모구성빈혈(sideroblastic anemia) 등 혈액학적 부작용이 드물게 보고되었다. 미국 FDA 임신부 카테고리 C에 해당하므로 주의해서 사용할 필요가 있다. 결핵치료를 하지 않을 경우 산모와 태아에게 미칠 위해를 고려하여 감수성이 있는 결핵의 초치료로 pyrazinamide를 포함할 수 있다. 내성결핵의 경우는 개별 환자별로 판단해야 한다.

4) 금기

급성 통풍환자, 중증 간질환 환자, pyrazinamide에 과민반응의 병력이 있는 환자에게 투여하는 것은 피해야 한다.

참고문헌

1. American Thoracic Society. Targeted tuberculin testing and treatment of latent tuberculosis infection. MMWR Recomm Rep. 2000;49(RR-6):1-51.
2. Blumberg HM, Burman WJ, Chaisson RE, Daley CL, Etkind SC, Friedman LN, et al. American Thoracic Society/Centers for Disease Control and Prevention/Infectious Diseases Society of America: treatment of tuberculosis. Am J Respir Crit Care Med. 2003;167(4):603-62.
3. Nahid P, Dorman SE, Alipanah N, Barry PM, Brozek JL, Cattamanchi A, et al. Official American Thoracic Society/Centers for Disease Control and Prevention/Infectious Diseases Society of America Clinical Practice Guidelines: Treatment of Drug-Susceptible Tuberculosis. Clin Infect Dis. 2016;63(7):e147-e195.

2차 치료제

Capreomycin

박선희 가톨릭대학교 의과대학 내과학교실

1. 항생제명

Capreomycin sulfate

2. 구조 및 성상

*Streptomyces capreolus*에서 추출한 폴리펩타이드(cyclic polypeptide) 항생제이다(그림 11).

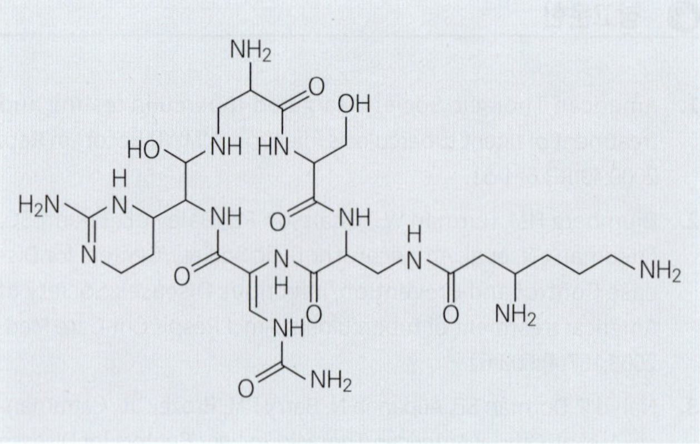

그림 11. Capreomycin 구조식

3. 작용기전

50S subunit에 부착하여 리보솜에 작용하여 단백질합성을 저해는 것으로 알려져 있으며, 세포벽에도 부착하여 세포벽 합성을 저해한다. 하지만, 작용기전은 명확히 밝혀지지 않았다.

4. 작용범위

결핵균에 항균효과를 보이며, 결핵균의 액체배지에서 최소억제농도 기준(breakpoint)는 2.5 μg/mL이다. 비증식 결핵균(non-replicating form)에는 살균효과를 보인다.

5. 내성기전

다른 약물에 내성이더라도 capreomycin에 감수성을 보이는 경우가 많으나 단독으로 사용하는 경우 빠르게 내성이 유도된다. 내성은 16S ribosomal RNA 유전자(*rrs*) 변이와 연관되고, *tlyA* 유전자의 변이도 내성을 유도하는 것으로 알려져 있다. Streptomycin과는 교차내성이 없으나, kanamycin 및 amikacin에는 다양한 정도의 교차내성을 보인다.

6. 약물동력학

성인에서 1.0 g을 근육주사 후 1-2시간 뒤 32 μg/mL (범위 20-47)의 최고혈중농도에 도달하며 6시간 뒤 10 μg/mL, 24시간 뒤에는 1 μg/mL이하로 떨어진다. 최고혈중농도에 도달하는 시간은 근육주사 후에는 2시간, 정주하는 경우 1시간 동안 정주 후 1.5-2시간이다. 정주하는 경우 1시간 동안 천천히 투여해야 하므로, 정주에 비해 근육주사 시 최고농도가 더 높다. 뇌척수액을 통과하지 못하며 다른 조직이나, 태반, 모유로의 분포는 자료가 부족하다. 혈중 반감기는 2시간이며 주로 신장을 통해 배설된다. 신기능이 건강한 사람 성인에서 투여 후 12시간 내에 52%가 소변으로 배설된다.

7. 약물상호작용

비탈분극성 신경근 차단제와 함께 사용하면 신경근 차단효과가 지연되거나 강화될 수 있으므로 가능한 같이 사용하지 말아야 한다. Aminoglycoside와 함께 사용하는 경우 신독성, 이독성(ototoxicity), 신경근육차단의 위험을 높일 수 있다.

8. 임상 적응증

Capreomycin에 감수성이 있는 경우 폐결핵에서 2차 약제로 사용할 수 있으며, 반드시 다른 항결핵제와 병합해야 한다. 하지만 최근 연구결과 다제내성결핵 치료에 효과적이지 않고 오히려 사망이 증가되는 것으로 보고되어, 2022년 WHO 다제내성결핵 치료지침에서는 더 이상 다제내성결핵 치료에 권고하지 않는다.

9. 용법 및 용량

성인에서는 1 g (1일 최대투여량 20 mg/kg 이하)을 정맥 또는 근육 주사한다. 2-4개월간 매일 투여하고, 이후에는 주 2-3회 1 g씩 정맥 또는 근육 주사한다. 한 종류 이상의 다른 항결핵제와 병합투여한다.

10. 부작용과 금기

1) 신독성

신독성은 세뇨관 괴사, 단백뇨, 혈뇨, 농뇨 등으로 나타난다. 신독성은 일반적으로 가역적이기는 하지만 매우 드물게 치명적인 신손상을 유발하기도 한다. 노인환자나 다른 신독성 약제를 병용 사용하는 경우 빈도가 증가한다.

2) 이독성

약 11%에서 무증상 청력손상이, 3%에서 증상이 있는 청력손상 발생이 보고되었다. 이독성은 8번 뇌신경 손상과 관련되며, 어지러움, 이명(tinnitus), 현기증(vertigo), 고음역 난청도 발생할 수 있다. 신기능저하, 탈수, 또는 다른 이독성 약제를 병합 사용하는 경우 빈발한다. 투여 전, 그리고 투여 중에 규칙적인 청력검사가 필요하다.

3) 기타

호산구증가증이 흔히 관찰된다. 그 외 드물게 혈소판 감소가 발생할 수 있다. 과민반응으로 두드러기, 광독성, 반구진발진(maculopapular rash) 등이 발생할 수 있으며, 주사부위 통증, 경화(induration), 과다 출혈 등이 보고되었다.

4) 금기

약물과민반응이 있는 경우 투여할 수 없다. 신기능, 청력, 전정기능 등에 장애가 있는 환자에게 투여하여야 하는 경우에는 특히 주의를 요하며 지속적인 모니터링이 필요하다. 미국 FDA 임신부 카테고리 C에 속한다.

참고문헌

1. 대한결핵 및 호흡기학회. 결핵 진료지침. 제5판. 오송: 질병관리청; 2024.
2. Capastat® [Internet]. Sulfate. Capreomycin for injection, USP. US. Food & Drug Administration [cited 2025 Feb 24]. Available from: https://www.accessdata.fda.gov/drugsatfda_docs/label/2019/050095s072lbl.pdf.
3. Micromedex® [Internet]. Capreomycin. Healthcare Series. Thomson Micromedex. Greenwood Village, CO [cited 2025 Jan 25]. Available from: https://www.micromedexsolutions.com/.
4. Schaaf HS, Seddon JA. Second-line antituberculosis drugs: current knowledge, recent research findings and controversies. In:

Donald PR, van Helden PD (eds). Antituberculosis Chemotherapy. Prog Respir Res; 2011. pp. 81-95.

5. WHO operational handbook on tuberculosis. Module 4: treatment - drug-resistant tuberculosis treatment, 2022 update. Geneva: World Health Organization; 2022. Licence: CC BY-NC-SA 3.0 IGO.

Clofazimine

박선희 가톨릭대학교 의과대학 내과학교실

1. 항생제명

Clofazimine

2. 구조 및 성상

Clofazimine은 lipophilic riminophenazine 항생제이다. 구조적으로는 페나진[phenazine, $(C_6H_4)_2N_2$]의 C-2 위치에 알킬이미노(R-이미노) 그룹이 결합되어 있으며, C-3 및 N-10 위치에 페닐 치환체가 결합되어 있으며, 양전하성(cationic) 양친성(amphiphilic)을 띤다(그림 12).

Clofazimine은 1957년 항결핵제로 개발되었으나, 주로 한센병 치료제로 사용되었으며, 1981년부터는 WHO에서 권고하는 한센병 치료제의 표준 치료제 중 하나이다. 최근에는 다제내성결핵 및 비결핵항산균(nontuberculous Mycobacteria, NTM) 감염 치료를 위해 많이 사용되고 있다.

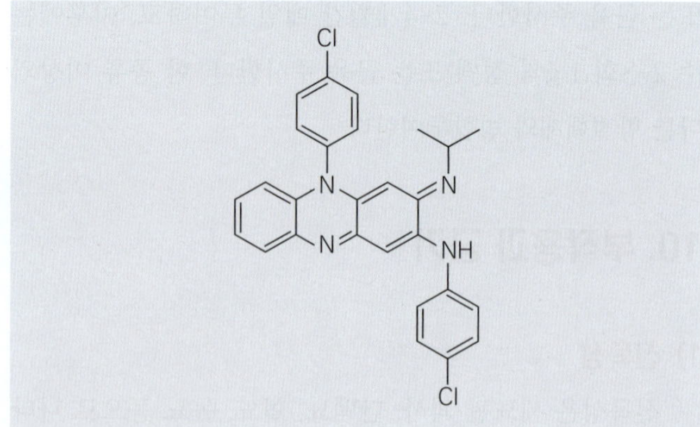

그림 12. Clofazimine의 구조식

3. 작용기전

Clofazimine의 항균효과의 정확한 기전은 아직 밝혀지지 않았으나, 세포막이 주요 작용부위일 것으로 추정된다. Clofazimine은 NDH-2 (type 2 NADH-quinone oxidoreductase)에 의해 환원되고 산소에 의해 자발적으로 재산소화(reoxygenation)되면서 활성산소종(reactive O2 species)을 생성하는데, 이러한 산화환원이 항균효과에 기여하는 것으로 제시되었다. 세포막 손상, lysophospholipid 생성, 포타슘 수송장애 등도 작용기전으로 제시되었다. 그 외 마이코박테리아 DNA에 결합함으로써 DNA 복제 및 세포성장을 억제하는 것으로 알려져 있다.

Clofazimine은 항균효과뿐만 아니라 항염 및 면역억제 효과를 가지고 있다. 한센병 치료과정에서 항염효과를 보여, 면역매개반응으로 인한 손상을 감소시켰으며, 자가면역 질환 또는 만성 염증질환 치료에도 시도된 바 있다.

4. 작용범위

Clofazimine은 세균, 기생충, 진균을 포함한 다양한 미생물에 광범위 항균효과를 가지고 있다. 세균 중에서는 그람양성균에 대해서는 항균효과를 보이나, 그람음성균에는 모두 효과가 없다. 이는 clofazimine이 그람음성균 외막(outer membrane)을 통과하지 못하기 때문일 것으로 추정된다. Clofazimine에 감수성인 기생충은 *Plasmoidium falciparum, Leishmania donovani, Trypanosoma cruzi, Babesia, Schistosoma* spp. 등이며, 진균 중에는 *Candida albicans*도 감수성이다. Mycobacteria에 효과가 있는데, *M. tuberculosis, M. leprae, M. abscessus, M. fortuitum, M. smegmatis, M. chelonei, M. avium intracellulare complex, M. kansasii, M. marinum, M. scrofulaceum, M. simae, M. ulcerans*이 포함된다.

결핵균에 대해서 낮은 농도에서 감수성/내성균주 모두에 효과를 보이며, 성장단계에 따라 효과가 다르게 나타난다. Clofazimine은 천천히 성장하는 결핵균(slow-growing bacilli)에 대해서 가장 높은 항균효과를 보이며, MIC와 MBC는 각각 0.06 mg/L와 0.3 mg/L으로 보고되었다. 활발히 증식하는 결핵균에 대해서 정균효과를 보이지만 살균효과는 낮다. 결핵치료 시 치료 초기 14일 동안에는 활발히 증식하는 균에 대해서는 초기살균효과(early bactericidal activity)가 없다. 농도를 증가시키면 초기살균효과를 기대해 볼 수 있다. 0.3-2.5 mg/L의 농도에서는 초기살균효과가 없으나, 높은 농도에서는 초기살균효과가 관찰된다. Clofazimine과 다른 항결핵제(ethambutol, pyrazinamide, linezolid, bedaquilline, moxifloxacin)를 같이 사용할 때 상승효과를 보인다.

5. 내성기전

현재까지 임상균주에서 clofazimine에 내성인 결핵균 또는 *M. leprae*는 보고된 바 없다. 내성기전 연구는 실험실에서 개발된 clofazimine 내성결핵균으로 시행하였는데, 약 97%에서 약물유출펌프(drug efflux pump) *rv0678* 유전자에 변이가 관찰되었으며, 해당 내성균주는 bedaquilline에 교차내성을 보였다.

6. 약물동력학

Clofazimine 약동학 연구는 한센병 환자들의 데이터를 기반으로 한다. 결핵환자에서의 약동학 연구결과는 매우 드물다.

Clofazimine 경구투여 시 42-62%가 흡수되며, 고지방 음식과 같이 투약한 경우 흡수가 증가한다. 지질친화성이 매우 높아 경구투여 시 지방조직에 광범위하게 축적되며 상대적으로 낮은 혈중농도(100 mg 경구투여 시 0.7-1 mg/L)

를 보인다. Clofazimine은 특히 간, 비장, 폐, 부신, 지방조직 및 피부병변을 포함한 망상내피계(reticuloendothelial tissue)에 널리 분포하며, 대식세포에서는 포식된(phagocytosed) 적색-주황색의 clofazimine 결정이 관찰된다. 이 약물은 대부분 대사되지 않고 매우 천천히 배설되며, 소변으로 배설되는 양은 1% 미만이고, 담즙배설이 주요 배설경로로 추정된다. 모유를 통해서도 배설된다. 하루 100 mg의 용량은 결국 인체조직에 최소 10 g이 축적되는 것으로 계산된다.

7. 약물상호작용

Clofazimine은 CYP2C8, CYP2D6, CYP3A4/5 약물기질의 대사를 억제하므로, CYP3A4/5의 기질인 약물과 동시투여 시 해당 약물의 농도를 증가시킬 수 있다. Clofazimine을 QT 간격을 연장하는 약물과 함께 사용하면 QT간격 연장이 악화될 수 있다. 예로는 bedaquiline, delamanid, fluoroquinolones, efavirenz 및 azole이 해당된다. 그러므로 QT 간격을 연장하는 것으로 알려진 다른 약물과 병용 시 QT 간격연장에 대한 심전도 모니터가 필요하다.

Clofazimine 병용이 dapsone 및 rifampicin의 약동학에 영향을 미치지 않는다. Bedaquiline, cycloserine, dapsone, ethionamide, para-aminosalicylic acid, pyrazinamide, pyridoxine을 병용하여도 clofazimine 약동학에 영향을 미치지 않는다.

8. 임상 적응증

1) 나병

나병종나병(lepromatous leprosy), 중간나병(borderline leprosy), 나병결절홍반(erythema nodosum leprosum) 등의 나병반응에서 투여한다.

2) 결핵

WHO에서 권고하는 다제내성결핵 치료제 B군(2022년 기준)에 해당되며, 다제내성결핵 장기요법과 일부 단기요법에서 다른 항결핵제와 병용투여한다. 다제내성결핵의 첫 단기요법 연구인 방글라데시 코호트연구에서 핵심 약제로 관심을 받았으며, 이후 시행된 여러 관찰연구들과 무작위 대조군 연구에서 치료효과가 확인되었다.

3) 비결핵항산균 감염

2020년 비결핵항산균(nontuberculous mycobacteria, NTM) 폐질환 치료지침에 따라 NTM치료에서 1차 치료제에 내성이 있거나 내약성이 없는(intolerant) 환자를 위한 대체약물로 투여할 수 있다.

9. 용법 및 용량

1) 한센병

성인에서 dapsone에 감수성인 한센병 치료 시 50 mg을 1일 1회 dapsone, rifampin과 함께 적어도 2년간 투여한다. Dapsone에 내성인 경우 clofazimine 100 mg을 1일 1회, 두 가지 항한센병 약제와 병합하여 3년 간 투약하고, 그 후 100 mg 1일 1회 유지한다.

2) 결핵

다제내성결핵 치료의 clofazimine 적정용량은 아직 확립되어 있지 않지만 100 mg을 하루 한 번 투여하는 것을 권고한다.

3) 비결핵항산균 감염

적정용량은 아직 확립되어 있지 않지만 100-200 mg을 하루 한 번 투여할 수 있다.

10. 부작용과 금기

1) 피부변화

매우 흔하게(75-100%) 피부가 핑크색 혹은 짙은 갈색으로 변하게 된다. 농도의존적으로 나타나며 얼굴, 손바닥과 발바닥의 나병 병변이 있는 부위에서 호발한다. 약제 투여 1-4주 후에 주로 발생하며 약제를 끊으면 6-12개월에 걸쳐 소실된다. 그 외 비늘증(ichthyosis; 8-28%) 및 피부건조증, 발진과 가려움증(1-5%)도 보고되었다.

2) 안구변화

결막, 각막에 착색과 시력저하가 발생할 수 있다. 그 외 안구건조, 가려움증, 자극증상, 과도한 눈물 분비 등이 2-32%에서 나타날 수 있다.

3) 위장장애

복통, 설사, 구역, 구토 등의 증상이 약 40-50%에서 나타나며 투약을 중단하게 되는 가장 중요한 부작용이다. 농도의존적으로 발생하며 약제중단 후 서서히 완화된다. 1% 내의 빈도로 식욕저하, 체중감소, 변비, 장폐색증, 위장관 출혈 등이 보고되었다.

4) 기타

어지러움, 피로, 두통, 신경통, 미각장애 등의 중추신경장애, 체액(땀, 객담, 소변, 대변, 정액, 모유)의 적갈색 변화 등이 발생할 수 있다. 태반을 통과하여 태아에게도 피부착색을 유발할 수 있다. 피부착색으로 인한 우울증이 발생한 사례도 있다.

5) 금기

Clofazimine에 과민반응이 있는 경우 투여금기이다. Clofazimine 치료받는 여성은 임신을 피하고, 치료기간 동안 그리고 치료중단 후 최소 4개월 동안 적절한 피임을 해야 한다. 임신부에서 clofazimine 투여 시 안전성에 대한 연구는 없으나, 동물실험에서 생식독성이 관찰되고, 임신 중 clofazimine 투여받은 임신부가 출산한 신생아에서 출생 시 색소침착이 관찰되었다. 임신부에서 clofazimine의 사용은 태아에 대한 잠재적 위험을 정당화할 수 있는 이점이 있을 경우에만 사용해야 한다.

참고문헌

1. 대한결핵 및 호흡기학회. 결핵 진료지침. 제5판. 오송: 질병관리청; 2024.
2. Cholo MC, Mothiba MT, Fourie B, Anderson R. Mechanisms of action and therapeutic efficacies of the lipophilic antimycobacterial agents clofazimine and bedaquiline. J Antimicrob Chemother. 2017;72(2):338-53.
3. Clofazimine [Internet]. WHO Public Assessment Reports (WHOPARs) TB364 [cited 2025 Feb 12]. Available from: https://extranet.who.int/prequal/WHOPAR/tb364.
4. Daley CL, Iaccarino JM, Lange C, Cambau E, Wallace RJ, Jr, Andrejak C, et al. Treatment of Nontuberculous Mycobacterial Pulmonary Disease: An Official ATS/ERS/ESCMID/IDSA Clinical Practice Guideline. Clinical Infectious Diseases. 2020;71(4):e1-e36.
5. Sonnenkalb L, Carter JJ, Spitaleri A, Iqbal Z, Hunt M, Malone KM, et al. Bedaquiline and clofazimine resistance in Mycobacterium tuberculosis: an in-vitro and in-silico data analysis. Lancet Microbe. 2023;4(5):e358-e68.
6. van Ingen J. Why do we use 100 mg of clofazimine in TB and NTM treatment? J Antimicrob Chemother. 2024;79(4):697-702.
7. WHO consolidated guidelines on tuberculosis. Module 4: treatment - drug-resistant tuberculosis treatment, 2022 update. Geneva: WHO; 2022.
8. Xu J, Koval A, Katanaev VL. Clofazimine: A journey of a drug. Biomed Pharmacother. 2023;167:115539.

Cycloserine, Terizidone

박선희 가톨릭대학교 의과대학 내과학교실

1. 항생제명

Cycloserine, terizidone

2. 구조 및 성상

Cycloserine은 D-alanine 유사체로 *Streptomyces orchidaceus*와 Streptomyces garyphalus에서 추출하거나 합성하여 제조한다(그림 13-A). Terizidone은 cycloserine과 구조가 유사하며, cycloserine 두 분자와 terephthalaldehyde 한 분자가 결합된 구조이며(그림 13-B), 위장관에서 가수분해되어 체내에서 cycloserine이 형성된다.

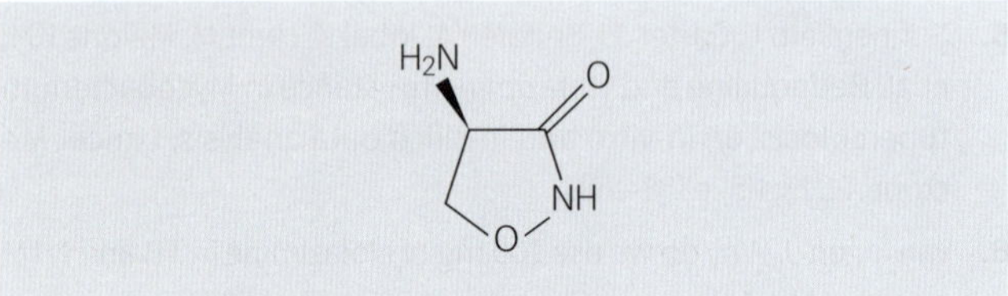

A. Cycloserine

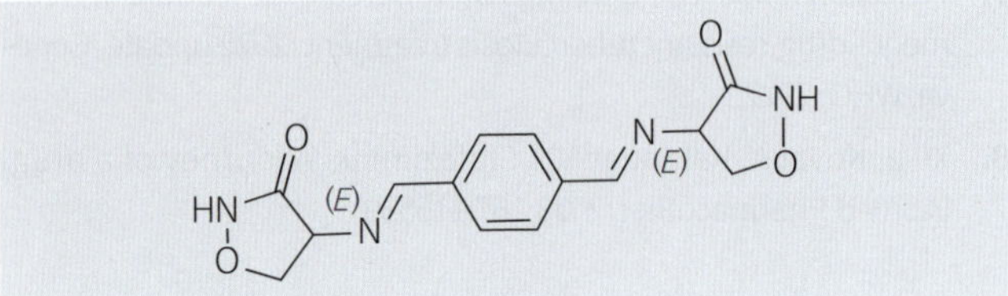

B. Terizidone

그림 13. Cycloserine 및 terizidone의 구조식

3. 작용기전

Cycloserine은 L-alanine racemase (Alr)와 D-alanine-D-alanine ligase (Ddl)를 경쟁적으로 억제하여 세포벽 합성에 필요한 D-alanine의 합성 및 peptidoglycan 형성을 억제한다. 두 효소를 모두 억제하기는 하나, 살균의 주요 기전은 Ddl 억제임이 밝혀졌다. 일반적으로는 정균효과를 나타내나, 감염부위 농도와 감염균의 감수성에 따라 살균효과가 나타날 수 있다.

4. 작용범위

세포벽합성을 억제하기 때문에, *Mycobacterium tuberculosis* (MTB) 및 nontuberculous Mycobacteria (NTM)을 포함하여 항균력을 갖으며, 그 외 다양한 원핵생물(prokaryotic organism)에 항균력이 있다.

5. 내성기전

Cycloserine의 내성기전에 대한 연구는 많지 않다. Cycloserine 약제내성검사가 어려운데, 이는 cycloserine에 대한 명확한 임계농도(critical concentration)가 설정되어 있지 않아서, 내성균주 판별이 문제가 되고 종종 역학적 기준(epidemiological cutoffs)에 달라지기 때문이다. 지금까지 알려진 바로는, L-alanine racemase (*Alr*)의 변이가 cycloserine의 주요 내성기전이다. *Alr* 변이(D322′N)가 발생하는 경우 cycloserine의 결합친화도(affinity)가 240배 이상 감소시키는 것으로 보고된 바 있다. 그 외에도 내성균주에서 다양한 세포기능(지질대사, 메틸기전달효소, 스트레스 반응 및 수송 시스템)에 관여하는 유전자의 변이가 관찰되어 cycloserine 내성기전은 더욱 복잡할 것으로 제시되었다.

6. 약물동력학

Cycloserine 경구투여 시 70-100%가 흡수된다. 공복에 복용 시 가장 흡수가 빠르다. 250 mg을 경구투여하면 3-4시간 뒤에 혈중농도 10 μg/mL에 도달한다. 최고혈중농도는 20-35 μg/mL 범위에서 유지하는 것이 적절하다. 전신에 고루 분포하여, 폐, 복수, 흉막액, 관절액 등에서는 혈중농도와 유사한 정도의 농도까지 도달한다. 뇌척수액에서는 뇌수막에 염증이 없는 경우 혈중농도의 50-80% 정도까지, 뇌수막에 염증이 있는 경우 혈중농도의 80-100%의 농도까지 도달한다. 그 외 담즙, 객담, 림프조직에도 분포된다. 혈장 단백과는 결합하지 않는다. 태반을 통과하여 양수에도 분포되며, 모유에도 분포한다. 혈장 반감기는 8-10시간이다. 주로 신장으로 배설되며, 24시간 이내에 약 70%가 변하지 않은 상태로 배설된다.

Terizidone 자체의 약물동력학 데이터는 많지 않다. Terizidone은 cycloserine의 전구약물(prodrug)로 체내에서 가수분해되어 cycloserine이 형성된다. Terizidone은 위장관에서 대부분 흡수되고, 250 mg 투여 시 약 1.5시간(0.5-5시간) 안에 1.78-6.44 μg cycloserine/mL이 도달하고, 3회 투여 시 하루 안에 6.2-12.7 μg cycloserine/mL에 도달한다. 약물의 분포와 배설은 cycloserine과 유사하다. Terizidone 250 mg 1일 3회 투여 시 cycloserine은 약 16시간의 반감기로 배설되며, terizidone 용량의 약 30%가 소변을 통해 cycloserine 형태로 배설된다.

7. 약물상호작용

Ethionamide, prothinoamide와 병합투여하면 발작의 위험도가 증가한다. Isoniazid와 함께 사용하면 중추신경계 독성(어지럼, 졸음) 등이 증가할 수 있다. Phenytoin의 간대사를 저해하기 때문에 phenytoin 중독 증상이 나타날 수 있다. 알코올 섭취 시 cycloserine이 중추신경계 부작용이 증가하므로, 투약기간 동안 금주하여야 한다. Terizidone의 약물상호작용도 cycloserine과 유사하다.

8. 임상 적응증

Cycloserine, terizidone은 다제내성결핵 치료제 B군(2022년 기준)에 해당된다. 다제내성결핵 환자의 치료성공을 높이고 사망을 줄이는 데 기여하므로, 다제내성결핵 장기요법 치료에서 다른 항결핵제와 병합투여한다.

9. 용법 및 용량

Cycloserine 10-15 mg/kg (500-750 mg)을 하루에 두 번 나누어 복용한다. 성인 1일 최대용량은 1 g이다. 첫 2주에 거쳐 점진적으로 증량하여 투여하는 것이 권고된다. 첫 3-4일 동안은 250 mg 1일 1회, 다음 3-4일 동안은 250 mg 1일 2회, 그 후 오전 250 mg-취침 전 500 mg 투여하는 방법으로 점진적으로 증량해 볼 수 있다. Cycloserine은 크레아티닌청소율이 30 mL/min 미만 또는 혈액투석을 받는 환자의 경우 표준용량은 하루에 250 mg을 1회 또는 주 3회 500 mg를 투여한다.

Terizidone 성인용량은 1일 10-20 mg/kg (750-1,000 mg)으로 하루에 두 번 나누어 복용하며, 최대 1 g을 넘지 않는다. Cycloserine과 마찬가지로 점진적 증량하여 투여한다. 고지방 음식과 투여는 두 약제 모두 공통적으로 신경계 부작용을 예방하거나 치료하기 위해 pyridoxine을 같이 복용한다. 성인에서 pyridoxine 용량은 매일 100 mg 또는 cycloserine 250 mg당 50 mg이다.

10. 부작용과 금기

1) 신경계

신경계 부작용이 가장 흔하다. 신경계 부작용으로는 말초신경병증이나 혼돈, 과민성, 졸림, 두통, 신경과민, 어지럼증, 조음곤란(dysarthria), 발작 등의 중추신경계 이상이 발생할 수 있다. 또한, 심각한 우울증 및 자살 충동과 같은 행동 변화도 보고된 바 있다. 최근 체계적 문헌고찰에서 cycloserine 복용자의 정신관련 부작용은 5.7%, 중추신경계 부작용은 1.1%에서 발생하였다. Terizidone도 cyclosporine과 비교하여 부작용 발생은 크게 다르지 않다. Cycloserine의 신경계 부작용 발생은 농도의존적이며, 1일 500 mg을 투여하는 경우 투약 후 약 30%의 환자에서 발생할 수 있다.

2) 기타

급성 심부전, 스티븐스-존슨증후군(Stevens-Johnson syndrome, SJS), 간독성, 발진, 거대적혈모구빈혈(megaloblastic anemia) 등이 보고된 바 있다. 간독성은 드물며 신장을 통해 제거되므로 신기능이 저하된 경우 용량조절이 필요하다. 위장관 부작용은 드물다.

3) 금기 및 주의사항

Cycloserine에 과민반응이 있었거나, 간질, 우울증, 불안, 정신질환이 있거나 그러한 과거력이 있는 경우, 그리고 알코올중독증인 경우 투여금기이다. 신기능저하가 있는 경우 cycloserine은 용량조절하여 투여한다(위의 9. 용법 및 용량 확인). Terizidone 투여금기도 cyloserine 투여금기와 동일하나, 신기능저하(Cr >2 mg/dL)인 경우 투여하면 안 된다. 두 약제 모두 미국 FDA 임신부 카테고리 C이며, 꼭 필요한 경우를 제외하고는 사용하지 않는다.

신경계 부작용 발생에 대해 모니터링이 필요하다. 가족들에게 환자가 우울증, 수면장애, 성격이상을 보이면 즉시 의료진에게 알리도록 교육해야 한다. 약물농도 모니터링(therapeutic dose monitoring)이 권고되며, 성인에서는 치료 첫 1-2주 이내에 혈중농도를 측정하여 cycloserine 최고혈중농도가 35 μg/mL 미만으로 유지하여야 한다. 하지만, 아직은 국내에서 cycloserine 혈중농도 측정이 가능한 곳이 제한적이다.

참고문헌

1. 대한결핵 및 호흡기학회. 결핵 진료지침. 제5판. 오송: 질병관리청; 2024.
2. Chirehwa MT, Court R, de Kock M, Wiesner L, de Vries N, Harding J, et al. Population Pharmacokinetics of Cycloserine and Pharmacokinetic/Pharmacodynamic Target Attainment in Multidrug-Resistant Tuberculosis Patients Dosed with Terizidone. Antimicrob Agents Chemother. 2020;64(11).
3. Cycloserine [Internet]. WHO Public Assessment Report. Medicines. TB236 Part 4. WHO-PQ summary of product characteristics. 2022 [cited 2025 Feb 20]. Available from: https://extranet.who.int/prequal/WHOPAR/tb236.
4. Deshpande D, Alffenaar JC, Koser CU, Dheda K, Chapagain ML, Simbar N, et al. d-Cycloserine Pharmacokinetics/Pharmacodynamics, Susceptibility, and Dosing Implications in Multidrug-resistant Tuberculosis: A Faustian Deal. Clin Infect Dis. 2018;67(suppl_3):S308-S16.
5. Nakatani Y, Opel-Reading HK, Merker M, Machado D, Andres S, Kumar SS, et al. Role of Alanine Racemase Mutations in Mycobacterium tuberculosis d-Cycloserine Resistance. Antimicrob Agents Chemother. 2017;61(12).
6. Terizidone [Internet]. WHO Public Assessment Report. Medicines. TB346 Part4. WHO-PQ summary of product characteristics. 2023 [cited 2025 Feb 20]. Available from: https://extranet.who.int/prequal/WHOPAR/tb346.
7. WHO consolidated guidelines on tuberculosis. Module 4: treatment - drug-resistant tuberculosis treatment, 2022 update. Geneva: World Health Organization; 2022.
8. WHO. Technical report on the pharmacokinetics and pharmacodynamics (PK/PD) of medicines used in the treatment of drug-resistant tuberculosis. Geneva: World Health Organization; 2018.

Thioamides

박선희 가톨릭대학교 의과대학 내과학교실

1. 항생제명

Ethionamide, prothionamide

2. 구조 및 성상

Thioamide는 isonicotinic acid 유도체로 ethionamide는 3-ethylthioisonicotinamide, protionamide는 2-propylthioisonicotinamide이다(그림 14). Ethionamide와 prothionamide는 반감기, 최고혈중농도, 대사물 등 약간의 차이를 보이지만 임상적으로 큰 차이가 없다. 본문에서는 ethionamide를 중심으로 기술하였다. 국내에서는 2025년 현재 prothinamide만 사용 가능하다.

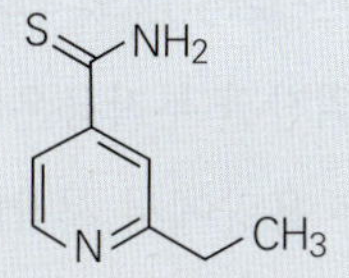

그림 14. Ethionamide와 prothionamide의 구조식

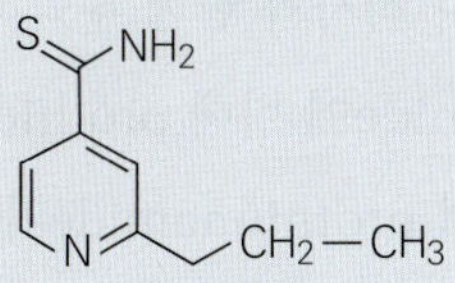

3. 작용기전

Ethionamide의 작용기전은 마이코박테리아 세포벽의 주요 지질성분인 성분인 마이콜산(mycolic acid) 합성을 저해하는 것으로 알려져 있다. Ethionamide는 전구약물(prodrug)로, mycobacterial enzyme (EthA)에 의해 활성화된 후 *inhA* 유전자 생성물인 enoyl-acyl carrier protein reductase을 억제하여 마이콜산 합성을 저해한다. 작용기전이 isoniazid와 비슷하나, 활성화 과정이 다르다. Ethionamide의 경우 활성화 과정이 *ethA*에 의해 매개되며 *ethR*에 의해 조절된다.

4. 작용범위

Ethionamide는 *M. tuberculosis, M. kansasii* 및 *M. leprae*에 효과를 보이며, 몇몇 *M. avium* complex에도 효과가 있는 것으로 보고되었다. Ethionamide는 *M. tuberculosis*에 정균작용을 나타내나, 높은 약물농도에서는 살균효과가 있다.

5. 내성기전

Ethionamide의 주요 내성기전은 *ethA*와 *ethR* 유전자의 변이이다. 활성화 기전의 차이 때문에 ethionamide내성 임상 균주는 isoniazid와 교차내성을 보이지 않는다. 하지만, 실험실에서 *inhA* 유전자 변이를 유발하였을 때에는 isoniazid와 교차내성을 보였다. 그러므로, *inhA* 변이가 확인되는 경우 ethionamide는 처방에서 제외하는 것이 좋으며, 포함하더라도 효과적인 약제로 간주하지 않는다. Ethionamide 단독으로 투여하는 경우 내성이 빠르게 발생한다.

6. 약물동력학

Ethionamide 경구투여 시 투여한 약제의 대부분이 흡수된다. 500 mg을 투여하면 약 2시간 후에 혈중농도 1.9-

2.5 μg/mL에 도달하며, 10 mg/kg를 투여하면 혈중농도 5.5 μg/mL까지 도달한다. 치료 목적으로는 혈중농도가 2.5 μg/mL 유지가 권고된다. 약 30%에서 혈장단백과 결합한다. 뇌척수액을 포함한 다양한 조직에 고루 분포하며 혈중농도와 유사 농도에 도달한다. 혈중 반감기는 2-3시간이고, 간에서 주로 대사되며 약 1-5%가 소변을 통해 배설된다.

7. 약물상호작용

Rifampin 병합투여 시 황달을 동반한 간염 발생률이 높은 것으로 알려져 있다. 두 약제 병용은 이익이 위험을 상회한다고 판단되지 않는 한 피해야 하며, 사용할 경우 정기적인 간기능 모니터링이 필요하다.

Isoniazid 병합투여 시, isoniazid 혈중농도가 증가하였다. 두 약제 병합투여가 필요한 경우, pyridoxine을 투여하고 isoniazid 부작용(말초신경염, 간독성, 뇌증) 모니터링이 필요하다.

Cycloserine 병합투여 시 펠라그라 유사 뇌병증(pellagra-like encephalopathy)이 발생할 수 있다. Ethionamide 투여 중 과음하는 경우 정신병적 반응을 유발할 수 있으므로, ethionamide 투여 시 음주는 피하여야 한다.

8. 임상 적응증

Ethionamide, prothionamide는 결핵의 2차 치료제로, WHO에서 분류한 다제내성결핵 치료제 C군(2022년 기준)에 해당된다. 해당 약제는 bedaquilline, linezolid, clofazimine 또는 delamanid를 사용하지 않거나, 더 나은 치료 조합을 구성할 수 없는 경우에만 다제내성결핵 환자의 장기치료에 포함될 수 있다.

9. 용법 및 용량

성인에서 권고되는 ethionamide 1일 용량은 15-20 mg/kg이며, 체중에 따라 다르지만 보통 750-1,000 mg투여하며, 1일 1회 또는 2회 나누어 복용한다. 1일 최대용량은 1,000 mg이다. 위장장애를 극복하기 위해 초기투여는 250 mg 1회(1-2일간), 250 mg 1일 2회(1-2일간) 서서히 증량하여 1일 최대 1 g을 3-4회 나누어 복용한다. 소아에서는 10-20 mg/kg/d를 2-3회 나누어 복용하거나, 15 mg/kg를 1일 1회 복용한다. Prothionamide 용량도 동일하다.

복용하는 모든 환자에게 피리독신 투여가 권장되며, 성인 표준용량은 100 mg이며, 소아는 1-2 mg/kg/day을 투여한다.

10. 부작용과 금기

1) 위장관

구역, 구토, 복통, 설사, 금속 맛, 식욕감퇴 등의 위장관 부작용이 흔히 나타난다. 투여용량과 관계 있으며 1 g을 투여하면 위장관 부작용으로 50%의 환자에서 복용이 불가능할 정도이다. 이러한 위장관 부작용은 복용량을 2-3회로 나누어 복용하거나, 낮은 용량에서 시작하여 1-2주 동안 점진적으로 복용량을 증가하는 방법으로 감소시킬 수 있다. 취침 전에 복용하거나 식사와 함께 투약하면 증상이 완화될 수 있다. Ethionamide에 비해 prothionamide가 위장관 부작용 발생이 적어 prothionamide가 주로 사용된다. 하지만, 최근 문헌고찰에서는 prothionamide를 선호할 만한 명확한 근거는 제한적이었다.

2) 신경계

비교적 흔하게 두통, 어지러움, 졸림, 무력증(asthenia)이 발생할 수 있으며, 드물지만 정신장애(psychotic disturbance), 뇌병증, 말초신경염 및 시신경염, 그리고 펠라그라 유사 뇌병증이 발생할 수 있다. Pyridoxine 함께 복용하면 신경독성을 완화하여, 신경계 부작용을 예방하기 위해 pyridoxine 병용이 권고된다.

3) 간담도

간효소수치 증가부터 독성 간염, 폐쇄성 황달, 급성 간괴사 등의 간독성이 발생할 수 있다. 투약 전 그리고 투약 중에 간기능을 모니터링이 필요하다. 약제 중단 후 간기능 정상으로 회복되면 재투여 가능하다.

4) 내분비계

갑상선기능저하증이 발생할 수 있으며, para-aminosalicylic acid와 같이 투여 시 빈도가 증가한다. Ethionamide 투약 전 그리고 투약 중에 갑상선 검사를 규칙적으로 시행하여야 한다. 투약 중에는 갑상선호르몬 투여가 필요할 수 있다. Ethionamide 투약 중단 시 갑상선기능은 회복된다. 그 외 저혈당이나 여성형 유방증도 보고된 바 있다.

5) 과민반응

발진, 광독성, 혈소판감소증, 자반 및 기타 관절통 등이 보고되었다.

6) 금기

약제에 과민하거나 중증 간기능저하 환자에게는 투여할 수 없다. 미국 FDA 임신부 카테고리 C이다.

참고문헌

1. 대한 결핵 및 호흡기학회. 결핵 진료지침. 제5판. 오송: 질병관리청. 2024.
2. Deshpande D, Pasipanodya JG, Mpagama SG, Srivastava S, Bendet P, Koeuth T, et al. Ethionamide Pharmacokinetics/Pharmacodynamics-derived Dose, the Role of MICs in Clinical Outcome, and the Resistance Arrow of Time in Multidrug-resistant Tuberculosis. Clin Infect Dis. 2018;67(suppl_3):S317-S26.
3. Scardigli A, Caminero JA, Sotgiu G, Centis R, D'Ambrosio L, Migliori GB. Efficacy and tolerability of ethionamide versus prothionamide: a systematic review. Eur Respir J. 2016;48(3):946-52.
4. Schaaf HS, Seddon JA, Caminero JA. Second-line antituberculosis drugs: current knowledge, recent research findings and controversies. In: Donald PR, van Helden PD (eds). Antituberculosis Chemotherapy. Prog Respir Res. Basel: Karger; 2011. pp. 81-95.
5. WHO [Internet] Ethionamide. WHO Public Assessment Report. Medicines. TB242 Part 4. WHO-PQ summary of product characteristics. 2023 [cited 2025 May 20]. Available from: https://extranet.who.int/prequal/WHOPAR/tb242.
6. WHO [Internet] Prothionamide. WHO Public Assessment Report. Medicines. TB206 Part4. WHO-PQ summary of product characteristics. 2021 [cited 2025 May 20]. Available from: https://extranet.who.int/prequal/medicines/tb206.
7. WHO consolidated guidelines on tuberculosis. Module 4: treatment - drug-resistant tuberculosis treatment, 2022 update. Geneva: World Health Organization; 2022.

Para-aminosalicylic acid

박선희 가톨릭대학교 의과대학 내과학교실

1. 항생제명

Para-aminosalicylic acid (PAS)

2. 구조 및 성상

Aminobenzoic acid 유사체이다(그림 15). PAS acid 형태와 나트륨, 칼륨, 칼슘 등과 결합하여 PAS salt (NaPAS, KPAS, CaPAS) 등 다양한 제형이 있다. 위장관 부작용을 줄이기 위해 과립형태, 장용 코팅제형 및 서방형 과립이 개발되었다.

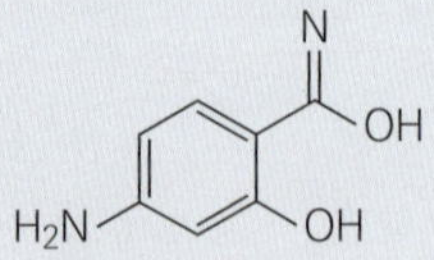

N
OH
H_2N
OH

그림 15. Para-aminosalicylic acid의 구조식

3. 작용기전

PAS는 1946년 처음 사용되었음에도, 그 작용기전에 대한 연구는 충분히 이루어지지 않았다. 주요 작용기전은 엽산 합성을 억제하여 세균의 성장을 억제한다. 좀 더 자세히 설명하자면, PAS는 dihydrofolate reductase를 억제하는 전구약물(prodrug)로, 엽산대사경로(folate pathway)에서 dihydropteroate synthase, dihydrofolate synthase에 의해 활성화되어 생산된 대사물질이 dihydrofolate reductase (DHFR)을 억제한다(그림 16). 그 외의 작용기전으로 세포벽 성분인 mycobactin 합성을 억제하여 결핵균의 철 흡수를 감소시키는 작용도 있다. PAS는 주로 결핵균에 정균작용을 보이나, isoniazid와 streptomycin 내성발생을 지연시키는 것으로 알려졌다.

4. 작용범위

결핵균에 정균효과를 보인다. 하지만, 대사가 활발한 결핵균에 대해서는 살균효과도 관찰되었다. 다른 Mycobacteria에 대해서는 효과가 없다. Clinical and Laboratory Standards Institute(CLSI, 2018년)는 액체배지 시스템에서 임계농도(critical concentration)를 4.0 μg/mL로 제시하고 있으나, WHO에서는 PAS의 임계농도가 감수성-내성 균주를 신뢰도 있게 구별하지 못하므로 임계농도 제시를 철회하였다.

5. 내성기전

PAS내성은 주로 결핵균의 엽산대사경로의 변이에 의해 발생한다. 이 중, *thyA* (thymidylate synthase A)와 *folC* (dihydropteroate synthase)의 변이가 주요원인이며, *dfrA* (dihydrofolate reductase) 유전자의 과발현 역시 PAS 내성을 유발하는 요인으로 추정된다.

6. 약물동력학

PAS salt 경구투여 시 빠르게 흡수되어, 4 g 투여 시 평균 6시간(1.5-24시간) 뒤 최고혈중농도에 도달한다. 서방형 과립 11 g 성인에게 투여 시 12시간 후 평균 혈중농도는 4.36 μg/mL에 도달하는데, 이는 결핵균 MIC 1 μg/mL보다 높은 수준이다. 경구투여 후, PAS는 장에서 acetyl-PAS로 대사되며,

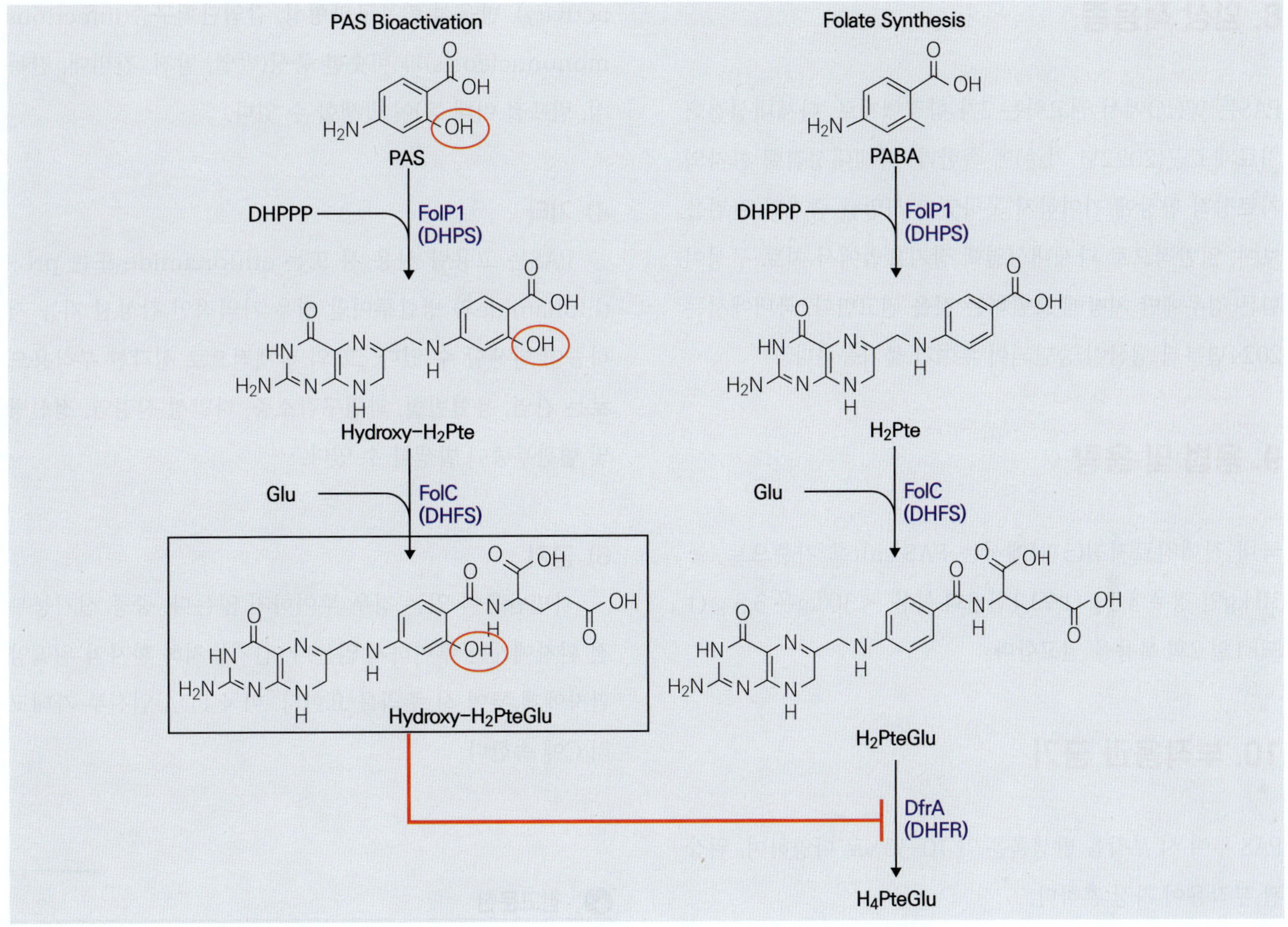

그림 16. Para-aminosalicylic acid의 작용부위

간에서는 acetyl-PAS와 glycine-PAS로 대사된다.

혈장 단백결합률은 50-60%이고, 약제 반감기는 제형, 식사, 제산제 투여 유무에 따라 달라질 수 있지만, 대부분 약 0.5-2.5시간 정도로 짧다. 다양한 조직에 고루 분포하여, 복막액, 흉막액, 관절액 등에서는 혈중농도와 유사한 정도의 농도까지 도달한다. 뇌척수액에는 뇌수막에 염증이 있는 경우에만 도달한다. 태반을 통과한다는 보고는 없으며 소량이 모유에도 분포된다. 약 80-90%가 신장을 통해 배설된다.

7. 약물상호작용

장기간의 PAS 복용은 비타민 B_{12}의 흡수를 저해하므로, 1개월 이상 투여 시 비타민 B_{12}를 투여한다. Isoniazid의 아세틸화를 감소시켜 isoniazid와 병용 시 isoniazid의 혈중농도가 상승한다. Digoxin과 함께 사용하면 digoxin의 혈중농도가 저하될 수 있으므로 주의하여야 한다. Ethionamide와 함께 투여하면 위장관 부작용과 간독성이 증가할 수 있으며, probenecid와 함께 사용하면 PAS의 혈중농도가 상승할 수 있다.

8. 임상 적응증

PAS는 WHO에서 권고하는 2차 항결핵제로, 다제내성결핵 치료제 C군(2022년 기준)에 속한다. 다제내성결핵 환자의 치료성적 향상에 기여하지 못하였고 사망률 증가와 관련을 보여, 일반적으로 다제내성결핵 장기요법에서 치료 구성이 힘든 경우에만 처방에 포함하는 것을 권고한다. 국내에서는 2024년부터 생산이 중단되어 투여가 불가능하다.

9. 용법 및 용량

국내 결핵진료지침(5판)에서는 PAS salt를 기준으로, ≥30 kg인 경우 3.3 g (1포) 1일 3회 복용, <30 kg은 3.3 g (1포) 1일 2회 복용을 권고한다.

10. 부작용과 금기

PAS 투여 시 부작용 발생률은 약 10-30%로 다양하며, 위장관 부작용이 가장 흔하다.

1) 위장관

식욕감퇴, 오심, 구토, 복부 불쾌감, 설사와 같은 위장관 부작용이 흔하게 나타난다.

2) 흡수장애

비타민 B_{12}, 엽산, 철, 지질 흡수장애가 일어날 수 있으므로 1개월 이상 PAS를 복용하는 환자에게는 비타민 B_{12}를 보충하도록 하여야 한다.

3) 과민반응

과민만응은 약 5-10%에서 발생할 수 있다. 가역적인 약물유발 루푸스 유사반응(drug-induced lupus like reactivity), 반응성 림프구과형성, 감염단핵구증(infectious mononucleosis)과 비슷한 증상(발열, 발진, 간비대, 간독성, 림프절 비대 등)이 발생할 수 있다.

4) 기타

PAS는 고용량 사용 시 또는 ethionamide 또는 prothionamide와 병합투여할 경우 가역적인 갑상선 기능 저하증이 발생할 수 있다. 그 외 잠재적으로 심각한 부작용으로는 간염, 용혈빈혈, 과립구감소증, 다발성 신경염, 정신병 및 혈관부종이 발생할 수 있다.

5) 금기

과민반응이 있는 경우 투여하지 않는다. 중증 신기능부전 환자에게는 투여하지 않는다. 간기능저하 환자와 위궤양 환자에게 투여 시 주의를 요한다. 미국 FDA 임신부 카테고리 C에 속한다.

참고문헌

1. 대한 결핵 및 호흡기학회. 결핵 진료지침. 제5판. 오송: 질병관리청; 2024.
2. Abulfathi AA, Donald PR, Adams K, Svensson EM, Diacon AH, Reuter H. The pharmacokinetics of para-aminosalicylic acid and its relationship to efficacy and intolerance. Br J Clin Pharmacol. 2020;86(11): 2123-32.
3. Donald PR, Diacon AH. Para-aminosalicylic acid: the return of an old friend. Lancet Infect Dis. 2015;15(9):1091-9.
4. Minato Y, Thiede JM, Kordus SL, McKlveen EJ, Turman BJ, Baughn AD. Mycobacterium tuberculosis folate metabolism and the mechanistic basis for para-aminosalicylic acid susceptibility and resistance. Antimicrob Agents Chemother. 2015; 59(9):5097-106.
5. Minato Y, Thiede JM, Kordus SL, McKlveen EJ, Turman BJ, Baughn AD. Mycobacterium tuberculosis folate metabolism and the mechanistic basis for para-aminosalicylic acid susceptibility and resistance. Antimicrob Agents Chemother. 2015;59(9):5097-106.
6. Para-aminosalicylic acid. Tuberculosis (Edinb). 2008;88(2):137-8.
7. Wang W, Li S, Ge Q, Guo H, Shang Y, Ren W, et al. Determination of

critical concentration for drug susceptibility testing of Mycobacterium tuberculosis against para-aminosalicylic acid with clinical isolates with thyA, folC and dfrA mutations. Ann Clin Microbiol Antimicrob. 2022;21(1):48.

8. WHO consolidated guidelines on tuberculosis. Module 4: treatment - drug-resistant tuberculosis treatment, 2022 update. Geneva: World Health Organization; 2022.

Aminoglycoside

김태형 순천향대학교 의과대학 내과학교실

Aminoglycoside 항균제는 1943년 streptomycin이 발견 이후 1970-1980년대까지 감수성 균에 대한 농도의존적 항균력과 베타락탐 항균제와의 상승작용 덕분에 녹농균을 포함한 그람음성균감염의 경험적 치료로 널리 사용되었다. Streptomycin이 대식세포안의 결핵균을 살균하는 효능이 관찰된 이후 aminoglycoside는 결핵을 포함한 마이코박테리아 감염의 주사 치료제로 채택되었고 다제내성 그람음성막대균, 장알균, 장내 원충, 임질균, 브루셀라, 리스테리아 감염에 단독 또는 병합요법으로 매우 제한적으로 사용해왔다. 그러나 결핵은 상대적으로 장기간 약물 투여가 필요하며, 체계적 문헌 고찰 연구에 따르면 aminoglycoside를 결핵 치료 목적으로 쓸 경우 40.62% 이독성에 따른 난청이 발생한다. 내성결핵 자체가 이독성의 위험인자라는 보고도 있다. 결국 상대적으로 독성이 덜한 광범위 스펙트럼 베타락탐과 퀴놀론이 개발되면서 현재는 거의 안 쓰는 약이 되었다. 약제내성결핵 중 모든 퀴놀론에 내성이고 동시에 주사 aminoglycoside 중 한 가지라도 내성인 경우를 광범위약제내성결핵(extensively drug-resistant tuberculosis)이라고 정의한다. 다제내성결핵(multidrug-resistant tuberculosis) 치료에서는 퀴놀론 내성이더라도 더 효과적이고 안전한 bedaquilin, delamanid, linezolid 등이 권고되기 때문에 가용한 경구약제가 없는 상황이 아닌 이상 더 이상 aminoglycoside 주사제를 권고하지 않는다.

1. 항균제명

결핵이나 비결핵항산균(nontuberculous *Mycobacteria*,

NTM) 감염 치료에 사용되는 주사용 aminoglycoside는 streptomycin, kanamycin, amikacin, capreomycin이다. 토양방선균의 하나인 *Streptomyces* spp.에서 유도된 약제는 '-mycin'으로 끝나는 이름을 가지는 반면, *Micromonospora*에서 유도된 약제는 '-micin'으로 끝나는 이름을 가지고 있다.

2. 구조와 성상

모든 aminoglycoside는 아미노기가 붙은 6개 원구조인 aminocyclitol이 기본골격이다. Streptomycin의 aminocyclitol은 streptidine이고 나머지 대부분의 aminoglycoside는 2-deoxystreptamine이다. Aminoglycoside는 강력하게 친수성이고 유기용매에 녹지 않는다. 분자량은 대부분 445-600 daltons이고 양전하를 띠고 있다.

3. 작용기전

Aminoglycoside는 균의 세포막 내로 들어가 리보솜의 30S에 결합하여 mRNA가 잘못 인식되므로 결과적으로 단백질 합성을 저해한다. 리보솜과 결합의 중요한 단계는 에너지, 산소 의존적 운반과정으로 낮은 pH와 무기(inorganic) 상태에서 억제된다. 리보솜과의 결합은 대개 가역적이기 때문에 대부분의 세균에 대한 효과는 살균보다는 정균작용이다.

4. 내성기전

Aminoglycoside는 독성 때문에 더 이상 널리 추천되지 않는 약제가 되었기 때문에 이 약제에 대한 내성검사의 가치도 상대적으로 낮아지게 되었다. 그람음성균들에 대한 내성은 aminoglycoside 변형효소와 같은 획득내성 기전도 존재하지만 마이코박테리아에 대한 내성은 주로 선천적 내성 기전으로는 16S 리보솜 RNA (rRNA) 또는 S12 리보솜 단백 유전자의 점 돌연변이에 의한 결핵균의 streptomycin에 대한 내성과 *M. abscessus*, *M. chelonae*의 amikacin에 대한 내성이 대표적이다. Streptomycin을 결핵의 1차 치료 목적으로 많이 사용했던 지역에서는 aminoglycoside 내성이 상대적으로 많아서 그 사용이 더욱 제한될 수밖에 없다.

5. 약물동력학

Aminoglycoside는 대부분 위장관 흡수가 좋지 못해 주사용으로 사용한다. 또한 지용성이 아니기 때문에 지질막을 통과해야 하는 조직 내로의 약제의 유입이 어렵다. 전신적으로 투여가 된 후 약제의 volume of distribution이 전체 세포외액 공간과 비슷하기 때문에, 가령 복수의 증가처럼 세포 외액 공간이 확대되는 상황에서는 투여용량을 늘려야 한다. 치료약물농도감시를 할 때 heparin은 aminoglycoside의 활성을 억제하므로 heparin 처리된 튜브를 사용해서는 안 된다. 결핵 치료를 목적으로 쓸 때는 일일 일회 주사 요법은 효능이 잘 알려지지 않았다.

6. 약물상호작용

Aminoglycoside편 및 각론 참조

7. 이상반응과 금기

Aminoglycoside편 및 각론 참조

8. 임상 적응증

Aminoglycoside (streptomycin)는 1943년에 처음 소개되어 결핵환자의 사망률을 낮춘 최초의 항균제였지만, 더 이상 결핵의 주된 치료약제도 아닐뿐더러 내성결핵 때도 쓰지 않으며 특수한 상황에서 보조적인 약제로만 사용한다. 시험관적인 항결핵 효능은 amikacin, kanamycin, streptomycin까지 있다. Aminoglycoside 간의 다제내성결핵 치료의 효능에 대해 어떤 약이 더 우위에 있는지는 밝혀진 바가 없으나 amikacin, streptomycin 순으로 주로 권고하고 capreomycin, kanamycin은 권고하지 않는다. 2025년 미국 관련 학회의 가이드라인은 다제내성 상황이더라도 aminoglycoside를 더 이상 결핵치료 목적으로 권고하지 않는다. 그러나 과거에는 퀴놀론 내성 다제내성결핵 때 경구약제가 부족할 때 보조적으로 사용하였고, 2020년 WHO 가이드라인은 aminoglycoside를 사용의 우선순위가 낮은 group C 치료제로 여전히 분류하며 감수성일 경우 장기간 사용의 성적이 좋았던 amikacin과 streptomycin에 한해서 다제내성결핵 치료에 있어서 다른 선택이 제한 될 경우 사용을 권고한다. 항결핵 치료 목적으로 aminoglycoside를 쓴다면 단독치료는 권하지 않는다.

Amikacin

1. 작용범위

Amikacin은 kanamycin의 반합성유도체로서 화학적, 약리학적 특징이나 독성 등이 kanamycin과 유사하다. 결핵균에 대하여 시험관과 동물실험에서 가장 감수성이 있는 aminoglycoside의 하나이지만 사람 결핵치료에는 경험이 부족하다. 다제내성결핵의 치료에는 streptomycin, capreomycin에 이어 3차 치료제로 추천한다. 반면 비결핵항산균에는 가장 많이 쓰인다. *M. marinum, M. kansasii, M. fortuitum*은 amikacin 4 μg/mL 또는 미만에서 감수성이지만 *M. chelonae, M. abscessus, M. avium-intracellulare*는 덜 감수성이어서 amikacin 8-32 μg/mL에서 감수성이다. *M. chelonae*는 amikacin보다는 tobramycin이 가장 감수성이다.

2. 약물동력학

반감기가 약 2시간이며 kanamycin과 마찬가지로 소변을 통해 배설된다. 흉막액이나 복수로 잘 분포되어 혈중농도와 비슷한 농도를 보이는 반면 뇌척수액으로는 거의 분포하지 않는다.

3. 약물상호작용

Foscarnet 병용할 때 신손상이 가중되므로 피한다.

4. 이상반응과 금기

급성 신부전이 streptomycin에 비해 더 흔하다(8.7%). 그 밖에 이명, 청력손실이 중요한 부작용이다. 과민반응은 드물다. 임신기간 동안 사용은 미국 FDA 임신부 카테고리 C이다.

5. 임상 적응증

시험관내에서는 결핵균과 비결핵항산균에 대하여 효과가 있다. 비결핵항산균 감염에는 병합요법의 하나로 사용한다. 결핵치료에서는 더 이상 aminoglycoside를 권고하지는 않지만 약제 사용이 제한되어서 사용을 해야 한다면 amikacin을 가장 권고한다. Amikacin은 대부분의 병원에서 치료약물농도감시(TDM)가 가능하지만 kanamycin, streptomycin, capreomycin은 가능하지 않기 때문에 amikacin은 만성 콩팥병, 청력장애가 있는 노인에게 사용할 경우 적합하다.

6. 용법과 용량

결핵과 비결핵항산균 감염 치료의 경우 정상 신기능을 가진 성인에서는 7.5-10 mg/kg/day(최대 1 g/day)을 첫 2-4개월 동안은(또는 배양음전 시기까지) 매일(일주일에 5-7회) 근주하고 이후 일주일에 2-3회 근주한다.

Streptomycin

1. 작용범위

1943년에 처음 *Streptomyces griseus*에서 추출된 aminoglycoside로 결핵균에 대해 시험관적 살균력이 있으나, 세포 내 결핵균에는 살균력이 없다. 결핵균은 혈중농도 4-10 μg/mL에서 억제되지만 단일약제 치료를 할 경우 약제내성이 빠르게 유도되기 때문에 반드시 병합치료를 해야 한다. Streptomycin에 대한 자생적인 일차 내성은 106개중 하나 꼴이므로 이 약제에 대한 일차 내성은 또한 isoniazid 내성률이 높은 지역의 환자들 가운데 발생한다. 내성은 리보솜 작용 부위 변성에 의해 표현되지만 결핵균의 streptomycin에 대한 내성은 amikacin, kanamycin, capreomycin과 교차내성이 없다. 비결핵항산균 감염 중에서도 *M. kansasii*는 86%, *M. scrofulaceum*은 93%, *M. avium-intracellulare*는 44%가 streptomycin에 감수성이다. 그러나 *M. fortuitum*은 내성이다.

2. 약물동력학

모든 조직에 잘 분포하지만 혈액내장벽은 통과하지 못한다. 뇌수막염이 있어도 중추신경계 농도는 약간 증가할 뿐이다. 태반은 비교적 잘 통과해 태아의 혈중농도는 산모의 혈중농도의 약 1/2이다. 90% 이상은 변화되지 않은 상태로 주로 신세뇨관의 여과를 통해 소변으로 배설된다. 건강한 사람에게 투여되었을 때 반감기는 약 3시간 정도이다. 일부가 모유로 배설되며 혈액투석으로 제거가 가능하다.

3. 약물상호작용

특별히 주의해야 할 약물상호작용은 알려진 바 없는 편이지만, 드물게 전신마취 수술에서 사용하는 근육이완제와의 상호작용 때문에 수술 후 호흡근 약화가 초래될 수 있다. 다른 aminoglycoside와 병합투여하는 것은 신손상이 더 심해지기 때문에 권고하지 않는다.

4. 이상반응과 금기

다른 aminoglycoside의 부작용과 비슷하지만 신기능과 청력기능의 장애보다는 전정기능의 장애가 더 많다. 따라서 치료를 시작할 때는 반드시 이명, 청력저하, 균형감각의 이상이 있을 경우 즉시 의료진을 만나도록 교육한다.

1) 이독성

약제가 내이에 축적되어 제8 뇌신경장애를 일으킬 수 있다. 주로 전정신경장애를 일으킨다. 노인에게 더 자주 발생하며 용량에 비례하며(일회 용량이 높거나 또한 특히 누적 용량 100-120 g 이상일 때) 신세뇨관 고리에 작용하는 이뇨제(furosemide, ethacrynic acid)와 같이 사용할 때 위험이 증가한다. 대개는 치료 3개월 내에 발생하며 점진적인 현기증을 호소하는 경우가 많다. Caloric test를 실시하여 전정신경장애를 알 수 있으나 환자에게 처음에는 눈을 뜨고 다음에는 눈을 감고 똑바로 걷게 해 보는 것만으로도 쉽게 알 수 있다. 안구진탕증이 올 수도 있다. 전정신경장애가 영구적일 수도 있으나 즉시 투약을 중단하면 수 주 내에 증상이 없어진다. 노인일수록 회복도 늦다. 청력을 완전히 잃는 경우가 매우 드물며, 이미 청각기능에 이상이 있는 환자에게 주로 나타난다.

2) 신경독성

주사를 한 후 입 주위의 감각이상 증상은 비교적 흔하다. 치료 처음 수 주 내 흔하고 크게 문제되지 않는다. 심할 경우에만 용량을 조금 줄임으로써 해결할 수 있다. 드물게 신경근육 전달을 방해하여 호흡억제나 근무력증을 일으킬 수 있다.

3) 신독성

Amikacin, kanamycin, capreomycin 등 다른 aminoglycoside에 비해 신독성은 덜한 편이다. 약제를 중단해야 할 만큼 신독성이 초래된 경우는 2% 정도이다. 근위세뇨관 손상을 일으켜 단백뇨, 요원주(urinary cast)가 발생하고 BUN이 증가한다.

4) 기타

과민반응이 상대적으로 흔하며 열과 피부발진과 같은 가벼운 증상을 일으킨다. 드물게 치명적인 아나필락식스나 박탈피부염도 생길 수 있다. 그 외 용혈빈혈, 재생불량빈혈, 무과립구증, 혈소판감소증, 약물유발 루푸스 유사반응(drug-induced lupus like reaction)이 보고된 바 있다.

5) 임신기간 중 사용

태아의 청각장애가 올 수 있으므로 임신과 수유기간 동안 사용은 피하는 것을 권장한다.

5. 임상 적응증

결핵치료에 있어서 첫 치료제로서나 내성결핵의 병합치료로서도 권고하지 않는다. 단독치료는 내성발현에 따른 실패가 많아서 추천하지 않는다. 6개월의 짧은 기간 치료를 할 때도 초기에 병합약제로서는 ethambutol과 동등한 효과가 있으나 결핵의 발생률이 높은 지역에서는 내성 때문에 그 역할이 제한된다. 상대적으로 다른 aminoglycoside에 비해서 독성의 빈도가 높고 가격이 저렴하기 때문에 사회경제적 자원이 부족한 지역에서 더 많이 사용한다.

6. 용법과 용량

액체 바이알로 된 streptomycin sulphate로서 정상 신기능을 가진 성인에서는 15 mg/kg/day(최대 1 g/day)을 첫 2-4개월 동안은(또는 배양음전 시기까지) 매일(일주일에 5-7회) 근주하고 이후 일주일에 2-3회 근주한다. 널리 알려진 투여방법은 아니지만 정맥주사가 가능하다. 60세 이상의 노인은 10 mg/kg/day(750 mg 이내)로 하루 용량을 감량하여 투여한다. 신기능이 낮은 경우에는 이 약제의 농도의존적 특성을 고려하여 처음부터 매주 2-3회로 기간을 늘려서 치료를 한다. 그러나 일회 용량이 지나치게 줄 경우 약효가 약화되기 때문에 최소 12-15 mg/kg/day 정도까지 유지해야 하고 그 이하로 줄이지 않는다. 간질 환자에게는 특별한 주의사항이 필요 없다. 어린이는 20-40 mg/kg/day(최대 1 g/day) 용량을 두 번에 나누어 12시간마다 주사한다. 처음 치료를 시작할 때는 청력검사(audiogram), 전정기능검사(vestibular testing), Romberg 검사, 혈청 creatinine 검사를 시행하여야 한다. 혈청 creatinine 검사와 청력과 전정기능에 대한 문진은 매달, 그리고 독성이 의심될 때 시행한다.

Kanamycin

1. 작용범위

1957년에 처음 *Streptomyces kanamyceticus*에서 추출되어 얻어진 aminoglycoside이다. 구조적으로 streptomycin과 유사하고 작용범위도 비슷하지만 streptomycin과 교차내성이 드물어서 streptomycin 내성결핵의 치료에 추천한다.

2. 약물동력학

반감기가 약 2시간이며, 50-80%가 소변을 통해 배설된다. 흉막액이나 복수로 잘 분포되어 혈중농도와 비슷한 농도를 보이는 반면, 염증이 없는 뇌척수액으로는 거의 분포하지 않는다.

3. 약물상호작용

Foscarnet 병용할 때 신손상이 가중되므로 피한다.

4. 이상반응과 금기

Streptomycin이 주로 전정신경장애를 일으키는데 반해 kanamycin, amikacin은 주로 청력장애를 일으키며, 신독성이 문제가 되고 신경근육차단, 과민반응이 일어날 수 있다. 독성의 정도는 amikacin보다 덜하지만 임신기간 동안 사용은 추천하지 않는다.

5. 임상 적응증

결핵의 치료에는 사용되지 않지만, amikacin, streptomycin 사용할 수 없을 때 사용한다. Capreomycin과 교차내성이 있는 경우가 흔하다.

6. 용법과 용량

결핵과 비결핵항산균 감염 치료의 경우 정상 신기능을 가진 성인에서는 10-15 mg/kg/day (최대 1 g/day)을 첫 2-4개월 동안은(또는 배양 음전 시기까지) 매일(일주일에 5-7회) 근주하고 이후 일주일에 2-3회 근주한다. 60세 이상의 노인은 10 mg/kg/day (750 mg 이내)로 하루 용량을 감량하여 투여한다. 신기능이 낮은 경우에는 처음부터 매주 2-3회로 기간을 늘려서 치료를 한다. 그러나 최소 12-15 mg/kg/day 정도까지 유지해야 하고 그 이하로 줄이지 않는다. 간질환자에게는 특별한 주의사항이 필요 없다. 어린이는 15-30 mg/kg/day(최대 1 g/day) 용량을 매일 한 번씩 주사한다.

참고문헌

1. Cegielski JP, Chan PC, Lan Z, Udwadia ZF, Viiklepp P, Yim JJ, et al. Aminoglycosides and capreomycin in the treatment of multidrug-resistant tuberculosis: individual patient data meta-analysis of 12030 patients from 25 countries, 2009-2016. Clin Infect Dis. 2021;73:e3929-36.
2. Cegielski JP, Chan PC, Lan Z, Udwadia ZF, Viiklepp P, Yim JJ, Menzies D. Aminoglycosides and Capreomycin in the Treatment of Multidrug-resistant Tuberculosis: Individual Patient Data Meta-analysis of 12 030 Patients From 25 Countries, 2009-2016 Clin Infect Dis. 2021;73:e3929-36.
3. Dillard LK, Martinez RX, Perez LL, Fullerton AM, Chadha S, McMahon CM. Prevalence of aminoglycoside-induced hearing loss in drug-resistant tuberculosis patients: A systematic review. J Infect. 2021;83:27-36.
4. Potter JL, Capstick T, Ricketts WM, Whitehead N, Kon OM. A UK-

based resource to support the monitoring and safe use of anti-TB drugs and second-line treatment of multidrug-resistant TB. Thorax. 2015;70:297-8.

5. Saukkonen JJ, Duarte R, Munsiff SS, Winston CA, Mammen MJ, Abubakar I, et al.Updates on the Treatment of Drug-Susceptible and Drug-Resistant Tuberculosis: An Official ATS/CDC/ERS/IDSA Clinical Practice Guideline. Am J Respir Crit Care Med. 2025;211:15-33.Edson RS, Terrel CL. The Aminoglycosides. Mayo Clin Proc. 1999;74:519-28.
6. WHO consolidated guidelines on tuberculosis. Module 4: Treatment. Drug-resistant tuberculosis treatment. Geneva: World Health Organization; 2020.

Quinolone

전민혁 순천향대학교 의과대학 내과학교실

Quinolone은 세균의 DNA 복제를 억제함으로써 항결핵 효과를 나타내며 대식 세포 등 결핵균에 감염된 세포 내 침투를 잘하고 생체이용률(bioavailability)이 높아 경구로 투약할 수 있는 장점이 있지만, 점돌연변이(point mutation)에 의해 쉽게 내성이 유발되는 단점이 있어, 1차 치료제를 내성이나 부작용 등의 문제로 사용하지 못하는 경우에 2차 약제로 사용된다. 한편, 모든 quinolone계 항생제가 강력한 항결핵 효과를 갖는 것은 아니어서, 결핵균의 DNA gyrase에 높은 친화도를 가지고 있는 moxifloxacin이나 levofloxacin은 항결핵제로 사용할 수 있지만 ciprofloxacin과 ofloxacin은 상대적으로 약한 활성으로 인해 결핵 치료제로 추천되지 않는다.

1. 작용기전

Quinolone은 박테리아의 DNA gyrase (topoisomerase II)와 toposiomerase IV를 억제하여 살균효과(bactericidal effect)를 나타내는데, *M. tuberculosis*에 대해서는 DNA gyrase가 주요표적이다. DNA gyrase 억제를 통해 박테리아 DNA의 초나선(supercoiling) 형성과 이완을 방해하여, DNA 복제가 안되고 이중가닥 DNA (double-strand DNA)가 절단되어 박테리아 세포사멸이 유도된다. 그러나, *gyrA* 및 *gyrB* 유전자 돌연변이로 인해 quinolone 내성이 발생할 수 있으며, 단독으로 사용할 때 내성발생 위험이 더욱 증가되므로, 다른 항결핵제와 병합요법으로 사용하는 것이 필요하다.

표 3. 결핵치료에서 퀴놀론 제제의 약리학적 특성

약물	MIC 범위 (μg/mL)	배설 경로	PK/PD 최적화 전략
Moxifloxacin	0.25-0.5	간대사(담즙 배설)	400 mg 1일 1회 투여
Levofloxacin	0.5-1.0	신장배설(80%)	750-1,000 mg 1일 1회 투여
Gatifloxacin	0.5	신장(50%), 간(50%)	연구 중
Ciprofloxacin	1.0-2.0	신장(70%)	높은 MIC로 인해 결핵 치료효과 제한적

2. 약동학

1) 흡수

대부분의 quinolone은 경구투여 시 높은 생체이용률(oral bioavailability)을 보여 정맥투여와 거의 동등한 혈중농도를 형성한다. 그러나, 제산제(알루미늄 또는 마그네슘), 철분제 같은 양이온(cation)과 함께 복용하면, 흡수(absortion)가 감소될 수 있으므로 주의가 필요하다.

2) 분포

quinolone은 폐, 대식세포, 결핵 병변 부위(육아종) 등으로 잘 침투하여 결핵치료에 유리하게 작용한다. 그러나, 중추신경계 침투는 상대적으로 낮아 결핵성 뇌수막염 치료에는 제한적이다.

3) 대사 및 배설

Moxifloxlacin은 간에서 주로 대사(metabolism)되므로 신기능이 저하된 환자에서 용량이나 투여간격 조절이 필요하지 않지만, levofloxacin은 주로(80-85%) 신장을 통해 배설(elimination)되므로 신기능저하 시 용량조절이 필요하다.

3. 약력학

1) PK/PD 지표

quinolone의 항결핵 효과는 AUC/MIC (area under the curve/minimum inhibitory concentration) 및 C_{max}/MIC (peak concentration/minimum inhibitory concentration) 비율과 연관이 있어, AUC/MIC ≥100, C_{max}/MIC ≥10일 때 결핵균에 효과적인 살균작용을 나타내는 것으로 알려져 있다.

2) 항생제 후효과

Quinolone은 항생제 농도가 감소한 후에도 일정시간 동안 세균증식을 억제하는 항생제 후효과(post-antibiotic effect, PAE)가 있는 약제인데, 특히 결핵균에 대한 PAE가 길어 하루 1회 투여로도 효과적이다.

4. 임상 적응증

Rifampin이나 isoniazid 내성이 있는 경우, 이들 1차 약제 대신 사용할 수 있으며, 1차 치료제에 부작용이 심한 경우에도 대체제로 사용된다. Moxifloxacin을 포함한 치료법이 결핵 치료기간을 단축하는 연구에 사용되고 있다.

5. 용법 및 용량

Moxifloxacin은 400 mg 하루 1회, levofloxacin은 750 mg 하루 1회 사용 시 AUC/MIC 비율이 충분히 확보될 수 있으며, 음식물과 함께 복용해도 되지만 칼슘, 철, 마그네슘 같은 양이온(cation)이 포함된 제제와 함께 복용하면 흡수가 감소될 수 있어 주의가 필요하다.

6. 부작용 및 주의사항

부정맥 등 심장병 병력이 있거나, 저칼륨혈증, amiodarone이나 clarithromycin 같은 QT 간격 연장(prolongation) 가능성이 있는 약물을 복용 중인 환자는 특히 moxifloxacin 사용 시 QT 간격 연장 발생에 주의하는 것이 필요하며 심한 경우 심실성 부정맥(Torsades de Pointes) 위험이 증가될 수 있음에 유의해야 한다. 65세 이상 고령자나 스테로이드 복용자는 퀴놀론 사용 중 건염 또는 아킬레스건 파열 위험이 증가할 수 있으므로 주의가 필요하며, 증상이 나타나면 즉시 약물투여를 중단해야 한다. Gatifloxacin은 저혈당 또는 고혈당을 유발할 수 있어 당뇨가 있는 경우 피하는 것이 필요하며, levofloxacin과 moxifloxacin도 혈당조절 장애를 일으킬 수 있어 사용 시 혈당 모니터링이 필요하다. 와파린(warfarin)과 병용 시 출혈 위험이 증가될 수 있으므로 INR (International Normalized Ratio) 모니터링이 필요하다.

참고문헌

1. Burkhardt O, Kaever V, Busch U, Hadem J, Kielstein JT. Penetration of oral and intravenous fluoroquinolones into the cerebrospinal fluid. Clin Pharmacokinet. 2006;45(9):595-613.
2. Honeybourne D. Tissue penetration of antibacterial agents in the respiratory tract. Eur Respir J Suppl. 1999;13:11s-18s.
3. Nau R, Sörgel F, Eiffert H. Pharmacokinetics and pharmacodynamics of antibiotics in central nervous system infections. Clin Pharmacokinet. 2010;49(6):371-402.
4. Peloquin CA, Hadad DJ, Molino LP, Palaci M, Boom WH, Dietze R, et al. Pharmacokinetic evaluation of levofloxacin, moxifloxacin, and gatifloxacin in patients with tuberculosis. Clin Infect Dis. 1999;29(2):340-5.
5. Rodríguez JC, Ruiz M, López M, Royo G. In vitro activity of moxifloxacin, levofloxacin, and other fluoroquinolones against Mycobacterium tuberculosis. Int J Antimicrob Agents. 2002;20(6):464-7.

내성결핵 치료제

유시내 순천향대학교 의과대학 내과학교실

1. Linezolid

Linezolid는 oxazolidinone계 약제로 결핵균의 단백질합성을 방해하여 항결핵 효과를 나타낸다. 시험관내 1 μg/mL 미만의 농도에서 결핵균을 억제한다. 결핵균에서 linezolid 내성은 드물지만 23S rRNA 돌연변이로 인한 내성 가능성이 있다.

여러 임상연구에서 linezolid는 다제내성결핵 치료에서 강력한 효과를 입증하였다. Linezolid의 적정용량과 사용기간은 아직 확립되지 않았으나 치료효과와 부작용을 고려하여 하루 600 mg 사용을 권고한다. 하루 300 mg으로 투여하면 부작용 발생빈도가 감소하고 치료효과가 유지된다는 보고가 있지만, 적절한 치료효과를 나타내지 못하거나 내성발현이 증가될 우려가 있다. 시작 용량은 하루 600 mg이나, 부작용이 발생하면 용량을 감량하여 하루 300 mg 혹은 격일 600 mg을 투여해 볼 수 있다. 또한 치료반응이 양호하다면 치료 시작 2-4개월째 300 mg으로 감량하여 투여해 볼 수도 있다. 신기능이 저하된 환자 또는 투석환자에서 용량조절은 필요치 않다.

Linezolid를 장기간 유지하는 것이 치료성공과 연관이 있으나, 심각한 부작용이 발생할 수 있어 장기 복용이 쉽지 않다. 가장 중요한 이상반응은 골수억제와 말초신경병증, 그리고 시신경병증이다. 이는 미토콘드리아 단백질합성의 억제 때문에 발생한다. 골수억제의 경우 백혈구감소증, 빈혈, 혈소판감소증이 모두 생길 수 있고 10일 이상 사용하는 경우에 흔하게 발생하며 투여를 중단하면 대부분 회복된다. 말초신경병증과 시신경병증은 대개 2개월 이상 장기간 투여 시 발생할 수 있으며, 투여를 중단한 경우에도 회복되지 않을 수 있다. Linezolid 부작용을 예방하기 위해 pyridoxine을 하루 50-100 mg 병용투여할 수 있다. 2025년 ATS (American Thoracic Society)/IDSA (Infectious Diseases Society of America) 지침에서는 모니터링을 위해 첫 6-8주간 1-2주마다 전혈구검사(complete blood count)를 확인하고 이후로는 매달 검사하는 것을 제안하였다. 첫 4주 동안 혈색소가 10% 이상 감소하는 경우 심한 빈혈이 발생할 수 있다. 또한 첫 1-2주 동안 독성을 시사하는 증상이 발생하면 검사가 가능한 경우 기저농도(trough concentration)를 확인하여 2 μg/mL 이하를 유지하도록 용량이나 간격을 조절할 수 있다고 제안한다.

이 외에도 흔한 이상반응으로 오심, 구토, 설사, 두통 등이 있고, 수면장애, 변비, 발진, 현기증 및 드물게는 횡문근융해증이 발생할 수 있다.

2. Bedaquiline

1) 항생제명

Bedaquiline fumarate

2) 구조와 성상

퀴놀린 중심 이중고리 핵(quinolinic central heterocyclic nucleus)과 알코올 및 아민측쇄를 가진다(그림 17). Bedaquiline fumarate로 fumaric acid와 1:1로 결합되어 있다.

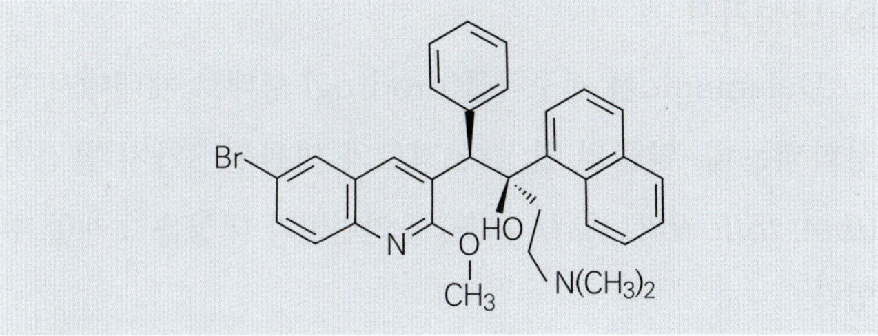

그림 17. Bedaquiline의 구조식

3) 작용기전

Bedaquiline (Sirturo®, TMC207)은 diarylquinoline 계열의 약물로, 결핵균의 에너지원 생성에 필수적 효소인 ATP (adenosine triphosphate) synthase를 억제해 결핵균의 복제를 차단하는 작용을 한다. 사람의 ATP synthase에 미치는 영향은 미미하며 마이코박테리아의 ATP synthase에 특이적이다.

4) 작용범위

Bedaquiline은 결핵균과 대부분의 비결핵항산균에 대해 강력한 항결핵 활성을 나타내며, 신속성장균(rapidly growing Mycobacteria)과 지연성장균(slowing growing Mycobacteria)에 모두 활성이 있다. *Mycobacterium xenopi*, *Mycobacterium shimoidei*, *Mycobacterium novocastrense*과 같은 일부 균종은 bedaquiline에 대한 선천적 내성을 갖고 있다.

5) 내성기전

내성은 대부분 염색체 돌연변이와 연관이 있다. *atpE*, *mmpR* (*rv0678*), *pepQ* 등 세 가지 유전자 돌연변이가 주된 원인으로 알려져 있다.

6) 약물동력학

경구투여 시 투여 4-6시간 후 최고혈중농도에 도달한다. 음식과 동시에 복용했을 때 생체이용률이 두 배로 증가하므로 음식과 함께 투여한다. 주로 간에서 CYP3A4 system을 통해 대사되며 대사산물은 대변으로 배설된다. 경증과 중등도의 신기능저하 시 용량조절이 특별히 필요하지 않지만 중증 신기능저하 및 간기능저하 시 주의가 필요하다.

7) 약물상호작용

Bedaquiline이 cytochrome P450 system을 통해 대사되므로 강력한 CYP3A4 유도제(rifamycin계 약물, carbamazepine, ketoconazole 등)와 같이 투여하지 않도록 권고된다. HIV와 결핵의 동시감염 환자에서 lopinavir-ritonavir는 CYP3A4 억제제로 bedaquiline의 혈중농도를 증가시킬 수 있다.

8) 임상 적응증

2012년 다제내성결핵 치료에 사용 가능하도록 미국 FDA 승인을 받은 이후 여러 연구에서 우수한 치료효과와 안전성을 보였으며 국내에서는 2014년 3월 식품의약품안전처의 승인을 받았다.

9) 용법 및 용량

첫 2주간은 1일 1회 400 mg을 복용하고 이후 22주간 일주일에 3회(투여간격은 최소 48시간 이상), 매 회 200 mg을 복용한다. 최대 6개월(24주)간 투여한다. 반감기가 5.5개월로 매우 길기 때문에 bedaquiline을 먼저 중단하는 경우 내성이 획득될 위험이 있다.

10) 부작용과 금기

Bedaquiline은 비교적 안전한 약제이지만 QT 간격을 연장시킬 수 있으므로 투여 전 심전도를 확인하고, 투여 기간 중에는 첫 1개월에는 2주 간격, 이후 최소 1개월 간격으로 모니터링한다. Fridericia-corrected QT interval (QTcF)이 500 ms 이상 연장되거나 심실부정맥이 발생한 경우 일시 중단해야 한다. QT 간격을 연장하는 다른 약물과 같이 투여하거나, 저칼륨혈증이 있거나, CYP3A4 억제제를 같이 사용하는 환자에서 위험성이 증가하므로 주의가 필요하다. 이 외에 간기능장애(간효소수치 및 황달) 등이 발생할 수 있고, 오심, 구토, 어지러움증, 두통, 객혈, 피부발진, 관절통 및 근육통, 흉통, 식욕저하 및 피로감, 혈중 아밀라아제 상승 등이 발생할 수 있다.

3. Delamanid

1) 항생제명

Delamanid

2) 구조와 성상

그림 18과 같다.

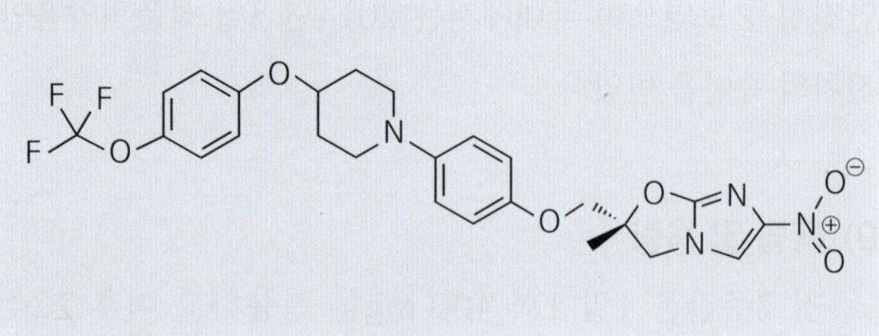

그림 18. Delamanid의 구조식

3) 작용기전

Delamanid (OPC-67683)는 nitro-dihydro-imidazooxazole계통의 약제로 결핵균 세포벽을 구성하는 mycolic acid 합성을 억제하여 항결핵 효과를 나타낸다.

4) 작용범위

결핵균에 대한 감수성을 보이며 일부 비결핵항산균에 대해 다양한 감수성 범위를 보인다.

5) 내성기전

Delamanid는 전구약물(prodrug) 형태로 체내에서 활성화되는데, 약물의 활성화 경로와 연관된 5가지 유전자(*fbiA, fbiB, fbiC, fgd1, ddn*) 돌연변이가 내성을 초래할 수 있다.

6) 약물동력학

Delamanid는 deazaflavin (F420) 의존성 nitroreductase (ddn)에 의해 활성화되어 항결핵 작용을 나타내는 전구약물(prodrug)이다. 주로 간 외 경로(non-hepatic process)로 혈장 알부민에 의해 대사되는 독특한 대사경로를 보이며 간에서 CYP에 의한 대사는 적게 이뤄진다. 99% 이상이 단백결합 상태이며, 분포용적(volume of distribution)이 커서 다양한 조직에 광범위하게 분포한다. 경구투여 시 약 4-8시간에 최고농도에 달하고, 반감기는 30-38시간이며, 복용 후 10-14일 이후 항정상태에 도달한다. 주로 대변을 통해 배설되고 소변을 통한 배설은 5% 미만이다. 공복상태에 비해 음식과 함께 복용했을 때 생체이용률이 2배 더 높으므로 식사와 함께 복용한다.

7) 약물상호작용

약물상호작용으로 인한 심각한 위험은 거의 없다.

8) 임상 적응증

2014년 4월 다제내성결핵 치료로 유럽의약품청(EMA)의 승인을 받았고, 2014년 10월 세계보건기구(WHO)에서 다제내성결핵 치료의 1차 치료제로 제시하는 잠정지침(preliminary guideline)을 발표하였다. 국내에서도 2014년 10월 식품의약품안전처의 승인을 받았다. 최근 국내에서 시행한 무작위 다기관연구에서 퀴놀론 감수성 다제내성결핵 환자를 대상으로 delamanid를 포함한 9개월 요법에 대한 연구 결과 기존의 20-24개월 요법을 받은 대조군에 비해 비열등성을 확인하였다.

9) 용법 및 용량

매일 100 mg을 하루 2회 복용하며, 음식과 함께 복용한다. 다제내성결핵 장기요법에서 델라마니드의 사용기간은 6개월(24주)을 권고한다. 6개월을 초과하여 델라마니드를 사용하는 경우의 안전성과 치료성적 향상에 대한 근거는 아직 부족하다.

10) 부작용과 금기

대부분의 약물이상반응은 경도에서 중등도로 나타나며 흔한 부작용은 구역, 구토, 어지럼증이다. QT 간격 연장이 발생할 수 있으므로, QT 간격을 연장할 수 있는 다른 약제와의 병용투여는 주의를 요한다. 그 외 상복부 동통, 두통, 불면증, 고요산혈증, 빈혈, 심계항진, 객혈, 감각이상, 진전, 이명, 무기력, 식욕저하, 다한증, 저칼륨혈증이 발생할 수 있다.

4. Carbapenem

Carbapenem은 결핵균의 L,D-transpeptidase와 결합하여 세포벽합성과정에 필수적인 펩티도글리칸의 교차결합을 방해한다. 결핵균은 강력한 β-lactamase가 암호화된 *gbya* 유전자를 갖고 있으며 carbapenem은 결핵균의 β-lactamase에 의해 빠르게 가수분해되어 효과가 감소한다. 따라서 항결핵제로 사용하는 경우 반드시 β-lactamase 억제제인 clavulanate와 함께 사용해야 한다. Carbapenem 1회 투여당 clavulanate 125 mg을 매일 같이 투여한다. Clavulanate 단독제형은 없으므로 amoxacillin-clavulanate 복합제를 사용한다. 이때 병합투여된 amoxacillin-clavulanate 복합제는 별도의 효과적인 항결핵제로 간주하지 않으며 단독으로는 결핵치료에 사용해서는 안 된다.

Carbapenem 중 imipenem-cilastatin과 meropenem을 다제내성결핵의 치료제로 사용한다. Clavulanate와 같이 투여 시 다제내성결핵 및 광범위 내성결핵 균주에 대해 살균효과가 확인되었으며, 메타분석연구에서 치료성공률 상승과 연관이 있었다.

5. High dose isoniazid

Isoniazid는 농도의존적인 초기살균효과을 보이며 고용량(10-15 mg/kg)을 사용했을 때 isoniazid에 저농도 내성을 보이는 결핵균에 효과가 있을 가능성이 있다.

Isoniazid 내성에 관여하는 주된 유전자 변이 중 *katG* 변이는 isoniazid에 대한 고농도 내성, *inhA*변이는 isoniazid에 대한 저농도 내성과 연관된다. 고용량 isoniazid는 약제감수성 검사에서 저농도 내성을 보이거나 분자생물학적 약제감수성검사에서 *katG* 변이 없이 *inhA* 변이만 확인된 경우 다제내성결핵 환자의 처방을 강화하기 위해 사용해 볼 수 있다. 그러나 최근 *inhA* 변이만 있는 경우에도 고농도 내성을 배제하기 어려운 사례가 있어 주의해야 한다.

참고문헌

1. Ahmad Khosravi N, Sirous M, Khosravi AD, Saki M. A Narrative Review of Bedaquiline and Delamanid: New Arsenals Against Multidrug-Resistant and Extensively Drug-Resistant Mycobacterium tuberculosis. J Clin Lab Anal. 2024;38(15-16):e25091.
2. Bennett JE, Dolin R, Blaser MJ, editors. *Mandell, Douglas, and Bennett's Principles and Practice of Infectious Diseases*. 9th ed. Philadelphia: Elsevier; 2020.
3. Joint Committee for the Revision of Korean Guidelines for Tuberculosis, Korea Centers for Disease Control and Prevention: Korean Guidelines For Tuberculosis, 5th ed. 2024.
4. Khoshnood S, Goudarzi M, Taki E, Darbandi A, Kouhsari E, Heidary M, et al. Bedaquiline: Current status and future perspectives. J Glob Antimicrob Re. 2021;25:48-59.
5. Mok J, Lee M, Kim DK, Kim JS, Jhun BW, Jo KW, et al. 9 months of delamanid, linezolid, levofloxacin, and pyrazinamide versus

conventional therapy for treatment of fluoroquinolone-sensitive multidrug-resistant tuberculosis (MDR-END): a multicentre, randomised, open-label phase 2/3 non-inferiority trial in South Korea. Lancet. 2022;400(10362):1522-30.

6. Saukkonen JJ, Duarte R, Munsiff SS, Winston CA, Mammen MJ, Abubakar I, et al. Updates on the Treatment of Drug-Susceptible and Drug-Resistant Tuberculosis An Official ATS/CDC/ERS/IDSA Clinical Practice Guideline. Am J Resp Crit Care. 2025;211(1):15-33.

7. Singh B, Cocker D, Ryan H, Sloan DJ. Linezolid for drug-resistant pulmonary tuberculosis. Cochrane Db Syst Rev. 2019(3).

8. van Rijn SP, Zuur MA, Anthony R, Wilffert B, van Altena R, Akkerman OW, et al. Evaluation of Carbapenems for Treatment of Multi- and Extensively Drug-Resistant. Antimicrob Agents Ch. 2019;63(2).

9. World Health Organization. WHO consolidated guidelines on tuberculosis. Module 4: treatment—drug-resistant tuberculosis treatment, 2022 update. Geneva: The Organization; 2022.

04 CHAPTER

항바이러스제

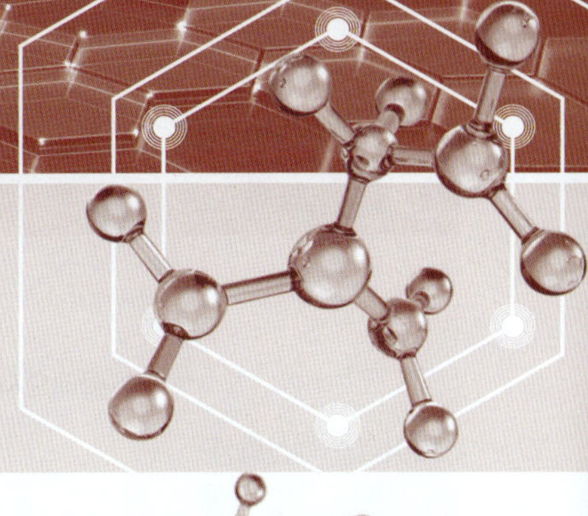

항바이러스제의 작용기전과 분류

김예진 성균관대학교 의과대학 소아청소년과학교실, **정수진** 연세대학교 의과대학 내과학교실

바이러스는 세포 내에 기생하므로 바이러스의 증식은 세포의 대사과정과 연관되기에 항바이러스 효과를 가지는 약물이 세포에도 해를 줄 수 있어 항생제에 비해 항바이러스제의 개발과 사용은 상대적으로 어렵다. 1950년대 초에 항암제를 개발하다가 바이러스를 억제할 수 있는 새로운 약물을 생산하게 되었는데, 5-iododeoxyuridine과 trifluorothymidine이 처음 개발된 항바이러스제이다. 이 약제들은 비특이적으로 작용하여 바이러스뿐 아니라 숙주세포의 DNA에도 작용하여 전신적으로 사용하기에는 어려움이 있었다. 다행히 최근 들어 여러 분야의 과학 발전에 힘입어 항바이러스제가 활발히 개발되어 항바이러스제의 시대를 기대할 수 있게 되었다. 바이러스의 생활사 등에 관한 분자생물학적 연구는 바이러스 증식을 선택적으로 억제하는 약물을 개발하는 데 공헌하였다. 이와 함께 새로운 진단법의 개발과 사용은 항바이러스제 치료와 병행하여 발전하였고, 만성 바이러스 질환의 항바이러스제 치료효과의 중요성 등으로 이러한 변화가 앞당겨지고 있다.

항바이러스제는 바이러스 증식의 여러 단계에 작용한다. 바이러스의 세포부착, 침입과 껍질벗김(uncoating), 유전체복제, 단백질합성, 바이러스입자의 조합과 방출 등의 단계에 작용하여 바이러스를 억제하게 된다.

항바이러스제는 작용기전이나 항바이러스제의 구조에 따라 뉴클레오시드 유도체, 뉴클레오티드 유도체, 비뉴클레오시드 역전사효소 억제제, 뉴라민가수분해효소(neuramidase) 억제제, adamantine, 올리고핵산염(oligonucleotide), 포스폰산(phosphonic acid), 인터페론, 단백분해효소 억제제, 세포 내 침투 억제제(fusion & entry inhibitor), 인테그라제(integrase) 억제제 등으로 구분할 수 있다. 작용하는 바이러스제 따라 크게 항헤르페스바이러스제제, 항호흡기바이러스제제, 항간염바이러스제제, 항레트로바이러스제제, 비특이적으로 작용하는 인터페론 등으로 분류할 수 있다.

지금까지 개발된 대부분의 항바이러스제는 바이러스 복제에 핵심적인 역할을 하는 바이러스 특이적 효소나 단백질

표 1. 항바이러스 작용기전과 약제

단계		약제	표적 바이러스
바이러스 핵산합성	뉴클레오시드 유사체	Acyclovir, famciclovir, penciclovir, valaciclovir	HSV
		Ganciclovir, valganciclovir	CMV
		Abacavir, didanosine, emtricitabine, lamivudine, tenvofovir (tenofovir alafenamide, tenofovir disoproxil fumarate)	HIV
		Adefovir, entecavir, lamivudine, telbivudine, tenofovir	HBV
	뉴클레오티드 유사체	Cidofovir	CMV
	비뉴클레오시드 유사체	Doravirine, efavirenz, etravirine, nevirapine, rilpivirine	HIV
RNA antisense 뉴클레오티드		Fomivirsen	
바이러스 침투 (Entry)	CCR5 수용체 억제제	Maraviroc	HIV
	세포막 융합 저해제	Enfuvirtide	HIV
	gp120 부착 억제제	Fostemsavir	HIV
	CD4 부착 후 억제제	Ibalizumab	HIV
단백합성(Protein synthesis)		Atazanavir, darunavir, fosamprenavir, indinavir, lopinavir, ritonavir, saquinavir, tipranavir	HIV
통합(Integrasion)		Bictegravir, cabotegravir, dolutegravir, elvitegravir, raltegravir	HIV
껍질벗김(Uncoating)		Amantadine, rimantadine	Influenza A
방출(Releasing)		Oseltamivir, zanamivir	Influenza A, B
조립(Assemply), 방출		Lenacapavir*	HIV

* 캡시드 억제제로 핵내 운반(nuclear transport), 캡시드 조립(capsid assembly), 바이러스 조립과 방출 억제.

을 표적으로 하기 때문에, 투여를 중단하면 바이러스 증식이 재개될 수 있으며, 잠복상태의 바이러스를 완전히 제거하는 데에는 효과가 제한적이다. 항바이러스제는 이환율과 사망률이 높은 바이러스를 중심으로 개발되었고, 항균제와는 달리 대부분의 항바이러스제는 일부 특정한 바이러스 종류에 한정되어 작용을 나타낸다. 바이러스는 돌연변이가 쉽게 일어날 수 있고 일부 환자에서는 장기간에 거쳐 약제를 투여해야 하기 때문에 내성발현이 문제가 될 수 있다. 현재 사용되는 많은 약들이 뉴클레오시드 유사체로서 앞으로 다른 구조의 새로운 작용기전을 가진 약제의 개발이 효과적인 바이러스 감염증의 치료를 위해 필요하다. 향후 새로운 방법으로 다양한 항바이러스제가 개발되어 임상에서 사용되기를 기대한다.

항바이러스제는 크게 ① 바이러스를 직접적으로 억제하거나 ② 바이러스에 대한 숙주의 방어작용을 보조 혹은 강화시키는 약제 두 종류로 나누어질 수 있다. 각 약제의 상세한 사항은 각론을 참고하라.

1. 항바이러스제의 작용기전

항바이러스제는 바이러스 증식의 각 단계에 작용하여 항바이러스 작용을 나타낸다. 표 1은 바이러스 증식의 각 단계와 그에 작용하여 항바이러스 작용을 나타내는 약제를 보여준다.

1) 바이러스 핵산합성 억제

대부분의 항바이러스제는 바이러스 중합효소를 억제하는 뉴클레오시드 혹은 뉴클레오티드 유도체이다. Acyclovir와 penciclovir는 HSV의 티미딘 활성효소(thymidine kinase)에 의해 인산화되어 활성화되고 세포 효소에 의해 triphophate 유도체로 변화되고 이는 바이러스 DNA 중합효소를 억제시킨다. Cidofovir는 당 유사체에 인산염이 부착된 뉴클레오티드 유도체로 인산화 과정이 필요하지 않는다. 숙주세포의 효소를 이용해 diphophate로 변화되고 바이러스 DNA 중합효소를 억제시키고 DNA 사슬을 조기에 중단시킨다. 티미딘 활성효소가 없는 바이러스에도 효과적으로 작용하여 acyclovir나 peniclovir에 내성이 있는 바이러스에도 효과가 있다.

Foscarnet은 피로인산염(pyrophosphate)과 유사한 구조로 DNA 중합효소의 피로인산염 결합부위에 비경쟁적으로 작용하여 피로인산염의 결합을 막아 바이러스 증식을 억제한다.

HIV 감염에 뉴클레오시드 혹은 뉴클레오티드 유도체는 역전사효소를 억제하여 바이러스의 DNA 합성을 억제할 수 있고, zidovudine, tenofovir, emtricitabine, abacavir 등이 이러한 작용을 나타내는 약제이다. 이들은 공통적으로 뉴클레오시드의 당분자의 수산화기가 없기 때문에 바이러스의 DNA 합성과정에서 DNA 가닥에 껴들어가 DNA 체인의 다음에 오는 뉴클레오티드와의 3′-5′ 인산에스터 결합을 차단함으로써 DNA 합성을 종료시키는 작용기전이 있다.

비뉴클레오시드 역전사효소 억제제는 효소의 작용 부위가 아닌 역전사효소 활성부위 근처에 직접 결합하여 억제작용을 나타내는데, 이러한 약제에는 doravirine, nevirapine, efavirenz 등이 있다.

2) RNA anti-sense 뉴클레오티드

Anti-sense 뉴클레오티드는 mRNA를 억제하여 바이러스의 복제를 억제할 수 있다. Fomivirsen은 CMV 조절단백질을 전사하는 immediate-early region 2의 mRNA 염기서열에 상보적으로 결합하여 mRNA의 발현을 억제한다. 작용기전이 다르기 때문에 HIV 환자의 CMV 망막염 치료 시 ganciclovir, foscarnet, cidofovir 약제 내성이 있는 경우에도 안구 내 주사로 사용할 수 있다.

3) 바이러스 침투 억제

바이러스가 세포 수용체 간의 부착하거나 바이러스가 세포 내로 침투하는 것을 억제하는 것은 항바이러스 약제의 중요한 기전이다. Maraviroc은 HIV-1이 CCR5 수용체에 결합하는 것을 막아 바이러스가 세포 내 침입하지 못하도록 한다. Enfuvirtide는 HIV-1의 gp41의 상동 부위에 작용하여 세포와 바이러스 사이에 일어나는 결합을 억제해 바이러스의 세포 내 침입을 막는다.

4) 단백분해효소 억제

바이러스는 폴리펩타이드 전구체를 분해하여 바이러스 단백질을 합성하고 증식한다. HIV-1 약제로 사용하는 ritonavir, nelfinavir, atazanavir, darunavir 등이 단백분해효소(protease) 억제제로 사용된다. Boceprevir, telaprevir는 C형간염의 NS3/4A 단백분해효소 억제제로 이외 C형간염에 대한 단백분해효소 억제제가 개발 중이다.

5) 통합효소 억제

바이러스 DNA가 숙주의 염색체에 삽입될 때 필요한 것이 통합효소(integrase)이며, 이 통합효소는 가장 최근 개발된 HIV 약제의 표적이다. 통합효소 억제제는 바이러스 DNA 가닥을 전달하는 기능을 저해하는 기전으로 개발되었고, raltegravir가 가장 먼저 개발되었으며, 이후 dolutegravir, elvitegravir 등이 순차적으로 개발되었다.

참고문헌

1. Bennett JE, Dolin R, Blaser MJ. Mandell, Douglas,and Bennett's principles and practice of infectious diseases. 8th ed. Amsterdam: Elsevier; 2015. pp. 528-30.
2. Katzung, Bertram G. Basic & clinical pharmacology. 13th ed. New York, NY: McGraw-Hill; 2015.
3. Rang HP, Ritter JM, Flower RJ, Henderson G. Rang&Dale's pharmacology. 8th ed. London, England: Churchill Livingstone; 2016. pp. 642-52.
4. The U.S. Department of Health & Human services [Internet]. Guidelines for the use of antiretroviral agents in adults and adolescents with HIV [cited 2025 Mar 30]. Available from: https://clinicalinfo.hiv.gov/en/guidelines.

Herpes viridae 감염 치료제

Nucleoside 유도체

Acyclovir 및 Valacyclovir

홍성관 차의과학대학교 내과학교실

1. 항바이러스제명

Acyclovir, valacyclovir

2. 구조 및 성상

Acyclovir는 acyclic guanine 유사체로 화학명은 9-[(2-hydroxyethoxy) methyl] guanine이다(그림 1).

Valacyclovir는 acyclovir의 L-valine ester 유도체로 경구투여 후 장과 간에서 acyclovir로 전환된다(그림 2).

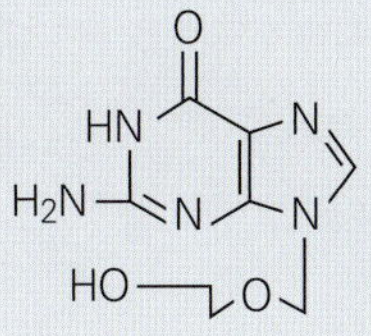

그림 1. Acyclovir의 구조식

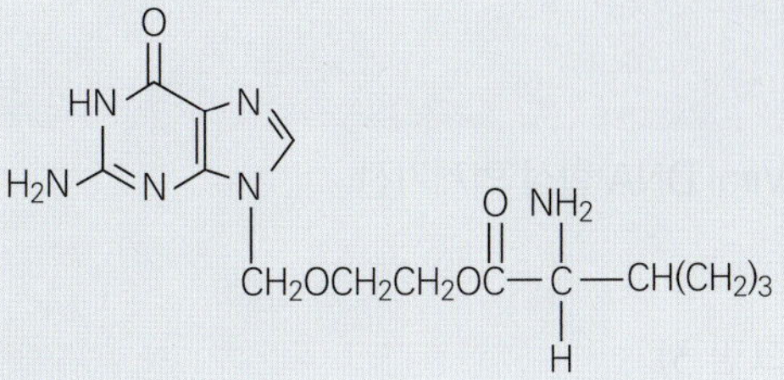

그림 2. Valacyclovir의 구조식

3. 작용기전

Acyclovir는 herpes simplex virus (HSV) 1형 및 2형, varicella zoster virus (VZV)의 DNA polymerase의 작용을 억제한다. Herpes viruses에 감염되었을 때 acyclovir가 바이러스 DNA 합성을 방해하는 기전을 보면, acyclovir가 바이러스 DNA 복제를 억제하기 위해서는 3개의 phosphate group (P)과 결합하여야 한다. 첫째로 herpes viruses에 감염된 세포에서 acyclovir는 바이러스의 thymidine kinase (TK)에 의하여 acyclovir-monophosphate (MP)로 변환된다. acyclovir-MP는 다시 cellular guanylate kinase에 의하여 acyclovir diphosphate가 되며, 이어서 cellular phosphoglycerate kinase, nucleoside diphosphate kinase, phosphoenolpyruvate kinase 등에 의하여 acyclovir-triphosphate (TP)가 된다. 이렇게 생성된 acyclovir-TP의 농도는 herpes viruses에 감염된 세포에서 정상 세포에 비해 40-100배 이상 높다. Acyclovir-TP는 바이러스 DNA polymerase에 의하여 정상적인 nucleoside triphosphate처럼 deoxyguanosine triphosphate와 경쟁적으로 복제 바이러스 DNA 사슬과 결합한다. Acyclovir-TP는 다른 정상적인 nucleoside와는 달리 sugar ring이 없기 때문에 3′-hydroxyl group이 없으므로 핵산복제가 진행되기 위한 nucleotide가 결합하지 못하게 되어 바이러스 DNA의 복제가 이어지지 못하고 중

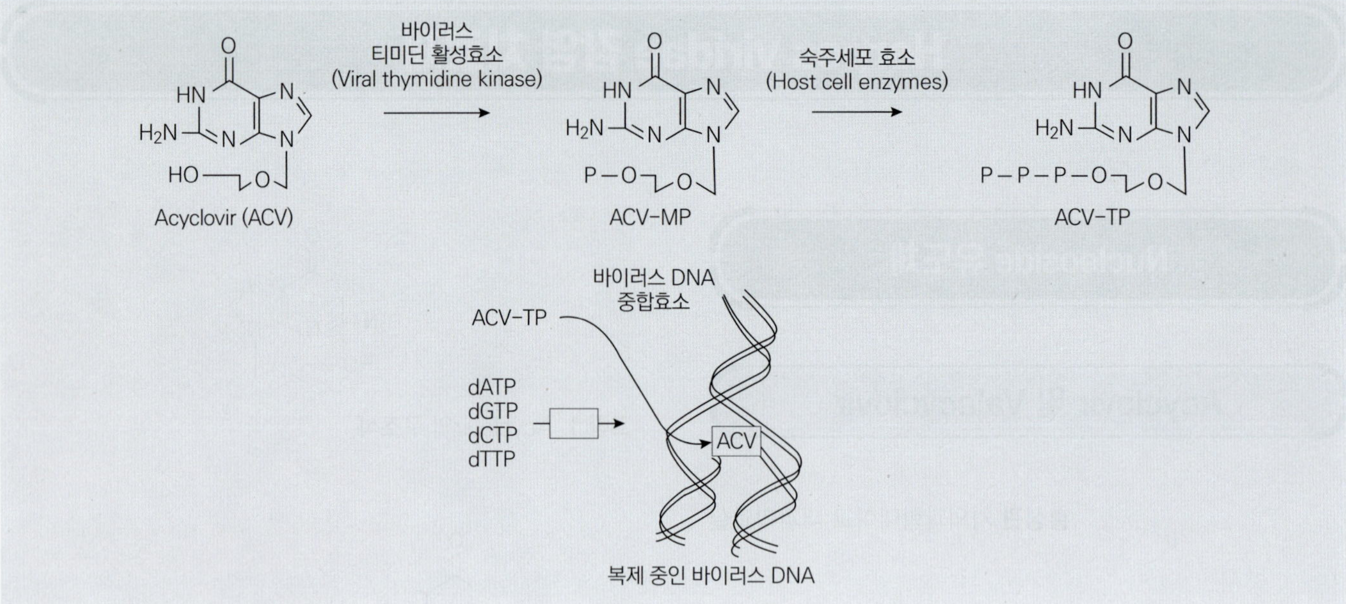

그림 3. Viral DNA 합성 억제기전

지된다(그림 3).

Valacyclovir는 경구투여 후 acyclovir로 전환되므로 작용기전은 acyclovir와 유사하며, 경구 생체이용률은 acyclovir보다 3-5배 높다.

4. 내성기전

HSV가 acyclovir에 내성을 갖게 되는 기전은 thymidine kinase (TK) 및 DNA polymerase와 관련이 있다. 유전자의 삽입이나 결손으로 인해 돌연변이체가 만들어지며, 이로 인해 TK 유전자의 조기 종결이 일어나고 절단된 단백질만이 생산되어 TK를 생산하지 못하게 된다(TK 음성 돌연변이체의 출현에 의한 TK 결핍). TK 유전자의 nucleotide 치환이 일어나는 경우에도 정지 codon이 조기에 작동하여 역시 절단된 단백질이 생산되어 TK를 생성하지 못하게 되어 TK 음성 돌연변이체가 출현하게 된다. 이러한 TK 결핍과 함께 DNA polymerase의 변이도 내성발생의 원인이다. 임상 환자에서 분리된 acyclovir 내성을 보이는 HSV에서 DNA polymerase의 single point mutation이 일어났음이 확인되었다.

바이러스 세포배양을 하면 HSV는 흔히 heterogeneous하여 내성을 보이는 바이러스와 감수성을 보이는 바이러스가 혼재한다. 더욱이 임상에서 발견된 내성 주는 acyclovir를 투여하기 이전에 나타난 것도 있다. 이는 DNA polymerase gene locus의 변이 때문인 것으로 믿어지며 HSV 1형과 2형 사이에 acyclovir의 감수성에도 차이가 있음이 밝혀졌다.

이러한 내성발현은 면역기능이 정상인 환자에서는 극히 적은 반면, 면역저하환자에서는 처음부터 내성 바이러스가 발견되는 경우가 많다. 또한 면역기능이 정상인 경우는 내성 바이러스가 등장하여 실험실적 검사상 acyclovir-내성 HSV가 동정되어도 숙주의 면역시스템에 의해 내성균주들이 대부분 제거되어, 이로 인한 치료실패를 경험하는 경우는 거의 없는 것으로 보고된 바 있다. 반면 면역저하환자에서 HSV에 감염된 경우는 인체 내 바이러스의 부하가 많고 이로 인해 내성 바이러스가 주 원인으로 될 기회도 많아져 임상적으로 치료에 어려움을 보일 수 있다. 이러한 경우 피부 점막의 병변이 지속되며, 이들 중 일부에서는 중증감염이나 합병증이 동반된 감염(파종성감염, 뇌염, 폐렴, 식도염, 기관지염 등)이 동반될 수 있다.

5. 작용범위

HSV, VZV 감염에 가장 효과적으로 사용한다. 대부분의 HSV 감염증에 효과가 있어 뇌염, 파종성감염증, 점막 및 피부 감염 등에 사용한다. 치료와 예방에 모두 효과가 있다. VZV 감염에도 효과적이나 VZV의 thymidine kinase에 인산화가 상대적으로 적게 일어나 고용량 사용이 필요하다. EBV의 경우 바이러스 복제를 억제하기는 하나 세포 내 잠복감염에는 효과가 없다. CMV의 치료의 경우 효과가 적으며 그 외 adenovirus나 RNA virus에는 효과가 없다.

Valacyclovir는 대상포진 치료에 있어 acyclovir보다 우월하며 단순포진에 있어서는 동일한 효과를 나타낸다.

6. 약물동력학

정맥투여 시 신독성의 위험성으로 1시간에 걸쳐 투여하게 되는데 이 경우 투여가 끝나는 시기에 최고혈중농도에 도달하게 된다. 성인의 경우 8시간마다 투여하면 C_{max}에 도달하며 이것은 1회량 투여 후의 최고혈중농도와 같다.

경구복용 시 흡수력은 낮아 200-400 mg을 4시간마다 투여하면 15-20%만이 흡수되며 1.5-1.75시간 후 0.35-1.0(mean 0.6) μg/mL를 유지하며 반감기는 3시간이다. 복용량의 10-15%는 소변으로, 15-25%는 대변으로 배설된다. 결과적으로 경구복용 시 정맥투여 시보다 혈중농도가 낮다. 하루에 수차례 반복 투여하면 1일 후 C_{max}에 도달한다. Probenecid가 신장에서 세뇨관 분비를 방해하므로 병용 시 혈중농도 및 반감기를 늘릴 수 있다.

국소 도포 시 표피에서는 경구투여 시보다 50배 높은 농도로 약물이 존재하지만 바이러스 감염의 표적기관인 표피 기저부에서는 오히려 경구투여 시 2-3배 높은 농도로 존재하게 된다. 흡수된 acyclovir는 체내 모든 조직 및 체액에 분포하는데 뇌척수액에서도 혈중농도의 13-50%로 분포한다. 약물배설은 6시간 내에 60%, 24시간 내에 99%가 배설되며 62-91%가 대사되지 않은 acyclovir 형태로 배설된다.

Valacyclovir는 경구투여 후 장과 간에서 acyclovir로 전환되며 투여 15분 후면 모든 조직에 분포하게 되는데 최고 혈중농도는 투여 1-2시간 후에 도달하며, 반감기는 2.8시간이다. 신장을 통해 배설되는데 대부분 acyclovir 형태로 배설된다. 생체이용률은 51-54%로 acyclovir의 3-5배이다.

7. 약물상호작용

Probenecid와 병용했을 때 acyclovir의 신세뇨관 배설을 감소시켜 이 약의 평균 반감기를 18% 연장시키고 혈장-농도 곡선의 면적을 40% 증가시킨다는 보고가 있다. Cimetidine이나 probenecid가 valacyclovir에서 acyclovir로의 전환 속도를 느리게 하며 신장에서의 배설을 느리게 한다. 미코페놀레이트모페틸과 이 약을 병용했을 때 미코페놀레이트모페틸 대사물질의 배설을 감소시켜 두 약 모두의 혈장-농도 곡선의 면적을 증가시킨다는 보고가 있다. 테오필린과 이 약을 병용했을 때 테오필린의 중독증상이 나타날 수 있다. Acyclovir는 tenofovir와 병합투여 시 tenofovir의 혈중농도를 증가시킬 수 있으며, 또한 entecavir도 acyclovir와 병용투여 시 혈중농도가 상승하여 부작용이 발현될 수 있으므로 주의를 요한다. Amphotericin B, aminoglycoside계 항생제 등과 같이 신기능에 영향을 주는 약물과 병용했을 때 신독성을 증가시킬 수 있다. Tacrolimus와의 병용도 신독성을 증가시킬 수 있으며, cidofovir도 신독성 때문에 acyclovir와 병용을 권유하지 않는다.

8. 부작용과 금기

Acyclovir의 전신투여는 신독성을 유발할 수 있다. 이는 신장에서 약물의 결정체화에 의한 것으로 소변의 양이 적을수록, 그리고 정맥투여했을 때나 많은 용량, 또는 빠른 속도의 투여 시 더욱 심해진다. 따라서 정맥 내 주입 속도를 1시간 이상으로 하고 충분한 수분을 공급한다. 신경독성은 특히 acyclovir의 많은 용량의 투여나, 만성 신부전 환자에서 발생할 수 있으며, 최고혈중농도 도달 24-48시간 후에 주로 발생한다. 혼수, 혼돈, 섬망, 뇌병증, 환각, 감각이상, 정신병, 발작, 떨림 등의 부작용이 나타날 수 있으며, 특히 acyclovir의 과량 투여에서 발작과 기면의 부작용이 보고된 바 있다. 그 외에도 두통 등이 올 수 있다. 주사부위 반응으로 정맥염, 소포성 발진 등이 발생할 수 있으며, 투여 약물의 농도가 높은 경우(>7 mg/mL) 이러한 발생빈도가 더 높아진다. 또한 주사액이 정맥 외 조직으로 잘못 투여된 경우 피부괴사를 포함한 심한 국소 염증반응을 초래할 수 있다. 소화기계 독성으로는 복통, 식욕부진, 설사, 간효소 수치 증가, 고빌리루빈혈증, 그리고 오심, 구토 등이 발생할 수 있다. 드물게 혈액학적 이상으로 백혈구감소증, 림프절병증, 혈소판감소증 등이 보고된 바 있다. Acyclovir의 피부반응으로는 탈모, 다형홍반, 광과민성발진, 가려움증, 두드러기 등이 발생할 수 있고, 스티븐스-존슨증후군, 독성표피괴사용해의 발생도 보고된 바 있다. 그 외에도 acyclovir를 투여받은 면역저하환자에서 용혈요독증후군, 혈소판감소자색반 등의 발생이 보고된 바 있다. Valacyclovir는 투여 환자의 약 1/3에서 오심, 구토, 설사, 복통 등의 소화기계 증상이 있을 수 있으며 드물게 신장애나 어지러움, 혼돈 등의 신경계 부작용이 있을 수 있다. Acyclovir 또는 valacyclovir에 과민반응 경력이 있는 경우에는 acyclovir를 투여해서는 안 되며, famciclovir, ganciclovir, penciclovir, valganciclovir에 과민증이 있는 경우에는 acyclovir를 투여하지 않는다. 이 경우 foscarnet이나 cidofovir는 사용이 가능하다. Acyclovir는 임신 시 제한적으로 사용될 수 있다.

9. 임상 적응증

1) HSV 감염의 치료

(1) 국소감염(herpes labialis 등)

대부분의 초기 HSV 감염은 저절로 호전되며, 약물치료가 필요한 경우 병변이 생기고 1-2일 이내에 시작해야 효과적이다. 경구 acyclovir 200 mg을 하루 5회 7-10일 투여하거나 400 mg을 1일 3회 7-10일 투여한다. 경구 valacyclovir 1,000 mg을 하루 2회 7-10일 투여할 수 있다. Acyclovir 크림은 하루 5회, 4일간 도포하며 치료의 시작은 병변이 관찰되면 바로 시작한다. 재발 방지를 위해 경구 acyclovir 400 mg을 하루 2회 복용할 수 있다.

(2) Genital herpes 감염

초발감염(primary infection)의 경우 성인은 항바이러스제 치료가 필요하다. 경구 acyclovir 400 mg을 하루 3회 복용하는 방법으로 7-10일 투여한다. 또는 200 mg을 하루 5회 투여할 수 있으나, 많은 횟수 복용의 어려움이 있을 수 있다. 치유가 불분명할 경우 치료기간을 연장할 수 있다. 경구 valacyclovir는 1,000 mg을 하루 2회 7-10일 투여할 수 있다. 재발성 감염에는 간헐적 치료요법(episodic therapy) 또는 지속적 억제요법(suppressive therapy)을 할 수 있다. 간헐적 치료요법은 경구 acyclovir 800 mg을 하루 2회 복용하는 방법으로 5일 투여하거나, 800 mg을 하루 3회 2일 투여할 수 있다. 또는 경구 valacyclovir는 500 mg을 하루 2회 3일 투여하거나, 1,000 mg을 하루 1회 5일 투여할 수 있다. 억제요법은 경구 acyclovir 400 mg을 하루 2회 복용한다. Valacyclovir는 1회 500 mg, 또는 1,000 mg을 경구복용할 수 있다. Acyclovir의 투여는 보통 수년 이상 안전성과 효과가 입증되어 있으며, 매년 재검사를 시행하여 복용기간을 결정할 수 있다.

(3) 중증감염(파종성감염, 폐렴, 간염 등)이나 중추신경계 감염

주사용 acyclovir 치료가 필요하다. 주사용 acyclovir 5-10 mg/kg을 8시간마다 정주한다. 임상적으로 호전이 있을 때까지 정맥투여를 유지하고 후에 경구용으로 교체하며 총 치료 기간은 최소 10일을 유지한다. 특히 중추신경계의 합병증이 있는 경우 더 장기간의 치료를 고려할 수 있다. 이 경우 경구 교체 시 고용량(valacyclovir 1,000 mg, 하루 3회) 요법을 권고한다. 과거력상 HSV-2 뇌막염이 있었던 경우는 초기부터 경구 valacyclovir로 치료할 수 있다. 파종성 감염 중 HSV 간염(hepatitis)은 드문 질병이긴 하지만 임산부에서 발생할 경우 예후가 불량하므로 의심될 경우에는 경험적으로 주사용 acyclovir 치료를 시작할 수 있다.

(4) 결막염, 각막결막염

3% acyclovir 안 연고를 하루 5회 눈에 넣는다. Trifluorothymidine과 효과가 유사하며, adenine arabinoside나 idoxuridine에 내성을 보이는 각막염에서 모두 효과를 보인다.

(5) HIV 감염자에서 치료

구강헤르페스, 성기헤르페스, 항문주위헤르페스 등의 증상이 심하고 비전형적으로 나타날 수 있다. 초발감염의 경우 치료는 HIV 감염이 없는 경우와 동일하다. 다만 병변의 소실이 늦은 경우 치료기간이 연장될 수 있다. 재발성인 경우에 간헐적 치료요법 또는 억제요법을 시행할 수 있다. 간헐적 치료요법으로는 경구 acyclovir 400 mg을 하루 3회 5-10일 투여하며, valacyclovir는 1,000 mg을 하루 2회 5-10일 경구복용할 수 있다. 억제요법은 경구 acyclovir 400-800 mg 하루 2-3회 복용하거나 경구 valacyclovir 500 mg을 하루 2회 투여할 수 있다.

(6) 신생아 herpes

신생아 감염에는 주사용 acyclovir 20 mg/kg을 8시간마다 14일 투여할 수 있으며, 파종성이거나 중추신경계 침범이 있으면 21일 동안 치료한다.

(7) Acyclovir-내성 HSV 감염의 치료

적절한 치료 후에도 병변의 호전이 없으면 내성을 의심하여 치료약제의 교체를 고려한다. Acyclovir에 내성이면 valacyclovir에도 내성이며 famciclovir에도 대부분 내성이다. Acyclovir-내성 성기헤르페스는 주사용 foscarnet (40-80 mg/kg, 8시간마다 투여)을 병변이 소실될 때까지 투여한다. 주사용 cidofovir (5 mg/kg, 1주일에 1회 투여)도 효과적이다. 질환에 따라 Imiquimod 5%도 효과가 있으며, 도포용 cidofovir gel 1%도 사용할 수 있다.

(8) HSV-seropositive인 골수이식 수여자의 일차예방요법

전처치치료(conditioning therapy) 시작 시점부터 생착이 이루어질 때까지 또는 점막염이 호전될 때까지 또는 이식 후 30일째까지 acyclovir를 투여하며 경구 acyclovir 400-800 mg 하루 2회 투여하거나 주사용 acyclovir를 5 mg/kg 하루 2회 투여한다.

2) 대상포진의 치료

(1) 면역기능이 정상인자의 치료

대상포진에서 acyclovir를 투여하면 피부병변의 치유율이 증가하고, 급성기 통증의 완화, 새로운 병변의 생성억제, 바이러스 흘림 기간단축 등의 효과가 있다. 항바이러스제의 치료는 증상 발현 72시간 이내에 시작하는 것이 효과적이다. 특히 50세 이상에서는 치료 시기가 빠를수록 감염 후 신경통의 발현이 적은 것으로 알려져 있다. 치료는 경구 acyclovir 800 mg을 하루 5회 7일 동안 투여한다. 또는 경구 valacyclovir 1,000 mg을 하루 3회 7일 동안 투여할 수 있다. 재발한 대상포진의 치료는 초발감염의 치료와 동일하다.

(2) 면역저하환자의 치료

면역저하의 정도와 파종성감염 발생의 위험 정도에 따라 치료제를 선택한다. 혈액암이나 장기이식수여자와 같이 면역저하가 심하여 파종성감염 발생의 위험이 큰 경우 주사용 acyclovir (10 mg/kg, 매 8시간마다 투여)를 사용하며 임상적 안정 후 경구 valacyclovir 등으로 교체할 수 있다. 7-10일 동안 투여하며 병변이 크러스트가 될 때까지 치료한다. 면역저하의 정도가 경미한 경우 경구 valacyclovir 1,000 mg을 하루 3회 투여한다.

(3) 합병증이 동반된 경우 치료

파종성감염의 경우 주사용 acyclovir (10 mg/kg, 매 8시간마다 투여)로 치료를 시작하고 경구 valacyclovir 1,000 mg 하루 3회 투여로 교체할 수 있다. 치료는 10-14일 유지하며 증상이 지속될 경우 치료기간을 연장할 수 있다. 안부감염의 경우는 즉각적인 치료가 필요하며 acyclovir를 투여하고 경우에 따라 corticosteroids의 병용이나 유리체 내 foscarnet의 주입이 필요할 수 있다. Ramsay Hunt syndrome의 치료는 경구 valacyclovir 1,000 mg을 하루 3회 7-10일 동안 투여하며, 심한 경우(어지러움, 이명, 청력소실의 동반 등)는 주사제 치료가 필요할 수 있다. 중추신경계 합병증이 동반된 경우는 주사용 acyclovir (10 mg/kg, 매 8시간마다 투여)로 치료하며 10-14일 동안 투여한다.

(4) 임산부에서의 치료

경구 acyclovir 800 mg을 하루 5회 7일 동안 투여한다.

(5) HIV 감염자에서 치료

국소적 대상포진의 경우 valacyclovir 1,000 mg을 하루 3회 7-10일 동안 경구복용한다. 경구 acyclovir 800 mg을 하루 5회 투여할 수 있다. 호전이 느리면 치료기간을 연장할 수 있다. 대상포진의 피부병변이 광범위하거나 장기 침범이 있는 경우 주사용 acyclovir (10 mg/kg, 8시간마다 투여)로 치료하며 병변이 호전될 때까지 유지한다. 호전되면 경구제제로 전환하여 10-14일 동안 치료기간을 유지한다.

(6) Acyclovir-내성 VZV 감염

특히 후천성면역결핍증후군 환자에서 치료 10일 후에도 병변의 호전이 없으면 내성 가능성을 고려하며 가능하면 바이러스 배양과 내성검사를 시행한다. Acyclovir-내성의 치료는 foscarnet이 선택약제이고, 대체약제로 cidofovir를 고려할 수 있다.

10. 용법 및 용량

1) 용법 및 용량

Acyclovir는 정맥투여 시 5 mg/mL 이하의 농도로 희석하여 1시간 이상에 걸쳐 천천히 정주한다. Acyclovir의 최대 용량은 성인에서 정맥주사 시 하루에 60 mg/kg, 경구복용 시 하루에 4,000 mg을 넘지 않는다. 어린이의 경우는 정맥주사 시 하루에 60 mg/kg, 경구복용 시 하루에 80 mg/kg 혹은 4,000 mg을 넘지 않는다.

2) 간부전 환자

용량의 조절은 필요치 않다.

3) 신부전 환자

신기능이상이 있는 경우 신장을 통한 약물의 배설에 지장이 있는데 크레아티닌청소율과 밀접한 연관이 있다. 크레아티닌청소율이 50 mL/min인 경우는 용량조절이 필요 없으며, 25-50 mL/min인 경우 acyclovir 정맥투여는 투여간격을 12시간 간격으로 늘이며, 경구복용 시는 용량조절이 필요치 않다. 크레아티닌청소율이 10-25 mL/min인 경우 하루에 800 mg 5회 복용하던 경우는 1회 800 mg 1일 3회로 감량하여 투여한다. 크레아티닌청소율이 분당 10 mL 미만인 정맥주사의 경우 용량을 반으로 줄이고 24시간 간격으로 투여하며, 경구복용의 경우는 200 mg 하루 5회 복용하던 경우나 400 mg 하루 2회 복용하던 경우는 200 mg 하루 2회로 용량을 줄인다. 하루에 800 mg 5회 복용하던 경우는 800 mg 하루 2회 복용으로 감량한다. 혈액투석의 경우는 간헐적 투석의 경우 경구복용은 크레아티닌청소율이 분당 10 mL 미만인 경우에 준하며 정맥주사 시는 24시간 간격으로 투여하되 투석 후에 투여하도록 한다. 혹은 2.5 mg/kg을 24시간 간격으로 주고 투석 후 2.5 mg/kg을 보충투여하기도 한다. 지속적 신대치요법(CRRT) 시에는 정맥주사 시 5-10 mg/kg을 24시간 간격으로 투여한다. 복막투석을 하는 경우는 정맥주사는 크레아티닌청소율이 분당 10 mL 미만인 경우에 준하여 투여한다.

참고문헌

1. Beutner KR. Valaciclovir: a review of its antiviral activity, pharmacokinetic properties, and clinical efficacy. Antivir Res. 1995;28:281-90.
2. CDC. Sexually transmitted diseases treatment guidelines. MMWR. 2021;70(4);1-187.
3. Elion GB. Acyclovir; discovery, mechanism of action, and selectivity. J Med Virol. 1993;Suppl 1:2-6.
4. Furman PA, de Miranda P, St. Clair MH, Elion GB. Metabolism of acyclovir in virus-infected and uninfected cells. Antimicrob Agents Chemother. 1981;20:518-24.
5. Jacobson MA. Valaciclovir (BW256U87): the L-valyl ester of acyclovir. J Med Virol. 1993;Suppl 1:150-3.
6. Mahnaz F, Robert AS. Human herpes simplex virus infections: epidemiology, pathogenesis, symptomatology, diagnosis, and management. J Am Acad Dermatol. 2007;57(5):737-62.
7. RH Dworkin , RW Johnson, J Breuer, JW Gnann, MJ Levin, M Backonja, et al. Recommendations for the management of herpes zoster. Clin Infect Dis. 2007;1:44 Suppl 1:S1-26.
8. Safrin S, Elbeik T, Phan L, Robinson D, Rush J, Elbaggari A, Mills J. Correlation between response to acyclovir and foscarnet therapy and in vitro susceptibility result for isolates of herpes simplex virus from humanimmunodeficiencyvirus infected patients. Antimicrob Agents Chemother. 1994;38:1246-50.
9. Stoopler ET, Sollecito TP. Oral mucosal diseases: evaluation and management. Med Clin North Am. 2014;98:1323-52.
10. Suneel C, Ted R. Management of acyclovir-resistant herpes simplex virus. Dermatol Clin. 2003;21:311-20.
11. Uscategui T, Dorée C, Chamberlain IJ, Burton MJ. Antiviral therapy for Ramsay Hunt syndrome (herpes zoster oticus with facial palsy) in adults. Cochrane Database Syst Rev. 2008;CD006851.
12. Wallace MR, Hooper DG, Pyne JM, Graves SJ, Malone JL. Varicella immunity and clinical disease in HIV infected adults. South Med J. 1994;87:74-6.
13. Wim O, Michel JWZ. Managing ophthalmic herpes zoster in primary care. BMJ. 2005;331;147-51.
14. Young EH, Kyong RP. Infection prevention in transplant recipients, The Korean Journal of Medicine. 2013;84(2):168-78.

Ganciclovir

최수미 가톨릭대학교 의과대학 내과학교실

1. 항바이러스제명

Ganciclovir (9-[1,3-dihydroxy-2-propoxymethyl] guanine, Cytovene), valganciclovir (Valcyte)

2. 구조 및 성상

Ganciclovir는 acyclovir 무환 측쇄(acyclic side chain)의 3번 위치에 hydroxymethyl군을 붙인 deoxyguanosine analogue이다(그림 4). Valganciclovir는 ganciclovir의 L-valyl ester로 경구투여 시 ganciclovir로 즉시 전환되는 ganciclovir 전구약물(prodrug)이다.

3. 작용기전

Ganciclovir는 cytomegalovirus (CMV)가 감염된 세포에서 UL97 유전자가 만들어 내는 phosphotransferase에 의해 ganciclovir monophosphate로 전환된다. Ganciclovir monophosphate는 세포효소에 의해 diphosphate를 거쳐 활성형인 triphosphate로 전환된다. Ganciclovir triphosphate는 바이러스의 DNA에 결합하여 dGTP가 결합하는 것을 경쟁적으로 억제한다. 이렇게 DNA 중합효소를 억제하여 DNA 복제를 억제함으로써, DNA 사슬이 길어지지 못하도록 하여 결국 바이러스 합성을 억제한다(그림 5). Ganciclovir triphosphate의 세포 내 농도는 CMV에 감염되지 않은 세포보다 CMV에 감염된 세포에서 최소 10배 이상 높다. 또 CMV에 감염된 세포 내에서 ganciclovir는 acyclovir에 비해 phosphotransferase에 더 잘 반응하여, acyclovir triphosphate보다 ganciclovir triphosphate의 농도가 10배 이상 높고, 세포 내 반감기가 acyclovir의 1-2시간보다 16.5-24시간 이상으로 훨씬 길

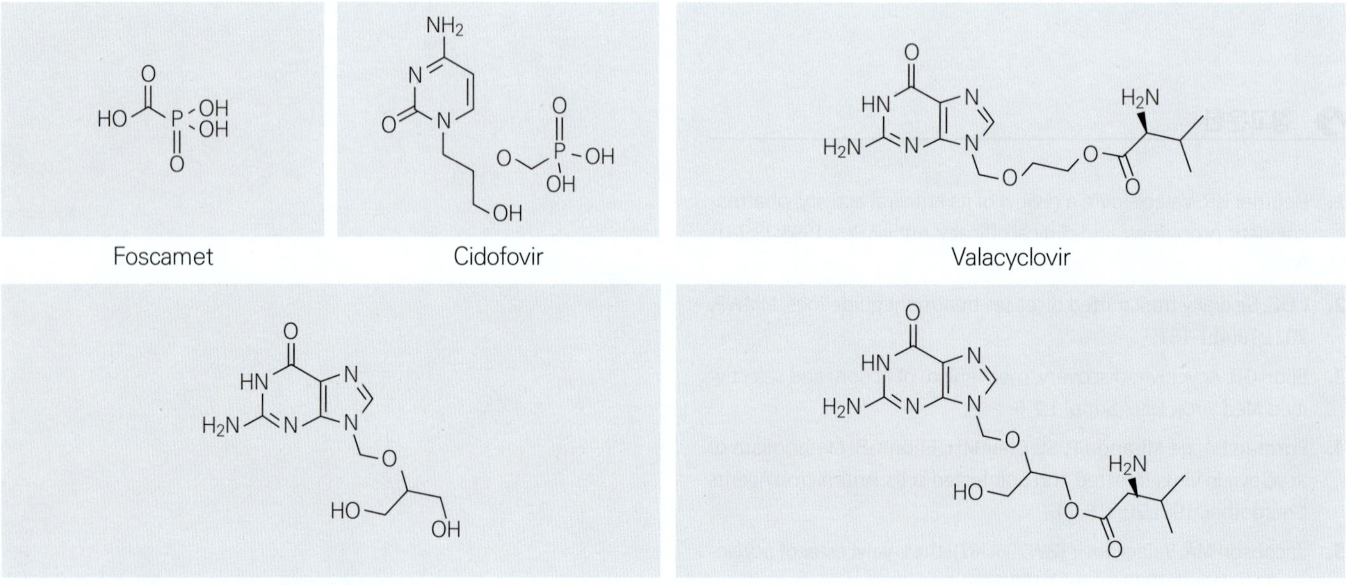

그림 4. 시판 중인 anti-CMV 약제의 구조식

기 때문에 CMV 감염에 대해 acyclovir보다 더 효과적이다. CMV에 대한 항바이러스 효과는 약제에 노출된 동안만 지속되는 정바이러스작용(virostatic effect)을 나타낸다.

4. 작용범위

1) Cytomegalovirus

50% 억제농도(inhibitory concentrations, IC_{50})는 평균 0.1-9 μM (0.025-2.28 μg/mL)이고 IC_{90}도 0.6-16 μM로 차이가 심하다. 세포독성을 유발하는 ganciclovir 농도는 일반적으로 항바이러스 효과를 나타내는 농도보다 훨씬 높지만 골수의 줄기세포(stem cells)는 ganciclovir에 감수성이 높아 문제가 된다. Ganciclovir는 시험관내에서 CMV에 대해 acyclovir보다 10-50배 강한 효과를 보이지만 cidofovir보다는 약하다. 시험관내에서 ganciclovir 감수성 또는 중등도 내성인 CMV에 대해 ganciclovir와 foscarnet을 병용 시 상승효과를 보였다. CMV 급성 감염 동물모델에서 ganciclovir는 CMV 복제를 억제시키지만 잠복감염은 예방하지 못하여 면역억제제를 투여하면 CMV 감염이 재활성화되었다.

2) Herpes simplex virus

HSV-1과 HSV-2에 대한 평균 IC_{50}은 0.2-2.4 μM (0.05-0.6 mg/L)로 acyclovir와 유사하다. HSV-2에 대해서는 더 우수하다는 보고도 있다.

3) Epstein-Barr virus

EBV에 대해서는 acyclovir보다 효과가 높아 IC_{50}이 0.05-1 μM이다. 시험관내에서 ganciclovir는 활성 바이러스 DNA 복제를 억제하지만 episomal virus에는 영향을 주지 못하였다. 중증복합면역결핍병(severe combined immunodeficiency disease)이 있는 마우스에 조혈모세포이식을 시행한 후 ganciclovir를 투여하면 B 세포 림프종이 생기는 것은 억제되나 EBV 감염은 발생하였다.

4) Varicella zoster virus

평균 IC_{50}는 0.6-8 μM로 acyclovir와 유사하다.

5) Human herpesvirus 6

평균 IC_{50}가 1-4 μM로 보고되었으나, 25 μM이라는 보고도 있어 많은 차이를 보인다.

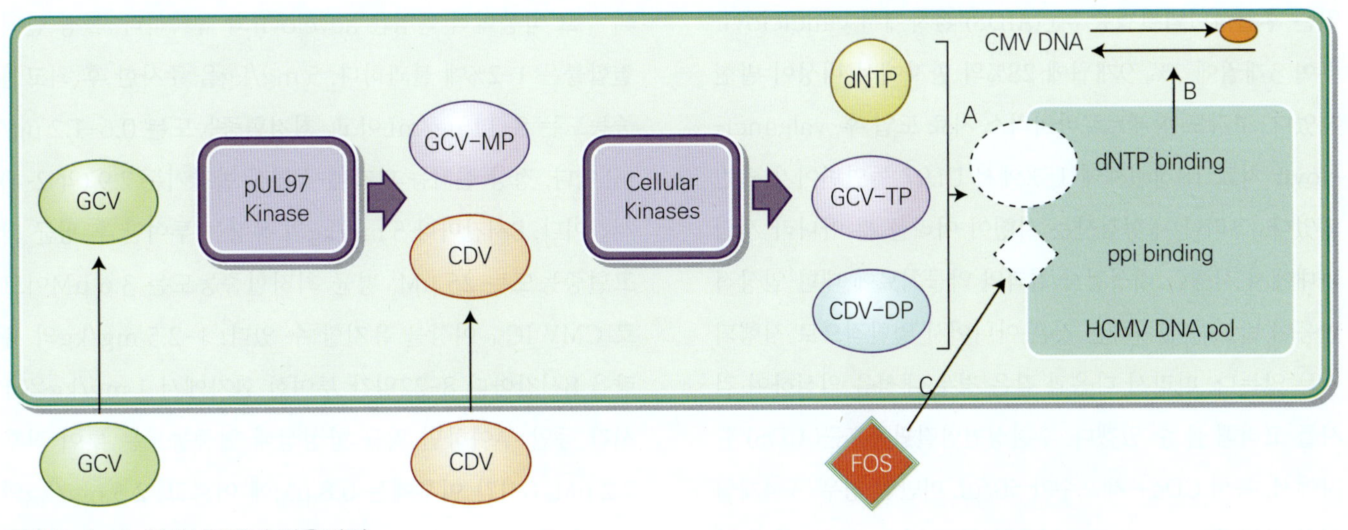

그림 5. Anti-CMV 약제별 작용기전

6) Adenovirus

시험관내에서 일부 adenovirus에 효과를 보였으나 정도는 미약하였다.

5. 내성기전

CMV의 ganciclovir 내성은 IC_{50}이 1.5-3 μg/mL 이상일 때로, 보고마다 차이가 있으나 대부분, IC_{50}이 6-12 μM인 경우로 정의된다. 실험실에서 유도된 ganciclovir 내성 바이러스 연구에 의하면 내성기전은 ganciclovir의 인산화에 관여하는 UL97 유전자와 DNA 중합효소 유전자 UL54의 점돌연변이 또는 결손에 의해 발생하며, UL97 유전자 돌연변이가 DNA 중합효소 유전자 돌연변이보다 흔하다. Ganciclovir에 대한 IC_{50}이 10 μM 이상의 고도내성을 지닌 CMV의 경우 UL97과 UL54 유전자 돌연변이를 모두 가지고 있으며, 이런 경우 cidofovir에는 교차내성을 보이나 foscarnet에는 보통 감수성을 보인다.

Ganciclovir를 전혀 사용하지 않았던 환자에서도 내성이 있을 수 있으나 드물다. Ganciclovir 내성발생의 위험인자는 장기간 ganciclovir 사용, CMV 초발감염, ATG를 포함한 강도 높은 면역억제제 사용 등이 있다. CMV 망막염이 있는 후천성면역결핍증후군(AIDS) 환자에서 ganciclovir 투여 3개월에 7%, 9개월에 28%의 환자에서 내성이 발현되었다. 고강도 항레트로바이러스 치료 도입 후, valganciclovir 치료 18개월째에 15%에서 UL97 돌연변이가 발견되었다. 그러나 내성검사는 시행이 어려울 뿐 아니라 시험관내에서 시행한 내성검사 결과와 약물치료에 대한 임상적 반응이 반드시 일치하는 것은 아니어서 일반적으로 시행되지는 않는다. 따라서 다음과 같은 경우 내성을 의심하여 검사를 고려해 볼 수 있겠다. 후천성면역결핍증후군(AIDS) 환자에서, 특히 CD4+ 세포수가 50/μL 미만인 경우, 3-4개월 이상 장기간 ganciclovir 치료를 하는 경우, CMV 항체 양성인 공여자로부터 장기이식을 받은 CMV 음성 수여자에서 장기간 예방적 ganciclovir 투여 시, 최대용량의 항바이러스제를 주사함에도 불구하고 DNA 혈증 또는 항원혈증, 바이러스혈증이 지속되거나 증가할 때 등이다. 그렇다 하더라도 조혈모세포이식 환자에서 ganciclovir 선제치료 2주 후에도 CMV 항원혈증이 계속 증가한다면 ganciclovir 내성보다는 환자의 면역학적 요인이나 다른 이식 관련 요인들을 먼저 생각해 봐야 한다. 반면 조혈모세포이식 환자에서 CMV 감염에 대해 ganciclovir 선제치료를 3주 시행하였는데 항원혈증이 계속 증가하거나, 4주 투여 후에도 음전되지 않고 지속된다면 ganciclovir 내성을 의심해 볼 수 있다. 일단 내성이 의심되면, plaque reduction assay와 같은 표현형 검사와 유전자 변이를 조사하는 유전형 검사를 동시에 시행하는 것이 도움이 된다.

Acyclovir 치료는 ganciclovir 내성을 유도하지는 않는 것으로 알려져 있다. 정주와 경구제제 사용에 따른 내성유도에 차이는 없는 것으로 알려져 있다.

6. 약물동력학

Ganciclovir를 정주한 후 반감기, 최고혈중농도, 신배설 등의 주요 약동학적 특성은 acyclovir와 유사하다. 혈장 단백결합률은 1-2%에 불과하다. 5 mg/kg을 주사한 후 최고혈중농도는 8-11 μg/mL이고, 최저혈중농도는 0.6-1.2 μg/mL이다. 정상 신기능 환자에서 혈장 반감기는 2.9 (약 2-4) 시간이다. 8시간마다 5 mg/kg의 용량을 투여한 후 평균 최고혈중농도는 25 μM, 평균 최저혈중농도는 3.6 μM이므로 CMV IC_{50} 이상을 유지할 수 있다. 1-2.5 mg/kg의 용량을 8시간마다 8-22일간 투여한 환자에서 1 mg/kg을 1시간 동안 투여하면 평균 항정상태 혈중농도는 투여 직후 7.2 μM, 8시간 이후에는 0.8 μM에 이르고, 2.5 mg/kg의 용량을 투여하면 각각 19.6 μM, 3.2 μM에 도달한다.

Ganciclovir 경구 생체이용률은 공복에 복용하면 약 5% 정도이나, 음식과 함께 복용할 경우 6-9%까지 증가되므로 식사와 함께 투여하는 것이 권장된다. 1,000 mg을 하루 3회 투여한 경우, 최고혈중농도는 0.9-1.2 μg/mL이고, 최저혈중농도는 0.2-0.5 μg/mL로 정주한 경우보다 낮아 내성이 발생할 가능성이 높다. 반면 valganciclovir는 기존 ganciclovir 경구제제보다 생체이용률이 10배가량 높다. Valganciclovir 900 mg을 음식과 함께 투여할 경우 ganciclovir 생체이용률이 60%에 이르며, ganciclovir 최고혈중농도가 5.9-6.7 μg/mL에 이른다. 이는 ganciclovir 5 mg/kg을 정주할 때와 같은 농도이다. 현재는 ganciclovir 경구제제는 시판되지 않으며, valganciclovir가 이를 대체하고 있다.

분포에 대한 자료는 많지 않으나 뇌척수액 내 농도는 혈중농도의 24-70%, 뇌조직 내 농도는 혈중농도의 38%에 달한다. 초자체 내의 평균 농도는 1일 용량으로 6 mg/kg을 투여한 경우 12시간 후 약 4 μM 정도에 달하나, 보고자에 따라 차이가 많으며 일반적으로 CMV 망막염을 치료하기에 충분한 농도에는 이르지 못한다. 시험관내에서 태반 모체부와 태아에 수동적으로 전달된다고 알려져 있다.

약제의 90%는 변화되지 않은 상태로 24시간 내에 소변으로 배설된다. 심한 신기능장애가 있는 경우에는 평균 혈장 반감기가 28.3 (약 28-40)시간에 이르므로 감량하여야 한다. 혈액투석을 하면 혈중농도가 약 50-60%가 감소하므로, 투석 후에는 재투여하여야 한다.

7. 약물상호작용

Zidovudine과 함께 사용할 경우 zidovudine 혈중농도-시간곡선하면적(area under the curve, AUC)이 15% 정도 증가되며 didanosine과 함께 사용하면 didanosine AUC가 70-80% 이상 증가되고 ganciclovir의 AUC는 23% 정도 감소된다. 즉, ganciclovir는 didanosine에 대한 노출을 증가시켜 didanosine 농도 관련 독성을 일으킬 수 있다. 시험관내에서 zidovudine이나 didanosine이 ganciclovir의 CMV 억제작용을 감소시키고, ganciclovir는 zidovudine이나 didanosine의 HIV 억제작용을 감소시키는 것으로 알려졌으나, 그 임상적 의미는 아직 알려져 있지 않다. 동물실험에서 zidovudine이 ganciclovir의 CMV 억제작용을 감소시켰으나, amphotericin B, ketoconazole, dapsone, cotrimoxazole 등과는 길항작용이 없는 것으로 보고되었다. Ganciclovir를 zidovudine과 함께 사용하면 ganciclovir의 골수억제 위험이 증가되며, probenecid, cotrimoxazole과 같은 약제는 ganciclovir의 배설을 막아 신독성 위험을 높일 수 있다. Ganciclovir는 cyclosporine 농도를 상승시킬 수 있다.

8. 임상 적응증, 용법 및 용량

1) 후천성면역결핍증후군(AIDS) 환자의 CMV 감염

CMV 망막염은 ganciclovir를 7.5-10 mg/kg/day의 용량으로 10-21일간 정주하면 약 85%에서 호전되거나 병변이 안정되지만, 치료를 중단하면 거의 대부분의 환자에서 수 주 내에 재발한다. Ganciclovir와 foscarnet은 같은 효과를 보이므로 ganciclovir 10 mg/kg/day과 foscarnet 180 mg/kg/day의 용량을 병용하거나 교대로 사용하여도 효과적이며 부작용의 빈도도 증가하지 않았다. 실명의 위험이 낮은 망막염의 경우는 valganciclovir (900 mg, 2회/day, 3주) 경구요법이 ganciclovir 정주 방법과 유사한 효과가 있었다. 유지요법으로 ganciclovir를 2.5-5 mg/kg로 정주하는 것은 재발을 50-100일 후로 지연시킬 뿐 빈도는 여전히 높기 때문에 ganciclovir 5-10 mg/kg와 foscarnet 90-120 mg/kg의 병합요법 또는 교대요법으로 주 3-5회 투여하는 방법이 효과적이다. 유지요법으로 valganciclovir

는 900 mg을 1일 1회 투여한다. 초자체 내에 ganciclovir를 200-400 µg씩 투여하는 방법도 시도되었으나 8주 간의 유지요법에도 불구하고 50% 이상에서 재발하는 것으로 알려져 있다.

Ganciclovir가 서서히 분비되도록 고안된 안구 내 장치(Vitrasert, Chiron)가 1996년 후천성면역결핍증후군(AIDS) 환자의 망막염 치료에 승인을 받았다. 그러나 안구 내 장치만 삽입한 환자는 전신적 ganciclovir를 동시에 투여받은 환자보다 다른 장기와 반대편 안구에도 망막염이 발생할 위험이 더 높다.

후천성면역결핍증후군(AIDS)과 연관된 CMV 위장관질환은 ganciclovir로 2주(일부에서는 4주 권장) 치료한다. 치료율은 일반적으로 망막염보다 낮으나 유지요법을 하지 않아도 재발률이 25-30%로 낮고, 재발까지의 기간도 평균 9주로 길다.

2) 조혈모세포이식 환자의 CMV 감염

(1) CMV 감염과 질환의 예방

조혈모세포이식 환자에서 CMV 감염은 일차감염과 재활성화 감염의 형태로 발생하고, 자가이식보다 동종이식 환자에서 빈도가 높다. 국내 동종 조혈모세포이식 환자에서 CMV 감염은 대부분 재활성화 감염으로 빈도는 20-50%까지 다양하게 보고되었다. 이는 검사방법이나 이식 전처지 약제, 면역억제제 종류에 많은 차이가 있기 때문으로 생각된다. CMV 전파를 막기 위하여 CMV 혈청음성 환자는 혈청음성인 공여자로부터 조혈모세포를 얻어야 하나 성인의 대부분이 혈청양성인 우리나라의 경우 혈청음성 공여자를 찾기는 매우 어렵다. 고형장기이식과 달리 조혈모세포이식의 경우 이식받는 환자가 혈청양성인 것이 위험인자로 현재는 동종 조혈모세포이식을 받는 CMV 혈청양성 환자는 letermovir 예방요법을 시행한다. 혈청음성 환자가 혈청양성 공여자로부터 조혈모세포를 받는 경우 CMV 감염을 예방하기 위해 ganciclovir와 면역글로불린 등을 사용한다. Ganciclovir를 투여하는 방법은 다양한데, 조혈모세포이식 전 6-7.5 mg/kg/day의 용량을 7일간 투여하고 조혈모세포이식 후에는 5-6 mg/kg/day 용량을 주 5-7일씩 투여하는 것이 일반적이다. 그러나, ganciclovir는 가장 중요한 부작용으로 골수억제를 일으키므로 중증의 호중구감소증이 필연적으로 동반되는 조혈모세포이식 환자에서 고용량의 acyclovir를 이식 전 전처지와 함께 이식 후 30일까지 투여하는 것이 이식 후 CMV 감염과 질환을 예방하는데 도움이 된다는 보고도 있다. 조혈모세포이식에서 모든 혈청양성 환자에게 예방적 ganciclovir를 투여하는 것(general prophylaxis)이 약제의 독성과 비용면에서 문제가 많고, 조혈모세포이식에서는 무증상 CMV 감염 환자에 대한 선제치료(preemptive therapy)가 증상이 생긴 후 치료하는 방법보다 효과적이라는 것이 1991년 밝혀지면서 현재는 선제치료를 대부분 시행하고 있다. 선제치료는 혈액, 기관지세척액, 소변 등 검체에서 CMV 배양, 중합효소연쇄반응(polymerase chain reaction, PCR) 혹은 pp65 항원혈증 검사가 양성인 경우 증상이 없더라도 미리 치료를 시행하여 CMV 질환으로의 진행을 막는 데 목적이 있다. Ganciclovir 선제치료는 10 mg/kg/day의 용량으로 처음 1-2주 투여 후 선제치료에 사용한 지표가 음성으로 될 때까지 대략 2-5주간 5 mg/kg/day의 유지용량으로 치료를 계속한다.

(2) CMV 질환의 치료

조혈모세포이식 환자는 고형장기이식 등 다른 면역저하 환자와는 CMV 질환 발생 패턴이나 중증도 면에서 다른 양상을 보인다. 일단 폐렴이 발생하면 ganciclovir 치료에 반응이 거의 없어 매우 치명적이다. CMV 폐렴에서 ganciclovir만으로 치료한 경우 사망률이 70-90%에 이르지만, 고용량의 CMV 면역글로불린을 같이 투여하면 52-69%로 생존율이 향상되었다. 면역글로불린은 CMV 감염의 위험은 감소시키지만 CMV 질환의 치료효과에 대해서는 아직 이견이 있다. 그러나 조혈모세포이식 환자에서 CMV 폐렴 치료 시 호흡부전이 생기기 전에 ganciclovir와 CMV 면역글로불린 또는 혼합(pooled) 면역글로불린을 병용하는 것이 현재 권장되는 치료법이다. 그 외의 경우는 연구가 더 필요하다.

3) 고형장기이식 환자의 CMV 감염

(1) CMV 감염과 질환의 예방

고형장기이식에서 CMV 감염과 질환은 환자와 공여자의 혈청상태와 이식장기, 사용하는 면역억제제 종류 등에 의해 위험도가 다르며, 이에 따라 예방전략을 선택한다. CMV 혈청음성 환자가 혈청양성 공여자로부터 장기를 받는 경우(D+/R-) CMV 감염과 질환 발생의 고위험군이므로 이들에서 예방적 항바이러스제 투여가 권고된다. CMV 감염을 예방하기 위한 일반적인 지침은 조혈모세포이식 환자에서 사용되는 방법과 유사하다.

신장이식의 경우 D+/R- 상황에서 CMV 감염의 빈도는 70-90%이고 CMV 질환의 빈도는 50-60%로 대단히 높다. 대부분의 치료방침은 이식 후 면역억제가 최고상태에 이른 기간 중에 생기는 CMV 질환을 예방하는 데 있으나, 신이식 3-5년 후에 지연되어 발생하는 경우도 있으므로 유의하여야 한다. Valganciclovir 경구제가 도입되기 전에는 ganciclovir 6-10 mg/kg/day의 용량을 이식 7일 전부터 투여하거나 이식 후 투여하는 등 여러 가지 방법이 사용되었으며, 모두 감염률이 저하되고 질환 발생이 지연되거나 훨씬 가벼운 증상으로만 나타나는 효과를 보였다. 현재는 신장이식 후 6개월까지 valganciclovir (900 mg/day) 경구 예방요법이 가장 선호되며, 신장이식에 국한하여 고용량 valacyclovir (2 g, 하루 4번) 예방요법도 할 수 있다. Letermovir 예방요법이 D+/R- 신장이식에서 기존 valganciclovir 예방요법과 비교하여 비열등한 결과를 얻어 2023년 FDA 허가를 받았다.

심장, 간/췌장 이식에서 D+/R- 고위험 이식의 경우, 이식 후 3-6개월까지 valganciclovir 예방요법을 한다.

폐 이식 환자들은 특히 CMV에 의한 기회감염이 많고 사망률도 높아, D+/R- 고위험 이식의 경우 이식 후 6-12개월까지 valganciclovir 예방요법을 시행한다. 혈청양성 환자들에게 ganciclovir 5-10 mg/kg/day의 용량을 첫 10일-4주 동안 단독 또는 CMV 면역글로불린과 병합투여하는 방법들이 다양하게 시도되었으나 보고자에 따라 결과에 차이가 많다.

중간 위험군이거나, 약제 부작용이나 기타 이유로 예방요법을 적용하기 어려운 환자에서 CMV 항원혈증이나 PCR 결과 일정량 이상 검출되면, ganciclovir 선제치료를 하는 것도 질환 발생을 줄일 수 있으나, 일관되게 제시되는 문턱값(threshold)이 없어 각 기관의 지침에 따르도록 하며, 일부 기관에서는 예방요법과 선제요법의 하이브리드 전략을 적용하기도 한다.

(2) CMV 질환의 치료

Ganciclovir 정주는 거의 모든 CMV 질환에 효과적이지만 폐렴에는 효과가 떨어진다. CMV 배양검사는 ganciclovir 투여 3일 이내에 음성으로 전환된다. CMV 질환이 발생하면 이식신장의 생존율이 감소하는 경향을 보이나 고형장기이식 중 신장이식이 CMV로 인한 사망률이 가장 낮다.

고형장기이식 환자의 중증 CMV 질환 치료에는 ganciclovir 10 mg/kg/day 용량으로 약 10-30일간(평균 14일) 투여한다. 해열은 2-9일(평균 5.3일)에 이루어지며, 재발되어도 ganciclovir를 다시 투여하면 대부분 반응한다. 치명적이지 않은 경증, 중등증 CMV 질환에는 경구 valganciclovir도 고려해 볼 수 있으나, 바이러스 부하(viral load)가 높거나, 경구흡수에 장애가 있거나, 순응도에 문제가 있는 환자는 ganciclovir 주사치료를 한다.

4) Ganciclovir 내성 CMV 감염

Ganciclovir 내성 CMV 임상주가 1989년 면역저하환자에서 처음 보고되었다. 이후에도 계속 조혈모세포이식과 후천성면역결핍증후군(AIDS) 등 면역저하환자에서 ganciclovir 내성 바이러스가 발견되고 있는데, 내성 검사를 하지 못하는 경우라면 foscarnet 투여가 권장된다. UL97과 UL54 부위에 모두 돌연변이가 있는 경우는 ganciclovir와 cidofovir에 교차내성을 보이나, UL97 부위에만 돌연변이가 있는 경우라면 cidofovir도 시도해 볼 수 있다.

5) 선천성 CMV 감염

아직까지 선천성 CMV 감염 치료제로 승인받은 약제는 없다. Ganciclovir 10-15 mg/kg/day의 용량으로 치료하여 CMV가 소실되고 신경학적 기능이 개선된 보고가 있고, CMV 폐렴이 치료된 예도 있으나 큰 효과가 없었던 보고도 있다. 최근 중추신경계를 침범한 증상을 동반한 선천성 CMV 질환을 가진 신생아에서 ganciclovir 12 mg/kg/day 용량으로 6주간 치료한 군과 치료를 하지 않은 군을 비교한 3상 임상시험에서 6개월, 1년째에 유의하게 발달지연을 줄일 수 있었다. 이 연구 결과 ganciclovir 치료를 하는 것이 표준치료로 받아들여지고 있으나, 영아에서 정주에 따른 급성 부작용과 생식기계에 대한 장기 부작용 등이 아직 문제로 남아 있고, 중추신경계를 침범하지 않은 CMV 질환이나 무증상 CMV 선천성 감염에 대해서는 연구가 더 필요하다. 증상이 있는 선천성 CMV 질환을 가진 신생아에서 valganciclovir 시럽을 6개월까지 연장 투여한 경우 6주 투여군보다 임상효과가 더 우수했다는 보고도 있다.

9. 부작용과 금기

골수억제가 가장 중요한 부작용으로 용량과 관련이 있다. 골수의 집락 형성 세포에 대한 IC_{50}는 39±73 μM이나 다른 종류의 세포에 대한 IC_{50}는 110-2,900 μM이다. 따라서 중요한 독성으로 골수억제가 나타나며, 5 mg/kg/day의 용량으로 격일 투여하여도 발생할 수 있다. 가장 흔한 것은 호중구감소증으로 ganciclovir 또는 경구 valganciclovir를 투여한 AIDS 환자의 24-40%에서 호중구감소증이, 15-20%에서 혈소판감소증이 발생하였다. 표준용량으로 2주간 치료 후 34%의 환자에서 500/mm^3 이하의 호중구감소증이 발생했다는 보고도 있다. 호중구감소증은 대부분 투여 2주째에 나타나며, 약제를 중단하면 대부분 1주 내에 회복된다. Ganciclovir에 의한 호중구감소증 치료에 G-CSF 또는 GM-CSF와 같은 집락자극인자가 도움이 된다. 따라서 ganciclovir를 투여하는 동안에는 골수억제 부작용을 모니터하기 위해 전혈구 측정을 하여야 한다.

중추신경계 부작용으로 두통, 어지러움, 정신착란, 환시, 정신병, 떨림, 경련, 운동실조, 졸림, 혼수 등이 환자의 5-15% 정도에서 나타난다.

빈혈, 발진, 발열, 간기능장애, 오심, 구토, 호산구증가증 등도 보고되었다. 주사액의 알칼리성 때문에 주사부위 정맥염이 발생하기도 한다. 과량이 투여된 경우 투석과 수액보충을 하여 혈중 ganciclovir 농도를 낮출 수 있다. Ganciclovir를 안구 내로 주사한 경우에는 심한 통증과 때로는 1-10분간 지속되는 일시적 흑암시(blackout)가 나타나기도 한다.

동물실험에서 정자 형성과 수정률이 억제되고 돌연변이 유발, 기형 발생, 태아 사망 등의 가능성이 있으므로 임신이나 수유 중에는 사용하지 않는다(미국 FDA 임신부 카테고리 C). Ganciclovir는 국소 조직손상을 일으키므로 근육이나 피하주사는 피하고 정주할 때에도 충분히 희석한다.

참고문헌

1. Balfour HH Jr. Antiviral drugs. N Engl J Med. 1999;340:1255-68.
2. Biron KK. Antiviral drugs for cytomegalovirus diseases. Antiviral Res. 2006;71:154-63.
3. Crowe SM. Ganciclovir. In: Kucers A, Crowe SM, Hoy JF, eds. The Use of Antibiotics. 5th ed. Oxford: Butterworth Heinemann; 1997. p. 1557.
4. Gilbert C, Boivin G: Human cytomegalovirus resistance to antiviral drugs. Antimicrob agents chemother. 2005;49:873-83.
5. Griffiths P, Lumley S: Cytomegalovirus. Curr Opin Infect Dis. 2014;27(6):554-9.
6. Huh K, Lee SO, Kim J, Lee SJ, Choe PG, Kang JM, et al. Prevention of cytomegalovirus infection in solid organ transplant recipients: guidelines by the Korean society of infectious diseases and the Korean society for transplantation. Infect Chemother. 2024;56;101-21.
7. Ljungman P, Chemaly RF, Khawaya F, Alain S, Avery R, Badshah C, et al. Consensus definitions of cytomegalovirus (CMV) infection and disease in transplant patients including resistant and refractory CMV for use in clinical trials: 2024 update from the transplant associated virus infections forum. Clin Infect Dis. 2024;79(3):787-94.

Famciclovir 및 Penciclovir

장현하 경북대학교 의과대학 내과학교실

1. 항바이러스제명

Famciclovir, penciclovir

2. 구조 및 성상

Acyclovir의 낮은 경구흡수율을 개선하기 위하여 acyclic guanine analogue인 9-(4-hydroxy-3-hydroxymethylbut-1-yl) guanine의 penciclovir를 개발하였다. 그러나 동물 및 사람을 대상으로 한 연구에서 penciclovir의 경구투여 흡수율이 5% 이하로 불량한 것이 밝혀져 6-deoxy-penciclovir의 diacetyl ester 유도체인 famciclovir가 경구용 전구약물(prodrug)로 개발되었다. Famciclovir는 체내에서 빠르게 대사되어 penciclovir로 변환되어 항바이러스 효과를 나타내며, 화학명은 9-[4-acetoxy-3-(acetoxymethyl)but-1-yl]-2-aminopurine이다. 현재 국내에서는 famciclovir는 경구용 250 mg, 750 mg 제제가 사용 가능하고, penciclovir는 국소 도포용 크림(1% cream)으로만 입술포진(herpes labialis)에 사용 가능하다.

3. 작용기전

Famciclovir는 자체로는 항바이러스 효과가 없으나, 경구투여하면 소장과 간에서 활성약물인 penciclovir로 빠르게 대사된다. Penciclovir의 작용기전은 acyclovir와 유사하다. Herpes simplex virus-1 (HSV-1), herpes virus simplex-2 (HSV-2), 그리고 varicella-zoster virus (VZV)

에 감염된 세포 내에서 viral thymidine kinase (TK)에 의하여 penciclovir는 penciclovir-monophosphate로 변환된 후 cellular kinase에 의해 penciclovir-diphosphate, penciclovir-triphosphate로 바뀌는데 이러한 phosphorylation 과정은 감염된 세포에서 acyclovir에 비해 더 효과적으로 빠르게 일어나고, 감염된 세포 내 활성약물 phosphate 농도가 acyclovir보다 더 높게 유지된다. 또한 감염된 세포 내에서의 penciclovir 반감기는 acyclovir보다 길어 acyclovir의 경우 1시간 이내이나 HSV에 감염된 세포 내에서는 10-20시간, VZV에 감염된 세포에서는 7-14시간으로 투약 횟수를 줄일 수 있는 장점이 있다. 이 penciclovir-triphosphate가 감염된 세포 내에서 deoxyguanosine triphosphate와 선택길항(selective competitive inhibition)으로 herpes viral DNA 합성을 억제하여 바이러스 증식을 선택적으로 억제하게 된다. Penciclovir-triphosphate는 감염되지 않은 정상세포 DNA polymerase에 대한 친화력은 바이러스의 DNA polymerase에 대한 친화력보다 매우 낮아서 바이러스에 감염되지 않은 정상세포의 DNA 합성에는 거의 영향이 없다.

4. 작용범위

HSV-1, HSV-2와 VZV에 효과가 있으며, Ebstein-Barr virus (EBV)에서는 시험관내(*in vitro*) 실험에서는 일부 효과가 있으나 cytomegalovirus (CMV)에는 효과가 없다.

5. 내성기전

HSV의 내성기전은 acyclovir 내성기전과 유사하다. 면역건강한 사람에게서 내성발현은 매우 드문 것으로 알려져 있고 주로 3가지 기전 ① TK의 저하 및 결핍, ② TK 활성변화로 acyclovir phosphorylation 감소, ③ acyclovir triphosphate에 대한 친화력감소로 바이러스 DNA polymerase 변화로 일어나는 것으로 알려져 있다. 주로 TK의 변이나 결핍에 의해 일어나며, 일부에서는 DNA polymerase의 변이에 의한다. TK 유전자의 변이로 인해 TK가 발현이 되지 않거나 이 효소의 기질특이성이 변화되어 내성이 발현되는 것이 주된 기전이다. 따라서 HSV나 VZV 중 TK가 결핍된 바이러스의 경우에는 acyclovir에 내성을 갖게 되는 것과 마찬가지로 penciclovir에도 교차내성을 갖는다. 하지만 일부 바이러스 TK 변이주나 DNA polymerase 변이주의 경우에는 TK와 DNA polymerase와의 상호작용이나 기질친화성이 acyclovir와 다르므로 acyclovir에는 내성을 나타내지만 penciclovir에는 감수성이 있을 수 있다.

6. 약물동력학

Penciclovir는 경구흡수율이 낮아 임상에서 경구제제로 쓰이지 않으며, penciclovir의 전구약물(prodrug)인 famciclovir는 경구로 잘 흡수되어 장벽에서의 deacetylation과 간에서의 oxidation을 거쳐 활성약물인 penciclovir로 전환된다. 이 경우 경구흡수 이용률은 약 77%이며 음식에 의한 영향이 거의 없다. 경구투여 후 최고혈중농도는 1시간 이내에 도달되어 반감기는 2.1-2.7시간이고 배설의 70%는 신장에서 이루어진다(표 2). Penciclovir의 가장 큰 특징은 acyclovir triphosphate가 세포 내 반감기가 1시간 이하인 것에 비교하여 HSV 감염세포에서는 10-20시간, VZV 감염세포에서는 7-14시간으로 penciclovir triphosphate의 세포 내 반감기가 상당히 길어서 투여 횟수를 줄일 수 있는 것이 장점이다.

크레아티닌청소율(CrCl) ≥60 mL/min인 환자에서는 용량조절이 필요하지 않으나 그 이하인 신부전 환자에서는 약물의 용량조절이 필요하며, 간부전 환자에서는 일반적으로 용량조절은 필요 없다.

표 2. Famciclovir의 약물동력학적 특징

흡수	• 음식 섭취가 최고 penciclovir 농도를 낮출 수 있고 최고농도에 도달하는 시간을 늦어지게 함. AUC는 변동이 없음.
분포(Vd)	Penciclovir: 0.91-1.25 L/kg
단백결합	20% 이하
대사	• Famciclovir는 빠르게 deacetylation과 oxidation을 거쳐 penciclovir로 변환 • 시험관내 실험 시 대사는 CYP isoenzymes을 통해 일어나지 않음
경구흡수율	69-85%
반감기	Penciclovir: 2-4시간, 신기능저하 시 연장됨
최고농도도달 시간	Penciclovir: 약 1시간
배출	73%는 소변으로, 27%는 대변으로 배출

7. 약물상호작용

Cladribine은 이 약의 약제효과 감소로 동시투약하지 않도록 권장되며, talimogene laherparepvec이 투약되는 경우 이 약의 효과가 감소하므로 모니터링이 필요하다. Famciclovir는 생백신인 수두백신과 대상포진백신의 효과를 감소시킬 수 있으므로 이들 생백신과 같이 투여하지 않는다. 이들 백신을 투여할 경우에는 백신 투여 전에 최소한 24시간 이전에 투약을 중지하고 백신접종 후에는 14일 이후에 투여하도록 한다.

8. 임상 적응증

1) 대상포진 치료

면역기능이 정상인 환자에서 발병 72시간 내에 famciclovir를 경구로 500 mg씩 1일 3회 7-10일간 투여하는 것이 급성 통증 감소와 신경통의 기간 감소에서 acyclovir 투여군과 비교하여 비슷한 효과를 나타내었다. 투약방법에서 하루 3회 투여로 간편한 것이 장점이다. 주로 면역기능이 정상인 환자에서 발생하는 급성 국소적 대상포진(herpes zoster)의 치료에 사용되며 병변범위가 넓은 파종대상포진(disseminated zoster)의 경우 먼저 acyclovir를 투약한다.

2) 피부점막 HSV 감염 치료

(1) 생식기포진

면역기능이 정상인 환자의 경우 초발감염 시에 250 mg 1일 3회 복용으로 7-10일간 복용한다. 재발인 경우 경구로 500 mg을 한번 복용하고 250 mg을 하루 2회 복용으로 2일간 복용한다. 자주 재발하고 증상이 심한 환자의 경우 억제요법으로 250 mg 하루 2회 요법을 사용할 수 있으며 약물억제요법이 반드시 필요한지 정기적인(예: 6-12개월마다) 재평가가 필요하다.

인체면역결핍바이러스(HIV)감염 환자를 포함한 면역저하 환자의 경우 500 mg 1일 2회 요법으로 5-10일간 투약한다. 심한 경우 주사 acyclovir로 교체해야 한다. 역시 자주 재발하고 증상이 심한 환자의 경우 억제요법으로 500 mg 하루 2회 요법으로 투약해 볼 수 있으며 역시 약물억제요법이 반드시 필요한지 정기적인 재평가가 필요하다.

(2) 입술포진

면역기능이 정상인 사람의 경우 초발감염에는 250 mg 1일 3회, 혹은 500 mg 1일 2회로 7-10일간 투약한다. 재발성의 경우에는 1.5 g을 한번 투약한다.

면역저하환자의 경우에는 500 mg 1일 2회로 5-10일간 투약한다. 증상이 심한 재발성 병변의 경우 억제요법으로 500 mg 1일 2회 투약을 고려해 볼 수 있으며 역시 약물억제요법이 반드시 필요한지 정기적인 재평가가 필요하다.

3) 장기이식 환자의 HSV 감염예방

CMV 예방이 필요 없는 HSV 혈청양성 고형 장기이식

환자(solid organ transplantation patient)에게 사용해 볼 수 있다. 500 mg 1일 2회로 이식 후 최소 1달 투약한다.

4) 인체면역결핍바이러스 환자의 수두 치료

합병증이 없는 인체면역결핍바이러스(HIV) 감염자의 수두 치료에 500 mg 1일 3회로 5-7일간 투약해 볼 수 있다.

9. 부작용과 금기

경구 famciclovir는 대부분 부작용 없이 잘 복용할 수 있다. 가장 흔한 부작용은 두통(9-23%)과 오심(11-13%) 등이 나타나며 대개 경미하고, 발생빈도도 다른 경구 항바이러스 제제들이나 위약(placebo)과도 비슷하다고 알려져 있다. 그 외에도 드물게 피로감, 편두통, 가려움증이나 발진, 월경통, 설사, 복통, 구토, 복부팽만, 백혈구감소증, 간기능이상 등이 나타날 수 있다고 보고되어 있다. 장기간 투약해야 하는 환자의 경우에는 정기적인 전혈구검사(complete blood count, CBC)와 신기능검사가 필요할 수 있다. Famciclovir나 penciclovir, 또는 제품에 포함되는 lactose나 galactose에 과민증(hypersensitivity)이 있으면 투여 금기이다.

임신과 연관하여서는 알려진 바가 많지 않다. Famciclovir가 주로 생식기포진(herpes genitalis)의 치료에 사용되므로 임신초기의 생식기포진 치료가 문제될 수 있다. 임신초기에 생식기포진을 치료하지 않으면 신생아의 맥락망막염, 소두증, 피부병변 등을 일으킬 수 있고 임신 시 초발 감염인 경우 주산기 감염전파의 위험이 더 높은 것으로 알려져 있다. 산모를 치료하는 것은 질환의 중증도와 기간을 줄이고 바이러스 흘림(viral shedding)도 줄여주는 것으로 알려져 있어서 치료를 필요로 하나, 임신 환자의 생식기포진의 치료가 필요한 경우 가능한 famciclovir보다는 다른 약제를 우선 선택할 것을 권고하고 있다.

참고문헌

1. Perry CM, Wagstaff AJ. Famciclovir. a review of its pharmacological properties and therapeutic efficacy in herpes virus infections. Drugs. 1995;50:396.
2. Saltzman R, Jurewicz R, Boon R. Safety of famciclovir in patients with herpes zoster and genital herpes. Antimicrob Agents Chemother. 1994;38:2454.
3. Sarisky RT, Bacon TH, Boon RJ, Duffy KE, Esser KM, Leary J, et al. Profiling penciclovir susceptibility and prevalence of resistance of herpes simplex virus isolates across eleven clinical trials. Arch Virol. 2003;148(9):1757-69.
4. Simpson D, Lyseng-Williamson KA. Famciclovir, a review of its use in herpes zoster and genital and orolabial herpes. Drugs. 2006;66:2397.
5. Vere Hodge RA. Famciclovir and penciclovir: The mode of action of famciclovir including its conversion to penciclovir. Antivir Chem Chemother. 1993;4:67.

Nucleotide 유도체

Cidofovir

정수진 연세대학교 의과대학 내과학교실

1. 작용기전 및 범위

Cidofovir ((S)-1-[3-hydroxy-2-(phosphonomethoxy) propyl]cytosine dihydrate); (HPMPC, Vistide)는 cytosine의 phosphonate nucleotide 유사체이다(그림 6). 이는 숙주세포의 효소를 이용하여 cidofovir diphosphate로 인산화되고, deoxycytidine triphosphate에 대해 경쟁적 저해제로 바이러스 DNA 중합효소에 작용하여 DNA 사슬을 조기에 중단시킨다(그림 7).

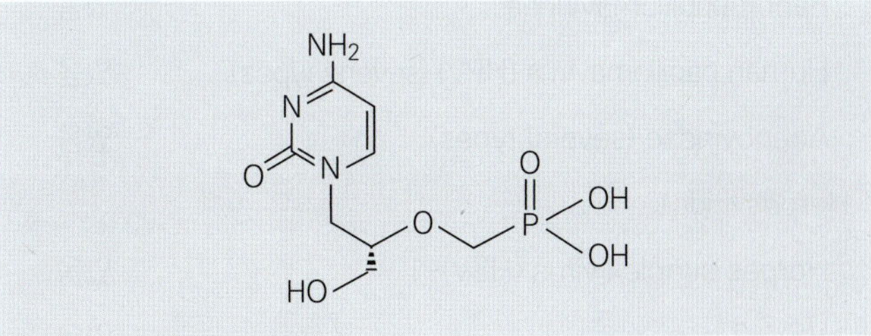

그림 6. Cidofovir의 구조식

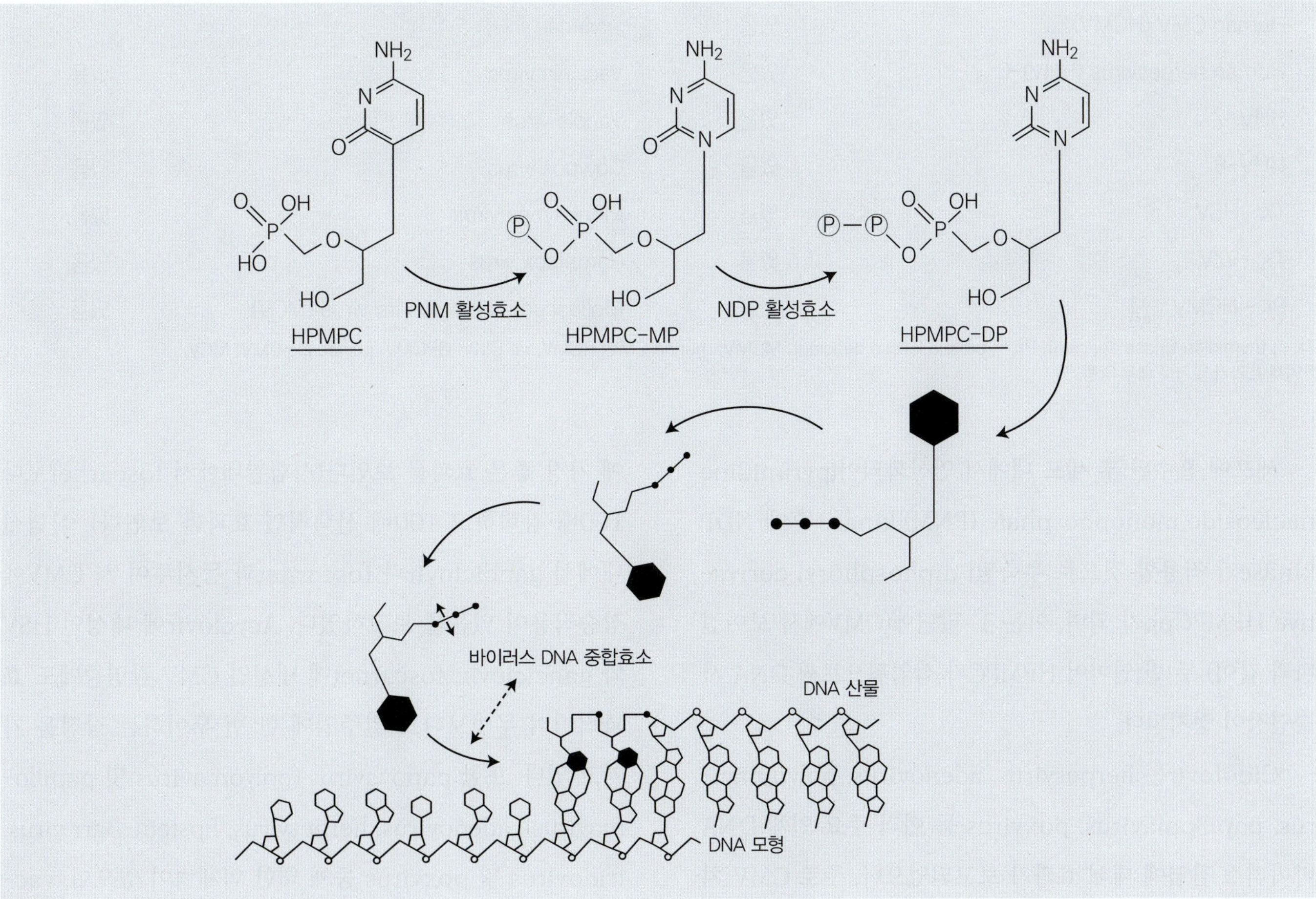

PNM 활성효소
NDP 활성효소
HPMPC
HPMPC-MP
HPMPC-DP
바이러스 DNA 중합효소
DNA 산물
DNA 모형

그림 7. Cidofovir의 작용기전

표 3. Cidofovir의 항바이러스 작용범위

Virus의 종류	항바이러스 효과
Polyomaviridae	
Murine polyomavirus	있음
Human polyomavirus	있음
Papillomaviridae	
Rabbit papillomaviridae	있음
Human papillomavirus (HPV) (several types)	있음
Adenoviridae (several types)	있음
Herpesviridae	
Herpes simplex virus (HSV)-1	있음
HSV-2	있음
Varicella-zoster virus (VZV)	있음
Cytomegalovirus(CMV)	있음
Human CMV (HCMV)	있음
Human herpesvirus (HHV)-6	있음
HHV-7	있음
HHV-8	있음
TK-HSV	있음
TK-VZV	있음
PK-HCMV	있음

Virus의 종류	항바이러스 효과
Herpesviridae	
Simian varicella virus (SVV)	있음
Equine herpesvirus (EHV)-1	있음
Bovine herpesvirus (BHV)-1	있음
BHV-2	있음
MCMV	있음
RCMV	있음
GPCMV	있음
Iridoviridae	
African swine fever virus	있음
Hepadnaviridae	
Hepatitis B cirus (HBV)	없음*
Poxviridae	
Vaccinia virus	있음
Variola virus	있음
Cowpox virus	있음
Monkeypox virus	있음
Camelpox virus	있음
Molluscum contagiosum virus (MCV)	있음

TK-, thymidine kinase deficient; PK-, protein kinase deficient; MCMV, murine CMV; RCMV, rat CMV; GPCMV, guinea pig CMV; MCV.
* 억제 효과가 없거나 매우 약함.

세포에 흡수된 후 세포 내에서 인산화되어[pyrimidine nucleoside monophosphate (PNM) kinase 후에 NDP kinase가 작용할 것으로 추측됨] diphosphoryl derivative HPMPCpp가 되며, 이는 3′ 말단에(CMV에서 보여진 바와 같이) 두 번 연이어 HPMPC가 삽입됨으로써 DNA 사슬연장이 정지된다.

Cidofovir는 herpesvirus, adenovirus, polyomavirus, papillomavirus, poxvirus 등 여러 주요 인체 DNA 바이러스 감염에 대해 효과가 보고되었으나, 주로 CMV 치료에 사용되며, 현재 사용 허가된 모든 약제 중에서 CMV에 가장 좋은 효과를 보인다(시험관내에서 foscarnet보다 100배 강력하고 100배 선택적인 효과를 보인다). 실험실 내에서 ganciclovir나 foscarnet과 동시투여 시 CMV에 상승작용이 있음을 보고하였다. Acyclovir에 내성인 HSV와 ganciclovir, foscarnet에 내성인 CMV 감염증에도 효과적이며 무엇보다도 일주일에 한 번 투여하는 장점을 가지고 있다. 또한 papovavirus (polyomavirus 및 papillomavirus), adenovirus, herpesvirus, Epstein-Barr virus, iridovirus 및 poxvirus 등에 대한 억제력이 있으며, vaccinia, variola (smallpox)에도 효능이 있어 생물테러 측면

에서도 관심이 높다(표 3).

CMV, poxviruses, adenovirus의 cidofovir 내성은 DNA polymerase의 point mutation과 관련이 깊고, ganciclovir에 고도내성 CMV의 경우는 UL54 mutation에 의하며 이는 cidofovir와도 교차내성을 보인다. Cidofovir의 사용과 관련해서 생기는 내성은 흔하지 않지만, CMV 망막염의 경우 3개월 치료 후 29%에서 생기는 것으로 알려져 있다.

2. 약물동력학

Cidofovir는 경구흡수율이 낮아서 정맥주사로 사용하는데, 정맥주사 후 혈중 cidofovir의 농도는 1.0에서 10.0 mg/kg까지 용량에 비례하여 증가하고, 약물은 지수형 소실의 형태로 제거되며, 혈장 반감기는 2.6±1.2 h (n=25)이다.

주사 용량의 약 90%가 24시간 내에 그대로 소변으로 배출되며, 이는 사구체여과와 신세뇨관분비 모두를 통해 배설된다. 약물의 체내 분포용적은 500 mL/kg이며, 이는 체내 총 수분 함량 전체에 걸쳐 골고루 분포한다. 단백결합률은 7% 미만으로 낮고, 경구투여 시 생체이용률은 5% 미만이다. Probenecid와 cidofovir를 5 mg/kg로 동시에 투여한 경우 최고혈중농도는 19.6 μg/mL이다. 용량의 50%가 혈액투석 혹은 복막투석으로 제거된다.

Cidofovir는 세포 내 반감기가 48시간 이상으로 길어서 1회 투여 후, 수일 혹은 수 주까지 항바이러스 작용을 나타내므로 적은 투여 횟수로도 효과적이다. 이러한 장기간의 항바이러스 작용은 세포 내에 축적되는 cidofovir의 대사물들인 HPMPCp (반감기, 24시간), HPMPCpp (반감기, 65시간), HPMPCp choline (반감기, 87시간)에 의한 것이다.

3. 약물상호작용

Cidofovir와 probenecid의 약물상호작용은 수분공급을 충분히 한 환자에서 cidofovir의 정맥 내 투여와 probenecid 경구투여를 동시에 실시하였을 때 3.0 mg/kg 용량 수준에서는 아무런 약동학적 이상을 보이지 않았으나, 5.0 mg/kg 용량에서는 probenecid가 cidofovir의 세뇨관 분비를 억제하고 신장을 통한 제거를 감소시켰다. 또한 cidofovir와 probenecid를 같이 투여한 경우 zidovudine의 약물동력학에 변화를 주어 zidovudine 용량을 50% 정도 감량해야 한다.

기존에 foscarnet을 투여한 경우 신독성에 대한 위험도가 증가하며, tacrolimus, amphotericin-B, pentamidine, aminoglycoside, vancomycin, NSAIDs, contrast dye를 투여했었던 경우는 적어도 1주일 간격을 두고 cidofovir를 투여해야 한다.

β-lactam계 항생제와 NSAIDs, lorazepam, furosemide, methotrexate, theophylline, rifampin 등도 감량이 필요하다. Entecavir, tenofovir도 신장을 통해 일차적으로 배설되기 때문에 cidofovir와 동시투여 시 혈중농도가 증가하고, 부작용에 대한 주의 깊은 관찰을 요한다.

4. 부작용과 금기

부작용으로 용량의존적 근위부 신세뇨관 독성을 보일 수 있어서 전신투여 시 투여량을 제한하며, 48시간 이내의 혈청 크레아티닌과 단백뇨 검사를 해야 한다. 신기능장애의 증거가 있으면 투여량을 줄이거나 중단해야 하며, 이를 해결하기 위해서 체중 1 kg당 3 mg 이상 정주 투여 전에 probenecid 투여와 다량의 수액을 정주하여 예방할 수 있다.

신독성은 근위 신세뇨관의 기능이상으로 나타나게 되는데 단백뇨, 고질소혈증, 대사성산증, 드물게 판코니증후군(Fanconi syndrome)을 보일 수 있다. 유지용량에서 약 12-39% 환자가 단백뇨가 발생하고 15-24% 환자에서 크레아티닌의 상승을 보인다. 단백뇨는 신기능이 나빠지고 있는 첫 번째 지표다. 그래서 cidofovir 투여 시 크레아티닌청소율이 55 mL/min 이하인 경우나 단백뇨가 2+ 이상인 경우 상대적 금기에 해당한다. 혈청 크레아티닌이 기저치보다 0.3-0.4 mg/dL 이상 상승한 경우 용량을 3 mg/kg으로 감량하고, 기저치보다 0.5 mg/dL 이상 상승한 경우나 단백뇨가 3+ 이상으로 발생하는 경우 정맥투여를 중단한다. 따라서, cidofovir를 투여하는 중에는 신기능과 단백뇨 검사가 필요하며, 신기능장애는 일반적으로 약물투여를 중단하면 가역적으로 회복된다.

그 외 구토(48%), 발열(35%), 발진(30%), 두통(27%), 탈모(16%), 근육통(16%), 단백뇨(23%)와 호중구감소증(15-29%) 등이 있었으며 빈혈, 혈소판감소증, 범혈구감소증도 발생할 수 있다. 호중구감소증을 유발할 수 있는 다른 약제 투여 시 주의가 필요하며, 단백분해효소 억제제를 투여하고 있는 경우 포도막염과 홍체염의 위험도가 증가하므로 안과 검사도 필요하다. HIV 환자에서 유지요법 기간 동안 이런 부작용으로 인해 25-35%에서 약제투여를 중단하게 된다.

Cidofovir의 전임상 동물 연구에 의하면 돌연변이, 생식계 독성, 배아세포 독성, 기형 발생이 생길 수 있으므로 가임 여성의 경우 사용 종료 후 1개월까지 피임을 해야 하며 모유 수유도 피해야 한다. 남성이 cidofovir를 사용하는 경우에도 사용 종료 후 3개월까지 피임이 필요하다. 남성에 있어서 고환의 무게가 감소하며, 정자 수가 감소할 수 있기 때문에 불임의 가능성도 경고해야 한다. 60세 이상의 환자에 대해서는 안전성에 대해 연구된 것이 없다. 그리고 동물실험에서 피하로 약물을 투여 받은 암컷에서 유선암이 발생하였으므로 실제 임상에서 이 약물로 치료받은 환자들에 대한 자료 점검과 정밀한 추적 관찰이 필요하다.

또한 probenecid (sulfonamide의 side chain을 함유)나 sulfonamide에 과민반응이 있는 경우 cidofovir 투여는 금기이며, probenecid 투여의 경우 메스꺼움과 구토는 흔한 부작용이고 음식과 함께 약물을 투여하거나 구토 방지제 투여가 도움이 될 수 있다.

5. 임상 적응증

Cidofovir는 주로 CMV 망막염에 쓰이지만, EBV, HHV-6, HHV-8, polyomavirus, adenovirus, poxvirus, human papillomavirus (HPV)에도 쓰인다.

미국 FDA로부터 후천면역결핍증후군(AIDS) 환자의 CMV 망막염 치료에 정맥주사제로 승인되었다. Cidofovir를 안구 내로 투여 시 질병의 진행을 연기시킬 수는 있으나 독성이 심해 권하지 않는다. Acyclovir에 내성을 보이는 피부 점막 HSV 감염증이나 ganciclovir 내성 CMV disease에서도 유효하다.

효과는 후천면역결핍증후군 환자에서 발생한 CMV 망막염과 장염의 치료에 70-90%의 치료효과가 있고, 골수이식 환자에서 발생한 CMV 폐렴에서 면역 글로불린과 병행 투여 시 50-70%의 치료효과가 나타난다. 신장이식 환자에서의 반복적인 BK virus 관련 신장병증과 줄기세포이식 환자에서의 BK virus 관련 출혈성 방광염에서도 사용할 수 있다.

임상적으로 또 한 가지 중요한 것은 cidofovir가 HPV와 연관된 병변(papilloma, 항문 성기 HPV 감염 병변, genital wart)에 효과가 있다는 것이다. 후두 및 항문 주위의 HPV 병변에 대해 국소 부위 주사 또는 국소 도포 치료를 시행하고 있으며, 인두유두종에서 cidofovir이 효과가 있다는 보고가 있다. 또한 진행성 다발성 백질뇌병증(PML)과 카포시육종의 치료용으로 고려되고 있다. 이식환자에서의 침습적 adenovirus 감염에 대해서도 효과가 있다는 연구 결과가 있으며 1% cidofovir 점안액이 adenovirus 각결막염 예방효과가 있다는 연구결과도 있다(표 4).

표 4. Cidofovir의 주요 임상 적응증

투여경로	임상 적응증
전신요법(정맥주사)	면역저하환자에서 CMV 막망염, 면역저하환자에서 HSV 및 VZV 감염증(특히 acyclovir에 내성일 때), CMV, EBV, HHV-6, HHV-7, HHV-8 (예: 카포시육종) 감염, Polyomavirus 감염, 전신성 adenovirus 감염
국소요법(gel 또는 cream)	피부점막 HSV 병변, 특히 acyclovir에 내성일 때
국소요법 (gel, cream 또는 injection)	HPV 관련 병변(재발성 후두 유두종, 생식기 사마귀, 자궁경부 상피내 종양 grade III)
전신요법(정맥주사) 또는 국소요법(gel 또는 cream)	전염물렁종(molluscum contagiosum), orf 감염, 필요시 다른 poxvirus 감염(vaccinia, smallpox 등)
국소요법(eyedrops)	HSV 또는 adenovirus에 의한 각결막염
국소요법(intravitreal)	CMV 망막염

미국 FDA 임신부 카테고리 C이다.

6. 용법 및 용량

CMV 망막염 치료 시 cidofovir를 5 mg/kg을 주 1회 probenecid와 함께 2주간 투여하고(초기요법) 이어서 2주에 한 번 5 mg/kg을 투여(유지요법)하며, 투여 전후로 수액의 정주가 필요하다. 유지요법은 후천면역결핍증후군 환자의 항레트로바이러스 약제 치료반응으로 CD4+>100-150 cells/mm^3 이상으로 6개월 이상 꾸준히 유지될 때 고려해 볼 수 있다. 중단 시에는 CMV 망막염의 재발을 초기에 진단하기 위해서 주기적 안과검사가 필수적이다.

Probenecid는 cidofovir를 투여하기 3시간 전에 경구로 2 g을 먹고, cidofovir 투여가 완전히 끝나고 2시간과 8시간째 각각 1 g을 복용한다. 생리 식염수는 cidofovir를 투여하기 바로 직전에 1 L를 1-2시간에 걸쳐 빠르게 주입하고, 여기에 잘 견디는 환자는 cidofovir 치료가 끝날 때 1-3시간에 걸쳐 1 L를 다시 주입한다. Cidofovir는 0.9% 생리식염수 100 mL에 희석하고, 24시간 이내에 사용해야 한다.

Cidofovir는 후천면역결핍증후군 환자의 CMV 망막염 치료를 위해 유리체강 내 주사(intravitreal injection) 시 효과가 있는 것으로 입증되었으나 유리체 내 주사는 전방포도막염과 안압 감소의 위험이 있으므로 주의해서 사용해야 한다.

골수이식 후에 발생한 adenovirus 방광염과 장염의 경우 cidofovir 5 mg/kg을 일주일마다 투여한 결과 1-4주(평균 2.5주) 후 증상이 호전된 경우도 있으며, 골수이식 후 foscarnet과 acyclovir에 내성인 HSV 감염 환자에서 cidofovir 5 mg/kg 정주 치료 시작 7번째 주사 후 병변이 완전 치유된 경우도 있었다. 또한 이식 후 acyclovir, foscarnet 치료에 반응이 없던 HSV 구인두 점막염 환자에서 cidofovir 매주 1회 5 mg/kg 정주, 3회 치료 후 호전되어 경구섭취가 가능해진 사례도 있었다.

항문성기 주변 사마귀에 cidofovir 1% 겔을 하루에 한 번씩 발랐던 경우 43일 후 84%에서 완전히 또는 부분적으로 호전을 보았다. 전염물렁종(molluscum contagiosum)의 경우 cidofovir 1-3% 겔을 하루 한두 번 바른 경우 성공적이었다. Acyclovir 내성-피부 점막 HSV의 경우 1% cidofovir를 하루에 한 번, 5일 동안 바르도록 CDC에서 권장하고 있다.

간기능장애 시 용량조절은 필요 없다.

참고문헌

1. Bennett JE, Dolin R, Blaser MJ. Principles and Practice of Infectious Diseases. 8th ed. Philadelphia, PA: Elsevier Inc; 2015. pp. 546-75, 1622-41.
2. Cundy KC, Petty BG, Flaherty J, Fisher PE, Polis MA, Wachsman M, et al. Clinical pharmacokinetics of cidofovir in human immunodeficiency virus-infected patients. Antimicrob Agents Chemother. 1995;39(6):1247-52.
3. De Clercq E. Clinical potential of the acyclic nucleoside phosphonates cidofovir, adefovir, and tenofovir in treatment of DNA virus and retrovirus infections Clin Microbiol Rev. 2003;16(4):569-96.
4. Kirsch LS, Arevalo JF, De Clercq E, Chavez de la Paz E, Munguia D, Garcia R, et al. Phase I/II study of intravitreal cidofovir for the treatment of cytomegalovirus retinitis in patients with the acquired immunodeficiency syndrome. Am J Ophthalmol. 1995;119(4):466-76.
5. Lalezari J, Schacker T, Feinberg J, Gathe J, Lee S, Cheung T, et al. A randomized, double-blind, placebo-controlled trial of cidofovir gel for the treatment of acyclovir-unresponsive mucocutaneous herpes simplex virus infection in patients with AIDS. J Infect Dis. 1997;176(4):892-8.
6. Lalezari JP, Stagg RJ, Kuppermann BD, Holland GN, Kramer F, Ives DV, et al. Intravenous cidofovir for peripheral cytomegalovirus retinitis in patients with AIDS. A randomized, controlled trial. Ann Intern Med. 1997;126(4):257-63.
7. LoPresti AE, Levine JF, Munk GB, Tai CY, Mendel DB. Successful treatment of an acyclovir- and foscarnet-resistant herpes simplex virus type 1 lesion with intravenous cidofovir. Clin Infect Dis. 1998;26(2):512-3.
8. Snoeck R, Bossens M, Parent D, Delaere B, Degreef H, Van Ranst M, et al. Phase II double-blind, placebo-controlled study of the safety and efficacy of cidofovir topical gel for the treatment of patients with human papillomavirus infection. Clin Infect Dis. 2001;33(5):597-602.

Maribavir

조성연 가톨릭대학교 의과대학 내과학교실

1. 항바이러스제명

Maribavir [LIVTENCITY®, 5,6-Dichloro-N-(1-methylethyl)-1-β-L-ribofuranosyl-1H-benzimidazol-2-amine]

2. 구조 및 성상

A benzimidazole riboside CMV pUL97 protein kinase inhibitor (그림 8)

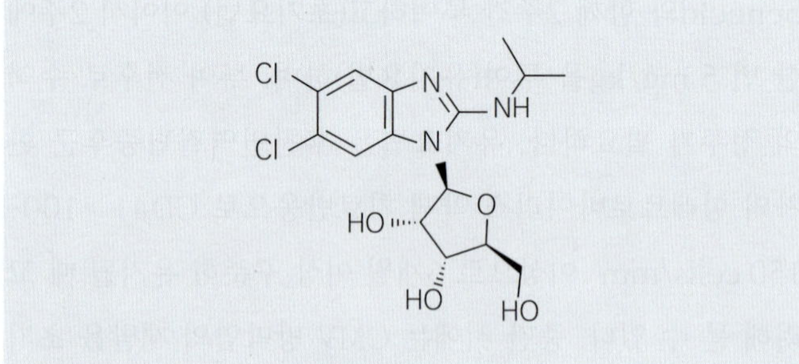

그림 8. Maribavir의 구조식

- 분자식: $C_{15}H_{19}Cl_2N_3O_4$
- 분자량: 376.23 g/mol
- 성분: 200 mg table제형은 200 mg maribavir+inactive ingredients (FD&C Blue #1, magnesium stearate, microcrystalline cellulose, polyethylene glycol, polyvinyl alcohol, sodium starch glycolate, titanium dioxide, and talc)를 함유하고 있음

3. 작용기전

Maribavir는 benzimidazole riboside 유도체(derivative)로, human cytomegalovirus (HCMV)에 대해 선택적(selective)이고 복합적인(multimodal) 작용기전을 통해 항바이러스 활성을 나타낸다. Maribavir는 CMV의 UL97 protein kinase를 표적으로 하며, UL97의 adenosine triphosphate (ATP) 결합 부위에 경쟁적으로 결합함으로써 ATP와의 결합을 저해하고, 이 효소의 인산화 활성을 억제한다.

UL97 kinase는 바이러스 DNA 복제, 핵 내 유전자 발현 조절, 그리고 capsid의 핵외 수송 등 CMV 복제과정의 여러 핵심단계에 관여하는 효소이다. Maribavir는 이 효소의 기능을 차단함으로써 해당 복제과정을 억제하며, 특히 UL97에 의한 기질(viral 및 host protein)의 인산화를 억제하는 것으로 작용한다(그림 9).

또한 UL97은 ganciclovir 및 valganciclovir의 활성화(인산화)에 필수적인 역할을 하므로, maribavir에 의한 UL97 억제는 이들 약물의 작용을 간접적으로 방해할 수 있다. Maribavir는 UL97에 특이적으로 작용하므로 CMV DNA polymerase와는 무관한 기전을 가지며, ganciclovir와는 달리 DNA 합성 과정에 직접 관여하지 않는다.

4. 작용범위

1) Cytomegalovirus

Maribavir는 인간 세포주[인간 폐 섬유아세포 세포주(MRC-5), 인간 배아 신장(HEK)세포, 그리고 인간 포피 섬유아세포(MRHF)]에서 CMV 임상분리주에 대한 항바이러스 활성을 보인다. 바이러스 수율 감소 시험(virus yield reduction assay), DNA 교잡시험(DNA hybridization assay), 그리고 플라크 감소 시험(plaque reduction assays)에서 CMV의 복제(replication)를 억제했는데, EC_{50} (50% 유효 농도)값은 세포주의 종류와 실험의 평가항목에 따라

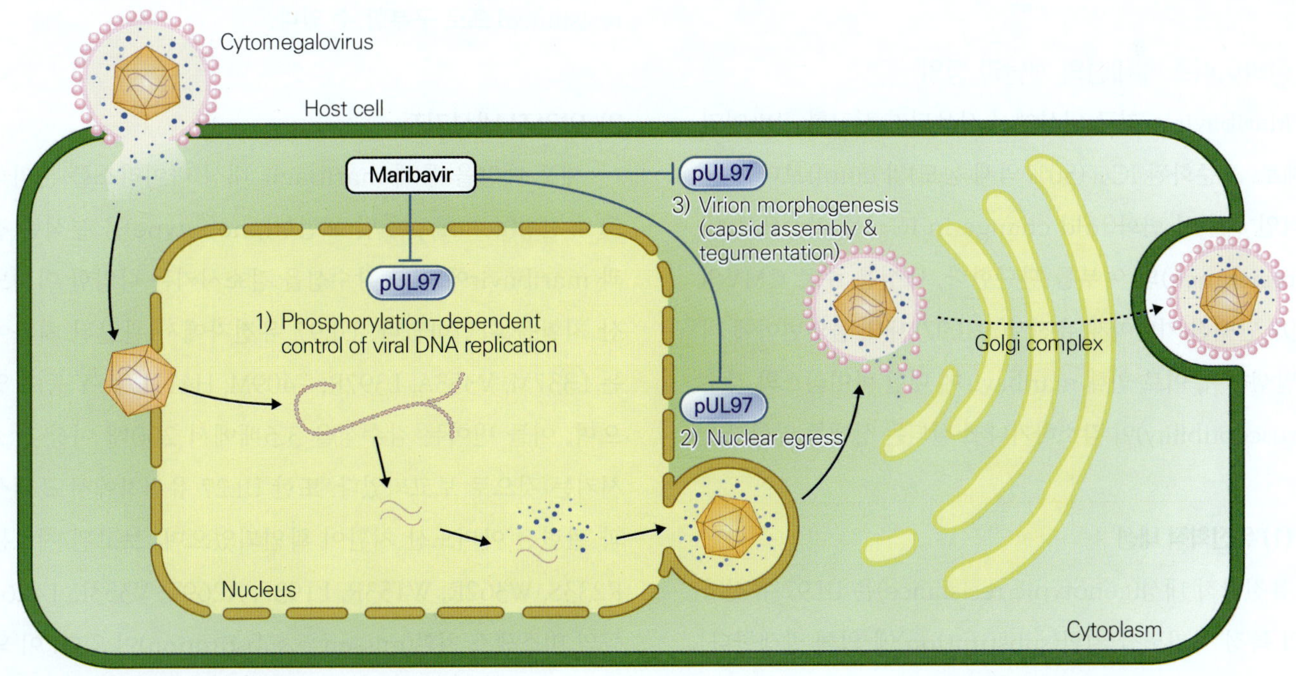

그림 9. Maribavir의 작용기전

조금씩 다르지만 0.03-2.2 μm 범위였다. EC_{50}의 중앙값은 DNA 교잡시험에서 0.1 μm (n=10, 범위 0.03-0.13 μm)이었고 플라크 감소 시험에서 0.28 μm (n=10, 범위 0.12-0.56 μm)이었다. 또한 CMV 당단백질 B (gB)의 주요 유전자형(gB1-gB4)에 따른 EC_{50} 값에는 유의한 차이가 관찰되지 않아, CMV 유전자형에 관계없이 maribavir가 일관된 항바이러스 활성을 보이는 것으로 생각된다.

2) 다른 바이러스에 대한 작용

Herpes simplex virus (HSV), Epstein-Barr virus (EBV), varicella zoster virus (VZV), human herpesvirus 6 (HHV-6) 등 다른 Herpesviridae의 바이러스에 대해서는 의미 있는 항바이러스 활성을 보이지 않는다. 따라서, 다른 바이러스에 의한 동시감염이 있거나 기타 예방요법이 필요한 경우 약물상호작용을 고려하여 추가적인 항바이러스제 투여(예: acyclovir)를 고려해야 한다.

5. 내성기전

1) 항바이러스제 내성의 개념과 정의

Maribavir는 최근 임상에서 사용되기 시작한 항바이러스제로, 표준화된 IC_{50} (50% 억제 농도)의 cutoff보다는 상대적인 감수성 변화(fold change in IC_{50})를 기준으로 내성(resistance)의 여부를 판단한다. 내성은 주로 CMV의 UL97 단백질 키나아제 유전자(pUL97) 내의 돌연변이에 의해 발생하며, 이로 인해 maribavir에 대한 바이러스의 감수성(susceptibility)이 감소하거나 소실되는 상태를 말한다.

(1) 유전학적 내성

유전학적 내성(genotypic resistance)은 UL97 유전자 내의 특정 아미노산 치환(substitution)에 의해 발생한다. 대표적인 maribavir 내성 관련 변이에는 T409M, V353A, H411L/N/Y, C480F 등이 있으며, 이들은 시험관내 실험에서 maribavir에 대한 IC_{50}을 유의미하게 상승시키는 것으로 알려져 있다.

(2) 표현형 내성

표현형 내성(phenotypic resistance)은 항바이러스제의 감수성이 감소 또는 소실된 경우로 기능적 기준에 해당한다. 시험관내(*In vitro*) 실험에서는 wild-type CMV 대비 IC_{50}가 ≥5-10배 이상 증가한 경우 내성을 시사한다. 다만, IC_{50} 측정은 임상 현장에서는 적용이 제한적이고 연구 환경에서 주로 사용된다.

(3) 임상적 내성

임상적 내성(clinical resistance)은 치료 중 바이러스 부하 감소 실패 또는 치료 종료 후 4-8주 이내 재상승(virologic relapse)으로 정의되는 불응성(refractoriness)을 의미한다. 이 경우 내성 돌연변이의 존재 여부에 따라 '확정된 내성(confirmed resistance)'과 '의심되는 내성(probable resistance)'으로 구분할 수 있다.

2) 알려진 내성기전

세포 배양을 통해 maribavir 내성 바이러스를 분리하고 유전형(genotype) 및 표현형(phenotype)을 분석한 결과 maribavir에 대한 감수성을 감소시키는 다양한 아미노산 치환을 확인하였다. UL97 유전자에서 관찰된 치환에는 L337M, V353A, L397R, T409M, H411L/N/Y 등이 있으며, 이들 변이는 감수성을 3.5배에서 200배 이상 감소시키는 것으로 보고되었다. 또한 UL27 유전자에서도 내성과 관련된 아미노산 치환이 확인되었으며, 보고된 예로는 R233S, W362R, W153R, L193F, A269T, V353E, L426F 등의 미스센스 치환(missense substitution)이 있다. 이 외에도 E22stop, W362stop과 같은 종결변이 및 218delC,

301-311del과 같은 염기결실(deletion)이 보고되었으며, 이러한 변화들은 약제 감수성을 약 1.7-4.8배까지 감소시키는 것으로 알려져 있다.

고형장기이식 또는 조혈모세포이식을 시행받은 후 valganciclovir 또는 ganciclovir에 대한 표현형 내성을 보인 120명의 환자를 대상으로 maribavir의 효과를 평가한 2상 연구에서 바이러스학적 실패(virologic failure)가 발생한 34쌍의 검체에 대해 UL97과 UL27 유전자 영역에 대한 DNA 염기서열분석을 시행하였다. 그 결과 25명의 환자에서 치료 후 발생한(treatment-emergent) maribavir 내성 관련 아미노산 치환(substitution)이 확인되었는데, 보고된 변이에는 F342Y (감수성 4.5배 감소), T409M (78배 감소), H411L/Y (각각 69배, 12배 감소), C480F (224배 감소)가 포함되었다.

동일한 환자군을 포함한 3상 연구에서 maribavir로 치료한 환자의 134쌍의 검체에 대해 UL97과 UL27의 코딩영역에 대한 염기서열분석을 시행한 결과, 58명(치료 중인 47명, 재발자 11명)에서 UL97 치환인 F342Y (4.5배), T409M (78배), H411L/N/Y (각각 69배, 9배, 12배), C480F (224배)가 확인되었다.

3) 교차내성

세포배양 실험과 임상연구에서 maribavir와 ganciclovir 또는 valganciclovir 간의 교차내성(cross-resistance)이 일부 사례에서 관찰되었다. UL97 유전자에서 valganciclovir-ganciclovir 내성과 연관된 치환인 F342S/Y, K355del, V356G, D456N, V466G, C480R, P521L 및 Y617del 등은 maribavir에 대한 감수성을 4.5배 이상 감소시키는 것으로 보고되었다. 다만, ganciclovir-valganciclovir 내성과 관련된 다른 경로는 아직 maribavir에 대한 교차내성 여부가 평가되지 않았다. 반면, cidofovir 및 foscarnet 내성과 관련된 UL54 DNA 중합효소 치환은 marivavir에 대한 감수성에 영향을 주지 않으며 maribavir는 여전히 효과적이었다.

Maribavir 치료 도중 발생한 내성 관련 UL97 치환인 F342Y 및 C480F는 ganciclovir-valganciclovir에 대한 감수성을 1.5배 이상 감소시키며, 이는 해당 약물에 대한 표현형 내성과 관련이 있는 것으로 보인다. 그러나 이러한 치환의 ganciclovir-valganciclovir에 대한 교차내성의 임상적 의미는 변이의 종류에 따라 다를 수 있으며, 아직 명확히 규명되지 않았다. 현재까지의 연구에서 maribavir 내성과 관련된 UL27 치환이 ganciclovir, valganciclovir, cidofovir, foscarnet에 대한 교차내성을 유발하는 것으로 보고된 바 없으며, 해당 약물들의 내성 관련 치환은 UL27 유전자에서 확인되지 않았다.

6. 약물동력학

1) 약동학

Maribavir의 약동학은 나이(18-79세), 성별, 인종(백인, 흑인, 아시아인 또는 기타), 민족(히스패닉/라틴계 또는 비-히스패닉/라틴계), 체중(36-141 kg), 경증에서 중증의 신기능장애(측정된 사구체여과율이 12-70 mL/min), 경증에서 중등도의 간기능장애(Child-Pugh 등급 A 또는 B)에 따라 임상적으로 유의미한 차이가 없었다. Maribavir의 생체이용률은 30-40%이다. 간에서 대사되며, 신기능에 대한 영향이 적고 독성이 적다. CYP3A4에서 주로 대사되므로 다른 약제와의 상호작용에 주의가 필요하다.

(1) 흡수

Maribavir는 경구투여 후 1-3시간 사이에 최고혈중농도에 도달한다. 최고혈중농도(C_{max} 및 AUC)는 투여용량에 비례하여 증가하며, 50-1,600 mg의 단회투여(1회 투여용량 400 mg 기준 0.06-4배) 및 최대 2,400 mg/day(1회 투여 용량 800 mg의 3배)의 다회투여에서도 선형적인 약동학을 보인다. 시간-비의존적(time-independent)인 약동학 특성을 가지며, 1일 2회 투여 시 2일 이내에 항정상태(steady state)에 도달한다. 평균 축적비율(accumulation ratio)은 C_{max} 및 AUC기준 1.37-1.47이다.

(2) 분포

Steady-state에서의 평균 분포용적은 24.9 L이며, maribavir는 혈장 단백질에 98% 이상 결합한다. 혈액-혈중농도비는 1.37이다. 이러한 높은 단백결합률과 상대적으로 분포(distribution) 용적이 제한된 특성으로 인해 중추신경계 및 안구 조직 내로의 침투는 제한적이며, 실제로 실험적 또는 임상적 자료에서 뇌척수액 또는 안구 내 농도에 대한 유의한 축적은 관찰되지 않는다.

(3) 제거

Maribavir는 간에서 대사되어 주로 배설되며, 이식 환자에서의 평균 반감기는 약 4.32시간이다. 경구투여 후의 청소율은 평균 2.67 L/h이다.

(4) 대사

Maribavir는 CYP3A4 (주된 경로)와 CYP1A2 (보조 경로)에 의해 대사된다. 주요 순환 대사산물은 VP44469 (N-dealkylated metabolite)이며 대사비는 0.15-0.2 수준이다. 또한 UGT1A1, UGT1A3, UGT2B7 및 UGT1A9를 포함한 여러 UGT 효소들에 의해 글루쿠론산화(glucuronidation)가 일어나지만, 전체 청소율에 대한 기여도는 낮은 것으로 평가된다.

(5) 배설

방사성 동위원소 표지된 maribavir를 단회 경구투여한 균형시험(mass balance study)에서, 전체 용량의 61%가 소변으로 배설되었으며, 이 중 2% 미만이 변화되지 않은 약물(unchanged drug)이었다. 14%는 대변으로 배설(excretion)되었고, 이 중 5.7%가 변화되지 않은 상태였다.

2) 약력학

(1) 노출-반응 관계

Maribavir의 약력학적 특성은 노출-반응 관계 분석을 통해 평가되었다. 1일 2회, 1회 400 mg, 800 mg, 1,200 mg의 용량을 대상으로 한 용량범위(dose-ranging) 연구에서, maribavir의 약물 노출량과 혈장 CMV DNA 감소 정도 또는 정량 불가능 수준(<lower limit of quantitation, LLOQ)에 도달하는 비율 사이에 뚜렷한 상관관계는 관찰되지 않았다.

(2) 심장 전기생리학

표준용량의 3배 용량을 투여한 경우[표준용량 투여 후 관찰되는 최고혈중농도(peak concentration)의 약 2배 수준에 해당함]에도 QT 간격(QTc interval)의 유의한 연장은 관찰되지 않았다.

7. 약물상호작용

Maribavir는 CMV UL97 키나아제를 억제하여 ganciclovir 또는 valganciclovir의 활성화를 차단하므로 이 계열 항바이러스제의 항바이러스 활성을 길항(antagonize)할 수 있으므로 ganciclovir 또는 valganciclovir와의 병합투여는 권장되지 않는다.

Maribavir는 강력한 CYP3A4의 기질로 강력한 CYP3A4 유도제인 rifampicin, carbamazepine, phenobarbital, phenytoin 등과 병용 시 maribavir의 혈중농도가 감소되어 항바이러스 효과가 저하될 가능성이 있다. Rifampicin과 rifabutin모두 maribavir와의 병합투여는 권고되지 않는다. 항경련제를 투여해야 하는 경우에는

carbamazepine, phenobarbital 또는 phenytoin의 경우 각각 maribavir의 용량을 800 mg (carbamazepine), 1,200 mg (phenobarbital 또는 phenytoin) 1일 2회까지 증량할 수 있다.

Maribavir는 P-당단백질(P-glycoprotein) 억제작용을 통해 면역억제제(특히 칼시뉴린 억제제 및 mTOR 억제제)의 체내 분포 및 대사에 영향을 줄 수 있다. 이로 인해 CYP3A4 및 P-당단백질 기질인 면역억제제인 cyclosporine, tacrolimus, everolimus, sirolimus 등의 혈중농도가 상승할 수 있으며, 특히 고용량(1일 2회 1,200 mg) 투여 시 이러한 경향이 두드러지게 관찰되었다. 따라서 maribavir 치료를 시작하거나 중단하는 시점에서는 해당 면역억제제의 용량조절과 혈중농도 모니터링이 필수적이다.

Rosuvastatin과 maribavir의 병용은 rosuvastatin의 농도를 상승시킬 수 있으므로 동시투여를 하지 않는 것이 안전하며, statin의 투여가 필수적인 경우라면 rosuvastatin과 연관된 부작용인 myopathy 또는 rhabdomyolysis에 대한 주의가 필요하다. Maribavir와 digoxin의 동시투여는 digoxin의 농도를 상승시키므로 digoxin의 용량감량과 혈중농도 모니터링이 필요하다. 그 외 warfarin, voriconazole, ketoconazole, 제산제, 카페인, 또는 midazolam의 약물상호작용 연구에서 임상적으로 유의한 상호작용은 관찰되지 않았다.

8. 임상 적응증

Maribavir는 이식 후 거대세포바이러스 감염 또는 질환이 있는 성인환자에서 ganciclovir, valganciclovir, foscarnet 또는 cidofovir 중 1개 이상에 내성(resistance)이 있거나 불응성(refractory)인 경우 사용한다.

9. 용법 및 용량

1회 maribavir 400 mg (2 정)을 1일 2회 경구로 식사와 상관없이 복용한다.

10. 부작용과 금기

1) 부작용

3상 무작위배정 임상시험에서 보고된 바에 따르면, 352명의 성인 이식 수혜자에서 maribavir 또는 연구자 판단에 의한 항바이러스제 치료를 시행한 결과 약물 중단율은 maribavir 그룹에서 13%, 연구자 판단에 따른 항바이러스제 치료 그룹에서 32%였다. 연구자 판단에 따른 기존 항바이러스제를 투약한 그룹에서 중단의 주요 원인은 호중구감소증(9%)과 급성 신손상(5%)이었다. Maribavir를 투여한 경우 미각장애(46%)가 가장 흔했으며, 그 외 오심(21%), 설사(19%), 구토(14%), 피로감(12%)의 빈도로 나타났다. 오심, 설사, 구토, 피로감의 발생빈도는 다른 항바이러스제를 투여한 그룹과 유사한 정도를 보였다(표 5). 미각장애는 드물게 maribavir의 중단(1%)으로 이어졌고, 증상이 지속된 기간의 중간 값은 43일(범위 7-59일)이었으나, 37%에서는 이 증상이 치료 중에 해결되었다.

표 5. Maribavir 3상 임상시험에서 10% 이상의 빈도로 보고된 이상반응(모든 등급)

Adverse event	Maribavir (n=234)	Investigator assigned therapy (n=116)
미각장애	46%	4%
오심	21%	22%
설사	19%	21%
구토	14%	16%
피로감	12%	9%

2) 금기

Ganciclovir 또는 valganciclovir와 maribavir를 동시에 투여해서는 안 된다. 그 외에 다른 금기사항은 없다.

3) 그 외 주의사항

Maribavir 치료 중 또는 치료 종료 후에 내성으로 인한 바이러스학적 실패가 발생할 수 있으므로 치료반응이 없거나 재발하는 경우, CMV DNA수치를 모니터링 하고 필요한 경우 CMV에 대한 유전학적 내성을 확인하기 위한 검사가 요구된다. Maribavir 치료중단 후 4-8주 이내에 바이러스 재발이 발생한 보고가 있다. 3상 연구에서 maribavir를 투여한 그룹과 연구자 판단에 따른 항바이러스제를 투여한 그룹에서의 평균 치료기간은 각각 48.6일(표준편차±13.82)과 31.2일(표준편차±16.91)이었다. 즉, 임상적 내성이 의심되어 maribavir를 투여하게 되는 환자에서는 충분 기간 약제를 유지하며 CMV DNA 검사를 통해 최종적인 바이러스의 소실을 확인하는 것이 필요하다. 일부 maribavir에 대한 pUL97 내성 관련 아미노산 치환은 ganciclovir 또는 valganciclovir에 대한 교차내성(cross-resistance)을 유발할 수 있다.

Maribavir는 주로 CYP3A4에 의해 대사되며, 강력한 CYP3A4 유도제는 maribavir의 혈중농도를 감소시켜 바이러스 반응을 떨어뜨릴 수 있으므로, 병용은 권장되지 않는다.

CMV의 중추신경계 또는 안구 침범이 있는 경우에는 해당 부위에 적절한 약물농도가 유지되지 않으므로 사용하지 않아야 하고, 경구약제이므로 소장에서의 흡수가 저해될 것으로 생각되는 경우에는 사용에 주의가 필요하다.

참고문헌

1. Avery RK, Alain S, Alexander BD, Blumberg EA, Chemaly RF, Cordonnier C, et al. Maribavir for Refractory Cytomegalovirus Infections With or Without Resistance Post-Transplant: Results From a Phase 3 Randomized Clinical Trial. Clin Infect Dis. 2022;75(4):690-701.
2. Chemaly RF, Chou S, Einsele H, Griffiths P, Avery R, Razonable RR, et al. Definitions of Resistant and Refractory Cytomegalovirus Infection and Disease in Transplant Recipients for Use in Clinical Trials. Clin Infect Dis. 2019;68(8):1420-6.
3. Chou S, Alain S, Cervera C, Chemaly RF, Kotton CN, Lundgren J, et al. Drug Resistance Assessed in a Phase 3 Clinical Trial of Maribavir Therapy for Refractory or Resistant Cytomegalovirus Infection in Transplant Recipients. J Infect Dis. 2024;229(2):413-21.
4. Papanicolaou GA, Silveira FP, Langston AA, Pereira MR, Avery RK, Uknis M, et al. Maribavir for Refractory or Resistant Cytomegalovirus Infections in Hematopoietic-cell or Solid-organ Transplant Recipients: A Randomized, Dose-ranging, Double-blind, Phase 2 Study. Clin Infect Dis. 2019;68(8):1255-64.
5. Song I, Sun K, Ilic K, Martin P. Summary of maribavir (SHP620) drug–drug interactions based on accumulated clinical and nonclinical data. Biol Blood Marrow Transplant. 2019;25:S370-1.
6. Song IH, Chen G, Hayes S, Farrell C, Jomphe C, Gosselin NH, et al. Population pharmacokinetics and exposure-response relationships of maribavir in transplant recipients with cytomegalovirus infection. J Pharmacokinet Pharmacodyn. 2024;51(6):887-904.

Letermovir

김종훈 차의과학대학교 내과학교실

1. 항바이러스제명

Letermovir (Prevymis®)

2. 구조 및 성상

Letermovir는 거대세포바이러스(cytomegalovirus, CMV)의 terminase inhibitor이다(그림 10).

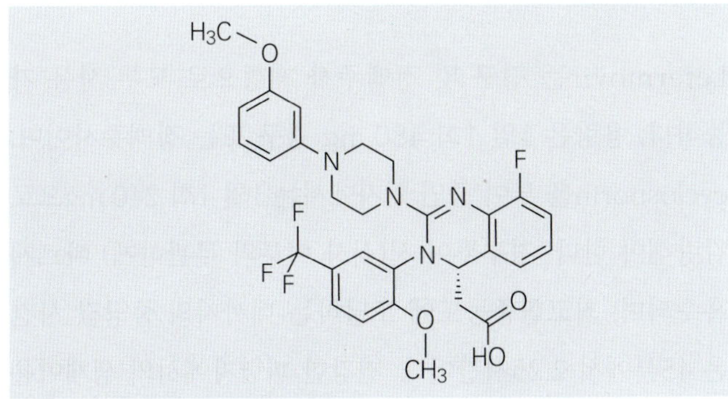

그림 10. Letermovir 구조식

3. 작용기전

CMV의 바이러스 터미네이스 복합체(viral terminase complex)는 pUL56, pUL51, pUL89로 구성된 이합체 단백질로서, CMV DNA의 절단 및 포장 과정에서 핵심적인 역할을 수행한다. CMV DNA은 긴 가지형(head to tail) 반복 서열을 갖는 바이러스 콘카테머(viral concatemer) 형태로 합성되며, 터미네이스 복합체에 의해 단위 길이(unit-length) 게놈 또는 모노머로 절단된다. 이 복합체는 포털 단백질 pUL104을 포함한 기타 포장 관련 단백질과 협력하여 CMV DNA을 형성된 프로캡시드(procapsid)에 삽입하는 기능을 수행한다. Letermovir은 CMV에 대한 터미네이스 복합체를 타깃하는 최초의 항바이러스제로 CMV 터미네이스 복합체를 선택적으로 저해하여 그 기능을 억제한다. 이를 통해 CMV DNA의 처리 및 포장 과정을 방해하고, 성숙한 CMV 비리온(virion) 형성을 저해함으로써 CMV 복제를 효과적으로 차단한다(그림 11).

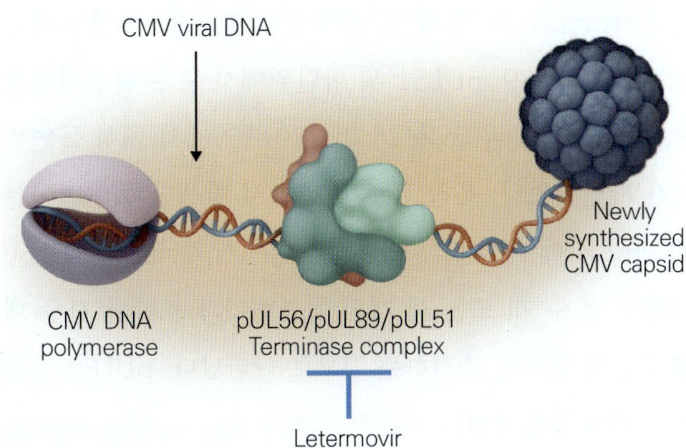

그림 11. Letermovir 작용기전

4. 내성기전

Letermovir은 시험관내 연구 및 초기 임상연구에서 낮은 내성장벽(low barrier to resistance)을 갖는 것으로 보고되었다. *In vitro* 연구에 따르면, letermovir 내성 돌연변이는 주로 바이러스 터미네이스 복합체(viral terminase complex)의 pUL56 아단위 내 코돈 229-369 사이에서 발생하며, 드물게 pUL51 및 pUL89에서도 확인되었다. 특히, 실험적 연구에서는 letermovir 노출 초기에 pUL56 V236A, L328V, A365S와 같은 저등급 내성(low-grade resistance) 돌연변이가 선택되었으며, 이후 코돈 325에서의 돌연변이가 발생하면서 절대적 내성(absolute resistance)을 나타내는 것으로 확인되었다. 또한, UL56 내성 돌연변이는 ganciclovir 사용 시 나타나는 UL54 또는 UL97 변이보다 더 이른 시점에서 발생하는 경향을 보였다.

임상적으로는 letermovir가 높은 바이러스 혈증(viral load) 상태에서 치료 목적으로 사용되거나 2차 예방(second prophylaxis)으로 사용될 경우 치료실패 사례가 보고되었다. 한 폐 이식 환자에서는 재발성 CMV DNA혈증 치료 중 UL56 C325Y 변이가 발생하였으며, 2차 예방으로 LMV를 사용한 폐 이식 환자 8명 중 3명에서 2개월 이내 돌파성(breakthrough) CMV DNA혈증이 관찰되었다.

Letermovir 선택 압력하에서 발생한 돌연변이는 pUL56, pUL89, pUL51 세 아단위에서 모두 발견되었으며, pUL56의 경우 코돈 25 및 229-369에서 내성 돌연변이가 확인되었다. 특히, 코돈 325에서 발생한 돌연변이는 letermovir에 대한 절대적 내성을 유발할 수 있으며, UL56 유전자 내 두 개 또는 세 개의 돌연변이가 조합될 경우 내성 수준이 현저히 증가하는 것으로 나타났다. pUL89 아단위의 내성 돌연변이는 보존된 영역 V (conserved region V)에 국한되었으며, 이는 저등급 내성과 관련이 있었다. pUL51 아단위에서는 현재까지 두 가지 돌연변이가 보고되었으며, 이 중 임상 검체에서 발견된 한 변이는 EC50 값을 13.8배 증가시키는 것으로 확인되었다. 또한, pUL51과 pUL56의 돌연변이는 상가적(synergistic) 효과를 나타낸 반면, pUL89와 pUL56 변이의 경우 추가적(additive) 효과를 보였다. *In vitro* 연구에서 Letermovir 내성 돌연변이는 foscarnet 및 ganciclovir보다 낮은 선택 계대(selection passage)에서 출현하는 것으로 나타나, letermovir가 상대적으로 낮은 유전적 내성장벽(genetic barrier to resistance)을 가짐을 시사한다.

5. 작용범위

Letermovir은 CMV에 대해서만 항바이러스 효과를 보인다. 세포배양 감염모델에서 임상 분리된 CMV 균주들을 대상으로 한 letermovir의 중앙값 EC50은 2.1 nM이었다. 또한, letermovir를 CMV DNA 중합효소 억제제(cidofovir, foscarnet, ganciclovir)와 병용하였을 때 항바이러스 활성에 대한 길항작용은 관찰되지 않았다. 그러나, letermovir은 CMV를 제외한 다른 herpesviruses에 대해서는 효과를 보이지 않는다. 따라서, 이식 후 herpes 감염을 예방하기 위해서 letermovir에 덧붙여서 herpes virus에 항바이러스 효과를 보이는 acyclovir와 같은 항바이러스제를 추가로 투여해야 한다.

6. 약물동력학

Letermovir는 경구 및 정맥주사 제형으로 모두 사용 가능하다. 용량은 1일 1회 480 mg 경구 또는 정맥주사이며, cyclosporin을 투여 중인 환자에서는 1일 1회 240 mg으로 감량해야 한다. 경구투여 시(식사 여부와 무관하게) 빠르게 흡수되며, 최고혈중농도에 도달하는 데까지의 중앙값 시간은 45분에서 2.25시간이다. 건강한 피험자에서의 생체이용률(bioavailability)은 약 94%로 추정되나, 조혈모세포이식(HSCT) 수여자에서는 다소 변동이 있으며, cyclosporin을 투여하지 않는 경우 35%에 불과하나 cyclosporin 병용 시 85%로 증가한다. 중앙값 반감기는 약 12시간이다.

Letermovir는 혈장 단백결합률이 매우 높으며, 약 99%가 단백에 결합되어 존재한다. 혈장 내 약물의 대부분(97%)은 변화되지 않은 원형 화합물로 존재하며, 주요 대사산물은 관찰되지 않았다. Letermovir는 간 효소인 uridine diphosphate glucuronosyltransferase 1A1 (UGT1A1) 및 UGT1A3에 의해 소량만 대사되며, 이로 인해 글루쿠론산 결합체 대사산물이 생성된다. 주로 간의 유기음이온수송체인 OATP1B1/3을 통해 흡수되어 배설된다. cyclosporin은 OATP1B1/3의 저해제로 작용하여 간 내 흡수 및 배설을 감소시킴으로써 letermovir의 혈중농도를 증가시키므로, cyclosporin을 병용하는 환자에서는 letermovir의 용량을 50% 감량할 것이 권장된다.

대부분의 letermovir (약 93%)는 변화되지 않은 형태로 대변을 통해 배설되며, 2% 미만이 소변으로 배설된다. 신장으로 배설되지 않기 때문에 신기능이 저하된 환자(예: 크레아티닌청소율 >10 mL/min)에서는 용량조절이 필요하지 않다. 다만, 투석환자에 대한 임상자료는 현재까지 부족하다. 한편, 정맥주사 제형의 용매로 사용되는 하이드록시프로필 베타덱스(hydroxypropyl betadex)는 신기능저하 환자에서 체내 축적의 위험이 있으므로 주의가 필요하다. 그리고, 경증(Child-Pugh 등급 A) 또는 중등도(Child-Pugh 등급 B) 간기능장애 환자에서는 letermovir의 용량조절이 필요하지 않다. 그러나 중증 간기능장애(Child-Pugh 등급 C) 환자에게는 letermovir의 사용이 권장되지 않는다.

7. 임신 및 모유수유 위험

임신 결과에 대한 letermovir의 위험성을 평가할 수 있는 충분한 인체 자료는 현재까지 확보되어 있지 않다. 동물 생식독성 시험에서, 기관 형성기 동안 사람 표준용량에서의 노출(AUC) 대비 11배에 해당하는 letermovir 노출 수준에서 흰쥐에서 배태자 발달 독성(태아기형 포함)이 관찰되었다.

Letermovir가 사람의 모유에 분비되는지, 모유생성에 영향을 미치는지, 수유 중인 영아에 영향을 미치는지는 알려져 있지 않다. 수유 중인 흰쥐에 letermovir를 투여한 동물실험에서는, letermovir가 모유뿐만 아니라 수유 중인 새끼의 혈중에서도 검출되었다.

8. 약물상호작용

Letermovir는 유기 음이온 수송 폴리펩타이드 1B1/3 (organic anion-transporting polypeptide 1B1/3, OATP1B1/3)의 기질로 작용한다. 따라서 cyclosporin과 같은 OATP1B1/3 억제제와 병용 시 letermovir의 혈중농도가 상승할 수 있다. 이에 따라, cyclosporin을 투여받는 장기이식 수여자에서는 letermovir 용량을 1일 480 mg에서 240 mg으로 감량하는 것이 권장된다.

Letermovir는 CYP3A4/5의 중등도 억제제로, 임상적으로 유의한 약물상호작용을 다수 일으킬 수 있다. Pimozide 및 ergot alkaloids와의 병용은 각각 염전성 심실빈맥(torsades de pointes) 및 맥각중독(ergotism)의 위험으로 인해 금기이다.

장기이식 수여자에서 letermovir의 주요한 약물상호작용 중 하나는 칼시뉴린 억제제(tacrolimus) 및 mTOR 억제제(sirolimus)의 혈중농도 증가이다. 14명의 장기이식 수여자를 대상으로 한 연구에서, letermovir 병용 시 체중 기준 tacrolimus 용량은 0.09 mg/kg/day에서 0.05 mg/kg/day로 감소하였으며, 용량보정 최소농도(trough concentration)는 1.54 ng/mL/mg에서 2.16 ng/mL/mg로 증가하였다. 이러한 결과는 letermovir 투여 시 tacrolimus 용량을 약 30% 감량하는 것이 필요함을 시사한다. 또 다른 연구에서는 letermovir 시작 시 tacrolimus 용량을 40-50% 감량할 것을 권고하였다. Letermovir를 투여받은 8명의 환자 코호트에서는 tacrolimus 용량을 선제적으로 30% 감량하였음에도 불구하고 혈중농도는 43% 증가하였다. 실제로 letermovir 투여 중 tacrolimus 용량을 선제적으로 조절하였음에도 불구하고, 한 명의 환자는 tacrolimus 독성으로 인한 증상을 보여 입원 치료가 필요하였다. 이에 따라, letermovir 치료 중 및 치료 후에는 tacrolimus, sirolimus, cyclosporin의 혈중농도에 대한 면밀한 모니터링이 권

표 6. Letermovir와 주요 약물상호작용

약물	상호작용	고려 사항
Amiodarone	↑Amiodarone	면밀한 임상적 모니터링
Warfarin	↓Warfarin	INR 모니터링
Phenytoin	↓Phenytoin	Phenytoin 농도 모니터링
Voriconazole	↓Voriconazole	Voriconazole 효과 모니터링
Rifampin	↓Letermovir	Letermovir와 병용 권장되지 않음
Pimozide	↑Pimozide	Letermovir와 병용 권장되지 않음
HMG-CoA reductase inhibitor	↑HMG-CoA reductase inhibitor	
Atorvastin		Atorvastatin 하루 20 mg 초과 권장되지 않음
Pitavastatin		Letermovir와 병용 권장되지 않음
Simvastatin		Letermovir와 병용 권장되지 않음
Rosuvastatin		Letermovir와 병용 권장되지 않음
Cyclosporine	↑Cyclosporine ↑Letermovir	Letermovir 용량 하루 240 mg로 감량 필요
Sirolimus	↑Sirolimus	Sirolimus 농도 모니터링
Tacrolimus	↑Tacrolimus	Tacrolimus 농도 모니터링

장된다.

Letermovir 병용 시 농도가 상승할 수 있는 기타 약제로는 amiodarone, glyburide, rosiglitazone, atorvastatin, HMG-CoA 환원효소 억제제가 있다. 반면, omeprazole, pantoprazole, wafarin, voriconazole, phenytoin 등의 약물은 Letermovir에 의해 농도가 감소할 수 있다. 아졸계 항진균제의 경우, Letemovir에 의한 혈중농도 감소는 약제에 따라 차이가 있으며, voriconazole의 농도는 감소하였으나 posaconazole 및 isavuconazole은 유의미한 영향이 없었다. 또한 CYP3A 유도제인 rifampin과의 병용은 letermovir 농도를 감소시켜 항바이러스효과 저하 및 내성발생 위험을 증가시킬 수 있으므로, rifampin과의 병용은 권장되지 않는다. 이상의 약물상호작용과 관련된 이상반응을 최소화하기 위해서는 면밀한 임상적 모니터링이 필요하다(표 6).

9. 부작용과 금기

Letermovir는 일반적으로 양호한 내약성을 보이는 약제로, 대부분의 이상반응은 경미한 위장관 증상으로 나타나며, 대표적으로 오심, 설사, 구토 등이 포함된다. 성인 조혈모세포 이식 환자에서 letermovir 투여군에서 가장 흔하게 보고된 이상반응(발생률이 10% 이상이며 위약군 대비 최소 2% 이상 높은 빈도로 발생한 이상반응)은 오심, 설사, 구토, 말초부종, 기침, 두통, 피로, 복통 등이었다. 성인 신장이식 환자에서 letermovir 투여군에서 가장 흔하게 보고된 이상반응은 설사로, 해당 반응은 전체 환자의 10% 이상에서 발생하였으며 valganciclovir 투여군보다 더 높은 빈도로 관찰되었다. 임상시험에서 오심은 letermovir 중단의 가장 흔한 원인이었다. 두통, 피로, 복통 등은 상대적으로 드물게 보고되었다. 한 후향적 연구에서는 한 환자가 두통 및 근통으로 인해 letermovir 예방요법을 중단한 사례가 보고되었다. 소아환자에서의 이상반응 양상은 성인과 유사한 것으로 보고되고 있다.

Letermovir의 금기사항은 다음과 같다.

① pimozide와 병용투여 금기
② ergot alkaloids와 병용투여 금기
③ cyclosporine 사용 시 pitvastatin와 병용투여 금기
④ cyclosporine 사용 시 simvastatin와 병용투여 금기
⑤ cyclosporine 사용 시 rosuvastatin와 병용투여 금기
⑥ letermovir에 hypersensitivity 있는 경우 투여 금기

10. 임상 적응증

1) 조혈모세포이식 수여자의 CMV 예방

- 동종조혈모세포이식(allogeneic HSCT)을 받은 성인 거대세포바이러스-혈청 양성(R+) 환자에서 CMV 감염 및 질환의 예방
- Letermovir는 성인 CMV 혈청양성(R+) 동종 조혈모세포이식 수여자에서 CMV 감염의 예방 목적으로 승인되었다. 본 승인은 핵심 3상 임상시험(NCT02137772) 결과를 근거로 이루어졌으며, 해당 연구에서 치료 14주 차에 임상적으로 유의한 CMV 감염 발생률은 letermovir 투여군에서 19.1%로, 위약군의 50%에 비해 유의하게 낮았다(p <0.001). 치료 24주 차에도 letermovir 투여군의 임상적으로 유의한 CMV 감염률은 37.5%로, 위약군의 60.5%에 비해 통계적으로 유의하게 낮았다(p <0.001). 치료 48주 차 기준 전체 사망률은 위약군에서 25.5%, letermovir 투여군에서 20.9%로 나타났으나, 통계적 유의성은 확인되지 않았다(p=0.12). CMV 예방을 위해 letermovir을 사용한 기간을 200일로 연장한 임상연구(NCT0390615)에서 조혈모세포이식 후 100일부터 최대 200일까지 letermovir 예방요법으로 투여 시, 위약군 대비 CMV 발생률은 통계적으로 유의하게 감소했고(3% vs. 19%, difference -16.1%, 95% CI -25.8% to -6.5%, p=0.0005), 약제 안전성은 유사한 것으로 확인되었다. 이후 관찰연구들을 대상으로 한 체계적 문헌고찰 및 메타분석 결과에 따르면, letermovir는 CMV 관련 합병증의 위험을 유의하게 감소시키는 것으로 나타났으며, 여기에는 CMV 재활성화(p <0.05), 임상적으로 유의한 감염(p <0.05), CMV 질환(p <0.05)이 포함되며, 이 효과는 이식 후 100일 및 200일까지 지속되었다. 또한 이식 후 200일 이후 전체 사망률(p <0.01) 및 재발 이외 사망률(p=0.01) 또한 유의하게 감소시켰다. 이러한 letermovir의 승인으로 인해, 골수독성 부작용을 나타낼 수 있는 기존의 valganciclovir를 이용한 선제요법 기반의 CMV 감염 예방전략 대신에 골수독성 부작용이 적은 letermovir을 사용한 CMV 감염 예방전략을 선택할 수 있는 기회가 마련되었다. 동종조혈모세포이식을 받은 성인 CMV-혈청 양성(R+) 환자에서 CMV 감염 및 질환의 예방의 적응증으로 미국 FDA에서는 2017년에 허가를 받았으며, 국내에서는 2018년에 허가를 받았다. 처음 허가 시에는 동종조혈모세포이식 후 최대 100일까지 예방요법으로 투여기간 허가를 받았으나, NCT0390615 임상시험 결과를 바탕으로 미국 FDA에서 2023년, 국내에서 2024년에 동종조혈모세포이식을 받은 성인 CMV-혈청 양성(R+) 환자에서 지연성 CMV 감염위험이 높은 환자에 대해서 동종조혈모세포이식 후 100일부터 200일까지 연장 투여 가능한 것으로 허가받았다.
- Letermovir는 경구제형(240 mg 및 480 mg)과 정맥주사용 제형(240 mg 및 480 mg)으로 제공되며, 두 제형은 임상적 판단에 따라 상호 교차투여가 가능하며 용량조절은 필요하지 않다. 단, 정맥주사용 제형은 히드록시프로필 베타덱스트린(hydroxypropyl betadex)을 함유하고 있으

므로, 경구투여가 불가능한 경우에 한하여 사용해야 하며, 환자의 경구투여가 가능해지는 즉시 경구제형으로 전환하여 투여한다.

- Letermovir의 표준용량은 1일 1회 480 mg이며, cyclosporin 병용 시 용량조절이 필요하다. Letermovir은 동종조혈모세포이식 이후 투여를 시작해야 하며, 이식 당일 또는 이식 후 28일 이내에 투여를 개시할 수 있다. 생착 전후를 포함하여 투약시점은 유연하게 조정 가능하며, 일반적으로 조혈모세포이식 후 100일까지 투여를 지속한다. 단, 말기 CMV 감염 또는 질환 발생의 고위험군 환자에서는 이식 후 200일까지 연장 투여가 가능하다.

2) 신장이식 수여자의 거대세포바이러스 예방

- CMV 혈청양성인 공여자로부터 신장이식을 받은 성인 CMV 혈청음성 환자(D+/R-)에서 CMV 질환의 예방
- 601명의 CMV 공여자 양성/수여자 음성(D+/R-) 신장이식 환자를 대상으로 수행된 제3상 무작위 임상시험에서, letermovir와 valganciclovir의 CMV 감염 예방 효과가 비교되었다. 두 항바이러스제를 200일간 투여한 후 신장이식 후 52주까지의 CMV 질환 발생률(1차 평가변수)은 letermovir군에서 10.4%, valganciclovir군에서 11.8%로, 두 군 간 통계적으로 유의한 차이는 나타나지 않았다. 이식 후 28주까지 정량 가능한 수준의 CMV DNA가 검출된 환자의 비율은 letermovir군에서 2.1%, valganciclovir군에서 8.8%로 보고되었다. 또한, 호중구감소증 또는 백혈구감소증은 letermovir군에서 26%, valganciclovir군에서 64%로, letermovir 투여군에서 유의하게 낮았다(difference -37.9%, 95% CI -45.1% to -30.3%, p <0.001). 이상반응으로 인해 약물을 중단한 비율 또한 letermovir 투여군에서 4.1%, valganciclovir군에서 13.5%로, letermovir가 더 우수한 내약성을 보였다. 이 연구 결과는 CMV D+/R- 신장이식 환자에서 letermovir의 항바이러스 예방요법으로서의 효과와 안전성을 입증하였으며, 미국 FDA의 해당 적응증 승인의 근거가 되었다. 미국 FDA에서 2023년, 국내에서 2024년에 CMV 혈청양성인 공여자로부터 신장이식을 받은 성인 CMV 혈청음성 환자(D+/R-)에서 CMV 질환의 예방 요법으로 letermovir 사용 허가를 받았다.
- Letermovir는 경구제형(240 mg 및 480 mg)과 정맥주사용 제형(240 mg 및 480 mg)으로 제공되며, 두 제형은 임상적 판단에 따라 상호 교차 투여가 가능하며 용량조절은 필요하지 않다. 단, 정맥주사용 제형은 히드록시프로필 베타덱스트린(hydroxypropyl betadex)을 함유하고 있으므로, 경구투여가 불가능한 경우에 한하여 사용해야 하며, 환자의 경구투여가 가능해지는 즉시 경구제형으로 전환하여 투여한다.
- Letermovir의 표준용량은 1일 1회 480 mg이며, cyclosporin 병용 시 용량조절이 필요하다. Letermovir은 신장이식 당일 및 신장이식 후 7일 이내에 투여를 시작할 수 있다. 신장이식 후 200일까지 이 약을 계속 투여한다.

참고문헌

1. Limaye AP, Budde K, Humar A, Vincenti F, Kuypers DRJ, Carroll RP, et al. Letermovir vs Valganciclovir for Prophylaxis of Cytomegalovirus in High-Risk Kidney Transplant Recipients: A Randomized Clinical Trial. JAMA. 2023;330(1):33-42.
2. Marty FM, Ljungman P, Chemaly RF, Maertens J, Dadwal SS, Duarte RF, et al. Letermovir Prophylaxis for Cytomegalovirus in Hematopoietic-Cell Transplantation. N Engl J Med. 2017;377(25):2433-44.
3. MSD [Internet]. Letermovir package insert [cited 2025 Mar 18]. Available from: https://www.merck.com/product/usa/pi_circulars/p/prevymis/prevymis_pi.pdf,
4. Piret J, Boivin G. Management of Cytomegalovirus Infections in the Era of the Novel Antiviral Players, Letermovir and Maribavir. Infect Dis Rep. 2024;16(1):65-82.
5. Razonable RR. Current Perspectives on Letermovir and Maribavir

for the Management of Cytomegalovirus Infection in Solid Organ Transplant Recipients. Drug Des Devel Ther. 2024;18:3987-4001.

6. Russo D, Schmitt M, Pilorge S, Stelljes M, Kawakita T, Teal VL, et al. Efficacy and safety of extended duration letermovir prophylaxis in recipients of haematopoietic stem-cell transplantation at risk of cytomegalovirus infection: a multicentre, randomised, double-blind, placebo-controlled, phase 3 trial. Lancet Haematol. 2024;11(2):e127-e135.
7. Saullo JL, Miller RA. Cytomegalovirus Therapy: Role of Letermovir in Prophylaxis and Treatment in Transplant Recipients. Annu Rev Med. 2023;74:89-105.
8. Vyas A, Raval AD, Kamat S, LaPlante K, Tang Y, Chemaly RF. Real-World Outcomes Associated With Letermovir Use for Cytomegalovirus Primary Prophylaxis in Allogeneic Hematopoietic Cell Transplant Recipients: A Systematic Review and Meta-analysis of Observational Studies. Open Forum Infect Dis. 2022;10(1):ofac687.
9. Wolters Kluwer [Internet]. Letermovir: Drug information [cited 2025 Mar 1]. Available from: https://www.wolterskluwer.com/en/solutions/uptodate/pro/lexidrug.

Foscarnet

허지안 영남대학교 의과대학 내과학교실

Foscarnet은 거대세포바이러스(CMV), 단순포진바이러스(HSV), 수두대상포진바이러스(VZV) 감염 치료에 사용되는 항바이러스제이며, 특히 면역저하환자의 치료에 효과적인데, 일반적으로 1차 치료의 효과가 떨어질 때 사용된다.

1. 항바이러스제명

Foscarnet (trisodium phosphonoformate), 일반명은 phosphonoformate이다.

2. 구조 및 성상

Foscarnet은 DNA 분자에서 발견되는 인산 산소 음이온인 피로인산염(pyrophosphate) 유사체이다.

3. 작용기전

Foscarnet은 바이러스나 세포의 효소에 의해 인산화되는 과정 없이 바로 DNA 중합효소(polymerase) 또는 역전사효소의 피로인산 결합 부위와 가까운 부위에 가역적으로 결합하여 피로인산 분자처럼 작용하여 deoxynucleotide triphosphates로부터 pyrophosphate 분리를 막는다.

DNA 중합효소는 DNA 사슬에서 피로인산 분자를 절단하여 성장하는 사슬에 더 많은 뉴클레오타이드를 추가하는데, foscarnet은 바이러스의 중합효소의 분해과정을 억제하여 DNA 사슬이 더 이상 길어지는 것을 중지하여 항바이러스 작용을 나타낸다.

Foscarnet은 바이러스 DNA 중합효소에 대한 선택성을 가지고 있지만, 훨씬 더 높은 약물농도에서는 인간 DNA 중합효소를 억제할 수도 있다. 그러나, 포유류의 세포 DNA polymerase를 억제하는 데는 CMV 복제를 막는 데 필요한 foscarnet 농도의 100배가 필요하므로, 세포효소에는 거의 영향을 주지 않는다.

4. 작용범위

Foscarnet은 시험관내에서 herpes계열 바이러스들, hepatitis B virus, 그리고 HIV에도 억제효과를 보인다. 임상적으로 ganciclovir를 사용할 수 없는 CMV 감염, acyclovir 내성 HSV 그리고 VZV 치료에 사용된다.

5. 내성기전

UL54 유전자의 돌연변이는 foscarnet 내성을 유발할 수 있다. 이 유전자는 바이러스 복제에 중요한 DNA polymerase의 유전자를 부호화(encoding)하는데, 이 유전자의 돌연변이는 바이러스에 대한 친화력을 감소시킨다. UL54 돌연변이는 장기간 foscarnet 치료를 지속하는 경우에 발현될 수 있고 ganciclovir에 장기간 노출될 경우 UL97 돌연변이가 생겨 내성이 생기는 것으로 알려지고 있다. HIV 치료제로 사용되지 않지만 HIV reverse transcriptase의 돌연변이는 foscarnet에 HIV 내성을 유발한다. CMV에서 보이는 UL97 phosphotransferase 돌연변이가 있는 경우나 HSV 또는 VZV에서 보이는 thymidine kinase 돌연변이가 존재할 경우 foscarnet 내성은 관찰되지 않는데 이것은 foscarnet이 항바이러스 효과를 위해 세포 내 phosphorylation을 필요로 하지 않기 때문인 것으로 보인다. 유전자 검사를 시행해서 foscarnet의 효과를 예측할 수 있는 돌연변이를 확인할 수 있다. 이 방법으로 초기 치료에 실패한 환자들의 항바이러스 치료를 안내할 수 있다.

6. 약물동력학

1) 흡수

Foscarnet은 대사가 원활하지 않고 뼈와 연골에 침착되는 경향으로 경구 생체이용률이 7-9%로 매우 낮기 때문에 정맥주사제로 투여된다.

2) 분포

혈장 단백결합률은 약 14-17% 정도로 정주한 다음 평균 분포용적은 0.4-0.7 L/kg이다. Foscarnet은 60 mg/kg 용량을 8시간마다 투여할 경우 평균 최고혈중농도는 400-700 μmol/L이고 최저농도는 80-150 μmol/L이다. 뇌척수액 내 농도는 변화가 심해 항정상태에서 혈중농도의 평균 66%에 이른다.

3) 대사

Foscarnet은 소변으로 배설되며 간에서 거의 대사되지 않는다. 신기능이 저하되면 소실 반감기가 10배까지도 증가된다. 혈액투석으로 35%가량이 제거되므로 혈액투석 후 보충량을 투여해야 한다.

4) 배설

Foscarnet은 삼상성(triphase)으로 소실되는데 처음 두 번의 반감기는 0.5-1.4시간과 3.3-6.8시간으로 짧고 세 번째는 88시간으로 매우 길다. 이는 15-20%가량이 뼈에 축적되기 때문이다.

7. 약물상호작용

Cidofovir와 foscarnet의 병합투여는 심각한 신기능장애를 초래할 수 있으므로 피해야 한다. Pimozide와 Thioridazine은 QT 간격 연장을 악화시켜 심각한 심장 부정맥 위험을 증가시킬 수 있어 foscarnet과 함께 사용해서는 안 된다. QT 간격 연장 약물은 QT 간격 연장 및 다발성 심실빈맥(Torsades de Pointes)의 위험이 증가하므로 foscarnet과 quinidine, procaine amide, amiodarone과 같은 IA급 및 III급 항부정맥제와의 병용은 피해야 한다. Pentamidine은 foscarnet과 함께 사용하면 저칼슘혈증 및 신기능장애가 발생할 수 있으므로 주의가 필요하다. 신독성 약물과 foscarnet을 동시에 사용하면 신독성의 가능성을 증가시킬 수 있다. 루프 이뇨제는 foscarnet의 신장배설을 방해하고 독성 위험을 높일 수 있기 때문에 루프 이뇨제보다 thiazide 이뇨제가 권장된다. Ritonavir와 foscarnet을 병용할 경우 신기능이상을 모니터링해야 한다.

8. 용법 및 용량

1) 용법

급속 정맥주사로 투여해서는 안 되며, 주입 펌프를 사용하여 최대 1 mg/kg/min 이하의 속도로 주입한다. 말초 혈관 투여의 경우, foscarnet 주사액을 적절한 농도로 희석하여 5% 덱스트로스 수용액 또는 생리식염수를 사용한다. 바이러스성 안과 합병증 치료로 유리체강 내 주사를 통해 투여할 수 있다.

2) 용량

용량 및 투여 속도는 환자의 연령과 체중, 그리고 특정 바이러스 감염(예: CMV vs. HSV 또는 VZV)에 따라 결정된다.

(1) 후천성면역결핍증(AIDS)-관련 CMV 망막염

① 유도

2-3주 동안 12시간마다 90 mg/kg/회분을 정맥투여하거나 2-3주 동안 8시간마다 60 mg/kg/회분을 정맥투여한다.

② 유지

24시간마다 90 mg/kg 용량 IV, 또는 24시간마다 120 mg/kg/용량 IV

(2) 신기능장애

신기능이 저하된 경우 용량을 크게 줄여야 한다(표 7). 혈청 크레아티닌 수치가 2.8 mg/dL를 초과하거나 크레아티닌청소율이 50 mL/min 미만인 환자에 대한 안전성 데이

표 7. 신기능에 따른 foscarnet 용량

크레아티닌청소율CCr (mL/min/kg)	유도용량		유지용량	
	60 mg/kg/8h	90 mg/kg/12h	90 mg/kg/day	120 mg/kg/day
>1.4	60 q8h	90 q12h	90 q24h	120 q24h
>1-1.4	45 q8h	70 q12h	70 q24h	90 q24h
>0.8-1	50 q12h	50 q12h	50 q24h	65 q24h
>0.6-0.8	40 q12h	80 q24h	80 q48h	105 q48h
>0.5-0.6	60 q24h	60 q24h	60 q48h	80 q48h
≥0.4-0.5	50 q24h	50 q24h	50 q48h	65 q48h
<0.4	추천되지 않는다	추천되지 않는다	추천되지 않는다	추천되지 않는다

터는 제한적이다. 크레아티닌청소율이 0.4 mL/min/kg 미만으로 떨어지면 foscarnet 투여를 중단하고 환자에게 수분을 공급하며 신기능이 호전될 때까지 모니터링해야 한다. 용량 지침이 없으므로 혈액투석 환자에게 권장되지 않는다.

9. 부작용과 금기

1) 신독성

신독성이 가장 흔한 부작용이다. 신기능장애는 약제를 끊으면 대부분은 회복된다. 직접적인 세포독성 기전을 통해 콩팥요세관 세포에 영향을 미치며, 약물로 유발되는 독성의 정도는 투여량과 직접적인 상관관계가 있다. 신기능장애는 6-15일째에 대부분 발생한다. Foscarnet 치료 시작 2주 이내에 혈장 크레아티닌 수치가 상승하는 경우 신세뇨관 손상의 징후일 수 있다. 소변에 과립상 또는 탁한 갈색 원주가 나타나고 사구체여과율(GFR)이 급격히 감소한 후 사구체여과율이 상승하고 결국 신기능이 회복되는 삼상성 연속 양상을 보인다. 신독성은 0.5-1 L 식염수를 동시에 정주하면 어느 정도 예방할 수 있다. 신독성이 가장 문제가 되므로 신독성이 우려되는 aminoglycoside, amphotericin B, pentamidine, cyclosporine 같은 약제와는 동시에 투여하면 안 된다.

2) 전해질 불균형

Foscarnet은 금속이온을 킬레이트화시키기 때문에 혈청 전해질의 불균형, 특히 저칼슘혈증, 저마그네슘혈증, 저칼륨혈증 등이 흔하므로, 혈중 전해질 농도를 주기적으로 모니터링하여야 한다.

3) 기타 부작용

후천성면역결핍증후군(AIDS) 임상연구에서 경련 발생 보고가 있었으나 이것이 직접적인 약독성, 저칼슘혈증, 또는 다른 기저 질환의 효과인지는 불분명하다. 생식기 궤양은 요중 foscarnet 농도가 높은 것 때문에 발생하며, 치료를 중단하면 호전된다. 빈혈이 흔하게 보고되지만 ganciclovir와 흔하게 동반되는 백혈구감소증은 foscarnet 치료에서는 흔하지 않다. 구역, 구토, 복통, 두통, 주사 부위의 국소 자극과 혈전정맥염 등도 자주 보는 부작용이다. 메스꺼움을 억제하기 위해 정맥주사와 경구 수분 공급을 병행하며, 항구토제 투여와 약물 주입 속도를 늦춤으로써 완화할 수도 있다. 동물실험에서 태아골격계 이상과 치아 발생에 이상을 가져왔고 수유로 배설되므로 임신이나 수유 중에는 사용할 수 없다(임신 범주 C 등급).

10. 임상 적응증

주로 후천성면역결핍증(AIDS) 환자 또는 이식환자들에서 발생하는 ganciclovir 내성 CMV 감염 치료에 사용된다. Foscarnet 유지요법으로 AIDS 환자 망막염을 90% 늦출 수 있다. 유지 요법을 사용하지 않으면 한 달 내에 재발된다. 임상적으로 호전되지 않거나 재발된 망막염 환자에서 ganciclovir (5 mg/kg/day)와 foscarnet (90 mg/kg/day) 병합요법이 각 약제를 고용량으로 단독치료하는 것보다 효과가 우월했다.

CMV로 인한 위장관질환, 췌장염, 대장염 등에 효과를 보이고 재발도 적다. 치료효과는 80% 정도로 ganciclovir와 유사한 것으로 보고된다. 망막염과는 달리 유지요법으로 질환의 진행을 예방할 수 없다. CMV 간염에 효과를 보이고 ganciclovir와의 병합요법에 효과가 있다.

조혈모세포이식 환자의 CMV 감염 예방요법에서 CMV 감염 발생률을 약 50%까지 감소시켰으며, CMV 항원혈증 억제 효과도 입증되었다.

후천성면역결핍증(AIDS) 환자에서 acyclovir 내성 HSV, VZV에 의한 피부 및 점막 감염에서 효과를 보이나 감염된 후 초기에 투여해야 하고 병변이 치유된 이후에도 2주 이상 투여해야 한다. 일부 후천성면역결핍증(AIDS) 환자에서 카포시육종(Kaposi's sarcoma), B형 간염 환자에서 효과가 보고되었다.

참고문헌

1. 이혁. Phosphonic acid. In: 대한감염학회. 항생제의 길잡이. 제4판. 파주: 군자출판사; 2016. 489-91쪽.
2. Arevalo JF, Gonzalez C, Capparelli EV, Kirsch LS, Garcia RF, Quiceno JI, et al. Intravitreous and plasma concentrations of ganciclovir and foscarnet after intravenous therapy in patients with AIDS and cytomegalovirus retinitis. J Infect Dis. 1995;172(4):951-6.
3. Berns JS, Cohen RM, Stumacher RJ, Rudnick MR. Renal aspects of therapy for human immunodeficiency virus and associated opportunistic infections. J Am Soc Nephrol. 1991;1:1061.
4. Goldfarb DS, Coe FL. Foscarnet crystal deposition and renal failure. Am J Kidney Dis. 1998;32:519.
5. Le Page AK, Jager MM, Iwasenko JM, Scott GM, Alain S, Rawlinson WD. Clinical aspects of cytomegalovirus antiviral resistance in solid organ transplant recipients. Clin Infect Dis. 2013;56(7):1018-29.
6. Maurice-Estepa L, Daudon M, Katlama C, Jouanneau C, Sazdovitch V, et al. Identification of crystals in kidneys of AIDS patients treated with foscarnet. Am J Kidney Dis. 1998;32(3):392-400.
7. Wagstaff AJ, Bryson HM. Foscarnet. A reappraisal of its antiviral activity, pharmacokinetic properties and therapeutic use in immunocompromised patients with viral infections. Drugs. 1994;48(2):199.

Fomivirsen

허지안 영남대학교 의과대학 내과학교실

Fomivirsen [ISIS2922; Vitravene (비트라빈; fomivirsensodium intravitreal injectable)]은 1998년 미국 식품의약품안전처(FDA)에 의해 거대세포바이러스 망막염 치료제로 승인된 최초의 안티센스 항바이러스제이다. 거대세포바이러스의 바이러스 복제에 관여하는 CMV mRNA의 IE2 (immediate early region 2) 단편에 결합하여 바이러스의 전령 RNA (mRNA)의 전사를 차단하는 올리고핵산염(oligonucleotide)이다.

처음 발견되고 개발되었을 당시에는 후천성면역결핍증(AIDS) 환자에게서 CMV가 발생했기 때문에 CMV를 치료할 약물에 대한 충족되지 않은 수요가 높았지만, 항레트로바이러스 치료의 개발로 CMV 발생 건수가 극적으로 감소하면서 개발자가 상업적인 이유로 이 약을 철수했다.

1. 항바이러스제명

Fomivirsen (ISIS 2922; Vitravene, 비트라빈; fomivirsensodium intravitreal injectable)

2. 구조 및 성상

안티센스 21-nucleotide phosphorothioate oligonucleotide이다. 유리체강 내에 주입하는 주사제로 사용한다. 화학식은 $C_{204}H_{263}N_{63}O_{114}P_{20}S_{20}$이다.

3. 작용기전

1) 안티센스 기전을 통해 CMV의 증식을 억제한다

Fomivirsen의 뉴클레오티드 연쇄는 CMV의 유전자 발현의 조절을 담당하는 단백질을 암호화하는 주요 즉시-조기 영역 2 (major immediate-early region 2)를 전사하는 전령 RNA 연쇄 RNA의 거울상 배열이다. IE2 유전자는 초기 바이러스 유전자 발현 및 바이러스 복제에 필수적인데, IE2 유전자는 대부분의 인간 CMV 프로모터를 전사 활성화하는 것으로 나타났다. 이러한 안티센스(antisense) 기전을 통해 fomivirsen이 CMV의 주요 즉시-조기 영역 2에 결합하면 단백합성이 억제되고 결과적으로 CMV 복제가 억제된다. 기존의 항바이러스제와는 다른 작용기전으로 ganciclovir, foscarnet, cidofovir에 내성을 가진 CMV의 복제도 억제한다.

2) 그 외의 기전

항바이러스 작용의 다른 기전으로 비안티센스(nonantisense), 연쇄-의존적 바이러스 복제 억제(sequence-dependent inhibition of virus replication), 연쇄-비의존적 세포로의 바이러스 흡수 억제(sequence-independent inhibition of virus absorption)가 포함될 수 있다.

4. 약물동력학

Fomivirsen은 유리체강 내 주사로 투여한다. 사람에 대한 약동학 연구는 현재까지 없고 동물에서는 7-10일 후 눈에서 제거되었다. 주사 후 수 시간 내에 망막에서 검출되고 3-5일에 걸쳐 농도가 증가하였다.

눈에 투여 시 165 μg, 330 μg을 주입 시 1시간째 농도는 각각 5.5 μmol/L와 11.6 μmol/L이다. 반감기는 약 55시간이다. 눈에서 주된 배설은 핵산말단분해효소(exonuclease)에 의한 대사이며 전신 노출은 측정되지 않고 소량이 소변에서 검출된다. 혈중 단백과 결합된 상태로 존재한다.

5. 임상 적응증

후천성면역결핍증(AIDS) 환자의 CMV 망막염의 유리체강 내 주입 시 말초 망막염의 진행을 지연시킨다. 안티센스라는 새로운 항바이러스 작용기전으로 ganciclovir, foscarnet, cidofovir에 내성을 보여 기존의 항바이러스제를 투여할 수 없거나 치료에 실패한 경우에 투여할 수 있다. 사용 시 반대편 눈이나 안구 외 CMV 감염에 대한 감시가 필요하다.

6. 용법

일주일에 165 μg씩 3주 동안 투여한 후 이후부터는 2주에 한 번씩 투여한다. 재활성되거나 다른 약제 치료에도 망막염이 지속되는 경우에 3주 동안 매주 330 μg을 투여하고, 이후 2주마다 투여하는 경우와 1일과 15일에 330 μg을 투여하고, 이후 4주마다 투여하는 두 가지 요법을 비교하였더니 적은 용량의 요법이 내약성이 더 좋고 더 편리하였고 더 효과적이었다.

7. 부작용

홍채염, 포도막염, 유리체염이 가장 흔하며 용량의존적 염증으로 국소 스테로이드 치료에 반응한다. 안압 상승이 흔하여 적절한 감시가 필요하다. 망막색소상피병증과 박리가 보고되었다.

8. 금기

수유부, 임산부, 소아, 녹내장, 망막 출혈 환자에서는 추천되지 않는다. 2-4주 내에 cidofovir를 투여받은 환자에서는 안구염증의 위험이 높기 때문에 fomivirsen 사용을 추천하지 않는다.

참고문헌

1. 허지안. Oligonucleotide: Fomivirsen. In: 대한감염학회. 항생제의 길잡이. 제4판. 파주: 군자출판사; 2016. 488-9쪽.
2. Fred Y. Aoki. Mandell, Douglas, and Bennett's principles and practice of infectious diseases. 9th ed. Amsterdam: Elsevier; 2019. 577-95.
3. Geary RS, Henry SP, Grillone LR. Fomivirsen: clinical pharmacology and potential drug interactions. ClinPharmacokinet. 2002;41:255-60.
4. Lisa R. Grillone, Rene Lanz. Fomivirsen. Drugs Today (Barc). 2001;37(4):245-55.
5. Perry CM, Balfour JAB. Fomivirsen. Drugs. 1999;57:375-80.
6. Vitravene Study Group. Randomized dose-comparison studies of intravitreous fomivirsen for treatment of CMV retinitis that has reactivated or is persistently active despite other therapies in patients with AIDS. Am J Ophthalmol. 2002;133:475-83.

Influenza 치료제

Neuraminidase 억제제

송준영 고려대학교 의과대학 내과학교실

1. 항생제명

Oseltamivir (tamiflu®), zanamivir (relenza®), peramivir (peramiflu®)

2. 구조 및 작용기전

인플루엔자 바이러스는 표면 당단백 항원으로 hemagglutinin (HA)과 neuraminidase (NA)를 갖고 있으며, 이 두 가지 당단백이 숙주세포의 감염과 바이러스 복제에 있어 중요한 역할을 한다. 인플루엔자 바이러스가 숙주세포 내에서 복제가 된 후 완성된 바이러스입자가 인접한 호흡기 상피세포로 확산되기 위해서는 세포 밖으로 유리되어야 한다. 이때, 숙주세포의 표면에 존재하는 당단백질 잔기인 시알산(sialic acid, Neu5Ac2en)과 바이러스 HA의 결합을 끊는 단계에서 NA가 작용을 한다. NA 억제제는 시알산 유사구조물질로 인플루엔자 바이러스 표면의 NA를 경쟁적으로 억제함으로써 인플루엔자 A와 B 모두에 효과를 보인다.

최초의 NA 억제제인 tamiflu® (oseltamivir phosphate)는 전구약물(prodrug)로 그 자체로는 NA 억제를 못하지만 간에서 가수분해를 통해 활성형인 oseltamivir carboxylate로 전환이 되어서 NA와 시알산의 반응을 억제할 수 있다. 시알산의 -COOH기는 NA와 이온결합을 하는 중요한 부위이고, -OH기는 HA과 공유결합을 하는 부위이다. Zanamivir (relenza®)는 활성화 부위 4번째 탄소 원자의 hydroxyl기를 guanidinyl기로 대체하여서 NA 활성부위에 더욱 강력하게 결합할 수 있다(표 8). Peramivir (peramiflu®)는 다른 NA 억제제와 구조적으로 다른 부가적인 치환기를 갖고 있어서 NA의 여러 활성부위에 오랜 시간 강력한 반응을 할 수 있다.

3. 내성기전

Oseltamivir는 zanamivir에 비해서 A/H3N2 인플루엔자 바이러스에 대한 활성도가 높지만 A/H1N1 바이러스에 대해서 H275Y 변이와 관련해 내성이 생길 수 있는 우려가 있다. Zanamivir는 내성장벽이 상대적으로 높고, A/H1N1, B 인플루엔자 바이러스에 활성도가 높지만 흡입제의 경우는 폐조직과 전신흡수가 10% 정도에 불과하기 때문에 폐렴 등 중증감염에 사용하는 데 제한적이다. Peramivir는 정맥주사 투여가 가능하다는 장점이 있지만 oseltamivir의 hydrophobic 그룹, zanamivir의 guanidino 그룹을 모두 곁사슬(side chain)로 갖고 있기 때문에 두 가지 항바이러스제에 각각 교차내성을 가질 수 있는 단점이 있다.

현재 임상적 연관성이 밝혀져 있는 유전자 내성변이로는 N1 NA의 H275Y 변이뿐인데, A/H1N1 계절 인플루엔자 바이러스뿐 아니라 판데믹의 우려가 있는 A/H5N1 조류 인플루엔자의 경우도 H275Y 변이를 통해서 oseltamivir 내성을 보일 수 있다. 항바이러스제 감수성을 감소시키는 A/H3N2 바이러스의 N2 NA 변이로는 E119V, R292K가 대

표 8. Neuraminidase 억제제의 화학적 구조와 약학적 특성

종류	Oseltamivir	Zanamivir	Peramivir
화학구조	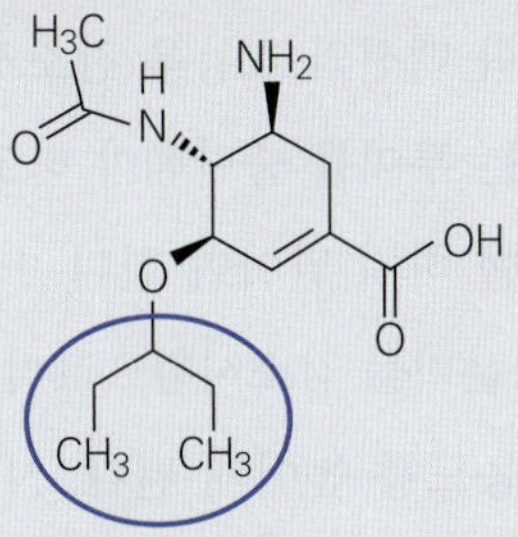	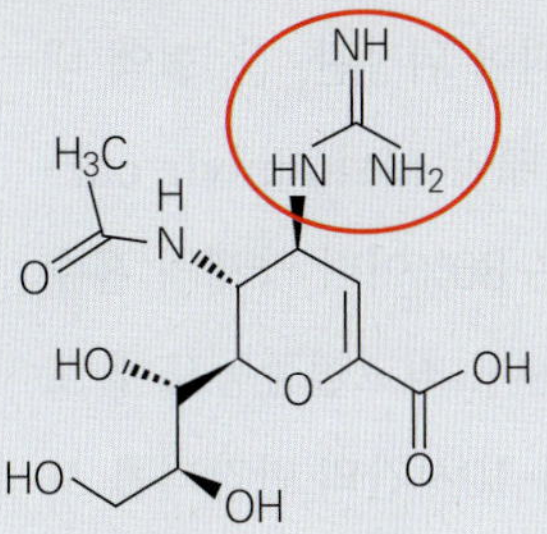	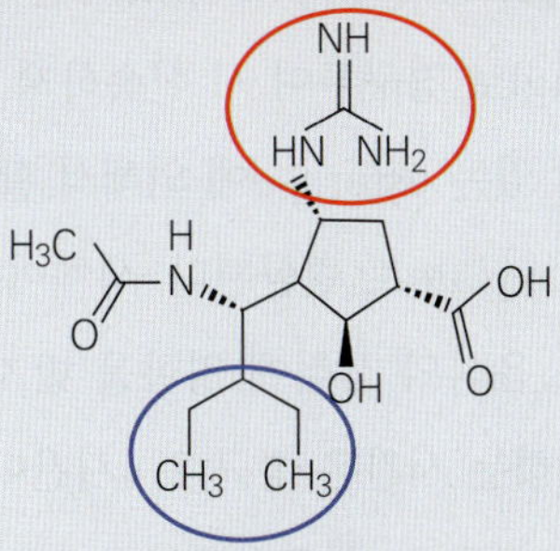
제형	경구 캡슐/현탁액	흡입제(분말형태)	주사제
50% 억제농도(IC_{50})			
A/H1N1	0.3-1.0 nmol/L	0.5-2.5 nmol/L	0.2-1.4 nmol/L
A/H3N2	0.2-0.8 nmol/L	0.9-5.6 nmol/L	0.5-0.9 nmol/L
B	1.7-18.3 nmol/L	1.0-7.9 nmol/L	0.6-11.0 nmol/L
최고농도 도달시간(T_{max})	2.5-6시간	1-2시간	30분
최고혈중농도(C_{max})	~350 ng/mL	30-50 ng/mL	45,200 ng/mL
분포용적(Vd)	23-26 L	16 L	13 L
반감기($T_{1/2}$)	6-10시간	2.5-5.1시간	20시간
단백결합률	3%	<10%	30%
주 배설 경로	신장	신장	신장
신기능저하 시 용량조절	감량 필요	불필요	감량 필요
간기능저하 시 용량조절	경도/중등도: 불필요	불필요	불필요

표적인데, oseltamivir에만 내성을 일으킨다. 인플루엔자 B 바이러스의 경우는 R150K, D197, I221T 등이 항바이러스제 감수성을 낮추는 것으로 알려져 있다. Zanamivir는 NA 접합 부위의 구조적인 변형 없이 달라붙어서 바이러스 억제 효과를 낼 수 있지만, oseltamivir의 경우는 E176의 회전과 R224 아미노산과의 접합에 의해서 만들어지는 변형이 있어야 표적부위에 반응을 해서 작용을 할 수 있다. 그런데, R292K, H275Y, N294S 등의 변이가 생기면 구조적인 변형이 불가능해져서 내성이 유발되는 것이다.

2008년 말까지 유행했던 A/H1N1 계절 인플루엔자 바이러스는 대부분의 나라에서 90% 이상 H275Y 변이에 의한 oseltamivir 내성을 갖고 있었다. 그러나, H275Y 변이를 갖고 당시 유행하던 A/H1N1 인플루엔자 바이러스는 복제와 전파력이 떨어져서 2009년 대유행 이후 팬데믹 A/H1N1 인플루엔자 바이러스로 대치가 되고 자취를 감추게 되었다. 현재 일본을 제외한 대부분의 나라에서 1% 미만의 낮은 oseltamivir 내성률을 보이고 있다. H275Y 변이에 의해서 oseltamivir에 내성을 보이는 경우엔 peramivir에도 교차내성을 보일 가능성이 높지만, zanamivir 내성은 매우 드물며 국내에서 보고된 바 없다.

4. 약물동력학

Oseltamivir phosphate는 활성이 없는 전구약물(prodrug)로 경구투여 시 신속하게 흡수되어 위장관, 간, 혈액 내에 있는 esterase에 의해서 활성 형태인 oseltamivir carboxylate로 변환된다. 생체이용률은 80%이며 약제의 흡수는 음식의 섭취에 영향을 받지 않는다. 최고혈중농도에 도달하는 시간은 평균 2-4시간이며, 6-10시간의 반감기를 보인다(표 8). 분포용적(volume of distribution, V_d)은 23-26 L이고, 활성형인 oseltamivir carboxylate의 단백결합률은 3%로 매우 낮다. Oseltamivir carboxylate의 90% 이상이 신장으로 배설이 되므로 신기능저하에 따른 용량조절이 필요하다.

Zanamivir는 경구 생체이용률이 매우 낮아서 분말 형태의 약제를 호흡기로 흡인한다. 통상의 용량(10 mg bid)을 흡인하면 약 13%가 기관지와 폐에 나머지는 구강 인후부위에 침착되며, 4-17%가 전신으로 흡수된다. 상용량을 투여했을 때, 기관지 상피세포와 객담의 약물농도는 IC_{50}(50% 바이러스 억제 농도)의 100-1,000배 높게 도달하며, 반감기는 2.5-5.1시간이다(표 8). 주로 신장을 통해서 배설이 되지만 전신흡수가 제한적이므로 신기능저하 환자에서 용량조절은 필요하지 않다.

Peramivir는 30분 이내에 빠르게 최고농도에 도달하기 때문에 중증감염에 빠른 효과를 얻을 수 있고, 반감기가 20시간으로 길기 때문에 단회투여가 가능한 장점이 있다. 90%의 약물이 체내 대사 없이 신장으로 배설이 되므로 신기능장애 수준에 따른 감량이 필요하다.

인플루엔자 바이러스에 대한 IC_{50}을 고려하면, oseltamivir, peramivir는 A/H3N2 바이러스에, zanamivir는 A/H1N1, B 인플루엔자 바이러스에 상대적으로 높은 활성을 갖는다(표 8).

5. 약물상호작용

Oseltamivir, zanamivir, peramivir 모두 인플루엔자 약독화 백신의 효능을 감소시키므로 생백신 접종 48시간 전에는 투여를 중단해야 하고, 생백신 접종 2주 이내에는 투여를 하지 말아야 한다. Probenecid는 신장에서 신세뇨관 분비를 감소시킴으로써 oseltamivir carboxylate의 혈중농도를 높이게 된다. NA 억제제는 간의 cytochrome P-450 효소에는 영향을 미치지 않으며, 특별한 약물상호작용은 알려지지 않았다.

6. 임상 적응증

1) 인플루엔자의 치료

인플루엔자 환자에 대한 항바이러스제 투여 여부는 환자의 중증도, 증상 발생 후 경과 시간, 환자의 기저질환 등을 고려하여 임상적으로 결정되어야 한다. 조기에 검사 결과를 알 수 있는 신속항원검사의 경우에는 민감도가 낮아 위음성이 많기 때문에 음성 결과로 인플루엔자 감염 여부를 배제할 수 없으나, 실험실적인 확진검사 결과를 확인 후 항바이러스제 투여 여부를 결정하게 되면 적절한 투여시기를 놓칠 수 있다. 따라서, 항바이러스제 투여 대상은 인플루엔자로 확진된 환자뿐만 아니라 인플루엔자 유행기간 중 인플루엔자양 증상(influenza-like illness, ILI)의 기준에 합당한 소견을 보이거나 인플루엔자 감염이 강력히 의심되는 환자를 포함해야 한다. 항바이러스제는 증상 발생 48시간 이내에 투여하는 것이 가장 효과적이지만 48시간 이상 경과하였더라도 합병증이 동반되었거나 입원을 요하는 중증감염의 경우에는 항바이러스제 투여를 권장한다.

합병증을 동반하지 않은 인플루엔자 환자의 경우에도 항바이러스제를 투여하면 질병경과를 단축시키고 증상을 완화시키는 효과를 얻을 수 있지만, 중증감염의 고위험군의 경우에는 항바이러스제 치료를 보다 강력히 고려해야 한다. 항바이러스제 투여를 적극적으로 권고해야 하는 고위험군에는 2세 미만 소아, 65세 이상 노인, 만성 호흡기질환자, 만성 심장질환자, 만성 신질환자, 만성 간질환자, 만성 대사질환자, 이상혈색소증환자, 신경계질환자, 악성종양환자, 면역억제제를 복용 중이거나 HIV 감염자과 같은 면역저하환자, 장기간 아스피린 투여 중인 소아, 장기요양시설거주자, 임신부와 출산 2주 이내의 산모 등이 포함된다.

NA 억제제인 oseltamivir, zanamivir, peramivir는 인플루엔자 바이러스의 표면 당단백 항원인 neuraminidase의 작용을 억제하므로 A형 및 B형 인플루엔자 모두에 효과적이다. 건강한 성인 인플루엔자 환자에 대한 임상연구 결과 oseltamivir나 zanamivir를 사용하는 경우 증상 기간이 약 1일 정도 단축되는 결과를 보였다. Peramivir는 일부 국가에서만 허가되어서 임상자료가 많지 않으나 우리나라, 일본, 대만의 성인 인플루엔자 환자 1,091명을 대상으로 oseltamivir와 비교한 임상연구에서는 oseltamivir와 비교하여 열등하지 않은 결과를 보였다. Zanamivir나 oseltamivir가 인플루엔자 합병증을 예방하는 데 효과적이라는 연구 결과도 있다. 위약대조 이중맹검 임상시험 10개 연구를 분석한 결과에 의하면 실험실적으로 확진된 인플루엔자 환자가 oseltamivir를 복용하는 경우 위약을 복용한 환자에 비해 폐렴 발생 위험은 50%가량 낮았으며 입원율도 유사한 정도로 감소되는 결과를 보였다. 천식이 있는 소아를 대상으로 한 연구에서는 인플루엔자 바이러스에 감염된 환자에게 oseltamivir를 투여하는 경우 위약투여군에 비해 폐기능이 개선되었고 천식의 급성 악화가 적게 나타났다는 보고도 있다. 또한, 메타분석 연구에서 oseltamivir와 peramivir를 투여했을 때, 중증 인플루엔자 입원환자의 재원기간을 각각 1.63일, 1.73일 통계적으로 유의하게 단축시켰다.

2) 인플루엔자의 예방

인플루엔자의 예방은 백신접종을 원칙으로 하고 있고 항바이러스제를 이용한 화학적 예방이 이를 대체할 수는 없다. 그러나 2009년 인플루엔자 A (H1N1) 대유행처럼 유행 초기 백신 공급이 어렵거나, 항원의 변이로 유행하는 인플루엔자 바이러스주와 백신 바이러스주의 항원성이 일치하지 않아 예방접종의 효과가 떨어질 것으로 예상되는 상황이 발생할 수 있다. 또한, 계란 또는 백신 성분에 아나필락시스와 같은 과민반응이 있는 경우, 예방접종 후 심각한 발열이 있었던 경우, 이전 인플루엔자 예방접종 후 6주 이내에 Guillain-Barre 증후군을 경험했던 경우처럼 백신 사용에 개인적인 제한이 있는 고위험군을 대상으로 항바이러스제를 이용한 예방을 시행할 수 있다.

항바이러스제의 예방적 사용은 노출 전 예방(pre-exposure prophylaxis 또는 seasonal prophylaxis)과 노출 후 예방(post-exposure prophylaxis)으로 구분한다. 노출 전 예방은 인플루엔자바이러스에 노출이 가능한 시기에 고위험군을 대상으로 인플루엔자 유행이 끝날 때까지 또는 백신 접종 후 효과가 나타날 때까지 예방적 용량의 항바이러스제를 투약하는 것이다. 인플루엔자의 노출 전 예방에 대해서는 요양원 또는 가족 대상의 연구들이 있으며 비교적 효과적인 것으로 알려져 있다. 인플루엔자의 유행시기 동안 요양원에서 항바이러스제를 투약하는 경우에 92% 이상 환자에서 인플루엔자의 합병증을 감소시킨다는 연구 결과가 있다. 그러나 노출 전 예방은 6-8주 이상의 유행기간 동안 장기간 항바이러스제를 사용해야 하기 때문에 비용이나 장기사용에 의한 부작용, 내성발생의 우려로 일반적인 적용은 어렵다. 노출 후 예방은 인플루엔자 유행 시기에 인플루엔자 감염자에 노출된 사람에게 예방적 용량의 항바이러스제를 투약하는 것을 말한다. 노출 후 예방을 위해서 oseltamivir를 사용하였을 경우 68-89%, zanamivir를 사용하였을 경우 79-81%의 예방효과가 보고된 바 있다. 이러한 효과를 근거로 고위험군 노출자에 대한 항바이러스제의 예방적 사용을 고려할 수 있으나 의료비용, 약제내성 증가 등에 대한 우려가 있으므로 유행 상황 및 환자의 상태에 따라 사례별로 적용해야 한다.

7. 용법 및 용량

Oseltamivir, zanamivir, peramivir의 용량은 투여 목적, 연령과 체중을 고려해서 결정해야 한다(표 9, 10).

1) 치료요법

Oseltamivir는 75 mg 용량의 캡슐 제제와 12 mg/mL의 현탁액 형태로 5일간 경구투여하며 표 9에 제시된 투여용량을 따른다. Zanamivir는 7세 이상의 소아 및 성인에서 한 번에 2회씩(매회 5 mg 흡입) 하루 2회(총 하루 용량 20 mg)를 5일 동안 흡인한다(표 9). Peramivir는 주사용 NA 억제제로 600 mg을 1회 투여하는 것으로 성인에서 허가를 받았으며, 고위험군에서 발생한 중증 인플루엔자에 대해서는 600 mg 하루 1회 용량으로 5일간 반복 투여를 고려할 수 있다.

중증 인플루엔자 환자에서 고용량 항바이러스제 치료에 대한 자료가 불충분하지만, A/H5N1 조류 인플루엔자 감염에 대해서는 경구흡수율 감소와 고용량 투여에 대한 안전성 자료를 근거로 고용량 oseltamivir (150 mg 하루 2회) 치료를 권고해 왔다. 그러나, 2009년 대유행 인플루엔자 A/H1N1 중증감염 환자를 대상으로 시행된 중국의 대규모 전향적 코호트연구에서 고용량 oseltamivir (>3.8 mg/kg/d) 투여군의 생존율이 상용량 투여군에 비해 높지 않았으며, 동남아시아 지역에서 수행한 다기관 이중맹검 무작위 배정 연구에서도 중증 인플루엔자 입원환자에 대한 oseltamivir 고용량(150 mg 하루 2회) 치료는 상용량(75 mg 하루 2회) 치료와 비교해 치료적 이점을 보이지 않았다. 홍콩의 18세 이상 성인 인플루엔자 입원환자를 대상으로 고용량과 상용량 oseltamivir의 치료효과를 비교한 연구에서도 치료 5일

표 9. 연령과 체중에 따른 neuraminidase 억제제 치료용법

	Oseltamivir	Zanamivir	Peramivir
1-6세	12개월 미만[a]: 3 mg/kg/dose 1일 2회 5일간 경구투여 12개월 이상: 1일 2회 체중에 따른 1회 투여 용량[b]을 5일간 경구투여	NA	6개월 이상 소아에게 허가 12 mg/kg 1회 정맥주사[c]
7-9세	1일 2회 체중에 따른 1회 투여 용량[b]을 5일간 경구투여	1일 2회(매회 5 mg씩 두 번, 1일 총 용량 20 mg) 5일간 흡입 투여	12 mg/kg 1회 정맥주사[c]
10-12세	1일 2회 체중에 따른 1회 투여 용량[b]을 5일간 경구투여	1일 2회(매회 5 mg씩 두 번, 1일 총 용량 20 mg) 5일간 흡입 투여	12 mg/kg 1회 정맥주사[c]
13-17세	1일 2회 75 mg씩 경구투여	1일 2회(매회 5 mg씩 두 번, 1일 총 용량 20 mg) 5일간 흡입 투여	600 mg 1회 정맥주사[c]
18세 이상 성인	1일 2회 75 mg씩 경구투여	1일 2회(매회 5 mg씩 두 번, 1일 총 용량 20 mg) 5일간 흡입 투여	600 mg 1회 정맥주사[c]

NA, not applicable: 적용대상 아님

[a] 우리나라 식약처의 허가연령은 생후 2주 이상(재태기간 36주 미만은 제외)으로 되어 있음. 미숙아는 재태연령과 출생연령을 더하여 용량을 정하는데, 38주 미만이면 1 mg/kg/dose를 1일 2회, 38주 이상-40주 이하면 1.5 mg/kg/dose를 1일 2회, 40주 초과이면 3 mg/kg/dose를 1일 2회 투여함

[b] 체중에 따른 1회 투여 용량은 다음과 같음: 체중≤15 kg, 30 mg; 15 kg<체중≤23 kg, 45 mg; 23 kg<체중≤40 kg, 60 mg; 40 kg<체중, 75 mg

[c] 고위험군에서 발생한 중증 인플루엔자의 경우 600 mg 하루 1회 용량으로 5일간 투여할 수 있음

째 바이러스 검출률, 바이러스 배양 음전율, 발열 지속기간 및 입원기간 등에서 차이를 보이지 않았다. 이 연구는 중증의 위독한 환자를 대상으로 하지 않았다는 제한점이 있지만 혈중 oseltamivir 최대 및 최저농도를 측정하여 75 mg 하루 2회 상용량을 투여한 경우에도 90% 바이러스 억제농도 (90% inhibitory concentration)보다 8-18배 높은 결과를 보고하였다. 따라서, 이 같은 자료들을 바탕으로 중증 인플루엔자 감염 환자에서도 상용량의 oseltamivir 치료를 권하고 있다. 정맥주사용 항바이러스제인 peramivir와 흡입제 zanamivir의 고용량 요법에 대한 유효성 근거는 부족하다.

2) 예방요법

Oseltamivir는 3개월 이상 연령에 대해서 예방적 사용이 허가되었다(표 10). 위험도가 매우 높은 상황이 아니면 3개월 미만의 영아에게 예방적 화학요법을 추천하지 않는다. Zanamivir는 치료 목적으로 사용할 경우에는 7세 이상에서 가능하나 예방적 사용은 5세 이상을 대상으로 임상연구가 진행되었으며, 국내에서도 5세 이상에서 사용하도록 허가되었다. Peramivir는 예방목적의 사용에 대해서 허가되어 있지 않다.

노출 후 예방을 위한 항바이러스제의 사용기간은 7일을 권장한다. Oseltamivir의 노출 후 예방에 대한 임상연구는 주로 7일 또는 10일간 투여하는 연구로 진행되었으며, zanamivir에 대한 연구는 5일 또는 10일간 투여하는 연구가 진행되었다. 고위험군 대상으로 노출 후 예방적 화학요법의 메타분석 연구에서 oseltamivir와 zanamivir는 유증상 인플루엔자 감염의 위험을 각각 60%, 65% 낮추는 효과를 보였다. 의료기관 또는 요양시설 내에서 인플루엔자의 집단발병(outbreak)이 발생한 경우에 적어도 2주간, 마지막 환자 발생으로부터 1주 이상 예방적 항바이러스제 투약을 권한다.

3) 환자의 주요 신체장기 기능에 따른 용량조절

신기능이 저하된 환자에게 oseltamivir 또는 peramivir를 투여하는 경우 혈액 내 약물농도가 증가할 수 있다. 따라서 신기능저하자에게 oseltamivir 또는 peramivir를 투여하는 경우 사구체여과율에 따라 투여용량을 감량해야 한다(표 11). 흡입제 zanamivir는 전신적으로 흡수되는 양

표 10. 연령과 체중에 따른 neuraminidase 억제제 예방용법

약제	연령 및 체중	예방적 투여용량
Oseltamivir	성인	75 mg 1일 1회
	3개월 이상-12개월 미만	3 mg/kg/dose 1일 1회
	12개월 이상 소아	
	15 kg 이하	30 mg 1일 1회
	15-23 kg	45 mg 1일 1회
	23-40 kg	60 mg 1일 1회
	40 kg 이상	75 mg 1일 1회
Zanamivir (흡입제)	성인	10 mg (5 mg씩 두 번 흡입) 1일 1회
	5세 이상 소아	10 mg (5 mg씩 두 번 흡입) 1일 1회
Peramivir	예방 목적으로는 허가를 받지 않았음	

표 11. 신기능에 따른 neuraminidase 억제제 용량조절

약제	사구체여과율(mL/min/m²)	치료용법	예방용법
Oseltamivir	>30-60	1일 30 mg 2회, 5일간 투여	매일 30 mg 투여
	>10-30	1일 30 mg 1회, 5일간 투여	격일로 30 mg 투여
	혈액투석	진단 즉시 투여하고, 매 투석 직후 반복 투여(최대 5일간)	격 투석일(한 번씩 걸러서)로 투석 직후 30 mg 투여
	지속적신대체요법(CRRT)	1일 30 mg 1회, 5일간 투여 또는 75 mg 을 48시간 간격으로 5일간 투여	자료 없음
	복막투석	투석액 교환 직후 30 mg 1회 투여	주 1회 투석액 교환 직후 30 mg 투여
Zanamivir (흡입제)		신기능에 따른 용량조절 필요 없음	
Peramivir	30-49	200 mg 1회 투여	허가사항 없음
	10-29	100 mg 1회 투여	허가사항 없음

CRRT, continuous renal replacement therapy.

이 제한적이기 때문에 신기능저하자에 있어 약물이 축적되어 문제를 일으킬 가능성은 높지 않다. 실제 제조사의 설명서와 미국 질병통제예방센터(CDC)의 인플루엔자 항바이러스제 투여지침에서도 5일간의 일정으로 신기능저하자에게 zanamivir 흡입제를 사용하는 경우 용량조절이 필요하지 않다고 기술하고 있다.

간기능 저하자에게 oseltamivir나 zanamivir를 투여하는 경우 안전성이나 효능에 관한 자료는 거의 없다. Peramivir는 대개 간에서 대사되지 않기 때문에 간기능장애에 따른 용량조절을 필요로 하지 않는다.

8. 부작용과 금기

Oseltamivir, zanamivir, peramivir 등 NA 억제제 투약과 관련된 부작용의 빈도는 낮게 보고되었다. Oseltamivir의 경우에 가장 흔한 부작용은 2-15% 정도에서 나타나는 구역, 구토이고, 보통 투약 후 1-2일 내에 경증으로 나타나고 투약을 중지해야 하는 경우는 매우 드물다. 드물게 oseltamivr 복용 후 환각, 섬망, 초조 등의 중추신경계 부작용이 발생할 수 있다. 특히, 일본에서는 oseltamivir를 복용한 10대 청소년에게서 이상행동과 자해시도, 몇 건의 추락사가 보고되었다. 현재까지 이 약과의 인과관계를 설명할만한 근거는 없으나 어린이를 포함한 청소년에서 투약 후 관찰이 필요하다. 그 밖에 1% 이하에서 당뇨악화, 부정맥, 간염, 위막성 대장염, 발진, 발작 등이 나타났다. Zanamivir는 우유단백(락토오스)에 과민반응이 있는 경우는 투약을 금해야 한다. 또한, 기도삽관을 하고 있는 환자에서 인공호흡기 또는 네뷸라이저를 이용해 zanamivir를 투약하면 튜브가 막힐 수 있으므로 금해야 한다. Zanamivir의 주요한 이상반응은 기관지 수축으로, 만성 호흡기질환을 가지고 있는 환자는 가능한 zanamivir 이외에 다른 항바이러스제를 우선 선택하고 불가피한 경우에는 투여 전 흡입용 기관지 확장제를 사용하도록 한다. 그 밖에 흡입 후 흔한 부작용으로는 두통(치료 2%, 예방 13-24%), 인후통(예방 8-19%), 기침(치료 2% 미만, 예방 7-17%) 등이 보고되었다. Peramivir 투약과 관련해서는 경도의 고혈압(2%), 불면증(3%), 당뇨악화(5%), 설사(8%), 호중구감소증(8%) 등이 보고되었다. 과거에 시알산 구조에 기반한 NA 억제제에 과민반응을 보이는

경우에는 재투여를 피해야 한다.

NA 억제제는 세 가지 종류 모두 임신의 미국 식품의약품안전처(FDA) 분류 C에 속한다. 즉, 임신에서의 안전성 여부에 대한 임상평가가 제한적이다. 따라서 임신 중의 사용은 장점과 단점을 평가하여 개별적으로 결정되어야 한다. 아직까지는 임신 중에 NA 억제제의 사용으로 인해 부작용이 있거나, 태아에게 부작용이 있었다는 보고는 없다.

참고문헌

1. Centers for Disease Control and Prevention. Antiviral agents for the treatment and chemoprophylaxis of influenza-recommendations of the Advisory Committee on Immunization Practices (ACIP). MMWR Recomm Rep. 2011;60(1):1-24.
2. Chairat K, Tarning J, White NJ, Lindegardh N. Pharmacokinetic properties of anti-influenza neuraminidase inhibitors. J Clin Pharmacol. 2013;53(2):119-39.
3. Choi WS, Baek JH, Seo YB, Kee SY, Jeong HW, Lee HY, et al. Severe influenza treatment guideline. Korean J Intern Med. 2014;29(1):132-47.
4. Choi WS, Lee J, Lee HY, Baek JH, Kim YK, Kee SY, et al. Clinical Practice Guideline for Antiviral Treatment and Chemoprophylaxis of Seasonal Influenza. Infect Chemother. 2012;44(4):233-49.
5. Gao Y, Guyatt G, Uyeki TM, Liu M, Chen Y, Zhao Y, et al. Antivirals for treatment of severe influenza: a systematic review and network meta-analysis of randomised controlled trials. Lancet. 2024;404(10454):753-63.
6. Moscona A. Neuraminidase inhibitors for influenza. N Engl J Med. 2005;353(13):1363-73.
7. Song JY, Noh JY, Choi WS, Cheong HJ, Kim WJ. Antiviral therapy in seasonal influenza and 2009 H1N1 pandemic influenza: Korean experiences and perspectives. Expert Rev Anti Infect Ther. 2015;13(11):1361-72.
8. Zhao Y, Gao Y, Guyatt G, Uyeki TM, Liu P, Liu M, et al. Antivirals for post-exposure prophylaxis of influenza: a systematic review and network meta-analysis. Lancet. 2024;404(10454):764-72.

Baloxavir marboxil

이진아 울산대학교 의과대학 소아청소년과학교실

Baloxavir marboxil (xofluza™)은 바이러스 전사(transpcription) 시작에 중요한 단백질인 cap-dependent endonuclease를 억제하여 인플루엔자 바이러스의 증식을 억제하는 새로운 기전의 인플루엔자 약제이다. 2018년 일본 및 미국 등지에서 사용 허가를 받았으며, 국내에서는 2019년 11월 식품의약품안전처 사용 허가를 받았다. Baloxavir marboxil은 내성이 쉽게 생길 수 있다는 우려가 있지만, 단회용량의 경구투여 복용법은 경구 또는 흡입 neuraminidase inhibitors (NAIs)의 하루 두 번씩 수일간의 투여법과 비교 시 용이한 치료 방법이다.

1. 구조 및 작용기전

Baloxavir는 바이러스가 숙주세포 내에서 증식할 때 거치는 5단계(바이러스 진입, 탈피, 복제, 조립 및 출아, 방출) 중, 세 번째인 바이러스 복제 단계에 작용하며, 이는 neuraminidase 억제제(neuraminidase inhibitor, NAI)나 M2 이온채널 억제제(amantadine 및 rimantadine)와는 다른 새로운 작용기전이다. 인플루엔자 바이러스의 polymerase 복합체는 항바이러스제 개발의 표적으로 상당한 관심을 받아왔다. 중합효소 이형 삼량체(polymerase heterotrimer)는 고도로 보존된 부위로 효율적인 바이러스 복제를 위해 필수적인 세 가지 단백질 소단위체[polymerase basic protein 1 (PB1), polymerase basic protein 2 (PB2), polymerase acid protein (PA)]로 구성되어 있다.

PB2 소단위는 숙주세포의 전사체(pre-messenger RNA)의 cap에 결합하며, 이후 PA 소단위의 cap-dependent endonuclease에 의해 절단된다. 이러한 '캡 스내칭(cap-snatching)' 과정은 PB1의 RNA-dependent RNA polymerase 기능에 의해 바이러스 messenger RNA를 전사(transcription)하기 위한 RNA primer를 제공한다. 이러한 primer를 생성하는 효소가 바로 cap-dependent endonuclease로, baloxavir는 이 효소를 억제함으로써 인플루엔자 A 및 B 바이러스의 복제를 차단한다.

Baloxavir marboxil은 체내에서 활성형태인 baloxavir acid로 가수분해되는 전구약물(prodrug)이며, baloxavir marboxil (이하 baloxavir)은 baloxavir acid에 페놀성 하이드록실(phenolic hydroxyl) 그룹을 추가하여 흡수력이 향상되었다(그림 12).

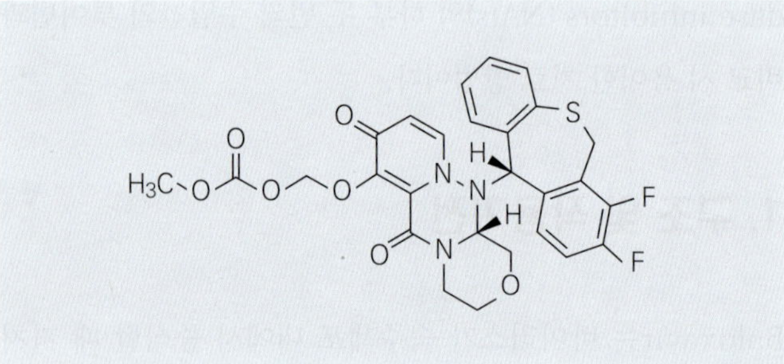

그림 12. Baloxavir marboxil의 구조식($C_{27}H_{23}F_2N_3O_7S$)

2. 작용범위

Baloxavir는 시험관내(*in vitro*) 및 생체내(*in vivo*) 시험 모두에서 조류 인플루엔자 바이러스 아형인 H5N1 및 H7N9를 포함한 다양한 인플루엔자 주에 대해 유의한 항바이러스 활성을 보였으며, oseltamivir에 내성을 가진 인플루엔자 A 및 B에 대해서도 효과를 나타냈다. NAI와 병용 시 항바이러스 활성의 상승을 보였다. A형 인플루엔자에 비해서 B형 인플루엔자의 경우 25배 높은 IC_{50}을 보였다. 즉, baloxavir가 90% 바이러스 억제 농도는 인플루엔자 A에 대해 0.46-0.98 nmol/L, 인플루엔자 B에 대해 2.21-6.48 nmol/L였다. Baloxavir 치료 후 24시간 내 인플루엔자 A 바이러스 역가 감소율은 1.5-2.0 $\log_{10}$ $TCID_{50}$ (tissue culture infectious dose 50%)였으며, 인플루엔자 B 바이러스의 경우 1.35-2.9 $\log_{10}$ $TCID_{50}$ 감소를 보였다.

3. Baloxavir 내성

1) 내성기전

다른 항바이러스제와 마찬가지로, baloxavir 사용 시 선택적 압력으로 인해 약물내성 바이러스 변이주가 출현할 가능성이 있다. Baloxavir에 대한 감수성 감소는 주로 인플루엔자 RNA polymerase PA 단백질의 38번 위치에서의 I38X 아미노산 치환(Ile → Thr, Met, 또는 Phe; I38T/M/F)과 관련이 있다. PA I38X 치환 변이에 의해 약물의 PA 단백질에 대한 친화력이 감소한다.

2) 내성발생 빈도

Baloxavir에 대한 3상 임상시험인 CAPSTONE-1 (12세 이상의 건강한 외래환자 중 합병증을 동반하지 않은 급성 인플루엔자)과 CAPSTONE-2 (12세 이상의 인플루엔자 관련 합병증 발생의 위험요인을 가진 급성 인플루엔자 외래환자)연구에서는, 각각의 시험에서 baloxavir를 투여받은 환자 370명 중 36명(9.7%)과 290명 중 15명(5.2%)에서 치료 중 PA I38X 치환이 발생한 반면, 무작위로 선정된 위약군 환자 95명과 78명에서는 이러한 치환이 관찰되지 않았다(표 12). PA I38X 변이주는 약물농도가 감소하는 시점인 투약 5일 또는 9일경 가장 많이 검출되었다. PA I38X 치환은 인플루엔자 A/H3N2에서 다른 인플루엔자 유형/아형(A/H1N1pdm 또는 B형)보다 더 흔하게 발생하였다(CAPSTONE-1의 변이주 36건 모두, CAPSTONE-2의 15건 중 13건이 A/H3N2).

표 12. Baloxavir 임상시험에서 보고된 항바이러스제 내성률

	CAPSTONE-1	CAPSTONE-2	MiniSTONE-2
대상	12-64세 건강한 소아청소년 및 성인의 인플루엔자 증상 발생 48시간 이내 외래환자	12세 이상의 인플루엔자 합병증 발생의 위험이 있는 증상 발생 48시간 이내 외래환자	1-11세 건강한 소아에게서 인플루엔자 증상 발생 48시간 이내 외래환자
시기	2016-17 시즌	2017-18 시즌	2018-19 시즌
유행바이러스주	2상: H3N2 (48%) 3상: H3N2 (86.6%)	H3N2 (48%) B (42%) H1N1 (7%)	H3N2 (65.5%) H1N1 (24.1%) B (6.0%)
PA/I38X 내성	2상연구: 2.2% 3상연구: 9.7%	5.2%(15/290)	전체: 19.3%(11/57) 1-4세: 31.3%(5/16) 5-11세: 14.6%(6/41)

3) 내성의 임상적 중요성

모든 인플루엔자 항바이러스제는 감수성이 감소된 내성 변이주의 출현을 유발할 수 있으며, 인플루엔자와 같은 급성 감염에서는 이러한 변이주가 일시적으로 존재할 수 있다. 세포배양 실험에서 endonuclease의 활동성 부위의 변이를 가진 면역회피 변이주의 경우 baloxavir에 대한 감수성이 현저히 저하될 수 있다. 현재 PA I38에 변이를 보이는 인플루엔자 바이러스는 매우 드문 것으로 판단된다.

PA I38X 치환은 일시적인 바이러스 역가 증가 및 전염성 바이러스 배출기간의 연장과 연관되었으나, 임상적인 영향은 명확하지 않다. CAPSTONE-1에서는 PA I38X 변이를 가진 baloxavir 투여 환자에서 인플루엔자 증상 완화까지의 시간이 지연되는 경향이 있다(증상 완화까지의 중앙시간: 변이 보유군 63.1시간, 비변이 보유군 49.6시간, 위약군 80.2시간). 반면, CAPSTONE-2에서는 PA I38X 변이 보유환자에서 증상 호전 지연이 뚜렷하지 않았다(각 군의 중앙시간: 변이 보유군 65.2시간, 비변이 보유군 76.8시간, 위약군 102.3시간). 드물지만 PA I38X 변이를 가진 환자에서 인플루엔자 증상의 재발이 관찰된 바 있다. 이러한 면역회피 변이주의 경우 세포배양에서 복제능력(replicative fitness)이 저하되어 전파력이 낮아질 가능성이 있지만, 현재까지 결과로서는 PA I38X 변이 바이러스의 적응도(fitness)가 변이가 없는 인플루엔자 바이러스와 비교해 큰 차이는 없다.

4) 교차내성

Baloxavir는 M2 이온채널 억제제(예: amantadine계열) 또는 NAI와는 표적단백질이 다르기 때문에 교차내성의 우려는 없다. Baloxavir는 NAI 내성 인플루엔자 바이러스에 대해 강력한 활성을 보였으며, oseltamivir는 baloxavir 감수성 저하를 유발하는 PA 아미노산 치환 바이러스에 대해서도 활성이 있다.

5) 연령에 따른 내성의 차이

기저 인플루엔자 중화항체 역가가 낮은 환자나 소아환자(특히 연령이 어린 경우)에서 PA I38X 변이의 출현 위험이 높다. PA/I38X 변이주의 소아 인플루엔자 환자에서의 빈도는 MiniSTONE-2 및 두 건의 일본 소아 대상 연구(JapicCTI-163417 및 JapicCTI-173811)에서의 결과와 유사하며, 특히 5세 미만 소아에서 더 높은 빈도를 보인다(표 12). 이러한 경향은 oseltamivir에서도 보고된 바 있다. PA/I38X 변이주의 존재 여부와 관계없이 baloxavir의 임상적 효용성이 관찰되었다.

일본에서 시행된 소아 대상 Baloxavir 임상연구(JapicCTI-163417 및 JapicCTI-173811)에서 만 6세 미만의 인플루엔자 A H3N2 환자 중 52.2%에서 치료 후 PA/I38X 치환 바이러스가 확인되었으며, 이는 6세 이상 12세 미만 환자군(53명 중 10명, 18.9%)이나 인플루엔자 A H3N2에 감염된 청소년 및 성인환자군(341명 중 35명, 10.3%)보다 더 높은 비율이었다. 어린 연령대에서 PA/I38X 변이주 바이러스의 빈도가 더 높았음에도 불구하고, 대부분의 환자에서는 baloxavir 투여 후 빠른 바이러스 감소가 관찰되었고, 증상 완화 및 발열 해소가 지연 없이 나타났다. 단지 일부 소수의 인플루엔자 A (H3N2) 감염 어린이 환자에서만 투약 후 감염력 상실까지의 시간이 더 길게 나타났다. 인플루엔자 A (H1N1)pdm09 및 B형에 감염된 환자의 경우, 만 6세 이상 12세 미만 아동에서의 PA/I38X 치환 바이러스 발생률은 12세 이상 환자들과 유사하였으며, A (H1N1)pdm09 감염 환자에서는 116명 중 4명(3.4%), B형 감염 환자에서는 87명 중 0명이었다. Baloxavir 임상연구와 유사하게 oseltamivir 내성 인플루엔자 바이러스의 발생 또한 5세 미만 아동에서 더 높은 빈도로 발생하는 것으로 알려져 있다. 소아 임상연구에 따르면, baloxavir로 치료받은 환자들은 연령, 일시적인 바이러스 역가 증가, PA/I38X 변이주 바이러스의 검출 여부, 또는 동반 감염의 존재와 관계없이 인플루엔자 증상의 지연 없이 회복한 것으로 보고되었다.

4. 약물동력학

Baloxavir은 체내에서 대부분 활성 대사물인 baloxavir acid로 전환되며, 이는 90% 이상이 단백질에 결합된다. Baloxavir 경구투여 후 위장관 내강, 장 상피, 간, 혈액에 존재하는 esterase에 의해 빠르게 가수분해되어 활성 대사체인 baloxavir acid로 전환되어, 투여 직후, 전구약물인 baloxavir 자체의 농도는 검출한계 근처이거나 이하 수준이다. Baloxavir acid의 혈중농도는 6-80 mg 범위의 용량 증가에 따라 거의 용량 비례적으로 증가하며, 최고혈중농도는 투여 후 약 4시간에 도달한다.

Baloxavir는 반감기가 79.1시간으로 길기 때문에 단회투여(single-dose) 요법이 가능하다. 음식과 함께 복용하면 흡수가 감소하여 혈중농도-시간곡선하면적(area under the curve, AUC)이 48%에서 36%로 감소하지만, 유제품 및 양이온이 포함된 제품을 제외하면 음식과 함께 복용할 수 있다. 흡수가 된 이후에는 baloxavir은 거의 대부분 활성 대사물인 baloxavir acid로 전환되며, 이는 90% 이상이 단백질에 결합된다. Baloxavir는 주로 UGT1A3에 의해 대사되며, 일부는 CYP3A4에 의해 대사된 후 80%는 대변으로 일부 소변으로 배설된다.

Baloxavir는 투여 24시간 이내에 바이러스 역가를 강력하게 감소시키는 효과를 보였으며, 이는 용량의존적인 양상을 나타냈다. 1,100명 이상을 대상으로 한 약동학 연구에서, 체중이 많이 나가는 경우 용량-반응 관계에서 C_{max}, AUC 및 24시간째 혈중농도가 일률적으로 감소되었다. 이에 80 kg 미만의 경우에는 40 mg 용량으로, 80 kg 이상의 경우는 80 mg 용량이 추천된다.

인플루엔자 A 바이러스를 치명적인 양으로 접종한 후 24-96시간 뒤에 치료를 시작했을 때에도, baloxavir는 생쥐모델에서 유효한 치료효과를 보였다.

중등도 간기능장애(Child-Pugh 등급 B)를 가진 환자와 정상 간기능 환자를 비교했을 때 baloxavir의 약동학적 특성은 유사하다. 그러나 중증 신기능장애(크레아티닌청소율 <50 mL/min) 또는 중증 간기능장애(Child-Pugh 등급 C)를 가진 환자에서는 임상시험이 수행되지 않았기 때문에, 이러한 환자에 대한 투여 시 주의가 필요하다. 인구 약동학 분석에서도, 인플루엔자에 걸렸지만 건강하거나 고위험군인 환자 간에 baloxavir의 약동학 차이는 없었으며, CAPSTONE-2 연구에 따르면 개별 인플루엔자 합병증 위험요

인도 약물동태에 영향을 미치지 않았다.

5. 약물상호작용

Baloxavir는 UGT1A3와 CYP3A4 효소에 의해 대사되어 이로 인한 약물상호작용의 가능성이 제기되지만, 실제로 itraconazole이나 probenecid 같은 강력한 CYP3A 및 UGT 억제제와 병용 시 임상적으로 유의한 영향은 관찰되지 않았다. Baloxavir 병용투여는 midazolam (CYP3A4 기질), digoxin (P-gp 기질), rosuvastatin (breast cancer resistance protein, BCRP 기질)의 약물동태에도 임상적으로 유의한 영향을 미치지 않았다. 또한, baloxavir와 oseltamivir 간에도 유의한 약물상호작용은 없었다.

Baloxavir acid는 다가 양이온(예: 칼슘, 철, 마그네슘, 셀레늄, 아연)과 킬레이트(chelate)를 형성할 가능성이 있어, 음식 또는 약물에 포함된 이들 이온과 결합할 경우 혈장 내 약물농도가 감소하여 치료효과가 떨어질 수 있다. 따라서, baloxavir를 다가 양이온을 함유한 완하제, 제산제, 경구 보충제와 병용투여하는 것은 피해야 한다.

Baloxavir와 생백신 또는 불활성화 인플루엔자 백신과의 병용 효과는 평가된 바 없지만, 일반적으로 항바이러스제와 생백신의 병용은 바이러스 복제를 억제하여 백신의 효과를 감소시킬 수 있으므로 주의가 필요하다.

6. 임상 적응증

1) 인플루엔자 치료제

Baloxavir에 대한 3상 임상시험 CAPSTONE-1 (건강한 12-64세 인플루엔자 외래환자에서의 위약 또는 oseltamivr와의 비교 연구) 및 CAPSTONE-2 (12세 이상의 인플루엔자 합병증 고위험군 환자에서의 위약 또는 oseltamivir와의 비교 연구) 결과상 baloxavir는 위약에 비해 더 나은 바이러스학적 및 임상적 결과를 보였고, 증상 완화 효과에 있어 oseltamivir와 유사한 효능을 나타냈다. 특히 인플루엔자 B에 감염된 고위험 외래환자에서 증상 완화 측면에서 baloxavir가 oseltamivir보다 우수한 효과를 보였다(표 13). 1-11세 소아를 대상의 baloxavir 3상 임상시험(MiniSTONE-2)에서 oseltamivir와 baloxavir 비교 시 두 약물 간 이상반응 발생률 및 인플루엔자 증상 완화 효과는 유사했으며, 중증의 이상반응은 보고되지 않았다.

일본에서 시행된 19세 미만의 외래 소아환자를 대상으로 한 관찰연구에서는 oseltamivir 투여군에서 미열 지속시간이 약간 더 길었으나, 증상 지속시간은 baloxavir 투여군과 유사했다. 한 후향적 코호트연구에서는 baloxavir 사용이 oseltamivir에 비해 특히 고위험군 환자에서 응급실 방문율 감소 및 비용절감과 연관되어 있음을 보여주었다. 시뮬레이션 모델에서는 증상 발현 후 48시간 이내에 baloxavir를 사용하면 인플루엔자 관련 사망을 예방하는 데 효과적이며, 24시간 이내에 투여할 경우 그 효과가 두 배가 될 수 있다. 입원환자를 대상으로 한 다기관 후향적 연구에서는 인플루엔자 A 환자 중 baloxavir를 투여받은 환자들이 oseltamivir 투여군과 비교하여 병원 재원기간이나 30일 이내 전체 사망률에는 유의한 차이가 없었지만, 저산소증 해소까지 걸리는 시간이 유의하게 더 짧았다.

중증 인플루엔자 입원환자를 대상으로 NAI와 baloxavir (2-3회 용량) 병합요법의 효과를 평가하는 3상 무작위 대조 임상시험(FLAGSTONE)에서 baloxavir와 NAI 병합요법은 양호한 내약성을 보였으나, baloxavir와 NAI를 병용하는 것은 NAI 단독요법에 비해 임상적 결과의 유의한 개선을 보이지 않아, 중증 인플루엔자로 입원한 환자에서 항바이러스제 병합요법을 일반적으로 권장하지는 않는다(표 14). 그러나 병합요법은 바이러스 양의 더 빠른 감소와 약제 내성출현의 감소와 관련이 있었으며, 이는 면역저하환자나 병원 내 전파와 같은 특정 집단에서 중요한 의미를 가질 수

표 13. CAPSTONE-1, CAPSTONE-2 및 MiniSTONE-2 연구결과 비교

항목	Baloxavir	Oseltamivir	위약	P
CAPSTONE-1 (12-64세)				
증상 완화 시간(중앙값, 시간)	53.7	53.8	80.2	<0.001
전염성 있는 바이러스 검출기간(중앙값, 시간)	24.0	72.0	96.0	<0.001
처방과 연관된 부작용 발생 비율	4.4%	8.4%	3.9%	0.009
CAPSTONE-2 (12세 이상)				
증상 개선 시간(중앙값, 시간)	73.2	81.0	102.3	baloxavir vs. oseltamivir: 유의한 차이 없음
바이러스 검출 지속 중단 시간(중앙값)	48.0	96.0	96.0	0.001
MiniSTONE-2 (1-11세)				
증상 완화 시간(중앙값, 시간)	138.1	150.0	-	-
발열기간(중앙값, 시간)	41.2	46.8	-	-
바이러스 검출 지속 중단 시간(중앙값)	24.2	75.8	-	-

표 14. FLAGSTONE 연구결과

항목	NAI + Baloxavir	NAI + 위약	P
증상 완화 시간(중앙값, 시간)	97.5	100.2	0.467
전염성 있는 바이러스 검출기간(중앙값, 시간)	23.9	63.7	<0.0001
중증이상반응[a]	12%(29/239)	15%(19/124)	0.492
사망[b]	2%(4/239)	6%(7/124)	0.077

[a] NAI+ 위약군 중 1명에서 기립성 저혈압 발생하였으며, 이외는 모두 약제 관련 이상반응 아니었음.
[b] 모두 치료제 관련 사망은 아니었음.

있어 추가적인 연구가 필요하다.

2) 노출 후 예방요법

2018-2019 시즌 동안 일본에서 가족 내 인플루엔자 노출 후 예방을 위한 baloxavir의 무작위 위약대조 임상시험상 실험실 확진 인플루엔자 발생 위험은 baloxavir를 투여받은 그룹이 위약 그룹보다 86% 유의하게 낮았다[1.9%(374명 중 7명) vs. 13.6%(375명 중 51명); 보정 위험비 0.14; 95% 신뢰구간: 0.06-0.30; P<0.001]. 인플루엔자 합병증 고위험군만을 대상으로 분석했을 때에도 유사한 결과를 보였다. 12세 미만 아동의 경우, RT-PCR로 확진된 인플루엔자 발생 위험은 baloxavir군이 위약군보다 73% 낮았다(보정 위험비 0.27; 95% 신뢰구간: 0.08-0.90). 가정 내 인플루엔자 바이러스 감염의 대부분은 A형 인플루엔자에 의한 것이었다. RT-PCR 검사 또는 혈청전환을 통해 확인된 무증상 감염자의 비율은 baloxavir군과 위약군 간에 유의미한 차이가 없었다. 이상반응 발생률 역시 두 그룹 간에 유사하였다. Baloxavir군 참여자 중 바이러스 PA 유전자에서 I38T/M 또는 E23K 치환이 각각 10명(2.7%)과 5명(1.3%)에게서 검출되었다. Baloxavir를 투여받은 지표 환자

로부터 위약군 참여자에게 이들 변이 바이러스가 전파된 사례는 관찰되지 않았으나, baloxavir군 참여자에게의 전파 가능성은 일부 사례에서 배제할 수 없었다. Baloxavir군에서 PA 치환 바이러스가 검출된 15명의 참여자 중, 11명에서 예방 실패(실시간 RT-PCR 양성 및 발열 또는 인플루엔자 증상)가 발생하였다.

7. Baloxavir 허가사항

일본은 연령 무관, 대만과 미국은 5세 이상, 유럽연합(EU) 및 우리나라는 1세 이상에서 다음과 같은 적응증으로 사용 허가되었다.

1) 인플루엔자의 치료

인플루엔자 A형 또는 B형 바이러스 감염증의 치료(인플루엔자 감염의 초기증상 발현 48시간 이내에 투여를 시작한다.)

2) 인플루엔자의 예방

Baloxavir는 A형 또는 B형 인플루엔자의 노출 후 예방요법(Post-exposure prophylaxis)으로 사용할 수 있으나, 인플루엔자 예방의 일차적 수단은 백신접종이며, 항바이러스제는 예방접종을 대체할 수 없다

Baloxavir는 현재 미국 식품의약품안전처(Food and Drug Administration, FDA)로부터 만성 질환이 없는 5세 이상 12세 미만 소아와, 12세 이상의 모든 사람을 대상으로 인플루엔자 치료에 사용하도록 승인받았다. 또한, 5세 이상 모든 연령을 대상으로 독감의 노출 후 예방 목적으로도 FDA 승인을 받았다. 미국 질병통제예방센터(Centers for Disease and Control, CDC)는 현재까지 다음의 경우는 사용에 대한 정보가 부족하다는 이유로, 임신 중이거나 수유 중인 사람, 복잡하거나 진행성 독감을 앓고 있는 외래환자, 중증 면역저하환자, 입원환자에게는 baloxavir 사용을 권장하지 않는다.

8. 용법 및 용량

Baloxavir는 급성 단순 인플루엔자 치료를 위해 증상 발현 후 가능한 한 빠르게(48시간 이내) 단회 복용하거나, 인플루엔자 감염자와의 접촉 후 예방목적으로 단회 경구복용한다.

국내 허가된 제형은 다음과 같다.

- 조플루자정 20 mg: 1정(127 mg) 중 baloxavir marboxil 20 mg
- 조플루자정 40 mg: 1정(251.9 mg) 중 baloxavir marboxil 40 mg
- 조플루자현탁용과립 2 mg/mL: 1병 2 g 중 baloxavir marboxil 40 mg (용제 20 mL에 용해)

승인된 표준용량은 체중에 따라 표 15와 같다.

Baloxavir는 음식과 함께 또는 공복에 관계없이 복용할 수 있다. 단, 유제품, 칼슘 강화 음료, 완하제, 제산제, 철분, 아연, 셀레늄, 칼슘, 마그네슘이 함유된 경구 보충제와 함께 복용해서는 안 된다. 신기능 또는 간기능에 따른 용량조절은 필요하지 않다.

9. 부작용과 금기

Baloxavir는 전반적으로 양호한 내약성을 보인다. CAPSTONE-1 연구에서 전체 이상반응 발생률은 baloxavir군(20.7%), oseltamivir군(24.8%), 위약군(24.6%)으로 세 군 간 유사하였다. 1% 이상의 연구 대상자에서 발생한 가장 흔한 이상반응은 설사, 기관지염, 오심, 부비동염으로, 모든 치료군에서 유사한 빈도로 나타났다. 심각한 부작용

표 15. 체중에 따른 Baloxavir 용량[a]

체중	Baloxavir 용량
80 kg 이상	80 mg (정제) 또는 80 mg/40 mL (경구 현탁용 과립제), 단회복용
40 kg 이상-80 kg 미만	40 mg (정제) 또는 40 mg/20 mL (경구 현탁용 과립제), 단회복용
20 kg 이상-40 kg 미만	20 mg (정제) 또는 20 mg/10 mL (경구 현탁용 과립제), 단회복용
10 kg 이상-20 kg 미만	10 mg (정제) 또는 10 mg/5 mL (경구 현탁용 과립제), 단회복용
10 kg 미만[b]	각주 참고[b]

[a] 노출 후 예방(post-exposure prophylaxis) 및 치료 용량은 동일하다.
[b] Baloxavir의 용량은 국가별로 상이하다.
미국에서는 5세 이상이면서 체중이 20 kg 미만인 경우 현탁액(suspension) 제형 기준 2 mg/kg 단회 복용이 권장된다. 일본에서는 10 kg 미만 소아를 대상으로 2% 과립제형을 사용하여 50 mg/kg을 단회복용하는데, 이는 실질적으로 1 mg/kg 투여량에 해당한다. 한국에서는 10-20 kg 미만 소아에 대해 10 mg 단회용량이 허가되어 있으나, 10 kg 미만 소아에 대한 표준용량은 현재까지 명확히 제시되지 않았다.

은 드물었으며 약물투여와 관련이 없었다. 그러나, 임상시험 약물과 관련된 이상반응 발생률은 oseltamivir군(8.4%)이 baloxavir군(4.4%)보다 유의하게 높았다(P=0.009). 현재로서는 임신부 및 산후 여성에 대한 baloxavir의 안전성과 유효성에 대한 자료는 부족하다. 소아대상 연구에서도 baloxavir와 oseltamivir군 간의 이상반응 발생률은 유사했으며(46.1% vs. 53.4%), 가장 흔한 이상반응은 구토 및 설사 등의 위장관계 증상이었다[baloxavir군, 12명(10.4%); oseltamivir군: 10명(17.2%)].

다음 환자에는 투여하면 안 된다.

① 이 약 또는 이 약의 구성성분에 대한 과민반응 환자
② 이 약은 유당을 함유하고 있으므로, 갈락토오스불내성(galactoseintolerance), Lapp 유당분해 효소결핍증(Lapp lactasedeficiency) 또는 포도당-갈락토오스흡수장애(glucose-galactose malabsorption) 등의 유전적인 문제가 있는 환자에게는 투여하면 안 된다.

참고문헌

1. Baker J, Block SL, Matharu B, Burleigh Macutkiewicz L, Wildum S, Dimonaco S, et al. Baloxavir Marboxil Single-dose Treatment in Influenza-infected Children: A Randomized, Double-blind, Active Controlled Phase 3 Safety and Efficacy Trial (miniSTONE-2). Pediatr Infect Dis J. 2020;39(8):700-5.
2. Fraaij PL, Schutten M, Javouhey E, Burleigh L, Outlaw R, Kumar D, et al. Viral shedding and susceptibility to oseltamivir in hospitalized immunocompromised patients with influenza in the Influenza Resistance Information Study (IRIS). Antivir Ther. 2015;20(6):633-42.
3. Gene [Internet]. Xofluza® (baloxavir) prescribing information [cited 2019 Sep 11]. Available from: https://www.gene. com/download/pdf/xofluza_prescribing.pdf.
4. Giannella M, Alonso M, Garcia de Viedma D, Lopez Roa P, Catalán P, Padilla B, et al. Prolonged viral shedding in pandemic influenza A (H1N1): clinical significance and viral load analysis in hospitalized patients. Clin Microbiol Infect. 2011;17(8):1160-5.
5. Hayden FG, Sugaya N, Hirotsu N, Lee N, de Jong MD, Hurt AC, et al. Baloxavir Marboxil Investigators Group. Baloxavir Marboxil for Uncomplicated Influenza in Adults and Adolescents. N Engl J Med. 2018;379(10):913-23.
6. Hirotsu N, Sakaguchi H, Fukao K, Kojima S, Piedra PA, et al. Baloxavir safety and clinical and virologic outcomes in influenza virus-infected pediatric patients by age group: age-based pooled analysis of two pediatric studies conducted in Japan. BMC Pediatr. 2023;23:35.
7. Hurt AC, Besselaar TG, Daniels RS, Ermetal B, Fry A, Gubareva L, et al. Global update on the susceptibility of human influenza viruses to neuraminidase inhibitors, 2014-2015. Antiviral Res.

2016;132:178-85.

8. Ikematsu H, Hayden FG, Kawaguchi K, Kinoshita M, de Jong MD, Lee N, et al. Baloxavir Marboxil for Prophylaxis against Influenza in Household Contacts. N Engl J Med. 2020;383(4):309-20.

9. Ison MG, Portsmouth S, Yoshida Y, Shishido T, Mitchener M, Tsuchiya K, et al. Early treatment with baloxavir marboxil in high-risk adolescent and adult outpatients with uncomplicated influenza (CAPSTONE-2): a randomised, placebo-controlled, phase 3 trial. Lancet Infect Dis. 2020;20(10):1204-14.

10. Kumar D, Ison mg, Mira JP, Welte T, Hwan Ha J, Hui DS, et al. Combining baloxavir marboxil with standard-of-care neuraminidase inhibitor in patients hospitalised with severe influenza (FLAGSTONE): a randomised, parallel-group, double-blind, placebo-controlled, superiority trial. Lancet Infect Dis. 2022;22(5):718-30.

11. Omoto S, Speranzini V, Hashimoto T, Noshi T, Yamaguchi H, Makoto K, et al. Characterization of influenza virus variants induced by treatment with the endonuclease inhibitor baloxavir marboxil. Sci Rep. 2018;8:9633.

12. PMDA [Internet]. Shionogi & Co. Ltd. XofluxaTM (baloxavir): Japanese prescribing information 2018 [cited 2018 Feb 26]. Available from: http://www.pmda.go.jp/.

Amantadine 및 Rimantadine

이현주 서울대학교 의과대학 소아과학교실

1. 항바이러스제명

Amantadine, rimantadine

2. 구조 및 성상

Amantadine (1-adamantanamine hydrochloride)과 rimantadine (α-methyl-1-adamantane methylamine hydrochloride)은 매우 낮은 농도(<1 μg/mL)에서 인플루엔자 A 바이러스의 증식을 억제하는 대칭적 구조를 가지는 삼환계 아민이다(그림 13). 그러나 과거와 달리 2008-2009년 이후 인플루엔자 A/H1N1과 H3N2, 조류 H5N1, A (H1N1) pdm09는 이 약물들에 모두 내성이 있다. 인플루엔자 B와 C 바이러스는 이 약물에 원래 내성이 있다. Plaque assay에 의하면 사람 인플루엔자 A 바이러스에 대한 억제 작용은 약물농도 0.1-0.4 μg/mL 이하에서 일어난다. 어떤 검사에서는 rimantadine이 amantadine보다 4-10배 정

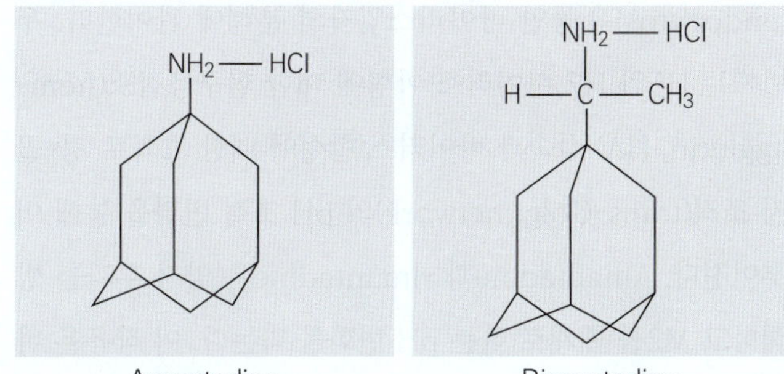

그림 13. Amantadine hydrochloride와 rimantadine hydrochloride의 구조식

도 그 활성도가 높은 것으로 나타났다. 이 두 가지 약물 모두 1918년 전세계적으로 유행했던 바이러스종이 포함하고 있는 M 단백질에 대해 억제작용을 일으켜 효과를 나타낸다.

시험관내(*in vitro*) 연구에서는 이들 약물이 고농도(10-50 μg/mL)에서 파라인플루엔자, 인플루엔자 B, 풍진, 뎅기 같은 피막을 가진 다른 바이러스에 대해서도 억제효과가 있었으나, 임상적으로는 이 농도에 도달할 수 없을 뿐 아니라 세포독성을 일으킬 수 있다. Rimantadine은 약 1 μg/mL의 농도에서 pH 의존적으로 트리파노소마 살상효과가 있다. Amantadine은 인체에서 C형간염 바이러스의 증식을 일시적으로 억제할 수 있다.

동물의 인플루엔자 A 바이러스 감염 연구에서 이들 약제를 경구적 혹은 비경구적으로 투여 시 예방 및 치료효과가 있었다. 시험관내(*in vitro*) 실험과 동물모델에서도 M2 억제제와 뉴라미니다제 억제제 및 ribavirin을 병합투여하면 항바이러스 효과 및 치료효과가 향상됨을 보여주었다.

3. 작용기전

Amantadine과 rimantadine은 저농도와 고농도에서 각기 다른 항인플루엔자 작용을 가진다. 저농도에서는 인플루엔자 A 바이러스의 M2 단백의 이온 통로 기능을 억제하는데, 이 M2 단백은 바이러스 증식의 두 단계에서 작용한다. 첫 번째 효과는 바이러스 탈피의 억제나 세포 내 이입(endocytosis) 동안 바이러스입자의 분해에 관여한다. 두 번째는 H5와 H7 바이러스 아형에 대한 혈구응집소(hemagglutin, HA) 성숙과 바이러스 합성에 대한 효과로 경-골지 조직(trans-Golgi network)의 pH 조절 변경을 통해 이루어진다. Amantadine과 rimantadine은 양자 투과를 방해하고 M2를 매개로 하는 pH 변화를 막는다. 이 작용은 바이러스 증식 초기 엔도좀 내 매트릭스 단백의 pH 매개성 리보핵단백 복합체로부터의 분리 저해와 감염 후기 바이러스 수송 시 pH 유도 혈구 응집의 강화를 설명해 준다.

Amantadine과 rimantadine은 포유동물 세포의 라이소좀 분획에 농축된다. 약물로 인해 라이소좀 내의 pH가 증가하면 바이러스로 인한 막 융합이 저해되고 높은 농도에서는 항바이러스 스펙트럼이 더 넓어진다. 반면에, 주변 매개물로부터 약물을 제거하면 선택적 항인플루엔자 A 바이러스 효과는 빠르게 사라지므로 바이러스 증식 주기 초기의 세포외액의 약물 존재는 매우 중요하다.

Amantadine은 저농도에서 C형간염 바이러스의 p7 단백의 이온 통로 활성을 억제하며, 이 기전이 생체내(*in vivo*)에서 보고된 항C형간염 바이러스 효과를 설명해 줄 수 있다. 생화학 검사에서 amantadine은 C형간염 바이러스의 효소 작용을 억제하거나 내부로의 리보솜 유입을 저해하지 않는다.

4. 내성기전

Amantadine 내성 바이러스는 약물의 존재 시 쉽게 선택된다. 억제농도가 100배 이상 되는 내성은 M2 단백의 막통과 부위의 중요한 지점(26, 27, 30, 31, 34번 자리)에서 한 개의 아미노산이 바뀌어서 생긴다. Amantadine과 rimantadine은 서로 교차내성이 있다. 조류 동물모델에서 내성이 있는 바이러스는 독성이 강하며 유전적으로 안정성이 있고, 야생형 바이러스와 경쟁하기 때문에 약물투여를 중단한 후에도 약제내성 바이러스 전파가 일어날 수 있다.

2003년 전까지는 치료를 받지 않은 환자들 중 소수(<1%)에서 내성이 있는 바이러스에 감염되었다. 그러나 외래에서 약물치료를 받는 소아와 성인환자 중 약 30%와 입원한 소아환자 혹은 면역저하환자의 80%에서 내성이 있는 바이러스를 배출한다. 정상 면역을 가진 사람들은 내성이 있는 바이러스를 배출하더라도 병에서 빨리 회복되는 반면, 면역저하환자에서는 바이러스 배출도 오래 지속되며 회복

기간도 오래 걸린다. M2 억제제에 내성을 갖는 바이러스 전파는 약물 예방치료의 실패 원인이 될 수 있는데 가족 내 접촉과 탁아소 내 접촉에서 발생한다. 내성 변이종은 전형적인 인플루엔자 질환을 일으킬 수 있다. 치료받은 환자는 감염에 민감한 고위험자들과의 접촉을 피하는 것이 좋으며 같은 가족 내에서 치료(특히 어린 소아들)와 노출 후 예방치료도 피해야 한다.

2003년 이후, amantadine 내성 비율은 지역별, 바이러스 형에 따라 차이가 있으나 점차 증가되었다. 세계적으로 H3N2 분리주 중 amantadine 내성은 2003년 12%에서 2005년 91%까지 증가되었고 2008-2009년에는 95% 이상이 되었다. 미국에서는 2009년 3월 이전 대부분의 A/H1N1 분리주는 amantadine에 감수성이 있었으나, 이후 A (H1N1) pdm09 바이러스를 포함한 거의 모든 A/H1N1 분리주는 내성을 가지게 되었다. 비유행형 H1N1 분리주들 중 amantadine 내성 비율은 2004-2005년에 세계적으로 4%, 2005-2006년에는 16%로 한국에서는 2%인데 비하여 중국에서는 72%를 보였다. Amantadine 내성의 증가와 이의 세계적 전파의 이유는 불분명하다. Amantadine의 과잉 사용과 변이의 축적이 이러한 현상에 기여했을 것으로 생각된다. Ribavirin과 뉴라미니다제 저해제인 zanamivir와 oseltamivir 카르복실레이트는 M2 저해제 내성 바이러스 종을 억제한다.

Adamantane 유도체로 amantadine-내성 및 aman-

표 16. 건강한 성인에서 amantadine과 rimantadine의 임상적 약물동력학 특성

특성	Amantadine		Rimantadine	
	젊은 성인	노인	젊은 성인	노인
경구 생체이용률(%)	62-93	53-100	75-93	NA
체내 분포용적(L/kg, 200 mg/day 투여 시)	6.1±2.1	3.6±1.1	18.4±9.6	11.5±2.9
혈장 단백결합률(%)	67	NA	40	NA
청소율(mL/min/kg)				
혈장 또는 전체	5±2.1	2±0.9	6.1±1.9	4.7±2
신장	6.4±3.7	2±1.1	1.2±0.4	NA
비신장	0	0	6.4±1.4	NA
대사되지 않은 약물의 요로배설(%)	62-9	53-100	8.3-43	NA
혈장 반감기(시간)	14.8±6.2	26.1±9.7	29.1±9.7	36.5±14.5
치료농도(ng/mL)				
최고농도				
200 mg/day 투여 시	475±110	-	416±108	447±108
100 mg/day 투여 시	-	362±158	-	-
최저농도				
200 mg/day 투여 시	302±80	-	300±75	310±87
100 mg/day 투여 시	-	301±75	-	-

NA, not available.

tadine-감수성 인플루엔자 바이러스를 시험관내(*in vitro*)와 생체내(*in vivo*) 동물모델에서 억제하는 약물이 개발되었다. Amantadine, oseltamivir, ribavirin의 삼중조합은 시험관내에서 두 가지 약물의 조합이나 단일약물에 비해 임상적으로 달성 가능한 농도에서 약제내성 인플루엔자 A 선택을 저해한다. 동일한 약물조합은 또한 시험관내에서 amantadine 및 oseltamivir 내성 인플루엔자 A의 성장을 억제하는데 상승효과를 보였으며, 이는 단일약물에서는 효과가 없었던 농도에서 나타났다. 이 삼중조합의 임상적 효능은 연구된 바 있다.

5. 약물동력학

표 16에 amantadine과 rimantadine의 임상적 약물동력학 특성을 나타내었다.

1) Amantadine

Amantadine은 캡슐, 정제, 시럽 형태로 경구투여 후 잘 흡수된다. 100 mg 하루 2회 복용을 하는 건강한 젊은 성인에서 항정상태 최고혈중농도는 평균 0.5-0.8 μg/mL이다. 노인에서는 젊은 성인의 최저혈중농도(0.3 μg/mL) 도달에 필요한 체중보정용량의 절반 정도만 요구된다. Amantadine의 혈장 단백결합률은 약 67%이며, 체내 용적 분포는 4-5 L/kg로 큰 편이다. 비 분비물과 침에서의 농도는 혈중농도와 거의 비슷하다. 뇌척수액에서의 농도는 혈중농도의 52-96%를 차지하며, 모유로 분비된다.

Amantadine은 사구체여과와 세뇨관분비에 의해 소변으로 배설된다. 혈장 내 반감기는 약 12-18시간이며 크레아티닌청소율과 관련이 있다. 연령에 따른 신기능저하로 노인에서 반감기가 2배까지 증가하며 신기능저하가 있는 환자에서는 더 늘어날 수도 있다. 신기능저하가 있는 경우에는 표 17과 같이 용량감량이 필요하다. Amantadine은 혈액투석이나 복막투석을 통한 제거가 잘 안 되므로 투석 시 추가 투여는 필요하지 않다. 이런 환자들에게서 혈장 내 농도 감시를 하는것이 이상적이지만 현실적으로 잘 시행되지는 않는다.

Amantadine의 약물동력학은 건강한 성인 지원자나 안정적인 면역저하환자에서 oseltamivir와 ribavirin의 병용에 의해 영향을 받지 않는 것으로 알려져 있다.

표 17. Amantadine의 예방용량과 신기능장애에 따른 용량조절

상태	추천용량
신기능장애가 없는 경우	
소아, 1-9세	5 mg/kg/day 2회 분복 (최대 150 mg/day)
10-64세	100 mg 1일 2회
65세 이상	100 mg 1일 1회*
크레아티닌청소율(mL/min/1.73 m²)†	
≥80	100 mg (1.4 mg/kg) 1일 2회
79-35	100 mg 1일 1회
34-25	100 mg 2일마다
24-15	100 mg 3일마다
<15	100 mg 7일마다
고령 성인과 크레아티닌청소율(mL/min/1.73 m²)‡	
≥80	100 mg 1일 1회
60-79	100 mg, 50 mg 격일로
40-59	100 mg 2일마다
30-39	100 mg 1주일에 2회
20-29	50 mg 1주일에 3회
10-19	100 mg, 50 mg 격주로

* 체중 50 kg 미만 환자에서는 체중 보정 용량을 사용한다(1.4 mg/kg/day).
† 성인 용량 200 mg/day를 기준. 저용량을 쓰는 노인과 소아에서는 비례에 맞게 감량한다.
‡ 이 용량은 캐나다 가이드라인에 의하며 부작용이 덜 심한 것으로 나타났다.

2) Rimantadine

Rimantadine은 잘 흡수되나 흡수가 느려서 최고혈

중농도에 이르는 데 평균 2-6시간이 걸린다. 약물의 흡수는 식사에 의해 감소되지 않는다. 100 mg 하루 2회 복용으로 건강한 성인에서 항정상태 최고혈중농도는 0.4-0.5 μg/mL, 지속 농도는 0.2-0.4 μg/mL이다. 영아에서는 하루 3 mg/kg 복용 시 최고혈중농도가 0.1-0.6 μg/mL이다. 노인이나 소아에서 나이와 관련된 중요한 약동학적 변화는 발견되지 않았다. 그러나 요양원에 있는 노인이 100 mg을 하루 2회 복용하는 경우 항정상태 혈중농도가 건강한 성인보다 2배 더 높아(평균 1.2 μg/mL) 이들 환자에서 감량이 필요하다는 것을 알 수 있었다. 혈장 단백결합률은 약 40%이다. Rimantadine은 약 12 L/kg의 매우 큰 분포용적을 가지며, 비점액 내 농도는 혈장보다 평균 50% 더 높다.

Amantadine과 달리, rimantadine은 신장으로 배설되기 전 수산화, 포합, 글루쿠론산화에 의한 광범위 대사작용을 거친다. Rimantadine의 혈장 내 반감기는 평균 24-36시간이다. 심한 간 세포 기능장애가 없는 만성 간질환 환자에서 임상적으로 중요한 약동학의 차이는 없다. 심한 신기능저하가 있는 혈액투석 환자에서 rimantadine 제거는 40%까지 감소되며 반감기는 55% 증가한다. 심한 간기능장애나 신기능장애(CrCl<10 mL/min) 환자는 절반 정도(예를 들면 100 mg/kg)로 감량이 추천된다. 혈액투석 시 rimantadine은 아주 소량 제거되므로 용량의 증가는 필요하지 않다.

6. 약물상호작용

Amantadine을 항히스타민제, 항우울제, 항콜린성 약물 및 기타 중추신경계 기능에 영향을 주는 다른 약물과 함께 복용 시 중추신경계 부작용의 위험이 증가한다. Rimantadine의 경우 이러한 상호작용에 대한 명확한 근거는 부족하지만, 잠재적인 가능성이 제기된다. Trimethoprim-sulfamethoxazole 혹은 triamterene-hydrochlorothiazide와 함께 복용 시, 신장을 통한 amantadine 제거가 감소하여 중추신경계 독성을 일으킬 수 있다. 시메티딘은 혈장 내 rimantadine 농도를 15-20% 증가시키며 아스피린이나 아세트아미노펜은 10% 감소시킬 수 있으나 이런 변화는 크게 중요하지는 않다.

7. 임상 적응증

1) A형 인플루엔자

Amantadine과 rimantadine은 젊은 건강한 성인에서 인플루엔자 A 바이러스 감염의 예방과 치료에 유용하게 사용되어 왔다. 성인과 소아를 대상으로 한 연구들의 체계적인 문헌고찰에서 적절한 예방과 치료효과가 증명된 연구결과는 소아에서만 있는 것으로 보고하였다. 노인에서는 amantadine의 예방적, 치료적 효능을 뒷받침할 연구 결과들이 없었다. 과거에는 amantadine과 rimantadine이 인플루엔자 A 바이러스에 대해 약 70-90%의 치료 효과를 보였고, 병원 내 감염 예방과 유행 억제에도 효과적이었다. 그러나 2009년 이후 유행하는 대부분의 A형 인플루엔자 바이러스(A/H1N1, A/H3N2 아형 공통)는 이들 약제에 내성을 획득하였기 때문에, 인플루엔자의 치료와 예방 목적으로 amantadine과 rimantadine의 사용을 권장하지 않는다.

Rimantadine은 장기요양기관에 있는 성인에서 A형 인플루엔자의 유행을 억제하는데 zanamivir보다 덜 효과적이다. 이 같은 차이는 주로 rimantadine 예방요법 실패를 일으키는 rimantadine 내성 바이러스의 출현 때문이다. Zanamivir 내성 바이러스는 분리된 적이 없다. 학동기 소아에게 rimantadine을 투여하면(5 mg/kg/day) 가족 내 접촉에서 A형 인플루엔자 전파의 위험을 감소시킬 수 있다. 그러나 접촉 후 예방요법 시행 시에는 가족 내 전파에 대한 방어효과는 감염된 소아의 치료 여부에 따라 달라진다.

항바이러스제 내성이 없다면 amantadine과 rimantadine은 합병증이 없는 A형 인플루엔자 치료에 효과적이지만 고위험군에서 이들 약물의 투여가 합병증 발생의 위험을 줄일 수 있는지, 그리고 폐합병증을 가진 환자에서도 효과가 있는지는 확실하지 않다. 외래 성인환자에서 조기치료(하루 200 mg, 5일간)는 발열과 전신 증상 기간을 1-2일까지 단축시키며 바이러스 배출을 줄이고 일상 활동으로 회복되는 시간을 줄일 수 있다. A/H3N2 인플루엔자 바이러스에 의한 말초 기관지 기능장애는 amantadine으로 치료한 환자에서 더 빨리 회복되었다. 백혈병이나 조혈모세포 이식을 받은 성인에서 amantadine이나 rimantadine으로 치료 시 폐렴의 위험을 낮출 수 있으나 최근 자료에서는 조혈모세포이식을 받은 사람들에서 초기 뉴라미니다제 억제제 투여는 amantadine/rimantadine보다 선호된다. 이는 폐렴의 진행을 막고 바이러스 배출을 줄여 환자의 인플루엔자 관련 사망을 줄이고 병원 내 감염 전파를 막을 수 있기 때문이다. 소아에서 rimantadine 치료 시, 아세트아미노펜만 투여 시보다 치료 첫 2일간 증상과 발열, 그리고 바이러스 역가를 낮출 수 있으나 바이러스 배출은 더 오래 지속되었다. 치료는 일반적으로 감염에 대한 면역반응에 영향을 주는 것 같지는 않지만 분비 항체농도를 낮출 수도 있다.

633명의 참여자를 대상으로 한 무작위 대조군 임상시험에서, 316명은 amantadine (100 mg), oseltamivir (75 mg), ribavirin (600 mg)의 병합요법을 받았고, 317명은 oseltamivir (75 mg)를 각각 하루 두 번 5일간 복용했다. 평가된 환자 중, 병합요법 그룹의 200명 중 80명(40%)과 단독요법 그룹의 194명 중 97명(50%)이 치료 3일 차에 중합효소연쇄반응을 통해 인플루엔자가 검출되었다(P=0.046). 그러나 증상 지속기간의 중앙값(병합요법 그룹 4.5일, 단독 요법 그룹 4일; P=0.21)과 같은 2차 임상지표에서는 차이가 없었다.

Amantadine 또는 rimantadine의 간헐적 에어로솔 투여는 합병증이 없는 환자에게서 치료적으로 유용해 보인다. 두 약제 모두 사용 가능한 주사제형은 없다.

2) 그 외의 바이러스

Amantadine은 만성 C형간염 치료에 여러 번 시도되었다. 치료를 받은 적이 없는 환자에서 인터페론에 amantadine (하루 200 mg 1회, 혹은 분복)을 추가하거나 인터페론과 ribavirin 복합치료에 추가 시 생화학적 반응과 sustained viral response (SVR)이 약간 증가할 수 있다. 인터페론 비반응군의 재치료에서 인터페론과 amantadine의 복합치료는 효과적이지 않으나 인터페론과 ribavirin에 amantadine의 추가는 10-25%에서 SVR과 관련이 있었다. Amantadine과 pegylated interferon (pegIFN), ribavirin 복합치료는 pegIFN과 ribavirin만 투여한 군에 비해 치료 경험이 있는 환자에서 SVR이 약간 증가한다. Bornavirus 감염과 관련된 신경정신 증상의 치료효과에 대해서는 아직 연구가 더 필요하다.

8. 용법 및 용량

1) 인플루엔자의 예방

Amantadine과 rimantadine 모두 성인과 1세 이상 소아에서 사용이 가능하다. 성인은 100 mg을 1일 2회 복용한다. 1-9세 소아는 1일 체중당 5 mg으로 최대 150 mg까지, 10세 이상 또는 40 kg 이상 소아는 1일 200 mg의 용량을 2회로 나누어 복용한다.

2) 인플루엔자의 치료

Amantadine과 rimantadine은 모두 성인과 1세 이상 소아에서 사용이 가능하다. 성인은 100 mg을 1일 2회 복용한다. 1-9세 소아는 1일 체중당 5 mg으로 최대 150 mg까지, 10세 이상 또는 40 kg 이상 소아는 1일 200 mg의 용량을 2회로 나누어 복용한다.

9. 부작용과 금기

Amantadine 또는 rimantadine을 5일 요법으로 사용하는 것은 젊은 성인에서는 일반적으로 문제는 없다. 그러나 계절적 예방으로 6주 사용과 같이 긴 기간 사용하거나 80세 이상의 노인과 같은 요양기관 거주하는 약한 노인들에게 10일간 유행억제를 위해 사용하는 경우에는 약물 부작용과 중단이 빈번하다.

12개월 미만의 영아들을 대상으로 한 환자-대조군 연구에서 amantadine과 rimantadine은 oseltamivir와 마찬가지로 잘 순응되는 것으로 나타났다.

Amantadine 복용으로 인한 가장 흔한 부작용은 위장관계와 중추신경계의 불편감으로 신경쇠약, 현기증, 집중력저하, 혼돈, 불면증과 식욕저하 및 오심 등이 있고 심하지 않으며 용량과 관계 있다. 주로 복용 첫 주에 많이 생기고 계속 복용하는 경우 시간이 지나면 좋아지며 약 복용 중단 시 회복된다. 중추신경계 부작용은 amantadine을 하루 200 mg 복용할 경우 약 5-33%에서 발생하나 이는 rimantadine에서보다 훨씬 덜 흔한 편이다. 외래 성인환자의 인플루엔자 예방에 사용 시 하루 200 mg 복용자 중 6-11%가 부작용으로 약물 사용을 중단하게 된다. 부작용은 하루 100 mg 사용 시에는 견딜 만하고 인플루엔자 예방 효과도 있다. Amantadine 감량 투여(하루 100 mg)는 노인에서 필요하나 요양원에 있는 환자들의 20-40%는 신기능저하 시 사용하는 적은 용량에서도 심각한 부작용을 겪는다. 따라서, 이러한 인구 집단에서는 추가 용량감량은 크레아티닌청소율에 따라 결정되어야 한다.

신기능저하 혹은 높은 용량에서 amantadine의 과다 혈중농도(1.0-5.0 μg/mL)로 인해 섬망, 공격성, 망상, 진전, 간대성근경련, 간질, 혼수, 부정맥, 사망에까지 이르는 신경독성 반응이 일어날 수 있다. 신경독성은 physostigmine 투여로 금방 회복될 수 있으며 심실성 부정맥을 치료하기 위해서는 lidocaine을 쓸 수 있다. 장기간의 amantadine 복용은 망상피반, 말초부종, 체위성저혈압, 그리고 드물게 울혈성심부전, 시력상실, 소변저류 등을 일으킬 수도 있다. 말초부종, 망상피반은 amantadine에서 rimantadine으로 약제를 변경하면 좋아질 수도 있다. 이전에 간질이 있었던 환자는 amantadine 복용 중에 주요 운동 발작이 더 자주 나타날 수 있어서 감량이 필요하다. 파킨슨병이 있는 환자에서의 정신적 부작용과 정신분열병 환자에서의 정신병 악화가 amantadine의 사용으로 발생할 수 있다. 발진과 백혈수 감소가 드물게 관찰된다.

Rimantadine의 투여는 amantadine과 비슷하게 용량과 관련된 부작용이 있으나, 1일 200 mg 혹은 300 mg 용량에서도 rimantadine은 중추신경계 부작용이 더 적다. 예방요법 중 중단율은 대개 5% 미만이다. 요양원의 노인들에게는 하루 200 mg 용량이 높은 부작용 발생률과 관계가 있고 하루 100 mg 용량에서는 적다. 드물게 rimantadine은 이전에 항경련제를 복용한 적이 없는 사람에게서 경련을 일으킬 수 있고, 설명이 되지 않는 높은 사망률이 rimantadine 사용과 관계가 있었다는 보고가 한 연구에서 발표되었다.

Amantadine 과다 복용에서 구갈, 동공확장, 독성정신병, 소변저류 등 항콜린작용이 나타날 수 있다. Amantadine은 중추와 말초신경계에서 카테콜아민의 축적, 방출, 재흡수에 영향을 주어 교감신경계에 작용을 한다. Amantadine 과량 복용 후 악성 심실부정맥이 사람에게서 보고된 바 있다.

Amantadine과 rimantadine 모두 실험에서는 돌연변이를 유발하지는 않는 것으로 나타났으나 발암성에 대한 근거는 불분명하다. Amantadine은 쥐에서 기형을 유발할 수 있고 배아 독성이 있었으며, rimantadine은 토끼에서 기형유발효과 및 설치류에서 고용량 사용 시 모체독성과 함께 배아독성이 있었다. 두 약물 모두 미국 FDA 임신부 카테고리 C에 포함된다. 임신기간 중 amantadine에 노출 후 출생

기형이 보고된 바 있다. Amantadine과 rimantadine 모두 임신에 대한 안전성이 확립되지 않았다. 모유로 분비되기 때문에 수유부에서는 추천되지 않는다.

참고문헌

1. Alves Galvão mg, Rocha Crispino Santos MA, Alves da Cunha AJ. Amantadine and rimantadine for influenza A in children and the elderly. Cochrane Database Syst Rev. 2014;2014(11):CD002745.
2. Aoki FY. Antiviral Drugs for Influenza and Other Respiratory Virus Infections. In: Bennett JE, Dolin R, Blaser MJ. editors. Mandell, Douglas, and Bennett's Principles and Practice of Infectious Diseases. 9th ed. New York: Saunders; 2020. pp. 560-76.
3. Centers for Disease Control and Prevention. Antiviral Agents for the Treatment and Chemoprophylaxis of Influenza: Recommendations of the Advisory Committee on Immunization Practices (ACIP). MMWR. 2011;60:1-28.
4. Hayden FG, Aoki FY. Amantadine, rimantadine and related agents. In: Yu VL Merigan TC White NJ et. al. Antimicrobial Therapy and Vaccines. Baltimore: Williams & Wilkins; 1999. pp. 1344-65.
5. Hayden FG, Aoki FY. Amantadine, rimantadine, and related agents. In: Yu VL, Edwards D, McKinnon S, et al, eds. Antimicrobial Therapy and Vaccines. 2nd ed. Pittsburgh: E Sun Technologies; 2002. p. 714.
6. Wu MJ, Ing TS, Soung LS, Daugirdas JT, Hano JE, Gandhi VC. Amantadine hydrochloride pharmacokinetics in patients with impaired renal function. Clin Nephrol. 1982;17(1):19-23.

Favipiravir

노지윤 고려대학교 의과대학 내과학교실

1. 항바이러스제명

Favipiravir는 인플루엔자 바이러스와 여러 다른 RNA 바이러스의 RNA-dependent RNA polymerase (RdRp) 억제제이다. T-705로도 알려져 있으며, 일본에서는 Avigan® 이라는 상품명으로 사용되고 있다.

2. 구조 및 성상

Favipiravir (6-fluoro-3-hydroxy-2-pyrazinecarboxamide)와 연관된 pyrazinecarboxamide 화합물인 T-1105와 T-1106은 Toyama Chemical Co., Ltd사에 의해 개발됐다. 화학물질 라이브러리를 대상으로 인플루엔자 바이러스 A/PR/8/34에 대한 항바이러스능을 평가하기 위해 플라크 감소 분석(plaque reduction assay)을 수행한 결과, 나중에 T-1105로 지정된 화합물이 효과적인 것으로 발견됐으며, 이어서 시험관내(*in vitro*) 및 생체내(*in vivo*) 항바이러스능과 약력학적 특성을 평가하기 위해 해당 화합물의 유도체가 합성되었고, T-705 및 관련 화합물이 신약 후보로 선정되어 연구가 진행됐다. Favipiravir (T-705), T-1105와 T-1106의 화학구조는 그림 14와 같다.

Avigan®은 필름코팅된 원형의 tablet 제제로 지름은 약 8.7 mm, 높이는 약 4.3 mm이며, 각 tablet은 200 mg의 favipiravir를 포함한다.

Favipiravir (T-705)

T-1105

T-1106

그림 14. Favipiravir (T-705), T-1105 (3-hydroxy-2-pyrazinecarboxamide)와 T-1106 (3,4-dihydro-3-oxo-4-β-D-ribofuranosyl-2-pyrazinecarboxamide)의 구조식

3. 작용기전

Favipiravir는 바이러스의 RNA 합성을 억제하여 감염된 세포에서 바이러스의 RNA의 생산을 저해한다. Favipiravir는 전구약물(prodrug)로서, 세포 내에서 favipiravir-ribofuranosyl 5′-triphosphate metabolite (favipiravir-RTP)로 전환된다. 이 화합물은 먼저 진핵 생물의 hypoxanthine guanine phosphoribosyltransferase (HGPRT)에 의해 ribose-5′-monophosphate (RMP)로 변환된 후, favipiravir-RTP로 전환된다(그림 15). A형 인플루엔자 바이러스 중합효소의 경우, favipiravir-RTP가 RNA에 편입되기에 효과적인 기질로 인식되는 것으로 알려졌다. Favipiravir-RTP가 A형 인플루엔자바이러스 중합효소의 RdRp 활성을 효소같이 억제하는 것으로 나타났지만, 여러 다른 RNA 바이러스에 대한 작용기전은 정확히 밝

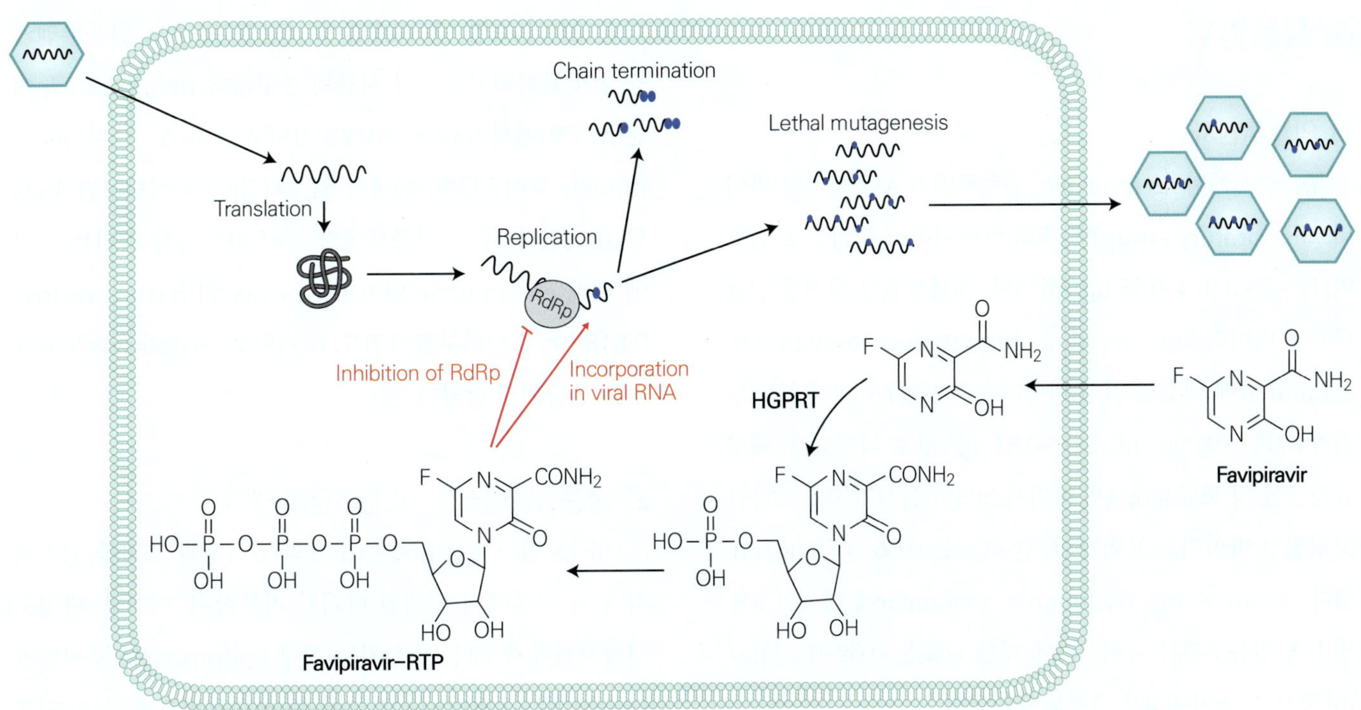

그림 15. Favipiravir의 작용기전

청색 점은 Favipiravir-RTP를 의미한다.

HGPRT, hypoxanthine guanine phosphoribosyltransferase; Favipiravir-RTP, favipiravir-ribofuranosyl 5′-triphosphate.

표 18. Favipiravir 위약대조 3상 임상시험 결과

	시험1		시험2	
	Favipiravir (n=301)	Placebo (n=322)	Favipiravir (n=526)	Placebo (n=169)
Number of events	288	306	505	163
Median [95% CI] (시간)	84.2 [77.1, 95.7]	98.6 [94.6, 107.1]	77.8 [72.3, 82.5]	83.9 [76.0, 95.5]
p-value	0.004		0.303	

혀지지 않았다. Favipiravir-RTP는 바이러스 RNA 사슬 성장 과정에서 오편입(misincorporation)될 가능성이 있거나 보존된 중합효소 도메인에 결합하여, 바이러스 RNA 복제를 방해할 수 있는 것으로 추정된다. 신생 바이러스 RNA (nascent viral RNA)에 favipiravir-RTP가 편입되면, 모호한 염기짝짓기(ambiguous base-pairing)에 의해 치명적인 돌연변이유발(lethal mutagenesis)이 일어나거나 RNA 사슬형성 종료(chain termination)를 초래할 수 있다.

4. 작용범위

1) 인플루엔자

*In vitro*에서 favipiravir는 인플루엔자 A형 및 B형 바이러스(laboratory strain)에 대해 항바이러스 활성을 보였으며, EC_{50}는 0.014-0.55 μg/mL였다. 계절성 A형 및 B형 인플루엔자 바이러스(amantadine, rimantadine, oseltamivir, zanamivir에 내성을 가진 바이러스주 포함)에 대한 EC_{50}는 각각 0.03-0.94 μg/mL, 0.09-0.83 μg/mL로 나타났다. 돼지유래 A형 및 조류유래 A형 바이러스(H5N1, H7N9을 포함한 고병원성 바이러스 포함)에 대한 EC_{50}는 0.06-3.53 μg/mL였다. Adamantane, oseltamivir, zanamivir에 내성인 A형 및 B형 인플루엔자 바이러스에 대한 EC_{50}는 0.09-0.47 μg/mL였으며, 교차내성은 관찰되지 않았다.

A형 또는 B형 인플루엔자 환자를 대상으로 시행한 두 건의 위약대조 3상 임상시험에서, favipiravir를 1일 차에 1,800 mg을 1일 2회 경구투여하고, 이후 4일간은 800 mg을 1일 2회 경구투여했다. 일차 평가 변수는 주요 인플루엔자 증상 완화에 소요되는 시간이었으며, 결과는 표 18과 같았다.

A형 또는 B형 인플루엔자 환자를 대상으로 favipiravir (첫날 1,200 mg+400 mg, 이후 4일간 400 mg 하루 2회 투여로, 성인에게 승인된 용량과는 용량이 다름)와 oseltamivir (75 mg를 1일 2회, 5일간 투여)를 비교한 글로벌 3상 임상시험이 시행되었고, 일본에서 467명, 한국에서 55명, 대만에서 118명, 총 640명이 참여했다. 주요 인플루엔자 증상이 완화되기까지의 시간의 중앙값은 favipiravir 투여군(377명)에서 63.1시간(95% 신뢰구간 55.5, 70.4), oseltamivir 투여군(380명)에서 51.2시간(95% 신뢰구간 45.9, 57.6)이었다. 주요 인플루엔자 증상 완화까지 걸리는 시간에 대해 oseltamivir 대비 favipiravir의 hazard ratio는 0.818 (95% 신뢰구간 0.707, 0.948)로, favipiravir의 유효성은 입증되지 않았다.

2) 중증열성혈소판감소증후군(SFTS)

SFTS 환자에서 favipiravir의 안전성과 효과를 평가하기 위해 일본에서 시행된 다기관 비무작위, 비대조, 단일군 임상시험에서, 모든 대상자는 경구 favipiravir를 투여받았다(첫날에는 1,800 mg 하루 두 번 부하용량으로 투여, 이후 총 7-14일간 800 mg 하루 두 번 유지투여). 26명의 환자가 등록되었고 이 중 23명이 분석에 포함되었으며, 분석 대상

자 중 4명이 다장기부전으로 일주일 이내에 사망했다(28일 사망률 17.3%). 생존한 환자에서 임상 증상은 투약 후 평균 2일에서 10일 사이에 호전됐다. 사망자에서 SFTSV RNA 수치는 생존자들보다 유의하게 높았으며(p = 0.0029), 생존자에서 favipiravir 투여 후 중간값 8일째에 바이러스가 검출되지 않았다. 간기능이상 및 불면증의 이상사례(adverse event)가 약 20%의 환자에서 발생했다. 이 연구에서 28일 사망률은 일본에서 수행된 기존 연구들보다 낮았으며, SFTS 환자에서 favipiravir의 효과를 뒷받침하였다.

3) 코로나19

코로나19 환자치료에서 favipiravir의 효과를 평가한 무작위대조연구를 대상으로 Cochrane 방법론에 따라 자료를 수집 및 분석한 연구 결과, 총 25개의 연구에서 5,750명의 성인이 무작위로 배정되었으며, 대부분이 60세 미만이었다. 대상자의 대부분(89%)은 경증 또는 중등증의 입원환자였다. 25개 연구 중 22개에서 favipiravir를 위약 또는 표준치료와 비교했다. 대부분의 연구(24개)는 첫날에 favipiravir를 1,600 mg 또는 1,800 mg씩 하루 두 번 투여한 후, 이후 600 mg에서 800 mg씩 하루 두 번 투여하였고, 치료 기간은 5일에서 14일 사이였다. 결론적으로, favipiravir가 중증도나 입원 여부와 상관없이 코로나19 환자에서 효과적인지는 알 수 없었다.

4) 그 외 RNA 바이러스에 대한 효능

여러 연구에서 favipiravir가 다양한 RNA 바이러스의 복제를 세포 배양 및 *in vivo*에서 억제할 수 있음을 보여주었다. Favipiravir 및 그 유사체의 양성 및 음성 단일가닥 RNA 바이러스에 대한 항바이러스 활성은 각각 표 19와 같다.

5. 내성기전

Favipiravir가 있는 상태에서 30회 계대배양을 실시한 후에, favipiravir에 대한 A형 인플루엔자 바이러스의 감수성의 변화가 관찰되지 않았으며, 내성 바이러스가 선택되지 않았다. 글로벌 3상 임상시험을 포함한 임상연구에서 favipiravir 내성 인플루엔자 바이러스의 출현에 대한 정보는 없었다.

표 19. Favipiravir 및 그 유사체의 양성 및 음성 단일가닥 RNA 바이러스에 대한 항바이러스 활성

Family/Order	Virus species	Activity
양성 단일가닥 RNA 바이러스		
Flaviviridae	West Nile virus	*In vitro*: EC_{50}=Vero cell에서 338 μM *In vivo*: 감염된 마우스와 햄스터에서 바이러스에 의한 사망으로부터 보호, 뇌의 바이러스 양 감소(oral dose 200 mg/kg/day until day 13 post-infection)
	Yellow fever virus	*In vitro*: EC_{90}=Vero cell에서 330±90 μM *In vivo*: 감염된 햄스터에서 생존과 질병 징후 개선(oral dose: 400 mg/kg/day for 8 days)
	Zika virus	*In vitro*: • EC_{50}=Vero cell에서 22-111 μM • human neuronal progenitor cells, human dermal fibroblasts, A549에서 항바이러스 활성 • differentiated neuronal cells derived from human induced pluripotent stem cell에서 항바이러스 활성 보이지 않음

Family/Order	Virus species	Activity
Togaviridae	Western equine encephalitis virus	*In vitro*: EC_{90}=Vero cell에서 312 μM *In vivo*: 감염된 C57BL/6 마우스에서 생존율 개선과 질병 증상 감소(oral dose: 400 mg/kg/day for 8 days)
	Chikungunya virus	*In vitro*: EC_{50}=Vero cell에서 25–60 μM *In vivo*: • 감염된 AG129 마우스에서 중증 신경질환에 대한 보호 효과와 함께 생존율이 50% 이상 향상(oral dose: 300 mg/kg/day for 7 days) • 감염된 C57BL/6J 마우스의 관절에서 바이러스 증식 억제(oral dose: 300 mg/kg/day for 4 days)
Picornaviridae	Foot and mouth disease virus	*In vitro*: favipiravir, T-1105, T-1106의 EC_{50} 값은 IBRS-2 cell에서 10-108 μM의 범위 *In vivo*: T-1105 (400 mg/kg/day)는 돼지와 기니피그에서 FMDV에 대해 항바이러스 활성을 보였음
	Poliovirus	*In vitro*: EC_{50}=Vero cell에서 31 μM
	Rhinovirus	*In vitro*: EC_{50}=HeLa cell에서 146 μM
	Enterovirus 71	*In vitro*: EC_{50}=RD cell에서 69 μM
	Enterovirus 68	*In vitro*: HeLa cell에서 약한 활성
Caliciviridae	Murine norovirus	*In vitro*: EC_{50}=RAW 264.7 cell에서 250±11 μM *In vivo*: MNV에 감염된 AG129 마우스에 favipiravir를 경구로 200 mg/kg/day 용량으로 14일간 투여하였으나, 대변 내 바이러스 배출량은 감소하지 않았음
음성 단일가닥 RNA 바이러스		
Arenaviridae	Lassa virus	*In vitro*: EC_{90}=Vero cell에서 33-71 μM *In vivo*: • Favipiravir와 ribavirin의 병용은 마우스에서 상승적인 항바이러스 효과를 보였으며, LASV에 감염된 2명의 환자가 회복됨 • Favipravir는 치명적인 감염으로부터 기니피그를 보호(subcutaneous injection: 300 mg/kg/day for 14 days).
	Pichinde virus	*In vitro*: EC_{50}=Vero cell에서 6±3 μM *In vivo*: Favipiravir는 햄스터(oral dose: 100 mg/kg/day for 5 days)와 기니피그(oral dose: 300 mg/kg/day for 14 days)에서 PICV 증식과 질병의 중증도를 감소시킴. 리바비린과 상승적인 항바이러스 활성
	Junín virus	*In vitro*: EC50=Vero cell에서 5±3 μM *In vivo*: Favipravir는 치명적인 감염으로부터 기니피그를 보호(IP injection: 400 mg/kg/day of favipiravir for 3 days followed by a 300 mg/kg/day maintenance dose for 7 days or 300 mg/kg/day for 14 days). 리바비린과 상승적인 항바이러스 활성
Bunyavirales	Severe fever with thrombocytopenia syndrome virus	*In vitro*: EC_{50}=Vero cell에서 6 μM *In vivo*: 감염된 STAT2 KO hamsters (oral dose: 150 or 300 mg/kg/day for 10 days)와 $IFNAR^{-/-}$ mice (IP injection: 300 mg/kg/day for 5 days)에서 치명적인 질병으로부터 보호효과
	Rift Valley fever virus	*In vitro*: EC_{50}=Vero E6 cell에서 31 μM *In vivo*: Favipiravir 투여(oral dose: 200 mg/kg/day for 14 days)가 감염된 햄스터에서 생존율을 60% 이상 증가시킴

Family/Order	Virus species	Activity
Bunyavirales	Heartland virus	*In vitro*: EC_{50}=Vero E6 cell에서 17 μM *In vivo*: 감염된 STAT2 KO hamsters에서 질병 증상 발현 억제(oral dose: 150 or 300 mg/kg/day for 10 days).
	Crimean-Congo hemorrhagic fever virus	*In vitro*: EC_{50}=Vero E6 cell에서 7 μM *In vivo*: 감염된 $IFNAR^{-/-}$ 마우스에서 질병 증상 발현 억제(oral dose: 15, 30, or 300 mg/kg/day until death or day 8 post-infection).
	Hantaviruses	*In vitro*: New World Hantaviruses, Sin Nombre virus (SNV), Andes virus (ANDV)에 대한 EC_{90} values ≤32 μM. EC_{50} against Dobrava virus (Old World Hantavirus)=93 μM. *In vivo*: ANDV에 감염된 햄스터에서 노출 후 4일째에 약물을 투여하였음에도 치명적인 hantavirus pulmonary syndrome으로부터 보호 효과가 나타났음(oral dose: 50 or 100 mg/kg/day for 14 days).
Filoviridae	Ebola virus	*In vitro*: • EC_{90}=Vero E6 cell에서 110 μM • EC_{50}=293T cell에서 37 μM • EC_{50}=HeLa cell에서 282 μM *In vivo*: • A129 마우스(oral dose: 300 mg/kg/day for 7 days)와 $IFNAR^{-/-}$ 마우스(oral dose: 300 mg/kg/day for 8 days), C57BL/6 마우스(oral dose: 8 mg/kg/day for 11 days)에서 치명적인 질병 결과로부터 보호 • Nonhuman primate 모델에서 경구투여가 생존에 대한 이점을 보이지 않았음 • Favipiravir는 Guinea와 Sierra Leone에서 수행된 2개의 임상연구에서 low to moderate high viremia를 보인 환자에서 잠재적인 보호효과를 보였음
	Marburg virus	*In vitro*: EC_{50}=HeLa cell에서 51 μM *In vivo*: nonhuman primate model에서 14일간 주사투여 후 85% 생존
Bornaviridae	Borna disease virus (BoDV-1)	*In vitro*: EC_{50}=Vero-rBoDV-1-Gluc cell에서 319 μM
Rhabdoviridae	Rabies virus	*In vitro*: mouse neuroblastoma (N2a) cell에서 EC_{50} 값 32-44 μM *In vivo*: 감염된 마우스에서 이환율과 사망률 감소(oral dose: 300 mg/kg/day for 7 days)
Paramyxoviridae	Human metapneumovirus	*In vitro*: EC_{90}=Vero-118 cell에서 11-43 μM *In vivo*: 감염된 햄스터의 호흡기에서 바이러스 증식이 유의하게 감소(oral dose: 200 mg/kg/day for 4 days).
	Respiratory syncytial virus	*In vitro*: EC_{90}=HEp-2 cell에서 36-69 μM
	Parainfluenza virus	*In vitro*: EC_{90}=Vero-118 cell에서 36-68 μM
	Measles virus	*In vitro*: EC_{90}=Vero-Slam cell에서 9-13 μM

표 20. Favipiravir의 약동력학적 파라미터

용량		C_{max}[1] (μg/mL)	AUC[1,2] (μg·hr/mL)	T_{max}[3] (hr)	$T_{1/2}$[4] (hr)
1,600 mg/600 mg BID	Day 1	64.56 (17.2)	446.09 (28.1)	1.5 (0.75, 4)	4.8±1.1
	Day 6	64.69 (24.1)	553.98 (31.2)	1.5 (0.75, 2)	5.6±2.3

1 Geometric mean (CV%)
2 Day 1: $AUC_{0-\infty}$, Day 6: AUC_{τ}
3 Median (minimum, maximum)
4 Mean±SD

6. 약물동력학

1) 혈중농도

건강한 자원자에서 favipiravir 단일 용량 투여 후 2시간 이내에 최고혈중농도에 도달했으며, 혈중농도는 빠르게 감소하여 반감기는 2-6시간이었다.

건강한 성인 8명에게 favipiravir를 첫째 날에 1,600 mg 하루 2회, 이후 4일간 600 mg 하루 2회, 이후 마지막 하루는 600 mg을 하루 1회 투여한 후의 약동학적 파라미터(표 20)와 favipiravir의 혈중농도(그림 16)는 다음과 같다.

2) 분포

Favipiravir를 건강한 성인 남성 20명에게 1,200 mg을 하루 2회 1일간 경구투여한 후, 800 mg을 하루 2회 4일간 투여했을 때, 약물의 정액 내 기하평균 농도는 3일째에 18.341 μg/mL, 치료 종료 2일째에 0.053 μg/mL였다. 치료 종료 7일 후에는 모든 대상자에서 정액 내 농도가 정량한계(0.02 μg/mL) 미만이었다. 정액 내 약물농도를 혈장 내 농도와 비교한 평균 비율은 치료 3일째에 0.53, 치료 종료 2일 째에 0.45였다.

혈청 단백결합률은 0.3-30 μg/mL 범위에서 53.4-54.4%였다(시험관내, centrifugal ultrafiltration).

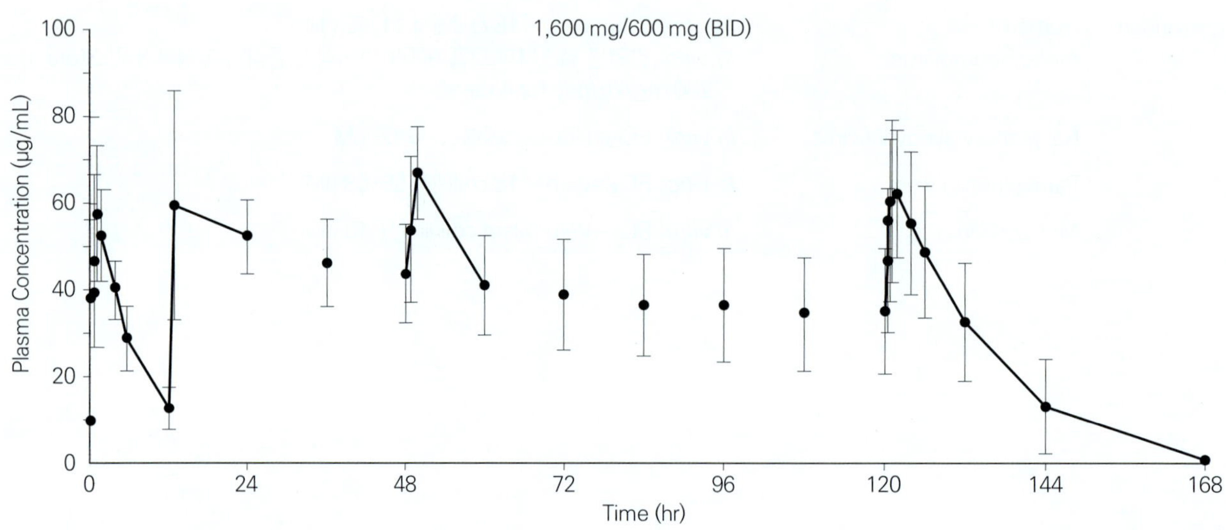

그림 16. Favipiravir의 혈중농도(mean±SD)

3) 대사

Favipiravir는 cytochrome P-450에 의해 대사되지 않으며, 주로 aldehyde oxidase (AO)에 의해 대사되고 일부는 xanthine oxidase (XO)에 의해 hydroxylated form으로 대사된다. 사람의 간 마이크로좀(human liver microsomes)을 이용한 연구에서 hydroxylate의 생성은 3.98에서 47.6 pmol/mg protein/min의 범위였으며, AO 활성의 개인 간 변이는 최대 12배였다. Hydroxylated form 이외의 대사산물로는 사람 혈장과 소변에서 glucuronate conjugate가 관찰됐다.

4) 배설

Favipiravir는 주로 hydroxylated form으로 소변을 통해 배설된다. 건강한 성인 6명에서 favipiravir를 첫째 날에 1,200 mg+400 mg, 이후 5일간 400 mg 하루 2회, 이후 마지막 하루는 400 mg을 하루 1회 투여한 연구에서, 마지막 투여 후 48시간 동안의 누적 요중 배설 비율은 변화되지 않은 약물이 0.8%, hydroxylated form이 53.1%였다.

5) 간기능장애가 있는 환자의 경우

경·중등도의 간기능장애(Child-Pugh 등급 A, B)가 있는 대상자에서 favipiravir를 첫날 1,200 mg 하루 2회, 그 다음 4일간 800 mg 하루 2회 경구투여했을 때, 건강한 성인과 비교하여, 5일째 C_{max}와 AUC가 경도의 간기능장애 환자에서는 각각 1.6배, 1.7배, 중등도의 간기능장애 환자에서는 각각 1.4배, 1.8배로 나타났다.

중증 간기능장애(Child-Pugh 등급 C) 환자에서 favipiravir를 첫날 800 mg 하루 2회, 그 다음 4일 동안 400 mg 하루 2회 경구투여했을 때, 건강한 성인과 비교하여 3일째 C_{max}와 AUC가 각각 약 2.1배, 6.3배로 나타났다.

7. 약물상호작용

Favipiravir를 다음의 약제와 같이 투여할 때는 주의가 필요하다. Pyrazinamide와 같이 투여하면 renal tubule에서 요산의 재흡수가 부가적으로 증가하여 혈중 요산이 증가할 수 있다. CYP2C8의 억제는 repaglinide의 혈중농도를 올리므로, repaglinide와 같이 투여할 경우에 repaglinide의 이상반응이 발생할 수 있다. Theophylline과 같이 투여할 경우, XO와의 상호작용으로 favipiravir의 혈중농도가 상승할 수 있고, 따라서 favipiravir로 인한 이상반응이 발생할 수 있다. Famciclovir, sulindac과 같이 투여할 경우, favipiravir에 의한 AO 억제가 이 약물의 혈중 활성 형태 수준을 낮출 수 있어 이 약물들의 효능이 감소할 수 있다.

8. 임상 적응증

1) 적응증

일본에서 2014년에 신종 또는 재출현 대유행 인플루엔자 치료에 대해 승인받았으며, 다른 인플루엔자 항바이러스제가 효과가 없거나 충분히 효과적이지 않은 경우에 한한다.

대만 CDC는 2015년 조류 및 돼지 인플루엔자를 포함한 신종인플루엔자 바이러스 감염 환자를 위해 favipiravir를 비축하기로 결정했다. 일본 정부는 2017년 새로운 인플루엔자 대응 수단으로서 favipiravir (Avigan®)를 200만 명분 비축하기로 결정했다.

2024년 6월 일본에서 SFTS 치료를 위한 항바이러스제로 승인됐다.

2) 용법 및 용량

성인에서 일반적으로 첫날 favipiravir 1,600 mg을 하루 2회 경구투여하고 둘째 날부터 다섯째 날까지는 600 mg을 하루 2회 경구투여한다. 총 투여기간은 5일이다.

9. 부작용과 금기

1) 금기

동물실험에서 초기 배아 사망 및 기형 유발이 관찰되었다. 따라서 임신 중이거나 임신했을 가능성이 있는 여성에게는 투여 금기이다. Favipiravir는 정액으로 배설되어 남성에게 투여할 경우, 치료 중 및 치료 종료 후 7일간 성관계 시 가장 효과적인 피임방법을 사용하고 남성은 반드시 콘돔을 사용하도록 한다. 또한, 임신한 여성과의 성관계는 하지 않도록 한다.

약제의 구성성분에 과민반응의 병력이 있는 자도 투여 금기에 해당한다.

2) 주의

통풍이 있거나 통풍 과거력이 있는 환자와 고요산혈증이 있는 환자에서 이 약물 사용 시 혈중 요산이 증가하거나 증상이 악화될 수 있기 때문에 주의가 필요하다. 간기능부전이 있는 환자에서 favipiravir 혈중농도 증가가 보고되었다.

3) 이상반응

승인된 용량보다 낮은 용량으로 수행된 일본의 임상시험과 글로벌 3상 임상시험에서, 안전성을 평가한 501명 중 100명(19.96%)에게 이상반응이 관찰되었다. 주요 이상반응은 혈중 요산수치 증가 24명(4.79%), 설사 24명(4.79%), 호중구감소증 9명(1.80%), aspartate aminotransferase (AST) 증가 9명(1.80%), alanine aminotransferase (ALT) 증가 8명(1.60%)이었다.

4) 임신부, 수유부에서 사용

임신 중이거나 임신 가능성이 있는 여성에게는 투여 금기이다. Favipiravir의 주요 대사산물인 하이드록실화 형태가 모유에서 검출된 것으로 나타났으므로, 수유부에게 favipiravir를 투여할 경우 수유를 중단하도록 한다.

5) 소아에서 사용

Favipiravir는 소아에서 투여되지 않았으며 소아에서 안전성이 확보되지 않았다. 동물실험에서 8주령의 개에서 60 mg/kg/day 용량 투여 20일 후에 사망 사례가 보고되었고, 6일령의 랫과 8주령의 개에서 이상 보행, 골격근 섬유의 위축, 유두근의 퇴행/괴사/석회화가 보고되었다.

참고문헌

1. Avigan 英文仿單 [Internet]. AVIGAN Tablets 200mg [cited 2025 May 29]. Available from: https://www.cdc.gov.tw/File/Get/ht-8jUiB_MI-aKnlwstwzvw.
2. Delang L, Abdelnabi R, Neyts J. Favipiravir as a potential countermeasure against neglected and emerging RNA viruses. Antiviral Res. 2018 May;153:85-94. doi: 10.1016/j.antiviral.2018.03.003. Epub 2018 Mar 7. PMID: 29524445.
3. Furuta Y, Takahashi K, Shiraki K, Sakamoto K, Smee DF, Barnard DL, et al. T-705 (favipiravir) and related compounds: Novel broad-spectrum inhibitors of RNA viral infections. Antiviral Res. 2009;82(3):95-102.
4. Furuta Y, Gowen BB, Takahashi K, Shiraki K, Smee DF, Barnard DL. Favipiravir (T-705), a novel viral RNA polymerase inhibitor. Antiviral Res. 2013;100(2):446-54.
5. Shiraki K, Daikoku T. Favipiravir, an anti-influenza drug against life-threatening RNA virus infections. Pharmacol Ther. 2020;209:107512.
6. Suemori K, Saijo M, Yamanaka A, Himeji D, Kawamura M, Haku T, et al. A multicenter non-randomized, uncontrolled single arm trial for evaluation of the efficacy and the safety of the treatment with favipiravir for patients with severe fever with thrombocytopenia syndrome. PLoS Negl Trop Dis. 2021;15(2):e0009103.
7. Korula P, Alexander H, John JS, Kirubakaran R, Singh B, Tharyan P, et al. Favipiravir for treating COVID-19. Cochrane Database Syst Rev. 2024;2(2):CD015219.
8. PMDA [Internet]. Review Reports: Drugs [cited 2025 May 29]. Available from: https://www.pmda.go.jp/english/review-services/reviews/approved-information/drugs/0001.html.

코로나19 치료제

Remdesivir

윤영경 고려대학교 의과대학 내과학교실

1. 화학적 구조

Remdesivir는 바이러스 억제효과를 가지는 아데노신 뉴클레오타이드 유사체 전구약물(prodrug)로, 다양한 리보핵산(ribonucleic acid, RNA) 바이러스의 RNA 의존형 중합효소(RNA dependent RNA polymerase, RdRp) 억제제로 작용한다(그림 17).

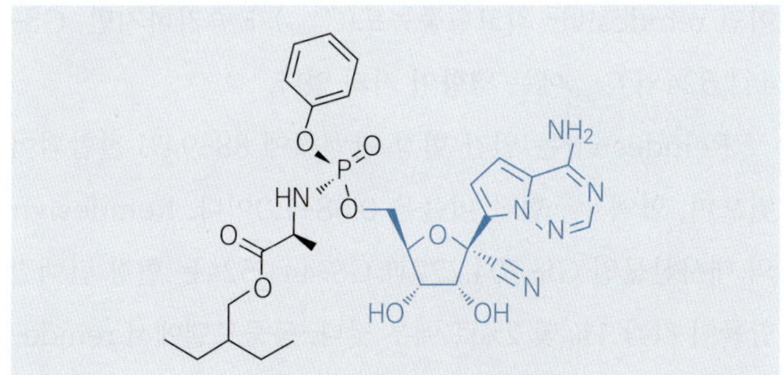

Remdesivir (GS-5734)

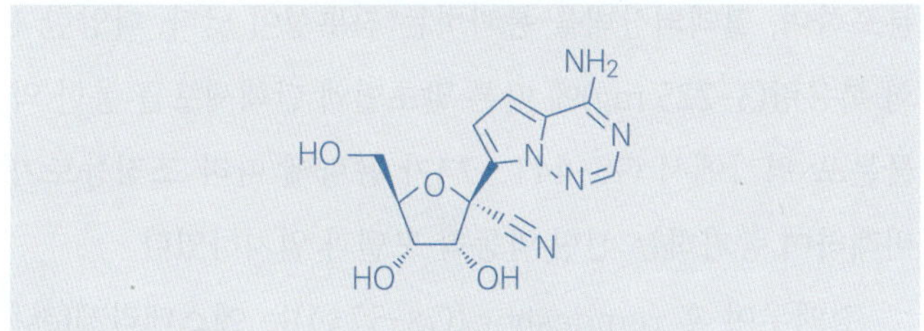

GS-441524

그림 17. Remdesivir (GS-5734)의 뉴클레오시드 유사체 코어(파란색)를 구성하는 GS-441524의 구조식

2. 작용기전

Remdesivir는 severe acute respiratory syndrome coronavirus 2 (SARS-CoV-2)의 RNA 의존성 RNA 중합효소(RdRp)를 표적으로 하여 바이러스 복제를 억제한다. 이 약물은 세포벽의 투과성을 증가시키기 위해 전구약물로 제형화되었다. 일단 remdesivir가 세포 내에 침투하게 되면 광범위한 대사를 거쳐 뉴클레오시드 삼인산(GS-441,524) 유사체를 형성한다. 동시에 remdesivir의 또 다른 약리학적 활성형태인 뉴클레오시드 트리포스페이트 GS-443,902는 아데노신 삼인산 유사체로 작용하여, 본래의 뉴클레오시드 삼인산과 경쟁하며 SARS-CoV-2 RdRp에 의한 RNA 사슬로 통합되면서, 바이러스 RNA 복제 중에 사슬 종결을 지연시킨다. 한편, 템플릿으로 사용되는 첫 번째 RNA 가닥에 포함된 remdesivir 잔류물은 두 번째 RNA 가닥이 합성이 되는 동안 바이러스 유전자 합성의 전사를 막아 바이러스 생성을 억제할 수도 있다.

3. 작용범위

2017년부터 2019년까지 다양한 연구를 통해 remdesivir는 Ebola virus를 포함하는 filovirus, respiratory syncytial virus를 포함하는 pneumoviruses, Nipah virus 혹은 Marburg virus를 포함하는 paramyxoviruses, Middle East respiratory syndrome coronavirus (MERS) 혹은 SARS-CoV-2를 포함하는 coronaviruses에 대한 억제효과가 확인되었다. 특히, 체외 실험에서 SARS-CoV-2에 대한 우수한 억제효과가 확인되었다. 시험관내에서, remdesivir는 알파(B.1.1.7), 베타(B.1.351), 감마(P.1), 엡실론(B.1.429), 카파(B.1.617.1), 람다(C.37), 이오타(B.1.526) 및 제타(P.2) 변이에 속하는 임상분리주에 대해 항바이러스 활성(<2.5-fold change)을 보였으며, 델타(B.1.617.2) 및 오미크론(B.1.1.529 하위계통 BA.1 및 BA.2) 변이에 속하는 임상분리주에 대해서도 항바이러스 활성(<0.6-fold change)을 보였다.

4. 내성기전

세포배양 내성선택 자료는 다양한 아미노산 치환 경로가 remdesivir에 대한 내성을 유발할 수 있다고 보고한다. RdRp (Nsp12)의 V166A, N198S, S759A, V921I, C799F 및 C799R 아미노산 치환은 remdesivir 감수성을 2.7-10.4배 감소시킬 수 있다. 이러한 돌연변이가 야생형 재조합 바이러스에 개별적으로 도입되면 remdesivir에 대한 감수성이 1.7-3.5배 감소할 수 있다. RdRp의 두 가지 아미노산 치환(F476L 및 V553L)은 쥐의 간염 코로나바이러스 모델에서 remdesivir에 대한 감수성을 5.6 배 감소시켰다. 이러한 치환을 SARS-CoV에 도입했을 때, remdesivir에 대한 감수성이 6배 감소했다.

Coronavirus disease 2019 (COVID-19) 외래환자를 대상으로 한 PINETREE 연구에서 RdRp의 새로운 아미노산 치환이 remdesivir 투여군의 7%와 위약 투여군의 5%에서 관찰되었다. 단 한 명의 환자에서만 드문 Nsp12 치환이 발생하여 바이러스 적합성이 감소했으며, 이는 remdesivir에 대한 시험관내 감수성 감소와 관련이 있었으며, 내성에 대한 높은 장벽을 나타낸다.

면역억제 환자에서 remdesivir 치료 18일 후에 나타난 de novo E83D 돌연변이가 있었지만, 일반적으로 중증 COVID-19 환자의 경우 remdesivir 치료실패와 관련된 유의한 바이러스 돌연변이는 흔하지 않다. 최근까지 실제 진료현장에서는 remdesivir를 사용한 지 긴 시간이 지나도 매우 낮은 수준의 remdesivir 내성이 확인되고 있다. Remdesivir 내성은 remdesivir 약물농도를 높이거나, 친밀도 상승이나 3C-like-protease/Mpro/Nsp5 inhibitors와 같은 새로운 작용 부위를 가진 RdRp을 사용하여 극복을 시도해 볼 수 있다.

5. 약물동력학

Remdesivir는 간을 통한 첫 번째 대사(first pass metabolism) 후 완전히 제거될 가능성이 높아 경구 생체이용률이 낮기 때문에 경구투여할 수 없다. 인체 내에서 12.1%의 자유 분율(free fraction)로 중등도 단백결합능을 보인다.

Remdesivir는 표적세포에 빠르고 일관되게 전달되기 위해 정맥주사해야 하며, remdesivir의 주입이 끝나는 시점에서, GS-441,524는 투약 후 1-1.5시간 후에 최고혈중농도에 도달한다. 주입시간을 2시간에서 30분으로 줄이면 remdesivir 최고혈중농도(C_{max})가 증가하지만, GS-441,524의 C_{max}에는 영향이 거의 없다.

Remdesivir는 인간 혈장 단백질에 88-94% 결합되어 있으며, 혈액 vs. 혈장 비율은 0.68-1.0이다. Remdesivir의 대사산물인 GS-704,277과 GS-441,524는 혈장 단백결합률이 각각 1% 및 2%로 매우 낮다. 동물모델에서 remdesivir와 그 대사산물은 신장, 간, 폐와 동맥벽에 광범위하게 분포하며, 혈액뇌장벽을 통과하는 침투성이 낮다. 다양한 1회 복용량(3-225 mg)에 따른 말초혈액 단핵세포를 통한 약물분포 평가에서 GS-441,524가 용량에 따라 조직농도가 비례하여 증가하는 선형 약동학 모델과 일치하였다.

정맥투여 후 remdesivir (GS-5734)는 에스테라제(esterase)에 의한 가수분해로 광범위한 대사가 시작되며, 그 결과 중간체인 GS-704,277의 알라닌 대사산물을 형성한다. 카르복실에스테라제 1과 카텝신 A는 각각 remdesivir

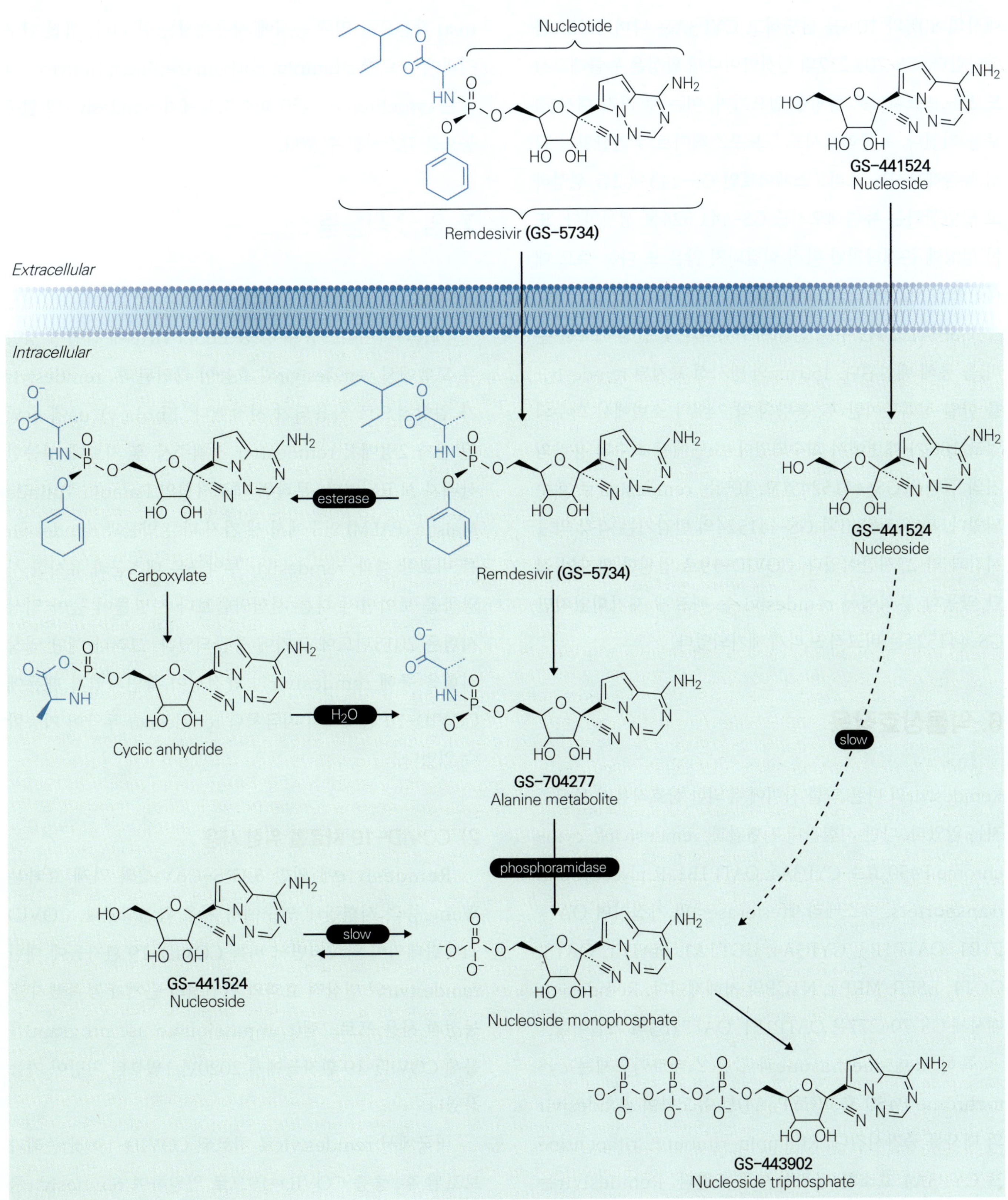

그림 18. Remdesivir와 세포 내 대사

대사의 80%와 10%를 담당하고 CYP3A는 나머지 10%를 담당한다. GS-704,277의 인산아미다제 활성은 뉴클레오시드 모노포스페이트 형성을 일으키며, 이는 두 가지 대사 경로를 거친다. 뉴클레오시드 모노포스페이트의 인산화는 활성 뉴클레오시드 트리포스페이트인 GS-443,902를 생성하고 탈인산화는 뉴클레오시드 GS-441,524를 생성한다. 또한 혈장에 존재하지만 아직 식별되지 않은 또 다른 주요 대사산물인 M27이 있다(그림 18).

GS-441524는 주로 신장(사구체여과 및 활성 세뇨관 분비)을 통해 배설된다. 150 mg의 방사성 표지된 remdesivir를 단일 정맥투여한 후, 용량의 약 74%가 소변에서 회수되었고 18%가 대변에서 회수되었다. 소변에서 회수된 용량의 거의 절반은 GS-441524였고, 10%는 remdesivir로 회수되었다. Remdesivir와 GS-441524의 반감기는 각각 약 1시간과 약 27시간이었다. COVID-19로 입원한 환자의 집단 약동학 분석에서 remdesivir는 빠르게 제거되었지만 GS-441524는 비교적 느리게 제거되었다.

6. 약물상호작용

Remdesivir와 다른 약물 사이에 유의한 상호작용이 보고되지는 않았다. 다만 시험관내 시험결과, remdesivir은 cytochrome P450 효소 CYP3A4, OATP1B1, P-glycoprotein transporters, 에스테라제(esterases)의 기질이며 OATP1B1, OATP1B3, CYP3A4, UGT1A1, MATE1, OAT3, OCT1, BSEP, MRP4, NTCP의 저해제이다. Remdesivir 대사체 GS-704277은 OATP1B1, OATP1B3의 기질이다.

특히, dexamethasone과 같은 스테로이드제는 cytochrome P450 효소(CYP3A4)를 유도하여 remdesivir의 대사를 증가시킨다. Rifampin, rifabutin, rifapentine도 CYP3A4 효소를 강력하게 유도한다. Remdesivir는 hydroxychloroquine이나 chloroquine과 길항(antagonist) 작용으로 인해 동시에 사용해서는 안 된다. 이전 연구결과에 따르면 rifampin, carbamazepine, phenytoin과 같은 cytochrome P450 효소 유도체가 remdesivir의 혈중농도를 감소시킬 수 있다.

7. 임상 적응증

1) 개요

에볼라바이러스병 유행 중 Ebola virus에 감염병 영장류 모델에서 remdesivir의 효능이 확인된 후, remdesivir가 임상적으로 사용되기 시작했다. Ebola virus에 감염된 환자 2명에서 remdesivir 정맥주사 후 치료에 성공한 사례가 보고되었다. 무작위 대조시험인 Pamoja Tulinde Maisha (PALM) 연구에서 세 가지 다른 약물과 remdesivir를 비교한 결과, remdesivir 투약군은 대조군과 유사한 사망률을 보이면서 다른 시험약들보다 사망률이 높아 임상시험은 2015년도에 조기에 중단되었다. 그러나 해당 임상시험을 통해 remdesivir의 안전성이 확인되었기 때문에 COVID-19 환자에서 지금처럼 remdesivir 투약이 가능할 수 있었다.

2) COVID-19 치료를 위한 사용

Remdesivir에 의한 SARS-CoV-2의 억제 효과는 Wang 등의 시험관내 연구에서 처음 확인되었다. COVID-19 판데믹이 악화되면서 비록 COVID-19 환자들에 대한 remdesivir의 임상적 효과와 안전성의 근거가 부족했지만, 동정적 사용 프로그램(compassionate use program)을 통해 COVID-19 환자들에게 2020년 1월부터 처방이 가능하였다.

미국에서 remdesivir로 치료된 COVID-19 첫 증례가 보고된 후, 중증 COVID-19으로 입원하여 remdesivir를 투약받은 53명의 환자를 포함한 코호트연구에서 산소 치료를 받던 환자의 68%가 회복되고 13%의 사망률이 확인되었다. 기계환기치료를 받던 환자의 57%는 기관 삽관을 제거하였다. Antinori 등은 remdesivir로 치료받은 COVID-19 환자 35명 중 21명이 remdesivir 투약 후 약 12일 시점에서 역전사효소-중합효소연쇄반응(RT-PCR) 음성을 보였다고 보고하였다.

최초의 이중맹검 위약대조 무작위 다기관 임상시험 결과는 2020년 4월에 Wang 등이 발표하였다. 이 연구에서 remdesivir를 투약 받은 COVID-19 환자들은 위약을 투약 받은 대조군과 비교했을 때, 사망률, 임상개선까지 소요 시간, SARS-CoV-2 제거 시간에서 유의한 차이가 없었다. 증상 발병 후 10일 이내에 remdesivir를 투여 받은 환자에서 약간의 이점이 있었지만 통계적으로 유의하지 않았다. 그러나 이 연구에 포함된 환자들은 0.4%만 기계적 환기치료를 받았기 때문에 환자의 64%가 기계적 환기치료를 받았던 Grein 등의 연구보다 중증도가 낮았던 것을 주목할 필요가 있다. 게다가 Wang 등의 연구가 진행된 시기에는 환자들이 의료자원의 부족으로 병원 입원 시기가 늦었다는 것을 고려해야 한다.

미국 국립 알레르기 및 감염병 연구소(National Institute of Allergy and Infectious Disease, NIAID)가 후원한 Adaptive Covid-19 Treatment Trial (ACTT-1)은 2020년 5월에 예비 결과를 발표하고 2020년 10월에 최종 보고서를 발표했다. 이 연구는 전 세계 60개 의료기관에서 1,062명의 COVID-19 환자가 참여한 국제 다기관 연구였으며, remdesivir군(n=541)과 위약군(n=521)을 무작위 배정하여 10일 동안 약물을 투여하였다. 그 결과 remdesivir를 투여 받은 환자군에서 위약군에 비해 회복시간이 각각 10일과 15일로 유의하게 개선된 것을 확인하였다. 특히, 저유량 산소를 투여 받은 ordinary scale 5점의 환자에서 28일 사망률이 유의하게 70% 감소한 것을 주목해야 한다. 회복의 척도는 ordinary scale 1-3점을 달성하는 것으로 정의하였다. 분석 결과 ordinary scale의 개선이 remdesivir군에서 유의하게 높은 것을 확인하였다. 또한, remdesivir군이 위약군보다 ordinary scale 1점이나 2점으로 개선되는 데 소요되는 시간과 입원기간이 더 짧은 것으로 보고되었다. 특히, remdesivir군은 위약군에 비해 더 높은 수준의 산소치료가 요구되는 질병악화의 빈도가 적고, 기계환기 또는 체외막산소화(extracorporeal membrane oxygenation, ECMO) 적용기간이 짧았다는 결과를 통해 remdesivir가 COVID-19 악화를 완화시키는 효과가 있다고 보고하였다. 이러한 remdesivir의 이점은 COVID-19 치료에 사용된 스테로이드 치료효과를 보정한 이후에도 동일하였다. 하지만, 이 연구에서 remdesivir는 사망률을 유의하게 낮추는 효과를 보여주지는 못했다.

Goldman 등이 Gilead사의 후원으로 진행한 SIMPLE SEVERE 임상연구는 3상 무작위 연구이다. 중증 COVID-19에 대한 효과적인 치료를 위해 요구되는 최적화된 투약 기간에 관한 연구이다. 산소치료가 필요하지만 기계적 환기 또는 ECMO를 5일 이상 사용하지 않은 397명의 환자를 대상으로 remdesivir를 5일 혹은 10일 무작위로 배정하여 투약하였다. 두 그룹 사이에 효능이나 부작용에서 유의한 차이는 없었다. 따라서 현재 remdesivir의 투약 기간은 5일로 권장된다.

Spinner 등이 Gilead사의 후원으로 진행한 SIMPLE MODERATE 임상연구는 무작위, 오픈 라벨 연구로 중증 COVID-19 환자에게 remdesivir 5일 혹은 10일 투약의 효능을 확인하는 것을 목표로 하였다. 흉부 영상검사에서 폐병변은 있으나 산소 치료를 요구하지 않는 환자 584명을 대상으로 하였다. Remdesivir를 5일간 투약받은 환자들은 표준치료를 받은 환자들보다 11일 시점에서 임상 상태가 유의하게 더 좋았다. 그러나 10일 투약군은 동일한 이득을 보이지 못했다. 두 그룹 모두 28일 사망률에서는 표준치료와 유의한 차이를 보이지 못했다.

COVID-19 판데믹이 지속되면서, 미국 식품의약품안전처(Food and Drug Administration, FDA)는 이 세 가지 임상시험을 기반으로 2020년 5월에 중증 COVID-19 입원환자에서 remdesivir를 사용하도록 긴급사용허가(emergency use authorization, EUA)를 발급했다. 이후에는 12세 이상의 체중 40 kg 이상이라면 COVID-19 의증 혹은 확진으로 입원한 모든 환자에서 사용이 가능하도록 확대되었다. 이후 유럽 European Medicines Agency (EMA)와 여러 국가에서 사용승인을 받았다.

2020년 3월에 세계보건기구(World Health Organization, WHO) 전문가 그룹은 WHO SOLIDARITY 임상연구를 시작하였다. 이 연구는 대규모, 개방형, 무작위 임상시험으로 4가지의 용도가 변경된 항바이러스제(repurposed antiviral drugs)가 COVID-19의 사망률에 미치는 영향을 평가하였다. Hydroxychloroquine, lopinavir, interferon은 결국 임상연구에서 제외되었고, 오직 remdesivir만 평가되었다. 2020년 12월에 발표된 중간분석은 총 11,330명의 COVID-19 환자가 포함되었는데, 이 중 2,743명의 환자가 10일 동안 remdesivir를 투여받았고 2,708명은 대조군에 무작위로 배정되었다. 아쉽게도 remdesivir 투약은 사망률이나 기계적 환기의 필요를 줄이지 못했고, 입원기간을 단축시키지 못했다. 게다가 두 그룹 사이에는 스테로이드 사용에 유의한 차이가 있었다. 이 연구는 2020년 11월 WHO가 지침을 통해 remdesivir의 일상적인 사용을 반대하는 데 중요한 영향을 주었다. 하지만, 2022년에 발표된 최종 분석에서는 14,221명의 환자가 포함되었고, 8,275명은 최대 10일간 remdesivir군 또는 대조군에 1:1로 배정되었다. 초기에 기계적 환기치료를 받은 환자들은 사망률에서 두 군 간 유의한 차이를 보이지 못했다. 하지만, 초기에 저유량 혹은 고유량 산소치료를 받은 환자는 대조군에 비해 유의하게 사망률이 개선되었다. 특히, 초기에 기계환기치료를 받지 않은 환자에서 remdesivir는 사망률과 기계적 환기가 필요한 상태로 질환이 진행되는 것을 유의하게 감소시켰다. 연구 결과를 요약하면, remdesivir는 산소치료가 필요하지만 아직 기계적 환기를 하지 않은 COVID-19 입원환자의 사망 또는 기계적 인공호흡으로의 진행 위험을 줄이는 데 유의한 효과가 있었다.

2020년 12월 ACTT-2 임상연구 결과가 발표되어, COVID-19로 입원한 성인환자에서 remdesivir와 baricitinib의 병용 투약군(n=515)이 remdesivir의 단독 투약군(n=518)보다 회복 시간을 더 단축시킨다고 보고되었다. 이러한 이득은 주로 비침습적 인공호흡기치료를 받는 환자에서 나타났고, remdesivir는 모든 환자에서 10일 미만으로 투약되었다. 2021년 12월 발표된 ACTT-3 임상연구 결과에서는 remdesivir와 interferon-β-1a의 병합요법은 COVID-19로 입원한 성인에서 remdesivir 단독 요법보다 우수하지 않았다. 즉, 두 군 사이에 사망률, 임상적 호전까지 소요시간이나 입원 기간에서 유의한 차이를 확인하지 못했다.

특히, 외래에서 치료받는 COVID-19 환자들에서 remdesivir의 이점은 PINETREE 임상연구에서 확인되었다. 무작위, 이중맹검, 위약대조 시험인 PINETREE 연구는 12세 이상의 COVID-19 외래환자들에서 증상 발생 7일 이하인 경우 중증으로 진행할 수 있는 위험인자가 1개 이상인 환자에게 3일간 remdesivir를 정맥주사하여 위약과 비교하였다. 그 결과 remdesivir의 투약은 입원율과 사망률을 87%까지 유의하게 감소시켰다. 2022년 1월에 FDA는 PINETREE 연구 결과에 따라, 경증에서 중증 COVID-19로 진행될 위험이 있는 COVID-19 외래환자에게 remdesivir 사용을 확대 승인했다.

면역저하환자를 대상으로 하는 PINC AI Healthcare Database를 이용한 대규모 후향적 코호트연구에서, remdesivir를 투여받은 14,169명과 투여받지 않은 5,341명을 비교하였다. 그 결과 remdesivir 투약은 14일 및 28일 사망률을 유의하게 감소시켰다. 전향적, 개방형, 4상의

IMPAACT 2032 연구에서 remdesivir, GS-704277 및 GS-441524 노출은 전반적으로 임신부와 비임신부 사이에서 차이를 보이지 않았다. 임신부와 산후 여성의 경우 remdesivir와 관련된 28일 임상적 개선율은 각각 96%와 89%이었다. 0-17세 소아환자 77명을 포함하는 코호트연구에서 28일 임상적 개선율은 88%이었다. Remdesivir 투약시점에 침습적 기계환기가 필요한 환자의 80%에서 임상적 회복이 확인되었고, 침습적 기계환기를 필요로 하지 않는 환자는 87%에서 임상적 회복이 관찰되었다.

앞에서 언급된 remdesivir에 대한 임상연구들은 일관된 결과를 보이지 않는다. 환자가 속한 의료환경의 사회경제적 조건, 의료시설의 자원상태, 지역적 요인 등의 영향은 임상시험 결과에 유의한 영향을 줄 수 있다. 따라서, 앞으로도 remdesivir에 대한 임상적 사용에 대한 지침은 여전히 여러 조직 사이에 추가적인 합의가 필요하다(표 21).

8. 용법 및 용량

Remdesivir는 생리식염수(0.9%) 또는 5% dextrose에 희석한 200 mg의 부하용량으로 정맥주사해야 하며, 근육 주사하지 않는다. 첫날 60분에 걸쳐 투여한 다음 성인과 체중이 >40 kg인 어린이의 경우 1일 1회 100 mg을 투여해야 한다. 체중이 3~40 kg인 소아의 경우, 첫날은 체중 1 kg당 5 mg의 부하용량을 투여하고, 둘째 날부터 2.5 mg/kg을 투여해야 한다. Remdesivir의 권장 투약 기간은 5일이며, 10일까지 투약은 가능하다. 많은 연구들은 remdesivir의 조기 투약을 강조하며, COVID-19 증상 발생 7-10일 이내에 투약하는 것을 권한다.

특히, 중등도에서 중증의 신기능저하자를 대상으로 하는 REDPINE 임상연구는 급성 신장손상, 만성 신장질환 또는 말기 신장질환이 있는 환자들을 포함하여 무작위 이중맹검

표 21. 다양한 그룹에서 COVID-19 환자에 대한 remdesivir 지침 혹은 권고

조직	권고내용
National Institutes of Health (2020년 12월)	외래환자로 중증으로 진행할 가능성이 높은 고위험군에서는 3일 투약을 권고하며, 산소치료가 필요한 환자에서 remdesivir 투약을 권고하고, 침습적 기계환기 혹은 ECMO 치료 중인 환자에서는 권유하지 않음
World Health Organization (2022년 09월)	중증 COVID-19 환자에서 조건부 권고하나, 극중증 COVID-19 환자에서는 권고하지 않음 (조건부 권고, 근거 수준: 낮음)
Infectious Diseases Society of America (2022년 9월)	외래환자에서 중증으로 진행할 가능성이 높은 고위험군에서는 3일 투약을 권고하며, 중증의 입원환자에서 remdesivir와 dexamethasone 병용 투약을 제안하였고(조건부 권고, 중등 근거), 산소치료가 필요하지만 기계환기 또는 ECMO를 사용하지 않는 환자에서 remdesivir를 10일보다는 5일 투여할 것을 권고함(조건부 권고, 낮은 근거)
Australian guidelines for the clinical care of people with COVID-19 (2023년 5월)	산소치료가 요구되지만 기계환기를 하지 않는 입원환자에서 투약 권고(조건부 권고)
European Society of Clinical Microbiology and Infectious Diseases (2022년 2월)	기계환기 혹은 ECMO 치료를 하지 않는 COVID-19 입원환자에서 권고(조건부 권고)
Pediatric Infectious Diseases Society (2024년 3월)	12세 미만의 COVID-19으로 입원한 환자는 산소치료 혹은 비침습적 기계환기가 필요하면서 중증으로 악화될 가능성이 높은 환자는 투약을 권고하며, 기계적 환기나 ECMO가 필요한 환자도 투약 권고
한국보건의료연구원-대한의학회 (2021년 12월)	산소치료가 필요하지만 기계환기나 ECMO 치료가 요구되지 않는 COVID-19 환자에게 권고 (조건부 권고, 군거수준: 낮음)

위약대조 3상 임상시험을 진행하였다. 그 결과 COVID-19 폐렴으로 입원한 환자들에게 5일간 remdesivir를 투여한 환자군(n=163)은 위약을 투여한 환자들(n=80)과 신기능장애의 정도가 유사하였다. 결과적으로 신기능장애의 정도가 다양한 환자들에게 remdesivir를 투약할 때 용량조절이 필요하지 않음을 시사하였다.

9. 부작용과 금기

1) 간독성

코로나19 환자에서 remdesivir의 사용 후 1-8%의 환자에서 증가된 간효소 수치가 보고되었다. 따라서, 투약 전 간기능을 확인하고 투약 후 간기능을 모니터링하는 것이 필요하다.

2) 위장관계 증상

코로나19 환자에서 remdesivir 투약군은 대조군보다 식욕부진, 구역, 구토로 인해 투여를 중단한 경우가 더 많았다.

3) 호흡기계 독성

시험관내(*in vitro*) 실험에서 remdesivir는 TGF-β1에 의해 유발된 폐섬유아세포 활성화를 억제하고 폐포상피에서 TGF-β1에 의해 유발된 간질전이(mesenchymal metastasis)를 용량의존적으로 감소시켰다. 그 결과, remdesivir가 중증 코로나19 환자에서 폐섬유증의 합병증 발생률을 낮출 수 있었다. 반면, Godeau 등의 연구에는 remdesivir 그룹에서 대조군보다 더 많은 환자가 호흡부전이나 급성 호흡곤란증후군을 겪으면서 연구가 중단되었다.

4) 심혈관계 독성

Remdesivir의 심장독성은 인간 미토콘드리아 RNA 중합효소와의 결합때문이다. 이는 Na^+ 최고 진폭과 용량 구조의 자발적 맥박 속도를 낮추어 전기적 전도 능력의 기간 연장과 torsades du point 및 QT 간격 연장을 일으킬 수 있다. 따라서, 투약 후 심장마비, 서맥, 저혈압 등이 발생할 수 있다.

5) 신독성

일부 연구에서는 remdesivir 투약이 급성 신손상의 가능성을 높인다고 보고하였다. 급성 신손상이 발행하는 시기는 투약 후 4.91일이었다. Remdesivir 삼인산 자체는 미토콘드리아 독성에 대한 낮은 가능성을 가지고 있는데, 이는 신세뇨관 상피세포에서 미토콘드리아 손상을 유발하고 포유류 DNA 및 RNA 중합효소를 약하게 억제하기 때문이다. 하지만, 최근에 발표된 연구들은 remdesivir가 오히려 신독성을 줄이는 효과가 있다고 보고한다. 결과적으로 임상적으로 가능하다면, eGFR은 remdesivir 투약 전과 치료 중에 측정이 권고된다. 또한, 안전성 자료가 제한되어 있기 때문에 심각한 신장장애 및 말기 신장질환이 있는 환자는 remdesivir 치료 중에 부작용이 있는지 면밀히 모니터링해야 한다.

6) 임신부

Remdesivir는 COVID-19에 걸린 임신부에게 안전한 투약이 가능하며, 임신부들이 투약을 잘 견디는 것으로 나타났다. IMPAACT 2032 연구에서 10명의 임신부 중 8명이 3등급 또는 4등급의 부작용을 경험했으나, 이 중 어느 것도 remdesivir 치료와 관련이 없었다. 그러나, 임상적 자료가 제한되어 있으므로, 임신부에게는 반드시 필요한 경우에만 remdesivir를 투약해야 한다. Remdesivir가 모유에 존재하는지는 아직 자료가 제한적이므로, 모유수유 환자에서는 모유수유 중단과 remdesivir 치료회피 중 환자의 선택이 요구된다.

참고문헌

1. Afshar ZM, Zadeh DH, Hosseinzadeh R, Babazadeh A. Remdesivir: A critical review. Advance. 2022.
2. Antinori S, Cossu MV, Ridolfo AL, Rech R, Bonazzetti C, Pagani G, et al. Compassionate remdesivir treatment of severe Covid-19 pneumonia in intensive care unit (ICU) and Non-ICU patients: Clinical outcome and differences in post-treatment hospitalisation status. Pharmacol Res. 2020;158:104899.
3. Beigel JH, Tomashek KM, Dodd LE, Mehta AK, Zingman BS, Kalil AC, et al. Remdesivir for the Treatment of Covid-19 - Final Report. N Engl J Med. 2020;383(19):1813-26.
4. Bhimraj A, Morgan RL, Shumaker AH, Baden LR, Cheng VC, Edwards KM, et al. Infectious Diseases Society of America Guidelines on the Treatment and Management of Patients With COVID-19 (September 2022). Clin Infect Dis. 2024;78(7):e250-e349.
5. Brown SM, Katz MJ, Ginde AA, Juneja K, Ramchandani M, Schiffer JT, et al. Consistent Effects of Early Remdesivir on Symptoms and Disease Progression Across At-Risk Outpatient Subgroups: Treatment Effect Heterogeneity in PINETREE Study. Infect Dis Ther. 2023;12(4):1189-203.
6. Eastman RT, Roth JS, Brimacombe KR, Simeonov A, Shen M, Patnaik S, et al. Remdesivir: A Review of Its Discovery and Development Leading to Emergency Use Authorization for Treatment of COVID-19. ACS Cent Sci. 2020;6(5):672-83.
7. Goldman JD, Lye DCB, Hui DS, Marks KM, Bruno R, Montejano R, et al. Remdesivir for 5 or 10 Days in Patients with Severe Covid-19. N Engl J Med. 2020;383(19):1827-37.
8. Holshue ML, DeBolt C, Lindquist S, Lofy KH, Wiesman J, Bruce H, et al. First Case of 2019 Novel Coronavirus in the United States. N Engl J Med. 2020;382(10):929-36.
9. Kalil AC, Patterson TF, Mehta AK, Tomashek KM, Wolfe CR, Ghazaryan V, et al. Baricitinib plus Remdesivir for Hospitalized Adults with Covid-19. N Engl J Med. 2021;384(9):795-807.
10. Spinner CD, Gottlieb RL, Criner GJ, Arribas López JR, Cattelan AM, Soriano Viladomiu A, et al. Effect of Remdesivir vs Standard Care on Clinical Status at 11 Days in Patients With Moderate COVID-19: A Randomized Clinical Trial. JAMA. 2020;324(11):1048-57.
11. Update to living WHO guideline on drugs for covid-19. BMJ. 2022;378:o2224.
12. Wang M, Cao R, Zhang L, Yang X, Liu J, Xu M, et al. Remdesivir and chloroquine effectively inhibit the recently emerged novel coronavirus (2019-nCoV) in vitro. Cell Res. 2020;30(3):269-71.
13. Wang Y, Zhang D, Du G, Du R, Zhao J, Jin Y, et al. Remdesivir in adults with severe COVID-19: a randomised, double-blind, placebo-controlled, multicentre trial. Lancet. 2020;395(10236):1569-78.

Nirmatrelvir-ritonavir

박기호 경희대학교 의과대학 내과학교실

1. 항바이러스제명

Nirmatrelvir-ritonavir (paxlovid™)

2. 구조 및 성상

Nirmatrelvir의 활성 성분의 분자식은 $C_{23}H_{32}F_3N_5O_4$이고, 분자량은 499.54이다. Ritonavir의 활성 성분의 분자식은 $C_{37}H_{48}N_6O_5S_2$이고, 분자량은 720.95이다. Nirmatrelvir와 ritonavir의 구조식은 그림 19와 같다.

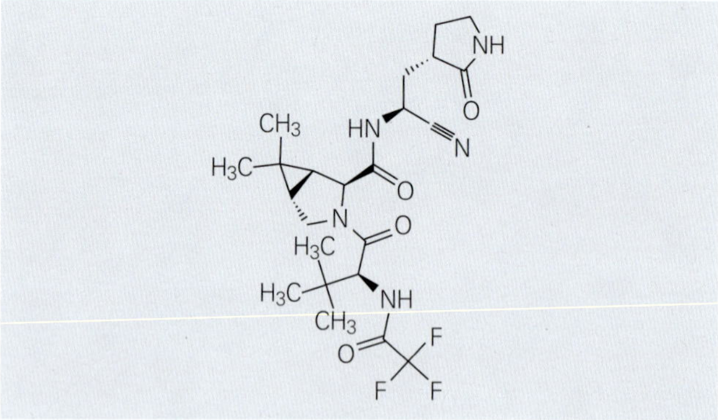

Nirmatrelvir

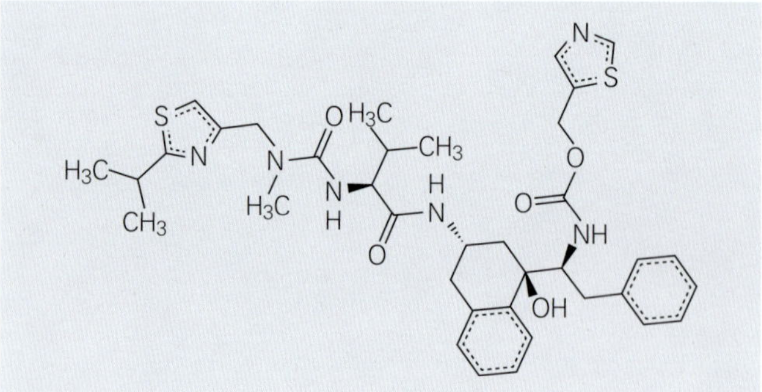

Ritonavir

그림 19. Nirmatrelvir과 ritonavir의 구조식*

* 구조식은 RCSB (Research Collaboratory for Structural Bioinformatics) PDB (Protein Data Bank)의 chemical sketch tool를 사용하여 생성함

3. 작용기전

COVID-19의 원인 병원체인 SARS-CoV-2는 안지오텐신 전환 효소 2 (ACE2) 수용체를 통해 세포에 감염하며, 폐와 기관지 상피 세포가 주요 감염부위이다. 다른 코로나바이러스와 마찬가지로 SARS-CoV-2는 주효소(main protease, Mpro)에 대한 유전자 정보를 가지고 있고, 이는 3CL protease or nonstructural protease 5 (nsp5)라고 불린다. Mpro는 바이러스의 pp1a와 pp1ab 폴리프로테인을 여러 접합부에서 소화하여, RdRp, 헬리케이스, 그리고 Mpro 자체를 포함한 바이러스 복제와 전사에 중요한 일련의 단백질들을 생성한다(그림 20). 코로나바이러스 Mpro와 유사한 인간 단백질은 알려져 있지 않고, 이로 인하여 Mpro를 항바이러스 약물표적으로 사용할 수 있다.

Nirmatrelvir는 Mpro의 강력하고 선택적인 억제제로, Coronaviridae family의 3CL protease 전반에 걸쳐서 광범위한 활성을 나타낸다. Nirmatrelvir는 오미크론변이를 포함한 SARS-CoV-2 변이 바이러스 전반에 걸쳐 일관되고 강력한 시험관내(*in vitro*) 항바이러스 활성을 유지한다. Mpro는 여러 변이 바이러스에서 유전자 염기서열이 변하지 않으며, 변이는 스파이크 단백질에서 발생한다. 따라서 nirmatrelvir-ritonavir는 여러 변이 바이러스에서도 활성이 유지될 것으로 기대되며, 실제로 SARS-CoV-2 alpha, beta, gamma, delta, lambda, mu, omicron BA.1 등의 변이 바이러스에 대해서 일관되고 강력한 시험관내 항바이러스 활성을 유지하고 있다. 더불어, 오미크론 하위 변이 BA.2, BA.2.12.1, BA.4, BA.4.6, BA.5, BF.7, BQ.1, BQ.1.11, XBB.1.5 등에 대한 활성 또한 일관되고 강력하게 유지된다.

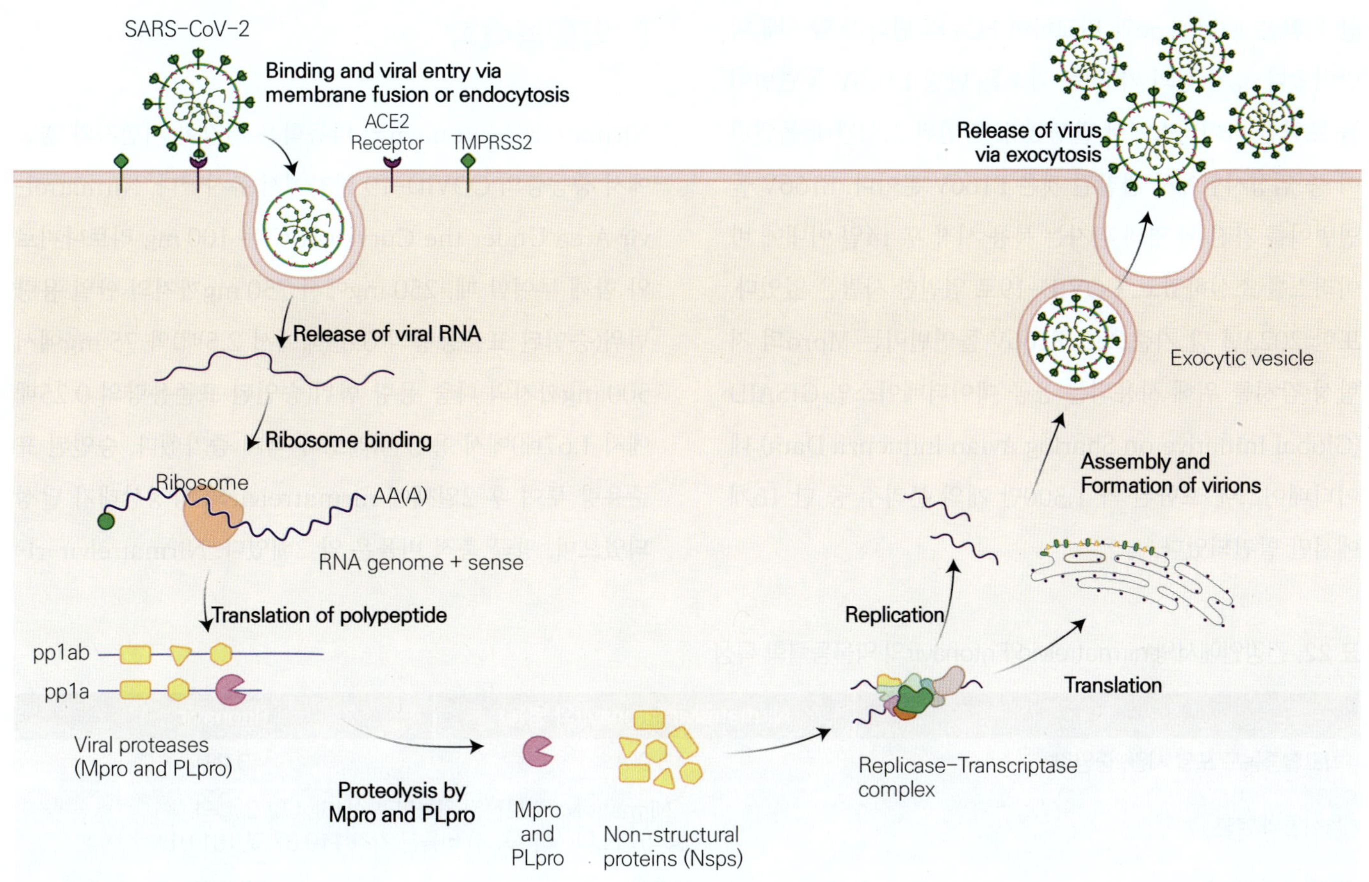

그림 20. Nirmatrelvir의 작용기전

Nirmatrelvir와 함께 투여되는 ritonavir는 SARS-CoV-2 Mpro에 대한 자체 활성을 가지지 않는다. Ritonavir는 nirmatrelvir의 약동학적 최적화를 위하여 함께 투여된다. 금식 상태에서 ritonavir 없이 150 mg, 500 mg, 1,500 mg 용량의 nirmatrelvir 경구 현탁액을 단독으로 투여한 경우, 용량 증가에 비례하지 않는 혈중농도 상승을 보였다. Ritonavir 없이 최고혈중농도에 도달하는 시간(T_{max})의 중앙값은 투여 후 0.63-1.0시간이었다. 투여된 용량 중 평균 반감기($T_{1/2}$)는 150 mg 용량에 대해서만 계산될 수 있었으며, 이는 약 2시간이었다(표 22). 따라서 하루 두 번 투여를 지원하고 체내 nirmatrelvir 농도를 증가시키기 위해, 약동학 증강제로 100 mg의 낮은 ritonavir 용량이 선택되었다. 100 mg ritonavir 용량은 lopinavir, atazanavir, and darunavir같이 ritonavir를 약동학 증강제로 사용하는 이전에 승인된 프로테아제 억제제를 기반으로 선택되었다. Ritonavir의 병합투여는 nirmatrelvir의 농도를 약 8배 증가시켰다(표 22). Ritonavir를 병합투여하는 목적은 nirmatrelvir의 최저농도(C_{trough})를 90% 이상의 환자에서 EC_{90}이상으로 유지하는 것이다.

4. 내성기전

현재까지 중요한 Mpro 돌연변이는 관찰되지 않았다. 일련의 시험관내 실험에서, 돌연변이된 Mpro 바이러스는 생존할 수 없었고, 재조합 SARS-CoV-2 분석에서 평가될 수 없었다. Nirmatrelvir에 의해 선택된 대부분의 Mpro 아미노산 치환은 wild type과 비교하여 EC_{50}의 변화가 약 5배 미만이었다. 감수성의 가장 큰 감소는 단일 E166V 돌연변이를 포함한 바이러스에서 발생했다. 확인된 시험관내 돌연변이 중 임상시험에서 관찰된 것은 E166V 뿐이다. E166V 돌연변이를 가진 세 명의 환자는 복용 시작 후 14일 이내에 바이러스를 소실하였고, COVID-19로 입원한 사람은 없었다. 또한 2022년 말 기준으로, E166V 돌연변이는 Mpro의 저항성 감시를 위해 사용되는 공공 데이터베이스인 GISAID (Global Initiative on Sharing Avian Influenza Data) 데이터베이스에 포함된 약 1,300만 개의 분리주 중 단 16개에서만 발견되었다.

5. 약물동력학

Nirmatrelvir-ritonavir의 약동학은 건강한 피험자와 경증에서 중등증의 COVID-19 환자에서 유사했다. Nirmatrelvir Area Under the Curve (AUC)는 100 mg 리토나비르와 함께 투여할 때, 250 mg에서 750 mg까지의 단일 용량 범위(승인된 표준용량의 0.83배에서 2.5배)와 75 mg에서 500 mg까지의 다중 용량 범위(승인된 표준용량의 0.25배에서 1.67배)에서 용량 비례보다 적게 증가했다. 승인된 표준용량 투여 후 2일째에 nirmatrelvir의 항정상태가 달성되었으며, 평균 축적 비율은 약 2배였다. Nirmatrelvir-ri-

표 22. 건강인에서의 nirmatrelvir와 ritonavir의 약물동력학 특성

	Nirmatrelvir (ritonavir와 병용)	Ritonavir
최고혈중농도 도달 시간, 중앙값	3.00[a]	3.98[a]
음식물의 영향	Nirmatrelvir의 보정된 기하평균 AUCinf 및 C_{max}의 시험약/대조약(식후/공복) 비율은 각각 119.67 및 161.01[b]	
단백결합률(%)	69%	98–99%
혈액–혈장비	0.60	0.14[c]
분포용적(L)	104.7[d]	112.4[d]
주요 배설경로	신장	간
반감기($T_{1/2}$), 평균시간	6.05[a]	6.15[a]
경구청소율(CL/F)(L/시간), 평균	8.99[d]	13.92[d]
대사경로	CYP3A	CYP3A, CYP2D6
배출		
분변내 약물 관련 물질	35.3%[e]	35.3%[f]
분변으로 배설되는 총량(대사되지 않은 약물), %	27.5%[e]	33.8%[f]
분변내 약물 관련 물질, %	49.6%[e]	11.3%[f]
소변으로 배설되는 총량(변하지 않은 약물), %	55.0%[e]	3.5%[f]

a 100 mg ritonavir 정제와 함께 300 mg nirmatrelvir (2×150 mg 정제 형태)를 건강한 피험자에게 단일 용량으로 투여한 후의 자료임

b Nirmatrelvir 300 mg이 ritonavir 100 mg으로 강화된 상태로 –12시간, 0시간, 12시간에 단일 경구 용량으로 투여된 후, 고지방 및 고칼로리 식사 상태 또는 공복 상태에서의 자료임

c 적혈구 대 혈장 비율

d 300 mg nirmatrelvir (경구 현탁액 형태)와 100 mg ritonavir (정제 형태)를 하루 두 번 3일 동안 공동 투여한 자료임

e 100 mg ritonavir로 강화된 300 mg nirmatrelvir 경구 현탁액을 0시간에 투여한 후 ^{19}F–NMR 분석으로 결정된 자료임. Ritonavir는 –12시간, 0시간, 12시간, 24시간에 투여되었음

f 600 mg ^{14}C–ritonavir는 경구 용액(승인된 ritonavir 용량의 6배) 투여 후 ^{14}C 분석에 의해 결정된 자료임

tonavir의 약동학적 특성은 표 22에 표시하였다.

6. 부작용과 금기

1) 약물상호작용에 의한 부작용

강력한 CYP3A 억제제인 ritonavir를 포함한 nirmatrelvir-ritonavir를 CYP3A에 의해 대사되는 약물을 복용 중인 환자에게 투여하면, CYP3A에 의해 대사되는 약물의 혈중농도가 증가할 수 있다. CYP3A 유도제는 Paxlovid™의 농도를 감소시킬 수 있다. 전자의 경우는 함께 투여하는 약물의 약물농도가 올라가 생명을 위협하거나 치명적인 부작용이 발생할 수 있다. 반대로 후자의 경우는 병용약물로 인하여 nirmatrelvir의 농도가 감소하여 nirmatrelvir-ritonavir의 치료실패 및 바이러스 내성이 생길 가능성이 있다. 가장 흔하게 보고된 병용약물로 인한 심각한 부작용 사례는 칼시뉴린 억제제(예: tacrolimus, cyclosporine)였으며, 그 다음으로 칼슘 채널 차단제가 있다. Nirmatrelvir-ritonavir를 처방하기 전에, 환자가 복용 중인 모든 약물을 검토하여 잠재적인 약물상호작용을 평가하고, 병용약물이 용량 조정, 중단 및/또는 추가 모니터링이 필요한지 결정해야 한다. 일반적으로 nirmatrelvir-ritonavir와 병용투여가 권장되지 않는 대표적인 약제를 표 23에 표시하였다.

2) 과민반응

아나필락시스, 심각한 피부 반응(독성표피괴사 및 스티븐스-존슨 증후군 포함), 그리고 기타 과민반응이 nirmatrelvir-ritonavir와 관련하여 보고되었다.

3) 간독성

Ritonavir를 복용한 환자에게서 AST, ALT 상승, 간염, 황달이 발생한 사례가 있다.

4) HIV-1 내성발생 위험

Nirmatrelvir가 ritonavir와 함께 투여되기 때문에, 조절되지 않거나 진단되지 않은 HIV-1 감염이 있는 개인에서 HIV 프로테아제 억제제에 대한 HIV-1 내성이 발생할 위험이 있다.

5) 임상시험 경험

Nirmatrelvir-ritonavir의 안전성은 SARS-CoV-2 감염 진단을 받은 18세 이상의 증상 있는 성인을 대상으로 한 2/3상 무작위, 위약대조 시험에 기반하고 있다. 시험 C4671005 (EPIC-HR)는 중증질환으로 진행할 고위험군 환자를 등록했고, 시험 C4671002 (EPIC-SR)는 중증 질환으로 진행할 표준 위험군 환자(이전에 백신을 접종받지 않은 표준 위험군 환자 또는 중증질환으로 진행할 위험요인이

표 23. Nirmatrelvir-ritonavir와 병용투여가 권장되지 않는 약제

Alprazolam	Clonazepam	Domperidone	Oxycodone	Rivaroxaban
Amiodarone	Clopidogrel	Ergot derivatives	Phenobarbital	Rosuvastatin
Apixaban	Clozapine	Fentanyl	Phenytoin	Sildenafil
Atorvastatin	Codeine	Flurazepam	Propafenone	Simvastatin
Bosentan	Colchicine	Hydrocodone	Quetiapine	Sirolimus
Carbamazepine	Cyclosporine	Lovastatin	Quinidine	Tacrolimus
Cisapride	Diazepam	Midazolam	Rifampin	Tramadol

적어도 하나 있는 백신접종 완료자)를 등록했다. 가장 흔한 부작용(≥1% 발생률로 nirmatrelvir-ritonavir 그룹에서 위약 그룹보다 더 자주 발생한 경우)은 미각 이상(각각 5% 및 <1%)과 설사(각각 3% 및 2%)였다. 긴급 사용 승인 후에 nirmatrelvir-ritonavir 사용 중 확인된 부작용은 다음과 같다.

- 면역체계 장애: 아나필락시스, 과민반응
- 피부연조직 장애: 독성표피괴사, 스티븐스-존슨증후군
- 신경계 장애: 두통
- 혈관 장애: 고혈압
- 위장장애: 복통, 메스꺼움, 구토
- 일반 장애: 불쾌감

7. 약물상호작용

In vitro 자료에 따르면, nirmatrelvir는 P-gp 및 CYP3A4 효소의 기질이자 잠재적 억제제이다. Nirmatrelvir는 임상적으로 관련 있는 농도에서 CYP1A2, CYP2B6, CYP2C8, CYP2C9, CYP2C19 또는 CYP2D6를 가역적으로 억제하지 않으며, 어떤 CYP도 유도하지 않는다. 그러나 nirmatrelvir는 CYP3A4를 가역적이며 시간의존적으로 억제하고, P-gp 및 OATP1B1을 억제할 가능성이 있다. Ritonavir는 시험관내(*in vitro*)에서 주로 주로 CYP3A의 기질로 나타났지만, CYP3A와 CYP2D6를 억제할 수 있다. Ritonivir는 CYP3A, CYP1A2, CYP2C9, CYP2C19, CYP2B6 및 glucuronosyltransferase와 같은 다른 효소를 유도한다. 위에서 언급한 것처럼 ritonivir는 nirmatrelvir의 충분한 농도를 보장하기 위한 증강제 역할을 하며, nirmatrelvir 사용에 필요하다. 표 23에 nirmatrelvir-ritonavir와 병용을 권장하지 않고, nirmatrelvir-ritonavir와 상호작용이 위험할 수 있는 대표적인 예들이 표시되었다. 그러나 이 목록이 상호작용이 가능한 모든 약물을 포함하고 있지 않다는 점에 유의해야 하며, nirmatrelvir-ritonavir를 처방하기 전에 환자의 병용약물 목록(비처방약 및 허브 보충제를 포함)을 확인하고 의약품 상세처방정보를 참고하여 약물상호작용을 철저히 검토하여 대체요법, 용량조정, 또는 모니터링 증가가 필요하지 않은지 확인해야 한다. 예를 들면, nirmatrelvir-ritonavir 요법 동안 와파린 혈중농도는 증가하거나 감소할 수 있으므로 모니터링이 필요하다.

8. 임상 적응증

성인 경증 또는 중등증 COVID-19 환자에서 중증으로 진행할 위험이 높은 고위험 환자일 때 투약한다. 이 약은 COVID-19의 노출 전 또는 노출 후 예방용법으로는 허가되지 않았다.

여러 연구를 종합하여 볼 때, nirmatrelvir-ritonavir는 COVID-19 환자의 입원 및 사망 위험을 약 절반 정도 줄이는 것으로 보인다. Wang 등의 메타분석에서 nirmatrelvir-ritonavir를 복용한 환자들에서 그렇지 않은 환자들에 비해 입원 위험이 47%, 사망 위험은 64% 감소하였다. Nirmatrelvir-ritonavir의 효과는 중증질환으로 진행될 위험이 높은 고위험 환자(예: 면역 억제자, 다중 동반 질환을 가진 65세 이상의 고령자)에서 더 뚜렷하다. EPIC-HR 무작위 시험에서는 위험요인이 있는 2,246명의 백신 미접종 성인 외래환자를 대상으로 nirmatrelvir-ritonavir를 증상 발현 후 3일 이내에 투여했을 때, 28일 내 입원 또는 사망 위험이 89% 감소했다. 반면, 저위험 환자에서는 nirmatrelvir-ritonavir 치료는 사망, COVID-19 관련 입원 또는 증상 지속 기간을 줄이지 못했다.

오미크론변이 등장 전후로 수행된 여러 대규모 관찰연구도 nirmatrelvir-ritonavir의 효과가 고위험 개인에게만 관찰됨을 보여준다. 캐나다 퀘벡에서 8,000명 이상의 고

위험 COVID-19 환자를 대상을 관찰적 매칭 코호트연구에서는 nirmatrelvir-ritonavir가 입원 위험을 69% 감소시켰다. 일부 연구에서 nirmatrelvir-ritonavir는 지속적인 증상, 심혈관, 신경계 또는 혈액학적 후유증을 포함한 COVID-19 후유증을 낮출 수 있음을 시사했으나, 다른 연구에서는 이러한 결과가 확인되지 않았다.

Loza 등은 비중증 COVID-19 진단을 받은 다른 임신 주기의 임산부 7명을 단기 추적 조사했다. 이들 중 4명은 추적 조사 기간 동안 출산하지 않았고, 특정한 모성 또는 태아의 부작용을 보이지 않았다. 추적 기간 동안 출산한 3명 중 1명은 5일간의 치료 과정을 완료하지 않았고, 나머지 2명은 nirmatrelvir-ritonavir에 기인한 특정한 합병증을 보이지 않았다. 짧은 추적 기간과 부족한 관찰 임산부를 고려하면, 임신 중 nirmatrelvir-ritonavir 사용의 안전성에 대해서는 아직 결론을 내리기 어렵다.

9. 용법 및 용량

경증 및 중등증 COVID-19 환자에 대하여 nirmatrelvir-ritonavir (300 mg/100 mg)를 하루 2회 5일간 투여한다. 증상 발생 후 최대한 빨리 복용하는 것이 좋고, 5일 이내에는 복용하여야 한다.

1) 신기능장애 환자의 용량용법

경증의 신기능장애 환자(eGFR, 60-90 mL/min)에서 용량조절은 필요하지 않다. 중등도의 신기능장애 환자(eGFR, 30-60 mL/min)에서, 이 약의 용량은 nirmatrelvir 150 mg (150 mg 1정)과 ritonavir 100 mg (100 mg 1정)의 총 2정을 동시복용하며, 1일 2회 5일간 투여한다. 약은 중증 신기능장애 환자에서 적절한 투여용량은 확립되지 않았다.

2) 간장애 환자의 용량용법

경증(Child-Pugh 등급 A) 또는 중등도(Child-Pugh 등급 B) 간기능장애 환자에서 용량조절은 필요하지 않다. 중증(Child-Pugh 등급 C) 간기능장애 환자에서 nirmatrelvir 또는 ritonavir의 사용과 관련한 약동학적 자료나 안전성 자료는 없다. 따라서 이 약은 중증 간기능장애 환자에게 사용이 권장되지 않는다.

참고문헌

1. Food and Drug Administration. Prescribing information for Paxlovid. 2024. https://www.accessdata.fda.gov/drugsatfda_docs/label/2024/217188s006lbl.pdf.
2. Gerhart J, Cox DS, Singh RSP, Chan PLS, Rao R, Allen R, et al. A Comprehensive Review of the Clinical Pharmacokinetics, Pharmacodynamics, and Drug Interactions of Nirmatrelvir/Ritonavir. Clin Pharmacokinet. 2024;63:27-42.
3. Hammond J, Leister-Tebbe H, Gardner A, Abreu P, Bao W, Wisemandle W, et al. Oral Nirmatrelvir for High-Risk, Nonhospitalized Adults with Covid-19. N Engl J Med. 2022;386:1397-408.
4. Kaboré JL, Laffont B, Diop M, Tardif MR, Turgeon AF, Dumaresq J, et al. Real-World Effectiveness of Nirmatrelvir/Ritonavir on Coronavirus Disease 2019-Associated Hospitalization Prevention: A Population-based Cohort Study in the Province of Quebec, Canada. Clin Infect Dis. 2023;77:805-15.
5. Riva L, Yuan S, Yin X, Martin-Sancho L, Matsunaga N, Pache L, et al. Discovery of SARS-CoV-2 antiviral drugs through large-scale compound repurposing. Nature. 2020;586:113-9.
6. Saravolatz LD, Depcinski S, Sharma M. Molnupiravir and Nirmatrelvir-Ritonavir: Oral Coronavirus Disease 2019 Antiviral Drugs. Clin Infect Dis. 2023;76:165-71.
7. Wang Y, Yang Y, Shan R, Zhao L, Bai Y, Feng L. Paxlovid for the treatment of COVID-19: a systematic review and meta-analysis. J Infect Dev Ctries. 2024;18:1169-78.
8. Loza A, Farias R, Gavin N, Wagner R, Hammer E, Shields A. Short-term Pregnancy Outcomes After Nirmatrelvir-Ritonavir Treatment for Mild-to-Moderate Coronavirus Disease 2019 (COVID-19). Obstet Gynecol 2022;140:447-9.

Molnupiravir

박윤선 가천대학교 의과대학 내과학교실

1. 항바이러스제명

Molnupiravir [{(2R,3S,4R,5R)-3,4-dihydroxy-5-{4-(hydroxyamino)-2-oxopyrimidin-1-yl}oxolan-2-yl}methyl 2-methylpropanoate]

2. 구조와 성상

몰누피라비르는 N(4)-hydroxycytidine의 5'-hydroxy 기가 (2-methylpropanoyl)oxy기로 치환된 뉴클레오시드 유사체로 활성 항바이러스 ribonucleoside 유사체인 β-D-N(4)-hydroxycytidine (NHC)의 전구약물(prodrug)이다. 분자량은 329.31 g/mol이고, 분자식은 $C_{13}H_{19}N_3O_7$이다(그림 21).

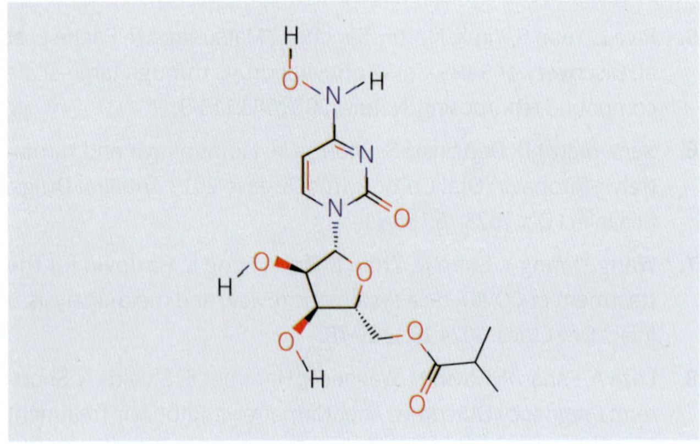

그림 21. Molnupiravir의 구조식

3. 작용기전

Molnupiravir는 바이러스의 RNA 복제를 방해하는 기전으로 RNA 의존성 RNA 중합효소(RNA-dependent RNA polymerase, RdRp)의 억제를 통해 작용한다. Molnupiravir는 RNA 복제 과정에서 '돌연변이유도(mutagenesis)'를 일으켜 바이러스의 유전자 복제 오류를 증가시키고, 이로 인해 바이러스가 불완전하거나 불능 상태로 복제되도록 더 이상 증식할 수 없게 한다.

4. 작용범위

Molnupiravir는 주로 SARS-CoV-2 (COVID-19)를 포함한 RNA 바이러스에 효과가 있다. 다른 RNA 바이러스에도 잠재적인 효과가 있을 수 있지만, 아직 연구는 제한적이다.

5. 내성기전

Molnupiravir의 내성기전은 아직 명확히 확립되지 않았다.

6. 약물동력학

1) 흡수

Molnupiravir는 경구복용 후 잘 흡수되며, 식사와 관계없이 복용할 수 있다. 일반적인 경구복용 이외에 비위관을 통해서 투약 가능하다.

2) 분포

체내에서 빠르게 분포하고, 주로 간에서 대사된다.

3) 대사

경구 투여 후 esterases에 의해 빠르게 흡수되고 가수분해되어 주로 흡수 및/또는 간 초회 통과 대사(hepatic first-pass metabolism) 과정에서 β-D-N4-hydroxy-cytidine (NHC)로 전환된다. 따라서 혈장 내에서는 유의미한 농도의 molnupiravir가 전신적으로 검출되지 않는다. NHC는 전신적으로 분포하며 세포 내에서 활성 형태인 NHC-triphosphate (NHC-TP)으로 전환된다.

4) 배설

약물은 소변을 통해 활성 대사산물인 N4-hydroxycytidine으로 소변을 통해 배설된다. 약물의 반감기는 약 1시간 40분 정도이다.

7. 약물상호작용

Molnupiravir는 주로 간에서 대사되는 약제임에도 약물상호작용이 거의 알려져 있지 않다.

8. 임상 적응증

Molnupiravir는 주로 SARS-CoV-2 감염에 사용되며 감염증상이 시작된 지 5일 이내의 경증에서 중등도 환자들에게 사용된다. 긴급 승인의 기반이 되었던 핵심 연구인 MOVe-OUT 임상시험에서 molnupiravir는 위약에 비해 입원 또는 사망률을 30% 감소시켰다. 다양한 치료옵션이 임상시험을 통해 서로 간에 직접적으로 비교되지는 않았지만 현재까지는 molnupiravir가 다른 치료제보다는 낮은 효능을 보이기 때문에 nirmatrelvir-ritonavir, remdesivir를 사용할 수 없거나 제공할 수 없는 경우에만 molnupiravir를 사용할 것을 권장하고 있다. MOVe-OUT 연구의 최종 분석에는 1,433명의 참가자가 포함되었다. 연령 중앙값은 43세(60세 이상은 17%), 49%는 남성, 57%는 백인이었다. 참가자 중 74%는 체질량 지수가 30 이상이었고 16%는 당뇨병이 있었으며, COVID-19 증상 발병부터 무작위 배정까지의 시간은 참가자의 48%에서 3일 미만으로 EPIC-HR 임상시험에 비해서는 낮은 비율이었다. 실제로 50% 대상자가 등록되었던 중간분석 결과보다 최종 분석 결과에서 치료 효능은 좀 더 떨어졌는데 그 원인은 현재 명확하게 분석되지 않았다.

영국은 2021년 11월, 세계 최초로 경구용 COVID-19 치료제인 molnupiravir에 대해 긴급사용승인을 허가하였고 미국은 2021년 12월 23일, 미국 식품의약품안전처(FDA)는 중증으로 진행될 위험이 있는 경증 및 중등도 COVID-19 성인환자에 대해서 긴급사용승인을 하였다. 일본 후생노동성은 2022년 2월, molnupiravir의 긴급사용승인을 결정한 바 있으며 유럽의약품청(EMA)은 2021년 11월에 조건부 마케팅 허가를 부여하였으나 2023년 6월 21일 판매사에서 허가 신청을 철회한 바 있다. 우리나라의 식품의약품안전처는 2022년 3월, 경구용 코로나19 치료제인 molnupiravir의 긴급사용승인을 결정하였고 2024년 10월 이후 70세 이상에서 제한적으로 투약 중이다.

9. 용법 및 용량

1) 용법

경구복용

2) 용량

Molnupiravir의 표준용량은 성인에게 하루 2회, 한 번에 800 mg씩, 5일간 복용(총 10회 복용)한다. 캡슐형태와 정제형이 개발되어 있다. 5일 이상 투여 시 molnupiravir의 안전성과 효능은 확립되지 않았고 입원 또는 사망을 포함하여 중증 COVID-19로 진행될 위험이 있는 성인의 경우, COVID-19 진단 후 가능한 한 빨리, 그리고 증상 발현 후 5일 이내에 molnupiravir를 투여해야 한다. 환자가 molnupiravir의 복용을 평소 복용 시간에서 10시간 이내에 놓친 경우, 가능한 한 빨리 복용하고 정상적인 복용 일정을 재개해야 한다. 환자가 10시간 이상 복용을 놓친 경우, 놓친 복용량을 복용하지 말고 다음 복용량을 정해진 시간에 복용해야 하며 놓친 복용량을 보충하기 위해 복용량을 두 배로 늘려서는 안 된다.

Molnupiravir의 안전성 및 유효성은 18세 미만 환자에서 확립되지 않았으므로 소아환자에게는 사용하지 않는 것이 좋다. 고령환자나 신기능장애, 간기능장애가 있는 환자라고 하더라도 molnupiravir의 용량조절이 권장되지 않는다.

10. 부작용과 금기

1) 부작용

Molnupiravir의 안전성은 1,411명의 입원하지 않은 COVID-19 환자를 대상으로 무작위 배정하여 molnupiravir (N=710) 또는 위약(N=701)으로 최대 5일 동안 치료하고 29일차까지 추적 관찰한 3상 이중맹검 시험(MOVe-OUT) 분석을 기반으로 평가되었다. 이상반응으로 인한 연구 참여 중단은 molnupiravir 투여군의 1%, 위약 투여군의 3%에서 발생했고 심각한 이상반응은 molnupiravir 투여군의 7%, 위약 투여군의 10%에서 발생했다. 해당 이상반응의 대부분은 COVID-19 관련이었다. 사망으로 이어진 이상반응은 molnupiravir 투여군의 1% 미만, 위약 투여군의 2%에서 발생했다. MOVe-OUT 연구상 molnupiravir의 주요 부작용으로는 설사, 메스꺼움, 두통, 피로 등이 있다. 일부 환자에서 간기능이상, 심혈관계 부작용, 알레르기반응 등이 보고되었다.

2) 금기

태아에 대한 잠재적 위험이 있기 때문에 임신 중이거나 임신 가능성이 있는 여성에게는 사용이 금기이다. 수유 중인 여성에게도 사용을 피해야 한다. 임산부에게 molnupiravir를 투여하여 주요 선천적 기형, 유산 또는 모체 또는 태아에 대한 유해한 결과의 위험을 평가한 자료는 없다. 동물 생식 연구에서, 기관 형성기에 임신한 쥐에게 molnupiravir를 경구 투여한 결과, 1,000 mg/kg/day (인체 표준용량[recommended human dose, RHD] 기준 인체 NHC 노출량의 약 8배)에서 배아·태아 치사 및 기형 유발(teratogenic) 효과가 관찰되었으며, ≥ 500 mg/kg/day (RHD 기준 인체 NHC 노출량의 약 3배)에서는 태아 성장 지연(fetal growth retardation)이 보고되었다. 기관 형성기에 토끼에게 molnupiravir를 경구투여한 결과, 750 mg/kg/day[우측 생식기에서 인간 NHC 노출량의 18배]에서 태아 체중감소가 관찰되었다.

또한, 활성물질 또는 부형제 목록에 나열된 성분에 대해 과민증이 있다면 투약금기에 해당된다.

참고문헌

1. Bernal, A. J., et al. (2021). "Molnupiravir for Oral Treatment of Covid-19 in Nonhospitalized Patients" The New England Journal of Medicine.
2. Ching-Chi Lee, Chih-Chia Hsieh,Wen-Chien Ko. Molnupiravir—A Novel Oral Anti-SARS-CoV-2 Agent. Antibiotics. 2021;10(11):1294
3. Fiore JL, Jin Y, Heimbach T, Patel SR, Zhao T, Matthews CZ, et al. Pharmacokinetics and bioequivalence of a molnupiravir tablet formulation compared with the molnupiravir capsule formulation in healthy adult participants-a randomized, open-label, three-period, crossover study. Antimicrob Agents Chemother. 2025;69(3):e0143424.
4. Jayk Bernal A, Gomes da Silva MM, Musungaie DB, Kovalchuk E, Gonzalez A, Delos Reyes V, et al. Molnupiravir for Oral Treatment of Covid-19 in Nonhospitalized Patients. N Engl J Med. 2022;386(6):509-20.
5. Mali KR, Eerike M, Raj GM, Bisoi D, Priyadarshini R, Ravi G, et al. Efficacy and safety of Molnupiravir in COVID-19 patients: a systematic review. Ir J Med Sci. 2023;192(4):1665-78.
6. Painter GR, Natchus mg, Cohen O, Holman W, Painter WP. Developing a direct acting, orally available antiviral agent in a pandemic: the evolution of molnupiravir as a potential treatment for

COVID-19. Curr Opin Virol. 2021;50:17-22.

7. Zur M, Peselev T, Yanko S, Rotshild V, Matok I. Efficacy and safety of antiviral treatments for symptomatic COVID-19 outpatients: Systematic review and network meta-analysis. Antiviral Res. 2024;221:105768.

Ensitrelvir

추은주 순천향대학교 의과대학 내과학교실

Ensitrelvir는 SARS-CoV-2 복제를 억제하는 경구용 protease inhibitor이다. Ensitrelvir (엔시트렐비르)는 nirmatrelvir (니르마트렐비르)에 이어 두 번째로 개발된 동일계열의 항바이러스제이다. Nirmatrelvir는 트리펩타이드(tripeptide) 구조의 발린-류신-글루타민 유사체로, ritonavir (리토나비르)와 함께 복용해야 하지만, ensitrelvir는 최초의 단일 성분 비펩타이드(nonpeptidic), 비공유결합(non-covalent) 소분자 항바이러스제로서 독자적인 특징을 갖는다. 2022년 초 아시아에서 실시된 무작위 임상시험에서, 1,800명 이상의 경증 및 중등증 COVID-19 환자(대부분 백신 접종 완료)에게 5일간 ensitrelvir를 투여한 결과, 위약 투여군에 비해 증상 해소까지 걸리는 시간이 하루 단축되었다. 이 연구는 증상 해소에 대한 약물의 임상적 효능을 보여주었지만, 이 약물이 입원이나 사망을 감소시키는지 여부는 확실치 않다. 2/3상 임상시험(SCORPIO-SR) 결과를 기반으로 일본에서는 2022년 11월 긴급 사용 승인을 받은 후, 2024년 3월 5일 SARS-CoV-2 감염 치료제로 정식 승인을 획득하였다. 미국 FDA 승인에서도 승인되었다.

1. 항바이러스제명

Ensitrelvir (ISIS 2922; xocova®, ensitrelvir fumaric acid, Code No.: S-217622)

2. 작용기전

SARS-CoV-2는 바이러스 복제에 필수적인 3CL protease 효소를 가지고 있으며, ensitrelvir는 SARS-CoV-2의 3CL protease를 선택적으로 억제함으로써 바이러스 복제를 저해하는 경구용 항바이러스제이다. SARS-CoV-2의 주효소(main protease, Mpro)의 기질 결합 포켓(substrate-binding pocket)에 결합하여 Mpro 활성을 억제함으로써 감염 후 단계(post-entry stage)를 방해한다.

IC_{50} (half maximal inhibitory concentration, 50% 억제농도)은 SARS-CoV-2 Mpro의 다양한 아미노산 치환 변이에서 8-15 nmol/L 범위로 나타난다. 또한, 강력한 시험관내(*in vitro*) 항바이러스 활성을 보이며, EC_{50} (half maximal effective concentration, 50% 유효농도)는 0.026-0.52 μmol/L이다. 이러한 항바이러스 효과는 오미크론변이(Omicron variant), 델타변이(Delta variant)를 포함한 다양한 SARS-CoV-2 임상분리주에서 확인되었다.

시험관내 항바이러스 활성은 nirmatrelvir, molnupiravir, remdesivir와 동등하거나 이를 상회하는 수준으로 보고되었다. 또한, CC_{50} (50% cytotoxic concentration, 50% 세포독성 농도) 대비 50% 유효농도(EC_{50})의 비율이 192를 초과하여, 치료효과를 유지하면서 세포독성을 최소화할 가능성을 보여준다. 시험관내 연구에서, ensitrelvir는 remdesivir, casirivimab과 imdevimab의 병합요법, N4-hydroxycytidine, nirmatrelvir와 병용 시 상가적(additive) 또는 상승(synergistic) 효과를 나타냈다.

3. 작용범위

Ensitrelvir는 경구용 SARS-CoV-2 3C-like protease inhibitor로, 시험관내 및 생체내(*in vivo*) 연구에서 오미크론 하위변이를 포함한 여러 SARS-CoV-2 주요변이에 대해 항바이러스 효과를 보여주었다.

4. 내성기전

시험관내 내성획득 연구에서, ensitrelvir의 존재하에 SARS-CoV-2 Mpro에서 D48G, M49L, P52S, S144A 및 M49L/S144A 등의 아미노산 치환이 발생, 이로 인해 약물 내성이 유발될 수 있음이 확인되었다. 특히, M49L 변이는 ensitrelvir에 대한 높은 수준의 생체내 내성을 부여하는 것으로 나타났으며, 일본에서 ensitrelvir의 광범위한 사용과 관련하여 COVID-19 감염자 사이에서 점진적으로 증가하는 것으로 보고되었다. 그러나, 2a상 임상시험 참가자 중 특정 아미노산 치환을 보인 경우에도 ensitrelvir에 대한 감수성 감소는 관찰되지 않았다. 또한, ensitrelvir는 전 세계적으로 유행하는 SARS-CoV-2 Mpro의 11가지 주요 돌연변이에 대해서도 여전히 억제활성을 유지하는 것으로 확인되었다.

5. 약물동력학

표준 투여용량(1일 차 375 mg, 2-5일 차 125 mg)에서 5일 차의 주요 약동학적(pharmacokinetic) 지표는 다음과 같다.

- 최고혈중농도(C_{max}): 28.1 μg/mL
- 최고혈중농도 도달시간(T_{max}): 2.00시간
- 투여간격 동안의 혈중농도-시간곡선하면적($AUC_{0-\tau}$): 518.3 μg·h/mL
- 말기 제거 반감기($t_{½,z}$): 51.4시간

또한, 승인된 용량으로 투여 시, 투여 24시간 후 혈중농도는 1일 차에 14.0 μg/mL, 5일 차에 17.7 μg/mL로 유지되었으며, 이는 추정된 치료목표 혈중농도(6.09 μg/mL)를 초과하는 수준이었다. 인체내 혈구세포로의 분포율이 5.2-8.0%이며, 97.7-98.7%가 혈장단백과 결합된 형태로 존재

한다. 또한, 인간 간세포(human hepatocytes)에서 투여된 ensitrelvir의 75-79%가 대사되지 않은 상태로 유지되었으며, 세 가지의 소수 대사체가 각각 ≤3.5%의 비율로 존재하는 것으로 확인되었다.

ensitrelvir는 주로 대변(64.8%)과 소변(25.8%)을 통해 배설된다.

신기능장애 또는 경증에서 중등도의 간 기능 장애가 있는 환자에서 ensitrelvir 사용과 관련된 특별한 안전성 문제는 보고되지 않았다. 그러나 중증 간기능장애 환자에 대한 임상 자료는 현재 제공되지 않고 있다.

6. 약물상호작용

Ensitrelvir는 주로 CYP3A4/5에 의해 대사되며, 강력한 CYP3A4 유도제와 병합투여 시 ensitrelvir의 혈중농도가 감소하여 바이러스학적 반응이 저하되고 내성발생이 촉진될 수 있으므로 병합투여를 피해야 한다. 반면, 중등도의 CYP3A4/5 유도제와 병합투여할 경우 ensitrelvir의 체내 약물 노출시간이 다소 감소할 수 있으나, 그 임상적 영향은 미미하다. Ensitrelvir는 강력한 CYP3A 저해제로 작용하여, dexamethasone 및 midazolam과 같은 CYP3A 기질과 병용 시 해당 약물의 노출시간이 증가할 수 있다. 그러나 동일한 CYP3A 기질인 prednisolone에 대한 영향은 미미한 것으로 보고되었다.

시험관내 연구에서 ensitrelvir는 P-glycoprotein 및 BCRP의 기질이며, P-glycoprotein, BCRP, OATP1B1, OATP1B3, OCT1 및 OAT3의 저해제(inhibitor)로 확인되었다. 건강한 대상자에서 ensitrelvir와 병용 시 digoxin (P-glycoprotein 기질) 및 rosuvastatin (BCRP, OATP1B1, OATP1B3 기질)의 노출시간이 증가하였으나, metformin (OCT1 기질)에는 영향을 미치지 않았다.

7. 임상 적응증

Eensitrelvir는 SARS-CoV-2 감염, 롱코비드(long COVID) 치료 및 COVID-19 노출 후 예방(post-exposure prophylaxis) 에도 효과가 있다는 연구결과가 나와 승인 진행 중이다.

Ensitrelvir의 경증-중등도 COVID-19 치료효과는 무작위 배정, 이중 눈가림, 위약대조, 다국적 2/3상 임상시험(jRCT2031210350; SCORPIO-SR)을 통해 입증되었다. 해당 임상시험은 2a상(69명), 2b상(428명), 3상(1,821명) 등 3단계로 구성이 되었다. COVID-19 확진 후 120시간 이내인 12세 이상 70세 미만의 환자를 대상으로 ensitrelvir 125 mg (1일 차 375 mg), ensitrelvir 250 mg (1일 차 750 mg), 또는 위약을 1:1:1 비율로 무작위 배정하여 5일간 1일 1회 투여하였다. 해당 시험은 중증질환 위험요인과 무관하게, 주로 COVID-19 백신접종을 완료한 인구를 대상으로 진행되었다. 2021년 9월부터 2022년 1월(델타변이 유행기간)까지 진행된 2a상 연구에서는 주요 평가변수로 SARS-CoV-2 바이러스 역가의 기저치 대비 변화를 설정하였으며, 이는 2, 4, 6, 9, 14, 21일째 또는 연구 중단 시점까지 측정되었다. 모든 치료군에서 SARS-CoV-2 바이러스 역가는 치료 시작 3일 후인 4일째까지 감소하였으며, 9일부터 21일까지 검출 하한 수준으로 유지되었다. 4일째 SARS-CoV-2 바이러스 역가의 기저치 대비 평균 감소량은 ensitrelvir 125 mg 및 250 mg 투여군에서 위약군보다 유의하게 더 컸다(−2.42 및 −2.81 vs. −1.54 log_{10} $TCID_{50}$/mL; p=0.0712 및 0.0083). 또한, 4일째 SARS-CoV-2 바이러스 RNA 수치의 평균 변화량(−2.677 및 −2.761 vs. −1.269 log_{10} copies/mL)과 양성 바이러스 역가를 보인 환자의 비율(26.7% 및 14.3% vs. 71.4%)에서도 유의한 차이(p≤0.02)가 확인되었다. 추가적으로, 감염성 바이러스 제거까지의 중앙값 시간(첫 음성 SARS-CoV-2 바이러스 역가 도달 시간)은 ensitrelvir 125 mg 및 250 mg 투여군에서 위약군보다 유의하게($p \leq 0.0205$) 짧았다(61.3시간 및 62.7시간 vs. 111.1시간). 특히, ensitrelvir 투여군의 모든 환자가 120시간 이내에 감염성 바이러스가 제거되었다. Ensitrelvir 치료 후 12가지 사전 정의된 COVID-19 증상의 총점이 감소하는 경향이 관찰되었다. 평가된 증상에는 코막힘 또는 콧물, 인후통, 호흡곤란, 기침, 무기력 또는 피로, 근육통 또는 통증, 두통, 오한 또는 떨림, 열감 또는 발열, 메스꺼움, 구토, 설사가 포함되었다.

2022년 1월부터 2월까지 진행된 2b상 연구(오미크론변이 유행기간)에서 ensitrelvir 투여군(125 mg 및 250 mg)은 위약군에 비해 4일째 SARS-CoV-2 바이러스 역가를 유의하게($p < 0.0001$) 감소시켰다(보정평균의 기저치 대비 변화량: −1.49 vs. −1.08 log_{10} $TCID_{50}$/mL). 이 결과는 COVID-19 백신 접종 여부 및 COVID-19 발병 후 무작위 배정까지의 시간과 관계없이 일관되게 유지되었다. Ensitrelvir 투여군(125 mg 및 250 mg)과 위약군 간에는 COVID-19 증상 총점에서 유의한 차이가 관찰되지 않았다. 그러나 ensitrelvir 투여군에서는 발열, 피로감, 근육통 등 급성 전신증상(acute systemic symptoms)이나 기침, 인후통 등 호흡기증상(respiratory symptoms)과 같은 일부 하위항목에서 개선효과가 확인되었다.

2022년 2월부터 7월까지 진행된 3상 연구(SCORPIO-SR)에서는 2b상에서 125 mg군과 250 mg군 간의 항바이러스 효과의 차이가 없었기 때문에, 3상 연구에서는 125 mg군이 유효성 분석대상으로 선택되었다. 질병 발현 후 72시간 이내에 무작위 배정된 ensitrelvir 125 mg 투여군은 위약군 대비 다섯 가지 COVID-19 증상의 해소까지 걸리는 시간의 중앙값이 유의하게 짧았다(167.9시간 vs. 192.2시간; 차이: -24.3시간; $p=0.04$). 그러나 질병 발현 후 120시간 이내에 무작위 배정된 환자군에서는 두 군 간 유의한 차이가 관찰되지 않았다. Ensitrelvir 125 mg 투여군은 4일째 SARS-CoV-2 RNA 수치 보정평균(adjusted mean)의 기저치 대비 변화량(ensitrelvir 125 mg군: −2.48 log_{10} copies/Ml, 위약군: −1.01 log_{10} copies/mL), 첫 음성 SARS-CoV-2 바이러스 역가 도달까지의 중앙값 시간(ensitrelvir 125 mg군: 36.2시간, 위약군: 65.3시간, 차이: −29.1시간) 등 두 가지 주요 평가변수에서 유의한 차이를 보였다. 또한, 7일째 및 8일째 미각 또는 후각 이상을 경험한 환자의 비율이 ensitrelvir 125 mg 투여군에서 위약군보다 유의하게 낮았다($p \leq 0.05$). 사후분석 결과에 따르면 ensitrelvir 투여군은 1년 시점에서 롱코비드 발생 위험이 25% 감소한 것으로 나타났다. 특히, 호흡곤란(64%), 집중력 및 사고력 저하(68%), 기억력 감퇴(72%)와 같은 증상에서 위험 감소가 두드러졌다.

제2a상, 제2b상, 제3상 데이터를 통합한 사후분석에서, 주요분석집단(primary analysis population)에서 COVID-19 관련 5가지 증상의 소실까지의 중앙값 시간이 ensitrelvir 125 mg 투여군에서 위약군에 비해 유의하게 짧았다(167.9시간 vs. 204.4시간; $p=0.0120$).

2b상 및 3상 SCORPIO-SR (Shionogi Clinical Outcome and Response in Patients with Severe Respiratory) 연구는 오미크론변이가 유행할 때 수행되었으며, 대상인구의 80% 이상이 백신을 접종받은 상태였다. 따라서 이 연구들은 중증감염으로 진행할 위험이 있는 환자에서의 입원 및 사망이 아니라, 백신접종 여부와 위험요인에 관계없이 경증 및 중등증 질환을 가진 비입원환자에서 증상해소를 평가하는 것을 목표로 설계되었다.

3상 연구 데이터와 이전 2b상 연구에서 입증된 효능을 바탕으로, ensitrelvir는 2022년 11월 일본에서 긴급 승인을 받았으며, 2024년 3월에는 위험요인의 유무와 관계없이 SARS-CoV-2에 대한 경구 항바이러스제로 승인을 받았다.

Ensitrelvir의 COVID-19에 대한 실제 의료현장에서의 예방효과(real-world effectiveness)는 시판 후 감시연구

의 중간분석에서 입증되었다. 2023년 3월 기준으로, 표준 위험군 환자(182명)에서 COVID-19 모든 증상의 소실까지의 중앙값 시간은 144.0시간이었으며, 중증 위험인자를 가진 고위험군 환자(44명)에서는 108.0시간이었다. 해열까지의 중앙값 시간은 각각의 군에서 36.0시간(136명) 및 24.0시간(32명)이었다. 평가 가능한 모든 환자에서 COVID-19의 중증도는 경증이었다.

일본에서 수행된 단일기관 후향적 의무기록 분석연구에서, ensitrelvir 치료는 SARS-CoV-2 감염으로 입원한 환자에서 바이러스학적 지표를 개선하는 것으로 나타났다. 2022년 11월부터 2023년 4월 사이에 ensitrelvir를 투여받은 환자 32명을 포함하였다. 평균연령은 73.5세였으며, 대부분 경증의 COVID-19 증상을 보였고, 87.5%는 이전에 remdesivir 치료를 받은 병력이 있었다. Ensitrelvir 투여 용량은 1일 차에 375 mg, 2-5일 차에는 125 mg이었다. 6일 차에 56.3%의 환자에서 바이러스가 소실되었고, 15.6%는 항원 수치가 정량한계 이하로 감소하였다. 14일 차에는 78.1%가 바이러스 소실을 보였으며, 62.5%는 항원 수치가 정량한계 이하였다. 모든 환자(32명)는 5일 차까지 임상적 호전을 나타냈다. Remdesivir 치료 후 3일 이상 경과한 뒤 ensitrelvir로 전환한 21명 하위집단에서는, 6일 차에 66.7%가 바이러스 소실을 달성하였다. COVID-19로 인한 중환자실 입원이나 사망은 보고되지 않았다.

2022년 7월부터 2023년 9월까지 COVID-19 진단 후 항바이러스제 치료를 받은 환자 154명을 포함한 후향적 연구에서, remdesivir, molnupiravir, ensitrelvir가 증상 완화에 있어 유사한 효과를 나타내는 것으로 보고되었다. Ensitrelvir은 항원 수치 감소 및 입원기간 단축 측면에서 이점이 있는 것으로 보인다.

또 다른 연구로, 시판 후(post-marketing) 대규모 일본 건강보험 청구 데이터베이스를 활용한 후향적 분석이 있다. 이 연구에서는 2022년 11월부터 2023년 7월 사이에 최초로 COVID-19 진단을 받은 고위험군 외래환자가 포함되었다. 18세 이상 외래환자를 대상으로 외래 진단 및 약물처방일로부터 4주 동안의 모든 원인에 의한 입원율을 1차 변수로, ensitrelvir 투여군(n=5,177)과 항바이러스제 치료를 받지 않은 군(n=162,133)을 비교하였다. 두 군 간의 모든 원인에 의한 위험비는 0.629 [95% 신뢰구간(CI) 0.420, 0.943]로 나타났다. 산소치료 요구율은 ensitrelvir 투여군에서 낮았다. 그러나 인공호흡기 사용률, 중환자실 입원율, 및 모든 원인에 의한 사망률은 발생 건수가 제한적이어서 평가가 어려웠다. 모든 원인에 의한 입원율은 ensitrelvir 투여군에서 항바이러스제 치료를 받지 않은 군에 비해 유의하게 낮았으며, 이는 중증 COVID-19 위험이 있는 환자에서 ensitrelvir가 효과적인 치료제임을 시사한다. 후향적 데이터베이스 코호트연구로 중증감염으로 진행할 위험이 있는 COVID-19 환자들에서 ensitrelvir가 입원위험을 유의하게 낮추는 것으로 나타났다.

세 건의 글로벌 3상 임상시험이 ensitrelvir에 대해 평가 중이다. 경증 또는 중등증의 COVID-19 외래환자 치료(Shionogi Clinical Outcome and Response in Patients with High Risk, SCORPIO-HR), 밀접접촉 가구 내에서의 유증상 SARS-CoV-2 감염예방(SCORPIO-PEP), STRIVE (Strategies and Treatments for Respiratory Infections & Viral Emergencies: Shionogi Protease Inhibitor) 플랫폼 프로토콜에 따른 입원환자 대상 COVID-19 치료(NCT05605093)이다. 일본에서는 6-11세 소아환자를 대상으로 ensitrelvir의 유효성과 안전성을 평가하는 3상 임상시험(jRCT2031230140)이 진행 중이다. 또한, ensitrelvir는 RESILIENCE, SCORPIO-HR 등의 임상시험을 통해 롱코비드 관련 증상에 대한 잠재적 효과도 평가되고 있다.

시오노기는(Shionogi & Co., Ltd.) 글로벌 3상 임상시험에서 노출 후 예방적(post-exposure prophylactic)으로 사용된 ensitrelvir가 유증상 COVID-19를 예방하는 효

과를 입증하였다고 발표했다. SCORPIO-PEP (Stopping COVID-19 Progression with early Protease InhibitOr treatment-Post Exposure Prophylaxis) 연구는 경구용 항바이러스제를 노출 후 예방요법으로 평가한 최초의 3상 임상시험으로, 유증상 COVID-19 예방이라는 1차 평가변수를 충족한 첫 사례이다. 미국을 포함하여 남아메리카, 아프리카, 아시아의 여러 국가에서 12세 이상 약 2,400명의 참가자를 대상으로 진행되었다. SARS-CoV-2 감염 선별검사에서 음성이며 증상이 없고, 동일 가구 내 유증상 COVID-19 환자와 접촉한 이력이 있는 참가자들은 1:1 비율로 ensitrelvir (125 mg) 또는 위약을 1일 1회 투여받도록 무작위 배정되었다. 참가자들은 가구 내 COVID-19 환자가 증상을 보이기 시작한 시점으로부터 3일 이내에 치료를 시작하였으며, 이후 5일간 ensitrelvir 또는 위약 투여를 지속하였다.

8. 용법 및 용량

Ensitrelvir는 125 mg 경구제제로 제공되며, 12세 이상 환자의 표준용량은 1일 차에 375 mg, 2-5일차에는 125 mg을 1일 1회 투여하는 방식이다. 치료는 증상 발현 후 72시간 이내에 시작해야 하며, 이 시간을 초과하여 투여할 경우 유효성에 대한 근거가 없다.

9. 부작용과 금기

Ensitrelvir 125 mg 요법은 SCORPIO-SR 시험에서 경증 또는 중등증의 COVID-19 환자들에게 전반적으로 양호한 내약성과 수용 가능한 안전성 프로파일을 보였다. 임상시험을 통해서 보고된 이상반응(AE)의 대부분은 경증 또는 중등증이었다. 3상 시험에서는, 치료 관련 이상반응(TRAEs)이 ensitrelvir 125 mg 군에서 24.5%의 환자에서 발생한 반면, 위약군에서는 9.9%에서 발생하였다. 두 군 중 어느 한 군에서 발생률이 ≥2%였던 TRAEs는 고밀도 지단백(HDL) 감소(18.4% vs. 1.5%), 혈중 빌리루빈 증가(2.8% vs. 0.5%), 혈중 중성지방 증가(2.6% vs. 2.8%), 혈중 콜레스테롤 감소(1.3% vs. 0.2%), 두통(0.7% vs. 0.3%) 등이 포함되었다. 대부분의 치료 관련 이상반응은 후유증 없이 회복되었으며, 이 중 90% 이상이 28일 이내에 해소되었다. 중대한 이상반응은 ensitrelvir 125 mg군과 위약군에서 각각 1명씩 발생하였으나, 모두 치료와 관련이 없는 것으로 판단되었다. Ensitrelvir 125 mg군에서는 4명의 환자가 이상반응으로 인해 치료를 중단하였으며, 이 중 습진과 구토가 보고되었다. 사망에 이른 이상반응은 보고되지 않았다.

Ensitrelvir의 시판 후 감시연구에서는 226명의 환자 중 15%에서 이상반응이 발생하였다. 가장 흔한 이상반응은 설사(4.0%), 오심(1.8%), 기관지천식의 악화(1.8%)였다.

유효성분 또는 첨가제에 과민반응이 있는 환자, colchicine을 복용 중인 신기능 또는 간기능장애 환자, CYP3A 효소 또는 P-당단백질(P-glycoprotein)과 상호작용하는 약물 또는 식물성 화합물을 복용하는 환자, 그리고 임신 중이거나 임신 가능성이 있는 여성에게 금기이다.

참고문헌

1. Mukae H, Yotsuyanagi H, Ohmagari N, Doi Y, Imamura T, Sonoyama T, et al. A randomized phase 2/3 study of ensitrelvir, a novel oral SARS-CoV-2 3C-like protease inhibitor, in Japanese patients with mild-to-moderate COVID-19 or asymptomatic SARS-CoV-2 infection: results of the phase 2a part. Antimicrob Agents Chemother. 2022;66(10):e0069722.
2. Mukae H, Yotsuyanagi H, Ohmagari N, Doi Y, Sakaguchi H, Sonoyama T, et al. Efficacy and safety of ensitrelvir in patients with mild-to-moderate coronavirus disease 2019: the phase 2b part of a randomized, placebo-controlled, phase 2/3 study. Clin Infect Dis. 2023;76(8):1403-11.
3. Takazono T, Fujita S, Komeda T, Miyazawa S, Yoshida Y, Kitanishi

Y, et al. Real-world effectiveness of ensitrelvir in reducing severe outcomes in outpatients at high risk for COVID-19. Infect Dis Ther. 2024;13(8):1821-33.

4. Yahiya Y. Syed. Ensitrelvir Fumaric Acid: First Approval. Drugs. 2024;84:721-8.

5. Yotsuyanagi H, Ohmagari N, Doi Y, Yamato M, Bac NH, Cha BK, et al. Efficacy and Safety of 5-Day Oral Ensitrelvir for Patients With Mild to Moderate COVID-19: The SCORPIO-SR Randomized Clinical Trial. JAMA Netw Open. 2024;7(2):e2354991.

HIV 감염 치료제

항HIV 약제

김남중 서울대학교 의과대학 내과학교실

에이즈의 원인 미생물인 사람면역결핍바이러스(human immunodeficiency virus, HIV)는 family retorviridae에 속하는 RNA 바이러스이다. HIV를 억제하는 약제를 항레트로바이러스제(antiretroviral agent) 혹은 항HIV 약제라고 한다. 항HIV 약제가 처음 개발된 시점은 1987년이며 현재까지 25 종 이상의 약제가 개발되어 사용 중이다.

항HIV 약제는 작용 부위에 따라 여러 가지 계열로 분류되며 작용 부위를 이해하려면 HIV 증식 과정을 알아야 한다. HIV가 증식하는 과정을 도식화하면 그림 22와 같다.

① HIV가 표적세포의 수용체에 결합하고 바이러스의 막과 표적세포의 막이 융합한다. 융합에 관여하는 바이러스 단백질은 gp120, gp41이며 숙주세포 단백질은 CD4로 알려진 수용체와 CCR5 혹은 CXCR4라고 알려진 보조수용체이다. HIV는 표적세포에 침입할 때 CCR5, CXCR4 중 한 가지 보조수용체 혹은 두 가지 보조 수용체의 도움을 필요로 한다.

② HIV가 세포 내로 침입한 후 바이러스의 RNA가 숙주세포의 세포질로 방출된다.

③ 바이러스 단백인 역전사효소의 도움으로 바이러스 RNA를 주형으로 (-) DNA를 만들고 이를 주형으로 (+) DNA를 만들어 DNA 이중쇄가 만들어진다.

④ DNA 이중쇄가 바이러스 단백인 통합효소(integrase)의 도움을 받아 숙주세포의 염색체로 들어가 proviral DNA가 된다.

⑤ Proviral DNA는 숙주세포가 다양한 면역자극으로 활성화되면 RNA 중합효소를 이용하여 mRNA로 전사되고 바이러스 단백이 만들어진다.

⑥ 미숙한 바이러스 단백이 바이러스 단백인 단백분해효소(protease)의 도움으로 기능할 수 있는 단백으로 바뀐다.

⑦ 바이러스 단백이 새로 만들어진 바이러스 RNA와 결합하여 새로운 바이러스입자가 생성된 후 숙주세포를 파괴한 후 다시 다른 숙주세포를 감염시킨다.

한 가지나 두 가지 항HIV 약제를 투여하면 HIV 증식 억제 효과가 일시적이지만 세 가지 항HIV 약제를 투여하면 지속적으로 HIV 증식을 억제함이 알려져서 세 가지 약제 병합투여가 표준치료로 사용되었다. 하지만 새로 개발된 약제의 효능이 개선되면서 두 가지 항HIV 약제로도 지속적으로 HIV 증식을 억제할 수 있음이 밝혀졌고, 현재는 두 가지 혹은 세 가지 항HIV 약제 병합투여를 추천하고 있다. 항HIV 약제를 병합투여하면 환자 혈장의 HIV 역가가 감소하게 되고 $CD4^+$ T 림프구 수가 증가하게 되며 그 결과 기회감염이 줄어들고 환자의 생명이 연장된다. HIV 감염환자에서 항HIV 약제를 투여한 후 치료효과의 지표는 혈장 바이러스 역가의 감소와 $CD4^+$ T 림프구 수의 증가이다. 약제 내성이 없는 경우 치료 12주가 지나면 혈장 HIV 역가가 50 copies/mL 미만으로 감소되고 $CD4^+$ T 림프구 수는 해마다 100-150 cells/mm^3 증가하게 된다.

항HIV 약제는 작용부위에 따라 크게 ① 결합 융합 억제제, ② CCR5 억제제, ③ 역전사효소 억제제, ④ 통합효소 억

표 24. 항HIV 약제 투여력이 없는 HIV 감염 환자에서 추천하는 병합치료제

	병합치료제
DHHS	• BIC/TAF/FTC • DTG+(TAF 혹은 TDF)+(3TC 혹은 FTC) • DTG/3TC (혈장 HIV 역가<500,000 copies/mL, HBV 동시감염이 아닌 경우) • (DRV/c 혹은 DRV/r)+(TAF 혹은 TDF)+(3TC 혹은 FTC) (노출 전 예방요법으로 INSTI 투여받았고, INSTI 내성검사결과가 나오기 전)
International Antiviral Society-USA Panel	• BIC/TAF/FTC • DTG+(TAF 혹은 TDF)+(3TC 혹은 FTC) • DTG/3TC (혈장 HIV 역가<500,000 copies/mL, HBV 동시감염이 아닌 경우, 3TC 내성이 아닌 경우)
대한에이즈학회	• BIC/TAF/FTC • DTG+(TAF 혹은 TDF)+(3TC 혹은 FTC) • DTG/3TC (혈장 HIV 역가<500,000 copies/mL, HBV 동시감염이 아닌 경우) • ABC/3TC/DTG • (TAF 혹은 TDF)/FTC+RAL • (DRV/c 혹은 DRV/r)+(TAF 혹은 TDF)/FTC (INSTI 사용이 부적절한 경우)

DHHS, Department of Human and Health Services; BIC, Bictegravir; TAF, tenofovir alafenamide fumarate; FTC, emtricitabine; DTG, dolutegravir; 3TC, lamivudine; DRV/c, darunavir/cobicistat; DRV/r, darunavir/ritonavir; TDF, tenofovir disoproxil fumarate; ABC, abacavir; RAL, raltegravir; INSTI, integrase strand transfer inhibitor.

제제, ⑤ 단백분해효소 억제제, ⑥ 부착 후 억제제로 구분되며 역전사효소 억제제는 구성 성분에 따라 뉴클레오시드(또는 뉴클레오티드) 역전사효소 억제제와 비뉴클레오시드 역전사효소 억제제로 구분된다. 2025년 1월 현재 우리나라에서 사용 가능한 항HIV 약제는 역전사효소 억제제와 통합효소 억제제, 단백분해효소 억제제이다.

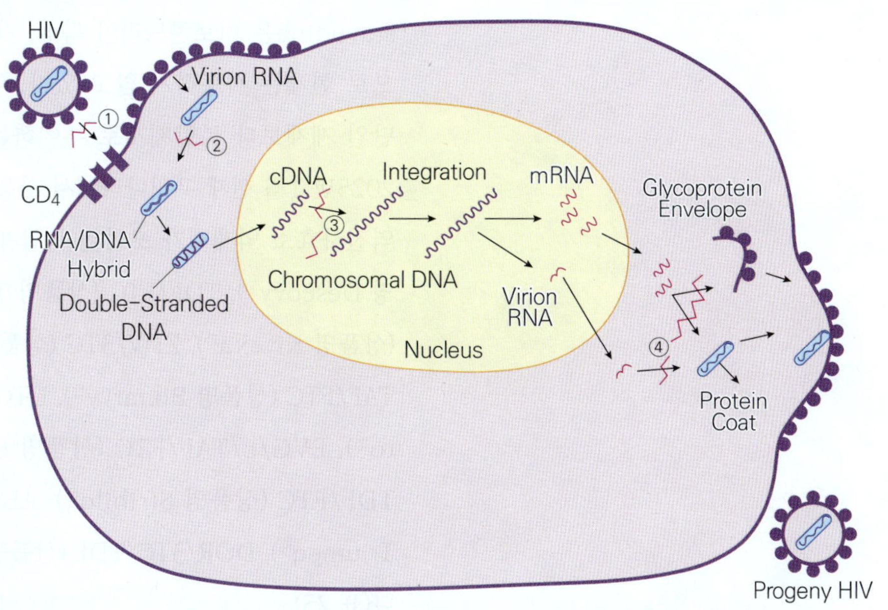

그림 22. HIV의 증식 과정과 항HIV 약제의 작용 부위
① 결합 융합 억제제, ② 역전사효소 억제제, ③ 통합효소 억제제, ④ 단백분해효소 억제제

Department of Human and Health Services (DHHS), International Antiviral Society-USA Panel과 같은 외국의 전문가 단체는 주기적으로 항HIV 약제 조합에 대한 추천을 발표하고 있으며 대한에이즈학회에서도 주기적으로 국내 항HIV 약제 투여에 관한 지침을 발표하고 있다. 항HIV 약제 투여력이 없는 HIV 감염 환자에게 전문가 단체에서 으뜸으로 추천하고 있는 항HIV 약제 조합은 한 가지 혹은 두 가지의 뉴클레오시드 역전사효소 억제제와 한 가지의 통합효소 억제제이다. 다음으로 추천하고 있는 항HIV 약제 조합은 두 가지의 뉴클레오시드 역전사효소 억제제와 한 가지의 단백분해효소 억제제이다(표 24).

항HIV 약제를 선정하려면 ① HIV 감염환자가 가지고 있는 다른 질병이 있는가? 예컨대 HBV 동시감염이 있다면 tenofovir, lamivudine 혹은 emtricitabine 조합을 추천한다. ② 항HIV 약제와 약물상호작용을 일으킬 수 있는 약제를 복용 중인가? ③ 약물 순응도가 좋을 것인가? 순응도가 나쁠 것으로 예상하는 경우라면 내성장벽이 높은 약제를 고려한다 ④ 임신 중 혹은 가임 여성인가? 등의 여러 요소들에 대한 고려가 필요하다.

뉴클레오시드 역전사효소 억제제

김남중 서울대학교 의과대학 내과학교실

뉴클레오시드 유사체는 HIV 감염증을 치료하는 데 기본이 되는 치료약제이다. 이들은 HIV의 역전사효소가 작용하지 못하도록 방해함으로써 항바이러스 효과를 나타낸다. 여기에 속하는 약제는 안전하며 복용하기 쉽고 다른 약과 함께 투여하면 환자의 생명을 연장시킬 수 있다. 또한 HIV가 단백분해효소 억제제나 비뉴클레오시드 역전사효소 억제제, 통합효소 억제제 등에 대해 내성을 나타내지 못하도록 막는 데도 효과적이다.

현재 사용 중인 뉴클레오시드 역전사효소 억제제(nucleoside analogue reverse transcriptase inhibitor, NRTI)는 tenofovir alafenamide fumarate (TAF), tenofovir disoproxil fumarate (TDF), lamivudine (3TC), emtricitabine (FTC), abacavir (ABC), zidovudine (ZDV)이다. 초기에 개발되어 사용되었던 didanosine, stavudine은 미토콘드리아 독성, 지방이형성 등의 부작용으로 현재는 사용하지 않고 있다. 항레트로바이러스제는 단일 제제보다 복합제제로 투여하는 경우가 대부분이다. 2025년 1월 현재 우리나라에서 사용 가능한 뉴클레오시드 역전사효소 억제제가 포함된 복합제제는 TAF/FTC (상품명 Descovy®), TDF/FTC (상품명 Truvada®), ABC/3TC (상품명 Kivexa®), ZDV/3TC (상품명 Combivir®), BIC/TAF/FTC (상품명 Biktarvy®), DTG/3TC (상품명 Dovato®), EVG/c/TAF/FTC (상품명 Genvoya®), EVG/c/TDF/FTC (상품명 Stribild®), ABC/3TC/DTG (상품명 Triumeq®), DOR/3TC/TDF (상품명 Delstrigo®) 등이 있다(표 25).

표 25. 뉴클레오시드 역전사효소 억제제가 포함된 복합제제

복합제제	약제
NRTI 복합제제	TAF/FTC, TDF/FTC, ABC/3TC, ZDV/3TC
NRTI+ISTI 복합제제	TAF/FTC/BIC, 3TC/DTG, TAF/FTC/EVG/c, TDF/FTC/EVG/c, ABC/3TC/DTG
NRTI+NNRTI 복합제제	TDF/3TC/DOR

NRTI, nucleoside reverse transcriptase inhibitor; ISTI, integrase strand transfer inhibitor; NNRTI, non-nucleoside reverse transcriptase inhibitor; TAF, tenofovir alafenamide fumarate; FTC, emtricitabine; TDF, tenofovir disoproxil fumarate; 3TC, lamivudine; ABC, abacavir; ZDV, zidovudine; BIC, Bictegravir; DTG, dolutegravir; EVG/c, elvitegravir/cobicistat; DOR, doravirine.

1. Tenofovir alafenamide fumarate

Adenosine 뉴클레오티드 유사체이며 HIV와 HBV에 효과를 보인다. 따라서 HIV와 HBV에 동시감염된 환자에서 사용할 수 있다. 경구투여하면 세포내로 흡수되고 세포내의 cathepsin A에 의해 tenofovir가 되고 인산화를 거쳐 생물학적으로 활성을 갖는 tenofovir diphosphate가 된다.

1) 약물동력학

Tenofovir alafenamide fumarate (TAF) 25 mg을 섭취하면 tenofovir disoproxil fumarate (TDF) 300 mg을 섭취하였을 때에 비해 혈장 tenofovir 농도가 86% 낮고 세포내 농도는 더 높다. TAF는 TDF에 비해 신장에 누적되는 양이 적다.

2) 용법 및 용량

25 mg씩 하루에 한 번 투여한다. 신기능저하 환자에서 감량이 필요하지 않고 크레아티닌청소율이 30 mL/min 이하인 환자에서는 추천하지 않는다. 지방이 많은 음식과 함께 섭취하면 생체이용률이 65% 증가한다.

3) 부작용과 약물상호작용

구역, 설사, 두통 등의 부작용을 호소하는 환자가 있다. TAF는 TDF와 비교하였을 때 신독성이나 골밀도 감소의 정도가 낮다. 반면 TDF에 비해 혈청 저밀도지단백질 콜레스테롤, 고밀도지단백질 콜레스테롤, 중성지방이 상승한다.

2. Tenofovir disoproxil fumarate

Adenosine 뉴클레오티드 유사체이며 HIV와 HBV에 효과를 보인다. 따라서 HIV와 HBV에 동시감염된 환자에서 사용할 수 있다. 경구투여하면 위장관에서 가수분해되어 tenofovir로 변한 후 인산화를 거쳐 생물학적으로 활성을 갖는 tenofovir diphosphate가 된다.

1) 약물동력학

빈 속에 먹으면 tenofovir disoproxil fumarate 25%가 위장관에서 흡수된다. 식사를 한 다음에 먹으면 생체이용률이 39%로 올라간다. 신장으로 배설된다. 혈청 반감기는 12-14시간이며, 세포 내 반감기도 12시간 이상으로 길어서 하루에 한 번만 투여한다.

2) 용법 및 용량

300 mg씩 하루에 한 번 투여한다. 식사와 함께 복용하면 흡수가 더 잘 된다. 신기능저하 환자에서 감량이 필요하다.

3) 부작용과 약물상호작용

환자가 비교적 잘 복용할 수 있는 약물이다. 구역, 설사, 구토, 복부팽만 등 위장관 증세를 호소하는 환자가 있다. 신기능의 저하가 보고되었으며, 골밀도 감소와의 관련성이 알려져 있다. 신기능저하는 혈장 tenofovir가 신장의 근위세뇨관(proximal tubule)에 손상을 주기 때문에 발생한다. 이전 신기능저하가 있을 때 신독성 발생 빈도가 증가하므로

신기능저하가 있는 환자에서 사용할 때는 주의해야 한다. TDF를 투여 받는 환자에서는 혈청 크레아티닌, 요 전해질 검사를 주기적으로 시행하는 것을 추천한다.

3. Lamivudine

Cytidine 뉴클레오시드 유사체이다. 구조가 유사한 emtricitabine과 효능이 거의 동일하다.

1) 약물동력학

생체이용률은 어른에서 86%, 소아에서 66%이며, 동물 실험에서는 태반을 통과한다. 단백결합률은 36%이며, 세포 내에서 인산화(phophorylation)로 대사된다. 혈청 내에서 반감기는 어른 2.5시간이지만, 세포 내에서는 반감기가 11-14시간으로 길다. 체중 kg당 2 mg을 투여했을 때 얻을 수 있는 최고혈중농도는 어른 1.5 μg/mL, 소아 1.1 μg/mL 이다. 투여량의 70%가 신장으로 배설된다.

2) 용법 및 용량

Lamivudine (3TC)은 150 mg씩 하루에 두 번, 또는 300 mg을 하루에 한 번 투여한다. 식사와 상관없이 투여할 수 있다(HBV 치료에도 lamivudine을 사용하지만, 그 용량은 하루에 100 mg으로 HIV 치료 용량보다 더 낮음에 유의할 것). 신기능저하 환자에서 감량이 필요하다.

3) 부작용과 약물상호작용

부작용은 비교적 드물다. 일부 환자는 두통, 현기증, 피로감을 호소하기도 한다. 간의 지방증을 동반한 젖산 산증은 드물게 발생하지만 치명적인 부작용이다. Zidovudine과 trimethoprim-sulfamethoxazole은 lamivudine의 농도를 높이지만 임상적으로는 문제가 되지 않는다. HBV/HIV 중복 감염 환자에서 lamivudine을 사용하다가 중단한 경우에는 HBV의 재활성화를 모니터해야 한다.

4. Emtricitabine

Cytidine 뉴클레오시드 유사체이며, 구조가 lamivudine과 비슷하다.

1) 약물동력학

위장관 흡수가 좋아서 생체이용률이 93%로 높다. 혈청 반감기는 12시간이며, 세포 내 반감기는 24시간 이상으로 길어서 하루에 한 번만 투여해도 된다. 신장으로 배설되므로 신기능이 저하된 환자에게는 투여간격을 늘린다.

2) 용법 및 용량

Emtricitabine (FTC)은 100 mg을 하루에 한 번 투여한다. 크레아티닌청소율이 30 mL/min 이하인 환자에서는 감량이 필요하다.

3) 부작용과 약물상호작용

부작용은 비교적 적어서 환자가 약을 잘 먹는다. 구역, 두통, 그리고 손바닥, 발바닥에 색소 침착이 나타날 수 있다. HBV에도 항바이러스 효과가 있어서 HBV/HIV 중복 감염 환자에서 emtricitabine을 사용하다 중단하면 HBV의 급성 재활성화 여부를 모니터해야 한다.

5. Abacavir

Guanosine 뉴클레오시드 유사체이다.

1) 약물동력학

위장관에서 잘 흡수되고 생체이용률은 86%이다. 혈청 반감기는 1.5시간으로 짧지만, 세포 내 반감기는 3.3시간이다.

2) 용법 및 용량

Abacavir (ABC)는 300 mg씩 하루에 두 번 또는 600 mg씩 하루에 한 번 경구 투여한다. 식사와 무관하게 투여할 수 있다. 신기능저하 환자에서 감량이 필요하지 않다.

3) 부작용과 약물상호작용

환자가 비교적 잘 복용하는 약물이다. 가끔 두통, 구역, 불면증, 복통을 호소하는 환자가 있다. 가장 심각한 부작용은 abacavir에 대한 과민반응이다. 과민반응은 투약 후 1-4주 후에 나타나는데, 발열, 피부발진, 전신 증세(권태감, 피로감, 근육통, 관절통), 위장관 증세(구역, 구토, 설사), 호흡기 증세(기침, 인두통, 숨가쁨) 등이 나타난다. 검사에서 림프구감소증, 간 효소치 상승, 크레아티닌 키나아제 상승을 볼 수 있다. 과민반응이 의심되면 즉시 약을 끊어야 한다. 만일 다시 투여하면 훨씬 더 심한 증세가 몇 시간 만에 재발할 수 있고 사망에 이르기도 한다. Abacavir 과민반응은 HLA-B*5701 대립 유전자를 가진 환자에서 호발하는 것으로 알려져 있는데, 우리나라의 HIV 환자 중에서는 그 분율이 매우 낮다는 보고가 있다.

6. Zidovudine

Thymidine 뉴클레오시드 유사체이다. HIV의 증식을 억제하는 효과가 있다고 알려진 최초의 약제이며, 1987년부터 치료에 사용되기 시작하였다.

1) 약물동력학

위장관에서 잘 흡수되며(생체이용률 63%), 태반을 통과한다. 뇌척수액으로 침투가 잘되어서 뇌척수액에 혈중농도의 20-30%가 나온다. 일부가 신장으로 배설되므로 신부전 환자에서는 용량을 줄여야 한다. 혈청에서 반감기는 1시간으로 짧지만 세포 내의 반감기는 3-4시간으로 길어서 하루에 두 번만 투여해도 효과가 있다.

2) 용법 및 용량

Zidovudine (AZT, ZDV)은 300 mg씩 하루 두 번 또는 200 mg씩 하루 세 번 복용한다. 식사 시간과 상관없이 투여할 수 있다. HIV에 감염된 엄마에게서 태어난 아기의 감염을 예방할 목적으로 신생아에게 투여하는 경우에는 2 mg/kg씩 하루에 4번, 생후 6주까지 투여한다. 크레아티닌청소율이 10 mL/min 이하인 환자에서 감량이 필요하다.

3) 부작용과 약물상호작용

심각한 부작용으로 골수억제, 근육병증, 간의 지방증(steatosis)과 젖산 산증(lactic acidosis)이 알려져 있다. 약을 먹는 거의 모든 환자에서 적혈구 용적(MCV)이 커지는데, 이러한 변화는 비타민 부족과 무관하다. 근육병증은 상대적으로 흔하지 않지만 장기간 사용한 환자에게 발생할 수 있는 심각한 부작용이다. 점차로 근육의 힘이 약해지는데 근위부 근육이 먼저 약해지는 것이 특징이다. 크레아티닌 키나아제(creatinine kinase) 수치는 올라가지 않을 수도 있다. 드물지만 간의 지방증(steatosis)를 동반한 젖산산증은 치명적인 부작용이다. 피부와 손톱이 짙은 색으로 변한다. 이런 모든 부작용은 약을 끊으면 회복된다. 동물실험에서 발암성이 알려져 있다.

비뉴클레오시드 역전사효소 억제제

김남중 서울대학교 의과대학 내과학교실

비뉴클레오시드 역전사효소 억제제(non-nucleoside reverse transcriptase inhibitor, NNRTI)는 뉴클레오시드 유사체가 아니며 역전사효소와 비경합적으로 결합함으로써 효소 작용을 억제한다. 뉴클레오시드 유사체와 다르게 세포 내에서 인산화(phosphorylation)가 되지 않더라도 활성을 나타낸다. 뉴클레오시드 유사체와 같은 효소를 억제하지만 뉴클레오시드와 교차내성은 없다. 이 계열에 속하는 약제는 단독으로 투여하면 빠른 시간 내에 바이러스가 내성을 획득하게 되므로 반드시 다른 계열의 항HIV 약제와 함께 투여한다.

1. Rilpivirine

Rilpivirine은 혈장 HIV 역가가 높을 때 바이러스 억제 효과가 떨어짐이 보고된 바 있어 치료 전 혈장 HIV 역가가 100,000 copies/mL 미만인 환자에서만 적절한 초치료제 조합으로 추천되고 있다.

1) 약물동력학

경구 생체이용률은 알려져 있지 않으나, 보통 혹은 고칼로리 식사와 함께 섭취할 경우 흡수율이 40%가량 상승한다. 단백결합률은 99.7%이며 반감기는 50시간이다. CYP3A4에 의해 대사되므로 이 효소의 작용에 영향을 미치는 약물과 함께 투여하는 경우 주의가 필요하다. 85%가 대변으로 배설되며 신기능저하 환자에서 감량이 필요하지 않다.

2) 용법 및 용량

25 mg을 하루 1회 투여한다. Rifabutin과 함께 투여하는 경우 50 mg으로 증량한다.

3) 부작용과 약물상호작용

하루 25 mg 이상 복용하는 경우 QTc 연장을 일으킬 수 있으므로 torsades de pointes의 위험을 높이는 약물과의 병용은 주의를 요한다. 10% 정도에서 고지질혈증이 생기거나 간효소 수치가 상승한다. Rifabutin을 제외한 rifamycin 유도체, 항경련제나 양성자 펌프 억제제는 rilpivirine의 혈중농도를 감소시키므로 병용을 피한다.

2. Doravirine

1) 약물동력학

경구투여하면 1-4 시간 후 혈장 최고농도에 도달하고 반감기는 12-21시간이다. 음식 섭취는 약물 흡수에 영향을 주지 않는다

2) 용법 및 용량

100 mg을 하루 1회 투여한다. Rifabutin과 함께 투여하는 경우 100 mg 하루 2회로 용법을 변경한다. 신기능저하 환자에서 감량이 필요하지 않다.

3) 부작용과 약물상호작용

Efavirenz에 비해 중추신경계 부작용 빈도가 낮다. 오심, 어지러움이 보고된 바 있다. CYP3A4 및 CYP3A5에 의해 대사되므로 이 효소의 작용에 영향을 미치는 약물과 함께 투여하는 경우 주의가 필요하다.

3. Efavirenz

1) 약물동력학

경구 생체이용률은 잘 알려지지 않았다. 간의 cytochrome P450에 의해서 대사된다. 혈중 반감기는 40-55시간이다. 14-34%가 소변으로 배설되고, 16-61%는 대변으로 배설된다.

2) 용법 및 용량

600 mg씩 하루에 한 번 투여한다. 식사와 무관하게 투여할 수 있다. 자기 전에 투여하면 중추신경계의 부작용을 줄일 수 있으므로 처음 2-4주 동안은 자기 전에 투여하기를 권장한다. 신기능저하 환자에서 감량이 필요하지 않다.

3) 부작용과 약물상호작용

중추신경계 부작용과 피부발진이 가장 흔한 부작용이다. Efavirenz를 복용한 환자 중 57%가 어지러움증, 두통, 불면증, 이상한 꿈, 집중력 감소 등과 같은 중추신경계 부작용을 호소하였고, 2.6%는 이런 부작용으로 약을 중단하였다. 발진은 투약 후 처음 2주 이내에 발생하며 시간이 지나면 점차로 사라지는 것이 보통이다. 그러나 투약을 중단해야 할 정도로 심한 발진도 가능하며 Stevens-Johnson 증후군과 같은 심각한 피부발진이 생길 수 있다.

Efavirenz는 CYP3A4의 활성을 유도한다. 그러므로 이 효소에 의해서 대사되는 약물은 efavirenz와 함께 투여하면 그 농도가 낮아진다. CYP3A4의 활성을 유도하는 약물(phenobarbital, rifampin, rifabutin)은 efavirenz의 혈중농도를 낮춘다. 동물에서 기형을 유발하므로 가임기 여성에게 추천하지 않는다. 하지만 가임기 여성에게 투여된 사례들을 정리한 결과 기형을 유발하였다는 보고가 없어 efavirenz 투여 중 임신하게 된 경우 반드시 약을 교체할 것을 추천하지는 않고 있다.

4. Etravirine

Efavirenz, rilpivirine에 비해 내성장벽이 높다. 다른 비뉴클레오시드 역전사효소 억제제에 내성이 입증된 환자에서만 사용을 고려하며, 반드시 두 종류 이상의 다른 항HIV 약제와 병합하여 사용한다.

1) 약물동력학

경구 생체이용률은 알려져 있지 않으나, 음식과 함께 섭취하면 흡수율이 50%가량 상승하므로 식사 후 복용한다. 단백결합률은 99.9%이며 반감기는 41시간이다. CYP2C19, CYP2C9, CYP3A4에 의해 대사되며 이들의 활성도에 영향을 미친다. 94%가 대변으로 배설되며 신기능에 따른 용량조절이 불필요하다.

2) 용법 및 용량

200 mg씩 1일 2회 식후에 투여한다. 신기능저하 환자에서 감량이 필요하지 않다.

3) 부작용과 약물상호작용

약 10%에서 피부발진, 고지질혈증, 고혈당 등이 유발된다. CYP2C19 및 CYP2C9의 활성을 억제하고 CYP3A4의 활성을 촉진하므로 이들 효소에 의해 대사되는 약물을 함께 투여하는 경우 주의해야 한다.

참고문헌

1. European AIDS Clinical Society [Internet]. European guidelines for treatment of HIV-infected adults in Europe [2025 Jan 10]. Available from: http://www.eacsociety.org.
2. Gandhi RT, Landovitz RJ, Sax PE, smith DM, Springer SA, Gunthard HF, et al. Antiretoviral drugs for treatment and prevention of HIV in adults: 2024 recommendations of the international Antiviral

Society-USA panel. JAMA E1-E20, 2024.

3. Panel on Antiretroviral Guidelines for Adults and Adolescents [Internet]. Department of Health and Human Services. Guidelines for the use of antiretroviral agents in HIV-1 infected adults and adolescents [2025 Jan 10]. Available from: http://www.aidsinfo.nih.gov/ContentFiles/AdultandAdolescentGL pdf.
4. Park WB, Choe PG, Song KH, Lee S, Jang HC, Jeon JH, et al. Should HLA-B*5701 screening be performed in every ethnic group before starting abacavir? Clin Infect Dis. 2009;48:365-7.
5. The Korean Society for AIDS. The 2015 Clinical guidelines for the diagnosis and treatment of HIV/AIDS in HIV-infected Koreans. Infect Chemother. 2021;53:592-616.

통합효소 억제제

이선희 부산대학교 의과대학 내과학교실

표적세포 내로 침투한 HIV는 역전사효소를 이용하여 RNA 가닥에서 DNA 가닥으로 바뀌고, 이 DNA 가닥이 표적세포의 핵 내로 이동하여 숙주 염색체 DNA에 끼어든다. 이 과정에 작용하는 효소가 통합효소(integrase)이며 통합효소를 억제하는 약물이 통합효소 억제제(integrase strand transfer inhibitor, INSTI)이다. 2007년 raltegravir를 시작으로 elvitegravir (2012년), dolutegravir (2013년), bictegravir (2018년), cabotegravir (2021년)가 차례로 승인되어 사용중이며, 2제 또는 3제 병합요법의 핵심 약물(core drug)로 우선적으로 선택할 수 있는 약제이다. Elvitegravir, dolutegravir, bictegravir는 2가지 뉴클레오시드역전사효소 억제제와 함께 3제 병합요법 복합제로 하루 1회 1정(one-pill-a-day) 복용하는 단일 알약 요법(single tablet regimen)으로 사용되고 있으며, 이 중 elvitegravir와 bictegravir는 단일 알약 복합제로만 출시되었다. 2017년에는 dolutegravir와 1가지 비뉴클레오시드 역전사효소 억제제인 rilpivirine이 2제 병합요법 복합제로, 2019년 dolutegravir와 1가지 뉴클레오시드 역전사효소 억제제인 lamivudine이 2제 병합요법 복합제로 승인되었다. Cabotegravir는 장기지속형 주사제(long-acting injectable)로 개발되었으며, 노출전 예방요법(PrEP)과 더불어 rilpivirine 주사제와 조합하여 바이러스가 안정적으로 억제된 환자의 경구약제 대체요법으로 승인되었다. Cabotegravir는 715페이지 '장기지속형 항레트로바이러스 주사치료제'에서 다룰 예정이다.

1. Raltegravir

처음 승인된 통합효소 억제제이다. 2007년 하루 2회 복용하는 400 mg 정제(ISETRESS®)가 승인되었고, 2017년 하루 1회 2정을 복용하는 600 mg 서방형 정제(ISETRESS® HD)가 승인되었다.

1) 약물동력학

단백결합률은 83%이며, 반감기는 9시간이다. UGT1A1-mediated glucuronidation을 통해 대사된다. 대변으로 51%, 소변으로 32% 배설된다.

2) 용법 및 용량

항HIV 약제 투여력이 없거나 투여 경험이 있는 환자에서 모두 사용할 수 있다. 모두 400 mg씩 하루 두 번(하루 800 mg) 투여한다. 항HIV 약제 투여력이 없거나 항HIV 치료로 바이러스가 억제된 환자에는 서방형 제제 600 mg 2정을 하루 1회(하루 1,200 mg) 투여할 수 있다. 식사와 무관하게 투여할 수 있으며, 경도 및 중등도 간기능 및 신기능 부전에서는 용량조절이 불필요하다. Rifampin과 병용할 때는 raltegravir 용량을 2배로 증가하여 800 mg씩 하루 두 번 투여한다.

3) 부작용과 약물상호작용

비교적 부작용이 드문 약제이다. 임상시험에서 피로감, 코인두염, 발진, 대상포진, ALT 상승, 크레아틴인산화효소(creatine kinase) 상승, 중성지방혈증, 근육통, 근위근병증 등이 위약군에 비해 빈도가 높게 나타났다. 심각한 과민반응도 드물게 보고된 바 있다. 횡문근 융해도 보고된 바 있어 주의를 요한다.

Cytochrome P450을 유도하거나 억제하지 않지만, 글루크론산화(glucuronidation)를 통해 대사되기 때문에, glucuronidation enzyme을 유도하는 약제들(rifampin, rifabutin, phenytoin, phenobarbital 등)과의 상호작용이 있다. 알루미늄이나 마그네슘과 같은 다가 양이온을 포함한 제산제와 같이 사용하면 흡수가 저해될 수 있으므로 같이 사용하지 않는다.

4) 사용상 주의사항

Dolutegravir, bictegravir 및 ritonavir-boosted 단백분해효소 억제제에 비해 내성장벽이 낮다. Raltegravir 치료실패는 통합효소 억제제에 대한 내성이 발생할 수 있으며, 주로 Q148H/K/R, N155H 또는 Y143R/H/C 3가지 경로로 발생한다.

2. Elvitegravir

Elvitegravir 150 mg, cobicistat 150 mg, tenofovir disoproxil fumarate 300 mg, emtricitabine 200 mg이 들어있는 복합제(EVG/c/TDF/FTC, Stribild®)가 2012년에 승인되었고, TDF에 의한 신기능 부작용을 줄이기 위해 TDF 300 mg를 tenofovir alafenamide fumarate (TAF) 10 mg로 변경한 복합제(EVG/c/TAF/FTC, Genvoya®)가 2015년에 승인되었다.

1) 약물동력학

Elvitegravir 경구 생체이용률은 식사와 함께 복용 시 증가한다. Elvitegravir는 CYP3A4와 UGT1A1/3에 의해 대산된다. Cobicistat은 CYP3A 억제제로서 항바이러스 효과는 없지만 elvitegravir의 반감기를 증가시키는 약동학 증강제(pharmacokinetic enhancer)로 작용하며, elvitagravir 반감기를 9시간으로 증가시켜 하루 한 번 복용을 가능하게 한다. 반면에 약물상호작용 가능성은 증가한다. Elvitegravir의 단백결합률은 98-99%로 주로 알부민과 결합하며 95% 이상이 대변으로 배설된다.

Cobicistat은 크레아티닌의 신세뇨관 분비를 억제하므로 사구체여과율의 변화 없이 혈중 크레아티닌의 상승을 일으킬 수 있다. 그러나, 혈청 크레아티닌이 기저치 대비 0.4 mg/dL 이상 증가한 것으로 확인된 환자에 있어서는 신장 안전성을 면밀히 모니터링해야 한다.

2) 용법 및 용량

EVG/c/TDF/FTC (Stribild®)는 1일 1회 1정을 음식과 함께 복용하며, 크레아티닌청소율이 70 mL/min 미만으로 낮은 환자에서는 사용하지 않는다. 경도 및 중등도 간기능 부전에서는 용량조절은 불필요하지만, 중증 간기능 부전에서는 사용하지 않는다.

EVG/c/TAF/FTC (Genvoya®)는 1일 1회 1정을 음식과 함께 복용하며, 혈액투석을 하고 있지 않으면 크레아티닌청소율이 30 mL/min 미만으로 낮은 환자에서는 사용하지 않는다. 혈액투석 환자는 투석 직후에 복용한다. 경도 및 중등도 간기능 부전에서는 용량조절은 불필요 하지만, 중증 간기능 부전에서는 사용하지 않는다.

3) 부작용과 약물상호작용

EVG/c/TDF/FTC (Stribild®)의 가장 흔히 보고된 부작용은 설사, 오심, 상부하기도감염 및 두통이었다. 복합제의 구성 성분인 TDF에 의한 신손상과 골밀도 감소 등이 나타날 수 있다. 크레아티닌청소율이 50 mL/min 미만이 되면 사용을 중단한다.

EVG/c/TAF/FTC (Genvoya®)의 가장 흔히 보고된 부작용은 오심, 설사, 두통, 피곤이었다. 복합제의 구성 성분인 TAF는 TDF에 비해서 신손상과 골밀도 감소 효과는 덜하지만, 지질 영향과 체중 증가 효과는 더 높았다.

알루미늄이나 마그네슘과 같은 다가 양이온을 포함한 제산제와 같이 사용하면 흡수가 저해될 수 있으므로 같이 사용하지 않으며, elvitegravir는 이러한 제산제 복용 전 최소 2시간, 복용 후 최소 6시간의 간격을 두고 복용한다.

Elvitegravir는 CYP3A에 의해 대사되므로 CYP3A 유도제 또는 억제제에 의해 혈중농도가 영향을 받을 수 있다. Cobicistat은 CYP3A 억제제로 작용하여 여러 약물과 상호작용을 일으킬 수 있다. 다른 약물을 투여할 경우에는 약물상호작용에 대한 확인이 필요하며, lovastatin, simvastatin, rifampin 등과 함께 사용하지 않는다.

4) 사용상 주의사항

Dolutegravir, bictegravir 및 ritonavir-boosted 단백분해효소 억제제에 비해 내성장벽이 낮다. Elvitegravir 치료실패는 통합효소 억제제에 대한 내성이 발생할 수 있다. 임신 중에는 사용하지 않는다.

3. Dolutegravir

Dolutegravir는 단독 제제(Tivicay®), 3제 복합제 및 2제 복합제로 사용할 수 있다. Abacavir 600 mg, lamivudine 300 mg, dolutegravir 50 mg가 들어있는 3제 복합제(DTG/ABC/3TC, Triumeq®)가 2014년 승인되었으며, 항HIV 약제 투여력이 없거나 투여 경험이 있는 환자에서 모두 사용할 수 있다. 2017년 dolutegravir 50 mg와 rilpivirine 25 mg의 2제 복합제(DTG/RPV, Juluca®)가 바이러스가 안정적으로 억제된 환자의 경구약제 대체요법으로 승인되었다. 2019년 lamivudine 300 mg와 dolutegravir 50 mg의 2제 복합제(DTG/3TC, Dovato®)가 항HIV 약제 투여력이 없는 환자에서 사용 승인되었으며, HIV RNA <500,000 copies/mL이며 B형 동시 간염 감염이 없고, 내성 검사 결과를 확인할 수 있는 경우에 사용할 수 있다.

1) 약물동력학

반감기가 14시간으로 길어서 약동학 증강제 사용 없이 하루 한 번 투여 가능하다. 단백결합률이 99% 이상으로 매우 높으며, 주로 간에서 UGT1A1 매개 글루크론산화를 통해 대사되며, cytochrome 동종효소를 유도하거나 억제하지 않는다. 64%가 대변으로 배설되고 31.6%가 소변으로 배설된다.

Dolutegravir는 크레아티닌의 신세뇨관 분비를 억제하므로 사구체여과율의 변화 없이 혈중 크레아티닌 상승을 일으킬 수 있다.

2) 용법 및 용량

Dolutegravir 단독 제제(Tivicay®)는 50 mg씩 하루 1회 투여하고, 음식물과 관련 없이 복용 가능하다. 이전에 1세대 통합효소 억제제(raltegravir 또는 elvitegravir)를 포함한 일차 치료에 실패한 경우나 내성 검사에서 통합효소 억제제에 대한 내성 돌연변이는 있지만 dolutegravir를 사용할 수 있는 경우에는 dolutegravir 50 mg씩 하루 2회 투여 용법을 사용한다. Rifampin과 병용할 때에도 dolutegravir 50 mg 하루 2회 투여 용법을 사용한다.

DTG/ABC/3TC (Triumeq®)은 하루 1회 1정 투여하고, 음식물과 관련 없이 복용 가능하다. 3TC/DTG (Dovato®)은 하루 1회 1정 투여하고, 음식물과 관련 없이 복용 가능하다. DTG/RPV (Juluca®)는 하루 1회 1정 투여하고, 음식과 함께 복용한다.

3) 부작용과 약물상호작용

가장 흔히 보고되는 부작용으로는 불면과 두통이 있다. 일부 연구에서 체중 증가가 보고되었고, 수면 장애, 우울, 불안 등의 신경정신 부작용의 증례들이 보고되었다.

보츠와나에서 시행한 관찰연구에서 임신 중 dolutegravir를 사용한 산모에서 출생한 태아의 신경관결손 빈도가 0.3%로 다른 항HIV 치료제 보다 빈도가 높다고 보고되었으나, 후속 연구에서는 다른 항HIV 치료제와 차이가 없었다.

Cytochrome P450을 유도하거나 억제하지 않지만, 글루크론산화를 통해 대사되기 때문에, 글루크론산화 효소를 유도하는 약제와 상호작용이 있다.

알루미늄이나 마그네슘과 같은 다가 양이온을 포함한 제산제나 설사제와 같이 사용하면 흡수가 저해될 수 있으므로 같이 사용하지 않으며, dolutegravir는 이러한 제산제 복용 전 최소 2시간, 복용 후 최소 6시간의 간격을 두고 복용한다.

4) 사용상 주의사항

Dolutegravir는 raltegravir나 elvitagravir에 비해 내성장벽이 높으며, dolutegravir 포함 3제 요법에 치료실패를 보인 경우에도 통합효소 억제제에 대한 내성은 드물게 보고되었다. Dolutegravir에 고도내성이 되려면 여러 돌연변이가 필요하며, Q148H/R+ G140S 돌변변이에 2가지 이상의 2세대 통합효소 억제제 돌변변이가 있는 경우에는 dolutegravir 감수성을 5-20배 감소시킨다.

4. Bictegravir

Bictegravir 50 mg, Tenofovir alafenamide 25 mg, emtricitabine 200 mg이 들어 있는 복합제(BIC/TAF/FTC, Biktarvy®)가 2018년에 승인되었다. 항HIV 약제 투여력이 없거나 바이러스가 안정적으로 억제된 환자에서 사용할 수 있다. Bictegravir 단독 제제는 없고, 단일 알약 복합제의 일부로 사용되고 있다.

1) 약물동력학

반감기가 17시간으로 길어서 약동학 증강제 사용 없이 하루 한 번 투여 가능하다. 단백결합률이 99% 이상으로 매우 높으며, 주로 간에서 CYP3A4과 UGT1A1을 통해 대사되며, CYP3A4과 UGT1A1 유도제와 억제제에 의해 영향을 받는다. Bictegravir는 약물 전달체 OCT2와 MATE1의 억제제로 작용하지만, CYP3A4을 유도하거나 억제하지 않는다. 60%가 대변으로 배설되고 35%가 소변으로 배설된다.

Bictegravir는 크레아티닌의 신세뇨관 분비를 억제하므로 사구체여과율의 변화 없이 혈중 크레아티닌의 상승을 일으킬 수 있다.

2) 용법 및 용량

BIC/TAF/FTC (Biktarvy®)는 하루 1회 투여하고, 음식물과 관련 없이 복용 가능하다. 크레아티닌청소율이 30 mL/min 미만으로 낮은 환자에서는 사용하지 않는다.

3) 부작용과 약물상호작용

가장 흔히 보고되는 부작용으로는 설사, 오심, 두통이 있다. 일부 연구에서 체중 증가가 보고되었다.

알루미늄, 마그네슘, 칼슘과 같은 다가 양이온을 포함한 제산제나 칼슘과 철이 포함된 보조제를 같이 사용하면 흡수가 저해될 수 있으므로 같이 사용하지 않는다.

CYP3A4과 UGT1A1 유도제와 억제제에 의해 대사에 영향을 받으며, rifampin 또는 다른 rifamycin은 bictegravir와 TAF의 농도를 감소시키므로 함께 사용하지 않는다. 항경련제와 세인트존스워트(St. John's wort)는 병용을 피한다. Bictegravir는 약물 전달체 OCT2와 MATE1의 억제제로 작용하므로 dofetilide과 병용은 금기이다.

4) 사용상 주의사항

Bictegravir는 dolutegravir와 유사하게 raltegravir나 elvitagravir에 비해 내성장벽이 높으며, BIC/TAF/FTC 단일 알약 복합제로 사용 중이므로 항HIV 약제 투여력 없는 환자에서 내성은 보고되지 않았다. 이전에 1세대 통합효소 억제제(raltegravir 또는 elvitegravir)를 포함한 일차 치료에 실패한 경우나 내성 검사에서 통합효소 억제제에 대한 내성 돌연변이가 있는 경우에는 아직 연구가 부족하다. 다만 M184V/I에 대해서만 돌연변이 이력이 있는 경우 바이러스가 잘 억제된 환자에서는 BIC/TAF/FTC를 사용할 수 있다는 내용이 2025년 5월 국내 허가사항에 추가되었다.

참고문헌

1. Bares SH, Scarsi KK. A new paradigm for antiretroviral delivery: long-acting cabotegravir and rilpivirine for the treatment and prevention of HIV. Curr Opin Hiv Aids. 2022;17(1):22-31.
2. Ferretti F, Boffito M. Rilpivirine long-acting for the prevention and treatment of HIV infection. Curr Opin Hiv Aids. 2018;13(4):300-7.
3. Gandhi RT, Landovitz RJ, Sax PE, Smith DM, Springer SA, Günthard HF, et al. Antiretroviral Drugs for Treatment and Prevention of HIV in Adults: 2024 Recommendations of the International Antiviral Society-USA Panel. Jama. 2025;333(7):609-28.
4. Hicks C, Gulick RM. Raltegravir: the first HIV type 1 integrase inhibitor. Clin Infect Dis. 2009;48(7):931-9.
5. IASUSA [Internet]. 2025 Update of the Drug Resistance Mutations in HIV-1. International Antiviral Society–USA (IAS-USA). Published March 4, 2025. [cited 2025 Mar 31]. Available from: https://www.iasusa.org/wp-content/uploads/2025/03/32-2-mutations.pdf.
6. Jóźwik IK, Passos DO, Lyumkis D. Structural Biology of HIV Integrase Strand Transfer Inhibitors. Trends Pharmacol Sci. 2020;41(9):611-26.
7. Kandel CE, Walmsley SL. Dolutegravir - a review of the pharmacology, efficacy, and safety in the treatment of HIV. Drug Des Devel Ther. 2015;9:3547-55.
8. Maertens GN, Engelman AN, Cherepanov P. Structure and function of retroviral integrase. Nat Rev Microbiol. 2022;20(1):20-34.
9. Nachega JB, Scarsi KK, Gandhi M, Scott RK, Mofenson LM, Archary M, et al. Long-acting antiretrovirals and HIV treatment adherence. Lancet Hiv. 2023;10(5):e32-e42.
10. Panel on Antiretroviral Guidelines for Adults and Adolescents [Internet]. Guidelines for the Use of Antiretroviral Agents in Adults and Adolescents with HIV. Department of Health and Human Services. Published September 12, 2024. [cited 2025 Mar 31]. Available from: https://clinicalinfo.hiv.gov/en/guidelines/hiv-clinical-guidelines-adult-and-adolescent-arv/whats-new.
11. Richetta C, Tu NQ, Delelis O. Different Pathways Conferring Inte-

grase Strand-Transfer Inhibitors Resistance. Viruses. 2022;14(12).

12. Smith SJ, Zhao XZ, Passos DO, Lyumkis D, Burke TR, Jr., Hughes SH. Integrase Strand Transfer Inhibitors Are Effective Anti-HIV Drugs. Viruses. 2021;13(2).

단백분해효소 억제제 및 약동학 강화제

최준용 연세대학교 의과대학 내과학교실

단백분해효소 억제제(protease inhibitors, PI)는 HIV 증식을 강력히 억제할 수 있는 항바이러스제이다. 3가지 항HIV 약제를 투여(소위 '칵테일 요법')함으로써 환자의 혈중에서 HIV가 검출되지 않을 정도로 강력한 치료가 가능하게 된 것도 단백분해효소 억제제가 개발된 이후의 일이다. 다른 여러 가지 약물과 상호작용을 하고, 오래 사용하면 지방의 체내 분포가 변하고, 지질대사에 이상이 나타난다는 단점이 있다. 한 가지 단백분해효소 억제제에 내성을 획득한 바이러스주는 다른 단백분해효소 억제제에 대해서도 내성을 보이는 경우(교차내성)가 비교적 흔하다.

1. Saquinavir

1) 약물동력학

Saquinavir는 CYP3A 효소에 의해서 대사된다. 초기에 개발된 hard gel formulation (Invirase®)은 생체이용률이 매우 낮았다(4%). 나중에 개발된 연질 캡슐약(soft gel capsule, Fortovase®)은 생체이용률이 초기의 경질 캡슐약(hard gel capsule)에 비해서 세 배 더 높아졌다.

2) 용법 및 용량

Invirase® 400 mg씩 하루 두 번(ritonavir와 함께 투여할 경우에만), 그 외에는 Fortovase® 1,200 mg씩 하루에 세 번 투여한다.

3) 부작용과 약물상호작용

Saquinavir-경질 캡슐약은 복용하기 쉽다. 부작용으로 설사, 구역, 위장장애, 발진이 보고되었는데, 이런 부작용은 대부분 가볍고, 발생 빈도가 드물다.

Saquinavir-경질 캡슐약은 검사결과에 이상을 초래하는 일이 드물다. Saquinavir-연질 캡슐약은 설사, 구역, 위장장애 등이 주요 부작용이다. 고혈당, 지질대사와 체지방 분포의 이상이 발생할 수 있다.

CYP 3A4의 활성을 유도할 수 있는 약물이면 saquinavir의 혈중농도를 낮출 수 있다. 이런 작용을 나타내는 대표적인 약물이 rifampin이며, rifabutin도 비슷한 효과를 나타낸다. 따라서 이들 약물을 saquinavir와 동시에 투여하지 않도록 한다. 반대로 cytochrome P450 3A4의 활성을 억제하는 약물은 saquinavir의 혈중농도를 높일 수 있는데, 여기에 대표적인 예가 ketoconazole이다. Ritonavir는 cytochrome P450 3A4의 활성을 강력하게 억제할 수 있어서 saquinavir의 혈중농도를 크게 높일 수 있다.

Saquinavir는 CYP3A의 활성을 억제하며, 따라서 이 효소에 의해서 대사되는 약물의 혈중농도가 올라간다. 이런 약물상호작용 때문에 terfenadine, astemizole, cisapride, midazolam, triazolam은 saquinavir와 함께 투여하지 않는다.

2. Ritonavir

1) 약물동력학

공복이나 식후 모두 흡수가 잘 된다. 식후에 복용하면 생체이용률이 15% 더 올라간다. Ritonavir (Novir®)는 cytochrome P450을 강력히 억제하기도 하면서 동시에 활성을 유도하므로 매우 많은 약물과 상호작용을 한다. 특히, ritonavir는 자기 자신의 대사를 유도한다. Ritonavir는 투여한 후 처음 2주간은 약물의 농도가 가장 높다. 약물의 부작용도 이 처음 2주간이 가장 빈번하다. 이런 이유로 ritonavir는 처음에는 적은 양부터 시작하여 2주에 걸쳐 증량한다. 혈중 반감기는 3-5시간이다. 과거에는 단백분해효소 억제제 중 하나로 항바이러스 효과를 얻기 위해 사용되었으나, 현재는 100-200 mg 하루 2회 복용하는 방법으로 CYP3A4를 억제하여 다른 단백분해효소 억제제의 반감기를 증가시키기 위해 사용된다.

2) 용법 및 용량

첫날과 둘째 날은 300 mg씩 두 번 투여하고, 3-5일은 매일 400 mg씩 2회, 6-13일은 매일 500 mg씩 2회, 14일째부터는 하루에 600 mg씩 두 번 투여한다. ddI와 2시간 간격을 두고 투여한다.

3) 부작용과 약물상호작용

설사, 구역, 구토, 식욕저하, 두통, 무기력, 입맛 변화가 흔한 부작용이다. 입 주위의 이상 감각도 흔하다. 한 임상시험에서 환자의 17%가 부작용 때문에 약을 계속해서 복용할 수 없었다. Ritonavir는 saquinavir와 함께 투여하면 용량을 적게 투여할 수 있고, 부작용도 줄일 수 있다. 크레아티닌 키나아제, 간 효소치의 상승도 나타난다. 고혈당, 지질대사와 체지방 분포의 이상이 발생할 수 있다 혈우병환자의 출혈 소인을 높일 수 있다. 다른 단백분해효소 억제제의 반감기를 증가시키기 위해 적은 용량으로 사용될 경우에는 부작용의 빈도가 낮아진다.

Ritonavir는 CYP3A를 포함하여 cytochrome P450 CYP isoform의 여러 효소를 강력히 억제함으로써 여러 약물의 혈중농도를 높인다. 따라서 astemizole, terfenadine, cisapride는 ritonavir와 함께 투여하지 않는다. 부정맥 치료제(amiodarone, encainide, flcainide, quinidine), 진정제, 수면제(예: alprazolam, diazepam, flunazepam, midazolam, triazolam)도 병용하지 않는다. Ritonavir는 rifabutin의 농도를 3.5배 높이므로 rifabutin에 의한 독성을 초래한다. 따라서 이 두 약물은 함께 투여하지 않는다.

Ritonavir는 ethinyl estradiol의 농도를 낮추며, ergotamine의 독성은 높인다. Rifampin은 CYP3A cytochrome의 활성을 유도한다. Ritonavir는 물론이고, saquinavir, indinavir, nelfinavir, darunavir, atazanavir도 모두 이 효소에 의해서 대사되므로 이들 약물을 rifampin과 함께 투여하면 이들 단백분해효소 억제제의 혈중농도가 낮아진다. Nelfinavir를 제외한 단백분해효소 억제제들은 ritonavir와 같이 사용하면 반감기가 증가되고 내성발현은 감소된다. Ritonavir 제형에는 알코올이 있어서 disulfiram이나 metronidazole을 같이 복용하면 심한 이상반응이 나타날 수 있다.

3. Indinavir

1) 약물동력학

생체이용률은 60-65%이며, 단백결합률은 60%이다. 산성 환경에서 용해가 잘되며, 지방이나 단백질은 흡수를 방해한다. 간에서 대사된다(CYP3A4). 혈청 내의 반감기는 1.8시간이며, 최고혈중농도는 12,617 nM이다. 배설은 20% 미만이 신장으로 된다.

2) 용법 및 용량

800 mg을 8시간마다 투여한다. 음식물(특히 지방질이나 단백질)과 함께 투여하면 흡수율이 떨어진다. 따라서 식전 1시간 또는 식후 2시간이 지나서 투여한다. 100 mg의 ritonavir와 동시에 투여하면 800 mg을 12시간마다 투여할 수 있고, 음식물과 관계없이 투여할 수 있다.

3) 부작용과 약물상호작용

가장 흔한 부작용은 신결석 발생(4-9%)이다. 구역, 설사, 복통과 같은 위장관계 장애도 있다. 간접 빌리루빈치가 올라가지만 간염이나 간의 손상은 드물다. 고혈당, 지질대사와 체지방 분포의 이상이 발생할 수 있다. 신결석의 빈도를 감소시키기 위해 매일 다량의 수분 섭취가 필요하다.

여러 약물과 상호작용을 한다. 따라서 투약 전에 현재 사용 중인 다른 약물이 있는지, 그리고 어떤 상호작용을 할지 확인해야 한다.

4. Nelfinavir

1) 약물동력학

경구 생체이용률은 70-80%이다. 음식물과 함께 복용하면 혈중농도가 2-3배 증가한다. 혈중 반감기는 3.5-5시간이다. Nelfinavir는 통상적인 2NRTI와의 병합요법에서 efavirenz, lopinavir-ritonavir, fosamprenavir-ritonavir에 비해서 바이러스 억제 효과가 열등하다.

2) 용법 및 용량

1,250 mg씩 하루에 두 번 또는 750 mg씩 하루에 3번 경구투여한다. 음식물과 함께 복용한다. Ritonavir와의 병합요법은 시행하지 않는다.

3) 부작용과 약물상호작용

비교적 안전하고 환자가 약을 잘 견딘다. 가장 흔한 부작용은 설사인데, loperamide로 조절할 수 있다. 고혈당, 지질대사와 체지방 분포의 이상이 발생할 수 있다. 혈우병환자의 출혈 소인을 높일 수 있다.

약물상호작용은 indinavir와 비슷하다. 다른 단백분해효소 억제제와 마찬가지로 nelfinavir도 terfenadine, astemizole, cisapride, potent benzodiazepine (triazolam, midazolam)과 함께 투여하지 않는다. Rifampin과 rifabutin은 nelfinavir의 혈중농도를 낮추므로 이들 약물과 함께 투여하지 않는다. Nelfinavir는 ethinyl estradiol의 농도를 낮춘다.

5. Fosamprenavir

1) 약물동력학

Amprenavir의 인산화 전구약물(phosphorylated prodrug)이다. 장에서 amprenavir로 전환된다. 위장관 흡수가 잘된다. 식사와 상관없이 복용할 수 있으나, 지방이 많이 함유된 식사를 하면 흡수가 떨어질 수 있다. 혈청 반감기는 7-11시간이다. 간의 P450 효소계를 통해서 대사가 일어난다.

2) 용법 및 용량

100 mg의 ritonavir와 함께 700 mg씩 12시간마다 경구투여한다. 1,400 mg을 ritonavir 100-200 mg과 함께 투여하면 하루 한 번 투여할 수 있으나, 하루 2회 투여가 선호된다.

3) 부작용과 약물상호작용

가장 흔한 부작용은 설사, 중성지방 혈증, 발진 등이다. Sulfonamide 알레르기가 있는 경우 피부 부작용이 나타날 수 있으므로 주의를 요한다.

6. Lopinavir+ritonavir

1) 약물동력학

Ritonavir와 함께 들어 있는 정제(lopinavir 200 mg/ritonavir 50 mg) 형태로 시판된다. Ritonavir는 lopinavir의 혈중농도를 높이는 역할을 한다. 과거에는 식사와 함께 투여하면 생체이용률을 높일 수 있어서 식사와 함께 투여하도록 하였으나, 최근 사용되는 열에 안정한 tablet 제형은 식사와 무관하게 투여할 수 있다. 혈청 반감기는 5-6시간이다.

2) 용법 및 용량

Lopinavir 400 mg/ritonavir 100 mg을 하루에 두 번 경구투여한다. 식사와 상관없이 복용할 수 있다. 알약을 깨뜨리거나 씹어서 먹지 않고 통째로 삼킨다.

3) 부작용과 약물상호작용

가장 흔한 부작용은 구역, 구토, 설사와 같은 위장장애이다. 혈청 콜레스테롤의 상승, 중성지방의 상승이 비교적 흔하다. 지방 분포의 이상으로 버팔로혹(buffalo hump), 사지 위축과 복부 비만을 초래할 수 있다.

간의 P450 효소계를 통해서 대사되므로 여러 가지 약물과 상호작용을 한다. 따라서 이 약을 먹는 환자에게 다른 약물을 투여할 경우에는 반드시 약물상호작용을 확인해 보아야 한다. P450 효소의 활성을 유도하는 efavirenz, rifampin은 lopinavir의 농도를 낮춘다. P450 효소의 활동을 억제하는 약물(ritonavir가 대표적임)은 lopinavir의 혈중농도를 높인다.

7. Atazanavir

1) 약물동력학

위장관에서 흡수가 잘되고, 가벼운 식사와 함께 복용하면 흡수가 증가한다. 반감기는 7시간 정도로 길어서 하루에 한 번만 투여할 수 있다. 간의 P450 효소계를 통해서 대사되며, ritonavir나 cobicistat와 함께 투여하면 atazanavir의 농도가 몇 배 더 높아진다.

2) 용법 및 용량

하루에 400 mg을 하루 한 번 경구투여한다. 이전에 HIV 치료를 받은 적이 있는 환자에게는 300 mg을 100 mg의 ritonavir와 같이 하루 한 번 투여한다.

3) 부작용과 약물상호작용

다른 단백분해효소 억제제와 비교하면 부작용이 적은 편이다. 가장 흔한 부작용은 설사와 구역이다. 혈청 빌리루빈이 상승하는 것도 비교적 흔한데, 이는 빌리루빈 대사에 관여하는 효소를 억제하여 나타나는 Gilbert 증후군과 비슷한 기전으로 발생한 간 손상을 초래하거나 증세를 유발하지 않으며, 약을 끊으면 회복된다. 피부 색깔이 노랗게 변하여 약을 중단하는 환자도 있다.

다른 단백분해효소 억제제가 혈중 지질 농도를 올리는 데 비해서 atazanavir는 지질대사에 미치는 영향이 비교적 작다.

H2 수용체 길항제와 함께 투여하는 경우에는 atazanavir를 2시간 먼저 투여하거나, 10시간 지난 후에 투여해야 약물상호작용을 피할 수 있다. Cisapride, ergot 유도체(dihydroergotamine, ergonovine, ergotamine, methylergonovine), midazolam, pimozide, triazolam과 함께 투여하지 않아야 한다. 약물상호작용을 고려하여 indinavir, irinotecan, lovastatin, proton pump inhibitors, rifampin, simvastatin도 병용을 추천하지 않는다. Tenofovir와 같이 투여할 경우에도 atazanavir 혈중농도가 감소한다. Atazanavir를 tenofovir와 같이 투여할 때에는 반드시 ritonavir와 같이 써야 한다. 그 외에도 여러 가지 약물과 상호작용을 하므로 다른 약물을 투여할 경우에는 확인이 필요하다.

8. Tipranavir

1) 약물동력학

혈청 반감기는 5-6시간이다. 간의 P450 효소계를 통해서 대사되며, ritonavir와 함께 투여하면 tipranavir 농도가 높아진다. 다른 단백분해효소 억제제에 내성이 있는 바이러스에 효과가 우수하다.

2) 용법 및 용량

Ritonavir 200 mg과 tipranavir 500 mg을 하루에 두 번 투여한다. 지방이 많은 음식과 같이 복용해야 한다. 냉장보관이 필요하다.

3) 부작용과 약물상호작용

심각한 부작용으로는 간독성과 뇌출혈이 있다. 출혈성 경향이 있거나 뇌출혈의 위험이 있는 환자에서 사용해선 안 된다. 설사, 오심 등의 위장관 부작용도 흔하다. Sulfonamide 알레르기가 있는 경우 주의를 요한다.

P-glycoprotein 유도, CYP3A4 억제를 통해 다양한 약물과 상호작용이 있다. Rifampin, 몇몇 항부정맥 약제, lopinavir, saquinavir, amprenavir 등과 같이 투여하면 안 되고, methadone이나 경구 피임약의 농도도 감소시킬 수 있다. 이 외에도 여러 가지 약물과 상호작용을 하므로 다른 약물을 투여할 경우에는 확인이 필요하다.

9. Darunavir

1) 약물동력학

Ritonavir와 같이 사용하였을 때 혈청 반감기는 15시간이다. 간의 P450 효소계를 통해서 대사되며, ritonavir나 cobicistat와 함께 투여하면 darunavir 농도가 높아진다. 다른 단백분해효소 억제제에 내성이 있는 바이러스에 효과가 우수하고, 치료 경험이 없는 환자에서도 사용 가능하다.

2) 용법 및 용량

치료 경험이 없는 환자에서는 darunavir 800 mg과 ritonavir 100 mg을 하루 한 번 투여하며 darunavir 800 mg와 cobicistat 150 mg의 복합제인 Prezcobix® 도 동일하게 사용할 수 있다. 치료 경험이 있는 환자에서는 내성 바이러스에 대한 효과를 얻기 위해서 darunavir

600 mg과 ritonavir 100 mg을 하루 2회 투여한다.

3) 부작용과 약물상호작용

다른 단백분해효소 억제제와 비교하면 부작용이 적은 편이다. 설사, 오심, 두통, 코인두염 등이 나타날 수 있는 부작용이고, 0.5%에서 급성 간염이 생겼다.

다른 단백분해효소 억제제와 마찬가지로 CYP3A4를 통해 대사되므로 이와 관련한 다양한 약물상호작용이 있을 수 있다. Atazanavir, efavirenz, etravirine 등과 같이 사용하는 것은 가능하나, lopinavir-ritonavir, saquinavir, lovastatin, simvastatin 등과는 같이 사용하지 않는다. Sulfonamide 알레르기가 있는 경우는 주의를 요한다.

약동학 강화제

1. Cobicistat

Cobicistat (Tybost®)은 약동학 강화제(phamacokinetic enhancer)로 atazanavir, darunavir와 같이 쓰이거나 Stribild®의 성분으로 사용된다.

1) 약물동력학

Cobicistat 자체는 HIV에 작용하지 않으나 CYP3A4을 억제시켜 약물의 분해를 억제함으로써 동시에 투여하는 다른 HIV 약제의 효능을 증대시킨다. Stribild®로 투약되는 경우 cobicistat의 반감기는 3시간이나 CYP3A4를 억제하여 약동학 강화 효과가 24시간 이상 지속된다. 투약 후 4.5시간 후에 혈중농도에 도달하며 단백결합률은 97-98%이고, 80% 이상 대변을 통해 배설된다.

2) 용법 및 용량

Atazanavir나 darunavir와 함께 150 mg 하루에 한번 투약한다. Stribild®에는 150 mg의 cobicistat이 포함되어 있다.

3) 부작용과 약물상호작용

약동학 강화제로 사용되는 ritonavir에 비해 CYP3A4만 억제하기 때문에 약물상호작용이 비교적 적다.

부작용으로는 오심, 구토, 설사와 같은 소화기계 증상이 있으며 신세뇨관에서의 크레아티닌(creatinine)의 분비를 감소시켜 투약 후 첫 2-4주 동안 혈중 크레아티닌의 수치가 증가한다.

2. Ritonavir

Ritonavir 참조

참고문헌

1. DHHS [Internet]. Guidelines for the use of antiretroviral agents in HIV-1-infected adults and adolescents [cited 2025 Dec 3]. Available from: http://www.aidsinfo.nih.gov.
2. The Korean Society for AIDS: Summary of 2021 Clinical Guidelines for the Diagnosis and Treatment of HIV/AIDS in HIV-infected Koreans. Infect Chmother. 2021;53(3):e44.

결합 융합 억제제

최준용 연세대학교 의과대학 내과학교실

HIV가 증식하기 위해서는 먼저 바이러스가 표적세포인 CD4+ T 세포에 침투해야 한다. 바이러스가 표적세포에 침투하기 위해서는 ① HIV의 gp120과 $CD4^{+}$ T 세포 표면 수용체의 결합, ② HIV의 세포막과 $CD4^{+}$ T 세포의 세포막이 서로 융합되어야 한다. HIV가 표적세포에 들어가려면, CD4 수용체뿐 아니라, CCR5나 CXCR4와 같은 보조수용체도 필요하다. HIV가 CD4 수용체와 보조수용체에 부착되면, 바이러스 envelope이 인간 세포막과 융합되어 바이러스 RNA와 구성 성분들이 세포 안으로 들어오게 된다. 이러한 결합 융합 과정을 차단하는 항레트로바이러스제로는 융합억제제(fusion inhibitor), CCR5 억제제(CCR5 inhibitor), 부착억제제(attachment inhibitor), 부착후억제제(post-attachment inhibitor)가 개발되었다. 융합억제제(entry inhibitors)로는 enfuvirtide, CCR5 억제제로는 maraviroc, 부착억제제로는 fostemsavir, 부착후억제제로는 ibalizumab이 현재 사용되고 있다.

1. Enfuvirtide

1) 약물동력학

합성 펩티드가 36개 아미노산을 구성하고 있으며 피하주사로 투여한다. HIV-1에는 효과가 있으나 HIV-2에는 듣지 않는다. 피하주사의 생체이용률은 84%이며, 혈중 반감기는 3.8시간이다.

분말 형태로 공급되며 주사를 위해서는 무균주사액에 녹인 다음에 투여한다.

2) 용법 및 용량

Enfuvirtide (T-20)은 90 mg을 하루에 두 번 피하에 주사한다. 인슐린을 주사할 때처럼 팔, 허벅지, 배를 돌아가면서 주사한다.

3) 부작용과 약물상호작용

가장 흔한 부작용은 주사 부위의 통증, 발적, 가려움증, 결절, 딱딱함, 멍과 같은 국소 반응인데, 주사를 맞는 환자는 거의 다 국소 반응이 나타난다. 전향적인 연구에서 enfuvirtide를 맞는 환자군에서 세균성 폐렴의 발생 빈도가 더 높았다. 과민반응으로 발진, 발열, 구역, 구토, 저혈압, 간효소 수치의 상승 등이 드물게 나타난다.

2. Maraviroc

1) 약물동력학

처음 승인된 CCR5 억제제이다. 경구 생체이용률은 33%이고, 반감기는 14-18시간이다. 사용 전에 바이러스가 CCR5, CXCR4 중에서 어떤 보조 수용체를 사용하는지 검사하고, CCR5 보조 수용체를 사용하는 바이러스가 검출되는 환자에서만 사용할 수 있다.

2) 용법 및 용량

300 mg씩 하루 2회 투여한다.

3) 부작용과 약물상호작용

임상시험에서 기침, 발열, 상기도감염, 발진, 근골격계 증상, 복통, 어지러움 등이 대조군에 비해 빈번하게 나타났다. 간 효소 수치나 빌리루빈의 상승도 나타났다.

CYP3A를 통해 대사되므로 단백분해효소 억제제, ketoconazole, clarithromycin과 같은 CYP3A 억제제와 같이 투여할 경우에는 150 mg씩 하루 2회 투여하는 식으로 용량을 줄여야 하고, efavirenz, nevirapine, 항경련제와 같은 CYP3A 유도제와 동시투여할 경우에는 600 mg씩 하루 2회 투여하는 식으로 용량을 늘려야 한다.

3. Fostemsavir

1) 약물동력학

처음 승인된 부착억제제이다. Temsavir의 전구약물(prodrug)로 개발되었고, HIV-1 gp120 subunit에 결합하여 gp120과 CD4 수용체 간의 상호작용을 억제한다. CRF01_AE 아형 바이러스에는 효과가 떨어진다. 경구투여 후 위장관의 alkaline phosphatase를 통해 temsavir로 가수분해 되며, 경구 생체이용률은 27% 정도이고 반감기는 11시간 정도이다. 여러 약제에 내성이 있는 HIV-1 감염자에서 fostemsavir를 다른 항레트로바이러스제와 함께 사용했을 때 바이러스 억제효과가 있다는 것이 임상시험에서 증명되었다.

2) 용법 및 용량

600 mg씩 하루 2회 투여한다.

3) 부작용과 약물상호작용

가장 흔한 부작용은 오심이다. 심전도 QTc 연장을 일으킬 수 있으므로 주의해야 하고, 임상시험에서 불면, 두통, 어지러움, 설사, 구토, 복통, 소화불량, 간기능이상, 발진, 피로감, 크레아티닌 상승 등의 이상반응이 보고되었다.

Carbamazepine, phenytoin, mitotane, enzalutamide, rifampicin 등의 CYP3A의 강력한 유도제와 같이 투여하면 temsavir 노출이 증가해서 QTc 연장으로 인한 심각한 부정맥의 위험이 커지므로 주의해야 한다. OATP1B1/3나 BCRP의 기질인 몇몇 statin, 예를 들면 rosuvastatin, atorvastatin, pitavastatin, simvastatin, fluvastatin 등과 같이 투여하면 statin 약물의 농도가 증가할 수 있으므로 statin 용량의 감량이 필요할 수 있다. 경구 피임약과 같이 투여하면 estradiol 농도를 증가시켜서 혈전증 위험을 증가시킬 수 있다. C형간염 치료제인 elbasvir-grazoprevir와 같이 투여하면 grazoprevir 농도를 증가시켜 ALT 상승의 위험을 증가시킬 수 있다. 이 외에도 다양한 약물상호작용이 있을 수 있다.

4. Ibalizumab

1) 약물동력학

처음 승인된 부착후억제제이다. Ibalizumab은 쥐 단클론 항체 5A8에서 유래한 인간화 면역글로불린(Ig) G4 단클론 항체로, CD4의 세포 외 도메인2에 결합하여 바이러스 침입에 필수적인 CD4-HIV 외피 당단백질(gp120) 복합체의 구조적 변화를 차단하여, HIV가 CCR5나 CXCR4 보조수용체와 결합하는 과정을 차단한다. 에피토프 매핑 연구를 통해 ibalizumab이 CD4 수용체의 세포외 영역 중 도메인 2에 주로 위치한 구조적 에피토프에 결합함이 확인되었다. 이 에피토프는 CD4 도메인 1의 MHC 클래스 II 분자 결합 부위와 반대쪽 표면에 위치하므로, ibalizumab은 CD4 세포 매개 면역기능을 방해하지 않는다. Ibalizumab은 gp120의 CD4 부착을 방해하지 않지만, 부착 후 구조적 변화를 유도하여 gp120-CD4 복합체가 CCR5 또는 CXCR4와 상호작용하는 것을 차단함으로써 바이러스 침입 및 융합을 억제한다. 여러 약제에 내성이 있는 HIV-1 감염자에서 ibalizumab을 다른 항레트로바이러스제와 함께 사용했을 때 바이러스 억제효과가 있다는 것이 임상시험에서 증명되었고, 항레트로바이러스 요법 실패경험이 많은 성인환자들을 위한 추가요법으로 사용된다.

2) 용법 및 용량

부하용량을 2,000 mg을 정맥주사한 후에 2주마다 유지 용량 800 mg을 정맥주사한다.

3) 부작용과 약물상호작용

이상반응으로 설사, 어지러움, 오심, 발진 등이 있을 수 있다. 40명을 대상으로 한 3상 공개 라벨 단일군 임상시험에서 정맥투여된 ibalizumab은 전반적으로 양호한 내약성을 보였으며, 최소 한 가지 이상의 이상반응이 32명(80%)의 환자에서 발생했다. 대부분의 이상반응(87%)은 경미하거나 중등도 수준이었으며, 설사, 오심, 피로, 발열, 발진, 어지러움 등이 있었다. 총 22건의 중대한 이상반응이 9명(23%)의 환자에서 발생했으며, 이 중 한 건(면역 재구성 염증 증후군)만이 ibalizumab과 관련이 있는 것으로 간주되었다. 연구기간 동안 ibalizumab과 관련된 간독성, 암, 주사 부위 반응에 대한 보고는 없었으며, 어떤 환자에서도 anti-ibalizumab 항체가 발생하지 않았다.

참고문헌

1. DHHS [Internet]. Guidelines for the use of antiretroviral agents in HIV-1-infected adults and adolescents [cited 2025 Dec 3]. Available from: http://www.aidsinfo.nih.gov.
2. The Korean Society for AIDS: Summary of 2021 Clinical Guidelines for the Diagnosis and Treatment of HIV/AIDS in HIV-infected Koreans. Infect Chmother. 2021;53(3):e44.

장기지속형 항레트로바이러스 주사 치료제

신소연 가톨릭관동대학교 의과대학 내과학교실

장기지속형 항레트로바이러스 주사 치료제(장기지속형 주사제, long acting injectable antiretroviral agents)가 개발되어 외국에서는 사용되고 있고, 2025년 4월 국내에 도입되었다. Cabotegravir·rilpivirine 조합은 최초로 개발된 장기지속형 주사제이다. 장기지속형 주사제는 일상생활 속의 개인적인 사정이나 질환에 대한 낙인 등으로 매일 경구제를 복용하는 데 어려움을 느끼는 환자들에게 도움이 되고 치료 편의성을 높일 수 있다. 다만, 장기지속형 주사제로 성공적인 치료를 하기 위해서는 2개월의 투여간격을 잘 지켜야 하므로 약제 순응도가 매우 중요하다. 한편으로, 기존 항레트로바이러스제와 다른 새로운 계열의 항바이러스제도 최근에 개발되어 외국에서 사용되고 있다. Lenacapavir, fostemsavir, ibalizumab과 같은 새로운 약제들이 개발되어 내성이 심한 HIV 감염 치료나 노출 전 치료에 도움이 되고 있다.

1. Cabotegravir·rilpivirine

보카브리아·레캄비스®(cabotegravir·rilpivirine) 병합요법은 최초의 장기지속형 주사제로, 매일 복용해야 했던 기존 경구제 대비 2개월마다 1회 투여하는 방식으로 투약 횟수를 줄이며 치료편의성을 높였다. 보카브리아·레캄비스® 병합요법은 통합효소 억제제(INSTI)계열 항레트로바이러스제와 비뉴클레오시드 역전사효소 억제제(NNRTI)계열 항레트로바이러스제를 병용하는 치료제이며, 이는 효과적으로 바이러스를 억제함은 물론 내성장벽이 높고 근육주사로 투여하는 경우 위장관에서의 약물상호작용(DDI)의 위험을 없앴다는 장점이 있다. 보카브리아·레캄비스® 병합요법은 2021년 미국 FDA에서 승인되어 사용되기 시작하였고, 국내에서는 지난 2022년 2월 국내 식품의약품안전처로부터 바이러스학적으로 억제돼 있고, 치료실패 이력이 없으며, cabotegravir 또는 rilpivirin에 알려진 내성이 없는 성인 환자의 HIV-1 감염 치료요법으로 승인받았다. 2025년 4월 건강보험 급여대상이 되었다.

1) 약물동력학

Cabotegravir 주사는 둔근으로부터 전신 순환으로 느리게 흡수되기 때문에 flip-flop 약물동태로 알려진 흡수속도 제한적인 약동학을 나타내며, 이 때문에 cabotegravir의 혈중농도는 지속적으로 유지된다. 단회 근육투여 후, 첫날 혈장 중 cabotegravir가 검출될 수 있으며 이는 점차적으로 상승하여 중앙값 7일이 지나면 최고혈중농도에 도달하게 된다. Cabotegravir는 단회주사 후 최대 52주 또는 그 이후까지 혈장에서 검출되었으며, 약동학적 정상 상태는 44주 내에 도달되었다.

Cabotegravir는 주로 UGT1A1에 의해 대사되며 UGT1A9에 의해서도 약간 대사된다. Cabotegravir는 혈장 내 주 순환 화합물이며, 사람에서 경구투여할 경우, cabotegravir는 주로 대사를 통해 제거된다. Cabotegravir 미변화체의 신장배설은 낮으며(용량의 <1%) 전체 경구투여량의 47%가 대변에서 cabotegravir 미변화체로 배설된다. 총 경구투여량의 27%가 소변으로 배설되며, 주로 glucuronide 대사체로 배설된다.

Cabotegravir의 반감기는 단회 근육 주사 후 5.6-11.5주로 추정된다. 겉보기 청소율(CL/F)은 0.151 L/h였다.

Rilpivirin은 단회투여 시 24시간 내 검출되며 3-4일 후 최고혈중농도에 다다르고 52주까지 혈장에서 검출될 수 있다. 혈장 단백결합률은 99.7% 이상으로 겉보기 중심 구획 용적(Vc/F)은 132 L로 추정된다. CYP 3A계에 의한 산화대사 배설이 되며 겉보기 청소율(CL/F)은 5.08 L/h이었다. 총투여량의 85%가 대변으로, 6.1%가 소변으로 배설된다.

2) 용법 및 용량

(1) 경구도입요법

Cabotegravir·rilpivirine의 시작 전에 내약성을 평가하기 위해 경구 도입요법을 사용하는 경우, 바이러스학적으로 억제된 환자에게 cabotegravir 30 mg 정제 1정과 rilpivirine 25 mg 정제 1정을 약 1개월(최소 28일) 동안 복용하는 것이 권장된다. Rilpivirine 정제는 식사와 함께 복용해야 한다.

표 26. Lenacapavir의 약동학적 특성

Parameter Mean (%CV)	Recommended Dosing Regimen, Option 1[a]	Recommended Dosing Regimen, Option 2[a]	
Dosing schedule	Day 1: 600 mg (oral)+927 mg (SC) Day 2: 600 mg (oral)	Days 1 and 2: 600 mg (oral), Day 8: 300 mg (oral), Day 15: 927 mg (SC)	
	Day 1 to end of Month 6	Days 1 to 15	Day 15 to end of Month 6
C_{max} (ng/mL)	101.4 (53.1)	88.0 (72.4)	86.5 (51.7)
AUC_{tau} (h·ng/mL)	242266 (46.0)	19496 (72.6)	239163 (47.2)
C_{trough} (ng/mL)	32.5 (57.2)	46.9 (72.3)	32.5 (57.5)

CV, Coefficient of variation; NA, not applicable; SC, subcutaneous.
[a] Predicted exposures utilizing population PK analysis

(2) 2개월 주기 주사요법

매회 cabotegravir 600 mg/3 mL과 rilpivirine 900 mg/3 mL을 양쪽 둔부에 각각 근육주사

① 개시 주사: 1개월 주기로 2회 투여

경구 도입요법 또는 현재 항레트로바이러스 치료의 마지막 날에, 1회 투여하고 1개월 후 두 번째 투여한다. 두 번째 주사는 예정일의 전후 7일 이내에 맞는다.

② 유지 주사: 2개월 주기로 반복 투여

2개월 경과 후, 제3개월부터 2개월 주기로 투여한다. 매 2개월마다 주사 투여 예정일의 전후 7일 이내에 주사를 맞는다.

(3) 이 약의 투여를 잊은 경우

보카브리아·레캄비스® 병합요법은 투여 일정이 준수되는 것이 매우 중요하다. 투여 방문을 놓친 환자는 치료 재개가 적절한지 임상적으로 재평가되어야 한다.

2개월 주기 주사요법에서 환자가 주사 투여 예정일로부터 7일 이상의 지연을 피할 수 없다면, 경구 요법(1일 1회 cabotegravir 정제 30 mg과 rilpivirine 정제 25 mg)이 2개월 주기 주사방문 1회를 대체할 수 있다. 또는 주사를 재개할 때까지 바이러스를 완전 억제할 수 있는 다른 경구용 항레트로바이러스 요법을 사용할 수 있다. 경구 요법 첫 투여는 cabotegravir·rilpivirine 주사의 마지막 투여로부터 2개월(±7일) 후에 이루어져야 한다. 주사 투여는 경구투여 완료일에 재개해야 하며, 두 번째 주사투여가 누락된 경우 마지막 주사 후 2개월 이하로 경과되었으면 가능한 빨리 1회 주사투여 후 2개월 주기로 주사일정을 지속하고, 2개월이 초과된 경우 다시 첫번째 개시 주사투여 후 1개월 후 두 번째 개시 주사를 투여하고, 이후 2개월 주기로 주사요법을 준수한다. 세 번째 주사 투여나 그 이후가 누락된 경우는 마지막 주사 후 3개월 이하로 경과되었으면 가능한 빨리 1회 주사투여 후 2개월 주기로 주사일정을 지속하고, 3개월이 초과된 경우 다시 첫번째 개시 주사투여 후 1개월 후 두 번째 개시 주사를 투여하고, 이후 2개월 주기로 주사요법을 준수한다.

3) 부작용과 약물상호작용

Cabotegravir·rilpivirine 투여에 대한 이상반응은 제3상 임상시험인 FLAIR (임상시험 201584), ATLAS (임상시험 201585) (통합분석, N=591) 및 ATLAS-2M (임상시험 207966, N=1045)에서 48주 차에 확인되었다. 1개월 주기 투여 연구에서 가장 빈번하게 보고된 이상반응은 주사 부위 반응(84%), 두통(12%) 및 발열(10%)이었다. 2개월 주기 투여 연구(ATLAS-2M)에서 가장 빈번하게 보고된 이상반응은 주사 부위 반응(76%), 두통(7%) 및 발열(7%)이었다.

각 3상 임상시험에서 시험대상자 중 약 1% 이하가 주사 부위 반응으로 인해 보카브리아·레캄비스® 주사 치료를 중단했으며, 대부분(70-75%)이 경증이었다. 그 외, 체중증가, 리파아제 상승 등이 나타날 수 있다. 국내 임상시험 결과에 따르면 비율이 5% 미만이기는 하나, 주사부위 통증이 가장 우려되는 부작용이었으며, 반복적으로 투여되면 강도가 줄어들기는 하나, 이로 인해 투약을 중단한 사례도 있었다.

4) 사용상 주의사항

Cabotegravir를 포함한 인테그레이스 억제제와 관련하여 과민성이 보고되었다. 이러한 반응은 발진, 전신 반응, 때때로 장기 기능 장애(간 손상 포함)의 특징을 보였다. 과민성의 징후나 증상이 발생하면 이 약 및 다른 의심되는 의약품의 투약을 즉시 중단해야 한다. 이 약은 rifampicin, rifapentine, carbamazepine, oxcarbamazepine, phenytoin 또는 phenobarbital과 병용투여해서는 안 된다. 또한, rilpivirine과 병용사용되므로 rilpivirine의 의약품 정

보에 대해서도 고려해야 한다.

2. Lenacapavir

Lenacapavir (Sunlenca®)는 캡시드 억제제라는 새로운 계열의 약제로, 6개월에 한 번, 즉 1년에 두 번 투여하는 획기적인 약제이다. Lenacapavir는 2022년 다약제 내성 HIV 획득 환자들을 치료하기 위해 선렌카(Sunlenca®)라는 이름으로 처음 출시되었으며, 1년 2회 투여라는 복약 편의성으로 노출전 치료(PrEP) 용법으로서 가능성을 보여주고 있다.

1) 약물동력학

Lenacapavir는 HIV-1 캡시드를 선택적으로 억제하는 억제제로 바이러스의 복제의 주요 단계에서 캡시드 매개 반응을 차단하여 항바이러스 효과를 보인다. Lenacapavir의 약동학적 특성은 표 26과 같다.

2) 용법 및 용량

Lenacapavir는 경구약제(300 mg 정제)와 피하주사제(463.5 mg/1.5 mL in single-dose vials)가 있다.

치료 시작은 다음 중 하나의 방법으로 시작할 수 있으며, 이후 6개월에 한 번씩 유지주사치료를 할 수 있다. 경구약제는 음식과 상관없이 복용 가능하다.

(1) 치료 시작 방법 1

① Day 1

927 mg by 피하주사(2×1.5 mL injections)와 600 mg 경구복용(2×300 mg tablets)

② Day 2

600 mg 경구복용(2×300 mg tablets)

(2) 치료 시작 방법 2

① Day 1

600 mg 경구복용(2×300 mg tablets)

② Day 2

600 mg 경구복용(2×300 mg tablets)

③ Day 8

300 mg 경구복용(1×300 mg tablet)

④ Day 15

927 mg 피하주사(2×1.5 mL injections)

(3) 치료 시작 방법 1 혹은 2를 시작한 후

마지막 주사 전 후 2주 이내에 매 6개월마다 927 mg를 피하주사(2×1.5 mL injections)한다.

(4) 예정된 주사 지연이 발생할 것이 예상되는 경우

예정된 주사일보다 2주 이상 지연이 예상되는 경우, 주사를 재개할 때까지 lenacapavir 경구약제로 6개월까지 대체할 수 있으며, 이 경우 1주일마다 300 mg를 복용한다.

(5) 이 약의 투여를 잊은 경우

마지막 주사로부터 28주 이상이 경과되었으며, 경구약제로 대체를 하지 않은 경우 치료재개가 적절한지 임상적인 판단이 필요하다. 치료를 다시 시작할 때는 (1)이나 (2)의 방법으로 초치료를 재개한다.

3) 부작용과 약물상호작용

가장 흔한 부작용은 주사부위 반응과 오심으로 약 3% 정도에서 보고되었다. 강한 CYP3A 유도체와의 병용은 금한다.

4) 사용상 주의사항

Lenacapavir는 혈중에서 12개월 이상 남아 있을 수 있으므로, 약제 순응도가 낮을 경우 지속적인 약제 농도 감소로 약제 내성이 발생할 수 있어 주의를 요한다. 또한, lenacapavir를 마지막으로 주사한 후 9개월 이내에는 CYP3A로 대사되는 약제의 부작용이 발생할 수 있어 주의해야 한다. Lenacapavir를 중단하기로 한 시점 후 28주 이내에는 바이러스를 완전히 억제할 수 있는 다른 항레트로바이러스제 치료가 시작되어야 한다. 주사 후 주사부위 반응이 있을 수 있으며 결절(nodule)이나 경결(induration)이 발생할 수 있고 주사가 잘못된 경우(예: 피내주사) 주사 부위에 심각한 부작용이 나타날 수 있다.

참고문헌

1. Kelley CF, Acevedo-Quiñones M, Agwu AL, Avihingsanon A, Benson P, Blumenthal J, et al. Twice-Yearly Lenacapavir for HIV Prevention in Men and Gender-Diverse Persons. N Engl J Med. 2025;392(13):1261-76.
2. Orkin C, Morell EB, Tan DHS, Katner PH, Stellbrink PHJ, Belonosovaa E, et al. FLAIR clinical study: Initiation of long-acting cabotegravir plus rilpivirine as direct-to-injection or with an oral lead-in in adults with HIV-1 infection: week 124 results of the open-label phase 3 FLAIR study. Lancet HIV. 2021;8(4):e185-e196.
3. Overton ET, Richmond G, Rizzardini G, Jaeger H, Orrell C, Nagimova F, et al. Long-acting cabotegravir and rilpivirine dosed every 2 months in adults with HIV-1 infection (ATLAS-2M), 48-week results: a randomised, multicentre, open-label, phase 3b, non-inferiority study. Lancet. 2021;396(10267):1994-2005.
4. Segal-Maurer S, DeJesus E, Stellbrink HJ, Castagna A, Richmond GJ, Sinclair GI, et al. Capsid Inhibition with Lenacapavir in Multidrug-Resistant HIV-1 Infection. N Engl J Med. 2022;386(19):1793-803.
5. Swindells S, Andrade-Villanueva JF, Richmond GJ, Rizzardini G, Baumgarten A, Masiá M, et al. Long-Acting Cabotegravir and Rilpivirine for Maintenance of HIV-1 Suppression. N Engl J Med. 2020;382(12):1112-23.
6. Swindells S, Lutz T, Van Zyl L, Porteiro N, Stoll M, Mitha E, et al. Week 96 extension results of a Phase 3 study evaluating long-acting cabotegravir with rilpivirine for HIV-1 treatment. AIDS. 2022;36(2):185-94.

엠폭스 치료제

Tecovirimat

진범식 국립중앙의료원 감염내과

1. Tecovirimat

2002년 초 미국 국립알레르기·감염병연구소는 화합물 라이브러리를 평가하여 조직 배양에서 vaccinia virus나 cowpox virus의 복제를 억제하는 물질을 확보하는 방법을 활용하는 두창 치료제 개발 과제를 시작했다. 이 과정에서 300,000개가 넘는 화합물이 평가되었으며 tricyclononene carboxamides가 가장 강력한 활성을 보이는 것으로 확인되었고, 이 물질의 유도체들을 평가해 4-trifluoromethyl phenol 유사체가 최종 후보로 선정되어 ST-246으로 명명되었다. ST-246이 현재 사용되는 tecovirimat이며 Tpoxx®의 상품명으로 판매되고 있다. 두창은 더 이상 질병으로 존재하지 않기 때문에 tecovirimat의 개발 및 승인은 미국 식품의약품안전처(FDA)에서 2002년 도입한 '동물 규정'에 따라 수행되었으며 2018년 FDA에서 두창 치료제로 승인을 받았다.

1) 작용기전

Tecovirimat monohydrate는 흰색에서 흰색에 가까운 결정질 고체이다. 화학식은 $C_{19}H_{15}F_3N_2O_3\ H_2O$로 분자량은 394.35 g/moL이다. 분자 구조는 그림 23과 같다.

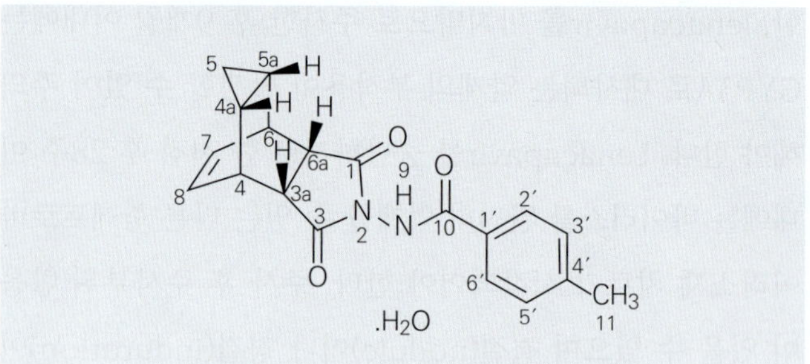

그림 23. Tecovirimat monohydrate의 분자 구조식

Tecovirimat은 orthopoxvirus에 대해 주로 활성을 보이며 다른 double strand DNA 바이러스에 대해서는 효과를 보이지 않는다. Tecovirimat은 cowpox virus의 V061 유전자를 표적으로 삼는데, 이 유전자는 vaccinia virus F13L 유전자와 유사하다. F13L 유전자는 orthopoxvirus에서 공통적으로 발현되는 막 단백질 VP37을 인코딩하는데 VP37은 세포의 외피 바이러스(enveloped virus) 형성을 담당한다. 외피 바이러스는 세포 간 전달과 혈류를 통한 먼 조직으로의 전파에 있어 주요 수단으로 보인다. 결론적으로 tecovirimat은 DNA 또는 단백질합성을 직접 억제하지는 않지만 바이러스가 세포를 빠져나가 원격으로 확산되는 것을 저해하게 된다.

2) 작용범위

Tecovirimat는 여러 동물모델에서 monkeypox virus, cowpox virus, vaccinia virus, variola virus 등에 활성을 보이는 것으로 나타났다.

3) 내성기전

약품 허가사항에 명시되어 있는대로 tecovirimat는 비

표 27. Tecovirimat에 대해 알려진 약물상호작용

함께 복용하는 약	약물에 미치는 효과[a]	임상적 의의 및 권고
혈당강하제		
Repaglinide[b]	↑ Repaglinide	Tecovirimat를 repaglinide와 병용투여하는 경우 환자의 혈당 및 저혈당 증상을 모니터
중추신경계 억제		
Midazolam[b]	↓ Midazolam	Midazolam의 효과를 모니터

[a] ↑, 증가; ↓, 감소.
[b] 건강 성인에서 연구된 결과임.

교적 내성장벽이 낮으며 표적 VP37 단백질의 특정 아미노산 치환이 tecovirimat의 항바이러스 활성을 크게 감소시킬 수 있다. 실제로 엠폭스로 사망한 환자의 부검을 통해 획득된 검체에서 VP37 단백질을 인코딩하는 유전자 중 tecovirimat에 대한 고도내성관련 돌연변이 6가지가 확인된 바 있다.

4) 약물동력학

Tecovirimat는 정주 및 경구 제형으로 공급된다. 음식과 함께 투여할 경우 흡수가 촉진되며 공복시보다 최대 1.6배 더 높은 최고혈중농도(C_{max})를 달성할 수 있다. Tecovirimat는 400 mg 이상의 용량을 복용할 경우 흡수가 포화되는 것으로 보이며 이런 상황에서는 C_{max}와 혈중농도-시간곡선하면적(area under the curve, AUC)의 증가가 비례하지 않는다.

5) 약물상호작용

Tecovirimat는 cytochrome P450 (CYP)3A의 약한 유도체이며 CYP2C8과 CYP2C19의 약한 억제제이다. 그러나 tecovirimat 상호작용의 정도와 통상적인 치료 기간을 고려할 때 이러한 상호작용은 대부분 임상적으로 의미가 없을 것으로 예상된다(표 27).

6) 임상 적응증

자연적으로 발생하는 두창을 통해 연구하는 것은 불가능하고 인간의 실험적 두창 감염도 비윤리적이기 때문에 경구 tecovirimat는 FDA 동물 규정에 따라 개발되었고 토끼와 cynomolgus 원숭이에 대한 비임상 데이터를 기반으로 승인이 이루어졌다. 이후 영국과 유럽연합은 orthopoxvirus 관련 질병 유행에 대한 의학적 대책 확보 차원에서 tecovirimat 적응증에 엠폭스, 우두증, 백신 접종 후 발생한 합병증을 포함시켰다. 더불어 경구 캡슐 제형의 한계를 극복하기 위해 tecovirimat 주사제에 대한 동물실험과 약동학 및 안전성에 대한 임상시험을 바탕으로 FDA는 체중 3 kg 이상인 환자에 대한 tecovirimat의 정주요법을 승인하였다.

2023년 엠폭스 대유행 이후 엠폭스에 대한 tecovirimat의 효과 및 안전성을 평가하기 위한 2가지 임상시험이 수행되었으며, 이를 통해 tecovirimat의 안전성은 확인되었지만 약제 투여가 엠폭스 병변이 회복되는 데 소요되는 시간을 줄이지 못하는 것으로 나타났다. PALM007 연구는 콩고민주공화국에서 clade I monkeypox virus에 이환된 성인과 소아를 대상으로 한 무작위 위약대조군 연구이며 2024년 8월 발표된 연구 결과에서 tecovirimat 투여는 병변 부위 지속 시간을 단축시키지 못했고 양군에서 1.7%의 동일한 사망률을 보였다. 이는 해당 국가에서 이전에 보고된 사망률의 3.6%보다 낮았으며 이를 통해 엠폭스 치료

에 있어 입원 및 적절한 보존적 치료가 예후 호전에 도움이 된다는 것을 알 수 있다. Study of Tecovirimat for Mpox (STOMP) 연구는 미국을 포함한 7개국에서 clade II monkeypox virus에 감염되고 증상이 나타난 지 14일이 경과되지 않은 환자를 대상으로 한 무작위 위약대조군 임상시험이며 아동, 임산부, 중증질환, 면역저하환자 등은 참여자 전원이 약을 투여받는 별도의 open-label 연구에 배정되었다. STOMP 연구에서 tecovirimat 사용과 관련된 안전성 문제는 발견되지 않았지만 엠폭스 병변 회복에 걸리는 시간을 단축시키거나 통증을 경감시키지 못하는 것으로 확인되어 STOMP 연구는 2024년 12월에 조기중단되었다.

위의 연구들을 통해 미국 질병통제예방센터는 중증이 아니거나 심한 면역저하 등 중증으로 이행될 위험이 없는 대부분의 엠폭스 환자들은 보존적 치료나 통증 조절만으로도 회복이 되는 것으로 결론 내렸으며 2024년 12월부터는 두창 외 orthopoxvirus 감염 시 심한 면역저하, 소아/임신부, 중증 발병 등 3가지 유형에 속하는 경우에만 미허가 의약품의 치료 목적 사용 프로그램(Expanded Access Investigational New Drug, EA-IND)을 통해 tecovirimat을 공급하도록 하였다.

Tecovirimat은 국내 식품의약품안전처의 허가를 받지 않았으나 2022년 7월 국제공중보건위기상황에서 국내에 도입되어 질병관리청을 통해 공급되었다. 2024년 12월에 발간한 엠폭스 치료지침 3.0에서는 아래와 같은 경우에 항바이러스제를 사용하도록 추천하고 있다.

① 중증-폐렴, 패혈증, 뇌염, 심근염 등을 포함한 다기관 침범
② 해부학적으로 장애가 남을 수 있는 위험한 부위 침범: 안구염, 안구 주위 병변
③ 중증 진행 고위험군(면역저하환자)
- HIV 감염자, 특히 CD4+ T 림프구가 200 cells/mm^3 미만인 자
- 중등도 또는 중증 원발성 면역저하환자[예: 식세포 장애, 무감마글로불린혈증, 공통 가변성 면역결핍증(common variable immunodeficiency), 중증복합 면역결핍증(severe combined immunodeficiency disease), 디죠지증후군(DiGeorge syndrome), 비스코트-올드리 증후군(Wiskott-Aldrich syndrome), 모세혈관확장 운동실조(ataxia telangiectasia), 기타 면역결핍/면역조절장애]
- 고형암, 혈액암 항암치료 중인 자
- 장기 이식을 위해 면역억제 치료 중인 자
- 고용량 부신피질호르몬(프레니드손기준으로 하루 20 mg 이상 2주 이상 투여), 알킬화제, 항대사제, 이식관련 면역억제제, 중증 면역억제제로 분류된 항암화학요법제, 종양괴사인자(TNF) 억제제 또는 면역억제/면역조절 효과가 있는 기타 생물학적 제제를 사용하여 치료 중인 자
- 2년 이내 키메라항원수용체(CAR): T세포 치료 또는 조혈모세포이식을 받은 자

④ 특수 인구집단: 영유아, 소아, 임산부, 수유부 등에서 소아감염 전문의, 산부인과 전문의 또는 감염내과 전문의가 항바이러스제 투여가 필요하다고 판단한 경우

치료제 선택 시 효과, 부작용, 임상사용 경험 측면에서 tecovirimat를 으뜸치료제로 사용하되 tecovirimat 사용이 불가능한 경우 2025년 3월 기준으로 한국희귀필수의약품센터를 통해 구입이 가능한 cidofovir를 사용하고 만약 brincidofovir가 국내에 도입될 경우 tecovirimat 대체치료로 brincidofovir를 사용하도록 권고하고 있다. 또한 생명을 위협하는 중증 엠폭스가 발생한 환자에게 위 약제가 모두 투여 불가능한 경우 전문의사의 판단에 따라 국내에서 전략적 국가비축품으로 보유하고 있는 백시니아 면역글로

불린 투여를 고려하도록 권고하고 있다.

7) 용법 및 용량

(1) 경구(캡슐)

① 성인 및 소아(체중 40-120 kg)

14일간 12시간마다 3캡슐(200 mg×3)

② 성인 및 소아(체중 120 kg 이상)

14일간 8시간마다 3캡슐(200 mg×3)

③ 소아(체중 13-25 kg)

14일간 12시간마다 1캡슐(200 mg×1)

④ 소아(체중 25-40 kg)

14일간 12시간마다 2캡슐(200 mg×2)

※ 중등/고지방(600 kcal 및 25 g 지방) 식사 후 30분 이내 투여

※ 캡슐을 삼킬 수 없는 경우 캡슐을 개봉하여 내용물을 30 mL의 액체(우유, 초콜릿 우유), 부드러운 음식(애플소스, 요구르트)에 혼합하여 복용함. 조제 후 30분 이내 복용

(2) 주사제 정주

① 성인 및 소아(체중 3-35 kg)

14일간 12시간마다 체중당 6 mg

② 성인 및 소아(체중 35-120 kg)

14일간 12시간마다 200 mg

③ 성인 및 소아(체중 120 kg 이상)

14일간 12시간마다 300 mg

※ 체중이 13 kg이 초과되는 경우 경구 섭취가 가능해지면 캡슐제제로 변경

※ 주사제에는 hydroxypropyl-β-cyclodextrin이 포함되어 있어 주사제 사용 중에는 신기능에 대한 모니터가 필요하며 creatinine clearance이 30 mL/min 미만인 경우 투여 금기임.

8) 부작용과 금기

Tecovirimat의 두창 환자에서 안전성은 평가되지 못했으며 건강한 성인 359명 대상으로 수행된 경구제 3상 임상시험에서 흔한 이상반응은 두통, 메스꺼움, 복통, 구토였다. 건강한 성인 26명을 대상으로 한 주사제 임상시험에서 가장 빈번한 이상반응은 주사 부위의 통증, 부기, 홍반, 주사제 유출 및 두통이었다. 엠폭스 환자에서 시행된 2개의 무작위 대조군 연구에서도 경구 tecovirimat 사용과 관련된 안전성 관련 문제는 제기되지 않았다.

경구 tecovirimat의 절대적 금기증은 없으며 주사제는 creatinine clearance이 30 mL/min 미만인 경우 투여 금기이다.

참고문헌

1. 질병관리청. 엠폭스 치료지침 제3판. 2024.
2. Alarcon J, Kim M, Terashita D, Davar K, Garrigues JM, Guccione JP, et al. An Mpox-Related Death in the United States. N Engl J Med. 2023;388(13):1246-7.
3. Centers for Disease Control and Prevention [Internet]. Tecovirimat (TPOXX) for Treatment of Mpox 2025 [cited 2005 Mar 19]. Available from: https://www.cdc.gov/mpox/hcp/clinical-care/tecovirimat.html.
4. Jordan R, Chinsangaram J, Bolken TC, Tyavanagimatt SR, Tien D, Jones KF, et al. Safety and pharmacokinetics of the antiorthopoxvirus compound ST-246 following repeat oral dosing in healthy adult subjects. Antimicrob Agents Chemother. 2010;54(6):2560-6.
5. Jordan R, Leeds JM, Tyavanagimatt S, Hruby DE. Development of ST-246(R) for Treatment of Poxvirus Infections. Viruses. 2010;2(11):2409-35.
6. National Institutes of Health [Internet]. NIH Study Finds Tecoviri-

mat Was Safe but Did Not Improve Mpox Resolution or Pain. 2024 [cited 2005 Mar 19]. Available from: https://www.nih.gov/news-events/news-releases/nih-study-finds-tecovirimat-was-safe-did-not-improve-mpox-resolution-or-pain.

7. National Institutes of Health [Internet]. Tecovirimat is safe but ineffective as treatment for clade II mpox 2025 [cited 2005 Mar 19]. Available from: https://www.nih.gov/news-events/news-releases/tecovirimat-safe-ineffective-treatment-clade-ii-mpox.

8. National Institutes of Health [Internet]. The antiviral tecovirimat is safe but did not improve clade I mpox resolution in Democratic Republic of the Congo 2024 [cited 2005 Mar 19]. Available from: https://www.nih.gov/news-events/news-releases/antiviral-tecovirimat-safe-did-not-improve-clade-i-mpox-resolution-democratic-republic-congo.

9. Russo AT, Grosenbach DW, Honeychurch KM, Long PG, Hruby DE. Overview of the regulatory approval of tecovirimat intravenous formulation for treatment of smallpox: potential impact on smallpox outbreak response capabilities, and future tecovirimat development potential. Expert Rev Anti Infect Ther. 2023;21(3):235-42.

10. RxList Inc [Internet]. drugs a-z list tpoxx (tecovirimat capsules) drug Rxlist [cited 2005 Mar 19]. Available from: https://www.rxlist.com/tpoxx-drug.htm#description.

11. Siegrist EA, Sassine J. Antivirals With Activity Against Mpox: A Clinically Oriented Review. Clin Infect Dis. 2023;76(1):155-64.

12. SIGA [Internet]. TPOXX® FACT SHEET (TECOVIRIMAT) 2024 [cited 2005 Mar 19]. Available from: https://www.siga.com/_files/ugd/779300_cb1476c4fbab4a068195210b489d2206.pdf.

13. The Food and Drug Administration [Internet]. TPOXX (tecovirimat) capsules for oral use 2018. [cited 2005 Mar 19]. Available from: ttps://www.accessdata.fda.gov/drugsatfda_docs/label/2018/208627s000lbl.pdf.

14. The Food and Drug Administration. New drug and biological drug products; evidence needed to demonstrate effectiveness of new drugs when human efficacy studies are not ethical or feasible. Final rule. Fed Regist. 2002;67(105):37988-98.

Brincidofovir

최재필 서울의료원 감염내과

1. 개요

Brincidofovir는 뉴클레오사이드 포스포네이트 유사체로 DNA사슬의 연장을 막는 주사제 항바이러스제인 시도포비어의 전구약제이다. 본 약제는 1980년에 이미 박멸되었으나 바이오테러 무기로 사용될 수 있다고 판단되는 고위험 병원체인 두창 바이러스 감염증에 대한 미국의 의학적 대응계획에 따라 개발되었다. 자연상태에는 인간 두창바이러스가 존재하지 않고, 인간에게 인위적으로 두창바이러스를 감염시키는 것이 윤리적이지 않으므로 동물시험규정(animal rule)에 따라 동물의 생존 실험을 통해 허가하였다. 키메릭스(Chimerix)사가 미국 DHHS의 Biomedical Advanced Research and Development Authority (BARDA)와 함께 약제를 개발하였으며, 2021년 미국 식품의약품안전처(USFDA)는 성인과 신생아를 포함한 소아의 두창바이러스 감염증의 치료를 위해 brincidofovir (Timbexa®)를 치료제로 허가한다.

엠폭스에 대한 brincidofovir의 임상연구 효과성 자료는 없으나 시험관내와 동물실험을 근거로 FDA-authorized single-patient emergency use Investigational New Drug로 허가되었다. 엠폭스에 대한 으뜸치료제는 tecovirimat (Tpoxx®, OPXV F13 envelope protein 억제제)나 이에 내성기전을 보이는 엠폭스 사례들이 증가하고 있어 brincidofovir, 백시니아 면역 글로블린과 같은 다른 약제의 사용이 필요하다. 미국 CDC는 엠폭스 환자 중 안병변이 있거나, CD4+ T 림프구 <200 cells/mm^{3}와 같은 중증 면역저하로 인해 생명을 위협하는 증상이 있거나,

tecovirimat를 사용하는 중에 악화가 되었거나 재발되는 경우, tecovirimat 2주간의 치료에도 병변이 생기는 내성 의심 상황, tecovirimat 알레르기로 사용할 수 없는 경우 brincidofovir의 병용 또는 대체 사용을 권고하였다.

2. 구조 및 특징

주사형 항바이러스제인 cidofovir의 경구 생체이용성 지질 접합체이다. Brincidofovir의 지질성분이 경구흡수, 분포, 약동학과 세포 내 농도유지에 영향을 끼친다.

Cidofovir와의 구조뿐 아니라 다음과 같은 차이를 갖는다. Cidofovir는 거대세포바이러스에 대하여 적응증을 갖고 있는 주사제제인 것에 반하여 brincidofovir는 두창에 대하여 적응중을 갖고 있으며 아데노바이러스, 거대세포바이러스 등 광범위한 바이러스질환들에 연구되고 있다. Brincidofovir는 cidofovir의 alkyl ether 접합체(그림 24)로 경구제제이면서, 대사체의 농도가 47시간에 최고에 이르고, 113시간의 긴 반감기를 갖고 있어 1주에 1회 경구 투약한다. Cidofovir는 organic anion transporter 1 (OAT1)을 통해 콩팥요세관에 축적되어 신기능장애를 일이킬 수 있고, 백혈구감소증, 소화장애를 유발하는 것에 비해, brincidofovir는 일반적인 부작용은 오심, 설사의 소화장애, 심각한 간기능장애를 일이킬 수 있지만, 혈구감소증을 일으키지 않고, OAT1를 통해 흡수되지 않아 신기능 장애를 유발하지 않는다.

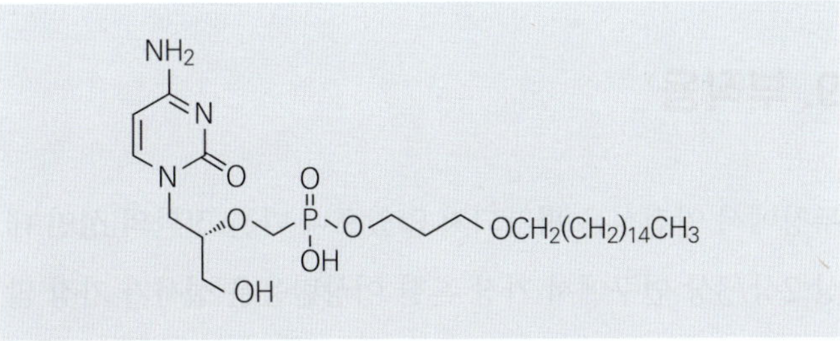

Brincidofovir

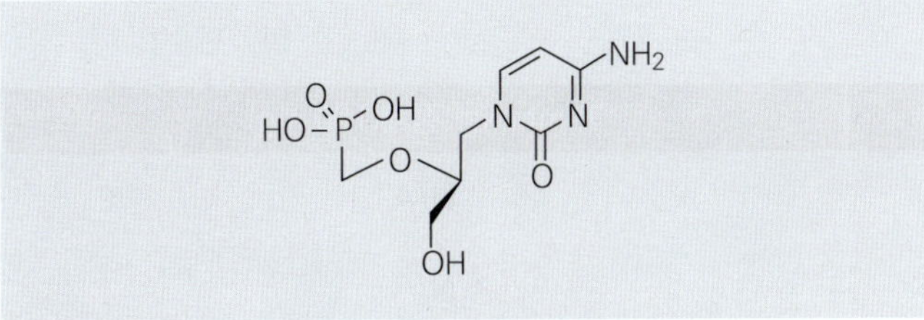

Cidofovir

그림 24. Brincidofovir와 cidofovir의 구조식 비교

3. 작용기전

Brincidofovir는 오르토폭소바이러스 뉴클레오티드 유사체 DNA 중합효소 억제제이다.

Brincidofovir의 지질친화성 측쇄는 자연인지질은 lysophosphatidylcholine으로 인식되어 내인성 지질흡수경로를 통해 세포내로 들어가게 되며, brincidofovir는 세포 내에서 가수분해되어 지질 측쇄가 떨어져 나가면서 cidofovir를 생성하게 된다. Cidofovir는 피루브산염 카이네이즈(pyruvate kinase)에 의한 인산화 과정을 통해 이인산화 시도포비어(cidofovir-diphosphate, CDV-DP)가 생성되는데, 바로 이 CDV-DP가 뉴클레오타이드 유사체로서 deoxycytosine-5-triphosphate (dCTP)와 경쟁하여 대체기질로 들어가 DNA 복제를 중단시켜 바이러스의 DNA 중합효소에 의한 DNA 사슬 연장을 억제한다.

4. 임상 적응증

두창바이러스에 감염된 성인 및 체중 3 kg 이상의 소아에 FDA허가를 받았으며, 엠폭스 환자의 치료에 animal rule을 근거로 해서 미국에서는 전략적 국가비축품으로 FDA-authorized single-patient emergency use IND로 허가되었으나 국내는 미허가 상태이다(cidofovir의 경우, 아데노바이러스중증폐렴에서 국가 필수의약품으로 구비됨). 키메릭스사, 심바이오 등의 다른 회사들을 통해 이중가닥 DNA 바이러스 감염증 즉 조혈모세포이식, 고형장기 이식환자에서의 거대세포바이러스, 아데노바이러스, BK바이러스 감염에 대하여 임상연구가 진행되고 있으며, 서아프리카에서 입증되지 않은 치료제 제공으로 에볼라 치료제로 사용되기도 하였다.

5. 용법 및 용량

경구제로서 정제와 현탁액으로 출시되고 있으며, 경구 정제의 경우 체중 48 kg 이상이면 1주 간격 주 2회 200 mg 복용하도록 한다(표 28). 경구 현탁액 체중 10 kg 미만인 경우는 6 mg/kg, 10-48 kg인 경우는 4 mg/kg를, 체중 48 kg 이상의 경우 주 2회 200 mg을 권고한다. 2회의 투약이 일반적이므로 신기능, 간기능이상인 환자에서 용량조절은 필요하지 않다.

6. 내성기전

아직 구체적인 내성기전이 알려진 바는 없다. 그러나 E9L polymerase gene의 변이와 같은 cidofovir 내성이 보고된 바 있고, monkeypox virus의 clade의 다양성을 고려할 때 brincidofovir나 그 활성형인 CDV-DP에 대한 내성발현의 가능성이 있다. 이미 tecovirimat의 내성에 brincidofovir를 병용해 사용하는 것처럼 병용의 효과나 내성발현에 대한 추가연구가 필요하다.

7. 약물동력학

Brincidofovir의 생체이용률은 알약은 13.4%, 시럽은 16.8%이다. Brincidofovir가 산성약제이므로 기름기 많은 음식과 같이 먹게 될 경우 흡수가 저해된다. 빈속이나 저지방 식사(400 kcal 중 25% 지방유래)와 같이 복용하는 것이 흡수에 도움이 된다.

8. 약물상호작용

본 약제와 600 mg 1회 cyclosporine (OATP1B1, 1B3 억제제) 병용 시 brincidofovir의 AUC0-inf 374%와 C_{max} 269%의 증가를 보이는 것으로 확인되었다. 또한, clarithromycin, erythromycin, gemfibrozil, HIV/HCV 단백분해효소 억제제, rifampin 등과 같은 동일계열의 억제제 역시 단회 투여만으로도 brincidofovir의 혈중농도를 상승시켜 부작용을 악화시킬 수 있다. 가능하다면 다른 약제를 사용하고, 더 면밀히 부작용을 모니터링하고, 해당 약제를 brincidofovir 사용 후 적어도 3시간 뒤에 사용하도록 해야 한다.

9. 부작용

두창에서 안전성은 평가되지 않았으나 다른 질환의 성인 대상 2상/3상 연구에서 가장 흔한 이상반응은 설사가 가장 많

표 28. 용법 및 용량

몸무게(kg)	Tembexa® 경구 시럽(10 mg/mL)	Tembexa® 정제(100 mg)
10 kg 미만	6 mg/kg 주 1회 총 2회(1, 8일째)	N/A
10-48 kg 미만	4 mg/kg 주 1회 총 2회(1, 8일째)	N/A
48 kg 이상	200 mg (20 mL) 주 1회 총 2회(1, 8일째)	200 mg (100 mg 정제 2알) 주 1회 총2회(1, 8일째)

았고, 오심, 구토, 복통 순이었다. 영국에서 세 명의 엠폭스 환자에서 brincidofovir 200 mg 3회 투여 예정이었으나 사용 후 간수치가 127, 331, 550 U/L로 상승하여 중단하였다. Brincidofovir에 의한 간수치 상승은 대부분 무증상이며 빌리루빈 증가를 동반하지 않았고 임상경험이 많이 쌓이지 않아 유의한 임상적 간손상 유무의 결론은 나지 않은 상태이다. 간기능 저하환자에서 유의가 필요하며 단기간 사용하는 약제로 2회 차 사용 시 간효소수치 확인을 통해 기능을 평가하고, 유증상이거나 수치가 10배 이상 올라 있을 경우 사용을 중단해야 하며 중단 시 간기능은 회복된다. 면역저하환자에서 사용 시 골수억제부작용이 적으므로 GCSF의 사용을 줄일 수 있고, 조혈모세포이식환자의 생착 단계에 adenovirus 감염증에 대하여 사용할 수 있겠다. 그러나 경구제만 가능하므로 심각한 GVHD, 설사가 심할 때는 sub-optimal 농도 노출로 인하여 치료실패의 가능성이 높겠다.

참고문헌

1. 질병관리청. 엠폭스 치료지침 3판. 2024.
2. Adler H, Gould S, Hine P, Snell LB, Wong W, Houlihan CF, et al. Clinical features and management of human monkeypox: a retrospective observational study in the UK. Lancet Infect Dis. 2022;22(8):1153-62.
3. Clinicalinfo.hiv.gov [Intsernet]. drug database: Brincidofovir [cited 2025 Mar 5]. Available from: https://clinicalinfo.hiv.gov/en/drugs/brincidofovir/patient.
4. Florescu DF, Keck MA. Development of CMX001 (Brincidofovir) for the treatment of serious diseases or conditions caused by dsDNA viruses. Expert Rev Anti Infect Ther. 2014;12(10):1171-8.
5. Hutson CL, Kondas AV, Mauldin MR, Doty JB, Grossi IM, Morgan CN, et al. Pharmacokinetics and Efficacy of a Potential Smallpox Therapeutic, Brincidofovir, in a Lethal Monkeypox Virus Animal Model. mSphere. 2021;6(1):e00927-20.
6. Imran M, Alshammari MK, Arora MK, Dubey AK, Das SS, Kamal M, et al. Oral Brincidofovir Therapy for Monkeypox Outbreak: A Focused Review on the Therapeutic Potential, Clinical Studies, Patent Literature, and Prospects. Biomedicines. 2023;11(2):278.
7. Parker S, Chen NG, Foster S, Hartzler H, Hembrador E, Hruby D, et al. Evaluation of disease and viral biomarkers astriggers for therapeutic intervention in respiratory mousepox - an animal model of smallpox. Antiviral Res. 2012;94:44.
8. Rice AD, Adams MM, Wallace G, Burrage AM, Lindsey SF, Smith AJ, et al. Efficacy of CMX001 as a post exposure antiviralin New Zealand White rabbits infected with rabbitpox virus, a model for orthopoxvirus infections of humans. Viruses. 2011;3:47.
9. Siegrist EA, Sassine J. Antivirals With Activity Against Mpox: A Clinically Oriented Review. Clin Infect Dis. 2023;76(1):155-64.
10. Tippin TK, Morrison ME, Brundage TM, Momméja-Marin H. Brincidofovir Is Not a Substrate for the Human Organic Anion Transporter 1: A Mechanistic Explanation for the Lack of Nephrotoxicity Observed in Clinical Studies. Ther Drug Monit. 2016;38(6):777-86.
11. USCDC [Internet]. Clinical Treatment of Mpox [cited 2025 Mar 5]. Available from: https://www.cdc.gov/mpox/hcp/clinical-care/index.html.
12. USFDA [Internet]. FDA approves drug to treat smallpox [cited 2025 Mar 5]. Available from: https://www.fda.gov/drugs/news-events-human-drugs/fda-approves-drug-treat-smallpox?fbclid=IwAR1X-B2yUlVxih5zR6WTXZioj0Sxl5LGWdVdojHPF-E3PLOzRCAb5IMB0x-rY.
13. USFDA [Internet]. HIGHLIGHTS OF PRESCRIBING INFORMATION [cited 2025 Mar 5]. Available from: https://www.chimerix.com/wp-content/uploads/2021/06/TEMBEXA-USPI-and-PPI-04June2021.pdf.

기타 바이러스 감염 예방 및 치료제

Ribavirin

최영준 고려대학교 의과대학 소아청소년과학교실

1. 항바이러스제명

Ribavirin (1-β-D-ribofuranosyl-1,2,4-thiazole-3-carboxamide; virazole, revetol, copegus, vilona, ribasphere)

2. 작용기전

Ribavirin은 myxoviruses, paramyxoviruses, arenaviruses, flaviviruses, bunyaviruses, coronaviruses, togaviruses, reoviruses, herpesviruses, adenoviruses, poxviruses과 retroviruses 등의 RNA 및 DNA 바이러스 모두의 복제를 억제한다. 저농도의 ribavirin (1-10 μg/mL)은 가역적으로 macromolecular synthesis와 급속히 분열하는 비감염세포의 증식을 억제한다. Ribavirin에서 휴지기 및 분열기의 림프구의 핵산합성을 억제하지만 다형핵백혈구 기능에 역작용을 나타내지는 않는다. 시험관내에서 ribavirin에 노출 후 비만세포의 분비반응의 억제가 일어난다.

Influenza나 respiratory syncytial virus (RSV) 감염의 동물모델에서는 비경구적 투여보다는 분무 형태의 투여가 더 효과적이다. 비경구적으로 투여한 ribavirin은 lassa 바이러스, 다른 arenaviruses, bunyavirus 감염의 동물 모델에서 항바이러스 및 치료작용을 갖는다. RSV 감염에서 면역글로불린과 병용하거나, influenza A 감염 시 M2 혹은 neuraminidase 저해제와의 병용 시 항바이러스 효과는 항진된다.

Ribavirin monophosphate는 inosine-5′-phosphate dehydrogenase (IMPDH)를 경쟁적으로 억제하고 GTP 합성을 저해함으로써 핵산합성을 억제한다. IMPDH 작용 억제와 guanosine의 농도 저하가 다른 항바이러스 효과를 가중시킬 수 있지만, 이러한 정상 세포 내 효소의 억제로 선택적 항바이러스 작용을 충분히 설명할 수는 없다. Ribavirin triphosphate는 인플루엔자 바이러스 RNA 중합효소를 억제할 수 있고, 바이러스의 mRNA의 GTP-dependent 5′-capping을 경쟁적으로 억제한다. Ribavirin triphosphate는 인플루엔자 바이러스 중합효소 복합체에 의해 initiation과 특히 capped mRNA primer fragment의 연장(elongation)을 억제하는 것으로 보인다. Ribavirin은 혈청 항체를 억제하지만 불활성화 인플루엔자 백신에 대한 세포면역 반응을 억제하지는 않고, 생체내에서 1차 항체 반응을 감소시키고 T-의존 또는 T-비의존 항원에 대한 기억세포 생성을 감소시킨다.

3. 작용범위 및 내성기전

Ribavirin은 시험관내에서 myxoviruses, paramyxoviruses, arenaviruses, bunyaviruses, herpesviruses, adenoviruses, poxviruses, retroviruses 등 광범위한 RNA 및 DNA 바이러스의 복제를 억제한다. Plaque assay에 의한 influenza, parainfluenza, RSV 바이러스에 대한 억제 농도는 3-10 μg/mL이며, 고농도에서는 신경세포 내의

West nile virus를 포함한 flaviviruses와 Group C 아데노 바이러스를 억제한다. Severe acute respiratory virus (SARS) coronavirus의 시험관내 억제는 불가한 것으로 알려져 있다.

Ribavirin의 내성은 Sindbis 바이러스나 hepatitis C 바이러스의 내성이 밝혀졌다. 소아의 분무 치료 기간 동안에 RSV에 대한 ribavirin 내성은 보고되지 않았다.

4. 약물동력학

Ribavirin의 약동학적 특징은 복합적이며, β-phase 반감기는 약 2시간이지만 prolonged terminal phase의 반감기는 37-79시간이다. 적혈구에서 ribavirin triphosphate 농도는 40:1 이상이고, 적혈구 수준의 농도는 40일의 반감기를 가지며 점차 감소한다. 신장을 통한 배설은 ribavirin 배출의 30-60%를 차지하고, 대부분이 간으로 대사된다. 혈액투석으로 제거되는 약물의 양은 미미하다. 분무로 투여 시 혈중 수준은 노출 기간에 따라 증가한다.

소아에서의 최고혈중농도는 0.8-3.3 μg/mL으로 호흡기 분비물 내의 농도는 보통 1,000 μg/mL를 넘고, 반감기는 1.4-2.5시간이다. 다른 병리학적 상태 또는 인공환기 기간 동안 호흡기계의 각 부분에 축적되는 ribavirin의 양은 불분명하다.

하부 호흡기에 도달할 수 있는 적절한 aerodynamic size의 입자를 생산하기 위해서는 modified Callison nebulizer를 이용하여 특별히 고안된 aerosol generator가 필요하다. 최근 연구에서는 영아에서 분사 용량(delivery dose)이 성인의 약 2배로 보고되었고, 다양한 다른 인자들이 용량에 영향을 미치는 것으로 나타났다.

5. 약물상호작용

항레트로바이러스제(NRTI) 중 디다노신(ddI)과 ribavirin 병용은 금기다. Ribavirin이 디다노신의 활성 대사체를 증가시켜 치명적인 간부전, 췌장염, 말초신경병증 및 젖산산증 발생 보고가 있으므로 동시투여를 피해야 한다. 스타뷰딘, 지도부딘 등 다른 NRTI와도 세포 내 인산화 과정에서 길항 가능성이 알려져 있어 병용에 신중을 기해야 하며, 특히 지도부딘과 병용 시 골수억제로 인한 빈혈 악화 가능성에 유의해야 한다. 면역억제제인 아자티오프린과 ribavirin 병용 시 중증 골수억제가 보고되었다. Ribavirin이 IMPDH를 저해하여 아자티오프린 대사산물인 6-메틸티오이노신모노포스페이트(6-MTIMP)를 체내에 축적시킴으로써 심각한 범혈구감소증을 유발할 수 있다. 부득이 병용 시 초기에 매주 혈구 수 검사를 실시하는 등 면밀한 모니터링이 필요하다. Ribavirin 투여 중 생백신(황열 백신 등) 접종은 면역반응 감소로 효과가 떨어질 수 있으므로 피하는 것이 권장된다.

6. 임상 적응증

Ribavirin은 영아 및 소아의 중증 RSV 하기도감염에 에어로졸 흡입 치료제로 승인되었으며, 특히 기관지염/폐렴으로 인공환기 등의 집중치료를 받는 고위험 소아에서 제한적으로 사용될 수 있다(표 29). 그러나 소아환자에서 임상 근거는 제한적이며, 3건의 작은 임상시험을 합산한 코크란 리뷰에서 ribavirin 투여군이 기계환기 기간과 입원일수를 다소 감소시키고 RSV 후 장기적인 천명 발생을 줄일 가능성이 있으나, 표본수가 적어 통계적 확실성은 부족하다고 하였다. 그로 인해 높은 약가 대비 효과에 대한 논란이 있어, 일반적으로 모든 RSV 소아에게 쓰이지는 않고 기저질환이 있는 고위험군에 선별적으로 고려할 수 있다. 조혈모세포이식이나 혈액암 성인환자에서 RSV 감염은 상기도감염에서 하

표 29. Ribavirin의 임상 적응증

적응증	요약
RSV 하기도감염(소아)	중증 입원 환아에서 에어로졸 흡입 요법으로 사용
	입원 기간 단축 등의 가능성 보고됐으나 근거 약함
	고위험군에 선택적 사용
RSV 감염(면역저하 성인)	조혈모세포 이식환자, 혈액암 환자 등에서 상기도감염 단계부터 경구 또는 흡입 리바비린 사용
	하기도 진행 억제 및 생존 향상 보고
바이러스 출혈열(라싸열 등)	라싸열에 정주 요법이 치명률 감소 입증됨
	그 외 한타바이러스 출혈열 등에 시도됨(명확한 근거 제한)
기타	중증 파라인플루엔자/메타뉴모바이러스 폐렴(연구 단계), 신종 감염증의 시험적 치료 등에 제한적 사용

기도 침범(LRTI)으로 진행 시 높은 치명률을 보이므로, 리바비린을 조기에 투여가 고려될 수 있다. 특히 조혈모세포 이식 및 혈액암 환자에서 에어로졸 또는 경구 ribavirin 투여 시 RSV 관련 사망률이 감소하는 경향을 보였다는 보고도 있으며, 2022년 메타분석에서도 ribavirin 치료군에서 전체 환자 대상으론 사망률 차이가 없었지만 혈액암/이식 하위군에서 사망 위험이 유의하게 감소하여 ribavirin 치료를 고려하도록 권고하고 있다. 2023년 발표된 체계적 문헌고찰에서도, ribavirin이 환자의 전체 생존율에는 통계적으로 유의한 영향이 없었으나, 하기도감염으로 진행된 경우에는 사망률 감소 효과가 관찰되었고 에어로졸 ribavirin이 LRTI 진행을 줄이는 연관성이 보고되었다. 경구 ribavirin과 정주용 면역글로불린(IVIG) 병용이 치료 부담을 줄이면서도 중증 면역저하환자 RSV 감염에 양호한 내약성과 임상 호전을 보였다는 보고가 있다. 따라서 혈액암 및 조혈모세포 이식 환자의 RSV 감염에는 상기도 국한 단계에서 조기 ribavirin 투여를 고려하며, 에어로졸 제제뿐 아니라 경구 제제도 현실적인 대안으로 활용될 수 있다.

라싸열에 대해 ribavirin 정주 요법이 사망률을 유의하게 낮추는 유일한 항바이러스 치료로 확립되어 있으며, 발병 초기에 투여할수록 효과가 높다. 그 외 한타바이러스 폐증후군이나 중증열성혈소판감소증후군(SFTS) 등의 일부 출혈열에서도 ribavirin을 투여한 사례들이 있으나, 확립된 적응증은 아니다.

7. 용법 및 용량

RSV 감염 시 분무흡입 제제로 분말 6 g을 멸균수에 녹여 20 mg/mL 용액으로 조제한 후, 하루 12-18시간 연무흡입을 3-7일간 지속 투여할 수 있다. 치료 시작 초기 인공환기 중인 영아에서 호흡 악화가 보고된 바 있으므로, 투여 중 환아의 호흡상태를 면밀히 모니터링해야 한다. 흡입 치료는 주로 생후 24개월 이하의 영아에서 중증 RSV 기관지염/폐렴으로 산소치료나 기계환기가 필요한 경우 고려할 수 있다. 성인 면역저하환자에서는 경구 제형을 사용하는데, 표준화된 용량은 없으나 후향 연구들에서 하루 15-20 mg/kg (보통 400-600 mg 1일 2회) 수준의 경구용 ribavirin을 5-10일간 투여한 보고들이 있다.

라싸열 등 출혈열의 경험적 용법으로 초기 부하량을 정주 투여 후 수일간 용량을 단계적으로 감량 투여하는 용법이 보고되었다. 성인 30 mg/kg를 1회 정주한 후 15 mg/kg을 q6h로 4일, 이후 7.5 mg/kg q8h로 6일 투여(총 10일)

하는 요법이 제시되었다.

8. 부작용과 금기

전신 ribavirin 요법은 혈관외 용혈, 고용량에서는 적혈구적요소(erythroid elements)의 골수 분비를 억제함으로서 용량 연관성 빈혈을 유발한다.

분무 ribavirin은 약한 결막자극, 발진, 일시적 천명, 폐기능의 가역적 손상 등을 일으킬 수 있다. Ribavirin 분무에 의한 노출은 분무치료 중인 영아를 돌보는 보호자나 간병인에게 일어날 수 있다. 이 경우 노출은 호흡기나 vacuum-exhausted hood system보다는 oxygen hood에서 많이 일어나므로 마스크의 사용이 추천된다. 인공호흡기를 수시로 점검함으로써 ribavirin에 의한 호흡기밸브의 막힘과 튜빙(tubing)을 방지할 수 있다.

전임상연구에서 ribavirin은 기형발생, 태아독성, 돌연변이, 생식기독성의 가능성이 있고 종양 유발이 가능하다. 임신 중에 사용은 금기이며 이 약제에 노출되거나 치료받은 경우에는 적어도 6개월 이상 피임을 해야 한다.

참고문헌

1. Carrier P, Debette-Gratien M, Jacques J, Loustaud-Ratti V. Cirrhotic patients and older people. World J Hepatol. 2019;11(9):663-77.
2. Foolad F, Aitken SL, Shigle TL, Prayag A, Ghantoji S, Ariza-Heredia E, et al. Oral versus aerosolized ribavirin for the treatment of respiratory syncytial virus infections in hematopoietic cell transplant recipients. Clin Infect Dis. 2019;68(10):1641-9.
3. Manothummetha K, Mongkolkaew T, Tovichayathamrong P, Boonyawairote R, Meejun T, Srisurapanont K, et al. Ribavirin treatment for respiratory syncytial virus infection in patients with haematologic malignancy and haematopoietic stem cell transplant recipients: a systematic review and meta-analysis. Clin Microbiol Infect. 2023;29(10):1272-9.
4. Shah DP, Ghantoji SS, Shah JN, El Taoum KK, Jiang Y, Popat U, et al. Impact of aerosolized ribavirin on mortality in 280 allogeneic haematopoietic stem cell transplant recipients with respiratory syncytial virus infections. J Antimicrob Chemother. 2013;68(8):1872-80.
5. Tejada S, Martinez-Reviejo R, Karakoc HN, Peña-López Y, Manuel O, Rello J. Ribavirin for treatment of subjects with respiratory syncytial virus-related infection: a systematic review and meta-analysis. Adv Ther. 2022;39(9):4037-51.
6. Ventre K, Randolph AG. Ribavirin for respiratory syncytial virus infection of the lower respiratory tract in infants and young children. Cochrane Database Syst Rev. 2007;(1):CD000181.

Adenovirus 감염 치료제

허중연 아주대학교 의과대학 감염내과학교실

1. Cidofovir

1) 작용기전

Cidofovir, (S)-1-[3-hydroxy-2-(phosphonomethoxy) propyl] cytosine dihydrate (HPMPC)는 deoxycytidine monophosphate을 갖는 acyclic phosphonate nucleotide 유사체이다(그림 25). Nucleoside 유사체인 acyclovir나 ganciclovir의 경우 복제 바이러스 사슬에 결합하기 위해서는 3번의 인산화 과정이 필요하며, 첫 번째 인산화 과정에 바이러스의 thymidine kinase나 phosphotransferase가 필요하다. 이것은 nucleoside 약물이 갖는 약물배설의 중요한 요인이다. 반면 cidofovir는 nucleo-

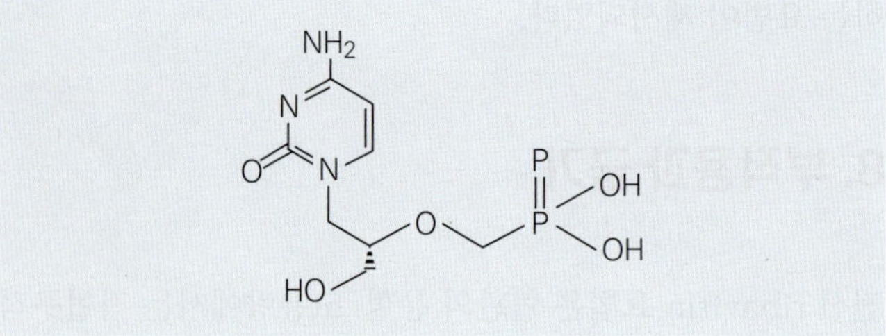

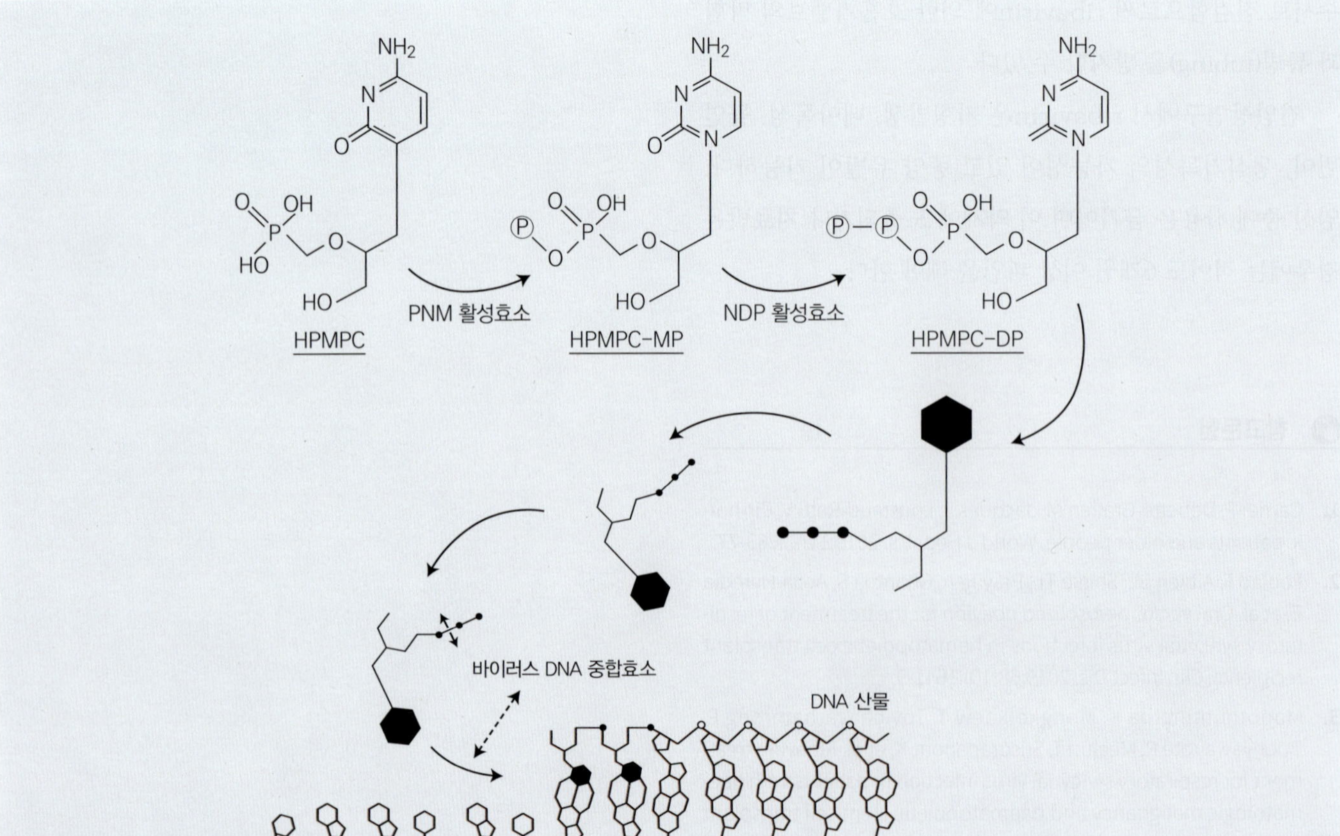

그림 25. Cidofovir의 구조식

그림 26. Cidofovir의 작용기전

side 약물 작용에 요구되는 첫번째 인산화 과정단계가 생략되고 숙주세포의 효소를 이용하여 두번의 인산화 단계만 거치게 되므로 바이러스 DNA 중합효소의 강력한 억제제가 된다. Cidofovir는 숙주세포의 효소를 이용하여 인산화 과정을 통해 cidofovir diphosphate 활성형이 되며, 이는 deoxycytidine triphosphate의 경쟁적 억제제로 작용하거나 바이러스 DNA 중합효소를 억제하여 DNA 사슬 연장을 조기에 중단시킨다(그림 26).

2. 작용범위

Cidofovir는 주로 Cytomegalovirus (CMV) 치료제로 사용되며 임상 효능평가도 CMV 질환에서 대부분 이루어졌지만 EBV를 포함한 모든 herpesviruses에 활성을 보이며 adenovirus, polyomavirus, papillomavirus, poxvirus에 활성을 보인다. Nucleotide 유사체 약물 중 시험관내(*in vitro*) 실험에서 DNA 바이러스에 가장 광범위하게 작용한다(표 30). 약물 작용에 필요한 인산화 과정에서 바이러스 특이 효소가 필요하지 않아 thymidine kinase 결핍이나 변형이 있는 acyclovir 내성 HSV, UL97 변이가 있는 ganciclovir 내성 Cytomegalovirus (CMV)에도 억제력이 있다.

표 30. 뉴클레오티드 유사체 항바이러스 작용범위

Virus	Activity		
	Cidofovir	Adefovir	Tenofovir
DNA viruses			
Papovaviridae			
Polyomavirus	○		
Papillomavirus	○		
Adenoviridae			
Adenovirus	○		
Herpesviridae			
HSV-1	○	○	
HSV-2	○	○	
VZV	○	○	
CMV	○	○	
EBV	○	○	
HHV-6, 7, 8	○	○	
Poxviridae			
Variola virus	○		
Cowpox virus	○		
Mpox virus	○		
Vaccinia virus	○		
Hepadnaviridae			
HBV		○	○

3. 내성기전

Cidofovir를 투여받은 adenovirus 감염증 환자에서도 cidofovir 내성은 잘 밝혀지지 않았다. 시험관내 실험에서 CMV와 유사하게 adenovirus에 대한 cidofovir 내성은 adenovirus DNA 중합효소 유전자에서 발생한 점 돌연변이(point mutation)와 관련된 것으로 보고하였다. CMV의 경우 gangiclovir 내성의 가장 중요한 기전은 인산화와 관련된 유전자인 UL97의 변이이지만 CMV 중합효소에 위치한 UL54 변이는 UL97 변이와 동시에 발생하는 경우가 많으며 ganciclovir 내성과 함께 cidofovir의 감수성을 8-16배 감소시켜 교차내성을 일으키는 것으로 알려져 있다.

4. 약물동력학

Cidofovir 경구 생체이용률은 5% 이하로 낮아서 정맥주사로 사용한다. 정맥주사 후 혈중 cidofovir의 농도는 1.0에서 10.0 mg/kg까지 용량에 비례하여 증가하며 혈중 반감기 평균은 약 2.6 시간이다. Cidofovir를 체중당 5 mg 용

량으로 probenecid와 함께 투여하였을 때 최고혈중농도는 평균 19.6 μg/mL이다. 혈장 단백결합률은 7% 이하로 낮고, 체내 분포용적은 총 체액량(0.5 L/kg)과 비슷하며 뇌척수액 침투율은 낮다. Cidofovir는 사구체여과와 신세뇨관분비를 통해 신장으로 배설된다. 투여용량의 90% 이상이 체내 대사를 거치지 않고 소변으로 배출된다. 고용량 probenecid (주입 2시간 전 2 , 주입 후 2시간 및 8시간에 1 g 투여)는 cidofovir의 세뇨관 분비를 차단하여 신장배설을 감소시키고 혈중농도를 증가시킨다. 약물의 신장배설은 크레아티닌 청소율(CrCl)과 상관관계가 있으며, 복막투석을 받는 환자의 경우 약물 반감기는 32.5시간으로 증가한다. 혈액투석으로 투여량의 약 50%를 제거할 수 있지만 복막투석으로는 잘 제거되지 않는다. Cidofovir의 활성형 물질인 cidofovir diphosphate 세포 내 반감기는 약 65시간으로 매우 천천히 제거되므로 적은 투여 횟수로도 약물효과가 유지된다.

5. 약물상호작용

Cidofovir는 임상에서 경구 probenecid와 함께 사용한다. Probenecid는 요산 배설 촉진제이지만 세뇨관 약물 분비를 감소시키는 효능을 보인다. 따라서 probenecid는 cidofovir와 함께 투여하면 cidofovir의 혈중농도를 높이고 신세뇨관 내의 농도를 감소시켜 신독성을 줄이기 위한 목적으로 사용된다. Probenecid는 다양한 약물과 상호작용할 수 있다. 항생제 중에서는 penicillin 및 cephalosporin 항생제가 신장배설이 억제되고 혈중농도를 높일 수 있으며, NSAID, lorazepam, furosemide, methotrexate, theophylline, rifampin 등도 혈중농도가 증가하므로 용량 감량이 필요한 약물이다. 과거 HIV 환자의 치료제 많이 사용하였던 zidovudine의 경우 cidofovir를 probenecid와 같이 투여하였을 때 zidovudine의 약물동력학에 변화를 주어 zidovudine 50% 용량 감량이 필요하였다. Cidofovir는 신독성의 위험이 높은 약물이므로 신독성 약물인 aminoglycoside, pentamidine, foscarnet, NSAID, 조영제 사용에 주의가 필요하며 최소 7일간의 간격을 두고 cidofovir를 투여해야 한다.

6. 임상 적응증

Adenovirus 감염증에 승인된 치료제는 없으며 중증 adenovirus 감염 고위험군인 조혈모세포이식이나 고형장기이식 환자에서 바이러스혈증의 제거는 면역재구성(immune reconstitution), 특히 절대 림프구 수 및 CD4 T-세포의 회복과 관련되어 있다. 따라서 면역억제제를 투여받는 환자에서는 면역억제제를 줄이는 것이 adenovirus 감염 치료에 가장 중요한 역할을 한다. 조혈모세포이식환자에서 adenovirus 감염 발생률은 매우 다양하며 소아가 성인보다 2-3.5배 더 높고 자가조혈모세포이식보다 동종조혈모세포이식 환자에서 발생 빈도가 높다. 조혈모세포이식을 받은 환자에서 adenovirus 감염 고위험군은 이식편대숙주반응이나 중증 T-세포 결핍, 조직적합항원(human leukocyte antigen) 불일치가 있는 환자로 이식 후 100일 이내에 주로 발생한다. 고형장기이식의 경우도 이식 후 6개월 이내에 이식받은 장기에서 주로 발생한다. 소아, 기증자의 adenovirus 항원 양성/수혜자 항원 음성, 항림프구 항체(antilymphocyte antibodies)를 투여받은 환자가 고형장기이식후 adenovis 감염 고위험군이다. 면역저하환자에서 발생한 adenovirus 감염이나 바이러스혈증도 항바이러스 치료 없이 호전될 수 있다. 그러나 폐렴을 동반한 파종성 감염증이 발생한 경우 50% 이상의 사망률을 보이며 높은 바이러스혈증이나 심한 림프구감소증이 지속되는 경우 사망률이 높아 항바이러스 치료가 고려되어야 한다. 항바이러스제는 cidofovir가 주로 사용되며 신독성, 골수억제, 포도막염 발생 위험이 있으므로 항바이러스제 사용의 이득 및 위험을 고려해야 한다. 면역기능이 정상인 환자의 중증 폐렴에서도 항바이러스 사용이 고려된다. 국내 후향적 연구에서는 89명의 중증 폐렴으로 인한 호흡 부전의 고위험군에게 cidofovir를 증상 발생 7일 이내에 조기 투여하였을 때 21일 이내 호흡 부전 발생 위험도가 7일 이후에 투여한 경우보다 유의미하게 낮았다. Adenovirus는 면역저하환자나 면역기능이 정상인 환자에서 중증감염에서 높은 사망률에도 불구하고 전향적 연구, 무작위대조시험이 없어 항바이러스 치료 적증증 및 효과에 대해서는 논란의 여지가 있다.

Cidofovir의 지질 결합 유도체인 brincidofovir는 adenovirus의 모든 아형에 대해 높은 효능을 보이며 동물실험에서 adenovirus 바이러스혈증 감소가 확인되었다. 또한 면역저하환자의 중증 adenovirus 감염 환자에서 구제요법으로 사용하였을 때 바이러스혈증 감소와 함께 adenovirus에 의한 합병증 및 사망률 감소를 보여주어 adenovirus 치료제로 주목받은 경구 항바이러스제이다. 조혈모세포이식을 받고 adenovirus 바이러스혈증이 있는 소아 및 성인을 대상으로 한 2상 임상연구에서 brincidofovir를 주 2회 투여한 경우 위약군보다 adenovirus 감염증 및 사망률의 감소를 보여주었으나 통계적인 유의성은 없었다. 이후 3상 임상시험(Advise Trial)에서 brincidofovir를 투여받은 환자에서 adenovirus 바이러스혈증의 빠른 감소가 보였으며 이러한 바이러스 반응을 보인 환자에서는 높은 생존율이 관찰되었다.

7. 용법 및 용량

Cidofovir 5 mg/kg을 주 1회 probenecid와 함께 2주간 투여하고 이어서 2주에 한 번 5 mg/kg을 투여하거나 1 mg/kg을 주 1회 투여하는 것이 표준용량이다. 투여 전후로 수액의 정주가 필요하다.

Cidofovir는 간기능장애 시 용량조절은 필요 없으나 신독성이 있으므로 신기능장애가 있는 환자에서 용량조절이 필요하다(표 31).

표 31. 신기능에 따른 cidofovir 투여용량 및 추정 약물농도

CL_{CR} (mL/min/kg)	Dose (mg/kg)	Estimated AUC (mg h/L)*
1.3-1.8	5	47-67
1.0-1.2	4	55-66
0.8-0.9	3	54-61
0.7	2.5	57
0.5-0.6	2	53-62
0.4	1.5	56
0.2-0.3	1	48-65
0.1	0.5	52

CL_{CR}, Creatinine clearance; AUC, area under the concentration-time curve.

* Projected AUC is based on dose and CL for a 70 kg person. The same dose should be administered for both induction and for maintenance therapy. Induction doses should be administered once per week and maintenance doses every other week.

Probenecid는 cidofovir를 투여하기 3시간 전에 경구로 2 g을 먹고, cidofovir 투여가 완전히 끝나고 2시간과 8시간째 각각 1 g을 복용한다. 생리식염수는 cidofovir를 투여하기 바로 직전에 1 L를 1-2시간에 걸쳐 빠르게 주입하고, 여기에 잘 견디는 환자는 cidofovir 치료가 끝날 때 1-3시간에 걸쳐 1 L를 다시 주입한다. Cidofovir는 0.9% 생리식염수 100 mL에 희석하고, 24시간 이내에 사용해야 한다.

8. 부작용과 금기

부작용으로 용량의존적 근위부 신세뇨관 독성을 보일 수 있어서 전신투여 시 투여량을 제한하며, 48시간 이내의 혈청 크레아티닌 결과를 참고하여 용량을 결정한다. 신독성은 근위 신세뇨관의 기능 이상으로 나타나게 되는데 단백뇨, 고

질소혈증, 대사성산증, 드물게 fanconi 증후군을 보일 수 있다. 2주 간격의 유지용량 치료 중 약 12-39% 환자가 단백뇨가 발생하고 15-24% 환자에서 크레아티닌의 상승을 보이며 중증 신독성으로 인해 투석이 필요할 수 있다. Cidofovir 투여 시 크레아티닌청소율이 55 mL/min 이하인 경우나 단백뇨가 2^+ 이상인 경우 상대적 금기에 해당한다. 혈청 크레아티닌이 기저치보다 0.3-0.4 mg/dL 이상 상승한 경우 용량을 3 mg/kg으로 감량하고, 기저치보다 0.5 mg/dL 이상 상승한 경우나 단백뇨가 3^+ 이상으로 발생하는 경우 정맥투여를 중단한다. 호중구감소증이 약 24%의 환자에게 나타나므로 호중구수에 대한 모니터가 필요하다. 그 외에 발열, 오심, 구토, 설사, 두통, 발진, 무력감, 홍체염, 포도막염 등이 발생할 수 있다. 전임상 동물연구에서 cidofovir는 돌연변이, 생식기독성, 배아세포독성, 기형 발생이 알려져 있으며 암을 유발하는 것도 확인되었다. 가임 여성의 경우 사용 종료 후 1개월까지 피임을 해야 하며 모유수유도 피해야 한다. 남성이 cidofovir를 사용하는 경우에도 사용 종료 후 3개월까지 피임이 필요하다.

한편, probenecid는 아나필락시스와 같은 과민반응이 나타날 수 있으며 과민반응이 있는 환자나 급성 통풍 발작이 있는 환자, 2세 미만의 소아에게 cidofovir 투여는 금기이다.

참고문헌

1. Brody SR, Humphreys MH, Gambertoglio JG, Schoenfeld P, Cundy KC, Aweeka FC. Pharmacokinetics of cidofovir in renal insufficiency and in continuous ambulatory peritoneal dialysis or high-flux hemodialysis. Clin Pharmacol Ther. 1999;65(1):21-8.
2. Chamberlain JM, Sortino K, Sethna P, Bae A, Lanier R, Bambara RA, et al. Cidofovir Diphosphate Inhibits Adenovirus 5 DNA Polymerase via both Nonobligate Chain Termination and Direct Inhibition, and Polymerase Mutations Confer Cidofovir Resistance on Intact Virus. Antimicrob Agents Chemother. 2018;63(1):e01925.
3. Cundy KC. Clinical pharmacokinetics of the antiviral nucleotide analogues cidofovir and adefovir. Clin Pharmacokinet. 1999;36(2):127-43.
4. Grimley MS, Chemaly RF, Englund JA, Kurtzberg J, Chittick G, Brundage TM, et al Brincidofovir for Asymptomatic Adenovirus Viremia in Pediatric and Adult Allogeneic Hematopoietic Cell Transplant Recipients: A Randomized Placebo-Controlled Phase II Trial. Biol Blood Marrow Transplant. 2017;23(3):512-21.
5. Ko JH, Lim JU, Choi JY, Oh HS, Yoo H, Jhun BW, et al. Early cidofovir administration might be associated with a lower probability of respiratory failure in treating human adenovirus pneumonia: a retrospective cohort study. Clin Microbiol Infect. 2020;26:646.
6. Mandell GL, Bennett JE, Dolin R. Principles and Practice of Infectious Diseases. 9th ed. New York: Churchill Livingstone Inc; 2019.
7. Prasad VK, Papanicolaou GA, Maro´n GM, Vainorius E, Brundage TM, Chittick G, et al. Treatment of adenovirus (AdV) infection in allogeneic hematopoietic cell transplant (allo HCT) patients (pts) with brincidofovir: final 36 week results from the ADVise trial. Biol Blood Marrow Transplant. 2017;23:S57-S58.

RSV 감염 예방 단클론항체

최수한 부산대학교 의과대학 소아청소년과학교실

RSV (respiratory syncytial virus, 호흡기세포융합바이러스) 감염 예방을 위한 최초의 수동면역 항체는 높은 RSV 중화 항체 역가를 가진 건강한 사람 공여자의 혈장에서 얻은 다클론성 고면역 정맥내 면역글로불린(RSV-IVIG, RespiGam®)이다. RSV-IVIG는 1995년에 허가되어 중증 RSV 질환의 고위험군 영아에서 사용되었으나, 1998년 사용 허가된 보다 강력하고 근육주사로 투여할 수 있는 최초의 RSV 단클론항체인 palivizumab (synagis®)으로 대체되었다.

RSV 표면 당단백인 G 및 F 단백은 RSV 단클론항체 개발의 중요한 표적으로 RSV 중화항체를 유도한다. G 단백은 바이러스가 숙주세포에 처음 부착하는 데 중요한 역할을 하고, F 단백은 바이러스와 숙주의 세포막을 융합시켜 바이러스를 숙주세포 내로 유입하게 한다. RSV F 단백은 숙주세포와 바이러스 막의 융합 과정에서 구조적 변화를 통해 형태가 바뀌게 된다. 융합 전(pre-fusion) 형태의 F (pre-F) 단백은 감염 전 바이러스 표면에 존재하며 항원결정기(epitope)가 잘 노출되어 있어 중화항체가 쉽게 결합할 수 있다. 융합 후(post-fusion) 형태의 F (post-F) 단백은 바이러스가 숙주세포에 융합하여 F 단백이 안정화된 구조로 변화한 상태로, 대체로 중화항체에 대한 결합력이 약하다. RSV F 단백의 주요한 항원결정부위(antigenic site)는 6군데로 site Ø 및 Ⅰ-Ⅴ가 있다. 중화 능력이 가장 강한 항체의 표적이 되는 항원결정부위 site Ø이며 Ⅴ, Ⅲ, Ⅳ, Ⅱ, Ⅰ 순으로 알려져 있다. Site Ø 및 Ⅴ는 오직 pre-F 단백에서만 노출되며, 나머지는 pre-F 및 post-F 단백에서 모두 발견된다. RSV 감염으로 인한 대부분의 중화활성은 pre-F 단백에 대한 것이다. RSV pre-F 단백의 구조는 2013년에 규명되었고, 이는 RSV 백신과 단클론항체 개발에 획기적인 전환점을 제공하였다.

2025년 3월 현재 사용 가능한 RSV 단클론항체에는 RSV 시즌 동안 매월 1회씩 투여하는 palivizumab (synagis®)와 1회 투여로 RSV 시즌 동안 효과가 유지되는 지속성 단클론항체인 nirsevimab (beyfortus®)이 있다. 현재 임상시험 중인 clesrovimab (MK-1654)은 지속성 RSV 단클론항체로 2b/3상 임상시험에서 긍정적인 결과를 보였다.

1. Palivizumab

1) 단클론항체명

Palivizumab (synagis®)

2) 구조 및 작용기전

Palivizumab은 재조합 DNA 기술을 통해 생산된 사람화 마우스 면역글로불린 G1κ (IgG1κ) 단클론항체로 RSV의 pre-F 및 post-F 단백의 항원결정기 site Ⅱ에 작용하도록 설계되었다. Palivizumab는 두 개의 중쇄(heavy chain)와 두 개의 경쇄(light chain)로 구성되어 있으며 분자량은 약 148,000 Da이다. Palivizumab의 아미노산 서열의 95%(framework)는 인간에서 유래되었고 5%(antigen binding sites)는 마우스에서 유래되었다.

Palivizumab은 RSV F 단백에 결합하여 바이러스 외피와 호흡기 상피세포의 세포막이 융합하는 데 필요한 구조적 형태 변화를 억제한다. 이로 인해 바이러스는 세포에 침입하지 못하며 복제할 수 없게 된다. 또한 palivizumab은 RSV에 감염된 세포들 간의 융합(cell-to-cell fusion)을 차단하여 세포 간 확산을 막는다.

3) 작용범위

RSV A 및 RSV B 감염을 예방한다.

4) 내성기전

Palivizumab이 결합하는 RSV F 단백의 항원결정부위 site II (아미노산 서열 262번에서 275번)은 고도로 보존된 영역이다. Palivizumab에 대한 내성을 보이는 RSV 돌연변이 균주는 F 단백의 site II에서 아미노산 변이를 가지고 있는 것으로 확인되었다. Palivizumab 예방요법에 실패한 대상자들의 126개 임상 RSV 분리주에서 palivizumab 내성 관련 아미노산 변이인 N262D, K272E/Q 또는 S275F/L 중 하나 이상 확인된 경우는 6.3%이었다. 하지만 RSV 돌연변이 균주와 질병 중증도 사이에는 연관성이 없었다. Palivizumab 예방요법을 받지 않은 대상자로부터 수집한 254개의 임상 RSV 분리주 분석에서는 N262D 및 S275F가 각각 1개씩 확인되었다(0.79%).

RSV F 단백 항원결정부위 site II에서 돌연변이가 발생하면 palivizumab에 대한 내성을 획득할 가능성은 있지만 바이러스 융합 및 감염력은 크게 감소할 수 있다. Palivizumab 내성 돌연변이가 일시적으로 발생하더라도 palivizumab은 고농도로 연속적으로 투여되므로 높은 중화항체 농도에 의해 효과적으로 제거될 가능성이 크다.

5) 약물동력학

성인에서 palivizumab을 정맥 내 투여했을 때 최대 농도에 도달하는 시간은 1.6시간, 근육주사로 투여했을 때는 5일이었다. 성인 자원자 대상 연구에서 palivizumab을 정맥주사 또는 근육주사로 투여했을 때, 분포용적(평균 57 mL/kg)과 반감기(평균 18일)는 인간 IgG1 항체와 유사한 약동학적 특성을 보였다.

24개월 미만 소아환자에서 palivizumab의 평균 반감기는 20일(범위, 16.8-26.8일)이었고, 월 1회 15 mg/kg 근육주사 시 30일째 혈청 내 약물농도(trough concentration)의 '평균±표준편차'는 첫 번째 투여 후 37±21 μg/mL, 두 번째 투여 후 57±41 μg/mL, 세 번째 투여 후 68±51 μg/mL, 네 번째 투여 후 72±50 μg/mL로 확인되었다. 두 번째 RSV 시즌에서 palivizumab을 투여 받은 소아환자에서는 첫 번째 투여 후 61±17 μg/mL, 네 번째 투여 후에는 86±31 μg/mL로 확인되었다.

6) 약물상호작용

Palivizumab과 다른 약물상호작용에 대해 수행된 연구는 없다. Palivizumab 임상시험에서 일상적인 소아 연령의 백신, 인플루엔자 백신, 기관지 확장제 또는 스테로이드를 투여 받은 환자에서 부작용의 증가는 관찰되지 않았다. Palivizumab은 RSV에 특이적이므로 생백신을 포함한 백신에 대한 면역 반응을 방해하지 않을 것으로 예상된다.

7) 임상 적응증

Palivizumab은 1998년 FDA 승인을 받았고, 2005년 국내에 도입되었다. Palivizumab 투여 적응증은 RSV 감염 시 중증 질환으로 진행할 위험이 높은 24개월 미만의 고위험군 영유아에서의 RSV 감염 예방이다. 허가된 투여 대상은 재태기간 35주 미만으로 출생한 RSV 시즌 시작 시점에 6개월 미만의 조산아, RSV 시즌 시작 시점으로부터 이전 6개월 이내에 만성 폐질환(기관지폐이형성증) 치료가 필요했던 24개월 미만 영유아, 혈류역학적으로 유의한 선천심장질환을 가진 24개월 미만의 영유아이다. 여러 국가에서 palivizumab 허가 이후 임상 데이터를 근거로 palivizumab 사용에 대한 임상진료지침을 개발하여 각국의 상황에 따라 적용하고 있다.

8) 용법 및 용량

RSV 시즌 동안 매달 한 번씩(28-30일마다), 최대 5회까지 투여한다. 첫 번째 투여는 RSV 시즌 직전에 투여한다. 적응증에 해당되는 영아에서 신생아실 또는 신생아중환자실 입원 중 RSV 유행이 시작된 경우에는 퇴원 48-72시간 전 또는 퇴원 직후 즉시 투여한다. 투여용량은 체중당 15 mg을 근육주사한다. 국내 건강보험심사평가원 요양급여 인정하는 사용 기간은 10월에서 다음 해 3월 사이 5회 이내이며 9월부터 투여하는 경우에도 5회에 포함하여 인정된다.

9) 부작용과 금기

Palivizumab 임상시험에서 가장 흔하게 보고된 부작용은 경도의 발진과 발열이었다. 시판 후 보고에서 palivizumab 투여와 관련된 부작용의 빈도는 매우 낮았다. Palivizumab에 대한 과민반응이 있거나 다른 인간화 단클론항체에 과민반응이 있는 경우는 투여금기이다. 근육주사로 투여되기 때문에서 혈소판감소증을 포함한 출혈성 장애가 있는 경우에는 신중히 투여한다.

2. Nirsevimab

1) 단클론항체명

Nirsevimab (beyfortus®)

2) 구조 및 작용기전

Nirsevimab은 재조합 DNA 기술을 통해 생산된 사람 면역글로불린 G1κ (IgG1κ) 단클론항체이다. Nirsevimab의 Fc 부위(fragment crystallizable region)에 M252Y/S254T/T256E (YTE) 아미노산 치환 기술이 적용되었다. YTE 변이는 낮은 pH에서 FcRn (Fc receptor neonatal)과의 결합력을 증가시킨다. FcRn은 인체 내에서 IgG 항체의 재순환 및 반감기 연장에 중요한 역할을 한다. 낮은 pH 환경(세포 내)에서 더 많은 IgG 항체가 FcRn에 결합하여 리소좀 분해(lysosomal degradation) 대신 혈류로 재순환된다.

Nirsevimab은 RSV의 pre-F 단백에서 고도로 보존된 항원결정기 site Ø에 결합한다. Nirsevimab은 바이러스 침투 과정에서 필수적인 막 융합 단계를 억제하여 바이러스를 중화하고 세포들 간의 융합(cell-to-cell fusion)을 차단한다.

3) 작용범위

RSV A 및 RSV B 감염을 예방한다.

4) 내성기전

Nirsevimab 존재하에 참조균주(reference strain) RSV A2 (RSV A) 및 B9320 (RSV B)를 세포배양에서 세 번 연속 계대배양 시행 후 nirsevimab 중화 회피 변이주(escape variants)가 선택되었다. Nirsevimab에 대한 감수성이 감소한 재조합 RSV A 변이주에서는 N67I+N208Y 치환이 확인되었고, 참조균주 대비 103배 낮은 감수성을 보였다. Nirsevimab 감수성이 감소한 재조합 RSV B 변이주에서는 N208D (90,000배 이상 감소), N208S (24,000배 이상 감소), K68N+N201S (13,000배 이상 감소), K68N+N208S (감수성 90,000배 이상 감소) 치환이 확인되었다. Nirsevimab 중화 회피 변이주에서 확인된 모든 내성 관련 아미노산 변이는 nirsevimab의 결합 부위(아미노산 서열 62-69 및 196-212)에 위치해 있었고 RSV F 단백에 대한 nirsevimab의 결합력을 감소시키는 것으로 나타났다.

Nirsevimab 임상시험 중 건강한 후기 조산아 및 만삭아 대상 3상 임상시험과 고위험군 대상 2/3상 임상시험에서 RSV 하부 호흡기감염으로 치료받은 피험자에서 nirsevimab 내성 관련 RSV 변이주는 확인되지 않았다.

5) 약물동력학

Nirsevimab 근육주사 후 최고농도는 6일 이내(범위 1-28일)에 도달했으며 절대 생체이용률 추정치는 84%이었다. 일반적인 단클론항체와 마찬가지로 nirsevimab은 세포

내 대사를 통해 제거된다. 체중 5 kg의 영아에서 nirsevimab의 추정 청소율(clearance)은 3.42 mL/day이며 반감기는 약 71일이었다. Nirsevimab의 청소율은 체중 증가에 따라 증가한다. 임상 및 약동학 데이터를 근거로 nirsevimab 1회 투여 시 RSV 예방효과의 지속기간은 최소 5개월이다.

Palivizumab 적응증에 해당되는 영유아를 대상으로 nirsevimab과 palivizumab 대조연구로 설계된 2/3상 임상시험에서 투여 전, 투여 31일, 151일 및 361일째 RSV 중화항체가를 비교하였다. Nirsevimab 투여군의 RSV 중화항체가는 31일째 가장 높았고 이후 점차 감소했으나 361일째에도 투여 전보다 약 17배 높은 항체가가 유지되었다. Nirsevimab 투여군의 RSV 중화항체가는 palivizumab 투여군과 비교했을 때 약 10배 더 높았다.

6) 약물상호작용

약물상호작용에 대한 연구는 수행되지 않았다. 단클론항체는 cytochrome P450 효소에 직접적인 영향을 미치지 않으며, 간 또는 신장 수송체의 기질이 아니기 때문에 일반적으로 유의한 상호작용 가능성이 적다. Nirsevimab의 표적은 RSV이므로 간접적으로 cytochrome P450 효소에 영향을 미칠 가능성도 적다. Nirsevimab 임상시험에서 일반적인 백신과 병용투여 시 단독투여와 비교하여 이상반응의 빈도는 유사하였다. Nirsevimab이 영유아의 정기 예방접종에 대한 면역 반응을 방해할 것으로 예상되지 않으므로 해당 연령에 맞는 다른 백신과 nirsevimab 동시투여할 수 있다.

7) 임상 적응증

Nirsevimab은 2022년 9월 유럽에서 처음 허가되었고 2023년 7월에는 미국 FDA 승인을 받았다. 국내에서는 2024년 4월에 식품의약품안전처 승인이 되었고 2025년 2월부터 사용되고 있다. Nirsevimab 투여 적응증은 RSV 시즌 중 출생한 신생아 및 생애 첫 번째 RSV 시즌을 맞이하는 12개월 미만의 영아, 생애 두 번째 RSV 시즌 동안 중증 RSV 질환에 취약한 24개월까지 소아에서 RSV 하부 호흡기감염 예방을 위해 투여한다. Palivizumab 사용은 고위험군 영유아에 한정된 것에 비해 nirsevimab은 생애 첫 번째 RSV 시즌을 맞는 모든 영아가 적응증에 해당된다.

8) 용법 및 용량

Nirsevimab은 1회 투여로 전체 RSV 시즌 동안 RSV 감염 예방 효과를 가진다. Nirsevimab 투여 시기는 12개월 미만 영아에서는 생애 첫 RSV 시즌 시작 직전에, RSV 시즌 중에 출생한 신생아에서는 출생 후 가능한 빠른 시기에 시행한다. 중증 RSV 질환으로 진행할 위험이 높은 고위험군 영유아에서 사용하는 경우 생애 두 번째 RSV 시즌 시작 직전에 투여한다.

Nirsevimab 용량은 체중 5 kg 미만 영아는 50 mg, 체중이 5 kg 이상인 영아는 100 mg을 대퇴부 전외측에 근육주사 한다. 고위험군에서 생애 두 번째 RSV 시즌 전에 nirsevimab을 접종하는 경우에는 200 mg을 투여하며 서로 다른 부위에 동시에 2개의 100 mg 제형을 각각 근육주사 한다.

9) 부작용과 금기

가장 흔한 부작용은 투여 후 14일 이내 발생한 발진(0.7%)이었다. 대부분의 사례는 경미하거나 중간 정도의 강도를 보였다. 발열과 주사 부위 반응은 투여 후 7일 이내 각각 0.5%와 0.3%의 비율로 보고되었으며 주사 부위 반응은 심각하지 않았다. 다른 인간화 IgG1 단클론항체에 과민반응이 있는 경우는 투여금기이다. 근육주사로 투여되기 때문에서 혈소판감소증, 혈액응고장애, 항응고제 치료를 하는 경우에는 신중히 투여한다.

참고문헌

1. 대한소아청소년과학회. 호흡기세포융합바이러스 감염증의 수동면역과 백신. 예방접종지침서: 2024년 대한소아청소년과 감염위원회 보고. 제11판. 서울: 대한소아청소년과학회; 2024. 340-56쪽.
2. Caserta MT, O'Leary ST, Munoz FM, Ralston SL. Palivizumab Prophylaxis in Infants and Young Children at Increased Risk of Hospitalization for Respiratory Syncytial Virus Infection. Pediatrics. 2023;152(1).
3. European Medicines Agency [Internet]. Beyfortus: EPAR-Product Information [cited 2025 Mar 29]. Available from: https://www.ema.europa.eu/en/medicines/human/EPAR/beyfortus.
4. European Medicines Agency [Internet]. Synagis: EPAR-Product Information [cited 2025 Mar 29]. Available from: https://www.ema.europa.eu/en/medicines/human/EPAR/synagis.
5. Mazur NI, Terstappen J, Baral R, Bardají A, Beutels P, Buchholz UJ, et al. Respiratory syncytial virus prevention within reach: the vaccine and monoclonal antibody landscape. Lancet Infect Dis. 2023;23(1):e2-e21.
6. PATH [Internet]. RSV vaccine and mAb snapshot [cited 2025 Mar 29]. Available from: https://www.path.org/our-impact/resources/rsv-vaccine-and-mab-snapshot/.
7. Sparrow E, Adetifa I, Chaiyakunapruk N, Cherian T, Fell DB, Graham BS, et al. WHO preferred product characteristics for monoclonal antibodies for passive immunization against respiratory syncytial virus (RSV) disease in infants - Key considerations for global use. Vaccine. 2022;40(26):3506-10.

Interferon

윤기욱 서울대학교 의과대학 소아과학교실

1. 항바이러스제명

Interferon (인터페론)

2. 구조 및 성상

Interferon은 1957년에 바이러스가 다른 바이러스의 증식을 억제하는 간섭현상의 매개체로서 발견된 후 항바이러스, 면역조절, 항증식작용을 가진 강력한 사이토카인으로 알려져 왔다. Interferon은 다양한 유도물질에 의해 자극을 받은 세포로부터 생산되며, interferon에 노출된 세포는 비특이적인 항바이러스성을 가진 상태가 된다. Interferon은 1, 2, 3형의 3가지 아형(subfamily)이 있는데, 1형 interferon은 가장 큰 아형으로서, 사람에서는 13가지 종류의 interferon-α와 1가지 interferon-β가 포함된다. 2형에는 interferon-γ가 포함이 되고, 가장 최근에 알려진 3형에는 interferon-λ가 포함되며, 지금까지 interferon-λ는 1-4형의 4가지가 알려져 있다.

인간에서 1형 interferon은 9번 염색체 단완(short arm)에, 2형 interferon은 12번 염색체에, 그리고 3형 interferon은 19번 염색체에 유전자가 위치한다. Interferon-α, interferon-β, interferon-γ는 원래 이들이 유래된 세포 유형을 기준으로 명명되었으며, 현재도 임상적으로 사용되고 있다(표 32). 각 interferon 유형은 면역학적으로 구별되며, 서로 다른 생성세포, 유도인자, 생물학적 효과 및 독특한 물리화학적 특성을 가진다. Interferon-α 및 interferon-β는 거의 모든 세포에서 바이러스감염 및 다양

표 32. 사람 인터페론의 종류

	Interferon-α	Interferon-β	Interferon-γ	Interferon-λ
아형	1형	1형	2형	3형
종류	13가지 이상	1가지	1가지	4가지
수용체	IFNAR1/2	IFNAR1/2	IFNGR1/2	IL10R2, IFNLR1
코딩 사람염색체	9번	9번	12번	19번
임상적 사용	rIFN-α2a	rIFN-β1a	rIFN-γ1b	Peg-IFNλ1
	rIFN-α2b	rIFN-β1b	rIFN-γ	
	Le-IFN-αn3			
	Ly-IFN-αn1			
	rIFNalfacon-1			
	Peg-IFN-α2a			
	Peg-IFN-α2b			

한 자극에 반응하여 생성된다. 이러한 자극에는 이중 가닥 RNA (dsRNA), 박테리아, 원생동물, 마이코플라스마, 다중음이온, 여러 저분자 유기화합물, 그리고 IL-1, IL-2 및 종양괴사인자(tumor necrotizing factor, TNF)와 같은 특정 사이토카인과 성장 인자가 포함된다. Interferon-γ는 T 림프구($CD4^+$ 보조 T 세포 및 $CD8^+$ 세포독성 T 세포)와 항원 자극, mitogen 및 IL-2와 같은 특정 사이토카인에 반응하는 자연살해(natural killer, NK) 세포에서만 생성된다. 또한, interferon-λ는 여러 세포유형에서 생성되는 것으로 보인다.

주요 항바이러스 interferon인 interferon-α와 interferon-β는 아미노산 수준에서 약 30%의 상동성을 가진다. 인간 interferon-α는 높은 수준의 아미노산서열 상동성(>70%)을 공유하지만, 시험관내(*in vitro*)에서의 항바이러스 및 생물학적 효과는 다르다. interferon-α 및 interferon-β와 비교했을 때, interferon-γ는 항바이러스 활성이 낮지만 면역조절 효과는 더 강력하여 특히 대식세포활성화, class II 주조직 적합성 복합체(major histocompatibility complex, MHC) 발현, 국소 염증반응의 중재에 있어 강력한 효과가 있다. 임상적으로 이용되는 interferon은 대부분 재조합 DNA 기술로 생성되어 재조합 interferon-α2a와 interferon-α2b 형태로 제공되는데, 이들은 단일 아미노산 차이만을 갖는다. Interferon-αn3는 인간백혈구에서 정제된 interferon-α 아형들의 혼합물이다. IFNalfacon-1은 자연적으로 존재하는 interferon-α의 아미노산서열을 기반으로 생명공학적으로 개량된 형태이다. Interferon-β는 재조합 interferon-β1a 및 interferon-β1b 형태로 제공된다 (표 32).

3. 작용기전

일반적으로 DNA 바이러스는 interferon의 항바이러스작용에 덜 민감하고, 다양한 동물바이러스가 interferon의 작용에 민감하지만 그 효력은 바이러스의 종류에 따라 차이가 있다. Interferon의 활성도는 세포배양에서의 항바이러스효과로 측정되는데, interferon 활성도 1 단위(unit)는 바이러스증식 또는 발현을 50% 감소시키는 양으로 정의된다. 이것은 WHO 표준단위에 준해서 국제단위(international unit, IU)로 표시된다.

Interferon의 항바이러스작용은 interferon이 바이러스에 직접작용하는 것이 아니고, interferon이 노출된 세포에서 특정 단백질을 생성하게 함으로써 해당 세포가 바이러스에 저항성을 갖게 한다. 따라서 interferon이 작용하기 위해서는 세포수용체와 우선 결합해야 하는데, 1형 interferon (IFN-α, β)의 경우 IFNAR1/2을, 2형 interferon (IFN-γ)은 IFNGR1/2를 이용하고, 3형 interferon (IFN-λ)은 IL10R2와 IFNLR1으로 구성된 수용체복합체를 통해 신호를 전달한다. Interferon 수용체는 JAK-STAT 신호전달을 비롯해 여러 단계를 거쳐서 100여 종류의 interferon 조절유전자의 발현을 증가시킬 수 있다. 이런 조절유전자들은 특히 interferon-β에 의해 발현이 증가된다.

Interferon에 의한 항바이러스 작용은 매우 빠른 시간에 시작되어 interferon에 노출된 세포는 즉시 20여 종류 이상의 단백물질을 생성한다. 이런 세포단백물질들이 바이러스의 단백 생산을 억제함으로써 interferon의 주된 항바이러스효과가 일어난다. 바이러스의 침투나 탈피각(uncoating), mRNA의 합성이나 메칠화, 바이러스합성과 방출을 억제할 수 있다.

Interferon-유발 단백 중 잘 알려진 2′-5′-oligoadenylate [2-5 (A)] synthetase와 protein kinase PKR은 바이러스의 dsRNA가 있으면 단백질합성을 억제한다. 2-5 (A) synthetase는 latent cellular endoribonuclease (RNase L)를 활성화시켜 세포와 바이러스의 ssRNA를 분해시키는 adenylate oligomer를 생산하게 하는데, 결국은 이것이 바이러스의 단백합성을 억제하게 된다. 활성화된 PKR은 단백질합성에 관여하는 eukaryotic initiation factor-2 (eIF-2)를 선택적으로 인산화시키고 비활성화시켜서 유전자부호해석(translation)을 방해한다. 또한 활성 PKR은 전사인자 억제자 IκB (transcription factor inhibitor IκB)를 인산화하고 NF-κB의 dsRNA 유도활성을 매개한다. 또한 interferon은 메칠전이반응을 억제함으로써 mRNA의 capping을 막을 수 있다. 그리고 interferon은 human guanylate binding protein-1을 유도할 수 있는데, 이는 여러 RNA바이러스에 대한 항바이러스기능을 매개한다. 또한, interferon에 의해 유도된 phosphodiesterase는 tRNA를 분리하여 펩타이드연장을 방해함으로써 단백질합성을 억제한다. Nitric oxide synthase는 interferon-γ로부터 발현이 유도되며, 세포의 실질적인 항바이러스효과를 중재한다.

Interferon은 면역계와 복합적인 상호작용을 하는데, MHC class I의 발현과 세포독성 T세포 반응을 증진하고, Toll-like 수용체의 발현을 조절하고 자연살해세포의 세포독성을 증가시키며, 수지상세포와 Th1 림프구의 분화를 촉진하는 여러 사이토카인과 케모카인의 발현을 조절한다. 특히, interferon-α는 대식세포에 의해 만들어져서 대식세포의 탐식기능과 세포융해능력을 증가시키게 된다. Interferon은 보통 class I MHC 분자의 발현을 증가시키지만, interferon-γ만은 class II 발현도 증가시킬 수 있다. 그리고 interferon은 세포사멸에 관련된 유전자를 유도할 수 있어서, interferon-α와 interferon-β은 p53 유도를 포함하여 세포사멸 경로를 활성화할 수 있다. 결론적으로 interferon은 직접적인 세포단백 유도를 통한 항바이러스기능과 면역반응을 통해서 바이러스감염을 제거할 수 있다.

일반적으로 interferon은 바이러스가 최고역가를 보인 후 또는 체액성 항체반응 이전에 바이러스가 증식되는 부위에서 나타난다. Interferon은 바이러스감염과 관련된 전신증상 발현에 관여되기도 하고, 바이러스질환에서 면역학적 반응에 의한 조직손상을 일으킬 수도 있다. 고농도의 interferon 수치가 보인 뒤 바이러스역가가 감소하게 되지만, 특정 바이러스감염에서는 지속적으로 높은 interferon이 관찰되기도 한다.

4. 작용범위 및 내성기전

믹소바이러스 저항(MX) 단백질과 인플루엔자바이러스, 2-5 (A) synthetase 및 RNase-L과 picornavirus 등 알려진 몇몇 경우를 제외하고는 interferon에 유도된 특정 세포단백과 특정 바이러스에 대한 저항성 사이에는 뚜렷한 연관성이 없다. 그보다는 바이러스가 여러 단계에 걸쳐 억제되는데 특정 바이러스에 대한 주된 억제효과는 바이러스의 종류에 따라 다르다.

많은 바이러스들은 interferon 유도단백의 신호전달과 생성을 억제함으로써 interferon의 효과에 맞설 수도 있다. 예를 들면, HCV의 NS5A 단백은 IFN-유발 PKR의 기능을 억제하고 다른 HCV 단백인 E2는 경쟁적으로 PKR kinase 활성을 억제한다. 인플루엔자바이러스의 NS1 유전자는 dsRNA에 결합함으로써 interferon 길항제의 역할을 한다.

5. 약물동력학

Interferon의 지속적인 생물학적 효과는 혈청농도나 다른 전통적인 약동학 매개변수로 간단히 설명되지 않는다. IFN-α을 근육 또는 피하주사하면 흡수율이 80%를 넘는다. 혈중농도는 투여량에 따라 4-10시간에 최고치에 도달해서 18-36시간에는 기저치로 돌아간다. 말초혈단핵구에서 2-5 (A) synthetase는 interferon에 대한 생물학적 반응성의 지표로 사용되어 왔는데 interferon 투여 후 6시간에 증가하기 시작하여 4일 간 지속된다. 세포에서 항바이러스 상태는 주사 후 1시간에 시작하여 24시간에 최고치에 도달하며 천천히 감소하여 주사 6일째에는 기저치로 돌아간다. interferon-β는 근육 또는 피하주사 후에 혈중농도는 극히 낮지만 2-5 (A) synthetase의 증가는 일어난다. 경구투여로는 혈중 interferon 상승과 말초혈단핵구에서 2-5 (A) synthetase 증가 모두 보이지 않는다. Interferon은 전신투여 후 호흡기분비물, 뇌척수액, 눈, 뇌에서도 저농도로 검출된다. 정맥투여 후 뇌척수액에서 검출되는 interferon은 혈중농도의 1% 미만이다. interferon-β와 interferon-γ는 쉽게 활동성을 잃는 반면에 interferon-α은 대부분의 체액에서 안정적이다.

정맥투여 후 interferon-α와 interferon-β은 빠르게 복잡한 방법에 의해 제거되기 시작한다. 백혈구에서 정제된 interferon-α와 재조합 interferon-α의 혈중 $T_{1/2}$elim은 대략 3-8시간이다. Interferon 제거는 다양한 체액에 의한 비활성화, 세포흡수, 여러 장기(특히 신장)에서의 대사에 의하여 이루어진다. Interferon에 polyethylene glycol을 붙이면 흡수를 늦추고, 제거율을 감소시키고 $T_{1/2}$elim을 증가시켜서 혈중농도를 더 높게 오랫동안 유지시킬 수 있게 하여 주 1회 투여만으로도 효과가 있도록 할 수 있다. 현재 두 가지 peg-interferon-α가 승인되어 있는데 peg-interferon-α2a와 peg-interferon-α2b이다. Peg-interferon-α2a가 좀 더 안정적이고 용액에 녹아 있는 반면, peg-interferon-α2b는 사용 전에 녹여 사용해야 한다. Peg-interferon-α2a가 주로 간에서 제거되고 peg-interferon-α2b는 30% 정도가 신장에서 제거된다. Peg-interferon-α2a의 경우 투여 후 45시간 정도면 최고혈중농도에 다다르며 $T_{1/2}$elim은 약 80-90시간이다. 매주 투여하기 시작하면서 5-8주 후면 안정적인 혈중농도를 유지할 수 있다. 중등도의 신장애와 간경화는 interferon의 약물역동학에 큰 영향을 미치지 않지만, 혈액투석을 하는 신부전 환자에서는 제거율이 25-45% 감소한다. Peg-interferon-α2b의 경우 투여 후 15-55시간에 최고혈중농도에 다다르며, 약 30-40시간의 $T_{1/2}$elim을 가진다. 말기신질환 환자에서는 2종류의 peg-interferon 모두 감량이 필요하다.

6. 약물상호작용

Interferon과 그 유도체는 cytochrome P-450 oxidase에 의하여 약물대사를 저하시킬 수 있고, 특히 CYP 1A2매개 theophylline 대사를 감소시킬 수 있다. Interferon은 ribavirin에 의한 빈혈의 위험을 증가시키는 등 여러 약물의 신경독성, 혈액독성 또는 심장독성 등의 부작용을 증가시킬 수 있다.

7. 임상 적응증

Interferon은 다양한 감염, 악성종양 및 여러 다른 질환에서 임상연구가 진행되었다. Interferon의 유형에 따라 재조합 및 천연 interferon-α (표 32)는 미국에서 첨규콘딜로마(condyloma acuminatum), 만성 B형간염, 만성 C형간염, 사람면역결핍바이러스(HIV) 감염 환자의 카포시육종 및 기타 악성종양 치료에 승인되었다. Interferon-β는 다발성경화증 치료에, 재조합 interferon-γ는 만성 육아종성질환 치료에 승인되었다. 지금까지 interferon의 주요한 임상적 사용은 B형 및 C형간염 치료였으나, C형간염의 경우에는 최근 항바이러스제 사용으로 대체되었다.

Interferon은 단순포진바이러스(HSV)에 대한 항바이러스효과가 있지만, 국소 또는 전신 interferon 치료를 통해 생식기헤르페스의 증상이나 병변 지속기간의 일관된 감소가 관찰되지는 않았다. 국소 interferon은 약물내성을 가진 점막피부 HSV 감염에서 트리플루리딘(trifluridine)과 병용할 경우 일부 활성 효과를 나타내는 것으로 보인다. 표재성 HSV 각막염에서는 국소 interferon-α를 트리플루리딘 또는 아시클로버(acyclovir)와 함께 투여할 경우 단독치료보다 더 효과적인 것으로 보인다. 암환자의 국소대상포진의 경우, 고용량 interferon-α (약 3,600만 IU/day, 5-7일 투여)를 조기에 투여하면 대상포진바이러스의 피부 또는 내장으로의 전파위험을 줄일 수 있지만, 전신적 부작용이 빈번하게 발생하며, 보다 효과적인 항바이러스제가 존재하기 때문에 잘 사용되지 않는다. 또한, interferon은 골수이식 수혜자에서 거대세포바이러스(CMV) 감염을 예방하거나 CMV 폐렴을 치료하는 데 있어서는 효과적이지 않다.

HIV 감염 환자는 종종 검출 가능한 수준의 interferon을 가지고 있으며, 후천성 면역결핍증후군(AIDS) 환자에서는 interferon 활성의 혈장억제제가 자주 발견된다. 고용량 interferon-α는 카포시육종 환자에서 10-40%의 반응률을 보이지만, 동시에 존재하는 헤르페스바이러스 감염이나 면역기능에는 이점이 없다. Interferon 치료는 용량의존적인 항레트로바이러스효과와 관련이 있으며, 특히 초발감염단계에서 나타난다. Interferon은 HIV 관련 혈소판감소증 및 호산구성모낭염(eosinophilic folliculitis)에도 효과가 있는 것으로 보인다.

Interferon의 병변 내 혹은 전신적 투여로 항문생식기 사마귀의 퇴행을 일부 유도할 수 있다. 다양한 천연 및 재조합 interferon을 병변 내 주사하면, 12-20주 내에 환자의 42-62%에서 사마귀가 완전히 제거되는 것으로 보고된 바 있다. 반응을 보인 환자의 재발률은 낮으나(20-30%), HIV 감염 환자 및 만성 병변 환자에서는 반응성이 낮다. 경미-중등도의 전신적 부작용(8-10%의 탈락률), 주사부위의 통증 및 자극, 백혈구감소증(≤30%)이 병변 내 interferon 치료에서 흔히 나타난다. 국소 interferon 젤은 일관되지 않은 효과를 보이며, 절제치료 후 재발률을 현저히 감소시키지는 않는 것으로 보인다. 전신 interferon은 반복적인 소아 후두유두종(laryngeal papillomatosis)에서 보조적으로 사용될 수 있다. 대부분의 어린이는 치료종료 직후 병변이 감소하지만, 치료중단 후에는 재발률이 높다. 장기적으로 interferon-α의 정맥투여에 대한 반응은 다양하며, 연령이 높은 환자의 후두질환에서는 보다 반응성이 높은 것으로 보인다.

아데노바이러스를 제외하고, interferon은 시험관내(*in*

vitro)에서 중증급성호흡기증후군(SARS) 코로나바이러스를 포함한 호흡기바이러스에 대해 광범위한 항바이러스활성을 나타낸다. 인간을 대상으로 한 연구에서, 백혈구유래 또는 재조합 interferon-α의 비강 내(intranasal) 투여는 라이노바이러스(rhinovirus), 코로나바이러스 229E, 호흡기세포융합바이러스(respiratory syncytial virus, RSV)에 대해 보호효과를 가지며, 인플루엔자바이러스 감염에 대해서도 다소 효과가 있는 것으로 보고되었다. 그러나 자연상태에서는 예방적 비강 내 interferon-α가 라이노바이러스 감기에 대해서만 보호 효과를 가지며, 장기사용은 비강부작용으로 인해 제한된다. 비강 내 interferon-α는 라이노바이러스 감기 치료에는 효과가 없다. 시험관내 연구에서 interferon-α, interferon-β, interferon-γ는 SARS 코로나바이러스의 복제를 억제하는 것으로 나타났으며, 전신 interferon-α는 SARS 코로나바이러스 감염 치료에 사용되었으나, 그 효과는 명확하지 않다.

재조합 interferon-α (interferon-alfa-1b)는 중국에서 엔테로바이러스 71 (EV71)에 한 수족구병(hand-foot-and-mouth disease) 유행에서 무작위 위약대조 연구로 평가되었다. 연구에는 0.5세에서 5세 사이의 어린이 312명이 포함되었고, interferon-alfa-1b는 초음파 분무흡입 또는 근육주사(IM) 방식으로 5일간 매일 투여되었다. interferon-alfa-1b는 발열 지속기간, 피부병변 치유시간, 대변 내 바이러스 부하감소와 통계적으로 유의미한 관련이 있었다. 또 다른 연구에서는 중국에서 EV71 또는 콕사키바이러스 A16 (coxsackievirus A16)에 의해 발생한 수족구병 유행에 대해 interferon-alfa-2b의 에어로졸투여 효과를 조사했다. 이 연구에는 7세 미만의 어린이 372명이 포함되었고, 1일 차에 두 번의 에어로졸 투여를 받고, 2-7일 차에는 하루 한 번 투여를 받았다. interferon-alfa-2b를 투여받은 그룹에서는 열, 발진, 수포, 궤양의 지속기간이 감소했으며, 바이러스검출률도 감소하는 경향을 보였다.

8. 용법 및 용량

유전형 1 또는 4에 의한 HCV감염은 ribavirin과 병합하여 peg-interferon-α2a (180 μg/week, 피하) 또는 interferon-α2b (1.5 μg/kg/week, 피하)으로 주 1회, 48주 과정으로 치료하고, HCV RNA 수치가 낮고 치료에 반응이 좋을 경우나 2, 3유전형에 의한 감염의 경우에는 24주 과정으로 치료할 수도 있다.

9. 부작용과 금기

자연형과 재조합형 interferon은 용량에 따라 즉시형과 지연형독성이 나타난다. 5×10^6 IU (MU)/day 미만의 용량에서는 부작용은 대개 경미하고 가역적이다. 1-2 MU 이상 근육 혹은 피하주사 시 주로 첫 1주 동안에 발열, 오한, 근육통, 두통, 관절통, 구역, 구토, 설사 같은 인플루엔자 유사증상이 나타난다. 이러한 증상은 주사 후 수 시간 내 보이며 8-24시간 후에 가장 분명하게 나타난다. 40℃ 이상의 고열이 있으나 12시간 내 회복된다. Peg-interferon의 경우 혈중농도는 더 오래 지속되지만 인플루엔자 유사증상의 지속기간은 전통적 interferon과 비슷하다. 대부분의 환자에서 몇 주 내에 내약성이 나타난다. 발열은 해열제 전처치로 조절할 수 있다. 외음부사마귀와 같은 병변내 투여에서도 환자의 1/2에서 인플루엔자 증상이 나타나며, 투여부위에 불편함이나 백혈구감소증이 나타날 수 있다.

사용량이나 기간을 제한할 만한 주요 독성으로는 과립구감소증과 혈소판감소증이 동반되는 골수억제, 기면, 경련, 행동장애, 뇌파변화와 드물지만 경련 등 신경독성 등이 있다. 심한 피로, 식욕부진, 체중감소, 근육통 등의 가역적인 신경쇠약증, 갑상선기능 이상과 자가면역 갑상선염도 생길 수 있고, 저혈압, 부정맥, 가역적인 심근병증의 심혈관독성도 있다. 정신적장애와 우울증은 이미 가지고 있던 경우에 더 잘 생기지만, 건강했던 사람들에게도 생길 수 있다. 간효소와 중성지방 증가, 망막이상도 흔하다. Interferon 사용은 자가면역질환들을 일으킬 수 있는데, 사르코이드증(sarcoidosis), 전신홍반성루푸스, 건선, 백반증, 편평태선과 습진양피부질환등이 생길 수 있다. 드물지만 호흡계증상으로 간질성폐렴, 모세기관지염, 폐쇄기질화폐렴, 천식, 흉막삼출이 생길 수 있다. 탈모증, 단백뇨, 신부전, 간질신장염, 자가항체형성, 세균감염, 간독성이 나타난다. 급성 알레르기반응은 드물다. HCV 항체에 위양성을 가질 수 있는 자가면역만성간염환자의 경우 interferon으로 치료하면서 질환이 더 악화될 수도 있다.

용량과 연관되어 호중구감소증과 혈소판감소증, 주사부위 반응은 더 흔하긴 하지만, peg-interferon의 부작용은 전통적인 interferon의 부작용과 비슷하다. 만성 C형간염의 peg-interferon 치료 환자의 50% 정도가 피로감, 전신증상을 보이며, 20-30%가 우울증 또는 다른 정신학적 반응을 보이고, 10-16% 정도가 부작용 때문에 특히 정신학적 질환 때문에 치료를 그만두게 되었다. Peg-interferon-α 2a는 우울증 빈도가 상대적으로 덜하다.

Interferon 투여에 대한 체내 중화항체 생성은 interferon의 종류, 용량, 투여경로에 따라 차이가 있지만 interferon-α2a 투여에서 더 흔히 발생한다. 중화항체 생성으로 인해 interferon의 효과가 중단되는 현상이 나타날 수도 있다. Pegylation이 이러한 interferon의 면역원성을 감소시킬 수 있으며, 항PEG 항체의 발생은 드물다. Interferon은 수정능력을 손상시킬 수 있으며 여성에서 호르몬 상태를 변화시킬 수 있다. 임신 중 안정성이 확보되어 있지 않았으며, 미국 FDA 임신부 카테고리 C로 분류된다.

참고문헌

1. Bernard NF, David MK, Peter MH. Virology. 3rd ed. Philadelphia: Lippincort-Raven; 1996. p. 375.
2. Janeway CA, Travers P, Walport M, Capra JD. Immunobiology. 4th ed. NewYork: Garland; 1999. p. 385.
3. Mandell GL, Bennett JE, Dolin R. Principles and Practice of Infectious Diseases. 9th ed. New York: Churchill Livingstone Inc; 2019.

05 CHAPTER

항진균제

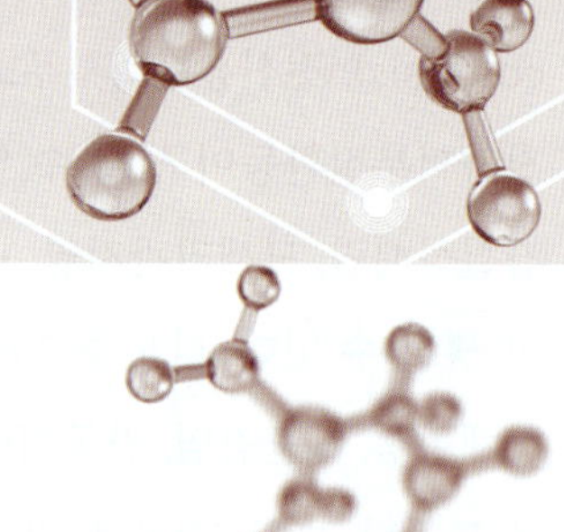

Amphotericin B

김시현 가톨릭대학교 의과대학 내과학교실

Amphotericin B는 최초로 개발된 강력한 전신 항진균제로 polyene계열에 속한다. 1955년 *Streptomyces nodosus*로부터 분리된 화합물을 이용해 개발되었다. 처음에는 경구용 약제로 개발되었으나 임상적 효과가 좋지 않아서 정주용 약제를 개발하게 되었다. Amphotericin B deoxycholate (Fungizone®)는 광범위한 항균력을 가지고 있으나, 신독성 등 부작용이 흔하여 임상적 사용에 어려움이 있다. 이러한 부작용을 줄이고, 중추신경계, 비강, 복막 등 치료 부위에 투과력이 좋은 제형으로 amphotericin B 지질복합체 (lipid formulation)가 개발되어 amphotericin B의 부작용을 부분적으로 극복할 수 있게 되었다. 지질복합체의 제형은 3가지(liposomal amphotericin B, amphotericin B lipid complex, amphotericin B colloidal dispersion)가 있는데, 각 제형의 특성은 표 1과 같다. 현재 국내에서는 liposomal amphotericin B (AmBisome®)만 생산된다. Amphotericin B lipid complex (Abelcet®), amphotericin B colloidal dispersion (Amphocil®, Amphotec®)은 국내에서 사용 가능하지 않으므로 여기에서는 소개하지

표 1. Amphotericin B 제형별 특성

특성	ABD	ABLC	ABCD	LAMB
구조	Micelles	Ribbons	Disks	Unilamellar vesicles
정맥주입과 연관된 부작용	+ + +	+ +	+ +	+
신독성	+ + + +	+ / −	+ / −	+ / −
빈혈	+ + + +	+ / +	+ / −	+ / −

ABD, amphotericin B deoxycholate; ABLC, amphotericin B lipid complex; ABCD, amphotericin B colloidal dispersion; LAMB, liposomal amphotericin B.

않는다.

1970년대 이후 독성이 적은 azole계 항진균제가 개발되었고, 2000년대에는 침습성 아스페르길루스증(invasive aspergillosis)이나 침습성 칸디다증(invasive candidiasis) 치료에 효과가 우수하면서 부작용이 적은 echinocandin계 항진균제가 개발되어 amphotericin B deoxycholate의 사용이 감소하고 있는 추세이다. 그러나 amphotericin B는 새로운 항진균제에 비하여 항균범위가 더 광범위하고 azole계열에 비하여 약물상호작용이 적다는 장점을 가지고 있어서 중증 전신성 진균감염증 치료제로서 임상적 유용성을 가지고 있다. Amphotericin B deoxycholate는 신독성 위험이 높으므로 치료 중 신기능 변화를 주의 깊게 관찰해야 한다. Liposomal amphotericin B는 신독성과 정맥주입과 연관된 부작용을 최소화한 약제로 현재 가장 선호되는 제형이다. 최근 amphotericin B의 부작용을 줄이고 효과를 높이기 위한 나노 제형이 개발 연구 단계에 있다.

Amphotericin B deoxycholate

1. 항생제명

Amphotericin B deoxycholate (Fungizone®, 훈기존®)

2. 구조 및 성상

Amphotericin B는 막대 모양으로 생긴 지용성 물질이다(그림 1). 친수성 용매에 잘 녹지 않고 강산성 또는 강염기성 상태에서는 불안정하다. 따라서 amphotericin B deoxycholate는 분산 물질로 deoxycholate를 첨가하고 완충제로 sodium phosphate를 첨가한 것이다. Amphotericin B 50 mg과 deoxycholate 41 mg, sodium phosphate 25.2 mg이 혼합된 백색 분말의 형태로 제조·공급되는데, 정맥주사를 위하여 포도당 용액에 용해시켜야 한다. 용해된 용액은 맑은 노란색을 띤다. 전해질에 의해서 콜로이드가 응집되어 혼탁해지므로 전해질 용액을 용매로 사용하여서는 안 된다.

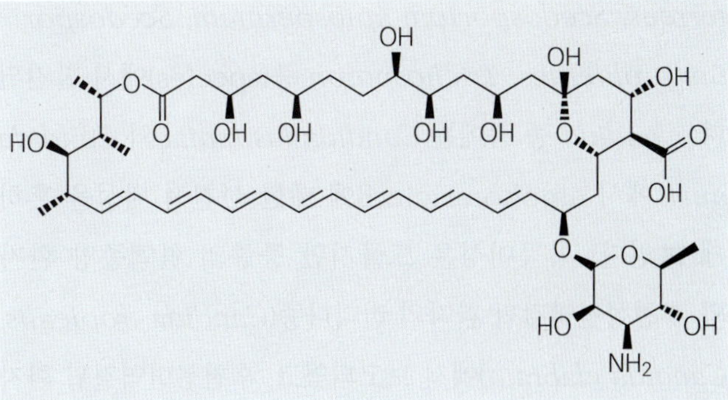

그림 1. Amphotericin B의 구조식

3. 작용기전

Amphotericin B는 지용성 물질로서 세포막 내로 삽입되어 세포막의 에르고스테롤(ergosterol)에 결합, 세포막의 투과성을 증가시킨다. 낮은 농도에서는 칼륨 채널의 활성도를 증가시켜 가역적인 정균작용을 나타낸다. 높은 농도에서는 세포막의 합성을 억제하고 세공을 형성, 세포 내 물질들이 밖으로 새어 나가게 함으로써 살균작용을 나타낸다. 또한 고농도에서는 세포막에 결합, 반응성 산소기를 생성하여 세포에 손상을 주기도 한다. 인체의 세포막 콜레스테롤에 결합하여 부작용 및 독성을 나타내지만 콜레스테롤에 비하여 진균의 에르고스테롤에 친화도가 높다. Amphotericin B 지질복합체는 인체의 세포막보다 진균의 세포막에 좀 더 선택적으로 작용한다.

4. 내성기전

진균 세포막의 에르고스테롤 성분에 양적 또는 질적 변화가 생김으로써 amphotericin B와의 결합력이 변하거나 살균작용을 나타내는 기전에 변화가 와서 내성을 나타낸다. 선천적 내성(intrinsic resistance)은 주로 *Aspergillus terreus, Scedosporium apiospermum, Scedosporium proliferans, Trichosporon* 종(species)에서 발견된다. *Candida* 종 중에는 *Candida lusitaniae*와 *Candida auris*에서 amphotericin B에 대한 선천적 내성을 흔하게 보인다. 획득내성은 드물지만 중증의 혈액종양 환자와 후천성면역결핍 환자의 칸디다증(*Candida tropicalis, Candida glabrata*)에서 보고되었고, 후천성면역결핍 환자의 재발성 크립토코쿠스증에서 amphotericin B에 내성인 *Cryptococcus neoformans*가 보고된 바 있어, 획득내성이 과거에 생각하던 것처럼 매우 드물지는 않은 것으로 생각된다. 따라서 진균감염증이 amphotericin B 치료에 기대했던 반응을 보이지 않거나 감수성 양상이 다양한 것으로 알려진 균종이 분리되면 감수성 검사를 시행하는 것이 좋다. *Candida* 종의 amphotericin B에 대한 시험관내 감수성 결과는 임상효과와 비교적 잘 일치한다. *Aspergillus*와 같은 사상균(filamentous fungi, molds)의 감수성 검사는 검사법이 까다로워서 일반적인 검사실에서 시행되고 있지 않다. 용이하게 검사를 시행하기 위한 방법으로 디스크 확산법, E-test의 유용성에 대해 연구되고 있다. *Candida parapsilosis*는 정균농도보다 살균농도가 32배 이상 높은 관용(tolerance)을 나타낸다.

5. 작용범위

임상에서 흔히 분리되는 대부분의 효모균(yeast)과 사상균에 대한 항균력이 매우 우수하다. *Candida albicans*와 *C. parapsilosis, C. tropicalis*는 일부 내성을 획득한 균주 외에는 일반적으로 감수성이 우수하다. *C. glabrata*는 농도의존적 감수성을 보여서 고용량 투여가 필요하다. *C. lusitaniae*의 일부 균주는 선천적 내성을 갖는 경우가 있어서 amphotericin B를 1차 약제로 권고하지 않는다. *Aspergillus*에 대한 항균력이 우수하여 *Aspergillus flavus, Aspergillus fumigatus, Aspergillus nidulans*는 감수성이고 *A. terreus*는 농도의존적 감수성을 갖는다. *Cryptococcus, Malassezia, Saccharomyces cerevisiae, Histoplasma, Coccidioides, Blastomyces, Sporothrix*에 대해서도 우수한 항진균력을 보인다. *Mucor, Trichosporon*은 감수성이 있는 것으로 생각되지만 내성균주도 보고된 바 있다. *Fusarium*은 균주에 따라서 다양한 결과를 보이는데 내성과 임상적 치료실패가 보고된 바 있다. 원충인 *Leishmania*에 대해서도 항균력을 갖는다.

6. 약물동력학

경구나 근주로 투여하는 경우 흡수율이 매우 낮아서 전신감염증의 치료에는 정주 투여를 해야 한다. 인체에 정주로 투여된 amphotericin B는 deoxycholate에서 분리되어 95% 이상이 혈청의 단백, 특히 지단백과 결합한다. 약제의 대부분은 콜레스테롤 성분의 세포막에 결합하여 혈청에서 빠르게 제거된다(12시간 이후에 10% 미만이 남는다). 약제는 간이나 다른 장기에 저장되어 있다가 서서히 혈액 내로 다시 들어가는데, 간, 비장, 폐, 신장, 근육, 피부, 부신에 널리 분포한다. 염증이 있는 복막액, 늑막액, 활막액의 농도는 혈중농도의 2/3 정도이다. 중추신경계 침투율이 낮고 뇌척수액의 농도는 혈중농도의 2-4%이지만 지용성 물질이므로 뇌막의 농도는 이보다 높을 것으로 생각된다. 배설과정은 2상(biphasic)으로 나타나는데 1차 반감기는 약 24시간, 2차 반감기는 15일에 이른다. 배설경로에 대해서는 알려진 것이 별로 없고, 5-10% 이하가 신장과 담도를 통하여 배설되는 것으로 생각되며 알려진 대사물질이 없다. 신부전이나 간부전, 혈액투석으로 인하여 혈중농도가 영향을 받지 않는다.

7. 약물상호작용

Amphotericin B가 세포막의 투과성을 증가시켜서 flucytosine의 항진균 효과를 상승시킨다. 시험관내 실험과 동물실험에서 *Candida*와 *Cryptococcus*에 대하여 amphotericin B와 flucytosine의 상승작용이 보고되었다. Azole계 항진균제와 amphotericin B 병합투여는 이론적으로 길항작용이 나타날 것으로 생각되나, 실제 임상에서 치료에 잘 반응하지 않는 침습성 아스페르길루스증에서 치료효과가 있었다고 보고되고 있다. Amphotericin B 저농도와 voriconazole 고농도일 때 상승작용을 보이고 amphotericin B 고농도와 voriconazole 저농도일 때 길항작용을 보인다는 연구가 있어서 이를 고려한 투여전략이 도움이 될 수 있겠다. Rifampin과 amphotericin B는 시험관내에서는 상승작용을 보였으나 동물실험에서는 증명되지 않았다. Amphotericin B는 aminoglycoside, cyclosporine 등에 의한 신독성을 증가시키므로 신독성을 유발할 수 있는 다른 약제와의 병용을 가능하면 피한다.

8. 부작용과 금기

1) 정맥주입과 관련된 부작용

정맥주입을 시작하여 30-45분 후에 발열, 오한, 두통, 근육통, 관절통, 구토, 저혈압 등의 부작용이 50-90%의 환자에서 나타난다. 이는 약제가 단핵구에서 prostaglandin E2를 생성하도록 유도하여 발생하는 것으로 생각된다. Acetaminophen이나 비스테로이드소염제, meperidine으로 오한과 고열 증상을 경감시킬 수 있다. 예방적으로 항히스타민제(diphenhydramine 25 mg)나 acetaminophen (650-1,000 mg)을 amphotericin B deoxycholate 투여 30분 전에 경구로 투여한다. 심한 오한이 발생했던 경우에는 hydrocortisone 25 mg을 amphotericin B deoxycholate 투여 30분 전에 정주로 투여하여 반응을 줄일 수 있다. 주입을 반복하다 보면 발열과 오한의 정도가 감소한다. 따라서 정맥주입과 관련된 부작용 발생을 예방하기 위한 약제를 투약하는 경우 그 필요성을 3-7일마다 재평가한다. Meperidine은 예방적으로 사용하지는 않고 오한 발생 시 치료적으로 25 mg 정주로 투여한다(15분마다 투여하여 1시간 동안 100 mg까지 투여할 수 있다).

임상적으로 불안정한 환자에서 저혈압 등이 발생할 것을 우려하여 초회 투여는 1 mg을 15분 이상 천천히 주입한 후에 1시간 이상 관찰을 한다. 말초혈관으로 주입 시 주사부위의 정맥염이 환자의 5%에서 발생한다. 정맥염의 발생을 줄이기 위해 주사액의 농도를 0.1 mg/mL 이하로 희석하여야 하고, heparin (500-1,000 units/L)을 섞어서 주입하면 예방이 되기도 한다. 장기간 투여를 위해서는 중심정맥관을 삽입하는 것이 도움이 된다.

2) 신독성

신기능장애가 약 80%의 환자에서 나타난다. 신세동맥의 혈관수축 작용에 의해서 신혈류와 신배설기능이 감소하고, 전해질의 재흡수에 장애가 생겨 칼륨과 마그네슘의 손실이 발생한다. 농도의존적으로 신기능감소가 일어나고 신기능장애는 대부분 가역적이다. 그러나 누적용량이 다량 투여된 경우에는 신세관의 손상에 의해서 비가역적인 신기능저하가 초래되기도 한다. 나트륨을 다량 주입(생리식염수 1 L/day)하면 신혈류와 신기능에 미치는 영향을 줄일 수 있으나 칼륨의 손실은 증가한다. 생리식염수 500 mL를 amphotericin B deoxycholate 투여 전, 후에 주입한다. 환자에 따라서 나트륨이 다량 주입되면 심부전, 부종, 복수 등이 심해질 수 있으므로 임상적으로 판단하여 생리식염수 투여가 해로울 가능성이 있는 환자에서는 피하도록 한다. Cyclosporine이나 aminoglycoside와 같은 신독성이 있는 약제를 동시에 투여하면 신독성이 증가한다. 주 2회 신기능 검사와 전해질 검사를 시행한다. 진균증 환자에서 amphotericin B deoxycholate 투여에 의해서 신기능장애가 올 때, 기저 신질환이 없던 성인환자에서는 혈청 크레아티닌이 대개 2-3 mg/dL 정도에서 유지되고 이 수치 이상 증가하지 않으면 투약을 중단할 필요는 없다.

3) 기타 부작용

장기간 주사하면 erythropoietin의 생성을 억제하여 빈혈을 유발한다. Erythropoietin을 투여하면 amphotericin B 연관성 빈혈을 호전시킬 수 있다. 드물게 혈소판감소증이나 백혈구감소증이 나타난다. 투여 초기 반응으로 호흡곤란이 나타날 수 있고, 천식이나 만성 폐쇄폐질환 환자에서 드물게 급성 기관지연축이나 심한 호흡곤란이 발생한다. 간기능이상이나 아나필락시스(anaphylaxis)는 매우 드물게 나타난다.

9. 임상 적응증

1) 크립토코쿠스증

크립토코쿠스 뇌수막염(cryptococcal meningitis)에서 유도요법으로 amphotericin B와 flucytosine을 병합투여하는 경우 완치율을 높이고 치료실패율이나 재발률을 줄일 수 있다는 보고가 있다. 현재 liposomal amphotericin B 사용이 불가능한 경우 amphotericin B deoxycholate (0.7-1.0 mg/kg 하루 1회)와 flucytosine (25 mg/kg 하루 4회)을 최소 2주간 투여한 후 fluconazole로 바꾸어 투약하는 것이 대체요법으로 제시되고 있다.

2) 칸디다증

최근 광범위 항균제의 사용, 중심정맥관의 빈번한 사용, 면역저하환자의 증가와 함께 칸디다증의 빈도가 많이 증가하고 있다. 칸디다혈증이 단 한 번이라도 증명되면 항진균제로 치료하는 것이 좋다. *Candida* 균종에 따라 항진균제에 대한 감수성 양상이 다르므로 치료하기 전 균종을 확인해야 한다. Fluconazole과 echinocandin계 항진균제가 개발되기 전에는 amphotericin B deoxycholate가 전신 칸디다증의 1차 치료제였다. 칸디다혈증의 치료에서 amphotericin B deoxycholate (1일 용량 0.5-0.6 mg/kg) 또는 fluconazole (1일 400 mg 정주)을 2주간 투여하였을 때 치료효과가 유사하다는 보고가 있어 fluconazole을 투여하는 경우가 많으나, *C. albicans*를 제외한 다른 *Candida* 종에서 감수성 결과를 알 수 없는 경우나 azole에 내성인 균주에 의한 경우는 amphotericin B deoxycholate 또는 echinocandin계 항진균제를 투여하는 것이 안전하다. 합병증이 없는 칸디다혈증의 치료 시에는 0.5-0.7 mg/kg 하루 1회 투여하고, 혈액배양 음성 전환 후 14일간 치료하는 것이 권고된다. 칸디다 방광염의 치료에서 과거에는 amphotericin B deoxycholate (50 mg/L)로 5일간 방광 세척을 하였으나, 경구 fluconazole이 투여하기 편하고 비슷한 치료효과를 가지므로 fluconazole 투여가 선호된다. Fluconazole 내성균종에 대해서는 amphotericin B deoxycholate를 이용한 방광세척을 고려해 볼 수 있다.

3) 아스페르길루스증

최근 voriconazole이 1차 치료제로 권고되고 있고 voriconazole 투여가 어려운 경우 amphotericin B deoxycholate를 1.0-1.5 mg/kg 하루 1회 투여를 고려할 수 있으나, 부작용 우려로 liposomal amphotericin B가 선호된다.

4) 털곰팡이증

Voriconazole이나 echinocandin계 항진균제는 털곰팡이증(mucormycosis)에 대한 항균력이 없으므로 amphotericin B가 1차 치료제로 추천된다. 수십 년간 amphotericin B deoxycholate (1.0-1.5 mg/kg 하루 1회)가 1차 치료제로 사용되어 왔으나, 현재는 부작용 우려로 liposomal amphotericin B가 선호된다.

5) 발열성 호중구감소증

광범위 항균제를 투약하였는데도 발열이 지속되는 호중구감소증 환자에서 경험적 항진균제로 amphotericin B deoxycholate (1일 0.5-1 mg/kg)를 투여할 수 있으나, 부작용 우려로 caspofungin, liposomal amphotericin B, itraconazole 등이 우선 추천된다.

6) 기타 침습 진균증

Trichosporon, Fusarium 등에 의한 감염증은 드물지만 대부분 면역저하환자에서 발생하기 때문에 중증감염으로 나타난다. 각 진균증에 따라 1차 치료제에 차이가 있으나 amphotericin B가 1차 치료제로 추천되는 경우에도 amphotericin B deoxycholate의 부작용 우려로 liposomal amphotericin B가 선호된다.

10. 용법 및 용량

정주 투여 시 5% 포도당 용액에 용해시키는데, 말초 혈관으로 투여할 때는 정맥염 발생을 줄이기 위하여 농도가 0.1 mg/mL를 넘지 않도록 한다. 용해된 amphotericin B deoxycholate를 포함하는 수액병을 빛으로부터 차단할 필요는 없다. 급성 과민반응은 드물게 발생하지만, 시험용량으로 1 mg을 15분 동안 투여하고 1시간 동안 부작용을 관찰한다. 과거에는 시험용량 투여 후 1일 투여용량을 저용량에서 시작하여 수일 동안 점차 증량하여 목표용량에 도달하는 용법이 일반적으로 사용되었으나 정맥주입과 관련된 부작용을 줄이는 효과가 증명된 바 없고 적정치료가 지연될 수 있다는 문제점이 있어서 시험용량 투여 시 상태가 안정적이면 나머지 1일 투여량을 바로 투여한다. 정맥주입과 관련된 부작용의 발생을 줄이기 위하여 2-4시간 동안 서서히 주입하는데, 4시간 동안 주입을 잘 견디면 2시간 이하로 줄여서 주입할 수 있다. 정맥주입 시 부작용이 심하면 주입 시간을 늘려서 투여한다. 치료용량은 각 진균증에 따라 다소 차이가 있어 앞선 임상 적응증에 기술하였고, 1일 최대용량은 1.5 mg/kg를 넘지 않아야 한다.

뇌수막염 치료 시 척수강 내 투여를 병행하기도 하지만 신경계 부작용을 초래할 수 있으므로 주의를 요한다. 진균성 안내염 환자에서는 5-10 μg을 안구 내 주입하기도 한다. 복막투석과 연관된 복막염 치료 시 투석액에 섞어서 사용하기도 한다. 페이식 환자에서 폐 아르페르길루스증을 예방하기 위한 목적으로 에어로졸 흡입 치료법을 고려할 수 있다.

Liposomal amphotericin B

1. 항균제명

Liposomal amphotericin B (AmBisome®, 암비솜®)

2. 구조 및 성상

Liposomal amphotericin B는 liposome 내에 amphotericin B를 삽입시킨 제형으로, liposome은 lecithin, cholesterol, distearoylphosphatidylglycerol 성분으로 구성되어 있다(그림 2). Amphotericin B 지질복합체 중 amphotericin B lipid complex (ABLC)는 amphoter-

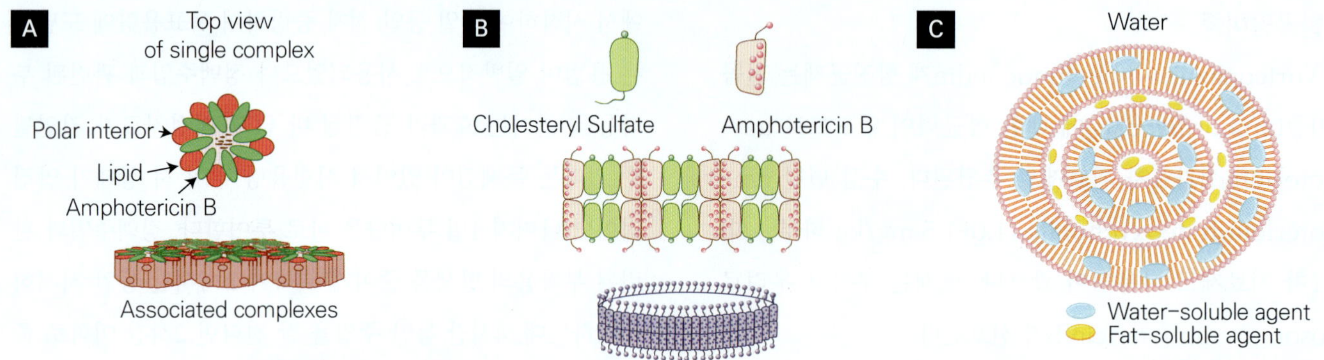

그림 2. Amphotericin B 지질복합체의 구조
(A) ABLC, amphotercin B lipid complex; (B) ABCD, amphotericin B colloidal dispersion; (C) LAMB, liposomal amphotericin B.

icin B와 phospholipid가 같은 분자 비율로 리본 모양의 구조를 형성한다. Amphotericin B colloidal dispersion (ABCD)은 amphotericin B를 같은 분자 비율의 콜레스테롤이 디스크 모양으로 싸고 있는 콜로이드 형태이다.

3. 작용범위

Candida, Cryptococcus, Aspergillus, Mucor, Blastomyces, Histoplasma 등에 대한 항진균 작용을 갖는다. *Candida*에 대한 시험관내 항진균 작용이 amphotericin B deoxycholate와 동량으로 비교하였을 때 4-8배 약하다는 연구결과가 있다. 다른 보고에 의하면, *Candida*에 대한 최소억제농도와 최저살균농도는 유사하나, 시간-살균 연구(time-kill study)에서 살균작용이 감소되어 있었다.

4. 약물동력학

Amphotericin B deoxycholate보다 분포용적이 적어서 혈중농도가 높고 간과 비장 내 농도가 특히 높고, 배설 반감기가 상대적으로 짧다. 토끼에서 뇌조직의 농도가 amphotericin B deoxycholate와 비교하여 약 6배 높았다. 따라서 크립토코쿠스 뇌수막염 치료에 우월한 효과를 보일 가능성이 있으나 다수의 연구에서 치료효과는 유사하였다. 그러나 amphotericin B deoxycholate에 비해 liposomal amphotericin B의 부작용이 적고 고용량 투여가 가능하다는 장점이 있어 1차 치료제로 권장되고 있다.

5. 부작용 및 약물상호작용

Amphotericin B deoxycholate와 비교하여 신독성이 적다. Amphotericin B deoxycholate뿐 아니라 ABLC, ABCD에 비해서도 정맥주입 시 나타나는 발열과 오한의 부작용이 더 적은 빈도로 발생한다. 빈혈, 호흡곤란 등의 부작용도 amphotericin B deoxycholate보다 드물게 나타난다. 이식환자에서 cyclosporine의 신독성을 증가시키지 않는다는 보고가 있다.

6. 임상 적응증

1997년 국내에 도입되었으나, 고가의 약가로 인해 대부분의 진균증에 1차 치료제로 건강보험 급여가 적용되지 않아 사용에 제약이 많다. 대부분의 적응증에서 타 항진균제에 실패하였거나 투여가 불가능한 경우 투여 시 급여가 인정되고 있다. 임상 적응증은 amphotericin B deoxycholate와 동일하다.

지속적 발열성 호중구감소증 환자에서 경험적 항진균제로 amphotericin B deoxycholate와 liposomal amphotericin B의 임상효과를 비교한 연구에서 전체적인 치료효과는 유사하였으나 속발성 진균증의 발생과 신독성, 정맥주입 관련 부작용의 발생은 liposomal amphotericin B군에서 유의하게 적었다. 2022년부터 지속적 발열성 호중구감소증 환자에서 1차 경험적 항진균제로 liposomal amphotericin B를 투여 시 급여가 인정된다.

크립토코쿠스 뇌수막염의 치료 시, amphotericin B deoxycholate (0.7 mg/kg 하루 1회)보다 liposomal amphotericin B (4 mg/kg 하루 1회)가 효과가 더 우수하고 부작용이 적었다는 보고가 있다. 면역저하환자에서 발생한 침습성 칸디다증이나 침습성 아스페르길루스증이 amphotericin B deoxycholate에 호전을 보이지 않거나 부작용으로 인하여 투약을 중지하여야 하는 경우 liposomal amphotericin B를 투여하여 임상적 효과가 있었다는 보고가 있다. 침습성 진균증과 침습성 아스페르길루스증 환자에서 liposomal amphotericin B와 amphotericin B deoxycholate를 비교한 연구에서 liposomal amphotericin B 군에서 일부 더 우수하거나 유사한 치료효과를 보였다.

7. 용법 및 용량

Liposomal amphotericin B의 적정용량은 대개 통상 1일 3-5 mg/kg을 투여하고, 털곰팡이증에서는 1일 5-10 mg/kg가 권장된다. 용매는 전해질 용액을 사용하면 안 되고, amphotericin B 지질복합체 중 정맥주입 시 수액 세트에 필터를 사용해도 되는 제제인데, 필터의 세공 크기는 1 μm 이상 되어야 한다. 1-2 mg/mL의 농도로 2시간 이상 점적하는 것을 권장하는데 환자가 잘 견디는 경우에는 60분까지 시간을 단축하여 투여할 수 있다.

참고문헌

1. Dupont B. Overview of the lipid formulation of amphotericin B. J Antimicrob Chemother. 2002;49:S31-6.
2. Ellis D. Amphotericin B: spectrum and resistance. J Antimicrob Chemother. 2002;49:S7-10.
3. Gupta P, Khare V, Kumar D, Ahmad A. Comparative evaluation of disk diffusion and E-test with broth micro-dilution in susceptibility testing of amphotericin B, voriconazole and caspofungin against clinical *Aspergillus* isolates. J Clin Diagn Res. 2015;9:DC04-7.
4. Hamill RJ. Amphotericin B formulations: a comparative review of efficacy and toxicity. Drugs. 2013;73:919-34.
5. Siopi M, Siafakas N, Vourli S, Zerva L, Meletiadis J. Optimization of polyene-azole combination therapy against aspergillosis using an in vitro pharmacokinetic-pharmacodynamic model. Antimicrob Agents Chemother. 2015;59(7):3973-83.

Azole계

이동건 가톨릭대학교 의과대학 내과학교실

Azole계 항진균제는 구조에 따라 imidazole과 triazole로 구분한다. 첫 imidazole 항진균제인 miconazole은 피부진균증 치료에 사용되는 국소 제제로 1972년 주사용 제제가 개발되어 사용되기 시작하였으나 부작용이 많았다. 1981년부터 사용되기 시작한 ketoconazole은 imidazole계로 오랫동안 진균감염 치료제로 사용되어 왔으나 부작용과 약물 상호작용으로 지속적인 문제가 있었다. 그 후 triazole계 항진균제로 사용이 대체되었고, 이는 현재 사용 중인 항진균제 중 사용량이 가장 많다. 1990년 fluconazole, 1992년 itraconazole 등 새로운 triazole계 항진균제 사용이 가능해졌다. 이들 1세대 triazole은 넓은 항진균 범위, 적은 부작용, 투여의 간편성 등으로 침습성 진균감염 치료에 중요한 위치를 차지하게 되었다. 2세대 triazole이 개발되었고 많은 임상경험이 쌓이면서 침습성 진균감염 치료 성적이 향상되었다. 침습성 진균감염의 치료는 amphotericin B, fluconazole, itraconazole 등이 주요 치료약제로 자리 잡아 왔으나 독성(amphotericin B), 제한된 항균력(fluconazole), 예측할 수 없는 생체이용률(itraconazole) 등의 약제 자체의 약점과 최근 *Candida* 종에서의 내성 증가로 항균력과 사용편이성이 개선된 2세대 azole의 개발과 임상 적용이 가속화되었다.

1. 항생제명

Miconazole, ketoconazole, econazole, clotrimazole, fluconazole, itraconazole, voriconazole, posaconazole, isavuconazole 등이 있다. 본 장에서는 triazole 중 fluconazole, itraconazole, voriconazole, posaconazole, isavuconazole을 설명한다.

2. 구조 및 성상

Azole의 화학구조(그림 3)는 5각형 azole 환의 기본 구조에, 2개 또는 3개의 질소 원자 존재 여부에 따라 각각 imidazole (clotrimazole, miconazole, ketoconazole)과 triazole (fluconazole, itraconazole, voriconazole, posaconazole, isavuconazole)로 구분한다. Voriconazole은 fluconazole 유도체, posaconazole은 itraconazole 유도체이다. Isavuconazole은 isavuconazonium sulfate라는 전구약물(prodrug)에서 가수분해되어 활성형인 isavuconazole로 전환된다.

3. 작용기전

Azole은 cytochrome P450 (CYP) 의존성 14-α-demethylase (CYP51) 억제제로 lanosterole의 메틸기제거(demethylation)를 억제하여 에르고스테롤 생합성이 안 되도록 한다. 결과적으로 진균 세포막의 주성분인 에르고스테롤 합성을 억제하고 methyl sterol이 축적되어, 진균 세포막이 파괴되며, 세포성장과 복제가 억제된다. 또한 azole은 lanosterol로부터 세포막과 호르몬 전구물질의 중요 성분인 콜레스테롤로 전환시키는 인체효소도 약하게 억제하고, 인체 CYP 의존 효소(CYP3A4, CYP2C9 및 CYP2C19)에 의해 교차억제가 되기 때문에 사람에게 여러 가지 부작용

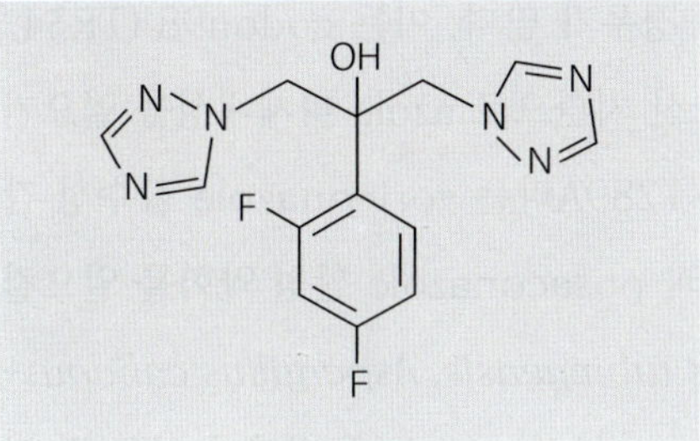

Fluconazole

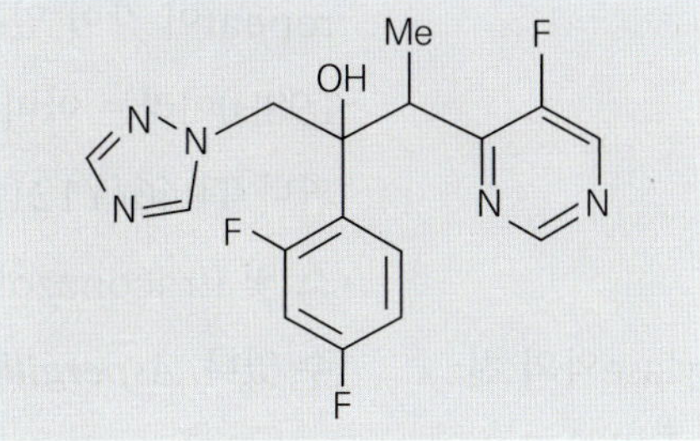

Voriconazole

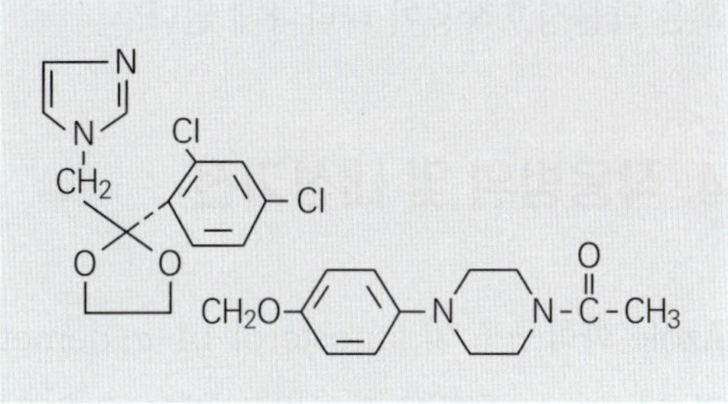

Ketoconazole

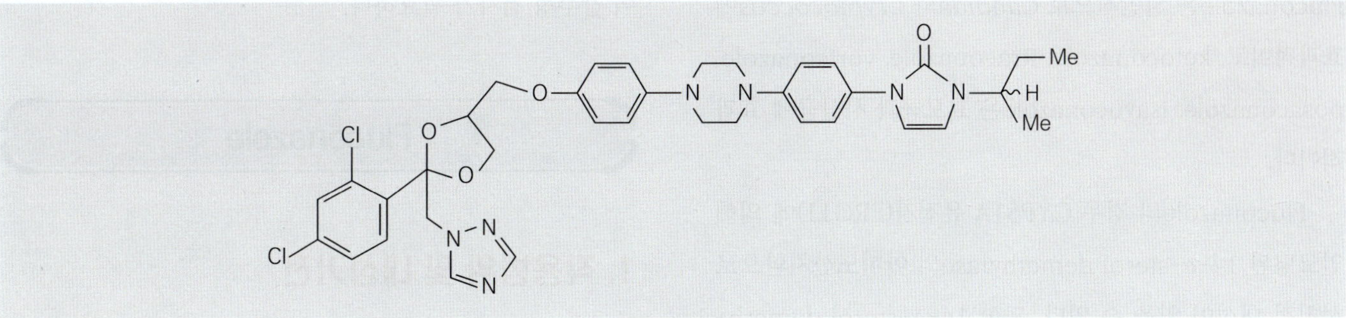

Itraconazole

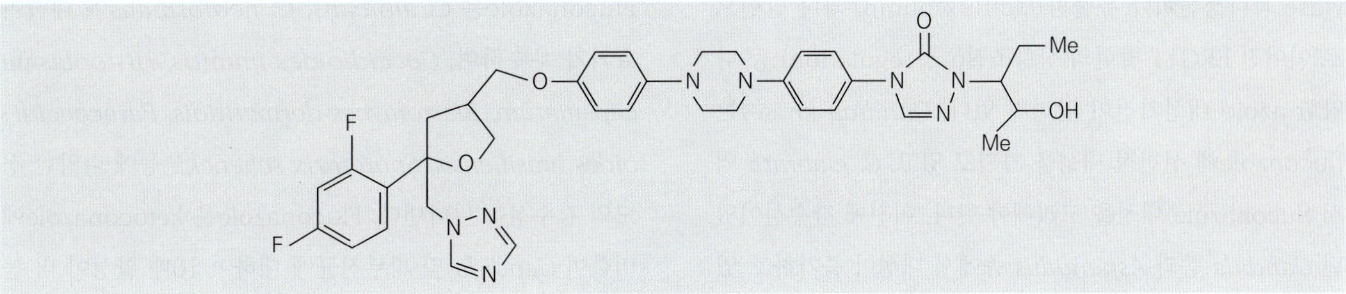

Posaconazole

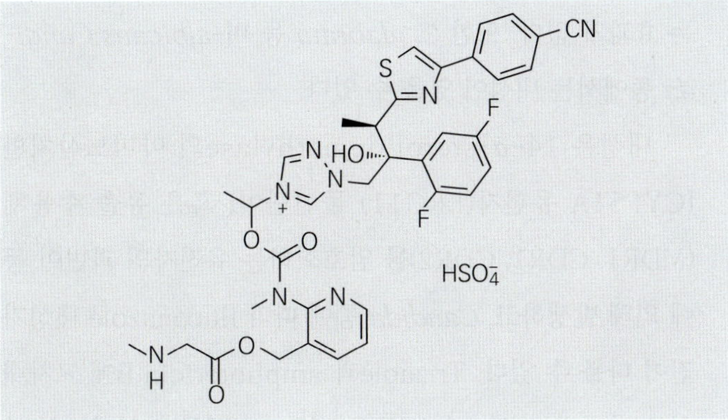

Isavuconazonium sulphate

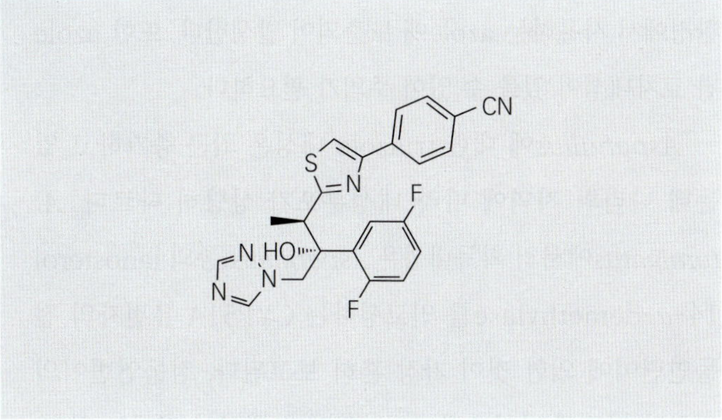

Isavuconazole

그림 3. Azole의 구조식

혹은 약물상호작용이 나타나게 된다.

4. 작용범위 및 내성기전

Azole 화학구조 및 lanosterol 14-α-demethylase와의 친화도(affinity) 차이에 따라 항진균 효과범위가 달라진다. Fluconazole은 일반적으로 *Candida*와 *Cryptococcus*에 효과적이고, ketoconazole, itraconazole, voriconazole, posaconazole, isavuconazole은 효모균과 사상균에 효과적이다.

Fluconazole의 경우 CYP51A 유전자(ERG11)에 의해 인코딩된 14-α-sterol demethylase의 아미노산치환으로 선천적 내성이 있을 수 있다. 또한 14-α-sterol demethylase 과다생산이나 유출펌프(efflux pump) 과다 발현으로 이어진 ERG11 발현의 상향조절(up-regulation) 등 다양한 azole 내성기전이 알려져 있다. *Candida krusei*는 fluconzole에 선천적 내성을 가지고 있고, *C. glabrata* 역시 fluconazole 내성을 고려해야 한다. 이전에 감수성이었던 *Candida* 종과 *Aspergillus* 종에서 내성이 증가하고 있는데, 이는 장기간 azole 치료를 받았거나 식물 재배 등의 환경에서 사용하는 azole에 노출되어 발생한다. 또한 azole 간 교차내성이 있을 수 있어 주의가 필요하다.

*Aspergillus*에 대한 triazole 내성은 최근 증가하고 있는데 나라와 지역에 따라 내성분포가 상당히 다르다. *A. fumigatus*에서의 획득내성은 *Aspergillus* 종의 lanosterol 14-α-demethylase를 인코딩하는 CYP51A 유전자의 점돌연변이에 의한 것이 가장 흔히 보고된다. 점돌연변이의 위치와 정도에 따라 1개 triazole에만 내성이 있기도 하고, 2개 이상 혹은 모든 triazole에 내성이 나타나기도 한다. *De novo* 내성은 일반적으로 농작물 살균제에 포함되어 있는 triazole에 의해 기인하고 있고, CYP51A 유전자 내에서의 점돌연변이 및 promotor에 34 또는 46개 염기쌍 tandem repeat이 같이 있는 경우가 많다. 이는 codon98 (TR34/L98H)이라는 아미노산 치환으로 azole 다제내성을 일으키거나 TR46/Y121F/T289A라는 voriconazole 감수성 감소 및 itraconazole과 posaconazole 활성 약화를 일으킬 수 있다. *Aspergillus tubingensis*, *Aspergillus calidoustus* 등의 cryptic species는 triazole에 내성이 있을 수 있어 감수성 검사가 필요하다.

Fluconazole

1. 작용범위 및 내성기전

Fluconazole은 *C. albicans, C. neoformans*에 대하여 효과가 우수하며, *Coccidioides immitis, Histoplasma capsulatum, Blastomyces dermatitidis, Paracoccidioides brasiliensis, Sporothrix schenckii* 등에 다양한 정도의 감수성을 나타낸다. Fluconazole은 ketoconazole에 비하여 *Candida* 및 피부진균에 대하여 10배 활성이 더 높다. 단, fluconazole은 *C. krusei, Aspergillus* 종에 대해서는 효과가 없다. 또한 *C. glabrata* 등 비-*albicans Candida* 종에서는 내성이 있을 수 있다.

내성은 14-α-sterol demethylase의 아미노산치환 [CYP51A 유전자(ERG11) 돌연변이] 혹은 유출 수용체(MDR1, CDR1, CDR2)를 암호화하는 유전자의 과변이 등에 의해 발생하고, *Candida* 종에 따라 fluconazole 내성기전이 다를 수 있다. Trizaole과 amphotericin B에 교차내성을 나타내는 *Candida* 종은 에르고스테롤 합성경로의 다른 단계(ERG2, ERG3 등)에서 돌연변이가 발생하거나, 여러 유전자에서 동시에 돌연변이를 획득하여 다제내성을 나타낼 수 있다.

2. 약물동력학

분자량 306.3인 합성 triazole로 경구용(정제, 캡슐, 건조시럽)과 정맥주사용이 있다. 친수성이고, 경구투여 시 90% 이상이 신속하게 체내 흡수된다. 체내 흡수가 위 내 음식 또는 산성 pH의 영향을 받지 않는 특징이 있다. 혈중농도는 투여용량에 비례하여 경구투여 2-4시간 후에 도달하며, 혈청 단백결합률은 11-20%로 낮아 체내 수분의 분포용적과 유사하다. 대부분의 조직과 체액내 약물농도는 혈중농도의 50% 이상을 나타내며 특히 뇌척수액과 소변 내 농도는 매우 높다. 혈액뇌장벽(blood brain barrier) 투과성도 우수하여 뇌척수액 내 농도는 혈중농도의 50-70%이다(표 2). Fluconazole은 생체이용률이 높고, 약물동력학은 용량에 따라 대개 예측이 가능하여 일반적으로 치료약물농도감시를 권장하지 않는다.

주로 신장을 통해 배설되고 약 80%는 대사되지 않은 채로, 11%는 대사체의 형태로 소변으로 배설된다. 따라서 소변 내 농도는 100 μg/mL 이상으로 다른 경구용 azole보다 매우 높다. 정상 신기능 시 반감기는 25-30시간으로 매우 길어 하루 한 번 투여가 가능하지만 투여 첫날 두 번의 부하용량이 필요하다. 중증(severe) 신기능장애가 있을 때는(크레아티닌청소율 <20 mL/min) 혈중 반감기가 98시간까지 증가되므로 신부전 환자에서는 감량이 필요하다. 혈액투석으로 효과적으로 제거되지만 복막투석으로는 제거율이 낮다.

3. 약물상호작용

Fluconazole은 CYP2C19과 CYP2C9의 강력한 억제제이고, CYP3A4의 중간정도의 억제제로 약물상호작용이 빈번하게 있을 수 있다. Fluconazole은 phenytoin, warfarin, digoxin, cyclosporin, prednisolone, theophylline, zidovudine, sulfonylurea 경구혈당강하제 등의 혈중농도를 높인다. 일례로 azole은 장기이식 환자에서 cyclosporine과 병용 시 혈중 cyclosporine의 농도를 증가시킨다. 반면 rifampin (rifabutin은 아님), carbamazepine 등의 약물과 병용하였을 때, 간내 미세소체효소(microsomal enzyme)의 유도에 의해 azole의 혈중농도를 낮출 수 있다. Rifampin은 fluconazole의 혈중농도를 25% 정도 낮춘다.

4. 임상 적응증

아래의 다양한 피부, 점막, 전신 진균증에 적응증이 있다. 칸디다증과 크립토코쿠스증에 주로 사용되고, 진균감염 예방으로도 널리 사용되고 있다. 칸디다증에 사용할 경우 종을 확인하고 fluconazole에 감수성이 있는지를 확인하는 것이 중요하다. 특히 비-*albicans Candida* 종의 경우 내성을 주의해야 한다. Fluconazole은 소변 중에 활성 약제 농도가 높아 신장 칸디다증 또는 칸디다뇨증 환자의 치료에 효과적이다. 또한 뇌척수액 내 투과성이 매우 우수하여 크립토코쿠스 뇌수막염 치료에도 효과적이다. 분아균증(blastomycosis)에 대해 ketoconazole 또는 itraconazole에 비해 효과가 낮다. Fluconazole은 콕시디오이데스 뇌수막염(coccidioidal meningitis) 치료에 효과가 있다는 보고가 있으나 좀 더 많은 환자를 대상으로 한 임상연구 결과가 필요하며, 아스페르길루스증에는 효과가 없다.

① 손발톱진균증, 무좀(족부백선), 몸백선증, 샅백선증, 어루러기 및 피부칸디다증을 포함한 피부진균증
② 급성 또는 재발성 질칸디다증
③ 면역기능이 정상인 환자 및 면역저하환자의 구강인두, 식도, 비-침습성 기관지 폐 감염과 칸디다뇨증, 피부점막 및 만성 위축성 구강 칸디다증(의치로 인한 구강 내 통증) 등을 포함한 점막 칸디다증
④ 칸디다혈증, 파종성 칸디다증 및 그 외의 다른 침습성 칸

신 칸디다증(복막, 심내막, 폐, 비뇨기계 등)을 포함한 전신 칸디다증

⑤ 면역기능이 정상인 환자 및 면역저하환자(후천성면역결핍증(AIDS), 장기이식환자 또는 그 밖의 다른 면역억제요법을 받는 환자 등)의 크립토코쿠스 뇌수막염 및 폐, 피부 등 신체 다른 부위의 크립토코쿠스증

⑥ 후천성면역결핍증(AIDS) 환자의 크립토코쿠스증의 재발을 방지하기 위한 유지요법

⑦ 세포독성 화학요법이나 방사선요법, 조혈모세포이식으로 인한 중성구감소로 인해 진균감염의 위험이 있는 면역저하환자의 진균증 예방

5. 용법 및 용량

손발톱진균증에는 1주 1회 150 mg씩 투여하며, 투여기간은 손, 발톱이 다시 자랄 때까지(감염되지 않은 새로운 손, 발톱이 자랄 때까지) 투여한다. 족부백선, 체부백선, 샅백선, 피부 칸디다증을 포함한 피부진균증에는 보통 1일 1회 50 mg 또는 1주 1회 150 mg을 2-4주간 투여한다. 족부백선의 경우 경과에 따라 6주간 투여할 수 있다. 질칸디다증에는 150 mg 단회 경구투여한다. 구강인두 칸디다증에는 100-200 mg/day, 식도 칸디다증에는 200-400 mg/day를 투여한다.

칸디다혈증, 파종성 칸디다증 및 그 외의 침습성 칸디다 감염증(복막, 심내막, 폐, 비뇨기계 등)을 포함한 전신 칸디다증에는 800 mg (12 mg/kg) 정맥 내 부하용량 투여 후 다음 날부터 1일 1회 400 mg 정맥 내 투여한다. 호전되면 경구제제로 변경한다. 투여기간은 임상적 반응과 의학적 판단에 따라 결정하지만 일반적으로 혈액배양에서 음전된 후 적어도 2주 이상 치료한다.

크립토코쿠스 뇌수막염과 다른 부위의 크립토코쿠스증에는 첫날 400 mg을 1회 정맥 내 혹은 경구투여하고 다음 날부터 1일 1회 200-400 mg을 투여한다. 치료기간은 임상 반응과 진균학적 반응에 의해 결정되나 통상적으로 최소 6-8주간 투여한다. 후천성면역결핍증(AIDS) 환자의 크립토코쿠스 뇌수막염 재발 방지를 위해서는 환자가 기초 치료를 모두 받은 후 1일 100-200 mg을 투여한다.

세포독성 화학요법이나 방사선요법, 조혈모세포이식으로 인한 중성구감소로 인해 진균증의 위험이 있는 면역저하환자의 진균증 예방으로 사용할 수 있고 환자의 진균증에 걸릴 위험 정도에 따라 1일 50-400 mg을 투여한다. 전신 진균증의 위험이 매우 높은 환자, 즉 조혈모세포이식과 같이 중성구감소가 심하거나 기간이 길 것으로 예상되는 환자에게는 1일 400 mg을 권장한다.

Fluconazole은 변화하지 않은 채 주로 소변을 통해 배설된다. 투여 첫날에는 표준용량을 투여하고 다음 날부터는 다음과 같이 용량조절을 한다. ① 크레아티닌청소율(creatinine clearance, Ccr) >50 mL/min, 표준용량의 100%, ② ≤50 mL/min (투석하지 않음), 표준용량의 50%, ③ 정기적인 투석 환자, 각 투석 후에 표준용량의 100%, 투석하지 않는 날에는 크레아티닌청소율에 따라 감량하여 투여한다.

6. 부작용과 금기

Fluconazole은 일반적으로 안전하고, 가장 흔한 부작용은 구역, 구토, 복통, 설사 등 위장관계, 두통, 간수치 증가, 발진 등이다. 황달 등 증상을 동반한 간독성은 빈번하지 않으나, 기저 간질환 환자 또는 간독성이 있는 약제와 같이 사용하면 발생할 수 있다. QT 간격 연장으로 인한 심장독성과 간독성은 모든 azole에서 발생할 수 있고, 두 부작용 모두 용량 혹은 시간의존적이지 않다.

Fluconazole은 간 CYP3A4에 의해 대사되는 약물들(cisapride, astemizole, pimozide, quinidine 등)의 대사

를 억제하여 이들 약물들의 혈중농도를 높일 수 있다. 이로 인해 QT 간격 연장, 심실부정맥, 심정지 등이 나타날 수 있으므로 이들 약물과의 병용은 금기이다. Ergotamine 또는 dihydroergotamine을 복용하고 있는 경우 fluconazole이 ergotamine의 농도를 상승시켜 독성(혈관 경련, 말단 및 기타 조직 허혈)을 일으킬 수 있으므로 병용금기이다.

Fluconazole은 임신 위험도 D등급 약물이다.

Itraconazole

1. 작용범위

Itraconazole은 *C. albicans, C. neoformans, C. immitis, H. capsulatum, B. dermatitidis, P. brasiliensis, S. schenckii* 등에 효과적이다. 대부분의 *Candida* 종에 감수성이 있으나 *C. glabrata, C. krusei*에는 최소억제농도(minimum inhibitory concentration, MIC)가 높다. *A. fumigatus, A. flavus, A. nidulans, A. terreus* 등 대부분의 *Aspergillus* 종에 효과가 있다.

2. 약물동력학

분자량 705.6인 합성 triazole로 경구용(캡슐과 현탁액)과 정맥주사용이 있다. 현재 국내에서 정맥주사용은 거의 사용되지 않는다. 최근 미국 등에선 경구 생체이용률을 개선시킨 SUBA-itracoanzole 65 mg 캡슐이 개발, 시판되었으나 2025년 현재 한국에는 도입되어 있지 않다.

지용성으로 물에 잘 용해되지 않는다. 경구투여 시 위에서 흡수가 잘 되며, 위 내 음식이 있으면 흡수가 증가된다. 위내 흡수 시 다소 위산의 영향을 받으며 위 pH를 높이는 약제(제산제, H_2 차단제)에 의해 흡수가 감소한다(표 2). 경구 캡슐제형은 흡수가 불규칙(erratic)하여, 중증감염 치료 시 약물이 충분히 흡수되었는지를 확인하기 위해 혈중 약물농도 측정이 필요하다. 지용성 분자 hydroxyprophyl-β-cyclodextrin과 결합된 현탁액 제형은 흡수력이 향상되어 더 높은, 신뢰할 수 있는 약물농도를 나타내며, 공복 시 흡수가 가장 잘된다. 주사용 itraconazole 역시 cyclodextrin을 용매로 사용하고 있다.

99%가 혈청단백, 특히 알부민과 결합하고, 반감기는 20-40시간으로 길다. 광범위한 조직 내 분포로 조직-혈중 농도비가 2-3 이상을 나타낸다. 지용성이므로 소변과 뇌척수액 내 농도가 낮다. 대부분 간으로 대사되며 54%는 대변으로, 35%는 소변으로 배설된다. Itraconazole 대사물질은 30여 종 이상이 되고 이 중 hydroxy-itraconazole은 항진균 효과가 있다. 소변으로 배설되는 itraconazole과 hydroxy-itraconazole은 총 투여량의 1% 이내이다. 신부전 또는 혈액투석으로 혈중농도에 영향을 미치지 않으므로 약제 투여량 조절은 필요하지 않지만 주사용 제형은 크레아티닌청소율이 <30 mL/min의 경우 cyclodextrin이 축적되므로 사용을 권장하지 않는다(표 2).

3. 약물상호작용

Itraconazole은 강력한 CYP3A4와 P-당단백질 억제제이고, CYP3A4의 기질이기도 해서 약물상호작용이 빈번하다.

1) Itraconazole 혈장농도를 감소시킬 수 있는 약물

제산제나 H_2 차단제, 양성자펌프 억제제와 같은 위산 분비 억제제처럼 위산도를 높이는 약물은 itraconazole의 흡수를 방해한다. 위산도를 높이는 약물과 함께 투여 시 콜라(다이어트 콜라 제외) 같은 산성 음료를 복용하고, 제산제는 itraconazole 투여 1시간 전이나 2시간 후에 복용하는 것을 권장한다. 강력한 CYP3A4 효소 유도제와의 병용은 치

표 2. Fluconazole, itraconazole, voriconazole, posaconazole, isavuconazole의 약물동력학적 특징 비교

	Fluconazole	Itraconazole	Voriconazole	Posaconazole	Isavuconazole
흡수	위산의 영향을 받지 않는다. 경구 생체이용률 >90%	위 pH가 중요; 경구 생체이용률은 캡슐보다 용액이 더 좋다. 캡슐은 식후 복용, 현탁액은 식전 복용. 경구 생체이용률 55%	경구 생체이용률 >90%, 식전 복용	지방식과 같이 복용할수록 흡수율 높아진다. 경구 생체이용률 용액: 8-44%, 정제: 공복 시 54% (고지방식의 경우 1.5배 향상)	경구 생체이용률 97-98%. 음식물 영향 없다.
반감기	25-30시간	20-40시간	6시간	25시간	110-115시간
단백결합률	11-20%	99%	58%	99%	>99%
분포용적(L/kg)	0.7	10.7	4.6	6.5	4.4-7.7
중추신경계 통과	>60%	<10%	>50%	낮다	낮다. 뇌조직 내 농도는 높다.
대사	CYP3A4, CYP2C8/9	CYP3A4, CYP2C8/9; 대사물질인 hydroxy-itraconazole도 활성 대사물.	다양(CYP3A4, CY-P2C19, CYP2C8/9); 유전적 다형태가 인종 간 차이가 있다. 한국인 poor metabolizer 12-15%	CYP3A4 n (hepatic glucuro-nidation). 대개 UGT 효소경로를 따른다.	CYP3A4
제거	신장, 대사되지 않은 상태로 소변으로 배설 (80%)	대사물질로 배설 (대변 54%, 소변 35%)	대사물질로 배설 (신장 78%, 대변 22%)	대변으로 배설 (66%, 변함없이), 대사물질은 대변으로 11%, 소변으로 14%	대변
용량조절 (신부전)	Ccr <50 mL/min일 때 조절	정맥주사 시 Ccr <30 mL/min일 때 주의, 혈액투석 시 권장하지 않는다.	정맥주사 시 Ccr <50 mL/min일 때 주의, 혈액투석 시 권장하지 않는다.	용량조절 필요 없음. 신부전 시 정맥주사는 적절하지 않는다.	용량조절 필요 없다. (말기 신질환 환자 포함)
용량조절 (간부전)	주의 필요	주의 필요	주의 필요. 중증 간장애 시 용량조절 필요	중증 간장애 시 주의 깊게 사용	경도 또는 중등도 간장애 시 용량조절 필요 없다. 중증 간장애를 대상으로 연구되지 않았다.

료효과를 크게 감소시킬 정도로 itraconazole의 생체이용률을 낮출 수 있다. 예로 isoniazid, rifabutin, rifampin, carbamazepine, phenobarbital, phenytoin, efavirenz, nevirapine 등이 있다.

2) Itraconazole 혈장농도를 증가시킬 수 있는 약물

강력한 CYP3A4 억제제는 itraconazole의 생체이용률을 증가시킬 수 있다. Ciprofloxacin, clarithromycin, erythromycin, ritonavir-boosted darunavir, ritonavir-boosted fosamprenavir, indinavir, ritonavir 등이

있다.

4. 임상 적응증

구강 및 식도 칸디다증, 칸디다 질염, 백선부터 아스페르길루스증 등의 전신 진균증에 효과가 있다. 또한 경구 생체이용률이 개선된 현탁액은 호중구감소증 및 조혈모세포이식 환자에서 진균증 예방에 허가를 받았다. 점막염 등으로 흡수율이 낮을 것으로 예상되는 경우에는 혈중농도가 낮아져, 치료약물농도감시가 도움이 될 수 있다. 제형별로 허가 사항이 달라 주의가 필요하다.

1) 캡슐

칸디다 질염, 어루러기, 피부사상균에 의한 몸백선증, 샅백선증, 수부백선, 족부백선, 구강 칸디다증, 진균성 각막염, 손발톱진균증, 전신 진균증[아스페르길루스증, 칸디다증, 크립토코쿠스증, 파라콕시디오이데스진균증(paradoccidioidomycosis)]

2) 현탁액

HIV 양성 또는 기타 면역저하환자의 구강 그리고/또는 식도 칸디다증의 치료

호중구감소증이 예상되는 혈액종양 환자 또는 조혈모세포이식을 진행 중인 환자에 대하여 표준요법이 적합치 않을 경우 itraconazole에 감수성인 심재성 진균증의 예방

3) 주사제

- 전신 진균증: 아스페르길루스증
- 전신 진균증이 의심되는 발열성 호중구감소증

5. 용법 및 용량

1) 캡슐

(1) 단기투여

① 칸디다 질염

1회 200 mg을 1일 2회(아침, 저녁) 1일간 투여하거나 또는 1일 1회 200 mg을 3일간 투여

② 어루러기

1일 1회 200 mg을 7일간 투여

③ 몸백선, 샅백선, 수부백선(지간형), 족부백선(지간형)

1일 1회 100 mg을 15일간 투여

④ 수부백선(손바닥), 족부백선(발바닥)

1일 1회 100 mg을 30일간 투여 또는 1회 200 mg을 1일 2회 7일간 투여

⑤ 구강 칸디다증

1일 1회 100 mg을 15일간 투여

⑥ 진균성 각막염

1일 1회 200 mg을 21일간 투여

(2) 손발톱진균증

① 주기 요법

1회 200 mg씩 1일 2회 1주간 투여한 후 3주간을 휴약하는 방법을 1주기로 하여, 손톱에만 감염된 경우에는 2주기까지, 발톱에 감염된 경우에는 3주기까지 투여

② 연속 요법

1일 1회 200 mg씩 3개월간 투여. 투여 종료 후에도 손

표 3. 전신 진균증에 사용하는 itraconazole의 용법 및 용량

적응증	용량	평균치료기간	비고
아스페르길루스증	200 mg, 1일 1회	2-5개월	침습성 또는 피종성 질환의 경우 1회 200 mg, 1일 2회로 증량
칸디다증	100-200 mg, 1일 1회	3주-7개월	침습성 또는 피종성 질환의 경우 1회 200 mg, 1일 2회로 증량
크립토코쿠스 뇌수막염	200 mg, 1일 2회	2개월-1년	유지요법(후천성면역결핍증(AIDS) 환자에 한함): 200 mg, 1일 1회
파라콕시디오이데스진균증	100 mg, 1일 1회	6개월	후천성면역결핍증(AIDS) 환자의 파라콕시디오이데스진균증 치료에 관한 이 용법용량의 유효성 자료는 없다.

톱은 3개월, 발톱은 6개월 동안 치료효과가 지속된다.

(3) 전신 진균감염증

호중구감소증, 후천성면역결핍증(AIDS), 장기이식 등 면역저하환자의 경우에는 경구 생체이용률이 저하될 수 있으므로 임상반응에 따라 용량을 조절해야 한다(표 3).

2) 현탁액

흡수율을 높이기 위하여 식사와 함께 투여하지 않는다. 약 20초간 입안에 머금어 입안 전체에 약물이 접촉되도록 한 후 삼킨다. 삼킨 후에는 약물이 오랫동안 머물도록 입안을 헹구지 않는다.

(1) 구강, 식도 칸디다증

1일 200 mg (20 mL)을 1-2회에 나누어 복용한다.

(2) fluconazole 내성 구강, 식도 칸디다증

1일 200-400 mg (20-40 mL)을 1-2회에 나누어 복용한다. 2주 후 효과가 없으면 2주간 더 복용한다. 증상 개선이 없어도, 1일 400 mg을 14일 이상 사용하지 않는다.

(3) 진균증의 예방

1일 5 mg/kg을 2회로 나누어 투여한다. 호중구감소증 환자에서 약물동력학 수치는 개인 간의 차이가 상당히 커서, 특히 위장관 손상 환자, 설사 환자 및 현탁액을 장기간 투여할 경우에는 혈중농도 모니터링을 고려한다.

3) 주사제

아스페르길루스증 치료나 전신 진균증이 의심되는 호중구감소증 환자의 발열에서는 1일 2회, 1회 200 mg씩, 2일간 총 4회 투여하고 이후 200 mg을 1일 1회 투여한다.

6. 부작용과 금기

위장관계 부작용이 가장 빈번하며(5-15%), 소양감, 두통, 현기증, 일시적인 간수치 증가, 발기부전, 저칼륨혈증, 피부건조, 쇠약감, 감각이상, 발진, 성욕감퇴가 있을 수 있다. 대부분의 간수치 증가는 약제 중단 시 회복된다. 그러나 itraconazole과 관련된 간독성으로 간기능부전과 사망이 보고된 바 있으므로 주의가 필요하다. 중증 부작용으로 미네랄코르티코이드 과다증후군(고혈압, 저칼륨혈증, 말초부종)이 발생할 수 있는데 이는 11β-hydroxysteroid dehydrogenase를 억제하는 것이 이유로 알려져 있다. 건강한 피험자에게 투여했을 때 심근수축력 감소가 관찰되었고, 울혈성 심부전과 같은 심실기능저하 환자 또는 울혈성 심부전 병력 환자는 투여하지 않고, 투여 중 울혈성 심부전의 증상 및 징후 발생 시 중지한다.

Itraconazole과 terfenadine, astemizole 및 cisapride와 병용은 부정맥의 위험 때문에 금기이다. 맥각알칼로이드(ergot alkaloids), midazolam, triazolam, alprazolam, irinotecan, simvastatin, lovastatin과의 병용도 금기이다.

Voriconazole

1. 작용범위

Candida, *Aspergillus*, *Fusarium*, *Scedosporium*에 의한 감염에 사용이 허가되었다. 털곰팡이(*Mucor*, *Rhizopus*)에는 효과가 없다. *C. krusei, C. glabrata, Candida guilliermondii, Candida famata, Candida inconspicua, Candida norvegensis* 등 fluconazole에 내성 빈도가 높은 균주에도 voriconazole에 대한 감수성 빈도가 높다. *C. neoformans, S. cerevisiae, Trichospron*에 대해 fluconazole에 비해 감수성률이 높다. 두형태진균(*B. dermatitidis, C. immitis, S. schenckii, H. capsulatum*)과 다른 사상균(*Fusarium*, *Cladophilalophora carrionii*, *Penicillium*, *Paecilomyces*, *Pseudallescheria boydii*)에도 시험관내에서 좋은 효과를 보인다.

2. 약물동력학

분자량 349.3 g/mol인 합성 triazole로 경구용과 정맥주사용이 있다.

경구투여 후 빠르게 흡수되어 2시간 내에 최고혈중농도에 도달하며(400 mg 경구투여 2시간 후 2 mg/L 혈중농도), 경구 생체이용률은 96%이다(표 2). 지방식(fat meal)과 경구약제를 같이 복용하면 최고혈중농도가 34%, 혈중농도-시간곡선하면적(area under the curve, AUC)이 24% 감소하므로 공복에 복용한다. 체내 전체에 광범위하게 분포하고, 뇌척수액 침투가 뛰어나다. 혈중 단백결합률은 58%이며 항정상태 분포용적은 4.6 L/kg이다. 폐의 epithelial lining fluid, 흉막조직, 뇌척수액, 유리체액 등에 우수한 침투력을 보이며 *Candida*와 *Aspergillus*의 90% 최소억제농도(minimum inhibitory concentration 90%, MIC_{90}) 이상의 농도를 얻을 수 있으며 타액 내의 최고농도는 최고혈중농도의 60%에 이른다.

간 CYP isoenzyme (CYP2C19, CYP3A4, CYP2C9)에 의해 거의 대부분 대사되며 2% 이내만이 대사되지 않고 소변으로 배설된다. 일차 대사물은 N-oxide로 혈장 내 대사물 중 72%를 차지한다. 주요 효소인 CYP2C19의 유전적 다형태에 의해 대사가 영향을 받을 수 있다. Poor metabolizer의 경우 AUC가 4배 증가하게 되며, 아시아인의 15-20%, 백인의 3-5%가 poor metabolizer이다. 한국인 중 poor metabolizer는 12-15%로 알려져 있다. 성별이나 연령에 따른 흡수의 차이는 없다. 비-선형 약동학이 특징으로 환자 내 및 환자마다 약동학 변동성이 크고, 예측이 되지 않아 치료약물농도감시가 필요하다. 권장되는 혈중농도는 1.0-5.5 μg/mL이다. 경도-중등도(mild-moderate)의 간기능장애(Child-Pugh 등급 A 또는 B)가 있는 경우 유지용량을 50% 줄이는 게 필요할 수 있다. 신기능장애가 있는 경우 특별한 용량조절이 필요하지 않다. 하지만 주사용의 경우 용매에 sulfobutylether-β-cyclodextrin (SBECD)이 포함되어 있는데, 신기능장애가 있는 환자에서 축적되는 것으로 알려져 있지만, 그 임상적 의미는 명확하지 않다(표 2).

3. 약물상호작용

Voriconazole은 CYP450을 통해 대사되므로 약물상호작용이 빈번하다. 따라서 표 4에 따라 병용투여 금기 약제를 숙지하고 병합투여 시 약물농도의 변화가 예상되는 경우 주

표 4. Voriconazole의 약물상호작용

	Voriconazole 혈중농도	병용약제 혈중농도	권고
CYP3A4 억제 약물			
Rifabutin, rifampicin, efavirenz	감소	증가	병용금기
Ritonavir (400 mg, 1일 2회)	감소	-	병용금기
기타 HIV protease inhibitor	Indinavir의 경우 유의한 영향 없음. 시험관내 실험의 경우 감소 가능	Indinavir의 경우 영향받지 않음. 시험관내 실험의 경우 감소 가능	Indinavir의 경우 용량 변경은 필요 없으나 부작용 발현에 대한 잦은 모니터링 필요
기타 NNRTIs	증가 가능	증가 가능	모니터링
Terbinafine, astemizole, cisapride, pimozide, quinidine		증가	병용금기, QT 간격 연장 가능, 드물게 torsades de pointes
Sirolimus		증가	병용금기
Cyclosporine		증가	시작 용량을 1/2로 감량. cyclosporine 혈중농도 모니터링
Tacrolimus		증가	용량을 1/3로 감량. tacrolimus 혈중농도 모니터링
Methadone		증가	모니터링, 필요에 따라 methadone 감량
Benzodiazepine, statin, dihydropyridine calcium channel antagonists, sulfonylurea agents, vinca alkaloid agents		증가 가능	모니터링, 필요에 따라 감량
CYP2C9 억제약물			
Phenytoin	감소	증가	phenytoin 농도 모니터링
Warfarin		증가, 프로트롬빈시간 연장	프로트롬빈시간 모니터링, 필요에 따라 warfarin 용량조절
CYP2C19/CYP3A4 억제약물			
Omeprazole		증가	1일 40 mg 이상 사용 시 omeprazole 용량 1/2로 감량
CYP 억제 혹은 유도약물			
Carbamazepine	감소 가능		병용금기
Ergot alkaloids		증가 가능	병용금기

의 깊게 관찰한다.

4. 임상 적응증

- 침습성 아스페르길루스증
- 호중구감소증이 없는 환자에서의 칸디다혈증 및 다음의 칸디다 감염
  - 피부의 파종성 감염 및 복부, 신장, 방광벽, 상처부위의 감염
- *Scedosporium apiospermum* (*P. boydii*의 무성생식

표 5. Voriconazole 적응증, 용법 및 용량

적응증	부하용량	유지용량	
	주사제	주사제	정제[1)]
침습성 아스페르길루스증 및 *S. apiospermum*과 *Fusarium* 속에 의한 중증 진균감염	6 mg/kg, 12시간 간격으로 투여(최초 24시간 동안)	4 mg/kg, 12시간 간격으로 투여	200 mg, 12시간 간격으로 투여
호중구감소증이 없는 환자에서의 칸디다혈증 및 다른 심부조직의 칸디다 감염	6 mg/kg, 12시간 간격으로 투여(최초 24시간 동안)	3-4 mg/kg, 12시간 간격으로 투여[2)]	200 mg, 12시간 간격으로 투여
식도 칸디다증	[3)]	[3)]	200 mg, 12시간 간격으로 투여
급성 백혈병, 림프종 치료실패 또는 만성 골수세포백혈병으로 인한 조혈모세포이식 환자에서의 침습성 진균증의 예방	6 mg/kg, 12시간 간격으로 투여(최초 24시간 동안)	4 mg/kg, 12시간 간격으로 투여	200 mg, 12시간 간격으로 투여

[1)] 체중이 40 kg 이상인 환자는 200 mg을 12시간 간격으로 투여하고, 40 kg 미만인 환자는 100 mg을 12시간 간격으로 투여한다.
[2)] 임상시험에서 칸디다혈증 환자는 1차 요법으로서 3 mg/kg을 12시간 간격으로 투여받은 데에 비해 다른 심부조직의 칸디다감염 환자의 경우는 구제요법으로서 4 mg/kg을 12시간 간격으로 투여받았다. 감염의 정도와 특성에 따라 적절한 용량을 투여해야 한다.
[3)] 식도 칸디다증 환자에 대해 평가되지 않았다.

형)과 *Fusarium* 속(*Fusarium solani* 포함)에 의한 중증 진균감염 중 다른 치료법에 대해 내약성이 나쁘거나 불응성인환자에 대한 치료

- 급성 백혈병(급성 골수세포백혈병, 급성 림프구백혈병, 골수형성이상증후군), 림프종 치료실패 또는 만성 골수세포백혈병으로 인한 조혈모세포이식 환자에서 침습성 진균증의 예방

5. 용법 및 용량

Voriconazole 적응증과 사용 용법, 용량은 표 5와 같다. 노인환자에 대해서는 용량조절이 필요하지 않다.

1) 간기능장애 환자에 대한 투여

경도-중등도의 간경화 환자(Child-Pugh 등급 A 또는 B)의 경우 부하용량은 표준용량으로 투여하고 유지용량은 표준용량의 반을 투여하도록 권장한다. Child-Pugh 등급 C, 만성 B형 간염 또는 만성 C형간염 환자를 대상으로는 연구되지 않았다.

2) 신기능장애 환자에 대한 투여

경구투여 시 약물 동태가 신기능장애에 의해 영향을 받지 않는다. 따라서 경도-증등도의 신기능장애 환자에 대해서 경구투여하는 경우 용량조절이 필요하지 않다. 중등도 이상의 신기능장애 환자(크레아티닌청소율 <50 mL/min)에서 주사제의 용해 보조제인 SBECD가 축적될 수 있다. 따라서 이들 환자에서의 주사제 투여는 예상되는 이득과 위험성에 대한 평가가 있어야 한다. 혈액투석 시 121 mL/min의 속도로 제거된다. 4시간에 걸친 혈액투석으로는 용량조절이 필요할 정도로 많은 양의 voriconazole이 제거되지는 않는다.

6. 부작용과 금기

1) 심혈관계

혈압상승 또는 혈압저하, 말초부종, QT 간격 연장, torsades de pointes가 각각 2% 이내로, 빈맥이 2.4%의 빈도로 보고되어 있다.

2) 피부

투여 환자의 6%에서 경도-중등도의 발진이 보고되어 있다. 발진이 있는 경우 광과민반응이 발생할 수 있으므로 직접적인 햇빛 노출을 피한다. 매우 드물게 거짓포르피린증, 스티븐스-존슨증후군, 독성표피괴사용해가 발생할 수 있다. 장기간 사용 시 피부암과 관련될 수 있다는 보고가 있다. 또한 탈모, 건조증, 손톱 변화 등이 있을 수 있다.

3) 소화기계

구역(5.9%), 구토(4.8%), 설사(1.1%), 복통(1.7%)

4) 간담도계

알칼리성인산염분해효소(3.6%), hepatic enzyme (1.9%), 혈청 glutamic-oxaloacetic transaminase (1.9%), 혈청 glutamic-pyruvic transaminase (1.8%) 상승이 보고되어 있다. Voriconazole 투여와 관련하여 의미 있는 간수치의 상승은 13.4% 정도이며 이로 인한 약제중단은 4-8%이다. 간기능이상은 높은 혈중농도 및 투여량과 관련이 있을 수 있다.

5) 시각 및 신경계

시각장애(visual disturbance)가 30%의 환자에서 보고되어 가장 흔하고 다른 triazole과는 다른 독특한 부작용이다. 광시증(섬광을 인지), 눈부심(photophobia), 색분별장애 등이 대부분 약제 투여 초기에 나타나 수 분간 지속되나 약제를 지속적으로 투여하면 소실된다. 시각이상은 높은 혈중농도 및 투여량과 관련이 있을 수 있고, 망막 ON-bipolar cell의 2차적인 선택적, 가역적 기능장애에 의한 것이다. 환시 등이 보고되었는데 대개 혈중농도가 높은 것(>5.5 μg/mL)과 관련이 있다. 환청, 의식혼란, 초조, 근육경련 등이 보고되고, 이 역시 혈청농도 >5.5 μg/mL과 관련이 있다.

6) 신장

중증 환자에서 voriconazole을 투여한 경우 급성 신부전(0.5%)이 보고되어 있으나 이들 환자의 특성상 다른 신독성 약제 투여 및 신기능저하가 원인이 되었을 수 있다.

7) 생식기계

임신부에서의 사용은 미국 FDA 임신부 카테고리 D로 태아에게 위중한 영향을 미칠 수 있으므로 voriconazole 사용이 유의하게 이득이 있지 않는 한 임신부에게는 사용하지 않는다.

8) 기타

Voriconazole엔 불소가 포함되어 있어, 장기간 사용할 경우 불소 과잉으로 인한 골막염/뼈돌출증 등이 발생할 수 있다. 뼈통증, 혈청 알칼리성인산염분해효소 상승, X선상 골막의 융기 소견이 관찰될 수 있다. 이러한 증상은 voriconazole 치료를 중단하면 호전된다.

Posaconazole

1. 작용범위

Itraconazole의 hydroxylated analogue로 fluconazole, itraconazole 내성 *Candida*, *C. neoformans*, *Aspergillus*, *Scedosporidium*, *Fusarium*, *B. dermatitidis*, *C. immitis*, *H. capsulatum* 등에 효과가 있다. 털곰팡이에도 효과를 보여 voriconazole과 차이를 보인다.

2. 약물동력학

분자량 700.8 g/mol인 합성 triazole로 경구 현탁액, 장용정[지연방출(delayed release) 정제], 주사제 형태가 있으나 2025년 현재 국내에 주사제는 도입되지 않았다.

공복에 복용 시 생체이용률은 8-47%이나 지방식과 함께 복용하면 400%까지 증가한다(표 2). 장용정의 경구 생체이용률은 음식이나 위산에 크게 영향을 받지 않는다. 단백결합률은 99%로 주로 알부민과 결합한다. 분포용적은 1,774 L로 혈관 외 분포와 조직 침투력이 뛰어나다. 대부분의 조직에 잘 분포하지만 뇌척수액 내 농도는 낮다. 중추신경계 진균감염 치료에 대한 임상 경험은 제한적이지만 성공적인 치료가 보고되었다. 반감기는 25시간 정도로 정제와 주사제 1일 1회 투여가 가능하다. 현탁액의 경우 생체이용률이 낮아 더 자주 투여한다. 현탁액 제형은 지방식 복용 중이 아니거나, 식사를 못하는 경우 약물농도가 낮아질 수 있다. 장용정은 흡수가 개선되어 약물농도 유지가 현탁액보다 더 수월하다. 치료약물농도감시를 추천하고, 경구 현탁액에 비해서 장용정의 약물농도가 더 잘 유지된다. 또한 약물농도가 예방 및 치료효과와 관련이 있고, 권장되는 혈중농도는 명확하지는 않으나 예방의 경우 >0.7 μg/mL, 치료의 경우 >1.0 μg/mL을 권장한다. Posaconazole 약동학에 영향을 미치는 유전적 다형성(genetic polymorphism)은 알려지지 않았다. 제거는 주로 대변경로를 통하며 66%가 변화되지 않은 상태로 배설되고 소변농도는 무시할 정도이다. 신장애 또는 Child-Pugh 등급 A, B, C 간장애에서는 용량조절이 필요하지 않다. 주사제의 경우 용매로 SBECD가 포함되어 있다(표 2).

3. 약물상호작용

Posaconazole은 glucuronidation를 통해 간대사를 거치고, CYP3A4 동종효소를 억제하는 역할을 하여 약물상호작용을 일으킬 수 있다. Terfenadine, astemizole, cisapride, pimozide, halofantrine, quinidine 등의 약물과 병합 사용 시 QT 간격 연장과 torsades de pointes 유발 가능성이 있으므로 병용은 금기이다. Ergot alkaloids (dihydroergotamine, ergoloid mesylate, ergonovine, ergotamine 등)와 함께 투여하면 맥각중독(ergotism)의 위험성이 증가하여 같이 사용할 수 없다. 칼슘통로차단제(calcium channel blocker; amlodipine, diltiazem, felodipine, nifedipine, verapamil 등)와 같이 사용하면 이들 약제의 농도를 높이므로 용량을 줄이고 부작용이 나타나는지 관찰해야 한다. Cyclosporine, sirolimus, tacrolimus 등도 같이 사용하면 이들 약제의 농도를 높이므로 이들 약제를 감량하고 혈중농도를 측정하여야 한다. Statin (atovastatin, lovastatin, simvastatin 등), midazolam, vinca alkaloid 역시 같이 사용하면 이들 약제의 농도가 증가한다. Cimetidine을 같이 사용하면 posaconazole의 혈중농도가 감소하며, phenytoin이나 rifabutin은 같이 사용하면 posaconazole의 농도를 감소시키고 이들 약제의 혈중농도가 높아지므로 주의를 요한다.

4. 임상 적응증

장기간의 중성구감소가 예측되거나 침습성 진균감염에 걸릴 위험이 높은, 급성 골수세포백혈병이나 골수형성이상증후군으로 관해유도 항암화학요법을 받고 있는 환자에서 침습 진균증 예방, 이식편대숙주병으로 고용량 면역억제요법을 받고 있는 조혈모세포이식 환자로서 침습성 진균감염에 걸릴 위험이 높은 환자에서의 침습성 진균감염 예방, amphotericin B 또는 itraconazole에 불응성이거나 이들 치료제에 불내성인 침습성 아스페르길루스증 환자의 치료, 구강-인두 칸디다증(질환이 중증이거나 면역기능이 저하된, 국소요법의 효과가 적을 것으로 예측되는 환자의 치료).

1) 중성구감소 시기의 침습성 진균감염 예방

급성 골수세포백혈병이나 골수이형성증후군으로 관해유도 화학요법을 받고 있는 환자에서 장기간 중성구감소가유지되는 시기에 posaconazole과 fluconazole-itraconazole의 효과를 비교한 임상시험에서 진균감염 발생이 2% vs. 8%로 의미 있게 차이가 있었다. 특히 침습성 아스페르길루스증은 1% vs. 7%로 낮았고 전체 생존율도 posaconazole군에서 더 높았다. 국내 단일기관 후향적 연구에서도 2.2% vs. 14.6%로 의미 있게 침습성 진균감염 발생이 줄었다.

2) 조혈모세포이식 후 이식편대숙주병으로 치료 중 침습성 진균감염 예방

동종 조혈모세포이식 후 이식편대숙주병으로 면역억제제를 복용 중인 환자를 대상으로 경구 posaconazole과 경구 fluconazole의 효과를 비교한 연구에서 전체 진균감염 예방은 두 군 간 차이가 없었으나(5.3% vs. 9.0%), 침습성 아스페르길루스증 예방은 posaconazole군에서 더 효과적이었다(2.3% vs. 7.0%). 또한 돌발성 진균감염(breakthrough fungal infection) 발생 역시 posaconazole군에서 낮았고(2.4% vs. 7.6%), 특히 침습성 아스페르길루스증이 낮았다(1.0% vs. 5.9%). 전체 사망률은 두 군에서 비슷했으나 침습성 진균감염으로 사망한 환자는 posaconazole군에서 낮았다(1% vs. 4%).

3) 구강-인두 칸디다증

현탁액에만 허가사항이 있다.

4) 침습성 아스페르길루스증

침습성 아스페르길루스증의 1차 치료제로 임상시험을 하였고 주사제와 장용정이 미국식품의약품안전처(Food and Drug Administration, FDA)로부터 승인받았다. 아스페르길루스증 진료지침에서도 1차 치료제로 권장하나, 2025년 현재 국내에 주사제는 도입되지 않았고, 장용정은 침습성 아스페르길루스증 1차 치료제로 허가사항이 추가되지 않았다.

5. 용법 및 용량

1) 현탁액

- 투여하기 전에 잘 흔든다.
- 침습성 진균감염 예방: 200 mg (5 mL)씩 1일 3회 투여한다. 식사 중 복용한다.
- 불응성 혹은 불내성 침습성 진균감염: 400 mg (10 mL)씩 1일 2회 투여한다. 식사나 영양보충제를 먹을 수 없는 환자의 경우 1회 200 mg (5 mL)씩 1일 4회 투여한다.
- 구강-인두 칸디다증: 유도요법으로 200 mg (5 mL)를 첫째 날 1일 1회 투여한 후, 이후 13일 동안 100 mg (2.5 mL)를 1일 1회 투여한다.

2) 장용정

- 음식 섭취와 관계없이 복용 가능하다. 씹거나 분할하거나 으깨지 말고 통째로 삼킨다.
- 장용정과 현탁액은 용법이 다르므로 교차해서 투여하지 않는다.
- 첫째 날에 1일 2회 300 mg (100 mg 3정)을 투여하고, 다음 날부터 1일 1회 300 mg씩 투여한다.

6. 부작용과 금기

1) 심혈관계

부종, 혈압상승, 혈압저하, 빠른 부정맥(tachyarrhythmia), QT 간격 연장 등이 관찰되었으나 fluconazole이나 itraconazole과 차이를 보이지는 않는다. 드물게 torsades de pointes가 보고되었다.

2) 피부

가려움증, 발진

3) 내분비

저칼륨혈증, 저마그네슘혈증, 고혈당, 저칼슘혈증 등이 보고되었다. 드물게 부신부전(adrenal insufficiency)이 발생하였다.

4) 소화기계

설사, 구역, 구토, 복통, 변비, 점막염, 소화불량, 식욕부진, 입마름 등이 보고되었다.

5) 호흡기계

기침, 호흡곤란, 비출혈

6) 조혈계

빈혈, 호중구감소증, 혈소판감소증, 출혈반

7) 간담도계

중등도의 아스파트산아미노기전달효소, 알라닌아미노기전달효소, 알칼리성인산분해효소, 총 빌리루빈 상승 등이 보고되었다. 간수치의 상승은 대부분 가역적이어서 이로 인한 약제 투여중단은 거의 없었다. 중증의 기저질환을 가진 환자에서 쓸개즙정체, 간기능부전과 같은 중증 부작용이 매우 드물게 보고되었다.

8) 근골격계

관절통, 요통, 관절통

9) 신경계

혼돈, 현기증, 졸음, 두통, 불면 등이 보고되었다. Cyclosporine이나 tacrolimus를 같이 투여받던 환자에서 발작이 보고되었다.

10) 비뇨생식계

크레아티닌 상승(2%), 질출혈, 질염

11) 기타

- 약물상호작용에 의해 병용금기로 명기된 약제와는 함께 투여할 수 없으며, posaconazole을 포함한 azole계 약물에 과민증이 있는 경우에는 투여할 수 없다.
- Ergot alkaloid, HMG-CoA 환원효소 억제제와 병용투여하지 않는다.
- 임신부에서의 사용은 미국 FDA 임신부 카테고리 C로 태아에게 위중한 영향을 미칠 수 있으므로 posaconazole 사용이 유의하게 이득이 있지 않는 한 임신부에게는 사용하지 않는다. 약을 투여할 때 모유수유를 중단해야 한다.

Isavuconazole

1. 작용범위

Isavuconazole은 대부분의 효모균, 사상균, 두형태곰팡이 모두에 효과적이다. *Candida* 중 *C. krusei, C. glabrata*에도 효과가 있다. *C. auris*에 대한 자료는 아직 많지 않다. *C. neoformans*와 *Cryptococcus gattii*에도 시험관내 MIC가 낮다고 알려져 있다. 침습성 아스페르길루스증에 1차 치료제로 허가를 받았듯이 대부분의 주요 *Aspergillus* 종에 감수성이 있고, 특히 amphotericin B에 내성이 있다고 알려져 있는 *A. terreus*에도 효과적이다. Voriconazole, itraconazole에 내성이 확인된 *Aspergillus lentulus*를 포함한 azole 내성 진균에도 isavuconale의 효과가 확인되었다. 특히 isavuconazole이 posaconazole에 비해 털곰팡이에 대해 효능이 높다고 알려져 있다. *Scedoporium*과 *Fusarium*에는 아직 더 많은 자료가 필요하다.

2. 약물동력학

분자량 437.5 g/mol인 합성 triazole로 isavuconazonium sulfate 형태로 경구 캡슐과 주사제가 있다. 주사제에는 cyclodextrin이 포함되어 있지 않다. Isavuconazonium sulfate은 isavuconazole의 전구물질로 체내 흡수되어 혈청 esterase (주로 butylcholinesterase)에 의해 가수분해되어 활성형인 isavuconazole로 전환된다.

반감기가 110-115시간으로 길어 48시간 동안 부하용량이 필요하고, 그 후 1일 1회 투여가 가능하다. 캡슐은 경구 생체이용률 >99%로 잘 흡수된다. 다른 triazole과는 달리 음식물 섭취, 위산억제제, 점막염 유무 등에 의해 흡수가 영향을 받지 않는다. 항정상태 분포용적 450 L와 긴 반감기로 체내에 널리 분포한다. 중추신경계 감염에 대한 충분한 자료는 없지만 크립토코쿠스 및 콕시디오이데스 뇌수막염에 효과적이었다는 보고가 있다. 소변 내 1% 이내로 존재한다. 농도의존적 약동학을 나타내고 환자 간 약동학 변동이 크지 않아 통상적으로 치료약물농도감시는 필요하지 않지만 신장대체요법이나 체외막산소공급을 하고 있는 환자, 비만, 소아청소년 등에 대해서는 추가 연구가 필요하다(표 2).

3. 약물상호작용

Isavuconazole은 CYP3A4의 기질로 작용하므로, CYP3A4를 억제하거나 유도하는 약물과의 병용은 피한다. Isavuconazole의 약물농도를 올릴 수 있는 대표적인 CYP3A4 억제제는 ketoconazole, 고용량 ritonavir이고, 반면 약물농도를 낮출 수 있는 CYP3A4 유도제는 barbiturate, rifampin, carbamazepine 등이다. Isavuconazole은 중등도 CYP3A4 억제제이기도 하여서 sirolimus, tacrolimus, cyclosporine, colchicine, digoxin 등의 대사를 방해하여, 이들 약물의 농도를 올릴 수 있기 때문에 isavuconazole과 병용할 경우 이들 약물농도를 모니터링해야 한다. Methotrexate와 isavuconazole을 동시투여하면 잠재적 독성이 있는 대사물질인 7-hydroxymethotrexate에 대한 노출이 증가한다.

4. 임상 적응증

1) 만 18세 이상 성인에서의 침습성 아스페르길루스증 치료

침습성 사상균 감염이 의심되는 환자를 대상으로 isavuconazole과 voriconazole을 비교한 3상 임상시험에서 1차 평가지표인 투여 42일째 전체 사망률이 isavuconazole이 voriconazole에 비해 비열등하다는 것이 확인되었다(isavuconazole 18.6%, voriconazole 20.2%). 또한 isavuconazole이 voriconazole에 비해 간담도, 눈, 피부 부작용이 의미 있게 적었고, 부작용으로 인한 약물중단 역시 isavuconazole에서 의미 있게 적었다. 침습성 아스페르길루스증 진료지침에서 isavuconazole을 1차 치료제로 권장하고 있다.

2) 만 18세 이상 성인에서의 amphotericin B 투여가 적합하지 않은 침습성 털곰팡이증 치료

털곰팡이증을 대상으로 isavuconazole과 amphotericin B (과거 대조군)를 치료제로 사용한 공개, 비-비교 임상시험에서 임상반응을 비교하였고, 42일째 평균 사망률은 38%였다. Isavuconazole군은 amphotericin B군과 비교해 사망률은 차이가 없었고, 부작용은 적었다. 또 다른 연구에서 털곰팡이증의 구제치료에서 isavuconazole은 효과적이었다.

5. 용법 및 용량

1) 부하용량

표준 부하용량으로서 처음 48시간 동안 8시간마다 isavuconazole 200 mg (주사제 isavuconazonium sulfate 372.6 mg은 isavuconazole로서 200 mg이다. 경구캡슐 isavuconazonium 186.3 mg은 isavuconazole로서 100 mg이다. 주사제로 1 vial 혹은 경구제로 2 캡슐)을 투여한다(총 6회 투여).

2) 유지용량

표준 유지용량은 부하용량 투여 12-24시간 후부터 시작하며, 1일 1회 isavuconazole 200 mg (1 vial 혹은 2 캡슐)을 투여한다. 투여기간은 임상반응에 따라 결정한다. 6개월 이상 장기간 투여하는 경우 유익성 및 위험성을 신중하게 고려한다. 캡슐은 식사와 상관없이 복용할 수 있다. 통째로 삼켜야 한다. 씹거나, 부수거나, 녹이거나, 캡슐을 개봉해서는 안 된다.

3) 주사제나 경구제로 전환

경구 생체이용률이 높으므로, 임상적으로 필요한 경우 정맥투여와 경구투여 간 전환은 적합하다.

4) 신장애 및 간장애

말기 신질환 환자를 포함하여, 신장애 환자에서 용량조절은 필요하지 않다. 경도-중등도 간장애(Child-Pugh 등급 A 또는 B) 환자에서 용량조절은 필요하지 않다. 중증 간장애 환자(Child-Pugh 등급 C)를 대상으로 연구되지 않았다.

6. 부작용과 금기

다른 azole계 항진균제에 비해 부작용이 상대적으로 적다고 알려져 있다. 가장 흔하게 발생하는 부작용은 구역, 구토, 설사, 두통, 간 아미노기전달효소 상승, 저칼륨혈증이다. 일반적으로 약물 관련 부작용은 voriconazole에 비해서 적다. 다른 triazole과는 달리 QT 간격이 단축될 수 있다. QT 간격 단축의 임상적 의미는 아직 확실하지 않으나 familiar short QT syndrome이 있는 환자는 금기이다.

참고문헌

1. Cornely OA, Alastruey-Izquierdo A, Arenz D, Chen SCA, Dannaoui E, Hochhegger B, et al. Global guideline for the diagnosis and management of *Mucormycosis*: an initiative of the European Confederation of Medical Mycology in cooperation with the Mycoses Study Group Education and Research Consortium. Lancet Infect Dis. 2019;19:e405-21.
2. Cornely OA, Maertens J, Winston DJ, Perfect J, Ullmann AJ, Walsh TJ, et al. Posaconazole vs. fluconazole or itraconazole prophylaxis in patients with neutropenia. N Engl J Med. 2007;356:348-59.
3. Czyrski A, Reszkak M, Swiderski P, Brylak J, Glowka FK. The overview on the pharmacokinetic and pharmacodynamics interactions of triazole. Pharmaceutics. 2021;13:1961.
4. Ellsworth M, Ostrosky-Zeichner L. Isavuconazole: mechanism of action, clinical efficacy, and resistance. J Fungi. 2020;6:324.
5. Herbrecht R, Denning DW, Patterson TF, Bennett JE, Greene RE, Oestmann JW, et al. Voriconazole versus amphotericin B for primary therapy of invasive aspergillosis. N Engl J Med. 2002;347:408-15.
6. Johnson MD. Antifungals in clinical use and the pipeline. Infect Dis Clin N Am. 2021;35:341-71.
7. Maertens JA, Raad II, Marr KA, Patterson TF, Kontoyiannis DP, Cornely OA, et al. Isavuconazole versus voriconazole for primary treatment of invasive mould disease caused by *Aspergillus* and other filamentous fungi (SECURE): a phase 3, randomized-controlled, non-inferiority trial. Lancet. 2016;387:760-9.
8. Maertens JA, Rahav G, Lee DG, Ponce-de-León A, Ramírez Sánchez IC, Klimko N, et al. Posaconazole versus voriconazole for primary treatment of invasive aspergillosis: a phase 3, randomized, controlled, non-inferiority trial. Lancet. 2021;397:499-509.
9. Nett JE, Andes DR. Antifungal agents: spectrum of activity, pharmacology, and clinical implications. Infect Dis Clin N Am. 2016;30:51-83.
10. Ullmann AJ, Aguado JM, Arikan-Akdagli S, Denning DW, Groll AH,

Lagrou K, et al. Diagnosis and management of *Aspergillus* diseases: executive summary of the 2017 ESCMID-ECMM-ERS guideline. Clin Microbiol Infect. 2018;24 (Suppl 1):e1-e38.

11. Ullmann AJ, Lipton JH, Vesole DH, Chandrasekar P, Langston A, Tarantolo SR, et al. Posaconazole or fluconazole for prophylaxis in severe graft-versus-host disease. N Engl J Med. 2007;356:335-47.

Echinocandin계

김상일 가톨릭대학교 의과대학 내과학교실

1. 항생제명

Caspofungin, micafungin, anidulafungin, rezafungin 이 있다.

2. 구조 및 성상

Echinocandin은 반합성 지질펩타이드 성분의 약제이며 전구물질은 사상균으로부터 자연적으로 생성된 물질이고 임상에 사용될 수 있도록 반합성 고리형 지질펩타이드로 만들었다. 이들 모두 중심에 고리형 hexapeptide 구조를 가지고 있다(그림 4).

각 약제의 구조식은 중심의 dihydroxyornithine 알파 아미노그룹에 약제 종류에 따라 서로 다른 지방산(fatty acid)을 아실화하여 붙인 구조이다. 이들 지질 구조는 진균 세포막에 달라붙는 중요한 역할을 한다. 그러나 지질 구조는 지질친화성(lipophilic)이기 때문에 몇 가지 과정을 거쳐 개선하였고 그중 capofungin의 경우 caspofungin acetate를 붙여 진균 세포막에 잘 붙으면서도 수용성(hydrophilic)을 가지고 항진균 효과를 유지하는 약제로 개발되어 사용되기 시작하였다. Micafungin은 *Coleophoma empetri* (FR901379)라는 진균으로부터 얻어진 hexapeptide를 deacylation을 거쳐 합성되었고 dihydroxyhomotyrosine에 hydroxyl 그룹 대신 sulfate moiety가 부착된 물질로 친수성이 증가되었다. Anidulafungin은 echinocandin B로부터 반합성된 약제로 alkyl 측쇄 대신 alkoxytriphenyl 측쇄를 부착하여 용혈을 줄이고 효과를 높였다. 최근에는 친수성을 높이고 경구투여도 가능하도록 약제의 측쇄를 개발하고 있다. Rezafungin은 anidulafungin을 전구 물질로 하여 C5 ornithine 위치에 choline amine ether를 부착하여 친수성이 증가하고 분해되는 시간이 증가하여 반감기가 증가하는 효과를 보였고 화학적으로 안정화시키고 독성과 연관된 반응물질이 생성되지 않도록 개발되었다.

3. 작용기전

진균 세포벽은 β-(1,3)-D-glucan, β-(1,4)-D-glucan, β-(1,6)-D-glucan 등의 당단백으로 구성되어 있는데 글루칸은 *Candida*와 *Saccharomyces* 등의 세포벽의 통합성을 유지하는 데 필수적인 성분이다. 글루칸은 β-(1,3)-D-glucan synthase 효소를 통해 만들어지는데 이 효소는 β-(1,4)-D-glycosidic bond를 만들기 위해 UDP-glucose를 사용하며, 몇 가지의 아단위를 가지고 있다. 이 아단위들은 *FKS*1, *FKS*2, 그리고 *FKS*3 유전자에 의해 부호화(encoding)되는데, 그중 Fks1p 아단위에 echinocandin이 비경쟁적으로 부착되어 결국 β-(1,3)-D-glucan이 생성되지 못하여 삼투압을 유지하지 못하게 되고 이를 통해 살균작용 혹은 정균작용을 하게 된다.

4. 작용범위

Echinocandin은 대부분의 *Candida* 종에 감수성이 있으며 세포벽합성을 막아 세포증식을 하지 못하게 함으로

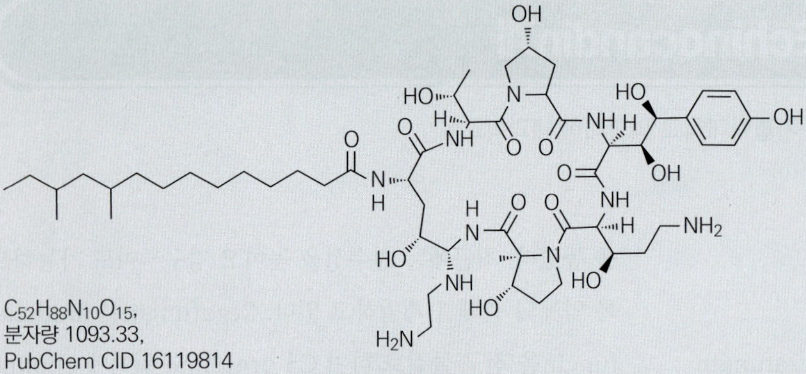

Caspofungin

$C_{52}H_{88}N_{10}O_{15}$,
분자량 1093.33,
PubChem CID 16119814

Micafungin

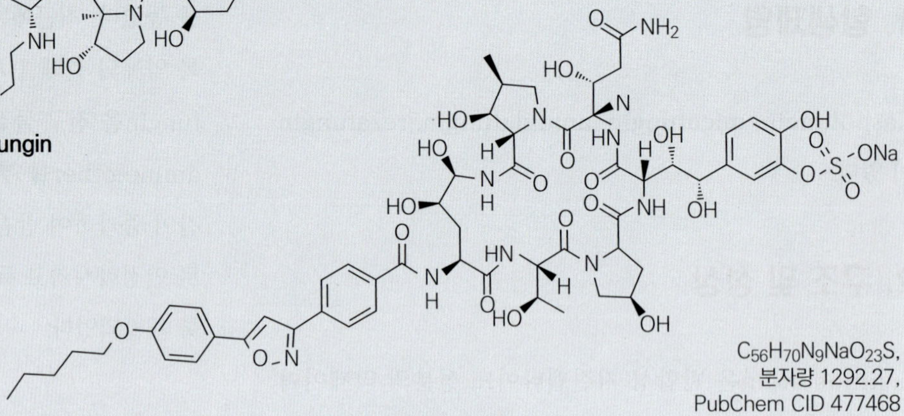

$C_{56}H_{70}N_9NaO_{23}S$,
분자량 1292.27,
PubChem CID 477468

Anidulafungin

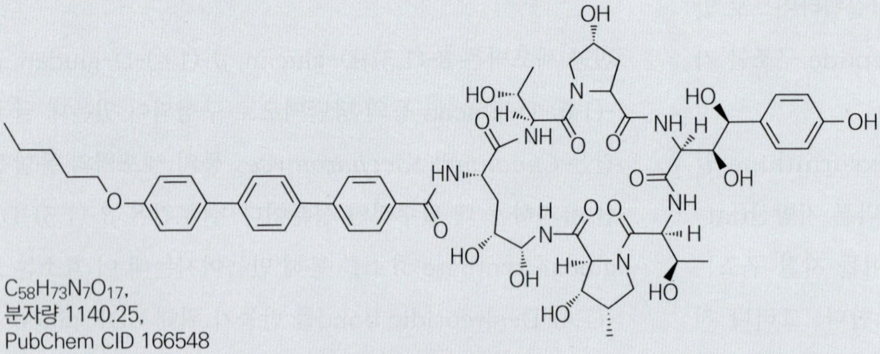

$C_{58}H_{73}N_7O_{17}$,
분자량 1140.25,
PubChem CID 166548

Rezafungin acetate

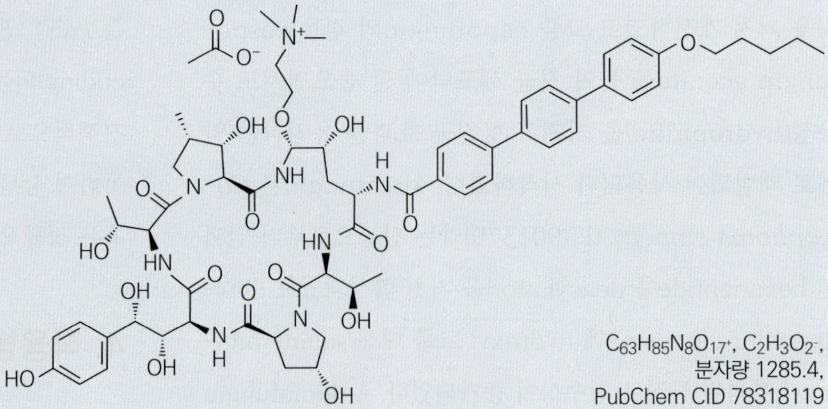

$C_{63}H_{85}N_8O_{17}^+$, $C_2H_3O_2^-$,
분자량 1285.4,
PubChem CID 78318119

그림 4. Echinocandin의 구조식

써 살균작용을 보이며 시험관내에서는 균막(biofilm)을 만드는 효모균에도 효과가 있다. *C. parapsilosis* 중 *FKS* 변이가 있는 경우 MIC가 높아지며 돌발감염(breakthrough infection)이 발생한 보고도 있다. *C. guilliermondii*와 *C. lusitaniae*에 대해서는 정균작용이 강한 것으로 보이나 임상연구에서는 실패에 대한 근거가 명확치 않다.

Aspergillus 종 중 *A. fumigatus, A. flavus, A. terreus*, 그리고 *Aspergillus niger* 등 대부분의 임상균에 대해 정균효과를 보인다. *Aspergillus*에서는 균의 분지말단과 균사의 불규칙한 성장을 유도하여 감염이 퍼지지는 못하게 하지만 조직에서는 살아있는 균이 있을 수 있다. *Pneumocystis jirovecii*에 대해서는 낭 형태(cyst form)에 대해서만 효과가 있어 예방효과는 있으나 치료에 대한 임상연구가 추가로 필요하다.

이 약제는 몇 가지의 *Penicillium*과 *Paecilomyces*에 대해 효과가 있으나 *Madurella*, *Wangiella*, *Sporothrix*, *Exophiala*, *Scedosporium*, *Pseudallescheria* 그리고 *Fonsecaea*에 대해서는 제한된 효과를 보인다. *Mucor*, *Cryptococcus*, *Fusarium*, *Rhizopus*, *Trichosporon*의 경우 세포벽의 글루칸이 주로 β-(1,6)-D-glucan으로 되어 있어 echinocandin의 단독사용은 효과가 없다.

5. 내성기전

Echinocandin에 대한 약제내성은 다른 약제와 마찬가지로 선천적 내성(innate 혹은 inherent resistance)과 최초 감수성이었다가 이후 내성으로 바뀌는 획득내성(secondary 혹은 acquired resistance)으로 나눌 수 있다.

Echinocandin계 항진균제의 공통적인 내성은 *FKS* 유전자 변이(mutation)에 의한다. 이 과정은 선천적 내성과 획득내성의 공통 부분이다. 한 가지 이상의 다양한 *FKS* 유전자 변이를 가진 *Candida*는 echonicandin의 β-(1,3)-D-glucan synthase의 억제가 30에서 수천 배까지 감소하는 것이 관찰된다. 시험관 내에서는 내성변이가 생기는 빈도는 caspofungin이 흔하고 이후 anidulafungin과 micafungin에서 관찰되었으나 임상에서의 변이 빈도는 확립되지 않았다. 최근 echinocandin의 사용이 많아지면서 약제내성에 대한 보고가 증가하고 있다. *C. glabrata*에서 자주 보고되며, 이외 *Candida*와 *Aspergillus*에서는 드물다.

일부 *Candida* 중 자연적으로 *FKS*에 다형태(polymorphism)가 생기는 경우가 있는데 선천적 echinocandin 감수성 저하 그룹[intrinsic reduced echinocandin susceptibility (IRES) group]이라고도 하며 *C. parapsilosis* complex (*Candida parapsilosis sensu stricto*, *Candida metapsilosis*, 그리고 *Candida orthopsilosis*)와 *C. guilliermondii* 등이 여기에 속한다.

임상에서 *FKS* 변이는 echinocandin 치료 중 돌발감염이 있는 경우 의심할 수 있다. 특히 이전에 장기간 echinocandin을 투여한 경우가 가장 많았으며, 이외 기저질환으로 위장관 질환이 있거나 장기이식, 그리고 반복적인 침습성 칸디다증이 있는 경우이다. *FKS* 변이를 직접 검사하는 경우도 있으나 그렇게 하지 못하는 경우 echinocandin에 대한 MIC가 증가하면서 이전에 약제 사용력이 있는 경우 *FKS* 변이 존재에 대한 유용한 단서가 될 수 있다.

이 외에도 *FKS* 유전자의 전사조절(transcriptional regulator) 인자도 내성에 영향을 미치며, echinocandin에 노출된 균이 스스로 세포벽 구제과정(salvage pathway)을 위해 키틴 생성 유전자를 상향조절(upregulation)하거나 세포벽의 재형성(remodeling)을 유도하는 효소들을 분비하여 감수성을 저하시키기도 한다.

그러나 임상적으로 echinocandin의 치료실패가 의심되는 경우 내성에 의한 것뿐 아니라 다른 치료실패 요인들도 반드시 확인해야 한다. 여기에는 기저질환, 환자의 면역상태, 중증도, 원인물질 미제거, 균막형성 유무, 치료시작 시기, 감염부위에서의 약물동력학적 인자, 그리고 동정된 균의 임상적 의미를 같이 고려해야 한다.

6. 약물동력학

Echinocandin은 분자량이 커서 정맥주사로만 투여되며, 히스타민 유사반응을 예방하기 위해 최소 1시간 이상에 걸쳐 서서히 주입해야 한다. 위장관 내에서의 흡수는 3% 미만으로 경구로는 투여하지 않는다. 중추신경계와 눈에는 약물이 도달하지 않아 진균 뇌수막염이나 안구내 감염에 대해서는 투여하지 않는다.

각각의 약제는 97-99% 수준으로 혈장단백과 결합하여 분포한다. 대사과정 이후 caspofungin과 micafungin은 주로 간에서 서서히 분해되고 담즙으로 배설된다. 반면 anidulafungin은 간보다는 주로 혈장에서 분해된다. Echinocandin은 간, 비장, 폐 그리고 신장 등의 조직에 잘 분포하나 분자량이 크고 단백결합으로 인하여 소변, 뇌척수액, 뇌실질, 전립선과 안구 내로는 약물이 도달하지 못한다. 반감기는 caspofungin 9-11시간, micafungin 11-17시간, anidulafungin 24-26시간으로 하루 1회 투여가 가능하며, rezafungin의 반감기는 129-133시간으로 주 1회 투여한다.

표 6. 약제별 주요 약물동력학 지표

약제	C_{max}, mg/L	AUC_{0-24}, mg h/L	$t_{1/2}$, h	CL_t, L/h	V_d, L	단백결합률, %	배설
Caspofungin (70 mg LD/50 mg DD)	12.09	97.63	9-11	0.63	9.67	97	35% 대변, 41% 소변
Micafungin (100 mg DD)	7.20	132.60	11-17	1.30	25.60	99	40% 대변, 15% 소변
Anidulafungn (200 mg LD/100 mg DD)	7.20	110.30	24-26	0.96	35.20	99	30% 대변, 1% 소변
Rezafungin (400 mg LD/200 mg DD)	22.70	1160	129-133	0.23	35.90	99	38% 대변, 14% 소변

AUC_{0-24}, area under the concentration-time curve from 0 to 24 hours; CL_t, total clearance; C_{max}, maximum concentration; $t_{1/2}$, half-life; V, volume of distribution; LD, loading dose; DD, daily dose.

표 7. Echinocandin계 항진균제의 약물상호작용

상호작용약제	Caspofungin	Micafungin	Anidulafungin	Rezafungin
Tacrolimus	Tacrolimus AUC, 최고농도 및 12시간 농도 20% 감소	특이상호작용 없음	특이상호작용 없음	특이상호작용 없음
Sirolimus	데이터 없음	Sirolimus AUC 21% 증가	데이터 없음	데이터 없음
Cyclosporine	Caspofungin AUC 35% 증가	Cyclosporine 청소율 16% 감소	Anidulafungin AUC 22% 증가	특이상호작용 없음
Nifedipine	데이터 없음	Nifedipine AUC 18% 증가	데이터 없음	데이터 없음
Rifampin	Caspofungin 항정상태(steady-state) 농도 감소	특이상호작용 없음	특이상호작용 없음	데이터 없음

성인환자에서의 주요 약물동력학 지표는 표 6과 같다.

Echinocandin은 대부분 간에서 가수분해와 N-acetylation을 통해 대사되어 담즙과 대변으로 배설된다. 일부 부신과 비장을 통해서도 대사된다. Echinocandin은 신장으로 배설되지 않아 신기능저하 환자나 투석환자 그리고 고령 환자에서 약물농도와 투여간격 조절 없이 투여 가능하다. 약물상호작용이 적어 대부분의 타 약제와 병용가능하다. 간부전 환자에서도 투여 가능하나 caspofungin의 경우 예외적으로 중증 간기능이상 시 투여량을 줄여야 한다.

7. 약물상호작용

약물상호작용과 관련하여 CYP450 효소나 P-glycopeptide 전달시스템과 관련이 없어 상호작용은 최소한으로 보인다. 알려진 주요약제와의 상호작용은 표 7과 같다.

8. 임상 적응증

FDA에서 승인받은 적응증은 표 8과 같다. 정확한 표현을 위해 FDA의 내용을 원문으로 표시하였다.

9. 부작용과 금기

Echinocandin은 대부분 특수한 부작용은 적고 일반적인 약제에서 보이는 주사제 투여관련 부작용과 혈전정맥염, 경도의 위장관 증상이 주된 부작용이며 약 5% 이내로 보고된다.

주사와 관련된 부작용으로 안면부종, 발진, 혈관확장 등이 있으며 히스타민 분비에 의한다. 이러한 현상의 대부분은 주사 시작 후 수 분 이내에 일어나며 주입을 멈추면 수 분 이내에 사라진다. 이 경우 투여금기는 아니며 항히스타민제 등의 투여로 호전된다. 이 경우 주입속도를 줄이도록 한다. 네 가지 약제 모두 간효소 수치의 상승을 가져올 수 있다. 따라서 투여 시 간기능의 측정 및 모니터가 필요하며 상승한 경우 이득과 실을 따져 투여를 결정해야 한다.

Caspofungin

1. 작용기전과 작용범위

진균 세포벽 구성성분인 글루칸을 만드는데 필요한 β-(1,3)-D-glucan synthase 아단위 중 Fsk1p에 약제가 부착하여 항진균 작용을 보인다. 대부분의 *Candida* 종에 대하여 살균효과를 보이며 *Aspergillus* 종에 대하여는 정균효과를 보인다. *C. albicans*를 비롯한 대부분의 *Candida* 종에 대한 MIC가 amphotericin B와 fluconazole보다 훨씬 낮으며, *C. parapsilosis*와 *C. guilliermondii*는 비슷한데, *C. albicans*에 대한 MIC는 0.004-0.015 mg/mL이며, *C. parapsilosis*와 *C. guilliermondii*에 대하여는 0.5-2.0 mg/mL 이다. Amphotericin B, fluconazole 혹은 itraconazole에 내성을 보이는 *C. glabrata*의 경우 MIC가 0.25-1 mg/mL 정도로 낮다. 항진균 작용은 매우 빠르며 항생제 후효과(postantifungal effect)가 있다. 그러나 아직 표준화된 감수성 검사가 확립되어 있지 않아 분리된 종에 따라 MIC의 차이가 있을 수 있으므로 임상적으로 판단을 해야 한다.

Aspergillus 종에 대한 MIC는 매우 낮아서 0.008 mg/mL에서도 억제되는 것으로 보고되며, 시험관내 실험에서 *A. fumigatus, A. flavus, A. terreus*에 효과가 있다. 동물실험에서는 *A. fumigatus* 폐렴모델에서 생존율을 증가시키는 것으로 나타났으나 조직에서의 진균은 남아 있는 것으로 보고되었다.

*P. jirovecii*에 대해서 효과가 있는 것으로 보고되나 적응증에는 포함되어 있지 않다. *C. immitis*에 대해서는 농도

표 8. Echinocandin의 FDA 허가 적응증

Caspofungin (FDA approved 2001, revised 2016)	Caspofungin acetate for injection is an echinocandin antifungal indicated in adults and pediatric patients (3 months of age and older) for: • Empirical therapy for presumed fungal infections in febrile, neutropenic patients • Treatment of candidemia and the following *Candida* infections: intra-abdominal abscesses, peritonitis and pleural space infections • Treatment of esophageal candidiasis. • Treatment of invasive aspergillosis in patients who are refractory to or intolerant of other therapies *Limitation of Use:* Caspofungin acetate for injection has not been studied as initial therapy for invasive aspergillosis.
Micafungin (FDA approved 2005, revised 2023)	• Treatment of candidemia, acute disseminated candidiasis, *Candida* peritonitis and abscesses in adult and pediatric patients 4 months of age and older for whom appropriate dosing with this formulation can be achieved. • Treatment of candidemia, acute disseminated candidiasis, *Candida* peritonitis and abscesses ***without*** meningoencephalitis and/or ocular dissemination in pediatric patients younger than 4 months of age for whom appropriate dosing with this formulation can be achieved. • Treatment of esophageal candidiasis in adult and pediatric patients 4 months of age and older for whom appropriate dosing with this formulation can be achieved. • Prophylaxis of *Candida* infections in adult and pediatric patients 4 months of age and older undergoing hematopoietic stem cell transplantation (HSCT) for whom appropriate dosing with this formulation can be achieved. *Limitations of Use* • The safety and effectiveness of micafungin in sodium chloride injection have not been established for the treatment of candidemia with meningoencephalitis and/or ocular dissemination in pediatric patients younger than 4 months of age as a higher dose may be needed • Micafungin in sodium chloride injection has not been adequately studied in patients with endocarditis, osteomyelitis or meningoencephalitis due to *Candida* • The efficacy of micafungin in sodium chloride injection against infections caused by fungi other than *Candida* has not been established.
Anidulafungin (FDA approved 2006, revised 2020)	• Candidemia and other forms of *Candida* infections (intra-abdominal abscess and peritonitis) in adults and pediatric patients (1 month of age and older) • Esophageal candidiasis in adults *Limitations of use* • Eraxis® has not been studied in adult and pediatric patients with endocarditis, osteomyelitis, and meningitis due to *Candida* or in sufficient numbers of neutropenic patients. The dosage of Eraxis® for the treatment of *Candida* dissemination into the CNS and the eye has not been established • Eraxis® is associated with high relapse rates in esophageal candidiasis.
Rezafungin (FDA approved 2023)	• Rezzayo® is an echinocandin antifungal indicated in patients 18 years of age or older who have limited or no alternative options for the treatment of candidemia and invasive candidiasis. Approval of this indication is based on limited clinical safety and efficacy data for Rezzayo® *Limitations of Use* Rezzayo® has not been studied in patients with endocarditis, osteomyelitis, and meningitis due to *Candida*

에 따른 억제효과를 보이며, *Histoplasma*에 대해서는 일부 효과가 보고되기도 하였다. 그 외에도 *Scedosporium*, *Alternaria*, *Bipolaris*, *Cladophialophora bantiana*, *Phialophora*, *Exophiala*, *Fonsecaea pedrosoi*, *Paecilomyces variotii*, *Acremonium strictum*, *B. dermatididis*에 효과가 있었다고 하나 추가 연구가 필요하다. *C. neoformans*, *Trichosporon*, *Fusarium*, 그리고 기타 zygomycetes에 대해서는 효과가 없다.

2. 내성기전

Caspofungin을 투여받은 환자의 일부에서 *Candida* 혹은 *Aspergillus*에 대해 임상적 치료실패가 보고되었다. 내성기전은 진균의 글루칸 합성효소(synthase)의 *FKS* 아단위 변이에 의한다. *FKS* 아단위는 *FKS*1 그리고/혹은 *FKS*2 유전자가 부호화하는데 *FKS1*의 점돌연변이는 임상에서 분리된 *C. albicans*에서 확인되며 *FKS*2는 실험실에서 보이나 임상균주에서는 관찰되지 않았다. *C. glabrata*에서 항진균제의 선택압력(seletion pressure)이 있는 경우 *FKS*1과 *FKS*2의 점돌연변이가 자연적으로 생기기도 한다. *C. parapsilosis*와 *C. guilliermondii*의 경우 다른 *Candida* 보다 흔히 선천적 점돌연변이의 빈도가 높다. 점돌연변이와 별개로 유전체(genome)의 성형력(plasticity)도 내성을 증가시키는 원인이 되기도 한다.

3. 약물동력학

약제 투여 후 혈중농도는 다상성(poplyphasic) 형태를 보인다. 투여 후 즉시 α-phase가 보이고 이어서 9-11시간 동안 임상적 효과를 보이는 β-phase를 거치고, 이후 6-48시간에 걸쳐 로그 선형의 감소를 보인다. 이후 추가로 긴 반감기(40-50시간)의 γ-phase를 거친다. 약제의 97%까지 알부민에 결합하며 적혈구로의 분포는 미미하다. 대사는 천천히 가수분해와 아세틸화를 통해 이루어진다. 1회 투여 후 약제와 약제 대사물은 35%가 대변에서, 41%가 소변에서 발견되나 변화 없이 소변으로 배설되는 약제의 양은 1.4% 미만이다. Caspofungin은 중증 신기능저하 환자와 말기 신부전 환자에서 신기능에 영향을 주지 않으며 투석에 영향을 받지 않아 투석 후 추가 투여가 필요 없다.

4. 약물상호작용

Caspofungin은 CYP 시스템 효소에 대한 억제가 없고 p-glycoprotein의 기질(substrate)이 아니며 다른 약제의 CYP3A4 대사를 유도하지 않는다. 건강한 성인 연구에서 itraconazole, amphotericin B, mycophenolate, nelfinavir, tacrolimus에 의하여 caspofungin의 약물동력학 지표가 영향받지 않았다.

- Cyclosporine: 3-4 mg/kg의 용량으로 cyclosporine을 투여받는 성인에서 caspofungin의 AUC가 35% 정도 증가한 것이 관찰되었으나 cyclosporine의 혈중농도에는 영향이 없었다. 동시투여된 경우 일시적인 간수치 상승이 보였다.
- Tacrolimus: caspofungin은 tacrolimus 0.1 mg/kg을 12시간마다 투여받는 환자에서 tacrolimus의 혈액 0-12시간 혈중농도-시간곡선하면적(area under the curve from 0 to 12 hours, AUC_{0-12})를 20% 정도, 최고혈중농도(C_{max})를 16%, 12시간 혈중농도(C_{12hr})를 26% 감소시킨다. 따라서 동시투여를 하는 경우 tacrolimus 혈중농도를 측정하여 투여량을 재조정해야 한다. 중요한 것은 caspofungin을 중단하는 경우 혈중농도 측정으로 tacrolimus 투여량을 재조정하는 것이 필요하다.

Rifampin은 강력한 CYP 효소 유도작용이 있어 Rifampin을 동시투여 받는 환자에서는 caspofungin 유지용량을 70 mg으로 한다. 이 외 nevirapine, efavirenz, carbamazepine, dexamethasone 혹은 phenytoin을 투여 받는 환자도 유지용량을 70 mg으로 고려한다.

5. 임상 적응증

Caspofungin은 성인과 3개월 이상의 소아에서 다음의 적응증에 투여 가능하다.

- 발열성 호중구감소증 환자에서 진균감염이 의심되는 경우 경험적 투여
- 칸디다혈증과 복강내농양, 복막염, 그리고 늑막강 감염
- 식도 칸디다증
- 침습성 아스페르길루스증 환자에서 다른 약제치료에 반응이 없거나 투여할 수 없는 경우
  - * 제한점: 감염심내막염, 골수염, 그리고 칸디다 뇌수막염에서의 사용은 연구가 충분하지 않아 제한적이다.

6. 용법 및 용량

Caspofungin은 50 mg과 70 mg의 두 가지 용량으로, 가루가 들어 있는 vial로 출시되며 사용 시 0.9% 생리식염수, 무균 증류수, 0.9% 벤질 알코올이 함유된 증류수에 희석하여 사용한다.

- 18세 이상 성인
  - 첫날 70 mg을 부하용량으로 투여하고 이후 50 mg 하루 1회 투여한다.
  - 식도 칸디다증에서는 부하용량 없이 50 mg 하루 1회 투여한다.
- 3개월-17세 소아
  - 첫날 70 mg/m^{2}을 부하용량으로 투여하고, 이후 50 mg/m^2 하루 1회 투여한다.
  - 환자의 체표면적에 따라 조정하나 성인용량을 넘지 않도록 한다.
- 간부전 환자
  - 중등도(Child-Pugh 등급 B)의 간부전 환자에서는 첫날 70 mg을 부하용량으로 투여하고 이후 35 mg 하루 1회 투여한다.
  - 중증(Child-Pugh 등급 C) 간부전 환자에 대한 투여량은 데이터가 없다.
- 신부전 환자
  용량조절이 필요하지 않다. Caspofungin은 투석으로 제거되지 않으므로 투석 후 추가 투여가 필요 없다.
- 이외 용량조절
  Rifampin, nevirapine, efavirenz, carbamazepine, dexamethasone, phenytoin 등 간 CYP 효소유도제를 사용하는 환자는 유지용량으로 하루 70 mg 투여를 고려할 수 있다.
- 임신부에서의 사용은 미국 FDA 임신부 카테고리 C이다.

이외 주의사항으로 희석 시 dextrose (α-D-glucose)가 함유된 용액으로 희석하면 안 되며, 다른 약제와 동시에 투여하지 않도록 한다. 희석된 용액은 적어도 1시간 이상에 걸쳐 천천히 투여한다.

7. 부작용과 금기

성인에서 가장 흔한 부작용(>10%)은 설사, 발열, 간수치 증가, 알칼리성인산분해효소 증가, 저칼륨혈증 등이다. 투여 시 일시주입(bolus injection)하거나 빠른 속도로 주는 경우 히스타민매개 이상반응으로 발진, 안면부종, 혈관부종,

가려움증이 보고되었고, 스티븐스-존슨증후군과 독성표피괴사용해도 보고되었다. 이외 흔하지 않은(<5%) 부작용으로 빈혈, 호중구감소증, 혈소판감소증, 부정맥, 복통, 피로감, 황달, 근육통, 어지럼증, 피부발진, 신기능저하 등도 보고되었다.

소아에서 흔한 부작용(>10%)은 발열, 오한, 설사, 발진, 간수치 증가, 저칼륨혈증, 그리고 저혈압 등이 보고되었다.

이 약의 성분에 대한 과민반응이 있는 경우 금기이다.

Micafungin

1. 작용기전과 작용범위

진균 세포벽 구성성분인 글루칸을 만드는 데 필요한 β-(1,3)-D-glucan synthase 아단위 중 Fks1p에 약제가 부착하여 효소작용을 하지 못하게 하여 항진균 작용을 보인다.

시험관내 연구에서 *C. albicans, C. glabrata, C. krusei, C. parapsilosis* 그리고 *C. tropicalis*에 효과가 있었다. 그러나 아직 β-(1,3)-D-glucan 합성억제제에 대한 표준화된 감수성 검사 방법이 확립되어 있지 않아 임상에서의 효과를 결정하기에는 연구가 더 필요하다.

임상연구는 주로 HIV 감염 환자의 식도 칸디다증에서 실시되었는데 남아프리카 연구에서 하루 100 mg을 투여했을 때 임상적 치료율이 94.7%로 나타났다. 523명을 대상으로 한 비교, 비열등 연구에서는 micafungin 150 mg 정주와 fluconazole 200 mg 경구투여를 비교했을 때 내시경적 치료율은 각각 87.7%와 88.0%였다. 침습성 칸디다증에 대하여 micafungin 100 mg 정주와 liposomal amphotericin B 3 mg/kg/day 정주를 비교한 결과 임상적 반응률과 미생물학적 반응률이 각각 89.6%와 89.5%였다.

*Aspergillus*에 대하여는 일본에서 시행한 임상연구에서 임상적 반응률은 60%였다. 침습성 아스페르길루스증 환자에서 구제요법으로 사용한 경우 임상적 반응률은 37%였으나 대부분의 환자가 amphotericin B를 동시투여하고 있었고 대상 환자군이 중증의 환자가 대부분이어서 평가를 하기에는 적절하지 않은 것으로 생각된다. 증례보고에서 기존의 항진균제 치료에 반응이 없거나 부작용으로 투여할 수 없었던 환자에서 성공적으로 치료했다는 보고가 있다. 조혈모세포이식 환자의 진균감염 예방목적으로 사용한 이중맹검연구에서 micafungin 50 mg과 fluconazole 400 mg을 비교한 결과 80%와 73.5%(p=0.025)에서 효과가 있었다.

2. 내성기전

다른 echinocandin과 공통된 내성기전을 가진다.

3. 약물동력학

Micafungin은 시험관내에서 99% 이상이 단백질과 결합하며 대부분은 알부민이다. 대사는 arylsulfatase에 의해 M-1 catechol 형태로, catechol-O-methyltransferase에 의해 M-2 methoxy 형태로, 그리고 CYP 동종효소에 의해 대사되어 측쇄(ω-1 position)가 가수분해되면서 M-5로 대사된다. 배설은 71%가 대변으로 배설된다. 성별, 나이, 인종에 따른 약물동력학에 차이는 보이지 않는다.

4. 약물상호작용

Micafungin과 동시투여된 mycophenolate mofetil, cyclosporine, tacrolimus, prednisolone, sirolimus, nifedipine, fluconazole, ritonavir 혹은 rifampin은 상호작용이 없었고, micafungin의 약동학도 변화가 없었다.

5. 임상 적응증

Micafungin은 성인과 4개월 이상의 소아환자에서 아래의 적응증에 투여 가능하다.

- 적정용량의 투여가 가능한 성인 및 4개월 이상의 소아환자의 칸디다혈증, 급성 파종성 칸디다증, 칸디다 복막염과 농양
- 적정용량의 투여가 가능한 4개월 이하의 소아환자에서 뇌수막염과/혹은 안구침범이 없는 칸디다혈증, 급성 파종성 칸디다증, 칸디다 복막염과 농양
- 적정용량의 투여가 가능한 성인 및 4개월 이상의 소아환자의 식도 칸디다증
- 조혈모세포이식을 받는 적정용량의 투여가 가능한 성인 및 4개월 이상의 소아환자에서 칸디다 감염의 예방
  * 제한점: 적정용량의 투여가 가능한 4개월 이하의 소아환자에서 뇌수막염과/혹은 안구침범이 동반된 환자에서의 안정성과 효과는 확립되지 않았다.
- *Candida*에 의한 감염심내막염, 골수염, 그리고 뇌수막염에서의 투여는 연구가 충분하지 않다. *Candida* 이외의 진균감염에 대한 효과는 확립되지 않았다.
- 임신부에서의 사용은 미국 FDA 임신부 카테고리 C이다.

6. 용법 및 용량

Vial당 50 mg의 micafungin이 들어 있는 제제로 생리식염수 혹은 5% 포도당에 희석하여 사용한다. 생리식염수 5 mL을 vial에 넣어 10 mg/mL 용액을 만든 후 1개에서 3개를 100 mL 생리식염수 혹은 5% 포도당에 넣어 1시간 이상에 걸쳐 점적주사한다.

Micafungin은 다른 약과 동시투여하거나 혼합해서 사용하면 안 된다. 식도 칸디다증의 치료에는 하루 1회 150 mg을 투여하며, 조혈모세포이식 환자의 칸디다 감염 예방목적으로 투여하는 경우 하루 1회 50 mg을 투여한다. 신기능저하 환자에서 용량조절이 필요하지 않으며 투석에 의해 제거되지 않는다. 경도-중등도(Child-Pugh 등급 A 또는 B)의 간기능저하가 있는 환자에서도 용량조절은 필요 없다. 중증 환자에서는 아직 연구된 바 없다.

7. 부작용과 금기

투여와 관련된 부작용으로 발진, 가려움증, 안면 부종 그리고 혈관 확장 등의 증상이 히스타민 분비와 관련되어 일어날 수 있다. 이 외에도 호중구감소증, 빈혈, 혈소판감소증 등이 있었고, 소화기 증상으로 구역, 구토, 복통, 혈액 검사상 고빌리루빈혈증, 간수치 증가, 저칼륨혈증, 저칼슘혈증 등의 부작용이 보고되었다. 말초혈관으로 투여하는 경우 정맥염 혹은 혈전정맥염이 보고되므로 중심정맥관으로 투여하는 것이 바람직하다.

임신과 관련된 위험도는 미국 FDA 임신부 카테고리 C이며 쥐에서는 유즙으로 분비되는 것이 관찰되었으나 사람에서의 연구는 없다. 따라서 수유를 하는 경우 이에 대한 주의가 필요하다.

금기는 micafungin 성분에 과민반응을 보이는 경우이며, 쇼크를 포함한 아나필락시스가 보고되어 있어 주의가 요구된다.

Anidulafungin

1. 작용기전 및 작용범위

진균 세포벽 구성성분인 글루칸을 만드는 데 필요한 β-(1,3)-D-glucan synthase 아단위 중 Fks1p에 약제가 부

착하여 효소작용을 하지 못하게 하여 항진균 작용을 보인다.

2. 내성기전

다른 echinocandin과 공통된 내성기전을 가진다.

3. 약물동력학

임상연구에서 anidulafungin 투여 후 약물동력학적 특징은 표 6과 같다. 일반 건강한 성인과 특수 환자군에서의 데이터에 차이가 적었다. 반감기는 1.5-1시간으로 짧았고 99% 이상이 혈장단백과 결합하여 분포한다. 대사는 간에서 이루어지며 임상적으로 의미 있는 CYP 동종효소의 분해나 억제 과정에 영향을 미치지 않는다. 1% 미만에서 소변으로 배설된다.

4. 약물상호작용

Cyclosporine을 동시투여한 경우 anidulafungin의 AUC가 22% 증가하는 보고가 있으나 임상적으로 두 약제의 용량조절은 필요하지 않다. Tacrolimus가 동시투여된 경우에 두 약제의 항정상태(steady state) 약물동력학 지표는 변화가 없어 용량조절 없이 투여 가능하다. Rifampin의 경우도 두 약제의 용량조절이 불필요하다.

5. 임상 적응증

Anidulafungin은 성인과 1개월 이상의 소아환자에서 아래의 적응증에 투여 가능하다.

- 칸디다혈증과 다른 형태의 칸디다 감염(복강내 농양과 복막염)
- 성인의 식도 칸디다증
  - * 제한점: 성인과 소아환자에서 칸디다에 의한 감염심내막염, 골수염, 그리고 뇌수막염에서의 투여는 연구가 충분하지 않으며, 호중구감소증 환자에서의 효과에 대해서는 충분한 수의 연구가 되어 있지 않다.

중추신경계와 눈으로 파종된 *Candida*에 대한 치료는 확립되어 있지 않다.

식도 칸디다증에서는 anidulafungin은 높은 재발률과 연관되어 있다.

6. 용법 및 용량

- 칸디다혈증 및 다른 형태의 칸디다 감염
  - 성인: 첫날 200 mg 부하용량, 이후 하루 1회 100 mg 첫 배양 음성일 이후 최소 14일
  - 1개월 이상 소아: 3 mg/kg (200 mg을 넘지 않는다) 부하용량, 이후 하루 1회 1.5 mg/kg로 첫 배양 음성일 이후 최소 14일
- 식도 칸디다증
  - 성인: 첫날 100 mg 부하용량, 이후 하루 1회 50 mg 최소 14일 그리고 증상이 나아진 후 적어도 7일까지
  - 1개월 이상 소아: 허가되지 않음
- 투여 시 주의: 투여속도를 1.1 mg/min을 넘지 않도록 해야 함
  - 임신부: 미국 FDA 임신부 카테고리는 분류되지 않았으나 임신부에서 투여 시 치명적인 손상을 일으킬 수 있다.

7. 부작용과 금기

1) 부작용

- 칸디다혈증과 기타 형태의 칸디다 감염: 성인에서 흔한

(≥15%) 부작용으로 저칼륨혈증, 오심, 설사, 구토, 발열, 불면증, 저혈압 등이 보고되었다. 소아의 ≥5%에서 설사, 구토, 발열, 복통, 빈혈, 혈소판감소증, 간수치 증가, 저혈당, 발진, 비출혈 등이 보고되었다.

- 식도 칸디다증: 흔한(≥5%) 부작용으로 설사, 발열, 빈혈, 두통, 구토, 오심, 소화불량, 구강 칸디다증, 저칼륨혈증 등이 보고되었다.

2) 금기

이전에 anidulafungin 성분에 과민반응이 있었거나, 다른 echinocandin계 항진균제에 과민반응이 있었던 경우 금기이며, 선천성 과당 불내증(hereditary fructose intolerance)이 있거나 의심되는 경우에도 금기이다.

3) 주의사항

- 간독성: 간수치 이상, 간염, 간부전 환자에서 치료 중 간기능 모니터링이 필요하다.
- 과민반응: 쇼크를 포함한 아나필락시스(anaphylaxis)가 보고되었으며 투여 속도에 따라 히스타민연관 발진, 두드러기, 홍조, 가려움, 기관지연축, 호흡곤란 그리고 저혈압 등이 보고되었다. 투여속도는 1.1 mg/min을 넘지 않도록 해야 한다.
- 신생아 독성: 약제는 polysorbates를 포함하고 있어 저체중 환아에서 polysorbates 고용량 투여 시 혈소판감소증, 신기능저하, 간비대, 담즙정체, 복수, 저혈압 그리고 대사성산증이 보고되었다.
- Hereditary fructose intolerance (HFI): Eraxis는 과당(fructose)을 포함하고 있어 생명을 위협하는 저혈당, 저인산혈증, 젖산산증 그리고 간부전의 위험이 있으므로 소아환자에서는 특히 HFI에 대해 세밀한 과거력 조사가 필요하다.

Rezafungin

1. 작용기전

진균 세포벽의 β-(1,3)-D-glucan synthase 효소를 억제하여 효과를 나타내며 시험관내에서 농도의존적 살균효과를 보인다.

2. 작용범위

*C. albicans, C. glabrata, C. parapsilosis, C. tropicalis*에 대해 실험실과 임상에서 효과를 보인다. *C. krusei, C. auris, Candida dubliniensis, Candida fabianii, C. guilliermondii, C. inconspicua, Candida kefyr, C. lusitaniae, C. metapsilosis, C. orthopsilosis, Candida pulcherrima, Candida rugose, Candida sojae*에 대해서는 실험실 데이터에서는 감수성 혹은 동등한 정도의 MIC를 보이나 임상에서 효과는 증명되지 않았다.

3. 내성기전

FKS 유전자(*FKS*1 그리고/혹은 *FKS*2)가 코딩하는 glucan synthase catalytic 아단위의 변이에 의한다. *FKS* 변이에 대해 모든 echinocandin과 교차내성을 보인다.

4. 약물동력학

건강한 성인과 비교했을 때 칸디다혈증을 가진 환자와 침습성 칸디다증 환자에서 0-168시간 혈중농도-시간곡선하면적(area under the concentration-time curve from 0 to 168 hours, AUC0-168)은 30% 정도 감소했고 최고혈중농도는 19% 감소한 것으로 확인되었다.

연령. 성별, 인종, 체중, 그리고 간부전 정도에 따른 약물동력학적 지표에 차이가 없었고 신부전 환자에서 임상적으로 의미 있는 변화가 없었으며 투석에 영향을 받지 않았다.

5. 약물상호작용

약물상호작용과 관련하여 CYP 효소나 P-glycopeptide 전달시스템과 관련이 없어 상호작용은 없거나 최소한으로 보인다.

6. 임상 적응증

18세 이상의 환자의 칸디다혈증과 침습성 칸디다증에서 다른 약제 투여에 제한이 있거나 다른 대체요법이 없는 경우이며 이 약제의 허가 적응증은 안전성과 효과에 대한 정보가 불충분한 것에 의한다.

* 제한점: *Candida*에 의한 감염심내막염, 골수염 그리고 뇌수막염에 대한 연구는 되어 있지 않다.

7. 용법 및 용량

투여 첫날 부하용량으로 400 mg을 정맥주사하고 이후 1주 간격으로 200 mg을 정맥투여한다. 4주 이상 투여에 대한 데이터는 확인되지 않았다.

8. 부작용과 금기

흔한 부작용(≥5%)은 저칼륨혈증, 발열, 설사, 빈혈, 구토, 오심, 저마그네슘혈증, 복통, 변비 그리고 저인산혈증 등이다. 금기는 rezafungin 혹은 다른 echinocandin에 과민반응이 있는 경우이다.

주의사항으로 투여 관련 부작용이 있으며 투여속도가 빠른 경우 안면홍조, 열감, 두드러기, 오심, 흉부 답답함 등이 보고되었다. 광과민반응이 보고되었고 햇빛 및 UV 노출을 피하도록 권고된다. 간 부작용으로 간수치 증가를 보인 경우가 있었으며 간기능저하가 있는 환자에서는 위험/이득을 고려한다.

Ibrexafungerp

Ibrexafungerp은 정확한 echinocandin은 아니지만 triterpene glycoside에서 유래한 enfumafungin의 반합성 물질로 β-(1,3)-D-glucan synthase 억제제이다. 실험실에서 다양한 *Candida*와 *Aspergillus*에 감수성을 보인다. 특히 *C. auris* 등 ecinocandin 내성주에도 효과를 보였다. 치료불응성 침습성 진균감염, 침습성 칸디다증 등에 대해 임상연구 중이다.

참고문헌

1. Albanell-Fernández M. Echinocandins pharmacokinetics: a comprehensive review of micafungin, caspofungin, anidulafungin, and rezafungin population pharmacokinetic models and dose optimization in special populations. Clin Pharmacokinet. 2025;64:27-52.
2. Andes D, Brüggemann RJ, Flanagan S, Lepak AJ, Lewis RE, Ong V, et al. The distinctive pharmacokinetic profile of rezafungin, a long-acting echinocandin developed in the era of modern pharmacometrics. J Antimicrob Chemother. 2025;80:18-28.
3. Cornelius JC, M. Hong Nguyen, Antifungal drugs: Echinocandins. Mandell, Douglas, and Bennett's Principles and Practice of Infectious Diseases. 9th ed. Amsterdam: Elsevier; 2020. pp. 509-14.
4. Czajka KM, Venkataraman K, Brabant-Kirwan D, Santi SA, Verschoor C, Appanna VD, et al. Molecular mechanisms associated with antifungal resistance in pathogenic *Candida* species. Cells. 2023;12:2655-88.
5. Elizabeth S, Dodds A, Russell L, James S. L, Craig M, David A.

Pharmacology of systemic antifungal agents. Clin Infect Dis. 2006;43:S28-39.

6. Food and Drug Administration [Internet]. Anidulafungin label, 2020 [cited 2025 Jan 15]. Available from: https://www.accessdata.fda.gov/drugsatfda_docs/label/2020/021632s030lbl.pdf.
7. Food and Drug Administration [Internet]. Caspafungin label, 2021 [cited 2025 Jan 15]. Available from: https://www.accessdata. fda.gov/drugsatfda_docs/label/2021/021227Orig1s040lbl.pdf.
8. Food and Drug Administration [Internet]. Micafungin label, 2023 [cited 2025 Jan 15]. Available from: https://www.accessdata.fda.gov/drugsatfda_docs/label/2023/216142s000lbl.pdf.
9. Food and Drug Administration [Internet]. NDA 217417—Integrated review: rezafungin (Rezzayo), 2023 [cited 2025 Jan 15]. Available from: http://www.accessdata. fda.gov/drugsatfda_docs/nda/2023/217417Orig1s000Integrated R.pdf.
10. Garcia-Effron G. Rezafungin-mechanisms of action, susceptibility and resistance: Similarities and differences with the other echinocandins. J Fungi (Basel). 2020;6:262-84.
11. Smith HL, Bensman TJ, Mishra S, Li X, Dixon CA, Sheikh J, et al. Regulatory considerations in the approval of rezafungin (Rezzayo) for the treatment of candidemia and invasive candidiasis in adults. J Infect Dis. 2024:230:505-13.
12. Szymański M, Chmielewska S, Czyżewska U, Malinowska M, Tylicki A. Echinocandins - structure, mechanism of action and use in antifungal therapy. J Enzyme Inhib Med Chem. 2022;37:876-94.

Allylamines 및 Thiocarbamates

최영주 국립암센터 감염내과

Allylamines 및 thiocarbamates는 구조적으로 서로 연관되어 있는 항진균제로 squalene epoxide에 작용하여 진균 세포막의 주 구성물인 에르고스테롤 생합성을 억제하여 squalene을 축적시킴으로써 항진균력을 나타내는 약물이다. 에르고스테롤은 진균 세포막에만 존재하고 포유류 세포막에는 존재하지 않으므로 인체세포에 미치는 영향은 미미한 반면 진균세포에는 강력한 증식 억제효과를 낸다.

Naftifine은 allylamine 제제 중 최초 개발된 약물이며 1985년부터 쓰이기 시작하였다. Terbinafine은 naftifine의 합성물이다. Thiocarbamate 유도체로는 tolnaftate가 있다.

Terbinafine이 가장 효과가 강해 naftifine에 비해 10-100배의 효력이 있다.

Butenafine은 allylamine 유도체인 benzylamine계열의 최초이자 유일한 항진균제로 terbinafine, naftifine에 비해 피부사상균에 대해 더 강력한 살균력을 가지며, *Candida* 종에 대해서도 더 강력한 정균효과를 보인다.

1. 항생제명

Naftifine, terbinafine (allylamnes), tolnaftate (thiocarbamate), butenafine (benzylamine)

2. 구조 및 성상

Naftifine의 화학명은(E)-N-Cinnamyl-N-methyl (1-naphthylmethy)amine hydrochloride이다. Terbinafine의 화학명은 (E)-N-(6,6-dimethyl-2-hepten-4-ynyl)-N-methyl-1-naphthalenemethanamine hydrochloride이며, naftifine의 phenyl ring을 tert-butyle acetylene으로 바꾼 구조이다.

Tolnaftate의 화학명은 O-2 naphthyl m,N-dimethylthiocarbanilate이다.

Benzylamine계열인 Butenafine의 화학명은 N-4-tert-butylbenzyl-N-methyl-1-naphthalenemethyl-amine hydrochloride이다. Allyamine기를 butyben-

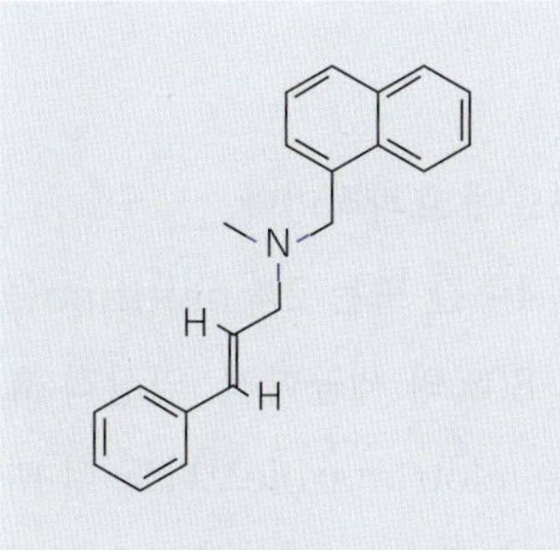

Naftifine 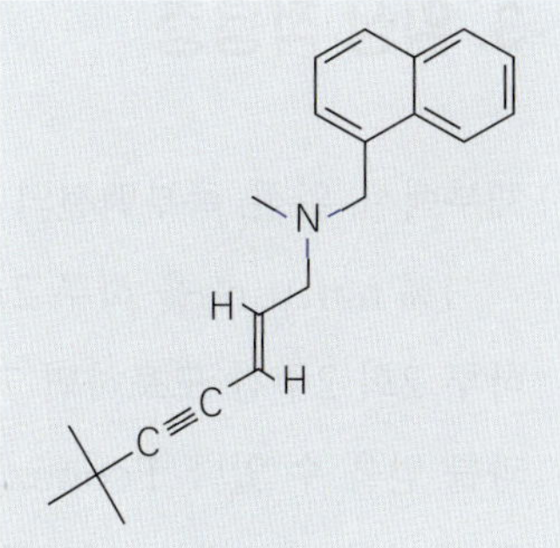 Terbinafine 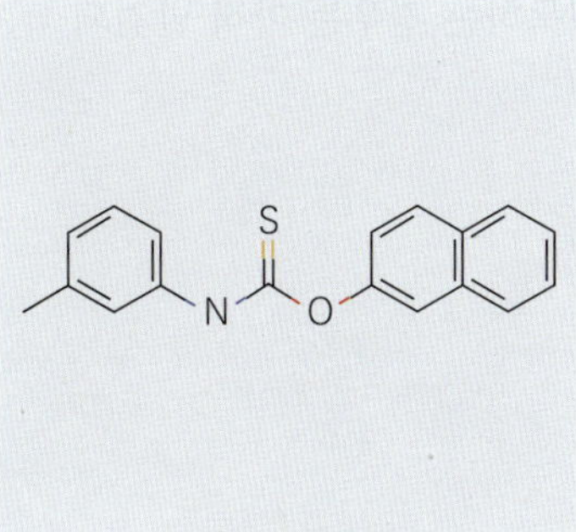 Tolnaftate 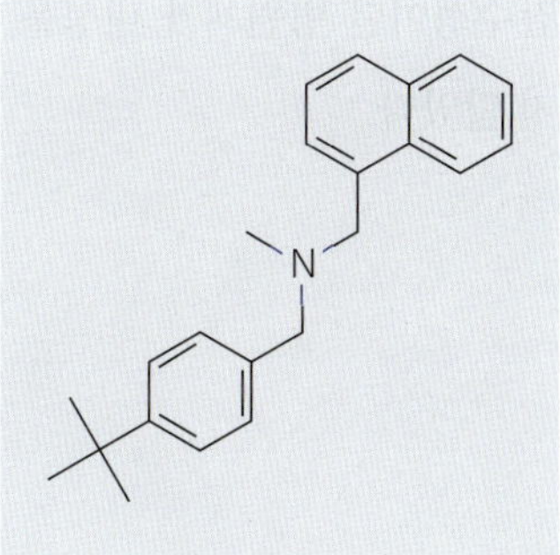 Butenafine

그림 5. Allylamines와 thiocarbamates의 구조식

zyl기로 치환한 구조이다.

각 약제의 구조식은 그림 5와 같다.

3. 작용기전

Squalene epoxidase를 가역적으로 억제하여 세포 내에 squalene이 축적되고 진균 세포막의 주성분인 에르고스테롤이 감소한다(그림 6). 결과적으로 진균막 기능과 세포벽 합성을 방해하고 막 투과성을 증가시켜 진균에 대하여 살균 작용을 나타낸다. Benzylamine계열의 butenafine의 작용기전도 allylamine과 유사하다. Allylamine은 혈액보다 피부와 손톱, 발톱 밑에 더 농축되므로 피부사상균에 대해 매우 효과적인 약제가 될 수 있다.

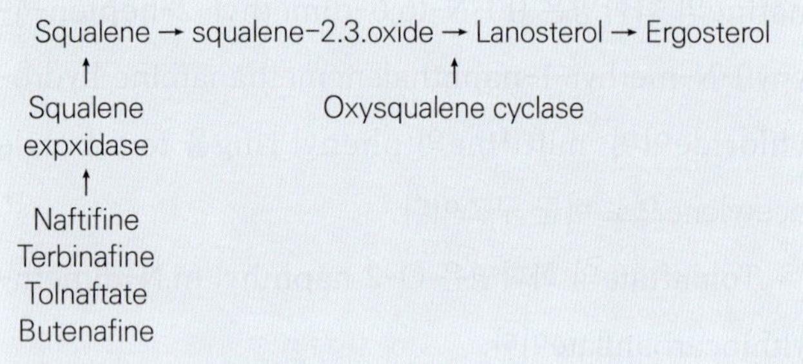

그림 6. Allylamines 및 thiocarbamates의 작용기전

4. 내성기전

감수성이던 병원체가 내성을 획득하는 경우는 아직 발견되지 않았다.

Naftifine

1. 작용범위

피부사상균에 대해 효과적이어서, *Trichophyton rubrum, Trichophyton mentagrophytes, Trichophyton tonsurans, Microporum canis, Epidermophyton floccsum* 등을 1.0 μg/mL 이하의 농도에서 99% 살균한다.

*Aspergillus, S. schenckii*에 대해서도 최소억제농도는 비교적 낮다.

Candida 종에 대한 최소억제농도는 1.56 ng/mL에서 100 μg/mL까지 다양한데, 임상적으로 흔한 대부분의 *Candida*에는 효력이 없다.

2. 약물동력학

전신 투약용 약제는 없다. 1% 피부도포용 약제를 바른 후 전신적으로 흡수되는 비율은 약 2-6%이나 이로 인한 전신 부작용은 보고된 바 없다. 흡수된 약은 소변으로 40-60% 배설되고, 40-60%가 담도계를 통해 대변으로 배설된다. 표피로 잘 투과하며 피부 도포 후 피부사상균을 억제할 수 있는 농도가 적어도 24시간(길게는 5일) 지속된다.

3. 임상 적응증

체부백선, 완선, 족부백선의 치료에 효과적이다.

1% naftifine을 하루 2회 4주간 또는 2% naftifine을 하루 2회 2주간 도포하면 70-80%의 세균학적, 임상적 효과를 얻을 수 있다. Econazole, clotrimazole보다도 더 빠른 효과를 나타낸다. 치료중단 후에도 그 효과가 4주 이상까지 지속되며 완치율이 지속적으로 상승하며 재발률도 낮

다. Griseofulvin, azole 등으로 치료가 잘 안되는 *T. rubrum* 만성 피부진균증에도 효과적이다.

4. 용법 및 용량

1% 크림과 젤, 2% 크림이 있으며 경구제제는 없다.

일반적으로 권장되는 투여법은 표 9와 같다.

표 9. Naftifine의 용법 및 용량

체부백선 및 완선	1% 크림 1일 1회 또는
	1% 젤 1일 2회 2-4주간 도포
	2% 크림 1일 1회 또는
	2% 젤 1일 1회 2주간 도포
족부백선	1% 크림 1일 1회 또는
	1% 젤 1일 2회 4-6주간 도포
	2% 젤 1일 1회 또는
	2% 크림 1일 1회 2주간 도포

5. 부작용

전신부작용은 없으며, 국소부작용도 드물다.

도포 부위에 작열감, 찌르는 느낌 등이 약 2-6%의 환자에서 발생한다. 기타 홍반, 건조감, 소양감이 있을 수 있으며 알레르기접촉피부염도 보고된 바가 있다.

Terbinafine

1. 작용범위

발톱무좀의 90%, 손톱무좀의 75%는 *T. metagrophytes* 와 *T. rubrum*이라는 피부사상균에 의해서 발생한다. Terbinafine은 *Trichophyton, Microsporum, Epidermophyton* 등 피부사상균에 아주 낮은 최소억제농도를 나타낸다. *Aspergillus, Cladiosporium bantianum, Wangiella dematitidis, Dactylaria constricta* 등 기타 사상균에 대한 시험관내 효과는 좋으나, 동물실험 상 생체내 효과는 좋지 않다.

*C. neoformans*는 감수성을 보이나 *Candida*는 대부분 내성을 보인다. *H. capsulatum, B. dermatitidis*에도 살균력이 있다. *S. schenckii*에 시험관내 약효가 있지만 생체내 효과는 없다.

기타 *P. carinii*, 원충(*Leishmania mexicana, Trypanosoma cruzi*), 세균(*Staphylococcus aureus, Enterococcus faecalis, Propionibacterium acnes, Escherichia coli, Pseudomonas aeruginosa*) 등에도 약효가 있다.

2. 약물동력학

경구용과 도포용 제제가 있다.

경구투여 시 흡수는 빠르며 음식을 섭취해도 흡수에 장애를 받지 않는다. 피부를 통해 전신적으로 흡수되는 비율은 5% 미만이다.

주로 간에서 대사되며 cytochrome PIA2 효소계를 이용하여 대사된다. 혈장 내 평균 반감기는 17일이며, 주로 신장 외 기전으로 대사되고 대사물질의 80%가 신장으로 제거된다. 20% 정도는 담도계를 통해 대변으로 배설된다.

혈장 단백결합률이 99% 정도로 매우 높아 피부, 체모, 조갑 등에 높은 농도로 분포하며 피지와 체모에서의 농도가 가장 높다. 투여를 중단해도 각질층과 피지에 살균농도가 2-3주 지속되며 조갑에서는 3개월까지도 지속된다.

3. 임상 적응증

1) 체부백선, 완선, 족부백선, 두부백선

T. rubrum, T. mentagrophyes, Epidermophyton floccosum 감염의 경우 경구제제로는 90-95%, 국소도포제로는 80-90%의 세균학적 및 임상적 효과를 얻을 수 있다.

*M. canis*에는 효과가 다소 적다(세균학적 효과 86%, 임상적 효과 50%). Griseofulvin (경구), clotrimazole (국소도포)보다도 효과가 좋고 재발이 거의 없다.

2) 조갑백선

경구 terbinafine 250 mg을 1일 1회, 6주간 복용한 환자에서 손톱감염엔 90-100%의 효과를, 12주간 복용한 환자에서 발톱감염에 70-100% 효과를 나타낸다. 발톱조갑백선에서 terbinafine으로 치료를 받은 환자군은 griseofulvin 1일 500-1,000 mg 1년 또는 itraconazole 1일 200 mg을 12주간 치료받은 환자군보다 우수한 효과를 보였다.

그러나 피부사상균이 아닌 다른 병원체에 의한 조갑백선에는 효과가 적고 재발도 잦다.

3) 어루러기

Pityrosporum orbiculare, Pityrosporum ovale 등에 의한 어루러기(pityriasis vesicolor; 전풍)에는 경구약제는 효과가 없고 국소도포용은 80%의 효과를 나타낸다.

4) 피부 칸디다증

피부 칸디다증에는 경구용과 도포용 약제 모두 60-70%의 세균학적, 임상적인 치료효과를 보인다.

4. 용법 및 용량

경구제제와 1% 크림제제가 있으며 일반적으로 권장되는 투여법은 표 10과 같다.

크레아티닌청소율이 50 mL/min 이하인 경우 용량을 반으로 줄인다. 투석으로 제거되는지는 잘 알려지지 않으며, 크레아티닌청소율이 20 mL/min 미만인 환자에서 투여한 경험이 없으므로 투여하지 않는 것이 좋겠다. 만성 간질환이 있는 경우 혈장제거율이 30% 감소하므로 용량을 절반으로 줄인다.

표 10. Terbinafine 용법 및 용량

완선, 체부백선	1% 크림: 해당 부위에 하루 1-2회, 1-2주 도포	
족부백선, 수부백선	경구: 1일 250 mg씩 2-4주 복용	
조갑백선 (손톱, 발톱)	경구: 1일 250 mg씩 6주간 복용	
	경구: 1일 250 mg씩 12주간 복용	
피부 칸디다증	1% 크림: 1일 1-2회 1-2주 도포	
소아용량	몸무게	경구 용량
	<20 kg	62.5 mg
	20-40 kg	125 mg
	>40 kg	250 mg

5. 부작용

도포용 약제 사용 시 5% 미만만 흡수되므로 도포용으로 인한 전신부작용은 없으며 국소부작용으로 작열감, 찌르는 느낌 등이 발생할 수 있지만 대부분 경미하다. 경구제제 투여 시 생길 수 있는 부작용은 다음과 같다.

① 위장관계 부작용: 구역, 구토, 복통, 팽만감, 설사, 궤양

② 맛감각의 소실: 0.13%에서 발생하는데 짠맛, 쓴맛부터

소실되어 단맛, 신맛이 1주일 후 소실된다. 약을 중단하면 2-5주 내에 회복되고 소실되었던 순서로 회복된다.

③ 두드러기, 소양감, 다형홍반, 광과민성 발진, 과민반응, 스티븐스-존슨증후군, 고정약진

④ 일시적인 간효소 수치의 증가, 담즙정체성 간염, 황달

⑤ 신경계 부작용: 두통, 어지러움증, 졸림, 무력감

⑥ 호중구감소증, 무과립구증-매우 드묾

6. 약물상호작용

Terbinafine은 5% 미만이 CYP에 의해 대사되기 때문에 거의 다른 약물들과 상호작용을 일으키지 않는다. 하지만 개별적인 연구에서 다음과 같은 약물들과 상호작용이 있는 것이 보고되었다.

1) 에탄올

잠재적인 간독성을 증가시킬 수 있다.

2) 간독성이 있는 약제들

HIV 단백분해효소 억제제, nevirapine, isoniazid, telithromycin 등이 있다.

3) Cyclosporine

Cyclosporine의 혈중농도를 감소시킬 수 있음. 동시 투여 시 cyclosporine 혈중농도를 자주 측정해 봐야 한다.

4) Rifampin

현저하게 terbinafine 혈중농도를 감소시킨다. 동시 투여 시에는 terbinafine의 치료적인 반응을 모니터해야 한다.

5) Cimetidine

동시투여 시 terbinafine의 혈중농도를 증가시킬 수 있다. 동시투여할 때는 대신 H_2 차단제 투여를 고려해보는 것이 좋다.

Tolnaftate

1. 작용범위

피부사상균을 낮은 최소억제농도에서 억제시키며, 동물실험에서도 그 효과가 증명되었다. *Aspergillus*에 대해서는 다양한 효과를 나타내며, *Candida*에는 효과가 없다.

2. 약물동력학

전신투여 약제는 없으며 피부 도포용 약제만 있다.

3. 임상 적응증

*T. rubrum, T. mentagrophytes, E. floccosum*에 의한 족부백선, 체부백선, 완선 등에서 93%의 세균학적 효과, 53-70%의 임상적 효과를 얻을 수 있다.

4. 용법 및 용량

족부백선과 완선에 1% 크림 용액, 분말을 1일 2회 2-6주간 병변 경계의 2 cm 이상 범위까지 도포한다.

5. 부작용

부작용은 드물며 주로 국소부작용으로 피부자극 또는 접촉피부염을 일으킬 수 있다.

Butenafine

1. 작용범위

T. rubrum, T. meningrophyes, T. tonsurans, E. floccosum, M. canis 등 사상균과 *C. parapsilosis, C. albicans, Malassesia* 등에 살균효과를 나타낸다.

2. 약물동력학

경구투여 약제는 없으며 피부도포용 약제만 있다.

3. 임상 적응증

1) 족부백선

1일 1회, 4주 도포 혹은 1일 2회 1주간 도포시 족부백선에 효과적이다. 또한 발가락사이 무좀에도 효과적이다. 특히 발가락사이 무좀에서 4주 치료 후 91%의 임상적 완치율을 보였으며, 치료를 중단한 후 4주 후에도 83%에서 완치상태가 유지되었다.

2) 체부백선 및 두부백선

1% 도포용 크림을 하루 1회 2주간 도포하였을 때 2주 후 세균학적 완치율이 88%이며, 치료 중단 후에도 재발률이 매우 낮다.

3) 어루러기

1%의 크림을 1일 1회 2주간 치료 시 세균학적 및 임상적 완치율이 각각 55%와 51%이다.

4. 용법 및 용량

각 적응증에 따른 용법 및 용량은 표11과 같다.

표 11. Butenafine 용법 및 용량

적응증	용법 및 용량
족부백선	1%의 크림: 1일 1회 4주
	1%의 크림: 1일 2회 2주
체부백선 및 수부백선	1%의 크림: 1일 1회 2주
어루러기	1%의 크림: 1일 1회 2주

5. 부작용

부작용은 드물며 주로 국소부작용으로 2% 미만의 환자에서 도포 부위에 경미한 작열감을 일으킨다.

참고문헌

1. Del Rosso JQ, Kircik LH. Optimizing topical antifungal therapy for superficial cutaneous fungal infections: focus on topical naftifine for cutaneous dermatophytosis. J Drugs Dermatol. 2013;12(11 Suppl):s165-71.
2. Gupta AK, Einarson TR, Summerbell RC. An overview of topical antifungal therapy in dermatomycoses. A North American perspective. Drugs. 1998;55:645-74.
3. Gupta AK. Butenafine: an update of its use in superficial mycoses. Skin Therapy Lett. 2002;7(7):1-2, 5.
4. Hammoudi Halat D, Younes S, Mourad N, Rahal M. Allylamines, Benzylamines, and Fungal Cell Permeability: A Review of Mechanistic Effects and Usefulness against Fungal Pathogens. Membranes (Basel). 2022;12(12):1171.
5. McClenllan KJ, Wiseman LR, Markham A. Terbinafine, An update of its use in superficial mycosis. Drugs. 1999;58:179-202.
6. Routt ET, Jim SC, Zeichner JA, Kircik LH. What is new in pharmacotherapeutics? J Drugs Dermatol. 2024;13:391-5; quiz 396.
7. Syed TA, Maibach HI. Butenafine hydrochloride: for the treatment of interdigital tinea pedis. Expert Opin Pharmacother. 2000;1:467-73.

8. Wendy McNeely, Caroline M. Spencer:Butenafine . Drugs. 1998;55:405-12.

Flucytosine

박경화 전남대학교 의과대학 감염내과학교실

1. 항생제명

5-Fluorocytosine (5-FC)으로 불린다. 상품명으로는 Ancobon®, Ancotil®이 있다.

2. 구조 및 성상

5-FC는 fluoropyrimidine계열의 화합물로 대사억제 약물이다. 원래는 항암화학치료제로 개발되었으나 항암효과는 미미하고 항진균 효과가 확인되면서 항진균제로 사용되고 있다. 5-FC의 화학명은 4-amino-5-fluoro-2 (1H)-pyrimidinone으로 $C_4H_4FN_3O$의 분자식을 가진다. 불소원자가 결합된 cytosine 구조를 갖는 fluorinated pyrimidine으로 cytosine과 fluorouracil의 구조와 유사하다(그림 7).

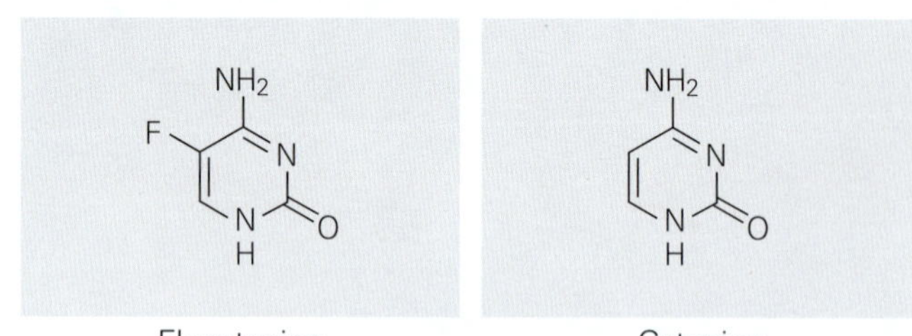

그림 7. Flucytosine과 cytosine의 구조식

3. 작용기전

Fluoropyrimidine계열의 약물은 pyrimidine salvage pathway 내에서 교란기질로 작용하여 대사과정을 방해함

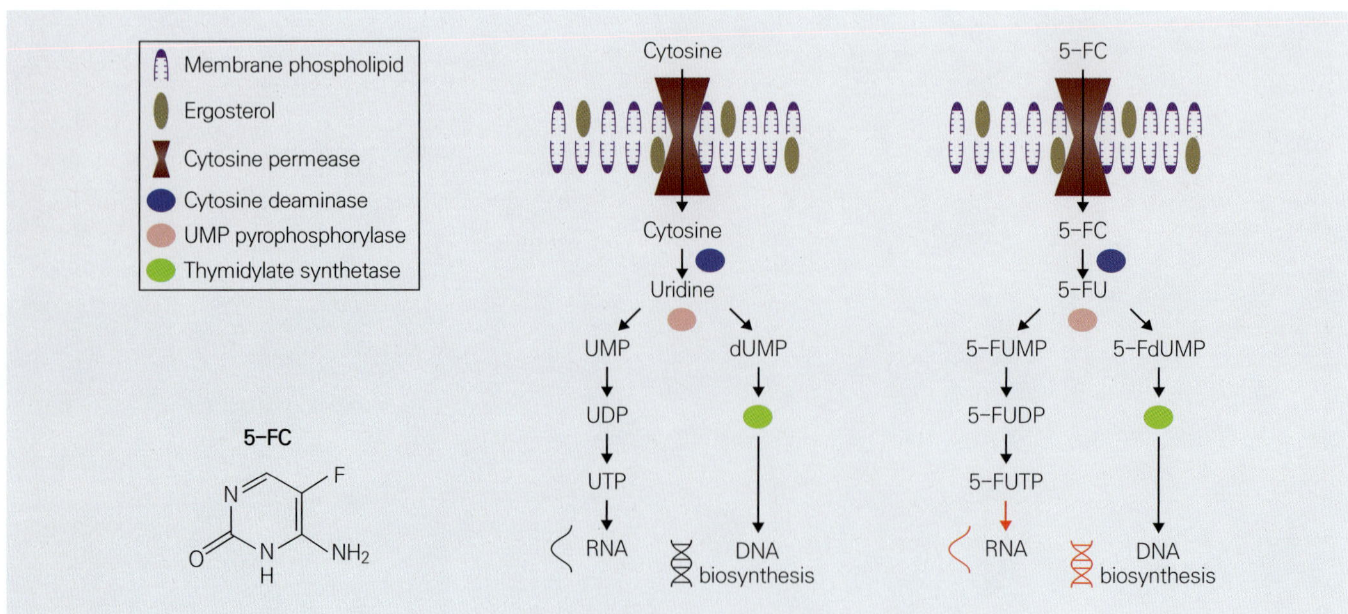

그림 8. Flucytosine의 작용기전

으로써 미생물에 대한 활성을 나타낸다(그림 8). 5-FC는 cytosine permease에 의해 진균 세포벽을 통과한 후 사람 세포에는 없고 진균 세포질 내에만 존재하는 cytosine deaminase라는 효소에 의해 5-fluorouracil (5-FU)로 변환된다. 5-FU는 uracil phosphoribosyltransferase (UPRT)에 의해 fluorouridine monophosphate (FUMP)가 되고, 이후 5-fluorodeoxyuridylic acid monophosphate (FdUMP)를 거쳐 thymidylate 합성 억제를 통해 DNA 생합성을 저해한다. 두 번째 대사경로는 FUMP가 인산화과정을 거쳐 fluorouridine triphosphate (FUTP)로 변환되며 RNA 전사과정에 이상을 초래하여 단백질합성을 억제한다.

4. 작용범위

5-FC의 항진균활성은 1962년 처음 보고되었으며, *Candida*와 *Cryptococcus*와 같은 병원성 효모균에 국한된 좁은 항균력을 보인다(표 12).

개발 초기에 영국 의학진균학회(The British Society for Medical Mycology)는 5-FC에 대한 MIC ≤1 mg/L를 감수성 기준으로 설정하였고, 미국 Clinical and Laboratory Standards Institute (CLSI)에서는 MIC ≤4 mg/L를 감수성, MIC ≥32 mg/L를 내성 기준으로 설정하였다. 이후 5-FC에 대한 항균제 감수성에 대한 정의는 변화되어 2017년 CLSI에서는 5-FC의 감수성 기준을 삭제하였고 European Committee for Antimicrobial Susceptibility Testing (EUCAST)는 *Candida* 종에 대한 5-FC의 감수성 기준을 설정하지 않았다. 그러나, 대부분의 *Candida* 종은 낮은 MIC 값으로 5-FC의 혈중농도가 충분히 유지되어 감수성으로 인정되나, *C. krusei*는 몇 배 높은 MIC값을 가지는 경향이 있고, *C. tropicalis*의 경우 선천적 내성(intrinsic resistance)이 보고되었다.

Cryptococcus 속은 감수성이 있는 것으로 평가되지만, *C. krusei*와 마찬가지로 MIC 분포가 대부분의 *Candida* 종보다 높은 경향을 보인다. 여러 국가에서 모은 수천 개의 *C. neoformans* 및 *C. gattii* 분리주를 분석한 결과, 50% 최소억제농도(minimum inhibitory concentration 50%, MIC_{50})값이 1-4 μg/mL 범위에 속하는 것으로 나타났다. 병원성 사상균에 대해서 초기 연구에서는 *Aspergillus* 속에 대한 5-FC의 항진균활성은 거의 없다고 알려졌으나 최근에는 *A. fumigatus*의 MIC_{50}은 8-16 mg/L, *A. flavus* 및 *A. terrus*의 MIC_{50}은 ≤2 mg/L 로 보고되었다. 그러나 임상

표 12. Flucytosine의 항진균 범위

■ Susceptible ■ Non-susceptible
■ Variable susceptibility □ Insufficient data

2022	Fungal Pathogen	5-FC
WHO critical priority	*C. albicans*	Susceptible
	C. auris	Variable susceptibility
	A. fumigatus	Non-susceptible
	C. neoformans	Susceptible
WHO high priority	*Nakaseomyces glabrata (C. glabrata)*	Susceptible
	C. tropicalis	Susceptible
	C. parapsilosis	Susceptible
	Histoplasma spp.	Non-susceptible
	Mucorales	Non-susceptible
	Fusarium spp.	Non-susceptible
WHO medium priority	*Coccidioides* spp.	Non-susceptible
	Paracoccidioides spp.	Insufficient data
	Pichia kudriavzevii (C. krusei)	Susceptible
	C. gattii	Susceptible
	Scedosporium spp.	Non-susceptible
	Lomentospora prolificans	Non-susceptible
	P. jirovecii	Insufficient data
	Talaromyces marneffei	Non-susceptible
Not classified	*Blastomyces* spp.	Non-susceptible
	Sporothrix spp.	Non-susceptible

치료지침에서는 아스페르길루스증 치료에 5-FC의 사용을 권장하지 않고 Mucorales, *Fusarium*, 여러 피부사상균에 대해서도 5-FC이 임상적으로 유용하지 않다. 흑색사상균증(phaeohyphomycosis)과 색소진균증(chromoblastomycosis)에 대해서는 활성을 유지하는 것으로 보고된다.

5. 내성기전

5-FC를 단독으로 사용하는 경우 약제내성이 흔하게 생길 수 있으며 치료실패로 이어질 수 있다. *Candia* 속 균주에서 5-FC에 대한 내성은 주로 cytosine deaminase 혹은 UPRT의 단일 염기치환에 의해 효소의 생성이 억제되기 때문으로 알려져 있다. *Saccharomyces* 속에서는 5-FC가 진균 세포막을 통과하기 위해 필요한 cytosine permease의 기능이 소실되는 기전도 확인되었다. *Cryptococcus* 속 진균에서 5-FC 내성의 분자적 기전에 대한 연구는 충분하지 않지만, 5-FC 대사조절과 관련하여 발생할 가능성이 있다고 제시되고 있다.

6. 약물동력학

5-FC는 경구투여 시 80-90%의 우수한 흡수율을 보이며 투여 1-2시간 후에 최고혈중농도를 보인다. 단백결합률은 4% 미만으로 낮아 체내 분포도가 매우 우수하여 뇌척수액, 복막액, 기관지 분비물, 관절액 등 다양한 조직으로 잘 침투한다. 특히 뇌척수액 내 농도가 혈중농도의 60-90%로 염증이 있는 경우 더 증가한다. 신기능이 정상인 환자의 경우, 투여된 5-FC의 최대 95%가 변화되지 않고 소변으로 배설되므로 신기능이 감소된 환자에서는 약제의 축적 위험이 있어 용량 조절이 필요하다. 약물은 혈액투석과 복막투석 방법에 의해 잘 제거되는 것으로 알려져 있다. 간기능이 저하된 환자에서는 투여용량을 변경할 필요가 없다. 모유로의 약물 배설은 정확히 알려져 있지 않아 수유는 권장되지 않는다. 5-FC는 내성발생이 빠르다는 점 때문에 단독으로 사용되는 경우는 거의 없으며, 대부분 다른 항진균제와 병합된다. Amphotericin B와 5-FC의 병합이 *C. neoformans, C. albicans, C. tropicalis*에 대해 상승효과를 보인다.

7. 임상 적응증

5-FC 단독치료를 받은 23명의 크립토코쿠스 뇌수막염 환자 중, 치료에 실패한 12명 중 6명에서 5-FC 내성이 발생한 것으로 보고되었고, *C. albicans* 감수성 분리주에서 내성발생의 빈도가 상당히 높아 균수가 많은 중증감염(high inoculum infection)에서 문제가 될 수 있음을 확인했다. 그러므로, 5-FC는 일반적으로 amphotericin B와의 병합요법이 권장되는데, 병합요법에 따른 상승작용과 함께 amphotericin B의 용량을 줄일 수 있어 독성 감소의 효과를 얻을 수 있다. 또한 5-FC에 대한 내성획득을 억제하는 효과를 얻을 수 있다. Amphotericin B와 5-FC의 병합요법의 이러한 효과는 크립토코쿠스 뇌수막염에서 잘 입증되어 있다. 후천성면역결핍증후군(AIDS) 환자에서 발생한 크립토코쿠스 뇌수막염의 무작위 대조연구에서 amphotericin B 단독 또는 fluconazole 병합치료에 비해 amphotericin B와 5-FC 병합치료가 뇌척수액의 멸균효과에 더 우수한 것으로 확인되었다. 치료지침에서는 크립토코쿠스 뇌수막염과 파종성 크립토콕쿠스증의 치료에서 초기 2주 이상 liposomal amphotericin B와 5-FC를 병합하도록 권고하고 있다. 저소득 국가에서는 liposomal amphotericin B 단회요법 후 fluconazole과 5-FC의 병합요법으로 대체하기도 한다. 그 외 심한 전신 칸디다증(특히 뇌수막염)에서도 대체 치료제로 5-FC와 amphotericin B 병합치료가 제한적으로 사용될 수 있다.

표 13. 신기능장애가 있는 환자에서 5-FC의 투여용량

크레아티닌청소율(mL/min)	1회 용량(mg/kg)	투여간격(시간)	1일 총 사용량(mg/kg)
>40	25	6	100
20-40	25	12	50
10-20	25	24	25
<10	25	48	12.5
혈액투석*	25-50	48-72	-

* 혈중 약물농도를 20-100 μg/mL로 유지시킨다.

8. 용법 및 용량

국내에서는 경구로만 투여가 가능하고, 한국희귀의약품센터를 통해서 구입할 수 있다. 체중에 따라서 결정된 용량을 투여하는데 크립토코쿠스 뇌수막염 치료의 경우 신기능이 건강한 사람 환자에서는 25 mg/kg씩 매 6시간마다, 즉 하루에 100 mg/kg를 투여한다. 신기능장애가 있는 환자에서는 용량을 줄여야 한다(표 13). 혈중농도가 신장과 골수 기능저하 등의 독성과 연관되어 있어 혈중 약물농도를 정기적으로 측정하는 것이 좋다. 혈중농도는 치료 시작 72시간 후나 독성이 의심될 때 측정하고, 약물 투여 후 2시간 뒤에 측정하는 최고혈중농도를 100 μg/mL 이하로 유지하고 최저농도(trough concentration)는 20-40 μg/mL로 할 것을 추천하고 있다. 만약 혈중농도를 측정할 수 없다면, 특히 치료 중 신기능의 변화가 있는 경우에는 주 2-3회 정도 백혈구 및 혈소판 수치와 간기능 검사를 확인하는 것이 좋다.

간기능장애가 있는 환자에서 용량의 조정은 필요하지 않다. 5-FC는 체내에서 5-FU로 전환되는데, 5-FU는 인간에서 선천성 기형을 유발할 가능성이 있는 것으로 의심되며, 5-FC는 동물실험에서 기형유발의 보고가 있으므로 가능하면 임신 중 사용을 피해야 한다(미국 FDA 임신부 카테고리 C).

9. 약물상호작용

알루미늄이나 마그네슘 하이드록사이드를 병용투여하면 5-FC의 흡수가 지연되나 다른 위의 산도를 상승시키는 약물의 영향은 없는 것으로 보인다. 5-FC와 유사한 독성을 가진 약물을 함께 투여할 경우 주의가 필요하다.

10. 부작용과 금기

중요한 부작용은 골수억제, 간기능장애와 위장장애이다. 5-FC와 관련된 부작용은 대부분 혈중농도에 의존적인 경향을 보이지만 신독성은 amphotericin B와의 병합투여와 관련이 있다. 5-FC 단독요법은 비교적 내약성이 있으며 부작용은 10% 미만의 환자에서 발생하나, amphotericin B와 5-FC를 병합투여받은 환자의 30% 이상에서 5-FC와 관련된 부작용을 한 가지 이상 경험하였는데, 주로 amphotericin B로 인한 질소혈증(azotemia)이 발생한 환자에서 나타났다. 경구로 복용한 5-FC가 사람의 장관 내에서 세균에 의해 5-FU로 전환되는데, 장내 미생물군집(gut microbiota)의 변화도 골수나 위장관 부작용과 관련이 있을 수 있다.

1) 위장장애

주로 오심과 경한 정도의 설사가 흔하다. 대부분의 경우

치료 시작 후 1-2주 내에 발생하며, 수일 내에 저절로 호전되거나 용량을 감소하면 증상이 완화된다. 그러나 일부 환자에서는 심한 설사, 식욕부진, 구토, 복통 등이 동반될 수 있다.

2) 골수억제

골수억제는 약 20-30%의 환자에서 발생하고, 주로 호중구감소증과 혈소판감소증이 동반된다. 일반적으로 치료 시작 후 2-3주 이내에 발생하며, 약물농도와 관련이 있는 치명적인 부작용으로 골수기능에 장애가 있는 환자에서 더 자주 발생한다. 호중구감소증 또는 혈소판감소증으로 인하여 사망 사례까지 보고된 적도 있으나, 약물중단 또는 용량 감량 시 1-2주 이내에 거의 완전히 회복된다.

3) 간기능장애

약 7%의 환자에서 aminotransferase나 alkaline phosphatase 수치의 상승이 발생하나 대부분 무증상이고 가역적이다. 그러나 치명적인 간괴사의 보고도 있으므로 심각한 간기능저하 환자에서의 5-FC 사용은 주의가 필요하다.

참고문헌

1. Brouwer AE, Rajanuwong A, Chierakul W, Griffin GE, Larsen RA, White NJ, et al. Combination antifungal therapies for HIV-associated cryptococcal meningitis: a randomised trial. Lancet. 2004;363(9423):1764-7.
2. Chang CC, Harrison TS, Bicanic TA, Chayakulkeeree M, Sorrell TC, Warris A, et al. Global guideline for the diagnosis and management of cryptococcosis: an initiative of the ECMM and ISHAM in cooperation with the ASM. Lancet Infect Dis. 2024;24(8):e495-e512.
3. Colton B. Antifungal drugs: flucytosine. In: Bennett JE, Dolin R, Blaser MJ, eds. Mandell, Douglas, and Bennett's Principles and Practice of Infectious Diseases, 9th ed. Amsterdam: Elsevier; 2020. pp. 515-8.
4. Gomez-Lopez A. Antifungal therapeutic drug monitoring: focus on drugs without a clear recommendation. Clin Microbiol Infect. 2020;26(11):1481-7.
5. Lawrence DS, Harrison TS, Jarvis JN. Single-Dose Amphotericin B for Cryptococcal Meningitis. Reply. N Engl J Med. 2022;387(4):381.
6. Puumala E, Fallah S, Robbins N, Cowen LE. Advancements and challenges in antifungal therapeutic development. Clin Microbiol Rev. 2024;37(1):e0014223.

Nystatin

정진원 중앙대학교 의과대학 내과학교실

1. 구조 및 성상

Nystatin은 amphotericin B와 유사한 구조를 갖는 polyene계열의 항진균제이다(그림 9). 1950년에 *Streptomyces noursei*로부터 분리되어 처음에는 fungicidin이라고 명명되었던 제제이다. Nystatin은 황색의 분말형태로 물에 잘 녹지 않아서 전신흡수가 거의 되지 않는 특징을 가지고 있다. 따라서 주사제로는 사용할 수 없고 국소용 또는 경구 비흡수성 제형으로 개발되었고, 비흡수용 경구투여 시 흡수가 안 되어 구인두, 식도, 소화관 등의 점막 칸디다증 치료에 국부 도포제로 사용된다.

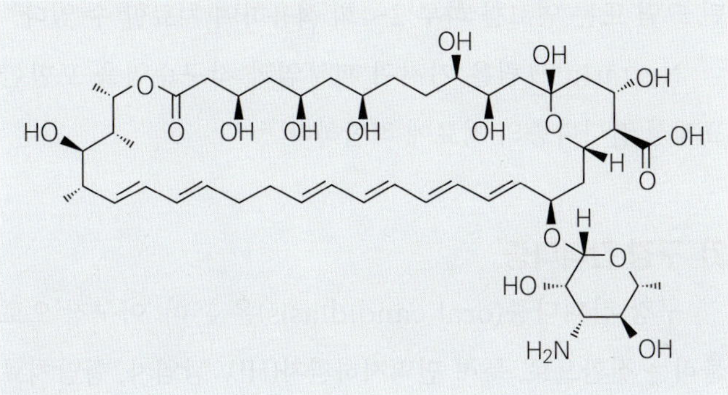

그림 9. Nystatin의 구조식

2. 작용기전

Nystatin은 진균 세포막에 있는 에르고스테롤에 선택적으로 결합하여 합성을 방해해 세포막의 투과성을 변화시킴으로써 세포안의 칼륨을 포함한 주요 전해실 손실을 유발하게 하여 항진균 효과를 나타낸다.

3. 작용범위

Nystatin의 항진균 범위는 주로 *Candida* 종이며, 특히 *C. albicans*에 효과적이다. 비-*albicans Candida*에도 어느 정도의 감수성을 가지나, *C. glabrata*나 *C. krusei*와 같은 종에서는 상대적으로 내성을 보이는 경우가 많다(표 14). *Aspergillus*, *Cryptococcus*, 피부사상균, Mucorales 등에 대해서는 효과가 제한적이거나 없어서 사용되지 않는다.

표 14. 진균별 nystatin 감수성

진균 종류	감수성 여부
C. albicans	감수성(susceptible)
C. tropicalis	감수성(susceptible)
C. glabrata	변동 있음 (variable susceptibility)
C. krusei	저항성(non-susceptible)
C. parapsilosis	감수성(susceptible)
C. auris	불확실(insufficient data)
C. neoformans	저항성(non-susceptible)
Aspergillus spp.	저항성(non-susceptible)
Dermatophytes	저항성(non-susceptible)
Histoplasma/Blastomyces	저항성(non-susceptible)

4. 내성기전

Nystatin에 내성을 나타내는 *Candida* 종은 amphotericin B와 같은 다른 polyene계열의 항진균제와 교차내성을 나타낸다고 보고되었으나 항상 교차내성을 나타내는 것은 아니다. 최근 연구에 의하면 구조와 작용기전이 유사하나 nystatin 내성을 유발하는 유전자 변이는 amphotericin B 내성 유발 유전자 변이와 다른 것으로 밝혀졌다. Nystatin 내성유전자 변이가 발생되면 에르고스테롤 구성의 변화가 생겨서 내성이 발생하는 것으로 알려져 있다.

C. albicans, C. tropicalis, C. glabrata 등 임상검체에서 분리되는 *Candida*의 5.6-7.4%가 nystatin 내성을 보이고 있고, 특히 화상환자를 전담하는 중환자실에서 nystatin의 사용 증가에 따른 내성 *Candida rugosa*의 분리가 증가되었다는 보고가 있고, 최근 COVID-19 환자에서 nystatin 내성이 76.7%로 높게 나타난 연구결과도 있다.

5. 약물동력학

Nystatin은 위장관에서 거의 흡수되지 않고 대부분의 약물은 대변을 통해 미변화 상태로 배설된다. 다량(약 천만 단위)을 복용한 경우도 소량의 nystatin만이 흡수되어 일반적인 사용량으로는 전신적인 치료효과를 나타내기에는 불충분하고 부작용만 나타나서 전신 진균감염 치료제로는 사용하기 어렵다. 이에 전신치료용으로 liposomal nystatin을 개발하여 시험관내에서는 사상균과 효모균에 대해 기존의 nystatin과 동일하거나 우수한 항균력을 보였으며 전신투여에 따른 독성도 현저히 개선되었다. 임상연구에서 침습성 아스페르길루스증의 구제치료에 있어 amphotericin B와 비교한 연구에서 28%의 치료성공률을 보였고, 또 다른 다양한 침습성 진균감염 치료연구에서는 15명의 환자 중 6명이 치료성공, 4명이 부분적인 치료반응을 보였다. 약제주입 관련하여 발열, 오한, 오심 등이 관찰되었고, 혈중요소질소(blood urea nitrogen, BUN)와 크레아티닌(creatinine)의 경미한 상승이 보고되었으나 이는 가역적이고, 저칼륨혈증이 일부환자에서 있었다.

6. 약물상호작용

Nystatin은 구조상 전신 흡수가 거의 없는 항진균제이기 때문에 전신 작용을 하는 다른 약물들과의 상호작용 가능성은 매우 낮고, 대부분의 제형이 국소용 또는 경구용이지만 경구 제형 역시 위장관에서 흡수되지 않으므로 전신적인 약물상호작용은 보고된 바가 거의 없다. 다만 질내투여 제형(질정)을 사용하는 경우 질 내에 동시에 항생제나 살정제(spermicidal agents), 또는 고농도의 국소 스테로이드 제제 등을 사용할 경우 약물의 효과가 감소하거나 자극 반응이 증가할 수 있다.

7. 임상 적응증

1) 피부 및 점막 칸디다증

피부 접힘 부위(예: 겨드랑이, 서혜부), 유아의 기저귀 발진 등에서 칸디다 감염이 흔하게 발생하며, 이 경우 니스타틴 크림 또는 연고를 하루 2-4회 적용하여 치료할 수 있다.

Nystatin 크림은 기저귀 피부염과 각구순염을 포함한 표재성 칸디다증의 치료에 적합하다.

2) 구강 칸디다증

구강 칸디다증(oral candidiasis)은 흔히 '아구창'으로 불리는 질환으로, 특히 면역저하환자(HIV 감염자, 항암치료환자, 고령자)나 흡입 스테로이드를 사용하는 천식환자에서 자주 발생한다. 구강용 현탁액(100,000 U/mL) 4-6 mL을 하루 4회, 또는 니스타틴 파스틸(pastilles) 1-2개(각각 200,000 U)를 하루 4회, 7-14일 동안 사용되며, 구강 내에서 1-2분간 머금은 후에 천천히 삼켜서 병변 부위에 직접 작용하여 진균을 제거한다.

3) 질 칸디다증

질 칸디다증(vaginal candidiasis)의 치료에 니스타틴이 사용되며, 질정 형태로 투여한다. 특히 재발성 질염 환자나 경미한 증상의 경우 국소치료제로 유용하다.

4) 예방적 사용

항암화학요법 중인 악성종양 환자에서 전신 칸디다증을 예방하기 위해 경구 nystatin이 사용되었다. 그러나 면역저하환자에서의 예방적인 nystatin의 사용은 구인두 또는 전신 칸디다증의 위험을 줄이지 못해 그 효과가 의문시되었고, 저농도의 nystatin 노출은 내성을 유발시킬 수 있다. 호중구감소증의 위험이 높은 성인에서 전향적 무작위 연구를 시행한 결과 fluconazole이 nystatin 제제에 비해 구인두 칸디다증의 예방에 있어서 보다 효과적이라는 연구들이 발표되면서 더 이상 전신 진균감염의 예방을 위해 nystatin 제제는 사용되지 않고 있다. 선택적 장오염 제거의 목적으로 nystatin을 사용할 수 있는데 그 효과와 안전성에 대한 임상적 근거가 부족하기 때문에 신중하게 결정해야 한다.

8. 부작용과 금기증

부작용으로는 경구제형에서 드물게 메스꺼움, 구토, 설사 등의 위장관 증상이 나타날 수 있으며, 국소제형 사용 시 피부자극, 접촉피부염, 국소발진 등의 반응이 나타날 수 있으나 드물고, 손상된 점막이나 피부에 사용 시 자극이 심할 수 있으므로 주의가 필요하다. 심각한 전신이상반응은 보고된 바 드물고, 대부분 용량감량 또는 중단 시 호전된다. 절대금기증은 nystatin 성분에 대한 과민반응 병력이고 심한 미란성 손상, 염증 또는 미란 상태에 사용은 상대적 금기증이다.

참고문헌

1. Brunton L, Knollmann B, Hilal-Dandan R. Goodman & Gilman's The Pharmacological Basis of Therapeutics. 13th ed. Chicago: McGraw Hill / Medical; 2017.
2. Chamilos G, Kontoyiannis DP. Update on antifungal drug resistance mechanisms of Aspergillus fumigatus. Drug Resist Updat. 2005;8(6):344-58.
3. Ellepola AN, Samaranayake LP. Oral Candidal infection and antimycotics. Crit Rev Oral Biol Medl. 2000;1:172-98.
4. Francis P, Walsh TJ, Bacher J, Lyman CA, Lee JW, Pizzo PA, et al. Safety and efficacy of multilamellar liposomal nystatin against disseminated candidiasis in persistently neutropenic rabbits. Antimicrob Agents Chemother. 1999;43(10):2463-7.
5. Offner F, Krcmery V, Boogaerts M, Doyen C, Engelhard D, Ribaud P, et al. Liposomal nystatin in patients with invasive aspergillosis refractory to or intolerant of amphotericin B. Antimicrob Agents Chemother. 2004;48(12):4808-12.
6. Offner F, Krcmery V, Boogaerts M, Doyen C, Engelhard D, Ribaud P, et al. Liposomal nystatin in patients with invasive aspergillosis refractory to or intolerant of amphotericin B. Antimicrob Agents Chemother. 2004;48(12):4808-12.
7. Pappas PG, Kauffman CA, Andes DR, Clancy CJ, Marr KA, Ostrosky-Zeichner L, et al. Clinical Practice Guideline for the Management of Candidiasis: 2016 Update by the Infectious Diseases Society of America. Clin Infect Dis. 2016;62(4):e1-50.
8. Schwartz BS, Saag MS, Boucher HW, Freedman DO. The Sanford Guide to Antimicrobial Therapy 2024. Spiral ed. Sperryville: Antimicrobial Therapy, Inc; 2024.

바르는 항진균제

정진원 중앙대학교 의과대학 내과학교실

표재성 피부진균증은 대부분 표피에 국한되어 있기 때문에 전신성 항진균제뿐 아니라 국소적인, 즉 바르는 항진균제를 사용할 수 있다. 이러한 바르는 항진균제를 선택할 때에는 여러 요인을 고려해야 하는데, 감염의 범위와 중증도, 침범 부위, 동반질환 또는 약물상호작용 가능성, 적은 부작용, 치료의 용이성, 비용과 편리성 등이 있다.

진균감염의 범위가 제한적인 경우 바르는 항진균제로 치료하는 것이 치료가 국소적이라서 부작용이 적고 약물상호작용이 적어 선호된다.

Imidazoles

Imidazoles 제제는 azole계에 속하는 1970년 초부터 사용되기 시작해 가장 흔하게 사용되는 광범위 항진균제로 고농도에서는 살균효과를 내기도 하지만 대부분 정균작용을 보인다. 국소용 항진균제로 clotrimazole, econazole, ketoconazole, miconazole, oxiconazole, sulconazole, sertaconazole 등이 사용 가능하다.

1. 작용기전

세포막을 구성하는 에르고스테롤 합성에 필요한 CYP 의존성 효소인 lanosterol 14α- demethylase를 억제하여 진균의 성장을 저해해 항진균 효과를 낸다.

바르는 imidazole계 약물은 중성구의 chemostaxis, calcimodulin 작용, leukotrienes과 prostaglandin 합성을 억제하는 항염증 효과도 있고, 제한적으로 그람양성균에 대한 항균효과를 보이는 제제도 있다.

2. 작용범위

피부사상균과 효모균에 광범위한 항진균 작용을 나타내어 피부진균증, 체부백선, 전풍, 피부 및 점막 칸디다증과 지루성피부염에 1일 1-2회 국소 도포용 치료제로 많이 사용하는데, 크림이나 로션으로 사용할 수 있다.

3. 임상 적응증

1) 표재성 피부진균증

Imidazole계 국소 도포용 제제(로션, 크림)는 체부백선, 수족부백선, 완선 등의 치료제로 사용된다. 1일 1-2회씩 도포해 체부백선과 완선은 약 2주, 수족부백선은 4주 이상 치료를 하는데, 치료는 증상이 소실된 후 최소 1주 이상 지속해야 한다. 피부진균증의 완치율은 연구마다 다양한데 63-100%까지 보고되고 있다.

2) 피부 칸디다증

Imidazole계 로션이나 크림제가 효과적이며, 1일 1-2회 환부에 도포한다.

3) 질 칸디다증

1% clotrimazole, 0.4% terconazole 크림과 6.5% tioconazole 연고를 사용해 치료한다. 1일 1-2회씩 1-2주 도

포한다.

4. 용법 및 용량

국소용 imidazole 제제는 크림, 로션, 샴푸와 정제로 사용이 가능하다. 로션은 넓은 범위에 도포하여 사용하기 쉽지만 제한된 일부 연구에서는 크림이 보다 효과적이라고 보고하였다. 환부에 하루 1회 또는 2회 도포해 사용한다.

5. 부작용과 금기

피부건조감, 작열감, 가려움 등 피부 자극과 홍반, 피부박리, 부종, 두드러기, 수포 등 과민증 및 알레르기 반응을 일으킬 수 있는데 대부분 사용을 중단 시 호전된다. Imidazole 유도체에 과민증의 과거력이 있는 사람은 금기이고, ketoconazole은 임신 시 사용에 대한 주의가 권고된다.

Ciclopirox olamine

Hydroxypyridone계 항진균제로 치환체인 ciclopirox의 ethanolamine 수용체가 ciclopirox olamine이다. 살균과 정균효과가 모두 있는 광범위 항진균제로 케라틴에 쉽게 흡수되어 진피층에서 10-15배 농축된 MIC를 나타낸다.

1. 작용기전

Ciclopirox olamine은 다른 항진균제와 다르게 진균의 세포막에 작용하는데, Fe^{3+}와 같은 3가 양이온에 결합해 독성 대사산물을 분해하는 데 필요한 금속 의존 효소들을 방해하고 이에 의한 세포막 형성과 투과성, 호흡 과정을 변화시켜 항진균 효과를 나타낸다. 또한 ciclopirox olamine 역시 prostaglandin과 leukotrien을 억제해 항염증 작용도 나타내고, imidazole이나 allylamines보다 ultraviolet B (UVB)에 대한 홍반을 효과적으로 억제해 준다.

2. 작용범위

피부사상균, 효모균과 사상균에 광범위한 항진균 작용을 나타내며, 피부진균증, 피부 칸디다증과 전풍에 국소치료제로 많이 사용된다. 병원성 효모균인 *C. neoformans*, *C. albicans*와 이형상진균 중에서는 *B. dermatitidis*, *H. capsulatum* 등에 항균력이 있다. 모든 피부사상균에 대해 강한 항균력을 보이나 *Aspergillus* spp.에는 중등도의 항균력을 보이고, *Fusarium*에는 효과가 없다.

3. 임상 적응증

1) 표재성 피부진균증

1% ciclopirox olamine은 피부진균증, 족부백선에서 50-85%의 임상적, 진균학적 완치율을 보인다.

2) 피부 칸디다증

1% 크림제가 효과적이며, 진균학적 치유율은 85%, 임상적 반응률은 68-100%로 보고되고 있다.

3) 조갑진균증

*T. rubrum*에 의한 조갑진균증에 1% ciclopirox olamine 로션과 크림을 1일 수회씩 도포한다. 13주간의 도포 후 치유율은 57%로 보고되고 있다. 8% ciclopirox olamine 락커를 사용해 치료하기도 하지만 48주 치료 시 5.5-8.5%만이 치료되어 완치율이 낮다. 최근 연구에서 경구용 terbinafine과 같이 치료 시 효과가 더 좋았다고 보고하였다.

4) 어루러기(전풍)

1일 2회씩 14일간 도포한다. 1% ciclopirox olamine 크림으로 치료 시에 임상적, 진균학적인 치유율은 49%로 보고되고 있으며 이것은 clotrimazole 1% 크림제제보다 우수한 결과를 나타낸다.

5) 질 칸디다증

1% ciclopirox olamine 크림으로 1일 1회 1-2주간 치료한다. 진균학적으로 72-91%의 완치율을 보이는데, 이것은 1% miconazole 크림과 유사한 효과이다.

4. 용법 및 용량

족부백선, 체부백선, 완선 등의 치료는 1% 크림 또는 로션을 1일 2회 4주간 도포하며 전풍의 치료는 1% 크림 또는 로션을 1일 2회, 2주간 도포한다. 피부 칸디다증의 치료는 1% 크림 또는 로션 1일 2회 2-4주간 도포해 치료한다.

5. 부작용

소양증, 작열감, 홍반, 동통 등의 국소 반응이 1-4%에서 일시적으로 나타나며, 드물게 알레르기접촉피부염이 발생하기도 한다.

Amorolfine

Amorolfine은 에르고스테롤의 생합성을 억제하는 합성 morpholine이다.

1. 작용기전

Amorolfine은 에르고스테롤의 생성 과정 중 sterol Δ14-reductase와 sterol Δ7-Δ8-isomerase를 억제한다. 그 결과 진균 세포막의 에르고스테롤 성분을 결핍시키고, 생체막의 24-methylene ignosterol을 축적시키며, 항진균 작용은 Δ14-reductase의 억제에 의해 생긴다.

2. 작용범위

피부사상균과 몇 종의 사상균, 효모균에 작용해 살균작용과 정균작용을 나타낸다. 병원성 효모균인 *C. neoformans, C. albicans, C. tropicalis*에 대해 항균력을 보인다. 또한 이형상진균인 *H. capsulatum*과 *B. dermatitidis*에 항균력이 있으며 피부사상균에 대해 강력한 살균력을 발휘한다.

3. 임상 적응증

1) 표재성 피부진균증

0.25% amorolfine 크림은 족부백선, 완선, 체부백선의 치료에 효과적이다. 원인균과 감염부위, 약물의 농도는 치료에 큰 영향이 없다.

2) 조갑진균증

조갑진균증은 1주일에 한 번씩 6개월간 2%나 5%의 amorolfine 락커를 발라 치료하는데 손톱이 발톱보다 치료가 잘되는 것으로 알려져 있다.

4. 용법 및 용량

표재성 피부진균증의 경우는 0.25% 크림으로 1일 2회, 2-6주간 도포하며, 조갑진균증은 5% 손톱 락커를 1주 1회 바르는데 손톱이 재생될 때까지 도포함을 원칙으로 한다. 일반적으로 손톱은 6개월, 발톱은 12개월 정도의 시간이 소요된다.

5. 부작용과 금기

국소 amorolfine 크림 투여 시에 5-7%에서 국소 부작용이 발생할 수 있는데 작열감, 소양증, 홍반, 동통, 각질화 등이며 드물게는 부종, 수포 습진양 반응과 피부염도 발생할 수 있다. 손톱 락커는 부작용이 거의 없으며 도포 1-2주 후에 극히 소수의 환자에서 국소 자극 증상이 나타날 수 있다. Amorolfine 제제에 과민증을 보인 경우와 영유아, 소아와 임산부는 사용을 금한다.

참고문헌

1. Avner S, Nir N, Henri T. Combination of oral terbinafine treatment and topical ciclopirox compared to oral terbinafine for the treatment of onychomycosis. J Dermatolog treat. 2005;16:327.
2. del Palacio A, Sanz F, Garcia-Bravo M, Gimeno C, Cuetara S, Miranda P, et al. Single dose treatment of vaginal candidosis: randomised comparison of amorolfine (50 mg and 100 mg) and clotrimazole (500 mg) in patients with vulvovaginal candidosis. Mycoses. 1991;34(1-2):85-91.
3. Finch JJ, Warshaw EM. Toenail onychomycosis: current and future treatment options. Dermatol Ther. 2007;20:31-46.
4. Ryder NS. Terbinafine: Mode of action and properties of the squalene epoxidase inhibition. Br J Dermatol. 1992;126(Suppl 39):2-7.
5. Schieke SM, Garg A. Superficial Fungal Infections. In: Goldsmith LA, Katz SI, Gilchrest BA, Paller AS, Leffell DJ, Wolff K, editors. Fitzpatrick's Dermatology in General Medicine. 8th ed. New York: McGraw-Hill; 2012. pp. 1467-87.

06 CHAPTER

항원충제 및 항기생충제

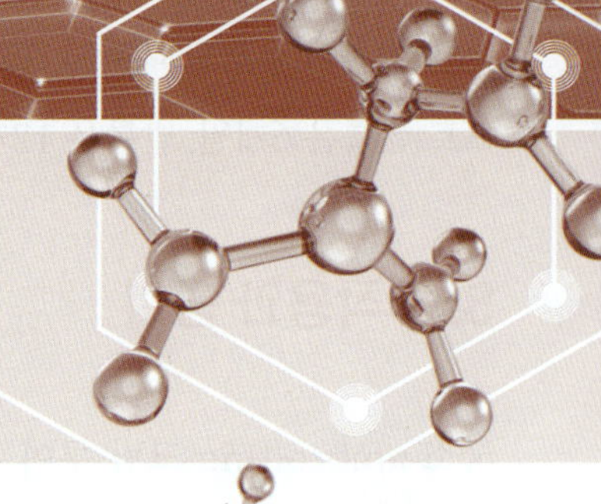

항말라리아제

염준섭 연세대학교 의과대학 내과학교실

말라리아(Malaria)는 열원충(*Plasmodium*) 속(genus)에 속하는 열원충이 적혈구를 침범하여 감염을 유발하는 질환으로 사람에게 감염증을 유발할 수 있는 열원충은 모두 5가지 즉, 열대열원충(*Plasmodium falciparum*), 삼일열원충(*P. vivax*), 사일열원충(*P. malariae*), 난형열원충(*P. ovale*) 그리고 원숭이열원충(*P. knowlesi*)이 있다. 2023년 전 세계적으로 추정된 말라리아 발생 건수는 약 2억 6,300만 건으로, 전년 대비 약 1,100만 건의 증가를 보였다. 이는 최근 몇 년간의 감소 추세가 둔화되었음을 시사한다. 말라리아로 인한 사망자 수는 약 59만 7천 명으로 추정되며, 이는 2022년과 유사한 수준이다. 주목할 점은 말라리아 사망의 대부분이 5세 미만의 소아에서 발생한다는 것이며, 이는 이 연령대가 말라리아에 특히 취약함을 반영한다. 2000년 이후의 누적된 예방 효과를 고려하면, 약 22억 건의 말라리아 발생과 1,270만 건의 사망이 예방된 것으로 추정된다. 이는 지난 20년간의 공중 보건 노력이 상당한 성과를 거두었음을 의미하지만, 여전히 해결해야 할 과제가 많음을 시사한다. 말라리아 발생의 지역별 분포는 매우 불균등하다. 세계보건기구(WHO) 아프리카 지역은 전체 말라리아 발생의 94%와 사망의 95%를 차지하며, 질병 부담이 가장 심각한 지역이다. 특히 나이지리아, 콩고민주공화국, 니제르, 탄자니아의 4개국에서 전 세계 말라리아 사망의 절반 이상이 집중되어 있다. 이는 특정 지역에 대한 집중적인 개입 전략의 필요성을 강조한다.

국내의 경우 1993년부터 삼일열 말라리아가 재출현하여 지금까지 주로 경기도 북부 휴전선 인근 지역을 중심으로 발생하고 있다. 발생 초기부터 매년 환자가 증가하여 2000년 약 4천여 명의 환자가 발생하였고 이후 감소하였으나 최근에는 연간 약 500-600여 명의 환자가 발생하고 있다. 말라리아의 치료 및 예방을 위해 많은 노력들이 이루어지고 있으나 열대열 말라리아가 발생하는 대부분의 지역에서는 약제 내성 열원충이 증가하면서 가장 기본적인 치료 및 예방 약제였던 chloroquine은 더 이상 사용하기 어려운 상황이 되었고, chloroquine을 대체하기 위해 사용된 약

표 1. 항말라리아제의 종류 및 작용 단계

		간내 분열체/휴면체	적혈구내 단계	생식모세포/포자소체
4-aminoquinolines	Chloroquine	-/-	++	+[1]/-
	Amodiaquine	-/-	++	-/-
4-quinolinemethanol	Quinine	-/-	++	+[1]/-
	Quinidine	-/-	++	+[1]/-
	Mefloquine	-/-	++	+[1]/-
Phenanthrene methanol	Halofantrine	-/-	++	-/-
Artemisinin	Artemisinin	-/-	++	+/-
Antimetabolites	Proguanil	+/-	+	-/-
	Pyrimethamine	+/-	+	-/-
	Sulfadoxine	-/-	+	-/-
	Dapsone	-/-	+	-/-
Antibiotics	Tetracycline	+/-	+	-/-
8-aminoquinoline	Primaquine	+/+	-	+/-
	Tafenoquine	+/+	-	+/-
Atovaquone	Atovaquone	+/-	+	-/-

1: *P. vivax, P. ovale, P. malariae*에만 해당함.

물에서도 내성 보고가 이어져 일부 지역에서는 sulfadoxine-pyrimethamine, mefloquine은 물론 artemisinin에 대한 내성마저 보고되고 있어 새로운 약제와 예방백신의 개발이 절실한 실정이다.

현재까지 개발된 주요 항말라리아제의 작용 부위는 표 1과 같다. 혈액 및 조직 내 분열체에 작용하는 약제들은 주로 치료 목적으로 사용하고, 삼일열원충 및 난원 열원충에서만 존재하는 휴면체에 작용하는 약제들은 재발(relapse)을 막기 위해 사용하며, 생식 모세포나 포자 생식에 관여하는 약제들은 전파를 막는 부가 효과가 있다. 이들 약제 중에서 안전성 및 예방 효과가 증명된 약제들은 예방약으로도 사용되고 있다.

치료 및 예방 약제의 결정은 숙주의 상태, 말라리아 발생 지역의 약제 내성, 약물의 안정성 등에 따라 선택해야 한다. 열대열말라리아가 발생하는 대부분의 지역이 chloroquine 내성이어서 이미 오래 전부터 sulfadoxine-pyrimethamine (Fansidar®), mefloquine과 같은 약물들이 치료제로 사용되어 왔고 이들에 대한 내성도 증가하기 시작하면서 2006년 세계보건기구에서는 치료지침을 개발하였다. 치료지침의 기본은 ACT (artemisinin-based combination therapy)로, artemisinin 성분을 기본으로 하고 추가적으로 lumefantrine, amodiaquine, mefloquine, sulfadoxine-pyrimethamine, piperaquine과 함께 병합투여하는 것으로 현재 여러 가지 경구용 복합제가 개발되어 사용되고 있다. 말라리아가 발생하지 않는 선진국에서는 주로 여행자에서 발생하며 약물의 판매가 제한적이어서 열대열말라리아의 치료법으로 atovaquone-proguanil, mefloquine, artemether-lumefantrine 혹은 quinine과 doxycycline

을 같이 사용하는 방법을 권장하고 있다. 예방에는 atovaquone-proguanil, mefloquine, doxycycline 혹은 primaquine을 사용한다. 삼일열말라리아의 치료에서는 대부분의 지역에서 chloroquine을 사용하고 간내 휴면체에 의한 재발을 막기 위해 primaquine을 같이 사용한다.

4-aminoquinolines

1. Chloroquine

1) 구조 및 성상

4-aminoquinoline 합성물로, 경구, 주사, 시럽, 좌제가 있다(그림 1).

2) 작용기전

열원충이 식공포 내에서 혈색소를 소화시키는 과정에서 열원충에 독성을 가지는 성분인 heme (ferroprotoporphyrin IX)이 만들어지며, 정상적으로는 해독 과정에서 heme이 hemin (ferriprotoporphyrin IX)과 hemozoin으로 전환된다. 해독 과정에 관여하는 효소가 heme 중합 효소인데 chloroquine 및 quinoline 약물들이 이 효소를 억제하여 살균작용을 나타내는 것으로 알려져 있다. 그러므로 열원충이 적혈구에 감염되어 있는 단계에서만 효과가 있다.

3) 내성기전

열대열말라리아가 발생하는 거의 모든 지역에서는 chloroquine 내성 열대열원충이 보고되고 있다. 중동 아시아, 카리브해와 중부 아메리카 지역에서만 감수성이 있다. 삼일열원충은 대부분 감수성이 있으나, 뉴기니 섬(파푸아 뉴기니와 인도네시아)에서는 내성에 의한 치료실패가 50%에 가깝다. 사일열이나 난형말라리아에서는 내성 보고가 없다. Chloroquine에 대한 내성과 다약제 내성기전은 다르며 아직도 정확한 기전이 모두 밝혀져 있지는 않다. Chloroquine 내성인 열원충의 식공포 내에는 chloroquine의 축적이 감수성인 열원충보다 감소되어 있는데 열원충 안으로 chloroquine의 흡수, 식공포 안으로 chloroquine의 운

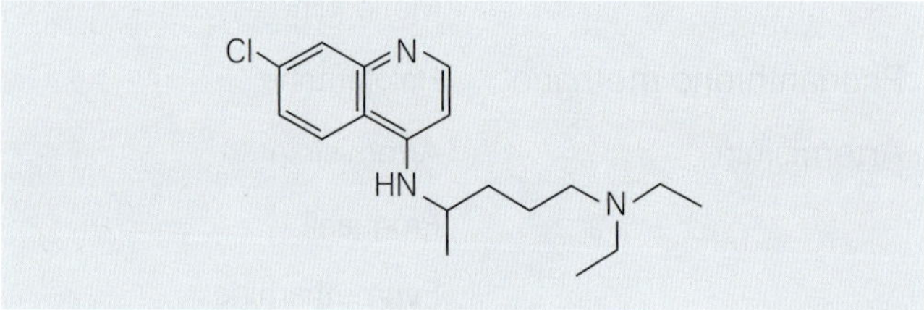

Chloroquine

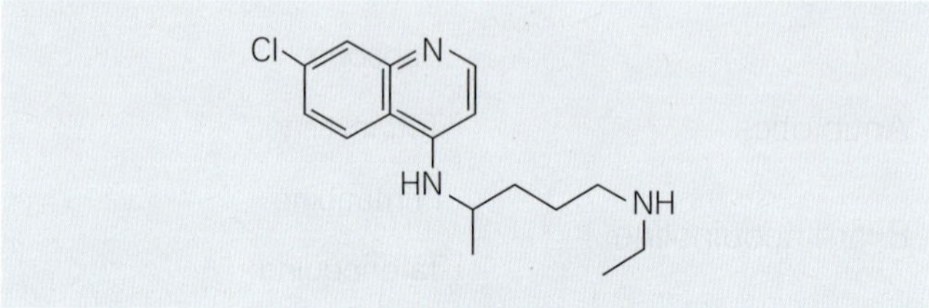

Desethy chloroquine

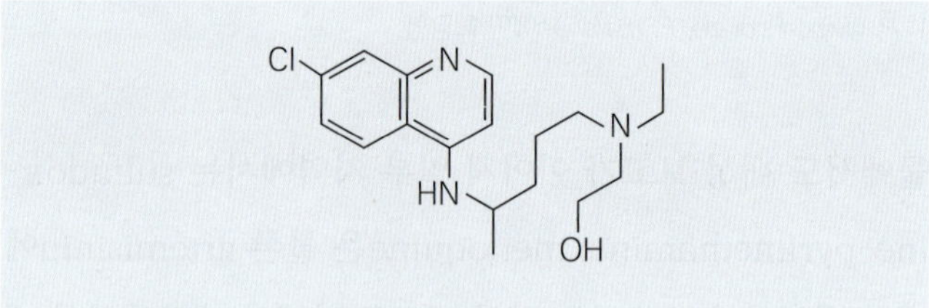

Hydroxychloroquine

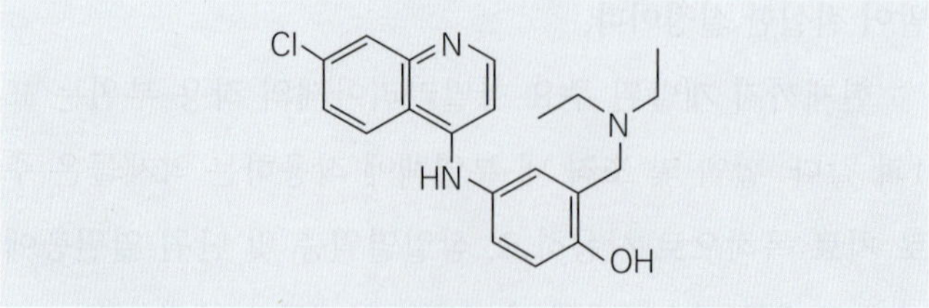

Amodixquine

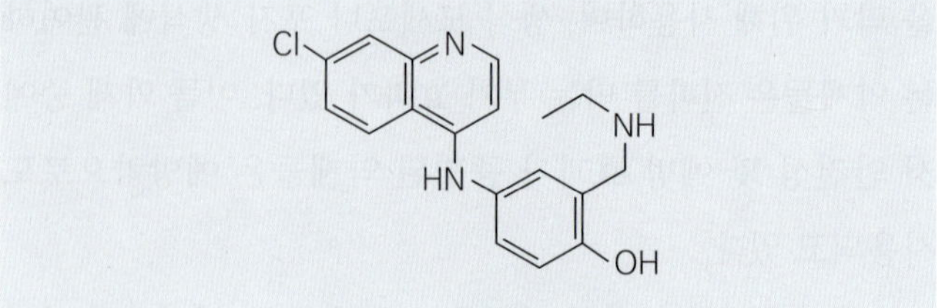

Desethyl amodiaquine

그림 1. 4-aminoquinoline계 항말라리아 약물의 구조식

반, 유입, 유출 변화가 관여하는 것으로 생각되고 있다. Verapamil, 항히스타민제인 chlorpheniramine, 삼환 항우울제가 실험실 상에서 chloroquine 내성 열원충을 감수성이 있는 열원충으로 역전시킨다. 그러나 내성 역전을 위해 투여해야 할 이들 약물의 용량은 일반적으로 임상에서 사용하는 것 이상이어서 실제 사용될 수는 없다.

열대열원충에서 chloroquine 내성에 관여하는 유전자는 pfcrt (chloroquine resistance transporter)로 이 유전자의 돌연변이(K76T)가 내성을 유도하는 것으로 알려져 있다. 삼일열원충에서의 chloroquine 내성기전은 열대열원충과는 다르며 관여하는 내성유전자는 정확하게 밝혀져 있지 않다.

4) 약물동력학

경구투여 시 약 90%가 장에서 흡수되며 근육 혹은 피하로 투여하여도 잘 흡수된다. 직장 안으로 투여할 경우 생체이용률이 경구투여한 것의 22-24%밖에 되지 않지만 소아에서는 큰 차이가 없다는 보고도 있어 경구투여가 불가피한 경우에는 시도해 볼 수도 있다. 분포용적이 매우 크고 46-74%가 혈중 단백과 결합하며 소실 반감기는 길다. 그러므로 치료효과를 즉시 얻기 위해 부하용량이 필요하다. 경구투여 2-3시간 후 혈장의 약물농도는 치료적 농도에 도달하며 초기 반감기는 4일이다. 혈중농도가 감소하면서 제거 속도도 감소하여 소실 반감기는 chloroquine 45-55일, 대사물인 desethylchloroquine 59-67일에 달한다. 두 가지 대사물로 분해되는데 그중 desethylchloroquine은 항말라리아 효과가 있다. Chloroquine과 desethylchloroquine 모두 신장이 주요 배설 경로이다.

5) 임상 적응증

가장 대표적인 치료 및 예방 약제이지만, 현재는 내성이 늘어 사용하는 경우가 줄고 있다. Chloroquine 감수성 열대열말라리아나 삼일열말라리아, 난형말라리아, 사일열말라리아에서 예방 및 치료 목적으로 사용한다.

6) 용법 및 용량

치료 목적으로 사용할 때, 처음에는 chloroquine base(염기)로 환자 체중당 10 mg/kg을 경구로 투여하고 6, 24, 48시간 후 5 mg/kg씩 투여한다(10-5-5-5 방법). 다른 투여법으로 10 mg/kg을 투여하고 첫 투약 기준 24시간 후 10 mg/kg, 투여하고 첫 투약 기준 48시간 후에는 5 mg/kg을 1회 투여한다(10-10-5 방법). 여러가지 이유로 경구로 약물을 투여할 수 없으면 chloroquine을 정맥투여할 수 있으나 국내에는 주사제가 없다. 정맥투여하는 경우에는 10 mg/kg를 4시간에 걸쳐 정주하고 이후로는 12시간마다 5 mg/kg을 2시간에 걸쳐 정주한다. 직장으로 투여하는 방법도 있으며 성인에서는 혈중농도가 낮아 사용하지 않지만 어린이에게는 사용할 수 있다. 전 세계적으로 chloroquine phosphate와 hydroxychloroquine sulfate가 판매되고 있지만 우리나라를 포함한 대부분의 선진국에서는 hydroxychloroquine만 사용되고 있다. Hydroxychloroquine은 동일한 효과를 가지면서 장기 투여해도 부작용이 적으며 항염증 효과로 류마티스성 질환에도 많이 사용되고 있어 hydroxychloroquine의 사용이 증가하고 있다. 상기 기술한 대로 chloroquine의 투여량은 환자의 체중에 따라 chloroquine base 기준으로 계산해야 한다. Chloroquine base 300 mg은 hydroxychloroquine sulfate 400 mg, chloroquine phosphate 500 mg이 같은 용량이다. 그러므로 환자의 체중이 60 kg일때 첫 투여량은 chloroquine base로 600 mg이며 이는 hydroxychloroquine으로는 800 mg이다. 예방 약제로 사용할 때에는 chloroquine base 300 mg을 주 1회 투여한다. 임산부에게도 투여할 수 있다.

7) 부작용

안전한 약제이며, 임산부나 어린이에게도 사용할 수 있다. 오심, 시력 장애, 소양감이 생길 수 있고, 드물게 기립성 저혈압이 생길 수 있다. 빨리 정주하는 경우에 수축기 혈압이 떨어질 수 있다. 망막에 대한 부작용을 제외하고 특별히 우려할 만한 부작용은 없다. 총투여량이 100 g을 넘으면 망막 부작용이 발생할 수 있으므로 예방약으로 5년 이상 복용했거나 시력 이상이 나타나면 시야 검사를 해야 한다.

2. Quinine

1) 구조 및 성상

Cinchona alkaloid의 일종으로 quinolinemethanol이며 가장 오래된 항말라리아 약제이다. Quinine sulfate (300 mg/tab)는 경구용으로, quinine dihydrochloride (600 mg/vial)는 정주용으로 사용된다.

2) 작용기전

정확한 작용기전은 모르나 헤모글로빈 소화를 억제하는 것으로 생각된다. Chloroquine보다 독성이 강하고 효과는 떨어져서 사용 빈도는 많이 감소하였지만 정맥투여가 가능하므로 중증 열대열말라리아의 치료에서 여전히 중요한 약물이다. 난형열원충에 대한 효과가 가장 강력하고 삼일열원충, 사일열원충, 열대열원충 순으로 효과를 나타낸다. Quinidine보다는 항말라리아 효과가 떨어진다. 열대열말라리아의 특징은 감염된 적혈구가 비감염 적혈구와 로제트(rosette) 형성하고 혈관 내피세포와 부착(cytoadherence)하여 모세혈관을 막아 뇌형말라리아가 발생하는 것으로 조기 치료를 통해 이런 병리 소견의 출현을 억제하는 것이 치료에 중요한 의미를 갖는데, quinine은 열원충의 성숙한 영양형(mature trophozoite) 단계에 작용하므로 적혈구의 로제트 형성은 억제되는 반면 부착 및 영향형 이후로 이어지는 발생 단계도 억제하지 못한다.

3) 내성기전

동남아시아 및 서아프리카 지역에서 quinine 내성 열대열원충이 증가하고 있다. 정확한 내성기전은 밝혀져 있지 않으나 chloroquine보다는 mefloquine, halofantrine과 유사할 것으로 생각한다. 그 이유는 pfmdr2 유전자를 증폭시키면 mefloquine이나 halofantrine과 마찬가지로 내성이 발현되기 때문이다.

4) 약물동력학

경구흡수율은 70-80%이며 1-3시간 내에 최고혈중농도에 도달한다. 염기로 10 mg/kg을 투여하면 최고 7-17 mg/L에 도달한다. 혈중농도가 10 mg/L 이상이 되면 부작용이 발생할 수 있다. 치료에 필요한 농도는 잘 밝혀지지 않았지만 8-15 mg/L면 안전하게 치료할 수 있다. 적혈구 내 농도는 혈중농도의 33-40% 정도이고 뇌척수액 농도는 2-5%밖에 되지 않는다. 각종 약동학적 지표 값들은 건강한 사람과 말라리아 환자에서 서로 다르다. 단백결합률은 건강한 사람에서는 75-80%이고 중증 말라리아에서는 90% 이상이다. 분포용적은 건강한 사람에서 1.5 L/kg이지만 중증 말라리아에서는 0.8 L/kg로 줄어든다. 반감기는 중등도에 비례하여 늘어나는데 건강한 사람에서는 11시간이고 합병증이 없는 말라리아에서는 16시간, 중증 말라리아에서는 18시간으로 늘어난다. 80%는 간에서 hydroxyl 대사물로 변하고, 20%만이 대사되지 않은 형태로 신장을 통해 배설된다. 주요 대사산물인 3-hydroxyquinine은 약한 항말라리아 효과를 갖는다.

5) 임상 적응증

중증 열대열말라리아 치료의 선택약이며 다른 말라리아종, *Babesia* 감염증에서도 사용한다. 예방 목적으로는 사용하지 않는다.

6) 용법 및 용량

국내에서는 시판되지는 않고 있으며 해외 유입 감염병 치료제로서 국립중앙의료원을 통해서 정주용 제제를 받을 수 있다. 중증 말라리아 환자에서는 경구투여가 불가능하므로 정맥투여하며, 이전 24시간 내에 quinine이나 mefloquine을 복용하지 않았다면, 부하용량으로 quinine dihydrochloride 20 mg/kg을 4시간에 걸쳐 정주하고, 이후 유지용량으로 8-12시간마다 10 mg/kg을 2-8시간에 걸쳐 정주한다. 하루에 1,800 mg 이상은 사용하지 않는다. 48시간 이상 사용할 예정이면 유지용량을 5-7 mg/kg으로 줄이거나 경구 치료로 바꾼다. 경구 제제는 맛이 쓰다. 경구 quinine salt 용량은 10 mg/kg (통상 성인 용량은 650 mg)으로 8시간마다 투여한다. 소아에게는 25 mg/kg/day를 3번에 나누어 투여한다. 주사제와 경구제를 합하여 3-7일간 사용하며 이후로 다른 항말라리아 약제(tetracycline 250 mg 하루 4번 1주일간, pyrimethamine-sulfadoxine 3정 한 번, clindamycin, mefloquine)를 사용한다. 정맥으로 주입하는 경우에는 반드시 주입 펌프를 이용하여 천천히 주입되도록 한다. 정맥투여가 불가능한 경우에는 근주를 할 수도 있으나 쇼크를 동반한 중증 말라리아 환자에서는 흡수율이 일정하지 않을 수 있고 통증이 심하다. 약물이 경화를 일으킬 수 있으므로 희석(1:3-1:5)해서 근육 깊숙이 주사한다.

7) 부작용

예상 혈중농도에서도 고음 난청, 이명, 두통, 불쾌감, 어지럼증, 오심, 구토, 복통, 시력 장애 등 여러 불편한 증상들이 생길 수 있으며 일괄하여 quinine 중독증(cinchonism)이라고 한다. 이러한 부작용은 용량과 상관관계가 있고 가역적이다. 췌장에서 인슐린 분비를 증가시켜 저혈당증이 생길 수 있는데 중증 열대열말라리아의 증상으로 저혈당이 올 수 있으므로 사용할 때 각별한 주의가 필요하며 혈당을 주기적으로 측정하면서 사용해야 한다. 드물게 용혈빈혈, 혈소판감소증, 과민반응(천식, 두드러기), 혈관염, 육아종성 간염, 광과민반응들이 생긴다. Glucose-6-phosphate dehydrogenase (G-6-PD) 결핍 환자에서는 용혈빈혈을 유발할 수 있다. 임산부에게는 자궁 수축을 유발, 조기 분만을 일으킬 수 있다. 과량을 투여한 경우에는 중추신경계 부작용(시력 감소, 의식 소실, 경련)과 심장 부작용(저혈압, 심전도 이상)이 드물게 생길 수 있으므로 quinine 치료 중에는 혈압과 맥박을 자주 관찰해야 하고 천천히 주입해야 한다.

3. Quinidine

부정맥 치료제로 사용되기에 과거에는 병원에서 쉽게 구할 수 있다는 장점이 있었으나, 현재는 거의 사용되지 않고 있어 약물을 구하기가 어렵다. 국내에서는 경구용 quinidine sulfate (200 mg/tab)를 한국 희귀필수의약품센터를 통해 공급받을 수 있다. Quinine보다 항말라리아 효과가 더 강력하다. 성인 및 소아 중증 말라리아 환자에서 주로 사용하는데, 처음에는 부하용량으로 quinidine gluconate salt 10 mg/kg (base로 6.2 mg/kg, 최대 용량 600 mg)을 300 mL normal saline에 섞어서 1-2시간에 걸쳐 정주하고 이후 지속 정주로 0.02 mg salt/kg/min을 최소 24시간 이상, 경구 투약이 가능해질 때까지 투여한다. 정주 시 심전도를 자주 찍어 QT간격의 연장 발생 여부를 관찰해야 하며, 혈압도 주기적으로 측정하여 저혈압 발생 유무를 관찰해야 한다. 또한 quinine과 마찬가지로 저혈당도 유발할 수 있으므로 혈당을 규칙적으로 측정해야 한다. 중증 말라리아 환자의 상태가 호전되어 경구투여가 가능해지면 quinidine sulfate 650 mg을 8시간마다 3-7일간 사용하며, doxycycline, clindamycin이나 pyrimethamine-sulfadoxine과 함께 사용한다.

4. Amodiaquine

1) 구조 및 성상

Mannich기를 갖는 4-aminoquinoline 유도체이다. Chloroquine 내성 열대열말라리아 치료제이나 chloroquine과 교차내성이 있다.

2) 작용기전

Chloroquine과 유사한 작용기전을 갖고 있는 약물이다('Chloroquine 작용기전' 참고).

3) 내성기전

pfcrt 유전자의 돌연변이가 내성과 관련이 있으나 정확한 기전은 알려져 있지 않다.

4) 약물동력학

반감기는 5시간으로 짧고 간을 통해 신속하게 배설된다. Desethylamodiaquine이 대사물로 열원충에 대한 효과가 있으며 반감기는 성인에서 1-3주, 소아에서 3-12일로 알려져 있다.

5) 임상 적응증

Chloroquine 내성 열대열원충에도 효과가 있다는 것이 알려졌고 예방적 목적이 아닌 치료적 목적으로 단기간 사용될 경우 부작용 발생 정도는 chloroquine과 차이가 없다. Chloroquine 내성 열대열말라리아의 치료제로 artemisinin과 함께 사용되고 있다.

6) 용법 및 용량

Artesunate-amodiaquine 복합제로 사용된다. 열대열말라리아 치료를 위해 체중 kg당 4 mg (범위 2-10 mg/kg)의 artesunate와 10 mg/kg (범위 7.5 to 15 mg/kg)의 amodiaquine base를 1일 1회 3일간 투여한다. 3가지 다른 용량의 복합제가 판매되고 있으며 국내에는 없는 약물이다.

7) 부작용

가장 심각한 부작용은 간독성과 골수억제(무과립증)이다. 이러한 부작용은 말라리아의 예방을 목적으로 장기간 투여된 경우에서 보고되었으나 치료적 목적으로 단기간 투여되는 경우에는 어느 정도 발생하는지 정확하게 알려져 있지 않다.

5. Piperaquine

1960년대 프랑스와 중국에서 합성되었고 주로 중국에서 사용되었다. 1970년대 중국에서 말라리아 퇴치를 위해 예방과 치료 목적으로 대규모 사용되면서 말라리아 발생 감소에 기여하였으나 효과 감소와 열대열원충의 내성발현으로 이어져 1980년대 이후 사용이 중단되었다. 1990년대 이후 단일 제제가 아닌 artemisinin과의 병용투여 약물로 다시 연구되면서 최근에는 dihydroartemisinin과의 복합제(상품명 Euratesim)로 개발, 사용되고 있다.

1) 구조 및 성상

구조적으로 chloroquine과 연관이 있는 bisquinoline 4-aminoquinoline이다.

2) 작용기전

Chloroquine과 유사한 작용기전을 갖고 있는 약물이다('Chloroquine 작용기전' 참조).

3) 내성기전

정확한 기전은 알려져 있지 않으나 chloroquine과 유사할 것으로 생각된다. Chloroquine과 교차내성이 있는 것으로 알려져 있으나 chloroquine 내성 열대/삼일열원충에 효과가 있다. 최근 artemisinin 내성이 출현하고 있는 캄보디아 지역에서 효능이 감소하고 있는 것으로 알려지고 있다.

4) 약물동력학

분포용적이 chloroquine보다도 커서 103-716 L/kg에 달한다. 소실 반감기는 성인 22일, 소아 20일로 길다. 지방친화적이어서 고지방 식이와 같이 섭취하면 생체이용률이 2배로 증가한다.

5) 임상 적응증

Chloroquine 내성 열대열원충에도 효과가 있다는 것이 알려졌고 예방적 목적이 아닌 치료적 목적으로 단기간 사용될 경우 부작용 발생 정도는 chloroquine과 차이가 없다는 것이 알려지면서 chloroquine 내성 열대열말라리아의 치료제로 사용되고 있다. 현재 체중 5 kg 이상, 생후 6개월 이후 소아와 성인에서 발생한 합병증이 없는 열대열말라리아의 치료제로 승인받았다.

6) 용법 및 용량

Dihydroartemisinin-piperaquine (Euartesim) 복합제로 사용된다. Dihydroartemisinin-piperaquine이 20/160 또는 40/320 mg 포함된 두 재형의 복합제가 개발되어 있다. 체중이 25 kg을 초과하는 소아와 성인에서는 1일 4 (범위 2-10) mg/kg bw dihydroartemisinin과 18 (범위 16-27) mg/kg bw piperaquine을 1일 1회 3일간 투여한다. 체중이 <25 kg인 소아에서는 1일 4 (범위 2.5-10) mg/kg dihydroartemisinin과 24 (20-32) mg/kg bw piperaquine을 1일 1회 3일간 투여한다. 체중에 따른 용량은 표 2와 같다.

표 2. 체중에 따른 dihydroartemisinin-piperaquine 투여량

체중(kg)	dihydroartemisinin-piperaquine 1일 1회 용량(mg)
5-8	20+160
8-11	30+240
11-17	40+320
17-25	60+480
25-36	80+640
36-60	120+960
60-80	160+1,280
>80	200+1,600

7) 부작용

성인과 소아에서 모두 사용 가능하며 주요 부작용은 설사와 같은 소화기계 부작용이다. 경증의 QT 간격 연장을 유발할 수 있으나 임상적으로 의미 있는 정도는 아니다. 그러나 이러한 부정맥 발생 가능성 때문에 유럽에서는 지나치게 높은 혈중농도에 도달하는 것을 예방하기 위해 음식과 함께 복용하지 말 것을 권고하였고 QT 간격이 연장될 위험성이 있는 환자에서는 사용에 주의를 요한다.

6. Pyronaridine

과거 중국에서는 단일 제제로 심각한 부작용이나 내성발현 없이 말라리아 치료제로 사용되었던 약물이다. 현재는 artesunate와 혼합된 경구용 복합제(상품명 Pyramax®)로 개발되어 사용되고 있다.

1) 구조 및 성상

Mannich기를 갖는 1-aza-acridine으로, 중국에서 1982년에 개발된 약제이다.

2) 작용기전

정확한 기전은 밝혀져 있지 않다. 열원충의 식공포 변형, β-haematin의 형성 억제, haematin과 복합체를 형성하여 용혈을 일으키는 기전이 복합적으로 작용할 것으로 생각된다. 열원충의 생활사에서 적혈구에 감염된 단계에 효과적이나 생식 모세포나 간 세포에 있는 단계에는 효과가 없다.

3) 내성기전

정확한 기전은 알려져 있지 않다. Chloroquine과 교차 내성이 있다는 실험 실적 보고도 있으나 열대열원충에 대해 chloroquine보다 더 강력한 효과를 가지며 chloroquine 내성 열원충에도 효과를 보인다. 40여 년간 pyronaridine 단일 제제 또는 복합제로 사용되었던 중국에서 서서히 약물 효능이 감소하였다는 보고는 있으나 chloroquine보다는 더 오랜 기간 유지되었다.

4) 약물동력학

분포용적이 크고 말기 소실 반감기는 14-18일이다. 단백결합률은 92-95%로 높다. 주 배설 경로는 대변(47.8%)이나 소변으로도 23.7% 배설된다.

5) 임상 적응증

Artesunate-pyronaridine은 체중이 5 kg 이상인 소아와 성인에서 발생한 합병증이 동반되지 않은 열대열, 삼일열말라리아의 치료에 사용된다.

6) 용법 및 용량

경구용 약물로 pyronaridine과 artesunate가 3:1 비율로 혼합된 복합제(상품명 Pyramax®)가 개발되어 사용되고 있다. Pyramax®는 1정에 pyronaridine 180 mg과 artesunate 60 mg이 포함되어 있으며 말라리아의 치료 목적으로 1일 1회 3일간 복용한다. 체중에 따른 복용량은 아래와 같다. 음식과 무관하게 복용할 수 있다. 복용 30분 이내 구토한 경우 동일 용량을 재복용해야 한다. 간질환이 있는 환자에게 적절한 용량은 알려진 것이 없으며, 간독성 발생 가능성이 있어 심한 간기능 저하자에서는 사용하지 않는다. 경증 또는 중등증의 신기능저하자에서는 용량조절 없이 사용 가능하나 주의가 필요하다.

표 3. 체중에 따른 Pyramax 투여량

체중	Pyramax® 복용량	복용 기간
20-24 kg	1정	1일 1회 3일간
24-45 kg	2정	1일 1회 3일간
45-65 kg	3정	1일 1회 3일간
≥65 kg	4정	1일 1회 3일간

7) 부작용

Artesunate-pyronaridine는 비교적 안전한 약물로 가장 흔한 부작용은 두통, 구토, 복통, 서맥, 저혈당 등이다. 검혈액 검사에서는 빈혈, 호중구감소증, 호산구증가증 등이 나타날 수 있다. 초기 동물실험과 임상시험에서 간독성이 보고된 바 있다. 실험실적으로는 CYP2D6를 억제하여 이 효소를 통해 대사되는 약물의 농도를 증가시킬 수 있다. 그러나 primaquine과의 동시투여에서는 특별한 약동학적 변화와 이상반응이 관찰되지 않아 동시투여가 가능하다.

Quinoline-methanol

1. Mefloquine

1) 구조 및 성상

Fluorinated 4-quinolinemethanol이다(그림 2). 화학구조상 quinine, chloroquine, halofantrine과 유사하다.

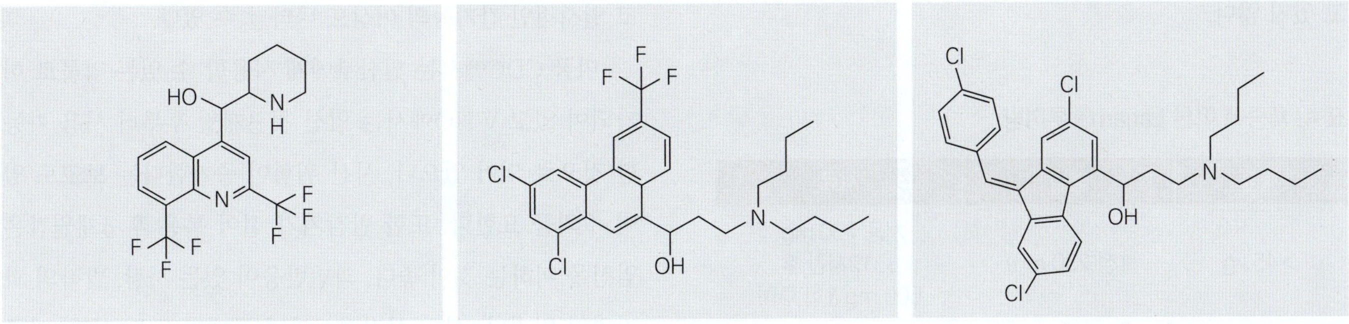

Mefloquine Halofantrine Lumefantrine

그림 2. Quinoline methanol계 구조식

비수용성이며 경구제만 있다. 건조 상태를 유지해야 한다.

2) 작용기전

Heme과 복합체를 형성한 것이 열원충에 독작용을 나타내는 것으로 생각되나 정확한 작용기전은 밝혀지지 않았다. Chloroquine과는 다른 기전으로 생각되고 있다.

3) 내성기전

1982년에 태국에서 처음으로 내성이 보고되었다. 한때 태국에서 chloroquine 내성 열대열원충의 치료제로 sulfadoxine-pyrimethamine (Fansidar®)과의 복합 제제(Fansimef®)로 사용되었으나 mefloquine의 체내 배설이 천천히 이루어지는 관계로 치료 농도 이하로 유지되는 시간이 길어 내성이 발생하는 문제점이 발견되었다. 정확한 내성기전은 밝혀지지 않았으며 pfmdr1 유전자의 증폭이 mefloquine의 내성과 연관이 있다. Mefloquine 내성은 chlroquine 내성과 역상관관계에 있고 quinine이나 halofantrine과 교차내성이 있다.

4) 약물동력학

경구투여 후 70-80%가 흡수되며 음식과 함께 투여하면 흡수율이 증가한다. 경구투여 17시간 후 최고농도에 도달하며 반감기는 약 20일로 길다. 대부분 간에서 대사되어 대부분 대변으로 배설되고 10% 이하가 신장으로 배설된다. 주요 대산 산물인 2,8-bis-(trifluoromethyl)-4-quinoline carboxylic acid는 항말라리아 효과가 거의 없다. 단백결합률은 98%이며 혈청보다 적혈구 안으로 축적되어 농도가 2-3배 높다.

5) 임상 적응증

열대열말라리아의 예방과 치료에서 효과가 증명되었으며, 특히 약제 투여의 간편성으로 1990년대 이후 열대열말라리아 예방에 1차 약물로 선택되고 있으나 부작용에 대한 우려가 있다.

6) 용법 및 용량

Lariam® (1정이 250 mg)이라는 상품명으로 해외 및 국내에서 판매되고 있다. 예방 및 치료 목적으로 모두 사용할 수 있으며 용량은 표 4와 같다. 예방 목적으로는 말라리아 위험 지역으로 출발하기 1-2주 전부터 주 1회 복용하여 귀국 후에도 4주간 복용한다. 치료 목적으로 사용할 때에는 성인의 경우 1,250 mg을 1회 또는 2회로 나누어 투여할 수 있다. 신기능이 저하되어 있거나 혈액투석을 시행받는 경우에도 용량조절은 필요하지 않다. Mefloquine과 pyrimethamine-sulfadoxine의 병용 제제(Fansimef®)가 있기는 하지만 치료 목적으로만 사용하며 국내에는 시판되고 있지 않다.

표 4. 체중에 따른 Lariam® 투여량

체중	예방	치료
>45 kg	1정(250 mg)	처음 750 mg, 6-12시간 후 500 mg 1회 투여
30-45 kg	3/4정(187.5 mg)	처음 15 mg/kg, 6-12시간 후 10 mg/kg 1회 투여
19-30 kg	1/2정(125 mg)	
9-19 kg	1/4정(62.5 mg)	
5-9 kg	5 mg/kg	

7) 부작용

예방 목적으로 투여하는 경우에는 주로 어지러움, 오심, 구토, 설사 등이 약 20%의 복용자에서 나타날 수 있으며 증상의 정도는 심하지 않으며 자연히 소실되기도 한다. 그러나 약물을 복용한 지 1시간 이내에 구토를 한 경우에는 동일 용량을 재투여해야 한다. 가장 심각한 부작용은 신경정신과적 부작용으로 어지러움, 균형 감각 소실, 이명, 정신병, 우울증, 환각, 경련, 뇌병증 등이 나타나는데 quinine과 마찬가지로 이 약물이 혈액뇌장벽을 통과하기 때문에 발생한다. 이러한 신경정신과적 부작용은 예방 및 치료 목적으로 사용할 때 모두 발생 가능한데, 예방적 투여인 경우에는 복용자의 0.01%에서 나타나는 반면 치료 목적인 경우에는 0.5%에서 발생한다. 증상의 정도는 경증부터 생명을 위협할 정도의 중증까지 다양하다. 특히 동양인에 비해 코카시안과 흑인에서, 그리고 남성보다는 여성에서 더 흔하다. 2013년 7월 미국 FDA (Food and Drug Administration)에서는 이러한 신경정신과적 부작용이 약물 투여가 중단된 이후에도 수개월에서 수년간 드물게는 평생 지속될 수 있다는 것을 인지하고 약물 설명서의 내용을 강화하였다. 이 외에도 순관기계 부작용으로 서맥, 부정맥 등이 나타날 수 있고 일시적인 간기능의 이상도 나타날 수 있다.

미국 CDC에서는 임산부에게 사용할 수 있는 약물로 허가되어 있고 WHO에서는 임신 첫 3개월 후부터 사용 가능한 것으로 되어 있으나, 사산 위험이 증가한다는 보고도 있어 주의를 요한다. 또한 반감기가 길어 복용 후 3개월간은 임신을 피하는 것이 좋다. 과민반응이 있는 사람, 발작의 과거력이 있거나, 심한 신경정신과적 문제가 있는 사람, 다른 quinoline계 약물인 quinine, quinidine, halofantrine, chloroquine에 부작용이 있는 사람에게는 금기이다. Valproate로 발작을 조절중인 환자에게 mefloquine을 같이 투여하면 valproate의 혈중농도 감소로 발작의 위험성이 증가한다. Quinine, chloroquine과 같이 투여해도 발작의 위험성이 증가한다. 부정맥 환자나 운전 등 민첩한 행동이 필요한 사람에게도 투여 시 주의가 필요하다.

2. Halofantrine

1) 구조 및 성상

9-phenanthrene이다.

2) 작용기전

미토콘드리아에 작용한다.

3) 내성기전

내성기전은 잘 알려지지 않았다. Halofantrine을 많이 사용하는 아프리카에서는 내성이 보고되었고, mefloquine과 교차내성이 있어 태국과 같이 halofantrine을 사용하지 않은 지역에서도 내성이 보고되었다.

4) 약물동력학

흡수가 불규칙적이고 잘 되지는 않으며 사람마다 차이가 많이 난다. 8 mg/kg 이상 용량을 늘려도 혈중농도는 더 증가하지 않는다. 지방이 많은 음식과 같이 복용하면 6배 이상까지도 증가한다. 경구투여 후 6시간 이후에야 최고혈중농도에 도달하며, 반감기는 건강한 사람에서 1-3일이며 말라리아 환자에서는 4일 정도이다. 간에서 대사되어 생산된 desbutyl 대사물은 항말라리아력을 갖고 반감기가 3-7일 정도로 길다. 신장으로 거의 배설되지 않는다. 다른 말라리아 약제와는 달리 적혈구 내에 축적되지 않는다.

5) 임상 적응증

경증, 중등도 다약제 내성 열대열말라리아 치료약이다. 예방 목적으로는 연구되지 않았다. 약효 자체는 quinine이나 mefloquine보다 우수하고 열대열말라리아를 단독 제제로 치료가 가능하여 각광을 받았으나, 심장 부정맥을 일으킬 수 있다는 보고가 늘고 있어 부작용과 말라리아 위험성을 고려해서 사용해야 할 약이다. 삼일열말라리아에도 치료효과가 있으며 chloroquine 내성 삼일열말라리아 치료에도 사용한다.

6) 용법 및 용량

8 mg/kg (성인에서 2정)을 6-8시간마다 3번 복용하고, 면역이 없는 사람에게는 재발을 막기 위해 1주일 뒤 반복 투여한다. 다약제 내성 말라리아에는 더 많은 양이 필요하지만 심장 부작용의 위험이 증가한다. 부정맥 환자, 임산부나 수유부에게는 투여하지 않는다. Mefloquine이나 quinine과 함께 사용하면 부작용이 심해지므로 같이 투여하지 않는다.

7) 부작용

위장관 부작용과 소양감이 흔한 부작용이다. 가장 심각한 부작용은 QT 간격 연장에 의한 부정맥이며 이로 인해 사망한 예가 있다. 혈중농도에 비례하여 발생하며, 음식과 같이 복용하거나 식후에 복용하면 혈중농도가 높아지므로 반드시 공복에 복용해야 한다.

표 5. 1회 투여되는 artemether-lmefantrine 말라리아 치료 용량(mg)

체중(kg)	1회 투여되는 artemether-lumefantrine 용량(mg)
5-15	20+120
15-25	40+240
25-35	60+360
>35	80+480

3. Lumefantrine (benflumetol)

Quinine, mefloquine, halofantrine과 같은 aryl aminoalcohol group의 약물로 fluorene (2,3-benzindene) 유도체이다. 정확한 작용기전은 밝혀져 있지 않으나 heme과의 상호작용을 통해 열원충의 식공포에 작용하는 것으로 생각된다. 경구 제제만 있고 artemether와의 복합제제로서 사용되고 있으나 국내에는 없는 약물이다. 경구투여 후 10시간 후에 최고농도에 도달하는 데 지방 식이의 영향을 많이 받아 식후에 복용하면 흡수가 108% 증가한다. 반감기는 4.5시간이지만 개인별 차이가 크다. 약제 내성 열대열말라리아 치료제로 artemether와의 복합제[Riamet® 혹은 Coartem®라고 하며, artemether와 lumefantrine이 1:6의 비로 포함된 두 가지 제형(20:120 mg과 40:240 mg)이 있다]로 개발되어 사용되고 있다. 치료효과는 95-100% 가량이며, 1일 2회, 3일간(총 6회) 투여가 권장된다. 첫날은 8시간 간격을 두고 복용하고, 2일째부터는 아침, 저녁으로 복용한다. 체중 및 나이에 따른 투여용량은 표 5와 같다. Arthemether-lumefantrine 제제는 체중 5 kg 이상인 소아부터 사용 가능하며 지방과 함께 섭취해야 충분한 혈중농도에 오를 수 있으므로 우유 혹은 지방 식이와 함께 복용하도록 교육하는 것이 중요하다.

8-aminoquinoline

1. Primaquine

1) 구조 및 성상

8-aminoquinoline이다(그림 3). 이 계열의 약물로는 1926년 pamaquine이 최초로 합성되었으나 효과에 비하여 독성이 강하여 많이 사용되지 못했고 1945년대 들어 primaquine이 개발되어 현재까지 삼일열말라리아 및 난형열말라리아에 의한 재발을 막을 수 있는 유일한 치료제로 사용되고 있다. 정맥으로 투여할 경우 자극이 심해 경구투여만 가능하다.

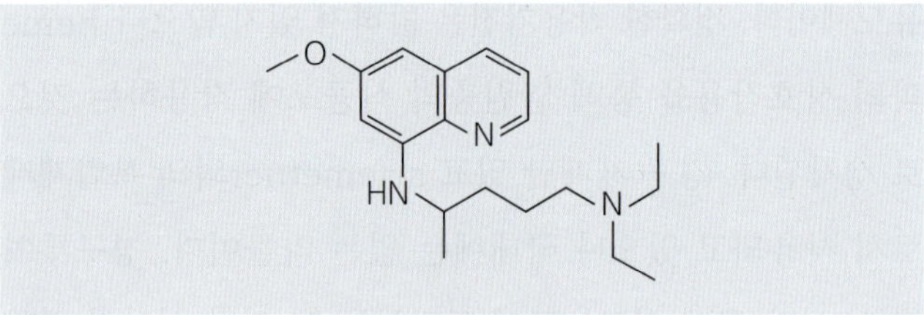

Pamaquine

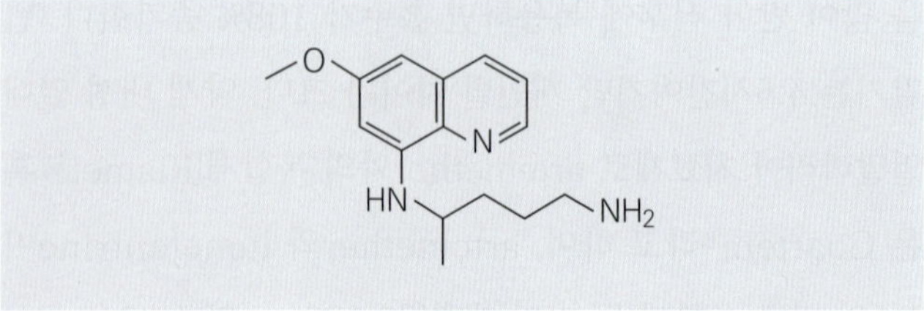

Primaquine

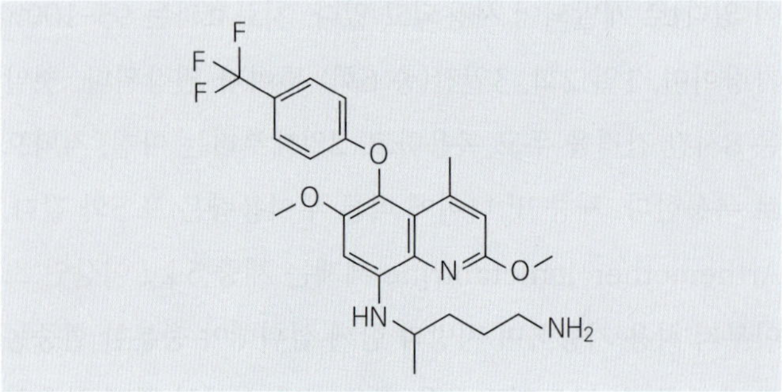

Tafenoquine

그림 3. 8-aminoquinoline의 구조식

2) 작용기전

간에 있는 삼일열원충과 난형열원충의 휴면체에 대해 살균작용이 있으며, 모든 열원충의 생식모세포에 대해서도 살균작용을 갖는다. 이런 이유로 휴면체에 의한 재발 및 모기로의 생식모세포 전파를 차단하기 위해 주로 사용된다. 정확한 작용기전은 밝혀져 있지 않은데 유사 성분인 pamaquine 작용기전도 유사하다면, 미토콘드리아의 전자 전달계를 교란시키고 pyrimidine 합성에 관여할 것으로 생각된다.

3) 내성기전

과거 내성이 의심되는 사례들이 약물 용량을 증량하여 사용할 경우 효과를 나타내는 것으로 보아 내성보다는 투여량, 지역별 열원충 균주의 감수성 차이 때문에 나타나는 현상으로 생각한다. 그러므로 내성기전이 밝혀진 것도 없다.

4) 약물동력학

경구투여 후 즉시 흡수되어 흡수율은 75-100%이며 1-2시간 후 최고혈중농도에 도달한다. 간에서 즉시 carboxyprimaquine으로 대사되며 반복투여할 경우 체내에 축적된다. 소실 반감기는 8시간이다. Cytochrome P-450 CYP2D6에 의해 대사되며 slow metabolizer에서는 약물 효능이 감소되어 치료실패와 연관된다는 보고가 있다.

5) 임상 적응증

삼일열말라리아와 난형열말라리아 치료에서 휴면체 제거를 통한 완치와 재발(relapse) 방지를 위해 사용한다. 또한 열대열원충의 생식모세포에 대한 효과로 열대열원충의 전파 차단을 위해 사용할 수 있다. 그러나 G6PD 결핍 환자에서 용혈빈혈을 유발할 수 있으므로 투약 전에 G6PD결핍에 대한 검사를 시행하는 것이 좋다. Clindamycin과 함께 사용해서 폐포자충 폐렴의 치료에도 사용할 수 있다.

6) 용법 및 용량

국내를 포함하여 온대지방에서 발생하는 삼일열말라리아의 재발(relapse) 방지를 위해서는 환자의 체중에 따라 primaquine base 0.25 mg/kg (소아는 0.3 mg/kg)을 1일 1회, 14일간 투여한다. WHO 가이드라인에서는 primaquine base 0.5 mg/kg로 7일간 투여하는 단기요법도 추천하고 있다. Primaquine base 15 mg은 primaquine phosphate 26.3 mg과 같다. G6PD결핍이 있거나 의심되어 용혈빈혈의 위험이 있을 때에는 45 mg을 1주일마다 8주간 사용한다. 국내 삼일열말라리아에서 primaquine 투여 후에도 재발률은 2-3%로 알려져 있다. 열대 지방, 특히 파푸아뉴기니에서 발생하는 삼일열말라리아는 chesson strain으로 온대 지역에서 발생하는 것에 비하여 primaquine에 대한 감수성이 떨어져서 primaquine base 15 mg/day로 투여할 경우 재발이 많다. 그러므로 재발 예방을 위해서는 30 mg을 1일 1회 14일간 투여한다. 투여기간 보다는 총투여량이 효과를 결정한다. 최근에는 환자의 체중이 70 kg이 넘는 경우에는 상기 용법으로 투여할 경우 재발이 높은 것으로 알려지면서 체중에 따라 0.5 mg/kg (하루 30 mg)을 투여해야 한다는 주장도 있다.

태반을 통과하고 태아는 상대적으로 G6PD 결핍 상태이기 때문에 임산부에게는 사용하지 말아야 한다. 1세 이하 어린이에게도 사용하지 않는다. 그러므로 말라리아에 감염된 임산부에게는 chloroquine만으로 치료를 하고 재발(relapse)을 막기 위해 사용하는 primaquine은 출산 후에 투여할 수밖에 없다. 임신 기간 중에는 재발을 억제하기 위해서 chloroquine을 예방적 목적으로 정기적으로 투여할 수는 있다. Primaquine이나 대사산물이 모유를 통해 배설되는지에 대해 잘 알려져 있지 않아 primaquine 복용 중에는 모유 수유를 중단하는 것이 안전하다.

7) 부작용

오심, 구토, 복통 등의 위장관 부작용이 흔하며 특히 1회 30 mg 이상 복용할 때 심하다. 식사와 함께 복용하면 완화된다. 메트헤모글로빈혈증, 드물게 과립구 감소가 생길 수 있다. 용혈빈혈이 가장 치명적인 부작용이며, 열이 있거나 해열제와 함께 사용하면 심할 수 있어, 해열이 된 다음 투여하는 것이 원칙이며, G6PD 결핍이 있는 환자에서 심하므로 투여 전에 검사가 권장된다. 사용 도중 배가 아프고 창백해지거나 소변이 검게 되면 중단해야 한다.

2. Tafenoquine

1) 구조 및 성상

1978년에 발견되었으나 2018년에 미국 식품의약품안전처(FDA)의 승인을 받은 이 약물은 약 60년 만에 처음으로 삼일열 말라리아의 재발 방지(근치 치료)를 위해 승인된 신약이다. 8-aminoquinoline계 항말라리아제이며, 수면소체에 대한 효과로 삼일열이나 난형열말라리아의 재발 방지를 위해 사용할 수 있다. 원숭이 실험을 통해 primaquine에 비해 휴면체에 대한 효과가 10배 강한 것이 확인되었다. 타페노퀸은 근치 치료용 크린타펠(Krintafel™)과 예방용 아라코다(Arakoda™)라는 두 가지 다른 제품명으로 FDA 승인을 받았으며, 기존 치료제인 프리마퀸(primaquine)에 비해 훨씬 긴 반감기를 가져 단회투여 근치 치료 및 주 1회 예방 요법을 가능하게 하는 주요 장점을 지닌다. 그러나 G6PD 결핍 환자에서의 용혈빈혈 위험이라는 중대한 안전성 고려사항이 있어 사용 전 G6PD 검사가 필수적이다.

2) 작용기전

주요 작용기전으로 활성산소종(reactive oxygen species, ROS) 생성이 제시된다. 활성 대사체인 5,6-오르토퀴

논 타페노퀸(5,6 ortho quinone tafenoquine)이 원충 내에서 산화환원 순환(redox cycling)을 거치면서 과산화수소와 수산화 라디칼을 생성하여 원충 사멸을 유도하는 것으로 생각된다. 일부 자료에서는 원충 DNA에 결합하여 DNA/RNA 생성을 억제하고 단백질합성을 저해하는 것으로 보고하고 있다. 프리마퀸과 달리, 타페노퀸은 헤마틴 중합을 억제하여 분열체 살충효과를 나타낸다. 열원충 미토콘드리아 파괴 및 전자전달계 교란시킨다.

3) 내성기전

신약물로 내성은 보고되어 있지 않다.

4) 약물동력학

흡수는 비교적 느리게 진행되어 최고혈중농도(C_{max})는 일반적으로 투여 후 12-15시간에 도달한다. 전신흡수를 증가시키기 위해 음식과 함께 복용하는 것이 권장된다. 분포용적(Vd)이 커서 광범위한 조직분포를 보인다. 대사는 느리게 진행된다. 전구약물(prodrug)로서 대사 활성화가 필요하며 CYP2D6가 관여할 가능성이 있다. 배설은 느리게 진행되며, 약 15일(범위 약 13-17일)의 긴 최종 소실 반감기($t_{1/2}$)를 특징으로 한다. 인체에서의 전체 배설 경로는 알려지지 않았다.

5) 임상 적응증

(1) 삼일열말라리아의 근치 치료(재발 방지)

크린타펠(Krintafel™, 150 mg 정제)이라는 상품명으로 해외에서 판매되고 있으나 국내에는 아직 판매되고 있지 않다. 호주, 브라질, 태국 등에서도 승인되었다. 16세 이상에서 사용 승인되어 있다.

(2) 말라리아 예방

아라코다(Arakoda™, 100 mg 정제)라는 상품명으로 시판된다. 최대 6개월간의 지속적인 사용으로 말라리아 예방에 승인되었다. 역시 국내에는 판매되고 있지 않다. 18세 이상에게 사용 승인되어 있다.

6) 용법 및 용량

(1) 크린타펠(Krintafel™) (삼일열말라리아의 근치 치료)

16세 이상 환자에게 승인되었다. 향후 적응증 확대 가능성이 있다. 300 mg (150 mg 정제 2정을 함께 복용을 1회 복용한다. 항말라리아 치료 첫째 또는 둘째 날에 적혈구기에 작용하는 항말라리아제(예를 들면 chloroquine)와 병용 투여한다.

(2) 아라코다(Arakoda™) (예방)

18세 이상 환자에게 승인되었다. 말라리아 예방 목적으로 투여할 경우 아래와 같이 3단계로 투여한다.

(3) 부하용량(Loading dose)

말라리아 유행 지역으로 여행 가기 전 3일 동안 매일 1회 200 mg (100 mg 정제 2정) 경구투여한다.

(4) 유지용량(Maintenance dose)

말라리아 유행 지역에 머무는 동안 주 1회 200 mg (100 mg 정제 2정) 경구투여(마지막 부하용량 투여 7일 후 시작). 최대 6개월간 지속 사용 가능하다.

(5) 최종 예방 용량(Terminal dose)

말라리아 유행 지역에서 나온 후 1주일 이내에 단회 200 mg (100 mg 정제 2정) 경구투여(마지막 유지용량 투여 7일 후).

Tafenoquine은 흡수를 증가시키기 위해 음식과 함께 복용한다. 정제를 통째로 삼키고, 부수거나 으깨거나 씹지 않는다.

Tafenoquine은 처방 전 모든 환자는 G6PD 결핍 검사를 받아야 한다. G6PD 결핍이 있거나 상태를 알 수 없는 경우 금기이다. 여성의 경우 정량 검사가 필요하며, 효소 활성도 70% 초과 기준이 권장된다.

7) 부작용

어지러움, 구역, 구토, 두통, 헤모글로빈 감소가 가장 흔하다. 이외에도 복통, 수면 장애/불면증, 비정상적인 꿈이 보고되어 있다. 중대한 이상반응으로 용혈빈혈이 특히 G6PD 결핍 환자에서 발생할 수 있다. 증상은 없으나 메트헤모글로빈혈증이 나타날 수 있다. 증상이 있는 경우 청색증, 숨 가쁨, 두통, 피로, 정신 상태 등이 나타날 수 있다. 각막병증은 아라코다(예방 요법) 사용 시 매우 흔하지만 대개 무증상이고 가역적이다. 드물게 망막 이상 또는 황반 민감도 감소 시야 흐림, 광과민증도 보고되었다. 간 손상은 흔치 않으나 ALT 상승이 보고되었다.

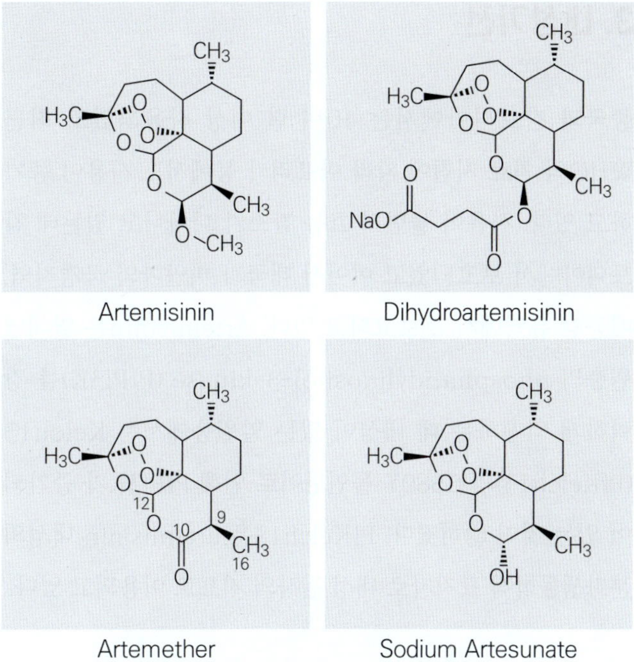

Artemisinin 및 유도체

1. 구조 및 성상

Sesquiterpene lactone peroxide이며, 이러한 구조는 다른 항말라리아 제제와는 상이하여 교차내성은 생기지 않으리라 생각된다(그림 4). 중국에서는 오래 전부터 약용 식물로 사용되던 qinghao로부터 추출한 성분으로 1972년 중국 과학자들에 의해 항말라리아 성분인 quinhaosu, 즉 artemisinin이 추출, 정제되었고 이후 반합성 유도체들이 여러 가지 개발되어 사용되고 있다. 가장 먼저 개발된 것은 artemisinin으로 얄약, 캡슐이나 좌제가 있는데 이후 반합성된 유도체들이 더 우수한 효과를 보여 더 많이 사용되고 있다. Artemether는 artemisinin이나 artesunate보다 지용성이며 근주 및 경구용으로 사용하고 lumefantrine과의 복합제제가 상용화되어 사용되고 있다. Artesunate는 경구, 주사 및 좌제가 있다. Dihydroartemisinin은 경구 및좌제가 있다. 과거 arteether로 불렸던 artemotil은 지용성으로 근주용으로만 사용이 가능하다.

Artemisinin

Dihydroartemisinin

Artemether

Sodium Artesunate

그림 4. Artemisinin계 항말라리아 약물의 구조식

2. 작용기전

Artemisinin에 포함되어 있는 endoperoxide bridge는 원충 내 heme-iron과 결합하여 분해되면서 산소자유기를 생성하고 산소자유기가 말라리아의 주요단백을 alkylation 시킴으로써 항말라리아 작용을 나타낸다. 다른 어떤 항말라리아 약물보다도 항균력이 10-100배 강하고 초기 영향형부터 분열체, 생식포세포까지 광범위한 항균범위를 가지고 있다.

3. 내성기전

중국과 캄보디아에서는 40여 년 이상 사용되었고 최근 WHO의 치료 지침에 따라 아프리카 등에서도 사용이 증가하고 있다. 사용이 늘면서 효능 감소가 나타나고 있는데 캄보디아에서 보고되었고 이어서 태국과 미얀마의 국경지역, 메콩강 유역에서도 보고되고 있다. Artemisinin은 열대열원충의 phosphatidylinositol-3-kinase (PfPI3K)를 강력하게 억제하는 데 내성이 있는 열원충에서는 Kelch13 (PfKelch13)의 C580Y 돌연변이로 인해 PfPI3K가 증가되어 있는 것이 밝혀졌다. PfKelch13은 artemisinin 내성의 분자생물학적 표지자로 내성 검사의 지표로 이용되고 있다.

4. 약물동력학

제제마다 약간의 차이가 있다. Artemisinin의 경우 경구투여 후 흡수가 빨라 3시간 이내에, 좌제의 경우 11시간 후에 최고농도에 도달한다. 분포용적은 19.4 L/kg이며 평균 최고농도는 391 μg/L이다. 반감기는 1.9-2.6시간이다. Artemether의 경우 경구투여 2-3시간 후에 최고농도에 도달하고 근육주사하는 경우에는 환자의 상태에 따라 다양하여 약 6-18시간 후에 도달한다. Artemether는 활성 대사물인 dihydroartemisinin으로 대사되어 효과를 발휘하며 반감기는 약 1시간이다. Artesunate는 흡수가 빨라 경구, 좌제, 근주 했을 때 각각 1.5시간, 2시간, 0.5시간 후 최고농도에 도달한다. Artemether와 마찬가지로 대부분 dihydroartemisinin으로 대사되어 효과를 발휘하며 간기능 혹은 신기능이 저하된 환자에서도 용량조절이 필요하지 않다. 반감기는 약 45분이다. Dihydroartemisinin은 지용성으로 경구투여 시 2.5시간, 직장으로 투여 시 4시간 후 최고농도에 도달한다. 반감기는 약 45분이다. Artemotil은 지용성이고 많은 연구가 이루어져 있지 않다. 근육주사로만 사용 가능하며 흡수율이 일정하지 않아 투여 24시간 후에도 혈장에서 약물이 측정되지 않는 경우도 있다.

생체이용률은 건강한 사람과 환자의 상태에 따라 다르다. Dihydroartemisinin은 건강한 사람에 비해 말라리아 환자에서 2배로 증가한다. Artesunate는 말라리아에 감염된 산모에서 감염되지 않은 산모에 비해 4배 감소한다. Artesunate를 제외한 artemisinin계열 경구용 약물은 투여 5일 후부터 생체이용률이 80% 이상 감소한다.

5. 임상 적응증

현재 WHO에서 권장하는 열대열말라리아의 1차 치료제이며 반감기가 대단히 짧아 예방약으로는 적절하지 않다. 삼일열말라리아에도 치료효과가 있어 chloro-quine 내성 삼일열말라리아에서도 사용 가능하다. 현존하는 말라리아 약물 중 가장 효과가 좋고 작용 시간이 빠르다. 그러나 소실 반감기가 대단히 짧아 단독투여할 경우 최소 7일 이상의 장기간 투여가 필요하다. 이러한 이유로 반감기가 긴 또 다른 말라리아약과 병용투여할 것을 권고하고 있다. 병용투여의 장점으로는 artemisinin 성분의 빠르고 강력한 효과를 통해 중증 말라리아로 진행하는 것을 억제하고 빠른 회복을 통해 병용투여되는 다른 약물의 복용을 용이하게 하며 약제 내성출현을 억제하는 것이다. 또한 원충혈증을 빠르게 개선하여 생식모세포 출현을 억제, 전파를 차단하는 효과도 기대할 수 있다.

6. 용법 및 용량

Artemisinin, artemether, artesunate, artemotil과 같이 약리학적 특성을 개선한 약제들이 개발되어 있고 투여량은 각기 다르다. 단독으로 사용하면 짧은 반감기로 인해 약제 중단 후 재발이 흔하기에 mefloquine, lumefantrine, amodiaquine, sulfadoxine-pyrimethamine, piperaquine 등과 같은 병용약물을 같이 사용하며 경구 복합제가 개발되어 있다. 경구용 artemisinin 복합제는 합병증이 동반되지 않은 열대열말라리아의 치료를 위해 사용되며 총 3일 투여가 기본이다. 경구 복합제에서 artemether는 총 5-24 kg/체중이 투여되어야 하고, artesunate는 총 4 (범위 2-10) mg/체중이 투여되어야 한다. 중증 말라라아 환자는 경구용 약물을 사용할 수 없어 주사제로 치료한다. 정맥주사용으로는 arrtesunate가 있다. 체중이 20 kg 미만인 소아에서는 1일 3 mg/kg을 사용하고 20 kg 이상 소아와 성인에서는 2.4 mg/kg을 투여한다. 최소 1일 투여하고 환자의 상태가 개선되어 경구 약물 복용이 가능해지면 artemisinin 복합제로 변경하여 치료한다. 국내에는 artemisinin 경구용 제제가 해외유입전염병 치료제로서 국립중앙의료원에서 공급되고 있다.

7. 부작용

경한 위장관 증상(오심, 구토, 설사), 어지러움, 이명, 그물적혈구감소증, 호중성백혈구감소증, 간기능이상, 서맥, QT 간격의 연장 등이 발생할 수 있다. 가장 심각한 부작용은 1/3,000명의 확률로 발생할 수 있는 과민반응이며, artemotil이나 artemether과 같이 지방친화적인 약제는 근주했을 경우 중추신경계 부작용이 동물에서 증명되었다. 이러한 신경독성이 사람에서 발생하는지는 명확히 밝혀져 있지 않다. 심장독성도 크게 문제가 되지 않으며 경한 QT 간격의 연장이 나타날 수 있다. 동물 배아에 대한 독성이 있고, 사람에서는 임신 첫 3개월에 투여했을 때의 안정성이 평가되어 있지 않아 이 시기에 사용해서는 안 된다. 그러나 임신 2, 3기에서는 사용 가능하다. 중증말라리아의 치료를 위해 artesunate를 정맥주사한 경우 투여 1주 이후에 용혈현상이 나타날 수 있다.

기타 항말라리아제

1. Atovaquone

약제내성 열대열원충에 대한 효과가 알려지면서 항말라리아 약물로 개발된 약제이다. 특히 proguanil과 같이 사용하는 경우 상승효과가 나타나서 말라리아의 치료제로서는 proguanil과 함께 복합제로 사용된다. 열원충 외에도 *Pneumocystis jirovecii, Toxoplasma gondii, Babesia microti, Cryptosporidium parvum, Leishmania donovani, Entamoeba histolytica, Trichomonas vaginalis* 등에도 효과가 있다.

1) 구조 및 성상

Chlorophenyl cyclohexyl hydroxynaphtho-quinone이다(그림 5).

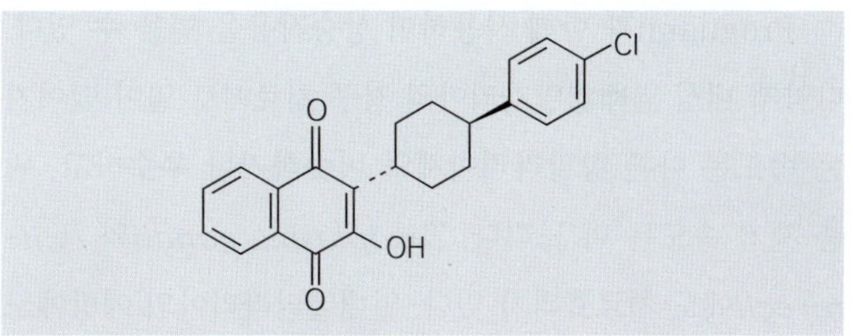

그림 5. Atovaquone의 구조식

2) 작용기전

열원충 미토콘드리아의 cytochrome bc1 complex에 선택적으로 작용하여 미토콘드리아의 전하 전달을 억제하고, ATP와 pyrimidine 생성을 줄이며, 미코콘드리아 막전하를 없애는 기전에 의해 열대열말라리아 증식을 억제한다. Proguanil과 함께 사용할 때 proguanil 자체는 막전하에 영향을 주는 약제가 아니지만 atovaquone의 막전하를 없애는 작용을 증강시킨다. 즉 proguanil은 이 경우 dihydrofolate reductase 억제제가 아니고 biguanide로 작용하는 것이며, 이런 상승작용은 열대열 말라리아 원충이 proguanil에 대해 내성이어도 얻을 수 있다.

3) 내성기전

Atovaquone 단독으로 사용했을 때 내성이 발생하는데, 미토콘드리아의 cytochrome b 유전자의 돌연변이에 의해 발현된다. Proguanil과 함께 사용하면 이러한 내성발현이 억제된다. 다른 항말라리아 약제와의 교차내성은 없다.

4) 약물동력학

경구흡수율은 낮으며 지방 식이와 함께 투여할 경우 흡수가 2-3배 증가한다. 단백결합률은 99%이며 반감기는 창자간순환 때문에 66-70시간으로 길며 대부분 대변으로 배설되고 1% 미만만이 소변으로 배설된다.

5) 임상 적응증

Proguanil과 함께 사용하여 상승작용을 얻을 수 있다. 다약제 내성 열대열말라리아의 경구 치료제로 열이 떨어지는 속도는 다른 항말라리아제와 비슷하거나 우수하고, 원충 제거 속도는 더 느리다. *Toxoplasma gondii*와 *P. jirovecii*에도 치료효과가 있다. 열대열말라리아의 예방에도 90-100%의 예방 효과가 있다. 부작용이 적고 약제내성 말라리아에 효과가 있어 최근 여행자의 말라리아 예방을 위해 많이 사용되고 있는 약물이다.

6) 용법 및 용량

Proguanil과 복합제제로 Malarone®(성인용: atovaquone 250 mg과 proguanil hydrochloride 100 mg, 소아용: atovaquone 62.5 mg과 proguanil 25 mg)으로 판매된다. Mefloquine 내성 열대열말라리아에 대한 효과도 있고 mefloquine과 비교하여 안정성이 높아 선진국에서는 열대열말라리아의 예방약으로 가장 먼저 추천되는 약물이다. 예방 목적으로는 Malaron®을 출국 1-2일 전부터 귀국 후 7일까지 매일 1일 1회 투여한다. 열대열말라리아의 치료에도 사용할 수 있는데, Malarone®을 1일 1회 3일간 투여한다. 체중에 따른 투여용량은 표 6과 같다. Atovaquone 단독 제제는 Mepron이라는 상품명으로 판매되며 국내에는 없다.

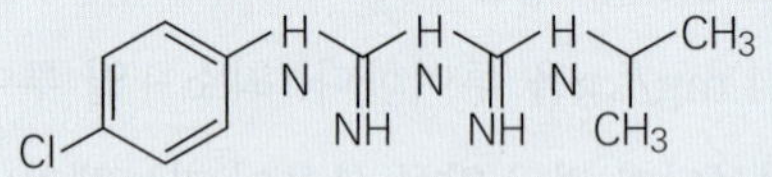

Cl—C₆H₄—NH—C(=NH)—NH—C(=NH)—NH—CH(CH₃)₂

그림 6. Proguanil의 구조식

표 6. 체중에 따른 Malarone® 1일 투여량

체중	예방	치료
>40 kg	성인용 1정	성인용 4정
31-40 kg	소아용 3정	성인용 3정
21-30 kg	소아용 2정	성인용 2정
11-20 kg	소아용 1정	성인용 1정

7) 부작용

Atovaquone의 부작용으로는 복통, 오심, 구토, 설사, 피부발진, 두통, 열, 불면증, 간기능이상, 저나트륨혈증 등이 있을 수 있지만 대체로 안전한 약제이다. 드물게 빈혈, 호중구감소증이 나타난다. Malarone®의 부작용도 유사하여 주로 오심, 두통, 어지러움증 등이 있을 수 있다.

2. Proguanil 및 chlorproguanil

1) 구조 및 성상

Biguanide에 속하는 항말라리아제이며, 경구 약제만 있다. Proguanil은 1-(4-chlorophenyl)-3-isopropyl-biguanide 구조를 갖고 있다(그림 6).

2) 작용기전

자체는 항말라리아력이 약하지만 있고, 대사물질인 cycloguanil이 주 작용물질이며, dihydrofolate reductase억제제이다. 결과적으로 pyrimidine nucleotide가 고갈되어 핵산 형성을 억제한다.

3) 내성기전

Dihydrofolate reductase의 변형에 의한다. Pyrimethamine도 내성기전이 같으나 변이 부위가 다르기에 pyrimethamine에 내성이어도 proguanil에는 감수성이 있을 수 있다. 내성률은 높은 편으로 열대열말라리아, 삼일열, 사일열말라리아에서 보고되었다.

4) 약물동력학

경구투여 후 90% 이상 흡수되며 투여 4시간 후에 최고농도에 도달한다. 단백결합률은 75%이고 대사되어 항말라리아력을 나타내는 cycloguanil과 chlorcycloguanil로 변한다. 반감기는 약 20시간이며, 50%가 요로 배설된다. 장기투여해도 조직에 누적되지는 않는데 예외로 적혈구 내에는 혈장보다 3배 이상 높은 농도가 유지된다. 소량이 모유에서 검출된다.

5) 임상 적응증

Proguanil은 atovaquone과 함께 열대열말라리아 치료 목적으로 사용하며, 예방 효과도 증명되었다. Dapsone-proguanil은 열대열말라리아 치료에 사용한다. Chloroquine 내성 열대열말라리아의 예방을 위해 chloroquine-proguanil을 사용한 결과, 안전성은 있었으나 예방 효과가 떨어져 임산부 외에서는 mefloquine으로 대치되었다.

6) 용법 및 용량

단일 제제로는 국내에 없는 약물이다. 태국이나 뉴기니에 있는 다제내성 열대열원충에는 효과가 없으며 최근에는 단일 제제보다는 atovaquone과의 복합 제제로 사용된다. Dapsone (4 또는 8 mg/kg)과 함께 chloroproguanil (1.25 mg/kg)을 사용하여 열대열말라리아 치료용으로도 사용한다(atovaquone-proguanil은 atovaquone 참조).

7) 부작용

안전한 약제로 임산부에게도 사용할 수 있다. 위장장애, 설사 등이 있을 수 있고 구강이나 성기 궤양, 탈모, 범혈구감소증이 보고되었다. Warfarin과 동시투여할 경우 상호작용이 있을 수 있고 magnesium 제제와 함께 투여하면 흡수가 저하된다.

3. Sulfadoxine

Sulfonamide계열의 약물로 친수성이고 dihydropteroate synthase를 억제하여 항말라리아 효과를 나타낸다. Pyrimethamine과의 복합제제(Fansidar®)로 chloroquine 내성 열대열원충의 치료제로 많이 사용되었고 경구 및 근육주사로 투여할 수 있다. 국내에는 현재 시판되고 있지는 않으나 해외유입전염병 치료제로서 국립의료원에서 공급하고 있다. 경구투여할 경우 빨리 흡수되어 투여 4시간 후 최고농도에 도달하며 단백결합률은 90-94%, 반감기는 4-9일로 길다. 주로 소변으로 배설되고 태반을 통과하며 모유에서 성분이 검출된다. 과거 많은 사용으로 이미 sulfadoxine-pyrimethamine 내성 열원충이 발견되는 지역이 많아 예방적 투여로는 권장되지 않고 있으며, 열대열말라리아의 치료 목적으로도 clindamycin을 복용할 수 없는 소아 및 여성 환자에서 제한적으로 quinine과 함께 사용한다. Fansidar 1정에는 sufladoxine 500 mg과 25 mg의 pyrimethamine이 들어있으며, 50 kg 이상 성인에서는 3정을 1회, quinine 투여 마지막 날에 복용한다. 체중이 5-10 kg인 소아는 0.5정, 11-14 kg인 경우 0.75정, 15-20 kg인 경우에는 1정, 21-30 kg 1.5정, 31-40 kg 2정, 41-50 kg 2.5정을 복용한다. 부작용으로 오심, 구토, 식욕부진, 설사 등의 위장관 증상과 함께 결정뇨, 가려움, 감광성, 박탈피부염, 결정홍반, 무과립구증, 저혈소판증 등이 있다. 과민반응인 피부 부작용은 중증으로 진행할 수 있으므로 발진이 시작되면 투약을 중단해야 한다.

4. Pyrimethamine

열 원충의 dihydrofloate reductase를 억제하여 효과를 나타내며 작용이 느리다. 자세한 내용은 항원충제를 참고하기 바란다.

5. Dapsone

한센병의 치료에 주로 사용되는 sulfone계열 약물로 폐포자충 폐렴, 톡소포자충증, 피부리슈만편모충증 등의 치료에도 사용된다. 말라리아의 치료에는 chlorproguanil과의 복합제제(Lapdap™)가 chloroquine 내성 열대열원충의 치료에 사용되나 국내에는 시판되고 있지 않다. Sulfonamide와 마찬가지로 열원충의 dihydropteroate synthase를 억제하여 엽산 대사를 방해한다. 효과의 발현이 늦다. 경구로 투여할 경우 거의 대부분 흡수되어 2-8시간 후 최고농도에 도달한다. 단백결합률은 50-80%이고 반감기는 10-50시간으로 길다. 주로 신장으로 배설된다. 부작용으로 열, 용혈빈혈, 메트헤모글로빈혈증, 골수억제 등이 있고 G6PD결핍 환자에게 사용하면 안 된다.

6. Tetracycline 및 doxycycline

열대열말라리아와 삼일열말라리아 모두에 치료 및 예방 효과가 있지만, 치료 시작 후 반응이 늦기 때문에 단독으로는 사용하지 않고 다른 약제(artemisinin, quinine 등)와 같이 사용해야 한다. 예방에서는 시간이 관여하지 않기 때문에 사용할 수 있지만, 매일 복용해야 하는 불편함 때문에 meflo-quine을 사용하지 못하는 사람이거나 mefloquine 내성 지역을 갈 때 사용한다.

치료 목적으로는 tetracycline 250-500 mg (성인), 6.25 mg/kg (8세 이상 소아)을 6시간마다 7일간 사용하며, doxycycline은 100 mg (성인), 2 mg/kg (8세 이상 소아)을 1일 2회 7일간 사용한다. 예방 목적일 때에는 위험지역으로 출발하기 1일 전부터 성인에서 doxycycline을 100 mg 1일 1회, 8세 이상의 소아에서는 2 mg/kg 1일 1회 투여하며 귀국 후 4주간 지속적으로 복용해야 한다.

7. Clindamycin

합병증이 없는 열대열말라리아의 치료제이다. 20 mg/kg/day를 7일간 사용한다. 작용이 느리므로 단독으로는 사용하지 않고 quinine이나 다른 항말라리아제와 함께 사용한다. 특히 *Babesia*의 치료 시 quinine과 clindamycin을 병용하므로, *Babesia*와 열대열말라리아가 구분이 되지 않을 때 도움이 된다.

참고문헌

1. 염준섭, 박윤규. 국내 삼일열말라리아의 치료. 대한의사협회지. 2007;50:88-92.
2. Baird JK. Effectiveness of antimalarial drugs. N Engl J Med. 2005;352:1565-77.

3. Boggild AK, Parise ME, Lewis LS, Kain KC. Atovaquone-Proguanil; Report from the CDC expert meeting on malaria chemoprophylaxis (II). Am J Trop Med Hyg. 2007;76:208-33.
4. Brunton LL. Goodman & Gilman's The Pharmacological Basis of Therapeutics. 11th ed. New York: McGraw-Hill; 2006.
5. Gargano N1, Cenci F, Bassat Q. Antimalarial efficacy of piperaquine-based antimalarial combination therapies: facts and uncertainties. Trop Med Int Health. 2011;16:1466-73.
6. Gilles HM, Warrell DA. Esstential Malariology. 4th ed. London: Arnold; 2002. pp. 268-312.
7. Mandell GL, Bennett JE, Dolin R. Mandell, Douglas, and Bennett's Principles and Practice of Infectious Diseases. 8th ed. Philadelphia: Elsevier; 2015. pp. 495-509.
8. Mbengue A, Bhattacharjee S, Pandharkar T, Liu H, Estiu G, Stahelin RV, et al. A molecular mechanism of artemisinin resistance in *Plasmodium* falciparum malaria. Nature. 2015;520:683-7.
9. White NJ. Antimalarial drug resistance. J Clin Invest. 2004;113:1084-92.
10. World Health Organization. WHO Guidelines for malaria. 30 November 2024. Geneve, Switzerland: WHO press; 2024.

기타 항원충제

김주영 연세대학교 의과대학 열대의학교실

1. Amphotericin B

1) 개요

*Streptomyces nodosus*에서 추출한 약제로 원충 세포막의 ergosterol과 결합하여 pore를 형성함으로써 칼륨, 나트륨 등의 이온 유출을 유도하고, 삼투압 균형을 무너뜨려 세포 사멸을 유발한다. 항진균제로 널리 쓰이지만, primary amebic meningoencephalitis의 1차 치료제로도 쓰인다.

2) 임상 적응증

파울러자유아메바(*Naegleria fowleri*)에 의한 감염증에 1차적으로 쓰이며, 내장리슈만편모충증(visceral leishmaniasis, kala-azar)에도 효과가 있다.

3) 용법 및 용량

파울러자유아메바 감염증 치료 시, kg당 1 mg을 정맥주사하며, 치료기간은 환자의 회복상태에 따라 다를 수 있다. 내장리슈만편모충증(kala-azar) 치료 시, kg당 3 mg을 1-5일간 정맥주사한다.

4) 부작용

정맥주사 시 고열과 오한이 있을 수 있고, 그 외 저혈압, 오심, 구역, 구토, 두통, 호흡곤란, 빈호흡, 전신쇠약 등이 보고되었다.

2. Benznidazole

1) 개요

샤가스병(Chagas' disease)에 쓰는 약으로 활성 대사산물(free radical)을 만들어 충체에 손상을 입히는 것이 작용기전이다.

2) 임상 적응증

샤가스병에 사용하며, 급성기의 경우 치료성공률이 80%에 달한다.

3) 용법 및 용량

성인의 경우 하루에 체중 kg당 5-7 mg씩 60일간 투여하며, 소아의 경우 하루에 체중 kg당 10 mg씩을 60일간 경구투여한다.

4) 부작용

피부 알레르기와 말초 신경병증이 있으나 대부분 가역적이다.

3. Eflornithine

1) 개요

D, L-alpha-difluoromethylornithine (DFMO)로 알려진 약물로, 아프리카수면병(African trypanosomiasis)의 치료에도 쓰인다. 얼굴 다모증 치료에도 사용된다.

2) 임상 적응증

감비아형수면병(*Trypanosoma brucei gambiense*)의 초기 및 후기 단계 치료에 모두 효과가 있다. 수면병 환자들 중 비소계 치료제에 반응하지 않는 경우가 많은데, 이럴 때 eflornithine을 쓰면 효과가 좋다. 로데시아형수면병(*Trypanosoma brucei rhodesiense*)에는 그다지 효과적이지 않다.

3) 용법 및 용량

고전적인 치료에서는 eflornithine을 체중 kg당 100 mg씩 6시간마다 정맥주사로 14일간 투여하는 방식이 사용되었다. 최근에는 nifurtimox-eflornithine 병합요법이 표준 치료로 자리잡고 있으며, 이는 eflornithine을 하루 총 400 mg/kg을 2회 분할 정맥주사로 7일간 투여하고, 동시에 nifurtimox를 10일간 경구투여하는 방식이다. 병합요법은 치료효과는 유지하면서도 정맥투여 횟수를 줄이고, 입원기간을 단축시킬 수 있다는 장점이 있다.

4) 부작용

설사, 복통, 빈혈, 백혈구감소증증 등이 나타나지만 대부분 가역적이다.

4. Meglumine antimoniate

1) 개요

5가 안티몬 화합물로, sodium stibogluconate를 쉽게 구할 수 없는 지역에서 대체제로 사용된다. 항산화 능력을 떨어뜨리고 ATP 합성을 저해하는 것이 작용기전으로 추측되고 있다.

2) 임상 적응증

내장리슈만편모충증(visceral leishmaniasis, kala-azar) 및 피부리슈만편모충증(cutaneous leishmaniasis)의 치료에 사용한다. 단, 후자의 경우 *Leishmania aethiopica* 감염에는 사용되지 않으며, *L. amazonensis*에 의한 미만성 감염증, *L. braziliensis*에 의한 피부점막리슈만편모충증(mucocutaneous leishmaniasis)에 사용한다.

3) 용법 및 용량

Meglumine antimoniate는 제제 기준으로 체중 kg당 50 mg을 10-20일간 정맥 또는 근육 주사로 매일 투여하며, 이는 유효 성분인 5가 안티몬(pentavalent antimony) 기준으로는 kg당 20 mg에 해당한다. 감염 형태에 따라 적절한 치료 기간은 달라질 수 있다.

4) 부작용

심전도 변화는 용량의존적이고 가역적이며, T 파의 역전과 Q-T 간격의 연장이 나타날 수 있으며 부정맥의 위험이 증가한다. 간 및 신기능의 장애가 있을 수 있고, 두통, 권태, 호흡곤란, 피부발진, 안면부종, 복통이 있을 수 있다.

5. Melarsoprol

1) 개요

3가 비소계 약제로 체내에서 melarsen oxide로 대사돼 trypanothione reductase를 억제하는 것이 작용기전으로 알려져 있다. 혈액뇌장벽을 통과할 수 있어 아프리카수면병의 치료에 쓰인다.

2) 임상 적응증

신경계가 침범된 감비아형 및 로데시아형 수면병의 1차 치료제로 사용된다.

3) 용법 및 용량

중추신경계 증상이 경미한 초기 환자에게는 매일 체중 kg당 3.6 mg을 3일간 정맥투여하고, 7일 간격으로 반복하여 총 3회 투약한다. 흔히 나타나는 헤륵스하이머반응(Herxheimer's reaction)을 예방하기 위해 부신피질호르몬을 전처치한다.

4) 부작용

약과 감염된 뇌의 상호작용으로 반응성 뇌병증(reactive encephalopathy)이 흔히 나타날 수 있는데, 이는 혼돈과 흥분이 고조되는 것이 특징이다. 이 경우 일시적으로 치료를 중지하고 진정시키는 것이 좋다. 비소의 독성에 의한 출혈성 뇌병증도 드물지만 보고된 바 있다.

6. Metronidazole

1) 개요

Nitroimidazole의 유도체로, 세균과 각종 원충을 치료하는 데 널리 쓰인다. 원충류의 DNA를 파괴함으로써 핵산 합성을 방해하는 것으로 알려져 있다.

2) 임상 적응증

이질아메바증(amebiasis), 특히 장외아메바증에 효과가 있고, 람블편모충증(giardiasis), 질트리코모나스증(trichomoniasis) 등의 치료에 사용한다.

3) 용법 및 용량

이질아메바증의 장내감염은 성인의 경우 10 mg/kg로 하루 3번, 8-10일간 계속 경구투여한다. 경구투약이 불가능한 경우 가능해질 때까지 같은 용량과 용법으로 정맥내 주사할 수 있다. 임신 초기나 만성 알코올 중독인 경우 투여해서는 안 된다. 람블편모충증은 성인의 경우 하루 한 번 2 g씩 3일간 투여한다. 소아는 15 mg/kg씩 하루 여러 차례로 나누어 5-10일간 투여한다. 질트리코모나스증일 때는 성인의 경우 2 g을 단일 경구투여하거나 200-500 mg을 하루 두 번씩 7일간 투여하면 된다. 질정(vaginal suppository)을 사용할 수도 있다.

4) 부작용

오심, 구토, 설사, 체중감소, 복통 등과 더불어 입에서 금속성 맛이 나는 증상이 있을 수 있다. 고용량으로 장기간 사용하면 백혈구감소증증과 말초신경이상 등이 생길 수 있다. Mebendazole과 같이 사용 시 스티븐스-존슨증후군이 생겼다는 보고도 있다. 약 복용 시 술을 마시면 오심, 구토와 피부의 발적, 호흡곤란을 유발할 수 있으니 피하는 것이 좋다.

7. Nifurtimox

1) 개요

Nitrofurfurylidine 유도체로 활성 산소를 생성하여 크루스파동편모충(*Trypanosoma cruzi*)의 세포 내 대사를 저해하고, DNA 합성을 방해하는 기전으로 샤가스병(Chagas disease) 치료에 널리 사용된다. 장기간에 걸쳐 경구복용할 수 있고, 어린 환자들도 잘 견뎌낼 수 있어 각광을 받고 있다.

2) 임상 적응증

샤가스병의 치료에 쓰인다.

3) 용법 및 용량

체중이 41 kg 이상인 경우, 하루 8-10 mg/kg을 3회 분할하여 60일간 경구복용한다. 체중이 41 kg 미만의 소아의 경우, 하루 10-20 mg/kg을 3회 분할하여 60일간 경구복용한다.

4) 부작용

식욕부진, 오심, 구토, 위통, 불면증, 두통, 어지러움, 흥분, 근육통, 관절통, 경련발작이 나타날 수 있고 다발성 말초신경염에 유의해야 한다. Aluminum hydroxide 제제를 동시에 투여하면 위장관계 증상을 줄일 수 있다.

8. Nitazoxanide

1) 개요

에너지 대사에 필요한 pyruvate ferredoxin oxidoreductase 효소의 작용을 방해하는 것이 작용기전이다. 원래 조충 치료약으로 개발됐으나, 와포자충증에 대한 효과가 밝혀지면서 현재 와포자충증의 1차 치료제로 사용된다.

2) 임상 적응증

와포자충증(cryptosporidiosis)의 1차 선택약이다. 람블편모충증(giardiasis) 치료에도 효과가 있다.

3) 용법 및 용량

와포자충증에는 500 mg을 하루 2회씩, 3일간 치료한다. 4-11세는 200 mg, 1-3세는 100 mg을 하루 2회씩, 3일간 치료한다.

4) 부작용

위통, 두통, 소변 색깔의 변화, 발진, 가려움증 등이 보고돼 있다.

9. Paromomycin

1) 개요

Aminoglycoside계열의 항생제로, 16s ribosomal RNA에 결합해 단백질합성을 방해하는 주요 작용기전이다.

2) 임상 적응증

장내 아메바증, 리슈만편모충증 등에 사용된다. 와포자충증 치료에 사용된 적 있으나, 현재는 권장되지 않는다.

3) 용법 및 용량

아메바증 치료 시 kg당 25-35 mg을 하루 2-4회로 나누어 경구투여하며 7일간 치료한다.

10. Pentamidine

1) 개요

에이즈 환자에서 폐포자충증의 예방과 치료에 쓰인다. 또한, 아프리카수면병 치료에도 사용된다. 정확한 작용기전은 알려져 있지 않다.

2) 임상 적응증

폐포자충증(*Pneumocystis jirovecii* infection)의 예방에 주로 쓰인다. 폐포자충으로 인한 폐렴(pneumocystis pneumonia)이 심한 경우에도 사용할 수 있다. Pentamidine은 수면병의 치료에도 쓰이는데, 혈액 및 림프의 파동편모충에는 효과적이지만, 혈액뇌장벽을 통과하지 못해 중추신경계 침범이 있는 경우에는 효과가 없다.

3) 용법 및 용량

심한 폐포자충 감염 시, 체중 kg당 4 mg을 1일 1회 정맥주사로 21일간 투여한다. 아프리카수면병 치료 시, 중추신경계 침범 증상이 나타나기 전에 kg당 4 mg을 1일 1회 근육주사로 10일간 투여한다.

4) 부작용

Pentamidine을 쓰는 환자의 60%에서 신장에 독성이 나타난다. 저혈압과 구역, 구토 등은 25%에서 보고된 바 있고, 그 밖에 저혈당이 나타났다는 보고도 있다.

11. Pyrimethamine

1) 개요

원충의 folic acid reductase의 억제와 관련이 있다고 알려져 있다. 장기간 사용시 내성 주(strain)가 생길 수 있다. 역시 folic acid 생산을 억제하는 sulfonamide와 같이 쓰면 더 효과적이다.

2) 임상 적응증

면역억제자에서 톡소포자충 감염 시 사용한다. 엽산 결핍 환자, 간질 환자, 임신 1기에는 사용하지 말아야 한다.

3) 용법 및 용량

톡소포자충 감염증 시 매일 25-50 mg의 pyrimethamine을 한 달간, 매일 2-4 g의 sulfadiazine과 병용투여하는 게 유일한 치료방법이다. 급성 망막맥락막염의 경우 최초 3-5일간 75 mg의 pyrimethamine을 투여한다.

4) 부작용

식욕부진, 복통, 구토, 운동실조, 진전, 경련발작이 나타날 수 있고, 톡소포자충증 치료에 필요한 고용량으로 인해 혈소판감소증, 과립구감소증 및 거대적아구성 빈혈이 유발될 수 있다.

12. Tinidazole

1) 개요

Metronidazole과 비슷한 구조를 가지고 있으며, 이질아메바증를 비롯한 각종 원충을 치료하는 데 쓰인다.

2) 임상 적응증

이질아메바증, 람블편모충증, 질편모충증에 쓰인다.

3) 용법 및 용량

2 g을 1일 1회, 3일간 복용한다.

4) 부작용

Metronidazole과 비슷하나 치료기간이 짧아 상대적으로 부작용이 덜하다. 위통이 있고 쓴맛이 나며 가려움증이 있을 수 있다. 임신 1기에는 사용하지 않는다.

13. Trimethoprim-sulfamethoxazole (co-trimoxazole)

1) 개요

Trimethoprim과 sulfamethoxazole은 모두 folate 합성을 방해함으로써 효과를 나타낸다. 여러 세균에 쓰이는 항생제이지만, 폐포자충증을 비롯한 원충 질환에도 효과가 있다.

2) 임상 적응증

폐포자충증과 사람등포자충증(isosporiasis)의 치료에 쓰이며, 톡소포자충증의 예방에도 효과가 있다.

3) 용법 및 용량

에이즈 환자에서 폐포자충에 감염된 경우 kg당 하루 100 mg의 sulfamethoxazole과 20 mg의 trimethoprim을 1일 2-4회로 나누어 21일간 경구복용한다. 증상이 가벼울 경우 경구투여로 해도 되지만, 증상이 심한 경우 처음 10일은 정맥주사로, 나머지 기간은 경구로 투여한다.

4) 부작용

다량 복용 시 오심, 구토, 박탈성 피부염, 설사, 설염, 구내염, 두통, 황달, 우울, 빈혈, 응고장애, 무과립구증 등이 유발될 수 있다. 신독성이 있어 신기능장애가 있는 사람은 주의를 요한다.

14. Sodium stibogluconate (antimony sodium gluconate, Pentostam™)

1) 개요

5가의 안티몬화합물의 하나이며, 이전에 사용되던 5가 안티몬 제제에 비해 독성이 덜해서 피부리슈만편모충증(cutaneous leishmaniasis) 치료에 널리 쓰인다.

2) 임상 적응증

피부리슈만편모충증(cutaneous leishmaniasis)과 내장리슈만편모충증(visceral leishmaniasis, kala-azar) 치료에 사용인다. *Leishmania ethiopica* 감염에는 효과가 낮아 사용되지 않는다.

3) 용법 및 용량

피부리슈만편모충증의 경우 체중 kg당 하루 20 mg씩 20일간 근육주사 또는 정맥주사로 투여한다. 내성을 보이는 경우 이 과정을 10일 간격으로 3회 반복한다. 내장리슈만편모충증에서는 투약기간이 28일이다.

4) 부작용

기침, 두통, 구토 등이 흔한 부작용이다. 정맥주사 시 정맥을 손상시키는 부작용도 보고돼 있다.

15. Suramin

1) 개요

파동면모충(*Trypanosoma brucei*)의 효소 억제제로 기생충에게 선택적으로 흡수되지만 포유동물 세포에는 흡수되지 않는 것으로 알려졌다.

2) 임상 적응증

신경계 침범의 증거가 없는 초기 단계의 감비아형 및 로데시아형 수면병 치료에 사용된다. 중추신경계 침범 시 효과가 없으며, 이때는 melarsoprol이 필요하다.

3) 용법 및 용량

정맥 내로 200 mg을 시험투여하여 환자가 이상반응이 없으면 성인은 1 g을, 어린이에게는 체중 kg당 20 mg을 치료 제1, 3, 7, 14, 21일에 정맥주사한다. 신장병이 있는 환자에게는 금기 약물이며, 치료 중 단백뇨가 나타나면 치료를 중지해야 한다.

4) 부작용

발열, 간염, 발진, 가려움증, 부종, 손발바닥 통증, 안검염(blepharitis), 결막염, 눈부심, 눈물흘림 등의 부작용이 복돼 있다.

참고문헌

1. 고원규, 공현희, 김진 역. 의학기생충학. 서울: 정문각; 2006.
2. 용태순, 김건아, 김극준, 김시현, 김아름. 사람기생충학. 서울: 정문각; 2022.
3. CDC [Internet]. CDC [cited 2025 May 22]. Available from: www.cdc.gov.
4. WHO [Internet]. WHO [cited 2025 May 22]. Available from: who.int.

항기생충제(구충제)

김주영 연세대학교 의과대학 열대의학교실

1. Albendazole

1) 개요

토양매개성 기생충질환에 가장 널리 쓰인 구충제이다. 원래 장내 선충류 감염에만 쓰였지만, 포충증(echinococcosis)이나 유구낭미충증(cysticercosis) 같은 조직 감염에도 효과가 있다는 게 밝혀짐으로써 사용범위가 더 넓어졌다. Benzimidazole carbamate 유도체로, 소화관에서 잘 흡수되지 않고 간으로 가서 sulphoxide 대사체로 바뀌는데, 이것이 항연충 작용(anthelminthic effect)을 나타낸다. 세포 내에 있는 tubulin에 결합함으로써 기생충으로 하여금 흡수장애를 일으키는 것으로 알려져 있다.

2) 임상 적응증

선충류의 유충기 및 성충기에 두루 효과적이어서 회충증(ascariasis), 구충증(hookworm infections), 편충증(trichuriasis), 분선충증(strongyloidiasis), 요충증(enterobiasis), 동양모양선충증(trichostrongyliasis), 모세선충증(capillariasis) 등의 성충질환과 개회충증(toxocariasis), 선모충증(trichinellosis), 유구낭미충, 포충증 등의 유충질환에 우선적으로 쓰인다. 고래회충증(anisakiasis)에는 효과가 없다.

3) 용법 및 용량

장내 선충증은 400 mg을 1회 경구투여하면 되나 유충질환에는 이보다 더 오랜 기간이 필요하다. 개회충증에는 400 mg을 최소한 5일간 써야 하며, 선모충증에는 400 mg을 5-14일간 쓴다. 조충의 유충에는 용량과 사용기간이 더 길어져, 포충증은 10-15 mg/kg/day를 하루 2회씩 4주간 복용하며, 뇌유구낭미충증은 하루 15 mg/kg을 8-30일까지 경구투여한다.

4) 부작용

상복부 통증, 설사, 두통, 구역, 구토, 어지러움, 변비, 소양증, 구갈 등의 증상이 일시적으로 있을 수 있다. 동물실험에서는 기형을 유발한다는 연구결과가 있지만, 사람에서는 아직 그런 부작용이 나타난 바 없다. 치료가 시급히 필요한 경우에는 임신 3개월 이후의 임산부와 수유 중인 여성에게 투여하는 것도 가능하다. 12개월 된 아이에게 투여해도 안전하며, 권장되는 용량은 200 mg이다.

2. Diethylcarbamazine citrate

1) 개요

Diethylcarbamazine citrate (DEC)는 piperazine 유도체로, 사상충 감염 치료에 사용된다. 작용기전은 완전히 밝혀지지 않았지만, 미세사상충(microfilariae)을 숙주의 면역반응을 유도하여 사멸시키는 것으로 알려져 있다. 성충의 제거 효과는 상대적으로 느리다.

2) 임상 적응증

림프계를 침범하는 사상충, 즉 반크롭트사상충(*Wuchereria bancrofti*), 말레이사상충(*Brugia malayi*), 티몰사상충(*Brugia timori*) 감염 시 사용한다. 조직을 침범하는 로아사상충(*Loa loa*) 감염에도 사용하나, 회선사상충(*Onchocerca volvulus*) 감염 시에는 죽은 충체가 격렬한 소양감을 유발하므로 사용해서는 안 된다. 세계보건기구(WHO)에서는 사상충 유행지에서 예방 목적으로 DEC를 사용을 권장한다.

3) 용법 및 용량

림프사상충 감염 치료 시, 첫째 날은 50 mg을 1회 복용하고, 이틀째 50 mg씩 3회, 3일째는 100 mg씩 3회 복용하고 4-14일째는 하루 6 mg/kg을 복용한다. 집단 치료 프로그램에서는 1년에 1회 투여하는 것이 효과적이다. 로아사상충 감염 시 1-3일까지는 림프사상충 치료와 같고, 4일부터 21일까지는 하루 9 mg/kg을 복용한다.

4) 부작용

사상충 감염에 의해 심한 알레르기 및 발열반응이 있을 수 있고, 그 외에 소화기장애가 보고된 바 있다. 드물지만 뇌병증(encephalopathy)과 시력상실이 발생할 수도 있다. 심장 질환 병력이 있거나 소화장애, 또는 알레르기가 있는 환자는 사용 시 주의가 필요하다.

3. Ivermectin

1) 개요

'River blindness'으로 알려진 회선사상충증(onchocerciasis)에 주로 쓰이는 구충제다.

2) 임상 적응증

회선사상충증에 특히 효과가 있다. Ivermectin은 미세사상충을 효과적으로 제거하여 혈액 속으로 유입되지 않게 한다. 하지만 성충이 피부에 onchocercoma를 형성했을 때는 효과가 제한적이다. 그 밖에 림프사상충증(lymphatic filariasis)과 분선충증(strongyloidiasis)에도 사용된다. 회충증 치료에도 효과가 있지만, 편충증이나 구충증에는 효과가 제한적이다. 최근 옴진드기 감염에도 효과가 있는 것으로 밝혀졌다.

3) 용법 및 용량

회선사상충증에는 1회 150 μg/kg을 투여하고, 필요시 6-12개월마다 반복한다. 5세 이하 혹은 15 kg 이하에서는 사용을 금한다. 수유 중이거나 간 또는 신장 이상이 있는 사람에서도 사용해선 안 된다.

4) 부작용

발열, 소양증, 두통, 관절통 등의 증상이 나타날 수 있으며, 중추신경계 억제로 인한 증상이 보고된 바 있다.

4. Mebendazole

1) 개요

선충류 감염 치료에 효과적이다. 경구투여 시 소량만이 흡수되며, 간에서 대사되어 비활성화된다.

2) 임상 적응증

Albendazole과 유사하지만 조직 침투력이 낮아 포충증, 낭미충증에는 치료효과가 제한적이다.

3) 용법 및 용량

회충, 편충, 구충 등 선충류 감염 시 100 mg씩 1일 2회, 3일간 투여한다. 단 요충증에는 100 mg을 1회 경구투여한다.

4) 부작용

소화관 장애, 두통, 어지러움 등이 있을 수 있지만, albendazole에 비해 부작용은 덜한 편이다. 유행 지역은 수유 중인 여성, 임산부, 어린이에게 우선적으로 권장된다.

5. Niclosamide

1) 개요

산소와 포도당섭취 억제와 관련이 있으며, 충체의 산화적 인산화를 억제하는 기전으로 에너지 대사를 방해한다.

2) 임상 적응증

유무구조충증(taeniases), 광절열두조충증(diphyllobothriasis), 왜소조충증(hymenolepiasis) 치료에 사용되나 유구낭미충증에는 효과가 없다.

3) 용법 및 용량

성인은 2 g을 1회 복용한다. 어린이는 kg당 50 mg을 1회 복용한다.

4) 부작용

가벼운 위장관계 증상이 있을 수 있다.

6. Piperazine

1) 개요

충체를 마비시켜 충체가 연동운동에 의해 배출되도록 하는 약이다.

2) 임상 적응증

회충 감염으로 인한 소장폐쇄 치료에 효과적이다.

3) 용법 및 용량

하루 75 mg/kg을 2일간 경구투여한다.

4) 부작용

위장관계 증상이 있을 수 있고, 과민반응으로 피부발진, 발열, 관절통 등의 증상이 발생하면 치료를 즉시 중단해야 한다. 일시적인 신경계 부작용 증상이 나타날 수 있다. Piperazine계 약제와 pyrantel계 약제는 길항작용이 있으므로 함께 투여해서는 안 된다. 또한, chlorpromazine계 약제와 병용 시 간질 발작의 위험이 증가할 수 있다. 과민반응, 병력, 간질, 또는 신기능장애가 있는 환자에서는 사용할 수 없다.

7. Praziquantel

1) 개요

주혈흡충증(schistosomiasis)을 비롯한 흡충류 대부분과 조충류 감염에 쓰이는 구충제로, 세계보건기구 (WHO)의 '필수 의약품 목록'에 포함되어 있다. 작용기전은 정확히 알려져 있지 않지만, 주혈흡충에 사용했을 경우 세포막의 투과성이 증가되며 칼슘이 유입되는 것이 관찰됐다. 즉 기생충의 근육을 수축시켜 그 상태로 마비에 이르게 하는 것이 praziquantel의 주요 작용기전으로 여겨진다.

2) 임상 적응증

주혈흡충증, 간흡충증(clonorchiasis), 폐흡충증(paragonimiasis), 유구조충(*Taenia solium*) 감염증, 무구조충(*Taenia saginata*) 감염증, 광절열두조충(*Diphyllobothrium latum*) 감염증 등에 쓰인다. 그 밖에 유구낭미충증 치료에도 쓸 수 있다.

3) 용법 및 용량

흡충증은 장흡충증의 경우 10 mg/kg을 1회 경구투여한다. 간흡충증의 경우 25 mg/kg씩 1일 3회 1-2일 경구투여 한다. 폐흡충증의 경우 25 mg/kg씩 1일 3회 2-3일 경구투여 한다. 필드에서 다량의 인원을 치료할 때는 40 mg/kg/

day를 1회 경구투여하기도 한다. 조충증은 유무구조충증, 광절열두조충증의 경우 5-10 mg/kg을 1회 경구투여한다. 유구낭미충증의 경우 하루 50 mg/kg을 14일 경구투여한다. 다만 praziquantel은 간질(*Fasciola hepatica*) 감염증에는 높은 농도에서도 듣지 않는데, 이는 간질의 크기가 큰데다 표피가 두껍고, 간질이 간기능을 일부 저해하기 때문으로 추정된다.

4) 부작용

복통, 복부불쾌감, 구역, 구토 등의 부작용이 있을 수 있지만 대개 경미하고, 있더라도 금방 회복된다. 그 밖에 두통과 어지러움 등의 증상이 있을 수도 있고, 열, 소양증, 피부발진 등의 부작용도 보고된 바 있다. 유구낭미충증(cysticercosis) 치료 시 유충의 사멸로 인해 국소적인 염증과 부종이 생길 수 있으며, 뇌에서는 이 부종이 급성 공간 점유성 병변의 증상과 유사한 증상을 유발할 수 있다.

8. Pyrantel pamoate

1) 개요

탈분극을 일으켜 기생충의 갑작스러운 수축과 마비를 유도하는데, 이로 인해 장벽에 부착해 있던 기생충이 떨어져 대변으로 나오게 된다. 인체 소화기에서 잘 흡수되지 않아 소량으로도 효과를 볼 수 있는 것이 장점이다.

2) 임상 적응증

장내 선충증, 특히 회충증, 요충증, 구충증 등의 치료에 사용한다. 충체 근육이 마비되어 투약 후 1-2일 이내에 90% 이상의 충체가 대변으로 배출된다.

3) 용법 및 용량

500 mg을 1회 경구투여한다. 요충증의 경우 3주 간격으로 투여해야 하며, 가족도 같이 치료해야 한다.

4) 부작용

위장관계 증상, 두통, 현기증, 발진, 발열 등이 있을 수 있다.

9. Triclabendazole

1) 개요

간질(*Fasicola hepatica*)감염증에 비교적 잘 듣는다. 과거에는 bithionol이 간질의 치료에 많이 쓰였다.

2) 임상 적응증 및 용법

10-20 mg/kg로 2회 투여하면 별다른 부작용 없이 간질 감염증을 치료할 수 있다.

참고문헌

1. 고원규, 공현희, 김진 역. 의학기생충학. 서울: 정문각; 2006.
2. 용태순, 김건아, 김극준, 김시현, 김아름. 사람기생충학. 서울: 정문각; 2022.
3. CDC [Internet]. CDC [cited 2025 May 22]. Available from: www.cdc.gov.
4. WHO [Internet]. WHO [cited 2025 May 22]. Available from: who.int.

옴 치료제

박 진 전북대학교 의과대학 피부과학교실

1. 서론

옴(scabies)은 *Sarcoptes scabiei* (옴진드기)에 의한 가려움이 심하고 전염성이 높은 피부감염병이다(그림 7). 요양병원 등 밀집시설을 중심으로 집단 발생할 뿐 아니라 지역사회로 전파되기 때문에 환자의 연령이나 건강상태, 옴의 아형 등을 고려하여 적절한 치료제를 선택하여 조기에 환자뿐 아니라 밀접접촉자도 동시에 치료해야 한다.

옴 치료제는 국소제와 경구제로 나뉜다. 대표적인 국소제로는 permethrin, crotamiton 등이 있으며, 경구제는 ivermectin이 있다. 본 장에서는 국내외 진료지침에서 치료제로 권고되며 현재 임상에서 활용되는 permethrin, crotamiton, ivermectin에 대해 종합적으로 고찰하고자 한다.

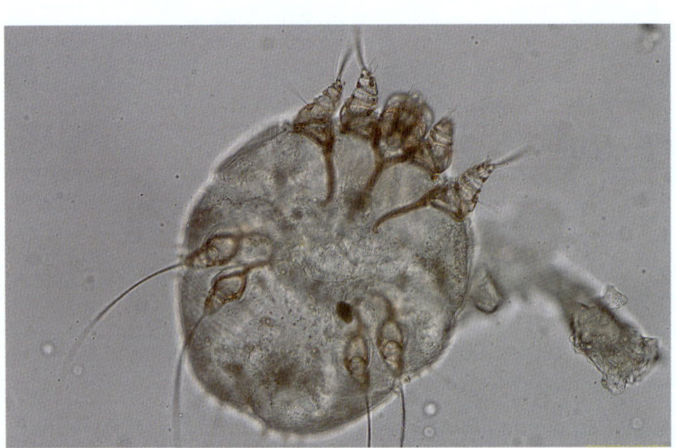

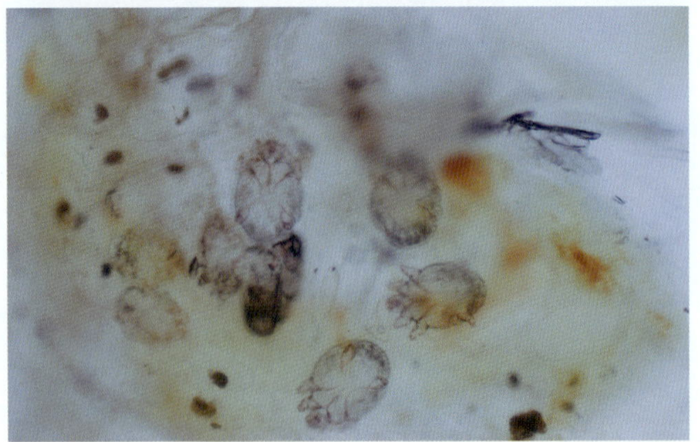

그림 7. *Sarcoptes scabiei var. hominis* (사람옴진드기)

2. 국소 permethrin

1) 구조 및 성상

(1) 화학구조

합성 pyrethroid계열의 ester 유도체로, phenoxy benzyl alcohol과 cyclopropane carboxylic acid가 결합된 구조이다(그림 8). 분자식은 $C_{13}H_{17}NO$이며 분자량은 391.29 g/mol이다. Phenoxy benzyl기가 지용성을 띠게 하며, Cyclopropane ring이 나트륨 채널 작용을 위한 특이성을 제공한다. 일반적으로는 cis/trans 혼합물로 존재한다. 살충 효과는 cis-isomer에서 더 강한 것으로 보고되나 안정성과 생물학적 특성 차이를 고려해 혼합제로 사용된다.

그림 8. Permethrin의 구조식

(2) 성상

무색 또는 연한 황색의 기름진 액체 혹은 반고체의 형태로 존재한다. 지용성으로 피부침투가 용이하며 물에는 잘 녹지 않는다. 중성 및 약산성에서 안정하지만 강염기성 환경에서는 가수분해된다. 실온에서 안정하나 고온 및 자외선 노출 시 분해가 일어나므로 25℃ 이하에서 차광 밀폐 보관한다.

2) 작용기전

진드기 신경세포 막에 존재하는 전위의존성 나트륨채널(voltage-gated sodium channel)에 결합하여 지속적인 탈분극을 유도한다. 이로 인해 신경흥분을 유발하고 마비시켜 사멸시킨다. 기생충의 나트륨채널에 특이적으로 작용하며 인간에서는 빠르게 대사되므로 비교적 안전하다. 속효성뿐 아니라 잔류효과도 뛰어나 기생충의 산란 및 기생을 억제하는 데 매우 유용하다.

3) 작용범위

*Sarcoptes scabiei*의 성충, 유충, 알에 이르기까지 모든 발달 단계에 작용한다. 이 외에도 *Pediculus humanus capitis* (머릿니), *Phthirus pubis* (사면발이), *Dermacentor* spp. (가죽진드기), flea (벼룩), 모기 유충 등 외부기생충에 대한 광범위 살충효과가 있다.

4) 내성기전

반복적인 불완전 치료나 무분별한 사용으로 인한 내성 사례가 보고되고 있다. 나트륨채널의 녹다운 저항(knock-down resistance, kdr) 변이에 의한 약제 결합의 감소가 주요 내성기전으로 알려져 있다. Cytochrome P450 monooxygenase, glutathione-S-transferase, esterase에 의한 약물분해 증가 및 표피구조 변화로 인한 약물 침투력 감소도 관여하는 것으로 추정된다.

5) 약물동력학

(1) 흡수 및 분포

도포 시 피부를 통해 전신 흡수되는 비율은 2% 미만으로 매우 낮다. 도포 부위를 중심으로 피부 표면에 국소 분포하며 흡수된 약물의 소량만이 광범위하게 조직에 분포한다.

(2) 대사 및 배설

간에서 빠르게 대사되며, 주로 소변과 대변을 통해 배출된다. 반감기는 약 12시간이며 체내 조직 축적이 거의 없어 전신부작용 발생 위험은 매우 낮다. 피부에는 잔류 효과가 있어 도포 후에도 수일간 작용이 지속된다.

6) 약물상호작용

유의미한 전신 약물상호작용은 보고되지 않았다. 다른 외용제와 함께 도포하면 치료효과에 영향을 줄 수 있다. 국소 스테로이드는 면역억제 작용으로 인해 살충효과가 저하되며 보습제는 약을 희석시키거나 permethrin의 흡수를 감소시킨다. 반대로 각질용해제와 병용 시 치료효과가 증가할 수 있으나 과도한 피부침투로 피부자극이나 접촉피부염 위험이 증가한다.

7) 임상 적응증

옴, 이감염증, 벼룩 등의 치료에 활용된다. 치료율이 높고 비교적 안전하므로 현재 옴의 1차 선택약제로 권장된다. 다른 옴 치료제와의 비교연구에서 단 회 치료 시 가장 높은 치료율과 낮은 치료실패율을 보였다. 5% 크림 도포 시 치료율은 2주째와 4주째 각각 83.6%, 96.3% 정도이다. 다만, 최근 조사에서는 이전보다 상대적으로 낮은 치료율을 보이고 있어 내성문제가 제기된다.

8) 용법 및 용량

일반적으로 두피와 얼굴을 제외한 전신에 도포하고

표 7. Permethrin의 용법 및 용량

적응증	제형(상품명)	용법 및 용량
옴	5% 크림 (오메크린, 신신퍼메트린)	• 일반적으로 머리를 제외한 전신에 도포 후 8-14시간 후 씻어냄 • 일반옴은 1-2주 간격 2회, 딱지옴은 첫 주는 매일 도포 후 소실될 때까지 주 2회 도포 • 1회 적정 도포량: 12세 이상 30 g, 6-12세 15 g, 2개월-5세 7.5 g
이감염증	1%로션 또는 린스 (라이센드 플러스액)	• 해당 부위(머리, 음모 등)에 도포 후 10분 후 씻어낸 뒤 빗질로 사체를 제거 • 필요시 7-10일 후 재치료

8-14시간 유지 후 씻어낸다(표 7). 특히, 손가락 사이, 손목, 겨드랑이, 외음부 등을 빠뜨리지 않아야 하며, 영유아나 어린 소아, 두경부 침범이 있는 노인에서는 두피와 얼굴에도 바른다. 아형 및 중증도에 따라 반복하여 치료한다. 두꺼운 각질이 있는 딱지옴에서는 약물이 잘 침투하도록 5-10% salicylic acid, 10-20% urea 등 각질용해제와 함께 사용하면 치료효과를 높일 수 있다.

9) 부작용과 금기

(1) 부작용

가려움, 따가움, 저림, 건조증, 두드러기, 접촉피부염 등 국소 부작용이 생길 수 있으나 대부분 경미하거나 일시적이다. 전신부작용의 발생은 매우 드물다. 두통, 어지러움, 구역, 호흡곤란, 기관지경련이 발생한 사례가 있으나 약물과의 인과관계는 불확실하다.

(2) 금기 및 주의사항

Pyrethroid계열 약물에 대한 과민반응이 있는 환자에서 금기이다. 생후 2개월 미만 영아에서는 안전성이 확립되어 있지 않다. 우리나라를 비롯한 여러 나라에서 임신부 및 수유부에서의 사용은 허가하지 않았으나 미국 질병통제예방센터(CDC) 지침에서는 2개월 이상 소아, 임신부 및 수유부에서도 1차 선택약제로 권장하고 있다. 임신부에서는 권고 용량과 용법을 초과하여 사용하지 않도록 주의한다. 모유로의 이행은 확실하지 않으나 수유부에서 유방부위의 도포는 가급적 피한다.

3. 국소 Crotamiton

1) 구조 및 성상

(1) 화학구조

방향족고리(benzene ring)에 ortho-메틸기(-CH_3)가 결합된 방향족 아마이드 유도체이다(그림 9). 화학명은 ethyl N-ethyl-N-(2-methylphenyl)crotonamide, 분자식은 $C_{13}H_{17}NO$이며 분자량은 203.28 g/mol이다. 대칭구조이나 광학 이성질체는 없다.

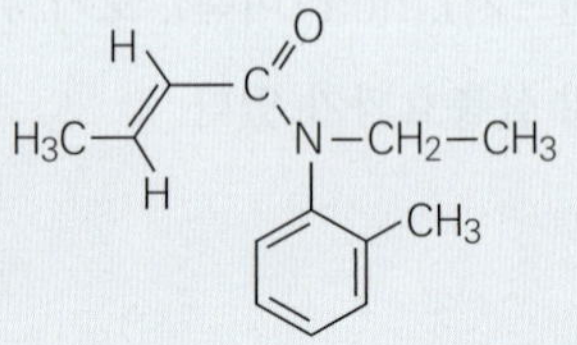

그림 9. Crotamiton의 구조식

(2) 성상

무색 혹은 약간 황색을 띠는 기름상 액체이다. Methanol과 ethanol에 용해되나 물에는 거의 용해되지 않는다. 지용성이 높아 피부 침투에 유리하기 때문에 국소제로 적합하다. 실온에서는 안정하나 고온이나 빛에 장시간 노출 시 분해될 수 있다.

2) 작용기전

정확한 살충기전은 알려져 있지 않다. 살충효과 이외 피부 및 감각 신경에 발현된 transient receptor potential vanilloid 4 (TRPV4) 이온 채널을 억제하여 가려움을 완화하는 효과가 있다.

3) 작용범위

Sarcoptes scabiei 성충에 작용하나 유충이나 알에 대한 효과는 제한적이므로 반복 도포가 필요하다. *Pediculus humanus capitis* (머릿니), *Phthirus pubis* (사면발이), *Demodex folliculorum* (모낭충), *flea* (벼룩)에 제한적인 살충효과를 가진다.

4) 내성기전

임상적으로 치료실패 사례가 꾸준히 보고된다. 낮은 살충효과나 부적절한 도포로 인한 것인지 약제 자체의 내성으로 인한 것인지는 확실하지 않다. 구체적인 내성기전도 밝혀지지 않았다.

5) 약물동력학

(1) 흡수 및 분포

국소 도포 시 전신으로 소량 흡수된다. 전신 흡수율은 한 연구에서는 4.3-8.8%, 다른 연구에서는 1% 미만으로 보고되었다. 반복 사용 시에도 체내 축적 위험은 낮다.

(2) 대사 및 배설

대사 경로는 불확실하며 일부가 간에서 대사되는 것으로 추정된다. 주로 소변으로 배설되며 도포된 총량의 1-9%가 검출된 보고가 있다. 흡수 반감기는 약 1-3시간, 소실 반감기는 24.5-30.9시간이다.

6) 약물상호작용

유의미한 전신 약물상호작용은 없다. 국소 스테로이드와 동시에 사용하면 살충효과가 저하된다. 반면 salicylic acid, retinoid 등과 병용 시에는 피부자극, 접촉피부염이 발생할 수 있다.

7) 임상 적응증

국소 10% 연고가 옴 및 이감염증 치료제로 오랫동안 활용되고 있다. 옴 치료율은 약 60%로 다른 치료제에 비해 낮다. 따라서 1차 치료제인 국소 permethrin이나 경구 ivermectin을 사용하기 힘들거나 내성이 있을 때 대안으로 고려한다.

8) 용법 및 용량

10% 연고 혹은 크림을 일반적으로 얼굴과 두피를 제외한 전신 피부에 바르고 최소 8시간을 유지한다. 증상 정도에 따라 보통 3-5일(예: 1, 2, 3 그리고 8일째)간 반복하여 사용한다.

9) 부작용과 금기

(1) 부작용

가려움, 작열감, 구진성 피부발진, 접촉피부염 등 경미하고 일시적인 국소부작용이 생길 수 있다. 전신부작용은 매우 드물다. 영유아, 어린 소아에서 과량을 도포 후 청색증, 졸림, 경련, 구토, 복통 등이 발생한 보고가 있다.

(2) 금기 및 주의사항

Crotamiton 및 구성 성분에 대한 과민반응이 있는 경우 금기이다. 임신부에서는 안전성이 확립되어 있지 않다. 모유로의 이행이 불확실하므로 수유부에서는 유방 부위에는 도포하지 않는다. 2세 미만에서는 사용하지 않으며, 소아에서는 전신 흡수 가능성이 있기 때문에 광범위하게 도포하지 않는다. 눈, 입, 점막에는 자극 및 흡수 위험이 있어 주의가 필요하다.

4. 경구 ivermectin

1) 구조 및 성상

(1) 화학구조

16-membered macrocyclic lactone 구조를 가지는 avermectin계열의 반합성 유도체이다(그림 10). 22,23-dihydroavermectin B1a ($C_{48}H_{74}O_{14}$)와 B1b ($C_{47}H_{72}O_{14}$)의 혼합물로 B1a가 주성분이다. 올레안드로즈(oleandrose) 당류 2개가 부착된 구조로 당 결합이 약물의 친수성 및 활성에 중요한 역할을 한다. 분자량은 약 875.10 g/mol이다. Macrolide계 항생제와 구조는 유사하지만 항균 활성은 없다.

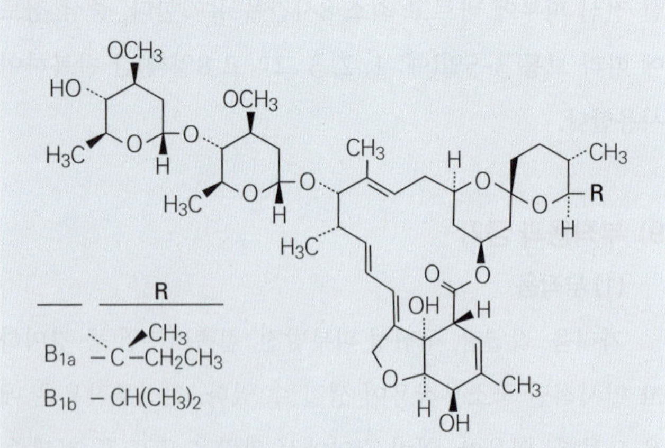

그림 10. Ivermectin의 구조식

(2) 성상

백색 혹은 황색의 고체 또는 분말 형태로 존재한다. 지용성을 띠어 methanol, ethanol 등 유지용매에 잘 용해되나 물에는 거의 녹지 않는다. 고온 및 자외선에 민감하기 때문에 건조하고 서늘한 곳에 보관한다.

표 8. Ivermectin이 작용하는 기생충

선충류(Nematodes)
Strongyloides stercoralis (분선충)
Onchocerca volvulus (회선사상충)
Wuchereria bancrofti (밴크로프트사상충)
Brugia malayi (말레이사상충)
Ascaris lumbricoides (회충)
Trichuris trichiura (편충)
Enterobius vermicularis (요충)
Loa loa (로아사상충)
외부기생충(Ectoparasites)
Sarcoptes scabiei (옴진드기)
Pediculus humanus capitis (머릿니)
Phthirus pubis (사면발이)
Demodex spp.(털집진드기)
기타
Flea (벼룩)
기타 절지동물

2) 작용기전

기생충의 신경과 근육세포막에 존재하는 글루탐산활성 염소이온채널(glutamate-gated Cl- channel, GluCl)에 선택적으로 결합하여 염소이온의 세포 내 유입을 증가시킨다. 이로 인해 세포막의 과분극을 유도하여 결국 기생충의 마비와 사멸을 유도한다.

기생충 말초신경에 존재하는 감마아이노뷰티르산(γ-aminobutyric acid, GABA) 수용체에도 일부 작용하여 억제성 신경전달물질인 GABA의 작용을 증가시킨다. 하지만 인간에서는 GABA수용체가 중추신경계에 국한되어 있고 혈액뇌장벽(blood brain barrier, BBB)을 통과하지 않기 때문에 비교적 안전하다.

3) 작용범위

*Sarcoptes scabiei*와 같은 외부기생충 뿐 아니라 nematodes (선충류)에 광범위하고 강력한 살충효과가 있다(표 8). *Sarcoptes scabiei*의 성충 및 유충에는 효과적이나 알을 죽이지 못하므로 반복 치료가 필요하다. 반면 cestodes (조충), protozoa (원충), trematodes (흡충)에는 효과가 없다.

4) 내성기전

일부 지역에서 집단 복용으로 인한 저항성 사례가 보고되었다. 주요 내성기전은 GluCl 수용체의 돌연변이 또는 발현 감소에 의한 민감도 저하이다. 유출펌프(efflux pump)인 P-당단백질(P-glycoprotein, P-gp) 과발현으로 인한 약물 배출 증가도 내성에 관여하는 것으로 알려져 있다. 특히, *Sarcoptes scabiei*에서 ABCB1, ABCG2 유전자의 과발현이 보고된 바 있다.

5) 약물동력학

(1) 흡수 및 분포

경구투여 시 빠르게 전신으로 흡수되며, 약 4-5시간 최고혈중농도(약 46 ng/mL)에 도달한다. 용량의존적으로 생체이용률은 약 60-70%이다. 고지방 식사와 함께 복용 시 흡수율이 약 2배 이상 증가한다. 광범위한 조직분포를 보인다. 간에 고농도로 축적되며, 피부, 피지샘, 땀샘 등에도 잘 분포한다. 피부에서는 투여 4-8시간 후 최대농도에 도달하며 이후 서서히 감소한다. 건조한 피부보다 기름진 피부에 더 많이 분포한다.

(2) 대사 및 배설

간에서 주로 CYP3A4에 의해 대사된다. 대변으로 99%가 배설되며, 소변으로는 1% 미만이 배출되므로 신기능저하자나 투석 환자에서도 용량조절은 불필요하다. 소실 반감기는 약 12-36시간이다. 피부에서는 잔류효과가 있어 수일간 효과가 지속된다.

6) 약물상호작용

CYP3A4 대사에 관여하는 약물이나 P-gp 억제제와 병용 시 치료효과를 떨어뜨리거나 독성 위험을 증가시킬 수 있다(표 9). 시판 후 보고에서는 warfarin과 병용투여 시 국제정상화비율(international normalized ratio, INR)이 드물게 증가하였다.

7) 임상 적응증

1987년부터 분선충증(strongyloidiasis), 사상충증(onchocerciasis) 등 주로 선충류에 의한 기생충 감염 치료제로 사용되고 있다. 옴의 경우 아직 미국을 포함한 여러 나라에서 정식 사용 승인을 받지 못했으나 실사용 경험을 토대

표 9. Ivermectin과 상호작용하는 약물

작용	약물	Ivermectin 농도 및 치료영향
CYP3A4 억제제	Ketoconazole, Itraconazole, Clarithromycin, Ritonavir	혈중농도 상승, 독성위험 증가
CYP3A4 유도제	Rifampin, Carbamazepine, Phenytoin, Phenobarbital	혈중농도 감소, 치료실패 증가
P-gp 억제제	Verapamil, Cyclosporine, Quinidine, Amiodarone, Macrolide antibiotics (예: Erythromycin)	혈중농도 상승, 뇌 침투 증가 및 신경독성위험 증가
P-gp 기질	Loperamide	혈액뇌장벽 침투위험 증가
GABA 강화제	Benzodiazepine, Barbiturate, Valproate	혈중농도 상승, 독성위험 증가

로 안전하고 효과적인 약물로 간주되어 널리 활용되고 있다. 일반적으로 1차 치료제인 국소 permethrin을 도포할 수 없거나 치료에 실패한 경우에 사용한다. 특히, 광범위한 딱지옴이나 집단감염의 치료에 특히 유용하다.

8) 용법 및 용량

공복에 물과 함께 복용한다. 일반적인 표준용량은 1회 200 μg/kg이며 중등도에 따라 반복 투여한다(표 10, 11). 일반옴은 1-2주 간격으로 2회 복용하며, 딱지옴은 증상 정도로 따라 3-7회(예: 0, 1, 7, 8, 14일째에 복용하고 가능하면 21, 28일째 추가) 복용한다. 치료율은 1회 투여 시 70-80%, 2회 투여 시 95-100%로 알려져 있다.

표 10. 체중별 ivermectin 표준용량

체중(kg)	표준용량 (200 μg/kg)	환산된 정제수 (3 mg 기준)
15-24 kg	3 mg	1
25-35 kg	6 mg	2
36-50 kg	9 mg	3
51-65 kg	12 mg	4
66-79 kg	15 mg	5
>80 kg	200 mg/kg	>5

표 11. 옴 치료제의 비교

성분	Permethrin	Crotamiton	Ivermectin
제형	국소제(5% 크림, 로션)	국소제(10% 연고, 크림)	경구제(3, 6 mg 정제)
상품명	오메크린, 신신퍼메트린	유락신	스트로멕톨
용법	머리와 얼굴을 제외한 전신에 도포 후 8-14시간 유지 후 씻어냄 (일반옴은 1주 간격 2회, 지옴은 1주간 매일 도포 후 호전될 때까지 주 2회 도포)	두피와 얼굴을 제외한 전신에 도포 후 8시간 유지 (3-5일간 도포)	200 μg/kg를 1-2주 간격으로 2회 공복 시 복용 (딱지옴은 3-7회 추가 복용)
살충효과	성충, 유충, 알 등 모든 단계에 효과	성충에만 효과	성충에만 효과
치료율 (단회투여)	가장 높음 (1-2주째 65-74%, 4주째 93%)	낮음(4주째 약 60%)	비교적 높음(1-2주째 43-68%, 4주째 최대 86%) 2회 복용 시 permethrin과 비슷
치료실패율	7-11%	28%	11-15%(1회), 7.1%(2회)
부작용	안전 (경미하고 일시적인 국소자극 및 알레르기반응)	안전 (가려움, 홍반, 습진 등 피부부작용)	비교적 안전 (드물게 위장장애, 두통, 어지러움 등 전신부작용 발생 가능)
전신약물상호작용	없음	없음	CYP 억제제나 유도제, p-glycoprotein 억제제
소아에서의 사용	2개월 이상 유아 및 소아에 사용 가능 (국내 승인은 2세 이상)	영유아 및 소아에서는 광범위하게 적용하지 않음	15 kg 이상에서 사용
임신부 및 수유부에서의 사용	사용 가능(다만, 권고용량과 용법을 초과하여 사용하지 않도록 주의)	제한적 사용(수유부에서는 유방 부위는 도포하지 않음)	원칙적으로 사용하지 않음

*영유아나 어린 소아, 두경부 침범이 있는 노인에서는 두피와 얼굴도 포함하여 도포함

9) 부작용과 금기

(1) 부작용

옴 치료와 관련된 이상반응은 대부분 일시적이거나 경미하며 위중한 부작용은 매우 드물다(표 12). 분선충증, 사상충증 환자를 대상으로 한 임상연구에서는 다양한 국소 및 전신부작용이 보고되었다. 대부분 약 자체보다 다량의 기생충 사멸에 따른 면역반응(Mazzotti 반응)에 의한 것으로 추정된다. 옴 환자에서는 기생충 사멸에 의한 반응은 극히 드물다.

시판 후 조사에서 기관지경련, 저혈압, 스티븐스-존슨증후군/독성표피괴사용해(Stevens-Johnson syndrome-toxic epidermal necrolysis) 등 위중한 부작용 발생 사례가 드물게 보고되었다.

표 12. Ivermectin의 부작용

피부	가려움, 발진, 두드러기, 피부염, 스티븐스-존슨증후군/독성표피괴사용해(매우 드묾)
위장관	복통, 구역, 구토, 식욕저하, 설사
신경	어지러움, 졸림, 현기증, 두통
혈액	백혈구감소, 호산구증가증, 혈소판감소증, AST/ALT 상승, 고빌리루빈혈증
기타	관절통, 림프절병증, 근육통, 피로감 등

(2) 금기 및 주의사항

체중 15 kg 미만 소아에서는 중추신경계 독성 위험이 있어 금기이다. 동물실험에서 기형 발생이 보고되어 임신부에서는 원칙적으로 사용하지 않는다. 다만 우연히 약물을 복용한 임신부에서 임신 경과나 태아 건강에 미치는 악영향은 관찰되지 않았다. 모유를 통해 약물이 저농도로 분비되므로 수유부에서도 제한적으로 사용한다.

간기능저하자, 알츠하이머병, 정신질환, 뇌혈관질환 환자 등에서는 독성 위험이 증가될 수 있어 주의가 필요하다.

5. 결론

현재 임상에서 사용되는 옴 치료제들은 약리학적 특성뿐 아니라 임상 적응대상, 용법, 효과 및 부작용에 있어 차이가 있다(표 11). 국소 permethrin은 뛰어난 살충효과와 낮은 전신 흡수율로 현재 국내외 임상진료지침에서 1차 선택약으로 권고되며, 국소 crotamiton은 비교적 낮은 치료율에도 불구하고 대체약제로 활용될 수 있다. 경구 ivermectin은 국소치료가 어렵거나 실패한 경우, 중증 딱지옴이나 집단감염의 치료에 매우 유용하며, 반복 투여로 높은 치료율을 기대할 수 있다. 완벽한 차단을 위해서는 치료실패, 약제 내성 및 안전성에 대한 지속적인 평가와 함께 밀접접촉자의 동시 치료와 환경관리가 병행되어야 한다.

참고문헌

1. Currie BJ, McCarthy JS. Permethrin and ivermectin for scabies. New England Journal of Medicine. 2010;362(8):717-25.
2. Diagnosis ECoGft, Scabies To. Guideline for the diagnosis and treatment of scabies in Japan. The Journal of dermatology. 2008;35(6):378-93.
3. Dourmishev AL, Dourmishev LA, Schwartz RA. Ivermectin: pharmacology and application in dermatology. International journal of dermatology. 2005;44(12):981-8.
4. Heukelbach J, Canyon DV, Shaalan ES, Speare R. Crotamiton. In: Kucers' The Use of Antibiotics: A Clinical Review of Antibacterial, Antifungal, Antiparasitic and Antiviral Drugs. New Delhi: Hodder Arnold; 2010. pp. 2325-8.
5. Martell DW, Lockshin BN. 44 - Topical Antiparasitic Agents. In: Wolverton SE, editor. Comprehensive Dermatologic Drug Therapy. 4th ed. Amsterdam: Elsevier; 2021. pp. 504-10.e1.
6. Mbuagbaw L, Sadeghirad B, Morgan RL, Mertz D, Motaghi S, Ghadimi M, et al. Failure of scabies treatment: a systematic review and meta-analysis. Br J Dermatol. 2024;190(2):163-73.
7. Park J, Kwon S-H, Lee YB, Kim HS, Jeon JH, Choi GS. Clinical practice guidelines for the diagnosis and treatment of scabies in Korea: part 1. Epidemiology, clinical manifestations, and diagnosis. Korean Journal of Dermatology. 2023;61(7):393-403.

8. Park J, Kwon S-H, Lee YB, Kim HS, Jeon JH, Choi GS. Clinical practice guidelines for the diagnosis and treatment of scabies in Korea: Part 2. Treatment and prevention—a secondary publication. The Ewha Medical Journal. 2024;47(4):e72.
9. Rosumeck S, Nast A, Dressler C. Ivermectin and permethrin for treating scabies. Cochrane Database Syst Rev. 2018;4(4):Cd012994.

APPENDIX

부록

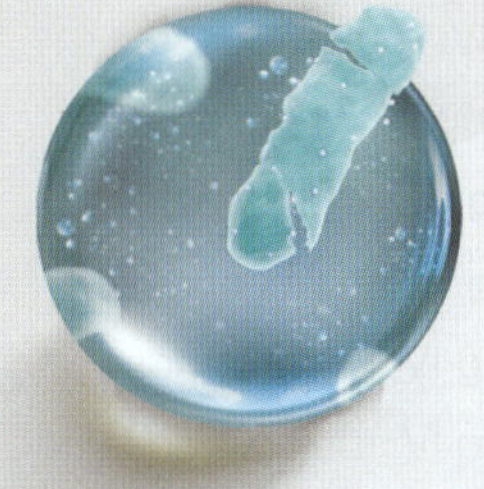

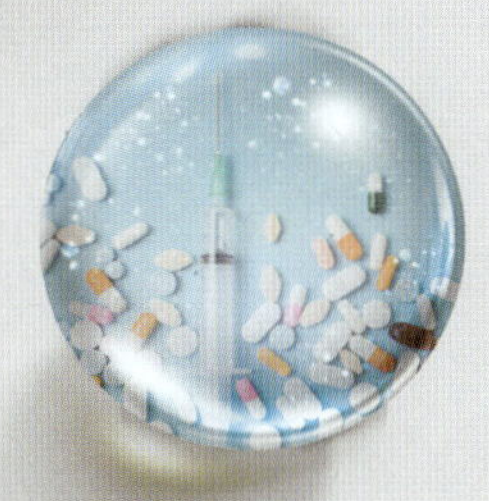

A APPENDIX

항균제 조직내 농도 비교

서유빈 한림대학교 의과대학 내과학교실

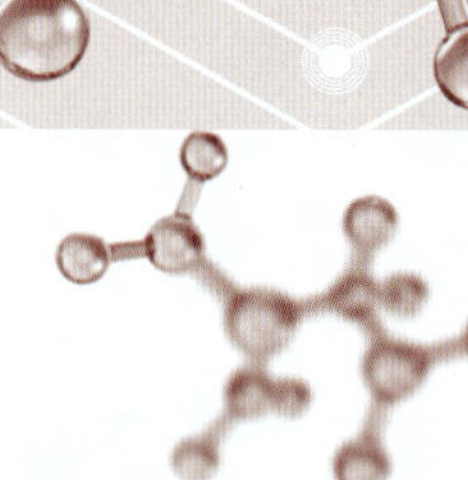

1. 뇌척수액(Cerebrospinal fluid)

항생제(참고문헌)	투여용량	최고혈중농도(μg/mL)	혈청 대비 뇌척수액 농도 비율(%)
Amikacin (1)	7.5 mg/Kg IM, single dose	15 (11–18)	34.7
Ampicillin (2)	2 g IV, multiple dose	109–150	13–14
Aztreonam (2)	6–8 g/day IV, multiple dose	204	1–37
Cefazolin (3)	8 g IV, multiple dose	58.1 (55.5–70.4)	4.3
Cefoxitin (4)	2 g IV, multiple dose	9	52
Cefotaxime (5)	40 mg/Kg IV, multiple dose	6.6 (1.7–13.6)	18
Ceftriaxone (6)	2 g IV, multiple dose	128.2	8.6
Ceftazidime (7)	2 g IV, multiple dose	28.2 (21–40)	23.5
Cefepime (2)	2 g IV, multiple dose	129±27.1	10
Ciprofloxacin (8)	200 mg IV, single dose	1.59 (0.85–2.95)	25
Doxycycline (9)	400 mg PO, multiple dose	5.8 (3.6–8.6)	22.4
Gentamicin (10)	1.5 mg/kg IV, single dose	1.4 (0.8–3.0)	2.5
Levofloxacin (11)	500 mg IV, multiple dose	10.45	47
Linezolid (2)	600 mg IV, multiple dose	18–23	66–77
Meropenem (2)	2 g IV, multiple dose	39 to 58	10.7–21
Metronidazole (12)	2.4 g PO, single dose	33.7	43
Moxifloxacin (13)	400 mg PO, single dose	6.55±3.61	46
Nafcillin (2)	2 g IV, multiple dose	30	<0.2–20
Penicillin G (2)	4 million units IV, multiple dose	400	5–10
Piperacillin (14)	324–436 mg/Kg IV, multiple dose	79 (21–121)	29
Rifampin (15)	25 mg/Kg PO, single dose	0.27	4
Tigecycline (16)	100 mg IV, single dose	0.025±0.005	11
Trimethoprim (17)	5 mg IV, single dose	0.3	27
Vancomycin (2)	30–60 mg/Kg IV per day	Variable	80

2. 기관지 분비물(Bronchial secretion)

항생제(참고문헌)	투여용량	최고혈중농도(μg/mL)	혈청 대비 기관지 분비물 농도 비율(%)
Amikacin (18)	7.5 mg/Kg IM, single dose	23.7	21
Ampicillin (19)	2 g IV, single dose	97	5
Aztreonam (20)	2 g IV, single dose	22.1±15.3	17
Cefazolin (21)	1 g IV, single dose	100	2
Cefoxitin (22)	2 g IV, single dose	19	11
Cefotaxime (23)	2 g IV, single dose	25-100	8-25
Ceftriaxone (22)	2 g IV, single dose	11	33
Ceftazidime (22)	2 g IV, single dose	32	18
Cefepime (24)	2 g IV, single dose	40.4	60
Ciprofloxacin (25)	400 mg IV, multiple dose	47.4±17.0	106
Clarithromycin (26)	500 mg PO, single dose	4.0	513
Clindamycin (27)	300 mg PO, single dose	2.7	60
Colistin (28)	174 mg IV, multiple dose	2.2±1.1	0
Doripenem (29)	500 mg IV, single dose	12.94±2.40	53
Doxycycline (30)	100 mg PO, single dose	2.3 (1.1-4.4)	17
Gentamicin (31)	240 mg IV, multiple dose	13.39±0.91	32
Levofloxacin (32)	750 mg PO, multiple dose	11.98	185
Linezolid (33)	600 mg IV, multiple dose	2.02	104
Meropenem (34)	1 g IV, single dose	59.8	20
Moxifloxacin (35)	400 mg PO, single dose	3.22	167
Piperacillin (36)	2 g IV, multiple dose	23.1-32.6	40-50
Rifampin (37)	600 mg PO, single dose	3-10	33
Teicoplanin (38)	12 mg/Kg, multiple dose	8.8-29.9	30.8
Tigecycline (16)	100 mg IV, single dose	0.088±0.103	11.2
Vancomycin (39)	1 g IV, single dose	23.75	24

3. 뼈(Bone)

항생제(참고문헌)	투여용량	최고혈중농도(μg/mL)	혈청 대비 뼈 농도 비율(%)
Ampicillin/sulbactam (40)	2 g IV, single dose	46.8±27.4	44
Aztreonam (41)	2 g IV, single dose	78	20.5
Cefazolin (42)	1 g IV, single dose	80	37.5
Cefoxitin (42)	2 g IV, single dose	39	16.2
Cefotaxime (42)	2 g IV, single dose	61	8.8
Ceftriaxone (43)	2 g IV, single dose	128.4 30.8	15

항생제(참고문헌)	투여용량	최고혈중농도(μg/mL)	혈청 대비 뼈 농도 비율(%)
Ceftazidime (44)	1 g IV, single dose	49.1	30.5
Cefepime (45)	2 g IV, single dose	72.9	49
Ciprofloxacin (46)	750 mg PO, single dose	2.9	48.5
Clindamycin (47)	300 mg PO, single dose	2.8±1.2	21.4
Levofloxacin (48)	500 mg IV, single dose	5.3–13.8	77
Doxycycline (47)	200 mg PO, single dose	3.6±0.8	72.5
Gentamicin (49)	1.7 mg/Kg mg IM, single dose	5.2	30.5
Linezolid (50)	600 mg IV, single dose	19.2	51
Meropenem (51)	1 g IV, single dose	74.3	28.8
Moxifloxacin (52)	400 mg PO, multiple dose	6.26	40
Piperacillin/tazobactam (53)	3 g IV, multiple dose	98.5±19.1	23
Rifampin (54)	600 mg PO, multiple dose	9.4±3.1	41
Teicoplanin (55)	400 mg IV, single dose	29.6	22.5
Tigecycline (16)	100 mg IV, single dose	0.06±0.02	1.95
Vancomycin (56)	15 mg/Kg IV, single dose	22.1	13

4. 전립선(Prostate)

항생제(참고문헌)	투여용량	최고혈중농도(μg/mL)	혈청 대비 전립선 농도 비율(%)
Amikacin (57)	200 mg IM, single dose	12.4	49
Ampicillin (58)	2 g IV, single dose	118±48.9	40
Aztreonam (59)	1 g IV, single dose	31.4	25
Cefazolin (60)	2 g IV, single dose	139.1±39.7	25
Cefotetan (61)	1 g IV, single dose	0.8	80
Cefotaxime (62)	2 g IV, single dose	45.2	51
Ceftriaxone (63)	2 g IV, single dose	106.4	39
Ceftazidime (64)	2 g IV, single dose	73.3±12.3	14
Cefepime (65)	2 g IV, single dose	60	51
Ciprofloxacin (66)	500 mg PO, single dose	2.0 (1.1–2.3)	132
Clarithromycin (67)	750 mg PO, single dose	1.5±0.6	253
Levofloxacin (68)	500 mg IV, multiple dose	8	296
Doxycycline (69)	200 mg PO, multiple dose	2.8	110
Meropenem (70)	500 mg IV, single dose	36.43	19
Metronidazole (71)	1.5 g PO, multiple dose	20	92
Moxifloxacin (72)	400 mg IV, single dose	2.8±0.5	60
Piperacillin (73)	4 g IV, single dose	328.0±46.3	40
Sulfamethoxazole (74)	800 mg PO, single dose	25.2	27
Trimethoprim (74)	160 mg PO, single dose	0.98	290

5. 소변(Urine)

항생제(참고문헌)	투여용량, single dose	최고혈중농도(μg/mL)	혈청 대비 소변 농도 비율(%)
Amikacin	7.5 mg/Kg IV	15-25	>90
Ampicillin/sulbactam	500 mg/500 mg IV	14/20	17-21
Azithromycin	500 mg PO	0.3-0.63	4-12
Aztreonam	1 g IV	1.6-1.7	65-94
Cefazolin	1 g IV	190	90-96
Cefotetan	1 g IV	77.6	50-67
Cefotaxime	1 g IV	100	40-60
Ceftriaxone	1 g IV	100-175	65-95
Ceftazidime	1 g IV	105	75-90
Cefepime	2 g IV	67	99
Ciprofloxacin	100 mg IV	1.9-2.9	30-50
Colistin	2 mg/Kg IM	5-13	>75
Levofloxacin	100 mg PO	1.4-1.8	61-86
Linezolid	600 mg PO	15.5	30
Doxycycline	200 mg IV	6.4	35-40
Doripenem	500 mg IV	23	70
Meropenem	1 g IV	25.96	70
Metronidazole	500 mg PO	12	20
Piperacillin/tazobactam	4 g IV/0.5 g IV	298/34	74-89
Tigecycline	100 mg IV	0.604	33
Vancomycin	1 g IV	20-25	90-100

참고문헌

1. Yogev R, Kolling WM. Intraventricular levels of amikacin after intravenous administration. Antimicrob Agents Chemother. 1981;20(5):583-6.
2. Haddad N, Carr M, Balian S, Lannin J, Kim Y, Toth C, et al. The Blood-Brain Barrier and Pharmacokinetic/Pharmacodynamic Optimization of Antibiotics for the Treatment of Central Nervous System Infections in Adults. Antibiotics (Basel). 2022;11(12).
3. Le Turnier P, Gregoire M, Deslandes G, Lakhal K, Deschanvres C, Lecomte R, et al. Should we reconsider cefazolin for treating staphylococcal meningitis? A retrospective analysis of cefazolin and cloxacillin cerebrospinal fluid levels in patients treated for staphylococcal meningitis. Clin Microbiol Infect. 2020;26(10):1415 e1- e4.
4. Humbert G, Leroy A, Rogez JP, Cherubin C. Cefoxitin concentrations in the cerebrospinal fluids of patients with meningitis. Antimicrob Agents Chemother. 1980;17(4):675-8.
5. Asmar BI, Thirumoorthi MC, Buckley JA, Kobos DM, Dajani AS. Cefotaxime diffusion into cerebrospinal fluid of children with meningitis. Antimicrob Agents Chemother. 1985;28(1):138-40.
6. Steele RW, Bradsher RW. Comparison of ceftriaxone with standard therapy for bacterial meningitis. J Pediatr. 1983;103(1):138-41.
7. Modai J, Vittecoq D, Decazes JM, Wolff M, Meulemans A. Penetration of ceftazidime into cerebrospinal fluid of patients with bacterial meningitis. Antimicrob Agents Chemother. 1983;24(1):126-8.
8. Gerding DN, Hitt JA. Tissue penetration of the new quinolones in humans. Rev Infect Dis. 1989;11 Suppl 5:S1046-57.
9. Yim CW, Flynn NM, Fitzgerald FT. Penetration of oral doxycycline into the cerebrospinal fluid of patients with latent or neurosyphilis. Antimicrob Agents Chemother. 1985;28(2):347-8.
10. Vacek V, Hejzlar M, Skalova M. Penetration of antibiotics into the cerebro-spinal fluid in inflammatory conditions. 3. Gentamicin.

Int Z Klin Pharmakol Ther Toxikol. 1969;2(3):277-9.

11. Pea F, Pavan F, Nascimben E, Benetton C, Scotton PG, Vaglia A, et al. Levofloxacin disposition in cerebrospinal fluid in patients with external ventriculostomy. Antimicrob Agents Chemother. 2003;47(10):3104-8.

12. Jokipii AM, Myllyla VV, Hokkanen E, Jokipii L. Penetration of the blood brain barrier by metronidazole and tinidazole. J Antimicrob Chemother. 1977;3(3):239-45.

13. Kanellakopoulou K, Pagoulatou A, Stroumpoulis K, Vafiadou M, Kranidioti H, Giamarellou H, et al. Pharmacokinetics of moxifloxacin in non-inflamed cerebrospinal fluid of humans: implication for a bactericidal effect. J Antimicrob Chemother. 2008;61(6):1328-31.

14. Dickinson GM, Droller DG, Greenman RL, Hoffman TA. Clinical evaluation of piperacillin with observations on penetrability into cerebrospinal fluid. Antimicrob Agents Chemother. 1981;20(4):481-6.

15. Sippel JE, Mikhail IA, Girgis NI, Youssef HH. Rifampin concentrations in cerebrospinal fluid of patients with tuberculous meningitis. Am Rev Respir Dis. 1974;109(5):579-80.

16. Rodvold KA, Gotfried MH, Cwik M, Korth-Bradley JM, Dukart G, Ellis-Grosse EJ. Serum, tissue and body fluid concentrations of tigecycline after a single 100 mg dose. J Antimicrob Chemother. 2006;58(6):1221-9.

17. Dudley MN, Levitz RE, Quintiliani R, Hickingbotham JM, Nightingale CH. Pharmacokinetics of trimethoprim and sulfamethoxazole in serum and cerebrospinal fluid of adult patients with normal meninges. Antimicrob Agents Chemother. 1984;26(6):811-4.

18. Dull WL, Alexander MR, Kasik JE. Bronchial secretion levels of amikacin. Antimicrob Agents Chemother. 1979;16(6):767-71.

19. Wildfeuer A, Ruhle KH, Bolcskei PL, Springsklee M. Concentrations of ampicillin and sulbactam in serum and in various compartments of the respiratory tract of patients. Infection. 1994;22(2):149-51.

20. Bechard DL, Hawkins SS, Dhruv R, Friedhoff LT. Penetration of aztreonam into human bronchial secretions. Antimicrob Agents Chemother. 1985;27(2):263-4.

21. Lode H, Gruhlke G, Hallermann W, Dzwillo G. Significance of pleural and sputum concentrations for antibiotic therapy of broncho-pulmonary infections. Infection. 1980;Suppl 1:49-53.

22. Bergogne-Berezin E, Morel C, Benard Y, Berthelot G, Kafe H. Pharmacokinetic study of beta-lactam antibiotics in bronchial secretions. Scand J Infect Dis Suppl. 1978(14):267-72.

23. Bergogne-Berezin E, Morel C, Pierre J, Monrocq N, Dournovo P, Benard Y. Penetration of cefotaxime into bronchial secretions. Rev Infect Dis. 1982;4 Suppl:S392-5.

24. Chadha D, Wise R, Baldwin DR, Andrews JM, Ashby JP, Honeybourne D. Cefepime concentrations in bronchial mucosa and serum following a single 2 gram intravenous dose. J Antimicrob Chemother. 1990;25(6):959-63.

25. Kontou P, Chatzika K, Pitsiou G, Stanopoulos I, Argyropoulou-Pataka P, Kioumis I. Pharmacokinetics of ciprofloxacin and its penetration into bronchial secretions of mechanically ventilated patients with chronic obstructive pulmonary disease. Antimicrob Agents Chemother. 2011;55(9):4149-53.

26. Honeybourne D, Kees F, Andrews JM, Baldwin D, Wise R. The levels of clarithromycin and its 14-hydroxy metabolite in the lung. Eur Respir J. 1994;7(7):1275-80.

27. Grosset J, Bismuth R, Nguyen J. [Pharmacokinetic basis for antibiotic therapy in broncho-pulmonary bacterial infections (author's transl)]. Rev Fr Mal Respir. 1982;10(3):195-203.

28. Imberti R, Cusato M, Villani P, Carnevale L, Iotti GA, Langer M, et al. Steady-state pharmacokinetics and BAL concentration of colistin in critically Ill patients after IV colistin methanesulfonate administration. Chest. 2010;138(6):1333-9.

29. Oesterreicher Z, Minichmayr I, Sauermann R, Marhofer D, Lackner E, Jager W, et al. Pharmacokinetics of doripenem in plasma and epithelial lining fluid (ELF): comparison of two dosage regimens. Eur J Clin Pharmacol. 2017;73(12):1609-13.

30. Hartnett BJ, Marlin GE. Doxycycline in serum and bronchial secretions. Thorax. 1976;31(2):144-8.

31. Panidis D, Markantonis SL, Boutzouka E, Karatzas S, Baltopoulos G. Penetration of gentamicin into the alveolar lining fluid of critically ill patients with ventilator-associated pneumonia. Chest. 2005;128(2):545-52.

32. Gotfried MH, Danziger LH, Rodvold KA. Steady-state plasma and intrapulmonary concentrations of levofloxacin and ciprofloxacin in healthy adult subjects. Chest. 2001;119(4):1114-22.

33. Rebholz D, Liebchen U, Paal M, Vogeser M, Starp J, Grafe C, et al. Can linezolid be validly measured in endotracheal aspiration in critically ill patients? A proof-of-concept trial. Intensive Care Med Exp. 2024;12(1):47.

34. Bergogne-Berezin E, Muller-Serieys C, Aubier M, Dombret MC. Concentration of meropenem in serum and in bronchial secretions in patients undergoing fibreoptic bronchoscopy. Eur J Clin Pharmacol. 1994;46(1):87-8.

35. Leone M, Albanese J, Sampol-Manos E, Simon N, Lacarelle B, Bruguerolle B, et al. Moxifloxacin penetration in bronchial secretions of mechanically ventilated patients with pneumonia. Antimicrob Agents Chemother. 2004;48(2):638-40.

36. Boselli E, Breilh D, Rimmele T, Guillaume C, Xuereb F, Saux MC, et al. Alveolar concentrations of piperacillin/tazobactam administered in continuous infusion to patients with ventilator-associated pneumonia. Crit Care Med. 2008;36(5):1500-6.

37. Kiss IJ, Farago E, Juhaz I, Bacsa S, Fabian E. Investigation on the serum and lung tissue level of rifampicin in man. Int J Clin Pharmacol Biopharm. 1976;13(1):42-7.

38. Mimoz O, Rolland D, Adoun M, Marchand S, Breilh D, Brumpt I, et al. Steady-state trough serum and epithelial lining fluid concentrations of teicoplanin 12 mg/kg per day in patients with ventilator-associated pneumonia. Intensive Care Med. 2006;32(5):775-9.

39. Cruciani M, Gatti G, Lazzarini L, Furlan G, Broccali G, Malena M, et al. Penetration of vancomycin into human lung tissue. J Antimicrob Chemother. 1996;38(5):865-9.

40. Dehne mg, Muhling J, Sablotzki A, Nopens H, Hempelmann G. Pharmacokinetics of antibiotic prophylaxis in major orthopedic surgery and blood-saving techniques. Orthopedics. 2001;24(7):665-9.

41. MacLeod CM, Bartley EA, Galante JO, Friedhoff LT, Dhruv R. Aztreonam penetration into synovial fluid and bone. Antimicrob Agents Chemother. 1986;29(4):710-2.

42. Cunha BA, Gossling HR, Pasternak HS, Nightingale CH, Quintiliani R. The penetration characteristics of cefazolin, cephalothin, and cephradine into bone in patients undergoing total hip replacement. J Bone Joint Surg Am. 1977;59(7):856-9.

43. Garazzino S, Aprato A, Baietto L, D'Avolio A, Maiello A, De Rosa FG, et al. Ceftriaxone bone penetration in patients with septic nonunion of the tibia. Int J Infect Dis. 2011;15(6):e415-21.

44. Leigh DA, Griggs J, Tighe CM, Powell HD, Church JC, Wise K, et al. Pharmacokinetic study of ceftazidime in bone and serum of patients undergoing hip and knee arthroplasty. J Antimicrob Chemother. 1985;16(5):637-42.

45. Breilh D, Boselli E, Bel JC, Chassard D, Saux MC, Allaouchiche B. Diffusion of cefepime into cancellous and cortical bone tissue. J Chemother. 2003;15(2):134-8.

46. Fong IW, Ledbetter WH, Vandenbroucke AC, Simbul M, Rahm V. Ciprofloxacin concentrations in bone and muscle after oral dosing. Antimicrob Agents Chemother. 1986;29(3):405-8.

47. Bystedt H, Dahlback A, Nord CE. Concentration of azidocillin, erythromycin, doxycycline and clindamycin in dental alveolar serum after single oral doses. Int J Oral Surg. 1977;6(2):65-74.

48. von Baum H, Bottcher S, Abel R, Gerner HJ, Sonntag HG. Tissue and serum concentrations of levofloxacin in orthopaedic patients. Int J Antimicrob Agents. 2001;18(4):335-40.

49. Smilack JD, Flittie WH, Williams TW, Jr. Bone concentrations of antimicrobial agents after parenteral administration. Antimicrob Agents Chemother. 1976;9(1):169-71.

50. Lovering AM, Zhang J, Bannister GC, Lankester BJ, Brown JH, Narendra G, et al. Penetration of linezolid into bone, fat, muscle and haematoma of patients undergoing routine hip replacement. J Antimicrob Chemother. 2002;50(1):73-7.

51. Hanberg P, Lund A, Soballe K, Bue M. Single-dose pharmacokinetics of meropenem in porcine cancellous bone determined by microdialysis: An animal study. Bone Joint Res. 2019;8(7):313-22.

52. Malincarne L, Ghebregzabher M, Moretti MV, Egidi AM, Canovari B, Tavolieri G, et al. Penetration of moxifloxacin into bone in patients undergoing total knee arthroplasty. J Antimicrob Chemother. 2006;57(5):950-4.

53. Incavo SJ, Ronchetti PJ, Choi JH, Wu H, Kinzig M, Sorgel F. Penetration of piperacillin-tazobactam into cancellous and cortical bone tissues. Antimicrob Agents Chemother. 1994;38(4):905-7.

54. Landersdorfer CB, Bulitta JB, Kinzig M, Holzgrabe U, Sorgel F. Penetration of antibacterials into bone: pharmacokinetic, pharmacodynamic and bioanalytical considerations. Clin Pharmacokinet. 2009;48(2):89-124.

55. Wilson AP, Taylor B, Treasure T, Gruneberg RN, Patton K, Felmingham D, et al. Antibiotic prophylaxis in cardiac surgery: serum and tissue levels of teicoplanin, flucloxacillin and tobramycin. J Antimicrob Chemother. 1988;21(2):201-12.

56. Graziani AL, Lawson LA, Gibson GA, Steinberg MA, MacGregor RR. Vancomycin concentrations in infected and noninfected human bone. Antimicrob Agents Chemother. 1988;32(9):1320-2.

57. Goto T, Makinose S, Ohi Y, Yamauchi D, Kayajima T, Nagayama K, et al. Diffusion of piperacillin, cefotiam, minocycline, amikacin and ofloxacin into the prostate. Int J Urol. 1998;5(3):243-6.

58. Winningham DG, Nemoy NJ, Stamey TA. Diffusion of antibiotics from plasma into prostatic fluid. Nature. 1968;219(5150):139-43.

59. Madsen PO, Dhruv R, Friedhoff LT. Aztreonam concentrations in human prostatic tissue. Antimicrob Agents Chemother. 1984;26(1):20-1.

60. Iversen P, Madsen PO. Short-term cephalosporin prophylaxis in transurethral surgery. Clin Ther. 1982;5 Suppl A:58-66.

61. Charalabopoulos K, Karachalios G, Baltogiannis D, Charalabopoulos A, Giannakopoulos X, Sofikitis N. Penetration of antimicrobial agents into the prostate. Chemotherapy. 2003;49(6):269-79.

62. Genov A, Riedel B, Savopoulos C, Seeger K, Seidel G. Cefotaxime concentrations in prostatic tissue. Infection. 1983;11(1):33-4.

63. Adam D, Naber KG. Concentrations of ceftriaxone in prostate adenoma tissue. Chemotherapy. 1984;30(1):1-6.

64. Abbas AM, Taylor MC, Da Silva C, Francis RA, Bennet C. Penetration of ceftazidime into the human prostate gland following intravenous injection. J Antimicrob Chemother. 1985;15(1):119-21.

65. Arkell D, Ashrap M, Andrews JM, Wise R. An evaluation of the penetration of cefepime into prostate tissue in patients undergoing elective prostatectomy. J Antimicrob Chemother. 1992;29(4):473-4.

66. Boerema JB, Dalhoff A, Debruyne FM. Ciprofloxacin distribution in prostatic tissue and fluid following oral administration. Chemotherapy. 1985;31(1):13-8.

67. Giannopoulos A, Koratzanis G, Giamarellos-Bourboulis EJ, Panou

C, Adamakis I, Giamarellou H. Pharmacokinetics of clarithromycin in the prostate: implications for the treatment of chronic abacterial prostatitis. J Urol. 2001;165(1):97-9.

68. Kovarik JM, de Hond JA, Hoepelman IM, Boon T, Verhoef J. Intraprostatic distribution of lomefloxacin following multiple-dose administration. Antimicrob Agents Chemother. 1990;34(12):2398-401.

69. Oosterlinck W, Wallijn E, Wijndaele JJ. The concentration of doxycycline in human prostate gland and its role in the treatment of prostatitis. Scand J Infect Dis Suppl. 1976(9):85-8.

70. Nishikawa G, Ikawa K, Nakamura K, Yamada Y, Zennami K, Mitsui K, et al. Prostatic penetration of meropenem in humans, and dosage considerations for prostatitis based on a site-specific pharmacokinetic/pharmacodynamic evaluation. Int J Antimicrob Agents. 2013;41(3):267-71.

71. Viitanen J, Haataja H, Mannisto PT. Concentrations of metronidazole and tinidazole in male genital tissues. Antimicrob Agents Chemother. 1985;28(6):812-4.

72. Wagenlehner FM, Kees F, Weidner W, Wagenlehner C, Naber KG. Concentrations of moxifloxacin in plasma and urine, and penetration into prostatic fluid and ejaculate, following single oral administration of 400 mg to healthy volunteers. Int J Antimicrob Agents. 2008;31(1):21-6.

73. Kobayashi I, Ikawa K, Nakamura K, Nishikawa G, Kajikawa K, Yoshizawa T, et al. Penetration of piperacillin-tazobactam into human prostate tissue and dosing considerations for prostatitis based on site-specific pharmacokinetics and pharmacodynamics. J Infect Chemother. 2015;21(8):575-80.

74. Oosterlinck W, Defoort R, Renders G. The concentration of sulphamethoxazole and trimethoprim in human prostate gland. Br J Urol. 1975;47(3):301-4.

B APPENDIX

원인 균주에 따른 항균제 선택

김효열 연세대학교 원주의과대학 내과학교실

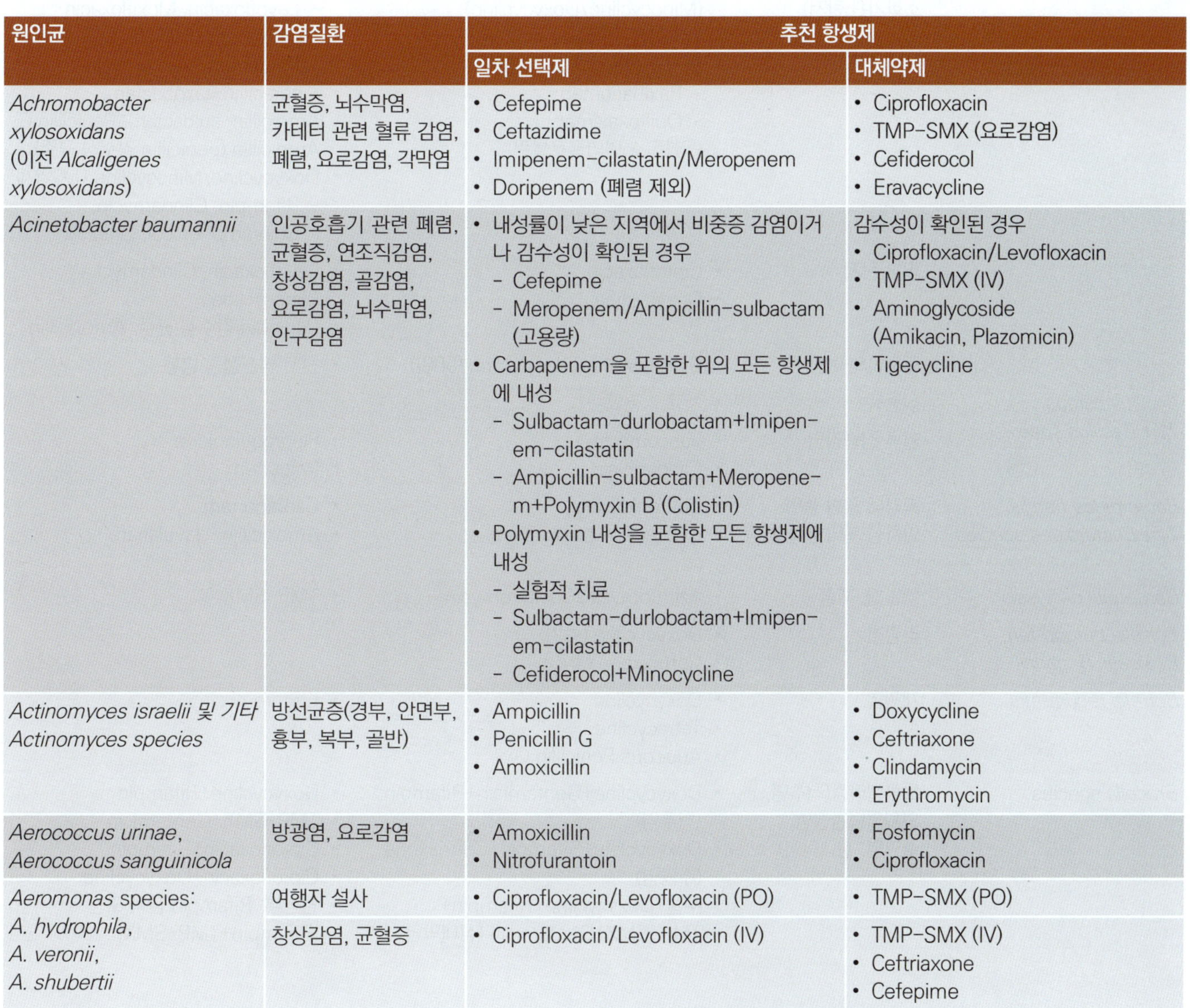

원인균	감염질환	추천 항생제	
		일차 선택제	대체약제
Achromobacter xylosoxidans (이전 *Alcaligenes xylosoxidans*)	균혈증, 뇌수막염, 카테터 관련 혈류 감염, 폐렴, 요로감염, 각막염	• Cefepime • Ceftazidime • Imipenem-cilastatin/Meropenem • Doripenem (폐렴 제외)	• Ciprofloxacin • TMP-SMX (요로감염) • Cefiderocol • Eravacycline
Acinetobacter baumannii	인공호흡기 관련 폐렴, 균혈증, 연조직감염, 창상감염, 골감염, 요로감염, 뇌수막염, 안구감염	• 내성률이 낮은 지역에서 비중증 감염이거나 감수성이 확인된 경우 - Cefepime - Meropenem/Ampicillin-sulbactam (고용량) • Carbapenem을 포함한 위의 모든 항생제에 내성 - Sulbactam-durlobactam+Imipenem-cilastatin - Ampicillin-sulbactam+Meropenem+Polymyxin B (Colistin) • Polymyxin 내성을 포함한 모든 항생제에 내성 - 실험적 치료 - Sulbactam-durlobactam+Imipenem-cilastatin - Cefiderocol+Minocycline	감수성이 확인된 경우 • Ciprofloxacin/Levofloxacin • TMP-SMX (IV) • Aminoglycoside (Amikacin, Plazomicin) • Tigecycline
Actinomyces israelii 및 기타 Actinomyces species	방선균증(경부, 안면부, 흉부, 복부, 골반)	• Ampicillin • Penicillin G • Amoxicillin	• Doxycycline • Ceftriaxone • Clindamycin • Erythromycin
Aerococcus urinae, *Aerococcus sanguinicola*	방광염, 요로감염	• Amoxicillin • Nitrofurantoin	• Fosfomycin • Ciprofloxacin
Aeromonas species: *A. hydrophila*, *A. veronii*, *A. shubertii*	여행자 설사	• Ciprofloxacin/Levofloxacin (PO)	• TMP-SMX (PO)
	창상감염, 균혈증	• Ciprofloxacin/Levofloxacin (IV)	• TMP-SMX (IV) • Ceftriaxone • Cefepime

원인균	감염질환	추천 항생제	
		일차 선택제	대체약제
Aggregatibacter aphrophilus (*Haemophilus aphrophilus*)	심내막염, 치아농양, 부비동염, 뇌농양, 화농관절염, 균혈증	• Ceftriaxone	• Ciprofloxacin/ Levofloxacin • Ampicillin
Anaplasma phagocytophilium	아나플라스마증	• Doxycycline	• Rifampin • Levofloxacin
Arcanobacterium haemolyticum (이전 *Corynebacterium haemolyticum*)	인두염 드물게: 심부연조직감염, 폐렴, 균혈증, 뇌수막염, 골수염	• Azithromycin	• Penicillin G • Ceftriaxone • Clindamycin • Vancomycin • Erythromycin
Bacillus anthracis	전신 감염(폐 탄저, 소화기관 탄저)	• Ciprofloxacin+Meropenem+ (Minocycline/Doxycycline): 2주 이상 정맥주사 • 탄저균 항독소 치료와 병행 - Raxibacumab - Obiltoxaximab - 항독소 면역글로불린	• Ciprofloxacin 대체약제 - Levofloxacin, Moxifloxacin • Meropenem 대체약제 - Imipenem, Vancomycin • Piperacillin-tazobactam, Ampicillin-sulbactam, Penicillin G, Ampicillin (penicillin 감수성 균주) • Doxycycline/Minocycline 대체약제 - Rifampin, Clindamycin, Chloramphenicol, Linezolid
	피부 탄저	• Ciprofloxacin • Doxycycline	• Levofloxacin, Clindamycin, Minocycline • Penicillin 감수성 균주: Amoxicillin
	탄저병의 예방	• Ciprofloxacin/Doxycycline (60일)	• 탄저 백신접종 병행
Bacillus cereus, 기타 *Bacillus species*	식중독	• 치료 불필요	
	혈류·침습감염	• Vancomycin • Clindamycin	• Fluoroquinolone • Imipenem
Bacteroides fragilis, 기타 *Bacteroides species*	복강내·골반 농양, 이차성 복막염, 균혈증	• Metronidazole • Piperacillin-tazobactam	• Carbapenem • Amoxicillin-clavulanate
Bordetella pertussis	백일해, 폐렴	• Azithromycin/Clarithromycin	• TMP-SMX
Borrella burgdorferi, *B. afzelii*, *B. garinii*	라임병	• Doxycycline (초기) • Ceftriaxone (후기)	
Borrelia recurrentis	재귀열	• Doxycycline • Tetracycline • Aqueous Penicillin G	• Erythromycin
Brucella species	브루셀라증(척추염, 엉치엉덩관절염, 수막염, 심내막염)	• Doxycycline+Gentamicin+Rifampin (척추염) • Doxycycline+Rifampin+Ceftriaxone (수막염) • 수술+Doxycycline+Rifampin+ TMP-SMX+Gentamicin (심내막염)	• Doxycycline+Rifampin • TMP-SMX+Gentamicin • Ciprofloxacin+Rifampin • Ciprofloxacin+Doxycycline • 임신부: Rifampin 단독 또는 [Rifampin+TMP-SMX]

원인균	감염질환	추천 항생제	
		일차 선택제	대체약제
Burkholderia cepacia complex	폐렴(원내폐렴), 요로감염	• Levofloxacin • TMP-SMX	• Minocycline • Meropenem • Ceftazidime
Burkholderia pseudomallei	유사비저(melioidosis) 폐렴, 피부 농양, 균혈증, 골관절감염, 중추신경계감염, 심부 농양	• 초기 치료(14일, 중증은 4-8주 이상): - Ceftazidime - Meropenem • 박멸 치료(3개월): - TMP-SMX (PO)	• Doxycycline • Amoxicillin-clavulanate
Campylobacter fetus	기회감염, 균혈증, 수막염, 혈관내 감염, 인공삽입물 관련 감염	• Imipenem • Meropenem	• Ampicillin • Gentamicin • Ertapenem
Campylobacter jejuni *Campylobacter coli*	위장관염	• Azithromycin	• Ciprofloxacin • Erythromycin • Doxycycline
Capnocytophaga species	개, 고양이 물린 후 패혈증	• Amoxicillin-clavulanate (예방) • Clindamycin (예방, PO) • Piperacillin-tazobactam • Imipenem-cilastatin • Meropenem	• Ceftriaxone • Clindamycin
Chlamydia trachomatis	비임균성 요도염, 부고환염, 골반염	• Doxycycline • Azithromycin (임신부)	
	성병림프육아종	• Doxycycline	• Azithromycin • Erythromycin
	트라코마	• Azithromycin	• Doxycycline • Tetracycline
	봉입체 결막염(신생아)	• Erythromycin • Azithromycin	
Chlamydophila pneumoniae (이전 *Chlamydia pneumoniae*)	비정형폐렴	• Doxycycline • Azithromycin	• Levofloxacin • Clarithromycin
Chlamydia psittaci	앵무새병, 비정형폐렴	• Doxycycline • Azithromycin	• Clarithromycin • Minocycline

원인균	감염질환	추천 항생제	
		일차 선택제	대체약제
Citrobacter freundii	요로감염, 복강내감염, 피부연조직감염, 폐렴, 중추신경계 감염, 균혈증	• 내성률이 낮은 지역이거나 감수성이 확인된 경우 - Cefepime - Ciprofloxacin/Levofloxacin (감수성 균) - Cefixime/Cefdinir (PO, 감수성 균) • Aztreonam, Ceftriaxone, Cefotaxime 내성균 - Meropenem/Ertapenem • Carbapenem을 포함한 위의 모든 항생제에 내성균 - Ceftazidime-avibactam - Meropenem-vaborbactam - Imipenem-cilastatin-relebactam • Ceftazidime-avibactam을 포함한 위의 모든 항생제에 내성 - Ceftazidime-avibactam+Aztreonam - Cefiderocol	• AmpC 생성균 - Cefepime • ESBL 생성균 - Ceftolozane-tazobactam - Fosfomycin (요로감염) - Cefepime-enmetazobactam (복잡성요로감염)
Citrobacter koseri (이전 *C. diversus*)	요로감염, 복강내감염, 피부연조직감염, 폐렴, 중추신경계 감염, 균혈증	• 내성률이 낮은 지역이거나 감수성이 확인된 경우 - Piperacillin-tazobactam - Ceftriaxone - Ciprofloxacin/Levofloxacin (감수성 균) • Aztreonam, Ceftriaxone, Cefotaxime 내성균 - Meropenem/Ertapenem • Carbapenem을 포함한 위의 모든 항생제에 내성균 - Ceftazidime-avibactam - Meropenem-vaborbactam - Imipenem-cilastatin-relebactam • Ceftazidime-avibactam을 포함한 위의 모든 항생제에 내성 - Ceftazidime-avibactam+Aztreonam - Cefiderocol - Fosfomycin IV	• AmpC 생성균 - Cefepime • ESBL 생성균 - Ceftolozane-tazobactam - Fosfomycin (요로감염) - Cefepime-enmetazobactam (복잡성요로감염) • Metallo-carbapenemase 생성균 - Ceftazidime-avibactam+ Aztreonam - Cefiderocol (복잡성요로감염)
Clostridioides difficile (이전 *Clostridium difficile*)	항생제 유발 설사, 거짓막잘록창자염	• PO Vancomycin (경증, 중등증) • Fidaxomicin (경증, 중등증) • PO Vancomycin+ IV Metronidaxole (중증)	• PO Metronidazole (경증) • Rifaximin
Clostridium perfringens	괴사성 근막염, 가스 괴저, 독소 쇼크 증후군, 담도계 감염, 농흉, 복강내감염, 여성 생식기감염, 식중독	• Penicillin G±Clindamycin ✓ 가스괴저의 경우 즉각적인 괴사조직제거술 필요 ✓ 식중독은 수분공급 외에 항생제는 필요 없음	• Doxycycline • Chloramphenicol, Piperacillin, Cefazolin, Cefoxitin, Ceftriaxone, Imipenem/ Meropenem
Clostridium tetani	파상풍	• Metronidazole IV (7-10일) • Aqueous Penicillin G (7-10일) ✓ 파상풍 면역글로불린 주사와 파상풍 면성 독소 예방접종 병행	• Doxycycline IV (7-10일)

<table>
<tr><th rowspan="2">원인균</th><th rowspan="2" colspan="2">감염질환</th><th colspan="2">추천 항생제</th></tr>
<tr><th>일차 선택제</th><th>대체약제</th></tr>
<tr><td>Corynebacterium diphtheriae</td><td colspan="2">디프테리아, 인두염, 피부감염, 침습적 질환</td><td>• Azithromycin (IV/PO)
• Erythromycin (IV/PO)
✓ 디프테리아 항독소와 병행 치료</td><td>• Penicillin (감수성 균주)</td></tr>
<tr><td>Corynebacterium jeikeium</td><td colspan="2">의료관련감염 균혈증, 심내막염, 투석 카테터 관련 감염, 인공삽입물 감염</td><td>• Vancomycin</td><td>• Daptomycin
• Teicoplanin/Linezolid/ Tigecycline (실험실적 감수성 있음)</td></tr>
<tr><td>Corynebacterium urealyticum</td><td colspan="2">요로감염</td><td>• Vancomycin
• TMP-SMX (임신부)</td><td>• Teicoplanin</td></tr>
<tr><td rowspan="2">Coxiella burnetii</td><td rowspan="2">Q열</td><td>급성 감염</td><td>• Doxycycline (2주)
• TMP-SMX (임신부)</td><td>• Fluoroquinolone (Moxifloxacin, 2-3주)
• Erythromycin, Clarithromycin, Azithromycin</td></tr>
<tr><td>만성 감염, 심내막염</td><td>• Doxycycline+Hydroxychloroquine (18개월)</td><td>• Doxycycline+Fluoroquinolone (Ciprofloxacin, Moxifloxacin)
• TMP-SMX
• Chloramphenicol</td></tr>
<tr><td>Ehrlichia species</td><td colspan="2">에를리히아증</td><td>• Doxycycline</td><td>• Rifampin
• Levofloxacin</td></tr>
<tr><td>Elizabethkingia meningoseptica (Chryseobacterium meningosepticum)</td><td colspan="2">균혈증, 신생아 뇌수막염, 원내폐렴(병원 감염균)</td><td>• Piperacillin-tazobactam
• Ciprofloxacin/Levofloxacin</td><td>• Minocycline
• TMP-SMX</td></tr>
<tr><td>Enterobacter cloacae complex</td><td colspan="2">균혈증, 폐렴, 창상감염, 요로감염</td><td>• 내성률이 낮은 지역이거나 감수성이 확인된 경우
- Cefepime
- Ciprofloxacin/Levofloxacin
- TMP-SMX
• Aztreonam, Ceftriaxone, Cefotaxime, Ceftazidime 내성균 (ESBL 생성균, AmpC 과생성 균)
- Meropenem/Ertapenem
- Ciprofloxacin/Levofloxacin (감수성 균주)
- TMP-SMX (감수성 균주)
• Carbapenem 내성균(KPC 생성균)
- Ceftazidime-avibactam
- Meropenem-vaborbactam
- Imipenem-cilastatin-relebactam
• Ceftazidime-avibactam 내성균
- Ceftazidime-avibactam+Aztreonam
- Cefiderocol</td><td>• Aztreonam, Ceftriaxone, Cefotaxime, Ceftazidime 감수성 균
- Gentamicin/Tobramycin
- Cefepime
• ESBL 생성균
- Ceftolozane-tazobactam
- Ceftazidime-avibactam
- Plazomicin (복잡성요로감염)
- Fosfomycin (요로감염)
- Cefepime-enmetazobactam (복잡성요로감염)</td></tr>
</table>

원인균	감염질환	추천 항생제	
		일차 선택제	대체약제
Erysipelothrix rhusiopathiae	피부의 국소감염 (유사단독)	• Penicillin VK • Cephalexin • Ciprofloxacin/Levofloxacin • Clindamycin	
	심내막염/ 파종감염	• Penicillin G • Ceftriaxone • Imipenem-cilastatin • Ciprofloxacin/Levofloxacin	
Enterococcus faecalis, *Enterococcus faecium*	요로감염, 창상감염, 복강내감염, 담도계 감염, 균혈증	• Penicillin 감수성 균 - Penicillin G - Ampicillin - Ampicillin-sulbactam • Penicillin 내성균 - Vancomycin/Teicoplanin - Ampicillin-sulbactam • Vancomycin 내성균(VRE) - Daptomycin (균혈증, 중증 전신감염) - Linezolid	• Fosfomycin, Nitrofurantoin (방광염) • Amoxicillin (요로감염)
	심내막염	• Penicillin 감수성 균 - Ampicillin+Ceftriaxone (*E. faecalis*, 6주) - Ampicillin+Gentamicin (4-6주) • Penicillin 내성균 - Vancomycin+Gentamicin (6주) • Gentamicin 고도내성(MIC>500 μg/mL) *E. faecalis* - Ampicillin+Ceftriaxone (6주) - Ampicillin+Streptomycin (4-6주) - Penicillin+Streptomycin (4-6주) • Gentamicin 고도내성(MIC>500 μg/mL) *E. faecium* - Ampicillin/Penicillin (8-12주) - Ampicillin+Streptomycin (4-6주) • Vancomycin, penicillin, aminoglycoside 내성균 - Daptomycin+[Ampicillin/Ceftaroline] - Linezolid (8주 이상)	• Penicillin이나 vancomycin을 사용할 수 없을 때 - Daptomycin - Daptomycin+[Rifampin/Gentamicin]

원인균	감염질환	추천 항생제	
		일차 선택제	대체약제
Escherichia coli	경증 감염 (단순요로감염)	• Amoxicillin-clavulanate • Fluoroquinolone • 2, 3세대 cephalosporin • TMP-SMX (감수성이 있는 경우)	• Fosfomycin, Nitrofurantoin (방광염) • Rifaximin (여행자 설사)
	균혈증, 복강내감염, 창상감염, 복잡성 요로감염	• 내성률이 낮은 지역이거나 감수성이 확인된 경우 - 3세대 cephalosporin - Ciprofloxacin/Levofloxacin - Piperacillin-tazobactam • ESBL 생성균 - Carbapenem (Meropenem/Ertapenem) • Carbapenem을 포함한 위의 모든 항생제에 내성균(KPC 생성균) - Ceftazidime-avibactam - Meropenem-vaborbactam • Ceftazidime-avibactam을 포함한 위의 모든 항생제에 내성(Metallo-β-lactamase 생성균) - Ceftazidime-avibactam+Aztreonam - Cefiderocol	• ESBL 생성하지 않고, 감수성이 확인된 경우 - Cefazolin - TMP-SMX - Amoxicillin-clavulanate - Ampicillin-sulbactam - Gentamicin/Tobramycin • ESBL 생성균 - Ceftolozane-tazobactam - Ceftazidime-avibactam - Gentamicin/Tobramycin - Fosfomycin (요로감염) • Carbapenem 내성균 - Plazomicin (복잡성요로감염) - Meropenem-vaborbactam+Aztreonam
Francisella tularensis	야생토끼병	• 1차 치료제 - Ciprofloxacin IV/PO (14-21일) • 중환자이거나 ciprofloxacin 단독치료에 반응이 없는 경우 다음 항생제를 ciprofloxacin과 병용 - Aminoglycoside (Gentamicin/ Tobramycin/ Streptomycin) (성인 10일, 소아 5-7일) - Doxycycline (14-21일) • 수막염(드묾) - Aminoglycoside+Doxycycline (14-21일) - Aminoglycoside+Ciprofloxacin (14-21일)	• 중증이 아니면 단독치료 가능 - Doxycycline IV/PO (14-21일) - Ciprofloxacin (성인 IV/PO, 소아 PO×10-14일) • 노출 후 예방 - Doxycycline PO (14일) - Ciprofloxacin PO (14일)
Fusobacterium necrophorum	인두염, 편도염, 간농양, 뇌농양, 부비동염, 동물에게 물림	• Ceftriaxone+Metronidazole • Piperacillin-tazobactam	• Imipenem-cilastatin/Meropenem • Clindamycin
Gardnerella vaginalis	세균질증	• Metronidazole (PO, 7일)	• Clindamycin • Tinidazole
Gemella mobillorum	심내막염, 농양	• [Penicillin/Ampicillin/Ceftriaxone] +/-Gentamicin • Vancomycin	
Haemophilus ducreyi	무른궤양(chancroid)	• Azithromycin (1 g PO, 1회) • Ceftriaxone (250 mg IM, 1회)	• Erythromycin (7일) • Ciprofloxacin (3일)

원인균	감염질환	추천 항생제	
		일차 선택제	대체약제
Haemophilus influenzae	중이염, 부비동염, 폐렴, 만성 기관지염의 급성 악화, 뇌수막염, 후두개염, 관절염, 연조직염	• 경증 - 2, 3세대 cephalosporin - Amoxicillin-clavulanate • 중증: 뇌수막염, 후두개염 - Cefotaxime, Ceftriaxone	• Fluoroquinolone (Levofloxacin, Moxifloxacin) • Azithromycin/Clarithromycin • Doxycycline
Helicobacter pylori	소화궤양	• PPI (프로톤펌프억제제)+비스무스 제제 +Metronidazole+Tetracycline • PPI+Amoxicillin+Clarithromycin+/- Metronidazole/Tinidazole	• PPI+Amoxicillin+Levofloxacin
Klebsiella aerogenes (이전 *Enterobacter aerogenes*)	요로감염, 복강내감염, 피부연조직감염, 폐렴, 뇌수막염	• 내성률이 낮은 지역이거나 감수성이 확인된 경우 - Cefepime - Ciprofloxacin/Levofloxacin • ESBL 생성균 - Carbapenem (Meropenem/Ertapenem) • Carbapenem을 포함한 위의 모든 항생제에 내성균(KPC 생성균) - Ceftazidime-avibactam - Meropenem-vaborbactam • Ceftazidime-avibactam을 포함한 위의 모든 항생제에 내성(Metallo-β-lactamase 생성균) - Ceftazidime-avibactam+Aztreonam - Cefiderocol	• ESBL 생성하지 않고, 감수성이 확인된 경우 - TMP-SMX - Gentamicin/Tobramycin • ESBL 생성균 - Ceftolozane-tazobactam - Ceftazidime-avibactam - Fosfomycin (요로감염) • Carbapenem 내성균 - Plazomicin (복잡성요로감염)
Klebsiella species *Klebsiella pneumoniae* *Klebsiella oxytoca* *Klebsiella variicola*	패혈증, 간농양, 폐렴, 복강내감염, 요로감염, 수막염	• 내성률이 낮은 지역이거나 감수성이 확인된 경우 - 3세대 cephalosporin (Ceftriaxone) - Piperacillin-tazobactam - Ciprofloxacin/Levofloxacin • ESBL 생성균 - Carbapenem (Meropenem/Imipenam/Ertapenem) • Carbapenem을 포함한 위의 모든 항생제에 내성균 (KPC 생성균) - Ceftazidime-avibactam - Meropenem-vaborbactam - Imipenem-cilastatin-relebactam • Ceftazidime-avibactam을 포함한 위의 모든 항생제에 내성 (Metallo-β-lactamase 생성균) - Ceftazidime-avibactam+Aztreonam - Cefiderocol	• ESBL 생성하지 않고, 감수성이 확인된 경우 - Cefazolin - TMP-SMX • ESBL 생성균 - Ceftolozane-tazobactam - Ceftazidime-avibactam - Fosfomycin (요로감염) • Carbapenem 내성균 - Plazomicin (복잡성요로감염)
Lactobacillus species	혈관내 장치 감염	• Penicillin G • Ampicillin	• Clindamycin

원인균	감염질환	추천 항생제	
		일차 선택제	대체약제
Legionella species *Legionella pneumophila*	폰티악열, 레기오넬라증(폐렴)	• Levofloxacin/Moxifloxacin • Azithromycin	• Clarithromycin (폐렴) • Doxycycline (폐렴, 심내막염) • Erythromycin+Rifampin (심내막염) • Ciprofloxacin (심내막염)
Leptospira interrogans	렙토스피라증	• 경증, 외래치료 - Doxycycline (PO) - Amoxicillin (PO) - Azithromycin (PO) • 중증, 입원치료 - Penicillin G - Ceftriaxone	• Doxycycline (IV) - 중증
Leuconostoc	균혈증, 창상감염, 인공관절감염, 정맥관 감염	• Penicillin G • Ampicillin	• Clindamycin
Listeria monocytogenes	신생아 패혈증, 면역저하자 및 고령자 침습감염(균혈증, 뇌수막염, 뇌염), 임산부 감염, 위장염	• Ampicillin (수막염, 심내막염, 균혈증) • Amoxicillin (PO)/TMP-SMX (PO) (열성 위장염)	• TMP-SMX (IV) • Meropenem (Penicillin 알레르기)
Moraxella catarrhalis (*Branhamella catarrhalis*)	중이염, 부비동염, 기관지염, 폐렴	• Amoxacillin-clavulanate • PO 2, 3세대 cephalosporin	• TMP-SMX • Azithromycin/Clarithromycin - Erythromycin - Doxycycline - Fluoroquinolone
Morganella morganii	요로감염, 수술 후 창상감염, 균혈증, 폐렴	• 내성률이 낮은 지역에서 경험적 치료 - Piperacillin-tazobactam - 3세대 cephalosporin (Ceftriaxone) - Aztreonam - Ciprofloxacin/Levofloxacin - Cefepime • Aztreonam, Ceftriaxone, Cefotaxime, Ceftazidime 내성균(ESBL/AmpC 생성균) - Carbapenem (Meropenem/Ertapenem) - Ciprofloxacin/Levofloxacin (감수성 있으면) - TMP-SMX (감수성 있으면) • Carbapenem을 포함한 위의 모든 항생제에 내성 - Ceftazidime-avibactam - Meropenem-vaborbactam • Ceftazidime-avibactam을 포함한 위의 모든 항생제에 내성 - Ceftazidime-avibactam+Aztreonam - Cefiderocol	• 베타락탐에 심한 과민반응 - Aztreonam - Ciprofloxacin/Levofloxacin • ESBL 생성균 - Ceftolozane-tazobactam
Mycoplasma genitalium	비임균성 요도염, 자궁경부염, 골반염	• Doxycycline (7일)→Azithromycin (4일) • Doxycycline (7일)→Moxifloxacin (7일)	• Pristinamycin

원인균	감염질환	추천 항생제	
		일차 선택제	대체약제
Mycoplasma hominis	요도염, 요로감염, 골반염, 맥락망막염, 신생아 뇌수막염, 신생아 균혈증, 신생아 폐렴	• Doxycycline	• Levofloxacin/Moxifloxacin • Clindamycin
Mycoplasma pneumoniae	상부/하부 호흡기감염 (비정형 폐렴)	• Azithromycin • Doxycycline	• Levofloxacin
Neisseria gonorrhoeae	임질	• Ceftriaxone (IM, 1회) • Ceftriaxone+Azithromycin	• Azithromycin+Gentamicin • Azithromycin+Gemifloxacin (Cephalosporin 과민반응) • Cefixime • Doxycycline
Neisseria meningitidis	수막염, 균혈증 (수막알균혈증), 심낭염, 폐렴	• Ceftriaxone/Cefotaxime	• Penicillin G • Ampicillin • Chloramphenicol • Ciprofloxacin
	노출 후 예방	• Rifampin (600 mg bid, 2일)	• Ciprofloxacin (500 mg, 단회) • Ceftriaxone (250 mg, IM 단회)
Nocardia species	노카르디아증 (림프절염, 뇌농양, 폐렴)	• 중증(뇌농양, 폐렴) - TMP-SMX (IV) +Imipenem-cilastatin • 림프절염 - TMP-SMX (IV/PO)	• 뇌농양 - Linezolid+Meropenem • 폐렴 - Imipenem-cilastatin+Amikacin (3-4주) → TMP-SMX (PO) • 림프절염 - Minocycline (PO)
Parvimonas micra	치성 감염	• Penicillin • Clindamycin • Metronidazole	• Carbapenem
Pasteurella multocida	동물에 물린 상처 (개, 고양이), 균혈증, 화농관절염, 골수염	• Amoxicillin-clavulanate (경험적 치료) • Penicillin VK/Amoxicillin (표적 치료) • Ceftriaxone/Penicillin G (균혈증, 골관절 감염)	• 경구 2,3세대 cephalosporin (Cefuroxime, Cefpodoxime) • Levofloxacin/Moxifloxacin • Doxycycline • TMP-SMX • Carbapenem
Peptoniphilus species (이전 *Peptostreptococcus* species)	구강/치아/폐 감염, 복강내감염, 산부인과감염	• Penicillin G/Ampicillin/Amoxicillin	• Clindamycin • Metronidazole • Moxifloxacin
Plesiomonas shigelloides (이전 *Aeromonas shigelloides*)	위장염 (설사, 이질, 발열)	• Ciprofloxacin	• Ceftriaxone • Amoxicillin-clavulanate
Porphyromonas endodontalis	치성 감염	• Penicillin • Clindamycin • Metronidazole • Tetracycline	

원인균	감염질환	추천 항생제	
		일차 선택제	대체약제
Propionibacterium acnes *Cutibacterium acnes*	여드름, 수술부위감염, 인공삽입물 관련 심부 감염	• Penicillin G • Ceftriaxone	• Vancomycin • Daptomycin • Linezolid • Tetracycline, 국소 clindamycin (여드름)
Proteus species (*P. mirabilis*, *P. penneri*, *P. vulgaris*)	폐혈증, 요로감염, 복강내감염, 창상감염, 폐렴	• 내성률이 낮은 지역에서 경험적 치료 - Piperacillin-tazobactam - Ciprofloxacin/Levofloxacin - Ceftriaxone - Cefazolin • Aztreonam, Ceftriaxone, Cefotaxime에 내성균 - Carbapenem (Meropenem/ Ertapenem) • Carbapenem 내성균 - Ceftazidime-avibactam - Meropenem-vaborbactam • Ceftazidime-avibactam 내성균 - Ceftazidime-avibactam+Aztreonam - Cefiderocol	• 내성유전자(ESBL, AmpC)의 증거가 없는 경우 - 경구 2,3세대 cephalosporin (Cefixime, Cefpodoxime, Cefdinir) - Fosfomycin (요로감염) - Aztreonam (베타락탐 과민반응) • ESBL 생성균이고 Carbapenem을 사용할 수 없을 때 - Aminoglycoside - Fluoroquinolone - Ceftolozane-tazobactam - Fosfomycin (요로감염) • Carbapenem을 포함한 모든 항생제에 내성인 경우 - Plazomicin
Providencia species (*P. stuartii*, *P. rettgeri*, *P. alcalifaciens*)	병원내감염균 균혈증, 창상감염	• 내성률이 낮은 지역이거나 감수성이 확인된 경우 - Piperacillin-tazobactam - Ceftriaxone - Cefepime - Ciprofloxacin/Levofloxacin - Aztreonam • ESBL 생성균 - Carbapenem (Meropenem/ Ertapenem) • Carbapenem 내성균 - Ceftazidime-avibactam - Meropenem-vaborbactam • Ceftazidime-avibactam 내성균 - Ceftazidime-avibactam+Aztreonam - Cefiderocol	• 베타락탐 항생제에 과민반응 - Aztreonam - Ciprofloxacin/Levofloxacin • ESBL/AmpC 생성균 - Ceftolozane-tazobactam • Carbapenem, Ceftolozane-tazobactam 내성균 - Fosfomycin - Plazomicin (요로감염)

원인균	감염질환	추천 항생제	
		일차 선택제	대체약제
Pseudomonas aeruginosa	인공호흡기 관련 폐렴, 균혈증, 괴저고름피부증, 폐렴, 복강내감염, 요로감염	• 내성률이 낮은 지역이거나 감수성이 확인된 경우 - Piperacillin-tazobactam - Ceftazidime - Cefepime - Aztreonam • Piperacillin-tazobactam, Ceftazidime, Cefepime, Aztreonam 내성균 - Meropenem - Ceftolozane-tazobactam • Carbapenem 내성균 - Ceftazidime-avibactam - Imipenem-cilastatin-relebactam • Ceftazidime-avibactam 내성균 - Ceftazidime-avibactam+Aztreonam - Cefiderocol	• 내성이 없는 경우 - Aztreonam (베타락탐 과민반응) - Ciprofloxacin/Levofloxacin - Cefoperazone - Imipenem-cilastatin • 중증감염: 두 가지 약제 병용 - [Piperacillin-tazobactam/Ceftazidime/Meropenem]+[Tobramycin/Ciprofloxacin/Levofloxacin] • ESBL 생성균 - Ceftazidime-avibactam - Imipenem-cilastatin • Metallo-carbapenemase 생성균 - Polymyxin B (Colistin; 요로감염)
Rhodococcus hoagii (이전 *Rhodococcus equi*, *Corynebacterium equi*)	폐렴, 창상감염, 균혈증, 복막염, 뇌농양, 뇌수막염	• 서로 다른 계열 2제 병용 - Moxifloxacin/Levofloxacin/Ciprofloxacin - Azithromycin - Rifampin	• [Vancomycin/Imipenem]+[Azithromycin/Levofloxacin/Rifampin]
Rickettsiae species (*Orientia tsutsugamushi*, *Rickettsia typhi* 등)	쯔쯔가무시병, 발진열, 발진티푸스 등	• Doxycycline • Doxycycline+Azithromycin (중증)	• Chloramphenicol • Azithromycin • Rifampin
Salmonella species *Salmonella enterica serovars: Salmonella Typhi*, *Salmonella Parathyphi*, *Salmonella Choleraesuis*, *Salmonella Typhimurium*	장티푸스(*S. Typhi*, *S. Parathyphi*), 위장염, 균혈증	• Ciprofloxacin/Levofloxacin (7-14일) • Ceftriaxone (7-14일) • Carbapenem (중증, XDR)	• Azithromycin (5-7일) • Chloramphenicol (14일) • Cefixime (7-14일) • TMP-SMX
	보균자의 치료	• Ciprofloxacin (4-6주) • Amoxicillin (4-6주) • TMP-SMX (4-6주)	

원인균	감염질환	추천 항생제	
		일차 선택제	대체약제
Serratia marcescens	패혈증, 요로감염, 폐렴	• 내성률이 낮은 지역이거나 감수성이 확인된 경우 - Piperacillin-tazobactam - Ceftriaxone - Aztreonam - Ciprofloxacin/Levofloxacin - Cefepime • Aztreonam, Ceftriaxone, Ceftazidime 내성균 - Carbapenem (Meropenem/Ertapenem) - Ciprofloxacin/Levofloxacin (감수성 있으면) - TMP-SMX (감수성 있으면) • Carbapenem 내성균 - Ceftazidime-avibactam - Meropenem-vaborbactam - Fosfomycin (요로감염) • Ceftazidime-avibactam 내성균 - Ceftazidime-avibactam+Aztreonam - Cefiderocol	• 베타락탐 과민반응 - Ciprofloxacin/Levofloxacin - Aztreonam - Gentamicin/Tobramycin • Aztreonam/Ceftriaxone/Ceftazidime 내성균 - Ceftolozane-tazobactam • Carbepenem 내성균 - Plazomicin (복잡성요로감염)
Shigella species	결장염, 설사질환 (세균성이질)	• Ciprofloxacin/Levofloxacin (3일) • Ceftriaxone (5일) • Azithromycin (감수성 균주, 3일) • TMP-SMX (감수성 균주, 5일)	
Staphylococcus aureus, MSSA (methicillin 감수성 균주)	균혈증, 심내막염,폐렴, 연조직염(피부 농양), 골수염, 화농관절염, 인공관절감염	• Nafcillin/Oxacillin • Flucloxacillin • Cefazolin • Dicloxacillin/Cephalexin (경증 감염)	• Clindamycin (경증/중등도 감염) • TMP-SMX (경증/중등도 감염) • Vancomycin (베타락탐에 심한 과민반응) • Teicoplanin (베타락탐에 심한 과민반응) • Daptomycin (균혈증) • Linezolid
Staphylococcus aureus, MRSA (methicillin 내성균)	균혈증, 심내막염, 폐렴, 연조직염 (피부 농양), 골수염, 화농관절염, 인공관절 감염; 대부분 병원획득 감염	• Vancomycin • Teicoplanin • Linezolid • Daptomycin (균혈증) • Ceftobiprole	• Ceftaroline • Clindamycin (경증/중등도 감염) • TMP-SMX (경증/중등도 감염) • Minocycline/Doxycycline (감수성 있는 경우) • Rifampin/Fusidic acid (다른 약제와 병용) • Dalbavancin (피부연조직감염) • Telavancin

원인균	감염질환	추천 항생제	
		일차 선택제	대체약제
Staphylococcus epidermidis	혈류감염, 인공삽입물감염	• Methicillin 감수성 - Nafcillin/Oxacillin - Cefazolin • Methicillin 내성 - Vancomycin/Teicoplanin - Daptomycin - Linezolid	• Rifampin (인공삽입물 감염에서 다른 약제와 병용) • Rifampin+[TMP-SMX/ Fluoroquinolone](인공삽입물 감염)
Staphylococcus haemolyticus	혈관내 카테터 감염, *S. epidermidis*와 유사한 감염	• Vancomycin • Teicoplanin • Daptomycin • Linezolid	• 감수성이 있는 경우 - Nafcillin/Oxacillin/Cefazolin - TMP-SMX/Doxycycline - Fluoroquinolone
Staphylococcus lugdunensis	연조직감염, 심내막염, 골수염, 균혈증, 카테터 관련 혈류감염	• Methicillin 감수성 - Nafcillin/Oxacillin - Penicillin G (감수성 있는 경우) • Methicillin 내성 - Vancomycin/Teicoplanin - Daptomycin	• Cefazolin (methicillin 감수성) • Rifampin+Gentamicin 추가 (인공판막 감염)
Staphylococcus saprophyticus	요로감염	• TMP-SMX	• Nitrofurantoin • Levofloxacin • Cephalexin • Amoxicillin-Clavulanate
Stenotrophomonas (Xanthomonas) *maltophilia*	패혈증, 폐렴 (인공호흡기 관련), 요로감염	• TMP-SMX (경증 감염) • TMP-SMX+Minocycline (폐렴)	• 경증 감염에서는 단독 사용 - TMP-SMX - Levofloxacin - Minocycline - Tigecycline - Cefiderocol • 중등도/중증감염 - 위 두 가지 약제 병용 - Ceftazidime-avibactam+ Aztreonam (중증감염)
Streptobacillus moniliformis	쥐물림병	• Penicillin G • Penicillin V-K (경구 전환)	• Doxycycline
Streptococcus agalactiae, Group B *Streptococcus*	신생아 뇌수막염/균혈증, 주산기감염, 균혈증, 심내막염, 뇌수막염, 폐렴, 피부연조직감염, 화농관절염	• Penicillin G • Penicillin G+Gentamicin (심내막염) • [Ampicillin/Penicillin]+Gentamicin (신생아/영유아 감염)	• Penicillin 과민반응 - Vancomycin - Ceftriaxone - Clindamycin
Streptococcus anginosus group *S. anginosus*, *S. intermedius*, *S. constellatus*	균혈증, 농양(편도주위, 뇌, 부비동, 폐, 간), 농흉, 종격동염, 심낭염	• Penicillin (감수성이 있는 경우) • Cephalosporin • Carbapenem • 고용량 Penicillin G/Ceftriaxone (뇌농양)	• Vancomycin

원인균	감염질환	추천 항생제	
		일차 선택제	대체약제
Streptococcus pneumoniae	폐렴, 중이염, 부비동염	• Penicillin 감수성(MIC<2 μg/mL) - Penicillin G - Ceftriaxone/Cefotaxime - Clindamycin - Moxifloxacin/Levofloxacin • Penicillin 내성 (MIC≥8 μg/mL) - Ceftriaxone/Cefotaxime - Moxifloxacin/Levofloxacin - Vancomycin/Teicoplanin - Linezolid - Ceftaroline	
	수막염	• 경험적 사용 - Vancomycin+[Ceftriaxone/Cefotaxime] • Penicillin MIC<0.1 μg/mL - Penicillin G/Ampicillin • Penicillin MIC≥0.1 μg/mL& Ceftriaxone MIC≤0.5 μg/mL - Ceftriaxone/Cefotaxime • Penicillin MIC≥0.1 μg/mL& Ceftriaxone MIC>0.5 μg/mL - Vancomycin+[Ceftriaxone/Cefotaxime]	• Cephalosporin 과민반응 - Vancomycin+Moxifloxacin • Penicillin MIC<0.1 μg/mL - Ceftriaxone • Penicillin MIC≥0.1 μg/mL& Ceftriaxone MIC≤0.5 μg/mL - Cefepime - Meropenem - Moxifloxacin • Penicillin MIC≥0.1 μg/mL& Ceftriaxone MIC>0.5 μg/mL - Vancomycin+Moxifloxacin - Linezolid
Streptococcus pyogenes (group A), *Beta hemolytic Streptococci S. equi* (group C), *S. dysgalactiae* (group F, G)	인두염	• Penicillin V-K • Benzathine penicillin G (근육주사) • Cephalexin • Azithromycin • Clindamycin	• Cefdinir/Cefpodoxime • Amoxicillin suspension (소아)
	단독, 농가진, 연조직염	• Penicillin G • Amoxicillin/Ampicillin • Cephalosporin (Cefazolin/Ceftriaxone) • Clindamycin	• Vancomycin • Linezolid
	괴사성 근막염, 패혈증, 독소충격증후군	• Penicillin G+Clindamycin • Ceftriaxone+Clindamycin - 면역글로불린 정맥주사(IVIG) 병용 고려	• Penicillin G+Linezolid
Streptococcus, *viridans* group	심내막염, 뇌농양, 농흉, 구강 점막염, 호중구감소증에 동반된 패혈증	• Penicillin • Ceftriaxone • Vancomycin	• Clindamycin

원인균	감염질환	추천 항생제	
		일차 선택제	대체약제
Treponema pallidum	초기 매독	• Benzathine penicillin G (240만 단위 IM 단회)	• Doxycycline/Tetracycline (14일) • Ceftriaxone (10-14일)
	후기 매독(1년 이상)	• Benzathine penicillin G (240만 단위 IM 주 1회 x 3)	Penicillin 과민반응이나 주사치료를 거부할 때 경구Doxycycline (28일) 고려(가능하면 Penicillin 사용)
	신경매독	• Penicillin G (300-400만 단위 IV q4h x 10-14일)	• Procaine penicillin G (240만 단위 근육주사, qd)+Probenecid (0.5 g PO qid) (10-14일) • Ceftriaxone (1-2 g IV/IM qd x 10-14일)
Tropheryma whipplei	Whipple 병(설사, 관절통, 체중 감소, 복통, 중추신경계 장애)	• Doxycycline+Hydroxychloroquine (12개월)→Doxycycline 지속 유지	• Ceftriaxone (14일)→TMP-SMX (PO 1-2년)
Ureaplasma urealyticum	생식기감염, 요도염, 신생아 감염	• Doxycycline (7-14일)	• Azithromycin (10-14일) • Levofloxacin/Moxifloxacin (10-14일)
Vibrio cholerae	콜레라 위창자염	• 수분공급 • Doxycycline (단회) • Azithromycin (단회)	• Ciprofloxacin (단회) • Erythromycin (3일)
Vibrio parahaemolyticus	설사(위창자염)	• 수분공급이 가장 중요 • Doxycycline (5-7일) • Doxycycline+Ceftriaxone (중증, 균혈증)	• Azithromycin (3일) • Ciprofloxacin (3일)
Vibrio vulnificus *V. alginolyticus* *V. damsela*	창상감염, 위장관염, 괴사성 근막염, 균혈증	• [Doxycycline/Minocycline]+[Ceftriax-one/Ceftazidime] ✓ 죽은조직제거술 병행	• [Levofloxacin/Ciproflova-cin]+[Ceftriaxone/Ceftazidime] • 작은 창상은 단독요법 가능
Yersinia enterocolitica *Y. pseudotuberculosis*	급성 설사질환, 위창자염, 말단회장염, 균혈증	• 중증감염이나 면역저하자에서만 치료 • 소장결장염 - Ciprofloxacin (성인) - TMP-SMX (소아) • 균혈증 - 3세대 Cephalosporin (Ceftriaxone) - Ceftriaxone+Gentamicin	• 소장결장염 - TMP-SMX • 균혈증 - Ciprofloxacin
Yersinia pestis	페스트(흑사병) (림프절/폐렴/패혈성 페스트)	• Streptomycin/Gentamicin • Ciprofloxacin/Levofloxacin/Moxifloxa-cin • Doxycycline • 중증 (폐렴/패혈성 페스트)에서는 두 계열 병용 - Ciprofloxacin+Gentamicin	• Chloramphenicol • TMP-SMX
	노출 후 예방	• Ciprofloxacin/Levofloxacin/Moxifloxacin (PO, 7일) • Doxycycline (PO, 7일)	

• /: 대체 가능 약제, +: 병합요법
• 1세대 cephalosporin: cefazolin, cephapirin, cefadroxil (경구), cephalexin (경구)
• 2세대 cephalosporin: cefaclor (경구), cefamandole, cefranide, cefotetan, cefoxitin, cefuroxime (주사/경구), cefprozil (경구), loracarbef (경구)
• 3세대 cephalosporin (주사): cefotaxime, ceftriaxone, ceftizoxime, ceftazidime, cefoperazone
• 3세대 cephalosporin (경구): cefixime, cefpodoxime, cefdinir, cefditoren, ceftibuten

- Carbapenem: imipenem, meropenem, ertapenem, doripenem
- Fluoroquinolone: ciprofloxacin, levofloxacin, moxifloxacin, gemifloxacin
- TMP-SMX: trimethoprim-sulfamethoxazole
- ESBL: extended spectrum beta-lactamase
- KPC: Klebsiella pneumoniae carbapenemase
- MIC: minimum inhibitory concentration

C APPENDIX

신기능감소 시 항생제 용량

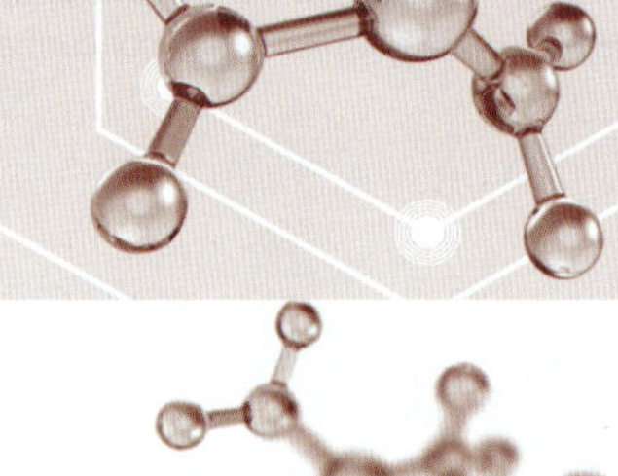

김동민 조선대학교 의과대학 내과학교실

항생제	신기능(CrCl, mL/min)에 따른 용량조절				투석후 보충량		
	표준용량	>50	10-50	<10	혈액투석	복막투석	CVVH
Aminoglycosides							
Amikacin	7.5 mg/kg IM/IV q12h or	CrCl>50: No dosage adjustment	CrCl 10-50: 7.5 mg/kg q24h 10-30: 7.5 mg/kg q48h	CrCl<10: 7.5 mg/kg q48h	7.5 mg/kg q48h (+extra 3.75 mg/kg AD)	15-20 mg Lost/L/d	7.5 mg/kg q24h
Gentamicin	1.7-2.0 mg/kg IV q 8h	CrCl>50: No dosage adjustment	CrCl 10-50: 1.7-2.0 mg/kg q12-24h	CrCl<10: 1.7-2.0 mg/kg q48h	1.7-2.0 mg/kg q48h (+extra 0.85-1.0 mg/kg AD)	0.6 mg/kg IP once daily	1.7-2.0 mg/kg q24h
Kanamycin	7.5 mg/kg IM/IV q12h	CrCl>50: No dosage adjustment	CrCl 10-50: 7.5 mg/kg q24h	CrCl<10: 7.5 mg/kg q48h	7.5 mg/kg q48h (+extra 3.25 mg/kg AD)	15-20 mg lost per L of dialysate/day	7.5 mg/kg q24h
Netilmicin	1.7-2.0 mg/kg IM/IV q8h	CrCl>50: No dosage adjustment	CrCl 10-50: 1.7-2.0 mg/kg q12-24h	CrCl<10: 1.7-2.0 mg/kg q48h	1.7-2.0 mg/kg q48h (+extra 0.85-1.0 mg/kg AD)	0.6 mg/kg IP once daily	1.7-2.0 mg/kg q24h
Neomycin	1 gm po×3 (prior to surgery)	No dosage adjustment for renal impairment			No dosage adjustment	No data	
Paromomycin	Varies with indication	No dosage adjustment for renal impairment			No data		
Plazomicin	15 mg/kg IV q24h	CrCl>60 No dosage adjustment	CrCl>30 to <60: 10 mg/kg q24h >15 to<30: 10 mg/kg q48h	CrCl<15: no data	No data		
Spectinomycin	2g IM×1	No dosage adjustment for renal impairment			No data		

항생제	신기능(CrCl, mL/min)에 따른 용량조절				투석후 보충량		
	표준용량	>50	10-50	<10	혈액투석	복막투석	CVVH
Streptomycin	15 mg/kg (max 1 gm) IM q 24h	CrCl>50: No dosage adjustment	CrCl 10-50: 15 mg/kg q24-72h	CrCl<10: 15 mg/kg q72-96h	15 mg/kg q72-96h (+extra 7.5 mg/kg AD)	20-40 mg Lost per L of dialysate/day	15 mg/kg q24-72h
Tobramycin	1.7-2.0 mg/kg IV q8h	CrCl>50: No dosage adjustment	CrCl 10-50: 1.7-2.0 mg/kg q 12-24h	CrCl<10: 1.7-2.0 mg/kg q48h	1.7-2.0 mg/kg q 48h (+extra 0.85-1.0 mg/kg AD)	0.6 mg/kg IP once daily	1.7-2.0 mg/kg q 24h
β-lactams							
Penicillins							
Natural penicillins							
Penicillin G	0.5-4 million U IV q4h	CrCl>50: No dosage adjustment	CrCl 10-50: 0.5-4 million U q8h	CrCl<10: 0.5-4 million U q12h	0.5-4 million U q12h	0.5-4 million U q12h	1-4 million U q6-8h
Penicillin VK	250-500 mg po q6-8h	No dosage adjustment for renal impairment			No dosage adjustment (give one or more doses AD)	No dosage adjustment	No data
Aminopenicillins							
Amoxicillin	500 mg po q8h (or 875 mg po q12h)	CrCl>30: no dosage adjustment	CrCl 10-30: 250-500 mg q12h	250-500 mg q24h	250-500 mg q24h (+extra dose AD)	250-500 mg q12h	250-500 mg q8-12h
Amoxicillin-clavulanate	500 mg po q8h (4:1) 875 mg po q12h (7:1) 1 gm IV q8h (5:1)	CrCl>30: Oral: no dosage adjustment IV: No dosage adjustment	CrCl 10-30: Oral: 250-500 mg q12h IV: 1 gm×1, then 500 mg q12h	CrCl<10: Oral: 250-500 q24h IV: 1 gm×1, then 500 mg q24h	Oral: 250-500 mg q24h (+extra dose AD) IV: 1 gm×1, then 500 mg q24h (+extra dose AD)	No data	
Ampicillin	1-2 gm IV q4-6h	No dosage adjustment	CrCl 30-50: 1-2 gm q6-8h	CrCl 10-30: 1-2 gm q8-12h	1-2 gm q12h (give one of the doses after dialysis)	500 mg-1 gm q12h	1-2 gm q8-12h
Ampicillin-sulbactam	1.5-3 gm IV q6h	CrCl>30: no dosage adjustment	CrCl 15-29: 1.5-3 gm q12h	CrCl 5-14: 1.5-3 gm q24h	1.5-3 gm q24h (give AD after dialysis)	3 gm q24h	1.5-3 gm q8-12h
Antipseudomonal penicillins							
Piperacillin	3-4 gm IV	CrCl>50: No dosage adjustment	CrCl 30-50: 3-4 gm q6-8h	CrCl 10-30: 3-4 gm q8h	2 gm q8h (+extra 1 gm AD)	3-4 gm q8h	3-4 gm q6-8h

항생제	신기능(CrCl, mL/min)에 따른 용량조절				투석후 보충량		
	표준용량	>50	10–50	<10	혈액투석	복막투석	CVVH
Piperacillin–tazobactam	Extended infusion: 4.5 gm IV (over 4 hr) q8h Intermittent infusion: Nosocomial pneumonia: 4.5 gm IV (over 30 min) q6h All other *indications: 3.375 gm IV (over 30 min) q6h*	Extended infusion: CrCl≥20: No dosage adjustment Intermittent infusion: Nosocomial pneumonia: CrCl>40: No dosage adjustment All other indications: CrCl>40: No dosage adjustment	Extended infusion: CrCl<20: 4.5 gm (over 4 hr) q12h Intermittent infusion: Nosocomial pneumonia: CrCl 20–40: 3.375 gm q6h All other indications CrCl 20–40: 2.25 gm q6h	Extended infusion: CrCl<20: 2.25 gm q6h Intermittent infusion: Nosocomial pneumonia: CrCl 20–40: 2.25 gm q6h All other indications: CrCl<20: 2.25 gm q8h	Extended infusion: 4.5 gm (over 4 hr) q12h Intermittent infusion: Nosocomial pneumonia: 2.25 gm q8h (+0.75 gm AD on dialysis days) All other indications: 2.25 gm q12h (+0.75 gm AD on dialysis days)	Extended infusion: No data Intermittent infusion: Nosocomial pneumonia: 2.25 gm q8h All other indications: 2.25 gm q12h	Extended infusion: 3.375–4.5 gm (over 4 hr) q8h Intermittent infusion: 3.375–4.5 gm q6h
Antistaphylococcal penicillins							
Cloxacillin	250–500 mg po q6h	No dosage adjustment for renal impairment			No data		
Dicloxacillin	125–500 mg po q6h	No dosage adjustment for renal impairment			No data		
Flucloxacillin	250–500 mg po q6h 1–2 gm IV q4–6h	Dosage recommendations not available		Consider 50% reduction	No data		
Nafcillin	2 gm IM/IV q4h	No dosage adjustment for renal impairment			No dosage adjustment		
Oxacillin	2 gm IV q4h	Dosage recommendations not available			No data		
Other penicillins							
Pivmecillinam	185 mg po q8h	No dosage adjustment for renal impairment			No data		
Temocilin	1–2 gm IV q12h	CrCl>50: No dosing adjustment	CrCl 30–50: 1–2 gm q24h	CrCl 10–30: 1 gm q48h	1 gm q48h (give AD on dialysis days)	1 gm q48h	No data
Cephalosporins							
1st generation							
Cefadroxil	1 gm po q12h	CrCl>50: No dosage adjustment	CrCl 10–50: 1 gm, then 500 mg q12–24h	CrCl<10: 1 gm, then 500 mg q36h	1 gm, then 1 gm AD	500 mg q24h	No data

항생제	신기능(CrCl, mL/min)에 따른 용량조절				투석후 보충량		
	표준용량	>50	10-50	<10	혈액투석	복막투석	CVVH
Cephalexin	250-1,000 mg po q6h	CrCl>50: No dosage adjustment	CrCl 10-50: 250-1,000 mg q8-12h	CrCl<10: 250-1,000 mg q24-48h	250-500 mg q12-24h (give AD on dialysis days)	250-500 mg q12-24h	No data
Cefazolin	1-2 gm IV q8h	CrCl>50: No dosage adjustment	CrCl 10-50: 0.5-2 gm q8-12h	CrCl<10: 0.5-1 gm q24h	0.5-1 gm q24h (dose AD on dialysis days). Outpts: 2 gm AD MW, 3 gm AD Fri	0.5 gm q12h	1-2 gm q12h
2nd generation							
Cefuroxime axetil	250-500 mg po q12h	CrCl≥30: No dosage adjustment	CrCl 10-29: 250-500 mg q24h	CrCl<10: 250-500 mg q48h	250-500 mg q48h (give extra 250-500 mg AD)	250-500 mg q24h	No data
Cefaclor	500 mg po q8h	CrCl≥10: No dosage adjustment		CrCl<10: 500 mg q12h	500 mg q12h (give one of the dialysis day doses AD)	500 mg q12h	No data
Loracarbef	200-400 mg po q12h	CrCl≥50: No dosage adjustment	CrCl 10-49: 200-400 mg q24h	CrCl<10: 200-400 mg q3-5 days	200-400 mg q3-5 days (give extra 200-400 mg AD)	No data	No data
Cefoxitin	2 gm IV q8h	CrCl>50: No dosage adjustment	CrCl 10-50: 2 gm q8-12h	CrCl<10: 2 gm q24-48h	2 gm q24-48h (+extra 1 gm AD)	1 gm q24h	2 gm q8-12h
Cefmetazole	2 gm IV q8-12h	CrCl>90: No dosage adjustment CrCl 50-90: 1-2 gm q12h	CrCl 30-49: 1 gm q12h CrCl 10-	29: 1-2 gm q24h CrCl<10: 1-2 gm q48h	1-2 gm q48h (AD on dialysis days)	No data	No data
Cefuroxime	0.75-1.5 gm IV q8h	CrCl>50: No dosage adjustment	CrCl 10-50: 0.75-1.5 gm q8-12h	CrCl<10: 0.75-1.5 gm q24h	0.75-1.5 gm q24h (AD on dialysis days)	0.75-1.5 gm q24h	0.75-1.5 gm q8-12h
Cefprozil	500 mg po q12h	CrCl>50: No dosage adjustment	CrCl 10-50: 500 mg q24h	CrCl<10: 250 mg q12h	250 mg q12h (give one of the dialysis day doses AD)	250 mg q24h	No data
Cefotetan	1-2 gm IV q12h	CrCl>30: No dosage adjustment	CrCl 10-30: 1-2 gm q24h	CrCl<10: 1-2 gm q48h	1-2 gm q24h (+extra 1 gm AD)	1 gm q24h	1-2 gm q24h
3rd generation							
Cefotaxime	2 gm IV q8h	CrCl>90: No dosage adjustment CrCl>50-90: 2 gm q8-12h	CrCl 10-50: 2 gm q12-24h	CrCl<10: 2 gm q24h	2 gm q24h (+extra 1 gm AD)	0.5-1 gm q24h	1 gm q12-24h

항생제	신기능(CrCl, mL/min)에 따른 용량조절				투석후 보충량		
	표준용량	>50	10–50	<10	혈액투석	복막투석	CVVH
Ceftriaxone	1–2 gm IV q12–24h	No dosage adjustment for renal impairment			No dosage adjustment		
Ceftizoxime	2 gm IV q8h	CrCl>90: No dosage adjustment CrCl>50–90: 2 gm q8–12h	CrCl 10–50: 2 gm q12–24h	CrCl<10: 2 gm q24h	2 gm q24h (+extra 1 gm AD)	0.5–1 gm q24h	2 gm q12–24h
Ceftazidime	1–2 gm IV q8–12h	CrCl>50: No dosage adjustment	CrCl 10–50: 1–2 gm q12–24h	CrCl<10: 1–2 gm q24h	0.5–1 gm q24h (AD on dialysis days)	No data	1–2 gm q8–12h 40
Cefoperazone	1–2 gm IV q12h (AD on dialysis days)	CrCl no dosage adjustment for renal impairment (if CrCl<18, do not exceed 4 gm/day)			No dosage adjustment	No data	
Cefoperazone-sulbactam	2–4 gm/day (divided q12h) (i.e., cefopera-zone 1–2 gm/day)	Adjustment necessary for the sulbactam: CrCl≥30: No dosage adjustment	CrCl 15–30: Sulbactam 1 gm q12h	CrCl<15: Sulbactam 500 mg q12h	Sulbactam 500 mg q12h (AD on dialysis days)	No data	Sulbactam 1 gm q8h
Cefdinir	300 mg po q12h	CrCl≥30: No dosage adjustment	CrCl<30: 300 mg q24h		300 mg q48h (AD on dialysis days)	No data	No data
Cefditoren pivoxil	400 mg po q12h	CrCl>50: No dosage adjustment	CrCl 10–50: 200 mg q12h	CrCl<10: 200 mg 24h	200 mg q24h (dose AD on dialysis days)	200 mg q24h	No data
Cefixime	400 mg po q24h	CrCl≥60: No dosage adjustment	CrCl 21–60: 260 mg q24h (use susp)	CrCl≤20: 200 mg q24h	260 mg q24h (use susp) (dose AD on dialysis days)	200 mg q24h	No data
Cefpodoxime proxetil	200 mg po q12h	CrCl≥10: No dosage adjustment		CrCl<10: 200 mg q24h	200 mg q24h (dose AD on dialysis days)	200 mg q24h	No data
Ceftibuten	200 mg po q12h	CrCl≥10: No dosage adjustment		CrCl<10: 200 mg q24h	200 mg q24h (dose AD on dialysis days)	200 mg q24h	No data

항생제	신기능(CrCl, mL/min)에 따른 용량조절				투석후 보충량		
	표준용량	>50	10–50	<10	혈액투석	복막투석	CVVH
Advanced generation							
Cefepime	2 gm IV q8h	CrCl 30–60: 2 gm q12h	CrCl 11–29: 2 gm q24h	CrCl<10: 1 gm q24h	1 gm q24h (AD on dialysis days) Alternative: 2 gm AD (3x/wk HD) 45	2 gm q48h	Dose per effluent rate, all modalities: 1 L/hr: 1 gm q8h ≥2 L/hr: 1 gm q6h EI, CVVH/ CVVHD, UFR 30.1: 2 gm (over 4 hr) q8h
Cefpirome	2 gm IV q12h	CrCl>50: No dosage adjustment	CrCl 10–50: 1 gm q12h	CrCl<10: 1 gm q24h	1 gm q24h (AD on dialysis days)	0.5 gm 3x/wk	2 gm load, then 1 gm q12h
Ceftaroline fosamil acetate	600 mg IV q12h	CrCl>50: No dosage adjustment	CrCl 30–50: 400 mg q12h CrCl 15–30: 300 mg q12h	CrCl<15: 200 mg q12h	200 mg q12h	No data	70 kg pt, effluent flow rate 3 L/hr: 400 mg q12h
Ceftobiprole	667 mg IV q8h	CrCl>150: 667 mg q6h CrCl≥50 to 150: No dosage adjustment	CrCl 30 to <50: SAB: 667 mg q8h days 1–8, then q12h ABSSSI, CAP: 667 mg q12h	CrCl 15 to<30: SAB: 333 mg q8h days 1–8, then q12h ABSSSI, CAP: 333 mg q12h CrCl<15: 333 mg q24h	333 mg q24h (AD on dialysis days)	No data	
Ceftolozane- tazobactam (Rerbaxa®)	IAI/UTI: 1.5 gm IV q8h HAP/VAP: 3 gm IV q8h	CrCl>50: No dosage adjustment	CrCl 30–50: IAI/UTI: 750 mg q8h HAP/VAP: 1.5 gm q8h	CrCl 15–29: IAI/UTI: 375 mg q8h HAP/VAP: 750 mg q8h	CrCl<15 on HD: See HD recommenda- tions Hemodi- alysis IAI/UTI: 750 mg load, 150 mg q8h (dose AD) HAP/VAP: 2.25 gm load, 450 mg q8h (dose AD	No data	CVVHDF: 3 gm×1, then 750 mg q8h 23
Ceftazidime- avibactam (Zavicefta®)	2.5 gm IV q8h	CrCl>50: No dosage adjustment CrCl 31–50: 1.25 gm q8h	CrCl 16–30: 0.94 gm q12h CrCl 6–15 (± HD): 0.94 gm q24h	CrCl≤5 (± HD): 0.94 gm q48h	CrCl≤15 on HD: AD on dialysis days	No data	1.25 gm q8h CVVHDF: 2.5 gm q8h

항생제	신기능(CrCl, mL/min)에 따른 용량조절				투석후 보충량		
	표준용량	>50	10-50	<10	혈액투석	복막투석	CVVH
Cefiderocol	2 gm IV q8h	CrCl≥120: 2 gm q6h CrCl 60-119: 2 gm q8h CrCl 30-59: 1.5 gm q8h	CrCl 15-29: 1 gm q8h	CrCl<15: 0.75 gm q12h	0.75 gm q12h (AD on dialysis days)	No data	Dose per effluent rate (all modalities): ≤2 L/hr: 1.5 gm q12h 2.1 to 3 L/hr: 2 gm q12h 3.1 to 4 L/hr: 1.5 gm q8h ≥4.1 L/hr: 2 gm q8h
Cefepime-enmetazobactam	2.5 gm (over 2 hr) q8h	CrCl≥130: 2.5 gm (over 4 hr) q8h CrCl 60-129: 2.5 gm (over 2 hr) q8h CrCl 30-59: 1.25 gm (over 2 hr) q8h	CrCl 15-29: 1.25 gm (over 2 hr) q12h	CrCl 15: 1.25 gm, then 0.625 gm (over 2 hr) q24h	1.25 gm, then 0.625 gm (over 2 hr) q24h (dose AD)	2.5 gm q48h 39	No data
Monobactams							
Aztreonam	Varies with indication	CrCl≥30: No dosage adjustment	CrCl 10 to <30: 50% dosage reduction	CrCl<10: 1-2 gm q24h 44	1-2 gm q24h (AD on dialysis days)	2 gm q24h	2 gm load (all modalities) CVVH: 1-2 gm q12h CVVHD: 2 gm q12h CVVHDF: 2 gm q12h
Aztreonam-avibactam	2.67 gm IV load, then 2 gm IV q6h	CrCl>50: No dosage adjustment	CrCl>30 to 50: 2.67 gm ×1, then 1 gm q6h CrCl>15 to 30: 1.8 gm× 1, then 0.9 gm q8h	CrCl≤15: 1.33 gm×1, then 0.9 gm q12h	1.33 gm×1, then 0.9 gm q12h (AD on dialysis days)	No data	No data
Carbapenems							
Doripenem	500 mg IV q8h	CrCl>50: No dosage adjustment	CrCl 30-50: 250 mg q8h CrCl 10-30: 250 mg q12h	CrCl<10: No data	No data	No data	500 mg q8h
Ertapenem	1 gm IV q24h	CrCl>30 mL/min/1.73 m²: No dosage adjustment	CrCl≤30 mL/min/1.73 m²: 500 mg q24h		500 mg q24h (+150 mg AD if given≤6 hr bef HD), OR 500 mg 3x/wk AD 6	500 mg q24h	0.5-1 gm q24h

항생제	신기능(CrCl, mL/min)에 따른 용량조절				투석후 보충량		
	표준용량	>50	10-50	<10	혈액투석	복막투석	CVVH
Imipinem-cilastatin	Variable	If target dose 500 mg q6h: CrCl≥90: No dosage adjustment CrCl 60 to<90: 400 mg q6h If target dose 1 gm q6h: CrCl≥90: No dosage adjustment CrCl 60 to<90: 750 mg q8h	If target dose 500 mg q6h: CrCl 30 to<60: 300 mg q6h If target dose 1 gm q6h: CrCl 30 to<60: 500 mg q6h	If target dose 500 mg q6h: CrCl 15 to<30: 200 mg q6h If target dose 1 gm q6h: CrCl 15 to<30: 500 mg q12h	If target dose 500 mg q6h: 200 mg q6h (dose AD) If target dose 1 gm q8h: 500 mg q12h (dose AD) If target dose 1 gm q6h: 500 mg q12h (dose AD	No data	0.5-1 gm q6h (varies w/MIC, effluent rate)
Imipinem-cilastatin-relebactam	1.25 gm IV q6h	CrCl≥90: No dosage adjustment CrCl 60-89: 1 gm q6h	CrCl 30-59: 0.75 gm q6h CrCl 15-29: 0.5 gm q6h	CrCl<15: Not recommended	0.5 gm q6h (AD on dialysis days)	No data	No data
Meropenem	1 gm IV q8h	CrCl>50: No dosage adjustment CrCl 26-50: 1 gm q12h	CrCl 10-25: 0.5 gm q12h	CrCl<10: 0.5 gm q24h	0.5 gm q24h (AD on dialysis days)	0.5 gm q24h	CVVH, CV-VHD: 0.75-1 gm IV q8h
Meropenem-vaborbactam	2 gm/2 gm IV q8h	CrCl≥50: No dosage adjustment	CrCl 30-49: 1 gm/ 1 gm q8h	CrCl 15-29: 1 gm/ 1 gm q12h	CrCl<15: 0.5 gm/ 0.5 gm q12h	0.5 gm/ 0.5 gm q12h (AD)	No data
Sulopenem etzadroxil-probenecid	1 tab q12h ×5 days	CrCl≥15: No dosage adjustment		CrCl<15: Not recommended	Not recommended	No data	
Macrolide							
Azithromycin	250-500 mg IV/po q24h	No dosage adjustment for renal impairment			No dosage adjustment		
Clarithromycin	500 mg po q12h	CrCl>50: No dosage adjustment	CrCl 10-50: 500 mg q12-24h	CrCl<10: 500 mg q24h	500 mg q24h (dose AD on dialysis days)	500 mg q24h	500 mg q12-24h
Erythromycin	250-500 mg po q6h	No dosage adjustment for renal impairment			No dosage adjustment		
Fidaxomicin	200 mg po q12h	No dosage adjustment for renal impairment			No data		

항생제	신기능(CrCl, mL/min)에 따른 용량조절				투석후 보충량		
	표준용량	>50	10–50	<10	혈액투석	복막투석	CVVH
Fluoroquinolones							
Ciprofloxacin	Varies with formulation and indication	Tablets (non-XR): CrCl>50: No dosage adjustment Tablets (XR), uncomplicated UTI: No dosage adjustment for renal impairment Tablets (XR), comp UTI/ acute pyelo: CrCl>30: No dosage adjustment Injection: CrCl≥30: No dosage adjustment	Tablets (non-XR): CrCl 30–50: 250–500 mg q12h CrCl 30–50: 250–500 mg q12h Tablets (XR), uncomplicated UTI: No dosage adjustment for renal impairment Tablets (XR), comp UTI/ acute pyelo: CrCl≤30: 500 mg q24h Injection: CrCl 5–29: 200–400 mg q18–24h	Tablets (non-XR): CrCl 5–29: 250–500 mg q18h Tablets (XR), uncomplicated UTI: No dosage adjustment for renal impairment	Tablets (non-XR): 250–500 mg q24h (AD on dialysis days) Tablets (XR), comp UTI/ acute pyelo: 500 mg q24h (AD on dialysis days) Injection: 200–400 mg q24h (AD on dialysis days)	Tablets (non-XR): 250–500 mg q24h Tablets (XR), comp UTI/ acute pyelo: 500 mg q24h Injection: 200–400 mg q24h	Tablets (non-XR): 250–500 mg q12h Tablets (XR), uncomplicated UTI: 500 mg q24h Tablets (XR), comp UTI/ acute pyelo: No data Injection: 200–400 mg q12h
Delafloxacin	450 mg po q12h 300 mg IV q12h	Oral: CrCl≥15: No dosage adjustment IV: CrCl≥30: No dosage adjustment	IV: CrCl 15–29: 200 mg IV q12h	Oral: CrCl<15: Not recommended (no data) IV: CrCl<15: Not recommended (no data)	Not recommended (no data)	No data	No data
Gatifloxacin	400 mg po/IV q24h	CrCl>50: No dosage adjustment	CrCl 10–50: 400 mg, then 200 mg q24h	CrCl<10: 400 mg, then 200 mg q24h	200 mg q24h (give dialysis day dose AD)	200 mg q24h	400 mg, then 200 mg q24h
Gemifloxacin	320 mg po q24h	CrCl>50: No dosage adjustment	CrCl 10–50: 160 mg q24h	CrCl<10: 160 mg q24h	160 mg q24h (give dialysis day dose AD)	160 mg q24h	No data
Levofloxacin	750 mg po/IV q24h	CrCl>50: No dosage adjustment	CrCl 20–49: 750 mg q48h	CrCl<20: 750 mg×1, then 500 mg q48h	750 mg×1, then 500 mg q48h	750 mg×1, then 500 mg q48h	750 mg×1, then 500 mg q48h
Moxifloxacin	400 mg po/IV q24h	No dosage adjustment for renal impairment			No dosage adjustment		
Norfloxacin	400 mg po q12h	CrCl>50: No dosage adjustment	CrCl 30–49: 400 mg q12h	CrCl 10–30: 400 mg q24h	400 mg q24h	400 mg q24h	Not applicable

항생제	신기능(CrCl, mL/min)에 따른 용량조절				투석후 보충량		
	표준용량	>50	10–50	<10	혈액투석	복막투석	CVVH
Ofloxacin	200–400 mg po q12h	CrCl>50: No dosage adjustment	CrCl 10–50: 200–400 mg q24h	CrCl<10: 200 mg q24h	200 mg q24h (give dialysis day dose AD)	200 mg q24h	200–400 mg q24h
Prulifloxacin	600 mg po q24h	CrCl≥60: No dosage adjustment	CrCl<60: No data		No data	No data	No data
Tetracyclines							
Doxycycline	100 mg po/IV q12h	No dosage adjustment for renal impairment			No dosage adjustment		
Eravacycline	1 mg/kg IV q12h	No dosage adjustment for renal impairment			No dosage adjustment	No data	
Minocycline	100 mg po/IV q12h	No dosage adjustment for renal impairment			No dosage adjustment		
Omadacycline	100 mg IV q24h 300 mg po q24h	No dosage adjustment for renal impairment			No dosage adjustment		
Tetracycline	250–500 mg po q6h	CrCl>90: No dosage adjustment CrCl> 50–90: 250–500 mg q8–12h	CrCl 10–50: 250–500 mg q12–24h	CrCl<10: 250–500 mg q24h	250–500 mg q24h	250–500 mg q24h	250–500 mg q12–24h
Sarecycline	60–150 mg po q24h	No dosage adjustment for renal impairment			No data		
Glycylcycline							
Tigecycline	100 mg, then 50 mg IV q12h	No dosage adjustment for renal impairment			No dosage adjustment		
Amphenicols							
Chloramphenicol	50–100 mg/kg/day po/IV (divided q6h)	No dosage adjustment for renal impairment			No dosage adjustment		
Glycopeptides							
Dalbavancin	1 gm IV×1 then 500 mg IV in 7 days, OR 1.5 gm IV×1	CrCl≥30: No dosage adjustment	CrCl<30 (no regular HD): 750 mg×1 then 375 mg in 7 days, OR 1,125 mg×1		No dosage adjustment	No data	No data
Daptomycin	6–10 mg/kg IV q24h	CrCl≥30: No dosage adjustment	CrCl<30: 6–10 mg/kg q48h		6–10 mg/kg q48h (AD); if next planned dialysis is 72 hrs away, give 9–15 mg/kg 26	6–10 mg/kg q48h	6–8 mg/kg q24h 27

항생제	신기능(CrCl, mL/min)에 따른 용량조절				투석후 보충량		
	표준용량	>50	10-50	<10	혈액투석	복막투석	CVVH
Oritavancin	1,200 mg IV×1	No dosage adjustment in mild-moderate impairment Not studied in severe impairment			Not removed by hemodialysis	No data	
Telavancin	10 mg/kg IV q24h	CrCl>50: No dosage adjustment	CrCl 30-50: 7.5 mg/kg q24h CrCl 10 to<30: 10 mg/kg q48h	CrCl<10: No data	No data		
Teicoplanin	6-12 mg/kg IV q12h×3 doses (load), then 6-12 mg/kg IV q24h	CrCl>80: No dosage adjustment	CrCl 30-80: Load, then 6-12 mg/kg q48h	CrCl<30: Load, then 6-12 mg/kg q72h	Not removed by HD	No data	Load, then 6-12 mg/kg q48h
Vancomycin	15-20 mg/kg IV q8-12h	CrCl>100: No dosage adjustment	CrCl>50-100: 15-20 mg/kg q12h CrCl 20-50: 15-20 mg/kg q24h	CrCl<20: 15-20 mg/kg q48h	POST-HD DOSING Low permeability membrane: Load: 25 mg/kg Maintenance: 7.5 mg/kg AD High permeability membrane: Load: 25 mg/kg Maintenance: 10 mg/kg AD INTRADIALYTIC DOSING Low permeability membrane: Load: 30 mg/kg Maintenance: 7.5-10 mg/kg High permeability membrane: Load: 35 mg/kg Maintenance: 10-15 mg/kg	7.5 mg/kg q48-96h	7.5-10 mg/kg q12h

항생제	신기능(CrCl, mL/min)에 따른 용량조절				투석후 보충량		
	표준용량	>50	10-50	<10	혈액투석	복막투석	CVVH
Lincosamides							
Clindamycin	900 mg IV q8h 150-450 mg po q6h	No dosage adjustment for renal impairment			No dosage adjustment		
Lincomycin	0.6-1 gm IV q8-12h	CrCl≥30: No dosage adjustment	CrCl<30: 25-30% of usual dose		Not removed by dialysis	Not removed by dialysis	No data
Nitroimidazoles							
Metronidazole	7.5 mg/kg IV/ po q6h	CrCl≥10: no dosage adjustment		CrCl<10: 7.5 mg/kg q12h	7.5 mg/kg q12h (dose	No dosage adjustment	
Tinidazole	2 gm po q24h× 1-5 days	No dosage adjustment for renal impairment			No dosage adjustment (give an extra 1 gm AD if administered before dialysis)	No data	No data
Spiramycin	1 gm po q8h	No data			No data		
Secnidazole	2 gm single-dose	No dosage adjustment for renal impairment			No data		
Oxazolidinones							
Linezolid	600 mg po/IV q12h	No dosage adjustment (product labeling). Debated: 300 mg q12h for CRCL<60 41			No dosage adjustment		
Tedizolid	200 mg po/IV q24h	No dosage adjustment for renal impairment			No dosage adjustment		
Antifolate							
Trimethoprim	100-200 mg po q12h	CrCl>30: No dosage adjustment	CrCl 10-30: 100-200 mg q18h	CrCl<10: 100-200 mg q24h	100-200 mg q24h (AD on dialysis days)	100-200 mg q24h	100-200 mg q18h
Sulfamethoxazole/ Trimethoprim	Tx: 5-20 mg/ kg/day po/IV (div q6-12h) Proph: 1 DS tab po q24h or 3x/week	Tx: CrCl≥30: No dosage adjustment Proph: No dosage adjustment for renal impairment	CrCl 10-29: 5-10 mg/kg/ day (div q12h) Proph: No dosage adjustment for renal impairment	CrCl<10: NR (if used: 5-10 mg/kg q24h) Proph: No dosage adjustment for renal impairment	Tx: NR (if used: 5-10 mg/kg q24h, AD on dialysis days) Proph: No data	Tx: NR (if used: 5-10 mg/kg q24h) Proph: No data	Tx: 5 mg/kg q8h Proph: No data

항생제	신기능(CrCl, mL/min)에 따른 용량조절				투석후 보충량		
	표준용량	>50	10-50	<10	혈액투석	복막투석	CVVH
Phosphonic acids							
Fosfomycin IV	Varies with indication	Shown is % of normal daily dose. For loading dose, increase first dose by 100% (max 8 gm). CrCl>40: No dosage adjustment	CrCl 40: 70% (divided q8-12h) CrCl 30: 60% (divided q8-12h) CrCl 20: 40% (divided q8-12h)	CrCl 10: 20% (divided q12-24h)	2 gm q48h (give AD)	No data	No dosage adjustment (based on limited data)
Polymyxins							
Polymyxin B	2.5 mg/kg IV×1, then 1.5 mg/kg IV q12h	No dosage adjustment for renal impairment			No dosage adjustment		
Polymyxin E, Colistin	(Doses are mg CBA) Load: 4x (pt wt in kg). Use lower of ideal or actual body weight; loading dose may exceed 300 mg. Start maintenance 12 hrs later.	(Doses are mg CBA) CrCl≥90: 180 mg q12h CrCl 80 to <90: 170 mg q12h CrCl 70 to <80: 150 mg q12h CrCl 60 to<70: 137.5 mg q12h CrCl 50 to<60: 122.5 mg q12h CrCl 40 to <50: 110 mg q12h	CrCl 40 to<50: 110 mg q12h CrCl 30 to<40: 97.5 mg q12h CrCl 20 to<30: 87.5 mg q12h	CrCl 10 to<20: 80 mg q12h CrCl 5 to<10: 72.5 mg q12h CrCl<5: 65 mg q12h	(Doses are mg CBA) On non-HD days, give 65 mg IV q12h. On HD days, add 40-50 mg to the daily dose after a 3-4 hr session. Give this supplement with the next regular dose after the dialysis has ended	No data	(Doses are mg CBA) Add 13 mg per hour of CRRT to the baseline dose of 65 mg q12h.
Fusidanes							
Fusidic acid	500 mg po/IV q8h	No dosage adjustment for renal impairment			No data		
Nitrofurantoin	100 mg po q12h (Macrobid)	CrCl>30: No dosage adjustment	CrCl≤30: Avoid use		Avoid use		
Rifamicin							
Rifampin	600 mg po q24h	CrCl>50: No dosage adjustment	CrCl≤50: 300-600 mg q24h		300-600 mg q24h	300-600 mg q24h	300-600 mg q24h

항생제	신기능(CrCl, mL/min)에 따른 용량조절				투석후 보충량		
	표준용량	>50	10-50	<10	혈액투석	복막투석	CVVH
Rifaximin	200 mg po q8h	No dosage adjustment for renal impairment			No dosage adjustment		
Rifamycin SV	388 mg po q12h	No dosage adjustment for renal impairment			No data		
Streptogramins							
Quinupristin-dalfopristin	7.5 mg/kg IV q12h	No dosage adjustment for renal impairment			No dosage adjustment		
Pristinamycin	2-4 gm/day po (divided q8-12h	No dosage adjustment for renal impairment			No data		
Ketolide							
Telithromycin	800 mg po q24h	CrCl≥30: No dosage adjustment	CrCl<30: 600 mg q24h		600 mg q24h (give AD on dialysis days)	No data	No data
Peluromutulins							
Lefamulins	600 mg po q12h 150 mg IV q12h	No dosage adjustment for renal impairment			No dosage adjustment	No data	
Retapamulin	Apply q12h ×5 days	No dosage adjustment for renal impairment Hemodialysis			No data		
Antimyobacterial agents							
First line tuberculosis							
Ethambutol	15-25 mg/kg po q24h	CrCl≥30: No dosage adjustment	CrCl<30: 15-25 mg/kg 3x/week		15-25 mg/kg 3x/wk (AD on dialysis days)	15-25 mg/kg q48h	15-25 mg/kg q24-36h
Isoniazid/INH	5 mg/kg po q24h	No dosage adjustment for renal impairment			No dosage adjustment		
Pyrazinamide	25 mg/kg po q24h	CrCl>20: No dosage adjustment	CrCl≤20: 25 mg/kg q48h		25 mg/kg q48h (administer AD on dialysis days)	25 mg/kg q24h	25 mg/kg q24h
Rifabutin	300 mg po q24h	CrCl>50: No dosage adjustment	CrCl≤50: 150 mg q24h		No data		
Rifampin	Refer to rifamicin section						
Rifapentine	600 mg po 1-2x/wk	No dosage adjustment for renal impairment			No dosage adjustment		
Streptomycin	Refer to the aminoglycoside section						
Second line tuberculosis							
Bedaquiline	400 mg q24h×2 wk, then 200 mg 3x/wk ×22 wk	CrCl≥10: No dosage adjustment		CrCl<10: Use with caution	Use with caution		No data

항생제	신기능(CrCl, mL/min)에 따른 용량조절				투석후 보충량		
	표준용량	>50	10-50	<10	혈액투석	복막투석	CVVH
Capreomycin	15 mg/kg IM/ IV q24h	CrCl≥10: No dosage adjustment		CrCl<10: 15 mg/kg 3x/wk	15 mg/kg 3x/wk (give AD on dialysis days)	No data	
Clofazimine	50 mg q24h+ 300 mg 1x/mo	No data			No data		
Cycloserine	250-500 mg po q12h	CrCl>50: No dosage adjustment	CrCl 10-50: 250-500 mg q12h-24h	CrCl<10: 500 mg q48h (or 3x/wk)	500 mg 3x/wk (give AD on dialysis days)	No data	
Delamanid	100 mg po q12h	CrCl≥30: No dosage adjustment	CrCl<30: No data		No data		
Ethionamide	500 mg po q12h	CrCl≥10: No dosage adjustment		CrCl<10: 250 mg q12h	250 mg q12h		500 mg q12h
Kanamycin	Refer to the aminoglycoside section						
Para-aminosalicyclic acid (PAS)	4 gm po q12h	CrCl>50: No dosage adjustment	CrCl 10-50: 2-3 gm q12h	CrCl<10: 2 gm q12h	2 gm q12h (dose AD on dialysis days)	No data	
Pretomanid	200 mg po q24h	No data			No data		
Others antimycobacterial							
Thalidomide	100-300 mg po q24h	No dosage adjustment for renal impairment			No dosage adjustment		
Amikacin	NTM:10-15 mg/kg IM/ IV q24h	NTM: Dosage if ↓CrCl poorly defined adjust to these targets: Peak: 35-45 μg/ml (15 mg/kg); 65-80 μg/ml (25 mg/kg) Trough:<1 μg/ml			7.5 mg/kg q48h (+extra 3.75 mg/kg AD)	15-20 mg Lost/L/d	7.5 mg/kg/kg q24h
Sulfonamide							
Dapsone	100 mg po q24h	No data			No data		
ANTIFUNGAL AGENT							
Ampho B Family, Polynes							
Amphotericin B	0.3-1.0 mg/ kg/day (deoxycholate) 3-5 mg/kg/ day (liposomal)	No dosage adjustment for renal impairment			No dosage adjustment for renal impairment		
Nystatin	500,000 u q6h	No dosage adjustment for renal impairment			No dosage adjustment		
Azole							
Efinacozole	Topical q24h Hemodialysis	No dosage adjustment for renal impairment			No dosage adjustment		
Isavuconazonium sulfate	372 mg po/IV q24h	No dosage adjustment for renal impairment			No dosage adjustment		

항생제	신기능(CrCl, mL/min)에 따른 용량조절				투석후 보충량		
	표준용량	>50	10-50	<10	혈액투석	복막투석	CVVH
Fluconazole	100-400 mg IV/po q24h	CrCl>50: No dosage adjustment	CrCl≤50: 50-200 mg q24h		50-200 mg q24h on non-dialysis days, 100-400 mg (full dose) AD on dialysis days	50-200 mg q24h	At least 2x usual dose suggested
Itraconazole	100-200 mg po q12-24h (oral soln)	No dosage adjustment for renal impairment	Avoid IV if CrCl<30 due to vehicle		No dosage adjustment		No data
Ketoconazole	200-400 mg po q24h	No dosage adjustment for renal impairment			No dosage adjustment		
Oteseconazole	150 mg q-wk (after load)	CrCl≥30: No dosage adjustment	CrCl<30: Not recommended		Not recommended	No data	
Posaconazole	Varies by formulation	No dosage adjustment for renal mpairment	Avoid IV if CrCl<50 due to vehicle		No dosage adjustment		
Voriconazole	Varies by formulation	No dosage adjustment for renal impairment	Avoid IV if CrCl<50 due to vehicle		No dosage adjustment		
Echinocandins							
Anidulafungin	50-100 mg IV q24h	No dosage adjustment for renal impairment			No dosage adjustment		
Caspofungin	50 mg IV q24h	No dosage adjustment for renal impairment			No dosage adjustment		
Micafungin	100 mg IV q24h	No dosage adjustment for renal impairment			No dosage adjustment		Consider 150-200 mg q24h
Rezafungin	200 mg once weekly (400 mg load)	No dosage adjustment for renal impairment			No dosage adjustment	No data	
Others							
Flucytosine	25 mg/kg po q6h	CrCl>40: No dosage adjustment	CrCl 21-40: 2 5 mg/kg q12h CrCl 10-20: 25 mg/kg q24h	CrCl<10: 25 mg/kg q48h	25-50 mg/kg q48-72h (dose AD)	CCPD: 25 mg/kg q24h	No data
Griseofulvin	500-1,000 mg q24h (microsize)	No dosage adjustment for renal impairment			No data		
Ibrexafungerp	300 mg po q12h	No dosage adjustment for renal impairment			No data		

항생제	신기능(CrCl, mL/min)에 따른 용량조절				투석후 보충량		
	표준용량	>50	10-50	<10	혈액투석	복막투석	CVVH
Terbinafine	250 mg po q24h	CrCl>50: No dosage adjustment	CrCl≤50: No data		No data		
Antiparasite agents							
Albendazole	400 mg po q12-24h	No dosage adjustment for renal impairment			No data		
Antimony, pentavalent	20 mg/kg/day	Dosage adjustment advised (or select alternative treatment) Specific recommendation unavailable			No data		
Artemether-lumefantrine (Artemisinin Combination Therapy)	4 tabs×1, 4 tabs in 8 hr, then 4 tabs q12h×2 days	No dosage adjustment for renal impairment (data limited, use caution)			No data		
Artesunate	2.4 mg/kg IV at 0, 12, and 24 hrs	No dosage adjustment for renal impairment			No data		
Atovaquone alone	750 mg po q12h	No data			No data		
Atovaquone/proguanil, Malarone®	4 tabs q24h×3 days	CrCl≥30: No dosage adjustment	CrCl<30: Use with caution for treatment (contraindicated for prophylaxis)	No data	4 tabs q24h×3 days	CrCl≥30: No dosage adjustment	CrCl<30: Use with caution for treatment (contraindicated for prophylaxis)
Benznidazole	5-7 mg/kg/day (div q12h)	No data Dosage reduction may be advised to reduce risk of adverse effects			No data		
Chloroquine phosphate	2.5 gm po over 3 days	CrCl≥10: No dosage adjustment		CrCl<10: Consider reducing dose 50%	Consider reducing dose 50%	No data	
Dapsone	Refer to the sulfonamides section						
Diethylcarbamazine	Varies with indication	Specific recommendation unavailable			No data		
Dihydroartemisinin-piperaquine	Varies with weight	No data			No data		
Diloxanide furoate	500 mg po q8h	No data			No data		
Eflornithine	400 mg/kg/day IV	Dosage reduction advised Specific recommendation unavailable			No data		
Fansidar	3 tablets po×1	No data			No data		
Fexinidazole	Varies by patient weight	No dosage adjustment for renal impairment			No data		
Fumagilin	20 mg po q8h	No data			No data		

항생제	신기능(CrCl, mL/min)에 따른 용량조절				투석후 보충량		
	표준용량	>50	10–50	<10	혈액투석	복막투석	CVVH
Hydroxychloroquine sulfate	800 mg, then 400 mg×3	CrCl≥10: No dosage adjustment		CrCl<10: Consider reducing dose 50%	Consider reducing dose 50%	No data	
Iodoquinol	650 mg po q8h× 20 days	No data			No data		
Ivermectin	200 μg/kg/day po×1–2 days	No dosage adjustment for renal impairment			No data		
Mebendazole	Varies with indication	No dosage adjustment for renal impairment			No dosage adjustment	No data	
Mefloquine	Tx: 750 mg, then 500 mg in 6–8 hr	No dosage adjustment for renal impairment			No data		
Melarsoprol	2.2 mg/kg/day	No data			No data		
Miltefosine	50 mg po q8h	No data			No data		
Moxidectin	8 mg po×1	CrCl≥30: No dosage adjustment	CrCl<30: No data		No data		
Nifurtimox	Varies with indication	No data			No data		
Niclosamide	2 gm po×1 dose (or q24h×7)	No dosage adjustment for renal impairment			No data		
Nitazoxanide	500 mg po q12h	No data			No data		
Paramomycin	Refer to the aminoglycoside section						
Pentamidine	4 mg/kg IM/IV q24h CrCl	CrCl≥10: No dosage adjustment		<10: 4 mg/kg q24–36h	4 mg/kg q48h (give dialysis day dose AD)	4 mg/kg q24–36h	4 mg/kg q24h
Praziquantel	Varies with indication	No dosage adjustment for renal impairment			No dosage adjustment		
Primaquine phosphate	Varies with indication	No dosage adjustment for renal impairment			No data		
Pyrimethamine/pyrisulfadoxine	Varies with indication	No dosage adjustment for renal impairment			No data		
Pyrantel pamoate	11 mg/kg po	No data			No data		
Quinacrine	100 mg po q8h	Dosage recommendations not available			No data		
Quinine dihydrochloride	10 mg/kg (of salt) IV q8h	CrCl>50: No dosage adjustment	CrCl 10–50: 10 mg/kg q8–12h	CrCl<10: 10 mg/kg q24h	10 mg/kg q24h (give dialysis day dose AD)	10 mg/kg q24h	10 mg/kg q8–12h

항생제	신기능(CrCl, mL/min)에 따른 용량조절				투석후 보충량		
	표준용량	>50	10-50	<10	혈액투석	복막투석	CVVH
Quinine Sulfate	648 mg po q8h	CrCl>50: No dosage adjustment	CrCl 10-50: 648 mg q8-12h	CrCl<10: 648 mg q24h	648 mg q24h (give dialysis day dose AD)	648 mg q24h	648 mg q8-12h
Spiramycin	Refer to nitroimidazoles section						
Sulfadiazine	1-1.5 gm po q6h	CrCl≥50: No dosage adjustment	CrCl<50: Specific recommendation unavailable (consider 1-1.5 gm q12-24h)		Specific recommendation unavailable	No data	
Suramin	20 mg/kg (max 1 gm) q-wkly×5 wks	No data Avoid use in severe renal impairment			No data (not removed by HD)	No data	
Tafenoquine	Varies with indication	No data			No data		
Triclabendazole	10 mg/kg po q12h ×2 doses	No data			No data		
Tinidazole	2 gm po q24h ×1-5 days	No dosage adjustment for renal impairment			No dosage adjustment (give an extra 1 gm AD if administered before dialysis)	No data	
Pyronaridine artesunate	Varies with weight	CrCl≥30: Use with caution		CrCl<30: Avoid use	No data		
Antiviral agents							
Antiviral (non-HIV)							
Corona virus							
Bamlanivimab +Etesevimab	Bamlanivimab 700 mg×1 Etesevimab 1,400 mg×1	No dosage adjustment for renal impairment Hemodialysis			No data		
Baricitinib (JAK inhibitor)	2-4 mg po q24h	Age 2 to<9 years: CrCl≥60: 2 mg q24h Age≥9 years: CrCl≥60: 4 mg q24h	Age 2 to<9 years: CrCl 30 to<60: 1 mg q24h Age≥9 years: CrCl 30 to<60: 2 mg q24h	Age 2 to<9 years: CrCl<30: Not recommended Age≥9 years: CrCl 15 to<30: 1 mg q24h CrCl<15: Not recommended	No data		
Bebtelovimab	175 mg IV×1	No dosage adjustment for renal impairment			No data		
Casirivimab+ Imdevimab	Casirivimab 600 mg IV×1 Imdevimab 600 mg IV×1	No dosage adjustment for renal impairment			No data		

항생제	신기능(CrCl, mL/min)에 따른 용량조절				투석후 보충량		
	표준용량	>50	10-50	<10	혈액투석	복막투석	CVVH
Molnupiravir	800 mg po q12h	No dosage adjustment for renal impairment			No data		
Pemivibart	4,500 mg IV×1	No dosage adjustment for renal impairment			No data		
Remdesivir	100 mg IV q24h	No dosage adjustment for renal impairment			No dosage adjustment	No data	
Sotrovimab	500 mg IV×1	No dosage adjustment for renal impairment			No data		
Tixagevimab+ Cilgavimab	Adult: Tixagevimab 300 mg/ 3 ml IM (single dose) +Cilgavimab 300 mg/ 3 ml IM (single dose)	Renal impairment, including dialysis, is not expected to impact the pharmakokinetics of tixagevimab and cilgavimab					
Tocilizumab	Wt≥30 kg: 8 mg/kg IV×1	CrCl≥30: No dosage adjustment	CrCl<30: No data		No data		
Vilobelimab	Adult: 800 mg IV within 48 hours of intu-bation (day 1) followed by administration Days 2,4,8,15 and 22 as long as the patient is hospitalized	No data			No data		
Tofacitinib (JAK inhibitor)	10 mg po q12h	CrCl≥50: No dosage adjustment	CrCl<50: 5 mg q12h		No data		
Paxlovid®, Nirmatrelvir+Ritonavir	300 mg/ 100 mg q12h	CrCl≥60: No dosage adjustment	CrCl≥30 to <60: 150 mg/ 100 mg q12h	CrCl<30: Not recommended	No data		
Cytomegalovirus							
Maribavir	400 mg q12h	No dosage adjustment for renal impairment			No data		
Ebola Virus							
Ansuvimab-zykl	50 mg/kg IV×1	No data			No data		
Inmazeb (Aatoltivimab/ maftivimab/ odesivimab)	50 mg/kg IV×1 (each component)	No data			No data		

항생제	신기능(CrCl, mL/min)에 따른 용량조절				투석후 보충량		
	표준용량	>50	10-50	<10	혈액투석	복막투석	CVVH
Hepatitis B							
Adefovir dipivoxil	10 mg po q24h	CrCl≥50: No dosage adjustment	CrCl 30-49: 10 mg q48h CrCl 10-29: 10 mg q72h	CrCl<10, non-HD: No data	10 mg weekly (dose AD on dialysis days)	No data	
Entecavir	Tx-naive: 0.5 mg q24h 3TC-refract, decomp liver dis: 1 mg q24h	CrCl≥50: No dosage adjustment	CrCl 30 to <50: • Tx-naive: 0.25 mg q24h • 3TC-refract, decomp liver dis: 0.5 mg q24h CrCl 10 to <30: • Tx-naive: 0.15 mg q24h • 3TC-refract, decomp liver dis: 0.3 mg q24h	CrCl<10: • Tx-naive: 0.05 mg q24h • 3TC-refract, decomp liver dis: 0.1 mg q24h	Tx-naive: 0.05 mg q24h 3TC-refract, decomp liver dis: 0.1 mg q24h (dose AD on dialysis days)	Tx-naive: 0.05 mg q24h 3TC-refract, decomp liver dis: 0.1 mg q24h	No data
Interferons alfa 2a,2b	Varies with indication	No dosage adjustment for renal impairment			No data		
Telbivudine	600 mg po q24h	CrCl>50: No dosage adjustment	CrCl 30-49: 600 mg q48h CrCl 10-30: 600 mg q72h	CrCl<10: 600 mg q96h	600 mg q96h (dose AD on dialysis days)	No data	
Tenofovir alafenamide fumarate (TAF)	25 mg po q24h	CrCl≥15: No dosage adjustment	CrCl<15, no chronic HD: Not recommended		No dosage adjustment (dose AD on dialysis days)	No data	
Truvada (Emtricitabine (FTC) Tenofovir disoproxil fumarate (TDF))	1 tab po q24h	CrCl≥50: 1 tab q24h	CrCl 30-49: 1 tab q48h	CrCl<30: Do not use	Do not use		
Hepatitis C							
Daclatasvir	60 mg po q24h	No dosage adjustment for renal impairment			No data		
Ribavirin	Varies with indication	CrCl>50: No dosage adjustment	CrCl≤50: Use with caution		No data		
Simeprevir	150 mg po q24h	CrCl>50: No dosage adjustment	CrCl<30: Use with caution (no data)		No data		

항생제	신기능(CrCl, mL/min)에 따른 용량조절				투석후 보충량		
	표준용량	>50	10–50	<10	혈액투석	복막투석	CVVH
Sofosbuvir	400 mg po q24h	CrCl≥30: No dosage adjustment	CrCl<30: No data		No data		
Hepatitis C combinations							
Elbasvir/ Grazoprevir (Zepatier)	1 tab po q24h	No dosage adjustment for renal impairment			No dosage adjustment	No data	
Glecaprivir/ Pibrentasvir (Mavyret)	3 tabs po q24h	No dosage adjustment for renal impairment			No dosage adjustment	No data	
Ledipasvir/ Sofosbuvir (Harvoni)	1 tab po q24h	No dosage adjustment for renal impairment			No dosage adjustment	No data	
Ombitasvir+ paritaprevir/ RTV+Dasabuvir (Viekira Pak)	Not established	No dosage adjustment required in mild, moderate, or severe impairment			Not studied in patient dialysis		
Velpatasvir/ Sofosbuvir (Epclusa)	1 tab po q24h	No dosage adjustment for renal impairment			No dosage adjustment		
Velpatasvir/ Sofosbuvir/ Voxilaprevir (Vosevi)	1 tab po q24h	No dosage adjustment for renal impairment			No dosage adjustment	No data	
Herpes virus							
Acyclovir	5–12.5 mg/kg IV q8h 800 mg po q4h (5x/day)	IV: CrCl>50: No dosage adjustment	IV: CrCl 10–50: 5–12.5 mg/kg IV q12–24h Oral: CrCl>25: No dosage adjustment	IV: CrCl<10: 2.5–6.25 mg/kg IV q24h Oral: CrCl<10: 800 mg po q12h	IV: 2.5–6.25 mg/kg IV q24h (dose AD on dialysis days) Oral: 800 mg po q12h (give extra dose AD)	IV: 2.5–6.25 mg/kg IV q24h Oral: 800 mg po q12h	IV: 2.5–6.25 mg/kg IV q24h Oral: No data
Cidofovir	Induction: 5 mg/kg IV q-wk×2 doses Maintenance: 5 mg/kg IV q-2wks	CrCl>55: No dosage adjustment	CrCl≤55: Contraindicated		Contraindicated		

항생제	신기능(CrCl, mL/min)에 따른 용량조절				투석후 보충량		
	표준용량	>50	10-50	<10	혈액투석	복막투석	CVVH
Famciclovir	Varies with indication	Recurrent genital herpes: CrCl≥60: 1,000 mg q12h×1 day Recurrent herpes labialis: CrCl≥60: 1,500 mg×1 dose Herpes zoster: CrCl≥60: 500 mg q8h Suppression of recurrent genital herpes: CrCl≥40: 250 mg q12h Recurrent orolabial/ genital herpes (HIV) CrCl≥40: 500 mg q12h	Recurrent genital herpes: CrCl 40-59: 500 mg q12h× 1 day Recurrent herpes labialis: CrCl 20-39: 500 mg×1 dose Recurrent herpes labialis: CrCl 40-59: 750 mg×1 dose CrCl 20-39: 500 mg×1 dose Herpes zoster: CrCl 40-59: 500 mg q12h CrCl 20-39: 500 mg q24h Suppression of recurrent genital herpes: CrCl 20-39: 125 mg q12h CrCl Recurrent oro-labial/genital herpes (HIV) CrCl 20-39: 500 mg q24h	Recurrent genital herpes: CrCl<20: 250 mg×1 dose Recurrent herpes labialis: CrCl<20: 250 mg×1 dose Herpes zoster: CrCl<20: 250 mg q24h Suppression of recurrent genital herpes: <20: 125 mg q24h Recurrent orolabial/ genital herpes (HIV) CrCl<20: 250 mg q24h	Recurrent genital herpes: 250 mg×1 dose AD Recurrent herpes labialis: 250 mg×1 dose AD Herpes zoster: 250 mg after each dialysis Suppression of recurrent genital herpes: 125 mg after each dialysis Recurrent orolabial/ genital herpes (HIV) 250 mg after each dialysis	No data	

항생제	신기능(CrCl, mL/min)에 따른 용량조절				투석후 보충량		
	표준용량	>50	10-50	<10	혈액투석	복막투석	CVVH
Foscarnet	Induction: 60 mg/kg IV q8h Maintenance: 90-120 mg/kg IV q24h	Induction: CrCl>1.4 mL/min/kg: No dosage adjustment Maintenance: CrCl>1.4 mL/min/kg: No dosage adjustment	Induction: CrCl>1 to 1.4 ml/min/kg: 45 mg/kg q8h CrCl >0.8 to 1.0 mL/min/kg: 50 mg/kg q12h Maintenance: CrCl>1 to 1.4 ml/min/kg: 70-90 mg/kg q24h CrCl>0.8 to 1.0 ml/min/kg: 50-65 mg/kg q24h	Induction: CrCl>0.6 to 0.8 ml/min/kg: 40 mg/kg q12h CrCl>0.5 to 0.6 ml/min/kg: 60 mg/kg q24h CrCl 0.4 to 0.5 ml/min/kg: 50 mg/kg q24h CrCl<0.4 mL/min/kg: Not recommended Maintenance: CrCl>0.6 to 0.8 mL/min/kg: 80-105 mg/kg q48h CrCl>0.5 to 0.6 mL/min/kg: 60-80 mg/kg q48h CrCl 0.4 to 0.5 mL/min/kg: 50-65 mg/kg q48h CrCl<0.4 mL/min/kg: Not recommended	No data		

항생제	신기능(CrCl, mL/min)에 따른 용량조절				투석후 보충량		
	표준용량	>50	10-50	<10	혈액투석	복막투석	CVVH
Ganciclovir	IV induction: 5 mg/kg IV q12h IV maintenance: 5 mg/kg IV q24h Oral: 1 gm po q8h	IV induction CrCl≥70: No dosage adjustment CrCl 50-69: 2.5 mg/kg q12h IV maintenance: CrCl>90: No dosage adjustment CrCl>50-90: 2.5-5 mg/kg q24h Oral: CrCl>90: No dosage adjustment CrCl>50-90: 0.5-1 gm q8h	IV induction: CrCl 25-49: 2.5 mg/kg q24h CrCl 10-24: 1.25 mg/kg q24h IV maintenance: CrCl 10-50: 0.625-1.25 mg/kg q24h Oral: CrCl 10-50: 0.5-1 gm q24h	IV induction: CrCl<10: 1.25 mg/kg 3x/week IV maintenance: CrCl<10: 0.625 mg/kg 3x/week Oral: CrCl<10: 0.5 gm 3x/week	IV induction: 1.25 mg/kg 3x/week (dose AD on dialysis days) IV maintenance: 0.625 mg/kg 3x/week (dose AD on dialysis days) Oral: 0.5 gm 3x/week (dose AD on dialysis days)	IV induction: 1.25 mg/kg 3x/week IV maintenance: 625 mg/kg 3x/week Oral: no data	IV induction: 2.5 mg/kg q24h IV maintenance: no data Oral: no data
Letermovir	480 mg po/IV q24h	CrCl>10: No dosage adjustment		CrCl≤10: No data	No data		
Penciclovir	Adult dose: Apply q24h (while awake) x4 days	N/A			N/A		
Trifluridine	Adult: 1 drop q2h (max. 9 drops/day) until corneal reepithelization, then dose reduced for 7 more days (1 drop q4h for at least 5 drops/day), not to exceed 21 days total therapy	N/A			N/A		

항생제	신기능(CrCl, mL/min)에 따른 용량조절				투석후 보충량		
	표준용량	>50	10-50	<10	혈액투석	복막투석	CVVH
Valacyclovir	Varies with indication CrCl<10: 500 mg q24h Herpes zoster: CrCl≥50: 1 gm q8h CrCl 30-49: 1 gm q12h CrCl 10-29: 1 gm q24h CrCl<10: 500 mg q24h	Herpes labialis: CrCl≥50: 2 gm q12h ×2 doses Genital herpes, initial episode: CrCl≥50: 1 gm q12h Genital herpes, recurrent episode: CrCl≥50: 500 mg q12h Genital herpes, suppression: CrCl≥50: 1 gm q24h Genital herpes, suppression, HIV-infected: CrCl≥50: 500 mg q12h	Herpes labialis: CrCl 30-49: 1 gm q12h ×2 doses CrCl 10-29: 500 mg q12h× 2 doses Genital herpes, initial episode: CrCl 30-49: No dosage adjustment CrCl 10-29: 1 gm q24h Genital herpes, recurrent episode: CrCl 30-49: No dosage adjustment CrCl 10-29: 500 mg q24h Genital herpes, suppression: CrCl 30-49: No dosage adjustment CrCl 10-29: 500 mg q24h Genital herpes, suppression, CrCl 30-49: No dosage adjustment CrCl 10-29: 500 mg q24h	Herpes labialis: CrCl<10: 500 mg ×1 dose Genital her-pes, initial episode: CrCl<10: 500 mg q24h Genital herpes, recurrent episode: CrCl<10: 500 mg q24h Genital herpes, suppression: CrCl <10: 500 mg q24h	500 mg q24h (AD on dialysis days)	500 mg q24h	No data

항생제	신기능(CrCl, mL/min)에 따른 용량조절				투석후 보충량		
	표준용량	>50	10-50	<10	혈액투석	복막투석	CVVH
Valganciclovir	Induction: 900 mg po q12h Maintenance: 900 mg po q24h	Induction: CrCl≥60: 900 mg q12h Maintenance: CrCl≥60: 900 mg q24h CrCl 40-59: 450 mg q24h	Induction: CrCl 40-59: 450 mg q12h CrCl 25-39: 450 mg q24h CrCl 10-24: 450 mg q48h Maintenance: CrCl 25-39: 450 mg q48h CrCl 10-24: 450 mg 2x/week	Induction: CrCl<10: Not recommended Maintenance: CrCl<10: Not recommended	Induction: Not recommended Maintenance: Not ecommended	Induction: no data Maintenance: no data	Induction: no data Maintenance: CVVHD: 450 mg q24h
Human Papilomavirus							
Cidofovir	Induction: 5 mg/kg IV q-wk ×2 doses Maintenance: 5 mg/kg IV q-2wks	CrCl>55: No dosage adjustment	CrCl≤55: Contraindicated		Contraindicated		
Imiquimod	5% cream. Thin layer apllied at bedtime, washing off after 6-10 hr, 3x weekly on non-consecutive days to maximum of 16 weeks	N/A			N/A		
Podofilox	0.5% gel or solution 2x daily for 3 days, then no therapy for 4 days (can repeat up to 4 such cycles)	N/A			N/A		
Sinecatechins	15% ointment. Apply 0.5 cm strand to each wart 3x/day until healing but not more than 16 weeks	N/A					

항생제	신기능(CrCl, mL/min)에 따른 용량조절				투석후 보충량		
	표준용량	>50	10-50	<10	혈액투석	복막투석	CVVH
Influenza							
Amantadine	100 mg po q12h	CrCl>50: No dosage adjustment	CrCl 30-50: 200 mg, then 100 mg q24h CrCl 15-29: 200 mg, then 100 mg q48h	CrCl<15: 200 mg once weekly	200 mg once weekly	No data	
Baloxivir marboxil, (Xoflusa®)	40-80 mg po×1	CrCl≥50: No dosage adjustment	CrCl<50: No data		No data		
Favipiravir	600 mg po bid	No data			No data		
Laninamivir octanoate	40 mg (inhaled)×1	No dosage adjustment for renal impairment			No data		
Oseltamivir (Tamiflu®)	Treatment: 75 mg po q12h×5 days Prophylaxis: 75 mg po q24h	Treatment: CrCl>60: No dosage adjustment Prophylaxis: CrCl>60: No dosage adjustment	Treatment: CrCl>30-60: 30 mg q12h×5 days CrCl>10-30: 30 mg q24h×5 days Prophylaxis: CrCl>30-60: 30 mg q24h CrCl>10-30: 30 mg q48h	Treatment: CrCl≤10, no HD: Not recommended Prophylaxis: CrCl≤10, no HD: Not recommended	Treatment: 30 mg×1, then 30 mg after every HD cycle. Prophylaxis: 30 mg×1, then 30 mg after alternate HD cycles. Pediatrics: For age>1 yr (after each HD): Wt≤15 kg: 7.5 mg Wt 16-23 kg: 10 mg Wt 24-40 kg: 15 mg Wt>40 kg: 30 mg 12	Treatment (CAPD): 30 mg×1. Prophylaxis (CAPD): 30 mg×1, then 30 mg q-week. Treatment (APD): 75 mg po×1 28	No data
Peramivir (Peramiflu®)	600 mg IV×1	Age≥13 yrs: CrCl≥50: No dosage adjustment Age 2-12 yrs: CrCl≥50: No dosage adjustment	Age≥13 yrs: CrCl 30-49: 200 mg×1 Age 2-12 yrs: CrCl 30-49: 4 mg/kg×1	Age≥13 yrs: CrCl 10-29: 100 mg×1 Age 2-12 yrs: CrCl 10-29: 2 mg/kg×1	Dose AD (HD removes 73-81%)	No data	
Rimantadine	100 mg po q12h	CrCl≥30: No dosage adjustment	CrCl<30: 100 mg q24h		100 mg q24h	No data	
Zanamivir	10 mg inhaled q12h	No dosage adjustment for renal impairment			No data		

항생제	신기능(CrCl, mL/min)에 따른 용량조절				투석후 보충량		
	표준용량	>50	10-50	<10	혈액투석	복막투석	CVVH
Pox viruses							
Cidofovir	Induction: 5 mg/kg IV q-wk ×2 doses Maintenance: 5 mg/kg IV q-2wks	CrCl>55: No dosage adjustment	CrCl≤55: Contraindicat-ed	Contraindicat-ed	Induction: 5 mg/kg IV q-wk×2 doses Maintenance: 5 mg/kg IV q-2wks	CrCl>55: No dosage adjustment	CrCl≤55: Contraindicat-ed
Tecovirimat	Weight-based CrCl	Capsules: No dosage adjustment Injection: CrCl≥30: No dosage adjustment	Injection: CrCl<30: Contraindicated due to vehicle		Capsules: No dosage adjustment Injection: contraindicat-ed	No data	No data
Brincidofovir	Weight-based	No dosage adjustment for renal impairment			No dosage adjustment	No data	
Respiratory Syncytial Virus							
Palivizumab	15 mg/kg IM q-mon	No data			No data		
Nirsevimab-alip	Wt<5 kg: 50 mg IM×1 Wt≥5 kg: 100 mg IM×1	No data			No data		
Antiretroviral drugs							
Nucleoside/Nucleotide Reverse Transcriptase Inhibitors (NRTI)							
Abacavir	600 mg po q24h	No dosage adjustment for renal impairment			No data		

항생제	신기능(CrCl, mL/min)에 따른 용량조절				투석후 보충량		
	표준용량	>50	10-50	<10	혈액투석	복막투석	CVVH
Didanosine	Delayed release caps: 400 mg po q24h Pwd for oral soln: 200 mg po q12h (wt>60 kg)	Delayed release caps: CrCl≥60, wt≥60 kg: No dosage adjustment CrCl≥60, wt<60 kg: 250 mg q24h Pwd for oral soln: CrCl≥60, wt≥60 kg: No dosage adjustment CrCl≥60, wt<60 kg: 125 mg q12h CrCl<10, wt≥60 kg: 100 mg q24h	Delayed release caps: CrCl 30-59, wt≥60 kg: 200 mg q24h CrCl 30-59, wt<60 kg: 125 mg q24h CrCl 10-29, wt≥60 kg: 125 mg q24h CrCl 10-29, wt<60 kg: 125 mg q24h Pwd for oral soln: CrCl 30-59, wt≥60 kg: 200 mg q24h CrCl 30-59, wt<60 kg: 150 mg q24h CrCl 10-29, wt≥60 kg: 150 mg q24h CrCl 10-29, wt<60 kg: 100 mg q24h	Delayed release caps: CrCl<10, wt≥60 kg: 125 mg q24h CrCl<10, wt<60 kg: Not recommended Pwd for oral soln: CrCl<10, wt<60 kg: 75 mg q24h	Delayed release caps: Use CrCl<10 recommen-dations (no supplemental dose post HD required) Pwd for oral soln: Use	Delayed release caps: CrCl<10 recommenda-tions Pwd for oral soln: CrCl<10 recommenda-tions	Delayed release caps: no data Pwd for oral soln: no data
Emtricitabine	Capsule: 200 mg po q24h Oral solution: 240 mg po q24h	Capsule: CrCl>50: No dosage adjustment Q72h Oral solution: CrCl>50: No dosage adjustment	Capsule: CrCl 30-49: 200 mg q48h CrCl 10-29: 200 mg Oral solution: CrCl 30-49: 120 mg q24h CrCl 10-29: 80 mg q24h	Capsule: CrCl<10: 200 mg q96h Oral solution: CrCl<10: 60 mg q24h	Capsule: 200 mg q96h Oral solution: 60 mg q24h	Capsule: no data Oral solution: no data	Capsule: no data Oral solution: no data
Lamivudine	300 mg po q24h (HIV dose)	CrCl>50: No dosage adjustment	CrCl 10-50: 50-150 mg q24h	CrCl<10: 25-50 mg q24h	25-50 mg q24h (dose AD on dialysis days) (HIV)	25-50 mg po q24h (HIV)	100 mg first day, then 50 mg q24h (HIV)
Stavudine	30-40 mg po q12h	CrCl>50: No dosage adjustment	CrCl 10-50: 15-20 mg q12h	CrCl<10, wt≥60 kg: 20 mg q24h CrCl<10, wt<60 kg: 15 mg q24h	Use CrCl<10 recommen-dations (dose AD on dialysis days)	No data	30-40 mg q12h
Tenofovir alafenamide fumarate	Refer to the hepatitis B section						

항생제	신기능(CrCl, mL/min)에 따른 용량조절				투석후 보충량		
	표준용량	>50	10-50	<10	혈액투석	복막투석	CVVH
Tenofovir disproxil fumarate	300 mg po q24h	CrCl>50: No dosage adjustment	CrCl 30-49: 300 mg q48h CrCl 10-29: 300 mg q72-96h	CrCl<10: No data	300 mg after every 3rd dialysis, or q7 days if no dialysis	No data	
Non-nucleoside Reverse Transcriptase inhibitors (NNRT)							
Doravirine	100 mg po q24h	No dosage adjustment for renal impairment			Some removal by HD, but viral suppression maintained (J Infect Chemother 2,023;29:558)	No data	
Efavirenz	600 mg po q24h	No dosage adjustment for renal impairment			No data		
Nevirapine	200 mg po q12h	No dosage adjustment for renal impairment			Give extra 200 mg AD	No data	
Ertravirine	200 mg po q12h	No dosage adjustment for renal impairment			No dosage adjustment	No data	
Rilpivirine	25 mg po q24h	CrCl≥30: No dosage adjustment	CrCl<30: Use with caution		No data		
Protease Inhibitor							
Atazanavir	300 mg po q24h (if boosted)	No dosage adjustment for renal impairment			Do not use if ART-experienced	No data	
Darunavir	600 mg po q12h (if boosted)	No dosage adjustment for renal impairment			No dosage adjustment	No data	
Fosamprenavir	700 mg po q12h (if boosted)	No dosage adjustment for renal impairment			No data		
Indinavir	800 mg po q12h (if boosted)	No dosage adjustment for renal impairment			No data		
Nelfinavir	1,250 mg po q12h	No dosage adjustment for renal impairment			No data		
Ritonavir	Used as booster (dosage varies)	No dosage adjustment for renal impairment			No data		
Saquinavir	1,000 mg po q12h (if boosted)	CrCl≥30: No dosage adjustment	CrCl<30: No data		No data		

항생제	신기능(CrCl, mL/min)에 따른 용량조절				투석후 보충량		
	표준용량	>50	10-50	<10	혈액투석	복막투석	CVVH
Tipranavir	500 mg po q12h (if boosted)	No dosage adjustment for renal impairment			No data		
Fusion inhibitor							
Enfuvirtide	90 mg sc q12h	No dosage adjustment for renal impairment			No dosage adjustment	No data	
CCR-5 Antagonist							
Maraviroc	300 mg po q12h	CrCl>50: No dosage adjustment	CrCl<50: No data		No data		
Integrase Strand Transfer inhibitors (INSTI)							
Cabotegravir	30 mg po q24h	CrCl≥15: No dosage adjustment	CrCl<15: No data		No data		
Dolutegravir	50 mg po q24h	INSTI-naive: No dosage adjustment for renal impairment INSTI-experienced: No dose adjustment for mild-moderate impairment Use with caution if CrCl<30 (DTG conc will be lower)			No data		
Raltegravir	400 mg po q12h	No dosage adjustment for renal impairment			No data		
CYP450 inhibitor							
Cobicistat	150 mg po q24h	No dosage adjustment for renal impairment			No data		
Attachment inhibitor							
Ibalizumab-uiyk	2 gm IV load, then 800 mg IV q2 weeks	No dosage adjustment for renal impairment			No data		
Fostemsavir	600 mg po q12h	No dosage adjustment for renal impairment			No dosage adjustment	No data	
Capsid inhibitor							
Lenacapavir	Varies	CrCl≥15: No dosage adjustment		CrCl<15: No data	No data		
ARV Combination formulations							
Atripla (Efavirenz (EFV)+Emtricitabine (FTC)+Tenofovir diso-proxil fumarate (TDF))	1 tab po q24h	CrCl≥50: 1 tab q24h		CrCl<50: Do not use	Do not use		

항생제	신기능(CrCl, mL/min)에 따른 용량조절				투석후 보충량		
	표준용량	>50	10-50	<10	혈액투석	복막투석	CVVH
Biktarvy (Emtricitabine (FTC)+Tenofovir alafenamide fumarate (TAF)+Bictegravir (BIC))	1 tab po q24h	CrCl≥30: 1 tab q24h		CrCl<30: Do not use (see HD)	On HD, virologically suppressed: 1 tab q24h, dose AD on dialysis days. On HD, not virologically suppressed: Do not use.	Do not use	
Cabenuva (Cabotegravir (CAB)+Rilpivirine (RPV))	CAB 600 mg×1 then 400 mg q-mon RPV 900 mg ×1 then 600 mg q-mon	CrCl≥30: No dosage adjustment		CrCl<30: No dosage adjustment, monitor for toxicity	No data		
Cimduo, Temixys (Lamivudine (3TC)+Tenofovir)	1 tab po q24h	CrCl≥50: 1 tab q24h		CrCl<50: Do not use	Do not use		
Combivir (Lamivudine (3TC)+ Zidovudine (ZDV))	1 tab po q12h	CrCl≥50: 1 tab q12h		CrCl<50: Do not use	Do not use		
Complera, Eviplera (Emtricitabine (FTC)+Tenofovir (TD-F)+Rilpivirine (RPV))	1 tab po q24h	CrCl≥50: 1 tab q24h		CrCl<50: Do not use	Do not use		
Delstrigo (Doravirine (DOR)+ Lamivudine (3TC)+ Tenofovir disoproxil fumarate (TDF)	1 tab po q24h	CrCl≥50: 1 tab q24h		CrCl<50: Do not use	Do not use		
Descovy (Emtricitabine (FTC)+Tenofovir Alafenamide (TAF)	1 tab o q24h	CrCl≥30: 1 tab q24h	CrCl 15 to<30: Do not use	CrCl<15, no HD: Do not use	1 tab q24h (AD on dialysis days)	Do not use	
Dovato (Dolutegravir (DTG)+Lamivudine (3TC)	1 tab po q24h	CrCl≥30: 1 tab q24h		CrCl<30: Do not use	Do not use		
Epzicom, Kivexa (Abacavir (ABC)+ Lamivudine (3TC))	1 tab po q24h	CrCl≥50: 1 tab q24h		CrCl<50: Do not use	Do not use		
Evotaz (Atazanavir (ATV)+ Cobicistat (Cobi))	1 tab po q24h	No dosage adjustment for renal impairment			Do not use in treatment-experienced patients	No data	

항생제	신기능(CrCl, mL/min)에 따른 용량조절				투석후 보충량		
	표준용량	>50	10-50	<10	혈액투석	복막투석	CVVH
Genvoya (Elvitegravir (EVG)+ Cobicistat (Cobi)+ Emtricitabine (FTC)+ Tenofovir alafenamide fumarate (TAF)	1 tab po q24h	CrCl≥30: 1 tab q24h		CrCl<30: Do not use	Do not use		
Juluca (Dolutegravir (DTG)+ Rilpivirine (RPV)	1 tab po q24h	CrCl≥30: 1 tab q24h		CrCl<30: Use with caution	No dosage adjustment	Use with caution	
Kaletra (Lopinavir+ Ritonavir (LPV/r)	2 tab po q12h (one tab: LPV 200 mg, RTV 50 mg)	No dosage adjustment for renal impairment			No data		
Prezcobix (Darunavir (DRV)+ Cobicistat)	1 tab po q24h Hemodialysis	No dosage adjustment for renal impairment			Do not use		
Stribild (Elvitegravir (EVG)+ Cobicistat (Cobi)+ Emtricitabine (FTC) and Tenofovir isoproxil fumarate (TDF))	1 tab po q24h	CrCl≥70: 1 tab q24h	CrCl<70 at start of tx: Do not use	CrCl<50 during tx: Discontinue use	Do not use		
Symfi Lo (Efavirenz (EFV)+ Lamivudine (3TC)+ Tenofovir disoproxil fumarate (TDF))	1 tab po q24h	CrCl≥50: 1 tab q24h		CrCl<50: Do not use	Do not use		
Symtuza (Darunavir (DRV)+ Cobicistat (Cobi)+ Emtricitabine (FTC)+ Tenofovir alafenamide (TAF))	1 tab po q24h	CrCl≥30: 1 tab q24h		CrCl<30: Do not use	Do not use		
Temixys (Lamivudine (3TC) and Tenofovir disoproxil fumarate (TDF))	1 tab po q24h	CrCl≥50: 1 tab q24h		CrCl<50: Do not use	Do not use		
Triumeq (Abacavir (ABC)+ Dolutegravir (DTG) Lamivudine (3TC))	1 tab po q24h	CrCl≥30: 1 tab q24h		CrCl<30: Do not use	Do not use		
Trizivir (Abacavir (ABC)+ Lamivudine (3TC)+ Zidovudine (ZDV))	1 tab po q12h	CrCl≥50: 1 tab q12h		CrCl<50: Do not use	Do not use		

항생제	신기능(CrCl, mL/min)에 따른 용량조절				투석후 보충량		
	표준용량	>50	10-50	<10	혈액투석	복막투석	CVVH
Truvada (Emtricitabine (FTC)+ Tenofovir disoproxil fumarate (TDF))	Refer to hepatitis B section						
Odefzey (Rilpivirine (RPV) Emtricitabine (FTC) Tenofovir alafenamide fumarate (TAF)	1 tab po q24h	CrCl≥30: 1 tab q24h		CrCl<30: Do not use	Do not use		
Others							
Atazanavir	300 mg po q24h (if boosted)	No dosage adjustment for renal impairment			Do not use if ART-experienced	No data	
Etravirine	200 mg po q12h	No dosage adjustment for renal impairment			No dosage adjustment		No data

ABSSSI, Acute Bacterial Skin and Skin Structure Infection; AD, After Hemodialysis; APD, Automated Peritoneal Dialysis; CAP, Community-Acquired Pneumonia; CAPD, Continuous Ambulatory Peritoneal Dialysis; CrCl, Creatinine Clearance; CRRT, Continuous Replacement Therapy; CVVH/CVVHD, Continuous Venovenous Hemodialysis; Fri, Friday; GFR, Glomerular Filtration Rate; gm, gram; HD, Hemodialysis; IAI, Intra-abdominal Infection; IM, Intramuscular; IP, Intraperitoneal; IV, Intravena; min, Minute; mg, Milligram; MW, Monday and Wednesday; Outpts, Outpatients; PO, Per Oral; proph, Prophylaxis; Pwd, Powder; q, quage; q-mon, quage-month; soln, Solution; tab, tablet; U, Unit; wt, Weight; wk, Week; wks, Weeks; XR, Extended Release; yr, Year; UTI, Urinary Tract Infection.

D APPENDIX

임신부 항생제 위험도 분류

김동민 조선대학교 의과대학 내과학교실

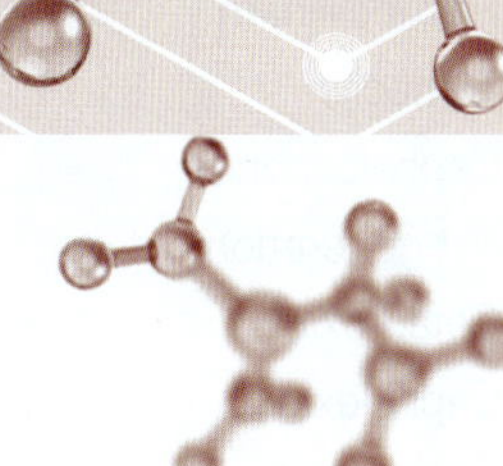

항생제	FDA 임신부 항생제 위험도 분류
Aminoglycosides	
Amikacin	D
Gentamicin	D
Kanamycin	D
Netilmicin	D
Neomycin	C
Paromomycin	C
Plazomicin	Not assigned
Spectinomycin	B
Streptomycin	D
Tobramycin	D
β-lactams	
Penicillins	
Natural penicillins	
Penicillin G	B
Penicillin VK	B
Aminopenicillins	
Amoxicillin	B
Amoxicillin-clavulanate	B
Ampicillin	B
Ampicillin-sulbactam	B
Antipseudomonal penicillins	
Piperacillin	B
Piperacillin-tazobactam	B
Antistaphylococcal penicillins	
Cloxacillin	B
Dicloxacillin	B

항생제	FDA 임신부 항생제 위험도 분류
Flucloxacillin	B
Nafcillin	B
Oxacillin	B
Other penicillins	
Pivmecillinam	A
Temocilin	No data
Cephalosporins	
1st generation	
Cefadroxil	B
Cephalexin	B
Cefazolin	B
2nd generation	
Cefuroxime axetil	B
Cefaclor	B
Loracarbef	B
Cefprozil	B
Cefmetazole	B
Cefuroxime	B
Cefoxitin	B
Cefotetan	B
3rd generation	
Cefotaxime	B
Ceftriaxone	B
Ceftizoxime	B
Ceftazidime	B
Cefoperazone	B
Cefoperazone-Sulbactam	B
Cefdinir	B
Cefditoren pivoxil	B
Cefixime	B
Cefpodoxime proxetil	B
Ceftibuten	B
Advanced Generation	
Cefepime	B
Cefpirome	B
Ceftaroline fosamil acetate	B
Ceftobiprole	B
Ceftolozane-Tazobactam	Not assigned
Ceftazidime-Avibactam	B
Cefiderocol	Not assigned
Cefepime-Enmetazobactam	No data

항생제	FDA 임신부 항생제 위험도 분류
Monobactams	
Aztreonam	B
Aztreonam-Avibactam	B
Carbapenems	
Doripenem	B
Ertapenem	B
Imipenem-Cilastatin	C
Imipenem-Cilastatin-Relebactam	Not assigned
Meropenem	B
Meropenem-Vaborbactam	Not assigned
Sulopenem Etzadroxil-Probenecid	No data
Macrolide	
Azithromycin	B
Clarithromycin	C
Erythromycin	B
Fidaxomicin	B
Fluoroquinolones	
Ciprofloxacin	C
Delafloxacin	Not assigned
Gatifloxacin	C
Gemifloxacin	C
Levofloxacin	C
Moxifloxacin	C
Norfloxacin	C
Ofloxacin	C
Prulifloxacin	Not assigned
Tetracyclines	
Doxycycline	D
Eravacycline	Not assigned
Minocycline	D
Omadacycline	Not assigned
Tetracycline	D
Sarecycline	Not assigned
Glycylcycline	
Tigecycline	D
Amphenicols	
Chloramphenicol	C
Glycopeptides	
Dalbavancin	C
Daptomycin	B
Oritavancin	C

항생제	FDA 임신부 항생제 위험도 분류
Telavancin	C
Teicoplanin	B3
Vancomycin	C
Lincosamides	
Clindamycin	B
Lincomycin	C
Nitroimidazoles	
Metronidazole	B
Tinidazole	C
Spiramycin	B
Secnidazole	Not assigned
Oxazolidinones	
Linezolid	C
Tedizolid	C
Antifolate	
Trimethoprim	C
Sulfamethoxazole/Trimethoprim	C
Phosphonic acids	
Fosfomycin IV	B2
Fosfomycin PO	B
Polymyxins	
Polymiyxin B	C
Polymyxin E, Colistin	C
Fusidanes	
Fusidic acid	C
Nitrofurantoin	B
Rifamicin	
Rifampin	C
Rifaximin	C
Rifamycin SV	Not assigned
Streptogramins	
Quinupristin-Dalfopristin	B
Pristinamycin	No data
Ketolide	
Telithromycin	C
Pleuromutilins	
Lefamulins	Not assigned
Retapamulin	B
Antifungal agents	
Ampho B Family, Polynes	
Amphotericin B	B

항생제	FDA 임신부 항생제 위험도 분류
Nystatin	C
Azole	
Efinacozole	C
Isavuconazonium sulfate	Not assigned
Fluconazole	D
Itraconazole	C
Ketoconazole	C
Oteseconazole	C
Posaconazole	C
Voriconazole	D
Echinocandins	
Anidulafungin	Not assigned
Caspofungin	Not assigned
Micafungin	C
Rezafungin	Not assigned
Others	
Flucytosine	C
Griseofulvin	X
Ibrexafungerp	Not assigned
Terbinafine	B
Antimycobacterial Agents	
First Line First Line Antituberculosis Agents	
Ethambutol	C
Isoniazid/INH	C
Pyrazinamide	C
Rifabutin	B
Rifampin	Refer to the rifamicin section
Rifapentine	C
Streptomycin	Refer to the aminoglycoside section
Second Line First Line Antituberculosis Agents	
Bedaquiline	B
Capreomycin	C
Clofazimine	C
Cycloserine	C
Delamanid	Not approved
Ethionamide	C
Kanamycin	Refer to the aminoglycoside section
Para-aminosalicyclic acid (PAS)	C
Pretomanid	Not assigned
Thalidomide	X

항생제	FDA 임신부 항생제 위험도 분류
Others	
Dapsone	C
Ethionamide	C
Antiparasite Agents	
Albendazole	C
Antimony, Pentavalent	no data
Artemether-Lumefantrine (Artemisinin Combination Therapy)	C
Artesunate	Not assigned
Atovaquone alone	No data
Atovaquone/Proguanil	C
Benznidazole	Not assigned
Chloroquine phosphate	C
Dapsone	C
Diethylcarbamazine	No data
Dihydroartemisinin-piperaquine	Not assigned
Diloxanide furoate	No data
Eflornithine	C
Fansidar	C
Fexinidazole	Not assigned
Fumagilin	C
Hydroxychloroquine sulfate	Not classified
Iodoquinol	Not assigned
Ivermectin	C
Mebendazole	C
Mefloquine	B
Melarsoprol	No data
Miltefosine	Not assigned
Moxidectin	C
Nifurtimox	Not assigned
Niclosamide	B
Nitazoxanide	B
Paramomycin	Refer to the aminoglycoside section
Pentamidine	C
Praziquantel	B
Primaquine phosphate	Not assigned
Pyrimethamine/Sulfadoxine	C
Pyrantel pamoate	C
Quinacrine	No data
Quinine dihydrochloride	C
Quinine sulfate	C
Spiramycin	No data

항생제	FDA 임신부 항생제 위험도 분류
Sulfadiazine	C
Suramin	No data
Tafenoquine	Not assigned
Triclabendazole	Not assigned
Tinidazole	Refer to the Nitroimidazoles section
Pyronaridine-Artesunate	No data
Antiviral Agents	
Antiviral (Non-HIV)	
Corona Virus	
Bamlanivimab+Etesevimab	No data
Baricitinib (JAK inhibitor)	Not assigned
Bebtelovimab	No data
Casirivimab+Imdevimab	No data
Molnupiravir	No data
Nirmatrelvir/Ritonavir	Not assigned
Pemivibart	insufficient data
Remdesivir	Not assigned
Sotrovimab	No data
Tixagevimab+Cilgavimab	No data
Tocilizumab	C
Vilobelimab	No data
Tofacitinib (JAK inhibitor)	C
Paxlovid (Nirmatrelvir + Ritonavir)	B3
Cytomegalovirus	
Maribavir	Not assigned
Ebola Virus	
Ansuvimab-zykl	No data
Inmazeb (Atoltivimab/Maftivimab/Odesivimab)	D
Hepatitis B	
Adefovir Dipivoxil	C
Entecavir	Not assigned
Interferons Alfa 2a,2b	C
Telbivudine	B
Tenofovir alafenamide fumarate (TAF)	Not assigned
Truvada [Emtricitabine (FTC) Tenofovir disoproxil fumarate (TDF)]	B
Hepatitis C	
Daclatasvir	Not assigned
Ribavirin	X
Simeprevir	Not assigned
Sofosbuvir	B

항생제	FDA 임신부 항생제 위험도 분류
Hepatitis C Combinations	
Elbasvir/Grazoprevir (Zepatier)	Not assigned
Glecaprivir/Pibrentasvir (Mavyret)	Not assigned
Ledipasvir/Sofosbuvir (Harvoni)	B
Ombitasvir+Paritaprevir/RTV+Dasabuvir (Viekira Pak)	B
Velpatasvir/Sofosbuvir (Epclusa)	Not assigned
Velpatasvir/Sofosbuvir/Voxilaprevir (Vosevi)	Not assigned
Herpes Virus	
Acyclovir	B
Cidofovir	C
Famciclovir	B
Foscarnet	C
Ganciclovir	C
Letermovir	Not assigned
Penciclovir	B
Trifluridine	Not assigned
Valacyclovir	B
Valganciclovir	C
Human Papilomavirus	
Cidofovir	Refer to herpes virus section
Imiquimod	C
Interferon	Refer to hepatitis B section
Podofilox	C
Sinecatechins	C
Influenza Virus	
Amantadine	C
Baloxivir Marboxil	Not assigned
Favipiravir	Not assigned
Laninamivir octanoate	C
Oseltamivir	C
Peramivir	C
Rimantadine	C
Zanamivir	C
Pox Viruses	
Cidofovir	Refer to Herpes virus section
Tecovirimat	Not assigned
Brincidofovir	Not assigned
Respiratory Syncytial Virus	
Palivizumab	C
Nirsevimab-Alip	Not assigned

항생제	FDA 임신부 항생제 위험도 분류
Antiretroviral (ARV) Drugs	
Nucleoside/Nucleotide Reverse Transcriptase Inhibitors (NRTI)	
Abacavir	Not assigned
Didanosine	B
Emtricitabine	B
Lamivudine	C
Stavudine	C
Tenofovir alafenamide fumarate	Not assigned
Tenofovir disproxil fumarate	Not assigned
Zidovudine	C
Non-nucleoside Reverse Transcriptase inhibitors (NNRTI)	
Doravirine	Not assigned
Efavirenz	D
Nevirapine	B
Rilpivirine	Not assigned
Protease Inhibitor	
Atazanavir	B
Darunavir	C
Fosamprenavir	C
Indinavir	C
Nelfinavir	B
Ritonavir	B
Saquinavir	B
Tipranavir	C
Fusion inhibitor	
Enfuvirtide	B
CCR-5 Antagonist	
Maraviroc	B
Integrase Strand Transfer Inhibitors (INSTI)	
Cabotegravir	Not assigned
Dolutegravir	Not assigned
Raltegravir	Not assigned
CYP450 inhibitor	
Cobicistat	Not assigned
Ritonavir	Refer to the protease inhibitor
Attachment Inhibitor	
Ibalizumab-uiyk	Not assigned
Capsid Inhibitor	
Lenacapavir	B1
ARV Combination Formulations	
Atripla [Efavirenz (EFV)+ Emtricitabine (FTC)+Tenofovir disoproxil fumarate (TDF)]	D

항생제	FDA 임신부 항생제 위험도 분류
Biktarvy [Emtricitabine (FTC)+ Tenofovir alafenamide fumarate (TAF)+ Bictegravir (BIC)]	Not assigned
Cabenuva [Cabotegravir (CAB)+ Rilpivirine (RPV)]	Not assigned
Cimduo, Temixys [Lamivudine (3TC)+Tenofovir]	Not assigned
Combivir [Lamivudine (3TC)+Zidovudine (ZDV)]	C
Complera, Eviplera [Emtricitabine (FTC)+Tenofovir (TDF)+Rilpivirine (RPV)]	B
Delstrigo [Doravirine (DOR)+Lamivudine (3TC)+Tenofovir disoproxil fumarate (TDF)]	Not assigned
Descovy [Emtricitabine (FTC)+Tenofovir alafenamide (TAF)]	Not assigned
Dovato [Dolutegravir (DTG)+Lamivudine (3TC)]	Not assigned
Epzicom, Kivexa [Abacavir (ABC)+Lamivudine (3TC)]	C
Evotaz [Atazanavir (ATV)+Cobicistat (Cobi)]	B
Genvoya [Elvitegravir (EVG)+Cobicistat (Cobi)+Emtricitabine (FTC)+ Tenofovir alafenamide fumarate (TAF)]	Not assigned
Juluca [Dolutegravir (DTG)+Rilpivirine (RPV)]	B1
Kaletra [Lopinavir+Ritonavir (LPV/r)]	C
Prezcobix [Darunavir (DRV)+Cobicistat]	C
Stribild [Elvitegravir (EVG), Cobicistat (Cobi), Emtricitabine (FTC) and Tenofovir disoproxil fumarate (TDF)]	B
Symfi Lo [Efavirenz (EFV) Lamivudine (3TC) Tenofovir disoproxil fumarate (TDF)]	Not assigned
Symtuza [Darunavir (DRV)+Cobicistat (Cobi)+ Emtricitabine (FTC)+ Tenofovir alafenamide fumarate (TAF)]	Not assigned
Temixys [Lamivudine (3TC) and Tenofovir disoproxil fumarate (TDF)]	Not assigned
Triumeq [Abacavir (ABC)+Dolutegravir (DTG)+Lamivudine (3TC)]	C
Trizivir [Abacavir (ABC)+Lamivudine (3TC)+Zidovudine (ZDV)]	C
Truvada [Emtricitabine (FTC)+Tenofovir disoproxil fumarate (TDF)]	Refer to Hepatitis B section
Odefzey [Rilpivirine (RPV)+Emtricitabine (FTC)+Tenofovir alafenamide fumarate (TAF)]	B3
Others	
Atazanavir	Not assigned
Etravirine	B

카테고리 A

태아에 대한 위험 없음.
이 카테고리는 임신부에서 광범위하게 연구된 약물을 나타내며, 임신 중 어느 시점에서도 태아에 대한 위험이 없음.

카테고리 B

인간에서 위험의 증거는 없으나 일부 동물 연구에서 효과가 나타남.

1. B1

동물 연구에서 태아에 대한 위험이 나타나지 않음.

2. B2

동물 연구에서 일부 부작용이 나타났지만, 이러한 효과는 인간에서 잘 통제된 연구에서 확인되지 않았음.

3. B3

동물 연구에서 부작용이 나타났으며, 인간에서 잘 통제된 연구가 없음. 그러나 잠재적 이점이 위험을 정당화할 수 있음.

카테고리 C

위험을 배제할 수 없음.
동물 연구에 근거해 태아에 대한 해가 있을 가능성이 있지만, 인간에 대한 적절하고 잘 통제된 연구는 없음. 약물은 잠재적 이점이 잠재적 위험을 정당화할 경우에만 사용해야 함.

카테고리 D

위험에 대한 증거 있음.
인간 태아에 대한 위험 증거가 있지만, 약물의 잠재적 이점이 위험을 초과할 수 있는 특정 상황(예: 생명을 위협하는 상태나 안전한 대체 치료법이 없는 심각한 질병 등)에서는 사용이 고려될 수 있음.

카테고리 X

임신 중 사용 금기.
이 약물들은 태아의 이상을 일으킬 수 있음이 밝혀졌으며, 임신 중 사용할 경우 잠재적인 이점보다 위험이 명백히 더 큼. 이 약물들은 임신 중 사용해서는 안 됨.

E APPENDIX

항생제 약어집

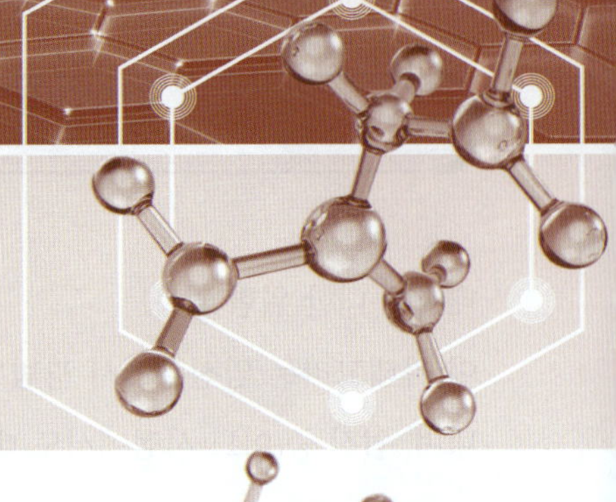

Antibacterial agents	
Amikacin	AMK
Amoxicillin	AMX
Amoxicillin-Clavulanic Acid	AMC
Amoxicillin-Sulbactam	AMS
Ampicillin	AMP
Ampicillin-Sulbactam	SAM
Apramycin	APR
Arbekacin	ABK
Azithromycin	AZM
Azlocillin	AZL
Aztreonam	ATM
Balofloxacin	BAF
Bedaquiline	BDQ
Benzathine Penicillin G	BPG
Biapenem	BIA
Capreomycin	CAP
Carbenicillin	CAR
Cefaclor	CEC
Cefadroxil	CFR
Cefamandole	FAM
Cefatrizine	CTZ
Cefazedone	CZD
Cefazolin	CFZ
Cefcapene	CCP
Cefdinir	CDR
Cefditoren	CDN
Cefepime	FEP
Cefepime/Enmetazobactam	FEN
Cefetamet	FET
Cefiderocol	FDC
Cefixime	CFM
Cefmetazole	CMZ
Cefminox	CNX
Cefodizime	CDZ
Cefonicid	CID
Cefoperazone	CFP
Cefoperazone/Sulbactam	SCF
Cefotaxime	CTX
Cefotetan	CTT
Cefotiam	CTF
Cefoxitin	FOX
Cefpiramide	CPM
Cefpirome	CPO
Cefpodoxime	CPD
Cefprozil	CPR
Cefroxadine	CRD
Ceftaroline	CPT
Ceftazidime	CAZ
Ceftazidime-Avibactam	CZA
Ceftezole	CTL
Ceftibuten	CTB
Ceftizoxime	ZOX
Ceftobiprole	BPR
Ceftolozane-Tazobactam	C-T
Ceftriaxone	CRO

Cefuroxime (Axetil Or Sodium)	CXM
Cephalexin	LEX
Cephalothin	CEF
Cephapirin	HAP
Cephradine	RAD
Chloramphenicol	CHL
Cinoxacin	CIN
Ciprofloxacin	CIP
Clarithromycin	CLR
Clindamycin	CLI
Colistin	CST
Cycloserine	CCS
Dalbavancin	DAL
Daptomycin	DAP
Delafloxacin	DLX
Dicloxacillin	DCX
Dirithromycin	DTM
Doripenem	DOR
Doxycycline	DOX
Enoxacin	ENX
Eravacycline	ERV
Ertapenem	ETP
Erythromycin	ERY
Erythromycin/Sulfisoxazole	E-S
Ethambutol	ETB
Ethionamide	EA
Fidaxomicin	FDX
Fleroxacin	FLE
Flomoxef	FMX
Fosfomycin	FOF
Fusidic Acid	FA
Gatifloxacin	GAT
Gemifloxacin	GEM
Gentamicin	GEN
Grepafloxacin	GRX
Iclaprim	ICL
Imipenem	IPM
Imipenem-Relebactam	I-R
Isepamicin	ISP
Isoniazid	INH
Kanamycin	KAN

Latamoxef	LMX
Lefamulin	LEF
Levofloxacin	LVX
Lincomycin	LCM
Linezolid	LZD
Lomefloxacin	LOM
Loracarbef	LOR
Meropenem	MEM
Meropenem-Vaborbactam	MVB
Methicillin	MET
Metronidazole	MDZ
Mezlocillin	MEZ
Minocycline	MIN
Moxifloxacin	MXF
Nafcillin	NAF
Nalidixic Acid	NAL
Neomycin	NEO
Netilmicin	NET
Nitrofurantoin	NIT
Norfloxacin	NOR
Ofloxacin	OFX
Omadacycline	OMC
Oritavancin	ORI
Oxacillin	OXA
P-Aminosalicylic Acd	PAS
Panipenem/Betamipron	PAMP-BP
Pefloxacin	PEF
Penicillin	PEN
Piperacillin	PIP
Piperacillin/Sulbactam	PIP-SUL
Piperacillin-Tazobactam	TZP
Pivmecillinam	PVN
Plazomicin	PLZ
Polymyxin B	PMB
Pristinamycin	PRT
Prothionamide	PTH
Prulifloxacin	PRU
Pyrazinamide	PZA
Quinupristin-Dalfopristin	Q-D
Ribostamycin	RBS
Rifabutin	RFB

Rifampin (Rifampicin)	RIF
Rifamycin	RF
Rifapentin	RFP
Rifaximin	RFX
Ritipenem	RIN
Rokitamycin	RKT
Roxithromycin	RXT
Secnidazole	SCZ
Sparfloxacin	SPX
Spectinomycin	SPT
Streptomycin	STR
Sulbactam-Durlobactam	SDU
Sulfadiazine	SDZ
Sulopenem Etzadroxil/Probenecid	SE-P
Taurolidine	TRD
Tebipenem Pivoxil	TMPM-PI
Tedizolid	TZD
Teicoplanin	TEC
Telavancin	TLV
Telithromycin	TEL
Temocillin	TEM
Tetracycline	TET
Ticarcillin	TIC
Ticarcillin-Clavulanic Acid	TIM
Tigecycline	TGC
Tinidazole	TDZ
Tobramycin	TOB
Tosufloxacin	TSX
Trimethoprim-Sulfamethoxazole	TMP-SMX
Trovafloxacin	TVA
Vancomycin	VAN
Zabofloxacin	ZBO

Antifungal agents	
Amphotericin B Deoxycholate	AMB
Anidulafungin	ANF
Caspofungin	CAF
Clotrimazole	CLT
Fluconazole	FLC
Flucytosine	5FC
Isavuconazole	ISA
Itraconazole	ITC
Ketoconazole	KTC
Liposomal Amphotericin B	LAB
Micafungin	MIF
Nystatin	NYT
Oteseconazole	OTE
Posaconazole	PSC
Rezafungin	RZF
Terbinafine	TRB
Voriconazole	VRC

Antiviral agents	
Abacavir	ABC
Acyclovir	ACV
Adefovir	ADV
Amantadine	AMT
Atazanavir	ATV
Baloxavir	BXM
Brincidofovir	BCV
Brivudine	BVDU
Cabotegravir	CAB
Cidofovir	CDV
Cobicistat	COBI
Darunavir	DRV
Didanosine	ddI
Dolutegravir	DTG
Efavirenz	EFV
Elbasvir	EBR
Elvitegravir	EVG
Emtricitabine	FTC
Enfuvirtide	T20
Ensitrelvir	ESV
Entecavir	ETV
Etravirine	ETR
Famciclovir	FCV
Favipiravir	FPV
Fomvirsen	FMV
Fosamprenavir	FPV
Foscarnet	FOS
Ganciclovir	GCV
Grazoprevir	GZR
Imiquimod	IQM
Indinavir	IDV
Interferon Alfa	IFNα
Lamivudine	3TC
Ledipasvir	LDV
Lenacapavir	LEN
Lopinavir	LPV
Maraviroc	MVC
Maribavir	MBV
Molnupiravir	MOV
Nelfinavir	NFV
Nevirapine	NVP
Nirmatrelvir	NMV
Nirmatrelvir-Ritonavir	NMV/r
Ombitasvir	OBV
Oseltamivir	OTV
Paritaprevir	PTV
Pencivlovir	PCV
Peramivir	PRV
Podofilox	PDX
Raltegravir	RAL
Remdesivir	RDV
Ribavirin	RBV
Rilpivirine	RPV
Rimantadine	RIM
Ritonavir	RTV
Ritonavir-Boosted Ataznavir	ATV/r
Ritonavir-Boosted Darunavir	DRV/r
Ritonavir-Boosted Lopinavir	LPV/r
Ritonavir-Boosted Tipranavir	TPV/r
Saquinavir	SQV
Simeprevir	SMV
Sinecatechins	SINE
Sofosbuvir	SOF
Stavudine	d4T
Tecovirimab	TCR
Telaprevir	TVR
Telbivudine	LdT
Tenofovir Alafenamide	TAF
Tenofovir Disproxil Fumarate	TDF
Tipranavir	TPV
Trifluridine	TFT
Valaciclovir	VACV
Valganciclovir	VGCV
Vaniprevir	VPV
Velpatasvir	VEL
Vidarabine	VDR
Zalcitabine	ddC
Zanamivir	ZAN
Zidovudine	ZDV

Others	
Albendazole	ADZ
Artemether	AMET
Artemether-Lumefantrine	AL
Artemisinin	AMN
Artesunate	AS
Artesunate-Amodiaquine	ASAQ
Artesunate-Mefloquine	ASMQ
Artesunate-Pyronaridine	ASPY
Atovaquone	AT
Atovaquone-Proguanil	AP
Chloroquine	CQ
Crotamiton	CRT
Dihydroartemisinin-Piperaquine	DHAP
Ivermectin	IVM
Mebendazole	MBDZ
Mefloquine	MQ
Nitazoxamide	NTZX
Paromomycin	PRM
Pentamidine	PTMD
Permethrin	PER
Praziquantel	PZQT
Primaquine	PQ
Pyrimethamine	PM
Quinine	QN
Tafenoquine	TQ
Tinidazole	TDZ

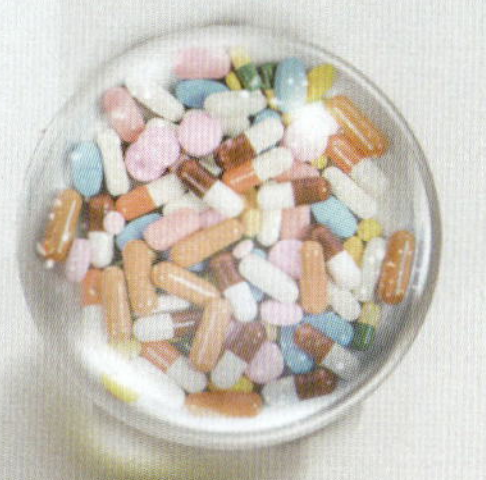

INDEX

찾아보기

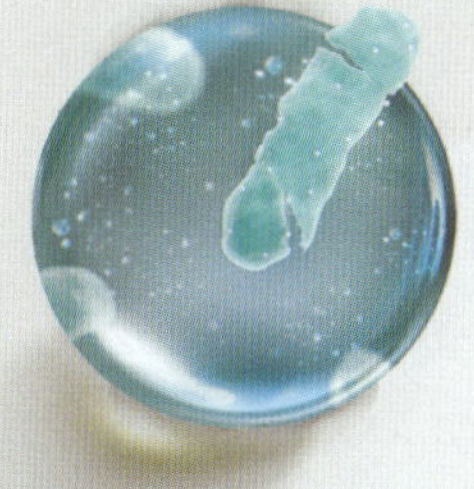

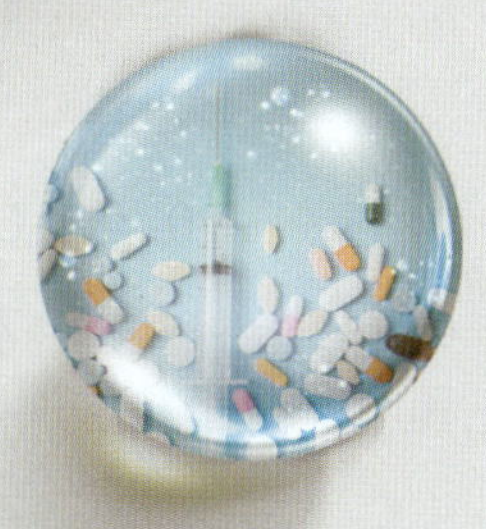

ㄱ

ㄴ

ㄷ

ㅅ

ㅇ

ㅈ

ㅊ

ㅋ

ㅌ

ㅍ

ㅎ

A

B

C

D

E

F

G

H

I

J

K

L

M

N

O

P

Q

R

S

T

U

V

Z

기호

번호